HANDBUCH DER
ALLGEMEINEN PATHOLOGIE

HERAUSGEGEBEN VON

F. BÜCHNER   E. LETTERER   F. ROULET

DRITTER BAND

ZWISCHENSUBSTANZEN
GEWEBE · ORGANE

ZWEITER TEIL

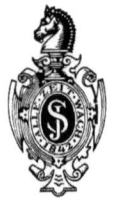

SPRINGER-VERLAG BERLIN HEIDELBERG GMBH 1960

DIE ORGANE

DIE ORGANSTRUKTUR ALS GRUNDLAGE DER ORGANLEISTUNG UND ORGANERKRANKUNG
I

BEARBEITET VON

H. BEGEMANN · F. BOLCK · F. J. LANG
W. G. J. PUTSCHAR · H. SCHNEIDER · G. K. STEIGLEDER

REDIGIERT VON

F. ROULET

MIT 220 ZUM TEIL FARBIGEN ABBILDUNGEN

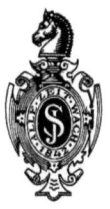

SPRINGER-VERLAG BERLIN HEIDELBERG GMBH 1960

ISBN 978-3-642-86324-0   ISBN 978-3-642-86323-3 (eBook)
DOI 10.1007/978-3-642-86323-3

Ursprünglich erschienen bei Springer-Verlag OHG · Berlin · Göttingen · Heidelberg 1959
Softcover reprint of the hardcover 1st edition 1959

Inhaltsverzeichnis.

Die Struktur der Haut als Grundlage ihrer Leistung und Erkrankung.

Von Professor Dr. GERD KLAUS STEIGLEDER-Frankfurt a. M./New York (N. Y.) USA. Mit 56 Abbildungen

Das Blut als Organ.

Von

Herbert Begemann-Freiburg i. Br.

Mit 8 Abbildungen.

Als Organ betrachtet, unterscheidet sich das Blut in vielfacher Weise von den übrigen Organen. Die augenfälligste Eigentümlichkeit ist sein flüssiger Zustand, der bedingt ist durch seine spezielle Funktion, Bindeglied zu sein zwischen den übrigen Organen. Seine Hauptaufgaben sind Stofftransport und Gasaustausch. Darüber hinaus kommen ihm wesentliche Funktionen bei der Infektabwehr zu. Diese verschiedenen Aufgaben machen ein Nebeneinander und Ineinander von 2 Gewebs-Phasen notwendig: der cellulären und der flüssigen, von denen beide ungefähr den halben Volumenanteil des Blutes ausmachen. Beide Blutphasen haben ihre speziellen Aufgaben, doch ergänzen und unterstützen sie sich in manchen ihrer Funktionen, z. B. Infektabwehr und Gasaustausch, so daß neue, aus beiden Phasen gemischte Funktionseinheiten entstehen.

Das zweite wichtigste Unterscheidungsmerkmal gegenüber den übrigen Körperorganen liegt in der Trennung des eigentlichen funktionstüchtigen Blutes und seiner Regenerationszentren. Diese sind beim Embryo in verschiedenen Organen, vor allem in Leber und Milz, sowie in bestimmten Bindegewebszonen eingelagert, beim gesunden Erwachsenen aber im wesentlichen auf das Knochenmark beschränkt. Zum blutbildenden Knochenmark kommt als Regenerationszentrum das lymphatische System, das innerhalb des Blutes eine eigene celluläre und humorale Einheit bildet, das durch mancherlei Regulationsmechanismen aber mit dem Gesamtorgan eng verknüpft ist. Die Ausbildung eines ausgedehnten Regenerationssystems für das Blut war notwendig, weil die Lebensdauer der Blutzellen infolge der Herauslösung aus dem festen Zellverband und im Hinblick auf die speziellen Funktionen sehr beschränkt und im Vergleich zu den übrigen Körperzellen recht kurz ist. Neben Knochenmark und Lymphknoten ist auch noch eine Reihe weiterer Zellsysteme an der Bildung vor allem der flüssigen Blutphase, des Plasmas, beteiligt. Diese Zellen sind an verschiedenen Stellen des Körpers verteilt. Da sie großenteils aber noch andere Funktionen, die nicht unmittelbar mit der Blutbildung zu tun haben, ausüben, in vielen Fällen ihre Funktion innerhalb der Bildung von Plasmabestandteilen nicht im einzelnen feststeht, können sie noch nicht zum Blutorgan gezählt werden, doch ergeben sich in ihrer Pathologie Übergänge zu den Erkrankungen des Blutes (z. B. Retikulosen).

Die hier angedeuteten strukturellen Besonderheiten des Blutes weisen bereits den Weg zum Verständnis der krankhaften Veränderungen. Der flüssige Zustand dieses Organs, der es ihm auf der einen Seite ermöglicht, mit allen übrigen Geweben des Körpers in engste Verbindung zu treten, bedeutet für den Gesamtorganismus lebensbedrohliche Gefährdung infolge Verlusts durch jede kleine Läsion. Ein eigenes fein ausgewogenes System ist daher notwendig, das bei jeder kleinen Verletzung das Blut vom flüssigen zum festen Zustand überführen kann. Doch ist in diesem Schutzsystem bereits ein neues Gefahrenmoment eingeschlossen: die unerwünschte Verfestigung des Blutes innerhalb der Gefäßbahn, die in ihren Auswirkungen mindestens ebenso gefahrbringend ist wie Störungen der Gerinnung.

Die durch die flüssige Struktur des Blutes gegebenen Störungsmöglichkeiten.

Das Gerinnungssystem wird am besten verstanden, wenn man von der ursprünglichen, von ALEXANDER SCHMIDT, MORAWITZ u. a. ausgearbeiteten Vorstellung ausgeht, wonach unter dem Einfluß von Thrombin das im Plasma vorhandene Fibrinogen in das feste Fibrin übergeht. Die Thrombinbildung erfolgt aus Prothrombin, das ebenfalls im Plasma vorhanden ist, unter der Einwirkung von Calcium und Thrombokinase. Dieses verhältnismäßig einfache Gerinnungsschema ist durch eine Fülle von Arbeiten in den letzten Jahren erweitert, aber auch wesentlich komplizierter geworden. Das Hauptaugenmerk der Gerinnungsphysiologen hat sich dabei auf die Bildung der Thrombokinase und den Übergang von Prothrombin in Thrombin gerichtet. Gilt schon für die gesamte Hämatologie der Satz, daß wir kaum etwas von der Blutphysiologie ohne die Blutpathologie wissen, so trifft das in ganz besonderem Maße für die Kenntnis der Blutgerinnung zu. Wir wissen heute, daß in der ersten Phase der Blutgerinnung, also der Bildung des Thrombins, eine ganze Reihe weiterer Faktoren eingreift. Über die Einzelheiten dieser Einwirkung liegen noch viele Unklarheiten vor, weshalb auch darauf verzichtet werden soll, im Rahmen dieses Buches ein dynamisches Gerinnungsschema zu geben. Es scheint jedoch festzustehen, daß zur Bildung der Thrombokinase außer den Blutplättchen das antihämophile Globulin (AHG) und ein weiterer Eiweißstoff, der Christmas-Faktor notwendig sind. Dazu kommt wahrscheinlich ein weiterer Faktor, das Plasma-Thromboplastin Antecedent (PTA), das vielleicht mit dem von anderer Seite als Faktor X bezeichneten Eiweißkörper identisch ist [1]. Der Faktor V [2] spielt ebenfalls bei der bluteigenen Thrombokinasebildung eine wesentliche Rolle, aber er greift auch in die Umwandlung von Prothrombin in Thrombin als Beschleunigungsfaktoren ein. Der Faktor VII ist nur in Gegenwart von Gewebsthrombokinase wirksam, wogegen der Stuart-Faktor gleichzeitig auch für die bluteigene Thrombokinasebildung notwendig ist. Daraus ergibt sich folgendes Schema der Blutgerinnung.

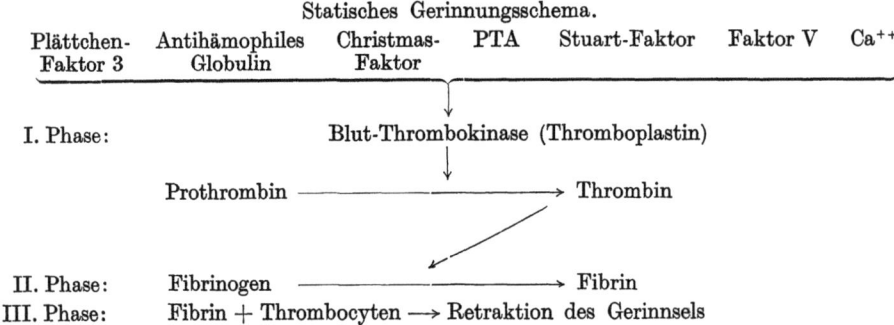

Statisches Gerinnungsschema.

Plättchen-Faktor 3   Antihämophiles Globulin   Christmas-Faktor   PTA   Stuart-Faktor   Faktor V   Ca^{++}

I. Phase: Blut-Thrombokinase (Thromboplastin)

Prothrombin ⟶ Thrombin

II. Phase: Fibrinogen ⟶ Fibrin
III. Phase: Fibrin + Thrombocyten ⟶ Retraktion des Gerinnsels

Den hier besprochenen verschiedenen Faktoren entsprechen Krankheitsbilder, die durch das *Fehlen des jeweiligen Faktors* erklärt sind. Einem Fehlen an antihämophilem Globulin entspricht die Hämophilie A, einem Fehlen an

---

[1] Der Name Thrombokinase stammt von MORAWITZ (1904). Im angelsächsischen Schrifttum wird dieselbe Substanz nach HOWELL (1911) als Thromboplastin bezeichnet. Diese Bezeichnung setzt sich in den letzten Jahren nicht nur im angloamerikanischen Schrifttum immer mehr durch. Der Christmas-Faktor hat seinen Namen nach der ersten Sippe, bei der ein Fehlen dieses Faktors beobachtet wurde. Der Name stammt von BIGGS und Mitarbeitern (1952). Der gleiche Eiweißkörper wurde von AGGELER und Mitarbeitern (1952) als PTC (Plasma Thromboplastin Component) bezeichnet. Der Name PTA (Plasma Thromboplastin Antecedent) stammt von ROSENTHAL u. Mitarb. (1953).

[2] Faktor V von OWREN (1947) identisch mit Proaccelerin von OWREN (1950). Faktor VII von KOLLER (1951) identisch mit Prokonvertin bzw. Konvertin von OWREN (1951).

Christmas-Faktor die Hämophilie B. Diese Krankheitsbilder sind durch eine ausgeprägte Blutungsbereitschaft und durch eine Verlängerung der Gerinnungszeit in vitro gekennzeichnet. Sie sind die gefährlichsten Störungen der Blutgerinnung überhaupt, nur $1/_3$ der Hämophilien erreicht das dritte Lebensjahrzehnt. Ein ähnliches klinisches Bild mit Verlängerung der Gerinnungszeit und schwerer Blutungsbereitschaft zeigen auch die Erkrankungen, die durch einen Mangel an PTA, Faktor V und Faktor VII und Stuart-Faktor hervorgerufen sind. Im ganzen sind diese jedoch gutartiger als die echten Hämophilien, weshalb sie auch vielfach als Parahämophilie bzw. im amerikanischen Schrifttum Hämophiloid state [1] bezeichnet werden.

Eine vielfache Rolle innerhalb des Gerinnungssystems spielen die Blutplättchen. Genaue Untersuchungen haben ergeben[2], daß mindestens vier verschiedene Faktoren innerhalb der Blutplättchen zu unterscheiden sind, die für die Blutgerinnung von wesentlicher Bedeutung sind, und zwar ein Faktor, der bei der Thrombokinasebildung eine Rolle spielt, ein zweiter, der als Beschleunigungsfaktor in die zweite Gerinnungsphase eingreift, ein dritter, der auf das Heparin eine neutralisierende Wirkung ausübt, und ein weiterer, der zu Verfestigung des Blutgerinnsels, also zur Retraktion des Blutkuchens dringend notwendig ist. Entsprechend der Vielfalt dieser Faktoren sind auch die Krankheitsbilder, die durch ein Fehlen bzw. eine pathologische Veränderung der Thrombocyten ausgelöst werden, sehr verschieden. Bei den meisten Thrombopenien und -pathien stehen klinisch Störungen durch fehlende Gerinnselverfestigung im Vordergrund, also Störungen der dritten Gerinnungsphase. Das klinische Bild ist in diesen Fällen gekennzeichnet durch petechiale und flohstichartige Blutungen, die in sehr vielen Fällen symmetrisch angeordnet sind. Durch Störungen der Thrombocytenfunktion ausgelöste hämophilieähnliche Krankheitsbilder sind bekannt geworden als Thrombopathie vom Typ Willebrand und Jürgens. Ein Teil von ihnen geht mit einer Verminderung des antihämophilen Globulins oder des Christmas-Faktors einher. Sie werden vielfach als Angiohämophilie bezeichnet. Bemerkenswerterweise sind die meisten Thrombopenien und -pathien den hämorrhagischen Diathesen durch Störungen der Gefäßfunktion sehr ähnlich. Tatsächlich finden wir auch bei fast allen thrombopenischen Krankheitsbildern eine Störung der Gefäßfunktion. Zur Erklärung dieser Tatsache ist es vielleicht erwähnenswert, daß Blutplättchen und Capillarendothelien auch in immunologischer Beziehung sich ähnlich verhalten[3]. Eine vasoconstrictorische Wirkung der Plättchen, die die regelmäßige Alteration der Blutgefäße im Verlauf von Thrombopenien und -pathien erklären könnte, ist bisher noch nicht sicher erwiesen. Möglich ist es dagegen, daß die Blutplättchen durch Agglutination und Haftung an der Endotheloberfläche zur Abdichtung der Capillaren wesentlich

---

[1] Der Name Parahämophilie ist nach OWREN (1947) für einen Mangel an Faktor V reserviert. Nach BRINKHOUS und Mitarbeiter (1954) wird der Mangel an Faktor V als Hämophiloid state A, an Faktor VII als Hämophiloid state B, an Christmas-Faktor als Hämophiloid state C und an PTA als Hämophiloid state D bezeichnet.

[2] JÜRGENS 1952.

[3] ACKROYD (1952) konnte bei einem Kranken mit einer Sedormidpurpura zeigen, daß durch Sedormid einerseits eine ausgesprochene Thrombocytolyse in vitro ausgelöst werden konnte und andererseits, eine gesättigte Sedormid-Lösung 18—48 Std auf die Haut gebracht, eine lokale Purpura auszulösen vermochte, ohne daß die Thrombocytenzahl im zirkulierenden Blut reduziert war. Diese Beobachtung veranlaßte ihn zu der Annahme, daß die Wirkung des Sedormids auf die Capillarendothelien unabhängig sei von der Wirkung auf die Thrombocyten, aber auf einen analogen Mechanismus zurückzuführen sein müsse, nämlich auf die Verbindung des Sedormids mit den Endothelzellen zu einem Antigen, das zur Bildung eines Antikörpers führt, der wahrscheinlich mit dem gegen die Plättchen gerichteten identisch ist.

beitragen, wodurch die vermehrte Gefäßdurchlässigkeit im Verlauf von Thrombopenien vielleicht zum Teil erklärt werden könnte.

Können, wie im letzten Abschnitt erwähnt, schwere Gerinnungsstörungen infolge Fehlens oder Verminderung von Faktoren auftreten, die für die normale Blutgerinnung von Bedeutung sind, so können auf der anderen Seite auch *Hemmfaktoren*, die schon normalerweise in die Gerinnung eingeschaltet sind und die ein Fortschreiten der Gerinnung ad ultimum oder zumindest bis zu einem gänzlichen Verbrauch des Fibrinogens verhindern, durch eine krankhafte Vermehrung zu Gerinnungsstörungen führen. Es ist z. B. sehr wahrscheinlich, daß bei der echten Hämophilie neben einem Fehlen an antihämophilem Globulin bzw. Christmas-Faktor die pathologische Vermehrung eines Hemmkörpers genetisch von großer Bedeutung ist[1]. Es ist noch zweifelhaft, ob derartige Inhibitoren gegen den Gesamtkomplex der Thrombokinase gerichtet sind oder gegen die einzelnen zur Thrombokinasebildung notwendigen Faktoren. Manches spricht für die zuletzt erwähnte Auffassung. So konnte inzwischen auch ein gegen den Faktor V gerichteter Hemmkörper, der einen isolierten Faktor V-Mangel vortäuschte, aufgefunden werden[2]. Hämorrhagische Diathesen durch andere körpereigene Hemmstoffe, vor allem durch die physiologischen Antithrombine, von denen das Heparin das bekannteste ist, sind ebenfalls mehrfach beschrieben. Aber auch pathologische Eiweißkörper, die normalerweise nicht im Blut vorkommen, sondern erst im Verlauf von Erkrankungen eiweißbildender Zellen auftreten, können eine gesteigerte Blutungsbereitschaft erzeugen[3]. Von diesen durch die Vermehrung physiologischer Gerinnungshemmer und das Auftreten pathologischer Hemmstoffe bedingten hämorrhagischen Diathesen ist die eigentliche ,,Hemmkörper-Hämophilie" zu trennen[4]. Sie beruht wahrscheinlich auf der Bildung von echten Antikörpern, die gegen das antihämophile Globulin oder den gesamten Thrombokinasekomplex gerichtet sind. Die auslösende Ursache dieser Erkrankung liegt meistens in der therapeutischen Zufuhr von Blutplasma, Thrombokinasepräparaten oder antihämophilem Globulin. Bei diesem Krankheitsbild handelt es sich also um einen echten immunologischen Vorgang.

Die Ursachen der Gerinnungsstörungen sind verschiedenartig, ein großer Teil von ihnen ist angeboren. So stellen die Hämophilie A und B das klassische Beispiel einer geschlechtsgebundenen recessiv vererbbaren Erkrankung dar. Da die Thrombokinasebildung von Sippe zu Sippe sehr stark schwankt, innerhalb der einzelnen Sippen aber sehr konstant ist, kann vermutet werden, daß man es bei der Hämophilie genetisch mit einer Serie von Allelen zu tun hat[5]. Interessant ist auch die Frage nach genetischen Beziehungen zwischen den beiden bisher bekannten Hämophilien. Die Vorstellung, daß es sich bei beiden Krankheiten um Allele *eines* Gens handelt, wird angezweifelt, da nach den jetzt herrschenden Vorstellungen der Gen-Physiologie[6] jedes Gen für die Produktion

---

[1] TOCANTINS wies 1943 erstmals im Blut einen Stoff nach, dessen Wirkung gegen die Thrombokinase gerichtet ist. Diesen Stoff fand er bei der Hämophilie in besonders hoher Konzentration vor. Diese Untersuchungen konnten in der Folgezeit mehrfach bestätigt werden. Auf die Vermehrung eines derartigen Hemmkörpers weist auch die Tatsache hin, daß durch Verdünnung von Hämophilieplasma die Gerinnungsstörung in vielen Fällen wesentlich vermindert werden kann.

[2] HÖRDER 1955.

[3] LÜSCHER und Mitarbeiter 1949, LERNER und WATSON 1947, ENGEL 1939.

[4] Erstmalig wurde diese Krankheit von LOZNER, JOLIFFE und TAYLOR (1940) beschrieben, weshalb sie vielfach auch als Taylorsche Krankheit bezeichnet wird. Ein kritisches Sammelreferat stammt von DEUTSCH (1950).

[5] Dieser Gedanke wurde erstmals 1935 von HALDANE geäußert, er wurde 1954 durch BRINKHOUS und GRAHAM bestätigt. Diese Autoren vermuten 4 Allele.

[6] BUTENANDT 1951.

eines bestimmten Enzyms verantwortlich ist, bei den beiden Hämophilieformen aber verschiedene Defekte, wenn auch von nahe beieinander liegenden Funktionen, vorliegen. Eine verschiedene Lokalisation der Gene im x-Chromosom ist aber wenig wahrscheinlich, nachdem in verschiedenen Sippen ein gleichzeitiger Mangel an antihämophilem Globulin *und* Christmas-Faktor beobachtet ist[1]. Diese Beobachtungen machen es wahrscheinlich, daß der Entstehung beider Krankheiten eine Genkonstellation zugrunde liegt, die als Pseudoallelie bezeichnet wird[2]. Darunter werden Gene verstanden, die an benachbarten Orten lokalisiert sind und ähnliche Funktionen haben, die aber im Kreuzungsexperiment zunächst als Allele imponieren. Die Spontanmutationsrate der Hämophilie liegt bei $2,7 \times 10^{-5}$. Anscheinend ist die Mutationsrate in den Gonaden von Männern höher als in denen von Frauen[3]. Auf diese Spontanmutationen ist es zurückzuführen, daß die Hämophilien noch nicht ausgestorben sind, sich die Zahl der Bluterkranken auch nicht vermindert, was zu erwarten wäre, da nur ein kleiner Teil von ihnen ein fortpflanzungsfähiges Alter erreicht. Die von manchen Autoren als Hämophilie C bezeichnete Erkrankung, die auf einem Mangel an PTA beruht, wird nicht geschlechtsgebunden, sondern ebenso wie die Faktor V- und Faktor VII-Mangelzustände autosomal dominant vererbt, jedoch mit unvollständiger Penetranz. Allein diese Unterschiede innerhalb der Vererbung und auch der viel leichtere klinische Verlauf lassen den Namen „Hämophilie" für diese Krankheit wenig passend erscheinen.

Im übrigen können die meisten Koagulopathien, die durch eine Verminderung an Gerinnungsfaktoren entstehen, im Laufe des Lebens erworben werden. Ursächlich spielen hier vor allen Dingen Lebererkrankungen eine ganz wesentliche Rolle. Neben einigen, allerdings kaum beweiskräftigen, tierexperimentellen Untersuchungen sind diese Mangelzustände der einzige Hinweis für den Entstehungsort der verschiedenen Gerinnungsfaktoren. Morphologische Veränderungen sind bei diesen Erkrankungen aber bisher nicht gefunden worden. Auch die Menge der im Blut vorhandenen gerinnungshemmenden Substanzen wird im Verlauf von Lebererkrankungen sehr häufig verändert. Hier ist vor allen Dingen das Antithrombin 3 zu erwähnen, das ebenso wie der Prothrombinspiegel im Blut zur Kontrolle der Leberfunktion verwendet werden kann[4].

Ein mindestens ebenso lebensbedrohliches Ereignis wie das Ausbleiben einer notwendigen Blutgerinnung kann eine Verfestigung des Blutes innerhalb der Blutbahn sein. Die Ursachen einer derartigen *intravitalen Thrombose* sind sicherlich mannigfach, und die verschiedensten krankmachenden Faktoren haben an ihrer Entstehung teil. Nach den klassischen Arbeiten von VIRCHOW sind vor allen Dingen 3 Ursachenkomplexe für die intravasale Thrombusbildung von Bedeutung. Es sind das 1. Gefäßwandläsionen, 2. eine Verlangsamung des Blutstromes in den Gefäßen und 3. eine pathologische Zusammensetzung des Blutes. Wenn auch bisher noch nicht alle Faktoren im einzelnen bekannt sind, die zur Thrombose führen, so haben die vielfältigen Untersuchungen der letzten Jahre, vor allem die Erfahrungen mit der gerinnungshemmenden Behandlung derartiger Erkrankungen gezeigt, daß der krankhaften Zusammensetzung des Blutes die entscheidende Bedeutung zukommt. Auch die an den beiden ersten Stellen genannten Faktoren, Gefäßwandläsion und Verlangsamung des Blutstromes, ändern wahrscheinlich in gewisser Weise die Blutzusammensetzung in

---

[1] KOLLER (1954), HILL und SPEER (1955) und VERSTRAETE und VANDENBROUKE (1955) haben sogar das Vorkommen eines kombinierten Defektes dieser Art bei ein und demselben Kranken festgestellt.

[2] MORGAN, BRIDGES und SCHULTZ 1938.   [3] VOGEL 1955.

[4] SOKAL, SCHMIDT und HÖRDER 1955.

einer die Thrombusbildung begünstigenden Weise. So können aus sklerotischen Gefäßbezirken Stoffe mit einer thrombinähnlichen Wirkung in die Blutbahn abgegeben werden. Bei allergischen Gefäßprozessen wie der Bürger-Winiwarterschen Erkrankung und der Phlebitis migrans kommt es wahrscheinlich infolge Reizzustandes des RES zu einer Prothrombin- und Thrombokinasevermehrung im Blut. Eine Verlangsamung des Blutstromes ruft eine Verschiebung des Ionengleichgewichtes mit Änderung der Kohlensäurespannung im Blut hervor, die ebenfalls die Blutgerinnung fördern kann. In derselben Weise scheinen sich auch die Bildung des „Erythrocytenschlammes"[1] und alle Veränderungen, die zu einer Erhöhung der Blutkörperchensenkungsgeschwindigkeit führen, auszuwirken. Unter den bluteigenen Faktoren, die zur Thrombosebildung führen, ist vor allem die Thrombocytenagglutinationsbereitschaft zu erwähnen. Die Bedeutung der Blutplättchen geht vor allen Dingen aus der Tatsache hervor, daß Thrombosen besonders häufig sind nach Geburten und Operationen, die mit einer starken Thrombocytenvermehrung einhergehen[2]. Ob der Plättchenthrombus zu seiner Entstehung eine geringgradige vorausgehende Fibrinbildung notwendig hat, ist umstritten, nach neueren Untersuchungen aber unwahrscheinlich[3]. Sicher dürfte jedoch sein, daß eine Verschiebung des Gerinnungspotentials zugunsten der gerinnungsfördernden Faktoren die Plättchenagglutination und damit die intravasale Thrombusbildung begünstigt[4]. Daß die Thrombosehäufigkeit von verschiedenen umweltbedingten und neurovegetativen Einflüssen abhängt, kann nach zahlreichen Untersuchungen der letzten Jahre, die sich zum Teil auf sehr große Beobachtungsreihen stützen, nicht mehr bezweifelt werden. Doch ist es bis heute noch zweifelhaft, welche Faktoren im einzelnen hier eine Rolle spielen[5].

Die durch eine verkürzte Lebensdauer der Einzelzellen bedingten Erkrankungen.

a) Störungen durch autoaggressive Substanzen.

Eine andere große Gruppe von Erkrankungen, die ebenfalls auf die flüssige Struktur des Blutorgans und die dadurch bedingte enge Nachbarschaft von Blutzellen und -flüssigkeit zurückzuführen ist, sind die auf *immunologische Vorgänge* zu beziehenden Krankheitsbilder. Auf Grund experimenteller Ergebnisse konnten immunologische Zusammenhänge zwar auch im Krankheitsgeschehen anderer Organe vermutet werden, wie das zum Teil schon jahrzehntelang zurückliegende Tierexperimente mit nephrotoxischen[6], hepatotoxischen[7], neurotoxischen[8] und ähnlichen Seren gezeigt haben. Die genannten Versuche haben zwar wichtige Hinweise für die Entstehung bestimmter Krankheitsbilder auf immunologischer Basis ergeben, der letzte Beweis für die Bedeutung von Immunstoffen in der menschlichen Pathologie stand jedoch noch aus. Bisher konnte nur in der Hämatologie der Zusammenhang von bestimmten Krankheitsbildern mit Antigen- und Antikörperreaktionen wirklich nachgewiesen werden. Sicherlich ist das zum

---

[1] Von KNISELY (1954) als sludge bezeichnet.
[2] ALLEN, BARKER und HINES (1947) konnten an 85 224 Patienten der Mayo-Klinik zeigen, daß die stärkste Thrombosefrequenz nach Splenektomie auftritt, also nach einer Operation, die mit einer besonders intensiven postoperativen Steigerung der Thrombocyten einhergeht.
[3] R. JÜRGENS, 1952.
[4] So fand BERGQUIST (1945) nach Operation eine Verminderung der Mastzellen, woraus er auf eine Herabsetzung des Heparinspiegels schloß, da Heparin wahrscheinlich zur Inaktivierung des postoperativ gebildeten Thrombins verbraucht wird. Weiter fand KOLLER (1949) eine Abnahme der gerinnungshemmenden Heparinwirkung bei allen thrombosegefährdeten Zuständen.
[5] MERZ 1949.   [6] LINDEMANN 1900, BIERRY und PETTIT 1904, MASUGI 1933/34.
[7] DELEZENNE 1900, MICHAELIS und FLEISCHMANN 1907.   [8] DELEZENNE 1900.

Teil auch methodisch bedingt und darauf zurückzuführen, daß sich die einzeln lebenden Blutzellen besonders gut für derartige Untersuchungen eignen, sicherlich spielen aber auch die engen Beziehungen zwischen den corpusculären Blutbestandteilen und der antikörperhaltigen Blutflüssigkeit eine entscheidende Rolle bei der Häufigkeit dieser Erkrankungen innerhalb der Blutpathologie. Das Charakteristikum der hierhin gehörigen Krankheitsbilder ist ein verfrühter und beschleunigter Untergang der betreffenden Blutzellen in der Peripherie. Am häufigsten sind dabei die Erythrocyten betroffen, so daß hämolytische Syndrome resultieren.

Es ist heute allgemein anerkannt, daß *die roten Blutkörperchen* eine durchschnittliche Überlebenszeit von 100—120 Tagen haben. Diese Zahl, die zuerst durch Reifungsversuche an Reticulocyten errechnet und später durch Bilanzuntersuchungen mit den vom Hämoglobin stammenden Gallenfarbstoffen bestätigt wurde [1], konnte inzwischen mit Hilfe von radioaktiven Substanzen einwandfrei sichergestellt werden. So genau wir die Lebenszeit der Erythrocyten kennen, so wenig wissen wir etwas Sicheres über Ursache und Ort der Zerstörung der roten Blutkörperchen. Die bis noch vor wenigen Jahren allgemein anerkannte These, wonach die Erythrocyten in der Milz abgefangen werden und dort zugrunde gehen sollten, trifft für die normale Milz sicher nicht zu. Vor allem sind es Beobachtungen über die Lebensdauer der roten Blutkörperchen nach Splenektomie, die bei Mensch und Tier gezeigt haben, daß ein Milzverlust nicht zu einer Verlängerung der Erythrocytenlebensdauer geführt hat [2]. Neben der Milz sind vor allem gewebseigene hämolysierende Stoffe, die in verschiedenen Organgeweben nachgewiesen wurden, für den Untergang der Erythrocyten verantwortlich zu machen. Tatsächlich scheinen derartige Lysine innerhalb des *krankhaften Geschehens* eine Rolle spielen zu können, wenn ihre Wirkung durch Acceleratoren wie Phenothiazin, Naphthalin und ähnliche Stoffe verstärkt wird. In diesem Zusammenhang scheint auch der Cholesterinspiegel des Blutes von Bedeutung zu sein, da durch Cholesterin die Gewebslysine in ihrer Wirksamkeit gehemmt werden [3]. Für den Untergang der Erythrocyten im *gesunden Organismus* sind die Gewebshämolysine aber anscheinend nicht von Bedeutung, da sie in zu geringer Konzentration im Blut vorkommen. Von den meisten Autoren wird daher heute angenommen, daß die roten Blutkörperchen infolge ihrer Selbständigkeit im Blutplasma einen gewissen Alterungsvorgang durchmachen, der vielleicht mit einem Aufbrauch von Enzymen und anderen Substanzen eng verknüpft ist [4]. Durch diese langsame Alterung büßen die Erythrocyten an Vitalität ein, so daß sie letztlich der mechanischen Traumatisierung innerhalb der Gefäßbahn nicht mehr gewachsen sind. Dabei kommt der gesunden Milz vielleicht die Rolle zu, Erythrocytenbruchteile abzufangen und zu phagocytieren.

Die Überlebenszeit der weißen Blutkörperchen ist wesentlich kürzer als die der roten. Genaue Zahlenangaben hierzu sind allerdings schwerer zu erhalten. Im allgemeinen nimmt man heute an, daß die *Granulocyten* nur ungefähr 2—4 Tage im peripheren Blut verweilen. Die meisten von ihnen dürften nicht in der Blutbahn zugrunde gehen, sondern durch den Darm ausgeschieden werden. Die Zahl der Granulocyten, die auf dem Wege der Schleimhautdiapedese den Organismus täglich verlassen, wird auf 35 Milliarden [5] geschätzt. Über die Lebensdauer der *Lymphocyten* ist kaum etwas bekannt. Während man auf Grund der geringen Teilungsintensität des lymphatischen Gewebes eine relativ lange Überlebensdauer erwarten könnte, nehmen manche Autoren für sie sogar eine noch kürzere Überlebenszeit als für die Granulocyten an.

Die im Blut vorkommenden regulären und irregulären *Isoantikörper* sind die häufigste Ursache für Transfusionszwischenfälle und das Krankheitsbild der fetalen Erythroblastose [6]. Für die Pathologie des Blutes sind die sog. *Auto-*

---

[1] HEILMEYER 1932. [2] GORDON und KLEINBERG 1937, SINGER und WEISS 1945.
[3] BRINKMAN 1922. [4] PONDER 1948. [5] PITZURRA und FRASCARELLI 1943.
[6] Wir kennen heute folgende Blutgruppensysteme: AB0, MN, S, P, Rh, Lutheran, Kell, Lewis, Duffy und Kidd. Von diesen hat nur das AB0-System reguläre Isoantikörper, d. h. es sind stets *die* Isoagglutinine im Blutserum enthalten, deren Antigen die Erythrocyten nicht besitzen, so ist z. B. im Plasma eines Trägers der Blutgruppe A stets das Agglutinin α enthalten. Bei den übrigen Blutgruppensystemen ist die Anwesenheit von Agglutininen, deren Antigen die Blutkörperchen nicht enthalten, nicht obligat. Bei diesen Blutgruppensystemen können die entsprechenden Isoantikörper durch Immunisierung mit entsprechenden Antigenen gebildet werden. Die Antikörper aller Blutgruppensysteme außer dem AB0-System werden daher als irreguläre Isoantikörper bezeichnet. Nach HÄSSIG und HOLLÄNDER sind die Transfusionszwischenfälle in absteigender Häufigkeit durch folgende Blutgruppensysteme bedingt: AB0, Rh, Kell, sehr selten MN, S, Duffy und Lutheran. Für die fetale Erythroblastose gilt folgende Reihenfolge: Rh, AB0 und Kell.

antikörper aber faſt noch wichtiger als die Isoantikörper. Es handelt sich dabei um Antikörper, die befähigt sind, die eigenen Blutkörperchen zur Agglutination bzw. Hämolyse zu bringen. Der Name Autoagglutinine ist allerdings insofern irreführend, als es sich dabei eigentlich um Panagglutinine handelt, was besagt, daß diese Antikörper nicht nur mit den eigenen, sondern mit den Erythrocyten — bzw. auch Leukocyten und Thrombocyten — aller Menschen und sogar mit gewissen tierischen Blutzellen reagieren. Ebenso wie die Isoantikörper kommen auch die Autoantikörper als unvollständige und vollständige Antikörper vor. Pathogenetisch spielen die unvollständigen Antikörper bei der fetalen Erythroblastose eine besondere Rolle, da nur sie in der Lage sind, die intakte Placenta zu passieren und aus dem mütterlichen in den fetalen Kreislauf zu gelangen, wo sie zur Zerstörung der embryonalen Erythrocyten führen. Unvollständige Antikörper spielen pathogenetisch auch eine hervorragende Rolle bei den meisten erworbenen hämolytischen Anämien. Auf ihrem Nachweis beruht der sog. Coombs-Test mit Antimenschenglobulin-Kaninchenserum. Die entsprechenden serologischen Verhältnisse sollen durch die nebenstehende Abbildung verdeutlicht werden (Abb. 1). Autoantikörper kommen weiterhin als Wärme- und Kälteagglutinine vor. Das Vorhandensein von Wärmeautoantikörpern ist nur mit dem Leben vereinbar, weil sie meist in Form von unvollständigen Antikörpern vorkommen, die in vivo keine

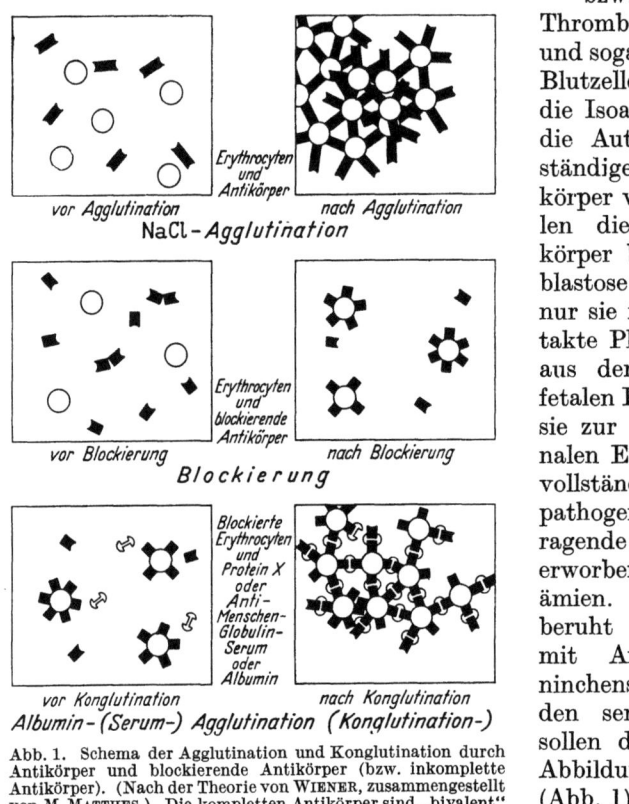

NaCl-*Agglutination*

vor Agglutination — nach Agglutination
Erythrocyten und Antikörper

Blockierung

vor Blockierung — nach Blockierung
Erythrocyten und blockierende Antikörper

Albumin-(Serum-) *Agglutination* (Konglutination-)

vor Konglutination — nach Konglutination
Blockierte Erythrocyten und Protein X oder Anti-Menschen-Globulin-Serum oder Albumin

Abb. 1. Schema der Agglutination und Konglutination durch Antikörper und blockierende Antikörper (bzw. inkomplette Antikörper). (Nach der Theorie von WIENER, zusammengestellt von M. MATTHES.) Die kompletten Antikörper sind „bivalent" und können daher die Erythrocyten agglutinieren. Die inkompletten bzw. blockieren den Antikörper, die WIENER sich durch Teilung der Antikörper entstehen denkt, sind „monovalent" und können daher nur die Receptoren besetzen, aber keine Agglutination hervorrufen. Hierfür ist eine besondere verbindende Substanz erforderlich. ◯ Erythrocyt, ▬ Antikörper, ▬ Blockieren der Antikörper, ➤◀ aus Antikörpern entstehender Antikörper, ⟲ verbindende Substanz (Protein X?, Anti-Menschenglobulin-Serum, Albumin?).

oder nur eine unvollständige Agglomeration von geringer Festigkeit bewirken. Neben den unvollständigen Wärmeautoantikörpern können auch Kälteautoantikörper hämolytische Krankheitsbilder hervorrufen. Diese binden sich nur bei Temperaturen unter 37^0 an rote Blutkörperchen. Sie finden sich häufig schon normalerweise im Serum gesunder Menschen, wirken sich aber nicht krankmachend aus, solange ihr wirksamer Temperaturbereich unter dem auch in peripheren Blutgefäßen vorkommenden Temperaturen bleibt. Eine Titersteigerung von Kälteagglutininen mit Erhöhung ihres Temperaturwirkungsbereiches findet man vor allen Dingen bei Viruserkrankungen. Auch die Kälteagglutinine sind im allgemeinen nicht artspezifisch, dagegen zeigen sie meist eine ausgesprochene Zellspezifität, die sich auf die Erythrocyten beschränkt, während die Aufschwemmungen von Leukocyten oder Epithelzellen nicht agglutiniert werden. Die Kälteagglutinine kommen ebenfalls als vollständige und unvollständige Antikörper vor. Die unvollständigen zeichnen sich dadurch aus, daß sie im Gegensatz zu den vollständigen auch in der Kälte an die Erythrocyten gebunden werden, aber beim Erwärmen nicht wieder abgesprengt werden. Vielleicht sind sie auf Grund dieser Eigenschaften für die Auslösung hämolytischer Symptome im Verlauf von Kälteagglutinin-Krankheiten verantwortlich zu machen[1]. Schließlich kommt als Krankheitsursache für erworbene hämolytische Anämien ein hämolytischer Amboceptor in Frage, der erstmals 1904 von DONATH und LANDSTEINER nachgewiesen werden konnte. Er benötigt zu seiner Wirksamkeit die Bindung an Komplement. Charakteristisch für ihn ist, daß er nur in der Kälte an Erythrocyten gebunden wird, während die Hämolyse erst nach Wiedererwärmung auf Körpertemperatur in Gang kommt. Bei der Mehrzahl der Kranken mit dieser Kalt- und Warm-Hämolysinkrankheit hat eine luische Infektion stattgefunden.

Außer den erwähnten, sich vorwiegend auf die roten Blutkörperchen beziehenden *pathologischen Antikörpern* konnten in vielen Fällen auch Antikörper *gegen Blutplättchen und weiße Blutkörperchen* nachgewiesen werden. So dürfte es feststehen, daß ein großer Teil der chronischen Werlhof-Fälle (chronische idiopathische Thrombocytopenie) und eine Reihe von Leukopenien auf eine pathologische Antikörperbildung zurückzuführen ist[2]. Zu unterscheiden von den durch pathologische, gegen Leukocyten und Thrombocyten gerichtete Antikörper bedingten Krankheitsbildern sind die Erkrankungen, bei denen zum Zustandekommen einer Agglutination dieser Blutzellen noch weitere von außen kommende, meist chemische Stoffe notwendig sind. Zu erwähnen sind hier vor allem das Pyramidon, das besonders häufig zum Krankheitsbild der Agranulocytose führt. Nach Untersuchungen der letzten Jahre[3] ist anzunehmen, daß das Medikament zusammen mit Körpereiweiß einen Antigenkomplex bildet, gegen den eine Antikörperbildung erfolgt, diese Antikörper werden an Leukocyten gebunden und durch das im Blut vorhandene Antigen zur Agglutination gebracht. Das vorstehende Schema soll diesen Vorgang verdeutlichen (Abb. 2). Im Gegensatz zu der durch Autoantikörper bedingten Cytopenie sollten die durch den hier geschilderten Mechanismus entstehenden Erkrankungen als anaphylaktische Cytopenien bezeichnet werden[4]. Demselben Mechanismus dürfte auch die weiter vorne bereits erwähnte anaphylaktische Thrombopenie (Sedormidpurpura) folgen. Ob die bei der Agranulocytose beobachteten Knochenmarkveränderungen (Promyelocytenmark und reticuläres Mark) allein durch den vermehrten Untergang von weißen Blutkörperchen in der Peripherie und dadurch bedingte Knochen-

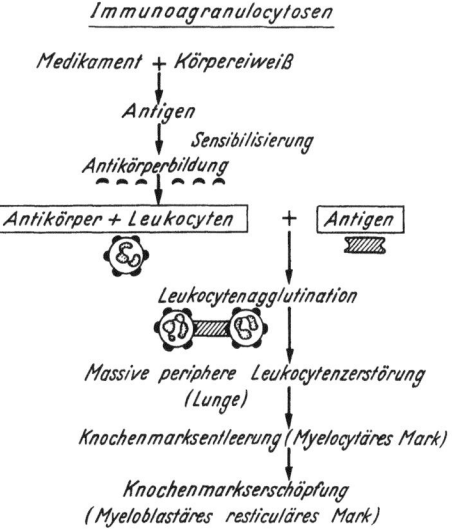

Abb. 2. Schematische Darstellung des Ablaufs einer Immunoagranulocytose. Ganz ähnlich kann man sich den Hergang bei den durch andere Immunisoantikörper ausgelösten Immunogranulocytopenien, z. B. Viruspneumonie, Lupus erythematodes usw. vorstellen, nur daß hier die Natur des eigentlichen Antigens noch nicht sicher bekannt ist. (Nach MOESCHLIN.)

---

[1] BAUMGARTNER 1954.   [2] MIESCHER und Mitarbeiter 1952, MIESCHER 1954.
[3] MOESCHLIN 1952, MIESCHER 1954.   [4] MIESCHER 1954.

markentleerung zustande kommt [1], ist allerdings fraglich. Viel wahrscheinlicher
ist, daß durch die pathologische Antikörperbildung auch eine direkte Knochenmarkschädigung erfolgt. Zu erwähnen ist schließlich noch, daß Kern und Protoplasma der weißen Blutkörperchen eine eigene Antigenspezifität [2] haben. Es ist
sehr wahrscheinlich, daß das sog. Lupus erythematodes- (L.E.-) Zellphänomen auf
einen gegen den Leukocyten*kern* gerichteten Antikörper zurückzuführen ist.

Neben den bisher beschriebenen Erkrankungen, bei denen jeweils ein Zellsystem durch eine pathologische Antikörperbildung betroffen war, sind inzwischen
auch Beobachtungen mitgeteilt worden, bei denen 2 oder sogar alle 3 corpusculären Blutsysteme durch eine pathologische Antikörperbildung betroffen
waren, so daß Blutbilder entstehen können wie bei Panmyelopathien. Es ist
sogar die Frage diskutiert worden, ob die Verminderung an Blutzellen beim
Hypersplenismus, also einer Dysfunktion der Milz mit Vergrößerung des Organs
zugunsten seines reticulären Gewebes, auf derartige immunologisch bedingte
cytoklastische Vorgänge zurückzuführen sein könnte [3].

Vom allgemein-pathologischen Standpunkt aus ergeben sich nun zwei grundsätzliche Fragen, und zwar 1., *wie kann es zu einer Autoantikörperbildung überhaupt
kommen*, und 2., auf welchem Wege verursachen die Autoantikörper einen
vermehrten Zelluntergang? Präzisiert, stellt sich die erste Frage wie folgt:
Unter welchen Bedingungen gibt der Körper das Ehrlichsche Prinzip des Horror
autotoxicus überhaupt auf? Hier sind verschiedene Möglichkeiten diskutiert
worden. Zunächst einmal wäre es möglich, daß durch vermehrten Zelluntergang
die frei werdenden Zellzerfallsprodukte schließlich als Antigene wirken und eine
echte Autoimmunisierung auslösen. Gegen diese Auffassung sprechen die zahlreichen Beobachtungen, wonach bei gesteigertem Blutkörperchenzerfall, z. B. im
Verlauf von angeborenen hämolytischen Anämien und der Perniciosa, keine
Autoantikörper nachgewiesen werden konnten. Es besteht natürlich die Möglichkeit, daß einzelne Kranke eine extrem gesteigerte Tendenz zur Antikörperbildung haben, wie das für Einzelfälle mit Sensibilisierung gegen an sich äußerst
schwache Antigene wie E, M, S, bei einzelnen Kugelzell- und Sichelzell-
anämien tatsächlich beobachtet worden ist [4]. Auch Alterationen des antikörperbildenden lymphatischen bzw. reticulären Systems können eine derartig
gesteigerte Reaktionsweise bewirken, doch reicht diese Erklärungsmöglichkeit
nur für ganz wenige hämolytische Krankheitsbilder aus. Viel wahrscheinlicher
ist es, daß Körperzellen erst durch pathologische Veränderungen ihrer Eiweiß-
substanz, also gewissermaßen erst nach Denaturierung, Antigencharakter bekommen können. So wäre es auch denkbar, daß Blutzellen unter dem Einfluß
von pathogenen Agentien, z. B. Viren, stark alteriert werden, so daß sie nunmehr
Antigenfunktionen übernehmen. Weiterhin besteht die Möglichkeit, daß die
Antigene, die zur Bildung von Hämantikörpern führen, nicht aus den Blutzellen
selbst, sondern aus dem Untergang anderer Körperzellen stammen. Tierexperimente, bei denen man zur Immunisierung blutfreie Lebergewebssubstanz,
Trachealepithelien oder Spermatozoen verwendete, haben gezeigt, daß die
Bildung von Hämolysinen und Hämagglutininen nicht unbedingt an das Vorhandensein von aus Erythrocyten stammenden Antigenen gebunden ist. Aus
klinischen Beobachtungen ist weiter zu schließen, daß beim Zerfall maligner
Tumoren Antigene frei werden können, die gegen Erythrocyten gerichtete Antikörper induzieren können [5].

---

[1] Moeschlin 1954.   [2] Miescher und Mitarbeiter 1953.
[3] Reymond und Miescher 1955.
[4] Young 1952, Wright, Dodd und Bouroucle 1949 u. a.
[5] Singer und Dameshek 1941, Crosby und Dameshek 1951.

Weiter wäre zu überlegen, ob die als Antikörper fungierenden Stoffe überhaupt als echte Antikörper anzusehen sind. Denkbar wäre es, daß durch bestimmte pathogenetische Faktoren, z. B. Infekte, Tumoren usw., pathologische Eiweißkörper erzeugt werden, die sich den Blutzellen gegenüber zufällig wie Antikörper verhalten. Für diese Hypothese sprechen Beobachtungen von gleichzeitigem Auftreten gesteigerter Hämolyse und pathologischer Bluteiweißstoffe [1]. Auch ist mehrfach die Frage diskutiert worden, ob die gesteigerte Hämolyse gerade im Verlauf von Viruserkrankungen nicht eventuell Folge einer direkten Auflagerung des Virus an Erythrocyten und die Erythrocytenagglutination Folge einer Verkettung der an den Erythrocytenmembranen anhaftenden Viren durch virusspezifische Antikörper ist.

Schließlich ist die Frage zu diskutieren, ob die gegen die Erythrocyten gerichteten Antikörper durch eine heterologe Immunisierung entstanden sein können, d. h. ob die gegen bestimmte Krankheitserreger, vor allem Viren, gerichteten Antikörper unter Umständen in der Lage sind, sich auch an Erythrocyten zu binden. So reagieren nach LANDSTEINER (1945) menschliche Erythrocyten mit Serum von Pferden, die gegen Pneumokokken immunisiert worden sind. Ein weiteres aus der Hämatologie genommenes Beispiel der heterologen Immunisierung ist die Hanganatsiu-Deichersche Reaktion im Verlauf der infektiösen Mononucleosen.

Eine Entscheidung darüber, welche der hier zur Diskussion gestellten Möglichkeiten tatsächlich zutrifft, kann zur Zeit noch nicht erfolgen. Wahrscheinlich ist aber die Annahme, daß die verschiedenen in der Hämatologie vorkommenden cytoklastischen Syndrome auf immunologischer Basis durchaus keinem einheitlichen pathogenetischen Mechanismus folgen, sondern daß in dem einen Fall mehr diese und im anderen Fall mehr jene Möglichkeit verwirklicht wird.

An zweiter Stelle ist die Frage nach dem *Wirkungsmechanismus der Autoantikörper* in vivo zu stellen. Dabei ist zunächst einmal festzuhalten, daß die Adsorption von unvollständigen Antikörpern an Erythrocyten noch keineswegs einen verfrühten Untergang der betreffenden roten Blutkörperchen zur Folge haben muß, wie zahlreiche klinische Beobachtungen zeigen, in denen ein positiver Coombs-Test oft lange Zeit das einzige Residuum einer hämolytischen Anämie ist bei normaler Überlebensdauer der Erythrocyten [2]. In den meisten Fällen führt das Vorhandensein von Autoantikörpern aber zu einem hämolytischen Syndrom. Dabei ist es bemerkenswert, daß in vitro die meisten Antikörper sich agglutinierend auswirken, während in vivo die Hämolyse im Vordergrund der Erscheinungen steht, Symptome, die auf eine Agglutination in vivo hinweisen, aber so selten sind, daß sie von manchen Autoren als Ursache der gesteigerten Hämolyse ganz abgelehnt werden [3]. Doch ist diese Ansicht auf Grund zahlreicher neuerer Untersuchungen nicht mehr aufrechtzuerhalten. So konnte in capillarmikroskopischen Untersuchungen am Nagelfalz von Kranken mit Kälteagglutination der Nachweis erbracht werden, daß Erythrocytenagglutinate für gewisse Kreislaufstörungen verantwortlich zu machen sind [4]. Aber nicht nur bei Kälteagglutininen, sondern auch beim Auftreten von Wärmeagglutininen und bei Transfusionszwischenfällen können Erythrocytenagglutinate wesentliche Kreislaufstörungen auslösen [5].

---

[1] SCHUBOTHE 1953.
[2] DACIE und DE GRUCHY 1951, LOUTIT und MOLLISON 1946, BAUMGARTNER 1954.
[3] KRAUS und STERNBERG 1902.   [4] BAUMGARTNER 1954.
[5] Besonders gut konnte BAUMGARTNER (1954) die Bildung von Agglutinaten mit Hilfe capillarmikroskopischer Untersuchungen in der Froschlunge zeigen, nachdem er das Froschblut komplett gegen Menschenblut ausgetauscht hatte und anschließend verschiedene agglutinierende Antikörper auf dieses einwirken ließ.

Trotzdem bleibt die Frage offen, auf welche Weise agglutinierende Antikörper zu einem verfrühten Untergang von Erythrocyten führen können. Zunächst ist die Frage zu besprechen, ob die in der Blutbahn gebildeten Agglutinate mittelbar oder unmittelbar einen gesteigerten Abbau von Erythrocyten bewirken. Dabei hat man zunächst einmal daran gedacht, daß durch den Vorgang der Agglutination eine verminderte Widerstandsfähigkeit der Erythrocyten erzeugt wird, so daß sie der mechanischen Kreislaufbeanspruchung nicht mehr gewachsen sind und vorzeitig zugrunde gehen. Tatsächlich wissen wir, daß vor allem Kälteagglutinine eine derartige Herabsetzung der mechanischen Resistenz bewirken[1]. Einschränkend muß allerdings hinzugefügt werden, daß eine derartige Resistenzminderung der Erythrocyten nur bei hohen Titern beobachtet werden konnte[2]. Derartig hohe Kälteagglutinintiter kommen aber praktisch nur bei Kühlschranktemperaturen und nicht in vivo vor. Wärmeautoantikörper, die ebenfalls in hohen Titern eine Herabsetzung der mechanischen Erythrocytenresistenz bewirken, wie Beobachtungen mit immunheterologischen Agglutininen und Isoagglutinine gezeigt haben[3], führen bei weitem nicht regelmäßig zu einer herabgesetzten Erythrocytenresistenz. Es scheinen also noch andere Faktoren im Spiel zu sein, die einen vorzeitigen Untergang von Erythrocyten, die mit Antikörpern besetzt sind, bewirken. In Parallele zum in der Milz angenommenen Endopauseeffekt[4] hat man daher vermutet, daß durch die Stagnation des Blutes in Milz und peripheren Blutgefäßen infolge der Erythrocytenagglutination das hämolytisch wirksame Lysolecithin intensiver auf die Erythrocyten einwirken und so eine vermehrte Hämolyse bewirken könne. Dabei nimmt man neuerdings sogar an, daß durch eine Verlegung einzelner Gefäßbezirke durch Agglutinate eine ischämische Schädigung der durch die Agglutinate von der Blutzirkulation abgeschnittenen Gewebsbezirke ausgelöst wird, wodurch hämolysierende Stoffe freigesetzt werden sollen. Diese experimentell belegten Vorstellungen können aber ebenfalls nicht das hämolytische Syndrom bei den verschiedenen Formen der Agglutination befriedigend erklären. Vor allem die Geschwindigkeit der Hämolyse nach Zufuhr von agglutinierenden Antikörpern und die Intensität der Erythrocytenzerstörung kann dadurch nicht hinreichend gedeutet werden. Am plausibelsten ist die Erklärung, daß die agglutinierenden Substanzen sich gleichzeitig hämolysierend auswirken oder mit Begleithämolysinen, die bei der üblichen Versuchsanordnung nicht nachweisbar sind, vergesellschaftet sind. Tatsächlich sind innerhalb des AB0-Systems und bei verschiedenen hämolytischen Anämien neben den Agglutininen in vitro auch entsprechend Hämolysine nachgewiesen. Doch ist zu betonen, daß die Hämolysine in diesen Fällen nur nach Anwendung von Kunstgriffen und unter unphysiologischen Kautelen nachweisbar waren. Doch wird mit neueren verfeinerten Arbeitsmethoden die Zahl der Beobachtungen, in denen keine Lysine nachweisbar sind, immer seltener[5].

Ein ganz anderer Weg des gesteigerten Blutzellabbaus infolge Beladung mit Autoantikörpern führt über die Phagocytose, wobei sich die Antikörper als Opsonine auswirken, d. h. durch die Antikörper wird die Oberflächenspannung der Erythrocyten so geändert, daß sie nun für die Phagocytose besser angreifbar werden. Der Begriff der Opsonisierung stammt bekanntlich aus der Bakteriologie. Er geht zurück auf FRAENKEL und SOBERNHEIM (1894) sowie BORDET (1900), die als erste den die Phagocytose begünstigenden Effekt von Immunseren auf Bakterienaufschwemmungen zeigen konnten. Es stellte sich dann heraus, daß diese Wirkung nicht nur auf Bakterien beschränkt ist, sondern daß es durch

---

[1] DAMESHEK und MILLER 1943.   [2] STATS, PERLMAN, BULLOVA und GODKIND 1943.
[3] CASTLE, HAM und SHEN 1950.   [4] BERGENHEM und FAHRAEUS 1936.
[5] DACIE und DE GRUCHY 1951, SCHUBOTHE 1953.

Einwirkung von spezifischen Antikörpern auch zu einer starken Phagocytose von Erythrocyten kommen kann. EHRLICH hatte bereits 1891 auf die häufige Erythrophagie bei der paroxysmalen Kältehämoglobinurie aufmerksam gemacht. Eine ganze Reihe weiterer Beobachtungen bis in die jüngste Zeit hinein hat dann gezeigt, daß durch die Einwirkung von gegen die Erythrocyten gerichteten Autoantikörpern ebenfalls eine Opsoninwirkung erzeugt wird, die zu einer gesteigerten Phagocytose der roten Blutkörperchen durch das RES führt[1]. Aber nicht nur durch pathologische Antikörper, sondern auch durch Isoagglutinine kann ein Opsonisierungseffekt hervorgerufen werden, wie Beobachtungen bei Unverträglichkeitsreaktionen[2] nach Transfusionen und bei fetaler Erythroblastose[3] gezeigt haben. Die erythrophagocytierenden Zellen können in diesen Fällen entweder im RES verschiedener Organe oder auch im peripheren Blut als erythrophagocytierende Monocyten nachgewiesen werden. Die Erythrophagocytose im peripheren Blut braucht aber nicht auf das Vorhandensein von Autoantikörpern hinzuweisen. Wir wissen, daß erythrophagocytierende Monocyten auch bei Erkrankungen vorkommen, die nicht zur Bildung von Autoantikörpern führen. Besonders bekannt ist das Phänomen bei bestimmten Infektionskrankheiten, unter denen die Endocarditis lenta und die Streptokokkensepsis zu erwähnen sind. Wahrscheinlich wird in diesen Fällen die Erythrophagocytose durch die Erreger selbst oder ihre Toxine hervorgerufen. Wenn die Erythrophagocytose infolge Opsoninwirkung durch Autoantikörper bei den erworbenen hämolytischen Anämien auch ein beträchtliches Ausmaß erreichen kann, so ist sie doch niemals so erheblich, daß dadurch der gesamte vermehrte Blutzerfall zu erklären wäre. Es handelt sich vielmehr nur um einen zusätzlichen Faktor, der neben den oben besprochenen hämolytischen Wirkungsmechanismen eine untergeordnete Rolle spielt. Ein Opsonisierungseffekt, der in diesem Fall die Thrombocyten betrifft, liegt vielleicht auch bei manchen chronischen Werlhof-Fällen vor. So konnte man[4] nachweisen, daß Versuchstiere nach Splenektomie eine wesentlich größere Dosis von Antithrombocytenserum vertragen und einen wesentlich geringeren Thrombocytenabfall aufwiesen als vor der Herausnahme der Milz.

b) Andere Krankheitsbilder durch verkürzte Zell-Lebensdauer.

Die Besprechung der Krankheiten, die durch autoaggressive Substanzen im Blutplasma gegen die eigenen Blutkörperchen bedingt sind, hat übergeleitet zu einer großen Gruppe von krankhaften Zuständen, die ebenfalls durch eine verkürzte Lebensdauer der Blutkörperchen in der Peripherie charakterisiert sind. Krankhafte Zustände, in deren Mittelpunkt ein überstürzter Untergang der roten Blutkörperchen steht, spielen in der Blutpathologie eine große Rolle. Ein großer Teil von ihnen ist durch das Auftreten von Autoantikörpern bedingt, wie sie im letzten Kapitel besprochen wurden. Bis vor wenigen Jahren kannte man innerhalb der hier zu besprechenden Krankheitsbilder in erster Linie die *vererbbaren Erkrankungen*, unter ihnen vor allen Dingen den familiären hämolytischen Ikterus. Lange Jahre ging der Streit darüber, ob das Entscheidende bei diesem Krankheitsbild in der vererbbaren Formanomalie der Erythrocyten (Mikrosphärocytose) oder in einer pathologischen Funktion der vergrößerten Milz zu suchen sei[5]. Untersuchungen der letzten Jahre haben hier jedoch eine gewisse Klarheit gebracht. Sicher ist, daß die Krankheit in einem vererbbaren, bisher

---

[1] SCHUBOTHE und ALTMANN 1950.   [2] OTTENBERG und KALISKI 1913.
[3] ABT 1931.   [4] MIESCHER, VANNOTTI, CHRUCHAUD und HEMMELER 1952.
[5] Eine ausführliche Darstellung der hierbei erhobenen Einzelbefunde findet sich bei HEILMEYER und BEGEMANN 1951.

noch nicht näher zu charakterisierenden Strukturdefekt der Erythrocyten zu
suchen ist. Dieser Strukturdefekt bedingt den Formwandel der Blutkörperchen mit
der typischen Verkleinerung des Quer- und der Zunahme des Dickendurch-
messers. Nun ist allerdings bekannt geworden, daß es sich bei dieser Formwandlung nicht um eine spezifische Änderung des angeborenen Krankheitsbildes
handelt, sondern daß die Mikrosphärocytose lediglich der Ausdruck für die prä-
hämolytischen Phase der Erythrocyten ist[1]. Ähnliche Formwandlungen finden
wir auch im Verlauf anderer hämolytischer Krisen, wie die Beobachtungen zahlreicher Autoren gezeigt haben[2]. Beim familiären hämolytischen Ikterus ist
von dieser Formanomalie stets eine mehr oder weniger große Zahl von roten
Blutkörperchen betroffen. Weiter haben Untersuchungen gezeigt, daß sich die
Milz von derartigen Kranken qualitativ nicht anders verhält als normale Milzen
auch. Die starke Vergrößerung der Milz scheint lediglich auf eine Art Arbeits-
hypertrophie zurückzuführen zu sein. Haben doch Durchströmungsversuche einwandfrei ergeben, daß Sphärocyten auch schon von der normalen Milz abgefangen
und aus dem Kreislauf gezogen werden[3]. Wahrscheinlich gehen sie in der Milz
infolge des „Endopauseeffektes"[4] rasch zugrunde. Auf diese Weise sind auch
die guten therapeutischen Erfolge mit der Splenektomie zu deuten. Mit Wegfall
der Milzfunktion haben die Kugelzellen die Möglichkeit, länger im Organismus zu
überleben. So ist es zu erklären, daß blutgruppengleiche Normalerythrocyten, auf
Patienten mit kongenitalem Ikterus übertragen, normal überleben[5] und umgekehrt die Überlebenszeit von Erythrocyten derartiger Patienten auch nach
Entfernung ihrer Milz im Kreislauf gesunder Menschen ebenso stark verkürzt
ist wie vor der Splenektomie. Daß das primär Krankhafte tatsächlich in den
Erythrocyten zu suchen ist, geht auch daraus hervor, daß die Blutkörperchen
von Kranken mit erworbener hämolytischer Anämie auch im Kreislauf des gesunden Menschen keine größere Überlebensdauer haben als in ihrem eigenen
Plasmamilieu[3].

Eine corpusculäre Erythrocytenminderwertigkeit braucht aber nicht immer
angeboren zu sein, sondern kann auch im Lauf des Lebens erworben werden.
Ein Beispiel hierfür ist das verhältnismäßig seltene Krankheitsbild der sog.
Marchiafava-Anämie. Bei dieser Erkrankung zeigen die roten Blutkörperchen
im physiologischen Milieu eine gesteigerte Hämolyseneigung, die sich auch darin
äußert, daß Patientenerythrocyten, wenn sie auf gesunde Menschen übertragen
werden, eine verkürzte Lebensdauer zeigen, während die roten Blutkörperchen
Gesunder im Kreislauf von Kranken mit dieser Anämie eine normale Lebensdauer zeigen. Voraussetzung für die Zerstörung der Erythrocyten in ihrem
eigenen Milieu ist aber das Vorhandensein physiologischer Serumfaktoren, die
wahrscheinlich bestimmten Gerinnungsfaktoren und dem Properdin nahestehen,
sowie eine bestimmte Konstellation im Ionengleichgewicht des Plasmamilieus.
Dieser zuletzt genannte Faktor ist die Ursache dafür, daß derartige Kranke ihre
Erythrocyten im Schlaf abbauen, während sie im Wachen meist nur einen wenig
gesteigerten Blutzerfall zeigen[6].

Bemerkenswert ist nun vor allen Dingen, daß ein Teil der angeborenen
Strukturstörungen der Erythrocyten, die sich schließlich in einer Verkürzung
ihrer Lebenszeit auswirken, mit *Veränderungen des Hämoglobinmoleküls* einhergehen. Inzwischen ist eine ganze Reihe von Hämoglobinen bekannt geworden,
die von dem normalen roten Blutfarbstoff des Erwachsenen in physikalischer
oder chemischer Hinsicht abweichen, und die meistens in enger Beziehung zu

---

[1] PONDER 1948, BESSIS und BRICKA 1951.   [2] HEILMEYER 1936 GASSER 1945.
[3] EMERSON, SHEN, HAM und CASTLE 1947, YOUNG, PLATZER, ERVIN und IZZO 1951.
[4] BERGENHEM und FAHRAEUS 1936.   [5] DACIE und MOLLISON 1943.   [6] DACIE 1948.

hämolytischen Syndromen stehen. Wir unterscheiden heute 2 normale und zahlreiche krankhafte Hämoglobinformen. Das normale Erwachsenenhämoglobin wird heute allgemein auf Grund einer Vereinbarung maßgebender amerikanischer Autoren als Hämoglobin A, das normale fetale Hämoglobin als Hämoglobin F bezeichnet, während nach der gleichen Vereinbarung die pathologischen Hämoglobinformen als Hb S, Hb C, Hb D, Hb E, Hb G, Hb H usw. bezeichnet werden.

Fetales Hämoglobin macht die Hauptmenge des Blutfarbstoffes beim Feten aus. Bei der Geburt bestehen 60—80% des Gesamthämoglobins aus Hb F. Es wird in den ersten 3—4 Lebensmonaten langsam aus dem Organismus eliminiert und spielt wahrscheinlich eine Rolle bei der Ausbildung des Icterus neonatorum. Neben dem Hb F kann aber auch vom 5. Fetal-Monat an normales Hb A beim Feten nachgewiesen werden. Im allgemeinen wird nach der Geburt nur Erwachsenenhämoglobin A produziert, mit Ausnahme von Frühgeburten, die zunächst noch in beträchtlicher Menge fetales Hämoglobin neu bilden können. Da neben dem als Hb F bezeichneten fetalen Hämoglobin der Säugling in den ersten 3—4 Lebensmonaten noch ein anderes, bisher sonst nicht bekanntes Hämoglobin, das als „frühfetales" Hämoglobin bezeichnet wird, produziert, der Wechsel der Hämoglobin-Typen aber auffallenderweise stets auch mit einem Wechsel des Blutbildungsortes einhergeht, ist die Frage diskutiert worden, ob den verschiedenen Bildungsphasen — der mesenchymalen, der hepatischen und der myeloischen — nicht jeweils ein bestimmter Hämoglobin-Typ entsprechen könnte. Tatsächlich finden wir bisweilen auch beim Erwachsenen mit extramedullären Blutbildungsherden ein erneutes Auftreten des Hb F. Es besteht bisher jedoch kein Anhaltspunkt dafür anzunehmen, daß dieses Verhalten gesetzmäßig ist, und daß das Hb F das Hämoglobin der extramedullären Hämopoese darstellt [1]. Vielmehr scheint es so zu sein, daß überall da, wo die normale Bildung des Hb A beim Erwachsenen gestört ist, ein Rückfall zur Bildung des Hb F erfolgt [2]. Auf diese Weise ist wahrscheinlich auch der hohe Gehalt an Hb F bei den Mittelmeeranämien zu erklären: Wahrscheinlich führt dieselbe Störung, die eine Strukturveränderung der Erythrocyten mit verkürzter Lebensdauer bewirkt, auch zu einer krankhaften Hämoglobin-Bildung. Jedenfalls finden wir bei den homocygoten Fällen der sog. Thalassaemia major eine große Menge (50—90%) fetalen Hämoglobins, während die als Thalassaemia minor oder minima bezeichneten heterocygoten Krankheitsfälle nur ganz geringe Mengen oder gar kein Hb F aufweisen. Das häufige Vorkommen von besonders strukturierten Erythrocyten, die als „Target cells" bezeichnet werden, hat wahrscheinlich mit der Hämoglobin-Bildungsstörung nichts zu tun, doch ist es auf der anderen Seite auffallend, daß diese Zellen bei der Hb C-Krankheit besonders häufig sind. Es scheint auch eine gewisse Beziehung zu dem Gehalt an fetalem Hämoglobin und der Neigung des Neugeborenen zur Hämiglobinbildung zu bestehen. Doch spielt hier sicherlich auch noch eine ganze Reihe weiterer Faktoren, die nicht nur mit dem Neugeborenen-Hämoglobin zu tun haben, eine wesentliche Rolle.

Von allgemeinerer Bedeutung ist schließlich noch das als Hb S bezeichnete Sichelzell-Hämoglobin. Sein Name stammt von der Sicherzellanämie, bei der

---

[1] BETKE 1954, ROCHE und DERRIEN 1953.

[2] Mit der physiologischen Bedeutung des Hb F hat sich vor allen Dingen BETKE (1954) auseinandergesetzt. Seine ausführlichen Studien über die Sauerstoffbindungsfähigkeit und O_2-Dissoziationen haben gezeigt, daß die Sauerstoffaufnahme beim Hb F erschwert ist. Diese erschwerte Sauerstoffaufnahme wird aber durch physikalische Veränderungen und dadurch bedingte erleichterte Sauerstoffabgabe des mütterlichen Blutes kompensiert. Die physiologische Bedeutung des Hb F scheint aber darin zu bestehen, daß die Sauerstoffdissoziation wesentlich erleichtert ist, wodurch hinwieder die Sauerstoffversorgung des kindlichen Gewebes begünstigt wird.

es in großer Menge, zum Teil sogar ausschließlich auftritt, doch kommt bei diesen
Kranken nebenher zum Teil auch Hb F vor. Die Entdeckung des Hb S [1] war
Ausgangspunkt für die Entdeckung aller übrigen krankhaften Hämoglobine.
Der Name Sichelzellanämie rührt von einer entsprechenden Formwandlung her,
die die an sich runden roten Blutkörperchen dieser Kranken nach Sauerstoff-
entzug annehmen. Es ist sehr wahrscheinlich, daß dieser Formwandel mit der
Struktur des Sichelzell-Hämoglobin-Moleküls in enge Beziehung zu bringen ist.
Die Krankheit selbst kommt fast nur bei Negern vor, doch finden sich kleine
Gruppen von Sichelzellkranken auch in Griechenland, Sizilien und Arabien.
Genealogische Untersuchungen haben es wahrscheinlich gemacht, daß die
Krankheit [2] auf die südindische Urbevölkerung zurückzuführen ist, und daß sie
durch die Wanderung dieser Stämme über Persien und Arabien nach Afrika ge-
langt ist. Die übrigen pathologischen Hämoglobine spielen innerhalb der Blut-
pathologie eine geringere Rolle [3].

Bemerkenswert ist vor allen Dingen, daß der Grad der Anämie in der Regel
in keinem Verhältnis zur Menge des im Blut vorkommenden pathologischen
Hämoglobins steht, so daß man nicht annehmen kann, daß das hämolytische
Syndrom auf das Vorhandensein der krankhaften Hämoglobine zurückzuführen
ist. Es ist vielmehr wahrscheinlich, daß wir es mit einem Nebeneinander von
krankhafter Erythrocytenzellbildung, die die verkürzte Lebensdauer bedingt,
und einer abartigen Hämoglobin-Bildung zu tun haben.

Von der Beobachtung ausgehend, daß das Verhältnis von Normal-Hämoglobin
zu pathologischem Hämoglobin bei einzelnen Krankheitsträgern sehr verschieden
ist, ist man zu der Überzeugung gekommen, daß es sich bei den pathologischen
Hämoglobinen genetisch um Allele des Normal-Hb A handelt, und daß die Vererbung des normalen Hb A nicht durch ein einheitliches Gen erfolgt, sondern
durch 3 verschiedene Allele mit verschiedener Durchschlagskraft [4]. Für die
Anlage des Hb F dürften die Verhältnisse anders liegen, da jeder Mensch in der
Embryonal- bzw. Neugeborenen-Zeit Hb F, im Erwachsenenleben normalerweise aber nur Hb A produziert.

Handelt es sich bei den bisher besprochenen Erythropathien, die mit einer
verkürzten Lebenszeit der Erythrocyten einhergehen, um angeborene Struktur-
minderwertigkeiten der roten Blutkörperchen, so können auf der anderen Seite
auch *im Verlauf bestimmter Vergiftungen Schädigungen der Erythrocyten* vorkommen, die zu einem verfrühten Untergang dieser Zellen in der Peripherie
führen. Es sind hier vor allem die Gifte zu erwähnen, die auch morphologische
Veränderungen an den einzelnen Erythrocyten auslösen. Die bekanntesten dieser
Veränderungen werden als Heinzsche Innenkörper bezeichnet. Bei der Entstehung derartiger Strukturveränderungen sind sicherlich sehr komplexe Vorgänge
im Spiel. Neben den Schädigungen des Erythrocytenstromas kommt es zu einer
Denaturierung des Globulins und häufig auch zu einer Oxydation des Hämo-
globin-Eisens in seine 3-wertige Form (Hämiglobin) und zu einer Aufspaltung
des Pyrrol-Ringes im Hämoglobin zu einer linearen Struktur (Verdoglobin-
Bildung). Die bekanntesten hierhin gehörigen Gifte sind: Das Anilin, das Nitro-
benzol, das Phenylhydrazin und bestimmte Sulfonamide [5]. Da die Erythrocyten

---

[1] Pauling, Itano, Singer und Wells 1949.   [2] Lehmann 1954.
[3] Ein Überblick über das Vorkommen dieser Hämoglobine und ihre Beziehungen zu den verschiedenen Krankheitsbildern findet sich im Band IV/2 dieses Handbuches: Die Pathologie
des Stoffwechsels des Hämoglobins und verwandter Stoffe von K. Plötner und K.
Betke.
[4] Itano 1953.
[5] Eine ganz ausgezeichnete Übersicht über die zu Innenkörpern führenden Faktoren gab
Jung (1954).

von Neugeborenen und jungen Säuglingen gegen derartige Gifte besonders empfindlich sind, treten morphologisch nachweisbare Erythrocytenschädigungen bei ihnen besonders häufig auf, was zur Bezeichnung „Spontaninnenkörperbildung" geführt hat. Ausgesprochen empfindlich gegen Heinz-Körperbildner sind übrigens die Sichelzellen. Die übrigen Vergiftungserscheinungen, die zu einer Änderung innerhalb des Hämoglobin-Moleküls führen und meist mit einer Störung von Oxygenierung bzw. Desoxygenierung einhergehen, führen meist nicht zu einer verkürzten Lebensdauer der roten Blutkörperchen. Verkürzt werden kann dagegen die Lebenszeit der Erythrocyten durch eine ganze Reihe *endogener Gifte*. Besonders studiert wurden hier in den letzten Jahren die hämolytischen Anämien im Verlauf von Nierenerkrankungen[1]. Dabei zeigte sich, daß fast regelmäßig eine Erhöhung der Harnstoffwerte über 70 mg-% und des Xantoproteinwertes über 72 Einheiten zu einem vermehrten Blutzerfall in der Peripherie führt. Allerdings kann das Knochenmark in derartigen Fällen den vermehrten Blutuntergang durch eine Steigerung seiner Zellproduktion oft noch lange Zeit kompensieren. Kommt es dagegen in späteren Stadien zu einer toxischen Schädigung der Blutbildung, so tritt der vermehrte Blutzerfall rasch als Anämie in Erscheinung. Bekannt sind auch hämolytische Anämien im Verlauf von schweren Verbrennungen. Doch können, wie bereits weiter oben ausgeführt, hier auch autoaggressive Substanzen, deren Bildung durch die körpereigenen Zellzerfallsprodukte angeregt werden, pathologisch eine Rolle spielen.

Durch Störungen der Zellneubildung hervorgerufene Erkrankungen.

Die begrenzte Lebensdauer der Blutzellen setzt ein Organ voraus, dessen Hauptaufgabe die Sorge für den Nachschub an cellulären Blutelementen ist. Den weitaus größten Teil aller Blutzellen liefert das Knochenmark. Nur ein verhältnismäßig kleiner Teil der weißen Blutkörperchen wird vom lymphatischen System produziert. Die Untersuchung des Knochenmarkes ist daher zu einem der wichtigsten diagnostischen Eingriffe der klinischen Hämatologie ausgebaut worden. Dabei hat diese Untersuchungsmethode Ergebnisse erbracht, die weit über das Interesse der engeren Blutforschung hinausgehen: Bei der Knochenmarkpunktion bekommen wir Einblicke in ein Organ, dessen Hauptaufgabe die Zellbildung ist. So ist es zu erklären, daß die allgemeine Cytologie von hier aus wesentliche Anregungen erfuhr und auch theoretisch arbeitende Biologen das menschliche Knochenmark als Ausgangspunkt für allgemein-cytologische Untersuchungen benutzten.

Legen wir unseren Berechnungen eine normale Lebensdauer der Erythrocyten von 100—130 Tagen zugrunde, so muß das Knochenmark pro Tag etwa 200 Milliarden rote Blutkörperchen liefern. Die Zahl der weißen Blutkörperchen pro Kubikmillimeter peripheren Blutes ist zwar wesentlich geringer, doch ist auch die Überlebenszeit der Leukocyten mit 2—3 Tagen wesentlich kürzer als die der roten Blutkörperchen. Wir hatten schon weiter vorn erwähnt, daß der Verlust der weißen Blutkörperchen durch Schleimhautdiapedese auf 35 Milliarden pro Tag geschätzt wird. Diese Zahl erhöht sich bei Infekten oft beträchtlich, bisweilen sicherlich auf ein Mehrfaches. Die Zahl der Thrombocyten, die täglich nachgebildet werden müssen, ist kaum abzuschätzen, da über ihre Lebensdauer nichts bekannt ist, doch dürfte auch sie beträchtlich sein: Allein diese Zahlen geben einen bemerkenswerten Einblick in die gewaltige Leistung des Knochenmarkes. Das gesamte Markorgan hat eine Größe von etwa 1600—3700 g, wovon allerdings nur ein Teil aktiv an der Blutbildung mitwirkt. Der größere Teil des Knochenmarkes ist als Fettmark hämopoetisch inaktiv, kann allerdings jederzeit wieder bei größerem Bedarf für die Zellbildung herangezogen werden.

Beim gesunden Erwachsenen rechnet man mit ungefähr 1300 g blutbildendem Knochenmark. Nimmt man eine Gesamtblutmenge von 5 Liter als normal an,

---

[1] Воск und Mitarbeiter 1952.

so hat 1 cm³ blutbildenden Markes etwa für 4 cm³ Blut aufzukommen. Reicht durch verfrühten Untergang der Blutzellen in der Peripherie oder durch ihren vermehrten Verbrauch das Knochenmark als Zellbildungsorgan nicht mehr aus, so kann der Organismus ohne Schwierigkeiten auch auf extraossale Zellbildungsherde zurückgreifen, die normalerweise beim Erwachsenen nicht mehr als Blutbildungsherde in Erscheinung treten. Erst durch die intravitale Untersuchung der Milz mittels Punktion haben wir erfahren, wie oft auch beim Menschen die extraossale Blutbildung wieder einspringt: Fast bei allen chronischen Entzündungen finden wir in der Milz granulopoetische Blutbildungsherde. In vielen Fällen hat man allerdings den Eindruck, daß die in den extraossalen Zentren gebildeten Blutkörperchen weniger leistungs- und lebensfähig sind als die aus dem Knochenmark stammenden Zellen. Das trifft besonders für die roten Blutkörperchen zu, die sehr häufig eine verkürzte Lebensdauer erkennen lassen im Verlauf von Krankheiten, bei denen die medulläre Blutbildung schwer gestört ist und daher der größte Teil der Blutkörperchen in extraossalen Bildungszentren produziert werden muß (z. B. osteofibrotische bzw. -sklerotische Anämien). Bestimmte Beobachtungen mit den sog. cytostatischen Mitteln haben uns schon vor Jahren[1] zu der Überzeugung kommen lassen, daß die extraossalen Blutbildungsherde auch für Zellgifte wesentlich leichter zugänglich sind als das Knochenmark, das offenbar über viel größere Schutzmechanismen verfügt als die Blutbildungsherde in Leber und Milz.

Untersuchen wir das menschliche Knochemmark, so finden wir neben den Zellen der Granulopoese und der Hämopoese zahlreiche Zellen, die nicht ins periphere Blut ausgeschwemmt werden, sondern offenbar besondere Funktionen innerhalb des Markorgans und der Blutbildung haben. Die Funktion der einzelnen Zellen kann dabei nur vermutet werden. Unter ihnen sind solche, die das Stroma des Knochenmarkes bilden. Anderen kommen nutritive Funktionen innerhalb der Zellbildung zu[2], wieder andere dürften als Muttergewebe für sämtliche übrigen Blutzellen fungieren. Besondere Differenzierungsformen der Reticulumzellen (plasmacelluläre Reticulumzellen) haben wesentlichen Anteil an der Bildung der Bluteiweißstoffe, in erster Linie wohl der Globuline. Zu den Zellen des Markorgans gehören auch die Megakaryocyten. Ein Teil von ihnen ist sicherlich an der Bildung der Blutplättchen beteiligt, doch kommt einem Teil von ihnen wahrscheinlich eine andere Funktion zu, was aus der morphologischen Verschiedenheit dieser Zellen ablesbar ist.

Von den eigentlichen blutbildenden Zellen nehmen ³/₄ die granulopoetischen und nur ¹/₄ die erythropoetischen Elemente ein. Da, wie oben angeführt, täglich 4—5mal soviel rote Blutkörperchen produziert werden müssen wie weiße, ist anzunehmen, daß die Zellbildung innerhalb des roten Blutzellsystems wesentlich rascher vonstatten geht als innerhalb des weißen. Berechnungen der Reifungszeit haben ergeben, daß sich der Erythroblast 12—15mal rascher entwickelt als der Granulocyt[3], und zwar dürfte der Erythroblast in etwa 25 Std zum Erythrocyten werden, während die Zeitdauer, die zur Bildung des reifen Leukocyten aus dem Myeloblasten benötigt wird, auf etwa 7 Tage geschätzt wird. Diese Zahlen sind selbstverständlich nur größenordnungsmäßig zu bewerten. Allein schon die Bildungsdauer zeigt, um wieviel komplizierter und differenzierter ein Leukocyt ist als ein rotes Blutkörperchen, das zwar auch mit einer Fülle von Fermenten ausgestattet ist, das aber doch im wesentlichen einfache physikalische Funktionen zu erfüllen hat.

Das viel raschere Bildungstempo der roten Blutkörperchen geht auch aus der Beobachtung der Kernteilungsfiguren hervor. Während man normalerweise unter 1000 Zellen der weißen Blutbildung 2—6 Mitosen findet, liegen diese Zahlen für die Erythropoese zwischen 15—30⁰/₀₀ und können sogar im normalen Knochenmark auf über 40⁰/₀₀ ansteigen. Natürlich sind diese Zahlen zum Teil auch von der Dauer der Einzelmitose abhängig. Doch ist es nach den Erfahrungen

[1] BEGEMANN und HEMMERLE 1949.   [2] UNDRITZ 1949.   [3] ROHR 1949.

mit Zellgewebskulturen von Knochenmark unwahrscheinlich, daß die Kernteilung der roten Vorstufen länger ist als die der weißen, was auch mit der viel kürzeren Zellbildungszeit nur schlecht in Einklang zu bringen wäre.

Man hat sich nun bemüht, aus dem Zustandsbild, wie es durch die einmalige Markpunktion gewonnen wird, größere Rückschlüsse auf die Dynamik des Knochenmarkes zu ziehen. Können doch die verschiedenen Markbilder durch gänzlich verschiedene Faktoren zustande kommen. So kann z. B. eine Vermehrung der jungen Granulocyten durch eine Reifungshemmung mit verminderter Zellbildung zustande kommen (z. B. bestimmte Formen der Agranulocytose). Dasselbe Momentbild kann aber auch der Ausdruck einer intensiven Stimulierung der weißen Blutbildung (z. B. bei Leukämien) sein. Um derartige Schwierigkeiten in der Beurteilung des Knochenmarkes zu umgehen, hat man eine Reihe von Berechnungsmöglichkeiten angegeben, die als Reifungsindex, Reifungskurven oder Reifungszahlen bezeichnet werden. Innerhalb der Verfahren zur Beurteilung der Markdynamik spielen die *karyologischen Kurven*[1] eine besondere Rolle. Diese karyologischen Kurven bauen auf der graphischen Darstellung der Häufigkeit der einzelnen Mitosephasen auf. Eingehende Nachuntersuchungen dieser karyologischen Kurven bei verschiedenen Krankheitsbildern und Funktionszuständen des Markes unter dem Einfluß verschiedener Medikamente haben jedoch gezeigt, daß die Auszählung des Mitosephasenbildes bei der Beurteilung der Knochenmarkdynamik erheblich überwertet worden ist[2]. Die Ursache für das Versagen der karyologischen Kurven ist zum Teil in der Ungleichmäßigkeit der Knochenmarkfunktion zu suchen: Die Überprüfung zahlreicher Knochenmarkpunktate hat ergeben, daß die Teilungsintensität der Zellen an einzelnen Stellen stärker als an anderen ist, daß sie vielleicht wellenförmig oder in Schüben über das gesamte Mark verläuft. Aus diesen Überlegungen heraus werden die Mitosephasen zu diagnostischen Zwecken heute kaum mehr ausgezählt und bewertet. Eine wesentliche Rolle spielt die Beurteilung der Zellteilungsfiguren der einzelnen Reifungsstadien in Verbindung mit Kernmessungen zur nomenklatorischen Einordnung der einzelnen Reifungsstadien[3]. Diesen Untersuchungen kommt, so interessant sie auch sein mögen, bisher aber lediglich eine mehr oder weniger theoretische Bedeutung zu.

Auch in den letzten Jahren noch umstritten ist der *Entkernungsmodus* der Erythrocyten. Die früher herrschende Theorie der Kernausstoßung im reifen Stadium der Erythroblasten ist heute fast gänzlich verlassen. Die größte Wahrscheinlichkeit hat die Vorstellung von der intracellulären enzymatischen Auflösung des Zellkerns; ein Vorgang, der als Karyolysis bezeichnet wird. Offenbar wird dieser Vorgang durch von der Milz ausgehende Faktoren humoral gesteuert. So ist es zu erklären, daß Kernreste in den reifen Erythrocyten, die als Jolly-Körperchen bezeichnet werden, Zeichen für den Verlust der Milz bzw. für eine schwere Milzfunktionsstörung sind. Da diese Erythrocytenveränderungen nach Milzverlust dauernd nachweisbar bleiben, muß angenommen werden, daß es sich hierbei um eine spezielle Milzfunktion handelt, die nicht wie fast alle übrigen Funktionen dieses Organs von anderen Teilen des RES übernommen werden kann[4]. Pathologische Verzögerungen des Entkernungsvorganges scheinen, wenn auch sehr selten, so doch bei verschiedenen Formen der Blutarmut eine Rolle spielen zu können. Wahrscheinlich gemacht wurden derartige Störungen für die kindliche Leishmaniose[5] und für die Mittelmeeranämie[6]. Die auch in den letzten

---

[1] FIESCHI 1940.   [2] BEGEMANN und HEMMERLE 1947, WEICKER 1954.
[3] WEICKER 1954.   [4] HEILMEYER 1954, 1957.   [5] ASTALDI und TOLENTINO 1947.
[6] FIESCHI und ASTALDI (1946) sprechen von einer „karyogenen Reifungsträgheit" der Erythroblasten bei der Cooley-Anämie.

Jahren noch mehrfach diskutierte Möglichkeit der Erythrocytenbildung durch Abschnürung von den Erythroblasten hat wenig Wahrscheinlichkeit für sich. Doch scheint es unter pathologischen Bedingungen innerhalb der Erythroblasten zu einem Zerfall des Kerns in einzelne größere oder kleinere Chromatinbruchstücke, zur Karyorrhexis, kommen zu können, was offenbar dann eine Rolle spielt, wenn die für die Kernauflösung notwendigen Fermente nicht oder nicht in genügender Menge zur Verfügung stehen, wie das z. B. bei der Perniciosa der Fall ist.

Die oben angeführten Zahlen über die tägliche Knochenmarkproduktion geben uns schon ein Bild davon, wieviel Zellbildungsmaterial und Fermente laufend vom Knochenmark benötigt werden, um den Verpflichtungen der Zellneubildung nachkommen zu können. Da für diese Zellbildung in erster Linie große Mengen an Eiweißstoffen und Aminosäuren gebraucht werden, ist es um so erstaunlicher, daß wir eine Verminderung der Zellbildung unter dem Einfluß von *Eiweißmangelzuständen* kaum zu sehen bekommen: Die jahrelange Eiweißmangelernährung im und nach dem letzten Krieg hat im Durchschnitt der Bevölkerung nur zu einer geringgradigen Verminderung der roten Blutkörperchen und des roten Blutfarbstoffes geführt. Störungen der weißen Blutbildung durch Eiweißmangel sind nicht beobachtet worden.

Der in der Hämatologie wesentlichste Materialmangelzustand bezieht sich auf das *Eisen*. Es ist das große Verdienst von HEILMEYER und seinen Mitarbeitern (1954), durch Ausarbeitung einer klinisch anwendbaren Methode zur Bestimmung des Plasmaeisens und Deutung der verschiedenen Eisenmangelzustände hier Klarheit geschaffen zu haben. Die große Rolle, die das Eisen im Rahmen der Blutbildung spielt, geht schon daraus hervor, daß sich allein rund 4000 mg Hämoglobineisen im zirkulierenden Blut und im Knochenmark finden, während das gesamte Funktionseisen der übrigen Körperzellen nur etwa 1000 mg beträgt. Der gesunde erwachsene Mensch befindet sich im Eisengleichgewicht, d. h. der physiologische Eisenverlust ist so gering, daß er praktisch nicht auf größere Eisenzufuhr mit der Nahrung angewiesen ist. Die Regulierung des Eisenstoffwechsels erfolgt jedenfalls nicht durch Exkretion, sondern durch Variierung der Eisenaufnahme und durch Deponierung. Normalerweise wird vom Darm nur so viel Eisen resorbiert, wie der Körper zur Aufrechterhaltung seines Eisengleichgewichtes notwendig hat. Wird zu viel Eisen angeboten, so wird dieses unresorbiert wieder durch den Darm ausgeschieden. Als Ursache für dieses regulative Verhalten hat man einen „Mucosablock" verantwortlich gemacht. Resorbiert der Organismus ungehemmt Eisen, so entsteht das schwere Krankheitsbild der Hämochromatose[1]. Die Annahme, daß der erwachsene Mensch nicht auf größere Eisenzufuhr von außen angewiesen ist, trifft allerdings streng genommen nur für den erwachsenen Mann zu, da die geschlechtsreife Frau durch Menstruationsblutungen monatlich 25—100 mg Eisen verliert. Dazu kommen Schwangerschaft und Lactation, die nach vorsichtigen Schätzungen einen Eisenverlust von 400—500 mg mit sich bringen (s. auch Abb. 3). Diese Eisenverluste müssen durch eine gesteigerte Eisenresorption wieder ausgeglichen werden.

Aus diesen Überlegungen geht klar hervor, daß Frauen eine wesentlich größere Disposition zu Eisenmangelzuständen haben als Männer, was auch den tatsächlichen Beobachtungen über die Häufigkeit von Eisenmangelanämien entspricht. Eine eisenarme Diät bzw. Störungen der Eisenresorption führt bei der Frau sehr leicht zu Eisenmangelzuständen, während beim Mann Eisenverluste in irgendeiner Form hinzukommen müssen, ehe Eisenmangelzustände

---

[1] HEILMEYER 1954/55.

auftreten können. Diese Eisenverluste brauchen nicht unbedingt nach außen zu erfolgen, sondern können auch durch eine Blockierung der Eisenvorräte des Organismus zustande kommen. Zu erwähnen sind in diesem Zusammenhang vor allem „innere Eisenmangelzustände" bei den Infekt- und Tumoranämien. Eingehende Untersuchungen haben gezeigt, daß das Eisen dabei im RES fixiert und daher für die Blutbildung unwirksam wird. Die Affinität des RES zum Eisen ist bei Infekten so groß, daß es auch durch eine große Eisenzufuhr von außen nicht gelingt, einen normalen Plasmaeisenspiegel herzustellen. Sicherlich spielen beim Zustandekommen der Infekt- und Tumoranämien auch noch andere Faktoren eine Rolle. Zu erwähnen sind hier eine Verminderung des Transferrins, also des Eiweißes, das für den Eisentransport im Plasma zuständig ist, sowie Störungen der Eiweißbildung, sicherlich aber auch unmittelbare toxische Schädigungen des Knochenmarks. Die früher häufigste Eisenmangelanämie, die Chlorose, ist heute kaum mehr zu finden. Wohl wissen wir heute,

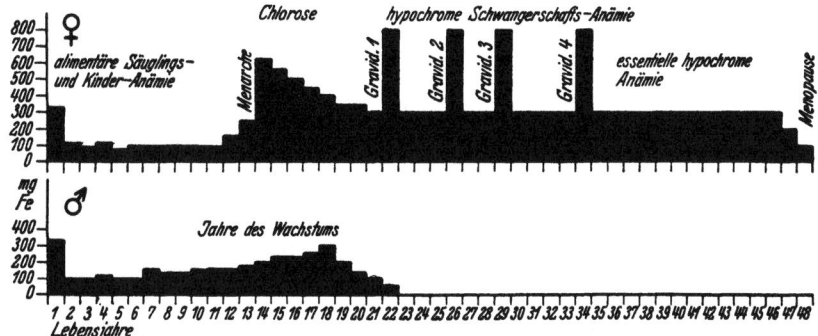

Abb. 3. Berechneter Eisenbedarf bei Frau und Mann vom 1.—48. Lebensjahr. (Nach HEILMEYER.)

welche einzelnen Faktoren bei der Entstehung dieses Krankheitsbildes letztlich eine Rolle spielten, doch ist es bis jetzt noch unerklärt, warum dieselben Faktoren heute nicht mehr zum Eisenmangel führen. Mit der Besonderheit der weiblichen Kleidung in den Jahrzehnten vor dem ersten Weltkrieg (Schnürkorsett), die zu einem chronischen Blutverlust durch Sickerblutungen im Magendarmkanal, vergleichbar mit den Zwerchfellhernien, geführt haben sollen, ist dieses Problem kaum zu lösen. Viel wahrscheinlicher ist, daß die andersartige Lebensführung der jungen Mädchen eine viel wesentlichere Rolle spielt. Am Beispiel der Chlorose kann man erkennen, wie stark vegetativ-nervöse und vielleicht sogar psychische Faktoren in das somatische Geschehen eingreifen und sich pathogen auswirken können. Wenn einmal eine Pathologie der Zeitkrankheiten geschrieben wird, wird man sicherlich auch der Chlorose gedenken müssen.

Innerhalb des Gesamtorganismus wirkt sich der Eisenmangel in erster Linie auf die Blutbildung aus, und dabei wieder vorwiegend durch eine Verminderung der Hämoglobinbildung, die zu den pathologischen Formveränderungen der Erythrocyten mit vermindertem Hämoglobingehalt des einzelnen roten Blutkörperchens führt. Gestört werden durch den Eisenmangel aber auch alle eisenhaltigen Zellfermente. So ist es zu erklären, daß der Eisenmangel zu schweren Störungen des Allgemeinbefindens führt, die manchmal sogar der Anämie vorangehen können[1], sowie oft zu Zellbildungsstörungen anderer Art an schnell regenerierenden Geweben. Zu erwähnen sind hier die Mundwinkelrhagaden und die Schleimhautveränderungen im Bereich des Oesophagus, die häufig sehr schmerz-

---

[1] JASINSKI 1952.

haft sein können (Plummer-Vinson-Syndrom). Bisweilen werden bei besonders schweren Eisenmangelzuständen aber auch die übrigen Zellbildungssysteme des Knochenmarks schwer getroffen. So haben wir selbst mehrfach Blutbilder wie bei aplastischen Anämien gesehen, die allein auf eine hochgradige Hyposiderinämie zurückzuführen und durch Eisenzufuhr in kurzer Zeit zu beheben waren.

Außer auf eine ständig genügende Materialzufuhr ist das Knochenmark aber auch auf die regelmäßige Bereitstellung von *Wirkstoffen* angewiesen, die zur Zellbildung notwendig sind. Von diesen sind bisher nur einige bekannt und bei diesen wenigen sind wir nur unzulänglich unterrichtet über die Art des Wirkungsmechanismus. Durch die Forschungen der letzten Jahre haben wir besondere Kenntnisse über die Wirkung von 2 Vitaminen der B-Gruppe bekommen, die bei jeder Art der Zellbildung notwendig sind und daher für die Knochenmarksfunktion eine ganz besondere Rolle spielen. An erster Stelle ist hier das Vitamin B_{12} zu nennen, das als wirksames Prinzip der Leberbehandlung schon seit 3 Jahrzehnten therapeutisch eine wesentliche Rolle spielt [1]. Bei dem Vitamin B_{12} handelt es sich um einen in der Natur sehr weit verbreiteten Wirkstoff, der vor allem in tierischen Geweben enthalten ist. Wahrscheinlich ist die Produktion des Vitamin B_{12} nur bestimmten Bakterien vorbehalten. Jedenfalls haben Untersuchungen an australischen Wiederkäuern gezeigt, daß pflanzenfressende Lebewesen ihren B_{12}-Bedarf allein durch die Tätigkeit der Darmbakterien decken können [2]. Auch bestimmte Bakterien im menschlichen Darm dürften in großer Menge B_{12} produzieren, doch kommt das dabei frei werdende Vitamin B_{12} dem menschlichen Wirtsorganismus nicht zugute, da diese Bakterien vorwiegend im Dickdarm leben und dort keine Möglichkeit der Resorption besteht. Doch ist auf diese Weise erklärlich, daß der Vitamin B_{12}-Gehalt des menschlichen Dickdarminhalts auch bei der Perniciosa, also einer Erkrankung, die auf einen ausgesprochenen B_{12}-Mangel zurückzuführen ist, gegenüber dem Gesunden nicht verändert ist. Auf der anderen Seite finden sich im menschlichen Darm verschiedene Gruppen von Bakterien, die einen ausgesprochenen Bedarf an Vitamin B_{12} haben und unter bestimmten Voraussetzungen das mit der Nahrung zugeführte Vitamin B_{12} beschlagnahmen können. Jedenfalls spielt die bei der perniziösen Anämie infolge der Magenachylie stark veränderte Bakterienflora pathogenetisch eine ganz wesentliche Rolle. Neben der Resorption von B_{12} durch die Darmbakterien dürfte ein Teil des mit der Nahrung zugeführten B_{12} durch Stoffwechselprodukte der Bakterien unwirksam werden. Wahrscheinlich werden von der pathologischen Darmflora aber auch Hemmstoffe gebildet, die unmittelbar am Knochenmark angreifen und die geordnete Blutbildung verhindern. Auf diese Weise ist auch der Erfolg zu erklären, den SEIDERHELM (1922) durch Anlage eines Anus praeter erzielte: Allein durch eine Änderung der pathologischen Darmflora konnte er eine perniziöse Anämie zur Remission bringen.

---

[1] Das Vitamin B_{12} wurde 1948 gleichzeitig in Amerika durch RICKES und Mitarbeiter und in England durch E. L. SMITH rein dargestellt. Die Konstitutionsformel des Vitamin B_{12} ist inzwischen von HODGKIN, TODD und Mitarbeiter (1955) aufgeklärt worden. Es handelt sich dabei um einen porphyrinähnlichen, kobalthaltigen Komplex (Ätiocobalamin), an den ein Nucleotid gebunden sein kann, wodurch aus dem „inkompletten" Ätiocobalamin ein „komplettes" Cobalamin entsteht. Der Hauptvertreter dieser Gruppe, das eigentliche Vitamin B_{12} schlechthin, ist das 5:6-Dimethylbenzimidazol-Cobalamin. Inzwischen ist eine ganze Reihe von chemischen Verbindungen dargestellt worden, die mit diesem eigentlichen Vitamin B_{12} chemisch mehr oder weniger nahe verwandt sind. Aber nur ein Teil dieser Verbindungen hat eine antimegaloblastische oder eine mikrobiologische Aktivität. Zu den antimegaloblastisch unwirksamen Faktoren gehören die Purin-Cobalamine, unter denen das Adenin-Cobalamin als Pseudovitamin B_{12} bekannt ist. Ein Überblick über Chemie und Vorkommen von Vitamin B_{12} findet sich bei BEGEMANN (1955) und HEINRICH (1957).

[2] E. L. SMITH 1951.

Ist die krankhafte Veränderung der Darmflora auch ein wichtiger Faktor bei der Entstehung der perniziösen Anämie, so ist diese doch weitgehend zurückzuführen auf eine primäre Störung im Bereich des Magens. Es kann heute keinem Zweifel mehr unterliegen, daß die chronische Magenveränderung mit Umbau der Magenschleimhaut im Mittelpunkt dieses Krankheitsbildes steht. Dabei wirken sich die Störungen der Magensekretionsverhältnisse auf verschiedene Weise krankhaft aus. Wir haben oben erwähnt, daß infolge der sistierenden Salzsäurebildung im Magen die Darmflora im Bereich des Dünndarmes wesentlich verändert wird. Außer dem Salzsäuremangel wirken sich die Magenveränderungen aber auch noch in anderer Weise aus: Castle hatte in seinen klassischen Untersuchungen bereits 1928 die Theorie aufgestellt, daß das wirksame Leberprinzip aus einem mit der Nahrung zugeführten Faktor (Extrinsicfaktor) und einem aus dem Magen stammenden (Intrinsicfaktor) gebildet wird. Neuere Untersuchungen haben nun gezeigt, daß das Vitamin B_{12} mit dem Nahrungsfaktor identisch ist und daß die Wirkung des Intrinsicfaktors wahrscheinlich auf eine Resorptionsverbesserung des mit der Nahrung zugeführten B_{12} hinausläuft. Wahrscheinlich wird das Vitamin B_{12} an diesen Intrinsicfaktor locker gebunden und auf diese Weise erst für die Darmschleimhaut resorbierbar [1]. Außer dem Intrinsicfaktor kommen aber im Magensaft noch andere Faktoren vor, die in der Lage sind, das Vitamin B_{12} an sich zu binden. Zu erwähnen ist hier vor allem das sog. Apoerythein [2], das zusammen mit dem Vitamin B_{12} eine Komplexverbindung, Erythein genannt, eingehen soll. Diese Komplexverbindung ist für die B_{12}-bedürftigen Darmbakterien ebenfalls unzugänglich. Die zunächst herrschende Vermutung, daß das Apoerythein mit dem damals noch gesuchten Intrinsicfaktor identisch sei, hat sich jedoch im Laufe der Zeit nicht bestätigt. Es konnte nachgewiesen werden, daß diejenigen Magensaftfraktionen, die die stärkste Bindungskapazität für B_{12} haben, also die am meisten Apoerythein enthalten, bei der oralen Verabreichung zusammen mit Vitamin B_{12} beim Perniciosakranken hämopoetisch am wenigsten wirksam sind [3]. Der Begriff der Apoerytheineinheit ist daher als Ausdruck für die Intrinsicfaktor-Aktivität des Magensaftes überholt.

Bei der Entstehung des B_{12}-Mangels kommen also zwei verschiedene Faktoren zusammen: Auf der einen Seite wird die Resorption durch das Fehlen des Intrinsicfaktors verhindert und gleichzeitig ein Teil des freien Vitamin B_{12} von Darmbakterien unwirksam gemacht. Gleichzeitig werden von der durch den Salzsäuremangel begünstigten pathologischen Darmflora toxische Produkte gebildet, die wahrscheinlich direkt am Knochenmark angreifen, und zu deren Neutralisierung ein erhöhter Vitamin B_{12}-Spiegel notwendig ist. Bildlich werden diese Verhältnisse in Abb. 4 wiedergegeben. Ungeklärt ist noch die Frage, ob die sicherlich bestehende rassische Disposition zur Perniciosa sich nur auf die Bereitschaft zur Umbaugastritis bezieht, oder ob auch das Knochenmark empfindlicher gegen bestimmte Mangelzustände, vor allem an Vitamin B_{12}, oder durch Toxine leichter zu schädigen ist.

Das zweite Vitamin der B-Gruppe, das bezüglich seiner Wirkung auf die Blutbildung in den letzten Jahren genauer studiert wurde, ist die Folsäure [4].

---

[1] Inzwischen ist der Intrinsicfaktor weitgehend gereinigt dargestellt (Glass und Mitarbeiter 1952 und Latner und Mitarbeiter 1953). Es handelt sich dabei um ein Mucoproteid.
[2] Ternberg und Eakin 1949.　　[3] Prusoff 1953.
[4] Die Folsäure wurde 1941 durch Mitchell und Mitarbeiter rein dargestellt, sie findet sich vor allem in Hefe und grünen Blättern (daher der Name folic acid). Sie ist identisch mit dem Vitamin B c, sowie dem Vitamin M und dem Wuchsstoff des Lactobacillus casei. Sie wurde 1945 von Angier synthetisiert, chemisch besteht sie aus einer Pterin-Gruppe einer Paraaminobenzoesäure- und einer Glutaminsäure-Gruppe. Die wirksame Form der Folsäure ist wahrscheinlich die Folinsäure (Wuchsstoff des Leuconostoc citrovorum).

Der erwachsene Mensch deckt seinen Folsäurebedarf durch die bakterielle Synthese im Darm. Doch wird auch oral zugeführte Folsäure gut resorbiert. Dank dieser besseren Resorptionsverhältnisse sind Folsäuremangelzustände wesentlich seltener als B_{12}-Mangel-Erkrankungen. In erster Linie kommt es zum Folsäuremangel bei schweren Darmerkrankungen. Merkwürdigerweise bessert sich auch die Ziegenmilchanämie der Säuglinge durch Folsäurezufuhr. Doch spielen, wie

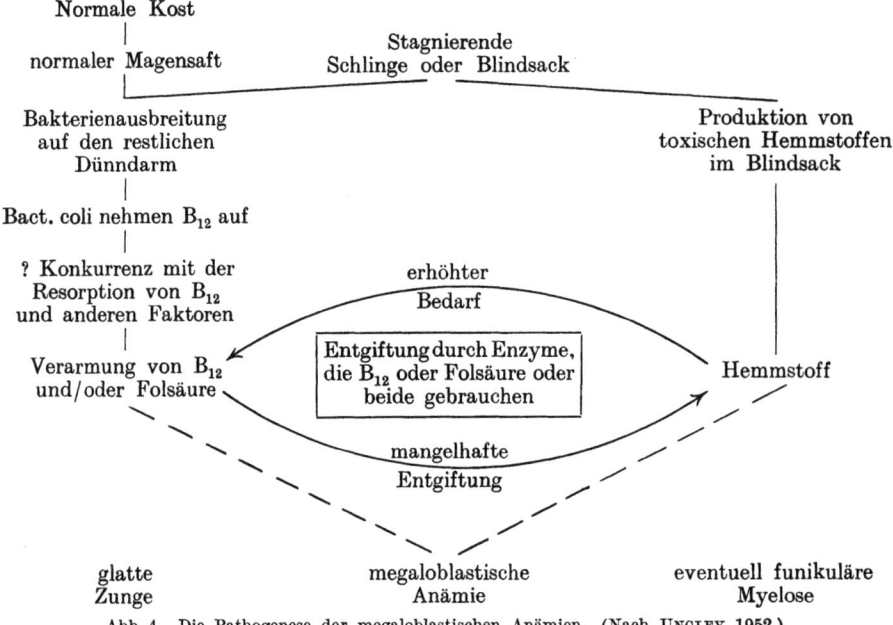

Abb. 4. Die Pathogenese der megaloblastischen Anämien. (Nach UNGLEY 1952.)

der Erfolg der verschiedenen therapeutischen Maßnahmen eindeutig zeigt, bei der Entstehung dieser Form der Blutarmut auch noch zahlreiche andere Faktoren eine wesentliche Rolle[1].

Über die Einwirkung der Vitamine B_{12} und Folsäure auf die Zellbildung sind wir nur unvollkommen unterrichtet. Unsere jetzigen Anschauungen stützen sich auf bakteriologische Untersuchungen sowie auf Analogieschlüsse aus therapeutischen Beobachtungen. Viel Wahrscheinlichkeit hat die Annahme, daß die Folsäure und das Vitamin B_{12} an verschiedenen Stellen des Nucleinsäurestoffwechsels angreifen und zwar in der Weise, daß durch die Folsäure die Thyminsynthese und durch das Vitamin B_{12} die Thymidinsynthese katalytisch gefördert wird, wie das folgende Schema zeigt.

$$\begin{array}{cc} \text{Folsäure} & \text{Vitamin } B_{12} \\ \downarrow & \downarrow \end{array}$$
Thyminsynthese → Thymin + Desoxyribose → Thymidin → Thymonucleinsäure

Ein Vitamin B_{12}- oder Folsäuremangel stellt sich demnach als eine Störung des Thymonucleinsäurestoffwechsels dar. Rein morphologisch würde diese Vorstellung zu den cytologischen Veränderungen passen, wie wir sie bei der Perniciosa zu sehen bekommen. Die veränderten Erythroblasten bei der Perniciosa werden als Megaloblasten bezeichnet (s. Abb. 5), die ganze Gruppe der Anämien mit

---

[1] BETKE 1952.

diesem morphologischen Kennzeichen als megaloblastische Anämien. Die Perniciosa ist demnach nur die in unseren Breitengraden häufigste Erscheinungsform der megaloblastischen Anämien. Sekundär wird durch die Thymonucleinsäurestörung die Bildung der im Cytoplasma vorhandenen Hefenucleinsäuren und dadurch wieder die Bildung der biologischen Eiweißstoffe und Zellfermente erheblich gestört. So sind die weiter oben angeführten Entkernungsstörungen der Perniciosa-Erythroblasten und die wesentlich verkürzte Lebensdauer der Erythrocyten zu erklären. Von der Zellkernstoffwechselstörung ist aber nicht nur die Erythropoese betroffen, sondern im gleichen Maße auch die Granulopoese und die Thrombocytenbildung. Logischerweise resultiert daraus neben der

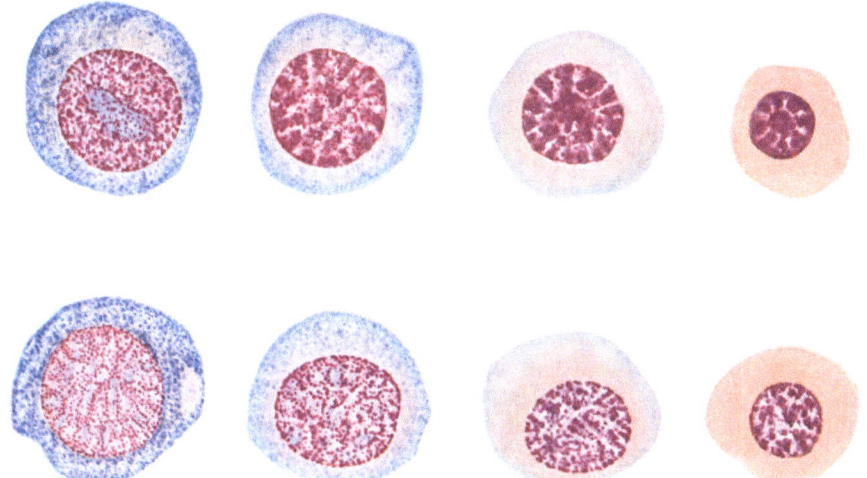

Abb. 5. Normale (oben) und megaloblastische (unten) Erythropoese. Es sind jeweils Zellen des gleichen Reifungsstadiums dargestellt.

Anämie eine Leukopenie und Thrombopenie. Die Vorstellung, daß es sich bei der Krankheitsgruppe der megaloblastischen Anämien um eine Zellstoffwechselstörung handelt, erklärt aber auch, daß nicht nur die Blutbildung, sondern alle Gewebe mit einem starken Nucleinsäureumsatz von diesem Mangel betroffen werden. Auf diese Weise sind auch andere Symptome der Perniciosa wie Zungenveränderungen, Schleimhautalterationen des Darmes und zentralnervöse Symptome zu deuten. Auf eine gestörte Leberfunktion weisen die bei der Perniciosa oft verminderten Prothrombinwerte hin. Die megaloblastischen Anämien und damit auch die Perniciosa sind demnach schwere Allgemein-Erkrankungen, in deren Symptomatologie nur die Blutveränderungen im Vordergrund stehen, da die Blutbildung den intensivsten Umsatz an Nucleinsäuren hat. Einen künstlichen Folsäuremangelzustand setzen wir bei der Behandlung akuter Leukämien mit den sog. Folsäure-Antagonisten. Das sind Stoffe, die chemisch ähnlich aufgebaut sind wie die Folsäure, biologisch aber nicht ihre Funktion übernehmen können. Aus dem Gesagten ergeben sich bereits die Grenzen und Gefahren einer Behandlung mit derartigen Folsäure-Antagonisten, bei deren Überdosierung Megaloblasten im Knochenmark auftreten sowie Zungen- und Schleimhautveränderungen in Erscheinung treten können, die denen bei der Perniciosa gleichen.

Eine Verminderung an B_{12} und Folsäure kann auch relativ durch einen vermehrten Verbrauch dieser Stoffe durch andere rasch wachsende Gewebe hervorgerufen werden. Ein typisches Beispiel dafür sind die Megaloblasten der ersten Blutbildungsgeneration. Durch ein vermehrtes Angebot an Leberwirkstoffen auf dem Weg über die Muttertiere [1] oder bei in vitro-Versuchen [2] konnten diese Megaloblasten in normale Erythroblasten überführt werden. Auch das Auftreten von Megaloblasten bei Leukämien und Plasmocytomen dürfte in ähnlicher Weise durch einen Mehrverbrauch dieser Faktoren durch die stark proliferierenden pathologischen Zellen bedingt sein.

Im Vergleich zu unseren Kenntnissen über die Einwirkung des Vitamin B_{12} und der Folsäure auf die Blutbildung sind unsere Kenntnisse von den übrigen Vitaminen in dieser Richtung sehr begrenzt. Bekannt ist lediglich, daß Lactoflavin für eine geordnete Porphyrinsynthese und das Nicotinsäureamid für den Einbau des Eisens in das Porphyrinskelet bei der Hämoglobinbildung notwendig sind. Dementsprechend kann es zu einer Verminderung der Blutbildung mit Auftreten einer Anämie bei einem Mangel an diesen Vitaminen kommen. Bekannt ist weiter, daß auch die Vitamine B_6 und C auf die Blutbildung einen Einfluß nehmen, doch ist Näheres über den Modus ihrer Einwirkung nicht bekannt. Wir wissen lediglich, daß das Vitamin C u. a. bei der Überführung der Folsäure in ihre biologisch aktive Form, die Folininsäure, von Bedeutung ist. Über den Weg einer Fermentstörung wirken sich beispielsweise auch Bleiintoxikationen aus. Sie verhindern den Einbau des Eisens in das Porphyrinskelet. So kommt es zu einem Überschuß von nicht mehr verwertbarem Protoporphyrin und gleichzeitig zu einem Hämoglobinmangel. Der erhöhte Gehalt an Porphyrin ist seinerseits für das Zustandekommen anderer bei der Bleivergiftung auftretender klinischer Symptome verantwortlich (Spasmenbildung). Aber auch durch andere Intoxikationen, z. B. bei schweren Darmerkrankungen und bestimmten Infektionskrankheiten, kann der Einbau des Eisens in das Hämoglobinmolekül gestört werden, so daß es zu einer vermehrten Ausscheidung überschüssigen Porphyrins kommt. Eine anlagemäßig bedingte Hämoglobinstoffwechselstörung dürfte auch der idiopathischen Porphyrie zugrunde liegen, doch spielen hier sicher auch noch andere Faktoren hinein, da bei derartigen Erkrankungen weniger das bei der normalen Blutbildung verwendete Porphyrin vom Typ III als das phylogenetisch ältere Porphyrin vom Typ I vermehrt ausgeschieden wird [3].

Aber nicht alle Störungen innerhalb der Blutzellbildung müssen zu einer *Verminderung* dieser Zellen im peripheren Blut führen. Es kann auch lediglich eine *Funktionsstörung* resultieren. Zu erwähnen ist hier vor allen Dingen die familiäre Methämoglobinämie [4], bei der es wahrscheinlich durch eine schlechte Enzymausstattung des einzelnen Erythrocyten zu einem Defekt im Reduktionsmechanismus des Erythrocyten kommt, wodurch eine Anhäufung des Hämi-

---

[1] STASNEY, HIGGINS und MANN 1939.   [2] PERRI 1949.

[3] In der Natur kommen zwei verschiedene Porphyrine vor, die als Typ III und Typ I bezeichnet werden. Während alle bisher untersuchten Hämine und das Chlorophyll sich vom Porphyrin Typ III ableiten, kommt es beim Embryo zum Auftreten von Porphyrinen des Typus I. Man hat daher angenommen, daß das Porphyrin Typ I phylogenetisch älter ist. In Untersuchungen an Hefen konnte gezeigt werden, daß diese bei Störungen ihres normalen Stoffwechsels an Stelle des normalerweise vorkommenden Hämin III ein Porphyrin vom Typ I produzieren. Wahrscheinlich wird die Porphyrin I-Bildung durch Lactoflavin gehemmt, während die Porphyrin III-Bildung durch dieses Vitamin gefördert wird (STICH 1948).

[4] Methämoglobin (Hämiglobin, Hämoglobin III) ist ein Blutfarbstoff, in dem das Eisen in oxydierter dreiwertiger Form vorliegt. Durch den Übergang des Eisens in die dreiwertige Stufe geht die Fähigkeit zur reversiblen O_2-Anlagerung verloren. Ohne ein in den Erythrocyten vorhandenes Fermentsystem würde im Ablauf von Stunden der gesamte Blutfarbstoff in Methämoglobin umgewandelt. Ist das entsprechende Fermentsystem intakt, so liegt nur ein Prozentsatz von 0,5—1,0% des Gesamthämoglobins als Methämoglobin vor.

globins resultiert. Dieselbe Störung kann auch im Laufe des Lebens durch oxydativ wirkende Stoffe auftreten. Auf diese Weise in ihrer Funktion gestörte Erythrocyten haben keine verkürzte Lebensdauer.

Bei den bisher besprochenen Störungen der Zellbildung war das Knochenmark als zellbildendes Organ grundsätzlich intakt, es konnte lediglich durch einen Mangel an Aufbaumaterial oder Wirkstoffen oder durch die Einwirkung von toxischen Stoffen seine Aufgaben nicht in ausreichendem Maße erfüllen. Der morphologische Ausdruck derartiger Störungen ist im Knochenmarkspunktat die Vergrößerung des gestörten Zellbildungssystems, meistens der Erythropoese mit einem Stehenbleiben der Zellen auf einer bestimmten Reifungsstufe. Anders ist es bei den Erkrankungen, denen eine direkte *Schädigung des Markorgans* zugrunde liegt. Derartige Schädigungen können alle 3 Zellbildungssysteme des Knochenmarks betreffen oder sich auf Erythropoese oder Leukopoese oder die Plättchenproduktion beschränken. Entsprechend kommt es zu klinischen Bildern mit einer Verminderung dieser Zellen im peripheren Blut. Am längsten bekannt sind die allgemeinen Störungen der Knochenmarksfunktion unter der Einwirkung von Benzol und Röntgenstrahlen. Die Auswirkungen dieser beiden Schädigungen sind im Grunde gleich. Bei einer genügenden Dosis tritt eine zunehmende und irreversible Verödung des Knochenmarks ein. Dabei ist die Empfindlichkeit gegen diese Stoffe individuell sehr verschieden. Bisweilen genügen schon sehr kleine, aber über längere Dauer gegebene Mengen, um eine schwere Schädigung des Knochenmarks herbeizuführen. Charakteristisch ist ferner, daß Knochenmarkschädigungen noch nach einer oft jahrelangen Latenzzeit weiter fortschreiten können.

Zweifellos können aber auch entzündliche und allergische Prozesse letztlich zu einer Verödung des Knochenmarks führen. Schädigungen auf entzündlicher Basis sind erst in den letzten Jahren mit Sicherheit nachgewiesen worden[1]. Bei histologischen Untersuchungen von Knochenmarkspunktaten konnten dabei entzündliche Granulombildungen nachgewiesen werden. Auf die Möglichkeit einer schweren Knochenmarkschädigung im Verlauf von allergischen Prozessen haben wir bereits weiter oben hingewiesen. In diesen Fällen spielt das Knochenmark gewissermaßen die Rolle des Schockorgans. Im einzelnen ist die Wirkungsweise derartiger allergischer Reaktionen im Knochenmark noch ungeklärt. Es ist sogar die Frage aufgeworfen worden, ob nicht ein Teil der genetisch ungeklärten Panmyelophthisen durch Immunisationsvorgänge mit konsekutiver Knochenmarkschädigung bedingt ist[2]. Die Entstehungsursache der meisten Panmyelophthisen ist jedoch völlig ungeklärt. Vielleicht spielt bei manchen Erkrankungsformen dieser Art eine angeborene Minderwertigkeit des Knochenmarks eine gewisse Rolle, wie überhaupt sicherlich ein Teil von chronisch verlaufenden Anämien und Leukopenien auf eine verminderte Leistungsfähigkeit des blutbildenden Organs zurückzuführen ist, also eine Organminderwertigkeit vorliegt, wie wir sie auch von anderen Organen durchaus kennen. In seltenen Fällen tritt eine Minderwertigkeit des Blutorgans auch gekuppelt mit anderen Organstörungen angeboren auf. Ein typisches Beispiel hierfür ist die sog. Fanconi-Anämie[3], bei der neben der Hypoplasie der Markanlage ein Hypogenitalismus, eine Mikrocephalie sowie Ohr- und Fingeranomalien beobachtet wurden. — Demgegenüber sind schwere angeborene Störungen des lymphatischen Blutanteils verhältnismäßig selten[4].

---

[1] ROHR hat diesen Zustand als „interstitielle Myelitis" bezeichnet.
[2] SMITH 1949.   [3] FANCONI 1927.
[4] GLANZMANN und RINIKER (1950) haben diese Krankheitsbilder als „essentielle Lymphocytophthise" bezeichnet. Beobachtungen der letzten Jahre machen es aber wahrscheinlich, daß diese Krankheit mit der „Agammaglobulinaemie" identisch ist.

Eine besondere Beachtung verdienen die *Beziehungen, die zwischen Milz und Blutbildung* bestehen. In den vorangehenden Abschnitten dieses Kapitels wurde bereits mehrfach auf die Bedeutung der Milz innerhalb der Blutpathologie hingewiesen. Bezüglich der Blutbildung haben wir verschiedene Milzfunktionen zu unterscheiden[1]. Weiter oben haben wir bereits den Einfluß der Milz auf die Erythrocytenentkernung erwähnt. Diese Funktion der Milz ist nicht durch andere Organe zu übernehmen, ebenso wie eine bisher noch nicht näher zu definierende Einflußnahme der Milz auf die Hämoglobinbildung, deren Fehlen sich in einem vermehrten Auftreten von sog. Siderocyten, also von Erythrocyten mit färberisch darstellbaren Eisengranula, äußert. Am bekanntesten ist die knochenmarkhemmende Funktion der Milz. Diese wird besonders deutlich nach Splenektomie. Es treten dann krisenhafte Steigerungen der Zahl von roten und weißen Blutkörperchen sowie der Blutplättchen auf. Diese Steigerungen verschwinden jedoch meistens im Laufe der Zeit wieder, so daß anzunehmen ist, daß die Knochenmarks-Hemmfunktion der Milz nach der Splenektomie von anderen Organen, wahrscheinlich vom noch verbleibenden RES, übernommen werden kann[2]. Es ist nun bekannt, daß fast alle Vergrößerungen der Milz, die mit einer Vermehrung des Milzreticulums einhergehen, zu einer Verminderung der corpusculären Elemente im peripheren Blut führen. Dabei können entweder alle 3 Zellarten in gleichem Maße vermindert oder nur eine Zellart betroffen sein. Ätiologisch ist es dabei gleichgültig, ob die Vergrößerung der Milz durch eine Stauung im venösen Abflußgebiet oder durch eine entzündliche oder autonome Wucherung des Reticulums bedingt ist. Zur Erklärung dieser Tatsache, die zusammenfassend als „Hypersplenismus" bezeichnet wird, hat man bisher angenommen, daß die normale Hemmfunktion unter den genannten krankhaften Bedingungen einfach gesteigert ist. Man müßte dann allerdings praktisch drei verschiedene Hemmfaktoren annehmen, die entweder zusammen oder einzeln vermehrt gebildet würden. Unter dem Eindruck der immunhämatologischen Ergebnisse wird in neuester Zeit allerdings die Frage aufgeworfen[3], ob die hypersplenische Markhemmung auf immunbiologischer Basis zustande kommen kann. Da entsprechende Laboratoriumsbefunde bisher aber kaum vorhanden sind, sind diese Vorstellungen mindestens ebenso hypothetisch wie die Annahme einer quantitativen Steigerung von einem oder mehreren splenogenen Hemmstoffen der Markfunktion. Eng zusammenhängend hiermit ist die Frage nach der Pathogenese des Morbus Banti. Die Einzelheiten dieses seit Jahrzehnten geführten

---

[1] Heilmeyer 1954.

[2] Offenbar übt die Milz aber nicht nur hemmende Funktionen auf die Knochenmarkstätigkeit aus, sondern bildet auch Stoffe, die sich stimulierend auf die Blutbildung auswirken. Diese Milzfunktion konnte in besonders schönen Untersuchungen durch Jakobson und Mitarbeiter (1954) nachgewiesen werden. Die Autoren zeigten, daß die Überlebenszeit von Mäusen, denen eine letale Dosis einer Röntgenganzbestrahlung zugeführt worden war, wesentlich verlängert werden kann, wenn bei der Ganzbestrahlung die Milz der Tiere abgeschirmt und nicht durch Röntgenstrahlen geschädigt wird. Diese Verlängerung der Überlebenszeit ist zum Teil darauf zurückzuführen, daß sich sehr rasch in nicht durch Röntgenstrahlen geschädigten Milzen eine extramedulläre Blutbildung ansiedelt. Doch ist das Einspringen der extramedullären Blutbildung nicht allein für die Lebensverlängerung maßgebend, da auch dann eine Lebensverlängerung nach Röntgenganzbestrahlung eintritt, wenn die bei der Bestrahlung abgeschirmte Milz bereits nach 15 min operativ entfernt wird. Doch nimmt die Überlebenszeit weiter zu, wenn man die Splenektomie erst später vornimmt. Am günstigsten war die Erholung des hämopoetischen Gewebes, wenn man die Milz 30 Tage nach der Ganzbestrahlung im Organismus beließ. Transplantierungsversuche zeigten den Autoren weiter, daß die Milzen von ganz jungen Mäusen hämopoetisch wesentlich wirksamer sind als von erwachsenen Mäusen. Schließlich konnte sogar der Nachweis erbracht werden, daß bestimmte Milzextrakte denselben Effekt auszuüben vermögen.

[3] Reymond und Miescher 1955.

Streites können hier nicht erörtert werden. Grundsätzlich handelt es sich um die Frage, ob es eine primäre Milzerkrankung gibt, die auf der einen Seite zu einer Störung der Knochenmarksfunktion und auf der anderen Seite zu einer sekundären Schädigung der Leber führen kann. Während vor allem italienische und französische Autoren diese Meinung vertreten haben, sind hauptsächlich amerikanische Autoren der Ansicht, daß das Primäre der Erkrankung in einer Abflußbehinderung des Milz- bzw. des Pfortaderblutes, in der Regel auf dem Boden einer primären Lebererkrankung, zu suchen sei, weshalb sie nicht von einer Bantischen Erkrankung, sondern einem Banti-Syndrom sprechen. Diese verschiedenen Auffassungen haben natürlich therapeutisch große Konsequenzen. Man hat jedoch den Eindruck, daß in neuester Zeit der alten und ursprünglichen Vorstellung von Banti mehr und mehr zum Siege verholfen wird[1].

Die engen Beziehungen zwischen Milz und Blutbildung spiegeln sich aber auch in einem anderen Krankheitsbild, nämlich der sog. osteomyelosklerotischen bzw. -fibrotischen Anämie wider. Diese Krankheitsbilder sind gekennzeichnet durch weitgehende Verödung des blutbildenden Markes, wobei es zu auch röntgenologisch nachweisbaren Knochensklerosen oder zu einer im Röntgenbild nicht faßbaren bindegewebigen Durchsetzung des Knochenmarks kommt. Das zweite Charakteristikum dieser Erkrankung ist eine Milzvergrößerung, die die größten Ausmaße innerhalb der menschlichen Pathologie überhaupt erreicht. Im Blutbild herrscht eine Anämie vor, die Zahl der weißen Blutkörperchen kann normal, vermindert oder leicht erhöht sein. Typisch ist jedoch das Auftreten von unreifen Zellen der weißen und roten Blutbildung in der Peripherie, ein Befund, der wahrscheinlich darauf zurückzuführen ist, daß unreife Zellen aus sekundären Blutbildungszentren, vor allem aus der Milz, ausgeschwemmt werden. Bezüglich der Pathogenese stehen sich bei diesem Krankheitsbild 2 Ansichten gegenüber, die bis in die neueste Zeit hinein mit Konsequenz verfochten werden: Einerseits wird die Ansicht vertreten, daß es sich bei diesen Krankheitsbildern um eine primäre Erkrankung des Knochenmarks bzw. des Knochens handelt, die möglicherweise auf primär entzündliche oder andere toxische Einwirkungen zurückzuführen und vielleicht bestimmten Formen der Lebercirrhose vergleichbar ist[2]. Die auf diese Weise heimatlos gewordene Hämopoese zieht sich in sekundäre Blutbildungsstätten, vor allem in Milz und Leber zurück. Die gewaltige Milzschwellung wäre also der Ausdruck für das kompensatorische Einspringen einer Ersatzblutbildung nach Schädigung der eigentlichen hämopoetischen Zentren. Auf der anderen Seite wird die Ansicht vertreten[3], daß Knochenmarkverödung und metaplastische Blutbildung in der Milz in besonderer Weise parallel geschaltet sind. Beide Erscheinungen sollen demnach Ausdruck einer reticulären Fehldifferenzierung sein, die einerseits im Knochen zu einer Bindegewebsvermehrung bzw. zu sklerosierenden Prozessen, auf der anderen Seite zu einer hämoblastischen Neubildung führt. Die Krankheit wäre also als eine Art polyblastische Reticulose aufzufassen. Für beide Theorien können sicherlich Argumente ins Feld geführt werden. Keine dieser Theorien kann jedoch einen schlüssigen Beweis für ihre Richtigkeit bringen. Es besteht sogar die Möglichkeit, daß die unter dem gleichen klinischen Bild verlaufenden Erscheinungsbilder eine verschiedene pathogenetische Ursache haben. So ist es z. B. bekannt, daß chronische Leukämien in ihrer Endphase, vielleicht infolge einer Erschöpfung der zellbildenden Matrix, oft zu einer bindegewebigen Knochenmarkumwandlung führen, so daß klinische Bilder wie bei osteofibrotischen Anämien resultieren

---

[1] Gelin 1955.
[2] Wyatt und Sommers 1950, Stodtmeister, Sandkühler und Laur 1953.
[3] M. B. Schmidt 1927.

können. Das gegen die erstgenannte Theorie häufig angeführte Gegenargument, daß wir bei der Mehrzahl der das Knochenmark verödenden Prozesse, also den meisten Panmyelophthisen, keine hämopoetische Ersatzwucherung in der Milz finden, ist sicherlich nicht ganz stichhaltig. Man könnte sich vorstellen, daß bei den meisten Panmyelophthisen eine Erkrankung vorliegt, die sich gegen die Blutbildung als solche richtet, während es sich bei den osteosklerotischen Anämien in einem vielleicht engeren Sinne um eine Erkrankung des Knochenmarks bei intakten sekundären Blutbildungszentren handeln könnte. Auch die morphologischen Studien können bei diesem Streit keine Entscheidung bringen. Im allgemeinen finden wir in der erkrankten Milz Blutbildungsherde, die mit geringen Abweichungen dem hämopoetischen Knochenmark entsprechen. Doch haben wir selbst Kranke beobachtet, bei denen die Milz und in noch größerem Maße andere Blutbildungszentren, wie sie z. B. auch bisweilen im Lymphknoten vorkommen, eine ausgesprochene Verschiebung zur unreifen Seite hin zeigten. Zum Teil entsprachen diese Veränderungen Bildern, wie sie bei akuten Leukämien gesehen werden. Die Entscheidung für die eine oder für die andere Theorie bringt natürlich auch bestimmte therapeutische Konsequenzen mit sich. Entscheidet man sich für die erstgenannte Vorstellung, so wird man jede Beeinflussung der Blutbildung in der Milz, sei es durch Röntgenstrahlen oder cytostatische Stoffe und vor allem natürlich die operative Entfernung der Milz, auf das schärfste bekämpfen müssen. Tatsächlich liegt auch eine ganze Reihe von Mitteilungen vor, bei denen nach Herausnahme der Milz das Krankheitsbild sich rasch verschlechterte und bald zum Tod führte. Oft kommt es nach der Operation aber auch zu einer excessiven Vergrößerung der Leber, die ihrerseits durch Einlagerung großer hämopoetischer Zentren bedingt ist. Schließt man sich der zweiten Theorie an, so ist die Splenektomie für den Verlauf der Erkrankung zumindest belanglos, was ebenfalls durch eine Reihe von konkreten Beobachtungen belegt ist. In praxi ist heute noch keine Entscheidung für die eine oder die andere Theorie möglich.

Die Besprechung der Osteomyelosklerosen und -fibrosen macht uns bereits auf die engen *Beziehungen zwischen Knochenmark und dem umgebenden Knochen* aufmerksam. Schon ältere Untersuchungen[1] hatten gezeigt, daß vom normalen Knochen ausgehende Reize zur Blutbildung notwendig sind: Wird aus den Röhrenknochen das rote Mark vollständig entfernt, so bildet sich unter dem Einfluß des umgebenden Knochens das entzündliche Granulationsgewebe erneut innerhalb von 4—5 Wochen in blutbildendes Gewebe um. Andererseits führt die Entfernung ausgedehnter Knochenteile der Compacta zum Schwund des Markgewebes in der Nachbarschaft des geschädigten Knochens. Diese über die rein lokalen und nachbarlichen Beziehungen hinausgehenden Wechselwirkungen zwischen Knochen und blutbildendem Mark finden wir auch im pathologischen Geschehen immer wieder: Eine vermehrte Funktion des Zellmarks führt in der Regel zu einer Osteoporose, während eine verminderte blutbildende Tätigkeit häufig mit einer Osteosklerose einhergeht (myelogene Osteopathie)[2]. Die engen funktionellen Beziehungen zwischen diesen beiden benachbarten Geweben werden beim angeborenen hämolytischen Ikterus und bei den schweren Formen der Mittelmeeranämie besonders deutlich. Sie treten aber auch klar hervor bei den angeborenen Anomalien des leukopoetischen Systems, von denen die bekanntesten die Pelgersche Kernanomalie und die Aldersche Granulationsanomalie sind. Üblicherweise stellt sich die Pelgersche Kernanomalie der Leukocyten als vererbliches Krankheitsbild in ihrer heterocygoten Form dar. In dieser Form ist

---

[1] VEREBY 1943, RÖHLICH 1941.
[2] MARKOFF 1942, TISCHENDORF und NAUMANN 1948.

sie eine harmlose morphologische Variante, die weder zu einer funktionellen Abartigkeit der Leukocyten noch im allgemeinen zu Knochenveränderungen führt. Züchtet man jedoch beim Kaninchen, bei dem eine der Pelger-Varietät vergleichbare vererbbare Leukocytenanomalie vorkommt, homocygote „Pelger", so zeigen diese außer besonders hochgradigen Veränderungen der Leukocytenstruktur auch schwerste Mißbildungen der Extremitätenknochen[1]. Bekannt ist weiter, daß bei der Alderschen bzw. Reillyschen Granulationsanomalie Knochenveränderungen in Form der Pfaundler-Hurlerschen Erkrankung bzw. des Gargoylismus besonders häufig sind.

Eng zusammenhängend mit der Zellregeneration ist das *Problem der Leukämien*. Bezüglich ihrer Genese stehen sich verschiedene Theorien gegenüber. Die älteren Hämatologen vertraten die Auffassung, daß es sich bei diesen Erkrankungen um eine Systemerkrankung handelt, die unter der Einwirkung eines unbekannten Reizes zustande kommt. Unter der Einwirkung dieses Reizes sollte das gesamte myeloische bzw. lymphatische Gewebe anfangen zu proliferieren, und auch die alten embryonalen Blutbildungszentren sollten erneut in Produktionsstätten des lymphatischen oder myeloischen Gewebes umgewandelt werden. Weiterhin sollten nach dieser Theorie auch sonstige im Körper verstreut liegende primitive mesenchymale Zellen zur Ausbildung eines entsprechenden Gewebes befähigt werden, wodurch sich die leukämischen Infiltrate an den verschiedensten Stellen des Körpers erklären ließen[2]. Die Leukämien stellten sich nach dieser Vorstellung also als eine hyperplastische Systemerkrankung dar. Gegenüber dieser Auffassung hat sich im letzten Jahrzehnt mehr und mehr eine andere Theorie durchgesetzt, die allerdings schon auf BANTI (1905) und RIBBERT (1907) zurückgeht. Nach dieser Vorstellung ist die Leukämie als eine den bösartigen Geschwülsten nahestehende Erkrankung, gewissermaßen als eine sarkomartige Wucherung bestimmter blutbildender Zellen aufzufassen. In äußerster Konsequenz würde diese Theorie also besagen, daß die Leukämie von *einer* Zelle ihren Ursprung nimmt, und daß die verschiedenen extramedullären Blutbildungszentren als Metastasen dieser bösartigen Geschwulst aufzufassen wären. Gestützt wird diese Theorie durch bestimmte klinische Beobachtungen, bei denen man ein leukämisches Wachstum z. B. von einer Lymphknotengruppe oder ein inselförmiges Wachstum leukämischer Zellen im sonst nur wenig gestörten Knochenmark beobachtet hat. Auch das Vorkommen von gemischtförmigen Erkrankungen mit gleichzeitigem Vorkommen von Leukämien und lokalisierten Tumorbildungen, Lympho- und Leukosarkomatose, kann für die Richtigkeit dieser Theorie sprechen. Gestützt wird diese Auffassung aber auch durch Tierversuche, bei denen die Übertragung von leukämischen Zellen gelang, wobei es durch intramuskuläre oder subcutane Injektionen zu örtlichen Geschwulstbildungen, durch intravenöse Verabreichung zur Leukämie kam[3]. Will man diese beiden Theorien einer kritischen Sichtung unterwerfen, so ist es unumgänglich notwendig, die beiden grundsätzlich verschiedenen Leukämieformen, nämlich die chronischen und akuten Leukämien getrennt zu betrachten. Diese beiden Leukämieformen unterscheiden sich in ihrem Verlauf, ihrem klinischen Bild, ihrer hämatologischen Morphologie und vor allem auch in ihrer Altersverteilung grundsätzlich. Trotzdem wird heute allgemein an der Weseneinheit dieser Leukämieformen festgehalten. Das wichtigste Argument für die Annahme einer derartigen Wesensgleichheit ist die Beobachtung, daß ein großer Teil der

---

[1] UNDRITZ 1947.
[2] Diese Theorie wurde vor allem von NAEGELI ausgebaut und mit Nachdruck verteidigt.
[3] Eine ausführliche Darstellung mit Literaturangaben findet sich bei HEILMEYER und BEGEMANN (1951).

chronischen Leukämien final in eine akute Phase übergehen kann, was von den Anhängern der Tumortheorie als der Ausdruck des auch für andere Tumorerkrankungen bekannten Gesetzes der fortschreitenden Entdifferenzierung gedeutet wird. Auch bei den erwähnten Tierversuchen handelt es sich durchweg immer um die Produktion bzw. die Übertragung von akuten Leukämien[1], so daß sie für die chronischen Formen nur bedingt Beweiskraft haben. Ohne an dieser Stelle für die eine oder die andere Entstehungstheorie oder zu der Annahme der pathogenetischen Einheit von akuten und chronischen Leukämien Stellung nehmen zu wollen, sollen hier nur die folgenden Punkte diskutiert werden: Im Gegensatz zu den akuten Leukämien finden wir bei den chronischen Leukämien weder morphologische noch funktionelle Zellveränderungen, die über das hinausgehen, was man bei schweren Infektionen zu sehen bekommt[2]. Aus dieser Feststellung ergibt sich die häufige diagnostische Schwierigkeit der Abgrenzung zwischen reaktiven Prozessen und echten chronischen Leukämien. Besonders deutlich wird diese Schwierigkeit bei den hochgradigen Eosinophilien, die häufig auch als eosinophile Leukämien bezeichnet werden. Es ist bis jetzt noch nicht einmal sicher zu entscheiden, ob es überhaupt eine eosinophile Leukämie gibt, doch sprechen verschiedene Beobachtungen gegen diese Annahme. Es ist vielmehr zu vermuten, daß es sich bei den verschiedenen Krankheitsbildern, die mit hochgradigen leukämieähnlichen Eosinophilen-Vermehrungen einhergehen, um hochgradige allergische Zustände handelt, auch wenn das entsprechende Allergen nicht immer zu fassen ist.

Eine bemerkenswerte Tatsache in der morphologischen Symptomatik der chronisch myeloischen Leukämie ist darin zu sehen, daß die Vergrößerung der Milz dabei keineswegs auf ein isoliertes Wachstum der Granulopoese zurückzuführen ist, sondern daß wir neben dieser stets auch in reichlicher Menge Erythropoese und Megakaryocyten finden, so daß zum Teil Bilder entstehen, die dem normalen Knochenmarksbefund ähnlich sind. Auf der anderen Seite ist es richtig, daß die leukämischen Infiltrate, die im Verlauf chronischer Leukämien in Lymphknoten und in der Haut auftreten, sehr häufig in erster Linie unreife Zellen aufweisen, ein Befund, der einerseits für die Tumortheorie sprechen, andererseits aber auch mit einer unterschiedlichen Ausreifungsmöglichkeit für

---

[1] In diesem Zusammenhang sind auch die neuesten Untersuchungen von L. GROSS (1954) zu erwähnen. Dieser Autor konnte durch Überimpfung von zellfreiem Material aus leukämischem Gewebe von Mäusen auf andere Mäusestämme, die nur eine geringe Rate von Spontanleukämien aufwiesen, in einem hohen Prozentsatz der Fälle Leukämien erzeugen. Das Bemerkenswerte an diesen Untersuchungen liegt aber darin, daß die Übertragung nur dann möglich war, wenn die Überimpfung auf ganz junge Mäuse erfolgte. Waren die Mäuse, die zur Überimpfung verwendet wurden, älter als 5 Tage, so bekamen sie selbst keine Leukämie mehr, dagegen erkrankte ein großer Teil ihrer Nachkommenschaft (bis zu 50%) an einer Leukämie. Obwohl GROSS ausdrücklich den Begriff des Virus vermeidet, so verhält sich doch der Übertragungsmodus wie bei einer Virusinfektion. Da die Erkrankung aber häufig erst in einer der folgenden Generationen erfolgt, muß eine mutative Wirkung auf die Keimzellen angenommen werden, so daß diese Untersuchungsresultate nicht der Tumortheorie widersprechen. In ähnlicher Weise konnten GRAFFI und Mitarbeiter (1954) bei Mäusen durch Injektion von zellfreien Filtraten eines Mäusesarkomhomogenats Leukämien induzieren. Diese Übertragung gelang bei 53% der überlebenden Tiere mit einer mittleren Latenzzeit von 6 Monaten. Ausschlaggebend für die Häufigkeit der Leukämieentstehung war der Zeitpunkt der Filtratinjektion. Führt man diese zwischen dem 1. und 11. Tag nach der Geburt durch, so gibt es keine signifikanten Unterschiede in der Leukämie-Entstehung. Auch wenn die Tiere vor der normalen Geburt die Injektion erhielten, so erkrankten sie nicht häufiger. Im Erwachsenen-Alter behandelte Tiere erkrankten dagegen nur ausnahmsweise.

[2] HOFF (1929) konnte durch Pyripher-Injektionen, die er jeweils im Stadium der Leukocytose wiederholte, Leukocytenzahlen bis zu 215000 mm³ mit Myeloblasten und Mitosen im Blut, Hyperplasie des Markes und qualitativen Zellveränderungen erzielen.

Blutzellen in den verschiedenen Muttergeweben erklärt werden könnte. Man hat den Eindruck, daß die Reifungstendenz vom Knochenmark über die Milz zu den ontogenetisch noch älteren Blutbildungsherden immer mehr abnimmt. — Die Behandlungserfolge mit Röntgenstrahlen und mit cytostatischen Stoffen lassen ebenfalls keine Entscheidung über die Genese der Leukämien zu, wie das bisweilen angenommen wird[1], da die bisher verwendeten Cytostatica alle proliferierenden Zellen treffen und bisher noch kein Mittel bekannt wurde, das selektiv nur bösartige Zellen angreift. Die Tatsache, daß bestimmte Mittel dieser Art, wie z. B. das Urethan, bei normalen Leukocyten keine nennenswerte Verminderung der weißen Blutkörperchen mehr bewirken, ist noch kein Beweis dafür, daß diese Stoffe lediglich die leukämisch entarteten Zellen angreifen. Gegen diese Auffassung spricht schon die Beobachtung, daß reaktive hochgradige Leukocytosen durch diese Mittel gesenkt werden. Es ist vielmehr anzunehmen, daß durch diese Stoffe in erster Linie die extramedullären Blutbildungsherde geschädigt werden, worauf auch der rasche Rückgang der Milztumoren bei chronisch myeloischen Leukämien unter dieser Behandlung hinweist. Erst in zweiter Linie wird die medulläre Blutbildung davon betroffen, und zwar in um so geringerem Maße, je mehr sie sich der Normalproduktion nähert. Der günstige Effekt der cytostatischen Stoffe im Verlauf der Leukämie ist zum Teil aber auch darauf zurückzuführen, daß im Anschluß an eine derartige Behandlung weniger weiße Blutkörperchen zerfallen. Wissen wir doch, daß beim Zerfall der Leukocyten Stoffe frei werden, die einen starken Reiz zur Neubildung von weißen Blutkörperchen setzen[2].

Betrachtet man die chronischen Leukämien unter dem Gesichtswinkel der Tumortheorie, so ist die Feststellung bemerkenswert, daß die eigentlichen Leukämien sehr häufig sind, während die entsprechenden Erkrankungen des erythropoetischen Systems nur selten vorkommen. Selbst wenn man den Begriff der malignen Bluterkrankung sehr weit ausdehnt und sogar die Polycythämie dazu rechnet, so machen die hierher gehörigen Erkrankungen des erythropoetischen Systems (akute Erythrämie, chronische Erythroblastose, Polycythämie) nur einen Bruchteil der eigentlichen Leukämien aus. Diese Tatsache ist bemerkenswert, da die Mitoserate der Erythroblasten wesentlich größer ist, als die der Granulopoese, wie bereits weiter oben ausgeführt wurde. Es kann also nicht die Häufigkeit der Mitosen das genetisch Entscheidende bei der Leukämieentstehung sein. Es ist vielmehr zu vermuten, daß die unterschiedliche Belastung des granulopoetischen Systems durch Infekte und andere Reize, die zur Leukocytose führen, eine wesentliche Rolle bei der Entstehung der Leukämien spielt[3].

---

[1] SCHULZE 1955.

[2] TURNER und MILLER (1947) bezeichneten diese Stoffe, die sie bei Leukämien in relativ hoher Konzentration im Harn fanden, als Myelocentric- bzw. Lymphocentric-Säure. Ähnliche Stoffe waren schon früher von HOFF (1938) angenommen worden.

[3] Die Bedeutung der Mitosen für die Tumorentstehung ergibt sich aus der heute von vielen Autoren anerkannten Mutationstheorie von K. H. BAUER. Sie ist klar formuliert worden von BÜCHNER (1952): „Aus diesen Beobachtungen dürfen wir folgern, daß die häufige Folge von Mitosen wie die Einwirkung chemischer, aktinischer, thermischer oder mechanischer Faktoren während der Mitose auf die Zellen besonders leicht zu irreversiblen Zellstörungen führen können. Die quantitative Belastung der Regeneration, d. h. die Zahl der ablaufenden Mitosen, wie die qualitative Beeinflussung des Regenerates durch die ursächlichen Faktoren während der Mitosen wirken also im gleichen Sinn und fördern das Eintreten irreversibler Stoffwechselstörungen an den Regeneratzellen. So entfernen sich diese Stufe um Stufe von dem Stoffwechsel der Ausgangszellen, unter Umständen bis zur Stufe des Karzinoms."

Bei den akuten Leukämien ist rein morphologisch die Tumortheorie besser zu vertreten als bei den chronischen Formen, da die Einzelzellen eine Reihe von

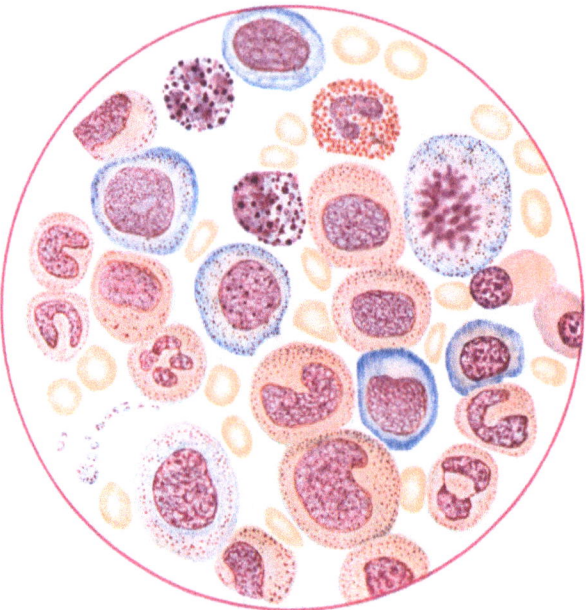

Abb. 6. Knochenmark bei chronisch-myeloischer Leukämie.

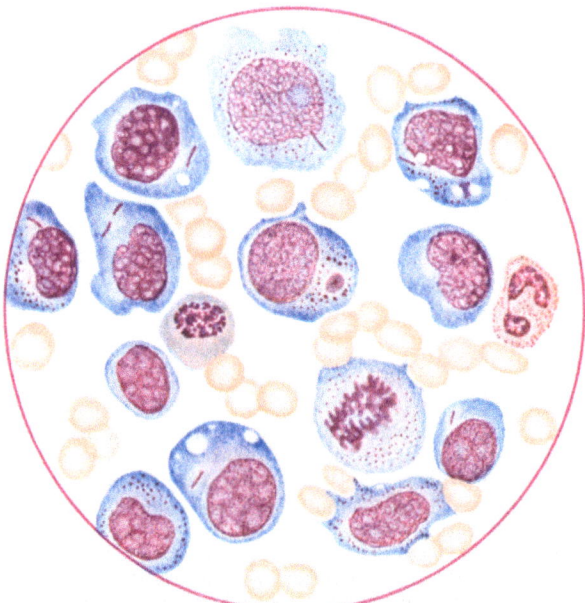

Abb. 7. Knochenmark bei akuter Paramyeloblastenleukämie. Auffallend ist die große Zahl der Auerstäbchen im Cytoplasma.

morphologischen Charakteristika aufwiesen, die wir auch bei tumorösen Veränderungen finden (s. Abb. 7). Doch muß man sich natürlich hüten, aus derartigen morphologischen Veränderungen zu weitgehende genetische Schlüsse zu ziehen: Es soll in diesem Zusammenhang nur an die qualitativen Zellveränderungen der Erythroblasten bei den akuten Formen von erythropoetischen Depressionen erinnert werden, die so hochgradig sein können, wie wir sie kaum bei irgendeinem anderen Krankheitsbild wiederfinden, die dann aber meist schon nach wenigen Tagen vollkommen verschwunden sind und ohne einen Defekt ausheilen. Die Tumortheorie ist daher auch für die akuten Leukämien nicht allgemein anerkannt. In ihrem Verlauf besonders bemerkenswert sind hier die sog. akuten Erythroblastosen[1]. Diese Erkrankungen beginnen manchmal unter dem Bild einer perniziösen Anämie mit einem Vorherrschen von Megaloblasten im Knochenmark. Zu Beginn der Erkrankung findet man nur bei genauer Durchmusterung des Knochenmarks einige Myeloblastennester. Im Verlauf der Erkrankung ändert sich das Markbild aber grundsätzlich. Mehr und mehr verschwinden die megaloblastischen Elemente zugunsten der Myeloblasten, bis schließlich final das Knochenmark nicht mehr von dem bei einer akuten Leukämie zu unterscheiden ist. Es erhebt sich hier die Frage: Handelt es sich bei den als Megaloblasten imponierenden Zellen, die anfangs das Knochenmarkbild beherrschen, wirklich um Megaloblasten oder um bereits bösartig entartete Erythroblasten, die nur das morphologische Bild von Megaloblasten vortäuschen. Diese Frage ist vom rein morphologischen Standpunkt kaum zu entscheiden. Es ist zu berücksichtigen, daß wir aus der Kette einer Vielzahl von Faktoren, deren Fehlen eine Megaloblastenbildung bewirkt, bisher nur zwei kennen, das Vitamin B_{12} und die Folsäure. Machen wir uns die Vorstellung zu eigen, daß die Megaloblastenbildung stets das morphologische Äquivalent einer Störung im Nucleinsäurestoffwechsel ist, so wäre die Annahme naheliegend, daß die gleiche Störung innerhalb der Granulopoese zur Bildung von Paramyeloblasten mit Ausreifungshemmung führt. Die Paramyeloblastenleukämien würden dann also als eine Kernstoffwechselstörung aufzufassen sein, wobei es natürlich noch keineswegs geklärt ist, ob diese Stoffwechselstörung auf einen Mangelzustand, wie bei der Perniciosa, zurückzuführen oder der Ausdruck einer in der Zelle selbst gelegenen krankhaften Veränderung ist. Immerhin wäre von hier aus auch die alte Hoffsche Vorstellung von den akuten Leukosen als einem frustranen Kompensationsversuch bei myeloischer Insuffizienz morphologisch fundierbar.

Die funktionellen Besonderheiten als Grundlagen der Pathologie des lymphatischen Systems.

Hat uns schon die Besprechung der myeloischen Leukämien auf die Bedeutung der normalen Funktion für die Entstehung krankhafter Vorgänge hingewiesen, so werden diese Zusammenhänge bei den Erkrankungen des lymphatischen Systems noch deutlicher. Durch zahlreiche klinische Beobachtungen und Experimente ist die Beziehung des lymphatischen Systems zur Infektabwehr und Antikörperbildung heute sichergestellt. Zur Bewältigung dieser Aufgaben sind im lymphatischen System eine Reihe von Zellgruppen funktionell zusammengefaßt. Die Rolle, die dabei den einzelnen Zellformen zukommt, ist bisher noch nicht in allen Einzelheiten bekannt. Besonders unklar ist die Bedeutung der Lymphocyten selbst innerhalb der Infektabwehr. Die zeitweise geäußerte Vermutung, daß die Lymphocyten selbst Antikörperbildner seien, ließ sich im Laufe der Zeit nicht aufrechterhalten. Bisher können wir nur konstatieren, daß die Lymphocyten das Blutbild in der letzten Phase eines jeden Infektes beherrschen.

---

[1] HARWERTH 1954.

Verfolgen wir das Verhalten der Lymphocytenzahlen im peripheren Blut nach Applikation irgendeines Antigens, so sehen wir, daß die Lymphocytenzahlen nach wenigen Tagen ansteigen und zur Zeit der stärksten Antikörperproduktion, nämlich nach 9 Tagen, ihren Höhepunkt erreichen. Nur sehr langsam, manchmal erst nach Monaten, sinken die Lymphocytenwerte, die dabei oft das Mehrfache ihrer Ausgangslage erreichen, wieder ab. Gleichzeitig machen die Lymphocyten auch gewisse qualitative Veränderungen durch, ihr Protoplasmasaum wird größer, die azurophilen Formen treten zahlenmäßig mehr in den Vordergrund. Auch andere pathologisch abgewandelte Lymphocytenformen werden gesehen, die als Reizformen bezeichnet werden. Betrachten wir dieses Verhalten der Lymphocyten beim Infekt, so ist es naheliegend, Beziehungen zwischen diesem Verhalten und dem in den letzten Jahrzehnten beobachteten stetigen Steigen der Lymphocytenwerte im peripheren Blut anzunehmen. Es ist zu vermuten, daß dieses Phänomen, das in allen zivilisierten Ländern der Erde zu beobachten ist, auf eine Änderung der allgemeinen Immunitätslage zurückzuführen ist, die ihre Ursache zum großen Teil in den modernen therapeutischen Verfahren hat. Gleichzeitig mögen natürlich noch andere durch die Zivilisation bedingte Umwelteinflüsse hier eine Rolle spielen.

Die Entstehung der Antikörper selbst dürfte, wie heute fast allgemein anerkannt wird, in erster Linie im Lymphknoten erfolgen[1]. Sicherlich sind dabei auch innerhalb des Lymphknotens verschiedene Zellsysteme beteiligt. In erster Linie dürfte es sich dabei um Zellen handeln, die dem Reticulum angehören, aber andererseits für das lymphatische System spezifisch sind. Folgerichtig werden diese Zellen von den Hämatologen als „lymphatische Reticulumzellen" bezeichnet. Wahrscheinlich sind sie mit den reticulären Zellen der Keimzentren identisch. Auch das plasmacelluläre System, das möglicherweise nur eine Funktionsform der Lymphocyten darstellt, dürfte bei der Antikörperbildung eine große Rolle spielen. Da diese Zellen selbst nicht phagocytieren, sondern nur gelöste Stoffe aus der Umgebung aufnehmen können, ein Teil der Antigene aber in nicht gelöster Form sondern als Zellen oder Bakterien angeboten wird, sind die genannten Zellen auf die Mitwirkung anderer reticulärer Zellen angewiesen, die zur Phagocytose fähig sind. Diese wenigen Andeutungen machen es verständlich, daß wir im Lymphknoten verschiedene, auch reticuläre Zellformen nebeneinander vorfinden und daß das morphologische Bild, das wir im Lymphknoten durch Reizung infolge Antigenzufuhr bekommen, sehr wechselnd ist. Daneben scheint auch die Art des Antigens bei der Entstehung des wechselvollen morphologischen Bildes von Bedeutung zu sein[2]. Dabei ist das Ausmaß der Reaktion von verschiedenen Faktoren abhängig, die durch die Konstitution, die Reaktionslage usw. gegeben sind.

Aber noch eine zweite Überlegung ist für das Verständnis der Pathologie des lymphatischen Systems von großer Wichtigkeit. Wie fast alle Eiweißkörper des menschlichen Organismus, so haben auch die Antikörper eine kurze Überlebensdauer, die höchstens mit 4 Wochen angegeben werden kann. Die Antigene, die selbst großenteils Eiweißnatur haben, sind ebenfalls spätestens innerhalb dieser Zeit abgebaut. Obwohl also keine Antigene mehr vorhanden sind, geht die Antikörperproduktion monate- und jahrelang, ja in vielen Fällen sogar das ganze Leben hindurch weiter (Autonomie der Antikörperbildung: DÖRR 1947 und 1949). Es muß daher angenommen werden, daß die antikörperbildenden

---

[1] EHRICH, RABBIN und FORMAN (1949), McMASTER und Mitarbeiter 1935—1937, FAGRAEUS 1948.
[2] ADAMSON 1949.

Zellen nach einmaliger Berührung mit dem Antigen eine grundlegende Umwandlung ihrer Struktur erfahren. Bisher wissen wir zwar wenig über die Lebensdauer der verschiedenen zum reticulären und lymphatischen System gehörigen Zellen. Bei den starken Schwankungen, denen die Zahl dieser Zellen unterworfen ist, sind aber Vermehrung und Abbau im steten Wechsel anzunehmen. Es werden demnach nicht nur die im Augenblick in Funktion befindlichen Zellen durch die Berührung mit dem Antigen alteriert, sondern auch die folgende Tochtergeneration. Hier hätten wir es also regelmäßig mit einer echten Vererbung erworbener Eigenschaften zu tun. Da nun die verschiedenen Zellen von einer Vielzahl von Antigenen getroffen werden, die Zahl der möglichen Antigene auch praktisch unbegrenzt ist, ist es verständlich, daß die Zellen des lymphatischen Systems besonderen pathologischen Gesetzen unterliegen, die wir bisher noch nicht in ihren Einzelheiten überblicken, sondern nur erahnen können.

Die Lymphknoten machen im Abflußbereich von entzündlichen oder sonstigen antigenliefernden Veränderungen bestimmte Umwandlungen ihrer Struktur durch, die grundsätzlich in ihrem Verlauf ähnlich sind, in ihrem Ausmaß und bezüglich der Beteiligung der verschiedenen Zellsysteme eine große Variationsmöglichkeit aufweisen. Stets kommt es zu einer Vermehrung des Lymphknotenparenchyms, und zwar in erster Linie zugunsten des lymphatischen Gewebes und der Lymphfollikel. Diese nehmen an Zahl und Größe erheblich zu, und zwar unter bestimmten Voraussetzungen sogar so stark, daß ihre Abgrenzung voneinander nicht immer möglich ist. Weiterhin kommt es zu einer Vermehrung der Sinusendothelien, die zum Teil eine erhebliche Speicherung aufweisen. Führt man feinere cytologische Untersuchungen über die qualitativen Veränderungen durch, die gleichzeitig mit den hier beschriebenen quantitativen einhergehen, so sieht man, daß vor allem die Zellen der Keimzentren morphologische Charakteristika aufweisen, die auf eine intensive funktionelle Reizung hinweisen: Die Zellen werden im ganzen größer, ihre Kerne lockerer. Die Kernkörperchen nehmen an Größe und Basophilie zu. Auch das Protoplasma der Zellen erscheint intensiver basophil tingiert. Gleichzeitig sieht man eine Vermehrung der Plasmazellen, die ebenfalls zu einem Teil ganz bestimmte qualitative Veränderungen durchmachen: Die Zellen werden größer; das Kern-Protoplasmaverhältnis verschiebt sich zugunsten des Kerns. Es treten deutliche Nucleolen auf[1].

Das hier kurz skizzierte Bild der Lymphknotenhyperplasie ist in der Regel auf die Lymphknoten beschränkt, die unmittelbar von der Antigeneinwirkung betroffen werden. Unter bestimmten Voraussetzungen, die wir bisher noch nicht in ihren Einzelheiten abgrenzen und definieren können, kann die „einfache Hyperplasie" zu einer allgemeinen Lymphknotenerkrankung führen, die wir als hyperergische Lymphknotenhyperplasie bezeichnet haben. Im klinischen Bild imponieren diese Erkrankungen als eigenständige Lymphknotenkrankheiten mit diffusen Lymphknotenschwellungen und zum Teil schwerem toxischem Allgemeinbild. Mikroskopisch wirken die ausstrichcytologischen Bilder wie eine Potenzierung der einfachen Hyperplasien. Die oben beschriebenen cytologischen Veränderungen sind noch wesentlich ausgesprochener. Es können Riesenzellbildungen vorkommen, so daß bisweilen der Eindruck einer Lymphogranulomatose entsteht. Histologisch gehen die einzelnen Lymphfollikel oft ineinander über. In schweren Fällen kann die Lymphknotenstruktur vollkommen verwischt erscheinen, so daß Bilder entstehen, die echten bösartigen Lymphknotentumoren

---

[1] Diese Zellen werden von FAGRAEUS (1948) als Plasmoblasten bezeichnet. Wir selbst haben 1951 die Vermutung geäußert, daß es sich bei ihnen nur um bestimmte Funktionszustände der Plasmazellen handelt, eine Vorstellung, die auch von KLIMA (1952) geteilt wird.

entsprechen können. In der Regel gehen diese Krankheitsbilder mit einer sehr hochgradigen Gewebs- und bisweilen auch mit einer so ausgesprochenen Blut-eosinophilie einher, daß man an eine „eosinophile Leukämie" denken kann. Auch bei den sog. „persistierenden Eosinophilien mit Hypersplenie"[1] zeigen die dabei vorkommenden diffusen Lymphknotenschwellungen ähnliche Bilder. Im Verlauf anderer schwerer allergischer Zustände (Felty-Syndrom, Endokarditis Libman und Sachs) haben wir ebenfalls ähnliche cytologische Bilder gesehen.

Bei oberflächlicher Betrachtung kann die histologische Untersuchung der-artiger Lymphknoten mit der starken Vermehrung und Vergrößerung der Follikel zu Verwechslungen mit dem großfollikulären Lymphoblastom führen (Brill-Symmerssche Krankheit). Doch ergeben sich bei genauerer Betrachtung hier Unterschiede, die vor allem das Fehlen der Eosinophilie und der phagocytierenden Reticulumzellen bei dieser Erkrankung betreffen[2]. Es ist allerdings durchaus möglich, daß sich das großfollikuläre Lymphoblastom aus einem hochgradigen lymphatischen Reizzustand heraus entwickelt und daß die von manchen Autoren beschriebenen Übergänge dieser Erkrankung in Lymphosarkom, lymphatische Leukämie, Lymphogranulomatose oder Reticulosarkom auf diese Weise zu erklären sind. Das eigentliche großfollikuläre Lymphoblastom ist als eine system-artig geordnete Retikulose[3] aufzufassen und als solche besteht bei ihr nur die Möglichkeit, in ein Reticulosarkom überzugehen. Es ist bis heute noch gänzlich ungewiß, unter dem Einfluß welcher Kräfte und Störmöglichkeiten eine re-versible reaktive Hyperplasie in eine irreversible, letztlich infaust verlaufende Retikulose übergeht[4].

Besonders umstritten ist bisher die Einordnung der Lymphogranulomatose. Ihr charakteristisches vielförmiges Zellbild mit Beteiligung der reticulären und lymphatischen Zellformen sowie der Granulocyten unterscheiden es von den üblichen Veränderungen bei bösartigen Tumoren, wenn sich auch — wie zu-gegeben werden soll — im späteren Verlauf das Zellbild an das bei Malignomen durchaus angleichen kann. Es erscheint uns sehr wahrscheinlich, daß das spezi-fische morphologische Substrat der Lymphogranulomatose, die Hodgkin- oder Granulomzellen und die Sternbergschen Riesenzellen aus den sog. lymphatischen Reticulumzellen hervorgeht[5]. In morphologischer Sicht handelt es sich bei der Lymphogranulomatose um eine hochaktive Reaktionsform des lymphatischen Gewebes. Dabei ist es bisher noch offenstehend, ob dafür ursächlich ein bestimmter Erreger, etwa ein Virus, oder ein protrahierter oder besonders intensiver Antigenreiz ursächlich in Frage kommt. Auch die Irreversibilität des Krankheitsbildes spricht nicht gegen diese Auffassung[6], doch wird sie durch zahlreiche kasuistische Mit-teilungen gestützt. Selbstverständlich gehört zu der Entwicklung dieses Krank-heitsbildes eine bestimmte angeborene oder erworbene Konstitution. Wir möchten

---

[1] GIFFIN 1919.   [2] VETTE 1950, SALM 1939.   [3] DEELMANN 1949—1953.

[4] Eine sehr kritische Sichtung der mit dem großfollikulären Lymphoblastom und dessen formalgenetischer Einordnung zusammenhängenden Fragen gibt BILGER (1954).

[5] Diese Ansicht findet man eingehend begründet bei BEGEMANN (1951). Derselben Ansicht ist KLIMA (1952), der die „Granulomzellen" als hochaktive Zellformen des lymphatischen Systems auffaßt. Nach seiner Ansicht sind die von MOESCHLIN und uns als lymphatische Reticulumzellen angesprochenen Zellformen Abkömmlinge der Lymphocyten. Der Unter-schied zwischen der Auffassung von KLIMA und von uns betrifft also mehr das formal-genetische als das sachliche.

[6] Dieselbe Ansicht finden wir bereits bei VEIL (1939), der in der Lymphogranulomatose „den Rheumatismus des lymphatischen Gewebes" sieht und bei KLIMA der 1952 schreibt: „Wir müssen demnach die Lymphogranulomatose den reaktiven Vorgängen im lympha-tischen Apparat zurechnen, die hier mit einer für diese Krankheit spezifischen Entwicklung ihren Höhepunkt erreichen."

annehmen, daß diese Konstitution häufig familiär vererbt ist und daß auf diese Weise die in den ersten Lebenswochen und -monaten beginnenden Lymphogranulomatosen zu erklären sind, die vielfach als „diaplacentar übertragene" Krankheitsformen aufgefaßt werden. Eine tatsächliche pränatale Übertragung dieser Erkrankung ist bisher noch in keinem Fall nachgewiesen.

Die regulativen Störungen des Blutes.

Es ist selbstverständlich, daß ein so fein ausgewogenes Gleichgewicht sämtlicher Einzelbestandteile, wie wir es innerhalb des Blutorgans vorfinden, das trotz aller ständig von außen einwirkenden Tendenzen zur Veränderung stets in ganz engen Grenzen gleich bleibt, daß diese als Isostruktur des Blutes bezeichnete Einförmigkeit einem strengen Regulationsmechanismus unterliegt, an dem fast alle Organe beteiligt sind. Die quantitative Zusammensetzung der corpusculären Blutbestandteile wird durch ein fein abgestuftes Regulationssystem gesteuert: Wir haben in den vorhergehenden Abschnitten gehört, daß bereits der Zerfall der Blutkörperchen einen Reiz zur Bildung neuer Blutkörperchen setzt. Das trifft für Leukocyten und Erythrocyten zu. Ein anderer Regulationsreiz liegt in der Funktion begründet: So führt ein Sauerstoffmangel, gleichgültig ob er durch eine Herabsetzung der Sauerstoffspannung in der Atemluft oder durch eine Behinderung der Sauerstoffaufnahme in der Lunge bedingt ist, zu einem Erythrocytenbildungsreiz des Knochenmarkes. So sind z. B. die Polyglobulie bei Lungenerkrankungen und in großen Höhen zu erklären. Besonders fein, aber auch bisher noch am wenigsten in ihren Einzelheiten geklärt, sind die chemischen Receptoren, die jeder größeren Veränderung im Bereich des Plasmamilieus entgegenwirken. Die einzelnen Zellsysteme des Blutes sind untereinander wieder regulativ verbunden. Ein Beispiel hierfür sind die Beziehungen zwischen Milz und Knochenmark, wie sie weiter oben ebenfalls angedeutet wurden. Schließlich unterliegt das ganze Blutsystem einer neuralen und humoralen Steuerung, die wir vor allem durch die Arbeiten der Hoffschen Schule kennengelernt haben. Dank dieser Steuerungsmaßnahmen ist es möglich, das Blutorgan in das Zusammenspiel aller Organe funktionsmäßig einzuordnen und das Ausmaß der untergeordneten Selbstregulation der einzelnen Zellsysteme zu variieren und voneinander abzugrenzen. Innerhalb der Blutpathologie äußert sich ein Versagen dieser höchsten Regulationszentren bei Erkrankungen des zentralen Nervensystems und der Drüsen mit innerer Sekretion in Form von Anämien, Polyglobulien und innerhalb der Granulopoese im Auftreten pathologischer Leukocytenformen. Ob bestimmte Formen der echten Polycythämie ebenfalls ursächlich hierzu zu rechnen sind, ist bisher noch nicht sicher, erscheint aber wahrscheinlich. Die durch Regulations- und Koordinationsstörungen im engeren Sinne bedingten Erkrankungen spielen innerhalb der Blutpathologie zahlenmäßig eine untergeordnete Rolle. Unter etwas weiterem Gesichtswinkel sind hierher jedoch sicherlich noch eine ganze Reihe von Krankheiten zu zählen. Sie wurden großenteils schon weiter oben in anderem Zusammenhang erwähnt. Erinnert werden soll nur beispielsweise an die Leukämoide, speziell mit Vorherrschen der eosinophilen Zellen, und bestimmte Erkrankungen des lymphatischen Systems. Diese Erkrankungsgruppe wird in dem Maße zunehmen, in dem es gelingt, noch bessere Einblicke in die allgemeinen Steuerungsvorgänge zu erhalten und bisher noch unbestimmte Begriffe, wie z. B. den der „Konstitution", weiter aufzuhellen. Hier hat der Hämatologe Fragen, die allein durch die Zusammenarbeit mit anderen biologischen Disziplinen zu lösen sind.

Literatur.

Abt, A. F.: Mononuclear erythrophagocytosis in the blood of a new-born infant. Amer. J. Dis. Child. 42, 1364 (1931). — Ackroyd, J. F.: Progress in allergy. Basel: Karger 1952. — Adamson, C. A.: A bacteriological study of lymphnodes. Acta med. scand. 133, Suppl. 227 (1949). — Aggeler, P. M., S. G. White, M. B. Glendening, E. W. Page, T. B. Leake and G. Bater: Plasma thromboplastin component (PTC) deficiency; a new disease resembling hemophilia. Proc. Soc. exp. Biol. (N. Y.) 79, 692 (1952). — Allen, E. N., N. W. Barker and E. A. Hines: Peripheral vascular diseases. Philadelphia: W. B. Saunders Company 1947. — Angier, R. B., J. H. Boothe, B. L. Hutchings, J. H. Mowat, J. Semb, E. L. R. Stockstad, Y. SubbaRow, C. W. Waller, D. B. Cosulich, M. J. Fahrenbach, M. E. Hultquist, E. Kuh, E. H. Northey, D. R. Seeger, J. P. Sickels and J. M. Smith jr.: Synthesis of a compound identical with the L. casei factor isolated from liver. Science 102, 227 (1945). — Astaldi, G., e P. Tolentino: Ricerche sullo maturazione in vitro degli eritroblasti e dei reticolociti nello leishmaniosi infantile. Haematologica 1947.

Banti, G.: Über Leukämien. Zbl. allg. Path. path. Anat. 15, 1 (1904). — Baumgartner, W.: Die erworbenen hämolytischen Anämien und der hämolytische Transfusionszwischenfall. Helv. med. Acta A Suppl. 35 (1954). — Begemann, H.: Klinische und experimentelle Beobachtungen an immunisierten Lymphknoten. Habil.-Schr. Freiburg 1951. Freiburg: H. F. Schulz 1953. ~ Leber, Vitamin B$_{12}$, Magenfaktoren, Folsäure. In Handbuch der gesamten Hämatologie. München: Urban & Schwarzenberg 1955. — Begemann, H., u. W. Hemmerle: Die Mitosetätigkeit des menschlichen Knochenmarks und ihre Beeinflussung durch cytostatische Substanzen. Klin. Wschr. 1949, 521. — Bergenhem, B., u. R. Fahraeus: Über spontane Hämolysinbildung im Blut unter besonderer Berücksichtigung der Physiologie der Milz. Z. exp. Med. 97, 555 (1936). — Bergquist, G.: Changes in blood in connection with thrombo-embolism. An investigation regarding operation and delivery. Acta chir. scand. 1945, Suppl. 101. — Bessis, M., et M. Bricka: Étude au microscope électronique de l'hémolyse, l'agglutination, la forme et la structure des globules rouges. Rev. Hémat. 6, 396 (1951). — Betke, K.: Der menschliche rote Blutfarbstoff. Berlin-Göttingen-Heidelberg: Springer 1954. ~ Neuere Beobachtungen zur Frage der Behandlung der Ziegenmilchanämie. Verh. dtsch. Ges. inn. Med. 1952, 752. — Biggs, R., A. S. Douglas, R. G. Macfarlane, J. V. Dacie, W. R. Pitney, C. Merskey and J. O'Brien: Christmas disease. Brit. med. J. 1952, 1378. — Bilger, R.: Das großfollikuläre Lymphoblastom. Ergebn. inn. Med. Kinderheilk. N. F. 5, 642 (1954). — Bock, H. E., H. Böttner u. B. Schlegel: Die Lebensdauer übertragener Erythrocyten bei Nierenkranken. Ein Beitrag zur Pathogenese der nephrogenen Anämie. Z. exp. Med. 118, 459 (1952). — Bordet, J.: Les sérums hémolytiques, leurs antitoxines; les théories des sérums cytolytiques. Ann. Inst. Pasteur 14, 257 (1900). ~ Considérations sur les théories de la coagulation du sang. Ann. Inst. Pasteur 34, 561 (1920). — Brinkhous, K. M., and J. B. Graham: Hemophilia and the hemophilioid states. Blood 9, 254 (1954). — Brinkman, R.: Resistance osmotique et phophatides du sang. Arch. néérl. Physiol. 6, 451 (1922). — Büchner, F.: Geschwülste. In Lexer, Lehrbuch der allgemeinen Chirurgie. Stuttgart: Ferdinand Enke 1952. — Butenandt, A.: Jber. Max-Planck-Ges. 1951.

Castle, W. B.: Observations on the etiologie relationsship of achylia gastrica to pernicious anemia. I. The effect of the administration to patients with pernicious anemia of the contents of the normal human stomach recovered after the ingestion of beef muscle. Amer. J. med. Sci. 178, 748 (1929). — Castle, W. B., T. H. Ham and S. C. Shen: Observations on the mechanism of hemolytic transfusion reactions occuring without demonstrable hemolysin. Trans. Ass. Amer. Phycns. 63, 161 (1950). — Crosby, W. H., and W. Dameshek: The significance of hemoglobinemia and associated hemosiderinuria with particular reference to various types of hemolytic anemia. J. Lab. clin. Med. 38, 829 (1951).

Dacie, J. V.: Transfusion of saline washed red cells in nocturnal hemoglobinuria (Marchiafava-Micheli disease). Clin. Sci. 7, 65 (1948). — Dacie, J. V., and G. C. de Gruchy: Autoantibodies in acquired haemolytic anaemia. J. clin. Path. 4, 253 (1951). — Dacie, J. V., and P. L. Mollison: Survival of normal erythrocytes after transfusion to patients with familial haemolytic anaemia. Lancet 1943 I, 550. — Dameshek, W., and E. B. Miller: Pathogenetic mechanisms in hemolytic anemias. Arch. intern. Med. 72, 1 (1943). — Deelmann, H. T.: Over reticuloses. Ned. T. Geneesk. 1949, 4126. ~ De Reticuloses. Ned. T. Geneesk. 1951, 2871. ~ Leucaemie. Ned. T. Geneesk. 1953, 1893. — Delezenne, C.: Recherches sur la coagulation du sang dans un cas de purpura avec diminution considérable des plaquettes. Arch. de Physiol. 9, 333 (1897). ~ Sérums névrotoxiques. Ann. Inst. Pasteur 14, 686 (1900). — Deutsch, E.: Die Hemmkörperhämophilie. Wien: Springer 1950. — Doerr, R.: Die Immunitätsforschung, Bd. I: Antikörper. Wien: Springer 1947; Bd. II: Antigene. Wien 1949. — Donath, G., u. K. Landsteiner: Über paroxysmale Hämoglobinurie. Münch. med. Wschr. 1904 II, 1590.

EHRICH, W. E., D. L. B. RABBIN and C. FORMAN: Nucleic acids and the production of antibody by plasma cells. J. exp. Med. **90**, 157 (1949). — EMERSON jr., CH. P., S. C. SHEN, T. H. HAM and W. B. CASTLE: The mechanism of blood destination in congenital hemolytic icterus. J. clin. Invest. **26**, 1180 (1947). — ENGEL, R.: Sprue und Vitamin K-Mangel. Med. Welt **1939 I**, 120.

FAGRAEUS, A.: The plasma cellular reaction and its relation to the formation of antibodies in vitro. J. Immunol. **58**, 1 (1948). — FANCONI, G.: Familiäre, infantile perniciosa-artige Anämie (perniciöses Blutbild und Konstitution). Jb. Kinderheilk. **117**, 257 (1927). — FIESCHI, A.: Semiologie des Knochenmarks. Ergebn. inn. Med. Kinderheilk. **59**, 382 (1940). — FIESCHI, A., e G. ASTALDI: La cultura in vitro del midollo osseo. Pavia 1946.

GASSER, C.: Akute hämolytische Krisen nach Plasmatransfusionen bei dystrophisch-toxischen Säuglingen. Helv. paediat. Acta **1**, H. 1 (1945). — GELIN, G.: Syndrome de Banti et maladie de Banti. 5. Europ. Hämatol. Kongr. Freiburg 1955. — GIFFIN: Zit. nach HEILMEYER und BEGEMANN, Handbuch inn. Med. Bd. II (1951). Amer. J. med. Sci. **139**, 28 (1919). — GLANZMANN, E., u. P. RINIKER: Essentielle Lymphocytophthise. Wien. med. Wschr. **1950**, 35. — GLASS, G. B. J., L. J. BOYD, M. A. RUBINSTEIN und C. S. SVIGALS: Relationship of glandular mucoprotein from human gastric juice to Castle's intrinsic antianemic factor. Science **115**, 101 (1952). — GORDON, A., and W. KLEINBERG: A study of the relation of the spleen to erythropoiesis and red cell destruction in the guinea pig. Amer. J. Physiol. **118**, 757 (1937). — GRAFFI, A., H. BIELKA, F. SCHAVRACH u. R. WEISS: Gehäuftes Auftreten von Leukämien nach Injektion von Sarkom-Filtraten. Naturwiss. **41**, 503 (1954). — GROSS, L.: Transmissible mouse leukaemia: biological properties of the mouse leukaemia agent. Ciba foundation symposion on leukaemia research. London: Churchill 1954.

HÄSSIG, A., u. L. HOLLÄNDER: Zur Pathogenese und Prophylaxe von Isoimmunisierungen und hämolytischen Reaktionen bei Bluttransfusionen. Praxis **1952**, 997. — HALDANE, J. B. S.: Proc. 8th Int. Congr. Genet், p. 267, 1949. — HARWERTH, H. G.: Die akute Erythroleukämie. Ergebn. inn. Med. Kinderheilk., N. F. **3**, 375 (1952). — HEILMEYER, L.: Die Sphärocytose als Ausdruck einer pathologischen Funktion der Milz. Dtsch. Arch. klin. Med. **179**, 292 (1937). ~ Rapports physiologiques entre la rate et la moelle osseuse. Rev. Hémat. **9**, 267 (1954). ~ Die Hämachromatose. Acta haemat. (Basel) **11**, 137 (1954). ~ Neuere Ergebnisse der Eisenstoffwechselforschung bei der Hämochromatose. Dtsch. med. Wschr. **1954 I**, 280. — HEILMEYER, L., u. H. BEGEMANN: Handbuch der inneren Medizin, Bd. II: Blut und Blutkrankheiten. Berlin-Göttingen-Heidelberg: Springer 1951. — HEILMEYER, L., W. KEIDERLING u. G. STÜWE: Kupfer und Eisen als körpereigene Wirkstoffe. Jena: Gustav Fischer 1941. — HEILMEYER, L., u. K. PLÖTNER: Das Serumeisen und die Eisenmangelkrankheit. Jena: Gustav Fischer 1937. — HEILMEYER, L., u. R. WESTHÄUSER: Reifungsstudien an überlebenden Retikulocyten in vitro und ihre Bedeutung für die Schätzung der täglichen Hämoglobinproduktion in vivo. Z. klin. Med. **121**, 361 (1932). — HEINRICH, H. C.: Vitamin B_{12} und Intrinsic Faktor. Stuttgart: Ferdinand Enke 1957. — HILL, J. M., and R. J. SPEER: Combined hemophilia and PTC deficiency. Blood **10**, 357 (1955). — HODGKIN, D., J. PICKWORTH, J. H. ROBERTSON, K. N. TRUEBLOOD, R. J. PROSEN, I. G. WHITE, R. BONNETT, J. R. CANNON, A. W. JOHNSON, I. SUTHERLAND, A. R. TODD and E. LESTER SMITH: Structure of Vitamin B_{12}. Nature (Lond.) **176**, 325 (1955). — HÖRDER, M. H.: Isolierter Faktor V-Mangel bedingt durch einen spezifischen Hemmkörper. Acta haemat. (Basel) **13**, 235 (1955). — HOFF, F.: Dynamik der Leukocytenregulation. Med. Welt **1938 I**, 117. ~ Über den Einfluß von Bakterienstoffen auf das Blut. Z. exp. Med. **67**, 615 (1929). ~ Über die zentralnervöse Blutregulation. Fortschr. Neurol. Psychiat. **8**, 299 (1936).

ITANO, H. A.: Human hemoglobin. Science **117**, 89 (1953).

JAKOBSON, L. O., E. K. MARKS, E. O. GASTON and E. L. SIMMONS: Studies on the modification of radiation injury. Ciba foundation symposion on leukaemia research. London: Churchill 1954. — JASINSKI, B.: Der Eisenstoffwechsel des Menschen unter besonderer Berücksichtigung der larvierten Eisenmangelkrankheit. Schweiz. Rdsch. Med. **1952**, 811. — JÜRGENS, R.: Die Blutplättchen und ihre Bedeutung für Blutungsneigung und Thrombusbildung. Verh. dtsch. Ges. inn. Med. **58**, 492 (1952). — JUNG, F.: Über Heinzsche Körperchen. Dtsch. Gesundh.-Wes. **9**, 773 (1954).

KLIMA, R.: Grundlagen für eine Neuordnung der Hämatologie zellulärer Reaktionen im lymphatischen Apparat. Wien. Z. inn. Med. **33**, 125 (1952). — KNISELY, M. H., T. S. ELIOT and E. H. BLOCH: Sludged blood in traumatic shock. Arch. Surg. (Chicago) **51**, 220 (1945). — KOLLER, A., F. LOELIGER and F. DUCKERT: Experiments on an new clotting factor (factor VII). Acta haemat. (Basel) **6**, 1 (1951). — KOLLER, F.: Is hemophilia a nosologic entity? Blood **9**, 286 (1954). ~ Die Prophylaxe und Therapie der Thrombose mit Antikoagulantien. Helv. med. Acta, Seri. A **1949**, 184.

LANDSTEINER, K.: The specifity of serological reactions. Boston, Havard Univ. Press 1947. — LATNER, A. L., C. C. UNGLEY, E. V. COX, E. McEWOY-BOWE and L. RAINE:

Electropheresis of human gastric juice in relation to Castle's intrinsic factor. Brit. med. J. 1953 I, 467. — LEHMANN, H.: Eugen. Rev. 46, No 2 (1954). — LERNER, A. B., and C. J. WATSON: Studies of eryoglobulins. I. Unusual purpura associated with the presence of an high concentration of eryoglobulin (cold precipitable serum globulin). Amer. J. med. Sci. 214, 410 (1947). — LINDEMANN, W.: Über das Wesen der toxischen Nephritis. Zbl. allg. Path. path. Anat. 11, 308 (1900). — LOUTIT, J. F., and P. L. MOLLISON: Haemolytic icterus (acholuric jaundice), congenital and acquired. J. Path. Bact. 58, 711 (1946). — LOZNER, E. L., L. S. JOLIFFE and F. H. L. TAYLOR: Hemorrhagic diathesis with prolonged coagulation time associated with a circulating anticoagulant. Amer. J. med. Sci. 199, 318 (1940). — LÜSCHER, E., u. A. LABHART: Blutgerinnungsstörungen durch β-γ-Globuline. Schweiz. med. Wschr. 1949, 598.

MARKOFF, N.: Die myelogene Osteopathie. Die normalen und pathologischen Beziehungen vom Knochenmark zum Knochen. Ergebn. inn. Med. Kinderheilk. 61, 132 (1942). — MASUGI, M.: Über die experimentelle Glumerulonephritis durch das spezifische Antinierenserum. Beitr. path. Anat. 92, 429 (1933/34). — McMASTER, P. D., and S. S. HUDACK: The formation of agglutinins within lymph nodes. J. exp. Med. 61, 783 (1935). — McMASTER, P. D., and J. G. KIDD: Lymph nodes as a source of neutralizing principle for vaccinia. J. exp. Med. 66, 73 (1937). — MERZ, W. R.: Die Behandlung der Thrombose und Lungenembolie mit Anti-coagulantien. Basel: Karger 1950. — MIESCHER, P. A.: Immunpancytopenie. Verh. dtsch. Ges. inn. Med. 60, 262 (1954). — MIESCHER, P. A., M. FAUCONNET et TH. BÉRAND: Immuno — nucléo — phagocytose expérimentale et phénomène L. E. Exp. Med. Surg. 11, 173 (1953). MIESCHER, P. A., A. VANNOTTI, S. CRUCHAUD u. G. HEMMELER: Die Pathogenese der essentiellen Thrombocytopenie. Exp. Med. Surg. 10, 265 (1952). — MITCHELL, H. K., E. E. SNELL and R. J. WILLIAMS: The concentration of "Folic acid". J. Amer. chem. Soc. 63, 2284 (1941). — MOESCHLIN, S.: Immuno-Leukopenien und Immuno-Agranulocytosen. Ann. paediat. (Basel) 182, 255 (1954). ~ Die Milzpunktion. Basel: Benno Schwabe 1947. — MOESCHLIN, S., u. K. WAGNER: Leukocytenagglutinine als Ursache von Granulocytosen. Verh. dtsch. Ges. inn. Med. 58, 673 (1952). — MORGAN, T. H., C. B. BRIDGES and J. SCHULTZ: Zit. nach VOGEL, Yearb. Carnegie Inst. 37, 304 (1952). — MÜLLER, W., u. J. WEINREICH: Über die pathogenetische Bedeutung von Antikörpern bei einigen Pancytopenieformen. Klin. Wschr. 1954, 916.

NAEGELI, O.: Blutkrankheiten und Blutdiagnostik. Berlin: Springer 1931. — News, and Views: Statement concerning a system of nomenclature for the varieties of human hemoglobin. Blood 8, 386 (1953).

OTTENBERG, R., and D. J. KALISKI: Accidents in transfusions. J. Amer. med. Assoc. 61, 2138 (1913). — OWREN, P. A.: The coagulation of blood. Investigations on a new clotting factor. Acta med. scand. Suppl. 194, 327 (1947). ~ The prothrombin activating complex and its clinical significance. Proc. 3rd Congr. Int. Soc. Hematol., New York 1951, p. 379. ~ Proconvertin, the new clotting factor. Scand. J. Clin. Lab. Invest. 3, 168 (1951).

PAULING, L., H. A. ITANO, S. J. SINGER and J. C. WELLS: Sichel cell anemia, a molecular disease. Sience 110, 543 (1949). — PERRI, G. C.: Un nuovo metode specifico di determinazione della attivita antianemico perniciosa. Experientia (Basel) 5, 122 (1949). — PITZURRA, M., e R. FRASCARELLI: La diapedesi leucocytaria attraverso le mucose: intensita e significato del fenomeno nel normale. Haematologica 25, 389 (1943). — PONDER, E.: Hemolysis and related phenomena. New York: Grune & Stratton 1948. — PRUSOFF, W. H., A. D. WELCH, R. W. HEINLE and G. C. MEACHAM: Concentration of intrinsic factor and Vitamin B_{12}-binding activities of fractions of desiccated hog stomach. Blood 8, 491 (1953).

REYMOND, A., et P. MIESCHER: L'hypersplénisme. Sem. Hôp. Paris 31, 1 (1955). — RIBBERT, H.: Menschliche Zellen als Parasiten. Dtsch. med. Wschr. 1907 I, 329. — RICKES, E. L., N. G. BRINK, F. R. KONJUSKY and TH. R. WOOD: Crystalline Vitamin B_{12}. Science 107, 396 (1948). — ROCHE, J., et Y. DERRIEN: Les hémoglobines humaines et les modifications physiologiques et pathologiques de leurs caractères. Sang 24, 97 (1953). — RÖHLICH, K.: Über die Beziehungen der Knochensubstanz in der Blutbildung im Knochenmark. Z. mikr.-anat. Forsch. 49, 425, 616 (1941). — ROHR, K.: Das menschliche Knochenmark. Stuttgart: Georg Thieme 1949. ~ Maligne Knochen- und Knochenmarksaplasien. Schweiz. med. Wschr. 1947 I, 207. — ROSENTHAL, R. L., O. H. DRESKIN and N. ROSENTHAL: New hemophilia-like disease caused by deficiency of a third plasma thromboplastin factor. Proc. Soc. exp. Biol. (N. Y.) 82, 171 (1953).

SALM, R. L.: Het. lymphoblastoma folliculare. Assen: van Gorkum & Comp. N.V. 1939. — SCHMIDT, M. B.: Über osteosklerotische Anämie und Albers-Schönbergsche Krankheit. Beitr. path. Anat. 77, 158 (1927). — SCHUBOTHE, H.: Zur Frage der Antikörpernatur auto-aggressiver Substanzen. Schweiz. med. Wschr. 1953, 1041. — Serologische Besonderheiten unspezifischer Säurekältehämolyse. Klin. Wschr. 1953, 814. — SCHUBOTHE, H., u. H. W. ALTMANN: Kälteagglutinine als Ursache chronischer hämolytischer Anämien. Z. klin. Med. 146, 428 (1950). — SCHULZE, E.: Neuere Untersuchungen über die Ätiologie der Leukämien.

Dtsch. med. Wschr. **1955**, 868. — SEYDERHELM, R.: Die Pathogenese der perniciösen Anämio-Ergebn. inn. Med. Kinderheilk. **21**, 361 (1922). — SINGER, K., and W. DAMESHEK: Symptomatic hemolytic anemia. Ann. intern. Med. **15**, 544 (1941). — SINGER, K., and L. WEISS: The life cycle of the erythrocyte after splenectomy and the problems of splenic hemolysis and target cell formation. Amer. J. med. Sci. **210**, 301 (1945). — SMITH, C. H.: Chronic congenital aregenerative anemia (pure redcell anemia) associated with isoimmunization by blood group factor "A". Blood **4**, 697 (1949). — SMITH, E. L.: Presence of cobalt in the anti-pernicious-anemia-factor. Nature (Lond.) **194**, 144 (1948). ~ The Vitamin B_{12} group of factors. Brit. med. J. **1951**, No 4694, 151. ~ Vitamin B_{12}. Nutrit Abstrakt a. Rev. **20**, 795 (1951). — SOKAL, G., F. SCHMIDT u. M. H. HÖRDER: Die Antithrombinaktivitäten des Plasmas bei Lebererkrankungen und Verschlußikterus. Klin. Wschr. (Im Druck.) — STASNEY, J., G. M. HIGGINS and F. C. MANN: The effect on the developing red blood cell in the fetus of administering human and hog gastric juice to the adult rat during pregnancy. Amer. J. med. Sci. **197**, 690 (1939). — STATS, D., E. PERLMAN, J. G. M. BULLOVA and R. GODKIND: Electrophoresis and antibody nitrogen determinations of a cold hemagglutinin. Proc. Soc. exp. Biol. (N. Y.) **53**, 188 (1943). — STICH, W.: Über Koprochrome. Klin. Wschr. **1948**, 474. — STODTMEISTER, R., ST. SANDKÜHLER u. A. LAUR: Osteosklerose und Knochenmarkfibrose. Stuttgart: Georg Thieme 1953.

TERNBERG, J. C., and R. E. EAKIN: Erythein and apoerythein and their relation to the antipernicious anemia principle. J. Amer. chem. Soc. **71**, 3858 (1949). — TISCHENDORF, W., u. W. NAUMANN: Funktionelle Beziehungen zwischen Knochenmark und Knochen. Dtsch. Arch. klin. Med. **193**, 533 (1948). — TOCANTINS, L. M.: Demonstration of antithromboplastic activity in normal and hemophilic plasma. Amer. J. Physiol. **139**, 265 (1943). — TURNER, D. L., and F. R. MILLER: The chemistry of substances specific for the stimulation of lymphopoiesis. In: Approaches to tumor chemotherapy, S. 77. Washington 1947.

UNDRITZ, E.: Das Ergebnis der Sippenuntersuchung des hochgradigen Teilträgers der Pelgeranomalie. Helv. med. Acta **14**, 310 (1947). ~ Die regionären Monocyten der Blutkörperchennester. Kongr. Dtsch. Hämatol. Ges. Pyrmont 1949. — UNGLEY, C. C.: Die Rolle von Vitamin B_{12} bei der perniciösen Anämie. Verh. dtsch. Ges. inn. Med. **1952**, 700.

VEIL, W. H.: Der Rheumatismus. Stuttgart: Ferdinand Enke 1939. — VEREBY, K.: Die Blutbildung im Knochenmark und in der Knochensubstanz. Dtsch. med. Wschr. **1943**, 660. — VERSTRAETE, M., and J. VANDENBROUCKE: Combined antihaemophilic globulin and Christmas-factor deficiency in haemophilia. Lancet **1955 I**, 869. — VETTE, J. P.: De Zickte van Brill ende folliculaire reticulosen. Diss. Amsterdam 1950. — VOGEL, FR.: Vergleichende Betrachtungen über die Mutationsrate der geschlechtsgebundenen-recessiven Hämophilieformen in der Schweiz und in Dänemark. Blut **1**, 91 (1955).

WEICKER, H.: Die Erythroblastenmitosen. Z. klin. Med. **151**, 407 (1954). ~ Die hemi-homoplastische Teilung des Proerythroblasten — die Lösung des Stammzellproblems der Erythropoese. Fol. haemat. Lpz. **74**, 49 (1957). — WRIGHT, C. S., M. C. DODD and B. A. BOUROUCLE: Studies of hemagglutinins in congenital and acquired hemolytic icterus. J. Lab. clin. Med. **34**, 1768 (1949). — WYATT, J. P., and S. C. SOMMERS: Chronic marrow failure, myelosclerosis and extremedullary hemopoiesis. Blood **5**, 329 (1950).

YOUNG, L. E.: The clinical significance of cold hemagglutinins. Amer. J. med. Sci. **211**, 23 (1946). — YOUNG, L. E., R. F. PLATZER, D. M. ERVIN and M. J. IZZO: Hereditary spherocytosis. Blood **6**, 1099 (1951).

Der Verdauungstrakt und die großen Drüsen.

Von

F. Bolck-Jena.

Mit 96 Abbildungen.

I. Einleitung.

Die allgemeine Pathologie eines Gewebsortes beruht auf seiner strukturellen und funktionellen Einmaligkeit. Über das Verhältnis von Struktur und Funktion besitzt der Verfasser die Meinung, daß sie in der Einheit einer naturwissenschaftlichen Gesamterkenntnis biologischer Erscheinungen als Gegensätze aufgehoben werden und sich als das ausweisen, was sie immer gewesen sind: methodisch bedingte Formen der Anschauung, deren Inhalt und Verhältnis von der jeweils vorhandenen Genauigkeit und Vollständigkeit des Wissens bestimmt wird. Dieser Grundeinstellung will die Art der Darstellung, die weder ,,funktionell`` noch ,,morphologisch`` ist, sondern nach Möglichkeit stets beides aufeinander bezieht, gerecht werden.

Ohne Einzelheiten aus dem Gebiet der vergleichenden Zoologie, von denen manche bei der Abhandlung der Organe herangezogen werden, anzuführen, kann unter allgemeinsten Gesichtspunkten festgestellt werden: Die Nahrungsaufnahme erfolgt in ihrer Urform durch die Oberfläche einer ganzen lebenden Zelle (Protozoen), sodann findet sich ein aktives Umfließen (amöboide Bewegung, Phagocytose) der aufzunehmenden Bestandteile, ferner Herausbildung besonders gestalteter Orte der Nahrungsaufnahme an der Oberfläche mit einer Art Mundöffnung und strudelerzeugenden Sondereinrichtungen (Ciliaten). Von hier aus führt die Entwicklung zu tiefer reichenden Röhren mit Bildung einer bestimmten Ausstoßungsstelle für die Nahrungsreste. Interessant ist, daß sich auf dieser Stufe bei vielzelligen Tieren die den Darm begrenzenden Zellen bei der Nahrungsaufnahme wiederum wie Protozoen verhalten, d. h. sie nehmen die Bestandteile durch Phagocytose auf, die eigentliche Verdauung erfolgt im Zellplasma. Bereits auf dieser frühen Stufe kommen aber die zwei Grundfunktionen des Verdauungskanals zum Ausdruck; die eigentliche stoffaufnehmende und -verarbeitende Leistung (die ,,Verdauung``) und die mit der ersten allerdings auf das engste verbundene, weil in ihrem Dienst stehende mechanisch leitende und bewegende Funktion. Diese Funktionsschicht gelangt bei manchen Tieren (z. B. Hydromedusen) zu so hoher Blüte und Selbständigkeit, daß der Darm die Aufgaben eines Gefäßsystems übernimmt, d. h. die Substanzen nicht nur aufnimmt, sondern auch im Organismus verteilt.

Die ganze weitere Entwicklung beruht eigentlich nur darauf, daß diese beiden Grundfunktionen kompliziert und in wechselnden Verhältnissen ausgebaut werden, wobei die entscheidende Grundlage die Anpassung an die Nahrung und ihre größtmögliche Ausnutzung darstellt, ferner auf der anderen Seite die sich steigernden Notwendigkeiten eines differenzierten Stoffwechsels auf den Plan treten. Die Form der Anpassung ist die *Gliederung* des Verdauungskanals in bestimmte Abschnitte. So finden wir von den Anneliden aufwärts durch Einbuchtung des Ektoderms eine sekundäre Mundhöhle, die sich mit dem Vorderdarm verbindet. Dieser selbst ist durch mundhöhlen-, kropf- und magenartige Erweiterungen gegliedert. Es soll hier nur angedeutet werden, daß damit die motorisch-mechanische Funktion bereits wesentlich kompliziert worden ist: Sondereinrichtungen für eine gezielte Aufnahme, für Zurückhaltung und Stapelung der Nahrung. — Am Mitteldarm vollziehen sich, ausgehend vom gerade verlaufenden Darm der Würmer, Umgestaltungen, die in einer erheblichen *Verlängerung*, in der Bildung *umschriebener divertikelartiger Erweiterungen, Taschen und Anhänge* und in der Bildung eines inneren *Oberflächenreliefs* zum Zweck einer Vergrößerung des *verdauenden* Organs bestehen. Aus dem Zusammenschluß der erwähnten blindsackartigen Erweiterungen entwickelt sich ein eigenes Organ, die Mitteldarmdrüse (Mollusken), das Hepatopankreas. Dieses Organ nimmt bezeichnenderweise noch unmittelbar Darminhalt auf. Aus ihm entsteht die Leber und das Pankreas der Wirbeltiere. — Durch die

Abgabe von Enzym erfolgt der Übergang zur extracellulären Verdauung mit Resorption der Spaltprodukte. — Auch der Enddarm verlängert sich und wird abschnittsweise gegliedert, wobei komplizierte Einrichtungen zur vorübergehenden Stapelung, geordneten Fortbewegung und Ausstoßung des Darminhaltes geschaffen werden.

Wir sehen also *zusammengefaßt* ein Organsystem vor uns, dessen ursprüngliche, untrennbar miteinander verbundene Funktionen auf den Stufen der Entwicklung in immer komplizierteren Formen wiederkehren. Das ist nur dadurch möglich, daß das Prinzip der *Arbeitsteilung* durchgeführt wird: Teile der immer umfangreicher werdenden Verdauungsfunktion werden aus dem eigentlichen Darm verlagert (Leber, Pankreas, Kopfspeicheldrüsen). Auch Teile der motorischen und mechanischen Funktion werden Sonderorganen zugewiesen (Zahnsystem, Oesophagus, Magen als Stapelungs-, Mischungs- und Repulsionsorgan).

In diesem Zusammenhang ist noch eine besondere Funktion zu erwähnen, die dem Darm offenbar frühzeitig obliegt, die endokrine: Auch sie wird zum Teil in andere Organe verlagert (Pankreas, Leber), zum Teil wird sie beibehalten. Bei manchen niederen Fischen (Petromyzontidae) wird z. B. das ganze Ausführungsgangsystem der Leberanlage zurückgebildet und das Organ zu einer endokrinen Drüse umgestaltet. Daß auch im menschlichen Darm noch die endokrine Funktionsschicht in wichtigen Zellen erhalten ist, sei hier erwähnt.

Diese ganze Entwicklung hat notwendigerweise zur Folge, daß eine so tiefe Schicht des Biologischen wie die *Regeneration* auf bestimmte, von Organ zu Organ wechselnde Sondergebiete der Schleimhaut verdrängt und beschränkt werden muß, ein Umstand, der für das Verständnis des Krankhaften ebenfalls nicht gleichgültig ist. Das Entsprechende gilt für die Funktion und Struktur der *geweblichen Abwehr*.

II. Mundhöhle, Speicheldrüsen und Rachenraum.

1. Normal-anatomische und vergleichend-anatomische Vorbemerkungen.

Es ist aus Gründen der Übersicht zweckmäßig, die Mundhöhle und den Rachen unter den Gesichtspunkten ihrer Funktionen zu betrachten. Die eigentlichen Wände der Mundhöhle mit ihrer Muskulatur und Schleimhaut, die Zunge mit einem Teil ihrer bindegewebig-muskulären und epithelialen Sondereinrichtungen und die Zähne gehören dem *Funktionskreis des Mechanisch-Motorischen* an. Außerdem laufen in der Mundhöhle wesentliche *digestive Funktionen* ab, für die ein umfangreicher Drüsenkomplex ausgebildet ist. Beide Funktionsschichten sind eng verbunden, letztlich übernimmt die Mundhöhle als Teil des Verdauungstraktes auch mit ihrer mechanisch-motorischen Leistung äußerst wichtige digestive Aufgaben. Sie erweist sich auch dadurch als Teil des Verdauungskanals, daß von ihr aus die Drüsen des Magens und des Pankreas und wohl auch die Motilität der Gallenwege reflektorisch erregt werden. Umgekehrt beeinflussen die tieferen Verdauungsabschnitte die Mundhöhle und ihre Drüsen: Namentlich vom Magen aus wird Schleim- und Speichelsekretion angeregt. Ferner wird es notwendig sein, die *Funktion der geweblichen Abwehr* im Sinne der *parenteralen Verdauung* gesondert herauszustellen, weil in der Mund- und Rachenhöhle wichtige Sondereinrichtungen hierfür ausgebildet sind.

a) Die Mundhöhle als mechanisch-motorisch tätiges Organ.

α) Die Schleimhaut und die Wand der Mundhöhle.

Die *motorische und mechanische Funktion* der Mundhöhle kommt in ihrem anatomischen Aufbau zum Ausdruck: Ihre Grundform wird durch die allseits knöcherne oder muskuläre Begrenzung bedingt, und die Schleimhaut besitzt enge Beziehungen zum Knochen und zur Skeletmuskulatur. So sei daran erinnert, daß der Grundstock der Lippen durch den Musculus orbicularis oris

gebildet wird, und daß in der Submucosa des Vestibulum oris ein System gekreuzter Kollagenfasern vorhanden ist, das mit dem Periost des Kieferknochens
zusammenhängt[1]. In ähnlicher Weise liegt dem Aufbau der Wange die Muskelmasse des Musculus buccinator zugrunde, und die hier reichlich entwickelten
elastischen Fasergeflechte zwischen den Muskelbündeln verbinden sich kontinuierlich mit den besonders kräftigen elastischen Fasernetzen der Schleimhaut,
eine Konstruktion, die naturgemäß mit der Beweglichkeit, Dehnbarkeit und
Elastizität dieser Gewebsregion zusammenhängt. Ferner ist hier der Aufbau
der Schleimhaut am harten Gaumen in Form einer durchflochtenen kollagen-
faserigen Platte, deren Bündel in das Periost einstrahlen, zu nennen; und endlich der Aufbau des weichen Gaumens und der Uvula. Die sehnige Grundlage
des weichen Gaumens setzt das Periost fort. Die Sehne des Musculus tensor
veli palatini strahlt ein; ferner gehört zur geweblichen Grundlage die Muskelplatte aus dem Musculus levator veli palatini, glossopalatinus, pharyngopalatinus
und Musculus uvulae. Die strukturelle Genese des weichen Gaumens und der
Uvula wurde in neuerer Zeit von Bolck und Arndt (1954) mit besonderem
Blickpunkt auf die Erkrankungsformen dieses Gebietes untersucht. Der ursprüngliche weiche Gaumen ist eine ungegliederte Mesenchymplatte, in die von ventral
eine zentrale Muskelschicht vordringt, wobei das Mesenchym eine Umbildung
zu strukturangepaßten kollagenen Faserbündeln erfährt. Gleichzeitig werden
oral und nasal elastische und kollagene Faserplatten ausgebildet. Durch diese
Vorgänge wird das ursprüngliche Mesenchym weitgehend aufgebraucht und
bleibt schließlich nur noch als oral und nasal gelegener lockerer Bindegewebs-
mantel unter dem Epithel übrig. Zeitlich geht die strukturelle Entwicklung
der oralen Fläche des weichen Gaumens der nasalen voraus. Bekanntlich bestehen auch im fertigen Zustand wichtige Strukturunterschiede zwischen oraler
und nasaler Fläche, die hier nicht im einzelnen geschildert werden können. Nur
so viel soll erwähnt sein, daß an der oralen Seite stärkere kollagen-elastische
Faserplatten gebildet werden als an der nasalen Fläche, wodurch geringere
Mengen des ursprünglichen Mesenchyms als lockeres Bindegewebe übrigbleiben.
Die elastische Membran liegt an der oralen Seite daher oberhalb, an der nasalen
unterhalb der Drüsen; wie überall im Rachen sind auch in der Uvula und im
weichen Gaumen Lymphfollikel vorhanden. Ferner sei hervorgehoben, daß die
Uvula auf einer verhältnismäßig niedrigen strukturellen Entwicklungsstufe
stehenbleibt und so gleichsam als organgewordener Rest des ursprünglichen
mesenchymalen Gaumens aufgefaßt werden muß. Damit soll natürlich nicht
behauptet werden, daß die Mesenchymlager in ihrer ersten Form erhalten bleiben.
Ferner werden in den lockeren Bindegewebslagern des weichen Gaumens und
vor allem der Uvula große anastomosierende Venengeflechte entwickelt, in die
die subepithelialen Capillargebiete einmünden[2]. Über die *Ringbinden* an den
sich verzweigenden anastomosierenden Muskelfasern des distalen Zäpfchen-
abschnittes siehe Graf (1949); es handelt sich um die Erscheinung, daß zentral
gelegene längsverlaufende Myofibrillen von spiralig angeordneten Myofibrillen-
bündeln umwunden werden.

Die *Schleimhaut* der Mundhöhle gehört bekanntlich zu den sog. cutanen
Schleimhäuten, d. h. sie besitzt ein vielschichtiges, sehr widerstandsfähiges,
jedoch verformbares Pflasterepithel, das stellenweise Verhornungserscheinungen
zeigen kann und einen Papillarkörper aufweist, sowie eine sehr dicht verflochtene
fibrilläre Lamina propria. Auf die besonderen subepithelialen Mesenchymlager

---

[1] Benninghoff 1944.
[2] Die Altersveränderungen des weichen Gaumens und der Uvula sind bei Bolck u. Arndt
(1954) dargestellt.

am weichen Gaumen und an der Uvula sowie die dort ausgebildete spezielle Angioarchitektonik war oben hingewiesen worden. Hier sei bereits die Bemerkung gestattet, daß wir der Meinung sind, es entstehe auf Grund dieser regionalen Unterschiede jeweils eine besondere „Pathoklise". — Der geschilderte Aufbau als cutane Schleimhaut ist Ausdruck der mechanischen Funktion. Dazu gehört auch die laufende erhebliche *Regeneration* des Epithels durch mitotische Teilung in der basalen Zellschicht. Besonders stark ist die Regeneration an den Stellen, die beim Kauen und Sprechen mechanisch in Anspruch genommen werden. — Der Übergang der cutanen Mundhöhlenschleimhaut in die echte respiratorische Schleimhaut erfolgt auf der nasalen Seite des weichen Gaumens bereits in der Nähe des harten Gaumens. Aus der Entwicklungsgeschichte ist ohne weiteres verständlich, daß die „Saumregion" der Wangenschleimhaut (SCHUMACHER 1924), die den unverschmolzenen inneren Teil der Wangenlippen darstellt, ein maxillares und ein mandibulares Schleimhautgebiet trennt; diese besitzen die Eigenschaften der entsprechenden Schleimhautgebiete der Ober- und Unterlippe. Beim Neugeborenen ist bezeichnenderweise die Saumregion in Fortsetzung der Pars villosa der Lippen als Torus villosus gestaltet. Außer häufiger zu findenden Talgdrüsen sind in der Saumregion keine Drüsen enthalten.

Vergleichend-anatomisch ist von Interesse, daß bei den Fischen das Mundhöhlenepithel der Epidermis ähnelt mit eingestreuten Schleimzellen (Speicheldrüsen sind bei Fischen im allgemeinen nicht ausgebildet). Bei Amphibien findet sich vorwiegend geschichtetes flimmerndes Cylinderepithel mit Einschluß von Becherzellen. An den Capillaren sind divertikelartige Ausbuchtungen angebracht, und es besteht eine breite Verbindung mit dem Oberflächenepithel; diese Einrichtung soll Bedeutung für die Atmung haben. — Reptilien zeigen neben geschichtetem Pflasterepithel auch flimmerndes oder flimmerloses Cylinderepithel mit Becherzellen. Bei Vögeln und Säugetieren besteht eine typische cutane Schleimhaut mit mehr oder minder ausgeprägter Verhornung.

β) Die Zunge.

Die *Zunge* ist in wesentlichen Bereichen ihrer Funktion ein motorisch tätiges Organ. Dem entspricht ihr Aufbau aus einem dreidimensionalen Gitter von Skeletmuskelbündeln mit Muskelspindeln. Die Muskulatur greift teils an den sagittalen derbfaserigen Bindegewebssepten, teils an der Tunica propria der Schleimhaut an, die im Bereich des Zungenrückens an Stelle der Submucosa liegt. Diese Zusammenhänge sind in neuerer Zeit von DONTENWILL (1944) untersucht worden; das Septum linguae durchsetzt nicht die gesamte Höhe der Zunge, sondern endet etwa 3 mm unterhalb des Zungenrückens und verliert sich gegen die Zungenspitze. Bevor die Muskelbündel sich mittels kollagener und elastischer Endsehnen mit dem subepithelialen Bindegewebe des Zungenrückens verbinden, passieren sie zusammen mit den Blutgefäßen und Nerven das nach Art eines Scherengitters gefügte derbfaserige Stratum reticulare der Tunica propria (Aponeurosis oder Fascia linguae). Bei den Bewegungen der Zunge ändert sich die Maschenweite des Scherengitters. Die Zunge als funktionelles System ist Gegenstand neuerer Untersuchungen von DABELOW (1951) geworden. — Die Zungendrüsen und die im Dienste der Nahrungsauswahl stehenden Geschmacksorgane der Zunge werden später noch kurz zu erwähnen sein. Hier ist bezüglich der Schleimhautgestaltung nur anzumerken, daß das ganze Organ entsprechend seiner motorischen Funktion mit Mundhöhlenschleimhaut bedeckt ist, und daß die Schleimhaut unter funktionellen Gesichtspunkten regional gegliedert ist: Der Zungengrund mit seiner reichlichen Entwicklung lymphoiden Gewebes, das für die „Abwehrleistungen" bedeutungsvoll ist, der Zungenrücken und die Zungenspitze, die weder Drüsen noch lymphoides Gewebe enthalten, sind durch die Papillae filiformes und fungiformes ausgezeichnet. Die entwicklungsgeschichtliche Grenze wird durch den seichten Sulcus terminalis angedeutet, der dicht hinter und parallel zu den Papillae vallatae verläuft. — Die zahlenmäßig über-wiegenden Papillae filiformes üben eine mechanische Funktion aus, sind in Reihen angeordnet und wirken einem Zurückgleiten der Nahrungsbestandteile ent-gegen. Das Plattenepithel über der bindegewebigen Papille ist hier verhornt, und seine Vorragungen sind schlundwärts gerichtet. Auch seitlich spreizen sich Horn-lamellen ab, so daß man den Längsschnitt einer Papilla filiformis mit einem Tannenbaum verglichen hat. Interessant ist in diesem Zusammenhang, daß die Wucherung des Epithels der Fadenpapillen erst erfolgt, wenn feste Nahrung aufgenommen wird.

Bei phyletischer Betrachtung kann in bezug auf die motorische Funktion der Zunge festgestellt werden, daß nach Oppel (1900) zwei Stufen vorhanden sind: Zunächst wird die Zunge passiv bewegt durch die Muskulatur ihres Innenskelets; sie besitzt keine Drüsen und keine Binnenmuskulatur (Fische, niedere Amphibien). Die zweite Stufe ist gekennzeichnet durch aktive Bewegung mittels Binnenmuskulatur, wobei sie als drüsiges Organ entstanden ist unter Ausschaltung des Binnenskelets (höhere Amphibien, Reptilien, Säugetiere)[1]. Be-züglich der Oberflächengestaltung der Zunge sind bei den Säugern prinzipiell dieselben vier Arten von Papillen vorhanden wie beim Menschen, und das Epithel ist ausnahmslos ge-schichtetes Pflasterepithel. Die Verteilung, Zahl, Ausbildung der verschiedenen Papillen ist aber bei den einzelnen Tierarten sehr unterschiedlich. Dagegen besteht die Zunge der Fische nur aus einem Schleimhautüberzug des Zungenbeins, soweit sie überhaupt vorhanden ist. — Die Amphibien besitzen ein drüsig-muskuläres Organ, die Drüsen sind über der Zungen-oberfläche verteilt, und es kommen filiforme und fungiforme Papillen vor. Das Epithel ist mehrschichtiges flimmerndes Zylinderepithel, und in den Papillae fungiformes sind Sinnes-knospen enthalten. — Die Reptilien besitzen bereits geschichtetes Pflasterepithel und ver-schieden geformte Papillen. Daneben kommt schleimbildendes Cylinderepithel vor. Der Gehalt an Drüsen wechselt. Der freie Teil der Zunge enthält keine Skeletteile, jedoch eine unterschiedlich ausgebildete Zungenmuskulatur. — Die Zunge der Vögel ist im Vergleich zur Säugerzunge allgemein muskelarm, die Muskulatur kann sogar vollständig fehlen. Der Grundstock wird von einem Os entoglossum gebildet. An der Oberfläche befindet sich Pflasterepithel mit deutlicher Verhornung. Auch an der Unterfläche der Zungenspitze tritt starke Verhornung in Form eines Hornplättchens auf. Eigentliche Zungenpapillen fehlen. Geschmacksknospen kommen spärlich im hinteren Abschnitt der Zunge nahe den Drüsen-einmündungen vor. Es dürfte einleuchten, in diesem Aufbau den Ausdruck der Anpassung an die besondere mechanische Beanspruchung der Vogelzunge zu sehen.

Alles zusammengefaßt, kulminiert die motorische Ausgestaltung ebenso wie die im Dienst der Verdauungsfunktion stehende Geschmacksfunktion mit ihren Strukturen in der Zunge des Menschen in einer höchst spezialisierten Form; vor allem ist die allseitige Beweglichkeit des Organs auch in den Dienst der Sprach-bildung gestellt worden.

γ) Der Pharynx.

Sofern der *Pharynx* als mechanisch-motorisch tätiges Organ in Erscheinung tritt, zeigt er eine Auskleidung mit mehrschichtigem, nicht verhornendem Platten-epithel und enthält zahlreiche muköse Drüsen, deren Sekret die Gleitfähigkeit der Nahrung bewirkt. Ferner ist anstelle einer Muscularis mucosae eine außer-ordentlich kräftige elastische Grenzschicht ausgebildet. — Auf den respirato-rischen Teil des Pharynx und die ihm zugeordneten Strukturen kann hier nicht eingegangen werden[2].

δ) Das Zahnsystem.

Ein wesentlicher Bestandteil der motorischen Funktion in der Mundhöhle wird vom *Zahnsystem* bestritten. Die Verankerung der Zähne sowie ihre *nervale und stoffwechselmäßige Verbindung* mit dem Organismus sind offenbar ein schwie-riges konstruktives Problem. Beides hängt zusammen, und für beides sind am

---

[1] Weitere Einzelheiten siehe bei Schumacher 1927.
[2] Grundlegende Untersuchungen von Schaffer 1897. Zusammenfassung Schumacher 1927.

Säugerzahn hochentwickelte Sondereinrichtungen geschaffen worden. Die *Phylogenese* läßt verschiedene Wege zur Lösung dieses Problems erkennen.

„Die echten Zähne sind Schleimhautorgane, die sich um eine Bindegewebspapille bilden und vor allem durch das mesodermale, von dieser Papille aus entstandene Dentin und den als Cuticularbildung vom Epithel aus entstandenen Schmelz charakterisiert sind" (LEHNER und PLENK 1936). Bedeutsam erscheint jedoch vor allem, daß dieser echte Zahn außer den Unterschieden der Eigengestalt in der Phylogenese unterschiedliche *Beziehungen zu seiner Umgebung* aufweist. So sehen wir, daß bei den *Fischen* noch eine primitive Befestigungsart herrscht, dementsprechend der Zahnwechsel unbegrenzt wiederholbar ist. Die Befestigung der Zähne bei den Fischen, die bereits die zahnspezifischen Hartsubstanzen besitzen, kann entweder eine einfache knöcherne Ankylose oder eine solche durch faseriges, nicht verkalktes Gewebe sein, wobei die letztere unter Umständen eine gewisse elastische Beweglichkeit des Zahnes gestattet. Wesentlich ist, daß bei diesen *wurzellosen Zähnen der Zahnsockel* aus einer knöchernen Hartsubstanz besteht, die sich sowohl vom angrenzenden Knochen als auch vom Dentin unterscheidet; sie ist also wohl dem Zement der höheren Wirbeltiere zu homologisieren. Bei manchen Fischen, z. B. beim Schellfisch, ist der Zahnsockel bereits wurzelähnlich gebildet, indem eine Fortsetzung der Zahnpulpa von ihm umschlossen wird. Im übrigen entstehen die Zahnanlagen direkt aus dem Mundhöhlenepithel ohne Zwischenschaltung einer Leiste, d. h. ohne daß der Bildungsort und die Regeneration in die Tiefe des Bindegewebes verlegt werden. Es gibt aber alle Übergänge zur Versenkung in die Tiefe. — Die Zähne der Fische besitzen bereits einen Schmelz oder analoge Bildungen (Selachier). Auch das kanälchenhaltige sog. Orthodentin, das für den Menschen und die Säugetiere typische Dentin, kommt neben den anderen Dentinformen („Vasodentin" bei Schellfischen, „Trabekulardentin", „Osteodentin", „Vitrodentin" u. a.) bei ihnen vor.

Von den *Amphibien* gilt, daß der knöcherne Sockel ihrer Zähne ebenfalls mit dem Zement homologisiert werden muß. Besondere Komplizierungen fehlen, jedoch tritt eine ausgesprochene Einreihigkeit des Gebisses in den Vordergrund. — Das *Reptiliengebiß* ist in der Regel einreihig. Hier finden sich bereits alle Übergänge zur befestigenden Alveolenbildung (z. B. Krokodile) und damit zur Ausbildung von Zementschichten, die dem Zement der Säuger unmittelbar zu vergleichen sind, nicht nur zu einem knöchernen Sockel wie bei den Fischen und Amphibien. — Auch entwicklungsgeschichtlich erreichen die Verhältnisse bei den Krokodilen eine Stufe, die an die Zahnentwicklung der Säuger erinnert: Zunächst unmittelbar aus dem Epithel entstehende, nicht zusammenhängende Einzelanlagen werden später resorbiert; sodann bildet sich eine Zahnleiste, die aber in der Tiefe als Keimort unbeschränkt nachwachsender Zahnanlage erhalten bleibt; auch ein Schmelzorgan mit Schmelzpulpa wird differenziert [1].

Bei den *Säugetieren* sind knöcherne Alveolen ausgebildet, in denen die Zähne stecken, und infolgedessen ist das Zement im Wurzelbereich ein regelmäßiges Vorkommnis. Daß es daneben bei manchen Tieren (z. B. bei manchen Huftieren, an den Meerschweinchenmolaren) auch ein vom Bindegewebe in der Umgebung des Schmelzorgans stammendes Kronenzement gibt, sei nur erwähnt.

Der oben geschilderten primitiven Befestigungsart der Zähne niederer Wirbeltiere ist notwendigerweise eine Polyphyodontie, d. h. eine praktisch unbeschränkte Regenerationsfähigkeit mit der Möglichkeit dauernden Zahnersatzes zugeordnet, wobei die Zähne nicht wie bei den Säugetieren stets nur auf den Kiefer beschränkt zu sein brauchen, sondern am Dach der Mundhöhle, ihrem Boden, im Rachen und Schlund auftreten können. Auf das Problem wie die Diphyodontie der Säugetiere aus der Polyphyodontie der niederen Wirbeltiere und wie komplizierte Zahnformen aus einfachen Kegelzähnen entstanden sind, kann hier nicht eingegangen werden [2]. Ebenso kann auf paläontologische Fragen [3] nicht eingegangen werden. Es wird angegeben, daß der Charakter des menschlichen Gebisses vorwiegend frugivor ist und auch in dieser Beziehung mit dem Gebiß der Affen übereinstimmt. Es nimmt eine Mittelstellung zwischen dem rein carnivoren Raubtiergebiß und dem rein herbivoren Pflanzenfressergebiß ein [4]. — Bei den Säugetieren besitzt der Schmelz im Unterschied zu den übrigen Wirbeltieren Prismenstruktur. Die Innenfläche der Nagerzähne ist schmelzfrei, was infolge der ungleichen Abnützung zur Entstehung einer stets geschärften Scheide beiträgt. Schmelzfreie Zähne oder herdförmige Schmelzlosigkeit kommen auch bei einzelnen anderen Säugetieren vor (Spitze des Stoßzahnes des Elefanten und der Hauer des Ebers). Der Säugerzahn ist mit kanälchenhaltigem Orthodentin ausgestattet, nur in wenigen Fällen kommen Gefäße im Dentin vor; es handelt sich um in das Dentin vordringende Pulpa-

---

[1] Literatur bei LEHNER u. PLENK 1936.
[2] Zusammenfassend berichtet bei LEHNER u. PLENK 1936.
[3] Über Paläontologie siehe ABEL 1931, 1935, BLUNTSCHLI 1931.
[4] JONGE COHEN 1928, LEHNER 1930.

verzweigungen, nicht um eigentliches Vasodentin (bei Fischen). Die Kanälchen- und Fibrillenanordnung kann außerordentlich kompliziert sein (z. B. im Stoßzahn des Elefanten). Sie ist als Ausdruck einer funktionellen Anpassung aufzufassen.

Das *Periodontium und die Pulpa* spielen für die bewegliche Befestigung des Zahnes und seine nervalen und stoffwechselmäßigen Beziehungen eine besondere Rolle. — Die Verbindung zwischen dem Zement der Wurzel und dem Alveolarknochen wird durch das Bindegewebe des *Periodontiums* hergestellt; es bildet mit den Hartsubstanzen eine funktionelle Einheit. Hinzukommt, daß das Periodontium ohne scharfe Grenze in das Bindegewebe des Zahnfleisches übergeht. Es ist bekannt, daß man daher diese gesamte Zahnumgebung seit Weski (1921, 1922) als Parodontium zusammenfaßt. Die Aufhängung durch die bestimmt angeordneten Periodontalfasern gestattet dem Zahn eine gewisse Verschieblichkeit. Darauf ist auch die Tatsache zurückzuführen, daß der periodontale Raum nicht überall gleich breit ist, sondern daß die größte Breite im Bereich der Wurzelspitze und in der Nähe des Alveolenrandes, die schmalste Stelle etwas unterhalb der Wurzelmitte liegt[1]. Der Zahn führt um die Unterstützungsfläche (die engste Stelle des Periodontalraumes) als Drehpunkt kleine Schwankungen durch. Die durchschnittliche Periodontalbreite nimmt mit dem Alter zu. *Freistehende* Zähne haben den höchsten Durchschnittswert, *antagonistenlose* Zähne den kleinsten,

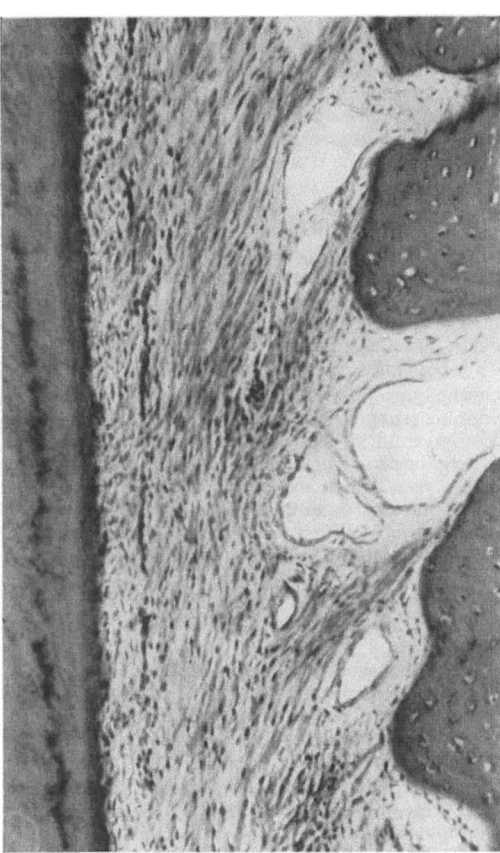

Abb. 1. Normales Periodontium in Wurzelnähe mit absteigenden Faserbündeln. HE. Vergr. 120mal.

was die Abhängigkeit der Periodontalbreite von der Funktion beweist. Im gleichen Sinn ist die Tatsache zu werten, daß im Oberkiefer die labiale Durchschnittsbreite größer ist als die linguale, im Unterkiefer umgekehrt, was natürlich von der unterschiedlichen schrägen Druckbelastung der Ober- und Unterkieferzähne beim Überbeißen des Oberkiefers abhängt.

Das Periodontium hat den Charakter eines fibrösen Bindegewebes, dessen Fibrillen als sog. Sharpeysche Fasern sowohl im Zement als auch im Alveolarknochen verankert sind (Abb. 1); die Zellen liegen in Längsrichtung der Fasern; elastische Fasern kommen kaum vor. Lockeres Bindegewebe findet man nur in der Umgebung von Gefäßen und Nerven. Funktionell bedeutungsvoll ist der Faserverlauf des Periodontiums[2]: Im Wurzelbereich besitzen die Faserbündel absteigende Richtung, an ihnen ist der Zahn in der Alveole aufgehängt. Gegen den Alveolarrand ist die Verlaufsrichtung zunehmend horizontal, und am Alveolar-

---

[1] A. Klein 1928.   [2] Wetzel 1920, W. Meyer 1932.

rand sehen wir aufsteigende Faserbündel, die dem Herausziehen des Zahnes entgegenwirken. Horizontale Fasern kommen auch im Gebiet der absteigenden Bündel vor, so daß dort eine geflechtartige Struktur herrscht. Zu den aufsteigenden Fasern des Alveolarrandes gehören auch Fibrillenbündel, die aus dem straffen Bindegewebe des Zahnfleisches stammen. Diese durch Insertion am Zahnhals gekennzeichneten Fasermassen hat man auch Ligamentum circulare dentis genannt (Abb. 2). Seine Gesamtheit besteht also aus aufsteigenden, horizontalen und absteigenden Fasern. Die horizontalen Fasern sind interdental besonders reichlich vorhanden und verbinden das Halszement der Nachbarzähne (Abb. 3). Die Fasern sind in groben Bündeln angeordnet, in den Aussparungen verlaufen die Gefäße und Nerven. Die Faseranordnung läßt erkennen, daß auch tangential einstrahlende Bündel vorhanden sind, die einer Drehung des Zahnes entgegenwirken.

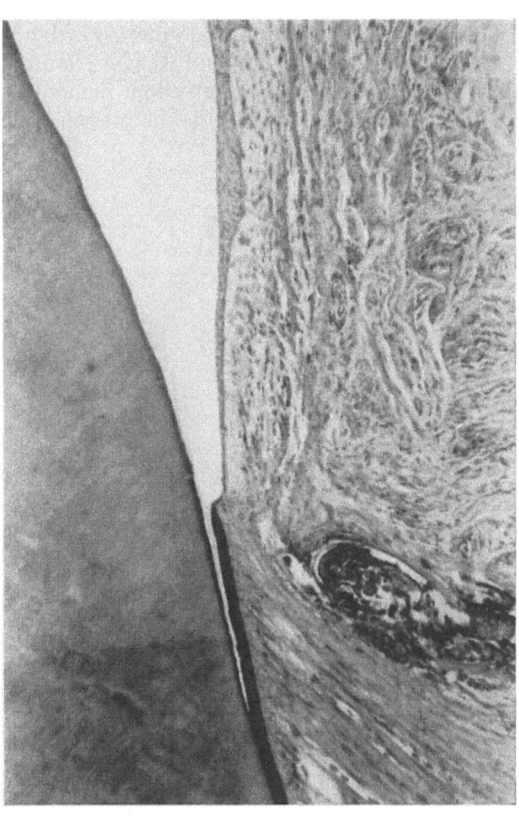

Abb. 2. Aus dem Bindegewebe des Zahnfleisches einstrahlende Bündel des Ligamentum circulare dentis und aufsteigende Fasern des Periodontiums. HE. Vergr. 64mal.

Das Periodontium erhält seine Blutgefäße und Nerven einmal zusammen mit den Gefäßen der Pulpa vom Fundus der Alveole, von wo sie dann kronenwärts weiterziehen, zum anderen direkt aus den seitlich benachbarten Markräumen und Knochenkanälen, und endlich bestehen enge Verbindungen zum Gefäßsystem des Zahnfleisches. Diese Tatsachen bezeugen die funktionelle und morphologische Zusammengehörigkeit des Parodontiums. — Erwähnenswert ist die Entwicklung senkrecht zur Alveolenachse stehender Konvolute von Capillarschlingen; diesen glomerulumartigen Gefäßknäueln kommt eine mechanische Bedeutung zu, indem es bei Anspannung der Periodontalfasern zu Stauungen in ihnen kommt und sie nach Art eines Flüssigkeitspolsters dem Hineinpressen des Zahnes in die Alveole einen druckelastischen Widerstand entgegensetzen. In ganz ähnlicher Weise sind die sehr zahlreichen Lymphgefäße angeordnet, die in der Umgebung der Blutgefäße verlaufen, sie aber nicht ganz bis an die Zementoberfläche begleiten. Sie hängen mit den Lymphgefäßen des Alveolarknochens und des Zahnfleisches zusammen. Das gleiche gilt für die reiche Innervierung des Periodontiums. Die aus den Markräumen des Alveolarknochens hervortretenden markhaltigen Nervenfasern zeigen[1] zunächst eine äußere, konzentrisch angeordnete bündelige Verlaufsform, von der aus marklose Fasern radiär nach innen ziehen. Ein Teil der periodontalen sensiblen Nervenfasern endet nicht im Bindegewebe,

[1] BERKELBACH, VAN DER SPRENKEL 1934, 1935.

4*

sondern bildet an der Zementoberfläche einen Plexus, von dem aus Fasern durch das Zement in das Dentin übertreten, wo sie in den Dentinkanälchen verlaufen. Offenbar ist die Funktion der sensiblen Nervenendigungen im bindegewebigen Periodontium, die Drucke und Spannungen zu registrieren und reflektorisch auf die Kaumuskulatur zu wirken.

Das Problem einer Befestigung des Zahnes bei gleichzeitig erhaltener Beweglichkeit tritt natürlich bei den Zähnen mit Dauerwachstum in den Vordergrund. Diese Zähne wachsen aus der Alveole heraus[1] ebenso wie die Zähne beim Durchbruch. Es ist die Meinung geäußert worden[2], daß innerhalb des Periodontiums ein intermediäres vorwiegend längsverlaufendes Fasergeflecht vorhanden sei, also nicht sämtliche Fasern aus dem Zement unmittelbar in den Alveolarknochen einstrahlen, und daß dieser Plexus intermedius eine Verschiebung erlaubt. Diese

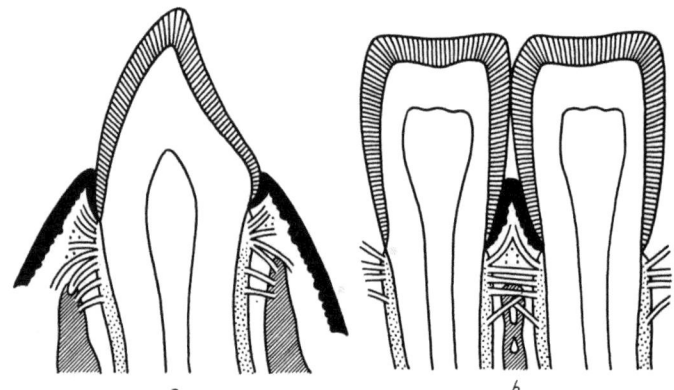

Abb. 3a u. b. Anordnung der periodontalen Faserbündel am Zahnhals. a Sagittalschnitt (Schneidezahn); b Frontalschnitt (2 Schneidezähne). (Aus W. Meyer 1932.)

Auffassung ist nicht unbestritten. — Dagegen weisen Lehner und Plenk (1936) auf die Beobachtung hin, daß auch in den Frühstadien der Periodontiumentwicklung die Sharpeyschen Fasern des Zements in einen längsgerichteten Fasermantel übergehen, ohne daß im Alveolarknochen schon Sharpeysche Fasern ausgebildet sind. Es dürfte sich hierbei um Zonen handeln, die Umbauvorgänge gestatten. Der Einbau Sharpeyscher Fasern in die Alveolenwand findet erst sehr viel später statt. Lehner und Plenk (1936) stellen sich den Umbau während rhythmischer Durchbruchsbewegungen so vor, daß in der Zeit der Bewegung die eingebauten Sharpeyschen Fasern ihre Verbindung zum Periodontium verlieren, und daß in den Ruhepausen wieder Zementschichten mit Faserbündeln angebaut werden, die gegen die Ausgangssituation verschoben sind. In der Durchbruchsperiode verlaufen die Sharpeyschen Fasern schräg ansteigend, beim fertigen Zahn absteigend. Der schichtweise Aufbau des Zements, der dadurch zustande kommt, daß radiärfaserreiche Schichten durch faserfreie Lagen unterbrochen werden, dürfte als Anpassungserscheinung an die Bewegungen des Durchbruches zu verstehen sein[3]. Die Schichtung wäre darauf zurückzuführen, daß der Durchbruch in rhythmischen Perioden erfolgt.

Die Entwicklung der *knöchernen Alveolen* geht vom Kieferskelet aus und entfaltet sich nur in organischer Abhängigkeit von der Zahnanlage. Die definitive Alveolenbildung erfolgt erst mit der Zemententwicklung an der Wurzel zur Zeit des Durchbruches, man kann also eine Entwicklung der Alveole aus dem Zahn-

[1] Orbán 1927.   [2] Sicher 1923, 1925.   [3] Lehner und Plenk 1936.

säckchen erst in den Endstadien erkennen. Die definitive Alveole umschließt die Wurzel des durchgebrochenen Zahnes. Die Ossifikation der Kiefer erfolgt ohne vorausgehende knorpelige Stadien (der Meckelsche Knorpel des Unterkiefers hat zunächst keine Beziehung zur Knochenbildung) in Form eines geflechtartigen oder parallelfaserigen Bindegewebsknochens, der später mit Ausnahme der Stellen, wo reichlich Sharpeysche Fasern eingebaut sind, in lamellären Knochen umgebaut wird. Später wird der distale Teil des Meckelschen Knorpels in Form der endochondralen Ossifikation in den Vorgang mit einbezogen[1]. Das Längenwachstum des Unterkiefers erfolgt nach Verknöcherung der knorpeligen Symphyse im Bereiche des Angulus; da die horizontalen Äste des Corpus mandibulae einen stumpfen Winkel bilden, muß ihre Verlängerung zugleich zu einer Verbreiterung des Kiefers führen. Im Laufe der Entwicklung kommt es zu einer horizontalen Wanderung der primitiven Alveolen durch Anbau und Abbau der entsprechenden Alveolarränder.

Die Architektur und Dichte der knöchernen Spongiosa der Alveole ist ebenso wie an anderen Stellen des Skeletsystems funktionell bedingt. So ist z. B. die labiale oder buccale Außenwand der Alveole im Unterkiefer dichter als die linguale Innenwand, da durch Überbeißen des Unterkiefers die Zahnwurzeln nach außen gedrängt werden, im Oberkiefer ist es umgekehrt. Die Spongiosa an antagonistenlosen Zähnen wird atrophisch. Überall wo die Spongiosa zwischen äußerer und innerer Corticalis lagert, ist ihr Verlauf horizontal. Das gleiche gilt auch von Interdentalsepten. Im Querschnitt sind diese Querverbindungen radiär angeordnet. Dagegen nähert sich die Verlaufsrichtung der am Fundus der Alveole ansetzenden Spongiosabälkchen der Längsachse des Zahnes. — BENNINGHOF (1934) hat auch funktionsbedingte Strukturdifferenzen der Compacta nachgewiesen, die sich auf die Alveolenwände fortsetzt. Wir müssen uns den Alveolarknochen in dauerndem Umbau begriffen vorstellen, wobei beständig Lamellensysteme des Knochens oder Faserknochens abgebaut und durch anders angeordneten neugebildeten Knochen ersetzt werden, entsprechend der wechselnden funktionellen Beanspruchung. Hier sind besonders jene tiefgreifenden Umbauvorgänge des Parodontiums zu erwähnen, die mit der physiologischen Wanderung der Zähne zusammenhängen. Infolge der aproximalen Abschliffe der Zähne, die durch minimale Kippbewegungen beim Kauakt zustande kommen, sind die Zähne zu einer Verlagerung ihrer Standorte, zu einem Aufrücken nach der Mittellinie gezwungen, wenn der Anschluß aneinander erhalten bleiben soll, wie es tatsächlich der Fall ist. Die Interdentalsepten werden dabei immer schmäler. Im histologischen Bild des Halteapparates macht sich das in folgender Weise bemerkbar: Mesial besitzen die zur Mittellinie strebenden Zähne ein enges, distal ein weites Periodontium; an der mesialen Alveolenwand findet man Resorptionsvorgänge des Knochens, an der distalen Wand Appositionserscheinungen. Diese Anbauten an der distalen Fläche — also im Kielwasser des nach mesial schwimmenden Zahnes — sind ausschließlich Faserknochen, aus dem ja ursprünglich die Alveole überhaupt gebaut ist. Dagegen besteht an der mesialen Seite die Alveolenwand rein aus lamellären Knochen, weil der Faserknochen hier resorbiert ist. Der Zementmantel des Zahnes bleibt völlig intakt. Der Zahn muß sich also während der ganzen Existenz ständig eine neue Alveole bauen. Am Rande sei in Erinnerung gebracht, daß dieser physiologischen Mesialwanderung des ganzen Zahnes natürlich eine entsprechende kompensatorische Distalwanderung des Foramen apicale entspricht, damit die eintretenden Gefäße und Nerven nicht komprimiert werden.

---

[1] Einzelheiten bei SCHAFFER 1916, 1888, GROSS 1934, BOLK 1921.

Ebenso wie eine Horizontalverschiebung gibt es auch eine Vertikalverschiebung funktionierender Zähne bei fehlendem Kontakt mit dem Antagonisten; man findet in diesen Fällen Knochenanbau am Alveolenboden, außerdem spielt vielleicht auch eine Zementverdickung eine gewisse Rolle. Die stärksten Vertikalverschiebungen findet man an den Gebissen gewisser Pflanzenfresser, deren Zähne einer besonders starken Abkauung unterliegen (Gemse, Schaf, Pferd). Bekanntlich haben derartige Beobachtungen dazu geführt, daß manche Autoren[1] meinen, daß die Vertikalwanderung ein ständig vor sich gehender physiologischer Prozeß sei, ein kontinuierlicher Durchbruch des Zahnes, der für das Zustandekommen der Parodontopathien bedeutungsvoll sein soll.

Aber nicht nur am knöchernen Anteil des Parodontiums müssen dauernd Umbauvorgänge stattfinden, sondern auch am faserigen. Das trifft zunächst schon für den Durchbruch der Zähne zu: Wenn sich die Krone durch das Längenwachstum ihrer Wurzel emporhebt, werden die Fasern des Periodontiums mit dem emporsteigenden Zahn nach oben gezogen, und auch die Knochenbälkchen der Alveolen folgen diesem Zug. Erst nach dem Durchbruch gestaltet sich dann die Wurzelhaut zu dem Aufhängeapparat um, wie er oben geschildert wurde. Auf die Faserumgestaltungen im Periodontium bei Zähnen mit Dauerwachstum ist bereits eingegangen worden. Entscheidend für die bewegliche Befestigung und auch für den Stoffwechsel des funktionierenden Zahnes ist die Wurzelbildung und der Zahndurchbruch. Mit Ausnahme des letzten Dauermolaren beginnt die Verschiebung der Zahnanlage zur Durchbruchsrichtung mit der Wurzelbildung, und der Durchbruch dauert bis zur vollständigen Freilegung der Krone. Mit Ende der Durchbruchsbewegung sistiert das Wurzelwachstum. Das Dentin der Wurzel bildet sich in Abhängigkeit von der Hertwigschen oder v. Brunnschen Epithelscheide; sie ist die Wachstumszone, sie dringt in die Tiefe vor und bestimmt die Form der Wurzel. Das korrelative Mitwachsen des Bindegewebes wurde bereits erwähnt, es führt hier zur Bildung der Zahnpapille als zellreiches Mesenchym. Auf die grundsätzlich gleichen, nur komplizierteren Vorgänge bei der Bildung mehrwurzeliger Zähne kann hier nicht eingegangen werden. Wenn die Epithelscheide durch das zementbildende Bindegewebe vom Wurzeldentin abgedrängt wird, zerfällt sie zunehmend in Epithelinseln, die mehr oder weniger zurückgebildet werden. Für den Durchbruch des Zahnes sind folgende Wachstumsvorgänge maßgebend: die soeben kurz erwähnte Bildung der Wurzel, ein gewisser Knochenanbau am Alveolenboden und — als entgegengesetzter, d. h. den Durchbruch verzögernder Faktor — ein Knochenanbau am Alveolenrand[2]. Der Druck der wachsenden Zahnanlage, der zur allmählichen Atrophie der bedeckenden Gewebsschichten führt, geht von der offenen Papille aus. Die mit dem Epithel des reduzierten Schmelzorgans bedeckte Krone berührt schließlich das Plattenepithel, beide Epithelarten degenerieren, sodann schlägt sich ein papillenfreier Streifen des Zahnfleischepithels unter winkliger Umknickung ein Stück weit auf die nicht herausragenden Teile der Krone über: „Epithelansatz" (W. Meyer 1932). Er enthält auch Zellen des reduzierten Schmelzorgans und verschiebt sich natürlich bei weiterem Heraustreten des Zahnes. Ein Produkt der Schmelzorganreste im Epithelansatz ist das sog. sekundäre Schmelzoberhäutchen Gottliebs (1921) oder die Cuticula dentis Lehners (1931).

Bezüglich des Durchbruches der Ersatzzähne sei nur kurz darauf hingewiesen, daß zunächst ein durch Osteoklasten besorgter Abbauvorgang der knöchernen Alveole des Milchzahnes stattfindet, der jedoch zur Erhaltung der Gesamtstruktur des Kiefers stets auch mit Anbauvorgängen verbunden ist, also eigentlich

---

[1] Gottlieb 1921 und seine Schule.   [2] Gross 1934, v. Korff 1935.

einen „Umbau" darstellt. Die aus wuchernden Capillarendothelien stammenden Osteoklasten bauen sodann die Hartsubstanzen der Milchzahnwurzel ab,
aber auch hierbei kommt es gelegentlich vorübergehend zu kompensatorischen
Neubildungen von Zement und — von der Pulpa aus — zu Dentikeln. Auch
aus den Gefäßen der Pulpa des in Resorption begriffenen Zahnes entstehen
Osteoklasten, ferner aus dem endostalen Bindegewebe des Kieferknochens, dem
Ersatzzahnsäckchen und dem Milchzahnperiodontium.

Alle diese Befunde der physiologischen Umbauvorgänge an den einzelnen
Bestandteilen lehren uns, daß in dem Periodontium zwei entgegengesetzte funktionelle Prinzipien wirksam sind: Befestigung und Beweglichkeit. Das Problem
wird dadurch gelöst, daß ein außerordentlich starres mechanisches Verbindungs-
und Stützgewebe umbaufähig erhalten wird. Die ganze biologische Bedeutung
des Parodontiums liegt darin, daß ein gewebliches System, welches der Verknüpfung von Hartsubstanzen mit dem lebenden Gewebe dient, gleichzeitig der
Ort stärkster Bewegungs-, d. h. Wachstums- und Umformungsvorgänge sein
muß. Und daher können wir hier bereits die Ansicht aussprechen, daß die krankhaften Lebenserscheinungen ihrem Wesen nach in einer Übertreibung dieser
normal vorgegebenen Bedingungen bestehen, wie es so oft der Fall ist. Die
Betrachtung der Phylogenese belehrt darüber, daß es zweifellos verschiedene
Stufen des Zahnorganes gibt, und daß die genannten funktionellen und morphologischen Gegensätzlichkeiten erst in dem Maß auftreten, wie es zu höheren Entwicklungsstufen kommt. Es liegt also förmlich eine Zwangsläufigkeit in dem
Vorgang: Der hochentwickelte Zahn bringt automatisch ein funktionelles und
morphologisches Problem der Befestigung, der Umgebungsbeziehung mit sich,
das nur durch Vereinigung von Gegensätzen (Befestigung bei erhaltener Beweglichkeit) zu lösen ist, d. h. durch einen labilen Zustand ganz besonderer Art.
Das bedeutet biologisch gesehen immer eine Gefährdung und ein Experiment.

Das vollkommene Verständnis für die Unsicherheit der Existenz des Parodontiums wird aber erst gewonnen, wenn wir noch die Beziehungen zum Zahnfleisch und die Pulpa ins Auge fassen. — Es war bereits erwähnt worden, daß
das Zahnfleisch auf Grund seiner zahlreichen Gefäß-, Faser- und Nervenverbindungen und nicht zuletzt auf Grund des Verhaltens seines Epithels zum
Parodontium gestellt werden muß. Das Bindegewebe des Zahnfleisches besitzt
einen besonders derb-fibrösen Charakter und ist in seiner Faserarchitektur auf
Erhaltung des Kontaktes mit dem Zahnhals angelegt. Außerdem strahlen die
schon genannten Fibrae dentogingivales bis in den Papillarkörper des Epithels
ein. Dadurch entsteht ein funktionelles Fasersystem, das geeignet ist, Scher-
kräften Widerstand zu leisten und den Kontakt mit dem Zahn aufrechtzuerhalten [1]. Im gleichen Sinne ist der Ansatz des Epithels am Zahn zu verstehen.
Der Zahnfleischrand bedeckt den Schmelz in seinem cervicalen Anteil. Zwischen
Schmelz und Bindegewebe des Zahnfleischsaumes befindet sich das innere Saumepithel; es besitzt keinen Papillarkörper wie das gegenüberliegende äußere Saumepithel, es bleibt normalerweise unverhornt. Als Grenze gegen die Zahnoberfläche findet man eine hornähnliche zellfreie cuticulare Schicht, das sog. sekundäre Schmelzoberhäutchen. Das innere Saumepithel stammt entwicklungsgeschichtlich aus der Verschmelzung des Schmelzepithels und des Zahnfleischepithels. Inneres Saumepithel und Zahnoberfläche sind miteinander verwachsen.
Die physiologische Taschenbildung entsteht erst durch allmähliche Loslösung des
inneren Saumepithels von der Zahnoberfläche. Im allgemeinen reicht das innere
Saumepithel bis zur Schmelz-Zementgrenze. Epithelentblößte Stellen des

---

[1] Feneis 1950.

Schmelzes können jedoch vorkommen, dabei können Zementzüge auf den Schmelz hinaufwachsen. — Das äußere Saumepithel besitzt einen Papillarkörper mit Bindegewebe, das reich an elastischen Fasern ist. An seiner Oberfläche sieht man echte Verhornungsvorgänge. — Der Epithelansatz des inneren Saumepithels kann wurzelwärts über die Schmelz-Zementgrenze hinausgehen und sich eine Strecke weit auf das Zement ausdehnen. Ich hatte schon die Anschauung von einem kontinuierlich fortgesetzten Durchbruch des Zahnes erwähnt. Gottlieb (1921) und seine Schule sehen in der unterschiedlichen Tiefe des Epithelansatzes nur wechselnde Momentbilder dieses dauernden Durchbruches. Die zunehmende Freilegung der Krone mit dem Tieferrücken des Epithelansatzes auf das Zement bedeutet für diese Anschauung einen physiologischen Vorgang. Dagegen muß man einwenden, daß man darin ebensogut Folgen eines abgeklungenen Entzündungsprozesses sehen kann. Vom histologischen Standpunkt bedeutet nämlich die Verbindung des lebenden, rein cellulären Epithelgewebes mit den Hartsubstanzen ein schwieriges Problem, das offenbar nicht ohne einen allmählich zunehmenden Terrainverlust des Epithels zu lösen ist. Die Gründe, die zu einer vorzeitigen Ablösung des Epithels, also zu einer abnormen Taschenbildung und damit auch zu einem Tieferrücken des Epithelansatzes führen, können mannigfaltig sein. Man ist wohl berechtigt, das Tieferrücken des Epithelansatzes bis zu einem gewissen Grade als physiologisch aufzufassen, die ganze normale Zahndurchbruchsbewegung geht ja damit einher, ohne daß daraus auf einen kontinuierlich fortgesetzten Durchbruch geschlossen werden könnte. — Die *Zahnpulpa* (Pulpa) ist das letzte wichtige Bauelement im Dienste der stoffwechselmäßigen und mechanischen Verbindung der Hartsubstanzen des Zahnes mit dem Gewebe des Organismus. Ihr Aufbau als Fibrocytensyncytium mit gelatinöser Grundsubstanz und Einbeziehung argyrophiler sowie kollagener Fasern ist bekannt; mit zunehmendem Alter nimmt die Kollagenisierung der Fibrillen zu, und der Pulpenraum wird durch Anlagerung von „sekundärem" Dentin eingeengt. Die Gefäße sowie die Nervenfasern der Pulpa bilden unter der Odontoblastenschicht einen Plexus; mehrere Nervenfasern durchsetzen das Prädentin[1]. Lymphgefäße sind in der Pulpa nicht sicher nachgewiesen.

b) Die Mundhöhle als verdauendes Organ.

Die *verdauende Funktion der Mundhöhle* ist an die Entwicklung besonderer *drüsiger Einrichtungen* geknüpft. Auch die im Dienste der Nahrungsauswahl stehende Geschmacksfunktion der Zunge gehört hierher. Es sollen zunächst die kleinen Schleimdrüsen und die Geschmacksorgane der Zunge kurz erwähnt, sodann die großen Speicheldrüsen ausführlicher behandelt werden.

α) Die Schleimdrüsen.

Die Glandulae labiales sind in der Unterlippe reichlicher als in der Oberlippe. Die größten ragen in die Submucosa; es handelt sich um hirsekorn- bis erbsengroße tubuloalveoläre gemischte Speicheldrüsen. Die Endstücke sind teils rein mukös, teils rein serös, teils gemischt. Das Ausführungsgangsystem zeigt angedeutet die für die großen Speicheldrüsen typische Gliederung in Schaltstücke, Sekretröhren und Ausführungsgänge[2]. Talgdrüsen können auch in der Saumregion der Wangen vorkommen. — Auch in der Wangenschleimhaut findet man gemischte Speicheldrüsen (Glandulae buccales), sie sind die direkte Fortsetzung der entsprechenden Drüsen der Ober- und Unterlippe und sind durch die Saum-

---

[1] Bernick 1948.
[2] Über die Lokalisation freier Talgdrüsen in der Lippe siehe Kölliker 1862.

region getrennt. Ihr Lager ist vorn in der Submucosa, weiter hinten liegen sie tiefer, zunächst — in den mittleren Anteilen der Wange — intramuskulär, hinten — als Glandulae molares — außen auf dem Musculus buccinator. Sie sind im maxillaren Schleimhautabschnitt reichlicher als im mandibularen und vorn, in der Nähe der Mundwinkel reichlicher als hinten. Erst die oberen hinteren Molardrüsen treten wieder in größerer Menge auf. — Die Drüsen der Zunge sind zum Teil wie die serösen Speicheldrüsen (v. EBNER) mit der Geschmacksfunktion verknüpft, zum Teil mit der motorisch-mechanischen Funktion wie die Schleimdrüsen des Zungengrundes, die zur Gleitfähigkeit der Nahrungsbissen beitragen. Die gemischte Nuhnsche Drüse befindet sich am unteren Rand der Zungenspitze.

β) Das Geschmacksorgan der Zunge.

Die *Geschmacksregion der Zunge* liegt unmittelbar vor dem Sulcus terminalis (s. oben) und umfaßt einmal die Papillae circumvallatae, zum andern — im Bereich der seitlichen Zungenränder — ein Gebiet senkrecht stehender Falten, der Papillae foliatae (s. unten). Auch die Papillae fungiformes tragen zum Teil Geschmacksorgane; ihr Hauptausbreitungsgebiet sind die Spitze und der Rand der Zunge. Im postfetalen Leben wird ihre Zahl stark reduziert. Ihre Menge und Anordnung sind großen individuellen Schwankungen unterworfen. Das Epithel ist meist nicht verhornt. In der Mitte des Pilzes sind durchschnittlich 3—4 Geschmacksknospen vorhanden, sie können vielfach aber ganz fehlen. Ihre Oberfläche ist glatt, ihre Epitheldicke ist geringer, und sie enthalten reichliche weite Blutgefäße, weshalb sie makroskopisch rötlich erscheinen. Der Aufbau der Wallpapillen soll hier nicht im einzelnen geschildert werden, lediglich die Tatsache sei vermerkt, daß im Epithel ihres „Grabens" reichlich Geschmacksknospen enthalten sind, daß in Wall und Papillenstock gelegentlich zirkuläre glatte Muskelfasern vorhanden sind, und daß in dem Graben die bekannten serösen v. Ebnerschen Spüldrüsen einmünden, d. h. zusätzliche Einrichtungen, die mit der Beseitigung und Festhaltung von Geschmacksstoffen in Zusammenhang stehen. — Die Papillae foliatae sind beim erwachsenen Menschen nur rudimentär ausgebildet. Die Geschmacksknospen sind im Epithel der seitlichen Papillenanteile untergebracht. Entwicklungsgeschichtlich steht die Bildung von Geschmacksknospen in engster Beziehung zum Einwachsen von Fasern des Nervus glossopharyngicus in das Epithel. Die Entstehung von Geschmacksknospen ist dabei nicht an die Ausbildung von Papillen geknüpft, sondern erfolgt allenthalben im Ausbreitungsgebiet der Nerven, jedoch bleiben nur jene erhalten, die an den gekennzeichneten Orten zu einer Differenzierung der Schleimhautoberfläche in Form der Papillae vallatae und — für den Menschen im geringeren Maße — der Papillae fungiformes und foliatae führen, wo sie also in kleinen Sonderorganen untergebracht werden. Es sei noch angemerkt, daß auch im Epithel der Pharynxschleimhaut (besonders im ventralen Abschnitt der Pars laryngica) Geschmacksknospen vorkommen, die mit zunehmendem Lebensalter zurückgebildet werden.

γ) Die großen Speicheldrüsen.

Die großen Speicheldrüsen sind als Organe der Mundhöhle aufzufassen, mit deren anderen Funktionen sie eine Einheit bilden. Das geht schon aus der Ontogenese hervor: Die erste Anlage, die sich in der 6. Fetalwoche vorfindet, ist durch ein zapfenförmiges Vorwachsen des Mundhöhlenepithels gekennzeichnet. Später erfolgt die Kanalisierung der soliden Epithelsprossen. Auf die gestaltlichen und funktionellen Unterschiede in den einzelnen Altersstufen gehen in neuerer Zeit SEIFERT u. GEILER (1956) ein. Eine Übersicht aller kleinen und großen Speicheldrüsen der Mundhöhle findet sich bei Schumacher (1927). Für die Funktion der Mundhöhle als Verdauungsorgan ist die Tatsache wichtig, daß es drei große, weit außerhalb der Schleimhaut, also von der eigentlichen Mundhöhle abgegliederte Speicheldrüsen gibt: die Parotis, die Glandula sublingualis und die Glandula submandibularis. Die Funktion auch dieser Drüsen ist grundsätzlich eine doppelte: Einmal liefern sie einen viscösen, der Gleitfähigkeit dienenden, also mit der Motorik und Mechanik verknüpften Speichel (reichlich mucinhaltig), zum anderen einen eiweißhaltigen dünnflüssigen Speichel, dessen α-Amylase die Spaltung der Kohlenhydrate zu Dextrin und Maltose besorgt. Daneben kommen eine α-Glucosidase vor und im Parotissekret sehr geringe Mengen an Lipase, Peptidasen und Proteinasen. Die Glucosidase greift Maltose, aber auch Rohrzucker an. Ferner wurden im Speichel gefunden eine Urease, alkalische und saure Phosphatase, Peroxydase und Katalase, antibakterielle und die Blutgerinnung fördernde Stoffe. Der Reiz zur Speichelsekretion kann mechanisch (Kauakt), chemisch von der Mundhöhlenschleimhaut aus, nervös oder hämatogen vermittelt werden. Die Speichelsekretion unterliegt dem Einfluß der vegetativen Zentren des Zwischenhirns. Täglich werden $^1/_2$—2 Liter Speichel produziert, wovon auf die beiden Ohrspeicheldrüsen etwa 30% entfallen. Die Speicheldrüsen besitzen auch eine ausscheidende Funktion für Harnsäure, Harnstoff, Phosphor, Jod, Quecksilber, Milchsäure, Glucose und Östrogene sowie Hypophysenvorderlappenhormone und andere Stoffe. Eine innere Sekretion der Speicheldrüsen wird angenommen[1].

Der allgemeine Aufbau der großen Mundspeicheldrüsen wird von zwei Grundfunktionen beherrscht: Produktion und Ausstoßung des Speichels. Dieser Tatsache entspricht die Gliederung in die Ausführungsgänge, die nur ein kurzes Stück in das Läppcheninnere hineinwachsen, und die übrigen Abschnitte des Gangsystems (Sekretrohre, Schalt- und Endstücke). Die bekannte Streifenstruktur der Zellen des Sekretrohres wird teils als Ausdruck einer resorptiven Tätigkeit gedeutet, teils wird aus Granula und Vacuolen im apikalen Abschnitt dieser Zellen auf eine sekretorische Funktion geschlossen. Das sekretorische Verhalten der Schaltstücke wechselt: Teils sind die engen Röhrchen mit einem niedrigkubischen Epithelbelag (Parotis) ausgekleidet, teils (Glandula sublingualis) enthalten sie schleimproduzierende Zellen. In den sezernierenden Endstücken gehören endlich die intercellulären Sekretcapillaren zum ableitenden System. — In der Gesamtheit des Gangaufbaus spiegeln sich somit in wechselnden Verhältnissen und Lokalisationen die oben genannten Grundfunktionen der Sekretion und der mechanischen Leitung als einer Grundlage für die Ausstoßung des Speichels. Es ist nicht unsere Aufgabe, die bekannten Einzelheiten der merokrinen Sekretion und der Ausstoßung der Sekretgranula innerhalb des Golgi-Apparates zu schildern; eine Abhandlung darüber liegt in diesem Handbuch von Watzka (1955) vor. Alternde Drüsenzellen besitzen pyknotische Kerne, dichtgekörntes, mit sauren Farbstoffen färbbares Protoplasma und fallen durch ihren Umfang auf (Onkocyten, Hamperl 1936). Möglicherweise handelt es sich bei den Onkocyten[2] aber auch um Zellen, „deren Sekretproduktion und Sekretabgabe infolge intraplasmatischer physikalisch-chemischer Zustandsänderung gehemmt ist" (Seifert und Geiler 1956). Ferner wird die Annahme diskutiert, Onkocyten seien Ausdruck von Absterbe- oder Degenerationsvorgängen oder weiterentwickelte Ersatzzellen[3]. Jedenfalls nimmt ihre Zahl mit steigendem Lebensalter zu.

---

[1] Gigon 1953.   [2] Hamperl 1931, 1937.
[3] Schaffer 1897, Pischinger 1924, Tonelli 1948.

Es muß noch kurz auf die im Dienste der sekretorischen Funktion stehenden besonderen Vascularisationsverhältnisse eingegangen werden[1]. Der wichtigste Gesichtspunkt für die sekretorische Funktion liegt in der Tatsache, daß nicht jede Epithelzelle der sezernierenden Endstücke unmittelbaren Kontakt mit einer Capillare hat, und daß Zeiten der Funktionsruhe — wo die Strombahn nur die Aufgaben von Vasa privata hat — mit Zeichen der lebhaften sekretorischen Leistung — wo die gleiche Strombahn die Aufgaben von Vasa publica zu erfüllen hat — abwechseln. Beide Tatsachen hängen eng zusammen, die erste hat jedoch zur Folge, daß die zur Sekretion notwendige Stoffaufnahme mit einem starken Flüssigkeitsaustritt aus dem Endstromgebiet einhergehen muß. Die zweite setzt zur wechselnden Erzeugung eben dieses funktionsgebundenen Flüssigkeitsaustrittes Einrichtungen an den größeren Gefäßstrecken voraus, die eine schnelle Umgestaltung der Blutströmung erlauben; denn der Stoffaustausch zwischen Capillarinhalt und Gewebe ist eine Funktion, die wesentlich von der Blutströmung abhängt. Diese Einrichtungen, die die Blutströmung rasch regeln, sind

1. zahlreiche arterio-venöse Anastomosen innerhalb der Drüsenläppchen, die Arterien und Venen kurz vor Beginn des Capillarnetzes verbinden; arterio-venöse Anastomosen kurz vor dem Läppcheneingang, wodurch ganze Lobuli aus dem Kreislauf ausgeschaltet werden können; arterio-venöse Anastomosen allenthalben im Bereich des Venenmantels, der um die Ausführungsgänge und Drüsengänge entwickelt ist.

2. Ausbildung von großen Venengeflechten mit weiteren Sondereinrichtungen: Venenstrecken, die nach Abzweigung wieder in das Strombett münden (Knopflochvenen), ausgedehnte Anastomosen zwischen den Venen bis zur Bildung von Venenmänteln und muskuläre Drosseleinrichtungen, denen sackartige muskelfreie Erweiterungen zugeordnet sind. Es handelt sich also um Vorrichtungen, die einer örtlichen Speicherung und Depotbildung des Blutes dienen. — Die Drosseleinrichtungen befinden sich an der Läppchenpforte und im Bereich des Hilusgeflechtes, sie sind auch allenthalben in die Venenmäntel und die Ausführungs- und Drüsengänge eingeschaltet.

Die Regulierung dieses komplizierten Gefäßsystems geschieht über ein dichtes Nervengeflecht, das von Bündeln markhaltiger und markloser Fasern, die in den Bindegewebssepten laufen, gespeist wird. An den Gefäßen und am Epithel werden aus marklosen Fäserchen Geflechte gebildet. — Die funktionelle Bedeutung des ganzen Aufbaus kommt darin zum Ausdruck, daß bei Kontraktion der venösen Drosseleinrichtungen und Öffnung der arterio-venösen Anastomosen eine Verlangsamung der Zirkulation und ein Druckanstieg in den Capillaren erzeugt wird, d. h. Strömungsbedingungen, die einen vermehrten Flüssigkeitsaustritt zur Folge haben. Nach Erschlaffung der Venensphincteren kommt es zur Ausschwemmung der Blutdepots, solange die arterio-venösen Anastomosen geöffnet sind. Es ist verständlich, daß durch diese Kreislaufeinrichtungen ein schneller *funktionsangepaßter Wechsel der Blutströmung* möglich ist.

Ein gewisser Unterschied im Vascularisierungstyp zwischen Parotis und Submandibularis ist nach DABELOW (1934) entwicklungsgeschichtlich bedingt: Die Submandibularis zeigt infolge frühzeitiger Kapselbildung einen zentralen Versorgungstyp mit gleichzeitigem Wachstum von Epithel und Gefäßbindegewebe, dagegen spätere Kapselbildung der Parotis mit Entwicklung der Epithelsprossen in ein anastomosenhaltiges gefäßreiches Mesenchym und dezentralisiertem Versorgungstyp. Die Parotis ist die mesenchymreichste der drei großen Speicheldrüsen, daraus erklärt sich teilweise, daß sie bei allen interstitiellen Veränderungen am stärksten beteiligt ist.

[1] SPANNER 1942, 1936/37, 1937.

Der besonders enge funktionelle Zusammenhang zwischen Bindegewebe und Epithel in den großen Kopfspeicheldrüsen geht auch aus den Untersuchungen Lewkes (1949) hervor. Dieser Autor hat die „funktionellen Wechselzustände des Bindegewebes im Zusammenhang mit der Tätigkeit der Speicheldrüsen, insbesondere der sekretorischen Vorgänge im Speichelrohr" untersucht. Am Speichelrohr der Glandula submandibularis des Meerschweinchens haben sich dabei folgende Befunde ergeben: Die Zelloberflächen in den basal-membranwärts gerichteten Teilen sind vergrößert; wichtig ist für unsere Betrachtungsweise besonders, daß das Bindegewebe bei der Sekretion mit dieser gekoppelte funktionelle Zustände durchmacht: Die Fasern quellen bei der Sekretion auf und „zeigen bei starken Sekretionsgraden Veränderungen im färberischen Verhalten. Es handelt sich dabei um Wechselzustände zwischen Sol und Gel; mit diesen Vorgängen im Bindegewebe steht das Schwinden des Schlußleistennetzes bei der Sekretion in Einklang". Lewke nimmt nach seinen Befunden, die ein wichtiger Beitrag für die funktionelle Einheit von Epithel und Bindegewebe in den Speicheldrüsen sind, an, daß ein „parazellulärer Austausch" stattfindet. So erklärt sich auch die Basalstreifung der Sekretrohrepithelien.

Die oben erwähnte zweite Funktion der großen Speicheldrüsen, die Ableitung, Mischung und Ausstoßung des Sekretes kommt strukturell nicht nur in dem Aufbau und der Weite der ableitenden Gänge zum Ausdruck, sondern auch bereits an den Schaltstücken und Drüsenstücken in Form der Myoepithelzellen oder Korbzellen[1]; ihr Cytoplasma enthält Fibrillen, besonders reichlich, wenn es sich um muköse Endstücke handelt (viscöser Inhalt). Ferner ist die Struktur des Bindegewebes der mechanischen Aufgabe angepaßt[2]: Die Ausführungsgänge sind von einer inneren, fast zirkulären, die Querspannungen auffangenden und einer äußeren, in steilen Windungen angeordneten, die Längsspannungen auffangenden Faserlage umgeben. Ferner sind an den Ausführungsgängen starke elastische Fasernetze ausgebildet. Ein weiteres wichtiges Moment für die Ausstoßung ist der Sekretionsdruck und die Weite der Ausführungsgänge, die der Viscosität des Sekretes angepaßt sind: Mit zunehmender Verschleimung wird die Ganglichtung weiter. Endlich ist auf die massierende Wirkung der umgebenden Skeletmuskulatur hinzuweisen. — Mit der Austreibungsfunktion verbunden sind in manchen Drüsen (Submandibularis) Einrichtungen zur Durchmischung der Sekretbestandteile[3] in Form von Einengungen der Ganglichtung mit vorgeschalteter umschriebener Erweiterung. Die enge funktionelle Beziehung der großen Speicheldrüsen zur Mundhöhle, sowohl ihrer digestiven als auch ihrer motorischen Funktion (Gleitspeichel), geht aus der von Benninghoff (1941) betonten Tatsache hervor, daß Länge und Weite des Gangsystems in jeder Speicheldrüse der verschiedenen Viscosität des Sekretes angepaßt sind, so daß seine etwa gleichzeitige Ankunft in der Mundhöhle möglich wird. So besitzt die Sublingualis z. B. bei hoher Viscosität ihres Sekretes das kürzeste Gangsystem. — Neben der Leitung des Inhaltes findet im Gangsystem auch eine zusätzliche Stoffabgabe und in den Streifenstücken wahrscheinlich auch eine Rückresorption statt.

c) Die Mund- und Rachenhöhle als Organ der geweblichen Abwehrleistung.

Die lymphatischen Organe des Zungengrundes und des Rachenraumes.

Im Bereich der Mund- und Rachenhöhle hat der im ganzen Verdauungskanal immer wieder in unterschiedlichsten geweblichen Formen auftretende Funktionskreis der vorgebildeten innergeweblichen Verdauung seine besondere

---

[1] Holzlöhner und Niessing 1936.   [2] Rollhäuser 1950.   [3] Spanner 1946.

Ausprägung erhalten: Gegen die Rachenenge treten in der Mundhöhlenschleimhaut in zunehmender Menge Lymphocyten auf und bilden schließlich Gruppen einzeln stehender und verschmolzener Lymphknötchen. Im Bereich dieser Organe treten besonders reichliche Granulocyten und vor allem Lymphocyten durch das Schleimhautepithel, grundsätzlich geschieht das aber auch an allen anderen Stellen der Mund- und Rachenschleimhaut. Es handelt sich also bei den lymphoepithelialen Strukturen des Rachenringes nur um eine besondere, mit Bildung spezifischer Organe einhergehende quantitative Steigerung eines funktionellen Prinzips, das in verschiedensten Abstufungen und wechselnder gestaltlicher Ausprägung allenthalben im Verdauungskanal anzutreffen ist. Hier, am lymphoepithelialen Schlundring, ist es in Form der Tonsillen aber auch überall in der umgebenden Rachenschleimhaut eingelagerter Lymphfollikel angehäuft. Besonders um die Ausführungsgänge kleiner Drüsen, aber auch im Bindegewebe der großen Speicheldrüsen finden sie sich. — Am Zungengrund besitzt der Neugeborene noch keine begrenzten Follikel, sondern nur lymphoide Zellansammlungen in der Umgebung der Drüsenausführungsgänge. Die Anordnung der Drüsenmündungen folgt gewöhnlich den Längsfalten der Schleimhaut am Zungengrund des Neugeborenen, weshalb später auch die Zungenbälge noch Reihenstellung aufweisen. Ihr Ausbreitungsgebiet reicht vom Sulcus terminalis (vorn) bis an die Epiglottis (hinten) und seitlich bis zu den Gaumentonsillen. Es handelt sich bei den sog. Balgdrüsen (KÖLLIKER 1862) des Zungengrundes um Einsenkungen des mehrschichtigen Plattenepithels der Schleimhaut, die ringsum von lymphatischem Gewebe umkleidet sind. Außen ist eine dünne sekundäre bindegewebige Kapsel vorhanden. In dem lymphatischen Grundgewebe sind Sekundärknötchen wie in der Gaumentonsille ausgebildet. Im lymphatischen Gewebe ist ein reichliches Blutcapillarnetz enthalten, das radiäre Zweige in die Sekundärknötchen schickt. In den Krypten zwischen ihnen münden die zahlreichen Ausführungsgänge der Schleimdrüsen, die unterhalb der Zungenbälge und in den äußersten Schichten der Zungenmuskulatur liegen.

Am Dach und an der Hinterwand des Epipharynx ist die Rachentonsille eingelagert. Es handelt sich um eine lymphatische Gewebsplatte, die von vorwiegend längsverlaufenden Leisten und Furchen der Schleimhaut durchzogen wird. Sie ist mit mehrreihigem, flimmerndem Zylinderepithel bedeckt, das zahlreiche Becherzellen einschließt. Der Aufbau des lymphatischen Gewebes stimmt mit dem in den anderen Tonsillen überein; außen ist es ebenfalls von einer dünnen sekundären Kapsel begrenzt, von der Bindegewebssepten in die Leisten ziehen. Außerhalb der Kapsel liegen zahlreiche gemischte Drüsen, deren Ausführungsgänge in den Furchen münden.

Der bekannte Aufbau der Gaumentonsillen soll hier nicht im einzelnen geschildert werden. Die Krypten dieser Tonsillen sind gewöhnlich tiefer als die der übrigen, auch münden gewöhnlich keine Drüsenausführungsgänge in sie ein. Hinzu kommt die besondere Lagerung im embryonalen Sinus tonsillaris, als dessen Rest die Fossa supratonsillaris anzusehen ist. Sie wird caudal von der Plica supratonsillaris begrenzt. Inkonstant sind eine Fossa praetonsillaris, begrenzt von der Plica praetonsillaris und eine Fossa retrotonsillaris, die von der Plica retrotonsillaris gebildet wird. Auch in den Falten kann lymphatisches Gewebe enthalten sein. Der Aufbau des lymphatischen Gewebes unterscheidet sich nicht von dem der anderen Tonsillen. Eine Besonderheit ist jedoch die in den Krypten sichtbare starke Durchsetzung des Epithels mit Lymphocyten (daneben auch Erythrocyten und Leukocyten) mit der bekannten Auflockerung des Epithelverbandes (Retikulierung). — Innerhalb des lymphatischen Gewebes der Gaumentonsillen findet man reichlicher Granulocyten und auch Plasmazellen als sonst. Die Makrophagen der Sekundärknötchen enthalten regelmäßig große Mengen von Zerfallsstoffen. Im lymphatischen Gewebe befindet sich ein reichliches Capillarnetz, von dem Schlingen in die Sekundärknötchen eindringen, angenähert radiär angeordnet. — Die von der sekundären Kapsel zwischen die Balgdrüsen ziehenden bindegewebigen Septen fasern sich schließlich auf und gehen in das Reticulum des lymphatischen Gewebes über. Kapsel und Septen enthalten reichlich Blut- und Lymphgefäße.

Zwischen den drei großen Tonsillen gibt es in der Rachenschleimhaut reichliche Einlagerungen lymphatischen Gewebes, oft um die Ausführungsgänge der Schleimdrüsen gruppiert. Die größte Ansammlung liegt an der Mündung der Tuba *Eustachii* und wird gewöhnlich als Tubentonsille bezeichnet. Endlich sei noch erwähnt, daß sog. „Seitenstränge" von der Tubenmündung als Plica salpingo-pharyngica abwärts ziehen; sie treten unter normalen Umständen nur wenig hervor. — Lymphbahnen treten in den Septen der Kapsel und subepithelial reichlich auf, es gibt jedoch nur abführende, keine zuführenden Lymphgefäße in den Tonsillen. Das eigentliche lymphatische Gewebe wird somit wie auch an anderen Orten von einem Lymphgefäßnetz umsponnen[1].

Bei phyletischer Betrachtung ist die Tatsache festzustellen, daß lymphatisches Gewebe im Schlund bei allen Wirbeltieren vorkommt, aber erst bei Amphibien die Form abgegrenzter Organe annimmt[1]. Man findet bei ihnen Bildungen, die der Gaumen- und der Zungengrundtonsille der Säugetiere entsprechen. Grundsätzlich ähnlich sind die Verhältnisse bei den Reptilien. Sekundärknötchen findet man aber weder bei Amphibien noch bei Reptilien. Dagegen ist die Tendenz zur Oberflächenvergrößerung durch Epitheleinsenkungen oder auch durch papilläre Excrescenzen bereits deutlich vorhanden. Die Vögel besitzen große lymphatische Gewebseinlagerungen im Pharynx. Unter den Säugetieren ist die Ausbildung des Schlundringes unterschiedlich, am konstantesten sind die Gaumentonsillen entwickelt (fehlen aber bei vielen Nagern), und der Mensch ist am besten mit lymphatischem Gewebe ausgestattet. Auf den unterschiedlichen Bau der Mandeln bei den einzelnen Tierarten kann nicht eingegangen werden. Stets sind bei den Säugetieren Sekundärknötchen in den Tonsillen enthalten. — Aus der vergleichenden Betrachtung geht hervor, daß sowohl die Menge als auch die Differenzierung des tonsillären lymphatischen Gewebes zunimmt, und daß somit auch die Schutzfunktion, die es ausübt, leistungsfähiger gestaltet wird.

2. Allgemeine Pathologie des Mund- und Rachenraumes.

a) Der mechanisch-motorische Funktionskreis und seine Strukturen als krankheitsgestaltender Faktor.

α) Die Mundschleimhaut.

Einleitend wurden die einer mechanischen Beanspruchung angepaßten Struktureigenschaften des Mundhöhlenepithels hervorgehoben. Wir kennen als Folgen akuter und chronischer Entzündung, die auf die verschiedensten ursächlichen Reize eintreten können, Veränderungen am Mundhöhlenepithel, die aus dieser seiner vorgegebenen Struktur zu ersehen sind. So sieht man bei der sog. Stomatitis simplex oft mehr oder weniger flächenhafte Abstoßungen der aufgelockerten, von serösem Exsudat durchtränkten Epithelschichten. Vor allem aber kommt es bekanntlich vorher in dem breiten Epithel zu Bläschenbildung (Stomatitis vesiculosa oder pustulosa, herpetica). Auf diese Weise können sich Erosionen bilden. Vornehmlich entstehen die Bläschen an den Stellen, wo das Schleimhautepithel besonders dick ist und vielleicht sogar Hornschichten besitzt. Unter dem entzündlichen Reiz kann es aber auch zur Verhornung der oberflächlichen Epithelschichten kommen; so werden die sog. Koplikschen Flecke auf der Wangenschleimhaut als Pusteln mit Verhornung des Oberflächenepithels aufgefaßt. Beim Scharlach entwickelt sich das typische

---

[1] Hellman 1927.

Bild der „himbeerartigen" Zungenveränderung durch eine schnell auftretende Epitheldesquamation, und auf der geröteten Fläche treten die hyperämischen und geschwollenen Papillae fungiformes hervor. Auch das Epithel der syphilitischen Papel ist meist verdickt. — Bei chronischen Reizzuständen entsteht das bekannte Bild der Leucoplakia oris: Das Epithel ist verdickt, oft mehr oder weniger stark verhornt, die Papillen sind erhöht, gelegentlich auch verbreitert (Abb. 4). Im Bindegewebe findet man eine lymphocytäre und plasmocelluläre Infiltration. Hierher gehören auch die mit Acanthose und Parakeratose einhergehenden Epithelveränderungen bei der Glossitis rhombica mediana[1].

β) Die Zunge.

Bei der sog. schwarzen Haarzunge (Nigrities linguae) entwickelt sich eine starke Hypertrophie mit Hyperkeratose des Epithels der Papillae filiformes, außerdem eine Zunahme des Papillarkörpers, so daß die Papillen zentimeterlang

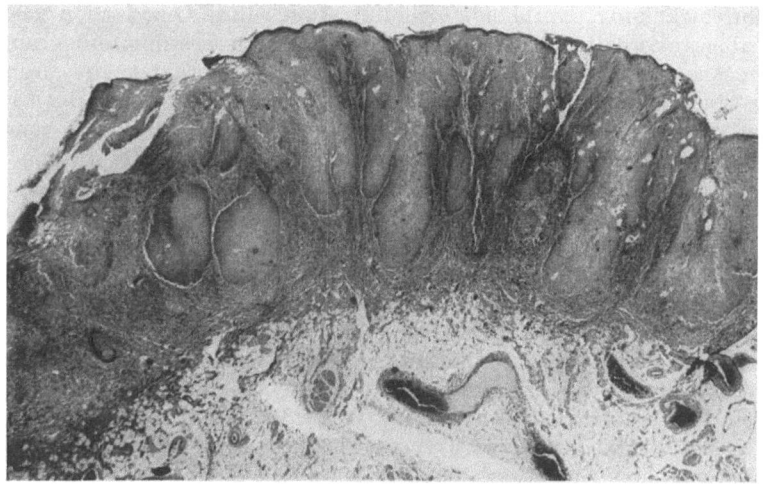

Abb. 4. Leucoplacia oris. HE. Lupenvergr.

werden können. Die Färbung wird teils durch Anwesenheit der Hornsubstanz, teils auch durch die Ingesta bedingt. Diese Zustände können im Anschluß an Mundschleimhautentzündungen (Scharlach, Reizung durch starke Mikroorganismenbildung), Magendarmstörungen, mangelhafte Kautätigkeit u. a. entstehen und auch wieder verschwinden. KAISERLING (1928) weist darauf hin, daß die Schleimhautepithelien der Balgdrüsen am Zungengrund sich stark vermehren und auch verhornen können, abgestoßen werden und aus den Öffnungen der Grübchen hervorragen (Hyperkeratosis lacunaris), ein Vorgang, wie er in den Krypten der Gaumentonsillen häufig ist. Auch im vorderen Zungenabschnitt kann die Schleimhaut mit dicken hyperkeratotischen Massen bedeckt sein, die von Furchen durchzogen sind (Pachydermia linguae). In diesem Zusammenhang seien die Veränderungen bei der sog. Lingua plicata erwähnt[2]. Bei Fehlen anderer Ursachen wird eine angeborene Anomalie angenommen. Muskelfasern und Bindegewebsstreifen ziehen bis in die Faltenhöhen, auf denen die Papillen sitzen; in den Faltentälern ist die Faserrichtung der Submucosa horizontal, und die Papillen fehlen oder sind flach. KAISERLING hebt derartige Wachstumsvorgänge bei Akromegalie hervor. Das Ganze erscheint unter rein morphologischem Aspekt

[1] Literatur s. bei MERKEL 1955.   [2] WÄTJEN 1923, KAISERLING 1928.

wie eine Übertreibung der normal vorgebildeten funktionsangepaßten Strukturen der Zunge. — Auf einer varicösen Erweiterung der Lymphcapillaren in den fungiformen Papillen beruht die „cystöse Degeneration der fungiformen Zungenpapillen". Durch die cystischen lymphatischen Räume werden die Papillen in Form kleiner Bläschen vorgewölbt. — Eine Veränderung der Wangenschleimhaut bei Glasbläsern, auf mechanische Überbeanspruchung beim Ausblasen des geschmolzenen Glases zurückzuführen, erwähnt KAISERLING. Muskulatur und Haut der Wangen werden stark gedehnt, so daß nach der Blähung Falten zurückbleiben, die Schleimhaut wird nach Art einer Leukoplakie verdickt.

γ) Der weiche Gaumen und die Uvula.

Der *weiche Gaumen und die Uvula* zeigen gewisse Regelmäßigkeiten ihrer Erkrankungsformen, die von BOLCK und ARNDT (1954) genauer untersucht wurden. An einem großen unausgewählten Material ergaben sich bestimmte, immer wiederkehrende Merkmale: starke venöse Hyperämie, serofibrinöse Bindegewebsdurchtränkung, lymphoide Zellinfiltration. Ihre Lokalisation zeigte ein gesetzmäßiges Verhalten, ebenso ihre Zuordnung zu bestimmten Krankheitsgruppen. Aus dem Untersuchungsgut ergaben sich die Azotämien, die chronischen venösen Stauungszustände, zentralen Todesfälle, die Grippe und der viscerale Rheumatismus als nosologische Gruppen, deren Beziehungen zu den genannten Gewebsveränderungen mit statistischen Methoden festgestellt wurden. Dem weichen Gaumen und der Uvula ist insofern eine immer wiederholte *Monotonie krankhafter Lebenserscheinungen* eigen, als bei den verschiedenen Krankheitsgruppen (s. oben) die Erscheinungen der venösen Hyperämie, der serofibrinösen Bindegewebsdurchtränkung und der lymphoiden Zellinfiltrate mit statistisch gesicherter Häufung stets gleichartig vorkommen. Gemeinsam ist ihnen ferner die im reifen Organ regelmäßig wiederholte Lokalisation. Beides, die prinzipielle Gleichartigkeit der geweblichen Veränderungen und ihre gesetzmäßige Lokalisation (Sitz der Veränderungen in einem subepithelialen Streifen, der nasal breiter als oral ist und die gesamte Uvula einschließt), sind auf vorgegebene Tatsachen der Struktur und Strukturentwicklung zurückzuführen, die in der normalanatomischen Einleitung dargestellt worden sind. Trotz dieser gesetzmäßigen Gleichartigkeit bestehen gewisse quantitative Unterschiede sowohl in den erwähnten *Krankheitsgruppen* als auch in der Befallshäufigkeit und Befallsstärke einzelner Gewebsorte des weichen Gaumens und der Uvula. So sind z. B. die venöse Hyperämie und die serofibrinöse Durchtränkung an der Uvula, besonders an der Uvulaspitze häufiger und ausgedehnter zu sehen als an der oralen und nasalen Seite des weichen Gaumens. „Das ist insofern nicht überraschend, als hier eine ontogenetisch ableitbare Anhäufung des ursprünglichen embryonalen Mesenchyms mit Einschluß übermäßig stark entwickelter kavernöser Venengeflechte besteht" (BOLCK und ARNDT 1954). Die lymphoiden Zellen werden dagegen besonders häufig und reichlich an der nasalen Fläche angetroffen. Hierfür wird die unterschiedliche, in der Ontogenese zu verfolgende Anhäufung des ursprünglichen Mesenchyms mit Bevorzugung der nasalen Fläche verantwortlich gemacht. Dagegen bleibt die nasale Fläche in der Entwicklung motorisch und statisch wirksamer Faserstrukturen und in der Entwicklung der Drüsen zeitlich und mengenmäßig zurück. In bezug auf die Gewebsveränderungen bei den oben genannten nosologischen Gruppen ist zu sagen, daß sie natürlich keinesfalls „spezifisch" sind, vielmehr wesentlich aus den geschilderten Strukturbesonderheiten des Gewebsortes hervorgehen.

Als strukturgenetisch unterschiedliche Areale haben sich die Uvula, die orale und die nasale Fläche des weichen Gaumens ergeben. Innerhalb der Uvula tritt die Spitze mit einer besonders mächtigen Anhäufung kavernöser Bluträume hervor. Ihre vorwiegende Erkrankungsform ist daher eine starke venöse Hyperämie und eine serofibrinöse Bindegewebsdurchtränkung. An der oralen Fläche treten in Übereinstimmung mit der Entwicklung und Ausbildung spezieller drüsiger und stützender Strukturen sämtliche geweblichen Krankheitserscheinungen zwar qualitativ gleichartig, jedoch quantitativ geringer in Erscheinung. Die nasale Seite des weichen Gaumens steht förmlich in der Mitte zwischen der oralen Seite und der Uvula (weitere Einzelheiten s. bei BOLCK u. ARNDT 1954).

δ) Der Zahn.

Das für die mechanisch-motorische Funktion der Mundhöhle bedeutsamste Organ ist zweifellos der *Zahn.* Die besondere funktionelle und strukturelle Situation dieses Organs haben wir in der normalanatomischen Einleitung umrissen und festgestellt, daß das Problem der *beweglichen Befestigung und stoffwechselmäßigen Verbindung der Hartsubstanzen mit den Geweben des Kiefers* (Zahnfleisch, Pulpa, Alveole) entscheidend ist. Wir werden unsere Aufmerksamkeit zunächst den Vorgängen im Parodontium zuwenden. Überblicken wir die einleitend angeführten stammesgeschichtlichen und morphologischen Tatsachen, so wird klar, daß wir im *Parodontium* einen Gewebsort

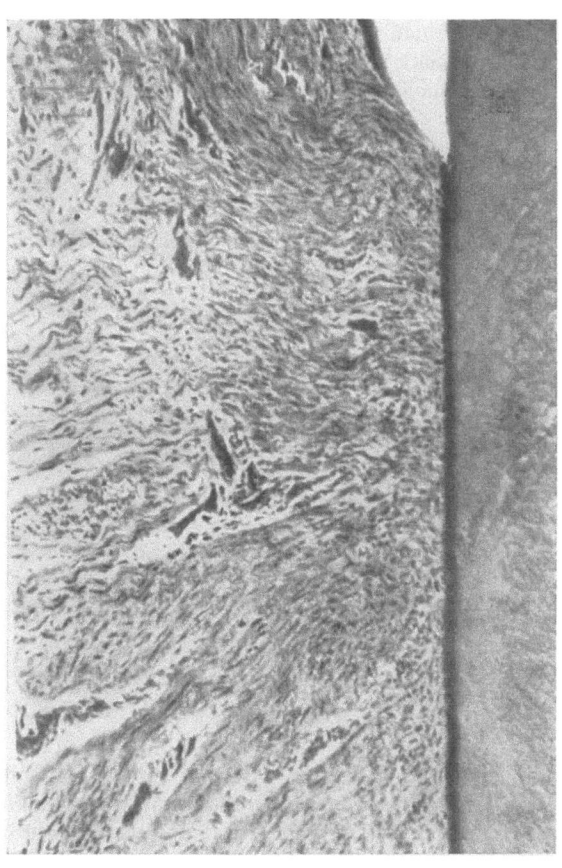

Abb. 5. Seröse marginale Gingivitis mit Auflockerung des Fasergefüges und beginnender Fibrillolyse. Man vergleiche das normale Fasergeflecht der Abb. 6. HE. Vergr. 120mal.

vor uns haben, für den es eigentlich einen dauernd festgehaltenen Normalzustand gar nicht gibt, sondern bei dem mehr als irgendwo anders in der Mundhöhle dauernd alles im Fluß ist, im Aufbruch, in der Verschiebung und Wanderung, und das an einem Ort, der in stärkstem Maße der Einwirkung äußerer Schädlichkeiten ausgesetzt ist. So wird es verständlich, daß gerade hier die Prädilektionsstelle für krankhafte Vorgänge liegt, daß viele sehr verschiedene, von innen und außen wirkende Ursachen in dieses labile System störend eingreifen und krankhafte Umgestaltungen hervorrufen können. Daraus wird es schon jetzt verständlich, daß es nicht *eine,* sondern viele verschiedene Ursachen sein werden, die für die *Parodontopathien* in Frage kommen.

Unter dem Gesichtspunkt der Pathogenese kann man unter ihnen zwei große Gruppen unterscheiden, deren ätiologische Einzelfaktoren sehr mannigfaltig sind:

die entzündlichen und die dystrophischen Formen. Es ist von vornherein klar, daß es sich um die begrifflich scharfe Trennung von Lebenserscheinungen handelt, die in Wirklichkeit kombiniert vorkommen.

Die Parodontopathien. Der weitaus größte Teil der Parodontopathien schließt sich aber an marginale Entzündungsvorgänge an: Am Rand des Zahnfleisch-ansatzes beginnend, kommen häufig chronische oder rezidivierende seröse Ent-zündungen vor: Gingivitis marginalis serosa (Abb. 5 und zum Vergleich Abb. 6). Man sieht einen roten Saum, der in Richtung auf den Zahn mit einem weißlichen Belag bedeckt ist. Es soll nur beiläufig vermerkt werden, daß sich aus diesem Stadium auch akute ulceröse, eitrige oder hämorrhagische Formen entwickeln

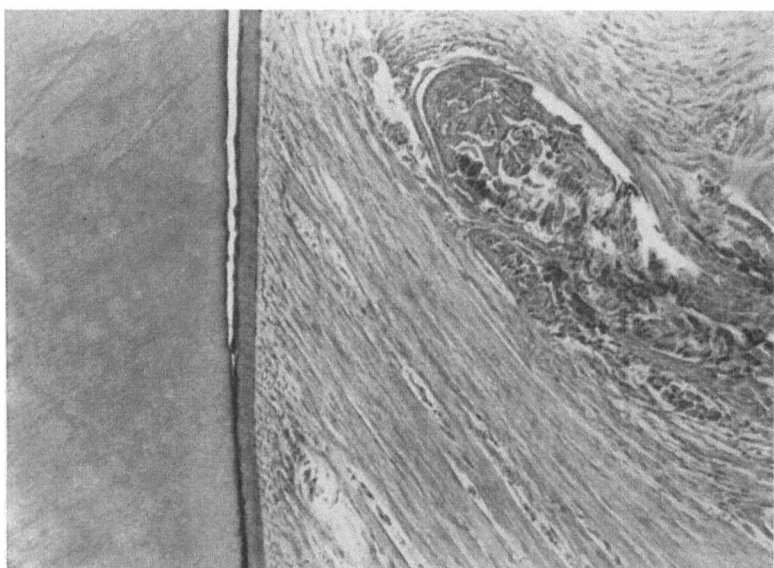

Abb. 6. Normaler Faserverlauf am Zahnhals. HE. Vergr. 120mal.

können, wie sie z. B. nicht selten im Gefolge von Infektionskrankheiten bei Jugend-lichen beobachtet werden. Die Gingivitis marginalis serosa ist jedoch ausgesprochen chronisch und wird wohl bei den meisten Erwachsenen einer zivilisierten Be-völkerung heute mehr oder minder ausgeprägt gefunden. Dabei kann es gelegent-lich — wie an jeder anderen Schleimhaut — zu Wachstumsvorgängen des Epithels und produktiver Entzündung des Bindegewebes kommen (Abb. 8), so daß man von hyperplastischer Entzündung spricht. Im chronischen Stadium einer serösen marginalen Gingivitis sieht man massenhafte Ansammlungen von Plasmazellen, auch Lymphocyten und gewucherte ortsständige Bindegewebszellen zuerst in den Lücken des supraalveolären Halteapparates. Dann geht der Halteapparat, der dem Epithel des Zahnfleischrandes als Stütze gedient hatte, in dem Bereich der chronischen Entzündung zugrunde, es kommt zur Fibrillolyse (Abb. 7. und 8). Das innere Saumepithel hebt sich vom Schmelz ab, weil es seinen Halt von rück-wärts verloren hat, um den Zahn entsteht eine Tasche. In dem Maße, wie sich diese Tasche bildet und vertieft, wächst das innere Saumepithel über die Schmelz-Zement-Grenze am Zahnhals über das Zement hinweg der Wurzel zu. Dadurch bleibt ein epithelialer Abschluß gegen die Mundhöhle erhalten. Es ist verständ-lich, daß Ulcerationen und Eiterungen in der Tasche auftreten können, was der Erkrankung den alten Namen Alveolarpyorrhoe eingetragen hat. Mit der zunehmenden Vergrößerung der Tasche infolge des Tiefenwachstums des inneren Saumepithels muß auch die chronische Entzündung allmählich tiefer rücken, wobei natürlich die Bedingungen für ihr Fortdauern durch die Taschenbildung unterhalten und begünstigt werden. Man sieht daher zunächst im lockeren perivasculären Bindegewebe des Periodontiums eine chronische Entzündung, sodann eine zunehmende Auflösung des eigentlichen Halteapparates. Ferner muß sich auf Grund der ana-tomischen Gegebenheiten eine chronische Entzündung des angrenzenden Alveolarkno-chens einstellen, die mit er-heblichem Knochenabbau ein-hergeht (Abb. 9 und 10). — Vergleichsweise können wir sagen, daß bei dieser Form der entzündlichen Parodonto-pathie die Zähne Brücken-pfeilern gleichen, die man in einem verhältnismäßig schma-len Bereich ringsum frei-schaufelt und ausschachtet (Abb. 11).

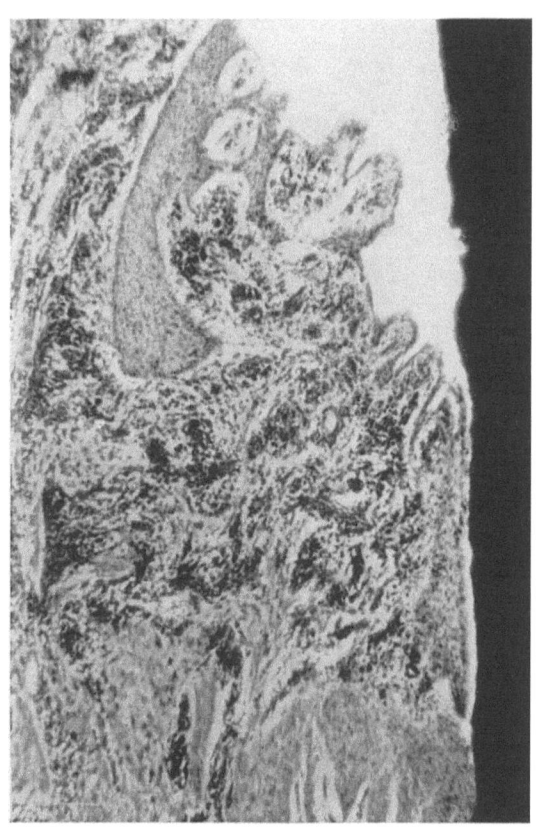

Es sei nun hier sogleich angeschlossen, daß wir den gleichen Vorgang der Aus-schachtung auch antreffen können, ohne daß Entzün-dungserscheinungen im Vor-dergrund stehen oder ursäch-lich angeschuldigt werden können: Parodontosis. Das ist für uns insofern interessant, als es zeigt, daß ganz ver-schiedene, zum Teil noch un-bekannte Initialvorgänge am gleichen Ort immer zu den nämlichen Umgestaltungen führen müssen, also von der funktionellen Gewebsstruktur

Abb. 7. Chronische Gingivitis marginalis mit weitgehender Zer-störung des supraalveolären Halteapparates; reaktive Hyperplasie des Epithels. Vorwachsen des inneren Saumepithels in die Tiefe. Elast. v. Gies. Vergr. 64mal.

des Ortes abhängen. Diese Erkenntnis liefert uns ein Verständnis für die Pathogenese der Parodontose, denn das gemeinschaftlich innervierte und durchblutete synergistische System des Zahnes und seiner unmittelbaren Um-gebung ist in den übergeordneten Funktionskreis der Mundhöhle und diese wieder in das System des Verdauungskanals eingeordnet. Man kann das unter dem Bilde einer Schachtelung oder einer schichtweisen Überbauung beschreiben. In jedem funktionellen System höherer Ordnung führt eine Änderung eines Systemgliedes zu einer Rückwirkung auf das ganze System[1]. — Das *Wesen aller Parodontopathien* liegt letzlich also darin, daß die geordneten strukturellen und funktionellen Relationen des Zahnes zu seinem Halteapparat abgeändert werden. *Eine* Ursache ist die zuerst abgehandelte, so häufige chronische margi-nale, in die Tiefe fortschreitende Entzündung. Aber auch zahlreiche andere

[1] SIEGMUND 1952.

Ursachen, die sich entweder direkt oder über das Gefäß-Nerven-System vermittelt auswirken, müssen zu gleichen Folgen führen, wie z. B. Mangel gewisser Vitamine (A, C), Zahnsteinbildung, hormonale Störungen, Arteriosklerose und andere Gefäß-krankheiten (Endangitis obliterans, Morbus Raynaud, Akrocyanose, Sklerodermie), Toxine, fehlerhafte mechanische Beanspruchung und der große Kreis, der für den Anatomen zur Zeit noch gar nicht faßbaren vegetativ-nervösen Störungen.

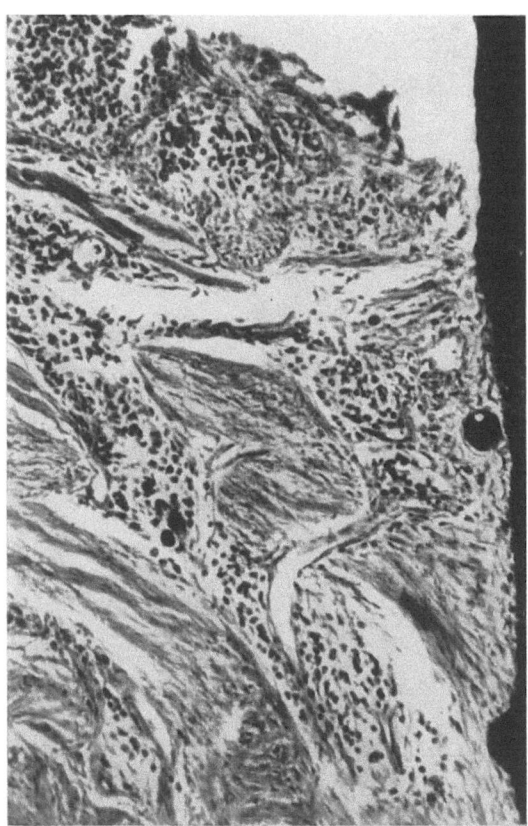

Abb 8. Chronische Gingivitis marginalis mit Fibrillolyse und beginnender Zerstörung des supraalveolären Halteapparates; Ulceration der Oberfläche. HE. Vergr. 120mal.

Zusammenfassend müssen wir also eine gewisse Monotonie des Verhaltens am Zahn und seiner Umgebung gegenüber den verschiedensten exogenen und endogenen Einflüssen feststellen. Stets führt die nervale Reizung zu Änderungen der Blutströmung und diese zu Exsudationen verschiedenen, meist serösen Charakters mit nachfolgender Störung der Gewebstrophik. Es handelt sich also bei allen Formen der Parodontopathien um Folgen einer Durchblutungs- und Ernährungs-störung, die sich im übrigen nicht nur auf das Parodontium beschränken, sondern auch *Veränderungen der Pulpa* hervorrufen und davon abhängig den Stoffwechsel der Hartsubstanzen beeinflussen (Caries-resistenz im Parodontosege-biß). In den Pulpen sehen wir eine reticuläre Atrophie mit Verkalkung. Bekanntlich ist besonders von Siegmund (1939) auf diese Dinge hingewiesen worden.

Unter den gleichen Gesichtspunkten ist auch die Parodontosis atrophicans zu verstehen, die hauptsächlich im höheren Alter beobachtet wird; sie ist selten. Es kommt zum gleichmäßigen harmonischen Schwund des gesamten Halteapparates, der Gingiva und des Alveolarknochens ohne nennenswerte Ausbildung von Zahnfleischtaschen. Das gesamte Oberflächenniveau sinkt ein, ohne daß sich die Zähne zunächst merklich lockern. Entzündungserscheinungen sind nicht vorhanden. Der Periodontalspalt ist, soweit erhalten, eng. Schließlich wird natürlich der Halt dieser Zähne auch zu gering, sie werden locker und fallen aus. Wenn wir uns vergegenwärtigen, daß die Existenz des Zahnes mit seinem Halteapparat durch dauernde Umbildungsvorgänge mit Abbau und Neubildung von Strukturen gekennzeichnet ist, wird es klar, daß bei einem Überwiegen der Abbauvorgänge bzw. einem mit dem Alter auftretenden Sistieren der Neubildung derartige Schwundzustände in Erscheinung treten müssen.

Die Parodontopathien können als ein Beispiel dafür gelten, wie sehr ein Organismus und sogar ein bestimmter Gewebsort die Art, sich krankhaft umzuwandeln, selbst mitgestaltet und beherrscht.

Die Caries. Die Problematik dieser Erkrankung kann nicht im einzelnen dargestellt werden. Die Voraussetzung zur Cariesentstehung nach Zerstörung des Schmelzoberhäutchens ist die Entmineralisierung der Kittsubstanz und Prismen des Schmelzes. Dem liegt die physiologische Tatsache zugrunde, daß der Schmelz zum weitaus größten Teil aus anorganischer Materie (beim Erwachsenen 96—97%), und zwar überwiegend aus Hydroxylapatit, besteht. Die länglichen Schmelzprismen sind in ihrer Gestalt neuerdings durch Fujita (1953) untersucht worden. Sie enden zugespitzt an der Schmelz-Dentingrenze; sie sind kanneliert und werden durch verkalkte organische Kittsubstanz zusammengeschlossen. In den sog. Schmelzbüscheln oder Schmelzlamellen ist organische Substanz angereichert, sie sind Orte schwächerer Verkalkung und Prädilektionsstellen für die Ausbreitung der Caries. W. J. Schmidt (1940) hat mittels polarisationsoptischer Methoden den Feinbau des Schmelzes und die Einlagerung der submikroskopischen Apatitkriställchen bei der zunehmenden Erhärtung der Schmelzprismen untersucht. Wichtig erscheint in

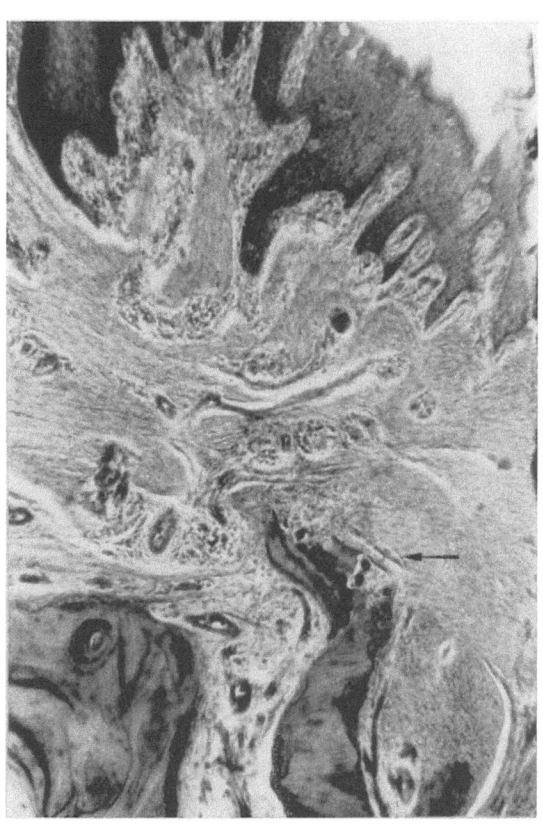

Abb. 9. Ausschnitt aus Abb. 11. Chronische marginale Entzündung mit Knochenabbau (Pfeil). HE. Vergr. 64mal.

diesem Zusammenhang, daß der Schmelz keine Regenerationsfähigkeit besitzt, einmal entstandene Defekte also nicht ausgeglichen werden können. Eigentliche Lebensvorgänge spielen sich in ihm nicht ab, wenn auch der Transport gelöster Stoffe in der Kittsubstanz und der Austausch von Atomen nachgewiesen ist.

Im Dentin sind bereits zahlreiche organisch vorgebildete Wege in Gestalt der Odontoblastenfortsätze, die in den Dentinkanälchen liegen, vorhanden, Umstände, welche die weitere Ausbreitung und das Gesicht der Caries wesentlich beeinflussen (Abb. 12 und 13). Neuere elektronenoptische Untersuchungen an den Tomesschen Fasern stammen von Helwig und Menke (1939). Die Odontoblastenfortsätze haben offenbar Stoffwechselfunktionen, besonders die Versorgung des Dentins mit Mineralstoffen. Sie sind durch kommunizierende Seitenkanälchen verbunden. Die Grenze gegen den Schmelz besitzt insofern Unschärfen, als manche Dentinkanälchen samt Odontoblastenfortsätzen ein Stück weit in den Schmelz eindringen. Auch dieser Umstand dürfte der Ausbreitung der Caries Vorschub leisten[1]. Im Gegensatz zum Schmelz macht die organische Substanz im Dentin etwa 26—28% des Trockengewichtes aus. Die Verkalkung des Dentins ist ungleichmäßig: Unverkalktes Dentin liegt als sog. „Interglobulardentin" besonders in der Peripherie des Zahnbeines und in der Nähe der Schmelz-Dentin- und Dentin-Zementgrenze. Ferner ist das ältere kronennahe Dentin allgemein kalkreicher als das wurzelnahe. An der Dentin-Pulpagrenze befindet sich stets ein Streifen von Prädentin als Hinweis auf die fortbestehende Tätigkeit der Odontoblasten; in dem von ihnen gebildeten Sekundärdentin, das unregelmäßigen Kanälchenverlauf besitzt, findet sich reichlich unverkalkte Grundsubstanz (Interglobulardentin) (Abb. 14).

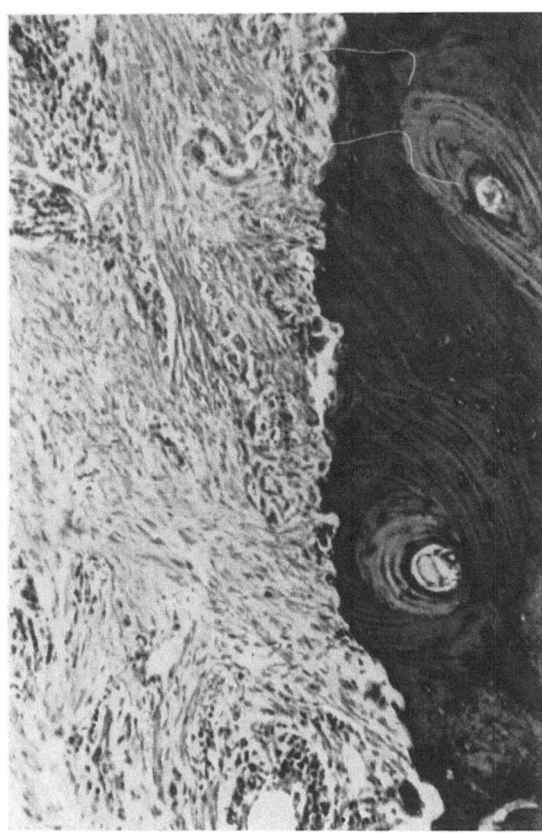

Abb. 10. Osteoklastischer Knochenabbau am Alveolarrand bei chronischer Parodontopathie. Elast. v. Gies. Vergr. 120mal.

Wir sehen uns der Caries gegenüber in einer Lage wie bei der Geschwürskrankheit des Magens und Duodenums (s. unten). Wir kennen eine Reihe *allgemeiner prädisponierender* Faktoren: der mangelhafte funktionelle Gebrauch des menschlichen Gebisses unter zivilisatorischen Lebensbedingungen, Zeiten starken körperlichen Wachstums, Schwangerschaft und Lactation, Stoffwechselkrankheiten, allgemeine akute oder chronische Infektionskrankheiten, erblich-konstitutionelle Einflüsse und anderes. Daneben sind *örtliche Manifestationsfaktoren* bekannt wie Schmelzdefekte, abnorme Fissuren, gedrängte Zahnstellung u. a.

Der wichtigste örtliche Manifestationsfaktor aber — aus dem auch die außerordentlich weite Verbreitung der Krankheit verständlich wird — liegt in dem obengenannten konstruktiven Problem, die nicht lebenden, nicht selbsttätig reagierenden, wohl aber am Austausch von Stoffen teilnehmenden Hartsubstanzen (Schmelz, verkalkte oder unverkalkte organische Grundsubstanz, des Dentins und des Zementes) mit dem Stoffwechsel und Eigenreaktion besitzenden, lebenden Geweben zu verbinden. Die funktionsangepaßte Kompliziertheit dieses differenzierten Zahnes bringt es *notwendigerweise* mit sich, daß den Hartsubstanzen trotz hochentwickelter organischer Verbindungen (man denke etwa an die Dentinkanälchen) keine *eigenen* Abwehrvorgänge oder Regenerationserscheinungen zugeordnet sind, daß mithin der Schaden in die Tiefe fortschreiten kann, wobei er auf Grund der Verbindungen mit dem lebenden Gewebe zum Teil

---

[1] Über das Verhalten der Kittsubstanz und den Verlauf der Kollagenfasern im Dentin siehe W. J. Schmidt 1940, Keil 1942.

sogar vorgebildete Bahnen benutzen kann, und erst auf eigenständige Reaktionen stößt, wenn er sich der *Pulpa* nähert (vgl. Abb. 15).

Die Pulpitis. Die *Erkrankungen der Pulpa* erhalten ihre Gestaltung von der einmaligen anatomischen Lage dieses Gewebsortes, einer Situation, die letzlich

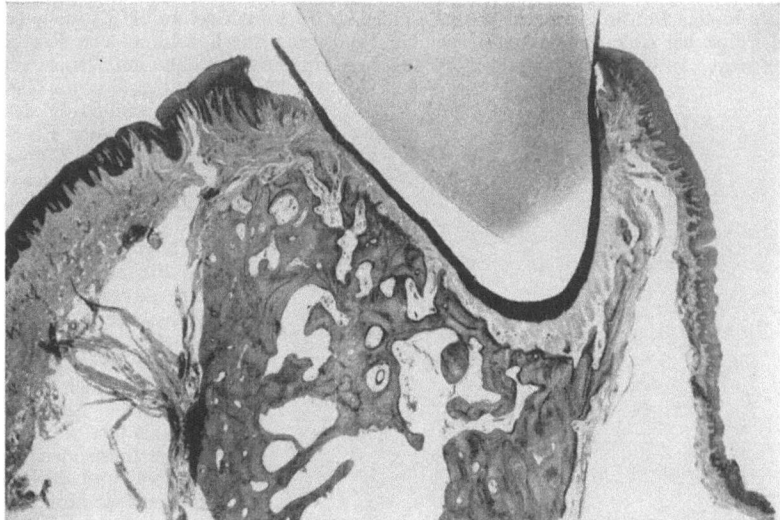

Abb. 11. Vorgeschrittene Parodontopathie mit Abbau des Alveolarrandes. Vergl. Abb. 16. Lupenvergr.

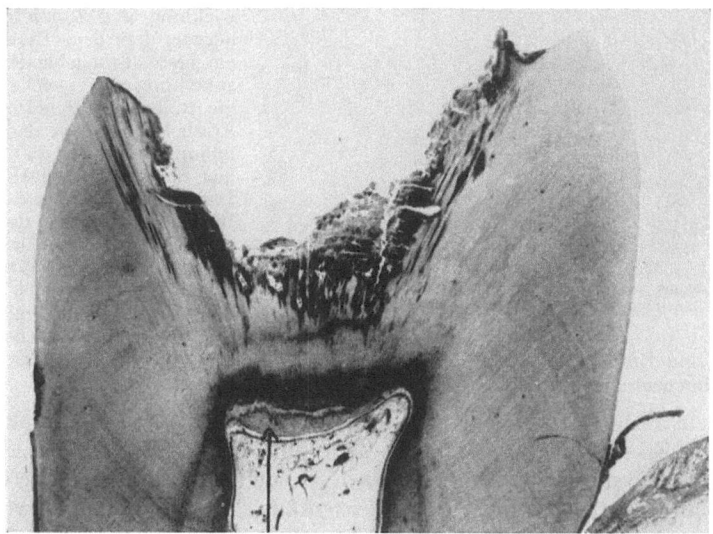

Abb. 12. Caries. Der Pfeil deutet auf Sekundärdentin. HE. Lupenvergr.

wieder auf dem konstruktiven Problem beruht, wie ein mit einer Wurzel in den Kiefer eingesenkter Zahn, der sich über eine Bindegewebspapille entwickelt hat, mit dem lebenden Gewebe in seiner Funktion verbunden werden soll. Es ist klar, daß es sich hierbei nicht etwa um ein mechanisches Problem, sondern vor allem um eine Frage des Stoffwechsels, der Reaktionen und der Regeneration handelt. — Die Regeneration spielt insofern eine bedeutsame Rolle, als im

Bereiche des Zahnsystems auf ihr letztlich die Tatsache der zwei Dentionen des Menschen und vieler Säugetiere beruht.

Es ist bekannt, daß demgegenüber niedere Wirbeltiere wie Amphibien, Reptilien und Fische eine praktisch unbeschränkte Regenerationsfähigkeit ihrer Zähne besitzen, „polyphyodont" sind. Aber auch am fertig gebildeten Zahn sind dauernd regeneratorische Vorgänge zu beobachten. So hat man etwa am Nagezahn der Ratte den täglichen Zuwachs an neugebildetem Dentin gemessen (4—12 μ in 24 Std)[1]. Ferner sei an die Tatsache erinnert, daß die Pulpa bei Abkauung ihrer drohenden Freilegung durch Bildung von Ersatzdentin entgegenwirkt. In vielen Ordnungen der Säugetiere finden sich Zähne mit Dauerwachstum,

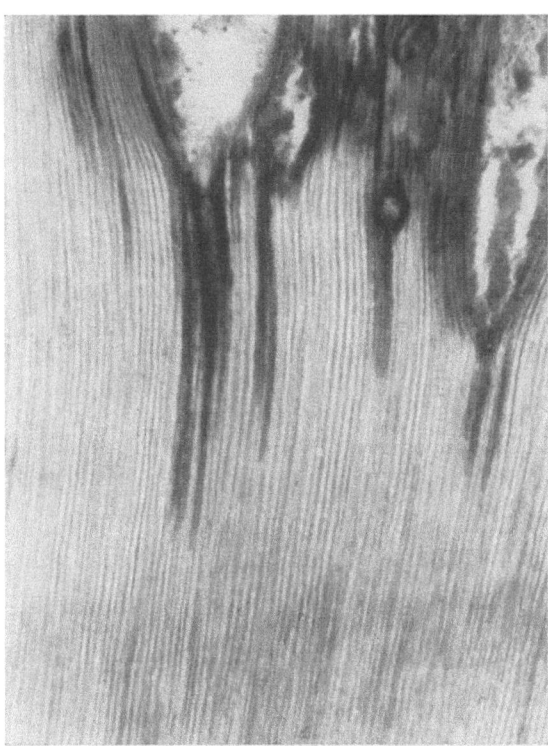

z.B. die Stoßzähne des Elefanten, die Incisivi und Canini des Flußpferdes, Hauer des Ebers. Das Pferd zeigt bei allen Zähnen einen sehr späten Abschluß des Wurzelwachstums. Die Beispiele können beliebig vermehrt werden, das Prinzip liegt jedoch darin, daß Zähnen, die einer starken Abnutzung ausgesetzt sind, eine dauernde aktuelle Regeneration zugeordnet ist, die sich als Dauerwachstum äußert. Bei dauernd wachsenden Zähnen findet eine Persistenz des Schmelzorgans statt. Das rührt an die Frage der formbestimmenden Einflüsse von Epithel und Mesenchym. Hierüber liegt ein großes Schrifttum vor, das bei Lehner und Plenk (1936) im einzelnen berücksichtigt ist. Aus der Entwicklung der Zahnleisten geht hervor, daß dem Epithel wohl ein erster formgebender Einfluß zukommt; das gleiche gilt für die Rolle des Schmelzorgans als Epithelscheide bei der Wurzelbildung, ohne daß zu dieser Zeit hier noch Schmelz gebildet wird. Daneben laufen aber korrelative Wachstumsprozesse des Mesenchyms mit Vascularisierungsvorgängen an den Wachstumszonen. Es handelt sich also auch bei der Zahnentwicklung und dem geformten Wachstum der

Abb. 13. Ausschnitt aus Abb. 12. Fortschreiten der Caries in den Dentinkanälchen. HE. Vergr. 120mal.

Zähne um eine Erscheinungsform der Regel vom histogenetischen Einfluß des Epithels auf die Differenzierung des Bindegewebes (Fischel 1922).

Wenn ein Substanzverlust am Dentin eintritt, reagiert die Zahnpulpa mit Bildung von Ersatzdentin. So können Zähne bis auf das Zahnfleisch abgekaut werden, ohne daß die Pulpa freigelegt wird. Ersatzdentin abscheidende Odontoblasten können auch noch beim Erwachsenen aus Pulpafibrocyten hervorgehen. Ferner sei auf die irreguläre Dentinbildung bei Wurzelbrüchen hingewiesen[2], welche die Funktionen eines die Bruchenden verbindenden Callus erfüllt. Kugelige Regenerationsprodukte der Pulpa, aus sekundärem Dentin bestehend, werden als Dentikel bezeichnet; an ihnen können auch Zementbildungen vorkommen.

Die Sonderstellung der Pathologie der Pulpa ist aber nicht nur durch die Fähigkeit regeneratorischer Leistungen bei der Bildung von Hartsubstanzen

---

[1] Spreter v. Kreudenstein 1939.   [2] Hammer 1939.

gekennzeichnet sondern durch ihren Aufbau als Fibrocytensyncytium in einer gallertigen Grundsubstanz sowie ihre weitgehende Abgeschlossenheit im Hohlraum der Wurzel und die damit zusammenhängende Tatsache, daß die Ausbildung von Kollateralkreisläufen bei einwurzeligen Zähnen nicht und bei mehrwurzeligen Zähnen unvollkommen möglich ist[1]. So wird in scheinbar gesunden Zähnen oft eine Atrophie des Pulpengewebes angetroffen und führen akute Entzündungen häufig und schnell zur Nekrose der Pulpa. Die überaus reiche Nervenversorgung des Organs ist bekannt. — Es handelt sich, *alles zusammengefaßt*, um einen weit *vorgeschobenen Gewebsort*, dessen Gefährdung aus eben dieser phyletisch, ontogenetisch und letztlich funktionell bedingten Situation förmlich mit Notwendigkeit hervorgeht. Die bekannten Erkrankungsformen und ihre klinischen Erscheinungen: die akute Pulpitis simplex, purulenta und gangraenosa, die chronischen Pulpitiden bis zu den ulcerösen und granulierenden Formen, sind, ohne daß sie hier im einzelnen geschildert werden können, aus dieser Situation und der damit gegebenen engen Beziehung zu den Hartsubstanzen — und somit zur Caries — unschwer zu verstehen. Die Resorptionsmöglichkeiten des entzündlichen Exsudats sind bei geschlossener Pulpenhöhle sehr gering, etwas größer nur bei jugendlichen Zähnen mit weit

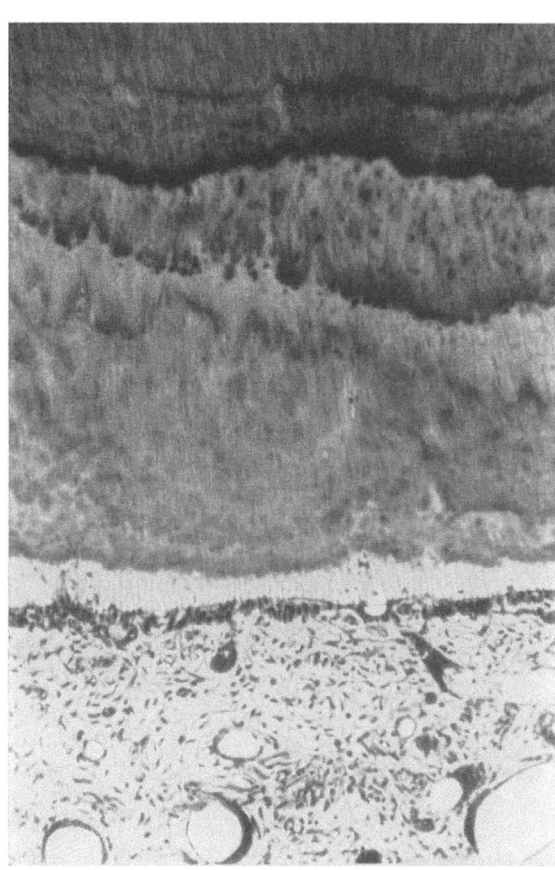

Abb. 14. Ausschnitt aus Abb. 12. Caries. Sekundärdentin mit unregelmäßiger Verkalkung. HE. Vergr. 120mal.

offenem Foramen apicale. Ein Entweichen des Exsudates kann häufig durch eine sekundäre Verbindung der Pulpenhöhle mit der Mundhöhle — durch die cariös zerklüftete Dentindecke — ermöglicht werden. Ist die so häufige Nekrose im akuten Stadium nicht eingetreten, so kann sich unter diesen Umständen oder bei besonders günstigen örtlichen Resorptionsbedingungen eine chronische Entzündungsform der Pulpa entwickeln. Dabei können große Mengen sekundären Dentins neugebildet werden, es kann durch breite Eröffnung der Pulpenkammer zu ulcerösen Formen kommen. Nach Umwandlung des Pulpengewebes in Granulationsgewebe können polypöse Granulationen aus der Höhle herauswachsen.

Periodontitis apicalis. Andererseits kann die Entzündung von der Pulpa aus zu einer Periodontitis apicalis in akuter oder chronischer Verlaufsform führen.

---

[1] RÖMER 1928.

Bei diesen Erkrankungsformen tritt die oben bereits ausführlich gewürdigte Art der beweglichen Befestigung des Zahnes am Alveolarknochen und die knöcherne Nachbarschaft des Zahnes mitgestaltend in Erscheinung. So kann es bei akuten Verlaufsformen nach Einschmelzung der Wurzelhaut zur Ostitis und schließlich zur Periostitis kommen, zum subgingivalen Absceß (Parulis). Einbrüche in die Kieferhöhle ergeben sich aus den topographischen Verhält-

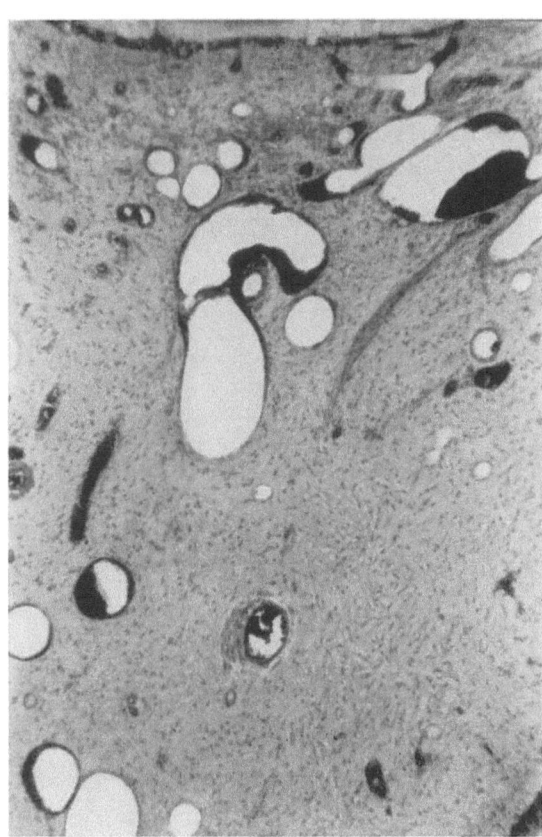

Abb. 15. Ausschnitt aus Abb. 12. Caries. Starke reaktive Hyperämie der Pulpa. HE. Vergr. 64mal.

nissen. In chronischen Verlaufsformen kommt es nach eitriger Einschmelzung zur Fistelbildung. Unter allgemeinem Gesichtspunkt sind aber Veränderungen am Knochen und an der Zahnwurzelspitze interessant, die in ihrer Form jene erwähnte besondere örtliche Gewebssituation der Verbindung des Kieferknochens mit den Hartsubstanzen des Zahnes zum Ausdruck bringen. Sie können hier nur kurz genannt werden: Am Knochen kommt es unter der Wirkung des chronischen Reizes — analog den Vorgängen an anderen Stellen des Skeletsystems — zu Abbau- und Neubildungsvorgängen. Der Abbau erfolgt durch Osteoklasten und Granulationsgewebe. Durch ausgedehnteren Knochenschwund um die Wurzelspitze werden die ursprünglich gegebenen, für die funktionelle Struktur der Wurzelhaut und des Knochens maßgebenden Druck- und Zugverhältnisse geän-

dert mit dem Ergebnis eines weiteren Umbaus des Knochens. Es kann dabei zu beträchtlichen Appositionen von Knochensubstanz kommen, die so weit gehen können, daß die Wurzeln von Zähnen mit nekrotischer Pulpa zur Seite geschoben und aus dem Kiefer herausgedrängt werden. An der Zementschicht der Zahnwurzel können Zementexostosen mit Abbau der benachbarten Knochenteile entstehen, während es an den Abschnitten des Knochens, die der Zementexostose abgekehrt liegen, zur Knochenneubildung kommt.

An der Zahnwurzelspitze gibt es partielle Nekrosen, wenn der apikale Teil der Wurzelhaut eingeschmolzen ist, und zwar wird nicht nur das Zement arrodiert, sondern auch Teile des Dentins. Andererseits sind hier Vorgänge allgemein-pathologisch bedeutsam, bei denen es zu einer mehr oder minder weitgehenden Reduktion des Periodontiums durch Neubildung von Hartsubstanzen kommt. Es kann sich um Zementhyperplasien handeln, die schichtweise gleichmäßig an der Wurzelspitze aufgelagert sein können (Abb. 16) oder als

Kugeln im Periodontium entstehen und sich sekundär mit der Wurzel vereinigen. Die zahlreichen Ausläufer der Zementkörperchen sind fast alle nach
dem Periodontium gerichtet. Ursächlich dürfte stets ein chronischer Reizzustand des Periodontiums zugrunde liegen: So sieht man z. B. am Rande von
Wurzelgranulomen, wo die Abgrenzung durch Bindegewebe an der Wurzel einsetzt, umschriebene Zementhyperplasien. Außerdem kann es mit der Zement-
hyperplasie zu Knochenneubildung an der Innenfläche der Alveole kommen,
so daß die Bindegewebszüge des Periodontiums verkürzt werden; Knochen und
Zement legen sich dann unmittelbar aneinander. Hier sind auch jene interessanten Regenerationsvorgänge zu erwähnen, die sich bei Reimplantation von

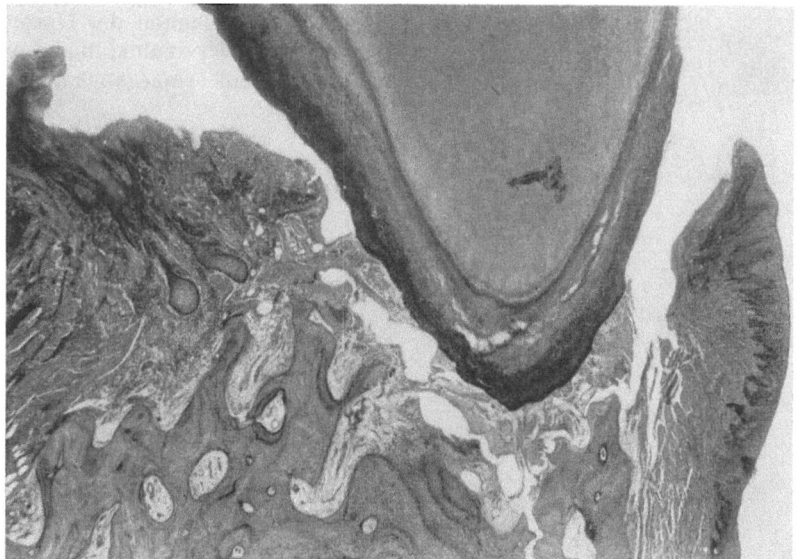

Abb. 16. Hochgradige Parodontopathie mit Abbau des Alveolarknochens, Zerstörung des Halteapparates. —
Hyperplasie des Zahnfleischepithels auf dem Boden der chronischen Entzündung, reaktive Neubildung von
Wurzelzement mit schichtweiser Ablagerung. HE. Lupenvergr.

Zähnen abspielen. Es kann dabei nach herdförmiger Resorption des Zementes
zu einer vollständigen Synostose zwischen Knochen und Dentin an dieser Stelle
kommen[1]. Synostosen mit Zement werden — durch osteoides Gewebe vermittelt — im Bereich von Resorptionsvorgängen an retinierten Zahnwurzeln
beobachtet. Zusammengefaßt handelt es sich um Vorgänge, in denen die funktionsangepaßte „bewegliche Befestigung" des Zahnes förmlich wieder aufgehoben wird und — in phylogenetischer Sicht — ein primitiver Zustand in
Erscheinung tritt, wie er z. B. bei den Fischen vorkommt, die einfache knöcherne oder faserige Ankylosen als Befestigungsmittel besitzen. Ähnliche Verhältnisse finden sich im Amphibien- und Reptiliengebiß (vgl. normalanatomische
Vorbemerkungen). Die Erkrankungsform ist somit auch bei diesen Erscheinungen
in der funktionellen Struktur und ihrer phylogenetischen Entstehung vorgebildet.

Wenn eine Entzündung der Pulpa nach Durchschreitung des Foramen apicale
den Raum der Wurzelhaut erreicht, ohne sogleich in die Markräume des Knochens vorzudringen, entwickelt sich die bekannte Form der Periodontitis chronica
granulomatosa (Abb. 17). Die bekannte, von Resten der Epithelscheide des
Zahnkeimes ausgehende Epithelisierung ist letztlich Folgeerscheinung eines in

---

[1] RÖMER 1928.

der Ontogenese vorgebildeten Vorganges bei der Zahnkronen- und Wurzelentwicklung, der von der Epithelscheide ausgeht. Sie verschwindet normalerweise, nachdem sie diese formbildende Funktion, die der Gestaltung des ganzen Zahnes und seiner Wurzel zugrunde liegt, erfüllt hat, und macht dem Periodontium Platz. Sowohl die Granulombildungen als auch die in ihnen stattfindenden Epithelwucherungen sind daher aus der Befestigungsart und der funktionellen Form des Zahnes zu verstehen; diese Erkrankungsformen sind somit an den hochentwickelten Säugerzahn gebunden. — Auf Einzelheiten der Granulom- und Cystenbildung kann hier nicht eingegangen werden.

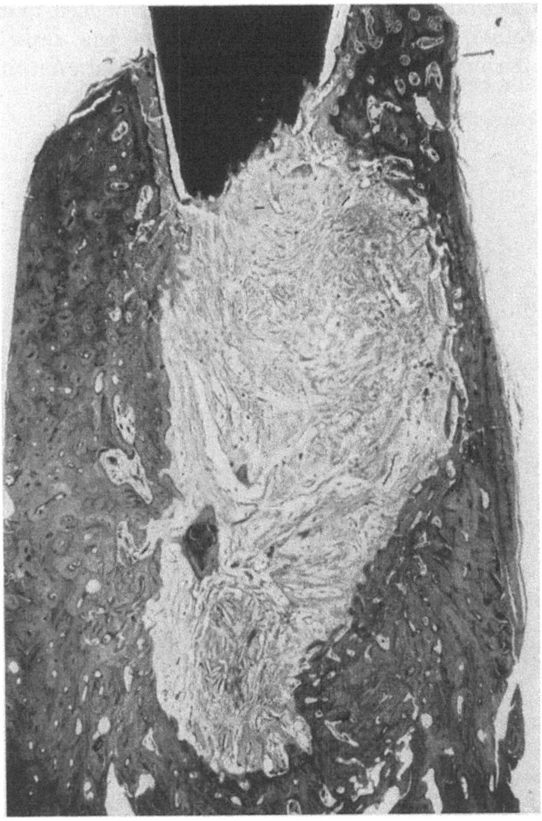

b) Die digestive Funktion und ihre Strukturen als krankheitsgestaltender Faktor. Die großen Kopfspeicheldrüsen.

Von vornherein ist für eine allgemeine Pathologie der großen Kopfspeicheldrüsen [1] als grundlegende Tatsache festzuhalten, daß alle ihre normalen und krankhaften Lebenstätigkeiten von dem einleitend geschilderten, ganz eigenartigen funktionellen und strukturellen Verhältnis des Blutgefäß-Bindegewebes zum sezernierenden und ableitenden Epithel abhängen. Selbstverständlich sind die Einzelfunktionen der Speicheldrüsen (Sekretion, Transport des Sekretes) eng miteinander verknüpft, und naturgemäß sind die Kopfspeicheldrüsen in die Korrelationen des Gesamtkreislaufes und -stoffwechsels hineingestellt, woraus sich die mannigfaltigsten Beziehungen ergeben. Andererseits bestehen engste strukturelle und funktionelle Verbindungen zur Mundhöhle.

Abb. 17. Altes Wurzelgranulom mit Zerstörung von Zement und Dentin. Umbau des angrenzenden Alveolarknochens mit Sklerose. HE. Lupenvergr.

α) *Störungen der Sekretion und Sekretabgabe.*

Die Veränderungen der *Sekretproduktion* können sich offenbar in drei verschiedenen Zuständen äußern: Das Sekret ist vermindert, es ist vermehrt, oder (und) es ist falsch zusammengesetzt.

Verminderung des Sekretes. Schwere Störungen im Wasserhaushalt, Herzkreislauferkrankungen, vorgeschrittenes Nierenleiden, Diabetes insipidus, profuse Diarrhoen, führen zu einer *Verminderung* der Speichelabsonderung mit den Folgen einer zunehmenden Austrocknung der Mundhöhlenschleimhaut. Die

---

[1] Zusammenfassende Bearbeitung bei LANG 1929, PARTSCH 1932, GIGON 1953.

Speichelsekretion kann als vermindert angesehen werden, wenn täglich $^1/_2$ Liter oder weniger produziert wird [1]. Daß auch lokale Erkrankungen der Speicheldrüsen zu vermindertem Speichelfluß führen können, beweist die Parotitis epidemica [2], bei der vielfach Trockenheit der Mundhöhle vorkommt; ferner fast regelmäßig beim Mikulicz-Syndrom. Auf die problematische Pathogenese des Mikulicz-Syndroms wird unten noch kurz eingegangen werden. — Die Bedeutung nervaler Einflüsse geht daraus hervor, daß bei peripherer Facialislähmung auf der erkrankten Seite eine Speichelverminderung eintritt. Auch psychische Wirkungen sind bekannt. — Experimentell wird eine reflektorische Speichelverminderung durch Vorziehen einer Darmschlinge bewirkt. — Trockenheit im Munde kann endlich durch definierte Stoffe wie z. B. Atropin, Opium, Nicotin hervorgerufen werden. Es ist verständlich, daß Speichelverminderung die Entstehung der Sialadenitis begünstigt. Diese führt ihrerseits aber ebenfalls zur deutlichen Verminderung der Sekretion, was sich klinisch als Trockenheitsgefühl im Munde zu erkennen gibt. Dagegen braucht die subakute oder chronische Sialadenitis keine funktionellen Symptome hervorzurufen. Ausgeprägte Mundtrockenheit findet sich beim Sjögren-Syndrom, das mit chronischer Entzündung und Atrophie der Speichel- und Tränendrüsen, der Schleimhautdrüsen der oberen Luftwege, mit chronischer Polyarthritis und Hyperglobulinämie sowie Paraglobulinämie einhergeht. Auch bei der sog. Besnier-Boeck-Schaumannschen Krankheit mit Uveo-Parotitis, Polyneuritis und Exanthem (Heerfordt-Syndrom) kommt mangelhafte Speichelproduktion vor.

Einen wichtigen Hinweis auf die in der normal-anatomischen Einleitung dargestellten Beziehungen zwischen Sekretion einerseits und Funktion sowie funktioneller Architektur des örtlichen Gefäßsystems andererseits geben Beobachtungen von Verminderungen der Speichelsekretion, die — meistens morgens — bei Frauen jenseits des 50. Lebensjahres auftreten, und bei denen vielfach gleichzeitig vasomotorische Störungen bestehen. Die Erscheinung tritt oft nach Kastration auf, Hormontherapie bessert die Symptome. Es kommt schließlich zur Sklerose der Drüse. — Gestaltlich äußert sich verminderte Sekretbildung und -abgabe unter Umständen in einer Atrophie der mukösen Endstücke. SEIFERT und GEILER (1956) haben sie im Kindesalter bei chronischen Mangelerkrankungen, bei allgemeiner Dystrophie beobachtet. In den serösen Endstücken kann eine Erschöpfung der Zellen durch Überproduktion über eine hydropisch-vacuoläre Umwandlung des Cytoplasmas schließlich zu einer Nekrose der Zellen mit Verminderung der Sekretion führen. Atrophie der serösen Drüsenzellen mit Minderproduktion beobachtet man bei Hungerdystrophie. Die soeben erwähnten Erschöpfungszeichen mit hydropisch-vacuolärer Umwandlung bis zur Zellnekrose werden auch an den sezernierenden Gangepithelien beobachtet.

Vermehrung des Sekretes. Allgemein wird eine *vermehrte Speichelproduktion und -abgabe* als Sialorrhoe bezeichnet. Sie kann täglich mehr als 3 Liter betragen. Fast stets ist die Sialorrhoe nur ein Symptom, z. B. bei Angina, Stomatitis, in der Rekonvaleszenz nach Parotitis epidemica. Reflektorisch kann durch mechanische (Prothesen) oder chemische Reize von der Mundhöhlenschleimhaut aus vermehrte Speichelausscheidung bewirkt werden. Auf nervale Einflüsse weist der Speichelfluß bei Trigeminusneuralgie hin. In diesem Zusammenhang ist zu erwähnen, daß psychische Akte (Geschmacksvorstellungen, Emotionen), Neurasthenie und Geisteskrankheiten mit vermehrtem Speichelfluß einhergehen können. Krisenhafte Sialorrhoe ist zu beobachten bei Tabes dorsalis und anderen organischen Krankheiten des zentralen Nervensystems (Parkinsonismus, Hemi-

---

[1] GIGON 1953.   [2] Zusammenfassende Literatur bei LIPPELT und MÜLLER 1955.

plegie, progressive Paralyse). — Durch Zufuhr definierter Stoffe (Insulin, Adrenalin, Pilocarpin, Physostigmin, Digitalis, Jodkali u. a.) kann die Speichelsekretion vermehrt werden. — Gestaltlich äußert sich eine vermehrte Sekretproduktion und -abgabe, als Teilerscheinung einer „Dyschylie" aufgefaßt[1], an den mukösen Endstücken in Zunahme des Kernvolumens und Aufquellung des Cytoplasmas. Die Zellgrenzen verschwinden, und schließlich kommt es zur Verschleimung des Endstückes. Das kann zum Erschöpfungszustand der Zelle führen, zum irreversiblen Zellkollaps.

Wenn der Schleim in das Bindegewebe eintritt, entsteht durch Mischung von Speichel und Blutserum ein mucicarminfärbbares Speichelödem, es bilden sich Schleimgranulome mit folgender Vernarbung und Umbau des Organs[2]. Seifert und Geiler (1956) fanden derartige Verschleimungen im Kindesalter bei Infektionskrankheiten, Ernährungsstörungen, Leukämien und Krankheiten des Zentralnervensystems. — An den serösen Endstücken äußern sich die Zustände vermehrter Sekretproduktion und -abgabe in einem mangelhaften Auftreten von Proenzymgranula im Cytoplasma. Als Zeichen beginnender Erschöpfung vermindern sich sodann die Granula, und es beginnt eine Aufquellung des Zellplasmas bis zur hydropisch-vacuolären Umwandlung. — In den größeren Gängen sind häufig lebhaft schleimbildende Becherzellen zu sehen, deren Sekret sich mit dem eiweißreichen Ganginhalt mischt. Bei Hypersekretion findet sich stärkere Anfüllung der Gänge.

Falsche Zusammensetzung des Sekretes. Bezüglich einer *fehlerhaften Zusammensetzung des Speichelsekretes* wird angegeben[3], daß der Speichel des Diabetikers oft saurer sein soll als normal. Nach einigen Autoren soll er Glucose enthalten[4]. Auch in der Schwangerschaft ist der Speichel stark sauer. Im Speichel werden ferner Viren ausgeschieden, das Virus der Lyssa und der Poliomyelitis. Das Virus der Encephalitis lethargica ist in der Parotis nachweisbar, ferner die Viren der Mumps und der Grippe. Diese Aufzählung ist keinesfalls vollständig. Der Speichel von Kachektischen hat seine normale bakteriolytische Wirkung gegen Choleravibrionen verloren. — Eine falsche Zusammensetzung des Speichels liegt auch manchen Fällen von Speichelsteinen zugrunde: Stauung mit Kolloidfällung; hier liegen Berührungspunkte mit der Funktion des Sekrettransportes. — Gestaltlich äußert sich eine falsche Zusammensetzung des Sekretes durch Niederschlagsbildungen und Zusammenballungen, zuweilen mit Bildung schalenartig geschichteter Sekretgranula. Die Drüsenlichtungen können verstopft werden und „dyschylische" Acinuscysten sich entwickeln (Abb. 18). Diese Vorgänge sind an den serösen Endstücken seltener als an den mukösen[5]. Weiteres über „Mucoviscidose" wird bei der Bauchspeicheldrüse zu erörtern sein. Im Gangsystem der Kopfspeicheldrüsen kommt es bei „Dyschylie" (s. unten) zu Entmischungsvorgängen in dem normalerweise homogenen blaurötlichen Sekret, die Färbbarkeit wird unterschiedlich, so daß bei Azanfärbung bläuliche bis rötliche, bei Goldner-Färbung grünliche bis orange Farbtöne hervortreten[5]. Es können Mikrolithen entstehen. Derartige Gangdyschylien (Abb. 19) bis zur Mikrolithenbildung werden unter anderem häufig bei Cytomegalie beobachtet[6]. — In den Zusammenhang mit der Dyschylie stellen Seifert u. Geiler (1956) auch die von Hamperl (1931) beschriebenen talgdrüsenartigen Umwandlungen im Gangsystem der Speicheldrüsen. Von anderer Seite

---

[1] Büchner 1950, 1956, Seifert 1954, 1956, Seifert und Geiler 1956.
[2] Hamperl 1932.   [3] Gigon 1953.   [4] Becker und Kestermann 1937.
[5] Seifert und Geiler 1956.
[6] Neueres Schrifttum über Cytomegalie: Burmester 1949, Linzenmeier 1952, Smith und Vellios 1950, Seifert 1954.

wird der Befund als eine fehlerhafte Gewebsanlage[1] oder als heterotopes Differenzierungsprodukt im postfetalen Leben gedeutet.

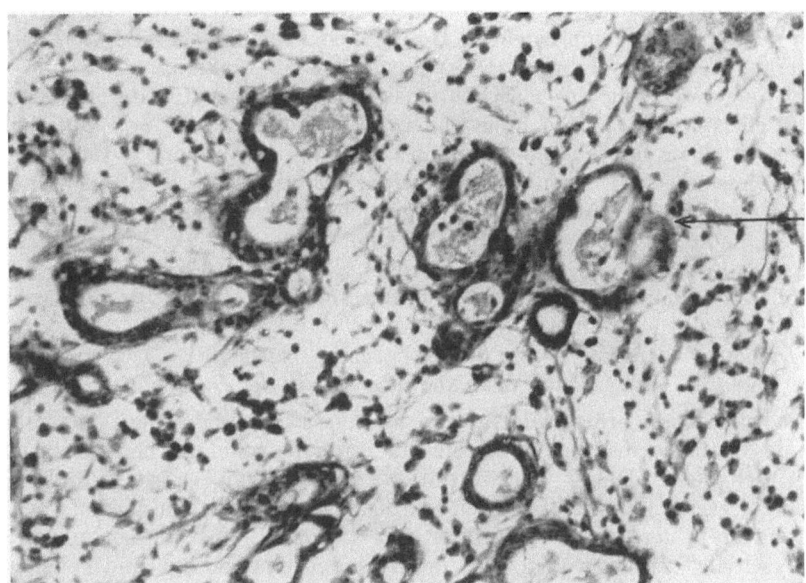

Abb. 18. 68jährige Frau, Gl. submandibularis. Weitgehende Atrophie der Acini bei chronischer Sialadenitis; Bildung dyschylischer Acinuscysten. Der Pfeil zeigt auf eine umschriebene Zerstörung des Epithels und Austritt des Sekretes. HE. Vergr. 200mal.

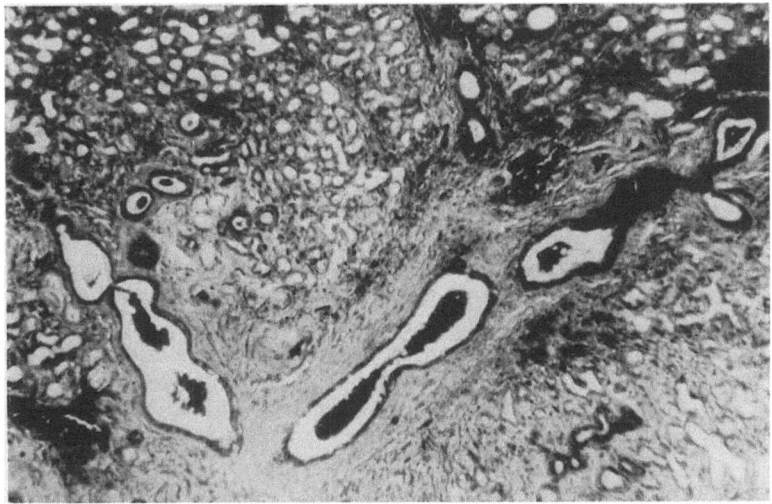

Abb. 19. 73jähriger Mann, Gl. submandibularis. Chronische Sialadenitis. Dilatation der Ausführungsgänge mit reichlich eingedicktem Sekret. Starke Vermehrung des Bindegewebes in der Umgebung der Gänge. Azan. Vergr. 64mal.

β) Störungen des Sekrettransportes.

Der *Transport* des Speichels kann vermindert oder aufgehoben sein bei einer isolierten akuten oder chronischen Entzündung des Ausführungsganges (meist des Ductus *Stenonianus*), einer Sialangitis. Infolge der entzündlichen Schwellung

---

[1] HAMPERL 1931.

des Ganges und des Orificiums oder durch Fibrinabscheidungen entsteht Speichelstauung, unter Umständen mit Entwicklung von Koliken. Damit entwickelt sich dann stets eine Sialadenitis. Analoge Vorgänge werden durch Fremdkörper oder Speichelsteine bewirkt. Häufig sind Fremdkörper (Borsten, Halme, Obstkerne, Pilze und Bakterien) Grundlage der Steinbildung.

Auf die Bedeutung des elastisch-muskulösen Systems für die Beförderung des Speichels wurde bereits hingewiesen. Es sind Zustände von Speichelentleerungsstörungen mit Speichelstauung bekannt, die auf eine Dystrophie der elastisch-muskulösen Elemente zurückgeführt werden[1]. — Wenn es innerhalb des Gangsystems zu Entmischungsvorgängen und Viscositätsänderungen des Speichels, mikroskopisch sichtbar unter dem Bilde der „dyschylischen Metachromasie" (Seifert u. Geiler 1956) kommt, unter Umständen bis zur Mikrolithenbildung, können sich durch Abflußbehinderung Gangcysten entwickeln.

γ) Die Zusammenfassung der Störungen der Sekretproduktion, Sekretabgabe und des Sekrettransportes unter dem Begriff der Dyschylie.

Die beispielhaft erörterten Störungen der Sekretproduktion und -abgabe sowie des Transportes finden gemeinsam ihren morphologischen Ausdruck in der „Dyschylie"[2]. Dieser Begriff soll die gestaltlichen Drüsenveränderungen zusammenfassen. Für die Kopfspeicheldrüsen, speziell die kindlichen Speicheldrüsen haben in neuester Zeit Seifert und Geiler (1956) Untersuchungen über die „Dyschylie" durchgeführt. Sie unterscheiden eine acinäre und canaliculäre Dyschylie. *Acinäre Dyschylie:* Veränderungen, die bei Störungen der Sekretproduktion und -abgabe entstehen. *Canaliculäre Dyschylie:* Veränderungen, die sich am Ganginhalt und am Gangepithel abspielen. Bezüglich der acinären Dyschylie muß zwischen den mukösen und serösen Endstücken unterschieden werden. — Diese Einteilung entspricht im wesentlichen den von uns in diesem Beitrag angewandten funktionellen Gesichtspunkten. Die Verfasser geben auch prozentuale Angaben über das Vorkommen der einzelnen Formen und ihre Zuordnung zu Krankheitsbildern im Kindesalter. Allgemein kann festgestellt werden, daß es sich mit Ausnahme der ascendierenden Entzündungen um den funktionellen und gestaltlichen Ausdruck übergeordneter Störungen (Stoffwechselstörungen, infektiös-toxische Einflüsse) handelt, die auf dem Blut- oder Nervenweg vermittelt werden. Wenn somit die „Dyschylie" einerseits in ihren Auswirkungen ein celluläres Problem ist, so werden durch die geschilderte Auffassung ebenso eindringlich die Korrelation der Speicheldrüsen zum *Gesamtkreislauf* und *-stoffwechsel* dokumentiert und vor allem die zentrale Bedeutung der *örtlichen*, durch Sondereinrichtungen ausgezeichneten Beziehungen der Epithelzellen zum Blutgefäß- und Nervensystem für die Krankheitsgestaltung erwiesen. Mir will daher scheinen, daß auch die „Dyschylie" unter *verschiedenen Gesichtspunkten* durchleuchtet werden sollte.

δ) Der Zusammenhang der Funktionen der Speicheldrüsen als Grundlage krankhafter Vorgänge.

Die zunächst aus methodischen Gründen getrennt betrachteten Funktionen der Speicheldrüsen bilden selbstverständlich eine Einheit, und das kommt auch in ihrer gegenseitigen Verknüpfung bei Erkrankungen zum Ausdruck. Es ist aus dem Aufbau der großen Speicheldrüsen verständlich, daß Entzündungen akuter oder chronischer Verlaufsform nicht nur die Speichelproduktion quantitativ

---

[1] Leriche, zit. nach Gigon 1953.
[2] Büchner 1950, 1956, Seifert 1954, 1956, Seifert und Geiler 1956.

und qualitativ ändern — durch Störung der geschilderten, jeweils funktionell angepaßten und umzustellenden Kreislaufverhältnisse und direkte Schädigung der sezernierenden Zelle —, sondern daß sie durch Zerstörung und Umbauvorgänge in dem elastisch-muskulösen System, das der mechanischen Austreibung dient, auch von dieser Seite zu Entleerungsstörungen Anlaß geben müssen. Die gestaltlichen Erscheinungen bei den Funktionsstörungen mag man mit dem Schlagwort „Dyschylie" zusammenfassen. — Darüber hinaus macht sich die fehlende Vis a tergo — infolge herabgesetzter Sekretion — bemerkbar, und endlich kommt es in dem stagnierenden Speichel zu kolloidalen Fällungen mit

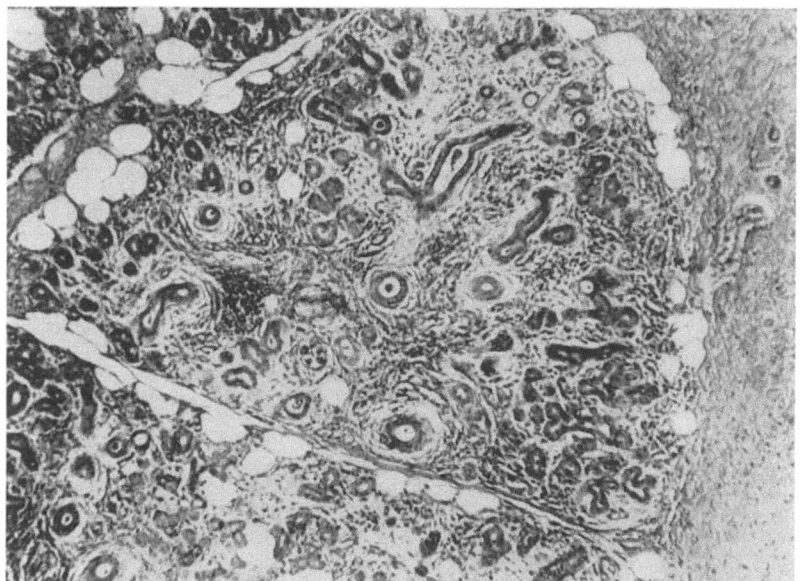

Abb. 20. 37jähriger Mann, Gl. submandibularis. Chronische Sialadenitis (Sialolithiasis) mit weitgehender Atrophie des Drüsenparenchyms, Acinusdilatation, Erweiterung der kleinen Ausführungsgänge und Sekretniederschlägen. HE. Vergr. 64mal.

mechanischer Erschwerung des Transportes. Schließlich können sich auf diesem Boden Konkremente bilden. Diese Betrachtung zeigt, daß die einzeln ins Auge gefaßten Funktionen auch innerhalb der Speicheldrüse (geregelte Sekretion mit den zugeordneten Kreislaufumstellungen, Bewegung und schließlich Austreibung des Sekretes) eng miteinander verbunden sind und beispielsweise unter den Bedingungen einer Entzündung gemeinsam gestört sind, wobei sie sich in nicht mehr meßbarer Weise gegenseitig kombinieren und ungünstig beeinflussen. Hier kommt der Einfluß der funktionellen Struktur auf die Gestaltung der Krankheit vielleicht am klarsten zum Ausdruck.

Bei den chronischen Entzündungen ist das pericanaliculäre Bindegewebe um die mittleren und kleinen Ausführungsgänge am stärksten, um die Schalt- und Streifenstücke dagegen geringer infiltriert (Abb. 20 und 21). — Die auf die Drüsenläppchen übergreifende Entzündung führt zu Parenchymatrophien mit sekundärer Fibrose und Dyschylie (Abb. 22). In analoger Weise ist die fehlerhafte Sekretion beim Mikuliczschen Symptomenkomplex zu verstehen. Ganz gleich, welche Ursache man im Einzelfall als gegeben annehmen will (Lymphadenose, Myelose, Lymphogranulomatose, chronische Entzündung, endokrine oder neurokrine Genese)[1], es handelt sich in allgemein-pathologischer Sicht um

---

[1] RUPPE 1936, dort Literatur.

eine Erkrankung im Bindegewebe mit Störung der soeben wieder erwähnten funktionellen Strukturen, die der Sekretion und dem Transport des Sekretes

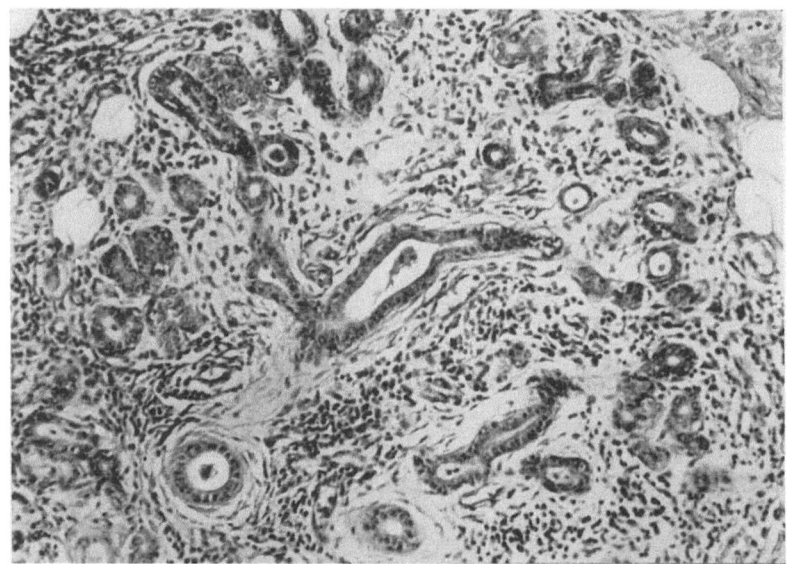

Abb. 21. 34jähriger Mann, Gl. submandibularis, Ausschnitt aus Abb. 20. Chronische Sialadenitis (Sialolithiasis) mit Erweiterung der kleinen Ausführungsgänge. Atrophie der Acini und Bildung von Acinuscysten; Sekret-niederschläge. HE. Vergr. 120mal.

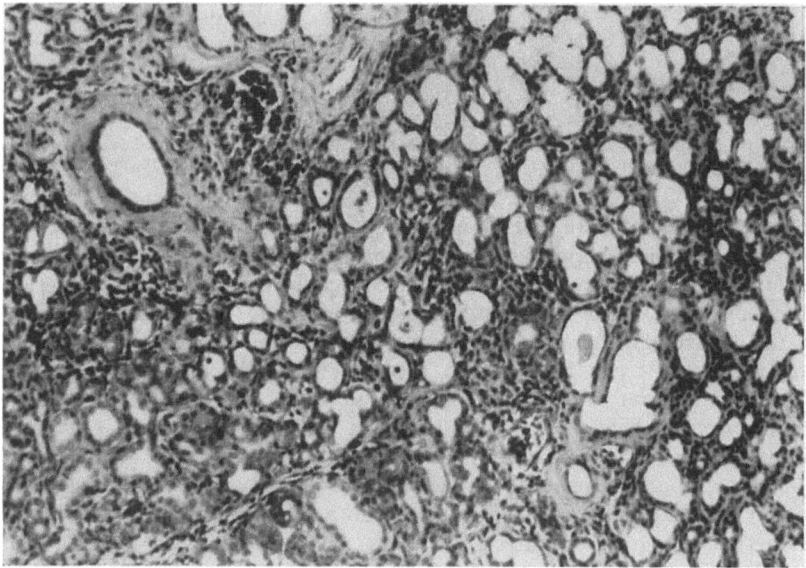

Abb. 22. 73jähriger Mann, Gl. submandibularis. Chronische Sialadenitis (Sialolithiasis) mit Dilatation der Acini; zum Teil Sekretniederschläge im Lumen. Vermehrung des Bindegewebes an den kleinen Ausführungsgängen. HE. Vergr. 120mal.

dienen. — Zum Verständnis der Pathogenese gewisser Krankheitsbilder wie des eben erwähnten Mikulicz-Syndroms, des Heerfordtschen Syndroms, des Sjögren-Syndroms und des Morbus Boeck sind die engen Beziehungen des lymphatischen Gewebes zum Epithel der Speicheldrüsen ins Auge zu fassen. Sie machen sich bei der Parotis, wo sie besonders ausgeprägt sind, schon in der Frühzeit der Organentwicklung bemerkbar, wenn die soliden Epithelstränge in das lymphatische Gewebe einsprossen. Die Beziehungen der genannten Syndrome untereinander sind Gegenstand der Diskussion: Das Heerfordtsche Syndrom wird allgemein als Teilbild des Morbus Boeck aufgefaßt. Für einen Teil der Fälle von Mikulicz-Syndrom mag das ebenfalls zutreffen[1]; dieser Symptomkomplex wird andererseits zum Teil dem Sjögren-Syndrom zugerechnet[2]. SJÖGREN beschrieb 1933 einen Symptomenkomplex, dessen hauptsächliche Bestandteile folgende waren: wiederholte Schwellungen der Parotis mit Trockenheit der Mundschleimhaut, chronische trockene Schleimhautentzündungen der Conjunctiven, der Nase, des Pharynx und Larynx sowie der Bronchien, rheumatoide Polyarthritis. Weitere Symptome können hinzutreten: Arteriitis, Sklerodermie, Anämie[3], Hyper- und Paraproteinämie, Hepato- und Splenomegalie[4]. — In bezug auf das *Mikulicz-Syndrom* sind jene Fälle, die auf einer übergeordneten Erkrankung (Leukämie, Lymphogranulomatose, Lues, Tuberkulose u. a.) beruhen, und die das eigentliche ,,Mikulicz-Syndrom" darstellen, von der *Mikulicz-Krankheit* zu unterscheiden. In unserem Zusammenhang ist vor allem die letztere von Interesse. Sie ähnelt in vielen Punkten dem Sjögren-Syndrom: Rezidivierende Schwellungen der Speicheldrüsen, Tränendrüsen mit Trockenheit der Mundschleimhaut, Polyarthritis, Keratoconjunctivitis, Arteriitis[5]. — In neuester Zeit haben sich SEIFERT und GEILER (1957) auf Grund vergleichender Untersuchungen der Kopfspeichel- und Tränendrüsen mit der Pathologie des Sjögren- und Mikulicz-Syndroms beschäftigt. Sie haben in ihren einschlägigen Fällen folgende geweblichen Merkmale gefunden: interstitielle Rundzelleninfiltrate, Gerüstsklerose, Parenchymalteration mit Atrophie und Gangdyschylie der Endstücke, myoepitheliale Inseln, die als pathognomonisch bezeichnet werden, da sie in Vergleichsfällen nicht vorkommen. Das Gesamtbild wird als ,,chronische lymphoidzellige myoepitheliale Sialadenitis" bezeichnet. Mit Recht betonen die Verfasser, daß es eine Eigenart des lymphoiden Gewebes in den Kopfspeicheldrüsen ist, bei sehr verschiedenen Krankheiten zu reagieren. Hieraus erklärt sich auch der Einfluß des Altersfaktors. Auf Einzelheiten der quantitativ unterschiedlichen Mitreaktionen bei allgemeinen infektiös-toxischen und Stoffwechselkrankheiten kann hier nicht eingegangen werden. Die chronische lymphoidzellige myoepithelische Sialadenitis wird von SEIFERT und GEILER als spezifisch für die Erkrankungsformen des rheumatischen Formenkreises in den Speicheldrüsen angesehen. Damit werden das *Sjögren-Syndrom* und die *Mikulicz-Krankheit* (in engerem Sinne s. oben) auch von diesen Autoren als gleichartige Ausdrucksformen eines Rheumatismus der Speicheldrüsen aufgefaßt[6].

Die grundlegende Bedeutung des Zusammenwirkens von Blutgefäß-Bindegewebe und Epithel in den Speicheldrüsen kommt weiterhin beispielhaft bei der serösen Begleitsialadenitis[7], wie sie bei Ernährungsstörungen und akuten Infektionskrankheiten auftritt, zum Ausdruck, indem dabei gleichzeitig eine starke Dyschylie zu beobachten ist. Dabei ist festzuhalten, daß bei den Erkrankungsformen der drei großen Kopfspeicheldrüsen quantitative Unterschiede der Ausprägung und Häufigkeit bestehen, die aus ihrem differenten Aufbau und der verschiedenen Art ihres Sekretes verständlich sind. Die Differenzen der pathologischen Befunde auch in bezug auf die Altersgruppen sind von SEIFERT und GEILER (1956) zusammengestellt worden.

---

[1] LEITNER 1949.   [2] Siehe dagegen SJÖGREN 1951.
[3] CARDELL und GURLING 1954, BEIGLBÖCK und HOFF 1952, LYON 1956.
[4] ESSER und SCHMENGLER 1951.   [5] MORGAN und CASTLEMAN 1953, CRUICKSHANK 1952.
[6] HAAS 1951.   [7] SEIFERT und GEILER 1956.

ε) Der Zusammenhang mit den anderen Funktionen der Mundhöhle als Grundlage krankhafter Vorgänge.

Die *sekretorische Funktion* der Speicheldrüsen ist in die Funktionskreise der Mundhöhle eingebaut, und es bestehen mannigfaltige Verknüpfungen und Beziehungen, die sich auch im Bereich des Krankhaften äußern. Weniges kann nur aus der Vielfalt beispielhaft genannt werden. Auf die Tatsache der Austrocknung der Mundhöhle bei mangelhaftem Speichelfluß ist bereits hingewiesen worden. Bemerkenswert ist noch die Bedeutung des p_H für die Bildung von Zahnstein. Je alkalischer der Speichel ist, um so günstiger sind die Voraussetzungen für die Ausfällung von Calciumphosphaten und das Auftreten von Zahnstein. Die Calciumcarbonate kommen im Zahnstein nur in sehr geringer Menge vor. Ferner scheinen folgende Beziehungen zwischen Speichel und Zahncaries zu bestehen: Das agglutinierte Mucin des Speichels bildet auf den Zähnen einen weichen Belag, und dort entsteht ein reduzierter Zucker, der bakteriell zur Milchsäure vergoren wird. Diese macht, falls sie nicht neutralisiert wird, aus Speichelmucin wieder Glucose frei, die erneut Milchsäure liefert, und so fort. In dieser pathogenetischen Sicht ist die Caries ein Beispiel für eine Störung des gesamten biologischen Systems Blut-Speichel-Zahn und somit ein Beispiel für eine Verknüpfung der in der Mundhöhle vereinigten Funktionskreise.

Von den entzündlichen Vorgängen bei gewissen Viruskrankheiten wie z. B. epidemischer Parotitis, Lyssa, Encephalitis lethargica abgesehen, kommen Entzündungen der Speicheldrüsen vor: fortgeleitet von der Mundhöhle oder fortgeleitet aus der Umgebung (Lymphknoten, Furunkulose der Haut, Mastoiditis). Begünstigend wirken schwere Infektionskrankheiten (Thyphus, Dysenterie, Sepsis, Pneumonie, Scharlach u. a.), vorausgegangene Abdominaloperationen mit Narkosen sowie allgemeine Kachexie aus verschiedenster Ursache. Die eitrigen Entzündungen der Speicheldrüsen sind meist durch Staphylokokken, Streptokokken, Pneumokokken, Coli oder Soor bedingt[1]. Die Parotis zeigt am häufigsten Entzündungen ihrer Ausführungsgänge (Sialangitis) (die folgenden Zahlen werden von Seifert und Geiler für die kindlichen Speicheldrüsen angegeben: Parotis 20%, Submandibularis 15%, Sublingualis 7%), was auf die vergleichsweise weite Verästelung ihres Gangsystems und auf den relativ großen, als Schutz gegen ascendierende Infektionen wirkenden Schleimgehalt in der Sublingualis zurückgeführt wird. — In der Pathogenese der Speicheldrüsenentzündung kommt wiederum die Tatsache der Verknüpfung der Funktionen in der Mundhöhle zum Ausdruck, sofern es sich — wie meist — um eine ascendierende Infektion handelt: Ein schlechter Zustand der Zähne und vor allem eine mangelhafte Kaufunktion (mechanisch-motorische Funktion) begünstigen die Aszension ebenso entscheidend, wie mangelhafte Speichelproduktion (sekretorische Funktion). Durch diese Darstellung soll die Möglichkeit einer hämatogenen Infektion der Speicheldrüsen keinesfalls geleugnet werden, es handelt sich aber auch hierbei häufig primär um eine Entzündung der Ausführungsgänge mit Bakterienausscheidung[2].

Zum Abschluß der Besprechung der digestiven Funktion in der Mundhöhle sei nur noch kurz darauf hingewiesen, daß manche Stoffe, z. B. Alkohol und Nicotin auch von der Mundhöhle resorbiert werden, ein Umstand, den man sich bekanntlich therapeutisch zunutze macht. Andererseits werden auch Stoffe in der Mundhöhle ausgeschieden und können zu krankhaften Veränderungen führen. So wird z. B. Jod mit dem Speichel ausgeschieden und kann zur Stomatitis führen, Quecksilber erzeugt das bekannte Bild der Stomatitis mercurialis;

---

[1] Lang 1929.   [2] Kirch 1931.

das Quecksilber wird zum Teil im Speichel ausgeschieden. Ferner sei an die Stomatitis bei Blei- und Wismutvergiftung erinnert; auch Gold bewirkt eine Stomatitis, sowie andere Metalle (Silber, Kupfer, Zinn).

c) Die Funktion der örtlichen geweblichen Verdauungsleistung und ihrer Strukturen als krankheitsgestaltender Faktor.

Wie in den anatomischen Vorbemerkungen erwähnt, kommt die *Funktion der geweblichen Abwehr* in qualitativ hervorstechender Form in der Schleimhaut des Zungengrundes und des Rachens zum Ausdruck. Die tonsillären Organe sind nur besonders gestaltete und hervortretende Teilstücke der Rachenschleimhaut, und ihre isolierte Betrachtung muß zu unbefriedigenden und fehlerhaften Ergebnissen führen[1]. Aus neuerer Zeit liegen Untersuchungen von Bolck und Arndt (1954) über die geweblichen Veränderungen an der Rachenschleimhaut bei verschiedenen Krankheitsgruppen vor, wobei besonders der Frage nachgegangen wurde, welche Bedeutung die Entzündungen der Rachenschleimhaut für die Genese rheumatischer Krankheiten besitzen. Die Autoren haben zu diesem Zweck insgesamt 300 Fälle eines unausgesuchten Materials untersucht, worunter sich 84 Erkrankungen des rheumatischen Formenkreises befanden. Die Rachenschleimhaut, der Zungengrund und der lymphatische Rachenring wurden an zahlreichen Stellen systematisch mikroskopiert. Dabei haben sich drei gewebliche Merkmale als wesentlich herausgestellt: Die serofibrinöse Durch- tränkung des Bindegewebes, Narben im Bereich der Submucosa und der an- grenzenden Skeletmuskulatur, lympho- und plasmocelluläre Infiltrate unter dem Epithel, in den Schleimdrüsen und um die Schleimdrüsenausführungsgänge; verwertbare Unterschiede haben sich aber bei dem zuletzt genannten Merkmal der plasma- und lymphzelligen Infiltrate nur hinsichtlich des Befalls in den Schleimdrüsen selbst ergeben. Bei Beachtung der genannten Merkmale kristalli- sieren sich verschiedene Krankheitsgruppen heraus: der Formenkreis des Rheuma- tismus, eine Gruppe örtlicher akuter Infekte und Infekte anderer Lokalisation (Peritonitis, Entzündung des Gehirns und seiner Häute, Tuberkulose), eine Gruppe von Todesfällen durch chronische Herzinsuffizienz (mehrzeitige Myokard- infarkte) und eine Gruppe mit Urämie oder extrarenaler Azotämie. Die *Häufig- keit* der drei geweblichen Merkmale wurde zahlenmäßig in den einzelnen Krank- heitsgruppen festgestellt, außerdem wurden die jeweils vorhandene *Stärke der Merkmalsausprägung* und endlich der jeweils *am stärksten befallene Ort* an der Rachenschleimhaut in Erfahrung gebracht. Bei diesem Vorgehen haben sich charakteristische Unterschiede gezeigt: Die Gruppe des rheumatischen Formen- kreises steht in bezug auf alle drei Merkmale zahlenmäßig weitaus an erster Stelle, und in der topographischen Verteilung sowie der Befallsstärke zeigt sie eine deutliche Bevorzugung der Schleimhaut in der Umgebung der Gaumentonsillen, während bei allen anderen Krankheitsgruppen die Uvula — auf Grund ihrer besonderen Angioarchitektonik (s. oben) — führend ist. Auf Grund der ver- gleichsweisen Betrachtung der verschiedenen Lokalisationen kommen Bolck und Arndt (1954) zu dem Schluß, daß die Entzündungen der gesamten Rachen- schleimhaut eine pathogenetische Bedeutung für den Rheumatismus besitzen, sehen sie ferner den Beweis für die „Zugehörigkeit" (Schlemmer 1923) der Tonsillarregion zur Gesamtheit der Rachenschleimhaut auch unter krankhaften Bedingungen, wobei „bemerkenswert ist, daß gewisse Gebiete (Uvula, Gaumen- tonsillen) eine Sonderstellung in quantitativer Hinsicht beanspruchen" (Bolck und Arndt 1954).

---

[1] Schlemmer 1923, Bolck und Arndt 1954.

Auf die Uvula sind wir oben schon ausführlich eingegangen. Die Gaumenmandeln nehmen im Gebiet des lymphatischen Rachenringes eine Sonderstellung
ein durch die Länge und Verzweigung der Krypten mit fehlender Mündung von
Schleimdrüsen, ferner durch die tiefe Einlagerung zwischen die Gaumenbögen
und die teilweise Bedeckung durch Schleimhautfalten (Plica supratonsillaris und
triangularis). Es ist verständlich, daß diese Tatsachen ebenso wie ihre Lage am
Eingang des Pharynx der Entstehung von Entzündungen entscheidenden Vorschub leisten. Auf Einzelheiten der Form und Ausbreitung akuter Entzündungen
kann hier nicht eingegangen werden. Nur zu der so überaus bedeutsamen Frage
der tonsillogenen Herdinfektion muß kurz Stellung genommen werden[1]. Bolck
und Arndt (1954) haben in neuerer Zeit in ihren Untersuchungen über die morphologischen Grundlagen der tonsillogenen Herdinfektion in weitestem Maße auch
die abführenden Venen und Lymphbahnen eingeschlossen. Ihren Arbeiten liegen
300 Fälle sämtlicher Altersstufen eines unausgewählten Sektionsgutes zugrunde.
Zur Histopathologie der chronischen Tonsillitis stellen die Verfasser fest, daß
das „entscheidende Merkmal der chronischen Tonsillitis eine rezidivierende
interstitielle serofibröse Entzündung ist. Die geweblichen Umgestaltungen des
Organs und ihr Übergreifen auf die Umgebung sind aus dem serofibrinösen
Charakter der Entzündung abzuleiten, wobei die Vorgänge der Fibrillolyse und
Sklerosierung die maßgebende Rolle spielen". Durch vergleichende Untersuchungen von 70 Fällen des rheumatischen Formenkreises innerhalb des gesamten Untersuchungsgutes hat sich ergeben, daß beweisbare Unterschiede hinsichtlich Intensität und Ausdehnung der Entzündungsmerkmale bestehen, dagegen
sind im allgemeinen keine qualitativen Unterschiede im Sinne einer „Spezifität"
vorhanden. Besondere Bedeutung wird der weiten Ausbreitung der Entzündung
in das peritonsilläre und perijuguläre Gewebe beigemessen. Die Lymphgefäße
werden am häufigsten beschritten, sodann folgt die Ausbreitung der Entzündung in den Gewebsspalten des seitlichen Halsgewebes unter den Zeichen
der serofibrinösen oder lymphocytären Infiltration mit oder ohne Narbenbildung.
Am seltensten ist der Weg über eine proliferierende Endophlebitis nachzuweisen.

Entscheidend für die Deutung der Befunde an den Gaumentonsillen ist
wiederum die Tatsache, daß sie im Zusammenhang mit der gesamten übrigen
Schleimhaut des Rachenraumes betrachtet werden müssen. Denn auch an allen
anderen Gewebsorten des Rachens fand sich das Merkmal einer chronisch-
rezidivierenden Entzündung häufiger und stärker ausgeprägt bei Krankheiten
aus dem Formenkreis des Rheumatismus, am häufigsten sind jedoch die Umgebung der Gaumenmandeln und diese selbst betroffen. Diese Sonderstellung
der Gaumentonsillen gegenüber allen anderen Gebieten der Rachenschleimhaut
wird durch ihre oben erwähnten gestaltlichen Eigenschaften begründet, die
„besondere Beziehungen zur Außenwelt darstellen" (Bolck u. Arndt 1954).
Damit ist für exogene Infekte wohl ihre führende, nicht jedoch ihre ausschließliche pathogenetische Rolle im Rachenraum festgelegt.

In allgemein-pathologischer Sicht ist die Tatsache interessant, daß im Vergleich zu den Gaumentonsillen „die Uvula einen Gewebsbezirk des Rachenraumes darstellt, der sich durch seine besondere Angioarchitektonik, d. h. seine
Beziehungen zu den Innenräumen des Organismus auszeichnet, während die
äußere Oberfläche keine besonders charakteristischen Gestaltungen trägt"[2]. Die

---

[1] Zusammenfassendes Schrifttum: Schlemmer 1923, Dietrich 1926, Heinlein 1949, Holsti
1925, Zange 1950, Gräff 1928, 1931, 1931/33, 1933, 1936, 1939, Siegmund 1939, Bolck
und Arndt 1954 (dort weitere Literatur). Klinisch-Statistisches bei Eckert-Möbius 1948,
1950, Reinwein 1950, Zange 1950, Stetter 1937 u. a.

[2] Bolck und Arndt 1954.

Erkrankungshäufigkeit und die Erkrankungsformen der Uvula hängen von diesen vorgegebenen strukturellen Eigenschaften ab. ‚Das Zäpfchen steht *somit in einem gewissen Gegensatz zu den Gaumentonsillen* und nimmt viel intensiver an Schädigungen teil, die auf dem Blutweg zur Wirkung kommen.‘ Das schließt naturgemäß nicht aus, daß auch in der übrigen Rachenschleimhaut zum Teil Venengeflechte entwickelt sind, die eine Teilnahme an Krankheiten auf dem Blutweg (z. B. Urämie) und vor allem das Symptom der serofibrinösen Bindegewebsdurchtränkung auf Grund einer vorgegebenen Stromverlangsamung des Blutes verständlich machen.

Die allgemeine Pathologie der Mund- und Rachenschleimhaut unter dem Gesichtspunkt ihrer „Abwehrfunktion" kann nicht abgeschlossen werden, ohne nicht wenigstens kurz jene Zustände erwähnt zu haben, denen offensichtlich ein *völliges Fehlen der normalen Abwehrfunktionen* zugrunde liegt. Es entwickeln sich schwere fortschreitende Schleimhaut- und tiefreichende Weichteilnekrosen, z. B. im Rahmen einer Agranulocytose, im Verlauf konsumierender Krankheiten, bei Noma, bei der idiopathischen Mundfäule (Stomakace), bei der Angina Plaut-Vincent. Zugrunde liegt der Gestaltung dieser Krankheitsbilder neben der genannten Herabsetzung der örtlichen geweblichen Abwehrleistung die Tatsache, daß die Mund- und Rachenhöhle normalerweise durch eine charakteristische *Bakterienflora* besiedelt ist, mit der sich jenes lymphoreticuläre Gewebe der Schleimhaut an allen Stellen im Gleichgewicht befinden muß und physiologischerweise auch befindet. Ja, die Anwesenheit und besondere Lokalisation unter Ausbildung tonsillärer Organe ist letztlich nur unter diesem Gesichtspunkt verständlich und unter Berücksichtigung der Tatsache, daß die Mund- und Rachenhöhle in einer einmaligen Weise ein Außenweltorgan darstellt. Auf Einzelheiten der Bakteriologie der Mundhöhle und der genannten Krankheitsbilder kann im allgemeinen Zusammenhang nicht eingegangen werden.

Obwohl es keineswegs so ist, daß diesen nekrotisierenden Erscheinungen eine „Atrophie" des lymphatischen Gewebes zugrunde liegt, vielmehr gestaltlich nicht faßbare Vorgänge der örtlichen Infektabwehr das Entscheidende zu sein scheinen, kennen wir doch andererseits Zustände, bei denen förmlich ein *Übermaß an lymphoreticulärem Gewebe* vorhanden ist. Besonders im Kindesalter sind ausgeprägte Hyperplasien der Gaumen- und Rachenmandeln bekannt; sie entstehen infolge chronisch-fortdauernder oder rezidivierender Entzündung. Eine angeborene Hyperplasie gibt es nicht[1]. Die Vergrößerung kann den gesamten Rachenring oder nur einzelne Teile betreffen. Es ist nicht möglich, in diesem Zusammenhang auf die Probleme des Status lymphaticus einzugehen. Die Hauptgesichtspunkte sind einmal gestaltende Stoffwechsel- oder Umwelteinflüsse, zum anderen eine konstitutionelle Grundlage im Sinne einer angeborenen besonderen Reaktionsbereitschaft. Ferner wird Unterfunktion der Nebennierenrinde diskutiert. Auch an der Rachenschleimhaut können durch Neubildung von Lymphknötchen und Vergrößerung der vorhandenen Lymphknötchen auf dem Boden chronischer Entzündungen makroskopisch sichtbare Granula und Wülste entstehen (Pharyngitis granulosa). In den Tonsillen kann das Epithel bei diesen Zuständen ganz reticulär aufgelöst sein, die Bindegewebssepten treten fast nicht mehr hervor. Man kann wohl nicht daran zweifeln, daß der ganze Zustand eine gesteigerte Tätigkeit anzeigt. Es ist klar, daß eine scharfe Grenze gegen die „Entzündung" nicht zu ziehen ist, ein Verhalten, das uns später an den lymphatischen Organen und dem lymphoreticulären Gewebe der Darmmucosa wieder begegnen wird. Die Entzündungen dieser Gewebe sind nur

---

[1] DIETRICH 1926.

Steigerungen ihres Normalzustandes („physiologische Entzündung", RÖSSLE), und ihr Umfang wie ihre Ausbildung sind auf Grund ihrer parenteralen Verdauungsfunktion notwendigerweise erheblichen Schwankungen unterworfen. In diesem Zusammenhang sei nur noch an die wechselnde Ausbildung mit dem Lebensalter, vorzeitige Rückbildung infolge konsumierender Allgemeinerkrankungen und Ernährungsstörungen erinnert. Die Tonsillen des Rachens erreichen ihre volle — funktionsangepaßte — Entwicklung erst etwa im 2. Lebensjahr. Bis zur Pubertät nimmt ihre Größe zu; bereits vom 3. Dezennium an setzt eine Verkleinerung ein. Die Rachenmandel ist nach dem 30. Lebensjahr oft weitgehend geschwunden.

Zusammenfassend läßt sich sagen, daß die krankhaften Veränderungen des Rachens entscheidend von der Tatsache gestaltet werden, daß dort eine reichliche Anhäufung lymphatischen Gewebes vorhanden ist, zum Teil bis zur Ausgestaltung tonsillärer Organe, daß Wachstum und Schwund als Anpassung an allgemeine und örtliche Gegebenheiten eine erhebliche Variabilität bedingen, daß bei Nichtfunktionieren dieser Gewebe schwerste Gewebszerstörungen auf dem Boden der vorhandenen Mundhöhlenflora eintreten, und daß endlich Sitz, Form und Ausbreitung von Entzündungen maßgeblich durch das lymphatische Gewebe beeinflußt werden. Diese Eigenschaften kennzeichnen die Rachenschleimhaut als einen Gewebsbezirk mit *besonders engen Beziehungen zur Außenwelt*; das kommt auch in der bekannten funktionellen und strukturellen Zusammengehörigkeit zwischen Epithel und lymphatischem Gewebe zum Ausdruck, die zu der Bezeichnung „lymphoepitheliale" Organe geführt hat. Sie sind darüber hinaus Teile des allgemeinen Abwehrsystems des Organismus.

III. Oesophagus.

1. Anatomische und physiologische Vorbemerkungen.

Die mechanisch-motorische Funktion und ihr gestaltlicher Ausdruck im Aufbau des Organs.

Der Oesophagus ist jener Teil des menschlichen Verdauungsschlauches, dem in reinster Form die Funktion der *Beförderung* der Nahrung obliegt; wir werden der Beförderungsfunktion als einem wesentlichen Teil der *allgemeinen motorischen Leistung* des Verdauungskanals auch noch an anderer Stelle begegnen, jedoch in dieser ausschließlichen Einseitigkeit wohl nur noch im Endabschnitt des Mastdarmes. Eine Verdauungsarbeit leistet der Oesophagus nicht, dagegen ist er nicht ganz unfähig zur Resorption, wie Tierversuche erwiesen haben[1], jedoch handelt es sich hierbei nicht um biologisch bedeutsame Leistungen im Rahmen der Verdauungsarbeit, sondern nur um den Ausdruck einer allgemeineren Eigenschaft lebenden Protoplasmas, die unter den unphysiologischen Bedingungen einer Unterbindung des unteren Oesophagusendes und Einspritzung verschiedener Substanzen in die unterbundene Speiseröhre wie Methylenblau, Indigocarmin, Atropin, Jodkalium, Natriumsalicylat, Phenacetin u. a. sichtbar in Erscheinung tritt. Der *gestaltliche Ausdruck* der *ausschließlichen Beförderungsfunktion* ist bereits die einfache langgestreckte äußere Form des Oesophagus und seine ziemlich genau der Längsachse des Körpers parallele Verlaufsrichtung. Bekanntlich ist jedoch die langgestreckte Form des Organs durch gewisse Engen und Weiten unterbrochen, über die im Schrifttum unterschiedliche Angaben existieren; so beschreibt MEHNERT (1899) 13 Engpässe, die auf eine ursprüngliche metamere Gliederung zurückgehen sollen. Am konstantesten und wichtigsten

---

[1] KUZUYA, zit. LÜDIN 1953.

sind die drei Engen am Oesophagusmund (dem unteren Rand der Cartilago cricoidea entsprechend), an der Bifurkation und am Hiatus oesophagicus. — Die Weite des Organs nimmt durchschnittlich magenwärts zu; die Dehnbarkeit ist am geringsten im Bereich des Oesophaguseinganges. Außer den genannten drei wichtigsten Engen seien noch zwei etwas engere Stellen erwähnt, nämlich in Höhe der Kreuzung des Aortenbogens (7 cm unterhalb des Ringknorpels) und in Höhe der Kreuzung mit dem linken Hauptbronchus (12 cm unterhalb des Ringknorpels).

So einfach die längsgerichtete schlauchähnliche Grundanordnung ist, so kompliziert gestaltet sich der motorische Vorgang des Schluckaktes im einzelnen. Es handelt sich nicht um einfaches Hinabdrücken des Bissens, sondern um eine langsam und geordnet ablaufende Schluckperistaltik, die im Anschluß an die vorausgehende, allerdings blitzartig ablaufende buccopharyngeale Phase des Schluckaktes in dem Augenblick ausgelöst wird, da der Bissen durch den Oesophagusmund in den oberen Teil des Organs gelangt ist. Die Stellen, von denen der Schluckreflex ausgelöst wird, liegen an der Hinter- und Seitenwand des Pharynx. Diese „indirekte" Peristaltik ist magenwärts gerichtet und läuft unterschiedlich schnell ab. Die Geschwindigkeit wird beeinflußt von Appetit, Hunger, Durstgefühl, Gleitfähigkeit, Form und Größe des Bissens, Temperatur, Schmackhaftigkeit oder Ekel. Außerdem existiert eine „direkte" Peristaltik, die durch Dehnung der Oesophaguswand, aber

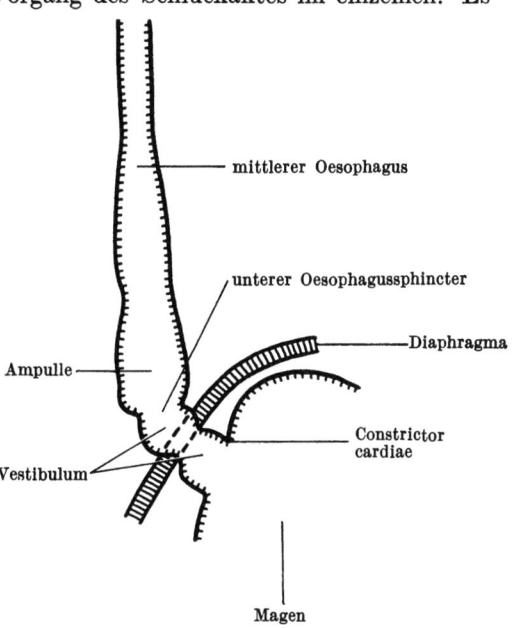

Abb. 23. Schematische Wiedergabe der mittleren und distalen Oesophagusabschnitte und der Kardia. (Nach LERCHE 1950.)

auch durch chemische und thermische Reize ausgelöst werden kann und die am Reizort selbst entsteht.

Für die Beförderung der Bissen sind nicht nur eine magenwärts fortschreitende Peristaltikwelle, sondern auch aufeinanderfolgende Öffnungen der Oesophagusmuskulatur maßgebend. Es gelingt z. B. experimentell, durch Reizung der Schleimhaut in Höhe der Bifurkation die Kardia zu öffnen (nach FELIX 1957). In neuerer Zeit haben SANCHEZ, KRAMER und INGELFINGER (1953) die Bewegungen der Speiseröhre bearbeitet. Die motorischen Phänomene des Oesophagus wurden mit einer druckanzeigenden Apparatur und gleichzeitiger Fluoroskopie untersucht. — In den oberen $^7/_8$ des Oesophagus besteht der Schlingakt aus zwei Komponenten: einer unmittelbar auftretenden leichten Druckerhöhung, die der Aufnahme des Bissens folgt und einer etwas später kommenden höheren Druckwelle durch peristaltische Kontraktion. Bei kurzfristig wiederholtem Schlingen wird die peristaltische Druckwelle unterdrückt und tritt erst nach dem letzten Schlingakt ein. — Im distalen Oesophagus gibt es zwei verschiedene Typen von Schlingvorgängen, die sich in den von LERCHE (1950) als „Ampulla" und „Vestibulum" bezeichneten (vgl. beigegebenes Schema nach LERCHE 1950) Gebieten abspielen: In der Ampulla fällt der Druck allmählicher ab als im oberen

Oesophagus; auf das Vestibulum wird der Anfangsdruck des oberen Oesophagus nicht übertragen, und auch die gewöhnliche peristaltische Druckwelle erreicht es nicht.

Den geweblichen Aufbau des Oesophagus muß man als gestaltlichen Ausdruck dieser besonderen motorischen Funktion verstehen. Schon das geschichtete Plattenepithel der Schleimhaut weist durch seine einfache, ungegliederte Gestaltung darauf hin, daß keine besonderen Resorptions- oder Sekretionsleistungen gefordert werden, vielmehr die *Funktion des mechanischen Schutzes* im Vordergrund steht. Die Stärke des Epithels beträgt 0,1—0,2 mm. Die in der Submucosa liegenden tubuloacinösen Schleimdrüsen dienen der Verbesserung der Gleitfähigkeit. Wesentlich ist ferner, daß die Submucosa besonders breit angelegt ist; sie besteht aus lockerem Bindegewebe mit zahlreichen elastischen Fasern, die mit den elastischen Netzen der Lamina propria mucosae, der Muscularis propria und Muscularis mucosae zusammenhängen. Wir müssen darin den Ausdruck für eine möglichst ausgiebige Verschieblichkeit der Schleimhaut gegen die äußeren Muskelschichten sehen, wobei gleichzeitig der Notwendigkeit Rechnung getragen wird, die ursprünglichen Lagebeziehungen schnell und vollständig wiederherzustellen. — Die Muscularis mucosae besteht aus starken längs verlaufenden Bündeln, was für die Anpassung der Schleimhaut an unterschiedlich geformte Bissen oder auch für die Weiterbeförderung von Fremdkörpern wesentlich ist. Lymphfollikel kommen unter normalen Verhältnissen nicht oder nur in geringer Anzahl im oberen Abschnitt vor. Dagegen findet man knötchenförmig angeordnetes lymphatisches Gewebe oft in der Umgebung der Schleimdrüsenmündungen.

Zusammenfassend kann man sagen, daß die *inneren Wandschichten* des Oesophagus in ihrem geweblichen Aufbau an die mechanisch-motorische Funktion angepaßt sind. Das gilt in noch stärkerem Maß von den *äußeren Muskelschichten*, die bekanntlich im oberen Viertel quergestreift sind und sich in eine innere Ringmuskel- und äußere Längsmuskelschicht gliedern. Die erstere verläuft in schief liegenden Ellipsen und im unteren Drittel in schraubigen Windungen, besitzt also auch eine verkürzende Wirkung. Die Längsfasern entspringen zum größten Teil an einem dreiseitigen elastischen Streifen an der dorsalen Fläche des Ringknorpels; die von dort ausgehende Muskulatur ist ungleichmäßig verteilt, indem sie zunächst an den Seitenteilen zu dicken Strängen zusammengedrängt ist. Dadurch werden vorn und hinten an der Oesophaguswandung dreieckige, mit der Spitze abwärts gerichtete Felder gebildet, die frei von Längsmuskulatur sind. Der dreieckige Raum der Hinterwand bildet das Feld, in dem sich die Pulsionsdivertikel bilden (s. unten).

Für die motorische Funktion des Oesophagus spielt das Nervensystem eine entscheidende Rolle. Die nervale Versorgung erfolgt[1] vom Vagus und vom Sympathicus. Der Halsteil des Oesophagus wird vom Nervus recurrens versorgt; im Thoraxteil treten beide Nervi vagi an die Speiseröhre. Vom Sympathicus kommen Äste des rechten Ganglion stellatum über den Nervus vagus oder recurrens; von den Rami cardiaci des cervicalen Sympathicusteils kommen Äste durch Vermittlung des Nervus recurrens, ferner vom Thorakalteil des Sympathicus teils direkte Zweige, teils solche über dem Plexus aorticus. Außer einem intramuskulären Plexus liegt wie überall im Verdauungskanal zwischen Ring- und Längsmuskulatur ein intermuskuläres ganglienzellhaltiges Geflecht und ein weiterer Plexus in der Submucosa, dessen Endausbreitungen sich bis ins Epithel verfolgen lassen. Dem Schluckakt übergeordnet ist das Schluckzentrum in der Medulla

---

[1] Greving 1931, Harting 1934.

oblongata. Diese Nervenversorgung des Epithels ist für die Vermittlung der Ausweichbewegungen der Muscularis mucosae bei Berührung mit Fremdkörpern wichtig. Die Speiseröhre ist außen mittels einer lockeren bindegewebigen Tunica fibrosa, die auch elastische Fasern enthält, verschieblich aufgehängt. Nur an einzelnen Stellen bestehen etwas festere Verbindungen mit benachbarten Organen durch Muskelfasern (Musculi bronchooesophagei und pleurooesophagei).

Bei einer *Zusammenschau* des in großen Zügen geschilderten Wandgefüges der Speiseröhre stellen wir im Anschluß an die Untersuchungen von NAGEL (1938) fest, daß die motorische Beförderungsfunktion verformbare und gegeneinander verschiebliche Wandbestandteile voraussetzt, wobei die ursprüngliche Anordnung jederzeit wiederherstellbar sein muß. Das wird durch das *elastisch-muskulöse* System erreicht, welches sich von den Elasticanetzen der lockeren Adventitia, die als äußere Verschiebeschicht aufzufassen ist, ohne Unterbrechung bis zu einer elastischen Faserschicht an der Epithelgrenze der Lamina propria mucosae erstreckt. Glatte Muskulatur und elastische Fasern sind in der Weise verbunden, daß die Elastica *sehnige Verbindungen und Fortsätze* der Muskelfasern bildet, die durch den Muskeltonus in *regulierbarer Dauerspannung* gehalten werden. Elastische Zwischensehnen in der äußeren Längsmuskelschicht und der Muscularis mucosae an den Durchtrittsstellen der Gefäße verhindern die Abscherung der Blutgefäße bei der Schichtenverschiebung. In dieses System ist als innere Verschiebeschicht die breite, locker gefügte Submucosa eingefügt, wo auch die Gefäßverzweigungen stattfinden. Ein zweiter locker strukturierter Raum für Gefäßaufzweigungen findet sich an der Grenze zwischen Muscularis mucosae und Propria mucosae. Durch diese Anordnung werden Kompressionen der Gefäße bei der Funktion des Organs weitgehend vermieden.

Wenn wir somit in der äußeren Form, der gestreckten Verlaufsrichtung, dem geweblichen Aufbau und den besonderen Verhältnissen der Innervation die gestaltlich faßbaren Elemente der Organleistung ins Auge gefaßt haben, so ist doch noch ein wesentlicher Punkt unbeachtet geblieben, der gerade für ein so einseitig motorisch wirksames Organ bedeutungsvoll ist, nämlich die besonderen *topographischen Beziehungen* zu seiner Umgebung. Ohne seinen Verlauf im einzelnen beschreiben zu wollen, muß festgehalten werden, daß der Oesophagus enge topographische Beziehungen besitzt zu den Wirbelkörpern, zu den Seitenlappen der Schilddrüse, den Carotiden, zur Trachea und zum linken Stammbronchus sowie den dort liegenden Lymphknoten, zu den Pleurae mediastinales, zu den Nervi vagi, zum Aortenbogen und zur Aorta thoracica descendens, zur Vena azygos, zur Hinterwand des linken Vorhofes zwischen der Einmündung der linken und rechten Lungenvenen, dem Ductus thoracicus, zum Truncus sympathicus, zum Zwerchfell, das er in Höhe des 10. Brustwirbels durchsetzt, zum linken Lappen und zum Lobus caudatus der Leber. In der Pars abdominalis (2—3 cm) besitzt die Speiseröhre einen vollständigen Peritonealüberzug.

2. Allgemeine Pathologie des Oesophagus.

Die mechanisch-motorische Funktion und ihre Struktur als krankheitsgestaltender Faktor.

Aus den vorgegebenen gestaltlichen und funktionellen Eigenschaften des Oesophagus ergibt sich notwendig *ein bestimmter allgemeiner Ausdruck der Störung: „die Dysphagie"*, die Erschwerung oder völlige Aufhebung des Schlingvermögens, seiner motorischen Funktion. Es ist bekannt, wie mannigfaltig die Ursachen hierfür im einzelnen sein können. Bei *allgemeiner* Betrachtung kann man feststellen, daß es sich um krankhafte Vorgänge handelt, bei denen das motorische System selbst unmittelbar und *primär* betroffen ist, wobei anatomische Veränderungen nachweisbar oder nicht erkennbar sein können, oder daß die motorische Funktion *sekundär* durch krankhafte Zustände in Mitleidenschaft gezogen wird, die zunächst außerhalb der Motorik und ihres gestaltlichen Substrates liegen. Dabei kann es sich wiederum um Vorgänge handeln, die sich im Bereich des Oesophagus oder außerhalb desselben abspielen und im letzteren Fall aus seinen topographischen Beziehungen verständlich werden. Das Wesentliche der Betrachtungsweise liegt darin, daß die ätiologisch, pathogenetisch und morphologisch unterschiedlichsten Vorgänge insofern zum nämlichen Ergebnis führen, das gleiche Gesicht der Erkrankung tragen, als sich die vorgegebene anatomisch-funktionelle Daseinsform des Organs darin entscheidend ausprägt. Das Organ vermag nur in einer begrenzten und ganz bestimmten Weise zu erkranken, und das ist das „Allgemeine" seiner Pathologie.

Wenn diese Betrachtungsweise an *Beispielen* erläutert werden soll, so richtet sich die Aufmerksamkeit zuerst auf jene klinisch bedeutsamen Krankheitsbilder, die unter dem Begriff der *motorischen Neurosen* zusammengefaßt werden, und bei denen entweder ein Krampf oder eine Lähmung des Oesophagus in Erscheinung treten kann. Es handelt sich um jene Krankheitsgruppen, bei denen nach der oben gegebenen allgemeinen Einteilung das *motorische System primär betroffen* ist.

Bei den *spastischen Zuständen* kann die Dauer und Häufigkeit der Krämpfe wechseln; die akuten Spasmen bevorzugen die Gegend des Oesophaguseinganges, die permanenten Krampfzustände den unteren Abschnitt und die Kardia. Die Ätiologie ist mannigfaltig: Vielfach liegt eine neuropathische Konstitution zugrunde, und es wird psychisch bedingtes Auftreten beobachtet, daneben sind aber vorbestehende Erkrankungen des Nervensystems wie Epilepsie, Meningitis, Syringomyelie[1], Tetanus, Lyssa, Traumen des Kopfes und der Wirbelsäule u. a. beschrieben worden. Im Kindesalter sind oesophageale Krämpfe als essentielle spastische Krisen oder als psychisch ausgelöste Spasmen bei aufgezwungenen Mahlzeiten bekannt.

Von anderer Seite[2] wird der *Kardiospasmus* auf eine ungenügende Dilatation der im Ruhezustand geschlossenen Kardia zurückgeführt; daher wird von einem Fehlen der Erschlaffung, einer Achalasie oder auch einer Kardioparese gesprochen. Die Ursache wird in einer Schädigung des Auerbachschen Plexus durch Infektionen, Intoxikation (z. B. nach Pertussis)[3] oder Avitaminose (Beriberi, B_1-Mangel)[4] gesehen; auch allergische und endokrine Ursachen sind ins Auge gefaßt worden[5]. — Ein Teil der angeborenen Erweiterungen der Speiseröhre dürfte auf Geburtsschäden mit Blutungen im Bereich des Vaguskernes zurückzuführen sein[6], ein anderer Teil ebenso wie das Megacolon congenitum auf Störungen der örtlichen Innervation.

Eine andere sehr merkwürdige Form spastischer Dysphagie, bei welcher der Angriffspunkt wahrscheinlich auch im nervös-muskulären System des Oesophagus selbst gesucht werden muß, ist die sog. sideropene Dysphagie (Plummer-Vinsonsches Syndrom). Meist handelt es sich um Frauen mit essentieller hypochromer Anämie, Erniedrigung des Serumeisenspiegels, Nagelveränderungen (Aufsplitterung und Koilonychie), Schleimhautatrophie im Mund, Rachen und Speiseröhre, Mundwinkelrhagaden und spastischen Schlingbeschwerden, die im oberen Oesophagusabschnitt lokalisiert sind. — Eisentherapie kann die Dysphagie beseitigen.

---

[1] Dessecker 1924.   [2] Boehm 1921, Frank 1936, Oberti 1942.
[3] Cunha 1947.   [4] Etzel 1936, 1937, Oberti 1942, Simonetti 1947.
[5] Mitchell 1941, Withers 1939.   [6] Van Gilse 1928.

Für die Ätiologie des *Kardiospasmus* sind viele Theorien aufgestellt worden: abnorme Resistenz der Karida, primäre Atonie des Oesophagus Druckmechanismus des Zwerchfells, Fibrosis des unteren Oesophagusendes, Druck von außen (Leber). In neuerer Zeit werden nur noch zwei Ansichten diskutiert: Der permanente Verschluß der Kardia ist entweder Folge gestörter autonomer Innervation des ganzen Organs, oder eine vermehrte Aktivität des Sphinctermechanismus ist Folge einer Hyperfunktion sympathischer oder adrenergischer Nerven. — In neuerer Zeit hat FELIX (1957) eine Übersicht über die „Dysphagie" gegeben. Er betont die außerordentliche ätiologische Vielfalt dieses Symptoms und weist unter anderem auch auf die Zusammenhänge mit schmerzhaften Erkrankungen des Mund- und Rachenraumes hin. — Das große klinische Interesse, das der Kardiospasmus besitzt, findet seinen Ausdruck in neueren Arbeiten im amerikanischen Schrifttum. So haben unter anderen SLEISENGER, STEINBERG und ALMY (1953) die autonome Reizung und Lähmung des menschlichen Oesophagus einschließlich der Kardia untersucht. Sie haben zunächst den Einfluß des autonomen Nervensystems auf die motorische Funktion des Oesophagus bestätigt. Die motorische Ansprechbarkeit der ruhenden Speiseröhre auf Substanzen wie Metacholin und Acetylcholin ist bei Kardiospasmus größer als bei normalen Vergleichspersonen oder Patienten mit organischer Obstruktion. Physostigmin zeigt keine spastischen Wirkungen.

Zusammenfassend wird von SLEISENGER, STEINBERG und ALMY der Schluß gezogen, daß bei Kardiospasmus die parasympathischen Impulse des Oesophagus schwach und unkoordiniert sind. Adrenergische Reize ändern weder im Normalfall noch bei Kardiospasmus die kardialen Funktionen, jedenfalls nicht in Dosen, die analoge Effekte an anderen Organen hervorrufen; sie reduzieren die phasische Aktivität des oberen Oesophagus bei Kardiospasmus, nicht im Normalfall.

Das wesentliche Ergebnis scheint mir zu sein, daß beim Kardiospasmus die Motilität des Oesophagus als ganzes gestört ist, und zwar mangels einer geordneten und vollständigen parasympathischen Innervation. Bezeichnenderweise wird beim Kardiospasmus eine eigenartige spontan auftretende phasische Motilität beobachtet. Cholinergische Reize scheinen also nicht zu fehlen, sind offenbar nur ungeordnet. Auch werden intermittierende Erschlaffungen der Sphinctermuskulatur bei Kardiospasmus beobachtet. Nach Experimenten an Hunden und Katzen hängt die normale reflektorische Erschlaffung der Kardia, die eintritt, wenn der Oesophagus gedehnt wird, von der Intaktheit der vagischen Innervation ab[1]. — Verschiedene Autoren[2] fanden in Fällen von Kardiospasmus eine Verminderung oder ein Fehlen der Ganglienzellen des Plexus myentericus im unteren Oesophagus. Nach dem „Cannonschen Gesetz" der autonomen Innervation reagieren Organe, die ihres autonomen Nervensystems beraubt sind, ungewöhnlich sensibel auf die chemischen Mittlersubstanzen der Nervenreizung[3]. Die oben angegebenen experimentellen Ergebnisse bei Kardiospasmus sprechen ebenfalls ganz in diesem Sinne.

Die Untersuchungen von CODE, HIGHTOWER jr. und MORLOCK (1952) über die Motilität des Oesophagus bei Kardiospasmus ergaben ebenfalls eine abnorme motorische Funktion und abartige Schlingreaktionen in *allen Teilen* des Organs. INGELFINGER und KRAMER (1953) betonen, daß die schlagwortartige Diagnose „Kardiospasmus" vielfach unzutreffend ist und nur für Vorgänge in Frage kommen sollte, die auf einer *diffusen* motorischen Störung beruhen, wobei nicht nur die Relaxation des distalen Oesophagusteiles, sondern auch die Propulsion

---

[1] ZELLER und BURGET 1937, LEHMANN 1945, CANNON und LIEB 1911, VEACH 1926, GRONDAHL und HANEY 1940.
[2] RAKE 1927, LENDRUM 1937, ETZEL 1937, CROSS 1952.   [3] CANNON 1939.

in der unteren Hälfte gestört ist. — In dieser Meinung ist die Tatsache zum Ausdruck gebracht, daß der „Kardiospasmus" als eine komplexe motorische Störung nur *eine* unter vielen Ursachen des Symptoms der Dysphagie und der möglicherweise damit verbundenen anatomischen Veränderungen ist. So wäre z. B. die merkwürdige Beobachtung einer Dysphagie von Ingelfinger und Kramer (1953) von dem Kardiospasmus in diesem Sinne abzutrennen, eine Beobachtung, die 6 männliche Patienten betraf, die an einer Dysphagie litten, wenn feste Bissen die Speiseröhre passierten. Es handelte sich um eine *herdförmige Kontraktion* eines sphincterartigen Muskels 1—2 cm oberhalb des Zwerchfells.

Die *Lähmung* des Oesophagus, soweit sie auf Vorgängen beruht, die unmittelbar in das motorische System eingreifen, kann ebenso wie die entsprechenden spastischen Zustände mannigfaltige Ursachen haben, deren vollständige Aufzählung in diesem der allgemeinen Pathologie gewidmeten Kapitel nicht beabsichtigt ist. Als Beispiele seien angeführt, daß Verletzungen, Quetschungen, Kompressionen des Nervus vagus mit Atrophie desselben, daß aber auch zentrale Vagusaffektionen bei Apoplexie, Bulbärparalyse [1], Tabes dorsalis, multipler Sklerose, Poliomyelitis, Encephalitis, Bleivergiftung, Alkoholvergiftung u. a. zur Lähmung der Speiseröhre führen können. Hierher gehören auch die bekannten Fälle postdiphtherischer und postinfektiöser Oesophagusparese. In diesem Zusammenhang erscheint es interessant, daß ein geringgradiger hypotoner Zustand des Oesophagus schon unter normalen Bedingungen vorzukommen scheint; Palugyay (1924) hat bei Personen ohne Schluckbeschwerden in Beckenhochlagerung häufig eine Hypotonie des Oesophagus gefunden. Offenbar liegen diese Zustände noch im Bereich des Physiologischen. Sie sind jedoch vom allgemeinpathologischen Standpunkt aus insofern aufschlußreich, als sie zeigen, daß das Krankhafte an einem bestimmten Ort zu seinem Zustandekommen nur einer gewissen Steigerung normal vorgegebener Erscheinungen bedarf. — In diesen Formenkreis der primär spastischen oder atonischen Zustände des Oesophagus gehört ein großer Teil der „idiopathischen Ektasien". — Auch die sog. *Pulsionsdivertikel* (Grenzdivertikel) müssen auf die besondere motorische Beanspruchung des Oesophagus beim Schlingakt an der normalerweise muskelschwachen Stelle des oberen Oesophaguseinganges zurückgeführt werden (Abb. 24). Dem steht nicht entgegen, daß nach Ansicht mancher Autoren bisweilen auch eine Entwicklungsstörung mit im Spiele ist. Ausbildung und Form des Grenzdivertikels werden nur aus den vorgegebenen anatomischen Verhältnissen und der besonderen funktionellen Beanspruchung erkennbar. In diesem Zusammenhang ist die Tatsache wichtig, daß von Ruckenstein (1937) bei Männern und Frauen gleich häufig an der Schlund-Speiseröhrengrenze in Höhe des Ringknorpels und etwas tiefer kleine Ausbuchtungen gefunden wurden, die beim Schluckakt vertieft werden können.

Wir wenden uns jetzt jenen krankhaften Vorgängen zu, durch welche die motorische Funktion und ihre morphologische Erscheinungsform erst sekundär in Mitleidenschaft gezogen wird, deren Störung aber schließlich doch das ganze Krankheitsbild beherrscht, wie es bei der Eigenart des Organs gar nicht anders möglich ist. Zunächst ist die Fülle der Erscheinungen zu nennen, die am Oesophagus selbst ablaufen: die vom Lumen oder den inneren Wandschichten ausgehenden Obturationsstenosen (Fremdkörper, Neubildungen, reichliche Entwicklung von Soor), die Narbenstenosen nach Verätzung, nach tuberkulösen, peptischen und syphilitischen Geschwüren oder auf angeborener Grundlage (in Höhe der Bifurkation durch Störungen der Trennung von Tracheal- und Darm-

---

[1] Jacques 1938.

rohr). Der Sitz der Stenosen ist insofern vorgebildet, als er meist an den physiologischen Engen liegt. Auch die primäre akute Oesophagitis führt zu schweren
Störungen der Motorik, die sich nicht nur in subjektivem Schmerz äußern,
sondern in einer segmentären Atonie oder Hypotonie der Muskulatur, andererseits wurden aber auch Spasmen der Kardia beobachtet.

Vielfältig sind auch die Ursachen, die — außerhalb der Speiseröhre gelegen —
zu schweren Störungen ihrer Funktion und Gestalt führen auf Grund der *örtlichen Beziehungen zu umgebenden Geweben und Organen*. So sehen wir dysphagische Störungen bei Variationen der arteriellen Gefäße wie etwa dem bekannten

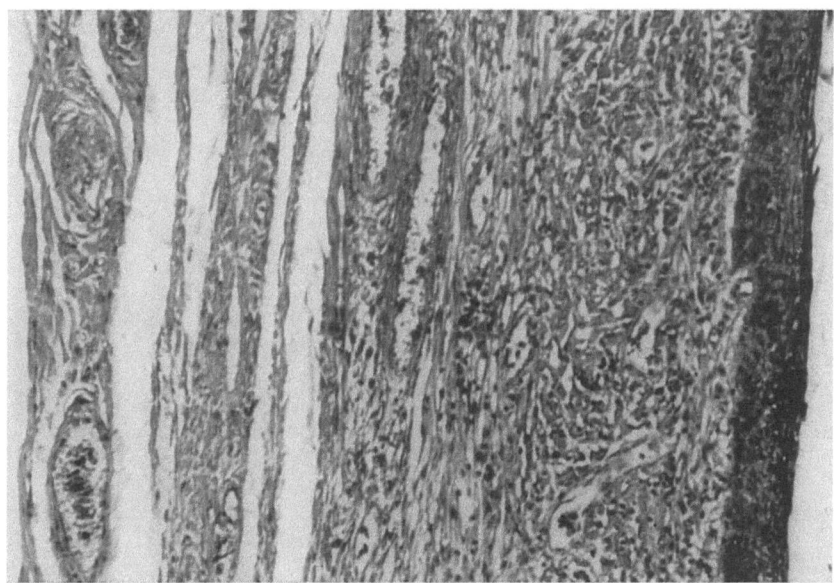

Abb. 24. Aus der Wand eines Pulsionsdivertikels des Oesophagus: Vollständige Atrophie der Muskulatur. Die
Wand wird von parallelfaserigem kollagenem Bindegewebe gebildet. — Mäßige chronische Entzündung. HE.
Vergr. 120mal.

abnormen Ursprung der Arteria subclavia dextra als letzter Ast aus dem Arcus
aortae, bei hoher Rechtslage des Aortenbogens und doppeltem Arcus aortae;
ferner bei Verkrümmungen der Wirbelsäule, Exostosen und spondylarthrotischen
Randwülsten der letzten Halswirbel, wodurch es zu Eindellungen an der Hinterwand des Oesophagus kommen kann. Dysphagische Erscheinungen können
weiterhin auftreten bei Vergrößerungen des Herzens, besonders des linken Vorhofes, Erweiterungen der Aorta, exsudativer Perikarditis; eine ähnliche Wirkung
können alle raumbeengenden Vorgänge im Thorax entfalten, wobei besonders
die Strumen, Tumoren des Mediastinums, die entzündlichen und neoplastischen
Prozesse der Hilusdrüsen, Pleuraergüsse und prävertebrale Senkungsabscesse
zu nennen sind; endlich sind narbige Verwachsungen und Schrumpfungsvorgänge in der Umgebung des Oesophagus in diesem Zusammenhang anzuführen,
die mit oder ohne zuvor gebildete Traktionsdivertikel in gleichem Sinne wirksam werden können.

Die *morphologisch faßbaren Umgestaltungen des Oesophagus*, die wir bei länger
dauernder Dysphagie finden, betreffen naturgemäß in erster Linie die motorisch
tätigen Strukturen selbst, d. h. die Muskulatur, besonders die Ringmuskulatur.
Sie ist in den meisten Fällen erheblich verdickt als Ausdruck der Hypertrophie,
das Lumen ist mehr oder minder erweitert, das ganze Organ oft verlängert und

dann S-förmig gekrümmt; auch die Muscularis mucosae ist meist hypertrophiert. Weitere, sekundäre Veränderungen im Sinne einer chronischen Entzündung der Schleimhaut werden noch kurz erwähnt werden. Dagegen muß hier hervorgehoben werden, daß es auch Fälle ohne Muskelhypertrophie gibt, bei denen es infolge der Überdehnung sogar zu einer Atrophie kommt. Fischer[1] weist darauf hin, daß das Fehlen oder Vorhandensein einer Muskelhypertrophie für die Beurteilung der Entstehungsweise des einzelnen Falles wichtig sein kann. Man muß jedoch bedenken, daß auch in der hypertrophischen Muskulatur ausgedehnte Hyalinosen, Verfettungen und Ablagerungen von Abnutzungspigment als Ausdruck der schweren örtlichen Stoffwechselstörungen vorkommen. — Helmke[2] beschreibt 4 Fälle von sog. idiopathischer Oesophagushypertrophie,

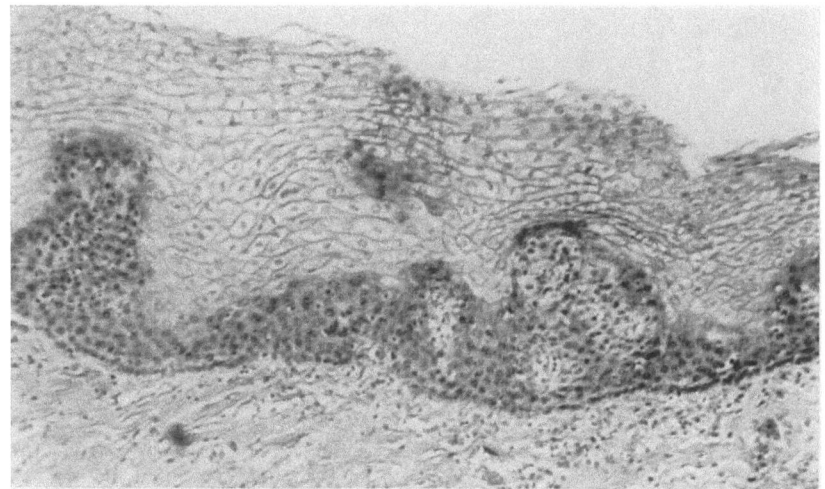

Abb. 25. Pachydermie des Oesophagus (60jähriger Mann). HE. Vergr. 64mal.

die mit Herzhypertrophie verbunden waren. — Der Verf. hat bei Herzhypertrophie stets eine gewichtsmäßig feststellbare muskuläre Oesophagushypertrophie gefunden, die durch die Wirkung des vergrößerten pulsierenden Herzens erklärt wird. Infolge einer auffälligen Krampfbereitschaft der glatten Muskulatur kommt es bei der sog. idiopathischen Oesophagushypertrophie zu besonders ausgeprägten Wachstums- und Umbauvorgängen in der Muskulatur mit Myombildungen. Zugrunde liegt eine chronische funktionelle Reizung. Es fehlt bei diesen Fällen jede Erweiterung und jedes mechanische Hindernis; kennzeichnend ist eine nach distal zunehmende Verdickung der Muskulatur. Klinische Erscheinungen sind gewöhnlich nicht vorhanden.

Die funktionelle Struktur des Organs prägt sich aber nicht nur in den Zeichen der Dysphagie und den zugeordneten Umgestaltungen aus, sondern auch in gewissen charakteristischen Eigentümlichkeiten bei der *Entzündung*. So sehen wir, daß sich die eitrige *Phlegmone* in der besonders *breiten* Verschiebeschicht der Submucosa ausbreitet; bezeichnend ist ferner, daß die Phlegmonen am Ringknorpel infolgedessen scharf abschneiden. Dagegen greift die Entzündung gelegentlich auf die Bindegewebssepten der Muscularis propria und die lockere verschiebliche Adventitia über; das widerstandsfähigere Plattenepithel dagegen bleibt erhalten. Auf den gleichen Grundvorgängen beruht auch die eigenartige

---

[1] Fischer 1926.   [2] Helmke 1939.

Erscheinung der Oesophagitis exfoliativa superficialis, bei der durch Würge-bewegungen die vollständig demarkierte Epithelschicht des Oesophagus oder Teile davon ausgebrochen werden. Andererseits können die Schleimdrüsen iso-liert vereitern, so daß längsgeordnete follikuläre Geschwüre auftreten. Brechen derartige vereiterte Drüsen, *der Längsrichtung des Organs folgend*, fistulös in das Lumen ein (Fistulae oesophago-oesophageales) und heilen dann aus, so werden sie ganz oder teilweise mit Plattenepithel ausgekleidet. Der akute Katarrh, der mit einer vermehrten Abstoßung des Epithels einhergeht und oft kleine Ero-sionen hervorbringt, bevorzugt die *Längsfalten als vorgegebene Organstruktur.* — Auch die herdförmigen Epithelverdickungen, die sich auf dem Boden einer chronischen Entzündung entwickeln, sind meist entsprechend den Längsstreifen faltig angeordnet; bei allen länger dauernden Dysphagien sowie bei verschie-densten exogenen Schädigungen und chronischer Blutstauung kommt es zu diesen Vorgängen. Daß das mehrschichtige Plattenepithel dabei verhornen kann, daß Retentionscysten der Drüsen gebildet werden, und daß eine Ver-mehrung sowie Neubildung des lymphatischen Gewebes stattfinden kann, wird wiederum als Steigerung normal vorgegebener Zustände verständlich (Abb. 25).

IV. Magen.

1. Anatomische, phylo- und ontogenetische sowie physiologische Vorbemerkungen.

Der Magen ist zwar zusammen mit dem Oesophagus ein Teil des primitiven metabranchialen Vorderdarmes[1], steht aber funktionell dem Darm insofern be-reits näher, als in ihm die Anfänge der chemischen Verdauung stattfinden. Zum Verständnis seiner Form, seines geweblichen Aufbaus und seiner Leistung, die zweifellos auch die Grundlagen seiner krankhaften Lebensäußerungen bilden, ist eine kurze phylogenetische Betrachtung förderlich.

Den ursprünglichen Zustand eines einheitlichen, noch nicht in Oesophagus und Magen gegliederten Vorderdarmes findet man bei Acraniern und Cyclostomen. Die weitere Ent-wicklung (bei den Fischen) besteht darin, daß zunächst eine Verlängerung des Vorderdarmes eintritt, wodurch er haken- oder knieförmig in einen rückläufigen Abschnitt umbiegt; der kranialwärts vom „Knie" gelegene Abschnitt wird als Korpus, der caudal gelegene, rück-läufige Teil wird als Pylorusteil bezeichnet. Damit ist eine *Gliederung des Vorderdarmes* erreicht. Im weiteren Entwicklungsgang wird an irgendeiner Stelle des primitiven röhren-förmigen Magens, und zwar zunächst am Magenknie (z. B. schon bei Selachiern) eine um-schriebene Erweiterung, eine Art Blindsack gebildet. Zu der Verlängerung tritt also eine Erweiterung und damit eine *Gliederung des Magens* selbst. Die innere zirkuläre Muskel-schicht ist an der Kuppe des Blindsackes konzentrisch angeordnet, die äußere Längsmuskel-schicht ist spärlicher vorhanden, durch die Ausbuchtung auseinandergedrängt. Es soll hier nicht weiter ausgeführt werden, daß bereits bei den Fischen durch Verdickung der Muskulatur des Pylorusteiles *spezielle Sonderformen* nach Art eines Muskelmagens aus-gebildet werden können, der zum Teil Ähnlichkeit mit dem Muskelmagen der Vögel besitzt. Dagegen muß erwähnt werden, daß bereits bei den *Fischen* ein konstantes feines netzförmiges *Faltenrelief* existiert, das die *Magengrübchen* trägt, und daß das normale Oberflächenepithel aller Wirbeltiere in Form hochprismatischer schleimproduzierender Zellen vorhanden ist. Ebenso finden sich bereits bei Selachiern *zwei Arten von Magendrüsen*, deren Verbreitungs-gebiet gewöhnlich mit der Gliederung in Korpus- und Pylorusteil zusammenfällt. Die im Korpus vorkommenden „*Hauptdrüsen*"[2] besitzen bei den Fischen und allen anderen Nicht-säugern noch keine Haupt- und Belegzellen, sondern nur *eine* Art von oxyphil granulierten Zellen („Hauptdrüsenzellen"). Sie lassen sich weder mit den Haupt- noch mit den Beleg-zellen der Säugetiere vergleichen, sondern vereinigen die Funktionen dieser beiden Zellarten. Die mucoiden Halszellen fehlen bei einer Anzahl von Arten der Fische überhaupt noch ganz. Bei den Stachelfloßlern (Acanthopterygiern) sind schleimbildende Halszellen nach Art von Becherzellen beschrieben. — Als zweite Drüsenart findet man bei den Fischen bereits *Pylorus-drüsen*, die unverzweigte und kürzere Schläuche enthalten, weiter auseinander liegen und von

---

[1] PERNKOPF 1937.   [2] PLENK 1932.

mucoiden Zellen ausgekleidet sind, die dem Oberflächenepithel sehr ähnlich sehen. Auch gelbe Zellen sind bei den Fischen gefunden worden. Eine besondere Kardiaregion, in der nur einfache Grübchen, die mit Oberflächenepithel ausgekleidet sind, vorkommen, ist ebenfalls bereits bei Fischen bekannt.

Zusammenfassend läßt sich somit feststellen, daß durch Verlängerung des Vorderdarmes und herdförmige Erweiterung eine besondere, *durch Krümmung bedingte Form und Gliederung* eines Teiles desselben erfolgt, daß zugleich die *Muskulatur* damit im Zusammenhang eine gewisse Umordnung erfährt, und daß endlich dieser so entstandene neue Vorderdarmteil ein besonders gestaltetes *Schleimhautrelief* (Oberflächenvergrößerung!) mit spezifischen *Epithelien* und *Drüsen* verschiedener Form und Verteilung (Hauptdrüsen und Pylorusdrüsen, Kardiaregion) erhält. Wesentlich erscheint, daß als Abschluß des Ganzen ein Muskelwulst (Pylorus) in Erscheinung tritt. So entsteht in der Tat ein *neues Organ, das aber von Anfang an in sich selbst nicht einheitlich, sondern wiederum strukturell und damit auch funktionell gegliedert ist.* — Auf die ursprünglich rein *motorische* Funktion (Leitungs-, Beförderungs- und Stapelfunktion) lagert sich eine *neue, höhere Funktionsschicht,* die *Verdauungsfunktion*; und so können wir auch alle Umformungen, die mit ihr zusammenhängen, als gestaltlich höhere Stufen auffassen (die komplizierteren Epithel- und Drüsenarten, die besonderen Verhältnisse des Oberflächenreliefs, die Grübchen). Sie lagern sich der ursprünglichen Funktionsschicht der nur mechanischen und motorischen Wirkung und den ihr zugeordneten Strukturen auf.

Der Gedanke einer Entwicklung durch Überschichtung neuer Funktionen und vor allem der diese Funktionen tragenden neuen Gestaltungen läßt sich in der Phylogenese weiterverfolgen. So sehen wir bei Amphibien und Reptilien die erweiterte, als Voraussetzung einer Verdauungsfunktion aufzufassende Magenform beibehalten, wobei sie innerhalb der Reptilien zwischen den Hauptgruppen beträchtlich schwankt; Eidechsen und Schlangen besitzen im allgemeinen einen sackartig erweiterten, aber gestreckt verlaufenden Magen, dagegen wird bei Schildkröten eine deutliche Absetzung des Pylorusteiles gegenüber dem Korpusteil, teilweise mit winkliger Abknickung, beschrieben. Bei den Krokodilen entwickelt sich vor dem Pylorusteil aus dem Magenknie ein Muskelmagen, der auch in der Anordnung seiner Muskulatur dem Muskelmagen der Vögel gleicht. — Wesentlich ist ferner, daß bereits bei den Amphibien und Reptilien mucoide Halszellen in den Magendrüsen auftreten, die den Nebenzellen der Säugetiere vergleichbar sind; bei den Fischen waren diese Zellen nur in ganz wenigen Fällen anzutreffen. Das bedeutet, daß eine besondere Zellart für die Aufgabe der *Regeneration* bereitgestellt wird. Wie wir wissen, sind jedoch auch beim Menschen noch die Oberflächenzellen und Belegzellen einer mitotischen Teilung fähig. — Im übrigen findet man in den Drüsen der Amphibien- und Reptilienmägen nur noch *eine* Zellart, die die Funktionen der späteren Haupt- und Belegzellen in sich vereinigt, die Hauptdrüsenzellen. Die Pylorusdrüsen zeigen auch hier eine geringere Differenzierungshöhe: Sie sind kürzer und mit mucoiden Zellen ausgekleidet. Bemerkenswert ist, daß bei Amphibien im Oesophagus Drüsen vorkommen, die nach Form und Funktion Magendrüsen sind. Erst bei Reptilien findet man an ihrer Stelle Schleimdrüsen, was offenbar [1] damit zusammenhängt, daß bei ihnen das Becherzell- und Flimmerepithel der Amphibien durch mehrschichtiges Plattenepithel ersetzt ist; dadurch ist die Anwesenheit eines der Beförderung der Nahrung dienenden schleimigen Sekretes notwendig. Plenk meint, daß man die sog. Oesophagusdrüsen der Amphibien, die ihrem Bau und ihrer Funktion nach also Magendrüsen sind, am ehesten so verstehen kann, daß der Oesophagus „im Laufe der Phylogenese Abschnitte erobert hat, die ursprünglich vom Magen mit seinen spezifischen Fermentdrüsen eingenommen waren". Bemerkenswert ist, daß der einzige Fall, in dem Oesophagusdrüsen nach Art der Amphibien bei höheren Wirbeltieren vorkommen, die kardialen Oesophagusdrüsen des Menschen sind. Das Oberflächenepithel gleicht bei Amphibien und Reptilien denen der Fische und findet sich in gleicher Form in allen Wirbeltiermägen.

Im Magen der Vögel treffen wir in ausgesprochenem Maße auf spezielle, der Zerkleinerung der Nahrung dienende Einrichtungen, die allerdings bereits in einem Typus des Muskelmagens bei manchen Fischen und bei gewissen Reptilien (Krokodile) vorgebildet sind, den Muskelmagen, der nach den Untersuchungen Pernkopfs (1929) aus dem Magenknie hervorgeht, das vor der Pars pylorica liegt. Oberflächenepithel und Drüsen des Muskelmagens

---

[1] H. Plenk 1932.

liefern als Cuticularbildung die Reibplatten. Wenn mit diesen Einrichtungen eine Funktion der obersten Verdauungsabschnitte, nämlich die der Nahrungszerkleinerung teilweise in den Magen verlegt wird, so ist er dafür von einer anderen Funktion, nämlich der Aufspeicherung größerer Nahrungsmengen, die bei den Wiederkäuern eine so bedeutende Rolle spielt, teilweise entlastet. Diese Funktion wird in den *Kropf* verlegt, der selbst keine Verdauungsarbeit leistet, sondern nur die Nahrung aufweicht. — Im Drüsenmagen der Vögel, der durch seinen Inhalt an einfachen und zusammengesetzten Drüsen ausgezeichnet ist, findet man als Analogon der Halszellen mucoide Zellen und nur eine Art granulierter Hauptdrüsenzellen, die die Funktion von Haupt- und Belegzellen in sich vereinen.

Der entscheidende Schritt in der Entwicklung zum Säugermagen liegt darin, daß in den Hauptdrüsen drei Zellarten auftreten, d. h. daß die Verdauungsfunktion als diejenige, die auf die älteren motorischen Schichten der Stapelung und Beförderung aufgeschichtet ist, eine weitere gestaltliche Differenzierung erfährt. Wir finden anstelle der einzigen Zellart granulierter Hauptdrüsenzellen bei den Säugetieren Haupt- und Belegzellen. Außerdem kommen natürlich mucoide Pylorusdrüsen, in denen gelegentlich ebenfalls Belegzellen zu finden sind, vor, und endlich muß erwähnt werden, daß bei verschiedenen Ordnungen (wiederkäuende und nicht wiederkäuende Ungulaten, manche Nagetiere, wie z. B. die Ratte und der Hamster, Monotremen, Edentaten, Marsupialier, aber auch manche Primaten wie Semnopithecus) Magenteile mit geschichtetem Plattenepithel vorkommen. Hierbei handelt es sich um Anpassungserscheinungen an bestimmte Ernährungsformen (Pflanzenfresser mit der Funktion der Speicherung großer Nahrungsmengen und ihrer Vorverarbeitung in „Vormagen", Insekten- und Ameisenfresser). Dem Wesen nach liegt eine Verdrängung der normalen fermentproduzierenden Schleimhaut vor. Auch zusammengesetzten Mägen, wie der bilokuläre der Hamster oder der trilokuläre der Wiederkäuer, stellen Sonderformen dar, die an speziellen Ernährungsweisen angepaßt sind und eine entsprechende Ausgestaltung der Stapelungsfunktion voraussetzen. Sie lassen sich nach PLENK[1] alle zwanglos vom „einfachen" Säugermagen ableiten, weshalb hier auf ihre Schilderung im einzelnen verzichtet werden kann. Zum Verständnis der Form dieses einfachen Säugermagens jedoch ist es wichtig, sich vor Augen zu führen, daß er, der unter anderem auch beim Menschen vorliegt, aus dem ursprünglich einheitlichen Schlauch dadurch hervorgeht, daß ein kardiales Blindsack an der Seite der großen Kurvatur entsteht, dessen Kuppe Fornix oder Fundus ventriculi genannt wird. Er besitzt eine zirkuläre Eigenmuskulatur, die in den basalen Abschnitten des Blindsackes notwendigerweise eine zunehmend schräge Verlaufsrichtung annimmt (Fibrae obliquae). Die mucoiden Kardiadrüsen sind ihrem Wesen nach rudimentäre Hauptdrüsen[2] und nehmen beim Menschen bekanntlich nur eine sehr schmale Region ein, bei anderen Säugern, bei denen die fermentproduzierenden Magendrüsen zurückgebildet und durch Plattenepithel ersetzt sind, findet man als Vorstufe dieser Rückbildung breitere Kardiadrüsenzonen (z. B. bei den komplizierten Mägen mancher Ungulaten). Diesem Verhalten entspricht, daß bei Reptilien eine Kardiaregion beschrieben ist, deren Wesen darin besteht, daß eine Reduktion der Hauptdrüsen stattfindet mit Verschleimung derselben oder mit Ersatz der Hauptdrüsenzellen durch mucoide Zellen. Bei Amphibien wird für den japanischen Riesensalamander angegeben, daß als Kardiaregion eine Zone vorhanden ist, in der nur Grübchen mit hellen Zellen enthalten sind[3]. Auch bei Selachiern ist eine aus einfachen Grübchen („Krypten") bestehende Kardiaregion erwähnt[4]. — Im allgemeinen ist festzustellen, daß diese meist kurze Übergangsregion dadurch gekennzeichnet ist, daß die spezifischen Merkmale der Magendrüsen, die der Verdauungsfunktion zugehören, noch nicht ausgebildet sind, daß also zwischen dem rein motorischen Abschnitt des Oesophagus und dem funktionell und gestaltlich vielseitigen Magen eine kurze Übergangszone eingeschaltet ist. In Analogie dazu erscheint der wesentlich einfachere Drüsenaufbau der Pars pylorica im Zusammenhang mit der dort wieder stärker in den Vordergrund tretenden motorischen Funktion des Magens. So überlagern sich die Funktionsschichten des Magens (Motorik mit ihren verschiedenen Ausprägungen und Verdauungsfunktionen), wobei das starke Hervortreten der einen mit einem relativen Zurücktreten der anderen einhergeht und umgekehrt. Es scheint sich hierin eine gewisse Ökonomie der organischen Gestaltung und Funktion zu äußern, die nicht gestattet, daß alle Schichten am gleichen Ort und zu gleicher Zeit in gleicher Vollkommenheit und Intensität verwirklicht werden.

Dem Grundgedanken des Schichtenaufbaus funktioneller Strukturen mit unterschiedlichem Hervortreten jeweils *einer* Funktionsschicht steht natürlich nicht die Tatsache im Wege, daß Motorik und Verdauungsfunktion miteinander auf das engste verknüpft und aufeinander angewiesen sind.

---

[1] PLENK 1932. [2] BENSLEY 1902.
[3] OSAWA 1909. [4] H. PETERSEN 1908.

Ein kurzer Blick in die *Ontogenese* vermag das Verständnis um die Voraussetzungen der allgemeinen Gesetzlichkeit der Erkrankungsweise des Magens zu vertiefen.

Die früheste *Formänderung* des ursprünglich gerade und schlauchförmig verlaufenden Darmrohres, die das Gebiet des späteren Magens erkennen läßt, besteht aus einer spindeligen *Auftreibung*, die Pernkopf (1921) bei einem 4,3 mm langen Embryo beschreibt; es folgen *Drehung* bei 7 mm und *Abknickung* bei 9,5 mm, wodurch Angulus und Magenknie hervorgerufen werden. Besonders interessant ist natürlich die schrittweise Gestaltung der Schleimhaut aus einem primitiven mehrschichtigen Epithel, wobei zugleich mit der Vergrößerung der Oberfläche die Bildung spezieller Verdauungsdrüsen verbunden ist. Die Oberflächenvergrößerung äußert sich zuerst bei der Grübchenbildung, die von der kleinen Kurvatur ausgeht und über die Seitenwände zur großen Kurvatur fortschreitet. Kardiaregion und Pars pylorica folgen in der Grübchenbildung nach. Sie beginnt bei 20 mm größter Länge (7. Woche) als endoepithelialer Prozeß. Sehr bald (9. Woche) nimmt das Mesenchym an diesem Abfaltungsprozeß teil. Die Entwicklung der Drüsen geht von den basalen Epithelzellen der frühen Grübchen aus (2. Hälfte des 3. Monats[1]); Auftreten von oxyphilen Zellen daselbst, die von Plenk (1932) als junge Belegzellen aufgefaßt werden. Das Wesentliche für unsere Anschauung bei der Entwicklung des zelligen Aufbaus der verdauenden Magendrüsen und der Schleimhautoberfläche scheint mir zu sein, daß auch hier eine *schichtweise Differenzierung* stattfindet. Damit ist die Tatsache gemeint, daß sich die *indifferenten Zellen*, welche ja zunächst die entstehende *Hauptdrüse* außer den früh auftretenden Belegzellen bilden, im Anschluß an die Drüsenmündung nur in die mucoiden Nebenzellen umwandeln, die zwar bereits eine sekretorische Funktion besitzen, aber den indifferenten Zellen doch noch nahestehen. Es geht auch daraus hervor, daß sie bei Regenerationsvorgängen eine entscheidende Rolle spielen. Ferner soll es bedeuten, daß die tiefer liegenden Endabschnitte der Hauptdrüsen außer den Belegzellen bis gegen das Ende der Embryonalzeit die ursprünglichen indifferenten Zellen enthalten, die erst zu diesem Zeitpunkt in Hauptzellen umgewandelt werden. Der spätere Nachschub an Hauptzellen erfolgt durch Umdifferenzierung aus Nebenzellen, ebenso wie bei Regenerationen eine Entdifferenzierung der Hauptzellen zu Nebenzellen stattfindet. Beim Neugeborenen ist die Hauptzellenregion der Drüsen immer noch mit indifferenten Zellen durchsetzt. Das Oberflächenepithel differenziert sich aus dem indifferenten Epithel bezeichnenderweise in den Teilen des Magens am frühesten, die in der Grübchenentwicklung nachhinken, in der Kardiaregion und der Pars pylorica (3.—4. Monat), in der Hauptdrüsenregion erst im 5. Monat. Eine *Differenzierungsschichtung* ist nicht nur in den einzelnen sich *überlagernden* Anteilen der Hauptdrüsen vorhanden, sondern auch in den aufeinanderfolgenden oder *nebeneinander liegenden* Teilen des Magenorgans als ganzem, sich in der Ontogenese bereits andeutet. Die im Vergleich zu den Fundusdrüsen einfacher gebauten mucoiden Pylorusdrüsen entwickeln sich später (Beginn 10. Woche)[1] als die Hauptdrüsen, wachsen jedoch viel schneller, und das Oberflächenepithel differenziert sich früher. Ganz entsprechend verhält sich die Kardiaregion.

Der Magen ist an seinem oralen wie an seinem aboralen Ende durch seine Muskulatur aktiv verschließbar, stellt also ein formveränderliches Reservoir dar[2]. Bei der normalen Magenrevolution wirken Tonussteigerung, Peristaltik und Pförtnerverschluß zusammen. Die Kardia öffnet sich normalerweise, wenn ein Bissen den Oesophagus hinabgleitet; andererseits verhindert der Abschluß des Mageneinganges das Regurgitieren selbst bei Druckerhöhung im Abdomen. Die Kardia ist kein eigentlicher Sphincter, sie wirkt als Lippenventil und kann tonisch verschlossen werden. Wesentlich ist ferner für den Verschluß des abdominalen Oesophagusteiles die sog. Hiatuszwinge des Zwerchfells. — Ein schmaler Streifen unter der Kardia, der durch Häufung nervöser Elemente auffällt, soll besonders reizbar sein und wird daher als „Schrittmacher" des Magens angesehen[3].

Auch der andere motorisch bedeutsame Pol des Magens, der Pylorus, besitzt ein besonders reiches Gangliengeflecht, ihm wird als „gastromotorisches Zentrum" eine Sonderstellung eingeräumt[4]. — Außer den genannten, eine Sonderstellung in der Motorik einnehmenden Regionen der Kardia und des Pylorus besitzt jedes andere Wandstück der Magenmuskulatur eine Automatie und ist zu selbständiger rhythmischer Tätigkeit befähigt. So zeigen getrennte und wieder

---

[1] Plenk 1932.   [2] Pernkopf 1954.   [3] Alvarez 1928.   [4] Mangold 1920.

vereinigte Magenabschnitte einen getrennten und unterschiedlichen motorischen Rhythmus. — Die peristaltischen Bewegungen beginnen erst etwa in der Mitte des Magens und nehmen in Richtung auf den Pylorus an Intensität zu, ihr Abstand schwankt zwischen 14 und 28 sec. Die Lebhaftigkeit der Peristaltik wird maßgeblich von konstitutionellen, aber auch mannigfaltigen lokalen Faktoren beeinflußt. Die Nahrung passiert die kleine Magenstraße vermöge ihres eigenen Gewichtes. In der oberen Hälfte des Magens sind nur im Leerzustand schwache rhythmische Kontraktionen vorhanden; sie hören auf, wenn Nahrung in den Magen gelangt. Im Schlaf kann die Rhythmik des Magens ruhen, jedoch müssen wir uns vorstellen, daß der Erregungsrhythmus vorhanden ist, auch ohne daß grobe Kontraktionen stattfinden [1]. Wesentlich ist, daß die chemische Zusammensetzung der Nahrung für die Motorik des Magens mitbestimmend ist; wenn z. B. Fette, Fettsäuren und Seifen ins Duodenum gelangen, kommt es durch Freiwerden von Enterogastron im Dünndarm zu einer Hemmung der Magenmotorik [2]. Auch auf nervös-reflektorischem Wege über den Vagus kann von der Dünndarmschleimhaut durch Eiweißabbauprodukte die Magenmotorik gehemmt werden. Bekannt ist der Einfluß psychischer Faktoren auf die Motilität des Magens, ebenso die unterschiedliche Verweildauer der Nahrung je nach ihrem Gehalt an Kohlenhydraten oder Fetten; je fettreicher die Nahrung ist, um so länger verbleibt sie im Magen. Auch ihre Konsistenz spielt hierfür eine Rolle: Flüssigkeiten verlassen den Magen sehr schnell. Ferner bewirkt höherer osmotischer Druck des Mageninhaltes eine langsamere Entleerung. Die ältere Anschauung, nach der das motorische Verhalten des Pylorus durch die Acidität im Magen bzw. Duodenum geregelt wird, ist wohl in dieser Form nicht mehr haltbar. Man kann annehmen [3], daß der Pylorus während der Magenverdauung größtenteils offen ist; er schließt sich bei tonisch-systolischer Tätigkeit des gesamten Magens und ermöglicht dadurch die Drucksteigerung, öffnet sich bei Ankunft peristaltischer Wellen, wobei Mageninhalt ins Duodenum befördert wird, und schließt sich dann wieder kurz, den Rückfluß verhindernd. Reize verschiedenster Art — nicht nur Säurewirkung — können vom Duodenum aus reflektorisch eine kurzdauernde Schließung des Pylorus bewirken. So hemmt z. B. mechanische Reizung der Duodenalschleimhaut die Magenentleerung. Das Spiel des Pylorus gehört somit zu dem automatischen Rhythmus der gesamten Magenmuskulatur; nur die Austreibungsmotilität als Ganzes und über sie auch der Pylorus werden sekundär durch örtliche Reflexe beeinflußt [4]. Auch bei der Anacidität oder bei Gastroenterostomie entleert sich der Magen rhythmisch. — Es kann aber nicht eindringlich genug betont werden, daß die Beförderung und Austreibung der Nahrung nur *ein Teil der gesamten motorischen Magenfunktion* ist, und daß auch alle anderen noch ins Auge zu fassenden Teilfunktionen des Magens, die bei analysierender Betrachtung notwendigerweise zunächst getrennt werden müssen, zusammengehören und in ihrem Zusammenwirken eigentlich erst das ausmachen, was man „Magen" nennt [5]. So sehen wir, um zunächst zum analysierenden Standpunkt zurückzukehren, die Motorik in Form wesentlicher Teilfunktionen: eine gewisse Speicher- oder Kropffunktion, die Funktion der Durchmischung der Nahrungsbestandteile, die natürlich besonders enge Beziehungen zur Verdauungsleistung besitzt. Hier sei daran erinnert, daß bei den Kaumägen der Vögel die Motorik noch unmittelbar in den Dienst der Nahrungsbereitung tritt,

---

[1] Katsch und Pickert 1953.   [2] Gray und Ivy 1937.
[3] Teorell 1933, 1939 u. a.   [4] Brauch 1932, 1933, 1937.
[5] Gerade auf diesen Grundgedanken werde ich noch mehrfach zurückkommen. Er muß aber mit allem Nachdruck vor die gesamte anzuwendende Betrachtungsweise gesetzt werden, um Mißverständnisse zu vermeiden.

während diese Tätigkeit im menschlichen Magen fermentativ geleistet wird. Zweifellos handelt es sich jeweils um Abwandlungen eines Grundprinzips als Anpassung an verschiedene Nahrungsformen. Endlich ist die Funktion der Austreibung der Nahrungsbestandteile zu nennen, der sich als Sonderform die Fähigkeit des Erbrechens, die Facultas repultrix als besonderer Schutzmechanismus anschließt. Diesen vielfach ineinandergreifenden motorischen Leistungen dient sowohl die phylogenetisch zu verstehende Form des Magens als auch der konstruktive Bau der Muscularis propria. Das wichtigste Moment für die normale Austreibung des Mageninhaltes — es handelt sich ja nicht um ein bloßes Durchschleusen wie im Oesophagus, sondern gleichzeitig immer um die mitzuleistenden Funktionen der Retention und Durchmischung — ist eine allgemeine Erhöhung des Tonus durch Gesamtkontraktion des Organs[1]; die Peristaltik besitzt nur eine ausstreifende Hilfswirkung. Es wurde bereits erwähnt, daß es dabei zum Pylorusschluß kommt. Individuelle Form des Magens (Stierhornmagen oder hakenförmiger Langmagen) und Körperhaltung wirken fördernd oder hemmend auf die Austreibung. Zu dieser förmlich als „Systole" bezeichneten Tätigkeit des Magens gehört wahrscheinlich eine Erschlaffung des Bulbus duodeni als „Diastole" als wichtige Voraussetzung für den Beginn der Entleerung. Der Anfangsteil des Duodenums, im besonderen der sog. Bulbus duodeni, gehört überhaupt funktionell zum Magen, insofern stellt der Pylorus keine Funktionsgrenze dar; das geht daraus hervor, daß auf jede Magenrevolution die Zusammenziehung des Bulbus duodeni folgt; man hat ihn, der bekanntlich frei ist von Kerkringschen Falten, förmlich als „Nachmagen" bezeichnet. Dem Bulbus duodeni liegt ferner eine Art „Windkesselfunktion" für die Bewegung der Ingesta ob, eine Tatsache, die wichtig ist für das Verständnis der Ernährungsstörungen beim Narbenbulbus, auch wenn seine Breite der des geöffneten Pylorus entspricht. Auch liegt dieser Magenteil unter der periodischen Einwirkung sauren Mageninhaltes. Daher ist es sinnvoll, die allgemein-pathologischen Gesichtspunkte des Magens auch auf diesen Darmabschnitt anzuwenden.

Für die Motorik der ganzen oberen Verdauungswege ist eine reflektorische Relaxation des Magens, d. h. eine Abnahme seines Muskeltonus wichtig, die von Cannon und Lieb[2] beschrieben ist: Während des Schluckaktes tritt ein vorübergehender Tonusverlust des Magens ein, der den Eintritt der Nahrung — auch bei allmählich sich füllendem Organ — ermöglicht. Der Reflex verschwindet nach Vagusdurchschneidung. Nach Babkin[3] liegt eine Hemmung des Vaguszentrums zugrunde als des Ursprungsortes der motorischen Innervation. — Ein entsprechender Reflex mit Abnahme von Tonus und Peristaltik tritt ein bei Reizung einer beliebigen Stelle des Darmkanals (nicht nur des Duodenums); daß dieses reflektorische Geschehen — sofern es vom oberen Dünndarm ausgelöst wird — eine bedeutsame Rolle für die Entleerung des Magens spielt, ist verständlich. Eine hormonale Ergänzung des nervalen Geschehens tritt durch das sog. Enterogastron ein. Die Reflexe können vom oberen Dünndarm durch chemische oder mechanische Reize ausgelöst werden (enterogastrischer Reflex); sie sind nicht mehr auslösbar nach Vagusdurchschneidung[4]. Von entfernteren Teilen des Darmkanals, z. B. vom Anus, werden diese Reflexe hauptsächlich auf dem sympathischen Wege vermittelt[5]. Während die Vagusreflexe Teil eines normalen Regulationssystems sind, gehören die zuletzt genannten der sympathicoadrenalen Notfallsfunktion an und haben keine Beziehungen zum normalen Regulationssystem.

[1] Katsch und Pickert 1953.   [2] Cannon und Lieb 1910.   [3] Babkin 1928, 1950.
[4] Thomas, Crider und Mogan 1934.   [5] Youmans 1949.

Der adäquate Reiz für die glatte Muskulatur des Magens ist die Dehnung der Wand. Die veränderliche Menge des Gases im Magen dient der Drucksteigerung (Bedeutung des Luftschluckens). Die Repulsion mit Erbrechen tritt bei schädlicher Dehnung auf. Bei extremer Drucksteigerung tritt Dehnungsschmerz ein. Dieser mechanischen, mit der Motorik unmittelbar verknüpften Dehnungsfunktion entspricht die Textur der Magenwand, indem ähnlich wie im Oesophagus elastische Sehnen in den Verlauf der Muskelbündel der Muscularis mucosae eingeschaltet sind, die wiederum mittels elastischer Faserbündel mit dem Bindegewebsgerüst der Submucosa und mit der Adventitia der Gefäße zusammenhängen. Schleimhautwärts bestehen elastisch-sehnige Verbindungen zum elastischen Fasergerüst der Mucosa. Hier ist ferner die Struktur der *Submucosa als lockere Verschiebeschicht* zu erwähnen. Sie hängt mittels elastischer Sehnen wiederum mit den Muskelbündeln der Muscularis propria zusammen; durch Kontraktion der Muscularis propria können so Schleimhautfalten entstehen, an denen die oberflächlichen Submucosaabschnitte teilnehmen. Infolge der Anordnung der submukösen Lymphgefäßgeflechte kann es aus diesen zu Flüssigkeitsaustritt kommen mit Verbreiterung der Submucosa. Man hat gelernt, den Formenwandel der Faltungen als Ausdruck der Funktion zu erfassen. Durch Turgorveränderung und Kontraktilität der Muscularis mucosae besitzt das Innenrelief des Magens eine von der äußeren Muskelhaut weitgehend unabhängige wandelbare „Autoplastik"[1]. Diese Änderungen des Reliefs stehen sowohl im Dienste der Digestion als auch der Fortbewegung, Stapelung und Austreibung des Mageninhaltes. — Grundlegende neuere Untersuchungen über die Physiologie der Magenbewegungen liegen von CATEL[2] und von WELTZ[3] vor. Die Einzelheiten können hier nicht weiter erörtert werden.

In engstem Zusammenhang mit der Motorik des Magens steht naturgemäß die Frage der nervalen Steuerung, die unabhängig von der oben erwähnten Automatie besteht. Die morphologischen Grundlagen der extragastralen Nervenversorgung können hier nicht wiederholt werden, und bezüglich des intragastralen Plexusapparates sei auf die grundlegenden Arbeiten von STÖHR jr.[4] verwiesen, ohne daß zum umstrittenen Gegenstand des Terminalreticulums Stellung genommen werden kann[5]. — Wichtiger als diese zur Zeit methodisch noch nicht sicher entscheidbaren Dinge erscheint die Frage nach der funktionellen Bedeutung der Steuerungsnerven. Allgemein kann an der Regel festgehalten werden, daß motorisch förderliche Impulse vorwiegend über den Vagus, hemmende über den Splanchnicus gehen. Ein einfacher Antagonismus besteht aber kaum. Dem entspricht die Tatsache, daß gleichzeitige Erregung beider Nerven sich nicht aufhebt, sondern zum Brechakt führt. KATSCH[6] sagt mit Recht, „die Art ihres Zusammen- und Gegeneinanderwirkens ist uns großenteils noch undurchsichtig". — Über die extragastralen Nerven kann eine Tonusänderung des Magens herbeigeführt werden, wodurch die Intensität der Bewegungsvorgänge beeinflußt wird. Diese tonisierenden Impulse fließen dem in situ befindlichen Magen dauernd zu[7], wobei tonussteigernde Erregungen offenbar vom extragastralen Parasympathicus und Sympathicus, tonussenkende Erregungen vorwiegend vom Sympathicus geleitet werden. Der vaguslose Magen arbeitet etwa normal, ist aber zu einer funktionellen Anpassung etwa im Sinne einer Leistungssteigerung nicht fähig. Trotz der gegenseitigen Beeinflussung von Tonus und Peristaltik sind beide Bewegungsphänomene an sich voneinander unabhängig und können isoliert oder gegensätzlich gestört sein.

[1] FORSSELL 1913.   [2] CATEL 1937.   [3] WELTZ 1950.   [4] STÖHR jr. 1930, 1932, 1938.
[5] Ablehnende Ansicht unter anderen von HERZOG 1948.
[6] KATSCH und PICKERT 1953.   [7] BICKEL 1925.

Zusammengefaßt und allgemein formuliert ist es die Funktion der extragastralen Nerven, als Vermittler von Regulationen zu dienen, die das Magenorgan in die Korrelationen des Organismus und seiner Umwelt anpassungsfähig eingliedern. Diese Funktionen sind gleichzeitig abhängig vom endokrinen Gleichgewicht und von der Psyche, d. h. letztlich der individuellen Konstitution. — Über neuere experimentelle Ergebnisse bei elektrischer Reizung verschiedener Stellen der Hirnrinde und des Hirnstammes hinsichtlich ihrer Wirkung auf die Motilität des Magens berichtet Babkin[1]. Von manchen Autoren wird der Hypothalamus als ein motorisches Zentrum für den Magen angesehen[2]. Die Ergebnisse von Babkin besagen, daß das jeweils höhere Zentrum dämpfend auf das tiefere wirkt.

Die andere große Funktionsschicht des Magens umfaßt alle jene Leistungen, die mit der *Digestion* der Nahrungsbestandteile zusammenhängen. Sie betrifft somit vor allem die stoffliche Zusammensetzung des Magensaftes und seine Sekretion sowie die Steuerung dieser Stoffabgabe. Da aber ähnlich wie im Darm die resorptive und exkretorische Leistung an das gleiche morphologische Substrat, nämlich die Schleimhaut geknüpft sind, sollen sie unter der „digestiven" Funktionsschicht des Magens mit eingeschlossen werden.

Das Oberflächenepithel des Magens sezerniert Schleim, wobei in neuerer Zeit zwischen sichtbarem und gelöstem Mucin unterschieden wird[3]. Die Autoren stellen fest, daß der gelöste Schleim aus Mucoprotein und Mucoproteose mit den Eigenschaften eines Polysaccharids besteht[4]. Die Mucoproteose soll Histamin adsorbieren und inaktivieren[5]. Nach neueren Untersuchungen von Hollander[6] beruht die Fähigkeit des Magenschleims „Salzsäure zu binden" im wesentlichen auf einer Histaminbindung. Die Bildung des Magenschleimes erfolgt an zwei Stellen, in den schon erwähnten Oberflächenzellen und in den Nebenzellen im Hals der Drüsen, und zwar sondern die Oberflächenzellen den sichtbaren Schleim ab. Die Sichtbarkeit kommt durch Imbibition mit Wasser und Adsorption von Salzen und Enzymen zustande. Die Nebenzellen sezernieren den gelösten Schleim, zum Teil entsteht er auch durch Verdauung des sichtbaren Schleimes zur Proteose. — Durch Histamin wird die Abgabe beider Schleimstoffe praktisch nicht beeinflußt; durch Insulin steigt das Mucoprotein stark an. Der Vagus wirkt direkt auf die Schleimzellen und beeinflußt die Sekretion. Gleichzeitig mit dem Schleim scheint ionisiertes Calcium sezerniert zu werden. — Der viscöse Schleim bildet eine Lage über den schleimproduzierenden Oberflächenzellen des Magens. Dieser „Schleimbarriere" wird mit Recht eine wichtige Schutzfunktion für die tiefer liegenden Haupt- und Belegzellen sowie die anderen Bestandteile der Schleimhaut gegen Reize aller Art zugesprochen, wie sie den Magen in seiner Teilfunktion als erstes Stapelorgan für die Nahrung treffen können, aber auch gegen die peptische Wirkung des eigenen Salzsäure-Pepsingemisches. Für die protektive Wirkung der Schleimbarriere sind einmal die physikochemische Beschaffenheit des Schleimes selbst, sodann die Eigenschaften des darunter gelegenen Zellagers maßgebend[7]. — Die Grundlage der Barrierenfunktion ist die starke Adhäsionsfähigkeit des Schleimes an der Oberfläche des Magens; in zweiter Linie ist seine Kohäsion zu nennen, wodurch die Schleimlage eine gewisse Impermeabilität erhält. Wenn der Reiz dennoch hindurchdringt, führt er zu einer örtlichen Vermehrung der Schleimsekretion und damit zur Verdickung der Schleimlage. Als Ausdruck der Kohäsionskräfte tritt die hohe Viscosität des Magenschleimes in Erscheinung. Dadurch wird ein schnelles

[1] Babkin 1951.   [2] Literatur bei Werner und Hoff 1948.   [3] Glass und Boyd 1949.
[4] Über das chemische Verhalten beider Substanzen siehe Schmid 1951.
[5] Schmid 1951.   [6] Hollander 1932, 1945, 1950.   [7] Hollander 1950.

Abfließen von der Schleimhautoberfläche verhindert. Bei leichter Säuerung tritt eine Änderung der Viscosität ein, indem ein gelartiges Mucin ausflockt und daneben eine flüssige Phase mit hoher Beweglichkeit auftritt (im Magen bei p_H-Werten unter 3,5)[1]. Dagegen führt ein Rückgang des p_H zur Viscositätserhöhung. In vitro findet eine Hydrolyse des Schleimes statt, aber auch hohe Säurewerte führen zur Auflösung des anfangs entstandenen Gels. — Eine weitere wichtige Eigenschaft des Schleimes ist seine Adsorptionsfähigkeit für Pepsin[2]. Ob darüber hinaus noch eine echte inhibitorische Wirkung von hydrolytischen Abbauprodukten des Schleimes (Mucoitinschwefelsäure) auf das Pepsin vorliegt, ist nicht völlig geklärt[3]. Endlich muß die säureneutralisierende Wirkung des Magenschleimes in diesem Zusammenhang erwähnt werden. — Der p_H-Wert des Magenschleimes liegt zwischen 7 und 9. Das dürften aber nicht die Werte der nativen Sekretion sein. In den Zellen wird der Schleim wahrscheinlich den p_H-Wert der interstitiellen Flüssigkeit (7,4) besitzen[1]. Die Neutralisationsfähigkeit des Magenschleimes kann jedoch nicht allein vom p_H abhängig gedacht werden, sondern vor allem von der Sekretionsmenge und ihrer Pufferwirkung. Die Säureneutralisation hängt nach HOLLANDER wahrscheinlich mehr von einer dünnflüssigen mucoiden Sekretion als von der hochviscösen Oberfläche ab. Die Geschwindigkeit der Entfernung des viscösen Schleimes hängt unter anderem auch von der wechselnden Motilität des Magens ab.

Die zweite Schicht der „Schleimbarriere" wird von den hochprismatischen Oberflächenzellen und den etwas niedrigeren Zellen in den Grübchen gebildet. Die Funktion dieser Zellen äußert sich darin, daß sie in großer Zahl desquamieren, wenn sie nach Durchbrechung der Schleimschicht von einem Reiz getroffen werden. Dabei entleeren sie ihren Inhalt und bilden einen hochviscösen Schleim. Ihre Regeneration erfolgt sehr schnell. Bei wiederholter experimenteller Reizung der schleimproduzierenden Zellen ändert das abgegebene zunächst hochviscöse Sekret seine Beschaffenheit: Es wird dünnflüssig wie ein Transsudat. Das zeigt eine Erschöpfung der Zellen an. Histologisch sind bei diesen Zuständen große Flächen von Zellen entblößt; innerhalb von 36 Std ist die Regeneration wieder vollzogen, aber die Sekretion ist noch geringer als normal und der Gehalt an Transsudat höher. Die neugebildeten Grübchen sind enger als normal. Die Fähigkeit zur Schleimsekretion geht jetzt viel schneller bei neuer Reizung verloren als zuvor. Nach etwa 3 Monaten ist morphologisch und funktionell wieder ein Normalzustand erreicht. Es ist aber noch eine Neigung zum Auftreten von Erythrodiapedesen vorhanden[4].

Die im Magen aufgefundenen *Fermente* umfassen das Pepsin, das Labferment, Kathepsin, Lipase, Lysozym und Urease. Es ist nicht möglich, die Einzelheiten der Wirkungsweise all dieser Fermente hier zu erörtern[5]. — Das *Pepsin* als das am längsten bekannte wird, wie wir seit den Untersuchungen HEIDENHAINS wissen, von den Hauptzellen der Fundusdrüsen — gering wohl auch von den Pylorusdrüsen — gebildet. Die Granula der Hauptzellen sollen Pepsinogen als Vorstufe enthalten. Sowohl dieses als auch Pepsin sind Eiweißkörper. Die Umwandlung des Pepsinogens in Pepsin erfolgt bei geeignetem Säuregrad (p_H-Optimum 2). Es bewirkt bei saurer Reaktion eine hydrolytische Spaltung der Eiweißkörper bis zu löslichen Albumosen und Peptonen. Pepsin ist das einzige

[1] HOLLANDER 1950.
[2] KOMAROV 1936, 1942, RIEFLER und SCHMID 1948.   [3] KOMAROV 1936, 1942.
[4] HOLLANDER und GOLDFISCHER 1949, SOBER, HOLLANDER und SONNENBLICK 1950, SONNEN-BLICK, HOLLANDER und SOBER 1950.
[5] An neueren zusammenfassenden Arbeiten seien genannt BABKIN 1950, CODE 1951, AMMON und DIRSCHERL 1948, BUCHS 1949, BUCHS und FREUDENBERG 1951, MERTEN 1951.

Ferment, das kollagenes Bindegewebe auflöst, was für die Desaggregierung der Fleischbrocken sehr wichtig ist. Viele andere Eiweißkörper werden durch peptische Vorverdauung einer tryptischen Weiterzerlegung leichter zugänglich. Haarkeratin wird von Pepsin nicht zerlegt (Entstehung der Trichobezoare). — Bevor auf diese Sekretionsbedingungen des Pepsins eingegangen wird, muß noch kurz die Tatsache des „Uropepsins" erwähnt werden. Es liegt darüber ein umfangreiches neueres Schrifttum vor, obwohl die Anwesenheit von Pepsin im Harn bereits 1861 von Brücke festgestellt worden war [1]. Wegen des pepsinähnlichen Verhaltens im Harn erhielt die Substanz den Namen Uropepsin. Später erkannte man, daß es sich um „endokrines" Pepsinogen handelt, das von den Hauptdrüsen direkt an die Blutbahn abgegeben wird, so daß die exakte Bezeichnung „Uropepsinogen" lauten müßte. Für die Anwesenheit des Uropepsins ist eine intakte Magenschleimhaut nötig; auf dieser Tatsache bauen sich klinisch-diagnostische Methoden auf. Bei Stimulation der Magenfunktionen (hohe Säurewerte, Hypermotilität) findet man — jedoch nicht regelmäßig — hohe Uropepsinwerte, dagegen einen niedrigen Uropepsinspiegel bei Atrophie der Magenschleimhaut und im hohen Alter. Eine gewisse Unregelmäßigkeit der Uropepsinerhöhung bei Stimulation der Magenfunktion erklärt man damit, daß Säure- und Motilitätswerte nicht von den gleichen Stimuli abhängen wie der Uropepsinspiegel. Dieser wird von der Aktivität der Nebennierenrinde bestimmt und ist im ganzen konstanter, die ersten vom Vagotonus und vom Histamin. So kommt es, daß bei Hyperaktivität der Nebennierenrinde die Uropepsinwerte hoch, dagegen die Magensäure und die Motilität nicht übermäßig erhöht sind. Wenn dagegen die Nebennierenrindenaktivität und damit der Uropepsinspiegel normal sind, können starke psychische oder andere vagale Erregungen mit sehr hoher Acidität und Motilität einhergehen. Diese Tatsachen haben zu zahlreichen Untersuchungen über die Wirkung von Hormonen auf das peptische Ulcus geführt [2]. Weitere Arbeiten über Zusammenhänge zwischen Uropepsinausscheidung und Hormonen (Testosteron) sind 1956 von Balfour, über den Einfluß des Geschlechtes und Lebensalters 1956 von Bridgewater und ebenso 1956 von Sorter erschienen.

Zur Sekretion des Pepsinogens läßt sich zusammengefaßt feststellen: Aufbauend auf die seit Pawlow [3] bekannten drei Phasen der Magensaftsekretion (psychische, gastrische und intestinale Phase), wobei die Auslösung der Sekretion auf dem Nerven- oder Blutweg erfolgen kann, scheint in der ersten Phase der Vagus durch Acetylcholin stimulierend auf die pepsinproduzierenden Zellen zu wirken. Für die gastrische Phase wird in erster Linie ein hormonaler Mechanismus bei der Auslösung der Pepsinsekretion diskutiert [4]. Andererseits könnte — ähnlich wie für das Gastrin angenommen [5] — bei Berührung der Magenwand mit den Nahrungsbestandteilen eine Reizung über kurze nervöse Reflexbahnen erfolgen, und die Pepsinsekretion könnte durch Acetylcholin hervorgerufen sein. Für die intestinale Phase muß nach Friedmann u. Mitarb. [6] die Wirkung der Salzsäure auf das Duodenum in Rechnung gestellt werden, wodurch bei gleichzeitiger Nahrungszufuhr oder Insulingabe die Pepsinaktivität gesteigert wird. Ferner würde durch Secretin die Pepsinabgabe gefördert. — Im Gegensatz zu den Versuchstieren (Hund, Katze) wird beim Menschen die Pepsinkonzentration durch Histamin stark gesteigert. Der Wirkungsmechanismus ist noch nicht völlig aufgeklärt. Auch durch Insulinzufuhr erhält man hohe Pepsinkonzentrationen.

---

[1] Eine ausführliche Übersicht findet sich bei Bucher 1947.
[2] Zusammenfassende Arbeit von Kirsner 1953.   [3] Pawlow 1898.
[4] Uvnäs, dagegen Linde 1945, 1948.   [5] Ivy 1941.   [6] Friedman und Mitarbeiter 1944

Während auf Einzelheiten der anderen oben aufgezählten Fermente hier nicht eingegangen werden kann, muß — wenigstens in den Grundzügen — die *Salzsäuresekretion* und die *Aciditätsregulation* im Magen dargestellt werden, weil sich wichtige Beziehungen zum Ulcus pepticum ergeben. — Es herrscht Übereinstimmung darüber, daß die Belegzellen die Salzsäure bilden, jedoch bestehen verschiedene Auffassungen, wie sich die feineren chemischen Vorgänge dabei abspielen. Einmal sollen — wohl auf fermentativem Wege — innerhalb der Oxydationssysteme der Zellen[1] Wasserstoffionen akkumuliert werden, oder es soll — ebenfalls durch aktive Zelleistung — durch Oxydationsprodukte ein elektrisches Potential aufgebaut werden[2], das die Sekretion von Wasserstoffionen kontrolliert. Drittens wird von HOGBEN[3] die Ansicht vertreten, daß Chloridionen durch die Magenwand in Richtung auf die Mucosa und gleichzeitig Bicarbonationen in entgegengesetzter Richtung transportiert werden, und zwar wird jeweils die Base in gleicher Menge gebildet und serosawärts befördert. Gleichzeitig mit Übertritt ionisierten Wasserstoffes in die Drüsenlumina sollen Chlorionen aus dem Blute dorthin austreten[4]. Wahrscheinlich sezerniert jede einzelne Belegzelle maximal, und Schwankungen in der Höhe der Salzsäureproduktion beruhen auf der Zahl der Zellen, die sich jeweils an der Sekretion beteiligen. — Eine wichtige Frage ist ferner, ob die Salzsäureproduktion kontinuierlich oder intermittierend erfolgt. Bei manchen Nagetieren, z. B. Ratte und Maus, scheint sie auch ohne spezifische Reize kontinuierlich zu erfolgen[5]. Bei Hunden und Katzen ist die Säuresekretion intermittierend[6]. Ob beim Menschen die Säureproduktion spontan oder intermittierend verläuft, ist noch nicht sicher. Die meisten Untersucher finden Ruhesekretion, die jeweils unter normalen Umständen durch alimentäre Reize gesteigert wird[7]. Allerdings muß bedacht werden, daß der Begriff der „Ruhesekretion" insofern relativ ist, als auch hierbei sehr geringe Reize durchaus möglich sind, wahrscheinlich sogar vorausgesetzt werden müssen[8]. Bei fortlaufender Aspiration von Mageninhalt hat sich ferner ergeben, daß bei gesunden Menschen eine kontinuierliche nächtliche Säureproduktion im Magen stattfindet; die Mengen schwanken bei derselben Person von Nacht zu Nacht[9]. Die Werte wechseln auch von einer Versuchsperson zur anderen, als Regel kann jedoch festgestellt werden, daß gesunde Menschen mit durchschnittlich hoher und solche mit niedriger Produktion existieren. Der Gipfel der Salzsäuresekretion liegt für die Nacht zwischen 2 und 3 Uhr.

Wir wenden uns jetzt noch kurz der Stimulation der Salzsäureproduktion und der Aciditätsregulation zu. Auf die drei altbekannten Phasen der Magensaftsekretion (psychische, gastrische, intestinale Phase), war bereits im Zusammenhang mit der Pepsinsekretion hingewiesen worden. Sie besitzen auch für die Salzsäureproduktion und -sekretion eine entscheidende Bedeutung. Bezüglich der ersten Phase sei auf die grundlegenden Experimente PAWLOWs und seiner Schule hingewiesen. Die efferente Bahn der in dieser Phase reizvermittelnden Nerven wird vom Vagus gebildet. Vagusreize verschiedenster Art (elektrische Reize, Hypoglykämie durch Insulingabe)[10] bewirken Magensaftresektion. Pepsin und Salzsäure werden hierbei gleichzeitig sezerniert, besonders die Pepsinkonzentration ist hoch. BOWIE und VINEBERG[11] zeigten, daß bei Vagusreizung die Granula aus den Hauptzellen verschwinden; wiederholte Injektionen von

---

[1] CONWAY 1953, DAVENPORT 1943, DAVIES 1951.   [2] REHM 1950.   [3] HOGBEN 1952.
[4] CRANE, DAVIES und LONGMUIR 1948.   [5] FRIEDMAN 1943, FRIEDMAN und ARMOUR 1936.
[6] BABKIN 1932, KARP 1947.   [7] REHFUSS 1927.   [8] BABKIN 1950.
[9] LEVIN, KIRSNER, PALMER und BUTLER 1948, SANDWEISS, FRIEDMAN, SUGARMAN und PODOLSKY 1946, LEVIN 1951.
[10] BABKIN 1928, 1950.   [11] BOWIE und VINEBERG 1935.

Acetylcholin bewirkten ferner eine Entleerung der mucoiden Zellen des Oberflächenepithels[1]. Eine akzessorische Mitwirkung von Gastrin schon in der psychischen Phase wird zur Zeit diskutiert; sie dürfte jedoch nicht wesentlich sein.
Auch das Histamin beteiligt sich an der Sekretion der Salzsäure in diesem Stadium, während die Pepsinsekretion wahrscheinlich direkt durch Acetylcholin
angeregt wird. Histamin bewirkt eine praktisch schleimfreie Säuresekretion, mit
größeren Histamindosen kann man die Schleimproduktion hemmen[2]. Histamin
wirkt elektiv auf die Belegzellen; Babkin meint, daß der Vaguseffekt auf
die mucoiden und pepsinproduzierenden Zellen direkt durch Acetylcholin vermittelt wird, daß dagegen die Wirkung des Vagus auf die Belegzellen indirekt,
d. h. über das Histamin geht. In diesem Zusammenhang wird auf die Tatsache
hingewiesen, daß bei Tierspecies, die refraktär gegen Histamin sind, auch der
nervöse Reiz die Magensaftsekretion nicht anregt. Daß Beziehungen zwischen
Vagus und Histaminwirkung bestehen, zeigen auch Beobachtungen nach Vagotomie, bei denen die sekretorische Leistung auf Histamin vermindert war[3].

In diesem Zusammenhang sei an den Effekt des Enterogastrons erinnert: Die Zufuhr
von Fett in den Dünndarm bewirkt eine Verminderung der Magensekretion, gefolgt von
einer Phase der Sekretionsverstärkung. Diese verstärkte Rückkehr der Sekretion wird durch
Regurgitation vom Darminhalt in den Magen erklärt mit Wirkung der Abbauprodukte der
Fettverdauung auf die Antrumschleimhaut, daher bleibt die Verstärkung aus, wenn die
zugeführte Fettmenge zu gering war, als daß genügende Fettsäuremengen bei der Regurgitation zur Verfügung ständen. Jedoch ist der gesamte Komplex der Enterogastronwirkung
in Beziehung auf die genannte inhibitorische Wirkung des Fettes noch nicht endgültig
abgeklärt[4].

Die Magensaftsekretion in der gastrischen Phase wird durch das *Gastrin*
(gastric hormon) unterhalten. Sie läuft auch am denervierten Magen ab. Neuerdings nimmt man an, daß auch ein nervaler Faktor mit im Spiel ist, weil durch
hemmende Stoffe wie Atropin und Procain die Sekretion in der gastrischen
Phase gehemmt werden kann. Sie beginnt schon bei noch fortdauernder reflek-
torischer Phase und dauert an, wenn nach Entleerung des Magens die intestinale
Phase anfängt. Die gastrische Phase dauert um so länger je größer die Mahl-
zeit ist und je länger die Nahrung im Magen verweilt. — Bezüglich der intestinalen Phase ist noch nicht sicher bekannt, ob die Sekretion durch ein Hormon
(intestinales „Gastrin") hervorgerufen oder durch Stoffe vermittelt wird, die
aus der Nahrung resorbiert werden. Nach Babkin wird diese Phase der Sekretion durch Endprodukte der Verdauung bewirkt, die aus dem Blutweg direkt
oder indirekt die Hauptdrüsen anregen.

Zur Regulation der Acidität liegen, aufbauend auf die grundlegenden Vorstellungen von Heidenhain und Pawlow (1898) Untersuchungen von Hollander (1932), Teorell (1933, 1939), Linde, Teorell und Öbrink (1947),
Heinz (1951), Conway (1953) und Rehm (1953) vor. — Für das schnelle, schon
während des Passierens der Drüsenschläuche erfolgende Absinken der Acidität
wird die Austauschdiffusion zwischen den Wasserstoffionen des Magensaftes
und den Natriumionen des Blutes verantwortlich gemacht. Außerdem kommt
die Verdünnung durch den Speichel, Nahrungsbestandteile und regurgitierten
Duodenalinhalt hinzu sowie die Neutralisation mittels Ammoniak, der durch die
Wirkung von Magenurease frei wird. Es sind auch Vorstellungen über die quantitativen Anteile entwickelt worden, die diese einzelnen aciditätssenkenden Faktoren besitzen[5]. Der Säuregrad und der Chloridgehalt des Magensaftes geht der

---

[1] Morton und Stavraky 1948.
[2] Grossberg und Mitarbeiter 1950.   [3] Vanzant 1947.
[4] Literatur bei Komarov 1940, Shey, Gershon-Cohen und Fels 1942.
[5] Elliot, Risholm und Öbrink 1942.

Sekretionsgeschwindigkeit parallel. Chlorid wird aktiv durch die Magenschleimhaut transportiert. Seine Konzentration im nichtsezernierenden Magen übersteigt die des Plasmas. Die Rückdiffusion der Wasserstoffionen, die für die Aciditätsregulierung mengenmäßig die bedeutendste Rolle spielt (83% der Neutralisation), hängt von der Dichte der zu diffundierenden Schicht, der Motilität und Durchblutungsgröße ab. Der Bicarbonatgehalt des Pankreassekretes spielt für die Neutralisation des Magensaftes im Duodenum zusammen mit dem alkalischen Sekret der Darmdrüsen und der Gallenflüssigkeit eine bedeutende Rolle; durch Regurgitation in den Magen kommt diese Wirkung auch dort bereits zustande.

Sowohl die Sekretion als auch die Motilität des Magens werden von äußeren, nerval vermittelten Reizen beeinflußt (s. S. 103). Ein derartiges psychisch ausgelöstes Reflexgeschehen kann entweder zu einer Dämpfung oder einer Steigerung der Grundfunktionen (mit dem Resultat einer Hypermotilität und Hypersekretion) führen[1]. Experimentell gelingt es, durch Reizung des Hypothalamus eine Sekretion von Magensaft zu provozieren[2]. BABKIN, SCHACHTER u. a.[3] haben den Einfluß verschiedener Anaesthetica auf die Magensekretion hervorgehoben, was für die Deutung experimenteller Ergebnisse natürlich sehr bedeutsam ist; es handelt sich wohl um eine Stimulation der Vaguszentren. Die Zusammensetzung des sezernierten Magensaftes ist je nach dem angewendeten Anaestheticum durchaus unterschiedlich[4]; so wird durch Chloralose-Urethan eine selektive Wirkung auf die Belegzellen ausgeübt und ein Magensaft wie bei Histaminwirkung produziert. BABKIN[5] erörtert auf Grund dieser Versuchsergebnisse die Möglichkeit einer separaten zentralen Innervation der verschiedenen sekretorischen Zellen der Magenschleimhaut, speziell der Belegzellen. Das ist deshalb von allgemeinem Interesse, weil es unter Umständen zur Erklärung der bekannten Tatsache herangezogen werden könnte, daß die Zusammensetzung des Magensaftes je nach der Art der Nahrung wechselt. Das wird gewöhnlich durch Überwiegen des Einflusses vom Vagus oder von der hormonalen Steuerung erklärt, die peripher wirken. Es wäre aber möglich, daß normale oder abartige Resorptionsprodukte oder Stoffwechselprodukte die Erregbarkeit der zentralen Regulationsstätten des Vagus ändern[5]. Die Erregbarkeit hypothalamischer und medullärer Zentren kann wieder durch Impulse übergeordneter corticaler Zentren geändert werden. Es könnten sich somit Dissoziationen der einzelnen Teilfunktion ergeben, die Bedeutung für die Genese krankhafter Veränderungen (z. B. Ulcus pepticum) besitzen. — Die Salzsäure des Magens wirkt aber auch selbst als Regulator auf viele gastro-intestinale Funktionen. So wird angenommen, daß sie selbst die Acidität des Mageninhaltes reguliert, und zwar über die Dünndarmschleimhaut bei einem p_H von etwa 2,5. Bei einem p_H von 2 wird völliger Stillstand der Magensekretion angegeben[6]. Die Anwesenheit von Säure ist ferner ein Faktor bei der Regulation der Pankreassekretion. Der Spiegel für die Stimulation der Pankreassekretion liegt zwischen p_H 4 und 4,5. Auch bei der Entleerung des Magens und der Herstellung des Pylorustonus spielt die Magensäure eine Rolle. Wesentlich für alle diese Anschauungen ist der Gedanke, daß die Säure als Reiz wirkt, wenn sie das p_H des Darmes verändert. Dieses schwankt während der Verdauung von 2—7, jedoch sind Werte unter 3,5 selten. Der p_H-Spiegel für die Kontraktion des Sphincter pylori liegt niedriger als jener, der auf die Motilität des übrigen Magens einwirkt. Alle diese vom Duodenum über die Säuerung ausgelösten Reflexe haben die gemeinsame biologische

---

[1] WOLF und WOLFF 1943.   [2] HESLOP 1938, BEATTIE 1932.
[3] BABKIN, 1939, SCHACHTER 1949 u. a.   [4] SCHACHTER 1949.   [5] BABKIN 1951.
[6] PINCUS, FRIEDMAN, THOMAS und REHFUSS 1944, PINCUS, THOMAS und REHFUSS 1942.

Bedeutung, eine übermäßige Acidität an dieser Stelle zu verhindern. Sie sind daher in der überwiegenden Zeit einer *normalen* Regulation der Magenfunktionen sicher nicht wirksam. Es handelt sich also eigentlich um Schutzfunktionen. In diesem Zusammenhang sei darauf hingewiesen, daß die histaminbedingte Magensekretion durch hohe intestinale Säurewerte nicht beeinflußt wird[1].

Im Magen finden in gewissem Umfang auch Resorptionsleistungen statt, so werden Extraktstoffe des Fleisches, Caseinabbauprodukte, Traubenzucker, Aminosäuren, Alkohol, manche Medikamente und vor allem Eisen aufgenommen. Es ist bekannt, daß für die Resorption des Eisens die Anwesenheit von Salzsäure oder anderer reduzierender Substanzen nötig ist, um eine resorbierbare Ferroverbindung herzustellen. In diesem Zusammenhang sei auch auf die Ausscheidungsfunktion des Magens hingewiesen; die vikariierende Ausscheidung von Harnstoff bei Urämie ist lange bekannt. Es ist wahrscheinlich, daß auch ohne Vermehrung stickstoffhaltige Substanzen in das Magensekret abgegeben werden. Zahlreich sind die Untersuchungen über die Ausscheidung von Farbstoffen mit dem Magensaft. Nach totaler Vagotomie erfolgt innerhalb von 30 min keine Neutralrotausscheidung[2].

Wir haben uns jetzt noch kurz die regeneratorische Leistung des Magenepithels zu vergegenwärtigen. Die Regeneration der in Verlust geratenen Epithelzellen erfolgt durch Mitosen. Sie kommen vor allem im Halsteil der Drüsen, gelegentlich auch in den Grübchen vor; hier liegt die Regenerationszone, von der aus sowohl die Drüsenzellen als auch die Oberflächenzellen nachgeliefert werden[3]. Die zur Regeneration befähigten Elemente sind vor allem die Nebenzellen; aber auch Belegzellen und Oberflächenzellen können sich mitotisch teilen, nicht dagegen vermögen es die Hauptzellen im Magen des Erwachsenen. Mitosen von Pyloruszellen findet man in den Schaltstücken und an entsprechender Stelle in den Kardiadrüsen.

Das *Bindegewebe der Magenschleimhaut* gehört ebenso wie das des Darmes den lymphoreticulären Geweben an mit der besonderen Funktion der parenteralen Verdauung. Interessant ist bereits die Entwicklung der zunächst einheitlich als Mesenchym strukturierten inneren Darmwandschichten. Nachdem sich bei 13 mm langen Embryonen zunächst die Muscularis mucosae differenziert hat, rücken die Zellen der späteren Submucosa durch vermehrte Grundsubstanzbildung auseinander, und die Fasern nehmen zunehmend kollagenen Charakter an. Durch Entwicklung der großen Blut- und Lymphgefäßgeflechte entsteht die bekannte Submucosastruktur in ihrer Funktion als Verschiebeschicht. Dagegen behält die Propria mucosae den ursprünglichen Bauplan des Mesenchyms bei: Sie ist aus großen netzig anastomosierenden Zellen mit argyrophilen Fasern aufgebaut. In den Lücken dieses reticulären Bindegewebes liegen Lymphocyten, Plasmazellen und verschiedene Leukocyten. Glatte Muskelfasern ziehen senkrecht zur Oberfläche. Solitärknötchen kommen überall im Magen vor, reichlicher jedoch in der Kardia- und Pylorusregion und hier wieder besonders vermehrt im Bereich der Magenstraße. Die Gesamtzahl der Follikel ist außerordentlich wechselnd[4]. Dem Verhalten der Solitärknötchen entspricht die Mengenverteilung des reticulären Bindegewebes in der Propria mucosae. Am spärlichsten ist es in der Hauptdrüsenregion, wo zwischen den reichentwickelten und hoch differenzierten Drüsen nur wenig Platz ist; in den Leisten zwischen den Grübchen und hier und da an der Basis der Drüsen ist es etwas reichlicher anzutreffen. Dagegen sind größere Mengen reticulären Bindegewebes in der Kardia- und Pylorusregion vorhanden. In unmittelbarer Pylorusnähe wird die Schleim-

---

[1] Pincus, Friedman, Thomas und Rehfuss 1944.   [2] Gullickson und Campbell 1949.
[3] Zusammenfassende Arbeit von K. W. Zimmermann.   [4] Dobrowolski 1894.

haut dünner (1 mm); die Leisten entwickeln sich zu zottenähnlichen Bildungen, und es besteht eine sehr kräftige Muscularis mucosae. Die Reaktionszentren der Solitärknötchen besitzen fast kein faseriges Reticulum, und man beobachtet in ihnen die Zeichen der Phagocytose von Zellabbauprodukten.

Die Übersicht der normalen anatomischen und physiologischen Verhältnisse kann nicht abgeschlossen werden, ohne wenigstens nochmals kurz darauf hingewiesen zu haben, daß die einzelnen Regionen (Kardia, Hauptdrüsen- und Pylorusdrüsenregion) des Magens sich nicht nur in unterschiedlichem Tempo entwickeln, nicht nur verschiedene Differenzierungen ihres Epithels und ihrer Drüsen aufweisen, sondern auch einen unterschiedlichen Gesamtaufbau und differierende Vascularisation haben. Auf die verschiedene Mengenverteilung des reticulären Bindegewebes und der Solitärknötchen wurde schon eingegangen. Hieraus ergab sich eine gewisse Sonderstellung der Pylorusdrüsenregion und besonders der Magenstraße. Das wird noch durch die Tatsache bekräftigt, daß PERNKOPF (1921, 1924) den Magenkörper in den kardialen Blindsack, wo ausschließlich Fibrae obliquae vorkommen, und in das Schlundrinnengebiet einteilt. Die Magenstraße ist jener Teil des Korpus an der kleinen Kurvatur ohne Fibrae obliquae mit 2 oder 4 reinen, in der Submucosa vorgebildeten Längsfalten; sie sind bereits frühzeitig embryonal angelegt. Ferner ist hervorzuheben, daß der Magen an der kleinen Kurvatur fester fixiert ist und eine geringere Gefäßversorgung aufweist [1]. Die Plexusbildung in der Submucosa ist nicht so dicht, die Anastomosenbildung geringer; die Vorbedingung für das Entstehen funktioneller Endarterien ist häufiger gegeben. Diese geringere Vascularisierung der sog. Magenstraße hängt wohl mit einer relativen Reduktion der Drüsen in diesem Bereich zusammen, woraus sich auch die geringere Schleimhautdicke erklärt. Auch die Verschieblichkeit der Schleimhaut ist im Bereich der kleinen Kurvatur geringer [2]. Die Muscularis mucosae ist dort stärker entwickelt, und Solitärknötchen sind reichlicher vorhanden. Nach COLE (1929) soll die Arteria gastrica sinistra durch den aufrechten Gang beeinträchtigt werden. BARCLEY und BENTLEY (1949) haben die Magenwand in Resektionspräparaten mit Ulcera und an Leichenmägen arteriographisch untersucht und arteriovenöse Anastomosen in den submukösen Plexus nachgewiesen, bei deren Öffnung die Zirkulation in den kleinen Schleimhautgefäßen ausgeschaltet wurde [3]. Die Anastomosen stehen unter Kontrolle des vegetativen Nervensystems. — Auch in der Pars pylorica ist der Plexus submucosus weniger dicht, er zeichnet sich durch ausgesprochene Längsanordnung seiner Maschen aus und entspringt aus den Arterien des Duodenums, hängt mit den Arterien der Kurvaturen nur durch den oralwärts anschließenden submukösen Plexus zusammen. Die submukösen Geflechte im Anfangsteil des Duodenums hängen mit denen des Pylorus zusammen; auch hier ist das Geflecht in Fortsetzung der kleinen Kurvatur am Mesenterialansatz weniger dicht. Nach Untersuchungen von COULOUMA und DUBAS (1948) ist die dorsale Wand des Duodenums weniger mit Blut versorgt als das übrige Duodenum; die Gefäße sind schmächtig, und es gibt nur wenige Anastomosen. — Endlich sei darauf hingewiesen, daß im Bereich der Magenstraße besonders oft heterotopes Epithel vorkommt, als Ausdruck für die dort häufig eintretenden pathologischen Prozesse. — Die geschilderten unterschiedlichen Vascularisationsverhältnisse sind deshalb bedeutungsvoll, weil die Durchblutung der Magenschleimhaut veränderlich ist mit der Öffnung oder Schließung von sog. „shunts" an der Grenze

---

[1] NAPALKOW 1932, JATROU 1920, HOFFMANN und NATHER 1921, BARCLAY und BENTLEY 1949, DE BUSSCHER 1947, KRISTENSON 1946, SHAPIRO und ROBILLARD 1946, WILMER 1941.
[2] BILLENKAMP 1929.
[3] Vgl. auch DELARUE und Mitarbeiter 1958.

zur Submucosa. Der Sauerstoffbedarf der Schleimhaut ist groß und der Flüssig-keitsaustausch sehr rege. So kann es außerordentlich schnell zu herdförmigen ödematösen Anschwellungen der Mucosa kommen[1].

2. Allgemeine Pathologie des Magens.

a) Mechanik und Motorik

α) Wirkungen aus der Umgebung.

Mechanisch können auf den Magen schon die Nachbarorgane wirken, z. B. können eine vergrößerte linke Niere oder Erweiterungen des Colon sigmoideum den Magen seitlich drücken; durch Zwerchfelltiefstand nimmt der Magen meist gedrungenere Form an. Tumoren des Unterbauches, der schwangere Uterus, meteoristisch geblähte Darmschlingen drängen den Magen aufwärts. Ferner können Pankreastumoren, eine gedehnte Gallenblase, eine skoliotische Wirbel-säule die Magenkontur deformieren. Vergrößerungen der Leber machen sich sowohl am Magenfundus als auch an der Pylorusgegend verdrängend bemerkbar. Alle diese Verlagerungen und Verformungen können ohne Funktionsstörung und ohne subjektive Beschwerden seitens des Magens bestehen. In diesen Zusammen-hang gehören auch Verzerrungen des Magens durch schrumpfende bindegewebige Verwachsungen, besonders häufig in der Umgebung des Pylorus, des Duodenums und der Gallenblase, vielfach mit Schrumpfung des Ligamentum hepatoduode-nale. Der Magen wird dabei gewöhnlich an den unteren Leberrand herangezerrt. Nicht unwichtig ist auch das Herabgezogenwerden des Magens durch die sich — etwa bei nachgiebigen Bauchdecken — senkenden Darmschlingen, die normaler-weise den Magen wie ein Kissen von unten stützen. Andererseits kann auch bei Zwerchfellähmung oder starkem Zug einer schrumpfenden Lunge der Fundus des Magens hochgezogen werden. Bei den Verwachsungsstörungen, auf die bereits hingewiesen wurde und die in mannigfaltiger Lokalisation vorkommen, entstehen an der Angriffsstelle der Zugwirkung häufig örtliche Muskelspasmen, die zu subjektiven Beschwerden und zur stärkeren Verformung des Magens mit Störungen der motorischen Funktion führen können (Kaskadenmagen, Sand-uhrmagen, sog. reitender Magen bis zur schwersten Form der „Perigastritis deformans"). Bei der Relaxatio diaphragmatis kommt es zu erheblicher Ver-lagerung des Magens mit Aufhebung oder Erschwerung der Facultas repultrix (s. oben), wohl infolge Knickung des Oesophagus mit Entwicklung eines Ventil-verschlusses und zum Teil auch durch Kontraktionsunfähigkeit der linken Zwerchfellhälfte. Die große Kurvatur dreht sich von links nach vorn, die kleine Kurvatur nach hinten. Es kann zur Torsion und zum Volvulus des Magens kommen. Bei der häufigsten Form des Magenvolvulus geht die Drehachse von der kleinen zur großen Kurvatur durch den Magen (mesenterio-axialer Vol-vulus), bei der nächsthäufigen Form folgt die Drehachse der Verbindung zwi-schen Kardia und Pylorus (organo-axialer Volvulus). Bei der Zwerchfellhernie liegt meist die Grundform eines mesenterio-axialen Volvulus vor; es entwickelt sich hierbei ein torquierender Volvulus (volvulus à charnière). Auch alle anderen von außen die Lage und Form des Magens beeinflussenden Kräfte können zur Ursache eines Volvulus werden, ferner Tumoren des Magens. Grundlegende Voraussetzungen für den Eintritt eines Magenvolvulus sind nach Brohee und Massion[2] eine konstitutionelle Disposition mit Schlaffheit der Ligamente (das

---

[1] Weiteres Schrifttum über arteriovenöse Anastomosen des menschlichen Magens bei Watzka 1936, Spanner 1950 und Literaturübersicht bei Clara 1956.
[2] Brohee und Massion 1954, dort auch weitere Literatur.

Aufhängeband des Fundus ventriculi gibt jedoch nicht nach), ferner die Aerocolie (vor allem der linken Flexur) und die Überdehnung des Magens. Bei der Drehung spielt die Stoßrichtung des Colons eine entscheidende Rolle[1].

Normalerweise wirkt der Tonus der Zwerchfellmuskulatur caudalwärts, die Retraktionskraft der Lunge und der Druck im Bauchraum kranialwärts, und die genannten Kräfte halten sich die Waage. Eine Hochdrängung des Zwerchfells kann also nicht nur durch Lähmung oder Lungenschrumpfung hervorgerufen werden, sondern z. B. auch durch eine abnorm große Gasblase des Magens bei Aerophagie. Andererseits geht auch die Relaxatio diaphragmatis mit abnorm großer Gasblase einher. Auf die Verlagerung von Teilen der Baucheingeweide in Form einer echten Hernie oder eines Prolapses auf angeborener oder erworbener (scharfe oder stumpfe Traumen) Grundlage sei kurz hingewiesen; die Funktionsstörungen betreffen vorwiegend das Herz, daneben treten auch charakteristische Störungen der motorischen Magenfunktion auf. Am häufigsten sind die Hernien des Hiatus oesophageus, bei denen verschiedene Typen unterschieden werden, die aber durch Übergänge verbunden sind. Außer den seltenen Fällen eines anlagemäßig zu kurzen Oesophagus, kann es zu Hochdrängen von Magenteilen neben dem Oesophagus — auf der Grundlage einer angeborenen oder erworbenen Insuffizienz im Hiatus oesophageus — oder zum Aufwärtstreten des abdominalen Oesophagusteiles mit nachfolgendem Magenabschnitt kommen. Die Insuffizienz, die sowohl den muskulären als auch den bindegewebigen Anteil des Hiatus betreffen kann, wird durch Drucksteigerung im Abdomen bei Adipositas, Ascites, Tumoren sowie durch höheres Lebensalter und Kyphoskoliose der Wirbelsäule begünstigt. Familiäre Häufung kommt vor, was für eine erblich-konstitutionelle Komponente in der Pathogenese spricht. Sehr selten entstehen Hernien durch das paarige Trigonum sternocostale[2]. Nach ANDERS und BAHRMANN steht pathogenetisch ein Schwund des subdiaphragmalen Fettgewebes im höheren Lebensalter im Vordergrund. Gleichzeitig spielt eine zunehmende Atrophie des linken Leberlappens, der eine abdichtende Funktion am Hiatuseingang besitzt, eine Rolle. Andererseits kann Vagusreizung zu einer Verkürzung des Oesophagus führen[3].

β) Wirkungen am Magen selbst.

Bei Betrachtung der *im Magen selbst gelegenen Bedingungen der Änderung von Form und Bewegung* sei zunächst auf die Tatsache hingewiesen, daß die Magenform unter physiologischen Bedingungen sehr wechselt. Das hat besondere Bedeutung für die Auffassung der sog. *Gastroptose:* Es handelt sich im wesentlichen um konstitutionell bedingte lange und schlanke, tief hinabreichende Magenformen. Sie kommen bei Menschen vom leptosomen Typ vor. Wesentlich ist ferner eine Tonusherabsetzung der glatten Muskulatur des Magens selbst, seiner „peristolischen" Funktion, d. h. der Fähigkeit, den Inhalt fest zu umspannen. Diese Leistung ist offenbar mit der analogen Funktion der Bauchmuskulatur reflektorisch gekoppelt[4], die durch Tonusänderung in der Lage ist, beträchtliche Volumenschwankungen des Bauchraumes auszugleichen. Die Syntonie von Bauch- und Magenmuskulatur kann offenbar über das Nervensystem gestört werden, wobei wiederum die konstitutionelle Grundlage bedeutsam sein dürfte. In diesem Zusammenhang sei daran erinnert, daß es erworbene Ptosen

---

[1] BROHEE und MASSION 1954.
[2] Literatur über die Beziehungen von Magen und Zwerchfell bei ZDANSKY 1954; zusammenfassende Darstellung bei KATSCH und PICKERT 1953. Anatomische Untersuchungen von ANDERS und BAHRMANN 1932 sowie KÖPPEN und FRANK 1933.
[3] v. BERGMANN 1932.   [4] KATSCH und PICKERT 1953.

bei Tabikern gibt. Nach Brohee und Massion[1] spielt eine konstitutionelle
Minderwertigkeit der glatten Muskelfasern eine Rolle. — Einfach zu verstehen
sind jene Formveränderungen des Magens, die auf einer hochgradigen Erschlaffung der Bauchdecken (nach zahlreichen Geburten) oder Abmagerung beruhen.
Entsprechend der kurz skizzierten Auffassung wird die Bezeichnung „Ptosis des
Magens" von vielen Klinikern als unzutreffend abgelehnt. An der Tatsache aber,
daß durch Herabsetzung des Muskeltonus Formveränderungen mit Verlängerung
des Organs und Tiefertreten des caudalen Pols subjektive Beschwerden zustande
kommen, wird nicht gezweifelt.

Im Gegensatz dazu gibt es auch Umformungen des Magens, die durch einen
erhöhten Tonus zustande kommen. Scharfe Grenzen gegen die Norm bestehen
natürlich auch hier nicht (stierhornförmiger Magen bei pyknischem Habitus).
Außerdem wandelt der Magen seine Form unter verschiedenen Einflüssen: So
kommt die bezeichnende Stierhornform durch Vagusreizung zustande. Bei Steinkoliken und vegetativen Erregungszuständen entstehen vorübergehend derartige Magenformen. Durch Atropin kann der hypertonische Reizmagen zur
Erschlaffung gebracht werden. — Durch Viscero-Visceralreflexe können druckschmerzhafte Spasmen der Magenmuskulatur entstehen, ferner Spasmen bei
organischen Krankheiten des Zentralnervensystems (Tumoren, Encephalitis
u. a.). Auf die spasmenauslösende Wirkung von Verwachsungen war bereits
hingewiesen worden; aber auch organische Krankheiten des Magens selbst (Verätzungen, Entzündungen, Ulcera) können die gleiche Folge haben. Ulcera oder
andere örtliche Reize führen oft nur zum umschriebenen Spasmus (an Pylorus,
aber auch in Magenmitte). Daneben gibt es auch einen totalen Spasmus mit
Verengung des ganzen Organs. Ebenso wie die Ausdehnung ist auch die Dauer
und die Intensität der Spasmen sehr unterschiedlich.

Nur kurz sei im Rahmen von Erkrankungen der motorischen Funktion auf
die *Invaginationen* des Magens hingewiesen[2]. Der Form nach kann man die
gastro-gastrischen von gastro-duodenalen Invaginationen unterscheiden. Zu den
letzteren gehört auch der Prolaps von Magenschleimhaut in das Duodenum, über
den eine neuere Literatur entstanden ist. Besonders die verstärkte Peristaltik
bei chronischer Gastritis oder Stauungsgastritis kommt als Primärvorgang in
Frage[3]. Es handelt sich entweder um den Prolaps einer kleinen Schleimhautfalte
oder um einen zirkulären Prolaps. Eine praktisch bedeutsame Stellung nehmen
die *Pylorusstenosen* unter den motorischen Erkrankungen des Magens ein. Es
handelt sich eigentlich um ein klinisches Syndrom, dessen anatomische Grundlagen verschieden sind. In diesem Zusammenhang interessieren weniger die
durch Narben, Geschwulstbildung oder Druck von außen entstandenen Pylorusstenosen als vielmehr die spastisch bedingten. Diese spastischen Stenosen
können durch Ulcera oder Erosionen, durch parapylorische Verwachsungen oder
auch durch gröbere Fremdkörper ausgelöst werden. Direkte Beobachtungen
des Verhaltens des Sphincters bei Tieren haben gezeigt, daß Emotionen, Schmerz,
somatische oder viscerale Reflexe zu einer Entleerungsstörung des Magens
führen können, obwohl der Sphincter offen ist, lediglich weil die gewöhnliche
Folge dieser Ereignisse in Verhinderung der Sphinctermotorik und in einer starken
Herabsetzung der peristaltischen Motorik des Pylorusabschnittes des Magens
besteht[4]. Das klinische Bild eines Pylorusspasmus ist hierbei nur vorgetäuscht.
Andererseits ist es unzweifelhaft, daß eine vermehrte spastische Resistenz des
Sphincter pylori die Magenentleerung stark behindern kann. Es kommt zur

[1] Brohee und Massion 1954.   [2] Henschen 1927.
[3] Zimmer 1950, Melamed und Melamed 1949.
[4] Quigley, Bavor, Read und Brofman 1943.

kompensatorischen Druckerhöhung im Antrum pylori, und vom Verhältnis beider Größen hängt das funktionelle Ergebnis der Magenentleerung ab. Es entwickelt sich eine Anpassungshypertrophie und schließlich eine Dilatation des Antrum pylori. Dadurch wird zunächst eine größere Treibkraft hergestellt, und das Hindernis wird zeitweise überwunden. Erst wenn Teile des Mageninhaltes längere Zeit zurückbleiben, kommt es über abartige chemische Produkte (Kohlenhydratgärung, Eiweißfäulnis) auch zur Störung der sekretorischen Funktion und damit der digestiven Arbeit des Magens. Unter anderem kann es dabei zur zeitweisen starken Hypersekretion kommen. Auf die weiteren Folgen bei fortschreitender Insuffizienz mit chronischem Erbrechen, das zu Chlorverlust führt, sei nur kurz hingewiesen. Eines ist aber aus der Darstellung erkennbar, daß eine tiefgreifende Störung der Motorik schließlich auch zur krankhaften Änderung der sekretorischen Leistung führt, daß also im Ganzen des Organs ein Zusammenhang der Funktionskreise besteht (weiteres hierüber s. unten). — Die funktionelle, spastische Komponente der Pylorusstenose kommt besonders bei den Fällen des frühen Kindesalters zum Ausdruck mit kräftiger Hypertrophie der zirkulären Pylorusmuskulatur und des Antrum pylori. Man findet bei den Kindern und in der Familie Zeichen einer allgemeinen neurovegetativen Übererregbarkeit. Der erblich disponierende Faktor wird durch Konkordanz eineiiger Zwillinge unterstrichen. Auch eine vorübergehende hormonale Dysregulation in den ersten Lebenswochen (überwiegende Erkrankungshäufigkeit der Knaben) spielt eine Rolle.

Bei der Betrachtung des motorischen Funktionskreises als krankheitsgestaltender Ursache muß zum Abschluß auf die Lähmungen und Paresen der Magenmuskulatur hingewiesen werden. Bekannt sind die Beobachtungen von akuter Magenlähmung nach Bauchoperationen, aber auch bei anderen operativen Eingriffen, die mit einer Narkose verbunden sind. Daneben gibt es seltenere Fälle bei schweren Infektionskrankheiten und vor allem bei Verletzungen und Erkrankungen des Zentralnervensystems (z. B. bei Poliomyelitis acuta anterior mit Beteiligung der motorischen Vaguskerne). Als eine toxische Störung der vegetativen Regulationen, speziell als toxische Vaguslähmung sind die Fälle von akuter Magenlähmung bei Coma diabeticum zu werten. Auf mechanischem Weg wirkt eine übermäßige Anfüllung und Überdehnung des Magens, die zu einer akuten Lähmung führen kann. Ein Anlagefaktor und eine gewisse individuelle Disposition zum Auftreten einer akuten Magenlähmung sind zweifellos in Anschlag zu bringen. Eine Vagotomie führt nicht zur akuten Magenlähmung, sondern nur zur Gastroparese. Unter Magenhypo- oder -atonie versteht man das teilweise oder vollständige Versagen des tonischen Umspannungsvermögens (peristolische Funktion) des Magens, d. h. eines Vorganges, der zwar mit einer gewissen Austreibungsverzögerung verbunden sein kann, aber nicht muß. Dagegen ist die Gastroparese eine Schwäche der muskulären Austreibungsfunktion mit ausgeprägter Stauung des Inhaltes. Man vergleiche zum Verständnis die Ausführungen in den anatomischen und physiologischen Vorbemerkungen. So tritt z. B. eine Magenparese als zunehmende muskuläre Insuffizienz bei allmählich dekompensierender Pylorusstenose ein. Emotionale Vorgänge können nach der Erfahrung der Klinik die Dekompensation einer Pylorusstenose auslösen; ähnlich Inanitionszustände. Lange dauernde Paresen können im Anschluß an eine akute Magenlähmung auftreten. Es gibt partielle, den aboralen Teil des Magens betreffende Paresen bei Ulcera in der Mitte der kleinen Kurvatur[1]. Man denkt zur Erklärung an eine Unterbrechung der normalen Innervation mit dissoziierter selbständiger Motorik der „getrennten" Magenabschnitte (vgl.

---

[1] KATSCH und PICKERT 1953.

anatomische und physiologische Vorbemerkungen). — Das für eine allgemeine Betrachtung Wesentliche scheint mir zu sein, daß die Motorik des Magens einschließlich ihrer Regulation aus mannigfacher Ursache zum tragenden Faktor krankhafter Vorgänge werden kann, Vorgänge, die sowohl im Phänomen des Spasmus und der Tonuserhöhung als auch in der akuten Lähmung und der Hypo- oder Atonie ihren Ausdruck finden. Es ergeben sich dabei je nach Sitz und Ausdehnung sowie Vorherrschen der einen oder anderen Störungsform die verschiedenen Krankheitsbilder mit ihren möglichen Folgen an den anderen Funktionsschichten des Magens, besonders der Sekretion. Nochmals sei zum Verständnis der Krankheitsbilder hervorgehoben, daß die der Störung zugrunde liegende motorische Leistung des Magens normalerweise in sich selbst vielfältig ist und daher von uns nicht als Einzelfunktion, sondern als eine Funktionsschicht bezeichnet worden ist.

Auch die zweite große Leistung des Magens, die *Sekretion*, kann zur Trägerin krankhafter Abläufe werden. Es ist zweckmäßig, die Störungen bei der Absonderung der Verdauungssäfte mit oder ohne morphologisch faßbare Schädigungen an den Produktionsorten und die in ihrem Gefolge auftretenden Störungen der Resorption unter dem Sammelbegriff der *Dyschylien*[1] zusammenzufassen.

b) Sekretion.

α) Die Verminderung der Sekretion.

Zunächst sind hier die Zustände der Achylie, Achlorhydrie und Hypochlorhydrie zu nennen. Eine vollständige Achylie ohne jegliche Sekretion wird wohl mit Recht bezweifelt, denn mindestens wird immer eine gewisse Schleimsekretion fortbestehen. In der Klinik werden daher die Ausdrücke Achylia gastrica und histaminrefraktäre Achlorhydrie synonym gebraucht[2]. Auch die histaminrefraktäre Achlorhydrie ist ein relativer Begriff, nämlich in bezug auf die Dosis des injizierten Histaminhydrochlorids; bei höherer Dosierung kann in manchen Fällen doch noch eine Salzsäureproduktion erreicht werden. Man sieht also Übergänge zur Hypochlorhydrie. Auch Neutralrot wird in manchen Fällen von histaminrefraktärer Achlorhydrie noch ausgeschieden, und es hat sich nachweisen lassen[3], daß in solchen Fällen auch noch Salzsäure, wenn auch in kleinen Mengen, sezerniert wird. Die Neutralrotausscheidung ist bei Perniciosa stets negativ, und man findet in der Regel eine Atrophie der Schleimhaut. Nach Henning (1934) handelt es sich bei der Salzsäureproduktion durch die Parietalzellen und die Neutralrotausscheidung durch dieselben Zellen um zwei verschiedene Vorgänge; das wird durch die Tatsache unterstützt, daß die Parietalzellen bei totaler Achlorhydrie nicht vollständig zerstört sind, sondern nur ihre Tätigkeit eingestellt haben Salzsäure abzusondern, während sie noch imstande sind Neutralrot auszuscheiden. Die Fähigkeit zur Neutralrotausscheidung hört erst viel später auf. Auch die Pepsinsekretion kann bei stark herabgesetzter oder aufhörender Salzsäureproduktion normal befunden werden. Bekanntlich wird es aber bei alkalischer Reaktion inaktiviert. In dem Begriff der histaminrefraktären Achylie sind demnach durchaus schwankende Größen enthalten: Zustände von mehr oder weniger hochgradiger Hypochlorhydrie bis zur neutralrotrefraktären Achlorhydrie, Zustände von erhaltener, herabgesetzter und völlig sistierender Pepsinproduktion. Ein wichtiger Gesichtspunkt bei der Auswertung von Aciditätsverhältnissen ist die Tatsache, daß die primäre Acidität durch aciditätsverringernde Faktoren, z. B. gesteigerte Schleimabsonderung bei gastrischen Zuständen und vermehrte Rückdiffusion, beträchtlich herabgesetzt

[1] Büchner 1956.   [2] Ihre 1947, 1954.   [3] Hallén 1949.

werden kann. So können trotz normaler oder gesteigerter Sekretion niedrige
Aciditätskurven entstehen. Hiermit werden zum Teil auch die vielfach niedrigen
Aciditätswerte bei Magengeschwürkranken in Zusammenhang zu bringen sein.
Für viele Fälle wird wohl mit Recht eine entzündliche Genese der histamin-
refraktären Achlorhydrie in Anspruch genommen[1]. Auch eine konstitutionelle
Grundlage, die sich in einer Disposition zur Gastritis auf Grund banaler Reize
kundtut, wird erwogen. Ferner disponiert eiweiß- und vitaminarme Kost zur
Achlorhydrie. Von IHRE[2] wird auf die Befunde von WEBSTER und ARMOUR
hingewiesen, die unter Vitamin B-armer Kost bei Hunden Hypochlorhydrien
bis zur Entwicklung einer histaminrefraktären Achlorhydrie nachweisen konnten.
Wichtig ist ferner die Tatsache, daß mit steigendem Lebensalter die Häufigkeit
einer Hyposekretion bis zur Achlorhydrie zunimmt.
Wenn auch ätiologisch bei Magensaftmangel die chronische Gastritis im Vordergrund steht[3], so gibt es, worauf KATSCH und PICKERT[4] neuerdings wieder
nachdrücklich hinweisen, auch funktionelle Hemmungen der Magensaftbildung,
z. B. aus emotionaler Ursache. Sie wird jedoch nach dem klinischen Eindruck
der genannten Autoren nur selten von langer Dauer sein. Leicht verständlich
ist, daß ausgedehnte Zerstörungen der Magenschleimhaut z. B. durch Säure-
verätzung zu einer Achylie führen können. Grundsätzlich sind derartige Zustände reversibel. Auch bei Gastritis wird oft ein Wechsel der Sekretionsleistung
von subaciden auf superacide Werte festgestellt. Das dürfte von den wechselnden Entzündungsschüben und von den Resorptionsvorgängen in der Schleimhaut abhängen. Ferner gibt es akute toxämische Achylien, bei denen der Umweg über eine Gastritis nicht beweisbar ist (toxische „Gastrose"), z. B. bei
Abdominaltyphus, bei chronischer Ruhr. — Eine wichtige Gruppe stellen die
Fälle von extragastralem Magensaftmangel dar, wenn nicht genügend Kochsalz
oder Wasser als Bildungsmaterial zur Verfügung steht (bei großen Ergüssen und
Ödemen), und endlich sei auf die Achylien bei Erkrankungen des endokrinen
Systems (Addison, Myxödem hypophysärer Zwergwuchs u. a.) hingewiesen.
Es ist nicht immer sicher zu entscheiden, ob und in welchem Maße in all diesen
Fällen der Umweg über eine chronische Gastritis beschritten wird. Bei Über-
funktion der Schilddrüse gibt es neben Beobachtungen von Achylie auch solche
von Superacidität.

β) Vermehrung der Sekretion.

Die Supersekretion des Magens und besonders die Superacidität werden eingehend bei der Pathologie des Magen-Duodenalulcus abgehandelt. Im vorliegenden Zusammenhang sei darauf hingewiesen, daß das Sekretionsvolumen und
die Acidität bei Duodenalgeschwürkranken eine statistisch gesicherte Steigerung gegenüber den Normalpersonen und den Magengeschwürkranken zeigt.
Auch in der Nacht findet man beim Zwölffingerdarmgeschwür eine reichliche
Sekretion[5]. — Auf allergischer Grundlage kann es neben anderen Erscheinungen
wie Ödem der Magenschleimhaut, Hyperämie, Blutungsneigung und spastischen
Kontraktionen zu einer vermehrten Magensekretion kommen. Es handelt sich
um Folgen einer Nahrungsmittelanaphylaxie. Neben der akuten Form der
Magenallergie ist der Klinik auch eine chronische bekannt.
Der akute gastritische Schub ist oft durch Supersekretion gekennzeichnet.
Dagegen findet man Anacidität oder Subacidität oft als Zeichen der Schleim-
hautverstümmelung bei chronischer Gastritis. Die Extreme der Subacidität und

[1] FABER 1935, HENNING 1934.   [2] IHRE 1954.
[3] FABER 1910, KONJETZNY 1928, LÜHR 1944.
[4] KATSCH und PICKERT 1953.   [5] HENNING und NORPOTH 1932.

Superacidität sind bei den zahlreichen Abwandlungen der „Gastritis" durch
mannigfaltige Übergänge von Sekretionsschwäche, normalem Sekretionsverhalten
und sekretorischen Reizzuständen verständlich. Vor allem sind die sekretorischen Störungen im Verlauf des Krankheitsbildes nicht gleichbleibend, sondern
nach Tendenz und Ausmaß wechselnd. Von der Klinik wird mit vollem Recht
darauf hingewiesen[1], daß die Schlagworte der Subacidität, Superacidität und
Normacidität der Fülle der Erscheinungen nicht gerecht werden. Oft ist der
Ablauf der Funktionsstörung bei der chronischen Gastritis so, daß auf ein Stadium der Supersekretion und Superacidität ein solches der Hypochylie und
Subacidität bis zur Achylie folgt. Durch den anfangs voranstehenden Umbau
der Pylorusdrüsenzone erlischt die Bildung des Sekretins; nach Abbau der
Korpusdrüsenregion ist auch durch Histamin keine Salzsäureproduktion mehr
zu erreichen. In diesem Zusammenhang sei an die Tatsache erinnert, daß in
manchen Fällen auch die Schleimsekretion vermehrt ist.

Die *morphologische Grundlage für die Sekretionsleistung* des Magens ist das in
sich gegliederte, flächenhaft ausgebreitete drüsige Organ, das wir gewohnt sind,
als „Magenschleimhaut" zu bezeichnen. Die Frage, ob der gestaltliche Aufbau
dieses Drüsenorgans, sofern er eben Ausdruck der Sekretionsleistung ist, krankhafte Umformungen wesentlich mitbestimmt, soll am Beispiel der chronischen
Gastritis diskutiert werden[2].

γ) Die Umgestaltung des drüsigen Schleimhautorgans in seiner Eigenschaft als Sekretionsstätte am Beispiel der gewöhnlichen Gastritis.

Katsch[3] hatte in der älteren Auflage des Handbuches der Inneren Medizin
die Hoffnung aussprechen können, daß es gelingen möge, die morphologischen,
d. h. in diesem Falle die histologischen Veränderungen der Magenschleimhaut
mit den klinischen Bildern der Krankheit zur Deckung zu bringen. Das schien
um so eher möglich, als morphologische Methoden wie Gastroskopie, Gastro-
photographie, röntgenologische Schleimhautdiagnostik, cytologische Untersuchungen des Zellsedimentes und endlich die bioptische Untersuchung der
Magenschleimhaut den bekannten Zeichen der Funktionsstörungen und den
klinischen Beschwerdebildern an die Seite traten. Es hat sich jedoch, je weiter
die Bemühungen auf den genannten methodischen Wegen fortschritten, gezeigt,
daß die mit ihnen erzielten Ergebnisse sich einander nicht so zuordnen ließen,
daß ein allgemeiner abgrenzbarer Begriff von Gastritis daraus abzuleiten war.
Selbst die morphologischen Methoden unter sich wie etwa die röntgenologische,
gastroskopische und histologische Morphologie lassen sich nicht zur Deckung
bringen. Wir sehen uns somit zur Zeit einer Situation gegenüber, in der die
Gastritis unter dem Bild einer bestimmten Funktionsstörung, unter dem Bild
eines bestimmten subjektiven Beschwerdekomplexes und unter dem Bild bestimmter gestaltlicher Änderungen betrachtet werden muß. Das ist natürlich
etwas bemühend, denn es erfordert stetige Klarheit darüber, unter welchem
Blickpunkt man von Gastritis spricht, um sich davor zu hüten, die methodischen
Bereiche voreilig zu vermischen, da dann sehr anfechtbare Ergebnisse heraus-
kommen. Der gestaltliche Ablauf jeder Entzündung hängt von dem geweblichen
Ort ab, an dem sich das entzündliche Geschehen abspielt. Inwiefern ist die Entzündung der Magenschleimhaut in ihrem gestaltlichen Ablauf etwas Besonderes,
d. h. wie ist sie durch die vorbestehenden morphologischen Eigenschaften des

---

[1] Katsch und Pickert 1953.
[2] Literatur bei Faber 1910, 1935, Konjetzny 1928, 1954, Berg 1935, Büchner 1927, 1956,
Hillenbrand 1930, Katsch und Pickert 1953 u. a.
[3] Katsch 1938.

Organs geformt, oder welches ist das besondere Gesetz der Entzündung der Magenschleimhaut, ihr individuelles Gesicht gegenüber den Entzündungen aller übrigen Gewebe und Organe?

Bekanntlich ist die Gastritis keineswegs immer eine diffuse Erkrankung, sondern sehr häufig, ja meist eine herdförmige, und mindestens ist sie nicht überall gleichmäßig stark entwickelt. Die gewöhnliche Gastritis bevorzugt die Pars pylorica des Magens, d. h. jenen Teil, in dem eine besonders reiche Entfaltung des reagierenden gefäßführenden lymphoreticulären Bindegewebes stattfindet. Daß diesen Strukturbesonderheiten auch solche der Funktion und des Blutumlaufes entsprechen, bedarf gar keiner weiteren Erörterung.

Wenn wir jetzt nach den *umgestaltenden Wirkungen einer Entzündung im drüsigen Schleimhautorgan* selbst fragen, so ist zunächst festzustellen, daß wir in den meisten Resektionspräparaten akute, subakute und chronische Schleimhautveränderungen in bunter Mischung antreffen. Im akuten Entzündungsstadium kommt es naturgemäß zu einer erheblichen Infiltration des Schleimhautstromas, aber auch der Muscularis mucosae und Submucosa mit Hyperämie der Gefäße, die sich auch auf die Serosa erstreckt. Die Infiltrate bestehen aus Blutplasma mit ausgefällten Fibrinnetzen, polynucleären Leukocyten, darunter auch Eosinophile, Lymphocyten, Plasmazellen und Mastzellen. Auch in der Muscularis propria und Subserosa können diese Vorgänge in geringerer Intensität angetroffen werden. BÜCHNER[1] weist darauf hin, daß im akuten Stadium Quellungsnekrosen an den Leistenspitzen nachweisbar sind als Ausdruck peptischer Einwirkung des Magensaftes. Alsbald kommt es zur Vermehrung der ortsständigen reticulären Zellen des Schleimhautbindegewebes.

Wenn somit die eine Seite des Vorganges sich zunächst in der üblichen Weise am Gefäßbindegewebe abspielt, so sehen wir auf der anderen Seite frühzeitig auch die Drüsen beteiligt. Man muß sich vor Augen halten, daß die Drüsen, besonders die Hauptdrüsen, sehr dicht liegen und das reticuläre Gewebe normalerweise nicht viel Raum beansprucht.

In der Fundusschleimhaut kommt es zu degenerativen Veränderungen an den Hauptzellen: Sie schrumpfen, bekommen pyknotische Kerne und liegen wie zusammengedrückt zwischen den Belegzellen. Diese sind widerstandsfähiger, gehen jedoch später auch zugrunde. Das kann mit der vollständigen Zerstörung des Drüsenschlauches enden. Bei weniger starker Entzündung kommt es nur zur Leukocytendurchwanderung des Epithels mit oder ohne Degeneration der Hauptzellen; dabei kann örtlich das Epithel zugrunde gehen: glanduläre Erosion. Alle diese Veränderungen sind herdförmig, d. h. nur eine Anzahl, manchmal zwei oder drei Drüsenschläuche können erkrankt sein. In der Pylorusschleimhaut sieht man neben Leukocytendurchwanderung Untergänge des mucoiden Drüsenepithels.

Zusammenfassend ist festzuhalten, daß nicht nur bestimmte Teile des flächenhaft ausgebreiteten Schleimhautorgans stärker erkranken als andere, was in normalen strukturellen Eigenschaften vorgebildet ist, sondern daß auch innerhalb der Einzeldrüse selbst ein lokalistisches Prinzip, eine Art *Pathoklise* waltet, die darin besteht, daß ganz bestimmte Abschnitte des epithelzelligen Drüsenschlauches in Pylorus- und Fundusregion zugrunde gehen, während die anderen erhalten bleiben, nämlich das Deck- und Grübchenepithel (und die Nebenzellen der Hauptdrüsen), deren Verhalten jetzt ins Auge gefaßt werden soll: Natürlich sieht man auch hier Durchwanderung von Leukocyten, die besonders reichlich in den Leisten zwischen den Drüsen angehäuft sind; jedoch zeichnet sich das

---

[1] BÜCHNER 1927, 1931, 1934, 1951, 1956.

Deck- und Grübchenepithel durch besonders starke Widerstandsfähigkeit aus; selbst wenn degenerative Veränderungen in Form von Vacuolenbildung und Verfettung vorhanden sind, bleibt es auffällig lange im Verband erhalten. Da-

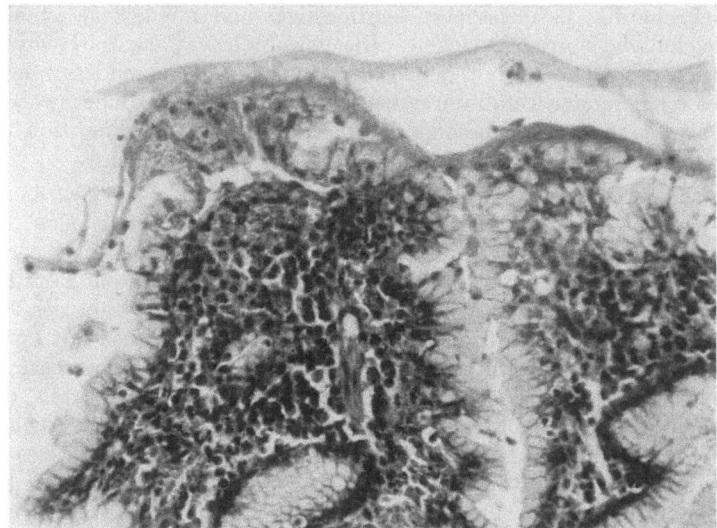

Abb. 26. 51jähriger Mann, Magenresektionspräparat (Ulcus ventriculi penetrans). Herdförmige Proliferation des Oberflächenepithels bei chronischer Gastritis; Entdifferenzierung der Zellen. Vergl. Abb. 27. HE. Vergr. 200mal.

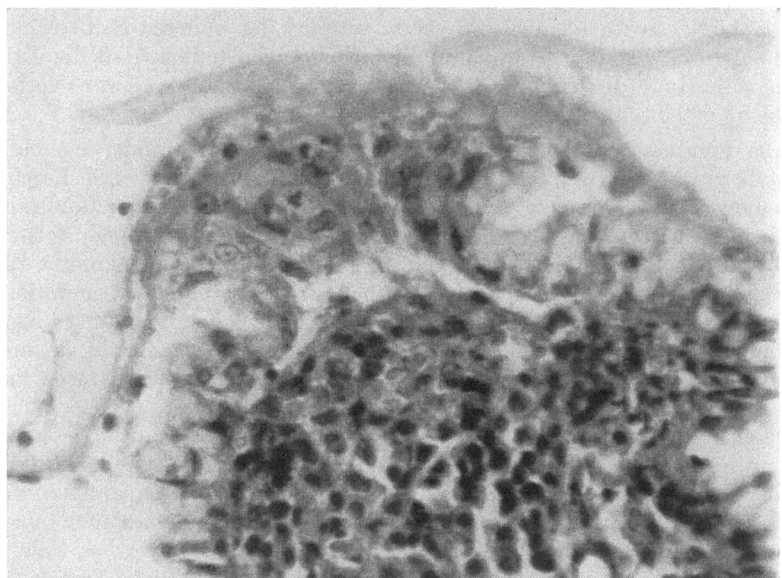

Abb. 27. 51jähriger Mann, Magenresektionspräparat (Ulcus ventriculi penetrans). Ausschnitt aus Abb. 26 Unregelmäßig gestaltete Proliferationsknospe mit polymorphen Zellkernen. HE. Vergr. 400mal.

gegen treten Vermehrungserscheinungen dieser Epithelzellen in den Vordergrund: Sie bilden kleine pyramidenförmige oder knospenförmige Gruppen und werden mehrschichtig (Abb. 26 und 27). Auch vielkernige syncytiale Bildungen werden beobachtet. Diese bemerkenswerte Widerstandsfähigkeit und Regenerationskraft des Deck- und Grübchenepithels bedeutet natürlich nicht, daß nicht

bei entsprechend intensivem Schaden oberflächliche Defekte des Leistenspitzen-
epithels in Form kleiner Erosionen auftreten können, aus denen sich rauch-
schwadenartig fibrinös-leukocytäres Exsudat entleert. Wie bereits erwähnt,
sehen wir in den meisten Fällen neben den geschilderten akuten und subakuten
Vorgängen auch die Zeichen einer mehr oder weniger chronischen Gastritis, die
für den Kliniker und Morphologen von besonders großem Interesse ist.

Folgende gestaltliche Elemente sind in einer chronischen Gastritis enthalten:

1. Gewebsveränderungen, die von akut entzündlichen Schüben zurückgeblieben sind, wie abgeheilte Erosionen, zerstörte Drüsenfelder.

2. Fortdauernde, relativ milde chronische Entzündungsvorgänge.

3. Stärkere akute oder subakute entzündliche Exacerbationen.

Es ist verständlich, daß daraus ein verwirrendes Bild der Vielfalt entstehen muß.

An drei Stellen der Schleimhaut spielen sich umgestaltende Vorgänge bei der chronischen Gastritis ab:

1. am interstitiellen Bindegewebe zwischen den Drüsen,

2. an den Drüsen,

3. an den Magenleisten mit Deck- und Grübchenepithel.

In dem ursprünglich zarten und spärlichen reticulären Bindegewebe zwischen den Drüsen entstehen ausgedehnte Infiltrate aus Plasmazellen, Lymphocyten und eosinophilen Leukocyten (Abb. 28 und 29). Dabei können die Lymphocytenansammlungen in der

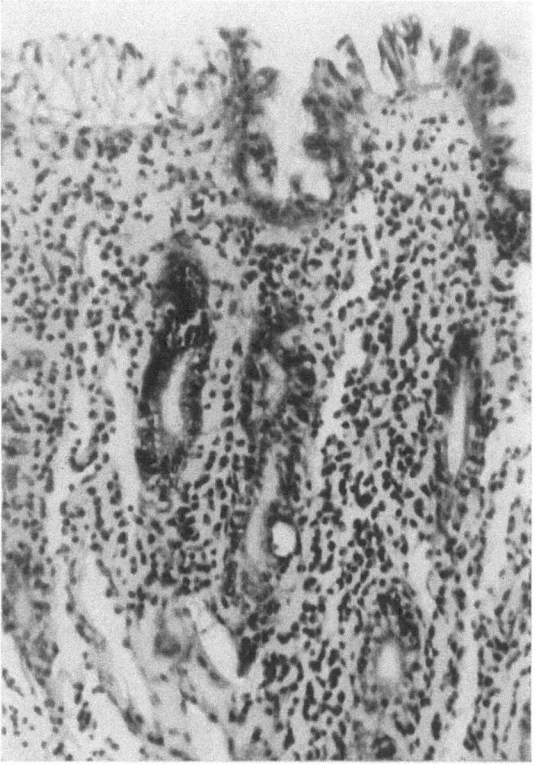

Abb. 28. 45jähriger Mann, Magenresektionspräparat (Magencarcinom). Chronische Gastritis. Infiltration der Antrumschleimhaut mit Plasmazellen und Lymphocyten, Ödem; undifferenzierte, büschel- und pyramidenförmige Proliferationen des Oberflächenepithels. HE. Vergr. 200mal.

Form von Follikeln mit Reaktionszentren auftreten, so daß bei ihrem reichlichen
Vorkommen von „Gastritis follicularis" gesprochen wird (Abb. 30). Am häufigsten werden die Lymphfollikel im Antrumteil angetroffen, was den normalerweise vorgebildeten Verhältnissen entspricht. Wir sehen in dieser Umgestaltung
eine charakteristische Reaktionsform des lymphoreticulären Schleimhautbindegewebes. Außer diesen Zellvermehrungen kommt es auch zu einer Vermehrung
des faserigen Zwischengewebes, einer Sklerose, wie wir sie auch sonst bei
chronischer Entzündung finden. Sie ist am stärksten oberhalb der Muscularis
mucosae, wo sie sich offenbar aus den rezidivierenden sero-fibrinösen Infiltrationen entwickelt, die die Drüsen zum Schwund gebracht haben (Abb. 31).
Diese Vernarbungsprozesse greifen auch auf die Muscularis mucosae, die Submucosa und Muscularis propria über, wo sie sich ebenfalls aus rezidivierenden
entzündlichen Ödemen entwickeln. In extremen Fällen kann man förmlich

von einer Gastritis scleroticans sprechen. Die Muskelschichten werden dabei auseinandergedrängt, und ihre Bündel verlaufen unregelmäßig.

Die Drüsenveränderungen bestehen in folgendem: Wie in den akuten Stadien (s. S. 119) gehen zuerst die Hauptzellen und bald danach auch die Belegzellen zugrunde. In den Korpusdrüsen können die Hauptzellen von mucoiden Nebenzellen ersetzt werden, wobei gleichzeitig vielfach Wucherungsprozesse dieser primitiveren Epithelien stattfinden und als Endprodukt Drüsen entstehen, die stark den Pylorusdrüsen ähneln (pseudopylorische Drüsen) (Abb. 32a und b und 33). Die gesamte Architektur der Fundusschleimhaut mit dem vermehrten Zwischengewebe und Lymphfollikeln hat sich somit der Pylorusschleimhaut angeglichen, ihr Aufbau hat sich wesentlich vereinfacht.

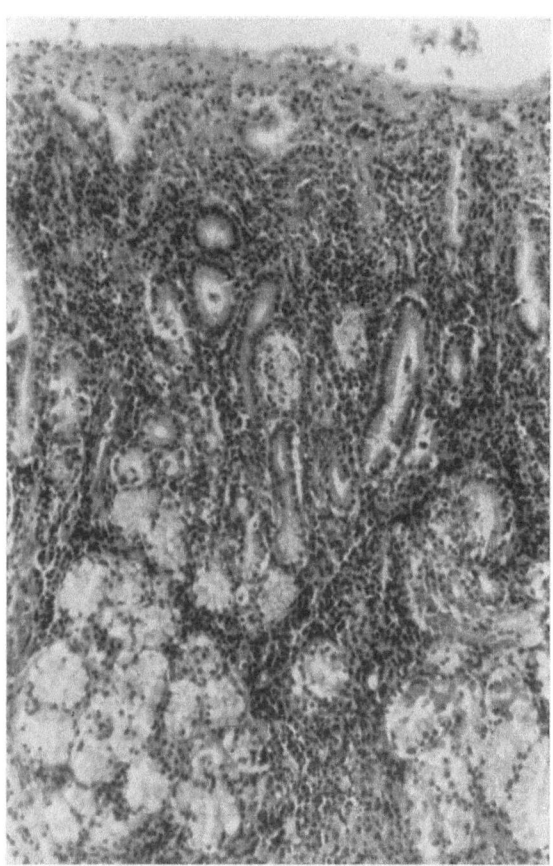

Abb. 29. 49jährige Frau, Magenresektionspräparat (Ulcus ventriculi). — Chronische Antrumgastritis; starke Infiltration des Interstitiums mit Lymphocyten und Plasmazellen. HE. Vergr. 120mal.

Hinzu kommt, daß ein Teil der Drüsen vollständig geschwunden ist, so daß ihre Zahl verringert ist. Wo die eigentlichen Drüsen verschwunden sind, kommt es zur Wucherung der Grübchen in die Tiefe. Sie sind mit indifferenten Zellen ausgekleidet, die vom Grübchenepithel abstammen. Auf diese Weise entsteht eine Schleimhaut, deren Aufbau noch primitiver ist als in den soeben geschilderten pseudopylorischen Umwandlungszonen der Korpusschleimhaut.

Die neu entstehenden gewucherten Magengrübchen sind aber nicht so lang, wie es der ursprünglichen Schleimhautdicke entspricht, so daß die Schleimhaut in solchen Fällen als „atrophisch" bezeichnet wird.

An der Pylorusschleimhaut (Abb. 34) spielen sich grundsätzlich die gleichen Vorgänge, nur im einzelnen weniger kompliziert ab, weil der einfachere Schleimhautaufbau nicht die Vorbedingungen gibt. Aber auch hier kommt es zu einer erheblichen Vermehrung des interstitiellen Gewebes, das besonders gern zahlreiche Lymphfollikel bildet, eine Eigenschaft, die schon in der normalen Pylorusschleimhaut vorgebildet ist. Die spezifischen Zellen der Pylorusdrüsen gehen zugrunde und werden durch indifferente Grübchenwucherungen ersetzt. Wie eingangs erwähnt, sind die entzündlichen Vorgänge in der Pylorusschleimhaut häufiger und intensiver als in der Fundusschleimhaut.

Außer den bisher genannten allgemeinen und grundlegenden Umformungen an den Drüsen müssen noch folgende *besondere* Gestaltveränderungen vermerkt werden:

1. heterotope Drüsenwucherung,
2. Cystenbildung,
3. Entstehung von Darmschleimhautinseln.

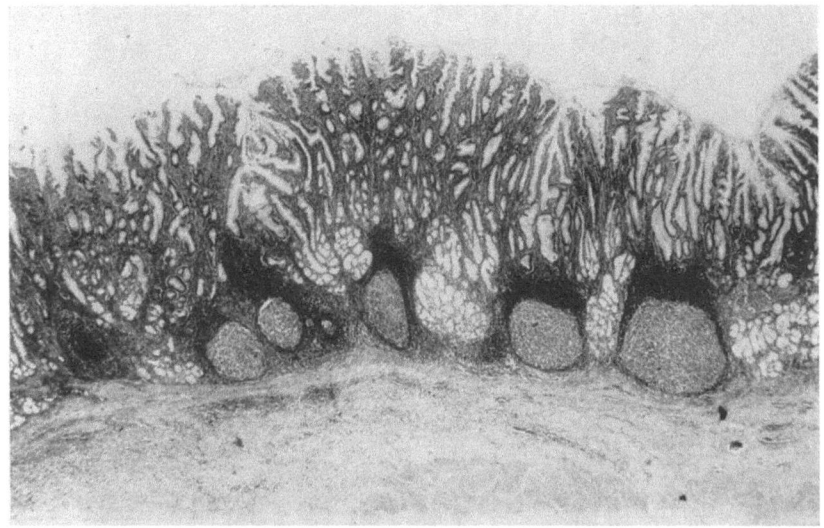

Abb. 30. 51jähriger Mann, Magenresektionspräparat (Ulcus ventriculi penetrans). — Chronische Antrumgastritis mit Hyperplasie der Lymphknötchen. HE. Lupenvergr.

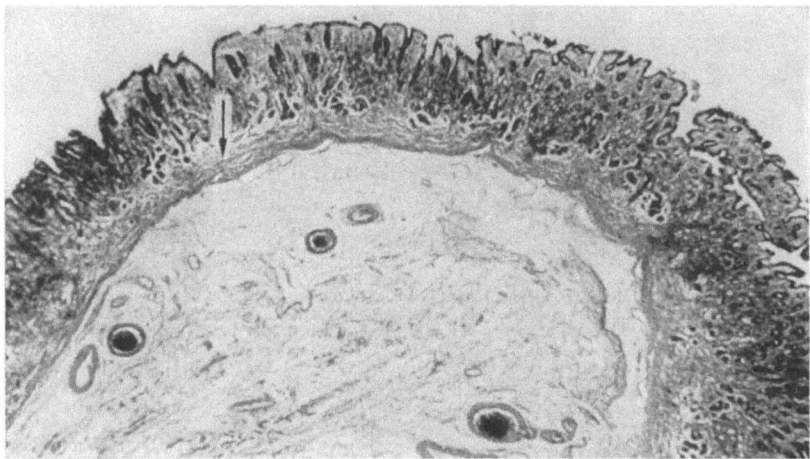

Abb. 31. 45jähriger Mann, Magenresektionspräparat (Magencarcinom). — Chronische Antrumgastritis mit Sklerose oberhalb der Muscularis mucosae (Pfeil), Ödem der Submucosa. Weitgehender Abbau der Drüsen, undifferenzierte Grübchenwucherungen. HE. Lupenvergr.

Die heterotopen Drüsenbildungen liegen in der Muscularis mucosae oder Submucosa, und ihr Zusammenhang mit Magendrüsen kann nachgewiesen werden. Zum Teil wölben sie die Muscularis mucosae auch nur vor. Sie tragen indifferentes oder mucoides Epithel, das den Pylorusdrüsen ähnelt, und kommen in höherem Lebensalter häufiger vor als bei Jugendlichen. Ähnliche entzündliche Drüsenwucherungen werden im Darm und in der Gallenblase beobachtet.

Eine Voraussetzung für ihre Entstehung ist eine Schwächung des geweblichen Zusammenhaltes der Muscularis mucosae durch die entzündlichen Exsudate. Es ist bekannt, daß bei der akuten und besonders der chronischen Gastritis derartige Auflockerungsvorgänge des geweblichen Zusammenhanges durch serofibrinöses Exsudat vorkommen. Cystische Erweiterungen von Magendrüsen

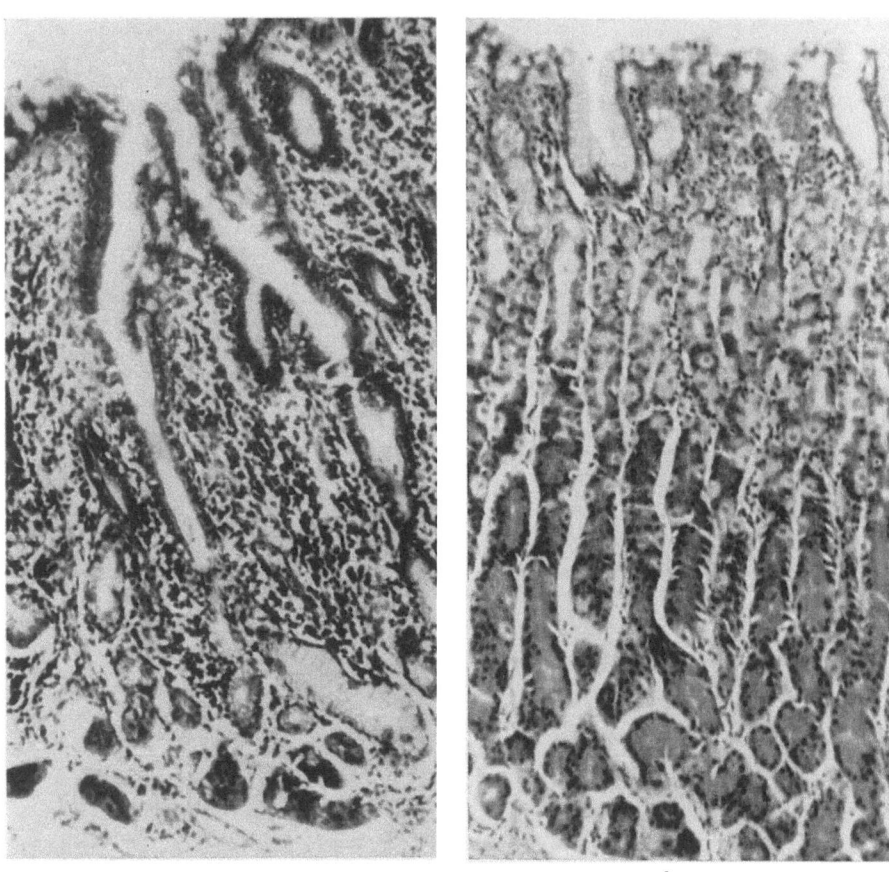

a   b

Abb. 32a. 45jähriger Mann, Magenresektionspräparat (Magencarcinom). — Chronische Gastritis mit Umgestaltung der Hauptdrüsenschleimhaut: weitgehender Schwund der Drüsen, Tiefenwachstum von Grübchen mit indifferentem Epithel (vgl. Abb. 33). Ersatz der Hauptdrüsenzellen durch Nebenzellen (pseudopylorische Drüsen; vgl. Abb. 33). — Infiltration des Interstitiums mit Lymphocyten und Plasmazellen. — Man vgl. Abb. 32 b: Abbildung einer normalen Hauptdrüsenschleimhaut. HE. Vergr. 120mal.

Abb. 32b. 25jähriger Mann, Magenresektionspräparat (Fundektomie wegen Refluxoesophagitis). Normale Hauptdrüsenschleimhaut. HE. Vergr. 120mal.

sind bei jeder stärkeren chronischen Gastritis zu beobachten. Sie kommen dadurch zustande, daß nach teilweisem Schwund der Epithelien im Bereich des Drüsenhalses, wo die engste Stelle ist, entzündliches Granulationsgewebe in die Drüse einwächst und sie einschnürt. Durch Sekretionsprodukte des erhaltenen Epithels erfolgt die Ausweitung der unterbrochenen Drüsenschläuche. In extremen Fällen kann so eine Gastritis chronica cystica entstehen.

Die Veränderungen am *Deck- und Grübchenepithel* sowie an den Magenleisten sind folgende: Ihr Beginn wird schon im akuten Stadium der Gastritis beobachtet und stellt sich als knospenartige Anhäufungen kubischer und rundlicher

oder langgestreckter indifferenter Epithelien dar. Hinzu kommt, daß in Verlust
geratene Epithelzellen durch Regeneration des benachbarten Deck- und Grübchenepithels ersetzt werden; das neugebildete Epithel wird von zunächst ganz
flachen Zellen gebildet, die sich über den Defekt schieben. Bemerkenswert ist,
daß sich diese indifferenten Zellen stellenweise zu Darmepithelien und schleim-
bildenden Becherzellen weiterentwickeln können. Das Ergebnis des Streites
über die Herkunft dieser Darmepithelien kann man dahingehend zusammenfassen, daß es sich um Fehl-
regenerate handelt. Das Auftreten von Becherzellen geht
mit der Schwere der chronisch-
gastritischen Erscheinungen
parallel.

    Ein weiterer, für die chro-
nische Gastritis charakteristischer Vorgang, der aber nicht
in allen Fällen auftritt, ist
eine diffuse hochgradige Verschleimung des Oberflächenepithels (Abb. 35). Histologisch sieht man in der
Schleimschicht abgestoßene
verschleimende Epithelzellen,
die durch Wucherung der
Oberflächenzellen stets nachgeliefert werden.

    Nicht nur die Oberflächen-
zellen sondern auch das Bindegewebe der Leisten gerät in
entzündliche Wucherung bei
der chronischen Gastritis.
Das erfolgt entweder so, daß
das Leistenbindegewebe an
den knospenartigen Epithelwucherungen teilnimmt und
so feine, unregelmäßig verzweigte Zotten entstehen, oder
daß die Magenleisten als Ganzes wuchern und zu plumpen
kolbigen Gebilden werden. So
entspricht der Atrophie der

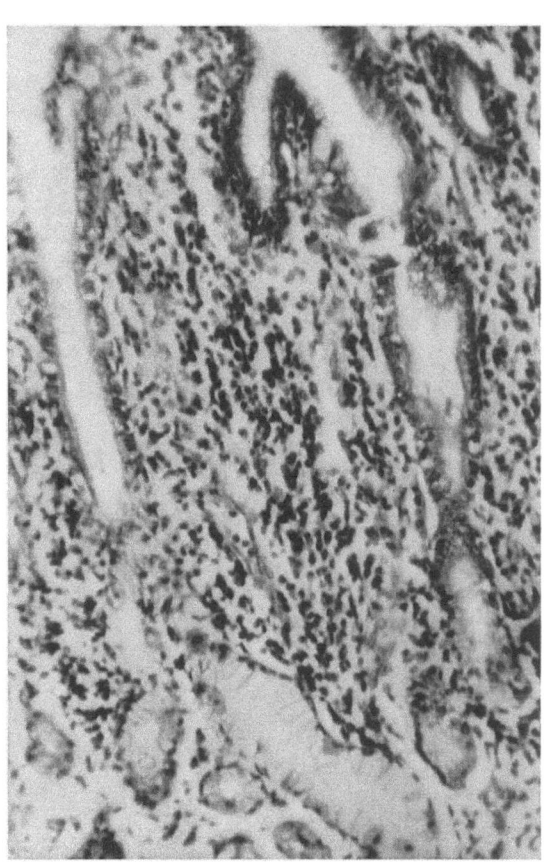

Abb. 33. 45jähriger Mann, Magenresektionspräparat (Magencarcinom). Tiefenwachstum indifferenten Epithels der Magengrübchen. — Pseudopylorische Drüsen. HE. Vergr. 200mal.

einen Schleimhautschicht eine Hyperplasie der anderen, die das Deck- und Grübchenepithel sowie die Magenleisten umfaßt. Man spricht von atrophisch-hyper-
trophischer Gastritis. Zwischen den Wucherungen können schmalere und breitere
Täler völlig atrophischer Schleimhaut liegen. Es ist verständlich, daß durch örtlich unterschiedliches Vorherrschen der geschilderten Abbau- und Neubildungs-
prozesse im einzelnen sehr verwirrende Bilder entstehen können (Abb. 36 und 37).
Man hat sie mit einer moorigen Wiese verglichen, aus der hin und wieder dichte
Grasbüschel hervorragen. Von diesen Bildungen zu adenomatösen Schleimhaut-
wucherungen, unter Umständen mit polypösem Charakter, bestehen fließende
Übergänge. Die gewucherten Grübchen können dabei mit mehrschichtigem viel-
gestaltigem, reichlich Mitosen aufweisendem Epithel ausgekleidet sein, auch

können vom Grund der Grübchen solide Epithelsprossungen ausgehen, die den Verdacht einer bereits krebsigen Wucherung auftauchen lassen, obwohl es sich um völlig gutartige Gebilde handelt.

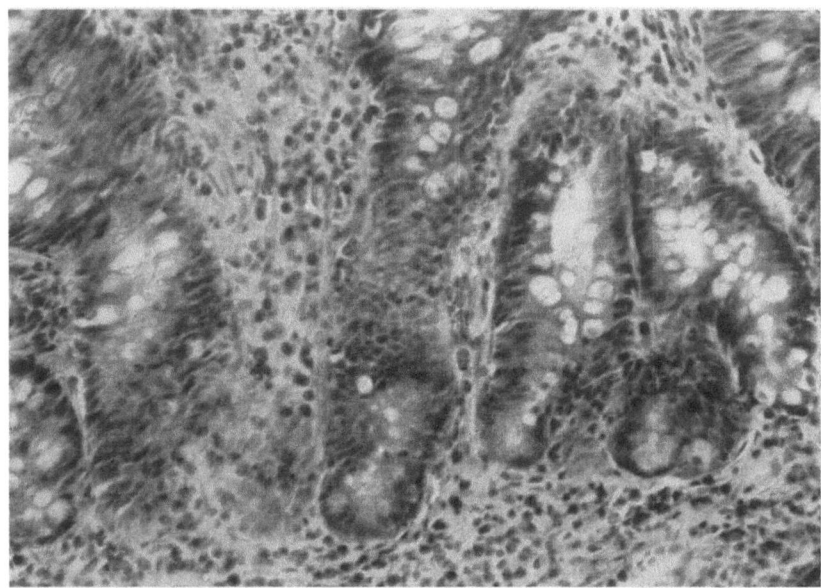

Abb. 34. 69jähriger Mann, Magenresektionspräparat (Ulcus duodeni mit Pylorusstenose). — Chronische Antrumgastritis. Vollständiger Schwund der Pylorusdrüsen. Ersatz durch indifferente Grübchenwucherungen. HE. Vergr. 220mal.

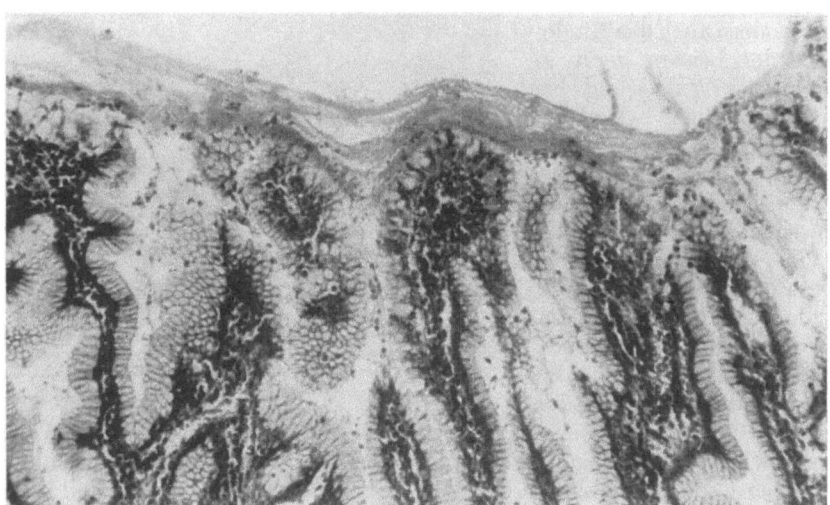

Abb. 35. 51jähriger Mann, Magenresektionspräparat (Ulcus ventriculi penetrans). — Chronische Antrumgastritis. Ersatz des Deck- und Grübchenepithels durch schleimbildende Becherzellen. Dicker Schleimbelag an der Oberfläche. HE. Vergr. 120mal.

Überblicken wir das weite Feld der Erscheinungen von der akuten bis zur chronischen Entzündung der Magenschleimhaut nunmehr im ganzen, um eine *Regel* daraus abzuleiten, so können wir sagen, daß es sich um einen Umbauvorgang des Schleimhautorgans handelt, bei dem von der normalen Architektur ausgehend einmal Abbauvorgänge an den spezifischen höchstentwickelten

Epithelstrukturen stattfinden, zum anderen Wachstumsvorgänge an den weniger differenzierten Elementen. So entstehen neue Schleimhäute, die mit den bekannten Schlagworten „atrophisch" und „hypertrophisch" belegt werden. Darin

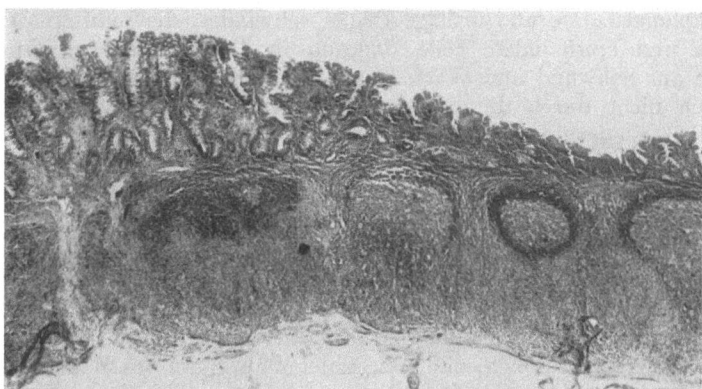

Abb. 36. 69jähriger Mann, Magenresektionspräparat (Ulcus duodeni mit Pylorusstenose). — Chronische Antrumgastritis. Hyperplasien des Deck- und Grübchenepithels, zum Teil unter Beteiligung des Bindegewebes: Bildung polypenartiger Wucherungen. HE. Lupenvergr.

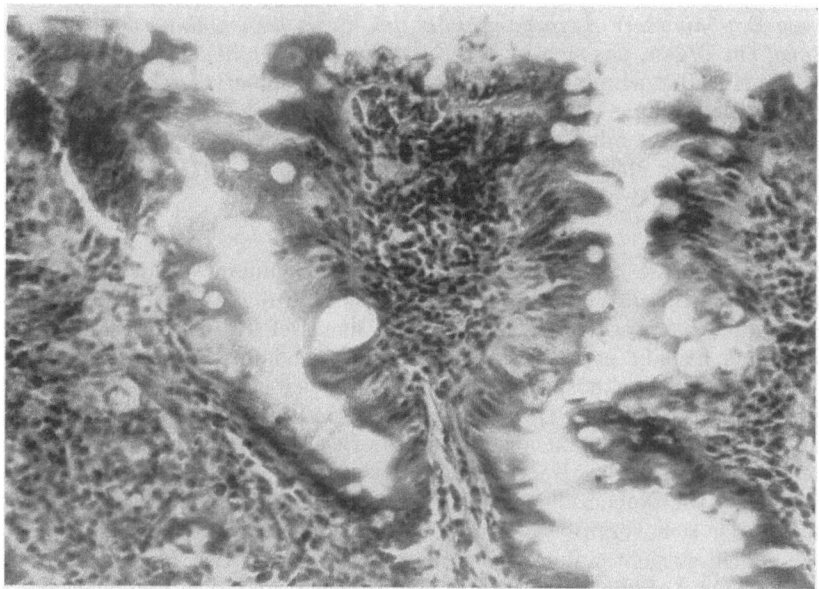

Abb. 37. 69jähriger Mann, Magenresektionspräparat (Ulcus duodeni mit Pylorusstenose). — Chronische Antrumgastritis, Ausschnitt aus Abb. 36. Proliferationsknospen des Deck- und Grübchenepithels, zum Teil polypöse Wuchsformen unter Beteiligung des Bindegewebes. HE. Vergr. 200mal.

liegt aber nur ein Teil der Erkenntnis. Es handelt sich nämlich nicht nur um ein Weniger oder Mehr, sondern um die Bildung eines neuen, angepaßten Organs. Betrachten wir zunächst nur den zelligen Aufbau der Drüsen, so werden die Hauptzellen durch Nebenzellen ersetzt und auf diese Weise schon eine primitivere Drüsenform hergestellt (pseudo-pylorische Drüsen); sodann entstehen bei vollständiger Zerstörung durch Wucherung der Grübchen ganz indifferente kurze oder sehr unregelmäßige drüsige Bildungen. In der Pylorusregion erfolgt

der Ersatz der mucoiden Pyloruszellen durch indifferente, von Grübchenepithel
abstammende Zellwucherungen. Betrachtet man weiterhin die Schleimhaut in
ihrer Gesamtheit in bezug auf ihre Architektur, ihren Bauplan, so muß man
die Vielfalt der Erscheinungen in der Weise zusammenfassen, daß das spezifische lymphoreticuläre und drüsige Organ schwindet, die indifferenten bindegewebigen und epithelialen Teile dagegen in Proliferation geraten und so
allmählich aus Schwund und Wachstum ein völliger Umbau stattfindet, dessen
Wesen sich nicht durch die Schlagworte Atrophie und Hypertrophie kennzeichnen läßt, sondern das ich im folgenden sehe: Sowohl morphologisch als auch
funktionell sind in dem Schleimhautorgan des Magens mehrere Stufen oder
Schichten übereinandergelagert. Der primitiven Vorderdarmanlage kommt —
ähnlich dem Oesophagus — nur die Funktion eines leitenden Rohres zu. Die
Verdauungsfunktion durch Abgabe spezifischer Sekrete und die ihr zugeordneten komplizierten Drüsenarchitekturen sind jener Leitungs-, Beförderungs-
und Stapelfunktion erst überschichtet und hinzugefügt. Das Wesentliche des
geschilderten Umbauvorganges bei der chronischen Gastritis läßt sich am besten
so formulieren und verstehen, daß das Schleimhautorgan des Magens jene über-
gelagerten funktionellen und gestaltlichen Schichten einbüßt und auf die ursprüngliche, primitivere Stufe des bloß leitenden und stapelnden, also im wesentlichen nur motorisch tätigen Vorderdarmorgans, wenn nicht vollständig herab-
sinkt, so sich ihr doch stark annähert. Es entsteht also eine *neue Magenschleimhaut als Ergebnis einer Anpassung unter den Bedingungen einer chronischen Entzündung*, ein Organ, das sich in der Entstehung seiner neuen Form nicht durch
die allgemeine Bezeichnung Atrophie oder Hypertrophie verstehen läßt, sondern
das eine neue Bildung auf primitiver gestaltlicher und funktioneller Stufe darstellt. Darin scheint mir das allgemein gültige Prinzip der Umformungen bei den
Entzündungen der Magenschleimhaut zu liegen (vgl. S. 197ff., Abschnitt IV/1).

c) Regeneration.

Nach experimenteller Verletzung der Magenschleimhaut[1] findet in den Grübchen und Drüsen der Wundränder eine Zellvermehrung statt. Die Epithelzellen
kriechen zunächst als flache Gebilde über den Defekt. Dieses flache Epithel
wandelt sich alsbald in hochprismatisches um, sodann bilden sich Grübchen,
an deren Basis Drüsenknospen entstehen. Es spielen sich ähnliche Vorgänge wie
in der Ontogenese ab. Die Drüsen am Defektrand werden bei diesem Vorgange
entdifferenziert: Haupt- und nach ihnen die Belegzellen verschwinden; offenbar
werden die Hauptzellen in Nebenzellen umgewandelt, und die Belegzellen werden
ausgestoßen. Die Nebenzellen sind anfangs vermehrt, später auch vermindert
zugunsten der sich vergrößernden Grübchen, von denen die Proliferation dann
hauptsächlich ausgeht. Bereits bei der Besprechung der Magenschleimhaut-
entzündung ist auf die *Regeneration* des Epithels und des Bindegewebes eingegangen worden, und bei Behandlung der Geschwürkrankheit wird es nochmals geschehen. — Die etwas größere Widerstandskraft der Belegzellen zeigt
sich auch gegenüber Röntgenstrahlen. Hierbei verschwinden zuerst die Hauptzellen. Die im Defektgebiet der Hauptdrüsenregion neugebildeten Drüsen bestehen zunächst aus hellen, indifferenten Zellen. In der Pylorusdrüsenregion
findet man entsprechend der Entwicklung auch bei der Regeneration nur einfache endständige Teilungen der neugebildeten Drüsen. Für unsere Betrachtungsweise ist interessant, wie sich das Bindegewebe bei der Regeneration verhält:
In der Submucosa entsteht am Rand des Defektes reticuläres Bindegewebe,

---

[1] Griffini und Vassale 1888, Ferguson 1927, 1928.

d. h. es tritt — gemessen an dem ortsüblichen Bindegewebe in der Submucosa — eine gewisse Entdifferenzierung ein. Dagegen ändert das Bindegewebe in der Propria mucosae seinen Charakter nicht, da es ohnehin dem Typus eines reticulären Mesenchyms entspricht. — Die Regeneration spielt eine bedeutsame Rolle nicht nur für die Heilung der Magenwunden, sondern vor allem auch für die Aufrechterhaltung oder Wiederherstellung der epithelialen Schleimbarriere. Wenn schleimbildende Zellen an der Oberfläche unter der Einwirkung von Reizen durch Abschilferung verloren gehen, kommt es zu einer Wanderung zuvor gebildeter prismatischer Zellen aus den Grübchen an die Oberfläche der Mucosa[1]. Hierdurch werden kleinere Lücken ausgefüllt. Bei ausgedehnter Epithelentblößung der Oberfläche, wie sie etwa bei länger dauernden Reizen vorkommt, wird die Mucosa zunächst von flachen oder spindeligen regenerierenden Zellen, die schon innerhalb von 60 min auftreten, bedeckt; sie wandeln sich später in prismatische Zellen um, und aus ihnen bilden sich auch neue Grübchen.

Die Regeneration spielt ferner offenbar schon bei den normalen Verdauungsvorgängen im Magen eine wichtige Rolle. GRANT, GROSSMAN und IVY[2] haben darüber neuerdings Untersuchungen angestellt. Bei ihnen ist auch das ältere Schrifttum berücksichtigt.

Die Autoren haben die Magenschleimhaut in der 2. und 7. Std der Verdauung von Fleisch bei Hunden und Katzen untersucht. Sie fanden Erweiterung der Krypten, Epithellücken im Halsteil der Drüsen und an der Oberfläche sowie eine Reduktion der Tiefe der Mucosa. An der Oberfläche existiert eine Sekretschicht. Die Gesamtheit der Veränderungen entspricht denen, die bei milden Reizungen der Schleimhaut beobachtet werden, sie sind nur im ganzen geringer ausgeprägt. Wesentlich ist die Tatsache, daß alle diese Befunde nicht gleichmäßig über die Schleimhaut ausgebreitet sind, sondern starke örtliche Unterschiede zeigen. Aus dieser Tatsache wird auf eine phasische, abwechselnde Aktivität der Mucosa bei der Verdauung geschlossen. Die Wiederherstellung der Schleimhaut in den ursprünglichen Zustand, wie er bei hungernden Tieren vorliegt, hat sich in den nächsten 24—48 Std vollständig vollzogen. Bei dem Ersatz der während der Digestionsphase verloren gegangenen Zellen kommt es zunächst zu amöboider Verschiebung einzelner Zellelemente oder Bewegungen der Mucosa, die der mitotischen Teilung und der Transformation eines Zelltyps in den anderen vorausgehen, wie sie für die Heilung tiefer Magenwunden von FERGUSON[3] festgestellt wurden. In den Frühstadien der Epithelisierung kleiner, oberflächlicher Defekte spielen wohl derartige „kinetische Faktoren" eine größere Rolle.

Die teilweise große Menge schleimhaltigen Sekretes an der Oberfläche bei der Verdauung hängt mit der hohen Viscosität des Schleimes zusammen; er ist besonders viscös und reichlich in der Pars pylorica, was ungezwungen auf die Reichhaltigkeit dieser Gegend an mucoiden Zellen zurückzuführen ist. Die Färbbarkeit des Schleimes mit Mucicarmin wird als örtlich sehr unterschiedlich angegeben. Gewöhnlich ist der Schleim an der großen Kurvatur dünn und nicht mit Mucicarmin anfärbbar, jedoch können auch viscöse und dünne Schleimbezirke an beiden Orten (Pylorusregion der kleinen Kurvatur und Fundusregion der großen Kurvatur) angetroffen werden. Auch diese Tatsachen weisen auf eine alternierende sekretorische Funktion mit vorübergehenden Erschöpfungs- und Regenerationsphasen hin. So ist auch die Abnahme der Schleimhauttiefe bei der Verdauungsarbeit auf den erheblichen Verlust an Zellen zurückzuführen. Die Erhaltung einer normal funktionierenden und strukturierten Mucosa hängt also von dem kontinuierlich aufrechterhaltenen Gleichgewicht zwischen Verlust und Wiederersatz der Zellen ab. Insofern spielt die regeneratorische Leistung der Schleimhaut als eine der tiefsten biologischen Schichten bei den physiologischen und krankhaften Vorgängen der Magenschleimhaut und den Übergängen zwischen beiden Zuständen stets eine bedeutsame Rolle.

---

[1] HOLLANDER 1950.   [2] GRANT, GROSSMAN und IVY 1953.
[3] FERGUSON 1927, 1928.

Zusammenfassend läßt sich im Hinblick auf die Vorgänge der Regeneration, soweit sie für den hier angewandten allgemeinen Gesichtspunkt aufschlußreich sind, sagen, daß das Wesentliche ein schrittweiser Abbau der funktionellen und strukturell differenzierten Schichten, phylogenetisch betrachtet eine Rückkehr zu einfacheren Konstruktionsformen ist. Das betrifft sowohl das Bindegewebe als auch das Epithel, und von dort aus erfolgt ein Wiedereinsetzen einer schichtweise fortschreitenden Differenzierung. Damit ist nur etwas über die allgemeine morphologische Gesetzlichkeit der Regeneration überhaupt ausgesprochen, für eine allgemeine Pathologie des Magens ist sie insofern aufschlußreich, als sie eine besondere, organgebundene Erscheinungsform annimmt, die kurz geschildert wurde.

d) Parenterale Verdauung.

Die Leistungsschicht der *parenteralen Verdauung* ist an das lymphoreticuläre Gewebe der Schleimhaut geknüpft. Bei der chronischen Schleimhautentzündung

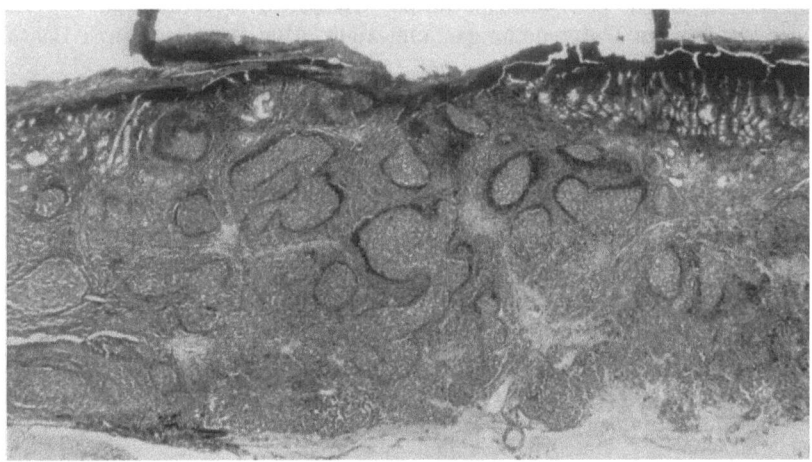

Abb. 38. 69jähriger Mann, Magenresektionspräparat (Ulcus duodeni mit Pylorusstenose). — Chronische Gastritis mit ungewöhnlich starker Neubildung lymphatischen Gewebes in der Submucosa. Erosion an der Schleimhautoberfläche. HE. Lupenvergr.

kann dieses Gewebe erhebliche Wachstumserscheinungen aufweisen mit Neubildung von Lymphknötchen und zum Bild der sog. Gastritis follicularis beitragen. Konjietzny hat 1938 eine besondere Form der chronischen hypertrophischen Gastritis beschrieben (Abb. 38) (,,chronische lymphatische Gastritis''), die unter dem klinischen und röntgenologischen Bild eines Carcinoms verlaufen war und von ihm[1] dem Formenkreis der Brill-Symmersschen Erkrankung zugerechnet wird. Derartige Beobachtungen dokumentieren zweifellos eine besondere, von der örtlichen Gewebsstruktur bestimmte ,,Pathoklise'' dieses Bindegewebslagers.

Die Bedeutung der *Submucosa* als locker gefügte, breite *Verschiebeschicht* (Abb. 39 und 40) macht sich auch im Bereich des Krankhaften geltend: Als Beispiele seien genannt, die diffuse oder circumscripte Magenwandphlegmone und die sog. nichtkrebsige Linitis plastica[2]. — In der Umgebung gut- oder bösartiger Geschwürbildungen im Magen sind umschriebene phlegmonöse Entzündungen in der Submucosa nicht ganz selten, ohne daß sie ein eigenes

[1] Konjetzny 1954.
[2] Brinton 1864, Adelheim 1937, Konjetzny 1919, 1928, Merkel 1926, Howard 1933. Neuere Zusammenfassung bei Bockus 1944 und Bosnjaković 1954.

klinisches Krankheitsbild hervorrufen. Auch durch chronisches venöses Stauungs-
ödem (Abb. 41) kann es zu fibröser Induration kommen. Bei den genannten
fibrösen Indurations- und Schrumpfungsformen, die sich vorwiegend im Pylorus-
drüsengebiet abspielen, kommt es zu einer sekundären funktionellen Hypertrophie der Muscularis pro-
pria. Hier sind auch die
Fälle von sog. luischer Linitis plastica anzuführen[1].

e) Zusammenhang der Funktionskreise am Beispiel der Geschwürkrankheit des Magens und Duodenums.

Auf die Beziehungen
des Magens zu Allgemein-
erkrankungen, besonders
Krankheiten des Blutes,
Ernährungs- und Stoff-
wechselkrankheiten kann
aus Gründen des zur Ver-
fügung stehenden Raumes
nur hingewiesen werden[2].
Für eine allgemeine Pathologie des Organs ist dagegen
ein Grundgedanke überaus
wesentlich, der bei der bisherigen Darstellung schon
gelegentlich angeklungen
ist: Die unleugbare Tat-
sache, daß die zunächst *ein-*
zeln ins Auge gefaßten Funk-
tionskreise in Wirklichkeit
in einem Ganzen zusammen-
wirken und innig unter-
einander verknüpft sind.
Dieser Tatbestand soll am
Beispiel der *Geschwürkrank-*
heit des Magens und Duo-
denums erläutert werden:

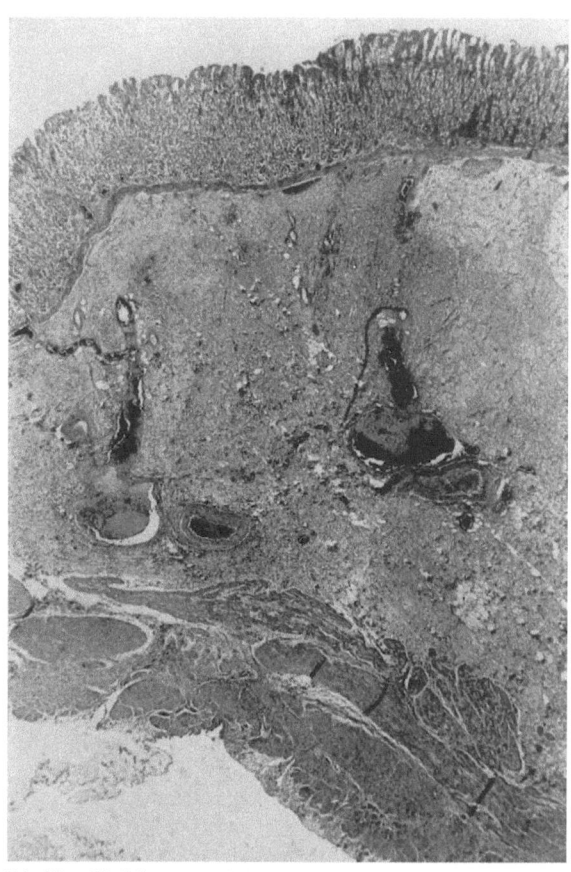

Abb. 39. 1¹/₂ Jahre, männlich. — Schwere akute hämorrhagische
Gastritis durch Trinken von 10%iger Formaldehydlösung. Hyperämie
und Ödem der Submucosa (vgl. Abb. 40). Man beachte das Hervortreten des Gefäßgeflechtes der Submucosa mit *Lokalisation des Ödems*
in dieser Schicht. HE. Lupenvergr.

Es ist nicht möglich, das ins Uferlose gehende Schrifttum über das Magen- und
Duodenalulcus im einzelnen zu berücksichtigen; es wird vielmehr im folgenden
die Aufgabe sein, die bisher erarbeiteten grundlegenden Tatsachen und Gedankengänge sowie den derzeitigen Stand der Dinge unter der Sicht einer allgemeinen
Pathologie des Magens darzustellen. Eine historische Übersicht über das Ulcus
pepticum unter Berücksichtigung ätiologischer, diagnostischer, therapeutischer
Gesichtspunkte wurde in neuerer Zeit von HENNING und KINZLMEIER (1957)
gegeben. Im Laufe der Auseinandersetzung mit dem Ulcusproblem hat sich insofern eine Entwicklung vollzogen, als man das „Ulcus pepticum" nicht mehr

---

[1] SCHLESINGER 1930, SCHWARZ 1928, KONJETZNY 1928, KARDOS und ORMOS 1950, KALK
1938, KATSCH und PICKERT (dort Literatur). Angeborene Lues: BASCH, KIPFER und LOGEAIS
1935, HUBER 1930, KALK 1934.
[2] HEILMEYER 1954, BANSI 1954, dort weiteres Schrifttum.

als Lokalerkrankung eines bestimmten Abschnittes des Verdauungskanals, sondern als Ausdruck einer „Allgemeinerkrankung"[1] betrachtet. Zweifellos ist das ein

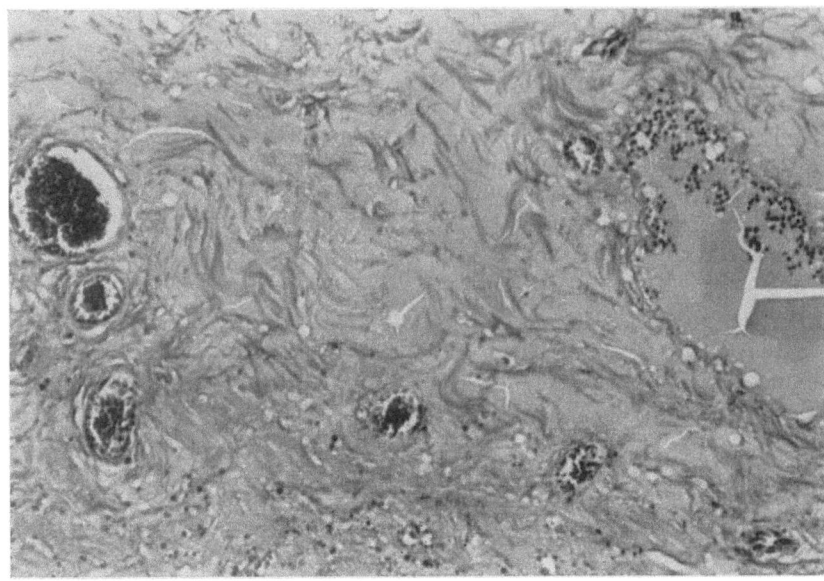

Abb. 40. Ausschnitt aus dem Magen der Abb. 39. Ödem der Submucosa Erweitertes Lymphgefäß. v. Gies.
Vergr. 120mal.

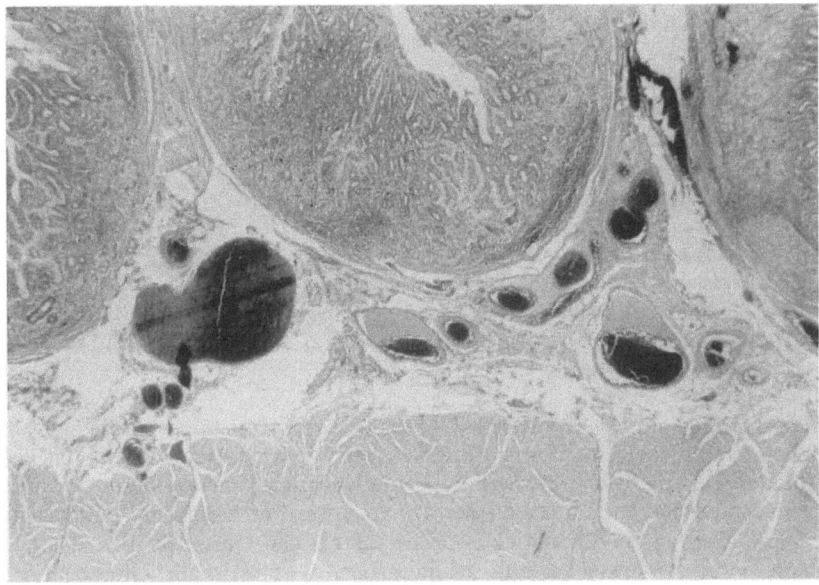

Abb. 41. Blutstauung des Magens. Starkes Hervortreten der Gefäßgeflechte in der lockeren Submucosa. HE.
Lupenvergrößerung.

ganz wesentlicher Fortschritt der Erkenntnis. Aber über den vielen eindrucksvollen Tatsachen, die sich auf das Nervensystem, die Allergie, die Intoxikation, den „Stress" mit dem Komplex der innersekretorischen Wirkungen und anderes

[1] v. Bergmann, Hetényi 1954 u. v. a.

beziehen, droht die ursprüngliche schlichte Tatsache vergessen zu werden, daß die Krankheit sich eben doch an einem *bestimmten Gewebsort* und dort in einer *bestimmten Art und Weise* auswirkt, und wir stehen immer noch vor der Frage: *Warum gerade hier und warum gerade so?* In Erkennung dieser Situation soll das Ulcus pepticum einmal unter dem Gesichtspunkt der Allgemeinkrankheit (die „Ulcuskrankheit"), sodann aber unter dem Gesichtspunkt der örtlichen Erkrankung unter Zugrundelegung der beiden soeben formulierten Fragen betrachtet werden.

Den allgemeinen Bedingungen der Ulcuskrankheit wird die Konstitution des Kranken zugrunde gelegt. Es handelt sich hierbei aber um einen recht unbestimmten Bedingungskomplex, in dem eine ganze Reihe endogener und auch exogener, abwandelnder Faktoren wirksam ist. Einer der wichtigsten ist zweifellos die Vererbung[1]. Die methodische Grundlage dieser Untersuchungen beruht auf dem Nachweis, daß in der Familienanamnese von Ulcuspatienten häufiger Geschwürkrankheiten auftauchen als bei Vergleichspersonen; ferner beruht sie auf den Beobachtungen bei eineiigen Zwillingen. Die beträchtlichen Unsicherheitsfaktoren des zuerst genannten Vorgehens liegen auf der Hand, und die Untersuchungen an Zwillingen sind noch recht spärlich. Trotz dieser methodischen Schwierigkeiten kann wohl an der Bedeutung der Vererbung als eines prädisponierenden Faktors für die Ulcuskrankheit nicht gezweifelt werden. Außer den erblichen Grundlagen spielen ebenso psychosomatische Bedingungen als allgemeine, zum guten Teil in der Persönlichkeit verankerte Phänomene eine Rolle. Diese zur Zeit im Vordergrund stehende Betrachtungsweise beruht auf den Voraussetzungen, daß die meisten Ulcuspatienten einen bestimmten emotionalen Persönlichkeitstyp darstellen, daß ferner dieser besondere emotionale Zustand zu Änderungen in den Funktionen des Magens führen kann, und daß endlich diese Funktionsänderung in der Lage ist, ein Ulcus zu erzeugen. Da die letztere Voraussetzung eigentlich in die Besprechung der lokalen Manifestationsfaktoren gehört, soll sie hier nicht behandelt werden. Zur Frage der „Ulcuspersönlichkeit" ist zu sagen, daß es offenbar an befriedigenden objektiven Methoden zu ihrer Feststellung fehlt, und daß vielfach nur ein allgemeiner klinischer Eindruck vorherrscht. — Bezüglich der zweiten Voraussetzung, daß Emotionen zu Änderungen der Magenfunktionen führen, ist sicher, daß es unter dem Eindruck von Sorge und Furcht zu einer Herabminderung der sekretorischen und motorischen Magenleistungen kommen kann, dagegen ist eine Steigerung dieser Funktionen auf Grund anderer Gemütsbewegungen, etwa Ärger, noch nicht mit gleicher Sicherheit vorauszusetzen. Vor allem wären wohl vergleichende Untersuchungen an Ulcuspatienten und Normalpersonen bezüglich Häufigkeit und Dauer notwendig. Mit diesen kurzen Ausführungen soll die Bedeutung psychischer Einflüsse keinesfalls geleugnet werden, vielmehr sprechen gewisse ärztliche Beobachtungen während des letzten Krieges durchaus dafür (z. B. der Anstieg der Todesfälle an Ulcusperforationen in der Zeit der Luftangriffe). Falsch scheint nur eine vorschnelle Verallgemeinerung dieses Gesichtspunktes zu sein. Es ist offenbar, daß zur Entstehung eines Magen- oder Duodenalulcus noch mehr gehört als nur die Psychosomatik. — Das gleiche gilt für die Abhängigkeit der Geschwürbildung von organischen Krankheiten des Gehirns und Rückenmarkes. Daß eine derartige Abhängigkeit, d. h. eine irgendwie geartete Mitwirkung des zentralen Prozesses möglich ist, soll und kann nicht bezweifelt werden, aber es ist nicht möglich, durch die Reizung eines *bestimmten* Hirn- oder Rückenmarkteiles *regelmäßig* Ulcera zu erzeugen. Zudem handelt

---

[1] BAUER und ASCHNER 1922, FRIEDENWALD 1932, HURST 1921, McVICAR 1927, OHLY 1923, RIECKER 1933, 1946; TURNER und LATTUF 1935.

9a

es sich dabei nicht um chronische Geschwüre, sondern um Hämorrhagien, Erosionen und akute Ulcera. Der Erfolg der bilateralen Vagotomie hängt von der benutzten Technik ab. Beim Menschen hat man allerdings gelegentlich nach Vagotomie wegen Duodenalulcus ein Magengeschwür entstehen sehen. — Wichtig scheint bei all diesen Vorgängen vor allem das Verhalten bzw. die Änderung des Verhaltens der submukösen und mukösen Blutgefäße mit Rückwirkung auf die Bewegung der intercellulären Flüssigkeit und Ernährung der Schleimhaut zu sein. So kommt es nach Entfernung der periarteriellen sympathischen Nervengeflechte zu Durchblutungen der Schleimhaut und Ulcerationen im Magen und Duodenum. Das leitet uns zu einem weiteren Gesichtspunkt über, der Frage nach der Bedeutung *neurozirkulatorischer Faktoren* für die Entstehung des Ulcus. Es ist unvermeidlich, daß sich die einzelnen Gesichtspunkte bei unserer Besprechung der mannigfaltigen Mitwirkung verschiedener allgemeiner Ursachen überschneiden; so ist leicht einzusehen, daß ein großer Teil der psychosomatischen und nervösen Einflüsse sicher über die Endstrombahn zur Auswirkung kommt. Aber es können natürlich auch ganz andere Einflüsse, z. B. klimatische Faktoren, chemische Änderungen des Blutes, Krankheiten des Herzens und organische Gefäßkrankheiten maßgebend bei der Betrachtung der Kreislaufverhältnisse sein. Es erscheint uns allzu einseitig, die Dinge von vornherein nur auf das Gefäß*nerven*system, etwa im Sinne Rickers[1] einschränken zu wollen. In neuerer Zeit wurde von Babkin[2] auf die Bedeutung örtlicher Zirkulationsstörungen bei Überproduktion von Histamin oder histaminähnlichen Stoffen in der Schleimhaut des Magens und Duodenums hingewiesen. In diesem Zusammenhang dürfte auch eine etwaige traumatische Ursache eines Ulcus und die Gastritis zu stellen sein. Babkin[3] glaubt, daß dauernder Vagusreiz größere Histaminmengen freisetzt, die dann nicht nur auf die Salzsäureproduktion sondern auch auf die terminale Strombahn im Sinne der Entwicklung einer Stase wirken. Von anderer Seite ist die Meinung vertreten worden, daß Acetylcholin die gefäßwirksame Substanz sei, die zur örtlichen Stase führt[4]. Nach Babkins Meinung wird aber Histamin in der Magenschleimhaut durch Acetylcholin freigesetzt. In diesem Zusammenhang sei an die vorgegebenen unterschiedlichen Vascularisationsverhältnisse der einzelnen Magenregionen verwiesen und besonders auf die arteriovenösen Kurzschlüsse[5].

In dem größeren Zusammenhang der Zirkulationsstörungen soll hier auch sogleich die Anschauung von der Bedeutung der Entzündung für die Ulcusgenese[6] gestellt werden. Konjetzny schloß aus seinen umfangreichen Untersuchungen an resezierten menschlichen Mägen, daß die dort von ihm gesehene erosive Gastritis mit oberflächlichen leukocytär-fibrinösen Exsudaten in und auf den Leistenspitzen die Grundlage der Geschwürbildung darstelle. Man kann auch gewisse experimentelle Ergebnisse dafür beibringen[7]:

Bei Hunden konnte durch operative Maßnahmen, z. B. eine subtotale Gastrektomie eine Gastritis hervorgerufen werden, ebenso durch Unterbrechung der Blutzufuhr mit Entwicklung von Erosionen und Ulcera.

Es soll nicht bestritten werden, daß Zirkulationsstörungen, demgemäß auch Entzündungen mit den von ihnen abhängigen Störungen des Zell- und Gewebsstoffwechsels gelegentlich mitwirkende Ursachen für die Entstehung von Substanzdefekten der Schleimhaut werden können. Dieses Schicksal — als Möglichkeit genommen — teilt die Magenschleimhaut mit allen anderen inneren und äußeren

---

[1] Ricker 1924.   [2] Babkin 1950.   [3] Babkin 1938, 1939, 1950.
[4] Necheles 1937, Necheles, Frank, Kaye und Rosenman 1936.
[5] Barcley und Bentley 1949.   [6] Konjetzny 1923, 1928, 1947.
[7] Schindler, Necheles und Gold 1939.

Oberflächen des Organismus. Es kann jedoch — besonders mangels entsprechender klinischer Beobachtungen[1] — nicht angenommen werden, daß die Gastritis „die Ursache" des Ulcus ist, ja ich möchte meinen, daß sie nicht einmal zu den unabdingbaren mitwirkenden Voraussetzungen der Ulcusentstehung gehört[2]. Wir glauben nicht fehlzugehen, wenn wir einen großen Teil der entzündlichen Bilder beim Ulcus als Begleitgastritis auffassen.

Wenn wir jetzt noch einmal kurz zur Betrachtung der Kreislaufstörungen zurückkehren, so muß hier vor allem die Lehre v. BERGMANNS (1913, 1918, 1926) erwähnt werden. Auf das Geschwürleiden angewendet, bedeutet die Denkweise der funktionellen Pathologie, daß vegetativ-nervös vermittelte Spasmen der Arterien oder der Magenmuskulatur Durchblutungsstörungen unter Umständen bis zur Infarzierung hervorrufen, die als Erstschädigung der verdauenden Wirkung des Magensaftes zur Grundlage dienen. Förmlich das Gegenstück zu dieser modernen Anschauung, die das Funktionelle in den Vordergrund stellt, ist die alte anatomische Gefäßtheorie von VIRCHOW, die eine Embolie oder Thrombose einer Magenwandarterie mit folgender Infarktbildung annahm. Es ist sehr viel experimentelle Arbeit in dieser Richtung geleistet worden. In neuerer Zeit wurde von BARONOFSKY u. Mitarb. (1945) die Wirkung von Fettembolien an Kaninchen geprüft:

Die Ulcera entstanden nur, wenn gleichzeitig Histamin in Bienenwachs intramuskulär injiziert wurde, was auf die mitwirkende Bedeutung der Salzsäureproduktion hinweist. Histamininjektion allein führt bei Kaninchen nicht zu Ulcera. Ferner wurden von den Autoren Versuche mit partieller venöser Stauung der Magenwand durchgeführt. Hierbei konnten bei Kaninchen und Hunden leichter als ohne Stauung Ulcera erzeugt werden. Ebenso kann durch Injektion von Nitroglycerin, das eine venöse Stauung erzeugt, die Bildung von Geschwüren erleichtert werden. Experimentelle Untersuchungen über Ulcusentstehung bei Knochenbrüchen wurden von MERENDINO u. Mitarb.[3] durchgeführt[4]. MERCKEL[5] erzeugte akute und bei langdauernden Versuchen auch chronische Ulcera durch hohe Histamingaben bei Meerschweinchen.

Das Primäre ist nach diesem Autor wiederum die Zirkulationsstörung im Endstromgebiet; die Mitwirkung des Magensaftes ist zur Geschwürentstehung notwendig. —Von NEDZEL[6] und von BERG[7] wurden durch wiederholte Injektionen von Pitressin Magenulcera erzeugt. Die Autoren stellen funktionelle Gefäßstörungen für die Ulcusgenese in den Vordergrund. Daß auch venöse Stauungen zur Ulcusbildung prädisponieren können, wurde von BARONOFSKY und WANGENSTEEN[8] gezeigt. Sehr wesentlich erscheint die Untersuchung der Kreislauffaktoren von BOLES, RIGGS und GRIFFITHS[9], die einen quantitativen, qualitativen und funktionellen Typ unterscheiden. Der quantitative oder mechanische Typus wird durch allgemeine Erkrankungen des Herz- und Kreislaufsystems manifestiert. Der qualitative Typ wird bei verschiedenen Stoffwechselstörungen, Anämien und Infektionen beobachtet, und der funktionelle Typ kommt durch Vermittlung des Nervensystems (autoptisch nachweisbar bei schweren morphologischen Umgestaltungen im Zentralnervensystem) zustande. Diese Betrachtungsweise überwindet die Gefahr der allzu einseitigen Überwertung vegetativnervöser Faktoren. BOLES, RIGGS u. GRIFFITHS[7] beschreiben die histologisch faßbaren Veränderungen, die in allen Magenwandschichten bei prolongierter oder rezedivierender venöser Hyperämie eintreten. Es handelt sich grundsätzlich um die nämlichen Veränderungen, die unter gleichen Bedingungen auch in anderen Organen auftreten: Degeneration der parenchymalen Zellen und

---

[1] KATSCH und PICKERT 1953.
[2] Vgl. hierzu auch BÜCHNER 1927, 1931, 1934, 1951, 1956.
[3] MERENDINO und Mitarbeiter 1945.   [4] WANGENSTEEN 1946.
[5] MERKEL 1942.   [6] NEDZEL 1938, 1939.   [7] BERG 1940, 1942.
[8] BARONOFSKY und WANGENSTEEN 1945.   [9] BOLES, RIGGS und GRIFFITHS 1939.

Proliferation des Bindegewebes. Das macht sich am Magen an allen Schichten, besonders aber an der Mucosa und Submucosa bemerkbar; die Muscularis mucosae wird weitgehend durch Bindegewebe ersetzt. Wenn man sich in diesem Zusammenhang an die regional unterschiedliche Vascularisation und den unterschiedlichen Schleimhautaufbau erinnert, wird auch bei allgemein-wirkender Stauung ein an das Organ gebundener, örtlich lokalisierender Faktor verständlich. — Endlich muß darauf hingewiesen werden, daß vielfach umschriebene hämorrhagische Infarkte, die in der Tiefe beginnen können, als erste pathogenetische Bedingung für die Entstehung eines Ulcus betrachtet wurden[1]; als Ursache werden örtliche vasomotorische Störungen angenommen.

Auf die Bedeutung chemischer Änderungen des Blutes für die Zirkulation und das chronische Ulcus haben in neuerer Zeit Riggs u. Mitarb.[2] aufmerksam gemacht. Die Werte für Blutdruck und Puls, Hämoglobin, Hämatokrit, Gesamtserumeiweiß, Albumin und Globulin zeigten bei Trägern chronischer Duodenalulcera im Frühjahr eine Tendenz zum Sinken mit niedrigsten Werten im Sommer und frühen Herbst. Im Spätherbst und Winter war ein umgekehrtes Verhalten zu beobachten. Gegenüber Normalpersonen besitzen chronische Ulcusträger niedrigere Gesamteiweiß-, Albumin- und Ascorbinsäurewerte im Serum. Diese Änderungen sind aber wohl als Folge unzureichender Ernährung aufzufassen.

Ein weiterer, in neuerer Zeit herausgearbeiteter Gesichtspunkt bei der Pathogenese des Ulcus ist die *Beziehung zum allgemeinen Adaptationssyndrom* Selyes. Es kommt in der „Alarmperiode" zu Hyperämie, Blutungen und Erosionen in der Magenschleimhaut und in der Schleimhaut des oberen Dünndarmes als Folge funktioneller Störungen im Splanchnicusgebiet[3]; gleichzeitig werden Störungen in der motorischen und sekretorischen Funktion festgestellt. Diese Erscheinungen sind nicht Folgen einer abnormen ACTH- oder Corticoidwirkung; sie werden durch Hypophysektomie oder Adrenalektomie verschlimmert. Klinisch ist bekannt, daß durch Corticotropingaben Blutung und Perforation von Duodenalgeschwüren erreicht werden können, auch Reaktivierung chronischer Geschwüre ist möglich. Cortison und ACTH bewirken beim Gesunden eine erhebliche Zunahme der Salzsäure- und Pepsinproduktion. In diesem Zusammenhang ist die Seltenheit von Ulcera während der Schwangerschaft hervorzuheben[4]. Ferner muß auf die geringe Neigung des Kindesalters zur Ulcusbildung und auf die geringere Beteiligung des weiblichen Geschlechtes hingewiesen werden. Nach Sandweiss[5] geben die bei jedem Menstruationscyclus auftretenden hormonalen Veränderungen einen Schutz vor Magen- und Duodenalgeschwüren. Dagegen spricht allerdings, daß sich die Ulcera in der Menopause nicht häufen. Selye[6] nimmt an, daß die endogene Produktion von Vasopressin und Histamin bei der Verursachung der Veränderungen in der Phase der Alarmreaktion eine Rolle spielt. Das würde bedeuten, daß das Zusammenwirken eines vasoconstrictorischen Stoffes und eines die Salzsäureproduktion angregenden Stoffes entscheidend wäre. Vagotomie verhindert gewöhnlich die Entstehung gastro-intestinaler Ulcera bei der Alarmreaktion. Alle geschilderten Veränderungen verschwinden im Stadium der Resistenz, können jedoch in der Erschöpfungsphase wieder auftreten. — Ein neuerer zusammenfassender Bericht über die Bedeutung hormonaler Faktoren bei der Pathogenese des Ulcus liegt anläßlich eines Symposions über das Magen- und Duodenalgeschwür von Gray u. Mitarb. vor. Die Verfasser zeigen, daß emotionaler und physikalischer Stress zu einem signifikanten Anstieg der Salzsäure- und Pepsinproduktion führt, und zwar auf hormonalem

---

[1] Hoffmann 1946.   [2] Riggs und Mitarbeiter 1941, 1944.
[3] Selye 1944, 1946, 1950.   [4] Sandweiss und Mitarbeiter 1939.
[5] Sandweiss und Mitarb. 1939.   [6] Selye 1936, 1937, 1944, 1946, 1947, 1950, 1951.

Weg, vermittelt durch die Nebennierenrinde. Die Zusammenhänge sind in einem der Arbeit von GRAY, RAMSEY, REIFENSTEIN und BENSON[1] entnommenen Schema dargestellt (Abb. 42). Dieser Mechanismus scheint unabhängig vom Vagus zu sein. Wie man sieht, führt der „Stress" über den Hypothalamus und den Hypophysenvorderlappen in der Nebennierenrinde zur Ausschüttung von Steroidhormonen einschließlich Cortison und der Verbindungen BEF (SELYE 1946). Diese Nebennierenrindensteroide stimulieren die Magendrüsen zur vermehrten Salzsäure- und Pepsinproduktion. Durch sie kann eine Exacerbation, Perforation oder Blutung aus einem bereits bestehenden Ulcus oder das Neuauftreten eines Geschwürs hervorgerufen werden. — Die Zuführung von adreno-corticotropen Hormonen und Cortison über Tage oder Wochen führt zu einer Vermehrung der Ruhesekretion und der nächtlichen Sekretion von Salzsäure und Pepsin angenähert um 200% mit einer begleitenden Erhöhung der Uropepsinausscheidung. Durch Vagotomie, Atropin oder Entfernung des Antrumteiles des Magens wird dieser Effekt nicht beeinflußt. Unabhängig davon wird die Stresswirkung auf den Magen auch durch den Vagus ermittelt. Das erklärt nach Ansicht von GRAY u. Mitarb.[2] jene Fälle, in denen trotz gelungener Vagotomie wieder ein Geschwürleiden auftritt.

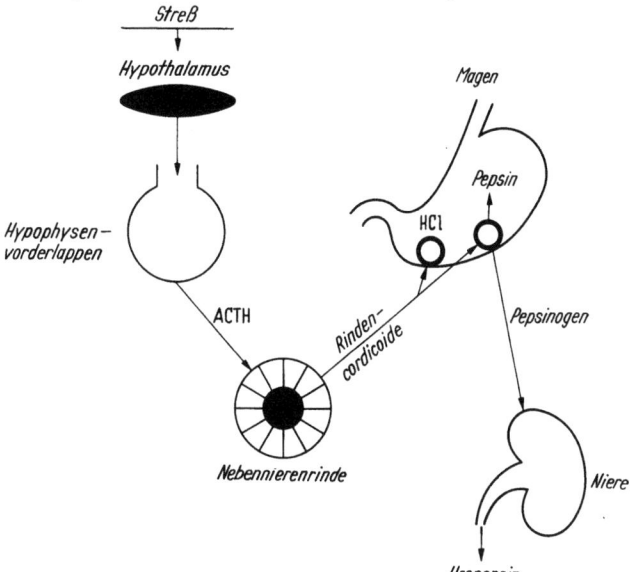

Abb. 42. Schematische Darstellung der hormonalen Wege, die bei Stress-Situation eine vermehrte Säure- und Pepsinsekretion vermitteln. (Nach GRAY, RAMSEY, REIFENSTEIN und BENSON 1953.)

In diesen Zusammenhang gehören letzten Endes auch die Vorstellungen vom Ulcus als „zweiter Krankheit[3]" und die Beziehungen zu Intoxikationen und Infektionen. Die Zusammenhänge mit anderen Krankheiten sind aber zur Zeit hinsichtlich ihrer Bedeutung für die Pathogenese des Ulcus noch nicht zu übersehen. — Schließlich muß noch kurz auf die Bedeutung allergischer Vorgänge für die Ulcusgenese eingegangen werden. Vielfach sind in diesem Zusammenhang die Ulcera nach Verbrennungen und schweren Frakturen genannt worden mit der Vorstellung, daß dabei allergisierende Substanzen entstehen. Auch auf die Vermutung, daß Histamin oder histaminähnliche Stoffe bei der Allergie eine Rolle spielen, muß hingewiesen werden.

Experimentell können die Typen allergisch-hyperergischer Reaktionen, die an anderen Organen, besonders der Haut bekannt sind, am Magen ausgelöst werden. So läßt sich durch Sensibilisierung eines Versuchstieres gegen Magenschleimhaut eines anderen ein „Gastrotoxin" gewinnen, das bei der ersten Tierart Ulcusbildung bewirkt. Ferner kann durch Injektion von Eiweißkörpern in die Magenschleimhaut sensibilisierter Tiere ein Arthussches Phänomen am Ort der Injektion ausgelöst werden. Auch das Shwartzman-Phänomen kann am Magen hervorgebracht werden. Es handelt sich jedoch bei all diesen Experimenten

---

[1] GRAY, RAMSEY, REIFENSTEIN und BENSON 1953.
[2] GRAY und Mitarbeiter 1953.   [3] RÖSSLE 1913.

durchgehend um akute Läsionen der Magenschleimhaut, um Verkommnisse, wie sie unter gleichen Versuchsbedingungen auch an der Haut oder an anderen Schleimhäuten eintreten.

Zusammengefaßt sprechen die bisherigen Ergebnisse und Beobachtungen nicht für eine allergische Genese des chronischen Magen- und Duodenalulcus.

Wir wenden uns jetzt, unserem eingangs geäußerten Grundgedanken folgend der Frage nach den *örtlichen Manifestationsfaktoren* der Ulcuskrankheit zu. Es ist zunächst eine Tatsache, daß der größte Teil der chronischen Magengeschwüre an der kleinen Kurvatur oder in ihrer unmittelbaren Nähe sitzt[1]. In Magenmitte sind die Prädilektionsorte die untere Korpusdrüsenzone und der orale Abschnitt des Pylorusdrüsenbereiches. Das chronische Duodenalulcus liegt fast stets (95% der Fälle) in den ersten 3 cm des Duodenums. Analwärts von der Papille kommen Ulcera praktisch nicht vor. Vorder- und Hinterwand scheinen etwa gleich häufig befallen zu sein. — *Vom Standpunkt der örtlichen Betrachtungsweise hat man einmal die mechanisch-motorische Situation des Magens, zum andern die sekretorische Funktion für das Verständnis herangezogen*, wobei als Ausgangspunkt die oben angegebene Lokalisationshäufung dient: Aschoff[2] hat auf die Magenstraße und die dort herrschenden besonderen anatomischen und physiologischen Verhältnisse (vgl. anatomische und physiologische Vorbemerkungen) nachdrücklich aufmerksam gemacht. Aufschlußreiche neuere Untersuchungen beschäftigen sich mit der Bedeutung der motorischen Funktionen für die Ulcusgenese. Besonders die Vorgänge einer geregelten Magenentleerung fanden Aufmerksamkeit, anknüpfend an die klinische Erfahrung, daß bei Fehlen der regelnden Funktion des Magens bei der Entleerung in das Duodenum, wie sie z. B. einer teilweisen oder vollständigen Gastrektomie folgen kann, ein „dumping-Syndrom" in Erscheinung treten kann mit Nausea, Erbrechen, Kollaps, Diarrhoe, unvollständiger Verdauung und Resorption der Nahrungsbestandteile. Durch Zuführung leicht verdaulicher Nahrung in kleinen Mengen können diese Zustände gebessert werden. — Der Magenkörper und der Magenfundus dienen vorwiegend als Reservoir und „Mischbatterie", wo die Nahrungsbestandteile mit dem Speichel, dem Magensaft und regurgitierten Duodenalinhalt gemischt und in eine halbflüssige oder flüssige Form übergeführt werden, in der sie dann ins Duodenum entleert werden können. Die motorische und mechanische Leistung ist hier auf das engste mit der digestiven Funktion verknüpft. Dagegen besitzt das Antrum pylori eine wesentlich kräftigere Muskulatur und ist zum Drücken und Vorwärtstreiben der Nahrungsbestandteile geeignet. Die normalen Kontraktionen können hier bei Hunden Drucke bis 200 mm Quecksilber erzeugen. Diese Druckerhöhung ist mit der Funktion des Sphincter pylori verbunden[3]. Antrum pylori, Pylorusmuskel und Anfangsabschnitt des Duodenums bilden dabei eine funktionelle Einheit. Peristaltische Wellen beginnen im Magen und setzen sich kontinuierlich über den Pylorus bis in das Duodenum fort. Ohne sie findet keine Entleerung des Magens statt. Die motorisch tätigen Strukturen aller drei Regionen werden stets gleichsinnig beeinflußt. Auch der leere Magen zeigt bekanntlich peristaltische Kontraktionen rhythmischer Art in Abständen von 30—60 min. Bei Füllung des Magens ändert sich hieran grundsätzlich nichts. Nur das Ausmaß und die Häufigkeit der Bewegungsvorgänge wird gesteigert. Der Sphincter pylori ist entweder immer offen oder führt rhythmische Kontraktionen von 5—7 in der Minute aus. Während der cyclischen Aktivität ist der

---

[1] Entsprechende zahlenmäßige Zusammenstellungen aus dem Schrifttum finden sich in der ausgezeichneten Bearbeitung von Katsch und Pickert 1953; entsprechende Angaben in der grundlegenden Handbuchbearbeitung von Hauser 1926.   [2] Aschoff 1917, 1918, 1924.
[3] Brody und Quigley 1944, 1947, Brody, Werle, Meschan und Quigley 1940, Meschan und Quigley 1938, Quigley 1944, Quigley und Brody 1950, Quigley und Read 1942, Thomas 1931.

Sphincter für über 50% jedes Cyclus geöffnet. Unter emotionalen Einflüssen werden die Bewegungen der ins Auge gefaßten Region irregulär.

Der Druck oberhalb der Incisura angularis beträgt normalerweise 4—6 cm Wasser; hier, d. h. im Corpus und Fundus ventriculi wird die Nahrung zunächst angesammelt. Der Druck kommt durch die tonische Kontraktion des Fundus und Korpus zustande. Auf diesen tonischen Druck pfropfen sich leichte rhythmische Kontraktionen mit entsprechenden Druckanstiegen zum Zweck der Durchknetung und Mischung der Bestandteile auf, und kleine Portionen flüssiger oder halbflüssiger Masse werden rhythmisch in das Antrum pylori gedrückt. Sie werden innerhalb von 8—20 sec durch peristaltische Wellen durch das Antrum pylori und sofort anschließend durch den Sphincter pylori befördert. Das setzt voraus, daß der Sphincter und der Bulbus duodeni erschlafft ist, wenn Material durch das Antrum pylori herangeführt wird, was normalerweise auch der Fall ist. Der Wasserdruck im Duodenum beträgt 1—2 cm, es besteht also ein Druckgefälle. Noch während die Portion des herangeführten Inhaltes völlig durch den Sphincter entleert wird, beginnt er sich zu kontrahieren, wodurch der Druck, gegen den die Antrummuskulatur arbeiten muß, erhöht wird. Dieser Druck wird aber in der nun folgenden letzten Phase der Entleerung durch verstärkte Kontraktion der Antrummuskulatur und Druckerhöhung auf 15—30 mm Wasser ausgeglichen. Aber es ist festzuhalten, daß eine gewisse Erschwerung der Entleerung physiologisch zu sein scheint. Nach Entleerung der Inhaltsportion ist der Sphincter pylori vollständig geschlossen und der Anfangsteil des Duodenums kontrahiert sich. Ein Rücktreten des Inhalts in den Magen wird dadurch verhindert, gleichzeitig ist im Antrum pylori der höchste Druck erreicht, aber auch im Bereich des Sphincters und des Duodenums, ein Hinweis auf die *gleichsinnige Tätigkeit des gesamten Funktionsgebietes.* — Wesentlich für die Regulation des Entleerungsvorgangs ist die Tatsache, daß durch Anwesenheit von Nahrungsbestandteilen oder Salzsäure (besonders Fett und Fettsäuren) im oberen Duodenum das Entleerungstempo des Antrum pylori vermindert wird[1]. Die Wirkung beruht bekanntlich auf der Aktivierung eines in inaktiver Form in der oberen Darmschleimhaut vorhandenen Hormons, das als ,,Enterogastron'' bezeichnet wird. In Abhängigkeit von Art und Quantität des im Duodenum befindlichen Chymus kann durch Enterogastron eine vollständige Aufhebung der Entleerungsfunktion entstehen. So kommt es, daß etwa fettreicher Mageninhalt auch bei geöffnetem Sphincter lange im Magen verweilt, weil die motorische Aktivität der Antrumregion durch Enterogastron nachhaltig herabgesetzt ist.

Die soeben dargestellten Vorgänge scheinen die besondere Lokalisation der Ulcera an jenen Stellen der Schleimhaut, die den größten Drucken ausgesetzt sind, recht gut verständlich zu machen. Das gilt auch für experimentelle Befunde, z. B. für die Lokalisation der Ulcera bei Mann-Williamson-Hunden[2]. In diesem Zusammenhang sei abschließend noch auf die experimentellen Ergebnisse von MANN und BOLLMAN hingewiesen, die die Bedeutung mechanischer Faktoren für die Ulcusgenese unterstreichen, sowie auf die therapeutische Erfahrung, daß leicht aus dem Magen entleerbare Nahrung mit möglichst geringen Drucken im Antrum pylori und Duodenum einen günstigen Einfluß ausüben, ebenso wie die Ruhigstellung dieser Region durch die Wirkung des Enterogastrons.

Neuere Untersuchungen von HERZOG (1957), mittels Mikroangiographie haben ergeben, daß auch nach stärkstem Krampfzustand des Magens (nach Acetylcholin) eine Durchströmung der Gefäße möglich ist. Durch den Spasmus

---

[1] QUIGLEY und MESCHAN 1941, QUIGLEY und Mitarbeiter 1941, 1942.
[2] MANN und WILLIAMSON 1923. Zusammenfassende Darstellung über experimentelle Ulcera bei HENNING und DEMLING 1954.

werden die Gefäße im Bereich der Muscularis am stärksten komprimiert; die
Gefäße in der Submucosa und Mucosa werden infolge der verschieblichen Gewebsstruktur und der Ausweichmöglichkeit durch Faltenbildung nicht wesentlich beeinflußt. Die Gefahr der Hypoxie sei daher in der Muskelschicht am
größten und schaffe eine Voraussetzung, die die Ulcusentstehung ermöglicht. —
In den Zusammenhang mechanischer und motorischer Faktoren gehören auch
die in neuerer Zeit von Vogt[1] inaugurierten Anschauungen über den Einfluß
der Magen*form* auf die Lokalisation der Geschwüre. Je nach dem herrschenden
Formtyp (Hakenmagen, schlaffer Hakenmagen, stierhornförmiger Magen, Kaskadenmagen) wird die Lokalisation der Ulcera als wechselnd angegeben. Maßgebend sollen die unterschiedlichen, an der kleinen Kurvatur angreifenden Zug-
und Dehnungskräfte sein. In diesem Zusammenhang möge daran erinnert
werden, daß auch die Verschieblichkeit der Schleimhaut auf der Muscularis an
der sog. Magenstraße — infolge unterschiedlicher Bindegewebsentwicklung und
Ausbildung der Gefäßgeflechte — wesentlich geringer ist als z. B. im Fundus
oder Korpus. Die dauernden Druckschwankungen im Magen werden sicher zu
einem großen Teil durch die Verschiebe- und Gleitfunktion der Submucosa ausgeglichen. Endlich muß die mechanische Wirkung der *Umgebung* des Magens
(Pankreas, Wirbelsäule, Aorta) in Erwägung gezogen werden[2]: Es wird z. B. die
Häufung der Magengeschwüre bei Kyphoskoliose und Spangenbildung an der
Wirbelsäule hervorgehoben, wobei im Gegensatz zu Aschoff[3] für die Pathogenese allerdings die mechanische Wirkung auf die Rami communicantes albi
mit Durchblutungsstörungen in den Vordergrund gestellt wird.

Von ebenso entscheidender Bedeutung ist die Sekretion. Das Verdienst,
diesen Gesichtspunkt in den Vordergrund gestellt zu haben, gebührt vor allem
Büchner und seiner Schule. Es handelt sich, allgemein ausgedrückt, um eine
„Dyschylie" des Magens[4] in dem Sinn, daß das Verhältnis von Magensaft zu
Magenwand gestört ist und jener durch absolute oder relative Überwertigkeit
die Schleimhaut andaut. Besonders wichtig ist die interdigestive Leersekretion.
Folgende Gesichtspunkte werden für die entscheidende Rolle des Magensaftes,
besonders der Salzsäure, geltend gemacht: Zunächst führt Büchner den histologischen Befund der Quellungsnekrose in akuten Fällen von erosiver Gastritis
oder Duodenitis an und führt ihn auf die Wirkung des Magensaftes zurück.
Sodann weist er auf den gesetzmäßigen Sitz der akuten Erosionen und chronischen Geschwüre hin: Die Defekte liegen niemals außerhalb des Wirkungsberei-
ches des Magensaftes, und die chronischen Geschwüre besitzen ihre Prädilektionsorte an Stellen, wo der Magensaft vorübergehend retiniert (vor dem Pylorus)
wird oder am konzentriertesten einwirkt (Pylorusdrüsenzone und Anfangsteil
des Duodenums). In diesem Zusammenhang wird auch die Tatsache verständlich, daß Größe und Tiefe der Ulcera vom Pförtner zur Papilla Vateri abnehmen. —
Außer den angeführten mikroskopischen und makroskopischen anatomischen
Befunden sind noch wichtige klinische Feststellungen für die „peptische" Genese
des Ulcus heranzuziehen: Die bekannte Tatsache, daß beim Ulcus duodeni in
einem hohen Prozentsatz der Fälle (75%) ein superacider, niemals dagegen ein
sub- oder anacider Magensaft gefunden wird. Beim Ulcus ventriculi sind die
Zahlen nicht so eindeutig, immerhin wird Superacidität etwa dreimal so häufig
gefunden wie beim Magengesunden[5]. In der Hälfte werden Normacidität und
selten sogar Subacidität und Anacidität angegeben. Die Angaben über Ulcera
in achylischen Mägen sind aus methodischen Gründen zu bezweifeln[6]. — Kahn[7]

---

[1] Vogt 1949.   [2] Wüstenfeld 1949.   [3] Aschoff 1912.
[4] Büchner 1927, 1928, 1931, 1934, 1951, 1956.   [5] Büchner 1956.
[6] Katsch und Pickert 1953.   [7] Kahn 1937.

hat an einem großen Krankengut nachgewiesen, daß bei perniziöser Anämie mit Achylie niemals Ulcera zu beobachten waren. Bockus[1] hat bei Magen-Duodenalulcera niemals Achlorhydrie gefunden. Ferner führt Büchner für seine Auffassung das Naturexperiment des am Meckelschen Divertikel entstehenden Ulcus an, wenn im Divertikel Magenschleimhautinseln nachweisbar sind, und das unfreiwillige Experiment der früher geübten Operationsmethode nach v. Eiselsberg: Ausschaltung des Pyloruskanals unter Belassung, Anastomose des Magenkörpers mit oberer Dünndarmschlinge. Auf humoralem Wege (Sekretin) wird hierbei die interdigestive Leersekretion unterhalten mit der Folge, daß häufig postoperative Duodenalgeschwüre entstehen. — Endlich ist eine umfangreiche experimentelle Arbeit zur Klärung der Frage geleistet worden, ob Salzsäure oder Pepsin oder beide kombiniert für die Ulcusentstehung entscheidend sind. Es ist nicht möglich und auch nicht notwendig, im Rahmen einer allgemeinen Pathologie die Experimente und ihre Ergebnisse im einzelnen darzustellen. Zusammengefaßt kann zur Methodik gesagt werden, daß künstliche und natürliche Salzsäure-Pepsingemische in den leeren Verdauungskanal eingeführt wurden, daß durch wiederholt oder in Depotform zugeführte Histamininjektionen und durch nervös ausgelöste interdigestive Leersekretion (Pawlow 1898) Ulcera erzeugt wurden, daß ungenügende Durchmischung mit den Duodenalsäften[2] herbeigeführt wurde, daß Kombinationen von Histamin mit gefäßwirksamen Stoffen (Coffein, Hypophysin, Adrenalin) mit Erfolg angewendet wurden[3], ferner Histamin in Kombination mit venöser Stauung und Fettembolie[3], daß man durch chirurgischen Ausschluß der Sekrete von Leber, Pankreas und Duodenum mit Erfolg Ulcera hervorrufen kann. — Die Hauptfrage der experimentellen Ulcusforschung betrifft die Chronizität des Geschwürs. Man weiß, daß die gleichen Faktoren, die für die Entstehung des Geschwürs maßgebend sind, es auch unterhalten. Wir müssen dabei von der Tatsache ausgehen, daß von Anfang an neben dem örtlichen Gewebsuntergang eine Regeneration — von Epithel und Bindegewebe — stattfindet. Das Schicksal des Geschwürs hängt davon ab, wieweit diese Regenerate von den eventuell weiter wirkenden mechanisch-motorischen und sekretorischen Faktoren, die zur Ulcusbildung Anlaß gegeben haben, immer wieder zunichte gemacht werden. Auf diesem einfachen Grundgedanken beruht die konservative Ulcustherapie. Besonders hängt die Chronizität davon ab, wieweit das Ulcus noch der Einwirkung sauren Magensaftes ausgesetzt ist.

In neuerer Zeit hat man seit der Aufgliederung des Magenschleimes in die Fraktionen Mucoproteose, Mucoprotein und sichtbares Mucin eine Reihe bedeutsamer Vorgänge für die Ulcusentstehung analysiert. So ist bekannt geworden, daß der Mucoproteosefraktion eine Inaktivierung von Pepsin und die Bindung von H-Substanzen zukommt[4]. Gleichzeitig wird die Magenmotorik durch Mucoproteose gehemmt, dagegen durch Mucoprotein angeregt[5]. Diese Erkenntnis hat sogar gewisse therapeutische Konsequenzen, indem unter den Ulcusmitteln das Robuden die Bildung von Mucoproteose anregt. (Es handelt sich um einen proteinfreien Extrakt tierischen Magens und Duodenums.) Glass, Schwartz, Lister und Schwartz (1955) haben systematische Untersuchungen über die Wirkung des Robudens auf die Sekretion der Salzsäure, des Pepsins und der Schleimstoffe bei Kranken mit Ulcus pepticum und auf die peptische Aktivität in vitro durchgeführt. Bei den genannten Autoren findet sich auch eine ausgedehnte Schrifttumsübersicht über diesen Gegenstand. Glass u. Mitarb[6]. haben festgestellt, daß Robudenpulver in vitro eine gewisse Menge von Pepsin bindet oder adsorbiert. Bei parenteraler und oraler Gabe an Ulcuspatienten für 2—3 Wochen wird die Salzsäure- und Pepsinkonzentration des Magensaftes häufig vermindert. Eine einzelne Robudeninjektion von 1 cm³ vermindert die Magensekretion (Salzsäure, Pepsin und Muco-

[1] Bockus 1944.   [2] Mann und Williamson 1923.
[3] Baronofsky und Wangensteen 1945.   [4] J. Schmid 1951.
[5] J. Schmid, Leonhartsberger und Enzinger 1953.
[6] Glass, Schwartz, Lister, Rich und Schwartz 1955.

protein). Eine einzelne Injektion von 2 cm³ Robuden bewirkt eine vermehrte Abgabe von
Mucoproteose mit der Folge einer erhöhten Pepsinbindung und einer Verminderung der Motilität des Magens.

Fehlen oder Verminderung der neutralisierenden Funktion des Pankreassaftes, der Gallenflüssigkeit und des alkalischen Duodenalsekretes könnten bei
der Ätiologie des Ulcus ventriculi (Regurgitation) und duodeni eine Rolle spielen.
Aber die relative Bedeutung dieser Faktoren ist noch nicht bestimmbar. Comfort und Osterberg[1] fanden bei Duodenalulcuspatienten keinen Mangel an
Bicarbonatsekretion des Pankreas. Dagegen ist ein Duodenalulcus eine gewöhnliche Folge bei Ausschaltung des Pankreassaftes bei Tierexperimenten. Indessen
sind Ulcera viel seltener nach Ligatur des Ductus pancreaticus, als wenn der
Pankreassaft durch eine Fistel in das untere Ileum abgeleitet wird[2]. Es scheint,
als ob noch andere Faktoren als das Fehlen der Neutralisation bei der Entstehung von Duodenalulcera durch Ableitung des Pankreassaftes beteiligt sind.
Trotzdem ist das Fehlen der Neutralisation zweifellos als ein sehr bedeutsamer
mitwirkender Faktor anzusehen. — Auch Mangel oder Unwirksamkeit der
Schutzmechanismen durch Wirkung des Mageninhaltes auf das obere Duodenum
kann ein Faktor für die dauernde Hypersekretion des Ulcuspatienten sein. Die
Schutzmechanismen sind unter den normalen Funktionen besprochen worden.

Wir können unsere Darstellung nicht abschließen, ohne nicht auch gewissen
Einwänden Gehör zu geben, die sich gegen die primäre pathogenetische Wirkung
eines überwertigen Magensaftes erhoben haben. Katsch und Pickert[3] glauben
ablehnen zu können, daß der Magensaft bei der Ulcusentstehung eine primäre
Bedeutung besitzt, weil bei bestehendem Duodenalulcus eine „Hyperacidität
und Steigerung der Leersekretion im Magen in der Regel nicht zur Entstehung
eines Geschwüres führen". Ferner weisen sie darauf hin, daß Magen- und
Duodenalgeschwüre trotz unbeeinflußter Saftsekretion abheilen können. Auch
gewisse Experimente, daß lebendes Gewebe vom Magensaft nicht angedaut
werden kann, führen sie in diesem Zusammenhang an. Sie räumen allerdings
ein, daß der Magensaft ein hervorragender „Gestaltungsfaktor" ist, wenn erst
einmal ein „Störungsherd" an der Grenze von Mucosa und Submucosa entstanden ist. Die Autoren stellen sich die Entstehung dieses Störungsherdes so
vor, daß durch örtliche Herabminderung der Durchblutungsgröße eine Störung
des Flüssigkeitsaustausches und der Sauerstoffversorgung stattfindet mit den
Folgen einer Permeabilitätsstörung an den Zellgrenzen, Austritt von Proteasen
in den Intercellularraum und Einleitung eines autodigestiven Vorganges. In
diesem Zusammenhang erinnern sie besonders an die Zellkathepsine, deren Beziehung zum Sekretkathepsin und dessen Regulationen bzw. Dysregulationen
erst noch geprüft werden müssen. In diesem Zusammenhang muß auch auf die
Untersuchungen über die Regulation der Wasserstoffionenkonzentration von
Hornykiewytsch[4] hingewiesen werden. — Zweifellos wird eine genauere Kenntnis der Stoffwechselverhältnisse in der Magenwand und ihrer Schichten in Zukunft der aussichtsreichste Weg zu einer Vertiefung des Verständnisses der
Ulcusbildung sein.

Ein gewisser Einwand gegen die örtliche Aggressivität überwertigen Magen-
saftes scheint auch in der Tatsache zu liegen, daß beim Magengeschwür — im
Gegensatz zum Duodenalulcus — doch nur in einem verhältnismäßig geringen
Prozentsatz superacide Werte gefunden werden, und daß andererseits bei den
Tierexperimenten die Menge der Salzsäureproduktion, die nötig ist, ein Geschwür

---

[1] Comfort und Osterberg 1945.
[2] Dragstedt 1943, Elman 1928, Mann und Williamson 1923.
[3] Katsch und Pickert 1953.   [4] Hornykiewytsch 1951.

— und zwar meist ein Duodenalgeschwür — zu erzeugen, nahe der maximalen Sekretionsleistung des Magens liegt und über längere Zeit stattfinden muß. Hinzu kommt, daß auch die Säurewerte normaler Personen beträchtliche Schwankungsbreiten aufweisen, so daß bei ihnen Säurewerte vorkommen, die an den Durchschnitt von Duodenalulcusträgern herankommen. Dagegen kann nicht daran gezweifelt werden, daß die durchschnittliche Sekretionsrate normaler Personen signifikant niedriger liegt als die von Duodenalgeschwürträgern. Es handelt sich- aber um *statistische* Unterschiede, die Grenzlinie gegen das Normale ist — wie wohl im Biologischen nicht anders zu erwarten — durchaus fließend. Die durchschnittliche Säuresekretion beim Duodenalulcus ist während der symptomfreien Intervalle ebenso hoch wie während der Exacerbationen [1]. Das scheint anzuzeigen, daß das Schicksal des Ulcus sich nicht in einfacher Abhängigkeit von der Menge der Salzsäureproduktion vollzieht. Übrigens ist auch die Pepsinproduktion beim Duodenalulcus erhöht. — Auch erhebt sich die Frage, ob das Maß der Hypersekretion beim Duodenalulcus groß genug ist, um ein Ulcus verursachen zu können. Dabei ergibt sich nach den von LEVIN, KIRSNER und PALMER [2] sowie von IHRE [3] angegebenen Zahlen, daß die nächtliche Sekretionsrate des Duodenalulcusträgers zwar über dreimal so hoch ist wie die normaler Vergleichspersonen, daß aber diese hohe Sekretionsleistung immer noch nicht einmal ein Fünftel der Maximalkapazität der Säureproduktion (auf Histamin) darstellt. In diesem Zusammenhang ist aber zu bedenken, daß die Ulcuserzeugung im Tierexperiment meist Werte nötig macht, die nahe dem Sekretionsmaximum liegen. Allerdings kann man wohl in diesen Überlegungen keinen entscheidenden Einwand gegen die peptischen Theorien erblicken, weil erstens noch ausgedehntere vergleichende Untersuchungen am Menschen wünschenswert wären und zweitens die Übertragung der quantitativen Verhältnisse vom Tierversuch auf den Menschen sehr anfechtbar ist. — Gegen den Einwand, daß im Gegensatz zum Ulcus duodeni beim Magengeschwür keine konstante Erhöhung der Magensaftproduktion zu finden ist, macht BÜCHNER [4] geltend, daß in den verschiedenen Phasen der Erkrankung unterschiedliche sekretorische Verhältnisse vorliegen können, so daß in anfallsfreien Zeiten normale oder subnormale Werte auftreten können. Die Werte der Statistiken müßten also nach den Phasen der Krankheit aufgegliedert werden, in denen sie gewonnen wurden.

Bei Betrachtung der sekretorischen Verhältnisse in ihrer Bedeutung für die Ulcusgenese ist schließlich auch die *Schleimbarriere* zu berücksichtigen (vgl. anatomische und physiologische Vorbemerkungen). Das entspricht dem Gedanken, daß die peptische Wirkung letztlich nur als das Ergebnis eines gestörten *Verhältnisses* zwischen dem Magensaft und den Bestandteilen der Magenwand zu verstehen ist. In neueren Untersuchungen wurde an eine Hydrolyse des Mucins durch größere Mengen von Lysozym gedacht [5]; nach den Untersuchungen von REIFENSTEIN, GRAY, SPIRO, YOUNG und CONNOLLY [6] müssen wir annehmen, daß es für die Spaltung des Mucins nicht in Frage kommt. Nach Histamininjection fällt die Lysozymaktivität ab. Umschriebene Störungen in der Schleimbarriere des Magens wären als Voraussetzung für die autodigestive Wirkung des Salzsäurepepsingemisches auf die Schleimhaut zu betrachten. Eine derartige Störung könnte bei Verminderung der sekretorischen Aktivität der schleimproduzierenden Oberflächenzellen eintreten, vielleicht vermittelt durch intermittierende Zirkulationsstörungen in der Schleimhaut. Beweise für einen unzureichenden Ersatz des bei der normalen Magenfunktion verbrauchten Schleimes liegen

---

[1] GROSSMAN 1951.   [2] LEVIN, KIRSNER und PALMER 1949.   [3] IHRE 1947, 1954.
[4] BÜCHNER 1956.   [5] MEYER, PRUDDEN, LEHMAN und STEINBERG 1948.
[6] REIFENSTEIN, GRAY, SPIRO, YOUNG und CONNOLLY 1950.

jedoch nicht vor. — Ferner ist die Möglichkeit gegeben, daß der regeneratorische Ersatz schleimbildender Epithelien hinter der Desquamation zurückbleibt. Die Regeneration kann durch diätetische und örtliche zirkulatorische Einflüsse gestört werden. Die normalerweise vorbestehenden Unterschiede in der Vascularisation können bestimmte Regionen des Magens über diesen Umweg einer Funktionsstörung der Schleimbarriere zur Ulcusbildung prädisponieren. Die Einbeziehung des normalen Schleimhautschutzes in den Kreis der Betrachtung bahnt neben anderen bereits genannten lokalisierenden Momenten auch ein Verständnis für die Herdförmigkeit und die meist vorhandene Einzahl des Ulcusgeschehens an. Die Geschwürsbildung erfolgt an Stellen, wo die normale protektive Funktion der Schleimbarriere ganz oder teilweise aufgehoben ist. In neuerer Zeit konnte gezeigt werden, daß das experimentelle Cinchophen-Ulcus mit einer Verminderung der Schleimsekretion seitens der Pylorus- und Duodenaldrüsen einhergeht [1]. Andererseits gibt es keinen Beweis dafür, daß bei Ulcuspatienten eine verminderte Schleimsekretion stattfindet. Trotzdem scheint uns unter dem Gesichtspunkt eines Zusammenhanges zwischen sekretorischer Magenfunktion und Ulcusbildung eine Beachtung und Untersuchung der „Schleimbarriere" nicht uninteressant und unwichtig zu sein.

In neuerer Zeit haben Norpoth und Mitarbeiter (1954, 1956) über Methoden berichtet, die es erlauben, die im gesunden Magensaft vorkommenden Eiweißkörper von pathologischen Eiweißen abzugrenzen. Die Eiweißverhältnisse können bei den unterschiedlichsten Säurewerten normal sein. Beim Ulcus duodeni sind bisher keine pathologischen Eiweißstoffe nachgewiesen worden. Dagegen finden sich bei Gastritis, Ulcus ventriculi und bei perniciöser Anämie krankhafte Eiweiße in unterschiedlicher Menge. Das Fermenteiweiß und der Castlesche Faktor sind im Mucoprotein enthalten. Das übrige normale Eiweiß des Magensaftes ist schleimgebunden.

Es sei noch kurz daran erinnert, daß an der *Gestaltung* des örtlichen Krankheitsherdes auch die *Leistungen des regenerierenden Epithels und des Mesenchyms* als geweblicher Ausdruck der örtlichen parenteralen Verdauungsleistung entscheidenden Einfluß haben. So vertieft sich etwa beim chronischen Ulcus der Geschwürsgrund in den breiten, ohne vorherige Granulationsgewebsbildung entstandenen bindegewebigen Callus, welcher der geschwürigen Zerstörung weit vorauseilt. Auch die Nervenplexus nehmen an der produktiven Gewebsreaktion in der Umgebung des Geschwürs teil. W. W. Meyer [2] hat in neuerer Zeit den Umbildungen der Strukturelemente, darunter auch der Gefäße und der Muskulatur, eine ausführliche Studie gewidmet. Es kommt danach entfernt vom Ulcusgrund zu einer interstitiellen serösen Entzündung mit Wucherung der ortsständigen Mesenchymzellen, die sich sowohl zu glatten Muskelzellen als auch zu faserbildenden Bindegewebszellen differenzieren können. Wichtig ist, daß die Callusbildung ohne capillarenhaltiges Granulationsgewebe dem Vordringen des Geschwürs weit vorauseilt. Die produktive Reaktion ist je nach der Entfernung vom Geschwürsgrund verschieden abgestuft [3].

Bei zusammenfassender Betrachtung der *Ulcuskrankheit* findet wohl die Tatsache allgemeine Anerkennung, daß es im Sinne v. Bergmanns und der modernen Klinik sowie der experimentellen Forschung *allgemein wirkende, übergeordnete,*

---

[1] Grossman 1951.   [2] W. W. Meyer 1951.

[3] Einzelheiten der Abstufungen vgl. W. W. Meyer 1951, dort auch Literatur. Eine gründliche *statistische* Bearbeitung des Ulcusproblems erfolgte in neuerer Zeit durch Gabler 1956, White 1951, Petersen. Bei Gabler vollständige Literatur über Ulcusstatistik. — Geographisch pathologische Gesichtspunkte bei Hamperl, Avery Jones 1954 (dort weitere Literatur), Doll und Mitarbeitern, Doll 1951, 1952. Verh. Int. Ges. f. geograph. Pathol. 1957. In Schweiz. Z. allg. Path. **21**, 174—634 (1958).

zum großen Teil offenbar über das nervöse und endokrine System vermittelte, die erblich vorbestehende Konstitution wandelnde und beeinflussende Faktorenkombinationen gibt, die über eine Störung der neuro-vegetativen Regulation Ursache einer Geschwürsbildung im Magen oder Duodenum werden können. KATSCH und PICKERT[1] haben diese Zusammenhänge in einem übersichtlichen Schema dargestellt. Einigkeit dürfte auch darüber herrschen, daß das Geschwürsleiden trotzdem eine letztlich *herdförmig* sich auswirkende und in Erscheinung tretende Krankheit ist, und daß die Frage: Warum gerade hier und warum gerade so? auch unter Zeitströmungen, die dem anatomischen Gedanken eher abhold zu sein scheinen, einer Beantwortung bedarf. Nicht von ungefähr ist daher diese Seite des Ulcusproblems gerade von anatomischer Seite in Angriff genommen und gefördert worden (ASCHOFF, BÜCHNER u. a.), und hier erheben sich gewisse Divergenzen innerhalb dieser Auffassung, indem von den Autoren die einzelnen Teilfaktoren, etwa die Motorik, die Mechanik, die Sekretion und schließlich die Vascularisation (isoliert oder in ihrer Rückwirkung auf die vorigen) in den Vordergrund gestellt werden. — Uns will scheinen, daß nach dem derzeitigen Stande wohl die Änderung der sekretorischen Verhältnisse den bedeutsamsten unter den Manifestationsfaktoren darstellt; wir sind aber nicht der Meinung, daß die Störung der anderen Teilleistungen darüber vergessen oder vernachlässigt werden dürfte. Die Geschwürskrankheit haben wir aus dem Grunde als Beispiel dafür gewählt, weil die gleichzeitige und gleichgeordnete Betrachtung *aller Funktionen* des Magens eine Antwort auf die oben gestellten Fragen ermöglicht. — In *phylogenetischer Sicht* bedeutet das, daß das Geschwürsleiden am Magen und im Anfangsteil des Duodenums gleichsam der Preis ist, der für die weitgehende funktionelle und strukturelle Differenzierung des Organs als Ausdruck einer hochgetriebenen Anpassung an die Ernährung gezahlt wird. Derartige Vorgänge der *Überschichtung von Funktionen* und der unvermeidlich damit verbundenen Komplizierung der *Strukturen* und der *Regulationen* scheinen immer mit einer Gefährdung, d. h. einem *Versagen des Zusammenwirkens, einer möglichen Dissoziation der Teile* verbunden zu sein. Die Dissoziation bezieht sich sowohl auf das Zusammenwirken der Funktionsschichten innerhalb des Organs selbst (örtliche Manifestationsfaktoren des Ulcus) als auch auf die Einordnung in die Gesamtregulation des Organismus (allgemeiner übergeordneter Ursachenkomplex der Ulcuskrankheit). Auch in dieser Sicht ist also die Geschwürskrankheit ein Beispiel für die Verknüpfung pathologisch entgleister Funktionen innerhalb des Magens und des Gesamtorganismus.

V. Darm.

1. Anatomische Vorbemerkungen.

Für das Verständnis der funktionellen Struktur des Darmes ist eine kurze phylogenetische Betrachtung von Nutzen.

Auf der untersten Stufe tierischer Ernährung bei gewissen Protozoen (Gregarinen, Opalinen) steht die Aufnahme gelöster Nahrungsbestandteile durch die ganze Zelloberfläche, sodann folgt das protoplasmatische Umfließen und Einverleiben fester Bestandteile (Phagocytose) an beliebigen Stellen (Amöben, Radiolarien), schließlich nur an bestimmtem Ort, der dann — wie etwa bei manchen Ciliaten — nach Art einer Mundöffnung gestaltet, mit strudelerzeugenden Sondereinrichtungen versehen wird und in eine vorgebildete tiefreichende Röhre — eine Art Schlund- und Verdauungskanal — weiterführt. Hinzu kommt bereits auf dieser Stufe eine bestimmte Ausstoßungsstelle für die Nahrungsreste. — Diese Urformen der Nahrungsaufnahme und -verwertung finden wir auch noch bei den vielzelligen Tieren, und zwar in der Form, daß die den Darm begrenzenden Zellen sich nach Art der Protozoen

---

[1] KATSCH und PICKERT 1953.

verhalten. Sie nehmen die Nahrungsbestandteile durch Phagocytose auf, eine Verdauung erfolgt erst im Zellplasma; die verdauten Bestandteile werden dann an die Umgebung abgegeben (z. B. Schwämme, niedere Würmer). Erst wenn bei der Berührung der Zellen mit den Nahrungsstoffen Enzyme abgegeben werden, was vielleicht schon bei manchen Cölenteraten geschieht[1], erfolgt der Übergang zur extracellulären Verdauung mit Resorption der Spaltprodukte.

Wir wollen hier von jener besonderen Entwicklungsrichtung absehen, bei welcher der Verdauungsschlauch sich aus einer ursprünglichen, mit einer einzigen Öffnung versehenen Gastralhöhle weiterentwickelnd (Spongien), durch mannigfaltige Verzweigungen und Anastomosen nicht nur für die Aufschließung und Aufnahme der Nahrungsstoffe, sondern auch für ihre Verteilung im Organismus zu sorgen hat, also die Funktion eines Gefäßsystems ausübt (Hydromedusen, Quallen); vielmehr geht die von uns in ihren Grundzügen zu verfolgende andere Entwicklung dahin, daß der Verdauungskanal sich entsprechend der Körperform, indem er von den Aufgaben eines Gefäßsystems entbunden ist, in einen gestreckten Schlauch umformt (Würmer) und die Funktionen der extracellulären Nahrungsspaltung und Resorption der Spaltprodukte übernimmt. Zunächst erfolgen zwei weitere Gestaltungen: das Auftreten einer zweiten, als After dienenden Öffnung (bei Nematoden) und zum anderen die *Gliederung des Verdauungsschlauches in bestimmte Abschnitte.*

Von den Anneliden aufwärts findet sich folgende Gliederung: Durch Einbuchtung des Ektoderms entsteht anstelle der ursprünglichen Gastralöffnung ein sekundärer Mund, der sich mit dem vorderen Darmende verbindet. Dieses, der Vorderdarm, gliedert sich durch mundhöhlen-, kropf- und magenartige Erweiterungen. Der Mitteldarm schließt sich an und geht in den meist kurzen Enddarm über. — Der „Darm" im engeren Sinne erleidet aber ebenfalls — abgesehen von der soeben kurz geschilderten Gliederung des gesamten Verdauungsschlauches — Umformungen, die für das Verständnis seiner funktionellen Struktur grundlegend sind. Es sind drei prinzipielle Umgestaltungen, die sich vom einfachen, geraden Darmschlauch der Würmer ausgehend vollziehen:

1. Eine erhebliche Verlängerung des Darmes im Vergleich zur Körperlänge. Die Folge ist, daß sich der Darm in Windungen, Spiralen oder Schlingen verschiedenster Anordnung legt; derartiges findet sich bei Mollusken, auch schon bei einzelnen Anneliden[1].

2. Bildung umschriebener divertikelartiger Erweiterungen, Taschen und blindsackartiger Anhänge (Arthropoden, manche Anneliden). — Erwähnenswert ist, daß aus dem Zusammenschluß dieser Erweiterungen allmählich ein eigenes Organ entsteht, die Mitteldarmdrüse (Mollusken); sie nimmt Nahrung auf und erweist sich daher als Teil des Darmes. Aus ihr entstehen durch weitere Arbeitsteilung die Leber und das Pankreas der Wirbeltiere.

3. Faltung der inneren Oberfläche. Bereits bei den Anneliden findet sich eine große, den Mitteldarm durchziehende Längsfalte; ähnliche Bildungen zeigen die Mollusken und verschiedene niedere Wirbeltiere. Spiralig verlaufende Falten kommen auch bei Fischen vor (weiteres über Falten- und Zottenbildung s. unten).

Es ist leicht einzusehen, daß die funktionelle Bedeutung all dieser Umgestaltungen in der *Vergrößerung der inneren Oberfläche* des Darmes liegt. Neben der Resorptionsleistung dient die vergrößerte Oberfläche auch der Sekretion und Exkretion (in den divertikelartigen Ausstülpungen). Dieser Tendenz zur Oberflächenvergrößerung ist auch die Entwicklung eines *Schleimhautreliefs* zuzuschreiben, das zunächst einfach durch ungleiche Höhe des Epithels hervorgebracht wird, wodurch es zur Bildung kleiner Vorwölbungen und Falten kommt (bei Hydrozoen, Würmern, manchen Arthropoden)[1]. Durch Beteiligung des Mesenchyms werden die Falten höher (manche Anneliden, Krebse, Mollusken, Echinodermen). Bei den Wirbeltieren sind die Falten netz- oder wabenartig angeordnet, und durch Schwund der einen oder anderen Verlaufsrichtung entstehen Längs- oder Querfalten. Auf die Beziehungen der Falten zu den Gefäßen des Darmes wird noch einzugehen sein. Bei Fischen können die Falten eine weitere Gliederung erfahren und durch Einschnitte zu kammartigen Gebilden werden. Sie zeichnen sich zum Teil durch die Anordnung der Blut- und Lymphgefäße aus, wodurch sie deutlich als Resorptionsorgane gekennzeichnet sind. Bei manchen Urodelen und im Darm von Anuren kommen bereits zottenähnliche Bildungen vor. Bei manchen Reptilien und Vögeln (Raubvögel, Gänse, Hühner u. a.) werden als weiterer Entwicklungsschritt bereits völlig *freistehende* echte Zotten beobachtet; sie entwickeln sich aus der bindegewebigen Grundlage des Faltensystems, das nicht mehr ausgebildet wird, aber noch in der besonderen Anordnung der Zotten als Basis der Oberflächengestaltung erkennbar ist[2]. Die Zotten entstehen somit nicht aus einer Zerspaltung der ursprünglichen Falten, sondern durch eigenständiges Wachstum aus dem Anlagematerial der letzten; das entspricht auch der Ontogenese des menschlichen Darmes (s. unten).

Eine letzte, das Oberflächenrelief gestaltende Umformung besteht darin, daß sich Teile der epithelialen Schleimhaut zwischen den Falten und netzförmigen Erhebungen einsenken.

---

[1] Patzelt 1936.   [2] Clara 1927.

Derartige einfache Vertiefungen, die bei Annulaten, Echinodermen und Mollusken vorkommen, geben die Grundlage für spätere örtliche Epithelwucherungen mit Entstehung von Zellknospen oder Zellsäckchen (bei manchen Insekten). Diese Bildungen dienen der Regeneration des Darmepithels. Bei manchen Fischen besitzen sie die Gestalt schlauchförmiger *Krypten*, wie sie bei den höheren Wirbeltieren vorkommen. Außer ihrer regeneratorischen Aufgabe vergrößern sie die Oberfläche bei Dehnung des Darmes und üben sekretorische Funktionen aus.

Diese allgemeinen Entwicklungsvorgänge werden nun variiert durch die Art der Ernährung. Das zeigt sich z. B. in der allgemeinen Regel, daß die Darmlänge bei Pflanzenfressern bedeutender ist als bei Fleischfressern. Es gibt aber Ausnahmen von dieser Regel; PATZELT[1] erwähnt, daß die pflanzenfressenden Raupen einen kurzen und breiten, die fleischfressenden Heuschrecken dagegen einen langen, dünnen Darm besitzen. Mit Recht wird darauf hingewiesen, daß auch noch andere Faktoren wie Lebensalter, Geschlecht, Körperform und -größe eine Rolle für die Darmlänge spielen. Auch Änderungen der Ernährung während der Entwicklung, z. B. bei der Metamorphose von Insekten, führen zu gleichzeitigen Änderungen der Darmlänge. Als Faktoren, die eine derartige Änderung der Organgröße veranlassen, sind neben dem unterschiedlichen Volumen der Nahrung vor allem chemische Reize und die verschiedene Menge der Nahrungsreste diskutiert worden. — Auch in der wechselnden Ausbildung der einzelnen Darmabschnitte zeigt sich der gestaltende Einfluß der Nahrung. Zum Beispiel sind das Coecum und das Colon bei Herbi- und Granivoren am stärksten ausgebildet, bei Carni- und Frugivoren nur gering entwickelt. Es konnten auch experimentell durch verschiedene Kostformen Änderungen der Länge der einzelnen Darmabschnitte erzielt werden[2]. So wird durch pflanzliche Kost eine Verlängerung des Colons erreicht, wobei sich jedoch[3] die Wand des verhältnismäßig kürzeren Dünndarmes verdicken soll. Umgekehrt wird durch Fleischkost eine Verlängerung des Duodenums und des resorbierenden Dünndarmes sowie eine Verkürzung des Colons bewirkt.

Unabhängig jedoch von diesen variierenden Einflüssen der Ernährung auf die Länge und Weite des Darmes bleibt die aus dem Formwandel der Phylogenese abzulesende Gesetzlichkeit erhalten: *Der Verdauungskanal gewinnt als Ganzes eine zunehmend größere innere Oberfläche, und gleichzeitig mit dieser Oberflächenvergrößerung, die der Resorption, Sekretion und Exkretion dient, wird die regeneratorische Funktion, die im Verdauungskanal eine bedeutende Rolle spielt, mittels Krypten in die Tiefe verlegt.* Diese Entwicklung enthält notwendigerweise zugleich eine zunehmende funktionelle Spezialisierung des Verdauungskanals auf bestimmte wohlabgegrenzte Aufgaben. Das äußert sich einmal in der Gliederung des Gesamtorgans in mehrere funktionell und anatomisch verschiedene Abschnitte, die aber entsprechend ihrer Herkunft und ihrer Gesamtfunktion doch immer noch ein Ganzes bilden, und zum anderen in der Ausgliederung von Teilen der Ingestivfunktion in die beiden großen Verdauungsdrüsen Leber und Pankreas; nicht zu sprechen davon, daß der Darm einzelne seiner urtümlichen Funktionen wie etwa die Beherbergung und Abgabe der Urgeschlechtszellen, die Atmung, die Verteilungsfunktion der Nährstoffe nach Art eines Kreislaufes, die er bei den niederen Metazoen und — wie die Beteiligung an der Atmungsfunktion — auch noch bei manchen Insekten und niederen Wirbeltieren besitzt. Bei Fischen kann die Sauerstoffaufnahme durch den Darm noch bedeutungsvoll sein.

Wir können also *zusammenfassend* ein Prinzip der Funktionsausgliederung und -verteilung auf Sonderorgane feststellen, die zum Teil überhaupt nichts mehr mit der eigentlichen Nahrungsaufnahme und -beförderung, Nahrungsaufschließung und -aufsaugung sowie der Ausstoßung der unverdaulichen Reste zu tun haben, zum Teil jedoch, wie im Falle der Leber und des Pankreas noch unmittelbar damit verknüpft sind.

Daß jedoch die Funktionen des Verdauungsschlauches auch im Zustande hoher Spezialisierung weit über die genannten Leistungen hinausgehen, ist uns

---

[1] PATZELT 1936.
[2] REVILLIOD 1908, MANGOLD und HAESELER 1930, WETZEL 1928, 1930, 1931.
[3] WETZEL 1928, 1930, 1931.

aus dem Vorkommen der endokrin tätigen „gelben Zellen", „enterochromaffinen
Zellen" oder „argentaffinen Zellen" bekannt; es gibt noch eine ganze Reihe von
Namen für diese bei fast allen Wirbeltieren im Epithel des ganzen Darmes zu
findenden Zellen, die eine Körnung ihres basalen Protoplasmas aufweisen. Das
Schrifttum über das morphologische Verhalten und die Funktion dieser Zellen
ist umfangreich. Es knüpft sich vor allem an die Namen J. E. Schmidt (1905),
Hamperl 1925, 1927), Feyrter (1934), Clara (1924, 1932, 1933), Ciaccio
(1906), Kultschitzky (1896), Masson (1914), Erspamer (1940, 1951, 1952, 1954,
1955) und Ratzenhofer (1954) u. a. — Patzelt (1936) stellt in seinem Handbuchbeitrag die Geschichte ihrer ersten Beschreibung dar.

Die gelben Zellen werden bei den niederen Wirbeltieren nur zum Teil angetroffen; Amphibien, Reptilien und Vögel besitzen sie durchgehend; bei den Säugetieren wurden sie von den
Insectivoren an aufwärts stets festgestellt [1].

Auch das Gelbe Zellen-System der Magen-Darmschleimhaut baut sich wie
bei anderen inneren und äußeren epithelialen Flächen [2] aus Zellen auf, die „mehr
an der Basis als an der Lichtung" liegen. Sie besitzen Flaschenform oder dreieckige Gestalt; der Kern, meist rund, ist mäßig chromatinreich und liegt von der
Basis abgerückt.

Im Bereich des Darmes kommen die gelben Zellen im Zotten- und Kryptenepithel des Dünndarmes, in den Brunnerschen Drüsen, im Oberflächen- und
Kryptenepithel des Colons und Rectums sowie in den Proktodäaldrüsen der
Pars analis recti vor.

Die im basalen Teil der Zelle angehäuften Körnchen können sehr fein oder
auch grob sein, können auch ganz fehlen; sodann sind die Zellen „auffällig hell,
gelegentlich blasig" (Feyrter 1953). Diese verschiedenen Erscheinungsformen
können mit einem wechselnden Funktionszustand der Zellen zusammenhängen.
Ihr histochemisches Verhalten kann hier im einzelnen nicht geschildert werden [3];
genannt seien ihre Argentaffinität und Argyrophilie, ihre Chromaffinität, die Ausdruck eines oxydativen Vorganges ist, ihre gelbliche Eigenfluorescenz nach
Formalinfixierung, ihr unterschiedliches Verhalten bei Einschlußfärbung in einem
Weinsteinsäure-Thioningemisch oder Weinsteinsäure-Kresylechtviolett-Gemisch
sowie bei gewöhnlicher Hämatoxylin-Eosinfärbung. Mit Diazoniumsalzen färben
sie sich braunrot. Erwähnt sei ferner, daß gelbe Zellen, die bis an die Oberfläche
reichen, schleimige Absonderungserscheinungen zeigen können. — Eine weitere
bemerkenswerte Lebenserscheinung dieser Zellen ist ihre Endophytie [2], bourgeonnement [4], das mit einer amitotischen Kernvermehrung am Epithel des Kryptengrundes beginnt und zur Ausknospung, schließlich Abschnürung von Zellen oder
Zellkomplexen führt. Bezüglich der Funktion nimmt Feyrter [2] drei Partialtätigkeiten an: Die Hämo- und Neurokrinie, die Parakrinie mit Wirkung auf
die umgebenden ausscheidenden und aufsaugenden Epithelzellen und endlich
die Exokrinie. Da ein Zusammenhang zwischen gelben Zellen und Neurofibrillenzügen des vegetativen neuralen Endnetzes der Mucosa besteht, nimmt Feyrter [2]
an, daß sie im Sinne von interkalären Elementen die Erregung aus dem Endnetz auf die exokrinen und resorbierenden Zellen des Darmepithels überleiten,
aber auch das Nervengewebe rückläufig im Sinne eines Funktionskreises beeinflussen. Nach Fröhlich [5] und nach Büchner [6] ist die Verbindung zum Nervensystem Ausdruck einer chemoreceptorischen Tätigkeit, bezogen auf die Lichtung.
Auch an eine entgiftende Funktion wurde gedacht [7]. Die Frage nach der funktionellen Bedeutung der gelben Zellen ist eng mit jener nach der chemischen

---

[1] Patzelt 1936.   [2] Feyrter 1953.
[3] Siehe Clara 1928, 1932, 1933, Clara und Canal 1932, Feyrter 1953, Hamperl u. a.
[4] Masson 1914.   [5] Fröhlich 1949.   [6] Büchner 1944, 1948.   [7] Imschweiler 1940.

Natur der in ihnen enthaltenen Körnchen verbunden. ERSPAMER[1] isolierte in Extrakten aus der Magenschleimhaut von Kaninchen einen Stoff (Enteramin) mit starker Wirksamkeit auf die Darm- und Gefäßmuskulatur. Später (1951) wurde dieser Stoff von ERSPAMER, bald darauf auch von englischen Forschern[2] als 5-Oxytryptamin identifiziert. Durch neuere Arbeiten[3] konnte nun auch in Extrakten aus Carcinoiden das 5-Oxytryptamin als Wirkstoff und seine Identität mit synthetisch hergestelltem 5-Oxytryptamin nachgewiesen werden. Es ist wahrscheinlich, daß der Stoff von den enterochromaffinen Zellen selbst gebildet, nicht nur gespeichert wird; dadurch wird die Vorstellung von der endokrinen Funktion dieses Zellsystems entscheidend gestützt. ERSPAMER[4] hat sich in neuester Zeit nochmals in größeren zusammenfassenden Arbeiten mit den Wirkungen des 5-Oxytryptamins beschäftigt, auf deren Einzelheiten ich nicht eingehen kann. Nur so viel ist festzustellen, daß der Wirkstoff als sog. Serotonin auch im Blut des Menschen und der Wirbeltiere vorkommt. Besonders reichlich ist er in den Blutplättchen enthalten (100 γ in 1 g Thrombocyten). Aber auch in anderen Organen und bei verschiedenen Tieren wurde er gefunden, wie etwa in der Haut von Amphibien, in der Speicheldrüse des Tintenfisches, in Nerven von Krebsen, in der Milz der Wirbeltiere[4]. Das 5-Oxytryptamin ist biologisch hoch wirksam; es führt eine Kontraktion der glatten Muskulatur speziell des Darmes, des Uterus und der Blutgefäße herbei. Beim Menschen und bei einem Teil der Laboratoriumstiere kommt es zur Blutdrucksteigerung. Weiterhin sieht man eine Herabsetzung der Harnausscheidung. Über ihr Zustandekommen herrscht keine Einigkeit: Einmal wird angenommen, daß die Vasoconstriction des Vas afferens, wahrscheinlich mit Dilatation des Vas efferens und des peritubulären Capillargebietes verbunden, das Wesentliche sei, weil dadurch eine erhebliche Herabsetzung der Zirkulation und eine Blutdrucksenkung im Glomerulus bewirkt werde. Zum anderen wird vermutet, daß eine Vermehrung der tubulären Wasserresorption das Wichtigere sei. Nach ERSPAMER bestehen gewichtige Gründe für die Annahme einer elektiven Wirkung auf das Strombett der Niere[5].

Aus vergleichend-anatomischen Untersuchungen und vergleichend-biochemischen Untersuchungen hat sich ergeben, daß typische enterochromaffine Zellen und ihr Produkt „Enteramin" (5-Oxytryptamin) in der Schleimhaut des Magen-Darmkanals aller Vertebraten vorkommen mit Ausnahme der Teleostier und Cyclostomen. Wenn auch in der Magen-Darmschleimhaut der Teleostier keine enteraminhaltigen Zellen vorkommen, so doch Zellen, die morphologisch nicht von typischen enterochromaffinen Zellen unterscheidbar sind. ERSPAMER[4] hat sie seiner Zeit „präenterochromaffine" Zellen genannt, meint jedoch neuerdings, daß sie besser als „postenterochromaffine" zu bezeichnen wären, da sie in der Phylogenese ihres ursprünglich vorhandenen spezifischen Produktes, des 5-Oxytryptamins, verlustig gegangen sind. Für diese phylogenetische Rückbildung ist die Tatsache verantwortlich zu machen, daß bei den Teleostiern das wichtigste Erfolgsorgan des 5-Oxytryptamins — die intrarenale Nierenstrombahn und das glomeruläre System — einem grundlegenden Wandel unterworfen ist. Es handelt sich um die Folge einer Anpassung an den Aufenthalt im hypertonen Meerwasser. Das mußte auf seiten des Organismus zu einer größtmöglichen Vermeidung von Wasserverlusten durch die Nieren führen, d. h. zu einer Reduktion oder Abschaffung der glomerulären Filtration, erreicht durch eine fortschreitende Involution des Glomerulums, bei einigen Species bis zum völligen Verschwinden.

Schon dieses Beispiel zeigt, daß man bei der Beurteilung der physiologischen Leistungen des 5-Oxytryptamins sehr kritisch sein und sich vor Verallgemeinerungen, die aus bestimmten Lokalisationen des Stoffes (s. oben) in hypothetischer Weise hergeleitet werden, hüten muß, da die einzelnen Tierspecies

---

[1] ERSPAMER 1940.   [2] DALGIESH, TOH und WORK 1953.
[3] LEMBECK 1954, RATZENHOFER und LEMBECK 1954.   [4] ERSPAMER 1955.
[5] Er führt in diesem Zusammenhang auch die Untersuchungen von STARLING und VERNEY 1955 sowie von HERRICK und MARKOWITZ (zit. nach ERSPAMER 1955) an.

sich äußerst unterschiedlich verhalten können. Weitere Einzelheiten über diese
Frage behandelt in ausführlicher Weise Erspamer [1]. Erwähnt sei hier noch,
daß außerdem eine regulative Tätigkeit des 5-Oxytryptamins (auch Serotonin
genannt) auf die Wirkung der Arteriolen schlechthin diskutiert wird [2]. Dagegen
stellt Erspamer [1] fest, daß die Wirkung auf den arteriellen Druck nicht nur von
Tierspecies zu Tierspecies, sondern auch innerhalb ein und derselben Species
wechselt, ferner von zahlreichen Faktoren abhängt, wie vor allem der Dosierung,
der Art der Verabreichung, der wechselnden Reagibilität des Kreislaufes u. a.
Aus quantitativen Überlegungen kommt Erspamer für den Menschen zu dem
Schluß, daß eine vorübergehende oder dauernde Kontrolle des Blutdruckes
durch 5-Oxytryptamin nicht möglich ist. — In peripheren motorischen Nerven
von dekapoden Crustaceen ist 5-Oxytryptamin enthalten und bewirkt eine
Muskelkontraktion. Es kommt zusammen mit Acetylcholin nach Florey und
Florey [3] „als nervöse Aktionssubstanzen bzw. Überträgersubstanzen in Frage".
Neuerdings wird auch eine Rolle für die Funktionen des Zentralnervensystems,
im besonderen für die Kontrolle psychischer Vorgänge diskutiert [4]; auf diese
Fragen kann hier nicht eingegangen werden [5], obwohl sie starke Beachtung gefunden haben und sogar therapeutische Konsequenzen für die Behandlung der
Schizophrenie gezogen worden sind. Erspamer lehnt diese Vorstellungen und
ihre experimentellen Grundlagen ab. Endlich ist auch ins Auge zu fassen, daß
5-Oxytryptamin als Stoffwechselendprodukt in äußeren Sekreten auftreten
kann. Hierfür trägt Erspamer [2] einige Beispiele bei:

Die Anhäufung der Substanz in der Haut der Amphibien, aber in einer von Species zu
Species wechselnden Menge; ihr Auftreten in der Giftdrüse und im Gift der Wespe; ihr Auftreten in der Speicheldrüse des Octopus vulgaris. Daraus kann geschlossen werden, daß
diese merkwürdigen Lokalisationen wahrscheinlich keine spezifische funktionelle Bedeutung
haben, daß vielmehr das 5-Oxytryptamin hier als End- und Ausscheidungsprodukt des
Tryptophanstoffwechsels auftritt.

Wenn wir Ursprung und Funktion des 5-Oxytryptamins bei den Vertebraten,
soweit sie für unser Thema von Interesse sind, zusammenfassen, so kann man
folgendes feststellen: Die Substanz, die im Blute und in der Milz der Vertebraten angetroffen wird, ist ein spezifisches Sekretionsprodukt der enterochromaffinen Zellen, wobei sie wahrscheinlich durch enzymatische Prozesse,
durch Oxydation und Decarboxylierung aus l-Tryptophan entsteht. Die
Faktoren, welche die Synthese des 5-Oxytryptamins kontrollieren, sind unbekannt. Der Übertritt der Substanz in die Blutbahn scheint kontinuierlich
zu erfolgen. Nachdem sie in das Blutplasma ausgeschüttet ist, wird sie in den
Intestinalgefäßen zum großen Teil von den Thrombocyten aufgenommen. Dieser
Anteil hat große physiologische Bedeutung für die Blutstillung. Der Teil, der
frei im Plasma zurückbleibt, ist einer ziemlich schnellen enzymatischen Inaktivierung ausgesetzt. In den Thrombocyten wird die Substanz zu den Erfolgs-
organen gebracht, ohne daß sie angegriffen werden kann. Der Angriffspunkt
ist bei den Säugetieren — und mutmaßlich bei allen Vertebraten — die glatte
Muskelzelle des intrarenalen Strombettes. Unbekannt sind die Faktoren, die
die Adsorption an die Thrombocyten und die Freisetzung kontrollieren. Bekannt ist, daß die Thrombocyten einen bestimmten Grad der Sättigung besitzen, der von Tierspecies zu Tierspecies wechselt.

Aus diesen, wie uns scheinen will, wesentlichen und weitreichenden Korrelationen der Schleimhaut des Verdauungskanals erwächst uns das Verständnis
für gewisse später darzustellende Krankheitsbilder; zugleich aber sind sie selbst

[1] Erspamer 1955.		[2] Page und McCubbin 1953.
[3] Florey und Florey 1954.		[4] Wooley und Shaw 1954.
[5] Literatur bei Erspamer 1955 und Bleuler 1956.

ein Beispiel dafür, daß auch bei den höheren Wirbeltieren und beim Menschen der Darm noch mehr ist als ein bloßes „Verdauungsorgan", daß die Arbeitsteilung noch keineswegs vollendet ist, sich vielmehr *Funktionsschichten und ihr morphologischer Ausdruck* vorfinden, die nicht mit der Verdauung im Zusammenhang stehen; ganz zu schweigen von jenen mannigfaltigen *Funktionsschichten und ihren Gestaltungen, die der Verdauungsarbeit selbst zugeordnet sind*, und die es jetzt — nachdem ihre allgemeinen phylogenetischen Zusammenhänge anfangs kurz skizziert worden sind — ins Auge zu fassen gilt.

Außer der Gliederung in einzelne Abschnitte mit unterschiedlich gestaltetem Schleimhautrelief erfährt das Darmrohr in der Phylogenese auch eine allmählich entstehende *schichtweise Gliederung seiner Wand*. Bei den primitiven Metazoen besteht die Darmwand noch aus einschichtigem Epithel, das mittels beweglicher Geißeln oder eines Flimmersaumes auch die motorische Aufgabe des Verdauungsschlauches erfüllt. Auf etwas höherer Stufe entwickelt sich zusätzlich an der Zellbasis ein quergestellter contractiler Fortsatz (Hydrozoen, Anthozoen), der sich an der Motorik beteiligt. Bei den Würmern endlich treten eigene mesodermale Muskelzellen auf und damit eine eigentliche Schichtung der Wand in Epithelien, schmale Mesenchymschicht und Muskelhaut. Liegt eine Leibeshöhle vor, so schließt sich noch eine Bindegewebsschicht mit Cölomepithel an. Auch die Gliederung der Muskelschicht in eine innere Ring- und äußere Längsmuskelschicht tritt bei den Wirbeltieren auf. Wenn damit schon alle Grundschichten ausgebildet sind, so sehen wir doch eine sehr wesentliche weitere differenzierende Entwicklung bei den Wirbeltieren an der Schleimhaut selbst auftreten. Das subepitheliale Mesenchym gliedert sich dadurch in zwei übereinander gelagerte Schichten — bei niederen Wirbeltieren —, daß sich eine innere Lage zu lymphoreticulärem Gewebe umbildet, während eine äußere sich zu derberen kollagenen Fibrillenbündeln entwickelt (die spätere Submucosa). Bereits bei manchen Fischen kommen in ihr glatte Muskelzellen vor, die sich bei den höheren Wirbeltieren zu der beide Bindegewebsschichten trennenden Muscularis mucosae weiterbilden. Bei den meisten Fischen, den Amphibien und zum Teil bei den Reptilien ist eine derartige scharfe Abgrenzung des eigentlichen Schleimhautgewebes von einer Submucosa noch nicht eingetreten. Diese Neuerwerbungen dienen dem Schutz des Gewebes vor chemischen und mechanischen Insulten sowie — mittels der Submucosa — der Verschieblichkeit gegen die Muscularis propria. Es ist bekannt, daß diese Verschiebeschicht das Sammel- und Verteilungsgebiet der Blutgefäße und Nerven ist, die sie durch ihren lockeren, verformbaren Bau gegen die Zerrungen und Stauchungen, die bei den Darmbewegungen auftreten, schützt.

An dieser Stelle soll auf die *funktionsangepaßte Faserarchitektur der Darmwand* bei den Säugetieren eingegangen werden. Aus den Untersuchungen von GOERTTLER [1] wissen wir, daß die Kollagenfasern der Submucosa ein Scherengitter bilden, indem ihre Fasern zur Längsachse des Darmes in zwei sich überkreuzenden Spiraltouren angeordnet sind; außerdem verlaufen sie radiär von außen nach innen in oral-analer Richtung. Die Fasern setzen sich durch die Propria mucosae bis zur inneren Oberfläche fort, wo auch die Zotten und Krypten gleichverlaufende Anordnung besitzen und die Falten doppelreihige Spiralen bilden [2]. Nach außen setzen sich die kollagenen Bündel in die Muskelhaut und bis unter das Serosaepithel fort. Auch die elastischen Fasern bilden ein zusammenhängendes System in allen Schichten des Darmes. Im menschlichen Darm beschreibt DOBBERTIN [3] drei übereinanderliegende Schläuche, und zwar an der Basis der Schleimhaut sowie außen und innen an der Oberfläche der Muscularis propria; die Schichten sind durch Anastomosen verbunden.

Auch die Subserosa wird aus spiralig angeordneten kollagenen und elastischen Bindegewebsbündeln aufgebaut: Ein Kollagenfasergitter halbiert die Winkel, unter denen Längs- und Ringmuskelschicht sich schneiden. Die Serosa besteht aus insgesamt drei Schichten, deren mittlere sich durch Reichtum an elastischen Fasern auszeichnet. Die innen liegende, aus dickeren Kollagenfasern bestehende Grundschicht steht kontinuierlich mit den Faserumhüllungen der glatten Muskulatur in Verbindung. Die Serosa ist daher in der Lage, bei

---

[1] GOERTTLER 1931, 1932.   [2] PATZELT 1936.   [3] DOBBERTIN 1896.

Dehnung der Darmwand auftretende Zugspannung aufzufangen. — Im Ileum wird das seröse Bindegewebe gegenüber dem Mesenterialansatz zu einem Längsstreifen (Taenia fibrosa ilei) verstärkt.

Die *funktionelle Bedeutung dieser Konstruktion* liegt darin, daß das gleichmäßig nach allen Richtungen dehnbare Schleimhautrohr zunächst den Innendruck aufnimmt und eine Erweiterung desselben durch das vorhandene Überschußmaterial in den Falten erfolgt. Die Submucosa kann aber nur so weit nachgeben, wie es eine gewisse Faserwellung und die Verschiebung des zwischen den Bündeln befindlichen flüssigen Inhaltes der Blut- und Lymphgefäße erlauben. Jede weitere Überdehnung wird durch die gitterartig angeordneten Bündel abgebremst. Länge und Weite des Darmes werden schließlich von dem Winkel bestimmt, den die undehnbaren Faserbündel mit der Querachse des Darmes bilden. Daraus geht hervor, daß eine aktive Umorientierung der Bindegewebsbündel notwendig wird, die durch die Tätigkeit der Muscularis propria erfolgt: Eine Verminderung der Ganghöhe an den Bindegewebsbündeln durch Dehnung der Ringmuskulatur muß eine Verkürzung des Darmrohres und Kontraktion der Längsmuskulatur zur Folge haben. Die Bündel der Ringmuskelschicht überragen einander dachziegelartig.

Die Darmmuskulatur führt verschiedene Bewegungen aus: die Pendelbewegung und die Peristaltik. Reizung des Vagus wirkt fördernd auf den Tonus beider Muskelschichten und ihre Bewegung, Reizung des Splanchnicus dagegen hemmend. Die Pendelbewegungen sind rhythmische Hin- und Herbewegungen des Darminhaltes innerhalb einer Darmschlinge. Ihre funktionelle Bedeutung liegt in der möglichst innigen Durchmischung des Darminhaltes mit Verdauungssäften und darin, daß der Chymus immer mit neuen Stellen der Darmschleimhaut in Berührung gebracht wird, was der Resorption förderlich ist. Es erfolgen bei normaler Körpertemperatur 10—12 Pendelbewegungen in der Minute. Sie beruhen auf einem autonomen Rhythmus der Darmmuskulatur und erfolgen unabhängig von den Ganglienzellen des Auerbachschen und Meißnerschen Plexus. — Dem gleichen Ziel einer optimalen Mischung und Resorption des Chymus dienen die durch die Muscularis mucosae bewirkten Bewegungen der Schleimhaut. Während die Pendelbewegungen durch die Längsmuskelfasern bedingt sind, beruht die geregelte Abfolge der Peristaltik im Dünndarm nach Goerttler[1] auf der Gesamtkonstruktion der Darmwand: Bei Füllung des Darmrohres wird zunächst die Ringmuskulatur und ihr mit der Längsmuskulatur verbundenes Bindegewebsgitter gedehnt. Die Schleimhaut ist durch die nach innen und analwärts laufenden Bindegewebszüge fixiert, infolgedessen muß sich die Längsmuskulatur in analer Richtung kontrahieren, oberhalb jedoch dehnen. Die dachziegelartig angeordneten Ringmuskelbänder werden durch diese oralanalwärts gerichtete Längsraffung des äußeren Darmrohres über dem inneren Rohr radiär gestellt; sie kontrahieren sich in oral-analer Reihenfolge, wenn der jeweils oberste gedehnte Ringmuskelabschnitt nach Spannungsausgleich der Längsmuskulatur wieder in normale Stellung zurückgekehrt ist. Der Darminhalt wird abwärts verschoben und im nächst tieferen Abschnitt die Ringmuskulatur gedehnt, die Längsmuskulatur verkürzt und magenwärts retrahiert, worauf sich dann abermals ein Ringmuskelabschnitt am oralen Ende kontrahiert und so fort; eine Umkehr der Bewegung ist nach Goerttler[1] nicht möglich, da der unterhalb gelegene Schleimhautabschnitt fixiert ist und die Bindegewebsbündel von hier aus spiralig nach oben und außen verlaufen.

Anders gestalten sich die Vorgänge im Dickdarm: Die Ringmuskulatur besitzt hier nicht die dachziegelartige Anordnung mit analer Richtung der einzelnen

---

[1] Goerttler 1931, 1932.

Abschnitte, sondern sie ist durch unterschiedlich gerichtete Septen gegliedert. Die gleiche Doppelorientierung besitzen auch die Faserzüge der Subserosa, d. h. die funktionelle Struktur der Dickdarmwand ist apolar im Gegensatz zu dem polaren Aufbau des Dünndarmes[1]. Das bedeutet, daß der Inhalt des Colons bei unregelmäßig erfolgenden Kontraktionen durchgeknetet und hin und her geschoben wird; die Antiperistaltik ist für diesen Darmabschnitt charakteristisch. Eine analwärts gerichtete Verschiebung des Inhaltes erfolgt, weil die im Coecum beginnenden Kontraktionen sich in ihrem Endeffekt nur analwärts auswirken können. Bei starker Dickdarmfüllung wird die Dünndarmperistaltik durch die Valvula Bauhini reflektorisch gehemmt. Am Dickdarm beobachtet man langsame Pendelbewegungen. Durch Kontraktion der Ringmuskeln zwischen den Tänien bilden sich Haustren, die wandern („Haustrenfließen"). Die eigentlichen peristaltischen Bewegungen des Colons, die den Inhalt analwärts befördern, setzen selten ein, transportieren aber den Inhalt jeweils über eine große Strecke („Große Colonbewegung").

Ein kurzer Blick ist noch auf die in diese verwickelten mechanischen Systeme einzeln hindurchtretenden Gefäße zu werfen[2]: Die kollagenen Fasern der Adventitia der Gefäße gehen in die Kollagenfasern der Subserosa über, die kräftigen elastischen Hüllen der Adventitia setzen sich in elastische Sehnen der Längs- und Ringmuskulatur fort. Die Gesamtheit der elastischen Fasern bildet an der Durchtrittsstelle des Gefäßes einen konischen Mantel, der durch den Muskeltonus offengehalten wird.

Nachdem die funktionelle Struktur der Darmwand, soweit sie die mechanisch-motorische Leistungsschicht betrifft, umrissen worden ist, gilt es jetzt, jene Einrichtungen — zunächst des Dünndarmes — ins Auge zu fassen, die der *Resorption*, der *Sekretion*, der *Regeneration* und der örtlichen geweblichen Abwehr dienen. Sie sind naturgemäß in der Propria mucosae anzutreffen. Ohne auf die charakteristischen Unterschiede zwischen den einzelnen Abschnitten des Dünndarmes, wovon noch zu sprechen sein wird, einzugehen, soll zunächst die *allgemeine Struktur* dargestellt werden.

Das *Darmepithel* ist mit Ausnahme der besonderen, bereits erwähnten Verhältnisse bei den niederen Metazoen ein einschichtiges hochprismatisches Epithel. Da die Nahrungsbestandteile bei den höheren Tieren nur in der Form gelöster Spaltprodukte aufgenommen werden, erfolgt eine weitere Arbeitsteilung der Zellen in sekretorische und resorbierende; aber noch bei den Arthropoden und Echinodermen besitzen dieselben Darmepithelien resorptive und sekretorische Funktionen. Im übrigen aber findet sich schon bei niederen Tieren eine Arbeitsteilung mit Bildung verschiedener Zelltypen: Elemente, die als Sekretvorstufen körnige, oxy- oder basophile Eiweißeinschlüsse enthalten, Zellen, die Schleim produzieren; bereits bei manchen Fischen werden die oben besprochenen „gelben Zellen" neben den resorbierenden Saumzellen beobachtet. Bei allen höheren Wirbeltieren finden wir daher außer den eine Sonderstellung einnehmenden gelben Zellen noch drei funktionell tätige Zellgruppen: Die Saumzellen, die die Mehrzahl der hochprimatischen Darmepithelzellen bilden, die Becherzellen und die Panethschen Zellen.

Die feineren Verhältnisse an der Oberfläche der Saumepithelien sind in den letzten Jahren durch Anwendung der Elektronenmikroskopie geklärt worden[3]. Die lumenseitige Begrenzung der Zellen geschieht durch einen Bürstensaum. Das einzelne Stäbchen hat bei der Ratte einen Durchmesser von $0,04—0,1 \mu$ und eine Länge von $0,26—1 \mu$. Der Abstand der Stäbchen ist oft kleiner als der Stäbchendurchmesser. Es wird angenommen, daß eine Epithelzelle 3000 Stäbchen besitzt, was für einen Quadratmillimeter etwa 200 Millionen ausmachen würde. Wesensmäßig sind die Stäbchen Cytoplasmafortsätze der Zelle; auf Grund polarisationsoptischer Untersuchungen wird angenommen, daß die

[1] Goerttler 1931, 1932. [2] Horstmann 1944.
[3] Granger und Baker 1950, Dalton, Kahler, Striebich und Lloydt 1950, Dalton 1951.

Stäbchen aus Linearproteinen in achsenparalleler Anordnung bestehen, zwischen denen neutral-basische Mucopolysaccharide liegen[1]; sie dienen der Verankerung der für die Resorption wesentlichen Fermente am Proteingerüst, vornehmlich der alkalischen Phosphatase. Nach Ludwig und Richterich sind $^4/_5$ der Phosphataseaktivität des Dünndarmepithels, welches das phosphatasereichste Gewebe des Körpers ist, im Stäbchensaum lokalisiert. Der Phosphatasegehalt des Dünndarmepithels steht offenbar unter dem Einfluß der Nebennierenrindenhormone: So kann das Auftreten der Phosphatase im Duodenum der neugeborenen Maus durch Rindenhormon vorverlegt oder durch Nebennierenentfernung gehemmt werden[2]. Beim ausgewachsenen Tier führt Adrenalektomie zur Verminderung des Phosphatasegehaltes im Darm[3].

Die physiologische Bedeutung des Phosphatasereichtums geht daraus hervor, daß nach Untersuchungen von Faller (1954) bei Resorption von 10%iger Glucoselösung der Phosphatasegehalt des Darmepithels erheblich absinkt. Auf weitere Einzelheiten der Resorption, die sich morphologisch eindrucksvoll bei der Aufnahme der Fette verfolgen lassen, soll hier nicht eingegangen werden[4]. Der Bürstensaum und eine oberhalb des Zellkernes gelegene Zone des Cytoplasmas ist reich an Lipasen und Esterasen, die mit der Fettresorption im Zusammenhang stehen. Ferner sind Fermente, die dem oxydativen Abbau dienen — Oxydasen und Bernsteinsäuredehydrogenase — außer in der mitochondrienhaltigen Zone in einer unmittelbar unter dem Oberflächensaum gelegenen Schicht der Darmepithelzellen nachgewiesen worden[1]. Es ist möglich, daß hier die Energiemengen freigesetzt werden, die für die Phosphorylierungsprozesse während der Resorption benötigt werden.

Hinsichtlich möglicher Unterschiede im Feinbau der Zelloberfläche in den einzelnen Darmabschnitten entsprechend der unterschiedlichen Resorptionstätigkeit ist durch Bargmann und Scheffler[5] zunächst nur bekannt, daß der Stäbchensaum des Dünndarmes scharf abschließt, während er im Colon aus längeren zopfartig gebündelten Fäden besteht.

Als Begleiterscheinung der hohen resorptiven Aktivität unterliegt die Darmepithelzelle einem schnellen Verschleiß.

Ihre durchschnittliche Lebensdauer beträgt[6] im Duodenum der Ratte 37,7 Std., im Ileum 32,4 Std. Der Ersatz durch mitotische Teilung wird mit zunehmender Gliederung des Schleimhautreliefs im Darm der Wirbeltiere in die tiefer gelegenen Teile verlegt. Bei den Säugetieren findet die Regeneration nur noch in den Krypten statt, deren Auskleidung aus niedrigen Saumzellen, am Grunde aber aus undifferenzierten saumlosen Cylinderzellen besteht; ferner kommen dort Becherzellen, Panethsche Zellen und gelbe Zellen vor.

Nach Hintzsche und Tanner[7] sowie Bergemann[8] ist die Größe des Zellkernes in den Kryptenzellen als ein Indicator für die Resorptionstätigkeit anwendbar: Geringe Funktion der Darmepithelien läßt vermehrte Kernteilungen zu und führt zu Abnahme der großen Kerne; vermehrte Resorption äußert sich in einer Zunahme der großen Kerne. Gelegentlich beobachtete neuentstandene zapfenförmige Fortsätze der Saumzellen werden als Zeichen sekretorischer Tätigkeit gedeutet. Außer der Regeneration wird in den Krypten auch die Hauptarbeit der Sekretion geleistet.

Für später zu erwähnende pathologische Vorgänge erscheint die experimentelle Erfahrung wichtig, daß eine unterschiedliche Resorptionsfähigkeit des Darmepithels im Säuglings- und Erwachsenenalter besteht: Trypanblau wird aus dem Darminhalt von Säuglingen reichlicher resorbiert und gespeichert als bei

---

[1] Ludwig und Richterich 1954.   [2] Moog 1951, 1953.   [3] Hieronymi 1953.
[4] Neuere Angaben bei Lang 1954 sowie bei Ludwig und Richterich 1954.
[5] Bargmann und Scheffler 1944.   [6] Leblond und Stevens 1948.
[7] Hintzsche und Tanner 1937.   [8] Bergemann 1952.

erwachsenen Tieren; auch dringt Tusche nur bei saugenden Mäusen in die Darmepithelzellen ein [1]. Die Resorption der einzelnen Nahrungsbestandteile erfolgt
in verschiedenen Abschnitten des Darmes. Schon vom Magen an werden im
ganzen Darm Wasser und darin gelöste Mineralstoffe aufgenommen, besonders
jedoch im Ileum und Coecum; im Anfangsteil des Dünndarmes wird hauptsächlich Fett resorbiert, anschließend Eiweißbestandteile.

Die Saumzellen können sich in Becherzellen umwandeln und umgekehrt.
Die Menge der Becherzellen nimmt in den Krypten und an den Zotten nach
oben ab, im Hunger und bei entzündlichem Katarrh wird sie größer ohne Vermehrung der Mitosen. Auch Übergangsformen zwischen beiden Zellarten kommen
vor; sie stellen nur wechselnde Phasen funktioneller cyclischer Veränderungen
dar [2]. In der Ontogenese treten die Saumzellen kurz vor den Becherzellen auf;
die erste Schleimbildung im menschlichen Jejunum findet schon in der 9. Woche
statt [2]. Die Menge der Becherzellen nimmt beim Menschen und bei allen Wirbeltieren gegen den After zu. Im übrigen schwankt sie bei den verschiedenen Tieren,
sogar bei nahe artverwandten erheblich; sie ist bei Fleischfressern bedeutend
größer als bei Pflanzenfressern. Beim Menschen finden sich die zahlreichsten
Becherzellen in den Krypten des Dickdarmes, wie sie überhaupt in den Einsenkungen reichlicher vorkommen als an der Oberfläche. Ihre Regeneration
erfolgt aus indifferenten Zellen in der Nähe des Kryptengrundes. Beim Menschen enthält das Epithel unmittelbar über den Follikeln meist weniger Becherzellen, besonders reichliche dagegen finden sich an den Mündungen der Ausführungsgänge von Leber und Pankreas.

Was endlich die Panethschen Körnerzellen betrifft, so kommen sie schon im Darm verschiedener Wirbelloser vor. Im übrigen ist bei phylogenetischer Betrachtung für diese Zellen
bezeichnend, daß sie bei den Tiergruppen, die sie besitzen, verschiedene Grade der Ausbildung und im allgemeinen mit der fortschreitenden Organisation eine zunehmende Differenzierung zeigen; sie sind also phylogenetisch noch in der Entwicklung. Gewisse Epithelzellen mit oxyphilen Körnchen im Darm verschiedener Fische werden als Abart der Panethschen Zellen betrachtet. Bei den meisten Amphibien, Reptilien und Vögeln, auch bei verschiedenen Säugetieren fehlen sie noch ganz. Sie kommen [1] ursprünglich bei tieferstehenden
Wirbeltieren offenbar in einem größeren Gebiet vor und haben nur bei bestimmten höheren
Tiergruppen und dem Menschen die für sie charakteristische Ausbildung erreicht: Ihre
Form ändert sich mit dem Sekretionszustand und der wechselnden Lage in den Krypten
(selten gelangen sie in den Bereich der Zotten hinauf). Übergänge von Panethschen Zellen
in Becherzellen sind möglich [2], finden aber nach diesem Autor wahrscheinlich nur dann statt,
wenn oxyphile Körnchenzellen (Panethsche Zellen) ausnahmsweise oberhalb der Regenerationszone entstehen und gegen den Krypteneingang und die Zotte emporgeschoben werden.
In der Ontogenese treten sie unabhängig und wesentlich später als die Becherzellen auf,
was mit ihrer phylogenetischen Stellung übereinstimmt.

Beim Menschen erscheinen die Becherzellen im Jejunum in der 9. Woche,
die Panethschen Zellen in der 17. Woche. Beim menschlichen Neugeborenen sind
die Panethschen Zellen im Duodenum wesentlich zahlreicher als im unteren
Dünndarm (im Duodonum in jeder Krypte mindestens 2—3, im Ileum nur ganz
vereinzelte Panethsche Zellen). Das Verhältnis gleicht sich aber bereits im
Kindesalter aus. Obwohl sich auch Saumzellen in Panethsche Zellen umwandeln
können, erfolgt der regeneratorische Nachschub aus indifferenten Elementen.
Beim erwachsenen Menschen kommen sie im ganzen Dünndarm vor und nehmen
offenbar gegen das Ileum und in diesem an Zahl zu [2]. Wie erwähnt, sind sie in
den Krypten lokalisiert, liegen gewöhnlich zu 5—6 nebeneinander, bisweilen
durch einzelne indifferente Zellen unterbrochen.

Auch diese Beschränkung auf die Krypten bildet sich erst im Lauf der Phylogenese aus;
so sehen wir bei den Tieren noch höchst unregelmäßige und unterschiedliche Lokalisationen.
Sofern sie bei Amphibien und Reptilien vorkommen, sind sie gleichmäßig über die Schleim-

[1] v. Möllendorf 1913, 1924, 1925.   [2] Patzelt 1936.

haut verteilt; bei Vögeln liegen sie an der Seite der Krypten aber auch auf den Zotten. Für die höchsten Formen der Säugetiere ist die Lagerung am Kryptengrund typisch, während bei den niederen Formen noch Abweichungen vorkommen.

Als Hinweis auf ein ursprünglich größeres Ausbreitungsgebiet in der Phylogenese kann die Tatsache gedeutet werden, daß die Panethschen Zellen die Grenzen des Dünndarmes nach beiden Seiten überschreiten können. So werden sie beim Menschen in der Appendix und in geringer Menge in allen Abschnitten des Dickdarmes, in den Darmschleimhautinseln des Magens und den Magenschleimhautinseln des Oesophagus beobachtet. In den adenomatösen Polypen des Dünn- und Dickdarmes sind sie von Feyrter[1] beschrieben worden.

Bevor wir uns der wichtigen Frage der Gestaltung des Schleimhautreliefs zuwenden, sei für den *Dickdarm* nur noch kurz vermerkt, daß die ersten Becherzellen in der 11. Woche in dem untersten Abschnitt erscheinen; sehr bald folgen ihnen die gelben Zellen und endlich die gering vertretenen, oben bereits erwähnten Panethschen Zellen.

Nachdem wir eingangs die allgemeinen phylogenetischen Grundlagen der Reliefgestaltung der Darmschleimhaut geschildert haben, sind jetzt noch gewisse Einzelheiten ins Auge zu fassen, die uns zugleich das Verständnis für die *unterschiedliche Gestaltung der verschiedenen Darmabschnitte* vermitteln sollen. Grundsätzlich stehen dem Prinzip der Oberflächenvergrößerung (s. oben), abgesehen von der allgemeinen Verlängerung des Verdauungsschlauches, verschiedene Möglichkeiten der Realisierung zu Gebote: Faltenbildung, Entwicklung von Zotten und Krypten sowie von Ausstülpungen der ganzen Darmwand in Form der Appendices intestinales, wie sie bei manchen Fischen, Würmern und Arthropoden am Anfang des Darmes vorkommen[2].

Vorübergehende Faltungen der Schleimhaut kommen mit dem Auftreten der Muskulatur bereits in der Darmwand niederer Tiere vor. Aber auch Dauerfalten, von denen allein hier zu sprechen ist, werden schon bei Wirbellosen beobachtet. Ihre Anordnung, Zahl und Verlaufsrichtung wechseln außerordentlich bei allen, auch bei den höheren Tieren. Im allgemeinen sind die Falten am Anfang des Darmes stärker entwickelt, können caudalwärts ganz verschwinden und treten im Enddarm wieder stärker hervor. Es ist naturgemäß nicht möglich, die verschiedenen Faltenanordnungen in der Tierreihe beschreibend aufzuzählen. Uns scheint der Grundtypus der Faltenbildung ein Netz zu sein, entsprechend dem Verhalten der Schleimhaut bei einem tonischen Zustand der beiden aufeinander senkrecht stehenden Muskelschichten, mit anschließender Bindegewebsvermehrung als bleibender Grundlage. Das Netz vermag durch Fortfall von Quer- oder Längsverbindungen zu Querfalten, Längs- oder Zickzackfalten und Spiralfalten umgestaltet zu werden. Man wolle in dieser Darstellung jedoch nicht eine zeitliche Entwicklung, als vielmehr ein gestaltliches Schema für das Verständnis der Schleimhautgestaltung sehen.

Die zirkulären Falten im Dünndarm des Menschen sind eine Staueinrichtung, die eine gründlichere Einwirkung der Enzyme ermöglichen. Sie treten im Kontraktionszustand besonders deutlich hervor und werden von der ganzen Schleimhaut, Muscularis mucosae und einem Teil der Submucosa gebildet; ihre Verlaufsrichtung ist spiralig, meist umkreist eine Falte nur $^2/_3$ des Darmumfanges. Sie beginnen 2—5 cm unterhalb des Pylorus und erstrecken sich bis in die Mitte des Jejunums, sodann werden sie niedriger und rücken auseinander; in der Mitte des Ileums verschwinden sie meist ganz. Damit entspricht die Verteilung der Stärke der Verdauungs- und Resorptionstätigkeit, die gegen das Ende des Dünndarmes abnimmt.

Auch bei den Anthropoiden findet sich im oberen Dünndarm ein Querfaltensystem. Das Oberflächenrelief des Enddarmes hängt einmal von seiner Ausbildung ab, die außerordentlich wechselt, und zum anderen von den besonderen Gestaltungen der Tänien und Haustren, die Quer- und Längsfalten hervorrufen.

---

[1] Feyrter 1931.   [2] Jacobshagen 1911, 1913, 1915, 1920, 1929.

Die Ausbildung des Enddarmes zeigt überdies bei den Säugetieren eine sehr wechselnde Ausbildung von der primitivsten Form eines kurzen Rectums bis zu komplizierten Doppelschleifen- und Doppelspiralenbildungen des phylogenetisch jungen Colons.

Derartige Bildungen finden sich besonders bei Nagern und Huftieren.

Im übrigen ist das *Oberflächenrelief des Dickdarmes* weniger stark ausgebildet als das des Dünndarmes. Die Falten sind meist netzförmig, niedrig, am Ende des Darmes längs verlaufend. Beim Menschen sind unter Wirkung der drei Tänien Plicae semilunares gebildet, die jedoch nach Abpräparieren der Tänien verstreichen. Im 4. Embryonalmonat tritt ein netzförmiges grobes Submucosarelief auf, das im 5. Monat verschwindet, von dem Reste aber noch beim Erwachsenen sichtbar sein können (Jacobshagen). Hier sei in diesem Zusammenhang bereits angemerkt, daß in der Entwicklung des embryonalen Dickdarmes bis Ende des 3. Monats auch Zotten ausgebildet werden, indem das Mesenchym mit Blutgefäßen auswächst und das Epithel emporhebt. Sie werden jedoch noch vor der Geburt in die Krypten einbezogen oder eingeebnet.

Damit haben wir uns bereits dem zweiten gestaltenden Element der Schleimhautoberflächen zugewandt: den *Zotten.*

Ein reines Faltenrelief ohne Zotten kommt noch bei vielen Reptilien und manchen Vögeln vor. Bereits bei den Fischen treten durch Einschnitte und kammartige Umgestaltung der Falten zottenähnliche Resorptionsorgane mit besonderer Anordnung der Blut- und Lymphgefäße auf [1]; ähnliches wird unter den Amphibien bei gewissen Anuren beobachtet. Freistehende Erhebungen, also eigentliche echte Zotten, treten bei Reptilien auf (Chamäleon, verschiedene Schlangen). Bei Vögeln findet man neben den primitiveren Einkerbungen der Falten bei vielen Gruppen freistehende Zotten (Gänse, Hühner, Raubvögel u. a.). Ähnliche Einkerbungen weisen unter den Säugetieren noch manche Fledermäuse auf. Im übrigen ist die Anordnung der Zotten bei den Säugern sehr verschieden: gleichmäßig über den ganzen Dünndarm verteilt (z. B. Pferd), in Reihen angeordnet (z. B. Hund, Fuchs) oder streckenweise zu Leisten verschmolzen (z. B. Schaf, Schwein). — Die ursprüngliche phylogenetische Beziehung der Zotten zu den Falten, die schon erwähnt wurde, und die in ihrer unterschiedlichen Form noch auf höherer Stufe zum Ausdruck kommen kann, ist nicht so zu verstehen, daß die Zotten aus einer Zerteilung der Falten entstehen; vielmehr gehen sie durch örtliches Wachstum mesenchymaler Zellen hervor, bei menschlichen Embryonen des 18 mm-Stadiums im Anfang des Dünndarmes beginnend. Von Anfang an sind Blutgefäße an der Neubildung beteiligt. Die Zahl der Zotten nimmt auch nach der Geburt noch zu.

Die Meinungen über einen *Einfluß der Ernährung* auf die Zahl, Form und Größe der Zotten sind geteilt [2]. Die Gestalt und Ausdehnung werden vom Funktionszustand der in ihnen enthaltenen Muskulatur bestimmt.

Allgemein kann gesagt werden, daß bei den meisten Säugern die Zotten im Duodenum am dichtesten stehen, mehr blattförmig gestaltet und oft quer zur Längsachse angeordnet sind; analwärts nehmen sie an Zahl und Größe ab und werden mehr zylindrisch.

Auch beim Menschen sind die Zahl sowie Größe und Form der Zotten in den einzelnen Darmabschnitten unterschiedlich. Ihre Menge ist im Duodenum und Jejunum größer als im Ileum (Duodenum und Jejunum: 22—40 Zotten auf 1 mm²; Ileum: 18—31 Zotten auf 1 mm²) [1]. Im Duodenum befinden sich hohe, quer angeordnete Kämme, die an der Basis zu Leisten verbunden sind (Fusari 1904, Chang 1932). Gegen das obere Jejunum werden die dreieckigen oder blattförmigen Zotten niedriger, hängen nur noch teilweise zusammen, während bereits fingerförmige freistehende Zotten auftreten. Etwa von der Mitte des Ileums an sind die fadenförmigen oder konischen Zotten allein vorhanden, werden gegen die Ileocöcalklappe spärlicher und niedriger. Der Übergang zu dieser regionalen Verteilung vollzieht sich nach Gaetani (1928) im 1. Lebensjahr. Im höheren Alter verlängern sich die Zotten zu zylindrischen Gebilden; sie sind am oberen

---

[1] Patzelt 1936.   [2] Bujard 1909, v. Kokas 1930, 1932.

Ende keulenförmig aufgetrieben, wo allein das funktionell wirksame Gefäßnetz erhalten bleibt. Die Grundlage der Zotten bildet das reticuläre Gewebe der
Schleimhaut. Indem wir weitere Einzelheiten wie das Verhalten der argyrophilen Fasern, der Wanderzellen übergehen, wenden wir uns kurz dem *funktionell bedeutungsvollen Gefäßsystem* zu. Nach Spanner (1932) laufen in den
blatt- und zungenförmigen Zotten des Menschen mehrere Arterien teils axial,
teils an den Kanten bis zur Spitze und verzweigen sich hier; eine Randschlinge
verbindet die Arterien untereinander, und eine arterio-venöse Anastomose geht
unmittelbar in die Vene über (Abb. 43 u. 44); das Capillarnetz der oberen Zotten-
hälfte ist dichter als das der unteren, da oben die stärkste Resorption stattfindet.

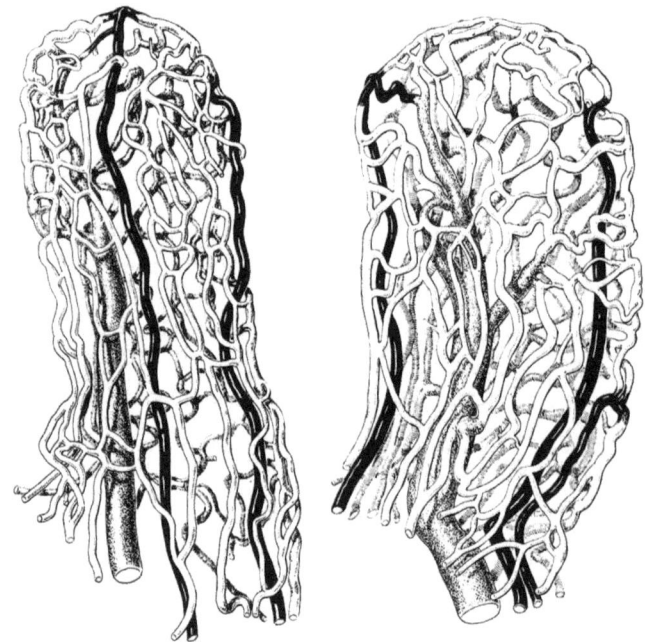

Abb. 43. Gefäßsystem zweier Jejunalzotten. Arterien schraffiert, Venen punktiert. (Aus Spanner 1932.)

Das Capillarnetz des basalen Zottenanteils steht mit den von den Krypten
heraufsteigenden Capillaren in Verbindung. Nach der wechselnden Form der
Zotten in den einzelnen Dünndarmabschnitten, aber auch entsprechend ihrer
Formänderung im Alter und mit der Funktion wechselt die Gestalt des Capillarnetzes. Die arterio-venöse Anastomose ermöglicht eine Ausschaltung des Ca-
pillarkreislaufes. Die abführende Vene liegt meist in der Mitte neben dem Chylusgefäß. Die breiteren Zotten im oberen Dünndarm enthalten 4—5 Arterien und
2—3 Hauptvenen; zwischen den Venen benachbarter Zotten können Verbindungen bestehen. Das Gefäßsystem der Zotten zeigt bei verschiedenen Säugetieren ein wechselndes Verhalten. In der Spitze der Zotten liegt auch der Beginn
des Lymphgefäßsystems mit einem blind geschlossenen Ende. Je nach der
wechselnden Form der Zotten besitzen die Chylusgefäße eine Ausgestaltung
als unverzweigtes Stämmchen oder als Netz. Das Verhalten bei den einzelnen
Säugetieren ist unterschiedlich; der Mensch besitzt meist nur ein zentrales
Chylusgefäß, das sich aber teilen und dann Anastomosen bilden kann. Die
Chylusgefäße benachbarter Zotten vereinen sich über der Muscularis mucosae
zu einem in der Schleimhaut gelegenen Netz; ein zweites Netz liegt in der

Submucosa. — Die Zotten sind reich an marklosen Nervenfasern für die Gefäße und die noch zu erwähnenden Muskelfasern; sie bilden nahe der Oberfläche ein dichtes Geflecht.

Die in die Zotten aufsteigenden glatten Muskelfasern wechseln in ihrer Menge und Anordnung bei verschiedenen Tieren; sie sind bei Fleischfressern am stärksten, bei Pflanzenfressern am geringsten entwickelt. Beim Menschen wechselt ihre Zahl mit der Breite der Zotte; sie ist in den zylindrischen Zotten am geringsten. Die Muskelfasern hängen nur zum Teil mit der Muscularis mucosae zusammen, beginnen zum anderen Teil selbständig zwischen oder an den Krypten. Sie stehen über feine sehnenartige Abzweigungen ihrer Gitterfaserhülle mit dem Fasergerüst der Zotten in Verbindung. Ihre Anordnung läuft etwa dem zentralen

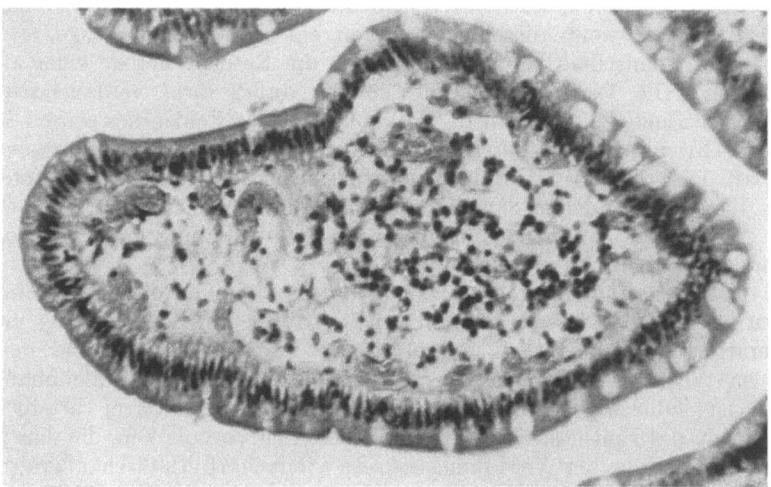

Abb. 44. Querschnitt etwa durch die Mitte einer Jejunalzotte; man beachte das reichlich entwickelte subepitheliale Capillargeflecht. HE. Vergr. 200mal.

Chylusgefäß gleich. Sie sind zusammen mit den Blut- und Lymphgefäßen für die *Funktion* der Zotten wichtig: Es soll hier nicht auf die Fragen des noch mit der Resorption verknüpften unterschiedlichen Stofftransportes in der Zotte im einzelnen eingegangen werden; nur soviel sei festgestellt, daß gelöste Stoffe wie Salze, Kohlenhydrate, Aminosäuren offenbar in das unter dem Epithel ausgebreitete Capillarnetz aufgenommen werden, dagegen werden die in fein emulgiertem oder kolloidalem Zustand vorliegenden Fettstoffe in das zentrale Chylusgefäß geleitet. Die Tätigkeit der Muskelfasern mit rhythmisch aufeinanderfolgender Erektion und Kontraktion der Zotten ist für das Volumen des zentralen Chylusgefäßes und damit für die Aufnahme und den Transport der Stoffe maßgebend. Hierbei bewirkt ihre Kontraktion auch eine Erweiterung der Maschen des Gitterfasergerüstes sowie der dort liegenden Venen und Lymphgefäße zwischen den Krypten, was Röhlich (1934) für die Katze nachgewiesen hat. Das gleiche gilt jedoch auch für die anderen Säugetiere und den Menschen (Patzelt 1936). Außerdem sind an der Streckung der Zotten der wechselnde Blutdruck in den Gefäßen und die Elastizität des Stromas und des Epithels beteiligt. Auch die Kontraktion der äußeren Muskelhaut führt über eine Entspannung der argyrophilen Fasernetze zur Verlängerung der Zotten, Streckung der Arterien in ihnen und Mehrdurchblutung; zugleich muß durch Verengerung der Fasermaschen der Abfluß aus den Venen und Chylusgefäßen gedrosselt werden. Die Zottenmuskulatur erschlafft in diesem Zustand.

Obwohl manche Einzelfrage der Kontraktion und Erektion der Zotten noch ungeklärt und strittig ist, können wir aus unserer Darstellung der funktionellen Struktur wohl das allgemeinere Verständnis für den Vorgang der *rhythmischen Pumpbewegungen* ableiten. — Durch Temperaturänderung, Nahrungsstoffe und Medikamente kann die Zottentätigkeit gesteigert oder herabgesetzt werden.

Durch direkte Inspektion fand FLOREY (1933), daß nicht alle Zottencapillaren gleichzeitig offen sind. Auf Reiz werden sie eröffnet und die zuführende Arterie sowie die abführende Vene erweitert. Die sog. Zottenpumpe wird aufgehoben oder vermindert nach Zerstörung des Meissnerschen Plexus; Parasympathicolytica reduzieren die Resorption von Dextrose und anderen Substanzen, wohl als Folge einer Herbasetzung der Darmbewegungen und der Zottenpumpe (LAJOS 1938).

Die Resorption einer bestimmten Substanz in einer Dünndarmschlinge kann vermehrt werden, wenn dieselbe auch von einer anderen Schlinge resorbiert wird. — Bei Gemischen kann eine Substanz die Resorptionsrate einer anderen beeinflussen. Die Verdauungssekrete können außer ihrer verdauenden auch koadsorptive Funktionen ausüben. So kann z. B. das Fehlen des sauren Magensaftes zu schweren Resorptionsstörungen für Calcium und Eisen führen, weil der Magensaft nötig ist, den intestinalen p_H-Spiegel herbeizuführen, der erforderlich ist, um Eisen- und Calcium-Salze zu dissoziieren. Ähnlich ist es beim Pankreassekret: Mangel daran führt zu ungenügender Fettverdauung und Fettresorption und somit Ausscheidung von Calciumseifen.

Als letztes gestaltbildendes Element der Schleimhautoberfläche sind die *Krypten* ins Auge zu fassen; ihre Entwicklung und ihr Bau sind eng mit der Regeneration des Darmepithels verknüpft. Der ursprüngliche Zustand, der noch bei vielen Wirbellosen angetroffen wird, die kein bleibendes Schleimhautrelief besitzen, ist dadurch gekennzeichnet, daß über den ganzen Darm verteilt in der basalen Zone des Epithels indifferente Epithelzellen vorkommen, die den Ersatz des zur Freisetzung der Verdauungssekrete vielfach rhythmisch abgestoßenen Oberflächenepithels besorgen (z. B. manche Arthropoden).

Das gleiche gilt für die niedrigsten Wirbeltiere (Amphioxus, Myxine). Bei den höheren Wirbeltieren werden eigene, von der Lichtung in die Tiefe abgerückte Epithelkörper gebildet, die die Regeneration übernehmen. Es kann jedoch nicht verschwiegen werden, daß dieses gestaltliche Prinzip gelegentlich auch schon auf früherer stammesgeschichtlicher Stufe verwirklicht wird. So erwähnt PATZELT (1936) gewisse Käfer (z. B. den Rosenkäfer u. a.) und die Feldheuschrecke, bei denen kleine solide, von der Epithelbasis in die Darmwand hineinragende Epithelknospen, aber auch größere sackförmige Einsenkungen als Regenerationsorte angelegt werden.

Wir haben also offenbar ein sehr allgemeines und in den tiefsten Schichten verankertes morphologisches Prinzip zur Lösung der Regenerationsfrage vor uns; die jungen Zellen rücken zum Ersatz für die zugrunde gehenden an die Oberfläche (sticotropismo; RUFINI 1927, DIAS-AMADO 1933).

Zusammenfassend kann festgestellt werden, daß bei den höheren Wirbeltieren — auf niederer stammesgeschichtlicher Stufe als gestaltliches Prinzip zwar schon gelegentlich vorhanden — besondere Regenerationsorte als „Krypten" angelegt werden, die dann auch sekretorische Funktion erlangen und gleichzeitig die Schleimhautoberfläche vergrößern (wichtig bei Dehnung des Darmes). So sind diese Bildungen ein Beispiel dafür, wie sich verschiedene Funktionsschichten auf die ursprüngliche Grundfunktion der Regeneration auflagern, und ein Hinweis darauf, daß die Darmwand als Ganzes sehr wahrscheinlich in ihrem funktionellen Bau ebenfalls eine derartige Schichtung, bzw. Übereinanderlagerung von Funktionen darstellt. Näheres hierüber wird noch zu berichten sein.

Im allgemeinen stellen die Krypten der Säugetiere einfache Schläuche dar, jedoch kommen gelegentlich bei manchen Säugetieren und auch beim Menschen drüsenartige Verzweigungen vor, die wohl durch unvollkommene Spaltung zu erklären sind, die Länge der Krypten wechselt bei den einzelnen Tieren erheblich. Das gilt auch für die Darmabschnitte: So sind sie beim Menschen im Dickdarm wesentlich länger (0,4—0,5 mm) als im Dünndarm (320—450 μ), was als Folge der besonderen Kryptenentwicklung im Colon anzusehen ist, wo die ursprünglich angelegten Zotten zur Vertiefung der Krypten mit herangezogen werden. Im Dickdarm nimmt die Länge der Krypten gegen das Rectum zu. Im höheren Alter können sie an der Flexura sigmoidea sogar die Muscularis mucosae durchbrechen. Über der Mitte von Follikeln fehlen die Krypten dagegen meist völlig, während sie in ihrer Umgebung vermehrt sind. Wo aber an den Follikeln die Muscularis mucosae fehlt, können die dort erweiterten Krypten weit bis in die Submucosa reichen (z. B. im Wurmfortsatz, aber auch in einem Drittel der Fälle im übrigen Colon, LAUCHE 1924). — Die Menge der Krypten wechselt bei verschiedenen Tieren in den einzelnen Darmabschnitten; allgemein sind sie bei Herbivoren reichlicher als bei Carnivoren. Auch die Zellauskleidung ist in den einzelnen Darmabschnitten unterschiedlich: So nimmt vom Magen gegen den Anus die Menge der Becherzellen in ihnen zu, dagegen verschwinden die Panethschen Zellen im Dickdarm. Die Verteilung der Zellen in den Krypten selbst weist regelmäßige Unterschiede auf: Im Dünndarm befinden sich in den Krypten hauptsächlich Saumzellen, die in die anderen Zellformen übergehen können, ihr Stäbchensaum verschmälert sich von der Mündung gegen den Grund, wo sie indifferente Beschaffenheit annehmen; dort findet man die Panethschen Zellen. — Becherzellen sind zwischen die Saumzellen eingestreut, am Grunde fehlen sie meist ganz. Die Regenerationszone befindet sich in der Tiefe der Krypten, beim Menschen jedoch nicht am Grunde selbst. Das blinde Ende der Dünndarmkrypten enthält keine Panethschen Zellen, wenn es an einen Lymphknoten grenzt. — Im Colon nimmt die Zahl der Saumzellen von der Mündung aus sehr schnell ab, wobei sich der Saum verschmälert; die Becherzellen nehmen entsprechend zu und stehen am Grunde am dichtesten. Ihre Differenzierung nimmt jedoch nach der Tiefe ab. Zwischen ihnen liegen indifferente Zellen; auch im Dickdarm vollzieht sich die Regeneration in der Tiefe der Krypten. Die zahlreichsten Mitosen finden sich zwischen dem zweiten und dem untersten Drittel der Krypten. — Die gelben, basalgekörnten Zellen des Dünn- und Dickdarmes, die überall in den Krypten, besonders aber am Grunde vorkommen, sind oben bereits besprochen worden.

Aus dieser zelligen Zusammensetzung der Krypten geht ihre Funktion hervor, die Regeneration und Sekretion umfaßt; außerdem können sie bei Erweiterung des Lumens zu einer Dehnung der Schleimhaut beitragen. An der Sekretion beteiligen sich die Becherzellen, die Panethschen Zellen und die noch nicht differenzierten Zellen der tieferen Kryptenabschnitte.

Die Anordnung der Krypten richtet sich im Dünndarn nach dem Schleimhautrelief; im Colon sind sie in zwei sich rechtwinkelig kreuzenden Liniensystemen angeordnet, die in Spiralwindungen um die Längsachse des Darmes laufen (GOERTTLER 1932, BAECKER 1934).

Das geschilderte Schleimhautrelief mit seinen Sondereinrichtungen wird getragen von einer *Mesenchymschicht*, die ursprünglich einheitlich und ungegliedert ist und sich zwischen Epithel und Muskulatur ausbreitet. Bereits bei den Fischen sehen wir eine Gliederung durch Differenzierung der inneren Zone in lymphoreticuläres Gewebe und der äußeren Zone zur Submucosa. Bei ihnen findet sich auch die erste Anlage einer Muscularis mucosae. Das reticuläre Gewebe bildet bei Amphibien, Reptilien und Säugetieren in fortschreitender Ausbildung die Grundlage der Propria mucosae (PATZELT 1936) und enthält in zunehmender

Menge Wanderzellen. Es besteht aus typischen Reticulumzellen mit der ausgesprochenen Fähigkeit zur Phagocytose. Sie speichern parenteral zugeführte
Vitalfarbstoffe, die zunächst in dem Darm ausgeschieden und dann wieder
resorbiert werden. Wesentlich ist, daß die Resorption des Farbstoffes am stärksten auf der Höhe der Verdauung und in den Zottenspitzen stattfindet; dort
bilden die Reticulumzellen fast allein das Gerüst, während tiefer in den Zotten
und zwischen den Krypten zunehmend argyrophile Fasern hinzutreten. Die
diffus in den Lücken des Reticulums liegenden Wanderzellen (Lymphocyten,
Plasmazellen, Mastzellen, polymorphkernige Leukocyten verschiedener Art)
wandern teilweise durch das Epithel in das Darmlumen, teilweise in die Lymphbahnen. Die Zahl der auswandernden Lymphocyten nimmt an den Stellen
beträchtlich ab, wo keine Verdauung mehr stattfindet, d. h. im untersten Ileum,
ferner im Endabschnitt des Colons, wo die Kotballen gebildet werden. Unter
den auswandernden Zellen stehen die Lymphocyten an erster Stelle. Während
des Fastens trifft man im Epithel zahlreiche, während der Verdauung spärliche
Wanderzellen. Auch die Art der Ernährung hat auf die Menge der hindurchtretenden Zellen Einfluß (Näheres s. bei Patzelt 1936).

Die Wanderzellen der Schleimhaut und ihre Auswanderung durch das Epithel können nur aus dem Gesamtaufbau der Propria mucosae verstanden werden,
da das weitere durch die Sondereinrichtungen der *Follikel und Peyerschen Platten*
gekennzeichnet ist.

Ebenso wie die gesamte Darmschleimhaut zeigen die *Follikel* in der Tierreihe
eine fortschreitende Differenzierung; im Darm der Fische finden sich schon
diffuse Infiltrationen und hierauf Anhäufungen von Lymphocyten. Auch in
der Darmschleimhaut von Amphibien kommen größere follikelartige Ansammlungen von Lymphocyten vor; das gleiche gilt für Reptilien, wo zum Teil bereits
sog. Keimzentren in den Follikeln auftreten. Im Darm der Vögel finden sich
neben einzeln liegenden Follikeln auch größere Ansammlungen nach Art der
Peyerschen Platten.

Im menschlichen Darm schwankt die Anzahl der Solitärfollikel außerordentlich, vor allem abhängig vom Ernährungszustand. Auf die Flächeneinheit bezogen kommen beim Säugling wesentlich mehr Follikel vor als beim Erwachsenen. Nach Hellman (1921) befinden sich im Dünndarm gesunder Individuen
von 3—13 Jahren etwa 15000 Follikel, im Dickdarm 7—21000. Bei der Geburt
sind sie erst in mäßiger Menge vorhanden, noch nicht scharf abgegrenzt und im
Colon reichlicher als in den unteren Teilen des Dünndarmes. Beim Erwachsenen
ist ihre Zahl im Duodenum reichlich, wird im anschließenden Jejunum geringer,
nimmt dann ebenso wie ihre Größe bis zur Ileocöcalklappe wieder zu. Im Colon
ascendens ist ihre Zahl am größten, sie nimmt dann zusammen mit der Größe
rectalwärts ab (Hellmann 1921, 1930). Sogenannte Keimzentren entstehen
erst in den ersten Monaten nach der Geburt. Sie liegen in der Propria mucosae,
können sich aber in die Submucosa vorwölben, wobei die Muscularis mucosae
stark ausgebuchtet sein kann.

Zu den *Peyerschen Platten* werden nach Hellmann (1921, 1930) beim Menschen
alle Ansammlungen von mehr als 5 Follikeln gerechnet. Das Schleimhautrelief
ist über den Peyerschen Platten stark abgewandelt: Von der Oberfläche aus
sind runde Vertiefungen sichtbar, die am Boden kleine Vorwölbungen (Follikel)
zeigen. Am Boden der Vertiefungen befinden sich keine Zotten; die dort liegenden Follikel sind von je 6—10 Krypten umgeben. Zwischen den Vertiefungen
sind Zottenreihen angeordnet. Die Follikel befinden sich in der Mucosa und
Submucosa; daher fehlt die Muscularis mucosae streckenweise ganz. Die Follikel — sowohl die einzeln liegenden als auch die konfluierten — sind an den

Seiten und am Grund von einem Netz von Lymphgefäßen umgeben, die jedoch nicht in sie eindringen. Die Follikel werden von einem dichten Blutgefäßnetz umgeben, von dem die Gefäße in das Innere des lymphatischen Gewebes eindringen.

Die funktionelle Zusammengehörigkeit von Oberflächenepithel und lymphoreticulärem Gewebe geht aus den strukturellen Beziehungen beider hervor: Die im lymphatischen Geweben neugebildeten Lymphocyten wandern zum großen Teil in das Epithel und durch das Epithel (zum Teil gelangen sie auch in die Lymphgefäße der Schleimhaut); es kann analog den tonsillären Organen bei manchen Tieren zu einer Retikulierung des Epithels kommen (z. B. im Blinddarm des Kaninchens), so daß die beiden Gewebe nicht mehr scharf zu trennen sind. Wir dürfen wohl allgemein darin die Verbindung zweier Funktionsschichten: des resorbierenden Schleimhautorgans und eines örtlichen Abwehrgewebes erblicken.

Mit dieser Doppelfunktion, die die Stellung des Verdauungsschlauches als sezernierendes und resorbierendes, zugleich aber notwendigerweise abwehrendes Außenweltorgan bedingt, ist das *Blut- und Lymphgefäßsystem* auf das engste verknüpft:

Auf primitivster Stufe besitzt der Darm selbst — wie bereits erwähnt — durch Ausbildung mannigfaltiger Verzweigungen die Funktion eines Verteilers der Stoffe, stellvertretend für ein eigentliches Blutgefäßsystem. Bei den höheren Würmern, deren Darm gestreckt verläuft, durchsetzt ein Netz lacunärer Hohlräume das Bindegewebe; die Hohlräume besitzen keine eigene Wand, gehen aber in die größeren zu- und abführenden Blutgefäße über. Eine Ausbreitung der Lymphe wird bei den Würmern durch die Cölomhöhle ermöglicht. Bei den höheren Würmern und Arthropoden kommen zusammenhängende Spalten in den Geweben hinzu, die sich dann zu einem eigenen Lymphgefäßsystem bei Cephalopoden und Echinodermen entwickeln. Das Blutgefäßsystem im Darm der Fische entspricht in seiner Anordnung den Verhältnissen bei den höchsten Wirbeltieren: Die Arterien durchdringen, begleitet von zwei anastomosierenden Lymphgefäßen, die Darmwand, geben in den einzelnen Schichten Äste ab; sodann laufen sie im Schleimhautbindegewebe parallel zur Oberfläche um den Darm, wobei sie ein anastomosierendes Netz bilden; von hier steigen Äste in die Schleimhautorgane empor, und die Krypten werden ebenfalls von einem Netz umgeben. Die Venen sammeln sich in einem Schleimhautnetz und begleiten sodann die Arterien. Interessant ist, daß bei den Amphibien insofern eine Weiterentwicklung des Lymphgefäßsystems nachzuweisen ist, als es sich in seiner Ausgestaltung der örtlich wechselnden Form und damit der Funktion des Oberflächenreliefs anpaßt (WEINER 1932). Bei den Reptilien, die eine Submucosa besitzen, liegt das Netz der Blut- und Lymphgefäße in dieser Schicht. Da bei den Vögeln eine Submucosa fehlt, verzweigen sich die größeren Blutgefäße bereits unter dem Peritoneum und in der Ringmuskelschicht.

Bei den Säugetieren verläuft ein Gefäßpaar vom Mesenterialansatz unter der Serosa ringförmig um den Darm zur Versorgung der Muscularis, gering auch des Submucosa, ein zweites Gefäßpaar durchbricht am Mesenterialansatz die Darmwand und bildet ein Geflecht in der Submucosa, von wo die Gefäße zur Versorgung der Schleimhaut aufsteigen; dort bilden sie ein flächenhaftes enges Netz, das sich in die Gefäße der Zotten und Krypten fortsetzt. Diese besitzen einen voneinander unabhängigen Blutstrom; das verbindende Netz liegt in der Submucosa. Bei Carnivoren (Hund, Katze) und Ungulaten (Pferd, Schwein) bestehen in der Submucosa ausgedehnte arterio-venöse Anastomosen, deren venöser Anteil zum Teil stark erweiterungsfähig ist und daher als Blutspeicher fungieren kann (SPANNER 1931/32). Dadurch kann nach dem Funktionszustand (Verdauung, Hunger) das Blut durch das Capillargebiet der Schleimhaut geleitet oder unter Umgehung der Mucosa in die erweiterungsfähigen Venennester abfließen. Andere Tiere besitzen arterio-venöse Anastomosen im Blutkreislauf der Schleimhaut.

Als *wesentlicher Gesichtspunkt* ergibt sich, daß verschiedene Stufen der Blut- und auch Lymphgefäßbildung im Darm existieren, die dadurch gegeben sind, daß zunächst überhaupt selbständige, mit eigener Wand versehene Gefäße auftreten, daß dann eine Gliederung entsprechend den Schichten der Darmwand auftritt und endlich das Blut- und Lymphsystem maßgebend an der Oberflächengestaltung der Schleimhaut beteiligt ist.

Über die Nerven des Darmes existiert eine neuere zusammenfassende Arbeit von Ph. Stöhr jr. (1952), in welcher der unterschiedliche Aufbau der bekannten Geflechte in den verschiedenen Schichten der Darmwand und ihre Verknüpfung im einzelnen geschildert werden. Hervorhebenswert erscheint uns die Tatsache, daß im Auerbachschen Plexus Unterschiede zwischen den einzelnen Darmabschnitten bestehen, die sich auf die äußere Form des Nervennetzes sowie Anzahl und Größe der Ganglienzellen beziehen (Schabadasch 1930). Die Nervenmasse ist bei Neugeborenen im Duodenum am dichtesten und nimmt nach caudal ab.

Wir haben bereits oben auf einige wesentliche *Strukturunterschiede zwischen den einzelnen Abschnitten des Darmes* hingewiesen, die mit seiner im Laufe der Stammesgeschichte auftretenden Arbeitsteilung und Gliederung zusammenhängen, halten es aber zur Vorbereitung eines allgemeinen Verständnisses seiner Erkrankungsfähigkeit für notwendig, auf einzelne besonders ausgezeichnete Abschnitte noch näher einzugehen.

Zunächst ist der als Duodenum bezeichnete Anfangsteil des Mitteldarmes durch einige Sonderstrukturen ausgezeichnet: die Brunnerschen Drüsen und die Mündungsgebiete der Gänge aus den großen Verdauungsdrüsen Leber und Pankreas.

Die tubulo-alveolären mucoiden, in der Mucosa, vor allem aber in der Submucosa gelegenen Glandulae duodenales treten als selbständige Drüsen erst bei den Säugetieren auf. Vorläufer finden sich schon bei niederen Wirbeltieren, indem die letzten Pylorusdrüsen den Sphincter überschreiten. Der ursprüngliche Zustand ist auch bei den Säugetieren der einer geringen Ausbildung der Duodenaldrüsen; ihre Menge und ihr Ausbreitungsgebiet im Duodenum wechseln bei den verschiedenen Tieren beträchtlich (Näheres s. bei Patzelt 1936). Auch die Unterschiede zwischen Pylorus- und Duodenaldrüsen wechseln bei den einzelnen Tieren; sicher ist, daß beide Drüsenarten sich sehr nahe stehen, und die Entstehung der Brunnerschen Drüsen ist phylogenetisch wohl so zu verstehen, daß sich die Darmschleimhaut in diesem Bereich so umgebildet hat, daß sie jener des Pylorus ähnlich wurde.

Beim Menschen fällt ihr Ausbreitungsgebiet fast genau mit dem Duodenum zusammen, jedoch nimmt ihre Größe und ihre Anzahl nach caudal im Zwölffingerdarm ab. Verhältnismäßig reichlich sind sie an der Papilla Vateri; am zahlreichsten sind sie im oberen Teil der Pars descendens; hier ist ihre Zahl an der Vorderwand größer als an der Hinterwand und an der Seite des Pankreas am geringsten (Brites 1927); unterhalb der Gallengangmündung nehmen sie stark ab.

Als Bedingungen für die Ausbildung der Duodenaldrüsen werden die Art der Nahrung, die verschiedene Differenzierung des Magens und der Grad der Verdauung der ins Duodenum gelangenden Nährstoffe ins Auge gefaßt.

Im Anfangsteil des Duodenums existieren meist noch keine Kerkringschen Falten. Entweder ist dieser Abschnitt faltenlos, oder es sind nur unregelmäßige Falten mit Nischenbildungen vorhanden. Dieser Zustand wird auf die Unterbrechung der Muscularis mucosae durch die Brunnerschen Drüsen bezogen.

Wesentlich für die allgemeine Pathologie nicht nur dieses Darmabschnittes, sondern auch der extrahepatischen Gallenwege und des Pankreas sind die Strukturverhältnisse an den *Mündungen der Gänge* aus den beiden großen Verdauungsdrüsen. Beim Menschen wechseln die Mündungsverhältnisse der Gänge bekanntlich stark: Die Unterschiede betreffen die mehr oder minder weitgehende Erhaltung der Papilla minor, die Art der Vereinigung des Ductus pancreaticus major mit dem Ductus choledochus und die Ausbildung der Papilla major Vateri.

Der Ductus pancreaticus minor — ursprünglich in gleicher Größe wie der Ductus pancreaticus major angelegt — mündet im Embryonalzustand trichterförmig in das Darmlumen. Durch stärkeres Wachstum des Endstückes entsteht die Papilla duodeni minor. Am Ende des mit hochprismatischem, schleimbildendem Epithel ausgekleideten Ganges entstehen durch seitliche Aussprossungen Pankreasläppchen; sie werden später zum Teil zurückgebildet (FEYRTER 1931), teilweise bleiben sie erhalten und münden in den Hauptgang oder gesondert in den Darm. Die Mündung des Ductus pancreaticus accessorius ist gewöhnlich sehr klein, bisweilen kann sie ganz fehlen. Die Papilla minor bleibt aber mit den in ihr enthaltenen Drüsen als selbständig sezernierendes Gebilde erhalten.

Die wechselnde Art der Vereinigung des Ductus pancreaticus major *Wirsungi* mit dem Ductus choledochus ist allgemein bekannt und soll hier nicht nochmals dargestellt werden. Sie wird bei Besprechung der allgemeinen Pathologie der Bauchspeicheldrüse noch ins Auge zu fassen sein. Dagegen müssen wir kurz die Umgestaltung der Darmwand an der Papilla Vateri betrachten. Das Mündungsgebiet tritt auf der Schleimhaut als Plica longitudinalis hervor, aus dem proximalen Corpus plicae und dem distalen Frenulum bestehend. Beide Teile können fehlen, dann tritt die einfachste Form der „Papilla" duodeni als Öffnung ohne Erhebung in Erscheinung. Häufiger ist eine warzenartige oder wulstartige Gestalt. Die Länge und Form der Plica hängt von der Ausdehnung des in der Submucosa und Mucosa verlaufenden Gangstückes ab. Der Mündungsabschnitt der Gänge besitzt fast stets eine trichterförmige Gestalt mit der Basis gegen die Serosa. Das Verhalten der Schleimhaut auf der Höhe der Papille in der Umgebung der Mündung wechselt: Teils verschwinden Zotten, Krypten und Duodenaldrüsen vollständig, teils bleiben sie in mehr oder minder umfänglichen Resten erhalten (CERTARI und TANTINI 1933, PATZELT 1936). Das „Diverticulum duodenale", wie das gemeinsame Endstück der beiden großen Gänge genannt wird, enthält Falten und Leisten, die bogenförmig oder winklig verlaufen. Im übrigen ist es mit mucoidem Epithel ausgekleidet, enthält Becherzellen, gelegentlich Panethsche Zellen und basalgekörnte gelbe Zellen; rudimentäre Drüsen (mit Weiterbildung zu duodenaldrüsenähnlichen Formen) kommen vor — selten Pankreasgewebe. In der Submucosa, in Begleitung des Ductus Wirsungi, werden meist Pankreasläppchen beobachtet. Die Bauchspeicheldrüse berührt im ersten Lebensjahr die Längsmuskelschicht des Duodenums, die eine breite Lücke läßt. Im Erwachsenenalter durchdringen sich Längsmuskulatur und Pankreasgewebe, was naturgemäß eine erhebliche Zunahme der Wandfestigkeit bedeutet. Der wesentliche funktionelle Strukturbestandteil der Papilla duodeni ist der als Musculus sphincter Oddi bezeichnete Muskelapparat: Von der zirkulären Darmmuskulatur zweigen an der Durchtrittsstelle Muskelfasern ab, die den Gang in Schleifen umziehen; die Längsmuskulatur wird in Bündel aufgelöst. Die Muskelzüge umgreifen und begleiten den Gang von der Papillenbasis bis zur Spitze, wobei der stärkste Anteil an der Papillenbasis liegt. Die etwas tiefer liegenden längs verlaufenden Muskelzüge haben die Funktion eines Dilatator papillae. Eine Kontraktion der Ringmuskulatur des Duodenums bewirkt gleichzeitig einen Verschluß des Ausführungsganges an der Papillenbasis. In der Umgebung der Papille befinden sich schwellfähige Venenpolster.

Als zweiter Darmabschnitt mit besonderen Einrichtungen ist der *Übergang von dem Mittel- in den Enddarm* ins Auge zu fassen. Auf niederer stammesgeschichtlicher Stufe, z. B. bei Amphioxus, verschiedenen Fischen, fehlt eine scharfe Grenze zwischen beiden Darmabschnitten. Das ist auch noch bei manchen tiefer stehenden Säugetieren der Fall (Igel, Spitzmäuse, manche Fledermäuse). Die Abgrenzung vollzieht sich mit aufsteigender Tierreihe in zunehmendem Maße. Die Form der Mündung wechselt bei den einzelnen Tieren mit der Stellung der beiden Darmabschnitte zueinander (WEBER 1927). Bei den ortho-

graden Affen und beim Menschen nimmt der bei anderen Tieren vorhandene
Ringwulst am Ileumende infolge phylogenetischer Regression die Gestalt der
Valvula ileocoecalis an, deren „Lippen ihre Entstehung der Invagination des
verdünnten terminalen Ileumabschnittes verdanken und sich vorn und hinten
zu je einer Plica semilunaris vereinigen" (Patzelt 1936). Die beiden horizontalen
Falten laufen nach vorn und hinten je in eine gemeinsame Falte aus, Frenulum
anterius und posterius, Falten, die nicht nur die Schleimhaut, sondern die gesamte Darmwand umfassen (W. H. Schultze 1926) und einen aktiv funktionierenden Muskel enthalten. Die Überreste des beim Menschen und den orthograden Affen in Regression befindlichen kräftigen Sphincter ileocoecalis dienen
nur noch zum Einstellen der Klappen. Im übrigen wird ein Teil der Längsmuskelfasern des Ileums mit den Ringmuskeln des Coecums verflochten, wodurch
das invaginierte Ileum fixiert wird, ein anderer Teil wird in die Duplikatur einbezogen und geht mit allen weiter innen gelegenen Schichten in die Klappe
über. Hierbei erstreckt sich die Ringmuskulatur in Form von zwei getrennten
Schichten bis in die Nähe des Klappenrandes und nimmt am Ende an Umfang
zu. Von den Muskelfasern ausgehende bindegewebige Fasern, die zum Rand
der Tunica propria ziehen, stellen eine feste Verbindung zwischen diesen beiden
Strukturen her. Das Bindegewebe der Submucosa ist auf der Dickdarmseite
wesentlich lockerer und reicher an Fettzellen als auf der Dünndarmseite. Der
Übergang der Dünndarm- in die Dickdarmschleimhaut erfolgt allmählich an
der Innenseite der Klappe: Die Zotten werden niedriger, bilden kammartige
Leisten, dann ein Balkenwerk mit trichterförmigen Lücken; in diese öffnen sich
je 2—3 Krypten, die bereits der Panethschen Zellen entbehren. Das Gefäßnetz
wird in entsprechender Weise umgestaltet, wie aus den Abbildungen von Berres
(1837) hervorgeht. — Insgesamt zeigt die Valvula ileocoecalis des Menschen
ein sehr variables Verhalten, was auf ihr geringes phylogenetisches Alter
schließen läßt.

Die funktionelle Bedeutung der Klappe besteht darin, den Rückfluß des
Dickdarminhaltes zu verhindern, was nach Hammer (1927) mehr oder weniger
vollständig erfolgen kann. Nach diesem Autor besteht bei 70% der gesunden
Menschen eine mechanische Insuffizienz. Im Zusammenhang mit der Funktion
der Klappe erscheint die Tatsache wesentlich, daß im deutlich erweiterten Ende
des Ileums beim Menschen (nicht beim Affen) die Längs- und Ringmuskulatur
verstärkt ist. Dieser „neu entstandene Tractus sphincteroides" reguliert den
Eintritt des Ileuminhaltes in das Colon. Über die Einzelheiten der Klappen-
funktion (rein mechanischer Verschluß durch Füllung des Coecums oder aktive
Muskelkontraktion) herrschen verschiedene Meinungen (Patzelt 1936).

Im unmittelbaren Anschluß an den Übergang des Mittel- in den Enddarm
ist jetzt das besondere strukturelle Verhalten des Blinddarmes und des Wurmfortsatzes — soweit es die Grundlage einer allgemeinen Pathologie dieser Gewebsorte bildet — zu betrachten: Der Anfangsteil des Enddarmes zeigt in der Tierreihe ein noch wechselhafteres Verhalten als der Übergang des Ileums in das Colon.
Wir sehen primitive Zustände, in denen (z. B. Amphioxus, aber auch manche
höhere Wirbeltiere) überhaupt kein Unterschied gegenüber dem übrigen Enddarm besteht, andererseits hochentwickelte, funktionell wirksame Sonderstrukturen mit zum Teil weitgehender Verselbständigung dieses Darmabschnittes.

Hier ist vom phylogenetischen Standpunkt zuerst der merkwürdigen fingerförmig gestalteten Cöcal- oder Rectaldrüse der Selachier zu gedenken, die dem Blinddarm der höheren
Tiere homolog ist; so werden sackförmige Ausbuchtungen am Beginn des Enddarmes bei
manchen Teleostiern auf den Ausführungsgang der Cöcaldrüse zurückgeführt. Den meisten
Knochenfischen jedoch fehlt ein Coecum. Bei einigen Amphibien finden sich ähnliche kleine

Ausbuchtungen. Die Verhältnisse bei Reptilien werden von PATZELT (1936) als wechselnd angegeben: Teils fehlt ein Coecum gänzlich (viele Schlangen), teils finden sich kleinere oder größere Ausbuchtungen an der dorsalen Wand des Dickdarmes. Auf die besondere funktionelle Bedeutung weist die Tatsache hin, daß das Coecum bei pflanzenfressenden Eidechsen stärker entwickelt ist als bei fleischfressenden (BIEDERMANN 1911). Besonders interessante Umgestaltungen erfährt der Anfangsteil des Enddarmes bei den Vögeln, auf deren Einzelheiten hier nicht eingegangen werden kann. Die meisten besitzen zwei Coeca; unpaare Organe werden auf teilweise Reduktion der ursprünglichen doppelten Anlage zurückgeführt (CLARA 1925). Sie zeigen nach dem Verhalten ihres Epithels Verdauungsfunktion und Resorption. Hinzu kommt jedoch bei manchen Vögeln ein *Funktionswechsel* der Coeca, indem die ganze Wand zu einem lymphoreticulären Organ umgestaltet wird mit reichlicher Bildung von Lymphocyten.

Bei den Säugetieren wechselt die Ausbildung des Coecums in weiten Bereichen: von vollständigem Fehlen (z. B. einige Marsupialier, Insectivoren u. a.) bis zur Entwicklung starkentwickelter Organe (viele Nagetiere, z. B. Kaninchen). Die Primaten besitzen alle einen Blinddarm; er war ursprünglich länger, wurde durch Reduktion in ein enges Endstück und in ein weites Anfangsstück gegliedert. Wesentlich erscheint, daß bei den Anthropoiden eine zunehmende schärfere Absetzung des Wurmfortsatzes erfolgt und er gleichzeitig zu einem lymphoreticulären Organ umgewandelt wird. Er ähnelt infolge seiner relativ großen Länge und Breite sowie seiner trichterförmigen Gestalt dem Wurmfortsatz menschlicher Embryonen und Neugeborenen.

In der außerordentlichen Mannigfaltigkeit der Säugercoeca kommt einmal die unterschiedliche Ernährungsart zum Ausdruck — Pflanzenfresser besitzen größere Coeca als Fleischfresser — zum andern scheint das Coecum in einem Kompensationsverhältnis zum übrigen Dickdarm (OPPEL 1897) und zum Magen zu stehen. Bei Tieren mit großem kompliziertem Magen bleibt das Coecum — allerdings nicht in allen Fällen — in der Entwicklung zurück. Es besitzt zweifellos wichtige Funktionen bei der Verdauung der Cellulose; außerdem findet neben einer mäßigen Sekretion eine erhebliche Resorption im Coecum statt (PATZELT 1936).

Unterschiedlich sind die Auffassungen über die phylogenetische Bedeutung des Wurmfortsatzes. Auf der einen Seite wird er auf Grund der oben skizzierten stammesgeschichtlichen Befunde als ein in Rückbildung begriffener Teil des Coecums aufgefaßt, wofür auch sein Mangel an Tänien und die Variabilität seiner Ausbildung herangezogen werden; auf der anderen Seite wird er auf Grund des reichlichen lymphoreticulären Gewebes als ein besonders ausgebildeter Teil des Darmes gedeutet, entstanden durch einen *Funktionswechsel*, wie aus dem oben geschilderten Verhalten der Coeca bei den *Vögeln* hervorgeht (lymphoreticuläres Organ mit Bildung von Lymphocyten). Nach meiner Meinung widersprechen die beiden Auffassungen einander nicht: Wir können sie beide als zutreffend anerkennen, wenn wir den Wurmfortsatz unter die *tonsillären* Organe einreihen, die in der Tierreihe an verschiedenen Stellen des Verdauungsorganes ausgebildet werden. Diese primäre Sonderstellung des Wurmfortsatzes als tonsilläres Organ geht auch aus dem Verhalten bei der Ontogenese hervor: Die Krypten werden in diesem Darmabschnitt auffällig verlängert, reichen fast bis zur Muscularis propria, werden in der 15. Woche stark erweitert angetroffen und gewinnen als derartig vergrößerte Gebilde Beziehungen zur Entstehung des lymphatischen Gewebes; dieses läßt begrenzte Follikel erst nach dem 8. Monat erkennen, ist auch bei dem Neugeborenen noch relativ spärlich und entwickelt erst nach dem 2. Lebensmonat Reaktionszentren in den zahlreicher werdenden Follikeln. Sein endgültiges Aussehen erhält der Wurmfortsatz erst im späteren Kindesalter. Die Dimensionen der Appendix wechseln mit dem Lebensalter, d. h. vor allem in Abhängigkeit von der Entwicklung des lymphoreticulären Gewebes, außerdem hängen sie nach COFFARI (1931) von den Konstitutionstypen ab. Auch Unterschiede der Rassen sind zu bemerken; so ist z. B. bei Negern die Appendix durchschnittlich länger, besitzt an der Basis die Form eines Kegelstumpfes, ähnelt also anthropoiden oder embryonalen Wurmfortsätzen. Dadurch wird seine Durchgängigkeit natürlich verbessert. Der Ort und die Form des Abganges der

Appendix vom Coecum wechselt[1]. In einer geringen Zahl von Fällen existiert am Eingang der Appendix eine klappenartige Falte, die nach Walcker (1932) durch mechanischen Verschluß den Übertritt von Dickdarminhalt verhindert; möglicherweise spielt sie aber auch bei der Entstehung von Entzündungen durch Behinderung des mechanischen Austausches eine Rolle.

Der Wandaufbau des Wurmfortsatzes gleicht beim Menschen im wesentlichen dem des Dickdarmes; die Grenze zwischen Submucosa und Mucosa propria ist nicht so scharf wie im übrigen Darm, da die innersten Muskelbündel sich gegen die Submucosa aufsplittern, teilweise schräg in dieselbe eindringen; sie können mit der Muscularis mucosae anastomosieren; besonders zahlreich sind sie in der Nachbarschaft der Arterien und der Nerven des Meißnerschen Plexus. Diese Lagebeziehungen sind für das Verständnis gewisser hyperplastischer Vorgänge, die sich unter entzündlichen Bedingungen sowohl an den Nerven als auch an den Muskelelementen abspielen, wesentlich. Die Krypten der Schleimhaut enthalten Panethsche Zellen und reichlich gelbe Zellen. Wesentlich ist die Tatsache, daß die Krypten im 5.—6. Monat nach der Geburt erst ihre volle Ausbildung erreichen, sich bis etwa zum 20. Lebensjahr vermehren und im höheren Alter erheblich vermindern. Nagoya (1913): im 16. Lebensjahr in einem Querschnitt 159, im 72. Lebensjahr 20 Krypten. In der Mitte des Wurmfortsatzes sind die Krypten etwas reichlicher als am Ende. Auch Zahl und Größe der Follikel steigen bis zum 2. und 3. Dezenium, worauf ihre Rückbildung erfolgt. Nach dem 40. Lebensjahr sind sie schmal, streifenförmig (Patzelt 1936). Von Zahl und Größe der Follikel ist auch die Form des Appendixlumens abhängig: Es ist zuerst rundlich, wird dann, sobald die Follikel einzeln stärker vorspringen, zackig, bei ihrer weiteren Vermehrung wird es spaltförmig und nach ihrer Rückbildung wieder rundlich. Nach Nagoya (1913) ist die Zahl der Follikel am Ende der Appendix größer als am Anfangsteil und in der Mitte, was für die Lokalisation von Entzündungen bedeutungsvoll ist.

Die Beweglichkeit des Wurmfortsatzes unterscheidet sich von der des übrigen Darmes; so sind regelmäßige peristaltische Bewegungen nicht zu beobachten, obwohl durch verschiedene Reize Krümmungen und Bewegungen hervorzurufen sind (Rössle 1927), die eine Ausstoßung des Inhaltes bewirken. Eine langsame Verengerung der gesamten Lichtung ist möglich (Ragnotti 1931). Darauf beruht die Häufigkeit der Mekonio- und Koprostase mit ihrer Begünstigung entzündlicher Schleimhauterkrankungen.

Zum Schluß unserer morphologischen Betrachtung haben wir das Verhalten des *Darmendes und des Anus* kurz ins Auge zu fassen: Zunächst sind in der Struktur des menschlichen Darmendes gewisse motorische Einrichtungen vorhanden, einmal zwei Tänien, von denen die vordere den vereinigten beiden freien Tänien, die hintere der Taenia mesocolica entspricht; durch sie werden an den Seitenflächen Einschnürungen erzeugt, die im Innern Vorragungen bilden. In der caudalen Hälfte des Mastdarmes verschwinden die Tänien. Zum andern ist hier die Tatsache anzumerken, daß die Ringmuskulatur nach distal an Stärke zunimmt, daß sich schließlich die Bündel als Plicae transversales faltenartig vordrängen. Die größte von ihnen ist als Kohlrauschsche Falte bekannt. Gleichzeitig ist in den Plicae transversae die Submucosa verdickt. Die sich verstärkende Ringmuskulatur bildet schließlich 2 cm oberhalb der äußeren Analöffnung den Musculus sphincter ani internus. Zu diesem motorisch tätigen System gehören auch die in der Submucosa des Rectums vermehrt auftretenden und vorwiegend längs verlaufenden elastischen Fasern. Die Krypten nehmen noch im

---

[1] Jacobshagen 1922, Lovisatti 1931 u. a.

Verlauf des Rectums an Zahl und Tiefe zu. — Das Rectum besitzt bereits bei der Geburt bei gleichem Kontraktionszustand einen größeren Querschnitt und eine größere Wanddicke als das höher gelegene Colon; das bedingt funktionell eine besonders große Dehnungsfähigkeit für ein Organ, in dem Darminhaltmassen vorübergehend gestapelt werden können. Wir sehen also einen Darmabschnitt mit überwiegend mechanisch-motorischer Funktion vor uns.

Eine besonders reiche Gliederung, die dieser Funktion dient, zeigt die sich anschließende Pars analis recti. Sie beginnt an der Linea anorectalis, wo das prismatische Mastdarmepithel endet und unverhorntes mehrschichtiges Pflasterepithel beginnt. In der Entwicklung reicht das Mastdarmepithel tiefer, wird aber vor und auch nach der Geburt aufsteigend zum Pflasterepithel umgebaut. Im obersten Abschnitt der Pars analis recti finden sich die 5—10 längs verlaufenden Columnae rectales, die durch ein Netz dünnwandiger Bluträume gebildet werden, welche mit den Hämorrhoidalvenen in Verbindung stehen. Sie unterstützen den Verschluß des Afters bei Kontraktion des Sphincter internus. Das Blut wird einem engmaschigen, unter dem Oberflächenepithel gelegenen Capillarnetz zugeführt. Die Gefäßnetze liegen in dichtem Bindegewebe, das reich ist an elastischen Fasern und glatten Muskelbündeln. Sie entwickeln sich im 7.—10. Monat nach der Geburt, wenn der Stuhl zurückgehalten wird. — Die zwischen den längsgestellten Schwellkörpern in ihrem distalen Bereich quer verlaufenden Valvulae semilunares bedingen die Entstehung der Sinus rectales, die mit ein- oder mehrschichtigem, prismatischem Epithel ausgekleidet sind. Die sichere genaue Abgrenzung des ento- und ektodermalen Gebietes ist nach Schwund der Kloakenmembran nicht mehr möglich; sie liegt jedenfalls im Bereich der Region der Sinus rectales (Linea sinuosa analis) [1]. Die außen anschließende, etwa 1 cm breite, über dem Sphincter ani internus liegende Zona intermedia gehört bereits zum Ektoderm. Hier liegen im Bindegewebe Talgdrüsen. Der Abschluß wird durch die stark verhornte, pigmentierte, mit großen Talgdrüsen, Haaren und circumanalen, in Haare mündenden ek- und apokrinen Schweißdrüsen ausgestaltete Zona cutanea gebildet.

Die Muskulatur der äußeren Körperwand tritt als Musculus levator und sphincter ani mit dem Darmrohr in unmittelbare Verbindung

Die Gesamtkonstruktion und ihre Einzelheiten sind am Darmende leicht als Ausdruck der Anpassung an die besondere mechanische und motorische Leistung zu verstehen: Abschließung, Stapelung und Austreibung. Diesem funktionellen Prinzip überlagert sich die Tatsache des Überganges in die äußere Körperbedeckung, die zonenweise erfolgt. Es bleibt jedoch noch zu erwähnen, daß auch beim Menschen außer diesen Strukturen noch den Proktodealdrüsen der Säugetiere homologe Bildungen in der Pars columnaris vorkommen. Dort münden auf den Falten und in den Sinus epitheliale, meist verzweigte Gänge, die von konzentrisch angeordneten Bindegewebslagen mit reichlich elastischen Fasern umgeben sind; das Bindegewebe enthält reichlich Lymphocyten und zum Teil auch Leukocyten, die das Epithel der Gänge durchwandern. Dieses ist mehrschichtiges Plattenepithel oder prismatisches Epithel, dessen oberste Zellage Schleim absondert. Es kann in der Tiefe zur Bildung von Drüsenalveolen kommen. Die Ausdehnung der Gänge ist wechselnd, zum Teil enden sie in der Submucosa, zum Teil dringen sie bis durch den Musculus sphincter internus und bis in die glatte Muskellage vor. Die blinden Enden zeigen einschichtiges prismatisches Epithel, sehr selten enthalten sie Schleimzellen. — Wir haben sie hier wegen ihrer Beziehungen zur Entstehung der Analfisteln erwähnt.

---

[1] HAMPERL 1925.

2. Allgemeine Pathologie des Darmes.

Wird das Prinzipielle der bisherigen Betrachtung zusammengefaßt, so besteht es in einer Teilung des Darmschlauches in funktionell unterschiedliche Abschnitte mit entsprechender Strukturanpassung. Im äußersten Fall ist es zu einer Ausgliederung selbständiger Organe wie Leber und Pankreas gekommen. Wir sehen somit in der Phylogenese eine Gestalt- und Leistungsgliederung in vertikaler Richtung des Verdauungskanales im ganzen und des Darmes im besonderen vor uns. Es handelt sich dabei jedoch nur um quantitative Abwandlungen eines Grundprinzips, denn die abschnittsweise Gliederung kommt zustande durch örtlich unterschiedliche Ausgestaltung der gleichen Grundschichten (horizontale Gliederung). Diese Grundschichten lassen sich leistungsmäßig als mechanisch-motorische Funktion, sekretorisch-exkretorische und resorptive Funktion, regeneratorische und reaktive Funktion erkennen. Selbstverständlich sind diese Funktions- und Strukturkreise in Wirklichkeit zu einer organhaften Einheit verschmolzen, und ihre Trennung beruht auf einer Abstraktion. Aber wie jedes Allgemeine, so ist auch dieses nicht anders zu erfassen. Wir werden daher in der „allgemeinen" Pathologie des Darmes jene krankhaften Vorgänge und Veränderungen der normalen Struktur beispielhaft herauszustellen haben, die sich als Störungen der genannten phylogenetisch begründeten funktionellen und gestaltlichen Schichten ausweisen.

a) Mechanische und motorische Funktionsschicht.

Der mechanisch-motorischen Funktionsschicht des Darmes liegen folgende Voraussetzungen zugrunde:

1. Das mechanisch und motorisch wirksame System selbst, d. h. die *Muskel- und Bindegewebsschichten* in ihrer geschilderten besonderen Anordnung und das zugeordnete *neurohormonale Regulationssystem*.

2. Die anatomische *Form und Lage* des Darmschlauches bzw. seiner Teile, worunter auch die *Beziehungen zu den anderen Bauchorganen* und den Wänden der Bauchhöhle zu verstehen sind.

3. Die adäquate Beschaffenheit des *Darminhaltes* als des zu bewegenden Substrates. Naturgemäß ergeben sich hierbei enge Beziehungen zu der verdauenden, aufsaugenden und ausscheidenden Funktionsschicht.

Man könnte zunächst unter *Krankheiten des mechanisch-motorischen Systems* nur die verstehen, welche die unter Ziffer 1 zusammengefaßten Funktionen und Strukturen betreffen. Das ist aber unbefriedigend, wenn man sich klar macht, daß die „Bewegungen", die mittels dieses motorischen Systems erzeugt werden, nur am Ganzen des Darmes, seiner Lagerung und Umlagerung, seinen Beziehungen zur Umgebung und bei der Beförderung seines Inhaltes zum Ausdruck kommen, und daß die „Bewegungen" als funktionelle Ergebnisse des motorischen Systems diese Gesichtspunkte notwendig voraussetzen und enthalten.

Zunächst mögen *Beispiele die Erkrankungsmöglichkeit des mechanisch-motorischen Systems selbst und seiner Regulation* erläutern. — In bezug auf die nervale Regulation sind in erster Linie die „nervösen Diarrhoen" zu nennen, wie sie etwa auf Grund heftiger psychischer Traumen bei Darmgesunden durch plötzliche Steigerung der Motilität und auch der Sekretion auftreten. Im amerikanischen Schrifttum wird die psychosomatische Bedingtheit von Darmstörungen in neuerer Zeit vielfach erörtert[1]. Schwer zu beantworten ist in diesen Fällen die Frage nach der anatomischen Intaktheit der Darmwand; Porges[2] meint, daß auf nervalem Wege nur bei gleichzeitigem Darmkatarrh eine Diarrhoe entstehen

---

[1] Gibb 1947, Dakin 1947, Paster 1947, Portis 1947 u. a.   [2] Porges 1933, 1938.

kann. Meist kommt es bei der nervös ausgelösten Diarrhoe zu breiigen oder wäßrigen Stühlen, was auf den gleichzeitigen Angriffspunkt am sekretorischen System des Darmes hinweist. Es kann aber auch die motorische Tätigkeit allein betroffen sein. Auch für die endokrin bedingten Diarrhoen bei Basedowscher und Addisonscher Krankheit wird ein erhöhter Vagustonus angenommen. Im Colon wurden nach psychischen Emotionen Hypermotilität, aber auch Hyperämie und Hypersekretion beobachtet[1]. Es ist bekannt, daß die psychische Bedingtheit der Colitis ulcerosa ernsthaft diskutiert wird[2]. Psychische Reize werden nach der Anschauung von PORTIS[3] vom Hypothalamus über das Rückenmark und parasympathische Fasern zum Rectum, Sigma und Colon descendens geleitet. Es kommt zu Muskelspasmen und vermehrter Absonderung des mucolytischen Enzyms „Lysozym", Verminderung des Schleimschutzes und Einwirkung von Pankreastrypsin und Bakterien. Daß daneben sicher auch noch andere Ursachenkomplexe ulceröser Colitiden existieren (Vitaminmangel, bakterielle Infektionen, proteolytische Fermente) ist unbestritten und sei in diesem Zusammenhang nur angemerkt. Neuerdings haben HESS und WERTHEMANN (1957) über die Histopathologie der unspezifischen Colitis ulcerosa berichtet. Die Frühveränderung besteht in einer starken Capillardilatation mit Erythrodiapedese in der Mucosa, deren Stroma ödematös und herdförmig mit neutrophilen, eosinophilen Leukocyten sowie Monocyten und Plasmazellen infiltriert ist. In den Krypten sind starke Sekretionserscheinungen des Epithels zu beobachten. Es folgt Läsion des Epithels an der Oberfläche und am Kryptengrund, das Kryptenlumen wird mit Fibrin und Eiter angefüllt (sog. Kryptenabszeß). In der folgenden, zweiten Phase werden bereits regeneratorische Sproßbildungen beobachtet, die jedoch immer wieder zerstört werden. Durch Sekundärinfektion entwickelt sich eine bis in die Submucosa reichende Ulceration mit Bildung eines unspezifischen Granulationsgewebes. Im folgenden, sog. tertiären Stadium stehen Narbenbildung und Schleimhautregenerate im Vordergrund. Das lymphatische Gewebe in der Submucosa wird vermehrt. Der Kryptenabszeß[4] als anfängliche Läsion wird von HESS und WERTHEMANN (1957) abgelehnt. In der Submucosa entwickeln sich an den mittelgroßen Gefäßen Periarteriitiden, zum Teil nekrotisierende Arteriitiden und Phlebitiden.

Eine der chronischen Ileitis regionalis morphologisch gleichwertige Erkrankung kann sich als reine segmentale granulomatöse Colitis ausbilden. Gewöhnlich breitet sich die Colitis ulcerosa vom Rectosigmoid ascendierend gegen das Coecum aus.

Nach HESS und WERTHEMANN (1957) ist es notwendig, den Begriff der regionalen Ileitis zu revidieren. Einmal kann eine echte Kombination mit einer Colitis ulcerosa vorliegen (CROHN fand sie unter 306 Fällen von Ileitis regionalis 22mal); zum andern kann eine granulierende Colitis als besondere Ausbreitungsform einer regionalen Ileitis gedeutet werden. — Nach HADFIELD (1939) sind die sog. Riesenzellsysteme bei der Ileitis terminalis ein typischer Befund; sie werden als granulomatöse Lymphangitis gedeutet. HESS und WERTHEMANN (1957) sehen darin wohl mit Recht keine spezifische Erscheinung, sondern den Ausdruck eines resorptiven Geschehens aus der geschädigten Schleimhaut. Durch die Untersuchung von SABIN[5] und Mitarbeiter ist die Entstehung der tuberkuloiden Granulome durch Lipoide und Lipoproteine gesichert. Analoge granulomatöse Bildungen werden in einem Teil der Fälle von Colitis ulcerosa beobachtet[6].

---

[1] GRACE, WOLF und WOLFF 1950.   [2] HENNING und BAUMANN 1949, 1953, dort Schrifttum.
[3] PORTIS 1947.   [4] WARREN und SOMMERS 1949.
[5] SABIN 1930, zit. nach HESS und WERTHEMANN 1957.   [6] HESS und WERTHEMANN 1957.

Experimentell können durch Veränderungen in der parasympathischen Innervation bei Mecholylinjektion starke Zirkulationsstörungen in der Colonschleimhaut bewirkt werden[1]. Man wird hierin ein Modell für entsprechende Störungen in der menschlichen Pathologie infolge emotionaler Wirkungen sehen dürfen. Überdies wird das mucolytische Ferment Lysozym bei Colitis ulcerosa vermehrt gebildet, offenbar durch die Leukocyten[2]. Pathogenetisch sind die initialen Schleimhautveränderungen und die entzündlichen vasculären Veränderungen in der Submucosa als allergisch-hyperergische Phänomene aufzufassen (Weiteres über allergische Phänomene am Darmkanal s. unten).

In diesen Zusammenhang gehört auch der Begriff der habituellen (funktionellen) Obstipation, der beinhaltet, daß ein mechanisches Hindernis nicht vorhanden ist. Ätiologisch sind für die hypertone Obstipation zahlreiche Ursachen zu nennen, die sich zum Teil auf den Inhalt des Darmes beziehen (s. unten), zum Teil aber auch auf das Fehlen des gastrocolischen Reflexes bzw. sein Übergehen zurückzuführen sind. — Hierbei ist auch die zentral — nervöse Hemmung der Vagusfunktion bei organischen Krankheiten des Gehirns, des Rückenmarkes und ihrer Häute sowie der Cauda equina zu nennen. Auch psycho-somatische Ursachen mit gesteigerter Spasmenbildung im Colon kommen als Ursache in Frage[3]. Spasmen im Colon konnten unter psychischer Stressituation auch bei Gesunden nachgewiesen werden[4]. — Wichtig für das Verständnis des gestörten motorischen Funktionsablaufes sind die röntgenologischen Befunde Oppenheimers[5]. Hiernach wird normalerweise das Colon langsam durch Haustrenperistaltik bis zur linken Flexur gefüllt. Sodann folgt nach vorübergehendem Tonusverlust eine Entleerung des Quercolons ins Colon descendens (,,große Colonbewegung"); langsame peristaltische Füllung des Sigmas und Fortbewegung des Inhaltes durch eine große Sigmabewegung in die Ampulla Recti mit Auslösung der Defäkation. Folgende Abweichungen der Motorik sind zu beobachten: Die große Colonbewegung fehlt oder kommt zu spät; sie kann aber auch zu früh einsetzen, bevor das Transversum ausreichend gefüllt ist, was zu einer Obstipation vom Ascendenstyp führt. Ähnlich werden bei lokalen Spasmen im Transversum nur kleine Mengen protrahiert ins Descendens weiterbefördert.

Bezüglich der Lokalisation der liegenbleibenden Kotmassen kann man außer dem schon erwähnten Ascendenstyp noch eine Transversumobstipation, einen Descendenstyp und endlich den ampullären Typ (Proktostase) unterscheiden. Bei Zugrundelegung der Oppenheimerschen Befunde sind diese Lokalisationen erklärbar.

Ein Teil der Fälle von *Hirschsprungscher Krankheit* wird auf Störungen der Nervenfunktionen zurückgeführt. Hiernach ist das sog. idiopathische Megacolon Ausdruck einer Dystonie des vegetativen Nervensystems, und zwar im Sinne einer Hypertonie des Sympathicus oder einer Unterfunktion der sacralen parasympathischen Nerven. Für diese Auffassung kann man die Beobachtung von Spasmen, allgemeine vegetative Störungen und die therapeutischen Erfolge der Sympathektomie anführen[6]; von diesem Autor wird auch ein Fall mitgeteilt, in dem der Krankheit ein Medulloblastom des 4. Ventrikels zugrunde lag; die nervöse Störung kann also ihren Sitz zentral oder peripher haben, in manchen Fällen fehlt der Plexus myentericus[7]. Degenerative Zeichen an den intramuralen Nervengeflechten können auch als sekundäre Erscheinungen aufgefaßt werden. In diesem Zusammenhang muß auf neuere grundlegende Arbeiten von Köberle (1957) hingewiesen werden. Auf Grund seiner Untersuchungen an den muskulären

---

[1] Wener, Hoff und Simon 1949.   [2] Sammons 1951.   [3] Henning 1939, 1953.
[4] Almy 1951.   [5] Zit. nach Henning und Baumann 1953.
[6] Leriche 1947, Rapant 1942 u. a.   [7] Whitestone und Kernohan 1948.

Hohlorganen bei der Chagas-Krankheit weist der Autor nach, daß als Ursache zahlreicher Megabildungen in Brasilien die Zerstörung der neurovegetativen Peripherie der betroffenen Organe in Frage kommt. KÖBERLE hat ganz allgemein das Bild als *Enteromegalie* bezeichnet. Je nach der krankhaften Manifestation werden bei der Chagas-Krankheit Megacolon, Megaoesophagus und Megakardie gesondert oder kombiniert, oder verbunden mit Megabildungen anderer Hohlorgane gefunden. Der Autor erwähnt, daß auch andere Ursachen, z. B. die Zerstörung der intramuralen nervösen Plexus durch das Neurotoxin der Leishmaniaformen des Trypamosoma Cruzi für Megabildungen in Frage kommen. Das Wesen des Vorganges liegt darin, daß durch die Schädigung oder Zerstörung der nervösen Peripherie tiefgreifende Störungen in der Motorik der muskulären Hohlorgane auftreten, die eine Dilatation und Muskelhypertrophie zur Folge haben. Neural bedingte Hemmungen der Darmbewegung sind auch bei Rückenmarkserkrankungen (Multiple Sklerose, Tabes, Syringomyelie) bekannt. Eine Unterentwicklung der intramuralen Nervenplexus mit Störungen der Darmmotilität wird auch für die Entwicklung des Meconiumileus[1] angenommen[2]. — Eine allgemeine toxische Lähmung der Darmmuskulatur dürfte den Beobachtungen von Schwangerschaftsileus zugrunde liegen[3].

Für die Bedeutung nervaler Störungen sprechen auch *experimentelle Befunde*, bei denen Reizung der lumbalen sympathischen Ganglien zu einer Verminderung der Darmperistaltik mit Dilatation des Colons führte[4]; Durchschneidung des Sacralparasympathicus bewirkt Atonie und Dilatation des Dickdarmes[5].

Ein Beispiel *örtlich* gestörter motorischer Darmfunktion ist die *Invagination*, mag sie nun agonal, postmortal oder intravital erfolgt sein; selbst in jenen Fällen, die auf die Anwesenheit polypöser Tumoren zurückgeführt werden, dürften die starken Darmkontraktionen an der Basis des Polypen maßgebend sein.

Die Darmwand stellt unter anderem auch ein *mechanisch wirksames*, d. h. dem *Innendruck* entgegenwirkendes System dar (vgl. anatomische Einleitung). Zweifellos ist die Muscularis propria neben der Faserarchitektur in diesem System der wesentlichste Bestandteil. Wir kennen nun örtliche Störungen dieses mechanisch-motorischen Systems, die in einem Auseinanderweichen der Muskelbündel an den Stellen der Venendurchtritte und Bildung falscher *Divertikel* bestehen. Charakteristisch ist die unterstützende Eigenschaft aller Momente, die geeignet sind, die mechanischen Kräfte an den genannten Nahtstellen der Stütz- und Muskelgewebe herabzumindern, hohes Lebensalter, Fettgewebsschwund, aber auch übermäßige Fettgewebseinlagerung, venöse Blutstauung, auch familiäre Disposition und nervöse Einflüsse sind namhaft gemacht worden. Wichtig sind ferner die für die Motorik stets so bedeutsamen Inhaltsänderungen des Darmes wie überreichliche Kotfüllung (bei chronischer Obstipation), Flatulenz mit einer starken Erhöhung des Innendruckes.

Der zweite der obengenannten Gesichtspunkte betrifft die Bedeutung von *Form, Lage und Umgebungsbeziehungen* des Darmes für die mechanisch-motorische Funktionsschicht und ihre Erkrankungen.

Als erste Beispiele einer motorischen Störung seien in diesem Zusammenhang die *Achsendrehungen und Knotenbildungen* des Darmes erwähnt. Es ist nicht die Aufgabe, alle einzelnen Formen und die Häufigkeit ihres Vorkommens aufzuzählen. Das zugrundeliegende Prinzip ist in dem anatomisch-konstruktiven Problem zu sehen, einen *stark verlängerten* und in verschiedene *Abschnitte gegliederten* Darmschlauch *beweglich zu befestigen*. So sehen wir, daß eine besondere

---

[1] SPRENGER 1942.   [2] MÜLLER 1949, ZISCHKA 1944.   [3] SPERL 1943, 1948.
[4] LANGLEY und ANDERSON, zit. nach RAPANT 1942.
[5] ADAMSON und AIRD, zit. nach RAPANT 1942.

Länge eines Darmabschnittes — etwa des Sigmas —, aber auch eine besondere
Ausdehnung eines Meso mit Annäherung seiner Fußpunkte einen Volvulus
begünstigt. Auf die Bedeutung des Mesenterium ileocolicum commune sei in
diesem Zusammenhang nur hingewiesen. Aber unabhängig von angeborenen
Lageanomalien und unabhängig von begünstigenden, erworbenen Umständen
(Verwachsungen, Strangbildungen, Geschwülste) ist die Grundbedingung für
die Entstehung eines Volvulus auch von Verknotungen und Knickungen
in den aus der Phylogenese abzuleitenden oben erwähnten Konstruktions-
problemen zu suchen, die letzlich auf die *zunehmende funktionelle und morphologische Spezialisierung des Darmschlauches als motorisch tätiges Verdauungs-,
Sekretions- und Resorptionssystem* zurückzuführen sind. Die Möglichkeit der
genannten Bewegungsstörungen ist somit der Gesamtkonstruktion des hochentwickelten Verdauungskanals notwendig zugeordnet.

Daß auch der Darm*inhalt* eine mitwirkende Rolle spielen kann, geht daraus
hervor, daß bei der Achsendrehung des Colon sigmoideum eine chronische Obstipation mit Dehnung der Darmwand ein disponierendes Moment bilden kann.

Ein zweites Beispiel für die Bedeutung der Lage des Verdauungsschlauches,
besonders der Lagebeziehungen zu seiner *Umgebung* ist der Formenkreis der
Hernien. Leicht verständlich ist das Eindringen von Darmteilen in eine angeborene vorbestehende Ausstülpung des Peritoneums oder in durch Narbenzug
von außen entstandene sackartige Ausziehungen. Dagegen spielt bei dem allmählichen oder plötzlichen Herausdrängen des Bauchfells an prädisponierten
Stellen (muskelarme Bezirke der Bauchwand, Durchtrittsstellen von Gefäßen,
Nerven oder Hohlorganen) die motorische Funktion der Bauchpresse mit Erhöhung des intraabdominalen Druckes eine entscheidende Rolle. Von den weiteren Vorbedingungen wie der konstitutionellen Bindegewebsdysplasie und den
einzelnen Formen der Hernien soll in diesem Zusammenhang nicht die Rede
sein. Unter *allgemeinem* Gesichtspunkt sei jedoch betont, daß es wieder die
Länge und die bewegliche Aufhängung des hochentwickelten Darmes sind, die letzlich die Voraussetzungen für derartige Verlagerungen bilden.

Besonders deutlich wird die Beziehung zum Gekröse und seiner Wurzel
beim sog. arteriomesenterialen Duodenalverschluß. Daß hierbei in manchen
Fällen eine Magenatonie das Primäre ist, betont Siegmund (1929). Die fächer-
förmig in den Blättern des Mesenteriums ausgebreiteten Äste des Gefäßes wirken
bei der Anspannung wie Zügel, die vom Stamm der Arterie und letztlich von
der Aorta festgehalten werden[1]. Der gleiche Autor betont, daß das Ausbleiben
sekundärer Verbindungen zwischen den Blättern des Peritoneums, die dem
topographischen Zusammenhang der Bauchorgane dienen, wie etwa das Ligamentum gastrocolicum oder hepatocolicum, die Grundlage für einen Teil der
Fälle von arteriomesenterialem Duodenalverschluß bildet; das deutet in dem
allgemeinen Zusammenhang wieder auf die schon mehrfach erwähnte bewegliche
Befestigung eines stark verlängerten Darmes als Grundlage einer Krankheits-
entstehung hin.

Unter diesem Gesichtspunkt möchten wir auch alle jene Störungen des
genannten Konstruktionsprinzips verstehen, die in Form von strangförmigen
oder flächenhaften, mehr oder minder ausgedehnten Verwachsungen die Motilität
des Darmkanals beeinflussen, auch Narbenstrikturen, die die Form des Darmes
selbst beeinflussen, sind hier zu nennen. Die mannigfaltigen Umgestaltungen
wie Konstrikturen, Inflexionen, Strangulationen, doppelflintenartige Bildungen
(an der Flexura lienalis) sind hier nicht im einzelnen zu schildern. Es möge viel-

---

[1] Halpert 1924, 1926.

mehr genügen ihre gemeinsame, letzlich in der phylogenetischen Entwicklung wurzelnde funktionelle und morphologische Grundlage genannt zu haben.

Wir haben jetzt noch den dritten oben erwähnten Gesichtspunkt, die Bedeutung des *Darminhaltes* für die Störungen der motorischen Funktion, an Beispielen ins Auge zu fassen. Es seien hier zunächst jene Fälle von Diarrhoe erwähnt, bei denen eine normale Beschaffenheit und Menge des Dünndarminhaltes, jedoch eine Funktionsstörung des Colons mit verminderter Wasserresorption oder vermehrter Flüssigkeitssekretion und ein davon abhängiger beschleunigter Transport vorliegen. Ferner gehört auch der Zustand hierher, daß zu große Mengen in seiner Qualität veränderten Dünndarminhaltes von einem normal funktionierenden Colon unter Umständen nicht genügend eingedickt werden können. Auch hierbei kommt es zu einer Anregung der Peristaltik. An den Beispielen wird der bereits hervorgehobene enge Zusammenhang der Motorik mit der Schicht der Verdauung, Resorption und Sekretion deutlich (s. oben).

Ferner sind Fälle von Obstipation in diesem Zusammenhang zu nennen, für die eine schlackenarme Kost mit spärlichem und konsistentem Dickdarminhalt verantwortlich ist. Die schlacken- und wasserarme Nahrung, die im Dünndarm weitgehend resorbiert ist, liefert im Dickdarm bei der bakteriellen Zersetzung zu wenig Gase und Säuren, die als peristaltikanregende Stoffe in Frage kommen. — Es gibt weiterhin sog. „Stercoraldiarrhoen", die so entstehen, daß auf dem Boden einer habituellen Obstipation durch den Reiz der eingedickten Kotmassen eine vermehrte Sekretion einsetzt, deren Produkte zur Fäulnis neigen.

Das einfachste Beispiel gestörter mechanisch-motorischer Funktion ist die Obturation des Darmlumens durch Fremdkörper (z. B. Gallensteine), Nahrungsmittel oder Parasiten. Die Gallensteine bleiben meist im unteren Ileum stecken, da es um ein Drittel enger ist als das Duodenum.

Wir haben an einigen Beispielen verständlich zu machen versucht, wie die funktionelle und konstruktive Schicht der Mechanik und Motorik des Darmes krankheitsgestaltend werden kann, und haben dabei das Gebiet in Teilkomponenten gegliedert. Es braucht kaum betont zu werden, daß diese gedankliche Zergliederung nicht in ganz reinlicher Weise vorgenommen werden kann, sondern daß sich die Teile in dem Ganzen dieser Lebensäußerungen verflechten und vereinen. Das kommt besonders zum Ausdruck, wenn wir jetzt gewisse *typische Krankheitsformen bestimmter umschriebener Darmabschnitte* ins Auge fassen. Im augenblicklichen Zusammenhang sind es natürlich jene Lokalisationen, an denen die mechanisch-motorische Funktionsschicht die tragende, die überwiegende ist. Es soll also dem Gedanken einer *Pathoklise einzelner Darmabschnitte unter Zugrundelegung des Gesichtspunktes der funktionellen Schichtung* nunmehr Raum gegeben werden. Folgende Lokalisationen seien als Beispiel gewählt: Ileo-Coecum, Appendix und Rectum.

Die Situation des *Coecums* und der angrenzenden Teile des *Colon ascendens* ist durch zwei Umstände besonders gekennzeichnet: Der erste Umstand betrifft die Tatsache, daß es die Stelle der Abgrenzung des Mittel- gegen den Enddarm ist, und daß diese Abgrenzung in der aufsteigenden Tierreihe immer ausgeprägter wird. Das gilt auch für die Ausbildung einer Klappe, die dem Rücktritt des Darminhaltes in das Ileum entgegenwirken soll. Der kräftige ileocöcale Sphincter im Ringwulst des Ileumendes der Tiere befindet sich beim Menschen und orthograden Affen in Regression. In der bei ihnen entstandenen Valvula ileocoecalis dienen seine Reste zur Einstellung der Lippen. Außerdem ist beim Menschen im erweiterten Ileumende ein Tractus sphincteroides durch Verstärkung der Längs- und Ringmuskulatur *neu* entstanden (nicht beim Affen).

Seine Funktion scheint darin zu bestehen, den Ileuminhalt in den Dickdarm erst eintreten zu lassen, wenn aus ihm genügend Stoffe resorbiert sind. Das Coecum entfaltet eine Stapelfunktion, die wiederum die Voraussetzung für seine Tätigkeit als Verdauungsorgan ist. Außer einer mäßigen Resorption findet im Coecum eine stärkere Sekretion mit Beimengung amylolytischer und proteolytischer Enzyme statt. Diese Tatsachen erklären, warum die Ileocöcalregion gemeinsam betrachtet werden muß, und zwar unter dem Gesichtspunkt einer besonderen mechanisch-motorischen Funktion.

Der zweite Umstand liegt in der engen *topographischen Beziehung zur Appendix.*

Dieser Situation entsprechend wurde von Henning bei der *Ileitis terminalis* ursächlich an Funktionsstörungen der Bauhinischen Klappen gedacht. Durch Verfütterung von Sand und Talkum konnte eine chronische granulomatöse Entzündung im terminalen Ileum erzeugt werden. Ferner muß hier beispielhaft die durch Kotretention bei chronischer Obstipation entstehende *Typhlitis stercoralis* genannt werden. Auch Ansammlungen von *Fremdkörpern* oder Anhäufungen von *Parasiten* können ursächlich in Frage kommen. — Die *Aktinomykose* bevorzugt aus den gleichen Gründen bei ihrer Lokalisation im Darm das Coecum.

Die *Appendicitis* ist wohl das bedeutsamste Krankheitsbild, das aus der mechanisch-motorischen Sonderstellung dieser Region zu verstehen ist. Die Appendix selbst zeigt auch im normalen Zustand keine regelmäßige Peristaltik, sondern es gibt nur langsame Verengerungen der gesamten Lichtung mit schwacher austreibender Wirkung[1]. Ähnliche Beobachtungen stammen von Rössle (1930), der durch verschiedene Reize Bewegungen mit Ausstoßung des Inhaltes hervorrief, jedoch unregelmäßig und nicht im Sinne einer Peristaltik. Liegme (1929) erwähnt bei 30% aller Neugeborenen Mekoniostase, bei 27—30% von Menschen aller Altersstufen Koprostase. Leicht verständlich sind ferner die *anatomische Form* der Appendix, ihre Lagerung und die Art ihrer Öffnung in das Coecum als stauungsbegünstigende Faktoren. Interessant ist in diesem Zusammenhang die Tatsache, daß die Appendix bei Negern, menschlichen Embryonen und Anthropoiden die Form eines Kegelstumpfes besitzt, ferner die Tatsache, daß in einer beschränkten Anzahl von Fällen eine klappenartige Falte vorhanden ist (meist nach J. v. Gerlach benannt, jedoch von Morgagni zuerst beschrieben — Patzelt 1936). Begünstigend wirkt weiter die *topographische Situation zum Coecum* mit seinen relativ häufigen Inhaltsstauungen. Aber auch die besondere *Gestaltung des Schleimhautreliefs,* die durch die starke Anhäufung lymphatischen Gewebes in Knötchenform bedingt ist, wodurch es zu einer sternförmigen Einengung des Lumens kommt, ist der Entstehung von Inhaltsstauungen günstig. Die Buchten der Schleimhaut sind auch der Sitz des appendicitischen Primärinfektes[2]. Der besonders häufige Befall des zweiten Lebensjahrzehnts wird mit der Entwicklung des lymphatischen Gewebes und der damit zusammenhängenden Einengung des Lumens in Zusammenhang gebracht[3]. Mit dieser in vieler Hinsicht ungünstigen Situation bezüglich der Motilität und Entleerung dürfte auch die Tatsache zusammenhängen, daß im distalen Wurmfortsatz normalerweise eine andere Bakterienflora vorhanden ist als proximal (Enterokokken, Pneumokokken, hämolysierende Streptokokken, Staphylokokken)[4]. Bezüglich der Ätiologie der akuten Appendicitis herrscht Übereinstimmung, daß es sich um eine bakterielle Entzündung der Wand handelt — man findet Enterokokken, Pneumokokken, anhämolytische Streptokokken, Influenzabacillen, Friedländerbacillen, und im weiteren Verlauf sollen Anaerobier mitwirken — dagegen wird neben der vor allem von Aschoff

---

[1] Ragnotti 1931.　　[2] Aschoff 1908, 1930.　　[3] Bohrod 1946.
[4] Eickhoff und Pfannenstiel 1930, Aschoff u. a.

in den Vordergrund gestellten endogenen örtlichen Infektion auch noch der exogene und der hämatogene Infektionsmodus diskutiert[1]. Gegen eine ätiologische Verknüpfung mit der Tonsillitis spricht die andersartige Tonsillenflora. Dagegen gelang es EICKHOFF und PFANNENSTIEL (1930), eine Appendicitis durch Infektion der Appendix bei gleichzeitiger Stenose hervorzurufen. Parasiten und Fremdkörper dürften nach allgemeiner Ansicht nur eine geringe Rolle spielen. Die Kotsteinbildung ist ein sekundärer Vorgang[2]. Die Bedeutung des Traumas ist sicher sehr gering[3]. Das gleiche scheint für die hämatogene Entstehung zu gelten, obwohl an der grundsätzlichen Möglichkeit nicht vorübergegangen werden soll. So beschreibt CALVY (1948) eine epidemisch gleichzeitig mit akutem Schnupfen auftretende Appendicitis bei den Passagieren eines lange auf See befindlichen Schiffes. Als Ursache wird ein Virus angenommen mit Eintrittspforte im Nasen-Rachenraum. (Über die Beteiligung der Appendix an Allgemeininfektionen vergleiche GOETERS.)

Nach unserer Auffassung ist es aber nicht angängig, derartige Beobachtungen wie die von CALVY (1948) zu verallgemeinern, vielmehr möchten wir mit ASCHOFF, BÜCHNER u. a. die oben gekennzeichnete besondere mechanisch-motorische Situation als Grundlage für die Entzündungsbereitschaft ansehen. Dabei sollen die Möglichkeiten einer auf dem Boden wiederholter Inhaltsstauungen eintretenden Virulenzsteigerung der Bakterien und einer auf eben diesem Wege ausgelösten Resistenzschwächung der Appendixschleimhaut offengelassen werden. Auch soll nicht bestritten werden, daß vegetativ-nervös vermittelte Zirkulationsstörungen in diesem Komplex ursächlicher Bedingungen mitwirken können. Wenn wir somit unsere Meinung über dieses viel umstrittene und bearbeitete Gebiet *zusammenfassen*, möchten wir sagen, daß *grundsätzlich verschiedene mögliche Wege der Entstehung* (hämatogen, enterogen) vorhanden sind und auch beschritten werden, daß auch *verschiedene zusätzlich unterstützende oder auslösende Faktoren* (Zirkulationsstörungen, Trauma, Fremdkörper, Parasiten) ins Spiel treten können, daß jedoch die *häufige und charakteristische Erkrankungsform, die Pathoklise dieses Organs durch alle diese Momente nicht erklärt* wird. Sie hat ihre Grundlage vielmehr in der örtlichen Morphologie und damit verknüpften Funktion, die im wesentlichen mechanisch-motorischer Art ist. Für diese Auffassung sprechen auch die Beobachtungen, in denen Veränderungen der Muscularis und der intramuralen nervösen Elemente nach vorangegangener Entzündung die Ursache für Inhaltsstauungen und neuerliche Entzündungen werden[4]; ferner Störungen der Motorik als Teilerscheinung einer vegetativen Dystonie (Appendicite neurogène)[5].

Die Betrachtung der Ileocöcalregion kann unter dem herausgestellten Gesichtspunkt nicht beendet werden, ohne daß auf die gegenüber anderen Lokalisationen hervorstechende Häufigkeit der *Invaginatio ileocoecalis* hingewiesen wird (*Obst* 53,8%, *Fleisch-Thebesius* 64%)[6]. Dabei kann die Klappe vorantreten, oder nur das Ileum stülpt sich durch sie hindurch. Die Grundlage für diese „Pathoklise" sehen wir in der Entstehung und der damit verbundenen mechanisch-motorischen Situation der Valvula ileocoecalis: Bei der Abbiegung des Coecums wird das Ileum tief in den Knickungswinkel eingeschoben (nach anderer Auffassung wird nur das Mesenchym vorgestaucht). Diese *physiologische Invagination* ist beim erwachsenen Menschen durch Längsmuskelbündel, die vom Ileum in die Ringmuskelschicht des Coecums übertreten, fixiert.

---

[1] KRETZ 1910.   [2] ASCHOFF 1908.   [3] MERKEL 1955.
[4] GOLDNER 1939, WIESBADER 1933, RÖSSLE 1930 u. a.
[5] MASSON 1924, 1928, 1930, ISAACSON und BLADES 1951, FEYRTER 1940, 1956 u. a.
[6] Zitiert nach MERKEL 1955.

Auch für die allgemeine Pathologie des *Mastdarmes* bildet die besondere mechanisch-motorische Situation dieses Gebietes die Grundlage. Die motorische und mechanische Leistung des menschlichen Darmendes ist zweifach:

Zum ersten handelt es sich um eine *Stapelfunktion.* Dieser entspricht die Erweiterung der Pars ampullaris. Damit ist naturgemäß die Funktion der unwillkürlichen und willkürlichen Abdichtung des Mastdarmes nach außen verbunden. Die örtliche morphologische Grundlage ist die Pars columnaris mit den bekannten Venengeflechten, die im gefüllten Zustand das Lumen an dieser Stelle austamponieren, indem sie von dem glatten Schließmuskel und zeitweilig durch die umgebende quergestreifte Muskulatur aneinandergedrückt werden.

Zum zweiten handelt es sich um die *Entleerungsfunktion* des Mastdarmes. Auch hierfür ist die Leistung der Columnae rectales Voraussetzung, indem diese Schwellkörper beim Durchtritt des Kotes blutleer gedrückt werden. In diesem Zusammenhang erscheint die Tatsache von Interesse, daß die venösen Venengeflechte der Columnae rectales erst im 7.—10. Monat post partum entwickelt werden. In dieser Zeit liegt auch der Beginn einer Zurückhaltung des Mastdarminhaltes. Auf die Bedeutung der Drucksteigerung durch die Bauchpresse zur Austreibung des Stuhles sei nur hingewiesen, weil diese Tatsache für die Entstehung der Hämorrhoiden wichtig ist.

Bei Zugrundelegung dieser Umstände erscheint zunächst die *Entwicklung von Erweiterungen und Verlängerungen der Venengeflechte* verständlich. Als entscheidende mechanisch wirksame Ursache werden immer wiederkehrende und heftige Drucksteigerungen in den rectalen Venen angesehen. Derartige Zustände treten naturgemäß durch einen verlängerten und gesteigerten Preßakt ein. Sie werden um so früher zu einer Venenerweiterung führen, als etwa noch eine angeborene oder dispositionelle Schwäche der Venenwand hinzutritt. Wir glauben nicht, daß eine Phlebitis, die von den Morgagnischen Taschen die Venen ergreift[1], eine allgemeine notwendige Voraussetzung für die Entstehung der Hämorrhoiden ist. Daß derartige Infektionen in manchen Fällen die Entstehung von Hämorrhoiden begünstigen können, ist damit nicht bestritten. Ihre Entwicklung wird im übrigen auch nur aus der geschilderten besonderen mechanischen und motorischen Schleimhautgestaltung verständlich. — Dagegen weist das Auftreten von Hämorrhoiden in der Schwangerschaft, bei habitueller und besonders proktogener Obstipation nachdrücklich auf den örtlichen mechanischen Stauungsfaktor hin.

Die Hämorrhoiden ergeben wieder eine wichtige Ursache für die Entstehung und Unterhaltung chronischer Schleimhautentzündungen auf dem Wege über Zirkulationsstörungen, so daß hier eine Wurzel für die *Neigung zu Entzündungen* in diesem Darmabschnitt zu suchen ist. Die andere Wurzel liegt in der erwähnten Stapelfunktion des Mastdarmes: Druck durch harte Skybala, Verletzungen durch Fremdkörper, chemische und bakterielle Noxen bei langem Verweilen des Stuhles. Die Vorbedingungen sind bei der proktogenen Obstipation gegeben. Aber auch ohne Obstipation schafft die physiologisch längere Verweildauer des Darminhaltes günstige Voraussetzungen für Infektionen. Im Zusammenhang mit der Entstehung von Entzündungen auf Grund der besonderen motorischen Funktion des Mastdarmes muß auch darauf hingewiesen werden, daß infektiöses Material von außen, aus der Umgebung des Afters, offenbar durch die Tätigkeit des Musculus levator ani nach dem Pressen geradezu angesogen werden kann[2].

Die Entstehung der Fissura ani auf dem Boden einer Stauungsschwellung der Analschleimhaut — mit oder ohne Hämorrhoiden — und dadurch erhöhter

---

[1] Buie, zit. nach Henning und Baumann 1953.   [2] v. Noorden 1921.

Vulnerabilität beim Durchtritt harter Skybala ist ein weiteres Beispiel für die krankheitsgestaltende Grundlage der mechanischen und motorischen Funktion und Konstruktion des Mastdarmes. Im gleichen Sinne führen wir die Zustände des Prolapsus recti und ani an.

b) Funktionen der Verdauung.

Wenn wir uns jetzt in Fortsetzung unserer schichtweisen Betrachtung dem *sekretorischen und resorptiven Funktionskreis* in seiner krankheitsgestaltenden Bedeutung zuwenden, dann ist damit die eigentliche Verdauungsfunktion des Darmkanals gemeint. Strenggenommen ist Verdauung der chemische Aufschließungsvorgang im Darmlumen durch sezernierte, fermentativ wirkende Stoffe; man muß diese Phänomene von der Aufnahme der aufgeschlossenen Substanzen, d. h. der Resorption, unterscheiden. Mit der im Lumen erfolgenden Aufschließung ist jedoch die Abgabe und Ausscheidung von Stoffen, aber auch die Aufnahme seitens der Schleimhaut so eng verknüpft, daß man die Vorgänge nicht trennen kann. Sie besitzen zudem in der Schleimhaut eine einheitliche morphologische Grundlage, und so fassen wir sie im folgenden unter der allgemeinen Bezeichnung der „Verdauungsfunktion" zusammen. Ihre Grundlage ist die Funktionseinheit von Darminhalt und Darmwand, speziell der Schleimhaut. Daraus ergibt sich, daß wir in einem ersten Abschnitt jene Störungen der Verdauungsfunktion zu betrachten haben, denen eine Änderung des Verhältnisses von Darminhalt zu Darmschleimhaut zugrunde liegt. Hierbei kann einer von ihnen der primär erkrankte Teil sein, oder es können die Steuerungs- und Regulationsmechanismen der Verdauungsarbeit gestört sein. — Sodann ist in einem zweiten Abschnitt der Tatsache zu gedenken, daß der Verdauungsfunktion des hochentwickelten menschlichen Darmes phylogenetisch eine starke Verlängerung und Gliederung zugrunde liegt, und daß allein in dieser schlichten Tatsache die Grundlage für Erkrankungen des Darmes liegen kann. — Drittens ist das Schleimhautrelief, dessen feinere Gestaltung Ausdruck der Verdauungsfunktion ist, ein krankheitsgestaltender Faktor und schafft eine besondere Pathoklise, indem es die Art und den Sitz von Umformungen der Schleimhaut bei pathologischen Reizen mitbestimmt. Dieser Gliederung folgend haben wir als erstes an Beispielen jene Störungen der Verdauungsfunktion ins Auge zu fassen, denen eine *Änderung des Verhältnisses von Darminhalt zu Darmschleimhaut* zugrunde liegt.

α) Die Änderung des Verhältnisses von Darmwand zum Darminhalt als krankheitsgestaltender Faktor.

Ungezwungen ergibt sich eine Gliederung in Störungen, die primär vom Inhalt des Darmes ausgehen, und solche, die primär in der Darmschleimhaut lokalisiert sind. — Der Begriff der *Dyspepsie* ist ein Beispiel dafür, daß ein falsch zusammengesetzter Darminhalt krankheitsgestaltend werden kann, ohne daß die Darmwand primär erkrankt ist. Die Grenzen dieser begrifflichen Scheidung werden noch zu betrachten sein. — Am Beispiel der *Gärungsdyspepsie* soll das Wesentliche erörtert werden: Das Grundlegende in der Pathogenese ist die Tatsache, daß größere Mengen nichtresorbierter Kohlenhydrate mit Gärungserregern zusammengelangen[1]. Diese Möglichkeit wird realisiert, wenn Kohlenhydrate unverdaut in den „Gärkessel" des Coecums kommen, oder wenn die Coliflora bis in den oberen Dünndarm aufsteigt, wenn aktivierte Colistämme zu gesteigerter Gärung führen, oder wenn die Gärungserreger von außen zusammen

---

[1] Henning und Baumann 1953.

mit der in Cellulose eingeschlossenen Stärke eingeführt werden[1] und hierdurch eine Gärung schon im Magen und oberen Dünndarm beginnt, wodurch die Dünndarmpassage beschleunigt wird und gärfähiges Material in das Coecum gelangt. Wenn die Diastasewirkung im oberen Dünndarm ungenügend ist[2], gelangt ebenfalls gärfähiges Material in das Coecum.

Die Grenzen der klaren begrifflichen Fassung der Dyspepsie gehen daraus hervor, daß sie auch als Symptom bei Typhlitis auftreten kann[3]: Durch eine Ileitis wird die Dünndarmzeit herabgesetzt, und gärfähiges Material gelangt ins Coecum; infolge der dort stattfindenden Gärung wird die Motorik des Colons gesteigert und der Dickdarminhalt als Gärungsstuhl entleert. Nach dieser Auffassung läge der Gärungsdyspepsie eine primäre Entzündung der Darmschleimhaut zugrunde. In ähnlicher Weise erklärt Henning die Gärungsdyspepsie und stellt fest, daß stets eine chronische Verlaufsform einer Enteritis oder Enterocolitis zugrunde liegt: Eine peristaltikanregende Entzündung des Dünndarmes treibt in Cellulose eingeschlossene Stärke vermehrt und beschleunigt in das untere Ileum und Coecum. Die dort entstandenen Gärungsprodukte lösen eine Colitis mit Beschleunigung der Peristaltik aus. Ein Beispiel für diese seine Auffassung sieht Henning in der Diarrhoe nach reichlicher Zufuhr von unreifem Obst. Hier ist der die Dünndarmschleimhaut reizende und dadurch die Peristaltik beschleunigende Faktor der hohe Gehalt an Fruchtsäuren; hinzu kommt, daß die Stärke in den Cellulosehüllen der Zellwände eingeschlossen und dadurch für das diastatische Ferment schwer angreifbar ist.

Wir müssen also wohl zugeben, daß der ursprüngliche reine Dyspepsiebegriff des älteren Schrifttums[4]: abnorme Verdauungsvorgänge bei anatomisch intakter Darmwand, wobei sich die Resorptionsstörung auf Kohlenhydrate, Eiweiß oder Fett beziehen kann, der Wirklichkeit nicht mehr gerecht wird, weil die gleiche Erscheinung der Verdauungsstörung auch auftritt, wenn die Darmschleimhaut primär entzündlich erkrankt. Man hat offenbar eine gestörte Funktion mit dem dieser Störung zugeordneten Symptom allzu schnell verallgemeinernd zum primären Angriffspunkt des pathologischen Geschehens gemacht. Wenn wir das Wesentliche der heutigen Kenntnis *zusammenfassen*, so wird der Gehalt des Dyspepsiebegriffes offenbar dadurch ausgesprochen, daß das funktionelle *Verhältnis* von Darminhalt und Darmwand gestört ist, wobei der erste Angriffspunkt ebenso wechseln kann wie die eigentliche Ursache.

Als Beispiel für diese Auffassung sei noch die sog. *Fäulnisdyspepsie* angeführt. Nachdem sie ursprünglich als abnorme faulige Zersetzung des Darminhaltes bei anatomisch intakter Darmwand[5] betrachtet worden war, wissen wir heute, daß es sich auch hierbei nur um ein Symptom handelt, das sowohl durch primäre Veränderungen am Darminhalt als auch durch primär entzündliche Veränderungen der Darmschleimhaut mit Rückwirkungen auf den Inhalt zustande kommen kann, daß also unter allgemeinem Gesichtspunkt wieder das gestörte Verhältnis dieser beiden Glieder der die Verdauung tragenden Funktionseinheit maßgebend zugrunde liegt. Es sei hier nur angemerkt, daß als weiterer Faktor, der an der Gesamtfunktion des Darmes beteiligt ist, die Motorik gestört wird. Hieraus wird deutlich, daß die gedanklich und methodisch zu trennenden Funktionskreise in der Wirklichkeit der Lebenserscheinungen naturgemäß untrennbar zusammenhängen. Wir werden später an anderen Beispielen auf diesen wichtigen Tatbestand noch zurückkommen. — Der Fäulnisdyspepsie kann einmal eine Veränderung des Darminhaltes zugrunde liegen,

---

[1] v. Noorden 1921.   [2] Strasburger 1926.   [3] Porges 1928, 1933.
[4] Nothnagel 1903, Ad. Schmidt und v. Noorden 1921.
[5] Ad. Schmidt und v. Noorden 1921.

indem etwa infolge mangelhaften Kauaktes, Magensaftmangels, Pankreasinsuffizienz größere unverdaute Eiweißmengen in das untere Ileum und Coecum und dort in den Aktionsbereich der Fäulniserreger gelangen. Andererseits kann eine primäre Entzündung der Darmschleimhaut (Enteritis und Enterocolitis) zu beschleunigter Passage und schnellerem Transport des eiweißhaltigen Exsudates in die genannten tieferen Darmabschnitte führen. Ähnlich wie bei der Gärungsdyspepsie muß bei längerer Dauer jeder Fäulnisdyspepsie mit sekundären Entzündungen der Schleimhaut gerechnet werden, wodurch ein Circulus vitiosus entsteht. Damit hängt auch die Tatsache zusammen, daß eine länger dauernde Enteritis oder Enterocolitis im Lauf der Erkrankung sowohl Zeichen einer Gärungs- als auch Fäulnisdyspepsie bieten kann[1].

Als letzte Beispielgruppe dafür, daß ein unrichtig zusammengesetzter Darminhalt krankheitsauslösend werden kann, sollen die Entzündungen des oberen Dünndarmes nach Gastroenterostomie oder Magenresektion angeführt werden. HENNING und BAUMANN (1953) denken hierbei an eine alimentäre Überlastung des Dünndarmes durch die übergeordnete Mageninsuffizienz, wobei die normale fraktionierte Zuteilung des Mageninhaltes ebenso wegfällt wie die eigentliche Magenverdauung. Der gleiche Mechanismus kommt bei Achylien mit Sturzentleerung zur Wirkung.

Wir wenden uns jetzt dem zweiten Gesichtspunkt zu, der die *primäre Schädigung der Darmschleimhaut* umfaßt, wobei diese Schädigung anatomisch mit den derzeitigen Methoden nicht immer sichtbar zu sein braucht. Hier sei zunächst die bekannte Tatsache erwähnt, daß psychische Affekte die Sekretionstätigkeit des Darmes erheblich steigern können: der Formenkreis der nervösen Diarrhoe mit breiigen oder wäßrigen Stühlen[2]. Hier ist die nervöse *Regulation* der Darmsekretion der eigentliche Angriffspunkt des pathologischen Geschehens. — Als ein Beispiel für eine von der Darmwand ausgehende krankhafte Änderung der Sekretion muß die *Colica mucosa* angeführt werden. Entzündliche Schleimhautveränderungen sind nicht immer vorhanden, in älteren Fällen werden sie häufig angetroffen. Es handelt sich um den bekannten Symptomkomplex der periodischen Entleerung schleimiger Massen mit oder ohne Koliken bei anatomisch unveränderter Darmwand. Für die Deutung der Krankheit als neurogenes Geschehen ist wichtig, daß es sich meist um nervöse Individuen — hysterische oder neurasthenische Patientinnen — handelt (malaise psychique der Franzosen). Daneben wird ein Teil der in diesen Formenkreis gehörenden Krankheitsbilder wahrscheinlich auch durch primär entzündliche Schleimhautveränderungen bedingt. Ihre klinische Abgrenzung gegen die Fälle ohne Schleimhautentzündung wird von HENNING (1953) als unsicher bezeichnet. Sicher ist dagegen in ätiologischer Hinsicht, daß zum Teil der Colica mucosa eine nutritiv-allergische Genese zugrunde liegt.

Um eine nutritive Allergie handelt es sich auch bei der Gruppe der allergischen Diarrhoen. Wahrscheinlich spielt eine Allergisierung der Darmschleimhaut auch bei einem Teil der Diarrhoen eine entscheidende Rolle, die bei manchen akuten Infektionskrankheiten (Sepsis, Erysipel, Malaria, Grippe, Masern) plötzlich auftreten können. Daneben kommt hierbei die direkte Reizung der hämatogen an die Schleimhaut herangetragenen toxischen Substanzen ätiologisch in Frage. Nach den Versuchen von KAISERLING und Mitarbeitern (1936) können Allergene die Schleimhaut des Darmes, die zwar morphologisch noch intakt, jedoch in ihren Resorptions- und Sekretionsleistungen nerval gestört ist, durchdringen,

---

[1] HENNING und BAUMANN 1953.
[2] DAKIN 1947, PASTER 1947, PORTIS 1947, GIBB 1947, HALSTEAD 1946.

Gefäßveränderungen mit sekundären Durchblutungsstörungen verursachen, worauf es vom Darmlumen aus zu Nekrosen und schweren entzündlichen Vorgängen kommt.

Koslowski (1951) hat in seinen Experimenten an Meerschweinchen zur Frage der nutritiven Allergie des Darmes festgestellt, daß eine Hyperämie und ein leichtes Ödem der Schleimhaut und Submucosa vorhanden sind. Daß entzündliche oder toxische Schäden an der Darmschleimhaut, aber auch Störungen in der Produktion der Verdauungsfermente zu einer vermehrten Durchlässigkeit der Schleimhaut führen, geht daraus hervor, daß sich bei diesen Zuständen eine nutritive Allergie entwickeln kann [1].

Ein weiteres aufschlußreiches Beispiel für eine von der Darmwand ausgehende oder durch sie vermittelte Störung der Verdauungsfunktion des Darmes ist die *Sprue*. Neuere Untersuchungsergebnisse sprechen dafür, daß eine komplexe Störung des Enzymsystems vorliegt, die zum Ausbleiben der Phosphorylierungsvorgänge führt. Bereits Verzár (1928) hatte die Störung der Phosphorylierung bei Nebenniereninsuffizienz oder Vitamin B_2-Mangel angeschuldigt. Henning (1953) betont mit Recht, daß die Sprue nicht auf das Fehlen eines einzigen Wirkstoffes zurückgeführt werden darf. So ist von klinischer Seite bekannt, daß die Magen-Darmerscheinungen bei reichlicher Zufuhr von Vitamin B_2-Komplex verschwinden. Ähnlich wirken Hefe- und Rohleberextrakte, vor allem aber Folinsäure [2] und Vitamin B_{12}. — Auch die Auffassung von Frazer (1947), daß bei der Sprue der Transport der emulgierten Fetttröpfchen durch die äußeren Zellmembranen gestört sei, verlegt die Fettresorptionsstörung in die Darmschleimhaut. — Wenn auch die Ätiologie der Sprue noch nicht restlos geklärt ist, so darf auf Grund der vorliegenden Ergebnisse wohl gesagt werden, daß es sich um ein Symptomenbild handelt (Fettdiarrhoen, Anämie, Kachexie), das für einen Teil der Fälle von einer in der Darmschleimhaut lokalisierten Störung der Phosphorylierung abhängt, die wiederum durch eine sehr komplexe Änderung im Enzymsystem bedingt ist. So erklärt sich die mangelhafte Fett- und Glucoseresorption. Unabhängig davon gibt es natürlich Fälle von Steatorrhoe und ihren Folgen, die andere Ursachen haben (Pankreasinsuffizienz, Magen-Colonfistel, Krankheiten der Mesenterialdrüsen), die nicht in diesen Zusammenhang gehören.

Ein letztes Beispiel in dieser Gruppe ist der große Formenkreis der akuten und chronischen *Enterocolitis*. Es ist unter allgemeinem Gesichtspunkt nicht der Ort, die bekannten Formen und ihre Ursachen zu beschreiben; auch wird von den besonderen auf das Schleimhautrelief zurückzuführenden Umgestaltungen noch später die Rede sein; im vorliegenden Zusammenhang erscheint nur bedeutsam, daß es sich um Verdauungsstörungen handelt, die von primär entzündlichen Veränderungen der Darmschleimhaut abhängen, und daß allgemein diese Entzündungen vom Darmlumen, also enterogen oder hämatogen, zustande kommen können. So gehört beispielsweise der ganze Kreis der sog. Nahrungsmittelvergiftungen hierher, die Darmentzündungen bei Urämie ebenso wie die Diphtheria stercoralis, die spezifischen und unspezifischen Entzündungen des Darmschlauches sowie die mechanisch und durch anorganische Gifte (Arsen, Wismut, Quecksilber) bedingten Entzündungen. Ferner sind hier zu nennen die Ernährungsstörungen der Säuglinge. Die dabei zu beobachtenden anatomischen Veränderungen an der Darmschleimhaut [3] sind insofern einer unterschiedlichen Deutung zugänglich, als sie wohl meist als Folge und Ausdruck der gestörten Resorptionsleistung, seltener — im Fall echter schwerer infektiöser Entzündungen — als ihre unmittelbare Ursache anzusehen sind. Der regelrechte

---

[1] Hansen 1949.   [2] Spies und Mitarbeiter 1948.
[3] Heurner 1896, Bloch 1904, Raika 1909, Adam und Froboese 1926, Ilgner 1953.

Gewebsstoffwechsel der Darmschleimhaut und damit auch ihre Struktur als Organ der Resorption, Sekretion und parenteralen Verdauung (Verhalten des lymphoreticulären Schleimhautgewebes s. später) sind von einer normalen Verdauungsfunktion abhängig. So wird es verständlich, daß die Ernährungsstörung von CZERNY und KELLER an der Darmschleimhaut mit unterschiedlichen Veränderungen verbunden sein kann, die teils in den Formenkreis der Stoffwechselstörungen, Degenerationen, teils in den der Entzündung gehören. Diese Hinweise mögen aus allgemein-pathologischer Sicht genügen; es würde zu weit führen auf Einzelheiten einzugehen.

β) Die Verlängerung und abschnittsweise Gliederung des Darmes im Dienst der Verdauungsfunktion als krankheitsgestaltender Faktor.

Die Verdauungsfunktion des hochentwickelten menschlichen Darmes kann aber — wie oben erwähnt, nicht nur dadurch unter allgemein-pathologischem Gesichtspunkt krankheitsgestaltend werden, daß sie selbst — d. h. das Funktionsverhältnis Darminhalt und Darmschleimhaut — gestört ist, sondern auch dadurch, daß jene gestaltlichen Eigenschaften des Darmes, die die Verdauungsfunktion ermöglichen und tragen, zur Krankheitsgrundlage werden. Da ist zuerst die Tatsache der Verlängerung und abschnittsweisen Gliederung des Darmes und zum zweiten die besondere Gestaltung des Schleimhautreliefs zu nennen. — Daß die *Verlängerung und Gliederung* zu Störungen der Motorik führen können, wurde bereits besprochen. Im jetzigen Zusammenhang sei als Beispiel — unter dem Gesichtspunkt einer Erklärung der besonderen *Lokalisation* — auf die Entstehung von Ulcerationen im Darmkanal nach ausgedehnten Hautverbrennungen hingewiesen. Die Geschwüre treten vorwiegend im oberen Duodenum auf und neigen zu Blutungen und Perforation; es handelt sich zum Teil um Erosionen. Ihre Entstehung wird dadurch erklärt, daß bei parenteralem Eiweißzerfall histaminähnliche Stoffe zu einem Ödem der Submucosa mit Ernährungsstörung des Epithels führen. Durch die Wirkung des Magensaftes entstehen dann Substanzverluste.

Mit der Gliederung und Arbeitsteilung des Darmkanals für die Verdauungsfunktion hängt ferner die Tatsache zusammen, daß sich gewisse Duodenaldivertikel, die mit Vorliebe in der Gegend der Papilla duodeni vorkommen, auf Verlagerung von Pankreasgewebe zurückführen lassen. — Die phylogenetisch erworbene Verlängerung und mesenteriale Aufhängung, aber auch der schichtweise Aufbau des Darmes bedingen die bekannten Besonderheiten des Herantretens und Hindurchtretens der Gefäße. Das ergibt die Voraussetzung für die Entstehung von Divertikeln im Bereich des Dünn- und Dickdarmes.

Für den Morphologen besonders eindrucksvoll sind aber jene Umgestaltungen, die sich — vielfach auf entzündlicher Grundlage, jedoch auch anders entstehend — aus der feineren Gliederung des im Dienst der Verdauungsfunktion stehenden, und als ihr unmittelbarer Ausdruck anzusehenden Schleimhautreliefs ergeben. Als erstes Beispiel sei hier die Zottenpseudomelanose erwähnt. Sie betrifft besonders das Duodenum und das obere Jejunum. Zu dieser Lokalisationsregel ist zu sagen, daß Zahl, Größe und Form der Zotten in den einzelnen Dünndarmabschnitten des Menschen wechseln. Die Zahl der Zotten ist am größten im Duodenum und Jejunum (22—40 auf 1 mm^2), im Ileum ist sie geringer (18—31 auf 1 mm^2)[1]. Ferner besitzen die Zotten im Duodenum die Form von Blättern und Kämmen, im Jejunum sind sie keulen- oder kegelförmig und im Ileum zylindrisch oder fadenförmig. Ihr Volumen nimmt ileumwärts ab. Die fädigen

---

[1] PATZELT 1936.

Zotten, die von der Mitte des Ileums an gewöhnlich allein vorhanden sind, werden gegen die Valvula ileocoecalis ebenfalls niedriger und spärlicher. — Mikroskopisch liegt das eisenhaltige Pigment in den Zellen des Zottengerüstes unterhalb der Deckzellen. Die Ablagerung ist hauptsächlich in der Spitze und dem spitzennahen Teil vorhanden. Die speichernden Zellen stammen aus dem Zottengerüst, sind teils noch ortsfest, teils mobilisiert[1]. Für diese Lokalisation in der einzelnen Zotte erscheint der Umstand maßgebend, daß das reticuläre Gewebe, welches ja allenthalben die Grundlage der Propria mucosae bildet, in den spitzennahen Abschnitten fast *nur aus Zellen* besteht, die mit Fortsätzen untereinander zusammenhängen, während in den tiefen Teilen eine zunehmende Menge argyrophiler Fasern auftritt, wodurch der Charakter mehr in Richtung auf die mechanische Stützfunktion verschoben wird. Die Zotte zeigt also eine horizontale Gliederung, die in den spitzennahen Teilen die celluläre Verdauungsfunktion, in den basalen Abschnitten mehr eine mechanische Funktion in den Vordergrund stellt. Insofern bildet die Zottenpseudomelanose ein lehrreiches Beispiel, daß die Gliederung und Ausgestaltung des Schleimhautreliefs als Ganzes und die Gliederung der Teilkörper (Zotte) als Einzelgebilde ein Verständnis für das Rätsel des Herdförmigen eröffnen.

Im Sinne dieser Auffassung ist auch die Tatsache zu werten, daß die Speicherung subcutan zugeführter saurer Farbstoffe vor allem in den histiocytären Wanderzellen der Zottenspitzen stattfindet.

Daß auch das Epithel der Zottenspitzen eine funktionelle Sonderstellung einnimmt, geht schon aus den älteren Experimenten v. Möllendorffs (1913, 1920, 1924) hervor, bei denen Trypanblau, das durch parenterale Gabe an das Muttertier mit der Milch in den Darm des Säuglings kam, etwa an der Grenze zwischen mittlerem Drittel des Dünndarmes resorbiert wurde. Es wird dort von eiweißhaltigen intraplasmatischen Tropfen, die wahrscheinlich ebenfalls aus dem Darminhalt stammen, festgehalten. Das Trypanblau kann auch unmittelbar in den Darm gebracht werden. Die Speicherung ist bei erwachsenen Tieren bei enteraler Zufuhr geringer. Auf Einzelheiten der Resorption kann hier nicht eingegangen werden.

Im allgemeinen Zusammenhang wichtig erscheint jedoch die Tatsache, daß das reticulo-histiocytäre System der Schleimhaut sich an der „Aufsaugung und Stoffverarbeitung"[2] beteiligt, also eine funktionelle Einheit mit dem Epithel bildet. Auch wissen wir, daß seine Ausbildung und sein Zellbild von den wechselnden Funktionsbeanspruchungen, d. h. vor allem der Art und Menge der Ernährung abhängt.

Bei reichlicher Fütterung vermehren sich die lymphoiden Zellen, im Hungerzustand können sie völlig fehlen. Einseitige Fleisch-, Milch- oder Eigelbfütterung bewirkt starke leukocytäre Durchsetzung der Schleimhaut.

Zugrunde liegt eine Schädigung der den Stoffdurchtritt regulierenden Epithelfunktion, die offenbar zum Übertritt abbaufähigen Materials führt. So ergeben sich fließende Übergänge von den wandelbaren physiologischen Zustandsbildern zu den pathologischen Entzündungen der Schleimhaut. Hier berühren sich die Funktionsschichten der Verdauung und der Abwehr, die beide im Aufbau der Schleimhaut zum Ausdruck kommen. Maßgebend für die Aufnahme von Stoffen in das Zottenstroma ist die Durchlässigkeit des Epithels.

Grundsätzlich der gleiche Vorgang wie bei den Experimenten mit Vitalfarben spielt sich bei der Resorption von natürlichen, im Darm vorkommenden oder aus Eiweißspaltprodukten entstehenden Farbstoffen ab. So sei hier auf die bekannte Tatsache verwiesen, daß beim älteren Fetus und Neugeborenen ein grobkörniges gelbbraunes Pigment in den Zottenepithelien vorhanden ist. Es handelt sich um resorbierte Gallenfarbstoffe, die später als Meconiumkörperchen ausgestoßen werden.

---

[1] Lubarsch und Borchardt 1929.   [2] Siegmund 1929.

γ) Das Schleimhautrelief im Dienst der Verdauungsfunktion als krankheitsgestaltender Faktor.

Die wichtigsten Beispiele für die gestaltende Wirkung des Schleimhautreliefs bei krankhaften Vorgängen geben die akuten und chronischen Entzündungen. So sehen wir schon bei der großen, ätiologisch vielfältigen Gruppe der akuten katarrhalischen Darment-zündung, daß die Zotten in plumpe, rotgefärbte keulenförmige Gebilde umgewandelt werden; zu-grunde liegt eine starke Hyperämie, die sich nicht nur auf die Gefäßgeflechte der Submucosa, sondern vor allem auf Zottencapil-laren erstreckt, wobei das subepithelial an der Zot-tenoberfläche ausgebrei-tete Capillarnetz durch starke Füllung auffällt. Die Anschwellung der Zotten kommt durch Ödem zustande, ja es gibt seltenere Fälle von katarrhalischen Darm-entzündungen, in denen ein schwappendes Ödem der Schleimhaut der ein-zige Befund ist. Auch das Faltenrelief übt einen Ein-fluß auf die Lokalisation und Anordnung der Um-gestaltungen aus: Rötung und Schwellung können sich vielfach im Beginn oder in leichteren Fällen auf die Faltenkämme be-schränken (Abb. 45). Bei schwere Verlaufsformen

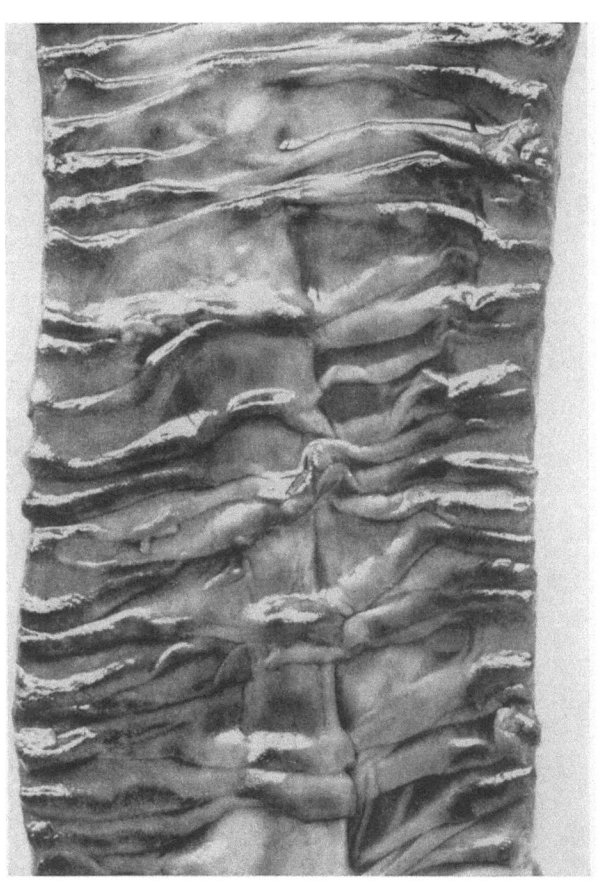

Abb. 45. Akute hämorrhagische Jejunitis. Lokalisation der Blutungen an den Falten.

sind auch die Faltentäler betroffen. Auch die bei den katarrhalischen Darm-entzündungen häufigen Blutungen bevorzugen oft die Höhe der Falten, im besonders starken Maße aber die Zotten, wo die Erythrodiapedese bis zu einer hämorrhagischen Infarzierung ganzer Zotten führen kann (Abb. 46). Die Er-scheinungen beruhen auf der funktionsgebundenen *Angioarchitektonik* dieser besonderen Resorptionsorgane.

Fast noch bedeutsamer für eine allgemein-pathologische Betrachtungsweise sind die Veränderungen im Zotten*gerüst* bei akuten katarrhalischen Entzündungen. Es kommt bekanntlich zu einer beträchtlichen Vermehrung lymphoider Zellen, vor allem Plasmazellen (Abb. 47). Auch zwischen und unter den basalen Teilen der Krypten entwickelt sich ein lymphoides Zellager. Die reticulären Zellen des Zottenstromas, aber auch der übrigen Schleimhaut lassen die Tätigkeit

lebhafter Phagocytose erkennen. Die neugebildeten lymphoiden Zellen entstehen aus dem Schleimhautstroma selbst. Neutrophile Granulocyten treten bei
der katarrhalischen Darmentzündung hinter den lymphoiden Zellen ganz zurück,
dagegen trifft man reichlicher auf eosinophile Leukocyten. — Dieses Verhalten
des reticulär-lymphoiden Schleimhautstromas scheint insofern allgemein bedeutsam zu sein, als es sich damit als ein bereits vorgebildetes, im Dienste physio-

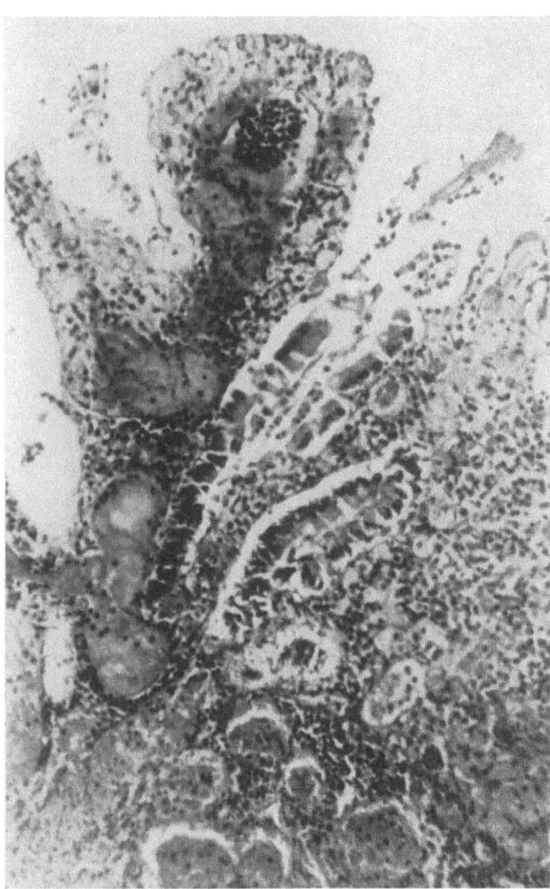

logischer resorptiver Leistung
stehendes Gewebe erweist,
das unter dem Oberflächenepithel des Verdauungs-
schlauches ausgebreitet ist.
Die besonderen organartigen
Anhäufungen dieses Gewebes
und ihr krankheitsgestaltender Einfluß werden noch zu
erörtern sein. Grundlage
aller proliferativen und ex-
sudativen Vorgänge — denn
das Capillarsystem ist eng
mit Bau und Funktion des
reticulolymphoiden Gewebs-
lagers verknüpft — ist aber
eine vermehrte Durchlässigkeit des Epithels. Hier wird
die Symbiose, die biologische
Einheit des Epithels und des
Schleimhautstromas als Re-
sorptions-, Verdauungs- und
Abwehrorgan deutlich. Ferner wird verständlich, daß
fließende Übergänge von der
normalen Stoffresorption mit
den ihr zugeordneten Ge-
websbildern der Schleimhaut
zu *gesteigerter oder falsch zusammengesetzter Stoffresorption* und den ihr angehören-
den Strukturen unter den Er-

Abb. 46. Akute Enteritis. Hämorrhagische Infarzierung einer Zotte
mit keulenförmiger Umgestaltung. HE. Vergr. 120mal.

scheinungsformen der „Entzündung" vorhanden sein
müssen und auch wirklich vorkommen. Das normale reticulär-lymphoide Gerüst
der Schleimhaut ist das dauernd tätige Verdauungsgewebe (physiologische Entzündung RÖSSLES) und ist *ohne Neuaufbau eines eigenen Entzündungsapparates
sofort und zu jeder Zeit* in der Lage, durch einfache Steigerung seines eigenen
vorgegebenen Leistungsbestandes eine weitgehende Anpassung an die sich
dauernd ändernde Stoffzufuhr aus dem Darminhalt zu vollziehen (Abb. 48).
Oben wurde bereits darauf hingewiesen, daß diese Anpassung auch nach der
Seite einer Minderzufuhr vollzogen wird (Reduktion der lymphoiden Zellen im
Hungerzustand). Dieser Betrachtungsweise liegt natürlich die Auffassung der
Entzündung als eines parenteralen Verdauungsvorganges zugrunde. Zum Abschluß sei noch bemerkt, daß die Schichten der „Verdauung" und der „Abwehr"
im Sinne eines parenteralen Verdauungsvorganges somit eng zusammenhängen

und in der Darmschleimhaut zu einem Ganzen zusammengefügt sind. Auf dieser Tatsache beruht das ganze allgemeine Verständnis der Entzündungen des Darmes (man vergleiche auch die Ausführungen über den Typhus abdominalis). — Das morphologische Bild der akuten katarrhalischen Entzündungen gilt in seinen Grundzügen für alle Darmabschnitte, wobei sich naturgemäß die örtlichen anatomischen Besonderheiten mitgestaltend auswirken. Aus der Darstellung wolle man nicht entnehmen, daß uns das Vorkommen echter eitriger Darmentzündungen (eitriger Katarrh), so etwa bei der akuten Gastroenteritis paratyphosa B, entgangen sei. Die Möglichkeit derartiger Exsudatformen ist unbestritten, sie bieten nur nichts für diesen Gewebsort Charakteristisches. — Auf die unterschiedliche Ätiologie der akuten katarrhalischen Darmentzündungen kann in diesem Zusammenhang nicht eingegangen werden.

Die gestaltende Wirkung des Schleimhautreliefs kommt auch bei den schwereren Entzündungsformen zum Ausdruck, die mit Fibrinexsudation und mehr oder weniger tiefgreifenden Nekrosen einhergehen (pseudomembranöse und pseudomembranös - nekrotisierende Entzündungen). So sehen wir etwa bei der Enteritis necroticans ("Darmbrand", JECKELN 1949 u. a.) infolge der schweren initialen Zirkulationsstörung die Schleimhautfalten als plumpe, steife, verbreitete Gebilde und die

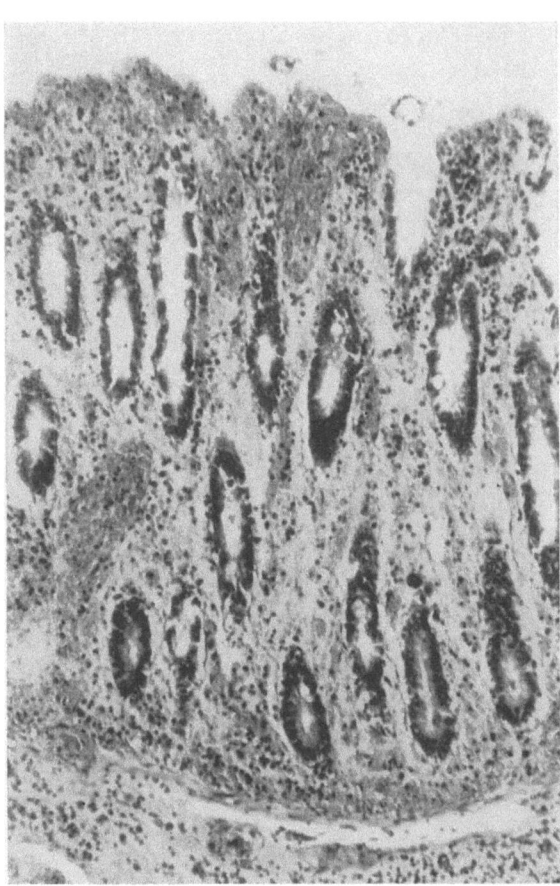

Abb. 47. Urämische Enteritis. Starke Hyperämie der Zottengefäße, Blutungen und Ödem. Infiltrate lymphoider Zellen. HE. Vergr. 120mal.

ersten Nekrosen auf den Faltenhöhen auftreten. Im weiteren Verlauf können ganze Falten nekrotisch werden (Abb. 49). Über die Pathogenese der früh einsetzenden Nekrose stehen sich zwei Anschauungen gegenüber: Einmal wird sie nur als Folge der Zirkulationsstörung aufgefaßt, zum andern als Folge direkter Gifteinwirkung auf das Epithel. Mir scheint dabei kein grundsätzlicher Unterschied vorzuliegen, da das Gefäßbindegewebe und das Epithel eine funktionelle Einheit bilden und das Verhalten des Gefäßbindegewebes von der Durchlässigkeit des Epithels abhängt und andererseits Funktion und Gestalt des Epithels von dem Verhalten des Gefäßbindegewebes. Es dürfte aber wichtig sein, beide Komponenten bei der Pathogenese als gleichwertig und gleichgeordnet ins Auge zu fassen und das *Gesamtsystem* der Schleimhaut als Grundlage des Verständnisses heranzuziehen. Es erweist sich sogar als notwendig, auch die Submucosa als gewebliche Basis des Schleimhautreliefs mit in den Kreis der Betrachtung zu stellen: Es ist bekannt, daß das für diese Krankheit so kennzeichnende hämorrhagische Ödem der Submucosa dem Nekrosebezirk der Schleimhaut genau zugeordnet ist. Die Submucosa als lockere Verschiebeschicht — förmlich als Vermittlerin zwischen die Verdauungsfunktion und die Motorik eingeschaltet — ist auf Grund ihrer Funktion und Struktur

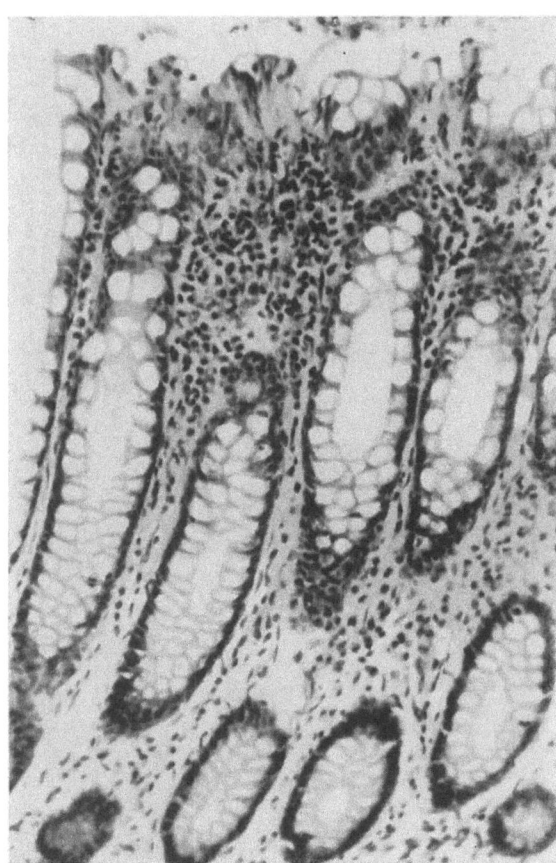

Abb. 48. Sigmaschleimhaut bei Megacolon congenitum. Chronische Entzündung mit lymphocytären und plasmocytären Infiltraten des Schleimhautstromas. HE. 200mal.

zur Aufnahme großer Flüssigkeitsmengen prädestiniert (Abb. 50 u. 51). Hinzu kommt die überaus starke Blutfüllung der in ihr ausgebreiteten Gefäßplexus. In der Submucosa liegen bekanntlich auch die Phlegmonen des Darmes. — Wenn sich der Darmbrand auch im Colon manifestiert, finden sich die erkrankten Partien vor allem über den Tänien in Streifenform lokalisiert. Das weist darauf hin, daß auch mechanisch wirksame Momente bedeutungsvoll werden können, wobei allerdings die vermittelnde Rolle des örtlichen Gefäßsystems nicht vernachlässigt werden soll (Abb. 52 u. 53). Überhaupt sollen Anordnung und Verlauf der Krankheit von der segmentär angeordneten neuromuskulären und neurovasculären Versorgung des Systems und seiner einzelnen Teile abhängen[1]. Das ist aber, wie schon Jeckeln (1949) betont, nicht recht beweisbar. Er weist vielmehr auf das Nichtgesetzmäßige in der *Lage* der Erkrankungsherde hin. Bezüglich der Ätiologie des Darmbrandes sei hier daran erinnert, daß der Angelpunkt die abnorme biologische Lage des lange Zeit unzweckmäßig ernährten Menschen ist mit Änderung der bakteriellen Darmbesiedlung und des Darmmilieus, fehlerhafter Fermentwirkung und abnormer Erregbarkeit der Darmstrombahn. Auf diesem Boden soll eine bakterielle Schädlichkeit wirksam werden, über die zur Zeit keine Einigkeit besteht. Für unsere Betrachtungsweise ist nur die Tatsache wichtig, daß *fehlerhafte, vom Darminhalt vermittelte Verdauungsfunktionen, die Grundlage einer Erkrankung bilden, deren gewebliche Form von dem Schleimhautrelief mitbestimmt wird.*

Die Beispiele für die pseudomembranöse Darmschleimhautentzündung und ihre besonderen geweblichen Lokalisationen lassen sich noch vermehren:

[1] Dormanns 1948

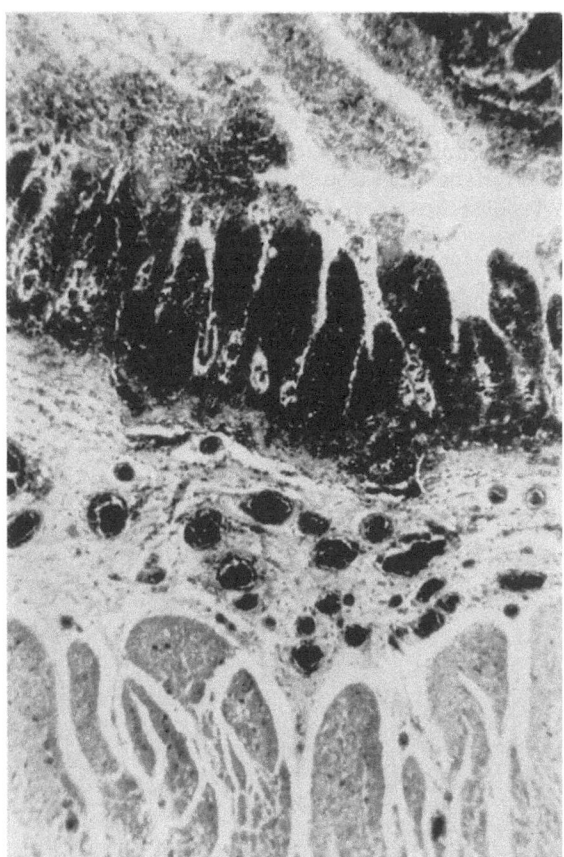

Abb. 49. Hämorrhagische Nekrose der Jejunumschleimhaut mit Verbreiterung der Zotten. An den Zotten-spitzen beginnende Nekrosen. — Starke Hyperämie des Gefäßplexus in der Submucosa und Ödem dieser Schicht. HE. Vergr. 64mal.

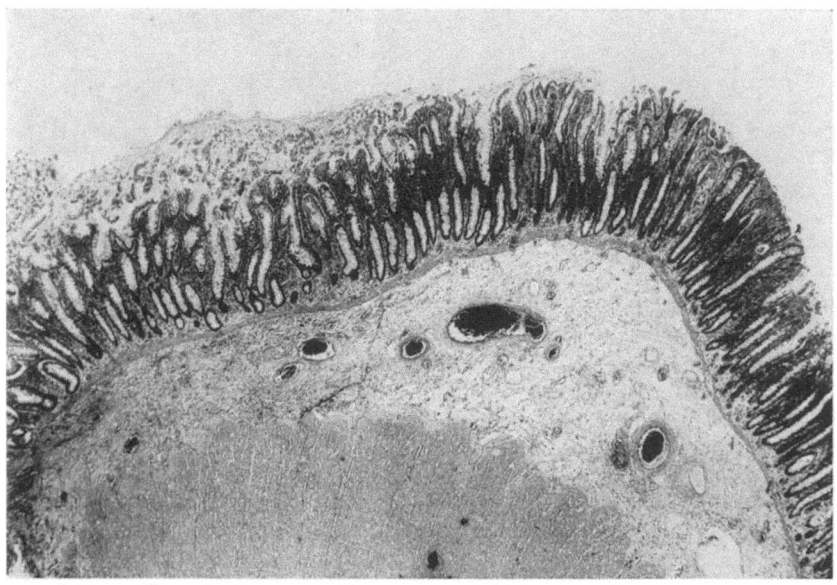

Abb. 50. Colitis. — Ödem der Submucosa, Hyperämie des Gefäßplexus und Erweiterung der Lymphbahnen HE. Lupenvergr.

Dysenterie, septisch-pyämische Allgemeininfektionen, endogene oder exogene Gifte (Urämie, Quecksilber, Arsen, Wismut). Gerade bei der zuletzt genannten Gruppe hat man nicht nur mit einer direkten Einwirkung der Stoffe auf das Epithelgewebe, sondern auch mit Kreislaufstörungen zu rechnen, die den Boden für eine sekundäre bakterielle Infektion vorbereiten. Im französischen Schrifttum wird auf eine Arteriolonekrose bei Quecksilber-Vergiftung hingewiesen, es wird

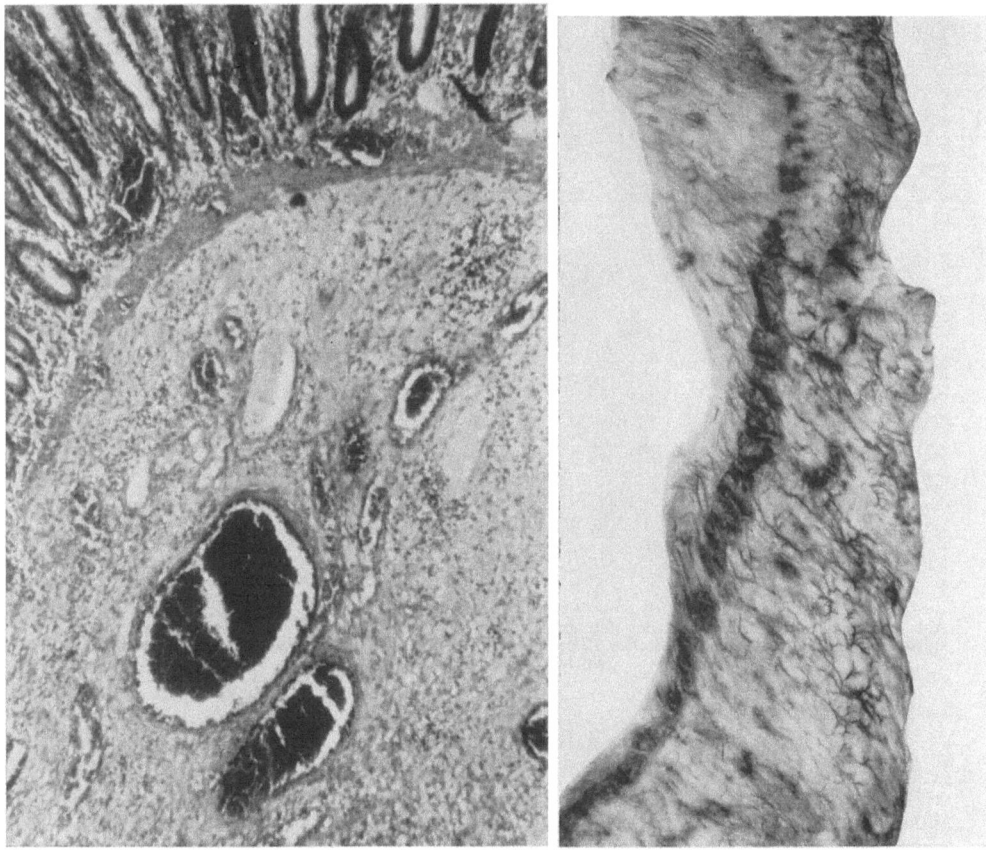

Abb. 51.   Abb. 52.

Abb. 51. Erweiterung des Blut- und Lymphgefäßgeflechtes und starkes Ödem in der Submucosa.
HE. Vergr. 64mal.

Abb. 52. Akute hämorrhagisch-nekrotisierende Colitis bei chronischer Myelose. Lokalisation der Veränderung
über einer Tänie.

daher verständlich, daß die Lokalisation der Nekrosen von den Grundtatsachen der Schleimhautarchitektur bestimmt wird.

Die Frühveränderungen der Schleimhaut beim einfachen Darmkatarrh, bei der Cholera und etwa bei der Bacillenruhr im katarrhalischen Stadium, aber auch bei der Quecksilbervergiftung, entsprechen einander völlig. Nach den Untersuchungen Lettereres (1944, 1949) sind die frühesten Veränderungen der bacillären Ruhr am besten im Dünndarm zu studieren, während im Colon meist schon schwere Schäden nachzuweisen sind. — Es tritt eine hochgradige venöse Hyperämie der Mucosa und Submucosa auf, während der arterielle Schenkel so gut wie leer ist. Das Ganze entspricht einem peristatischen Strömungszustand, vielfach mit Übergang in Stase. Bereits Ricker und Regendanz (1921) haben darauf aufmerksam gemacht, wobei freilich hier nicht entschieden werden kann, wieweit direkte oder über die vasomotorischen Nerven vermittelte Toxinwirkungen vorliegen. Jedenfalls sind die Folgen: Ödem und Erythrodiapedese. Das bedingt Auftreibung der Zotten, wo die initiale Kreislaufstörung sich vornehmlich auswirkt; einzelne Zotten können hämorrhagisch infarziert werden. Das zentrale Chylusgefäß ist oft stark erweitert. Die Lokalisation dieser Vorgänge beruht auf der besonderen Capillaranordnung in den Zotten, wodurch sie als Resorptionsorgane gekennzeichnet sind. Ferner wirkt sich — wie auf Grund der Angioarchitektonik nicht anders zu erwarten — die Zirkulationsstörung

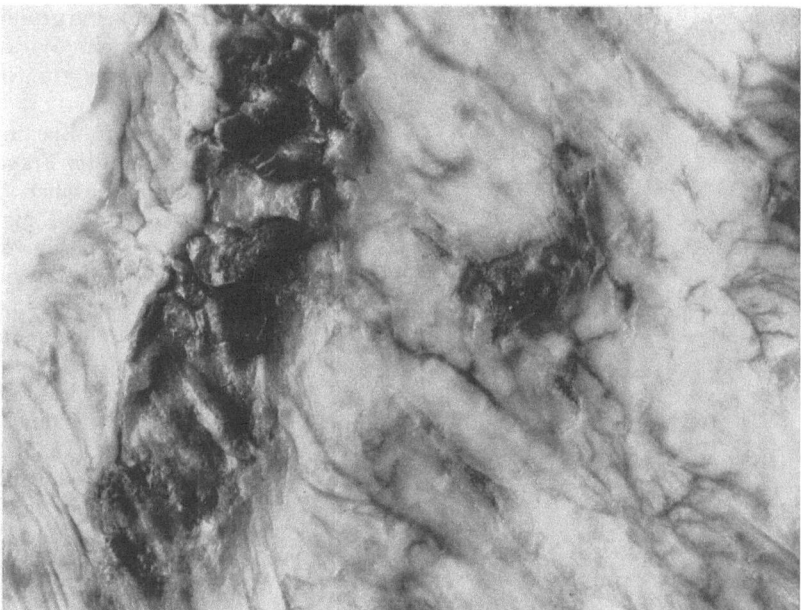

Abb. 53. Ausschnitt aus Abb. 52.

besonders in der Submucosa aus. So sieht man als Frühstadium auch im Dickdarm oft ein starkes Ödem dieser Schicht mit Abhebung der Schleimhaut (jedoch noch ohne Nekrosen derselben). In unserer allgemeinen Betrachtungsweise spielt die Submucosa die Rolle einer Verbindungsschicht, die einen beweglichen Zusammenhang der wichtigsten Funktionen — Verdauung und Motorik — ermöglicht. Das bedingt ihren oben geschilderten Aufbau, und das bestimmt auch ihre Erkrankungsformen.

Die weiteren geweblichen Vorgänge und ihre Lokalisation sollen am Beispiel der Bacillenruhr noch kurz geschildert werden. Wenn die beschriebene Kreislaufstörung fortdauert, treten im Schleimhautstroma, und zwar bezeichnenderweise vornehmlich in den Zottenspitzen, kleine ,,Lichtungsbezirke" auf. Sie sind in allen Fällen zunächst auf das obere Drittel der Schleimhaut beschränkt. Es handelt sich um beginnende, später vollständige Nekrosen mit Quellung des Faserreticulums (Abb. 54). Das Zottenepithel ist zunächst noch unverändert, es wird nekrotisch, wenn die geschilderten Kreislaufstörungen andauern und die Stromanekrosen sich ausbreiten. Man sieht sie zuerst auf den Faltenhöhen und an den Zottenspitzen. Da die Zotten sich infolge der Kreislaufstörung und ihrer plumpen Umgestaltung nicht mehr erigieren können, verkleben sie, und es entsteht allmählich eine zusammenhängende Nekroseschicht, zunächst in den oberen Schleimhautabschnitten. Die Lieberkühnschen Krypten sind erhalten und produzieren Schleim. — Grundsätzlich die gleichen Frühveränderungen spielen sich im Dickdarm und an der Analschleimhaut ab, sofern sie mit ergriffen ist[1]. Die tierexperimentellen Untersuchungen über die Wirkung der Ruhrendotoxine bestätigen ganz allgemein ihren Vasotropismus. Wichtig erscheint uns die Feststellung Letterers, daß die unterschiedliche Erkrankungsstärke und die wechselnde Krankheitslokalisation keine grundsätzlich verschiedene Wirkungsweise des Giftes zur Grundlage haben.

In diesem Zusammenhang sei kurz die Frage des sog. Grünhagenschen Raumes gestreift, weil sie mit den Frühveränderungen bei katarrhalischen Darmentzündungen zusammenhängt. Zweifellos handelt es sich in einem großen Teil der Fälle um ein technisches Kunstprodukt; wir meinen jedoch mit Froboese (1925), daß der Grünhagensche Raum „fakultativ präexistent" ist, im Dienst resorptiver Funktion und als Ausdruck eines krankhaften Geschehens an der Zotte sichtbar werden kann (Abb. 55), sofern etwa exsudierte Flüssigkeit dort angehäuft wird.

Im Zusammenhang mit den akuten Stadien der Bacillenruhr und anderen katarrhalischen Entzündungen muß auch die Frage der mehr

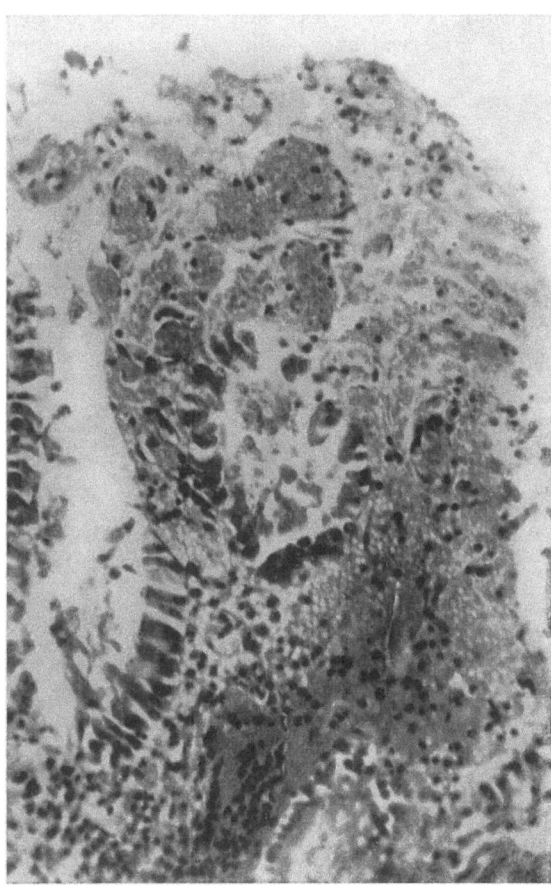

Abb. 54. Hämorrhagische Infarzierung und Nekrose der Zottenspitzen bei Enterocolitis. HE. Vergr. 200mal.

oder minder vordergründigen Beteiligung der Darmfollikel, d. h. — bezogen auf die Dysenterie — die alte Streitfrage der sog. *nodulären oder follikulären Ruhr* gestreift werden. Es wird später noch auf die gewebliche Sonderstellung der Lymphknötchen des Darmes im Rahmen des gesamten lymphoiden Schleimhautstromas zurückzukommen sein; hier sei zunächst hervorgehoben, daß Letterer (1944, 1949) bei seinen Experimenten über die Wirkung von Flexner-Toxinen am Darm der Maus um die lymphatischen Plaques des Dünndarmes ringförmige Blutungen gesehen hat und auch intrafollikuläre Blutungen, d. h. Vorgänge, die auf die besondere Vascularisation des Gewebsortes zurückzuführen sind (nicht dagegen auf eine spezifische Affinität der Ruhrgiftstoffe zu den Follikeln). Es handelt sich um peri- und endofollikuläre Peristasen und Stasen

[1] Letterer 1944, 1949.

mit starker Erweiterung der venösen Capillargebiete. Als Folge geht die dünne Schleimhautschicht über den Follikeln zugrunde. Selten entstehen fortschreitende Nekrosen des lymphatischen Gewebes selbst. Ferner sind jene Beobachtungen bekannt, bei denen neben einem diffusen Katarrh der ganzen Colonschleimhaut zahlreiche follikuläre Abscesse vorhanden sind. Es handelt sich um Mischinfektionen mit Eitererregern[1]. Diese Befunde können nicht als Hinweise auf eine primäre oder ausschließliche Beteiligung des lymphatischen Gewebes bei der Ruhr gewertet werden. — Außer den erwähnten besonderen Vascularisierungsverhältnissen der lymphatischen Organe spielt für die Lokalisierung von Nekrosen in ihrem Bereich auch die Tatsache eine Rolle, daß sich über jedem Dickdarmlymphknötchen eine kleine Schleimhautgrube befindet. In ihnen häuft sich bei katarrhalischen Vorgängen Schleim an, und sie sind zum längeren Verweilen einer beliebigen Noxe prädisponiert. Die unter Umständen entstehenden Follikelgeschwüre sind nicht für die Ruhr spezifisch, sondern kommen unter anderem auch bei Urämie oder in gedehnten Abschnitten oberhalb von Dickdarmstenosen vor. Die frühere Diskussion um die Frage der sog. follikulären Ruhr, die sich vor allem an die Namen LÖHLEIN (1923) und ORTH knüpft, soll hier nicht im einzelnen historisch dargestellt werden. Ihr liegt die zweifellos richtige *Beob-*

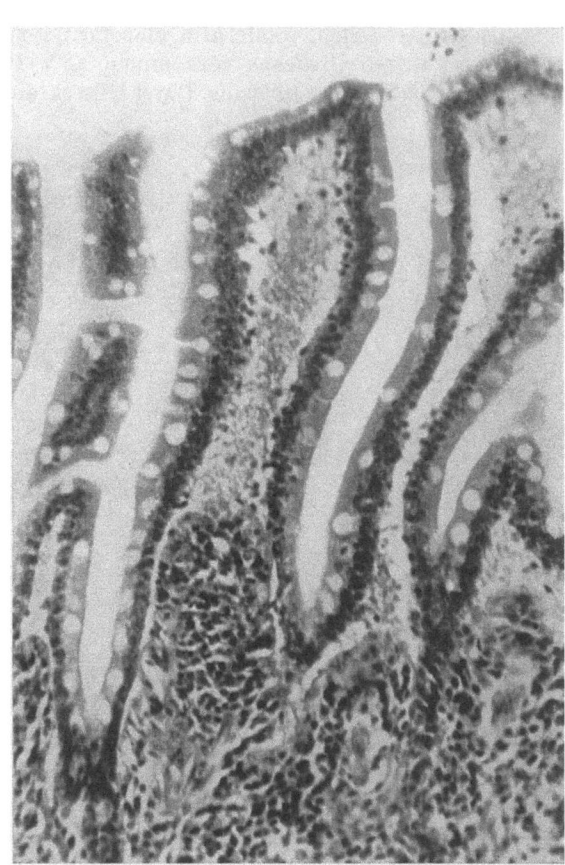

Abb. 55. 63jährige Frau. (Cylinderzelliges Adenocarcinom des Jejunums.) — Das Bild zeigt die Schleimhautoberfläche im Bereich eines chronischen Subileus oberhalb des Tumors: Ansammlung exsudierter Flüssigkeit unter dem Zottenepithel mit Auftreten des sog. Grünhagenschen Raumes. HE. Vergr. 200mal.

achtung zugrunde, daß in manchen Fällen katarrhalischer Darmentzündung die Follikel als örtliche Erkrankungsherde besonders auffallen. Nicht zutreffend ist jedoch die *Deutung*, daß damit eine besondere Form der Ruhr — etwa beruhend auf einem ausschließlichen Befall der lymphatischen Organe — gegeben sei. Vielmehr beruht die beobachtete Erscheinung auf den besonderen, oben geschilderten anatomischen Verhältnissen an den Follikeln. Diese Erörterung erscheint uns für eine allgemeine Pathologie des Darmes deshalb wichtig, weil sie wiederum als Beispiel gelten kann, wie an der endgültigen gestaltlichen Ausdrucksform einer Krankheit die verschiedenen Funktionsschichten — hier die Funktion der Abwehr — gemeinsam beteiligt sind. Naturgemäß ist durch

[1] HÜBSCHMANN 1925, FETTWEIS 1928.

diese für die Bacillenruhr gültigen und an ihrem Beispiel erläuterten Feststellungen keinesfalls ausgeschlossen, daß nicht bei anderen entzündlichen
Darmerkrankungen oder allgemeinen Infekten die spezifischen Abwehrorgane
des Darmes vordergründig oder isoliert erkranken können. Davon wird später
noch die Rede sein. — Als wichtiger allgemeiner Gesichtspunkt sei abschließend
hervorgehoben, daß alle am Beispiel der Bacillenruhr geschilderten akuten
Erscheinungen der Schleimhaut und Zotten des Darmes keinesfalls etwas
Spezifisches darstellen, sondern in morphologisch nicht unterscheidbarer Weise
bei vielen anderen Ursachen vorkommen, so z. B. hat sie Froboese (1925) bei
seinen Untersuchungen über die Durchfallserkrankungen der Säuglinge gesehen.

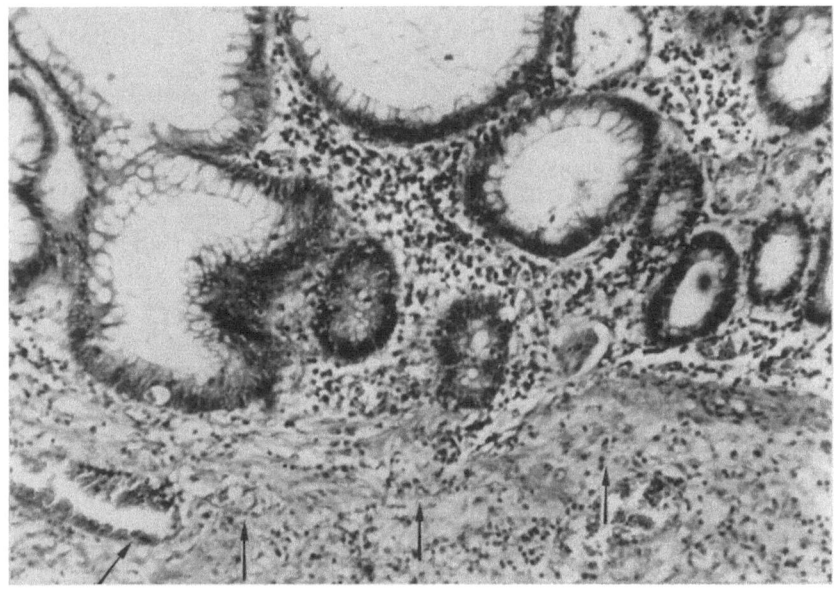

Abb. 56. Chronische ulceröse Colitis. Tiefenwachstum und cystische Erweiterung der Krypten; Vortreibung
Auflösung und Durchsetzung der Muscularis mucosae (Pfeile). HE. Vergr. 120mal.

Es sollen hier im allgemeinen Zusammenhang nicht die speziellen Fragen
der *Wirkungsweise der Ruhrgiftstoffe* erörtert werden (ob etwa das über den
Darm ausgeschiedene Endotoxin die Epithelien nur über die Endstrombahn oder
auch direkt schädigt), sondern diese Krankheit soll nur noch zwei wichtige
allgemeine Erkenntnisse vermitteln, die beide eng zusammenhängen: Erstens
die Frage, worin trotz anderer Folgerung, die aus der bisherigen Darstellung
zu ziehen ist, eine gewisse — wenn auch sehr begrenzte — ,,*Spezifität*‘‘ der
Ruhrerkrankung besteht, und zweitens, wie die außerordentlich mannigfaltigen
und verwirrenden Umformungen *chronischer Darmentzündungen* zu verstehen
sind. Die bacilläre Ruhrerkrankung des Menschen erhält ein besonderes Gesicht
durch die hervorstechende *Lokalisation* der Darmveränderungen und durch
ihre Neigung zur *Chronizität*. Das letztere bedeutet nichts anderes, als daß
Todesfälle im frühesten Stadium nicht die Regel sind (im Gegensatz etwa zu
der gleichen Erkrankung bei Mäusen) und dadurch Zeit gewonnen wird entweder zur Ausheilung oder zu weiteren Umformungen des Darmes, die allgemein-
morphologisch interessant sind.

Eine *allgemeine Lokalisationsregel für die Bacillenruhr* können wir so formulieren, daß die Teile des Darmschlauches am stärksten erkranken, die mechanisch

am meisten beansprucht werden; das sind das Coecum, die Flexuren und das Rectum. An diesen Stellen bestehen gute Entwicklungsmöglichkeiten für die Ruhrbacillen, und der mechanische Reiz schafft die Grundlage für ihre Wirksamkeit[1]. Im gleichen Sinne spricht der frühzeitige und starke Befall vorspringender Schleimhautfalten. Im Rectum sind daher die stärksten und oft auch die einzigen Veränderungen anzutreffen; es folgen die Flexuren. Diese Tatsachen sind ein Beispiel dafür, daß die von uns notwendigerweise getrennt betrachteten Funktionsschichten bei der Gestaltung eines Krankheitsbildes zusammenwirken. Ferner ist für die menschliche Ruhr die *Chronizität* etwas — in gewissen Grenzen — „Spezifisches". „Wenn die Ruhr" — sagt LETTERER (1944, 1949) — „zu den letzthin für sie charakteristischen Erscheinungen fortschreitet, so muß man vergleichend folgern, daß bei dieser Art Infektion der Schaden an der terminalen Strombahn ein besonders nachhaltiger, der generell-toxische Schaden für den Gesamtkörper aber geringer sein muß, denn sonst würde die Ruhr nicht zu so schweren Gewebsverstümmelungen der Darmschleimhaut fortschreiten können". — Mit der Schilderung dieser „Gewebsverstümmelung" befinden wir uns aber bereits im Formenkreis der *chronischen Darmentzündungen.*

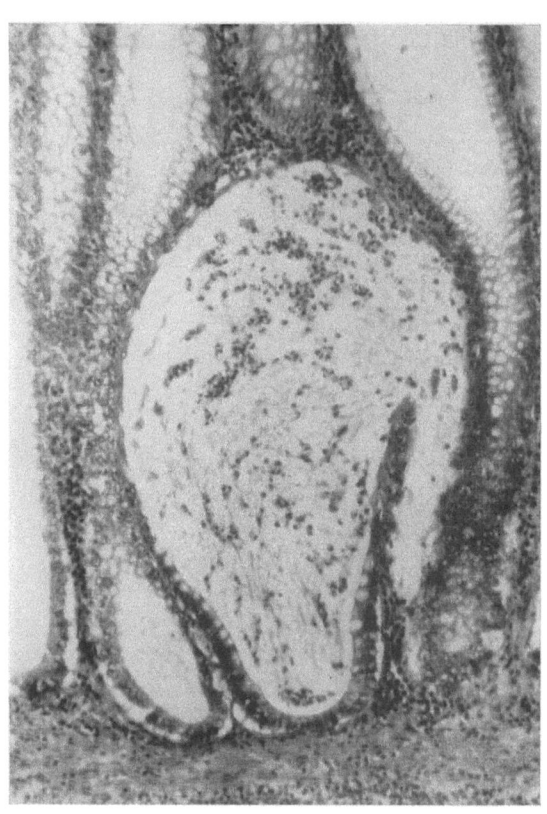

Abb. 57. Chronische ulceröse Colitis. Sekretstauung in einer Krypte mit beginnender eitriger Exsudation in das Cystenlumen. HE. Vergr. 120mal.

Es ist bekannt, daß vielfach — ähnlich wie im Magen — die allgemeinen Begriffe der Hypertrophie und Atrophie für die in Rede stehenden chronischen Umgestaltungen der Schleimhaut in Anspruch genommen werden. Ich meine, daß damit der Gegenstand nur in sehr vereinfachender, um nicht zu sagen oberflächlicher Form umschrieben ist. Wir finden bei der Bacillenruhr, aber auch bei anderen Entzündungen des Darmes bereits im akuten Stadium, zunehmend jedoch mit längerer Krankheitsdauer und am ausgesprochensten im chronischen Stadium, daß von erhaltenen Krypten ein Tiefenwachstum zunächst solider, sodann drüsig werdender Formationen stattfindet (Abb. 56), wobei sich diese an Zahl gleichzeitig vermehren. Das ist sowohl in den Lymphfollikeln als auch an der übrigen Schleimhaut zu beobachten, ohne daß ein grundsätzlicher Unterschied besteht.

---

[1] HÜBSCHMANN 1925.

Die gleichen Vorgänge spielen sich etwa am Rande von Ulcera beliebiger Genese im Darm ab. Hierauf wird noch bei Besprechung der regeneratorischen Funktion kurz einzugehen sein. Jedenfalls besitzen die genannten „reaktiven" Neubildungen unmittelbare Beziehung zu jener von allgemein-pathologischem Standpunkt interessanten Umgestaltung, die den Namen *Colitis cystica profunda* trägt. Die Kontroverse über ihre Entstehung zwischen ORTH und LÖHLEIN (1923) ist bekannt. Die Entstehung der Schleimcysten muß im Sinne LÖHLEINS vorgestellt werden, indem durch Verlegung der Kryptenöffnung (Exsudat, Nekrose) eine Sekretstauung mit Entwicklung einer Schleimcyste eintritt (Abb. 57 u. 58). Aus den sog. atavistischen Drüsen ORTHs, die jedoch als solche nicht allseits anerkannt werden, könnten in der gleichen Weise Cysten entstehen. Die Möglichkeiten weiterer Umgestaltung durch Platzen der Schleimcysten, Mischinfektion mit Vereiterung, Konfluenz und sekundärem Durchbruch in die Schleimhaut seien hier nur angedeutet, da sie dem Wesen der Sache nichts Neues hinzufügen. Die Orthsche Auffassung: Epithelisierung tiefer Geschwüre und Schleimbildung mit sekundärer Cystenbildung ist grundsätzlich möglich, wird jedoch von den meisten Untersuchern an Bedeutung weit zurückgestellt[1].

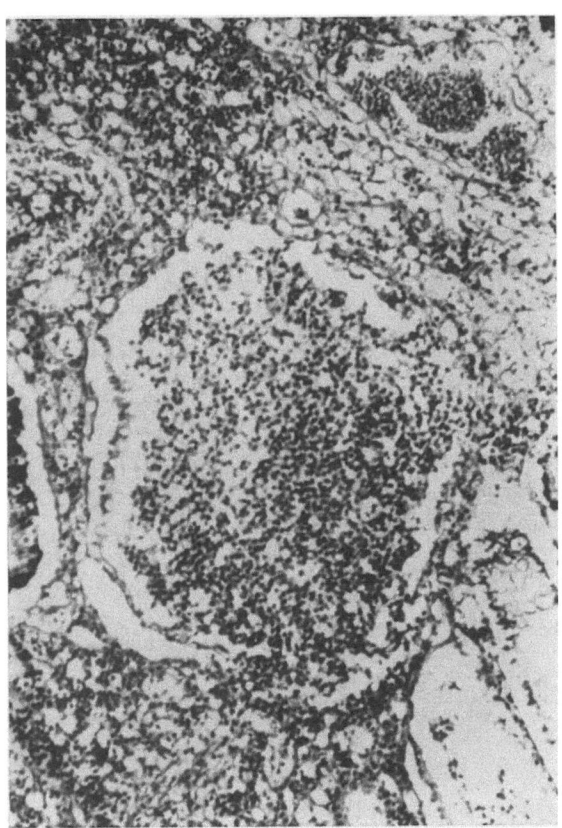

Abb. 58. Chronische ulceröse Colitis. — Vereiterung einer cystisch erweiterten Kryptenwucherung. HE. Vergr. 120mal.

Zu den Vorgängen am Darmepithel kommen die bekannten reaktiv-entzündlichen Wachstumsvorgänge am Bindegewebe der Schleimhaut und Unterschleimhaut mit Vermehrung der ortsständigen Zellen, der Capillaren, der Fasern, der Infiltration mit Lymphocyten und Plasmazellen. So *resultieren eine völlig umgebaute Schleimhaut und Unterschleimhaut*, in der je nach der örtlichen Krankheitsphase Vorgänge des Wachstums neben denen des Schwundes und der narbigen Schrumpfung stehen (Abb. 59—66). Es handelt sich weder um eine Atrophie noch um eine Hypertrophie, sondern um einen fließenden funktionellen und strukturellen *Anpassungsvorgang* der inneren Darmwandschichten an geänderte Lebensbedingungen, d. h. an die Gegebenheiten eines chronischen Reizes. Vergleichbar ist dieser Zustand etwa einer Lebercirrhose, bei der uns die Epitheta „atrophisch" und

---

[1] SIEGMUND 1929.

„hypertrophisch" auch nicht viel über das Wesen des Zustandes aussagen. Die Anpassungsformen der Darmschleimhaut aber sind insofern lehrreich, als sie uns über die der Darmschleimhaut innewohnenden strukturellen Möglichkeiten und „Fähigkeiten" Aufschluß geben.

c) Regeneratorische Funktionsschicht.

Die *wichtigste Grundlage für die Anpassungsumformungen* der Darmschleimhaut scheint mir das besondere *Verhältnis von Epithel und Bindegewebe* zu sein, das sich somit nicht nur für die Verdauungsfunktion, sondern auch für die „*Regeneration*" und die „*Abwehr*" als entscheidend erweist. Diese Funktionsschichten

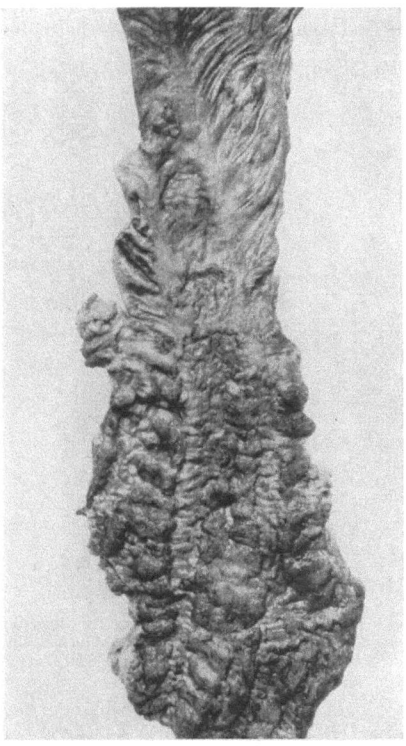
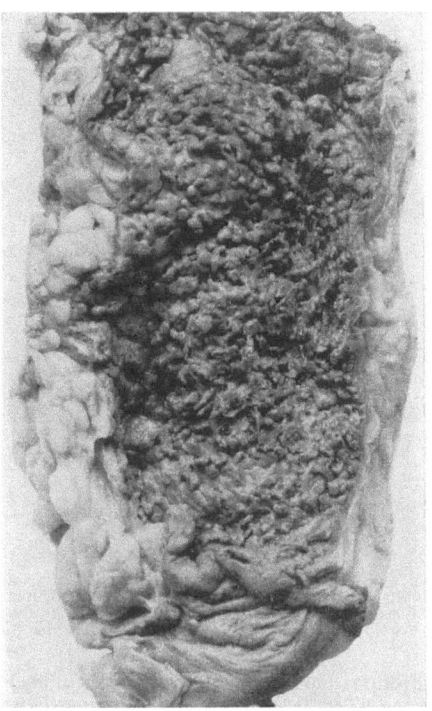

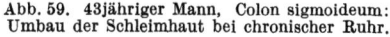

Abb. 59. 43jähriger Mann, Colon sigmoideum: Umbau der Schleimhaut bei chronischer Ruhr.

Abb. 60. 61jährige Frau. Chronische ulceröse Proktitis mit Umbau der Schleimhaut.

sind jetzt noch kurz ins Auge zu fassen. Mit der besonderen Beziehung von Epithel zu „Stroma" meine ich, daß es sich analog zu den Verhältnissen bei den Tonsillen um ein diffus in der Mucosa ausgebreitetes lymphoreticuläres Gewebe handelt, das ebenso wie in den Tonsillen in Funktionseinheit mit dem Epithel steht (s. oben); daher antworten beide unter den Bedingungen akuter und besonders chronischer Reize mit eigentümlichen gleichartigen und gleich-geordneten Wachstumsvorgängen, die zusammen mit dem eigentlichen Gewebsschaden das bunte Bild der Anpassungsumformungen hervorrufen. Bei Erschöpfung der Regenerationsleistung tritt eine Atrophie der Schleimhaut ein.

Die Darmfollikel sind innerhalb des gesamten lymphoreticulären Schleim-hautsystems als Orte einer lediglich quantitativ hervortretenden Anhäufung zu verstehen. Damit hängt auch zusammen, daß sie bei den bisher betrachteten Krankheiten nicht gesondert umgeformt werden (s. unten).

Gegenüber der Colitis cystica profunda ist die oberflächliche Form, die aus den typischen Lieberkühnschen Krypten des Dickdarmes bei chronischen Entzündungen entsteht, von geringerem allgemein-pathologischem Interesse. Wesentlich erscheint es nur, immer wieder hervorzuheben, daß eine spezifische Ursache für beide Umgestaltungen, die oberflächliche und die tiefe, nicht in Frage kommt, sie vielmehr beide ihre Eigenart durch die funktionelle Struktur der Schleimhaut und Submucosa erhalten.

In den Kreis der Umbauvorgänge als Ausdruck einer funktionellen Anpassung gehören auch die *morphologischen Veränderungen nach ausgedehnten Darmresektionen und bei lange bestehendem Anus praeternaturalis.*

Bornstein (1933) berichtet über Befunde am Dünndarm 11 Jahre nach Resektion von 5,30 m des Dünndarmes. Es bestand eine End-zu-End-Anastomose 52 cm unterhalb der

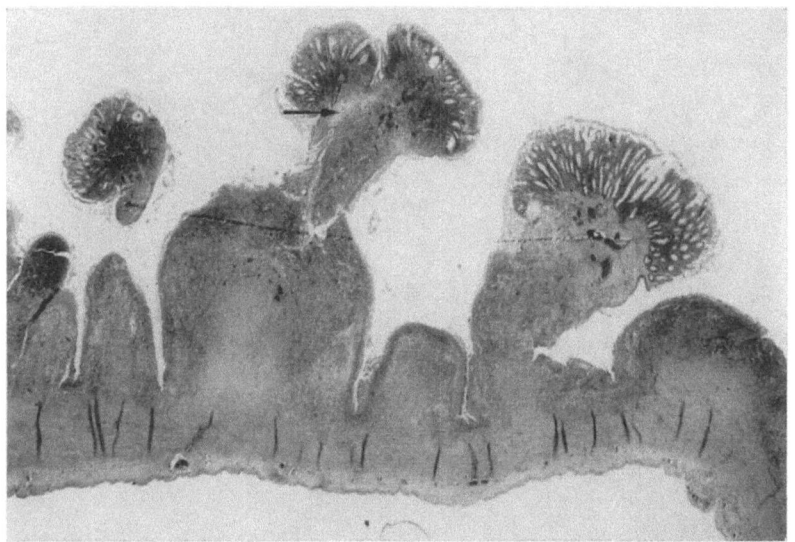

Abb. 61. Umgestaltung der inneren Wandschichten des Colons bei chronischer ulceröser Colitis. Man beachte die starken entzündlichen Wachstumsvorgänge im Bindegewebe der erhaltenen Mucosa und Submucosa, die Hyperämie und das fleckförmige Ödem der Submucosa (Pfeil). — Vgl. Abb. 62. HE. Lupenvergr.

Flexura duodenojejunalis, und von dort bis zum Coecum betrug die Dünndarmlänge nur noch 67 cm. Außer einer allgemeinen Erweiterung des Dünndarmes ist das Wesentliche ein Umbau des Schleimhautreliefs im übriggebliebenen Ileum und im Colon mit Bildung richtiger Kerkringscher Falten. Auch die Zotten in dem so umgebauten Ileumstück entsprechen denen des Jejunums. Gleichzeitig wird eine allgemeine Hypertrophie der Dickdarmschleimhaut hervorgehoben.

Diese Umbauvorgänge sind aus der Onto- und Phylogenese des Darmschlauches zu verstehen. Es sei bezüglich der Ontogenese daran erinnert, daß sich zuerst im Colon in der Propria mucosae anfangs ein Maschennetz bildet[1], das sich an den Kreuzungspunkten in einzelne Zotten auflöst. Später (14. Woche) wird im Dickdarm ein in allen Richtungen verlaufendes Faltennetz gebildet, das sämtliche Schleimhautschichten zur Grundlage hat. Reste dieses Falten- und Zottensystems, das sich im letzten Drittel der Fetalperiode zurückbildet, können noch bei der Geburt erhalten sein. Im Dünndarm geht die gleiche Entwicklung vor sich, sie setzt nur etwas später ein und ist bei der Geburt noch nicht abgeschlossen. Zu dieser Zeit besteht noch im ganzen Dünndarm ein gleichmäßiges Maschenwerk; die spezielle unterschiedliche Differenzierung des Faltenreliefs im

---

[1] Jacobshagen 1911, 1913, 1915, 1916, 1920, 1922, 1929, Cremer 1921.

Jejunum und Ileum mit Ausbildung der Kerkringschen Falten des Erwachsenen-
darmes ist erst beim 2jährigen Kind voll entwickelt[1]. — Bezüglich der
Phylogenese sei auf unsere Darstellung eingangs dieses Abschnittes hingewiesen.
In dem gegebenen Zusammenhang soll nur noch unterstrichen werden, daß
das reine Propriafaltennetz der niederen Wirbeltiere wohl seine Erklärung
als funktionelle Anpassung an Quer- und Längskontraktionen des Darmes
erhält, und daß im Lauf der Stammesentwicklung ein Umbau des motorisch
bedingten Propriareliefs in

Richtung der *Resorptions-
aufgaben* unter Auflösung
in einzelne Zotten vor sich
geht. Diese Tatsachen weisen
wieder auf die enge Ver-
knüpfung der Funktions-
schichten des Darmkanals
hin, der wir schon mehrfach
unter krankhaften Bedin-
gungen begegnet sind. Durch
die Umwandlung des Propriareliefs in ein zottentragendes
Resorptionsorgan wird der
Ausgleich der Bewegungs-
vorgänge tieferen Schichten
übertragen (Muscularis mucosae und Submucosa), und
so ist ein entsprechendes
Faltenrelief dieser Schichten
zunächst auf den ganzen
Mittel- und Enddarm aus-
gebreitet ebenso wie in der
Ontogenese. Es ist jedoch
bei Anthropoiden und Men-
schen bis auf das spätere
Jejunum eine vergängliche
Bildung. Das Kerkring-Re-
lief im Jejunum ist kon-
stant. „Es flacht bei Dehnung des Darmes nicht un-
beträchtlich ab, ohne in-

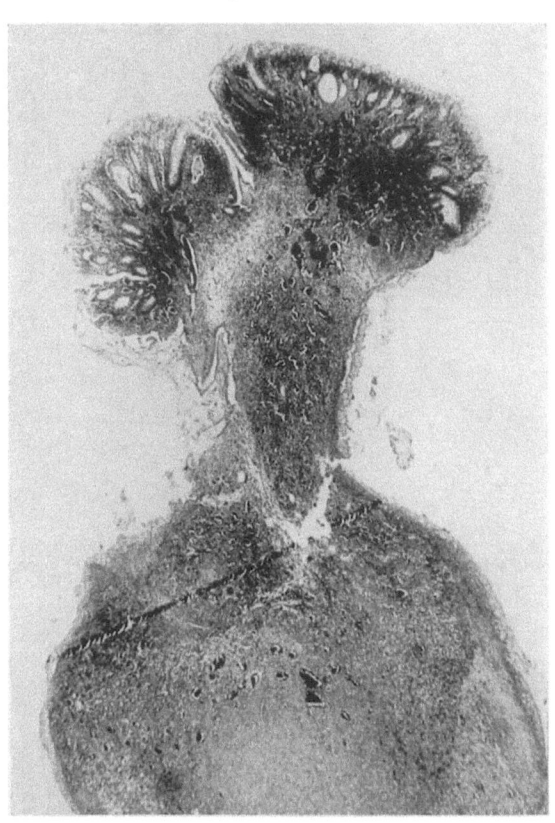

Abb. 62. Ausschnitt aus Abb. 61: Hyperämie, Ödem und starke
entzündlich-proliferative Vorgänge im Bindegewebe. Einzelne kleine
Retentionscysten in der Schleimhaut. (Vgl. Abb. 63.)
HE. Lupenvergr.

dessen zu verschwinden. Eine nach der Geburt eintretende, allmählich fortschreitende Reliefüberhöhung ermöglicht dieses Verhalten. Aber außerdem sind
die Kerkring-Falten durch eine besondere Bindegewebsanordnung ihrer Tela
submucosa an einer vollen Abflachung gehindert. Aus einem vergänglichen
allverbreiteten Druck- und Zuganpassungsrelief der Tela submucosa ist beim
Menschen eine als Stauapparat wirkende Dauerstruktur geworden. Beim Menschen vielleicht allein ist der Höhepunkt dieser Differenzierungsrichtung gegeben
dadurch, daß wie sonst das Propriarelief der Tetrapoden allein hier auch das
Submucosarelief in einer bestimmten Region zum Stauapparat umgestaltet
wurde"[2].

Die Folgerungen, die aus den wichtigen Befunden BORNSTEINs (1933) und
den Vorgängen bei der Onto- und Phylogenese zu ziehen sind, besagen, daß das

[1] BLOCH 1903, 1904.   [2] JACOBSHAGEN 1929.

Darmrelief als eine fließende Struktur mit funktionsangepaßten Wandlungen anzusehen ist. So kommt offenbar für die Querfaltenbildung die Pendelbewegung

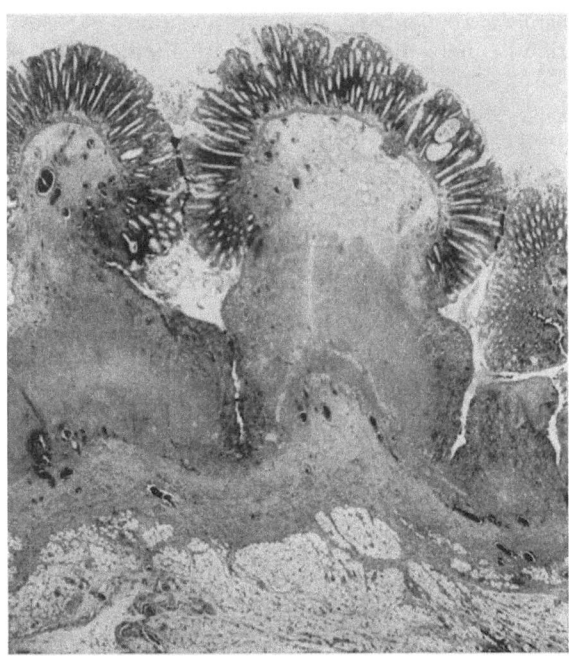

Abb. 63. Umgestaltung der inneren Wandschichten des Colons bei chronischer ulceröser Colitis. Starkes Ödem sowie entzündliche Infiltration und Proliferation in den stehengebliebenen Teilen. Einzelne kleine Cysten der Schleimhaut. Vgl. Abb. 64. HE. Lupenvergr.

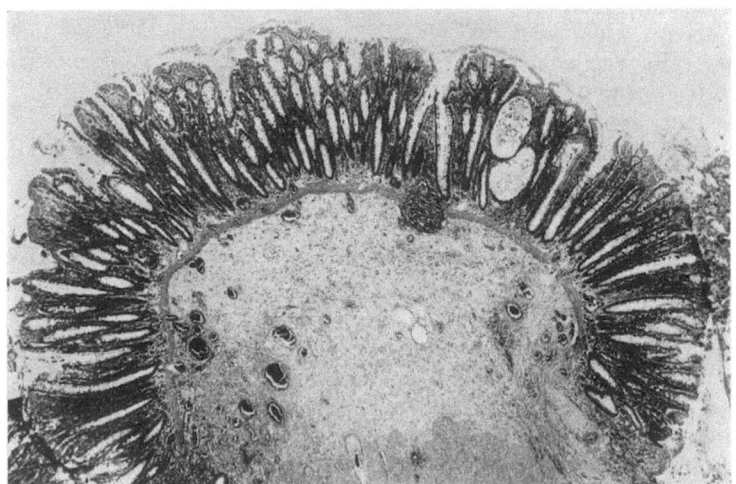

Abb. 64. Ausschnitt aus Abb. 63. Ödem der Submucosa und herdförmige Hyperämie ihres Gefäßgeflechtes. Einzelne kleine Cysten in der Mucosa. Starke Infiltration des Schleimhautstromas mit lymphoiden Zellen. HE. Lupenvergr.

des Darmes als wesentlicher mitgestaltender Faktor in Frage. Diese Wandlungsfähigkeit behält das phylogenetisch junge Darmrelief des Menschen auch im Erwachsenenalter. Die Umformung ist unter dem funktionellen Einfluß einer relativen *Anstauung der Ingesta* in dem viel zu kurzen Dünndarmstück *mit*

vermehrter Pendelbewegung zu verstehen, d. h. es sind zunächst Änderungen der
Motorik. Hinzu kommt — und darauf weist BORNSTEIN (1933) mit Recht hin —
die oberflächengestaltende Wirkung der *Verdauungsfunktion.* Die physiologische
Stauung des Inhaltes in den oberen Darmabschnitten spielt normalerweise für
die Verdauungsfunktion eine wichtige Rolle als Grundlage für eine intensive
Durchmischung mit den Sekreten der großen Drüsen. Bei starker Verkürzung
des Dünndarmes haben aber die tiefer liegenden Darmabschnitte plötzlich die
Funktion der Stauung mit
übernommen. Diese funk-
tionelle Komponente erklärt
auch die Umgestaltung des
Dickdarmreliefs; das Colon
ist förmlich funktionell oralwärts verlagert. Nach An-
gaben des Krankenberichtes
hat die Anpassung im mit-
geteilten Fall etwa 2 Jahre
gedauert, d. h. etwa ebenso
lange wie die Umgestaltung
des Neugeborenenreliefs zu
dem des Erwachsenen. Eine
gewisse Analogie zu diesen
Vorgängen ist die unter-
schiedliche Darmlänge bei
verschieden ernährten Tieren; aber die histologische
Struktur ist dabei nicht
umgebaut.

Anpassung an geänderte
Lebensbedingungen durch
Strukturwandel beweist auch
die Beobachtung von HOLM-
GREN [1].

Es handelt sich um einen Anus
praeternaturalis iliacus wegen
Colitis ulcerosa. Nach einem
Jahr wurden die Endschlinge des
Ileums und das ausgeschaltete
Ileumstück reseziert. In dem
letzteren bestand nur eine mäßige
Atrophie der Schleimhaut; da-

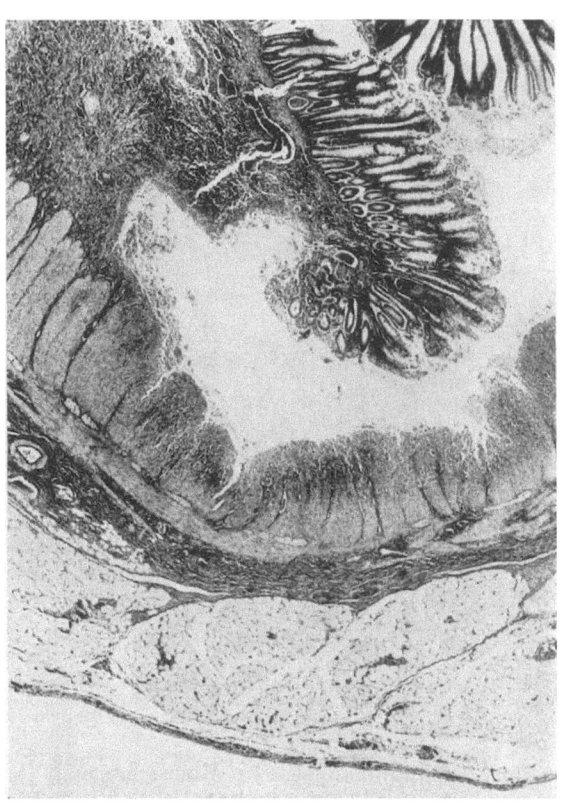

Abb. 65. Chronische ulceröse Colitis (vgl. Abb. 59). — Neben Zer-
störungsbezirken, die bis in die Muscularis propria reichen, sind
erhaltene Schleimhautteile sichtbar mit chronisch-entzündlichen
Proliferationsvorgängen im Bindegewebe. HE. Lupenvergr.

gegen hatte sich in der Endschlinge ein Schleimhautrelief entwickelt, das weitgehend dem
des Dickdarmes entsprach: Reduktion der Zotten, Verlängerung der Lieberkühnschen
Krypten, die aber reichlich Panethsche Zellen enthalten, Vermehrung der Becherzellen;
am Ausgang hatte die Darmmuskulatur einen Sphincter entwickelt. Die angrenzende
äußere Haut wurde in der Schleimhaut in der Zona intermedia ähnlich und besaß über dichten
schmalen hohen Papillen ein hohes Epithel.

Es ist verständlich, daß die Anpassungsmöglichkeit des Darmes trotz der
geschilderten Umgestaltungen durchaus begrenzt ist. Das gilt vor allem auch
für die funktionelle Seite des Vorganges. BERG und FRENGER (1955) u. a. haben
dargestellt, daß der Ausfall größerer Dünndarmgebiete, wie er z. B. bei innerer
Fistelbildung auftritt, früher oder später zu erheblichen Störungen der Resorption führt. Davon sind in wechselndem Maße Proteine, Fette, Kohlenhydrate,

---

[1] HOLMGREN 1921, 1923.

Vitamine und Mineralstoffe betroffen. Es tritt Gewichtsabnahme ein, und die Zahl der Stühle ist vermehrt, ihre Konsistenz ist breiig. Im einzelnen sind betroffen: die Serumeiweiße mit Entwicklung einer Hypalbuminämie und Dysproteinämie; die Kohlenhydrate in Form einer Hypoglykämie. Die Störungen der Fettresorption ergeben sich schon aus der mikroskopischen Untersuchung der Faeces; die stärksten Störungen auf diesem Gebiet treten bei Ausfall magennaher Dünndarmabschnitte auf. Ferner tritt eine Eisenmangelanämie in Erscheinung: Der Dünndarm, besonders das Duodenum, reguliert die Eisenresorption; aber auch der Eiweißmangel spielt für die Anämie eine Rolle durch Mangel an Eisentransportprotein und unzureichender Synthese des Blutfarbstoffmoleküls

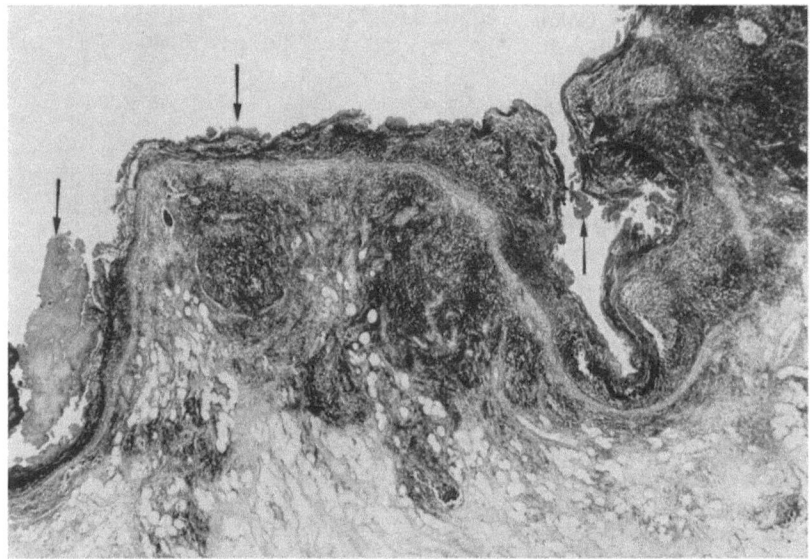

Abb. 66. Chronische ulceröse Colitis. — Vollständige Verstümmelung der Schleimhaut. Zum Teil sind an der Oberfläche noch Nekrosen sichtbar (Pfeil). Ausgedehnte Neubildung lymphoiden Gewebes in der Submucosa und den erhaltenen Teilen der Schleimhaut. HE. Lupenvergr.

infolge Globulinmangels. Im Mineralhaushalt fanden Berg und Frenger (1955) keine groben Störungen, jedoch ist die proteingebundene Fraktion des Calciums weitgehend von der Höhe des Eiweißspiegels abhängig. Im Schrifttum gibt es Hinweise auf Störung der Resorption fettlöslicher Vitamine.

Hinsichtlich der Anpassungsfähigkeit an ausgedehnte Resektionen des Dünn- und Dickdarmes bestehen ferner offenbar gewisse individuelle Unterschiede. Manche Patienten zeigen schwere Ausfallserscheinungen, andere überwinden den anfänglichen Gewichtsverlust schnell[1].

Die Autoren berichten über einen 57jährigen Mann mit Resektion fast des gesamten Dünndarmes und der rechten Hälfte des Colons mit Jejunotransversostomie. Nach der Operation trat eine medikamentös nicht zu beeinflussende Diarrhoe auf, die sich aber spontan besserte, so daß der Patient einige Wochen später in zufriedenstellendem Zustand war. Lediglich große Fettmengen konnte er nicht zu sich nehmen, weil es dadurch zu starkem Calciumverlust kam.

Für das Verständnis der Lebensformen der Anpassung seitens der inneren Darmwandschichten bei andauernden oder wiederholten Reizen hatte es sich als notwendig erwiesen, die Grundfunktion der Regeneration und der Abwehr,

---

[1] Arata, Wilson und McEachern 1955.

letztere im Sinne parenteraler Verdauungsleistung, mit in den Kreis der Betrachtung zu ziehen: ein weiterer Hinweis auf die Verknüpfung der einzelnen Funktionen und ihrer gestaltlichen Ausdrucksformen. Es ist aber unbestritten, daß diese Funktionsschichten auch vordergründig erkranken können, so daß sie zum Träger und Gestalter des krankhaften Geschehens werden oder mindestens in ihren Lebensäußerungen einer kurzen isolierten Betrachtung wert sind. Das letztere trifft für die regeneratorische Funktion zu, das erstere für die spezifisch angehäuften parenteralen Verdauungsorgane, die solitären und aggregierten Lymphfollikel. — Zur *Regeneration* sei vom allgemein-pathologischen Standpunkt nur so viel festgestellt, daß man am Rand von Geschwüren, gleich welcher Genese, beobachten kann, wie von den basalen Drüsen bzw. Kryptenstummeln sich verzweigende Epithelsprossungen in büschelförmiger Anordnung in das Granulationsgewebe vordringen. Nach Siegmund (1929) — und ich möchte mich dieser Auffassung anschließen — spielt diese Art der Drüsenneubildung eine größere Rolle als die einfache Epithelüberkleidung oder gar die Epithelüberpflanzung von überhängenden Teilen der Schleimhaut. Die Drüsen entstehen nicht durch sekundäre Einsenkung des Epithels, sondern zunächst sieht man kleine Epithelverdickungen an einer Stelle der Krypte, die sich dann in die Tiefe vordringend durchschnüren und später einen Hohlraum enthalten. Das ist insofern von Interesse für eine allgemeine Betrachtungsweise, als es die Eigenschaft des Darmepithels zeigt, nicht nur Oberflächen — wie es der Epithelfunktion schlechthin entspricht — zu bekleiden, sondern *bestimmte Oberflächenformen von Anfang an hervorzubringen*, ein funktionsbedingtes Relief in Form drüsiger Einsenkungen zu bilden. Die feineren Vorgänge dieser Drüsenneubildung entsprechen ganz den Knospungserscheinungen bei der Bildung acinöser Drüsen (Heidenhain). Diese Drüsenwucherungen, die unregelmäßig-vielgestaltig sein können, sind Analoga zu den sog. Gallengangswucherungen bei Lebercirrhose und letztlich als *Anpassungsvorgänge an örtlich geänderte Lebensbedingungen der Schleimhaut* aufzufassen. Der Begriff der „Hypertrophie" erscheint auch hier inadäquat. In gleichem Sinne sprechen auch die gründlichen Untersuchungen von Schünemann (1922) über die Regenerationsvorgänge an tuberkulösen Ulcera des Darmes. Zunächst bestehen keine grundsätzlichen Unterschiede zwischen den Regenerationsvorgängen im Ileum und im Colon. Schünemann (1922) betont die starken „infiltrierenden" Drüsenwucherungen am Rand der Geschwüre, so daß man dort förmlich von polypösen Wachstumsvorgängen sprechen könne. Sobald die Tuberkulose die Muscularis mucosae durchbrochen hat, beginnt eine starke Vermehrung der Zellen von den Regenerationszentren der Krypten aus. Schlauchförmige Epithelwucherungen dringen in die Tiefe. Auch das regenerierende Epithel, das sich über die Oberfläche ausbreitet, zeigt die Tendenz, „sich sofort in alle Furchen und Buchten einzusenken und von da aus kryptenartig wieder in die Tiefe zu wachsen". — Die Wucherung der Drüsenschläuche erfolgt also gleichzeitig mit der Bildung des Geschwürs; es liegt nicht eine einfache, auf die Ulceration folgende, von den Seiten ausgehende Epithelisierung des Grundes vor. Das ist insofern wesentlich, als die mit der Zerstörung gleichzeitig in die Tiefe vordringenden Drüsenschläuche unter Umständen von Zerstörungsprozessen nicht mehr erreicht werden können und zu weiterer Regeneration übrigbleiben, die dann so erfolgt, daß sich von den stehengebliebenen, in die Tiefe gewucherten Indifferenzzonen der Geschwürgrund nach Abstoßung der Nekrose epithelisiert; hierbei wird jede Unebenheit des Granulationsgewebes zur Schlauchbildung ausgenutzt. Eine Epithelimplantation von den überhängenden Geschwürsrändern ist demgegenüber unwahrscheinlich. Die physiologischen Indifferenzzonen liegen im Colon in dem unteren Drittel der Krypten, im Dünndarm dicht über dem Boden der Krypten[1]. Ob darüber hinaus die differenzierteren Zellen der Lieberkühnschen Krypten wieder proliferationsfähig werden, ist bei ihrem niedrigen Differenzierungsgrad möglich, aber nicht sicher, jedenfalls bleibt die Indifferenzzone der Prädilektionsort der Regeneration.

Im Zusammenhang mit den Fragen der Regeneration und Anpassung in allgemeinpathologischer Sicht bedürfen die Befunde Hamperls (1928) der Erwähnung. Hamperl hat — auf ältere Befunde von Nicholson (1923) zurückgehend — unter 18 Fällen von Darmtuberkulose 9mal Drüsen gefunden, die deutlich mucoiden Charakter trugen (sog. pseudopylorische Drüsen). Es handelt sich meist um kurze Endabschnitte von Krypten, seltener um verzweigte Drüsenschläuche. Diese mucoiden Drüsen sind am häufigsten dort zu finden, wo geschwürige Substanzdefekte unter Narbenbildung abheilen und die Epithelneubildung zum Auftreten von Krypten geführt hat; bei ganz frischen Ulcerationen sind sie nicht zu beobachten. — Ferner sind die neugebildeten mucoiden Drüsen im Jejunum in der Nachbarschaft einer Gastrojejunostomie hier als besondere Anpassungserscheinung zu erwähnen[2], wobei in Hamperls Fällen die Gastrojejunostomie 8 Monate bis 9 Jahre zurücklag; häufig liegen sie am Rande peptischer Jejunalulcera. Außerdem fanden sie sich bis 5 mm von der Anastomosenstelle entfernt sowohl

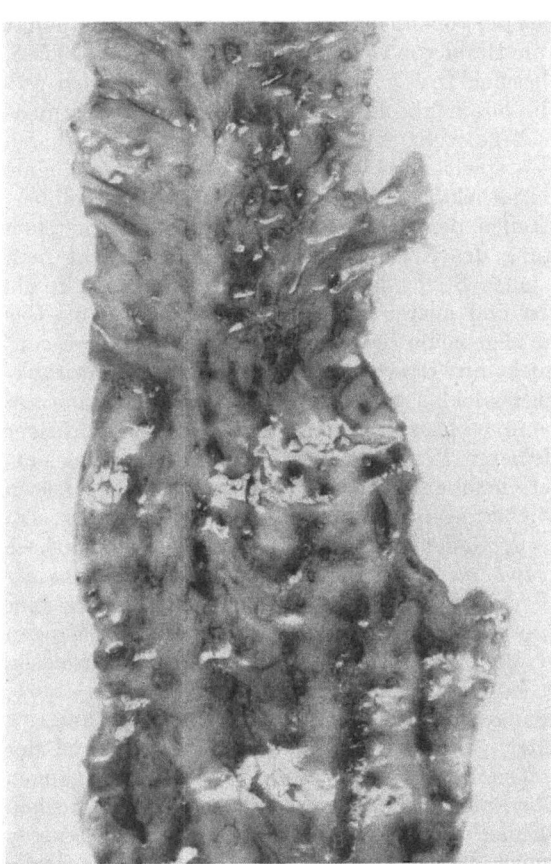

Abb. 67. 67jähriger Mann (rekurrierende Endokarditis. Pancytopenie). Colitis mit Hämorrhagien und Nekrosen der Follikel.

ober- als auch unterhalb der Muscularis mucosae; sie stehen mit Lieberkühnschen Krypten in Verbindung und bilden förmlich deren Endstücke. Auch in dem von Holmgren (1921, 1923) mitgeteilten Fall eines $3^{1}/_{2}$ Jahre getragenen Anus praeternaturalis bei einem 13jährigen Knaben hatte die Jejunumschleimhaut eines vorgefallenen Bezirkes nicht nur Dickdarmcharakter angenommen, sondern es waren auch mucoide Drüsen dort entstanden. — Bei allen erwähnten Beobachtungen handelt es sich um Regenerationen mit ortsunüblicher Differenzierung des Epithels. Hamperl (1928) weist mit Recht darauf hin, daß es sich nicht nur um pathologische, sondern auch um physiologische Regeneration — im Rahmen der Zellmauserung — handeln kann. Die Endstücke der Lieberkühnschen Krypten sind ja zweifellos der Ort primitiverer, pluripotenter Zellen.

[1] Schaper und Cohen 1905.   [2] Angerer 1926, Hamperl 1928.

Letztlich sind die erworbenen Heterotopien regeneratorisch entstandene Anpassungserscheinungen an eine veränderte physikalisch-chemische und funktionale Situation. Darauf weist HAMPERL (1928) am Beispiel der tuberkulösen Ulcera nachdrücklich hin, bei denen meist eine stärkere Stenose des Darmrohres bestand, so daß der Gedanke naheliegt, die mucoiden Drüsen könnten ein besseres Gleiten und einen gewissen Schutz der Schleimhaut bewirken. *Alles zusammengefaßt,* scheint das wesentlichste Ergebnis zu sein, daß das Darmepithel, sofern es zur Regeneration fähig ist — und das ist es nicht *nur* in den sog. Indifferenzzonen —, auch beim Erwachsenen fast alle Potenzen umfaßt, die dem Entoderm überhaupt eigen sind.

d) Funktion der parenteralen Verdauung in der Darmwand.

Es war bereits darauf hingewiesen worden, daß die Verdauung mit ihren Teilleistungen der Sekretion und Resorption nicht allein eine Funktion des Epithels ist, sondern daß auch die mesenchymalen Anteile im Schleimhautgerüst an der Aufsaugung und Stoffverarbeitung beteiligt sind[1]. Es handelt sich um eine örtliche Erscheinungsform des allgemeinen reticulohistiocytären Stoffwechsel-

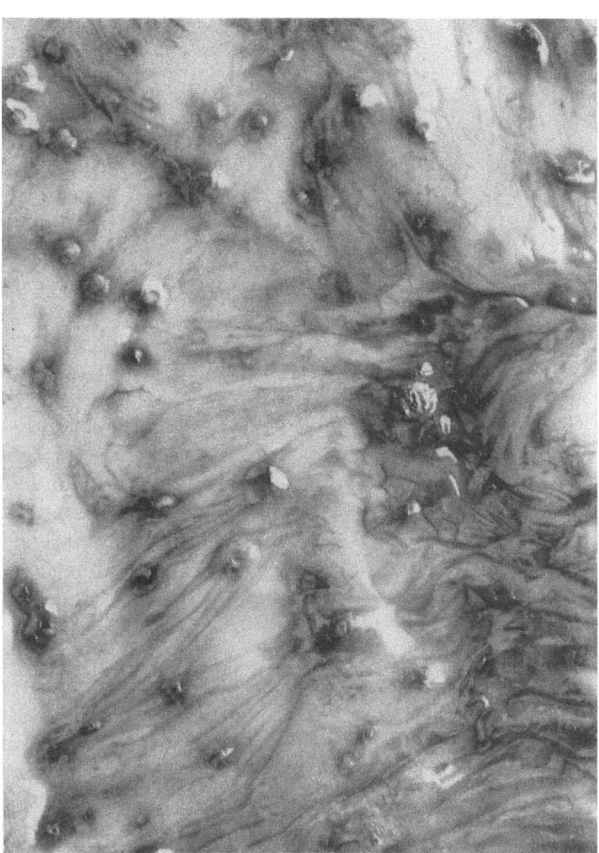

Abb. 68. 67jähriger Mann (rekurrierende Endokarditis. Pancytopenie). Colon: Hämorrhagien und Nekrosen der Follikel.

organs, die flächenhaft im ganzen Verdauungsschlauch ausgebreitet und je nach funktioneller Beanspruchung unterschiedlich ausgeprägt ist. Auf die Wandelbarkeit bei der Anpassung an Reize verschiedenster Art und die dabei ebenfalls zutage tretende funktionelle und morphologische Zusammengehörigkeit mit dem Epithel wurde bereits eingegangen. Wer in der „Entzündung" den geweblichen Ausdruck parenteraler Verdauung sieht, wird verstehen, daß das lymphoreticuläre Gewebe der Propria mucosae durch ortsständige Vermehrung und Mobilisation seines Zellbestandes fließende Übergänge von den normalen resorptiven Leistungen zu gesteigerten, „entzündlichen" Vorgängen aufweisen muß. Bekanntlich kann es an diesem Ort für den Morphologen sehr schwer, ja in exakter Weise oft unmöglich sein, im Einzelfall eine Grenze zu bestimmen, wo die „physiologische Entzündung" endet und die pathologische

[1] SIEGMUND 1929.

beginnt. Aber es ist hier nicht die Aufgabe, auf die Problematik des Entzündungs-
begriffes einzugehen, sie muß wohl für jeden Gewebsort besonders ins Auge
gefaßt und aufgehellt werden. Dagegen müssen wir uns die Frage vorlegen,
ob jene Teile des lymphoreticulären Schleimhautstromas, die als besondere
quantitative Anhäufungen und organhafte Ausgestaltungen desselben gelten
können, die solitären und aggregierten Lymphknötchen, formbestimmend für
krankhafte Abläufe werden können, ob
also mit anderen Worten die *Funktions-*

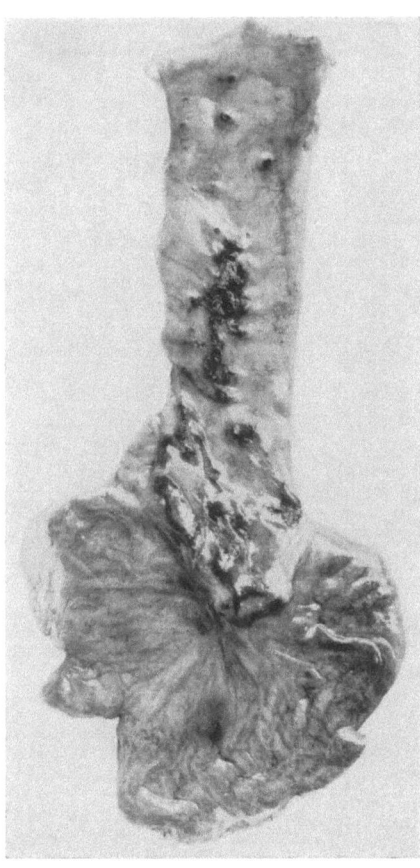

Abb. 69. 64jähriger Mann. Blutungen und Nekrosen
in den solitären und aggregierten Lymphknötchen
des Ileums bei subakuter Myeloblastenleukämie.
Vgl. Abb. 70 und 71.

schicht der geweblichen parenteralen Ver-
dauung, sofern sie in besonderen herd-
förmigen Ausprägungen in den Vorder-
grund tritt, zum tragenden Prinzip des
Krankhaften werden kann. Diese Frage
ist zu bejahen, und es seien im folgenden einige Beispiele dafür angeführt.
Siegmund (1929) hat den ins Auge
gefaßten Tatbestand mit den Worten
zum Ausdruck gebracht: „Es scheint
mir sicher, daß diese besonderen Ka-
pillarverhältnisse und die besondere
Aktivität ihrer Wandzellen (er bezieht
sich auf die Kapillargebiete in den und
um die Lymphknötchen — Verfasser)
in besonderen, freilich noch nicht übersehbaren Beziehungen zu der leichten
hämatogenen und enterogenen Beeinflußbarkeit ihres Gewebes steht und
zu ihrer Bedeutung bei verschiedenen
Erkrankungen" (Abb. 67—71).

Der Einfluß enterogener funktioneller Faktoren, die in gewissen Grenzen
noch im Bereich des Physiologischen
liegen, kommt darin zum Ausdruck,
daß im Hungerzustand kleine zellarme
Knötchen, bei normaler oder reichlicher
Ernährung große zellreiche Gebilde vorhanden sind. Es handelt sich also auch
hier grundsätzlich um eine fließende,
funktionsangepaßte Struktur. Besonders eiweißreiche Ernährung führt auf
die Dauer zu Hyperplasie der Lymph-
knötchen und Vermehrung der Plasmazellen. Siegmund (1929) weist mit Recht
darauf hin, daß die wechselnden Verhaltensweisen der Darmlymphknötchen den
am lymphatischen Rachenring und an den Tonsillen zu beobachtenden an die Seite
zu stellen sind. Allerdings findet eine Retikulierung des Epithels im Darmkanal
nicht statt. Jedoch haben wir auf die Wechselbeziehungen zwischen Epithel
und lymphatischem Gewebe im Darm bei dem Tiefertreten von Drüsen und
Drüsengruppen gesprochen. Auch der lebhafte Durchtritt der lymphatischen
Zellen durch das Epithel, der bei Hyperplasie der Lymphknoten gesteigert ist,
muß in diesem Zusammenhang genannt werden. — Nach diesen einleitenden
Erörterungen dürfte bereits verständlich sein, daß der Zustand der Lymphknötchen im histologischen Bild außerordentlich wechselnd ist. Von besonderem

Interesse ist das Auftreten und Verhalten der sog. Reaktionszentren, wobei es sich teils um Lymphoblastenherde handelt, zwischen denen reticuläre Zellen mit deutlicher Phagocytose sichtbar sind, teils um Wucherungen reticulärer Elemente mit den Zeichen der Phagocytose, Eisen- und Fettspeicherung. Sie entwickeln sich in enger Anlehnung an intranoduläre Capillaren. Gleiche Veränderungen mit Auftreten von Lymphoblasten und Proliferationen der Reticulumzellen kommen in der reticulären Außenzone der Lymphknötchen vor. Ferner sieht man bei solchen hyperplastischen Knötchen vielfach eine starke Anfüllung der umgebenden und in den tieferen Darmwandschichten gelegenen Lymphbahnen mit Lymphocyten und Plasmazellen.

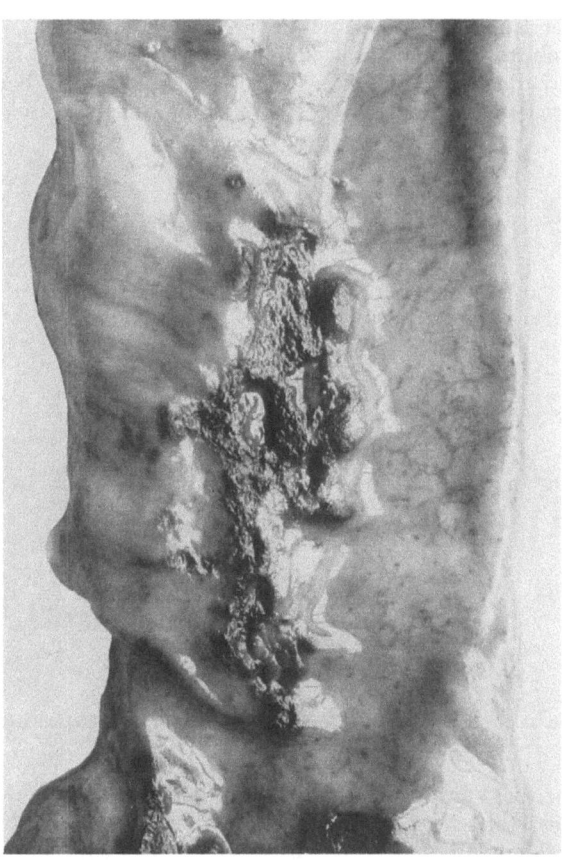

Abb. 70. 64jähriger Mann. Hämorrhagische Nekrose eines Peyerschen Haufens bei subakuter Myeloblastenleukämie. Vgl. Abb. 69.

Bei *akut-entzündlichen* Darmerkrankungen wie der Cholera, akut verlaufenden Fällen von Gastroenteritis paratyphosa, im katarrhalischen Stadium der Ruhr findet man fast stets die erwähnten Makrophagenwucherungen, vor allem in den Lymphknötchen, aber auch im übrigen Zottengerüst. Daneben kann es zu Blutungen in die Lymphknötchen oder ihre Umgebung kommen. Auch Lymphoblastenwucherungen werden hierbei beobachtet. Diese Veränderungen spielen sich sowohl im Zentrum als auch in der Außenzone des Knötchens ab; ferner sieht man die Aufnahme abgebauter Lymphocytenkerne als Zeichen der Phagocytose, Fett- und Eisenspeicherung.

Als wichtigste Schlußfolgerung möchte ich hervorheben, daß sich einmal diese Veränderungen kontinuierlich an die oben geschilderten, im Wesen gleichartigen Phänomene bei gesteigerten Funktionszuständen anschließen, und daß sie zum anderen nur *örtlich besonders hervorgehobene* Teilerscheinungen der gleichen Vorgänge am übrigen Schleimstroma sind. — Als Beispiel für einen Befall der Lymphknötchen des Darmes bei Allgemeinerkrankungen sei die Diphtherie genannt. Hier findet man oft Schwellungen der solitären und aggregierten Lymphonodi, am stärksten vor der Bauhinschen Klappe. Der Schwellung liegen herdförmige Wucherungen der Reticulumzellen zugrunde mit phagocytierten Kerntrümmern und Fettstoffen; es kann zu Nekrosen kommen, bisweilen treten Blutungen auf. Diese Veränderungen sind keineswegs spezifisch für die

Diphtherie, sondern werden auch bei anderen toxischen Einwirkungen beobachtet
(z. B. Salvarsanvergiftung, Leberdystrophie, Streptokokkensepsis). Die Frage,
wieweit die Beteiligung des Darmes als Teilerscheinung der Allgemeinerkrankung
nur auf einer durch die Grundkrankheit bedingten Änderung der allgemeinen
Resistenz beruht, ist für eine *allgemeine* Pathologie des Verdauungskanals nicht
entscheidend. — Auch bei der Urämie treten oft Blutungen in der Umgebung
der Einzelknötchen und Peyerschen Plaques auf. Das weist auf die bereits erwähnte Gefäßlähmung bei dieser Vergiftung hin. In diesem Zusammenhang muß
auf die Beteiligung des Gewebes der Appendix bei hämatogenen Infekten[1] hingewiesen werden. Bei Streptokokken- und Staphylokokken-Allgemeininfekten —

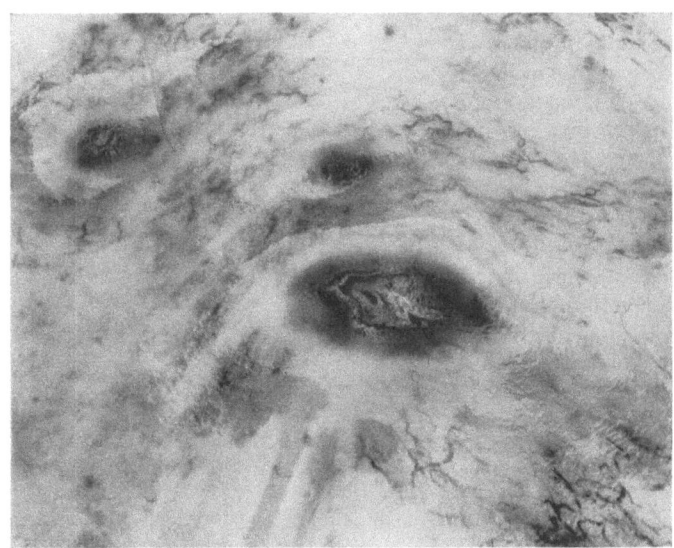

Abb. 71. 64jähriger Mann. Hämorrhagisch-nekrotischer Solitärfollikel des Ileums bei subakuter Myeloblastenleukämie. Vgl. Abb. 69.

auf die Vorgänge bei Diphtherie ist bereits hingewiesen worden — finden sich
metastatische Entzündungen in den Lymphfollikeln des Wurmfortsatzes, zum
Teil mit Bildung von Abscessen. Auch experimentell lassen sich diese Bilder
beobachten, wobei die starke Beteiligung der Follikel, im besonderen der Follikel-
gefäße charakteristisch ist. Allerdings gelingt die Erzeugung hämatogener Ent-
zündungsherde nicht in allen Fällen. Am ehesten nach wiederholter Impfung[2].
Bemerkenswert ist, daß auch bei lymphogener Infektion entzündliche Herde in
den Follikeln entstehen. — Siegmund (1929) erwähnt elektive Follikelnekrosen
in einigen Fällen von kombinierter Quecksilber-Salvarsanvergiftung. Ähnliches
kommt bei Sepsis vor. Bei Skorbut sieht man oberflächliche follikuläre Darm-
geschwüre und perifollikuläre Blutungen. Daneben kommt es aber bei dieser
Krankheit zu Schleimhautblutungen des Darmes oder gar zu ausgedehnten
keilförmigen Schleimhautnekrosen, analog der nekrotisierenden Stomatitis,
unabhängig von den lymphatischen Organen. — Jeckeln (1949) hat beim
kindlichen Darmbrand Nekrosen mit Perforationsneigung gerade im Bereich
der aggregierten Lymphfollikel beschrieben.

Diese Veränderungen erinnern Koslowski (1951) an Beobachtungen, die er bei der
experimentellen Allergie am Dünndarm von Meerschweinchen gemacht hat, zum Teil auch

---

[1] Goeters 1933 u. a.   [2] Goeters 1933.

bei experimenteller Erzeugung des Shwartzman-Sanarelli-Phänomens. Bei dieser Gelegenheit sei kurz auf die Auffassung hingewiesen, die eine angiogene allergische Entstehung des Darmbrandes[1] mit sekundärer Bakterienwirkung vermutet („Synthese zwischen bakterieller und allergischer Genese" — KOSLOWSKI (1951). Die Experimente KOSLOWSKIS über die auf arteriellem Blutwege ausgelöste allergische-hyperergische Entzündung mit nichtbakteriellen Antigenen am Dünndarm des Kaninchens haben bei Erhöhung der Verweildauer des Antigens intensive allergische Reaktionen mit stärkerem Ödem der Submucosa, ausgedehnteren Blutungen, Schleimhautnekrosen und eine „deutliche Beteiligung der lymphatischen Apparate" ergeben. Dieser Autor hat auch mit nichtbakteriellen Antigenen ein Shwartzman-Sanarelli-Phänomen am Dünndarm des Kaninchens erzeugt. Hier steht die Angionekrose am Anfang des Prozesses, während die Schleimhaut zunächst noch unversehrt ist und erst später sekundär nekrotisch wird. Auch nach APITZ (1933) liegt dem Shwartzman-Sanarelli-Phänomen eine Antigen-Antikörperreaktion an den Endothelien der Blut- und Lymphgefäße zugrunde.

Die Ergebnisse KOSLOWSKIS (1951) über das Shwartzman-Sanarelli-Phänomen sind auch in diesem Zusammenhang mit anderen experimentellen Untersuchungen über die Pathogenese der unspezifischen lokalisierten Enteritis wichtig (RYOHEI OKADA 1954):

Das Ileum von Kaninchen wurde unter anderem mit Coli-Filtrat und Extrakt von Ascaris getestet; hierbei wurde ein positives Shwartzman-Sanarelli-Phänomen beobachtet. Durch die Anwesenheit von Bacterium coli und die Häufigkeit von Ascaris (in der orientalischen Bevölkerung) sind die Voraussetzungen gegeben, daß die aktiven Prinzipien resorbiert werden und der Dünndarm in ein präparatorisches Stadium für das Shwartzman-Sanarelli-Phänomen gerät. Wenn die aktiven Prinzipien von Bacterium coli und Ascaris in den Blutstrom gelangen, kann das Phänomen am Dünndarm unter dem Bild einer unspezifischen, lokalisierten Enteritis auftreten.

Eine gewisse Sonderstellung der lymphatischen Organe des Darmes kommt in der *Speicherungsfähigkeit für Pigmente* zum Ausdruck, obwohl diese Speicherungsfähigkeit bezeichnenderweise keineswegs auf sie beschränkt ist. Es handelt sich teils um hämoglobinogenes Pigment, das wohl aus Erythrodiapedesen stammt; eine Resorption eisenhaltiger Bestandteile wird für die Follikelpseudomelanose von SIEGMUND (1929) abgelehnt. — Die Kohlenstaubablagerung erfolgt in den Peyerschen Haufen, und zwar am stärksten in den vor der Ileocöcalklappe gelegenen. Die Ablagerung nimmt oralwärts an Menge ab, was naturgemäß von der längeren Verweildauer der Ingesta im unteren Ileum abhängt. — Ich möchte in diesem Zusammenhang auch auf die Melanose des Darmes hinweisen. Das amorphe, eisenfreie, säurefeste Pigment ist in den Zellen des Schleimhautstromas gelagert. Epithelien und Lymphknötchen bleiben frei. Die Entstehung des Pigmentes, das nach seiner chemischen Natur zu den Melaninen gehört, soll hier nicht erörtert werden; lediglich die Art seiner cellulären Speicherung möge den Charakter des Schleimhautstromas als Organ parenteraler Verdauung beispielhaft unterstreichen. In diesem Lichte erscheint auch der alte Streit um die Herkunft der speichernden Zellen: „Bindegewebszellen"[2], „Wanderzellen"[3] oder beide Anschauungen vereint[4], nicht unlösbar, da es sich bei dem lymphoreticulären Grundgewebe der Schleimhaut um eine schon normalerweise sehr wandelbare, jeweils funktionsangepaßte Struktur handelt, deren Zellen aus dem „seßhaften" Ruhezustand durch Mobilisation und Vermehrung in den einer gesteigerten Funktion übergehen können. — Daneben sieht man bei der Melanosis coli auch Zeichen der Zellschädigung mit Pyknose oder Rhexis der Kerne; so können geringe Farbstoffmengen durch Zerstörung von Zellen auch extracellulär gelagert werden. Im Zusammenhang mit den Pigmentablagerungen ist ein Hinweis

---

[1] SCHOEN 1947/48, KOSLOWSKI 1951.   [2] PICK 1911.
[3] HENSCHEN und BERGSTRAND 1913.   [4] HUECK 1912.

auf die experimentell erwiesene Tatsache wichtig, daß auch andere Farbstoffe bei enteraler Zufuhr nicht nur vom Epithel, sondern auch von den Zellen des Stromas aufgenommen und gespeichert werden. Es können somit nicht nur echte Lösungen, sondern auch kolloidal gelöste Stoffe, wie sie bei den Vitalfärbungen verwendet werden, und sogar gröbere Partikel (z. B. Rußteilchen) von den Darmepithelzellen aufgenommen und an das Stroma weitergegeben werden. In diesem Zusammenhang sei an die ursprüngliche, auf den tiefsten Stufen der stammesgeschichtlichen Entwicklung vorhandene phagocytierende Funktion der entodermalen Epithelien erinnert. Die Stoffaufnahme und -verarbeitung ist besonders ausgeprägt bei saugenden Tieren. Das bedeutet somit eine gegenüber dem Normalzustand des Erwachsenen erhöhte Durchlässigkeit des Darmes der Säuglinge[1], ein Umstand, der die erhöhte „Anfälligkeit" des Neugeborenen- und Säuglingsdarmes für die aus dem Darminhalt herangetragenen Schäden erklärt. Daß auch die motorische Funktionsschicht des Darmes hier mitgestaltend wirksam wird, geht aus der besonders starken Beteiligung des Coecums an der Resorption und Speicherung von enteral zugeführten Farbstoffen (Trypanblau) hervor. Hier und im unteren Ileum ist die Aufnahme von Wasser und der in ihm gelösten Stoffe als Folge des längeren Aufenthaltes der Ingesta am intensivsten, während Fette und Eiweißstoffe in den höheren Darmabschnitten resorbiert werden. So können wir *zusammenfassend* unter allgemeinem Gesichtspunkt feststellen, daß bei den Phänomenen der Aufnahme und Speicherung von Farbstoffen (aber auch von gelösten nichtgefärbten Stoffen) alle bisher betrachteten Funktionsschichten des Darmes, die Motorik ebenso wie die Verdauungsfunktion und die Fähigkeit des Schleimhautstromas zur parenteraler Verdauung zusammenwirken.

Die relative *Sonderstellung der lymphatischen Darmorgane* soll ferner durch das *Beispiel von zwei Infektionskrankheiten* unterstrichen werden: der *Tuberkulose und des Thyphus abdominalis.* — Bereits Siegmund (1929) hat klar ausgesprochen, daß es „sehr interessant und bezeichnend für die Bedeutung des in der Submucosa vorhandenen lymphatischen Gewebes" ist, daß die Entwicklung der Tuberkel meist, wenn auch nicht ausschließlich, in den Solitärknötchen oder Peyerschen Platten erfolgt. Das kann nicht nur auf die oben geschilderten besonderen Epithelverhältnisse über den lymphatischen Organen zurückgeführt werden, sondern auf die örtliche Anhäufung besonders reaktionsfähigen Gewebes.

In diesem Zusammenhang ist eine ältere Mitteilung von Hanau (1885) interessant, der bei drei Fällen schwerer kavernöser Lungenphthise in den Dünndärmen entweder keine (Fall 1) oder nur sehr spärliche Ulcera fand (Fall 2 und 3). Dagegen waren im Coecum und Colon ascendens, vereinzelt auch im Sigma und im Rectum tuberkulöse Geschwüre vorhanden, wodurch die Infektiosität des zweifellos verschluckten Sputums bewiesen wird. Wesentlicher ist nun die Feststellung, daß im ersten Fall die Peyerschen Haufen im Dünndarm als völlig fehlend und in den anderen beiden als äußerst spärlich und klein angegeben werden. Offenbar handelt es sich um Folgen einer vorgeschrittenen Kachexie, da das Lebensalter mit 30, 55 und 25 Jahren angegeben wird.

Bei der Tuberkulose macht sich hinsichtlich der Lokalisation innerhalb des Verdauungsschlauches der Einfluß der motorischen Funktion geltend, indem jene Stellen von der enteralen Tuberkulose bevorzugt befallen sind, an denen physiologischerweise eine gewisse Stauung des Inhaltes stattfindet: unteres Ileum, Coecum, Sigmoid und Rectum. Diese Stellen sind besonders von größeren, flächenhaften Geschwürsbildungen bevorzugt. Auf Einzelheiten der Entstehung der typischen tuberkulösen Follikulärgeschwüre kann hier nicht eingegangen werden. — Außerhalb des lymphatischen Gewebes, im reticulären Anteil der Mucosa entstehende Tuberkel verhalten sich grundsätzlich gleichartig. Be-

---

[1] v. Möllendorff 1925.

kanntlich ist auch die hauptsächliche Ausbreitung der Geschwüre an die Lymphbahnen gebunden, wodurch die typischen ringförmigen Anordnungen im Dünndarm entstehen; daneben können durch Konfluenz naturgemäß längliche oder
ganz unregelmäßige Formen vorkommen. Auch nach der Tiefe folgt die Ausbreitung gewöhnlich den Lymphbahnen bis zur Serosa.

Die sog. primäre Darmtuberkulose des Kindes ist in der Mehrzahl der Fälle
eine reine Mesenterialdrüsentuberkulose, ohne daß der Tuberkelbacillus an der
Stelle seines Durchtritts durch die Dünndarmschleimhaut stets einen sichtbaren
Primärinfekt hinterläßt[1]; dagegen verhält sich die „sekundäre Darmtuberkulose" der Erwachsenen in der Regel umgekehrt: Es handelt sich dabei um
eine überwiegende, oft ausschließliche Tuberkulose der lymphatischen Darm-
knötchen ohne stärkere sichtbare Beteiligung der Mesenteriallymphknoten. Man
kann dieses Phänomen wohl nur aus dem Kochschen Grundversuch erklären:
Beim bereits tuberkulösen Individuum kommt es zu einer örtlichen Beschränkung
der Infektion am Orte des Infektes.

Über das Verhalten der Krypten im Bereich und am Rande der Ulcera wurde
bereits im Zusammenhang mit der Regeneration gesprochen. Zum Abschluß
sei noch hervorgehoben, daß auch die hämatogene Tuberkulose des Darmes
ebenso wie die enterogen entstandene ganz ausgesprochen und oft ausschließlich
die lymphatischen Organe der Schleimhaut bevorzugt.

Als letztes, aber vielleicht aufschlußreichstes Beispiel für die krankheitsgestaltende Wirkung der lymphoreticulären Sondereinrichtungen des Darmes
soll der *Typhus abdominalis* genannt werden. Ganz gleich, wo man im einzelnen
die Invasionsstelle der Typhuserreger sucht, und ob bereits bei ihrer Erstberüh-
rung mit der Darmschleimhaut ein morphologisch sichtbarer Primärinfekt entsteht, Einigkeit herrscht über die Tatsache des enterogenen Infektionsweges
überhaupt; Einigkeit herrscht schon lange auf Grund des klassischen Krankheitsbildes darüber, daß eine frühe Allgemeininfektion stattfindet, und daß Antikörper gebildet werden. Uneinigkeit herrscht jedoch über die *Bewertung* der
genannten Teilerscheinungen, der Darmveränderung und der allgemeinen Infektion sowie ihres Verhältnisses zueinander[2]. Hier stehen sich bekanntlich die beiden
Auffassungen der „enterogenen" und „hämatogenen" Theorie gegenüber, als
deren Hauptvertreter nur S. GRÄFF[3], E. FRÄNKEL[4], MARCHAND[5] und CHIARI[6]
(für die enterogene Auffassung) sowie SCHOTTMÜLLER[7], OELLER[8] u. a. (für die
hämatogene Auffassung) genannt seien. Die „enterogene" Anschauung stellt
eine primäre Infektion des Darmes in den Mittelpunkt des Krankheits-
geschehens mit begleitender Erkrankung der örtlichen Lymphknoten und
von dort aus über den Ductus thoracicus erfolgender Einschwemmung der
Erreger ins Blut. Die „hämatogene" Anschauung meint, daß die Erreger
von irgendeiner Stelle des Verdauungskanals ins Blut gelangen und von
hier aus die lymphatischen Knötchen des Darmes infizieren; über die Wege
dieser Infektion herrschen wiederum verschiedene Meinungen: direkte Infektion der Lymphknötchen, Infektion der Lymphgefäße des Mesenteriums mit
retrogradem Befall der Schleimhautlymphknoten[7] und zentripetalem Befall der
Mesenteriallymphknoten. Gegenüber dieser Auffassung weist RÖSSLE (1948)
darauf hin, daß die Blutinfektion schon in die Inkubationszeit zurückreicht,
also der markigen Schwellung vorausgeht, womit die Anschauung SCHOTT-
MÜLLERs vom „Sepsisherd" schwer zu vereinbaren wäre. Die Menge der Typhusbacillen in den geschwollenen Lymphknoten des Darmes wird bereits von

---

[1] RÖSSLE 1948.   [2] CHRISTELLER 1928.   [3] S. GRÄFF 1917, 1918, 1921, 1927.
[4] E. FRÄNKEL 1886, 1887, 1900, 1916.   [5] MARCHAND 1892, 1916, 1920.
[6] CHIARI 1907, 1920.   [7] SCHOTTMÜLLER 1902, 1925.   [8] OELLER 1920.

Fränkel und Simmonds (1886) als gering angegeben. Rössle (1948) teilt mit, daß er sie im Innern der Follikel, wo die eigentlichen „Typhuszellen" liegen, immer nur „spärlich und teilweise im Zerfall" angetroffen habe.

Die beiden genannten Betrachtungsweisen der Typhuskrankheit stellen — jede für sich — ein zweifellos vorhandenes, sinnfälliges Symptom in den Vordergrund: die Veränderungen im Darm und die Blutinfektion, und versuchen je von einer dieser Krankheitserscheinungen das Ganze des Geschehens zu deuten. Dagegen hat Rössle (1948) sich bemüht, beide „zeitlich und genetisch in das richtige Verhältnis zu setzen". Der gedankliche Ausgangspunkt der Anschauung Rössles (1948) liegt darin, daß gerade spezifische Infektionskrankheiten in ihrer individuellen Gestaltung von zwei Seiten bestimmt werden: dem infizierenden und dem infizierten Lebewesen. Im Falle des Typhus beginnt das klinische Bild der Krankheit nach einem oft mehrwöchigen Inkubationsstadium, wobei es gleichzeitig zu den bekannten charakteristischen Darmveränderungen kommt. Rössle (1948) wendet sich nur dem ersten und besonders dem zweiten Stadium (markige Schwellung und Verschorfung) als den für den Abdominaltyphus eigentlich charakteristischen zu. Morphologisch ist für die „markige Schwellung" nicht die Reizwucherung der Reticuloendothelien der lymphatischen Knötchen an sich charakteristisch, denn das ist ein ganz gewöhnlicher und unspezifischer Vorgang, der unter verschiedensten Bedingungen der Reizung entstehen kann, sondern die *diffuse* Wucherung dieser Zellen (Rössle 1948). Die Hyperplasie von Reticulumzellen in lymphatischen Organen ist eine allgemein verbreitete Erscheinung, deren Zustandekommen zweifellos verschiedene Deutungen zuläßt. So könnte es sich im Falle des Typhus um eine primäre, bei erster Berührung mit dem Erreger erfolgende Reaktion handeln. Allerdings betont Rössle (1948), daß in sehr früh sezierten Fällen die Typhusbacillen nicht sehr reichlich in den markig geschwollenen Lymphknötchen vorhanden sind. Das läßt eine zweite Deutungsmöglichkeit ins Auge fassen, daß nämlich ein besonderer spezifischer Reizzustand dem Wachstumsvorgang zugrunde liegen könnte. Das ist möglich, wenn man die immunbiologische Umstimmung des Organismus gegen den Erreger in den Mittelpunkt stellt. Diese Umstimmung tritt bekanntlich schon frühzeitig ein. Die Typhusbacillen sind an sich banale Entzündungserreger, die an allen möglichen Gewebsorten eitrige oder fibrinöse Entzündungen hervorrufen. Die besondere Form der Darmentzündung (Wucherung der Reticuloendothelien in den Lymphknötchen der Schleimhaut und Nekrosen daselbst) beruht auf einer Antigen-Antikörperreaktion, der eine vorübergehende bakterielle Anaphylaxie zugrunde liegt, die sich im Verlaufe der Inkubationszeit eingestellt hat. Rössle versucht den Beweis dafür zu erbringen, indem er im einzelnen darstellt, daß diese Auffassung imstande ist, das gesamte klinische und anatomische Krankheitsbild in seinen wesentlichen Eigentümlichkeiten zu erklären. Er zieht dazu die experimentellen Ergebnisse der Immunbiologie heran, vor allem seine auf den Kochschen Grundversuch aufbauende Erkenntnis, daß im allergischen Organismus die Resorption am Ort der Einbringung verzögert ist, die Berührung des Antigens mit dem sensibilisierten Mesenchym daher zur Nekrose unter dem bekannten Bild des Arthusschen Phänomens führt.

Die Inkubationszeit ist die natürliche Sensibilisierungsperiode beim Typhus, und die markige Schwellung der ersten Krankheitswoche ist das erste Ergebnis dieser „sensibilisierenden Umstimmung"[1], da die Retothelien als Teil des reticulohistiocytären Systems Träger der Antikörperproduktion sind. Die Nekrose des zweiten Krankheitsstadiums entspricht einem Arthus-Phänomen. Für

---

[1] Rössle 1948.

diese Anschauung spricht unter anderem auch die spärliche Anwesenheit der Typhuserreger in den Lymphknötchen, wogegen sie in den oberen Dünndarmabschnitten, die nicht erkranken, reichlich vorhanden sind. Für diese Anschauung spricht auch ein Vergleich mit dem Paratyphus, der bekanntlich meist eine diffuse unspezifische Entzündung des Darmes, selten dagegen auch typische typhöse Gewebsprodukte und -veränderungen hervorruft. Umgekehrt zeigt der Typhus neben seinen spezifischen Umgestaltungen stets auch unspezifische diffuse Entzündungen, und in seltenen Fällen sind nur diese vorhanden. Nach Rössle (1948) erklären sich diese Unterschiede so, daß die virulenten Paratyphusbacillen zu einer schweren akuten Krankheit führen, so daß keine Zeit zur Ausbildung spezifischer Antikörper vorhanden ist, und nur wenn das ausnahmsweise dennoch der Fall ist, kann sich das typhöse Gewebsbild entwickeln. Dagegen erzeugen die weniger virulenten Typhusbacillen zunächst höchstens eine leichte unspezifische katarrhalische Enteritis, und es bleibt Zeit zur Entwicklung einer spezifischen Überempfindlichkeit, die erst die typhöse Granulationsbildung und die akuten Nekrosen ermöglicht.

Die besondere Lokalisation der geweblichen Veränderungen beim Typhus abdominalis wird also dadurch verständlich, daß die Antigen-Antikörperreaktion nur dort stattfinden kann, wo Schockorgan, d. h. das syncytiale Reticulum, reichlich angehäuft ist. Aus der wahrscheinlichen Annahme, daß die speziellen Antikörper in den Reticulumzellen der lymphatischen Organe erzeugt werden, leitet Rössle (1948) die markige Schwellung als eine Aktivitätshypertrophie ab. Daraus wird auch die häufige Lokalisation typischer Typhusgranulome in Milz und Leber sowie die Seltenheit des Befalles des oberen Dünndarmes erklärlich, ferner wird die Tatsache verständlich, daß es sich bei der Cholecystitis, Meningitis und Periostitis, wenn sie auftreten, um gewöhnliche eitrige Entzündungen handelt. Dagegen sind die Roseolen der Haut typische histiocytäre Granulome und können der hämorrhagischen Nekrose verfallen, erweisen sich also als Teile des Schockorgans. — Im Zusammenhang mit der geschilderten Auffassung weist Rössle (1948) darauf hin, daß es noch vor der Nekrose in den Randteilen der markig geschwollenen Peyerschen Haufen zu Blutungen kommen kann, die er als „anaphylaktische Hämorrhagien" aus Capillarschädigungen erklärt. Das würde die klinisch vor Einsetzen der Geschwürsbildung beobachteten Hämorrhagien verständlich machen. — Im günstigsten Fall führt der Ablauf des Typhus schließlich zur Immunität. Die geschilderte Auffassung setzt die Tatsache in Rechnung, daß die Typhusbacillen nach enterogener Aufnahme zunächst wahrscheinlich ohne örtliche Schädigung ins Blut gelangen; infolge ihrer teilweisen Auflösung erfolgt die Sensibilisierung, und die durch die Leber in den Dünndarm ausgeschiedenen Erreger treffen nun auf das inzwischen umgestimmte Schockorgan der Reticulumzellen in den Lymphknötchen. Jetzt sind die Vorbedingungen des Kochschen Grundversuches gegeben. Es kommt zur unvollständigen Sperrung an den Reaktionsorten, daran erkennbar, daß die spezifischen Veränderungen an den Mesenteriallymphknoten gewöhnlich geringer ausgeprägt sind. Aber an allen Orten, wo in diesem Stadium der Sensibilisierung bereits Typhusbacillen sind, und wo gleichzeitig genügend präpariertes Schockgewebe vorhanden ist, kommt es zu spezifischen Typhuszellknötchen. In ein Schlagwort gefaßt, ist der Typhus abdominalis in dieser Sicht eine akute infektiöse Allergie. Auch das klinische Bild des Typhus hat große Ähnlichkeit mit einem protrahierten Schock[1]. Ohne auf Einzelheiten aus der vergleichenden Betrachtung mit experimentellen Ergebnissen einzugehen — weil sie jenseits einer allgemeinen Pathologie des Verdauungskanals liegen —, sei nur auf die eigentüm-

---

[1] Rössle 1948.

liche Fieberbewegung beim Typhus hingewiesen, die experimentell von Friedberger (1911) am sensibilisierten Meerschweinchen nachgeahmt worden ist
und durch wechselnde Erzeugung und Bindung steigender Antigen- und Anti-
körpermengen verstanden werden kann. Ferner sei auf die Leukopenie aufmerksam gemacht, die bei experimenteller Anaphylaxie vorhanden ist, und auf
die Eosinophilie des Knochenmarkes[1]. Natürlich sind nicht *alle* Erscheinungen
des Typhus auf allergische Vorgänge zurückzuführen; gewisse Symptome sind
ihm mit jeder schweren Infektionskrankheit gemeinsam. Auch Rössle (1948)
sieht durchaus die Grenze der geschilderten Auffassung. Sie ist vor allem
durch die sog. primäre Spezifität des Typhusbacillus gegeben. So rufen z. B.
Typhusbacilleneinspritzungen beim normergischen Menschen Wucherungen der
Reticuloendothelien in den regionalen Lymphknoten hervor, also eine primäre
gezielte Giftwirkung der Typhusbacillen! Ähnliches ist uns aber auch von
anderen Bakterien und auch Viren bekannt. Es handelt sich somit um eine
sehr allgemeine Reaktionsform, die allergisch bedingt sein *kann*, aber nicht
sein muß. Trotz dieser Einschränkungen scheint mir eine genauere Durchleuchtung der Pathologie des Typhus abdominalis in dem dargelegten Sinne für
ein Verständnis der spezifischen und unspezifischen Abwehrfunktionen, die
diffus und in speziellen organhaften Anhäufungen konzentriert der Schleimhaut
des Verdauungskanals zugeordnet sind, besonders aufschlußreich zu sein. Wird
doch dadurch die krankheitsgestaltende Wirkung dieser Funktionsschicht wie
kaum an einem zweiten Beispiel erwiesen. Im Sinne der hier vorgetragenen
Anschauung muß wohl auch die Tatsache bewertet werden, daß bei alten Individuen, bei denen also eine senile Rückbildung der lymphatischen Organe vorliegt,
mithin nur wenig „Schockorgan" vorhanden ist, der Darmprozeß meist nur eine
geringe Ausprägung und Ausdehnung besitzt.

e) Endokrine Funktionsschicht.

Eine allgemeine Pathologie des Darmes wäre unvollständig, wollte sie nicht
wenigstens in aller Kürze auf eine weitere wesentliche Funktionsschicht eingehen, die *endokrine*. Damit ist nicht die Tatsache gemeint, daß übergeordnete
endokrine Einflüsse die Funktionen des Darmes steuern, sondern die *Endokrinie*
des Darmes selbst. Wir müssen hier unmittelbar an das anknüpfen, was in der
normalanatomischen Einleitung ausgeführt worden ist. In den letzten Jahren
sind von schwedischen Autoren[2] früher aber bereits von Bohn und Feyrter
(1940, 1942) Krankheitsbilder beschrieben worden, die auf eine Überproduktion
von 5-Oxytryptamin als Ursache hinweisen: Man fand ein Carcinoid des
Dünndarmes mit Lebermetastasen, zuweilen auch Metastasen in anderen
Parenchymen; eigenartige passagere fleckige Hyperämien der Haut, was mit
der experimentell beobachteten Wirkung des Stoffes bei Injektionen in die Haut
übereinstimmt. Ferner beobachtete man häufige wäßrige Stuhlentleerungen
und asthmatische Beschwerden (auch experimentell hatte man bei Tieren eine
Beeinflussung der Atmung gefunden). Außerdem wurden Zeichen des Hoch-
druckes gefunden und seltsamerweise häufig Klappenfehler des rechten Herzens,
vor allem Pulmonalstenose. Im Blut ist vermehrt 5-Oxytryptamin nachgewiesen
worden, und die Harnausscheidung dieses Stoffes ist erhöht.

Letztlich gehen die Forschungen über die endokrine Tätigkeit des Helle-
Zellen-Organs des Magen-Darmschlauches auf Feyrter und Erspamer[3] zurück.

---

[1] Brednow 1947.

[2] Waldenström und Ljungberg 1953; Thorson, Biörck, Björkman und Waldenström
1954.

[3] Feyrter 1934, 1940, 1946, 1953, 1956, Erspamer 1940, 1951, 1952, 1954, 1955.

Die historische Entwicklung der Erkenntnisse ist aus neueren zusammenfassenden Übersichten dieser Autoren zu entnehmen. WATZKA (1955) nimmt eine zurückhaltende Einstellung gegenüber dem als Einheit gedachten System der Hellen Zellen und ihrer Funktion als „erregende Zellen" ein. Für die Funktion dieses Organsystems sind in der allgemeinen Pathologie des Darmkanals jene klinischen und pathologisch-anatomischen Beobachtungen wichtig, die bei den *Carcinoiden*, und zwar sowohl den benignen als auch den metastasierenden, gemacht worden sind. In den Auszügen von Darmcarcinoiden wurden von RATZENHOFER und LEMBECK (1954) größere Mengen von 5-Oxytryptamin festgestellt (2,5 mg bzw. 1,5 mg auf 1 g feuchten Tumorgewebes). Diese Ergebnisse konnten von KAHR (1956) und von HORNYKIEWICZ bestätigt werden. — Besonderes Interesse beansprucht das oben kurz skizzierte klinische Krankheitsbild der „endokrin-nervösen Enteropathie"[1], das in seinen Grundzügen der Porgesschen Enteritis entspricht. Nun wäre es nach dem derzeitigen Stande der Dinge sicher unzutreffend, diese beiden Erscheinungen: das Krankheitsbild der endokrin-nervösen Enteropathie und das Carcinoid im Verdauungsschlauch, einfach generell zu koppeln. Darauf weist auch FEYRTER (1956) hin; aber der gleiche Autor betont, daß sowohl bei klinisch ausgeprägter Appendicite neurogéne als auch in allen Fällen von Carcinoid des Magen-Darmschlauches überaus häufig Zeichen einer endokrinnervösen Enteropathie vorhanden sind. Diese Zeichen sind von BOHN und FEYRTER (1940, 1942) ausführlich beschrieben worden: Druck- und Völlegefühl im Oberbauch, unregelmäßige, subjektiv empfundene Darmbewegungen, kolikartige Schmerzen, Brechreiz, Appetitmangel, Flatulenz, Blutandrang zum Kopf, Blutwallungen, Schweißausbrüche, Schwindelgefühl, Kollaps. Die Beschaffenheit der Stühle wird als wechselnd angegeben: teils Durchfälle, teils Obstipation, teils normales Verhalten. Gesteigerte Motilität des Dünndarmes, spontane oder bei Belastung auftretende Hyperglykämie. Hautpigmentationen, unter Umständen mit Übergang in pellagroide Formen der Sprue. Oft neurasthenische und psychopathische Züge, vasomotorische Störungen in Form von Migräne, allergische Vorgänge wie Asthma bronchiale, Urticaria u. a. Es ist nicht möglich und auch nicht notwendig, alle Einzelheiten aufzuzählen, eine Zusammenstellung aus neuerer Zeit über die Klinik und Pathologie des benignen Dünndarmcarcinoids findet sich bei HAIDER (1956, 1957).

Für das maligne Darmcarcinoid haben in neuerer Zeit ISLER und HEDINGER (1953) auf die Koppelung von Diarrhoe und postendokarditischen Vitien besonders des rechten Herzens hingewiesen. Auf die Arbeiten schwedischer Autoren[2] wurde oben bereits eingegangen. Von schwedischer Seite aus wurde ferner auf das Symptom der Blutwallungen (phenomenal flushing) hingewiesen. WALDENSTRÖM hat die merkwürdige Erscheinung auf eine anfallsweise Ausschüttung von 5-Oxytryptamin bezogen. Sie wurde bei malignen Darmcarcinoiden mit Lebermetastasen beobachtet. Auch die Endokardveränderungen sind offenbar nur dem malignen Carcinoid, wenn auch nicht obligat, zugeordnet, sofern es Lebermetastasen besitzt[3]. Man denkt naturgemäß an eine unmittelbare Verbringung eines schädigenden Stoffes auf dem Wege der Lebervenen in das rechte Herz; allerdings betont FEYRTER mit Recht, daß es sich auch einfach um eine Frage der Quantität des abgegebenen Stoffes handeln könne. Zur Erklärung der fibrosierenden Endokardveränderungen, der derb-bindegewebigen Beschaffenheit des carcinoiden Tumorgewebes selbst und eigenartiger, gelegentlich beobachteter Fibrosen des Beckenbindegewebes in Fällen von malignem Carcinoid denkt CH. HEDINGER (1955) an eine von der Geschwulst abgegebene fibrosierende Substanz. FEYRTER

---

[1] BOHN und FEYRTER 1940, 1942.   [2] BIÖRCK, AXÉN und THORSON 1952 u. a.
[3] FEYRTER 1956.

sagt, daß dem „Darmcarcinoid ganz allgemein ein *örtlich* wirkender Fibrosierungs-
faktor" und dem „malignen Darmcarcinoid mit Lebermetastasen ein *in die Ferne
wirkender* solcher Faktor" eigen ist. Die Lokalisation der Bindegewebsneu-
bildung im Beckenzellgewebe ist letzlich schwer zu erklären; man denkt an
eine Wirkung des im Harn ausgeschiedenen Oxytryptamins und seiner Abbau-
stufen, der Oxindolessigsäure[1].

FEYRTER (1956) weist in diesem Zusammenhang auch darauf hin, daß er in seinen Fällen
(40 eigens darauf untersuchte) relativ häufig eosinophile Granulome der Pars pylorica ventriculi, kleine Fibrome der Darmwand (4mal), knotige vasculäre Neurofibromatose (2mal)
und kleine Fibrome der Trachealschleimhaut (1mal) gesehen hat.

Endlich wird von HAIDER (1956), FEYRTER (1956) u. a. auf den relativ häufigen Alkoholabusus beim benignen Carcinoid hingewiesen, so daß FEYRTER
(1956) die Vermutung ausspricht, diese Tatsache sei durch die mit ihr verbundene
Störung der Verdauungstätigkeit in das Ursachengeflecht der Carcinoidbildung
einzubeziehen. Andererseits dürfe aber auch die „psychisch-somatische Ver-
fassung überhaupt, die zum Trinkertum führt, in der Konstellation der kausalen
Faktoren nicht vernachlässigt werden". Schließlich sei auf die von FEYRTER
(1956) gefundene Tatsache verwiesen, daß die benignen Darmcarcinoide (Untersuchungen über maligne liegen noch nicht vor) einen auffällig hohen Zinkgehalt
besitzen.

Bereits von BOHN und FEYRTER (1940, 1942) wurden die Beziehungen zwischen
Carcinoid und Allergie betont. In neuester Zeit hat sich HAIDER (1957) mit
dieser Frage beschäftigt. Er hat bei genauer anamnestischer Durcharbeitung
seines Materials (es handelt sich um die von FEYRTER durch Sektion sicher-
gestellten Fälle) an Carcinoidträgern in 53% sichere allergische Erkrankungen
feststellen können gegenüber 10% der Gesamtbevölkerung und 18% der Car-
cinomträger. Umgekehrt hatte PORGES (1938) bei allergischen Haut- und
Schleimhauterkrankungen oft die Erscheinungen eines Darmkatarrhs nachweisen
können. Er meint, daß die Darmschleimhaut hierbei für allergisierende Substanzen durchlässig sei. Die von HAIDER gefundenen allergischen Symptome
beziehen sich auf Ekzeme, Urticaria, Nierensteinanfälle, Heuschnupfen, Asthma,
Migräne. In etwa einem Drittel der Fälle waren mehrere Symptome gleichzeitig vorhanden.

Ferner gibt HAIDER an, daß von 67 ihm noch anamnestisch erreichbaren Geschwistern
der Carcinoidträger in 37%, bei den Kindern der Carcinoidträger in 25% allergische Erscheinungen vorlagen. In ähnlicher Weise hat KAHR unter 19 Fällen maligner Carcinoide
6mal Asthma bronchiale und in 14 Fällen Zeichen einer Enteritis gefunden. HAIDER fand
in seinem Material bei 84% eine endokrin-nervöse Enteropathie und hält sie wohl mit Recht
für wesensgleich mit den Beobachtungen von PORGES (1928, 1933, 1938) (s. oben).
Entsprechende Beobachtungen von HANSEN (1949).

Auf Grund dieser Tatsachen hält HAIDER (1957) die endokrin-nervöse Enteropathie FEYRTERs für eine allergische Krankheit. HEILMEYER (1956) hat einen
Fall von malignem Dünndarmcarcinoid beschrieben, der 30 Jahre lang an Rheumatismus gelitten hat. Eine entsprechende Beobachtung erwähnt HAIDER (1956).
Er will auf Grund seiner Erhebungen und der Hinweise des Schrifttums
„hypothetisch die Annahme machen", daß das Helle-Zellen-Organ in irgendeiner
Form am Zustandekommen allergischer Erscheinungen beteiligt ist. Man kann
vermuten, daß das 5-Oxytryptamin dabei durch „Beeinflussung zentraler Regulationsstätten in der Konstellation der endokrinen Drüsen wirksam wird". In
diesem Zusammenhang kann darauf verwiesen werden, daß bei Carcinoiden
die eosinophilen Zellen der Hypophyse vermehrt sind und eine Hypertrophie

---

[1] Angeführt nach FEYRTER 1956.

der Nebennierenrinde besteht (FEYRTER), und daß andererseits ACTH und Cortison eine Rolle beim allergischen Geschehen spielen. *Zusammenfassend* läßt sich zur Zeit zu diesen sehr anregenden Feststellungen und Hypothesen über die Beziehungen des Helle-Zellen-Organs zu allergischen Erscheinungen sagen, daß sie wohl bestehen, aber noch nicht endgültig abgeklärt sind und dringend weiterer Bearbeitung bedürfen.

Es gibt Fälle endokrin-nervöser Enteropathie ohne Carcinoid und andererseits Carcinoide ohne das klinische Vollbild der endokrin-nervösen Enteropathie. Die Appendicite neurogéne MASSONs ist nur ein örtlicher Gipfelpunkt dieses allgemeinen Grundleidens der endokrin-nervösen Enteropathie. Die Kennzeichen der Appendicite neurogéne sind die Wucherungen des vegetativen nervösen Endnetzes und die Endophytie des Helle-Zellen-Organs. Klinisch werden neben örtlichen, anfallsweise auftretenden Beschwerden mannigfaltige, allgemeine nervöse Störungen genannt wie Tachykardie, vasomotorische Störungen, Schlafstörungen. Nach FEYRTER (1956) steht am Anfang des Krankheitsbildes eine mit Gewebseosinophilie einhergehende Wucherung des Plexus mucosus in der basalen Schicht der Mucosa. Dem liegt sowohl eine Vermehrung der intercalären Zellelemente als auch eine neurofibrilläre Hyperplasie innerhalb des gewucherten plasmatischen Netzes zugrunde. Sodann folgt die Endophytie der gelben Zellen. Zusammengefaßt wäre demnach die Appendicite neurogéne der gestaltliche Ausdruck für eine Störung in der funktionellen Zusammenarbeit des Helle-Zellen-Organs und des örtlichen nervösen Endnetzes, d. h. letztlich für eine endokrin-nervöse Störung. Der Endausgang ist entweder eine Verödung der Appendixlichtung mit Einschluß von Neuromen, die endophytisch abgesproßte gelbe Zellen enthalten, oder die Entwicklung eines Carcinoids. In seltenen Fällen kann die Appendicite neurogéne in Form knötchenförmiger sehr kleiner Neurome auftreten, die zwischen den Krypten liegen. Auch in den übrigen Schichten der Appendix kann es zu einer neurofibrillären Hyperplasie in der Tunica externa der Gefäße kommen; gleichzeitig können sich Wucherungen glatter Muskelzellen in den muskulären Häuten und in der Submucosa entwickeln (musculo-nervöse Hyperplasie, MASSON). Häufig ist auch eine geringe Hyperplasie des Binde- und Fettgewebes sowie des Epithels. Stärkere Grade führen zu Riesenwuchs der geweblichen Bestandteile mit Ganglioneuromatose, wobei eine Vermehrung der Ganglienzellen und Wucherung der Nervenbündel im Meißnerschen und Auerbachschen Plexus vorhanden ist. Das Gefäßwandgewebe beteiligt sich in Form der vasculären Neurofibromatose (FEYRTER 1948).

Kurz muß noch die Frage gestreift werden, was über *Verminderung* des 5-Oxytryptamins und eventuell zugeordneter Krankheitsbilder sicher bekannt ist. Hierzu bemerkt ERSPAMER (1955), daß das Absinken des Spiegels dieser Substanz im Serum, d. h. praktisch des Blutplättchenoxytryptamins bekannt ist beim Morbus WERLHOF, bei der Lebercirrhose, bei Fällen von Hämophilie mit normaler Plättchenzahl, Fällen von vasculärer Purpura, Fällen mit schwerer Hypoprothrombinämie. Es handelt sich allgemein um Zustände verminderter Thrombocytenzahl oder möglicherweise um qualitative Veränderungen der Thrombocyten. Noch niemand hat nachgewiesen, daß eine eingeschränkte Produktion von 5-Oxytryptamin in den enterochromaffinen Zellen oder eine Verminderung des Plasmaspiegels (nur dieses ist aktiv, nicht das in den Blutplättchen) oder eine Herabsetzung des allgemeinen Umsatzes des 5-Oxytryptamins zugrunde liegt. Die bisherigen Arbeiten werden von ERSPAMER (1955) nicht als beweisend anerkannt (er nennt besonders ALLEGRI und FERRARI (1955) sowie BRACCO und Mitarbeiter; zit. nach ERSPAMER 1955).

f) Verknüpfung der Funktionen.

Im Verlauf der Darstellung der Elemente einer allgemeinen Pathologie des
Darmes sind wir wiederholt auf die Tatsache gestoßen, daß die einzelnen Funktionen und ihr zugeordneter morphologischer Ausdruck zwar bei der Gestaltung
krankhafter Vorgänge einzeln in den Vordergrund treten und so das Gesicht
der Krankheit entsprechend formen können, daß sich aber andererseits immer
wieder Verknüpfungen und gegenseitige Beziehungen gezeigt haben, die so weit
gehen können, daß man die Erkrankung nur unter Berücksichtigung der gesamten
komplizierten funktionellen und gestaltlichen Einheit des Darmkanals verstehen kann. Hier liegen die Grenzen jeder unterscheidenden und gliedernden
Betrachtungsweise; und so sei zum Abschluß der allgemeinen Pathologie des
Darmes als besonders verdeutlichendes Beispiel einer *Gesamterkrankung* der vielfältigen Funktionen der *Ileus* angeführt. Gemeint ist der Ileus in seinen allgemeinen anatomischen und physiologischen Grundlagen, nicht seine Betrachtung nach speziellen Ursachen.

Das Gemeinsame aller Ileusformen ist die Tatsache, daß die Darmpassage
völlig aufhört, d. h. eine tiefgreifende Störung der *Motorik* mit Erweiterung des
betroffenen Darmabschnittes unter Dehnung der Wand. Beim tiefen Dünndarm-
und Colonverschluß ist der Druck im Darmlumen erhöht, die Darmwand wird
durch Blutanreicherung zunächst schwerer, und ihre Zerreißlichkeit wird größer,
mit steigendem Innendruck sinkt die Zirkulation, ohne daß sie vollständig aufgehoben wird[1]. Bei Steigerung des Innendruckes auf 10 cm Wasser entstehen
zuerst Petechien, bei 20 cm Innendruck Nekrosen, und über 40 cm Wasser
tritt Gangrän ein. Die Permeabilität der Gefäße ist also schon frühzeitig
erhöht. Es kann dadurch zu erheblichen Plasmaverlusten kommen, die gleichsinnig mit dem Maß und der Dauer der Darmwanddehnung ansteigen; Gendel
und Fine (1939) geben an, daß in 24 Std 55% des Blutplasmas verlorengehen können. Wesentlich ist ferner die Tatsache, daß die *Resorption* von
Wasser sinkt, während die von Farbstoffen und Bakterien gesteigert wird,
d. h. daß das für die Verdauungsfunktion grundlegende Durchlässigkeitsver-
hältnis der Darmschleimhaut geändert wird. Den höchsten Grad dieser Durch-
lässigkeitsänderung sehen wir bei der Nekrose der Schleimhaut oder ganzer
Wandabschnitte. — Rückwirkungen auf den *Darminhalt* machen sich in Gestalt
der bekannten reichlichen faulig-fäkulenten Flüssigkeit, die auch im Dünndarm die gramnegative Dickdarmflora enthält, bemerkbar. Auch der Gasgehalt
ist vermehrt, besonders stark beim Colonverschluß.

Beim hohen Dünndarmileus kommt es zu erheblichem Wasser- und Elektro-
lytverlust, der durch parenterale Zufuhr von Kochsalzlösung ausgeglichen werden
kann. Hierbei steht der Verlust von Chlor- und Natriumionen im Vordergrund,
ferner die Wasserverarmung mit Anstieg des Reststickstoffes. Der Ionenverlust
führt zur Eindickung des Blutplasmas und der Gewebsflüssigkeit. — Bei Ileusformen, die von vornherein mit einer Abklemmung oder einem Verschluß der
Mesenterialvenen einhergehen (Strangulation, Volvulus, Incarceration, Intussus-
ception, Mesenterialvenenthrombose), oder denen eine Erkrankung der Mesen-
terialarterien zugrunde liegt, haben die von der gestörten Zirkulation abhängigen
Erscheinungen, wie Exsudation großer Flüssigkeitsmengen, hämorrhagischen
Charakter, und die abhängigen Ernährungsstörungen der Wand sind von Anfang
an viel stärker. Im übrigen sind die Folgen für die Motorik, die mechanischen
Funktionen der Wand und die resorptive Funktion, die Durchlässigkeit der
Schleimhaut grundsätzlich die gleichen. — Die erwähnten komplexen Störungen

---

[1] Henning und Baumann 1953.

der Funktionen des Darmes stehen in engem Zusammenhang mit der schwierig zu beantwortenden Frage nach der Todesursache beim Ileus. HENNING u. BAUMANN (1953) betonen, daß sie uneinheitlich ist und wesentlich von der Höhe des Ileus abhängt. Neben dem Verlust an Ionen und Wasser mit Reststickstoffsteigerung bei hohem Dünndarmileus wird an eine Giftwirkung aus dem Pankreas oder dem Darm gedacht. — Beim tieferen Dünndarm- oder Colonverschluß wird der Darmdehnung eine entscheidende Rolle zugebilligt. Dafür ist geltend zu machen, daß Ileuserscheinungen allein durch Dehnung der Darmwand hervorgebracht und durch Dekompression beseitigt werden können. HENNING u. BAUMANN (1953) weisen darauf hin, daß der Todesmechanismus bei Darmdehnung noch unklar ist, jedoch die gesteigerte Permeation durch die geschädigte Wand einen wichtigen Faktor darstellt.

VI. Leber.

1. Anatomische und physiologische Vorbemerkungen.

a) Zur Phylogenese.

Es dürfte unwidersprochen bleiben, daß die Leber nach ihrer Herkunft, ihrer Ontogenese und Phylogenese ein besonders ausdifferenzierter Teil des entodermalen Darmkanals ist: abgegliedertes entodermales Epithel, das bestimmte, noch ins Auge zu fassende Beziehungen zum Bindegewebe und zum Blutgefäßsystem eingegangen ist.

Die phylogenetische Grundform der Leber stellt sich als einfache oder mehrfache Ausstülpung der Darmwand dar, die einer Vergrößerung der resorbierenden Oberfläche dient, außerdem aber auch im Dienste der Sekretion und Exkretion steht, da sich Unterschiede im Epithel ausbilden. Derartige Ausstülpungen kommen bei den Anneliden und den meisten Arthropoden vor. Die Divertikel schließen sich allmählich zu einem eigenen Organ zusammen, der Mitteldarmdrüse, wie es in verschiedenen Übergangsstadien bei den Mollusken zu verfolgen ist[1]. Die epithelialen Gänge der „Drüse" verzweigen sich, nehmen aber durch die mit Flimmerepithel ausgekleideten Gänge noch selber Nahrung bis an das Ende der Drüsenschläuche auf. In diesen befinden sich zwei Arten von Epithelzellen:Kalkzellen und Fermentzellen; die letzteren sezernieren Lipase, resorbieren Nahrungsstoffe und speichern Glykogen und Fett[2]. Erst durch weitere Arbeitsteilung entsteht die Leber der Wirbeltiere, nachdem ursprünglich der Darm selbst die Tätigkeit einer „Leber" mit versehen hat. Bei Amphioxus dringt im Gegensatz zu den Wirbellosen kein Darminhalt mehr in die Drüse ein, sie besitzt als Ausbuchtung des Dünndarmes die Form eines einfachen Schlauches. Auf der Cyclostomenstufe (bei den Myxinidae) finden wir die Drüse in Form blind endender, stark verzweigter Schläuche. Besonders hervorzuheben ist jedoch die Tatsache, daß bei den anderen Vertretern dieser niedersten Stufe der Fische, den Petromyzontidae das ganze Ausführungsgangsystem der Rückbildung verfällt, netzartige Verbindungen zwischen den Epithelschläuchen auftreten und damit das Organ zu einer *endokrinen Drüse* umgestaltet wird. — Bei allen höheren Wirbeltieren bleiben jedoch die Ausführungsgänge erhalten, obwohl kein Darminhalt mehr eindringt, sondern das soeben angedeutete *Bauprinzip einer endokrinen Drüse* damit vereinigt wird.

Wesentlich ist somit die Tatsache, daß wir als tiefste Schicht in der Phylogenese noch eine unmittelbare Beteiligung an der Verdauungstätigkeit mit entsprechend einfacher Struktur divertikelartiger Ausstülpungen sehen, daß jedoch schon frühzeitig auf der Wirbeltierstufe ein anderes funktionelles und strukturelles Prinzip, und zwar zunächst einseitig, d. h. unter Aufgabe jeder Verbindung zum Verdauungskanal, verwirklicht wird, das der endokrinen Drüse, die nur noch über den Blutweg an den Darm angeschlossen ist. Die nächst höhere Entwicklungsstufe verstehen wir bei dieser Betrachtungsweise als eine Vereinigung der beiden genannten Baupläne, wobei die Verbindung zum Darm nicht aufgegeben wird (allerdings ohne daß Nahrungsbestandteile in die Drüse eindringen) *und gleichzeitig eine besondere Blutstromverbindung zum Verdauungskanal besteht.*

---

[1] PATZELT 1936.   [2] KRIJGSMAN 1925, 1928, BAECKER 1932.

Elias[1] hat sich in neuerer Zeit ausführlich mit dem Ursprung und der frühen
Entwicklung der Leber bei verschiedenen Vertebraten beschäftigt. Es empfiehlt
sich, bei der augenblicklich eingetretenen starken Komplizierung unserer Kenntnisse über die Funktionen — und zum Teil auch die Strukturen — der Leber
die oben erwähnte einfache Grundtatsache einer *besonderen Beziehung des entodermalen Epithels zum Blutgefäßbindegewebe* im Bewußtsein zu behalten. Denn
sie bedingt die Stellung der Leber in ihrer ursprünglichsten Form und ihre
,,Korrelation'' in der Gesamtheit des Organismus: Die Leber ist mit ihrer
,,Ingestivfunktion'', die sie durch ihren Anschluß an die Pfortader ausübt,
ein Organ, das ähnlich dem übrigen entodermalen Darmepithel *enge Beziehungen
zur Außenwelt* besitzt. Zwar befinden sich ihre Epithelzellen nicht mehr wie das
Darmepithel in unmittelbarem Kontakt mit der Außenwelt, vielmehr werden
ihr die vorbearbeiteten Produkte des Darminhaltes auf dem Blutwege zugeführt,
woraus bei aller herkunftsmäßigen Vergleichbarkeit doch auch wieder die erheblichen Unterschiede gegenüber dem Darmepithel resultieren. Leichter erkennbar
ist uns dagegen die ursprüngliche Verwandtschaft mit dem Darm aus der exokrinen Funktion, die noch eine direkte canaliculäre Verbindung zum Darm einschließt und deren Stoffen wesentliche Verdauungsleistungen obliegen.

b) Die beiden konstruktiven Probleme der Leber (die Struktur der Leber als Ausdruck der Ingestivfunktion).

Schon diese ersten allgemein orientierenden Überlegungen über die *Grundfunktion der Leber als eines in das Innere des Organismus verlagerten Ingestiv-
organs, das infolgedessen nicht unmittelbar, sondern über das Blutgefäßsystem
in die Stoffverarbeitung eingegliedert ist,* eröffnen das Verständnis für die besondere
Schwierigkeit der in diesem Organ zu lösenden strukturellen Aufgabe. Sie besteht
darin, daß eine *möglichst enge Verbindung zum Blutstrom hergestellt werden muß,
ohne daß damit* — etwa wie in einer gewöhnlichen Hormondrüse — *die Beziehung
zur Außenwelt,* hier dem Darm, *aufgegeben wird.* Man vergleiche hierzu die ein-
leitende stammesgeschichtliche Betrachtung. Es gibt *verschiedene phylogenetische Stufen in der konstruktiven Verwirklichung dieser Aufgabe:*

So sehen wir z. B. bei Kaltblütern noch einen ausgesprochen tubulären drüsigen Bau,
wobei das Sekret der Leberepithelien in das Drüsenlumen abgegeben wird. Die Lichtung
wird meist von 4—5 Zellen begrenzt; zwischen die Zellen können kurze, blind endende Seitenkanälchen eindringen. Bei dieser Konstruktion können Blutcapillaren natürlich nur der
basalen Fläche der Drüsenepithelien anliegen.

Beim Menschen und bei den Säugetieren werden nach der Geburt die Gallecapillaren — eine unmittelbare räumliche Beziehung zum ableitenden epithelialen Gang besteht überhaupt nicht mehr — nur noch von zwei Zellen begrenzt,
die in Wechselstellung angeordnet sind. Es ist klar, daß durch diese Umstruk-
turierung ein viel engerer Kontakt mit dem Blutgefäßsystem erreicht wird,
zumal die ursprünglichen tubulären Schläuche dabei zu dünnen zusammenhängenden Zellplatten umgegliedert werden. In diesem Zusammenhang ist es
interessant, daß im Fetalleben die Gallekanälchen noch von mehr als zwei Zellen —
gewöhnlich drei oder vier — begrenzt werden und erst nach der Geburt durch
Dehnung und Streckung jener Optimalzustand herbeigeführt wird. Diese *Unterschiede bei Kalt- und Warmblütern sowie in den Entwicklungsstufen des Organs zeigen,
daß hier eine Strukturbeziehung zwischen Epithel und Blutstrom im Dienste des Stoff-
austausches und der Stoffverarbeitung vorhanden ist, deren Intensität der Lebhaftigkeit
jener Austausch- und Verarbeitungsvorgänge unmittelbar entspricht.* Bei dem viel
trägeren Stoffwechsel der Kaltblüter ist die einfachere Anordnung ausreichend.

---

[1] Elias 1948, 1949, 1955.

Durch diesen Bauplan entstehen in der Leber zwei konstruktive Probleme, die gelöst werden müssen:

1. Da die gewöhnliche Drüsenstruktur aufgegeben wird und weitläufige Systeme von Gallecapillaren mit läppchenperipher gerichteter Galleströmung eingeführt werden, entsteht das *Problem der Verbindung dieser Gallecapillaren mit den epithelial ausgekleideten interlobulären Gallekanälchen.*

2. Soll eine *möglichst enge Verbindung der Leberzellen zum Blutstrom* hergestellt werden, so erhebt sich die Frage, wie ein derartiges Gefäßsystem zu gestalten sei, als Ganzes und als örtlich besonders strukturiertes Blutufer, ohne daß daraus nachteilige Folgen für den Gesamtkreislauf und die Leberzellen selbst entstehen. Hier bedarf es zweifellos auch besonderer regulativer Einrichtungen, die in zweifacher Weise denkbar sind: vermittelt über das Gefäßnervensystem und als unmittelbare stoffliche, von der Leberzelle ausgehende örtliche und allgemeine Selbstregulation.

Es kann nicht die Aufgabe sein, eine lückenlose Übersicht des anatomischen Schrifttums zu diesen beiden Fragenkreisen zu geben.

α) *Verbindung der Gallecapillaren mit den interlobären Gallekanälchen.*

Durch die Untersuchungen CLARAS [1] sind wir über die Verbindung der Gallecapillaren mit den septalen Gallengängen, die in der vasculären Grenzscheide des Leberläppchens zusammen mit den kleinen Arterien und in den Periportalfeldern verlaufen, unterrichtet. Mehrere Gallecapillaren münden zunächst in eine noch zwischen Leberzellen gelegene ampulläre Erweiterung, an die sich ein kurzes „Zwischenstück" — von flachen langgestreckten Epithelzellen begrenzt — anschließt; dieses führt in einen Gallengang. Von besonderem Interesse ist in diesem Zusammenhang das Verhalten der epithelialen Grenzlamelle [2], die das Leberepithel an der Grenze zum periportalen Gewebe bildet. Es handelt sich um eine fast geschlossene — nur von Ästen der Pfortader und der Leberarterie durchsetzte — Epithelplatte, deren Zellen sich durch dunklere Färbung des Protoplasmas und dichteres Chromatingerüst der Kerne auszeichnen. In dieser Grenzplatte werden nach ELIAS die Gallecapillaren gesammelt und in einigen Zwischen- oder Schaltstücken zu den interlobulären Gallekanälen weitergeleitet. In den Schaltstücken haben wir zugleich die Indifferenzzonen der Leberzellen zu erblicken. Wir sehen also hier eine besondere, abgrenzende und zugleich verbindende Struktur gegenüber dem lymphoiden Bindegewebe des portobiliären Raumes, die uns sogleich zu der zweiten oben angeschnittenen Frage überleitet: *nach dem Verhältnis der Blutgefäße und des Bindegewebes zum Epithel und der Stellung der Leber im Kreislauf.*

β) *Verbindung der Leber mit dem Blutstrom.*

Hier ist zunächst auf die *ungewöhnliche Ausdehnung des Blutufers* im Bereich der Lebercapillaren hinzuweisen. Die große Zahl und die starke Erweiterungsfähigkeit dieser Gefäße bringt es mit sich, daß die Leber bedeutende Blutmengen aufzunehmen, zurückzuhalten und auszuschütten vermag; sie kann demnach eine *Blutspeicherfunktion* ausüben, was im Hinblick auf ihre dem rechten Herzen unmittelbar vorgelagerte topographische Situation bedeutungsvoll für eine Entlastung dieses Herzabschnittes ist. Schon bei geringen Schwankungen des Pfortaderdruckes ändert die Leber ihr Volumen. Als kreislaufmechanisches Moment wirkt der *Sog des rechten Herzens*, der sich auf die Lebervenen fortsetzt und *strukturbildend für das Leberläppchen* wirkt. Diese gewiß für manche Fragen der

---

[1] CLARA 1930, 1934.　　[2] ELIAS 1949.

Leberpathologie sehr fruchtbare Vorstellung hat lange Zeit nach Art eines starren Schemas im Mittelpunkt der Erörterung gestanden. Wir müssen jedoch erkennen, daß es sich um eine erst nach der Geburt auftretende strukturelle Anpassung an die durch die Atmung veränderte Hämodynamik handelt[1], daß diese „Zentralveneneinheiten" also durchaus wandelbare, funktionsbedingte Bildungen darstellen. Hier begegnen wir auch zum ersten Male dem Zusammenhang zwischen Form und Funktion, der für die Leber so außerordentliche Bedeutung besitzt und noch eingehend erörtert werden soll. Die Wandelbarkeit des Leberläppchens ergibt sich auch daraus, daß bei Änderung der hämodynamischen Verhältnisse, z. B. bei chronischer Blutstauung oder bei der Dystrophie des Säuglingsalters[2] diese Einteilung verlorengeht.

Auch müssen wir uns nach den Untersuchungen von Elias[3] vorstellen, daß die Zellbalken der einzelnen Leberläppchen untereinander in kontinuierlichem Zusammenhang stehen, daß die Leber also bis zum gewissen Grade ein Zellkontinuum darstellt, das durch strukturbildende hämodynamische Kräfte in freilich begrenzter Weise unterschiedlich geprägt werden kann. Die Lebervenen sind dem auf ihre Wand wirkenden Sog dadurch strukturell angepaßt, daß ihnen eine lockere Adventitia fehlt; sie grenzen unmittelbar an das Lebergewebe, das sie durch seinen Turgor offenhält, und in dem sie durch radiär verlaufende Bindegewebsbündel verankert sind.

Wenn wir zunächst noch kurze Zeit bei der Betrachtung des Gesamtkreislaufes der Leber verharren, um dann erst auf die besondere Gestaltung des Blutufers überzugehen, so ist naturgemäß hervorzuheben, daß die Leber — abgesehen von der Lunge — das einzige Organ ist, das sowohl arterielles als auch venöses Blut erhält. Wenn auch für die jetzt betrachtete Ingestivfunktion die Pfortader besonders bedeutungsvoll ist, so wissen wir doch, daß die Durchblutung der Leberarterie in ganz spezieller Weise auf den Funktionszustand und das Sauerstoffbedürfnis der Leberzellen abgestimmt und somit für die Sauerstoffversorgung der Leber von größter Bedeutung ist[4]. Während also die Durchblutungsgröße der Leberarterie den nutritiven und regulativen Bedürfnissen der Leber dient, ist die Strömung in der Pfortader abhängig vom Funktionszustand der Milz, des Magen-Darmkanals und des Pankreas. In der Ruhe beträgt der Anteil der Leberarterie an der Leberdurchblutung nach Schwiegk 20—25%, nach Grab, Janssen und Rein[5] 12—22%; das entspricht 40—45% des Sauerstoffverbrauchs. Bei Belastung durch Sekretions- oder Stoffwechselarbeit kann der Leberarterienanteil auf das Mehrfache erhöht werden. Nach intravenöser Injektion von Traubenzucker oder milchsaurem Natrium erhält man eine deutliche Zunahme der Leberarteriendurchblutung; ebenso bei Inanspruchnahme der chemischen Wärmeregulation[6]. Diese Tätigkeit der Leberarterie ist vom allgemeinen Kreislauf weitgehend unabhängig. Nach Soskin, Essex, Herrick und Mann (1938) können die Anteile von 90% Leberarterienblut bis zu 90% Pfortaderblut schwanken. Das Verhältnis der beiden Gefäße ist dabei vielfach gegensätzlich: Bei Drosselung der Pfortader nimmt die Arteriendurchblutung zu und umgekehrt. Es kommt bei Blutdruckabfall im Gebiet der Arteria hepatica reflektorisch zur allgemeinen Blutdrucksteigerung mit Drosselung der übrigen Splanchnicusgefäße und des Pfortaderstromes (Hepaticareflex[7]). Es handelt sich um einen Kompensationsmechanismus zur Sicherung der Leber gegen den Sauerstoffmangel. Diese Verhältnisse bilden die Grundlage für die Folgen arterieller Kreislaufstörungen in der Leber.

---

[1] Zeiger 1952.   [3] Holle 1955.   [3] Elias 1949.   [4] Schwiegk 1932, 1952.
[5] Grab, Janssen und Rein 1929.   [6] Schwiegk 1952.   [7] Rein 1949.

Unter dem Gesichtspunkt der Struktur ist die Tatsache auffällig, daß die Strombahn der Leber kaum durch auffällige Sondereinrichtungen ausgezeichnet ist. Im Bereich der Arteria hepatica gibt es Sperrarterien, die durch Längsmuskelpolster ausgezeichnet sind. MÄRK[1] sowie CORONINI[2] haben epitheloidzellige Polster am Abgang kleiner Arterienäste im periportalen Feld beschrieben, deren Quellfunktion jedoch durch STAUBESAND[3] in Frage gestellt worden ist. FREERKSEN[4] beschreibt am Leberrand arterio-venöse Anastomosen. Die ausgleichende Druckregelung vor dem Zusammenfluß von Pfortader und Leberarterien erfolgt, abgesehen von den Polsterarterien, durch langgestreckte arterielle Capillaren in der vasculären Grenzscheide[5].

Wenn aus all dem die Verbindung der Zirkulation in der Leber mit dem Organstoffwechsel, im besonderen also mit der Ingestivfunktion hervorgeht, so muß doch daran erinnert werden, daß wir, von diesen wichtigen funktionellen Zusammenhängen abgesehen, doch die Frage nach der *strukturellen* Besonderheit der Verknüpfung von Blut und Leberepithelzelle gestellt haben. Sie findet im Bereich der Lebercapillaren statt, in denen sauerstoffreiches arterielles Blut und sauerstoffarmes Pfortaderblut fließen. Bekanntlich ist die Wand dieses weitausgebreiteten Gefäßsystems bis auf ein Gitterfaserhäutchen reduziert, mit einem indifferenten endothelialen Syncytium bedeckt, das reticulo-histiocytäre Elemente aus sich hervorgehen lassen kann. Wir sehen somit in den Zellen der Lebercapillaren eine besondere örtliche Manifestierung des allgemeinen reticulo-endothelialen Systems. Das Besondere liegt in der engen strukturellen und funktionellen Beziehung zu den Leberepithelien und in der Tatsache, daß in den Lebercapillaren ursprünglich eine wesentliche blutbildende Funktion lokalisiert war. PFUHL[6] drückt dieses Verhältnis so aus, daß „in der Leber ein epitheliales Drüsenorgan und ein reticulo-endotheliales Organ ineinandergesteckt und bis zu den kleinsten Einheiten miteinander verflochten sind. Eine solche innige Verflechtung hat natürlich nur Sinn, wenn zwischen epithelialen und reticulo-endothelialen Elementen ein ständiger Funktionsaustausch stattfindet". Fortsätze der Sternzellen ragen zum Teil zwischen die Leberzellen[7]. Auf einen funktionellen Zusammenhang zwischen Gallecapillaren und Sternzellen weisen die Versuche von KIYONO und MURAKAMI[8] hin, die Tusche in die Gallenwege injiziert und Phagocytose der Tuschekörner in den Sternzellen beobachtet haben.

Im Randgebiet der Leberläppchen sind besonders die Teilungsstellen der Capillaren Sitz der Sternzellen. Im intermediären und zentralen Läppchengebiet handelt es sich mehr um unregelmäßig-längliche, wulstförmige Gebilde mit langgestreckten Kernen. Die Verteilung über das Läppchen ist gleichmäßig. Die „Sternzellen" können ihre Form nach dem Funktionszustand ändern, so kann man etwa eine Verdauungsform, in der das Protoplasma durch phagocytierte Massen aufgetrieben ist, von einer sich im Blutstrom polypenartig ausbreitenden Fangstellung unterscheiden. Die gespeicherten Zellen können sich abrunden, aus dem Verband lösen und in die Blutbahn gelangen. Nach Exstirpation der Milz übernehmen die Sternzellen der Leber Teile der Milzfunktion, kenntlich an ihrer Hyperplasie, an der Erythrophagie und Speicherung eisenhaltigen Pigmentes. Funktionell äußert sich die Sonderstellung der Lebercapillaren in ihrer schon normalerweise größeren Durchlässigkeit. Aus der Blutbahn ausgetretene Bestandteile werden mit der Saftströmung innerhalb und jenseits des Gitterfaserschlauches dem Glissonschen Gewebe zugetragen[9], wo sie gespeichert und abgelagert werden oder auf dem Lymphweg weitertrans-

---

[1] MÄRK 1941.   [2] CORONINI 1944.   [3] STAUBESAND 1949.   [4] FREERKSEN 1943.
[5] PFUHL 1932, ZEIGER 1952.   [6] PFUHL 1932, 1938.   [7] COHN 1904.
[8] KIYONO 1914.   [9] SIEGMUND 1951, 1952.

portiert werden können. Das Glissonsche Gewebe kann hinsichtlich seiner strukturellen Potenzen als „diffuses intrahepatisches Lymphretikulum" aufgefaßt werden[1]. Die Gitterfaserröhren der Sinusoide hängen kontinuierlich

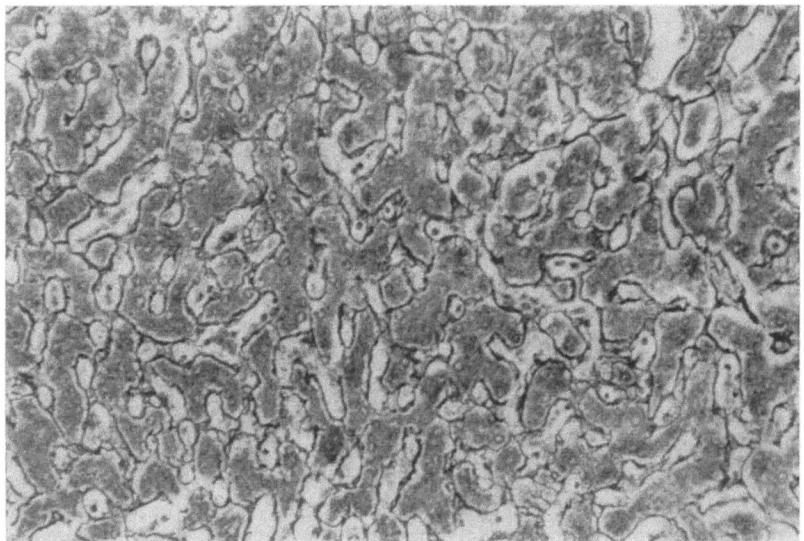

Abb. 72. Die Gitterfaserstruktur der Lebercapillaren. Gomori. Vergr. 200mal.

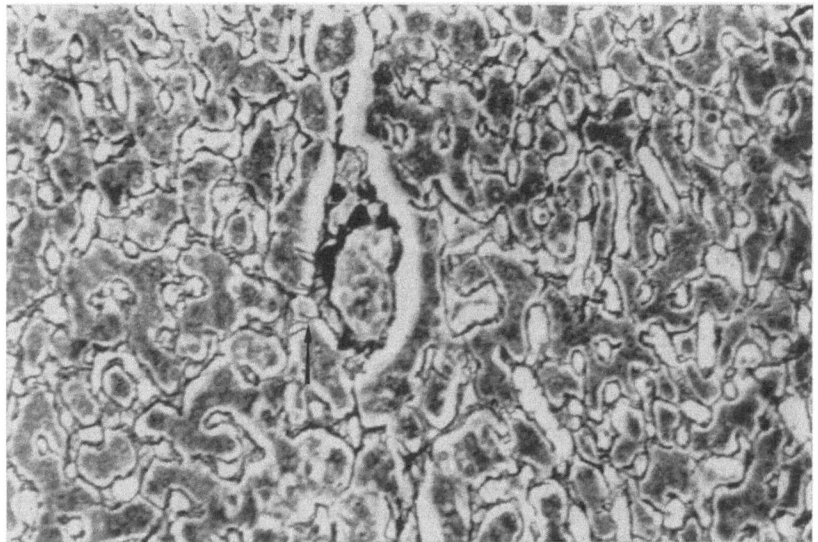

Abb. 73. Zusammenhang der Gitterfaserröhren der Sinusoide mit dem periportalen Bindegewebe (Pfeil.) Auf der anderen Seite ist die Grenzplatte sichtbar. Gomori. Vergr. 200mal.

mit dem Bindegewebe der Zentralvenen und der Periportalfelder zusammen (Abb. 72 u. 73), so daß das gesamte Fasergerüst der Leber letzlich eine Kontinuität bildet, ähnlich wie der epitheliale Anteil.

Die Nerven laufen zusammen mit den Gefäßen und bilden Geflechte. Sie versorgen die Blutgefäße und Gallengänge, dringen auch in die vasculären Grenz-

[1] Siegmund 1951, 1952.

scheiden ein und bilden intralobuläre Plexus, indem sie zwischen Leberzellen und Capillarwand entlanglaufen[1]. Leberzellen, Sternzellen und Capillarwände kommen somit ausgiebig mit nervöser Substanz in Berührung.

Von der geschilderten Struktur der Leber, die dadurch gekennzeichnet ist, daß die aufbauenden Teile im Dienst einer Funktion in besonderer Weise zu einer Einheit zusammengeordnet sind, hat man den Begriff der Lebersynergide[2], des „Hepaton"[3] abgeleitet. Aus den oben angeführten Gründen wäre es natürlich falsch den Begriff des Hepatons auf das Leberläppchen anzuwenden, vielmehr müssen wir mit SIEGMUND darunter die Leberbalkensysteme verstehen, die an den Periportalfeldern in ein Gallengangsschaltstück übergehen, und die von einem sinusoiden Capillarsystem besonderen Wandaufbaus umgeben sind. Damit ist die Frage nach der Lösung der beiden strukturellen Probleme, die sich aus der ingestiven Grundfunktion der Leber ergeben, zunächst beantwortet, damit sind aber auch jene Orte genannt — *Blutufer und Übergang in die Schaltstücke der Gallengänge* —, *die Brennpunkte krankhaften Geschehens* bilden, eben weil an diesen Stellen auch die Brennpunkte der gestaltlichen Differenzierung liegen, die die hochgetriebene Funktion der Leber als Verdauungs- und Stoffwechselorgan bedingen.

Zu dieser Funktionseinheit gehört aber zweifellos auch der Blutstrom selbst, und wenn schon die übrigen Glieder des Systems als in ständigem Wechsel vorgestellt werden müssen, so gilt das natürlich ganz besonders von der Blutströmung (vgl. auch S. 222). Die vegetativ-nervöse Steuerung der Endstrombahn ist nach den Untersuchungen von LÖFFLER und NORDMANN[4] abhängig von der Funktion des Verdauungskanals. Ob die Leberzelle selbst nervale Impulse erhält, ist noch nicht geklärt. Während der Magenverdauung sind die Lebercapillaren weit gestellt, die Blutströmung ist langsam. In der Phase der Dünndarmverdauung verengen sich die Läppchencapillaren, und der Blutstrom fließt schnell. Je mehr der Dickdarm in Tätigkeit tritt, um so enger wird die Capillarlichtung und um so schneller die Strömung. Durch unterschiedliche Nahrung kann die Blutströmung in der Leber geändert werden: Glykogenspeicherung entsteht durch Kohlenhydratkost (Kaninchen) bei enger Lichtung und schneller Strömung in 12 bis 36 Std. — Bei Eiweißfütterung ist die Strömung weniger schnell, und die Gefäße sind weniger weit als bei Kohlenhydratkost; nach 1—3 Tagen sieht man Eiweißspeicherung in den Leberzellen. Dagegen wird bei Fettfütterung eine stark verengte Strombahn mit schneller Strömung angegeben. Wesentlich erscheint, daß die der Magenverdauung von Normalkost zugeordnete Hyperämie bei Fettleber ganz ausfällt, bei Glykogen- und Eiweißspeicherung schwächer in Erscheinung tritt. Jede auftretende Hyperämie der Leber führt zum Schwund der gestapelten Glykogen-, Eiweiß- oder Fettstoffe. Hunger bewirkt starke Erweiterung der Capillaren mit Stromverlangsamung. Jede Strömungsverlangsamung beruht auf segmentaler Verengerung der zuführenden Arterien- und Pfortaderäste[4].

Zusammenfassend kann gesagt werden, daß die Einlagerung von Substanz bei enger Strombahn und schnell fließendem Blut, der Abbau und Abtransport der Stoffe bei weiter Strombahn und langsam fließendem Blut erfolgt. — In neuerer Zeit haben besonders SIEGMUND[5], auch KETTLER[6] auf die Bedeutung der Strombahn und Blutströmungsänderungen unter krankhaften Reizen hingewiesen; darauf wird noch zurückzukommen sein.

Dagegen soll hier bereits auf die neuen vitalmikroskopischen Beobachtungen über die Durchblutungsregulationen in der Leber der weißen Ratte durch PETERS[7]

[1] RIEGELE 1928. [2] SIEGMUND 1951, 1952. [3] RÖSSLE 1930.
[4] LÖFFLER und NORDMANN 1925. [5] SIEGMUND 1951, 1952.
[6] KETTLER 1949, 1951, 1952, 1954. [7] PETERS 1956.

eingegangen werden, weil sie wichtige Ergebnisse für unsere Betrachtungsweise gezeitigt haben. Peters hat zunächst festgestellt, daß sich bei jeder Inspiration ein Teil der Leberzellplatten einander unter Verengerung der Capillaren nähert, ein anderer Teil der Leberzellplatten entfernt sich voneinander unter Erweiterung der Capillaren; bei der nachfolgenden Exspiration wird das Verhältnis umgekehrt. Daraus ergibt sich eine Art von Pumpmechanismus. Ferner hat sich eine sehr unterschiedliche Durchblutung der einzelnen Leberabschnitte herausgestellt, wobei das Blut sowohl in den weiten Capillargebieten als auch in den engen schnell oder langsam fließen oder stagnieren kann. Meist kommen alle Zustände in ein und demselben Läppchen vor. Die regelmäßig in einem Teil der Capillaren eines Läppchens zu beobachtenden Blutstillstände dauern 1—3 min.

Das wesentlichste Ergebnis von Peters liegt in der Herausarbeitung von drei Mechanismen, durch welche die Capillaren eingeengt oder verschlossen werden können:

1. Durch Volumzunahme von Leberzellen und Sternzellen, besonders bei parenteraler Eiweißzufuhr aber auch bei Sauerstoffmangel vergrößern sich die genannten Zellen unter Abrundung. Im Hungerzustand sieht man selten, bei gefülltem Darm häufiger derartige Volumzunahmen.

2. Verstopfung der Capillarlumina durch eine quer im Lumen ausgespannte Sternzelle, an der Blutelemente — zuerst Leukocyten, dann Erythrocyten — haften und einen pfropfartigen Verschluß bilden, der sich wieder auflöst.

3. Verlagerung ganzer Leberzellreihen mit unregelmäßiger Einengung und Erweiterung der dazwischen liegenden Capillaren.

Wir meinen, daß hierbei wohl aktive Änderungen der Capillarweite mit unterlaufen sind, denn die Vorstellung selbständiger „Verlagerung" von Epithellamellen fällt schwer. — Peters weist aber mit Recht auch auf Einflüsse des wechselnden Blutdruckes und der Capillarweite in der Nachbarschaft hin.

Besonders hervorzuheben ist noch der Befund, daß sich „Queranastomosen" zwischen den Leberzellreihen bilden können. Es handelt sich um vorbestehende, mit Sternzellen versehene, jedoch zeitweilig nicht durchströmte Gefäßverbindungen. Das ist wiederum ein Hinweis auf die außerordentlich wechselnde physiologische Durchflutung des Leberläppchens.

Abgesehen von vielleicht noch zu bestätigenden und weiter zu klärenden Einzelheiten geht eines aus den Untersuchungen hervor: die unmittelbare funktionelle Zusammengehörigkeit von Epithellamellen, Sternzellen, Blutufer und Gefäßinhalt (Blutströmung); wir müssen natürlich das periportale Bindegewebe mit seinen Gefäß-, Lymphbahn- und Gallengangsverbindungen zum intralobulären Teil noch hinzufügen. Ferner möchten wir die Abhängigkeit im gemeinsamen Verhalten dieser Teile von der Funktion hervorheben (parenterale Eiweißzufuhr, Verdauungsphase, Hunger).

c) Gliederung der Leber.

α) Räumliche Gliederung der Struktur.

Wenn somit der Bauplan der Leber als Ausdruck ihrer Ingestivfunktion in seinen Grundzügen zu verstehen ist, ein Bauplan, für dessen funktionelle Struktureinheit wir den Begriff des „Hepaton" im gekennzeichneten Sinn beibehalten wollen, so bleibt für die tiefere Kenntnis der Organtätigkeit doch noch eine Reihe von Fragen zu erörtern: Da ist zunächst die aus allgemein-biologischen Überlegungen zu fordernde und aus der Erfahrung am Krankhaften abzuleitende Tatsache des *Herdförmigen* in der Leber, die einer Aufklärung bedarf. Welche Momente, so müssen wir fragen, bedingen eine *Gliederung der Leber*, und zwar nicht nur ihrer räumlichen Struktur, sondern auch ihrer in der Zeit ablaufenden Leistung. — In diesem Zusammenhang ist zunächst daran zu erinnern, daß wir bereits das Leberläppchen als ein gestaltliches Element kennengelernt haben, das normalerweise unter den Bedingungen des Soges in den Lebervenen entsteht und mit seinen peripheren, intermediären und zentralen Abschnitten auch heute noch eine der wesentlichsten gestaltlichen Einheiten für die Pathologie der Leber darstellt. Ferner ist der Tatsache zu gedenken, daß bereits GLÉNARD (1890) darauf hingewiesen hat, die Ströme aus den Quellgebieten der Pfortader mischten sich nicht, sondern setzten sich getrennt in die Leber hinein fort: Das Blut aus dem Dünndarm und den oberen Colonteilen soll in den rechten, das Blut aus Magen, Milz und Vena mesenterica caudalis (distale Colonabschnitte) in den linken Leberlappen fließen. Eine Mischung des Blutes findet im mittleren Leberteil, bezeichnet durch Vena cava caudalis, Gallenblase und Ligamentum falciforme, statt. Neuere experimentelle Untersuchungen bestätigen diese Gliederung der Leber: Durch Injektion von radioaktivem Phosphor konnten HAHN, DONALD und GRIER [1] eine den Strömungsgebieten entsprechende Verteilung herstellen. — Nach Tuscheinjektion in die Milz färbt sich nur der linke Leberlappen an. — Injektion von Tetrachlorkohlenstoff in die Milz läßt eine Fibrose nur im linken Leberlappen entstehen [2]. — GLYNN und HIMSWORTH [3] sowie GYÖRGY [4] haben gezeigt, daß durch Mangeldiäten (teilweises oder vollständiges Fehlen der lebenswichtigen Aminosäuren) Nekrosen in der Leber erzeugt werden können, deren Lokalisation jener funktionellen Zweiteilung entspricht: Bei vollständig unzulänglicher Ernährung entwickeln sich Nekrosen in der ganzen Leber, bei teilweise unzureichender Diät dagegen nur in der linken Leberhälfte. Die Erklärung besagt, daß das aus dem Dünndarm stammende Blut, das in den rechten Leberlappen fließt, den Stoffwechsel der Leberzellen dort noch eben ausreichend versorgen kann, während das aus Milz und Colon stammende Blut des linken Leberlappens hierzu nicht mehr ausreicht. SIEGMUND [5] hat diese Angaben bestätigt. — MUMENTHALER [6] hat durch Mikroembolien radioaktiven Phosphors und KNOPP [7] durch Lufteinblasung unter die Leberkapsel die Strömungsverhältnisse untersucht, wobei sich eine entsprechende innere Gliederung der Leber in Pfortaderversorgungsgebiete ergeben hat. Bei diesen Untersuchungen hat sich herausgestellt, daß Anastomosen zwischen Pfortaderästen nicht vorhanden sind, ebenso fehlen sie zwischen Lebervenen und Pfortader, dagegen bestehen sie zwischen den Lebervenen selbst.

Eine großräumige vasomotorische Regulation haben DANIEL und PRICHARD [8] an Ratten und jungen Katzen festgestellt. Bei Einspritzung von Thorotrast in die Pfortader wurde das Gefäßsystem der Leber meist gleichmäßig dargestellt; zuweilen zeigte sich jedoch, daß das Kontrastmittel über die zentralen Teile des Organs schnell der Vena cava thoracalis zugeführt wurde, während die randlichen Gebiete ungefüllt blieben. Man vermutet einen neurovasculären Reflex, der das Blut über Kurzschlüsse schnell in die Lebervenen ableitet.

Neben dieser großräumigen Gliederung der Leber und der feinen Läppchenstruktur kennen wir noch weitere, ebenfalls zirkulationsbedingte Unterteilungen, die als Pfortadereinheiten bezeichnet werden [9] und deren Grenzen nicht mit dem Leberläppchen zusammenfallen. Ihr Auftreten ist von der Blutverteilung abhängig und kann sicher sehr verschiedene, zum Teil wohl von der augenblicklichen Funktion bestimmte Ursachen haben. In diesen Zusammenhang gehört auch der sog. Fettinfarkt HAMPERLs [10], bei dem die Lokalisation von dem Vorhandensein einer äußeren Pfortaderwurzel abhängig ist, die im Ligamentum falciforme

[1] HAHN, DONALD und GRIER 1945. [2] MANN 1943. [3] GLYNN und HIMSWORTH 1948.
[4] GYÖRGY 1949, 1950. [5] SIEGMUND 1952. [6] MUMENTHALER 1953.
[7] KNOPP 1953. [8] DANIEL und PRICHARD 1950. [9] ELIAS 1949.
[10] HAMPERL 1950, 1952.

verläuft und Blut des großen Kreislaufes führt[1]. Elias und Sokol[2] haben ferner nachgewiesen, daß die Entstehung von Pfortadereinheiten in der Leber von Schwankungen des Blutdruckes abhängt; so treten sie bei Herzinsuffizienz hervor.

Das Problem des Herdförmigen erstreckt sich in der Leber aber bis in das *Leberläppchen* selbst und enthält die Frage nach einer möglichen *Gliederung desselben.* Sie kann grundsätzlich von zwei Gesichtspunkten betrachtet werden: zum ersten von der wechselnden Blutströmung in den Lebercapillaren und zum anderen von einer funktionellen Gliederung der Leberzellreihen in ihrer Längsausdehnung mit einem peripheren und einem zentralen Funktionsfeld[3].

Rachold und Ricker[4] haben durch extrahepatische Reizung von Gefäßnerven reflektorische Kreislaufänderungen in der Kaninchenleber hervorgerufen. Unter anderem wurde festgestellt, daß eine Capillarstrecke sich isoliert stark erweitern kann, während die übrigen eng bleiben. — Ferner sprechen für die Bedeutung der Blutstromänderung in den Capillaren die schon erwähnten Experimente von Löffler und Nordmann[5] sowie von Siegmund[6]: Es handelt sich um Vergiftungen mit Chloroform, Tetrachlorkohlenstoff, Trichloräthylen; in der ersten Phase sind die Läppchencapillaren eng, in der zweiten Phase wird die Peripherie erweitert, während das Zentrum eng bleibt; sodann werden zentral Fetttropfen in den Leberzellen sichtbar. Im Falle einer Rückbildung wird die gesamte Strombahn gleichmäßig leicht erweitert, bei Fortdauer des Schadens erweitern sich die zentralen Abschnitte, der Blutstrom verlangsamt sich, die Fetttropfen verschwinden, und es treten Vacuolen in den Leberzellen auf; das Ende ist eine Nekrose der Zelle.

Aus diesen und ähnlichen Befunden wird von den Verfechtern eines Primats der Blutströmung im Hepaton gefolgert, daß es sich bei den Veränderungen der Parenchymzellen dem Wesen nach um eine „neurozirkulatorische Dystrophie"[6] handelt, und daß die Herdförmigkeit eben durch umschriebene Reaktionen der terminalen Strombahn verursacht wird. — Auch Kettler[7] nimmt für manche Herderkrankungen der Leber diesen Mechanismus an. Demgegenüber vertreten Himsworth und Glynn[8] die Ansicht, daß primär eine Schwellung der Leberzellen durch eingelagertes Eiweiß oder Fett stattfindet, wodurch eine mechanische Kompression der Capillaren bewirkt wird. Bedeutungsvoll für die neurovasculäre Auffassung sind unter anderem experimentelle Befunde von Knisely[9] an der Froschleber:

Mittels Mikrofilmaufnahmen im Fluorescenzlicht wurde festgestellt, daß sich an beiden Enden jedes Sinusoids ein Sphincter befindet, und daß es dadurch teilweise oder vollständig aus der Zirkulation ausgeschaltet werden kann. Es ist klar, daß damit Druck, Menge und Zusammensetzung des Blutes in den Sinusoiden veränderlich sind. Der Austausch von Gasen, Ionen und Nährstoffen ist davon abhängig. Im Ruhezustand soll nur ein Viertel der Sinusoide durchblutet sein[10].

In diesem Zusammenhang gehört auch die Tatsache, daß die zentralen Läppchenabschnitte weniger Sauerstoff zur Verfügung haben als die peripheren, ein Umstand, der als Grundlage herdförmiger Phänomene im Leberläppchen sicher von großer Bedeutung ist[11].

Betrachtet man die zonalen Unterschiede im Leberläppchen von der Seite der Epithelzellen aus, so lassen sich auch für diese Auffassung gute Gründe anführen. Hier ist zunächst darauf hinzuweisen, daß das Läppchenzentrum der normale Ort der Glykogenablagerung ist[12]. Dagegen werden nach Forsgren[13] die Vorstadien der Galle als Sekretgranula in der Läppchenperipherie gebildet[14].

[1] Falk 1952.   [2] Elias und Sokol 1953.   [3] Eger 1954.
[4] Rachold und Ricker 1932.   [5] Löffler und Nordmann 1925.
[6] Siegmund 1951, 1952.   [7] Kettler 1949.   [8] Himsworth und Glynn 1944.
[9] Knisely 1950.   [10] Wakim und Mann 1942.
[11] Arbeiten von Büchner und seiner Schule.
[12] Eger und Klärner 1948, Fleischhauer 1933, Ekman und Holmgren 1949, Forsgren 1929, Pfuhl 1932, Soostmeyer 1940, Sünder 1937.
[13] Forsgren 1928.   [14] Auch Clara 1934.

β) Zeitliche Gliederung der Leistung.

In diesem Zusammenhang sei daran erinnert, daß FORSGREN[1] auch eine *zeitliche* Rhythmik der Assimilation und Dissimilation nachgewiesen hat mit gegensätzlichem Verhältnis von Glykogengehalt und Gallebestandteilen („Glykogen-Galle-Wippe")[2]. Der 24 Std-Rhythmus ist offenbar weitgehend autonom und läuft unter konstanten Belichtungs- und Ernährungsbedingungen ab. Andererseits zeigt der Igel als Nachttier einen umgekehrten Rhythmus wie die Tagtiere[3]. Wesentlich erscheint, daß entsprechend der assimilatorischen oder dissimilatorischen Phase das Gewicht der Leber in weiten Grenzen schwankt (zwischen 66 und 20 g pro Kilogramm Körpergewicht)[4].

Nach den Glykogenmaxima gibt es ein- und zweigipfelige Kurven bei verschiedenen Tierarten (zweigipfelige bei Kaninchen und Ratte, eingipfelige bei der weißen Maus[5].

In Fortführung der Forsgrenschen Befunde nimmt EGER[6] ein zentrales und peripheres Funktionsfeld für die Leber an, wobei das Zentrum als Stätte der laufenden Tätigkeit, die Peripherie als Ersatz- und Ausweichstelle aufgefaßt wird. Mit Recht weist jedoch HOLLE[7] darauf hin, daß die Schwierigkeit dieser Anschauung darin liegt, daß es nicht möglich ist, gestaltliche Unterschiede zwischen den Leberepithelien der Peripherie und des Zentrums wahrzunehmen. Hier scheint aber vielleicht doch nur ein methodischer Mangel vorzuliegen, da durch KLEIN[8] gezeigt worden ist, daß die alkalische Phosphatase in den peripheren, die Lipase in den zentralen Leberepithelzellen anzutreffen ist. Auch wird von EGER[9] sehr mit Recht darauf hingewiesen, daß nicht nur die Capillarwand Durchlässigkeitstörungen zeigen kann, sondern auch die Leberzelle Flüssigkeit und Protoplasmaeiweiß abzugeben vermag, und daß sich diese Substanzen neben der Zelle im sog. Disseschen Raum ansammeln. Auch kann eine Schwellung der Epithelien zu einer Einengung der Sinusoide führen[10]. HOLLE[7] faßt diese Verhältnisse zu der Frage zusammen, ob jede einzelne Leberzelle möglicherweise fähig sei, die Permeabilität des ihr zugehörigen Capillaranteils zu modifizieren. Man kann auf die Untersuchungen von SOSKIN über die Selbstregulation des Glykogenumsatzes in der Leberzelle verweisen (homeostatic effect).

Eines scheint uns beim Überblick über die Faktoren, die zur Grundlage eines herdförmigen Verhaltens innerhalb des Leberläppchens angeführt werden, als *Ergebnis* klar hervorzugehen: Jede Einseitigkeit der Betrachtungsweise ist hier irreführend. Der Versuch, die Funktionen des Leberläppchens ausschließlich durch das wechselnde Verhalten der Strombahn zu verstehen, ist ebenso zu verwerfen wie die einseitige Überwertung des Epithels oder der Zellen und Fasern des Blutufers mit ihren zweifellos vorhandenen wechselnden Bedinggungen der Permeabilität.

d) Zur submikroskopischen Struktur und Stoffwechselfunktion.

Unsere Darstellung des „Hepaton" als struktureller Funktionseinheit, zu der die zentralwärts gerichtete Blutströmung in den Capillaren genau so gehört wie der peripher gerichtete Fluß der Galle in den Gallecapillaren bis in das Schaltstück an der Grenze des Periportalgewebes, wäre an einem wesentlichen Punkt unvollständig, wenn wir nicht auf die sich immer mehr anbahnenden Parallelen zwischen chemischer und morphologischer Forschung an den Leberzellen hinweisen würden. — Es ist unmöglich, im Rahmen dieses Handbuch-

---

[1] FORSGREN 1929.   [2] BARGMANN 1948, 1951.
[3] HOLMQUIST 1931.   [4] ZEIGER 1952.
[5] HOLMGREN 1931, 1933, 1941, HOLMQUIST 1931, EKMAN und HOLMGREN 1949.
[6] EGER 1954.   [7] HOLLE 1955.   [8] KLEIN und Mitarb. 1952.   [9] EGER 1950.
[10] GLYNN und HIMSWORTH 1948.

beitrages die unübersehbare Fülle des Schrifttums anzuführen. Aus neuerer
Zeit existieren gute zusammenfassende Übersichten über die Chemie der
Leberzellen und den Leberstoffwechsel sowie andere grundlegende Leber-
funktionen in einer von verschiedenen Autoren bearbeiteten Zusammenstellung, die von N. F. Maclagan[1] herausgegeben ist. — Wir wissen aus
den Untersuchungen von Hogeboom, Schneider und Pallade[2] sowie Schneider[3], daß sich die Eiweißstoffe, Nucleinsäuren, Lipoide und das Glykogen
im Zellkern, in den Mikrosomen und in der cytoplasmatischen Flüssigkeit vorfinden. Die Desoxyribonucleinsäuren sind auf den Kern, die Ribonucleinsäuren
auf das Plasma (Mikrosomen) beschränkt. Die Fermente und Vitamine befinden
sich bis auf wenige Ausnahmen in den Mitochondrien. Bei Kühnau[4] findet
sich eine Zusammenstellung der in den Mitochondrien lokalisierten Fermente
und Vitamine; es handelt sich um die Fermente des oxydativen Abbaus der
Kohlenhydrate, der Fettsäuren und die Fermente der Harnstoffbildung. Das
beleuchtet die bekannte zentrale Stellung der Leber in den drei großen Stoff-
wechselgebieten, die — ebenso wie die Fermentketten — untereinander verknüpft sind (tabellarische Übersicht bei Kühnau). Außerdem sind in den Mitochondrien die Fermente der Zellatmung konzentriert. — Für den Morphologen
ist nun die Vorstellung besonders fruchtbar, daß alle diese Fermentketten, an
denen schrittweise die Umwandlung des Substrates erfolgt, in bestimmter räumlicher Anordnung in den Mitochondrien gelagert sind, so daß das Substrat an ihnen
„nach Art eines Fließbandes" (Kühnau) vorbeigeführt werden kann. Die Mitochondrien sind also als gestaltlich geordnete funktionelle Einheiten vorzustellen.

Zollinger[5] hat sich mit ihrer Morphologie und ihrem Nucleoproteingehalt
beschäftigt. Das gleiche Molekül des Mitochondrieneiweißes[4] kann sich mit
verschiedenen prosthetischen Gruppen verbinden, was eine erhebliche Eiweiß-
einsparung bedeutet, zu seinem Funktionieren aber ebenfalls eine bestimmte
räumliche Anordnung der Fermente voraussetzt. Im Eiweißhunger wird schnelles
Verschwinden der Mitochondrien[6], gleichzeitig Verminderung des Ferment-
bestandes und des Trägereiweißes beobachtet. Der Schwund des übrigen Stoffbestandes der Leberzelle ist viel geringer. Das Fermentprotein der Mitochondrien ist
also wesentlich empfindlicher gegen Eiweißmangel als die Baustoffe der Leberzelle.

Bedeutungsvoll sind auch die in den Mitochondrien lokalisierten Fermente,
die Hormone oxydativ inaktivieren (Adrenalin, Insulin, Oestradiol, Testosteron,
Vasopressin, Antidiuretin). Im Ausfall der Oestradiol-inaktivierenden Fermente
bei Lebererkrankungen liegt die Ursache für das Auftreten der Gynäkomastie. —
Vermerkt sei, daß die alkalischen Phosphatasen, die in der klinischen Leber-
diagnostik eine Rolle spielen, ebenso die Esterasen nicht in den Mitochondrien,
sondern in allen Teilen der Leberzelle gleichmäßig verteilt vorkommen.

e) Regulationstätigkeit der Leber im Gesamtkreislauf.

Kühnau (1952) weist auf einen weiteren sehr wesentlichen Zusammenhang
morphologischer und physikalisch-chemischer Befunde hin: Die Enzymbildung
ist vom Substratangebot abhängig, das bedeutet, daß die Entstehung eiweiß-
haltiger Wirkstoffe in der Leberzelle von dem „schablonenartig prägenden"
Einfluß andersartiger Stoffe abhängt, daß also wiederum gestaltliche Wirkungen
maßgebend sind.

[1] Maclagan 1957.   [2] Hogeboom, Schneider und Pallade 1947, 1948.
[3] Schneider 1946, 1948.   [4] Kühnau 1952.   [5] Zollinger 1948, 1950.
[6] Kosterlitz 1944, 1947.

Zusammenfassende Darstellung der Biochemie von Leber und Galle bei Stary in
Handbuch der physiologischen Chemie. Berlin: Springer 1956.

Mit diesen Erörterungen ist die Betrachtung der ursprünglichen, engeren Verdauungsfunktion der Leber überschritten und ihre zentrale *Stellung im gesamten Stoffwechsel* berührt. Die *innige strukturelle Beziehung zum strömenden Blut ist der greifbare morphologische Ausdruck für die vielseitige Korrelation der Leber.* Vollends wird die engere Ingestivfunktion der Leber, von der wir bei unserer Betrachtung ausgegangen waren, überschritten, wenn wir einen Blick auf die *Regulationstätigkeit des Organs für den oxydativen Stoffwechsel* werfen. REIN[1] hat gefunden, daß bereits kleine Blutmengen, die über die Arteria hepatica geflossen sind, ein Versagen des Herzens im Sauerstoffmangel verhindern; andererseits tritt bei Sauerstoffmangel eine Zunahme der Hepaticadurchblutung ein. Wenn sie ausbleibt, wird der Sauerstoffmangel schlecht vertragen. REIN ist der Frage nachgegangen, welcher Mechanismus der Umschaltung auf Hepaticadurchblutung zugrunde liegt. Dazu wurde festgestellt, daß elektrische Reizung eines Milznerven ebenfalls Verstärkung der Hepaticadurchblutung, Resistenzsteigerung gegen Sauerstoffmangel, Blutdrucksteigerung und Abnahme der Pfortaderdurchblutung bewirkt. Der gleiche Effekt wird durch Infusion von Milzvenenblut eines Tieres im Sauerstoffmangel erzielt, dessen Milznerven elektrisch gereizt worden sind. Wirksam ist dabei das Blutplasma. REIN zieht daraus den Schluß, daß die Milz bei Sauerstoffmangel einen Stoff an die Leber abgibt, Hypoxie-Lienin, der diese fähig macht, dem Sauerstoffmangel entgegenzuwirken, allerdings nur bei intakter Leber. Im gleichen Sinn spricht die Tatsache, daß nach akuter Splenektomie alle ungünstigen Wirkungen einer Coronardrosselung verstärkt sind.

In diesem Zusammenhang sind Befunde von MAZUR und SHORR[2] von Interesse, die festgestellt haben, daß in Leber, Milz und Muskulatur unter den Bedingungen des Sauerstoffmangels ein antidiuretischer und blutdrucksenkender Stoff („vasodepressor") entsteht. Er ist identisch mit dem länger bekannten eisenhaltigen Pigment Ferritin. Der Stoff führt zur hyperämischen Reaktion am Mesenteriolum der Ratte und hebt die Ansprechbarkeit dieses Endstromgebietes für Adrenalin auf. In gut durchbluteter Leber wird der Stoff zerstört, mit zunehmender Mangeldurchblutung nimmt die Fähigkeit, ihn zu zerstören, ab. In der irreversiblen Phase des Entblutungskollapses ist er vermehrt im Blut nachzuweisen. — Es ist möglich, daß Hypoxie-Lienin und der vasodepressorische Stoff identisch oder nahe verwandt sind.

Normalerweise besteht ein Gleichgewicht im VDM- („vasodepressor-material"-) VEM- („vasoexcitor-material"-) System mit Aufrechterhaltung eines entsprechenden Gleichgewichtszustandes im peripheren Kreislauf. In der ersten, hyperaktiven Phase eines Kollapses überwiegt die Ausschüttung des VEM (Bildungsort: Niere), in der zweiten, hypoaktiven, irreversiblen Phase überwiegt die VDM-Komponente[3]. Im ersten Stadium tritt außerdem bekanntlich eine Weitstellung der arterio-venösen Anastomosen auf, d. h. es entsteht eine Gewebsischämie. Die Gefäßaktivität des VDM-Faktors ist nur an das Ferritin, nicht an das Apoferritin gekoppelt, und zwar entsteht unter anaeroben Verhältnissen in der Leber die Sulfhydrilform des Ferritins[4], die gefäßaktiv ist; bei Sauerstoffsättigung geht die Sulfhydrilform des Ferritins wieder in die Disulfidform über, die gefäßinaktiv ist[5]. Der Sulfhydrilform des Ferritins kommt auch die erwähnte antidiuretische Wirkung zu (Verstärkung der tubulären Rückresorption von Wasser ?).

---

[1] REIN 1949, 1951.   [2] MAZUR und SHORR 1948.
[3] SHORR, ZWEIFACH und FURCHGOTT 1945.
[4] GRANICK 1946.   [5] MAZUR, SANDER und SHORR 1953.

Überblicken wir *zusammenfassend* Struktur und Funktion der Leber[1], so wird deutlich, daß die herkunftsgemäße Tätigkeit im Dienste der *Verdauung* zweifellos die Grundlage bildet, daß jedoch das Organ darüber hinaus zum beherrschenden *Zentrum des Gesamtstoffwechsels* geworden ist und endlich sogar durch Verarbeitung und Abgabe von Stoffen *regulierend in den oxydativen Stoffwechsel und in den Kreislauf* eingreift. Diesen *übereinandergelagerten Funktionsschichten*, die unter sich naturgemäß auf das engste verknüpft sind, entspricht nun keineswegs eine mit den derzeitigen Methoden faßbare entsprechende Kompliziertheit des strukturellen Aufbaus. Vielmehr konnten wir aus der ursprünglichen Verdauungsfunktion den Bauplan der funktionellen Einheit, das „*Hepaton*" verstehen und feststellen, daß alles auf die möglichst enge Verbindung des Epithels mit dem Blutstrom ankommt, woran sich gewisse Schwierigkeiten für die Gestaltung der exokrinen Funktion und besondere Anforderungen an die Struktur des Blutufers knüpfen.

Es muß jetzt jedoch erwähnt werden, daß die genannten umfassenderen Korrelationen der Leber im Rahmen des Gesamtstoffwechsels und der Regulation der Oxydation sowie ihre allgemeine kreislaufmechanische Wirksamkeit, ja sogar ihre im Fetalleben und unter krankhaften Bedingungen auch im postfetalen Dasein auftretende blutbildende Funktion, daß alle diese Tätigkeiten an den nämlichen Strukturen ablaufen. Das ist für den gestaltlichen Betrachter durchaus verständlich, da kaum eine bessere Struktur denkbar ist, die die Beziehungen zum Blut nach Art einer endokrinen Drüse gewährleistet; die genannten Korrelationen der Leber werden ja zweifellos durch das Blut vermittelt. Sie wirkt hierbei im eigentlichen Sinne des Wortes als eine „Blutdrüse". — Das also ist der Untergrund, auf dem sich das Leben des Organs unter abnormen Bedingungen erhebt und gestaltet, und dieser Untergrund schließt bereits alle Voraussetzungen für das Verständnis der allgemeinen Gesetzlichkeiten ein, denen es unter krankhaften Umständen gehorcht. Da es zur Erkennung des Allgemeinen ausreicht, einige wichtige *Beispiele* heranzuziehen, mögen unter bewußter Beschränkung nur *bestimmte Krankheitsabläufe* der Leber ins Auge gefaßt werden.

2. Allgemeine Pathologie der Leber.
(An Beispielen dargestellt.)
a) Hepatitis epidemica.

Betrachten wir zunächst das Geschehen bei der unkomplizierten reversiblen Virushepatitis, das wir aus zahlreichen Untersuchungen kennen[2]. Die Bestandteile des Hepatons sind ohne Ausnahme an der Erkrankung beteiligt; die Intensität der einzelnen Teilveränderungen ist jedoch von Fall zu Fall verschieden. Bereits einige Tage vor Einsetzen des Ikterus sind Aufblähungen des Protoplasmas und der Kerne der Leberzellen zu sehen[3], auch findet man die bekannten hyalinen durch Eosin rot gefärbten Körperchen *(Councilman bodies)*, die häufig noch pyknotische Kernreste beherbergen. Auch Leberzellmitosen werden in größerer Zahl angetroffen. Bemerkenswert ist aber, daß in diesem frühen

---

[1] Neuere zusammenfassende Darstellung der Funktion und Struktur der Leber unter normalen und krankhaften Bedingungen bei Popper und Schaffner 1957.
[2] Hier nur folgende aus neuerer Zeit: Roholm und Iversen 1934, Kalk und Büchner 1947, Roholm, Krarup und Iversen 1942, Axenfeld und Brass 1942, 1944, 1948, Dible, McMichael und Sherlock 1943, Voegt 1943, 1952, Büchner 1952, 1955, Lucké und Mallory 1946, Kühn 1947, 1948, 1951, E. Müller 1949, Büchner 1950, 1953, 1955, Siegmund 1942, 1944, 1947, Thaler 1953, 1955, Lucké 1944, Mallory 1947. Neuere zusammenfassende Darstellung von Popper und Schaffner 1957.
[3] Thaler 1956.

Stadium bereits Veränderungen am Reticuloendothel der Sinusoide zu sehen sind in Form von Kernschwellungen und zahlreichen Mitosen, die den herd- und streifenförmigen Wucherungen dieser Zellen zugrunde liegen (Abb. 74 und 75). Auch Ausstoßung von Zellen unter Abrundung ihres Protoplasmas findet statt.

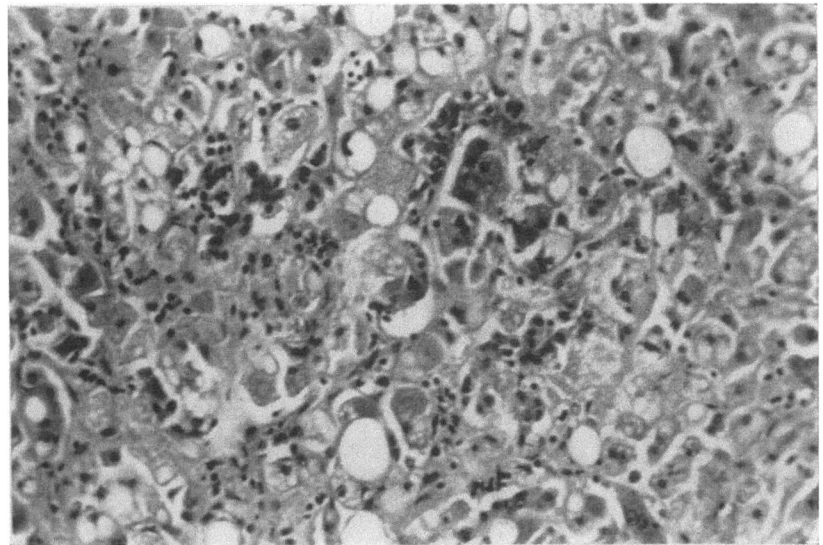

Abb. 74. 70jährige Frau. Hepatitis epidemica. — Nekrobiosen und Nekrosen von Leberzellen, Proliferation der Sternzellen. HE. Vergr. 200mal.

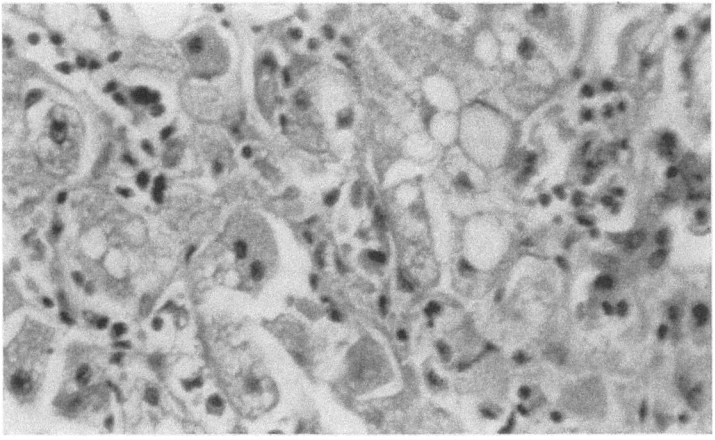

Abb. 75. 70jährige Frau. Hepatitis epidemica. — Nekrobiosen und Nekrosen von Leberzellen, Proliferation der Sternzellen. HE. Vergr. 400mal.

Die Periportalfelder sind ebenfalls beteiligt mit ödematöser Durchtränkung, Proliferation und Schwellung der ortsständigen Bindegewebszellen sowie der Blut- und Lymphgefäßendothelien. Hier folgt sodann Infiltration mit Lymphocyten, Plasmazellen und auch einigen Leukocyten.

Mit dem Einsetzen und der Zunahme des Ikterus werden disseminierte Einzelzellnekrosen in Form von Koagulationsnekrosen oder Untergang kleiner Zellgruppen beobachtet; die Proliferation und Mobilisation der Sternzellen nimmt zu, häufig sieht man in ihnen ein gelbbraunes Pigment (Ceroidpigment)[1]. — Eine seröse Exsudation mit Entfaltung der sog. Disseschen Räume findet nicht statt. Auch eine Bevorzugung bestimmter Abschnitte des Leberläppchens ist nicht in genereller Form vorhanden. Die Meinungen über das Vorkommen zentraler Läppchennekrosen sind geteilt. Zum Teil werden sie als typisch für die Hepatitis epidemica angegeben[2], zum Teil werden sie überhaupt nicht gefunden[3]. Man wird annehmen dürfen, daß hierfür Unterschiede in den zeitlichen Stadien und der Schwere der Erkrankung verantwortlich zu machen sind.

Auf der Höhe der Krankheit können die Nekrosen im Läppchenzentrum zunehmen (Abb. 76). Hierbei ist aber zu bedenken, daß massenhafte Ansamm-

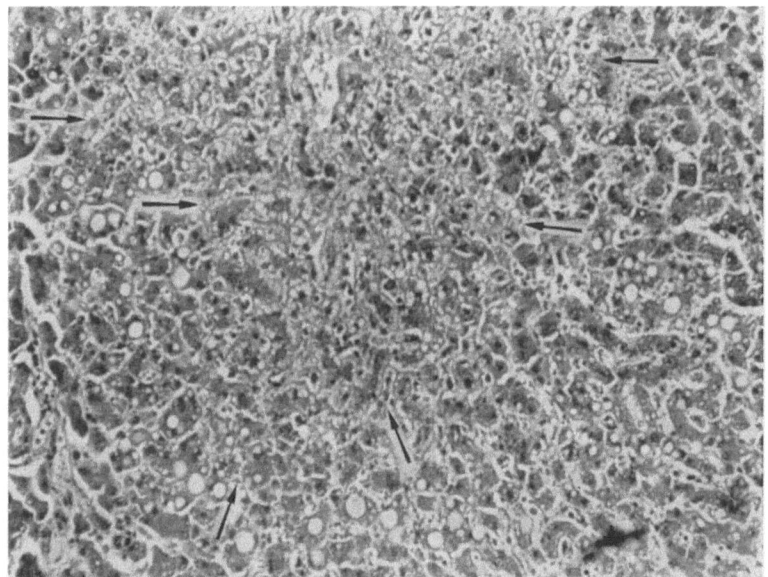

Abb. 76. 58jährige Frau. Akute Hepatitis (Tod im hepatischen Koma). Ausgedehntere Nekrobiosen und Nekrosen der Leberzellen (Pfeile) in den zentralen Läppchenabschnitten. HE. Vergr. 120mal.

lung gewucherter Sternzellen zu zusätzlichen Störungen der Blutbewegung und damit zu sekundären Sauerstoffmangelzuständen führen kann. Die nekrotischen Leberzellen werden aus dem Gefüge gestoßen und geraten zum Teil als hyaline Körper in die Capillaren. Durchschnittlich zwischen dem 10. und 14. Gelbsuchtstag erreicht der Parenchymzerfall den Höhepunkt[4]. Die Angaben über den Glykogengehalt sind unterschiedlich: Thaler (1956) hat den Eindruck — im Gegensatz zu Axenfeld und Brass (s. oben) sowie Krarup (1941) — daß er im akuten Krankheitsstadium allmählich abnimmt. Eine nennnenswerte Verfettung der Leberzellen ist nicht zu beobachten. — Bedeutungsvoll erscheint, daß die periportalen Infiltrate frühzeitig von einer Wucherung der kleinen präcapillaren Gallengänge begleitet sind, in denen auch Nekrosen, jedoch in den Anfangsstadien keine entzündlichen Infiltrate im Lumen beobachtet werden. In späterer Zeit können, allerdings selten, Leukocyten in der Lichtung erscheinen[5]. Auf die wichtigen Beziehungen dieser Vorgänge an den Gallengangsschaltstücken

---

[1] Hamperl 1953.
[2] Axenfeld und Brass 1942, 1944, 1948, Dible, McMichael und Sherlock 1943, Himsworth 1947, Lichtman 1954, Siegmund 1942, 1944, 1947, Spellberg 1954.
[3] Kühn 1947, Kalk und Büchner 1947 u. a.
[4] Thaler 1956.   [5] Kühn 1947.

und kleinen Gallengängen zu der oben erwähnten epithelialen Grenzlamelle wird noch einzugehen sein.

Verständlicherweise hat man sich schon frühzeitig für das Verhalten der Blutströmung bei der Hepatitis contagiosa interessiert[1]. Daß die geschilderten morphologischen Veränderungen mit einer Zirkulationsstörung verbunden sind, geht schon aus dem makroskopischen Befund der stark vergrößerten und hyperämischen Leber im akuten Stadium hervor. Die weiteren bekannten Organwandlungen in Größe und Farbe zeigen an, daß diese Vorgänge nur vorübergehender Natur sind. Die Ergebnisse der Untersuchungen von AXENFELD und

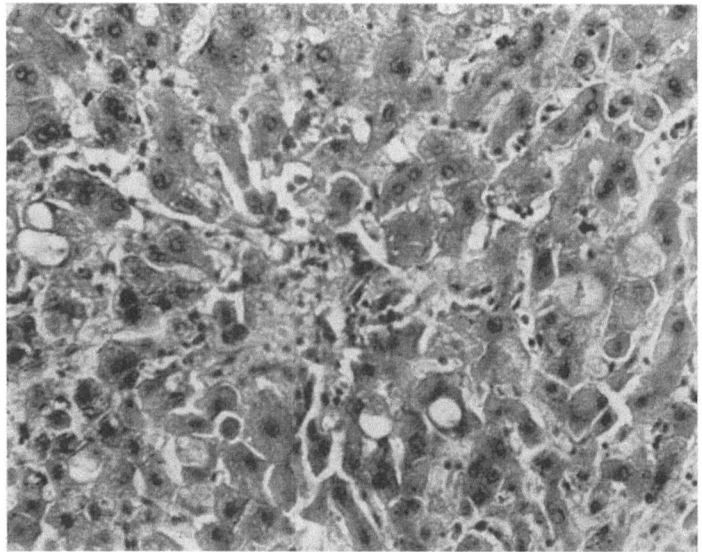

Abb. 77. 64jähriger Mann. Herdförmige intralobuläre Reticuloendothelwucherung nach Hepatitis epidemica (sog. Restknötchen). HE. Vergr. 200mal.

BRASS sowie SIEGMUND weisen nach, daß die intraacinöse Blutströmung Störungen unterworfen ist, die aber offenbar recht wechselvoll sein können. Am häufigsten wird eine Hyperämie der Läppchenzentren festgestellt. Naturgemäß sind Rückschlüsse aus dem Verhalten der Capillaren in Leichenlebern und Punktionszylindern nicht geeignet, ein ausreichend klares Bild des Geschehens in beweisbarer Form zu vermitteln.

Das mesenchymale Gerüstwerk bleibt im Bereich der Nekrosen erhalten, was für die Möglichkeit der Regeneration entscheidend ist. Jedoch kommen Verquellungen der Gefäßwände, Verklumpung und Aufsplitterung der Gitterfasern vor[2]. Die völlige Wiederherstellung der Struktur setzt ein intaktes Gitterfasersystem voraus, was für die meisten Fälle zutrifft. Die Regeneration soll in den späteren Stadien (abblassender Ikterus) vorwiegend auf amitotischem Wege erfolgen[2]. In diesem Stadium setzen sich auch die Periportalfelder wieder scharf gegen das Lebergewebe ab, jedoch sieht man noch lange Zeit bis in das postikterische Stadium die oben beschriebenen periportalen Infiltrate und herdförmige intralobuläre Reticuloendothelwucherungen (Rest- oder Spätknötchen nach BÜCHNER) (Abb. 77). Auch vorübergehende, rückbildungsfähige Kollagenisierungen der Gitterfasern kommen vor.

---

[1] AXENFELD und BRASS 1942, 1944, SIEGMUND 1951, 1952.
[2] THALER 1956.

Daß die Erkrankung auch in die allgemeinen Stoffwechselkorrelationen der Leber eingreift, ist aus der Klinik bekannt. So finden sich unter anderem auch Zeichen eines gestörten Kohlenhydratstoffwechsels mit der Neigung zu Hypoglykämie, seltener auch Hyperglykämie. Thaler (1956) erwähnt in diesem Zusammenhang eine mit der Gelbsucht allmählich zunehmende Glykogenverarmung der Leberzellen, was von anderen Autoren allerdings nicht gefunden wurde. Hypoglykämische Zustände finden sich auch noch bei abblassender Gelbsucht; in diesem Stadium werden die Leberzellen zwar sehr reich an Glykogen gefunden, aber es ist in auffällig großen und unregelmäßigen Schollen abgelagert, was möglicherweise auf eine fermentative Störung des Glykogenabbaus hinweist. — Ebenso ist hier zu nennen eine Erhöhung des Eisengehaltes im Blute[1]. Der Gesamteiweißgehalt des Blutserums ist in schweren Fällen herabgesetzt; Fibrinogenverminderung und Globulinvermehrung wurden gefunden, das Verhältnis der Eiweißkörper verschiebt sich zugunsten der Globuline. Eine Reihe von klinischen Funktionsproben beruht auf der Änderung der kolloidalen Zusammensetzung des Eiweißes[2]. Ferner sind Störungen des Wasser- und Mineralhaushaltes bekannt, die sich zu Beginn der Hepatitis in einer Verminderung der Urinausscheidung äußern (Wasserretention im akuten Stadium); in der Klinik wird daher der Wasserversuch auch als Leberfunktionsprobe durchgeführt. Erinnert sei ferner an Störungen in den Beziehungen zwischen freiem Cholesterin und Cholesterinestern im Blute[3] im Sinne eines Sturzes der Cholesterinester[4]. Neuerdings spielt auch die Bestimmung der Oestron-Clearance eine Rolle; die Ausscheidungswerte der 17-Ketosteroide im Urin wurden erniedrigt gefunden[5]. — Diese wenigen Beispiele mögen genügen um die mannigfaltigen Störungen der Korrelationen der Leber zu beleuchten.

Bei dem geschilderten bunten Bild der Virushepatitis hat man natürlich von Anfang an versucht, an den verschiedensten Strukturen den primären Angriffspunkt des Virus zu sehen. Die Änderung der Blutströmung im Sinne Rickers sollte das Primäre sein[6]; sodann wurden die Periportalfelder[7] als frühester Sitz krankhafter Veränderungen vermutet, wofür sich auch gute Gründe anführen lassen. Auch die Entzündung der Capillaren wurde als primäres Geschehen angenommen, und endlich hat man auch eine spezifische epitheliotrope Wirkung des Virus vermutet, wofür besonders die „roten Körperchen" ins Feld geführt wurden. Gegen die letztere Anschauung kann man geltend machen, daß sie auch bei anderen mit ausgedehnten Nekrosen einhergehenden Leberschäden vorkommen, die in ihrem übrigen Erscheinungsbild, wie etwa der entzündlichen Beteiligung der Sinuswände und Periportalfelder nicht unerheblich von der Hepatitis epidemica abweichen.

In neuerer Zeit haben Braunsteiner, Fellinger, Pahesch, Beyreder, Grabner und Neumayr (1957) über elektronenoptische Beobachtungen an Leberzellen bei Serumhepatitis und Hepatitis epidemica berichtet. Die Verfasser haben bei allen Fällen von florider Serumhepatitis im Cytoplasma vieler Leberzellen charakteristische, 420—580 Å messende Partikel gefunden, außerdem einigemal größere Einschlüsse von 1500—2400 Å Durchmesser, die mit Wahrscheinlichkeit als Degenerationsprodukte angesprochen werden. Bei den Beobachtungen von Hepatitis epidemica war das Ergebnis uneinheitlich. Das Cytoplasma bei Serumhepatitis erweist sich als vacuolisiert, das Ergastoplasma schwindet. Die Verfasser erörtern, ob die kleinen Partikel Beziehungen zur

---

[1] Benda und Rissel 1949.   [2] Wuhrmann und Wunderly 1952, Stroebe 1949 u. a.
[3] Thannhauser und Schaber 1926.   [4] Bürger und Beumer bereits 1913.
[5] Zondek und Black 1947.   [6] Axenfeld und Brass 1942, 1944, Siegmund 1951, 1952.
[7] Kühn 1947, 1948.

Virusätiologie besitzen; sie sind in den Kupfferschen Sternzellen nicht nachzuweisen. Der Kern der Leberzellen bleibt trotz Schädigung des Zellplasmas
intakt. Die Struktur der Mitochondrien wird homogenisiert. Aus den Befunden
wird auf eine selektive Epitheliotropie des Virus geschlossen. Wenn man aber
die verschiedenen Beschreibungen und Deutungen untersucht, gewinnt man
doch den Eindruck, daß die Vorgänge an den einzelnen Strukturen so eng
miteinander verknüpft sind und auch zeitlich entweder zugleich oder in so unmittelbarer Folge auftreten, daß der Streit über den primären Angriffspunkt in
beweisbarer Form mit den angewandten Methoden nicht zu entscheiden ist.
Es drängt sich vielmehr wieder die Erkenntnis auf, daß die gesamte funktionelle und strukturelle Einheit des Hepatons der „Sitz der Krankheit" ist, und
daß der zugrundeliegende Aufbau des Hepatons von vornherein die Entwicklung
der Krankheit entscheidend mitbestimmt. Insofern also scheint mir die unkomplizierte reversible Virushepatitis recht bedeutungsvoll für eine allgemeine Pathologie der Leber zu sein, als sie offenbart, daß unter krankhaften Bedingungen jene
synergistische Einheit, die wir als morphologischen Ausdruck der Leberfunktion
erkannt haben, das Entscheidende ist. Es ist nicht nur die Frage zu stellen,
welcher Teil, welcher gewebliche Zusammenhang umgeformt wird, sondern auch,
warum er gerade in dieser Weise umgestaltet wird. Das mündet in die allgemeinere Frage nach Aussehen und Ablauf von *Entzündungen in der Leber überhaupt*.

b) Über Entzündungsformen der Leber.

Hier muß auf die grundsätzlichen Äußerungen Rössles (1930) hingewiesen
werden: Wir treffen in der Leber nur relativ selten akute eitrige, phlegmonöse
oder abscedierende Entzündungsformen; an ihrer Stelle findet man das akute
entzündliche, unter Umständen hämorrhagische Ödem sowie die Proliferationen
und Mobilisationen des Sternzellsystems. Auch im periportalen Gewebe sind
einfache eitrige Entzündungen selten (Rössle 1930). Es handelt sich hier ja
um ein Gewebe, das relativ arm an Capillaren und abführenden kleinen Venen
ist, dem jedoch auf Grund seiner fibroplastisch-lymphoiden Struktur ganz andere
Reaktionsweisen zugeordnet sind: die örtliche Proliferation der mesenchymalen
Zellen mit Bildung lymphoider und plasmocellulärer Infiltrate, Vorgänge all-
gemeinster reaktiver Art an diesem Gewebsort, die bei den verschiedensten infektiösen und toxischen Allgemeinerkrankungen zu beobachten sind. — In diesem
Zusammenhang muß auch auf die Beteiligung an der Lymphadenose und an der
Lymphogranulomatose hingewiesen werden. — Die besonderen Verhältnisse bei
entzündlicher Erkrankung der Gallenwege werden noch ins Auge zu fassen sein.
Rössle drückt diesen Tatbestand so aus, daß die Zellager des Glissonschen Gewebes „nach der Seite der lymphoiden Strukturen anpassungsfähig" eingestellt sind.

Daß im Bereich der Lebercapillaren die seröse oder serös-hämorrhagische
Entzündung sowie vor allem die charakteristische Vermehrung, Schwellung
und Mobilisation der ortsständigen Reticulumzellen stellvertretend für die gewöhnliche eitrige Entzündung eintreten, werden wir wohl mit Recht als Ausdruck der vorgegebenen Struktur und Funktion der Capillarwände in der Gewebseinheit des Hepatons, wie sie oben geschildert wurde, auffassen dürfen. Wir
haben bereits auf die besonders hohe Durchlässigkeit der Capillarwände für
flüssige, eiweißhaltige Bestandteile des Blutes [1] und auf ihre zellige Organisation
als Teil des reticuloendothelialen Systems mit besonders hochgetriebener parenteraler Verdauungsfähigkeit hingewiesen. Beides hängt letztlich wiederum mit

---

[1] Pfuhl 1932, 1938.

der Gesamtfunktion des Hepatons zusammen als eines Gewebskomplexes mit dominierender Stellung im allgemeinen Stoffwechsel, bei Entgiftungsfunktion, zeitweise sogar in der Blutbildung, also Funktionen, die alle eine enge Beziehung zum Blute voraussetzen. Daher ist es bei morphologischer Betrachtungsweise verständlich, daß auch die Leberzellen bei den entgiftenden Funktionen und der Tätigkeit der Stoffausscheidung wesentliche Einflüsse ausüben, sich also an der Beseitigung von Entzündungsreizen beteiligen. „Wenn irgendwo", sagt Rössle, „so darf also an der Leber, aber nur in diesem eingeschränkten Sinn, von einer parenchymatösen Entzündung gesprochen werden." Es ist hier nicht der Ort, über die Abgrenzung der Begriffe „Entzündung" und „Degeneration" zu sprechen. Es handelt sich — bei der Fragestellung nach dem *allgemeinen* Inhalt dieser Begriffe um ein wissenschaftliches Scheinproblem (Bredt); dagegen ist die Frage sinnvoll und beantwortbar, was etwa das Besondere einer *Entzündung in der Leber* darstellt, warum eine bestimmte Reaktionsform dort bevorzugt angetroffen wird, und warum besondere Beziehungen zum Epithel herrschen, alles Erscheinungen, die in dieser Form in anderen Organen nicht gegeben sind, die aber im einzelnen beschreibbar und deutbar sind. Unter diesem Gesichtspunkt möchten wir die Ausführungen über die Leberentzündung im allgemeinen und die Hepatitis contagiosa im besonderen verstanden wissen.

Es ist hier nicht der Ort, sich mit der Problematik der serösen Leberentzündung, wie sie im Schrifttum seit den Arbeiten von Rössle (1944, 1949) und Eppinger (1935) ihren Niederschlag gefunden hat, auseinanderzusetzen[1]. Zollinger spricht mit Recht bei einem Teil der Durchlässigkeitsstörungen von „Dyshorosen", grenzt sie also gegen die echte Entzündung ab. Kreislaufstörungen im Capillargebiet und Sauerstoffmangel führen zur Erhöhung der Permeabilität[2]. Bekannt sind ferner der Einfluß von Stoffwechselabbauprodukten, Toxinen sowie die Bedeutung des Thyroxins für die Permeabilität[3]. Die sog. seröse Entzündung in der Leber scheint uns aber ein gutes Beispiel für die strukturelle und funktionelle Zusammengehörigkeit von Epithel und Blutufer sowie Blutströmung zu sein: Die eiweißhaltige Flüssigkeit kann nämlich von den Leberzellen aufgenommen werden, was vielfach zur „trüben Schwellung" führt[4]. Je weiter sich das hindurchgetretene Eiweiß in seiner Zusammensetzung von dem normalerweise im Stoffwechsel hindurchtretenden entfernt, um so eher wird es zu einer Fermentschädigung der Leberzelle und zum Liegenbleiben der Eiweißmassen kommen. Jedenfalls sind sämtliche Bestandteile des Hepatons am Zustandekommen der sog. serösen Entzündung beteiligt. In diesem Sinne sprechen auch die Untersuchungen Altmanns (1939—1946, 1949). Er hat eiweißhaltige Flüssigkeit in den sog. Disseschen Räumen bei Unterdruckversuchen an Katzen nur im Bereich nekrotischer Epithelien oder bei im Sauerstoffmangel verstorbenen Tieren gesehen. Die Epithelzellen sind nicht mehr fähig, die vermehrt austretende eiweißhaltige Flüssigkeit aufzunehmen. Eine weitere Verschiebung des Schwergewichtes nach der Epithelzelle ist die Anschauung von Eger[5] gegeben, auf die oben schon kurz hingewiesen worden ist: primäre Entquellung der Epithelzelle, Herkunft des eiweißhaltigen Materials also aus dem Zellprotoplasma. In diesem Zusammenhang sei kurz auf die Ergebnisse der experimentellen Allylformiatvergiftung von Fleckenstein[6] hingewiesen: Primär ist eine Ferment-

---

[1] Doerr 1949, Zinck 1940, 1941, 1950, Aschoff 1938, Büchner 1950, 1953, Gloggengiesser 1944, Heinlein 1936, 1937, Keschner und Klemperer 1936, Kettler 1954.
[2] Altmann 1949, Büchner 1949, Müller und Rotter 1942 u. a.
[3] Rössle 1944, 1949, Holtz 1937, Dieckhoff 1952, Töppich 1943, Ströder 1943 u. a.
[4] Terbrüggen 1947, Zinck 1941.
[5] Eger 1950.   [6] Fleckenstein 1944.

störung des Kohlenhydratstoffwechsels in der Leberzelle mit Verschiebung der Natrium- und Kaliumionen und folgendem Hydrops der Zelle und ihrer Umgebung; die Flüssigkeit entstammt dem Blut[1].

Wir haben die normale funktionsgebundene Struktur des Organs als eine wesentliche Bedingung seiner Verhaltensweise unter krankhaften Lebensumständen in den Vordergrund gestellt, sind uns jedoch durchaus bewußt, damit nur eine Seite des Problems, die den Morphologen besonders interessiert, beleuchtet zu haben. Es sei daher darauf hingewiesen — auch RÖSSLE tut das bereits —, daß natürlich die Stellung der Leber im Kreislauf, die merkwürdige Tatsache, daß ihr Blut aus Capillarsystemen anderer Organe, des Verdauungskanals und der Milz zufließt und ihre damit wieder zusammenhängende zentrale Stellung im Stoffwechselgeschehen, im „vegetativen Leben"[2] des Organismus ebenfalls von entscheidender Bedeutung ist. Aber für den Morphologen ist eben das „Hepaton" der gestaltliche Ausdruck all dieser weitverzweigten Korrelationen, und daher sei es gestattet, vorzüglich die Wandlungen dieses Gewebskomplexes zu studieren.

Von der skizzierten Stellung der Leber im Stoffwechsel hängt auch die Tatsache ab, daß in diesem Organ so viel häufiger als in anderen Drüsen chronische Entzündungen vorkommen. Auf diesen Umstand und seine Bedeutung in der allgemeinen funktionellen und strukturellen Organisation der Leber sei hier bereits hingewiesen, obwohl auf die chronischen Entzündungen und die mit ihnen verknüpften besonderen Umbauvorgänge noch eingegangen wird. Bevor das geschehen kann, muß noch einmal ein Blick auf das Verhalten des *Leberepithels* als wesentlicher Bestandteil des Hepatons geworfen werden. Die enge Beziehung zum Blutufer und zur Blutströmung ist hervorgehoben worden, und bei Betrachtung der zweifellos eintönigen Reaktionsweise des Mesenchyms war sogar das Wort von der „parenchymatösen Entzündung" gefallen. Man möge diese Äußerung nicht mißverstehen, der Ausdruck war nur zitiert worden, um den hier waltenden, besonders engen Kontakt mit den Organen des Blutes (Gefäßwand und Gefäßinhalt) zugespitzt zu kennzeichnen. Das Epithel bedarf aber einer besonderen Betrachtung, weil es doch eine größere Fülle und Mannigfaltigkeit gestaltlich faßbarer Wandlungen durchmacht.

c) Über Erkrankungen des Leberepithels und ihre Ursachen.

Zunächst muß kurz auf den Einfluß nutritiver Faktoren im weitesten Sinne auf die Leberzelle eingegangen werden. Einige wesentliche Punkte, die zur sog. trüben Schwellung und Quellungszuständen der Leberzelle Beziehung haben, wurden in ihren allgemeinen Zusammenhängen bereits bei der sog. serösen Entzündung erwähnt. — Es ist nicht meine Absicht, die Vielzahl der Stoffe aufzuzählen, die Veränderungen der Leberzellen hervorrufen. Derartiges findet sich in der neuen zusammenfassenden Darstellung KETTLERs[3]. Mir scheint als ganz wesentliches Ergebnis aus allen Untersuchungen, die zur Frage der Leberparenchymschäden durch die verschiedensten physikalischen und chemischen Einwirkungen unternommen worden sind, hervorzugehen, daß sich ihre Wirkungen auf wenige pathogenetische Faktoren zurückführen lassen[4]. Vielfach wurden einzelne dieser Faktoren wie etwa der Sauerstoffmangel[5] oder die Änderung

---

[1] Auch TERBRÜGGEN und DENEKE 1947 u. a.
[2] RÖSSLE 1929, 1930.
[3] KETTLER 1954. Siehe ferner POPPER und SCHAFFNER 1957.
[4] Das ist auch bereits von HJÄRRE 1952, KETTLER 1954, ALTMANN 1949, BÜCHNER 1937, 1947, SIEGMUND 1951, 1952, RÖSSLE 1937, 1940, 1943, 1949, 1956 u. a. geäußert worden.
[5] ALTMANN 1949.

der Blutströmung[1] in den Vordergrund gestellt. Rössle erwähnt Änderungen der Capillarweite bei der Basedowleber.

α) *Sauerstoffmangel.*

Dem Sauerstoffmangel kommt zweifellos — das haben die Arbeiten von Büchner, Altmann[2] und anderen Untersuchern aus der Büchnerschen Schule überzeugend gelehrt — eine wesentliche Bedeutung zu. Zunächst entwickelt sich unter Sauerstoffmangel schnell ein Glykogenschwund; bei länger dauernder mäßiger Sauerstoffnot stellen sich Leberzellverfettungen ein, die das Läppchenzentrum bevorzugen. Starker, kurze Zeit wirkender Sauerstoffmangel führt zu vacuoliger Entartung mit hyaliner Tropfenbildung und schließlich zur Nekrose[3].

In einer neueren zusammenfassenden Übersicht über die „Hemmung der Oxydationen als pathogenetisches Prinzip" unterscheidet Büchner[4] folgende Möglichkeiten der Oxydationshemmungen: Die Hemmung der Oxydationen durch Sauerstoffmangel des Blutes, durch Mangel an Glucose, durch Lähmung der Cytochromoxydase, durch Dehydrasengifte und durch Mangel an Schilddrüsenwirkstoff. — Büchner verfolgt an Beispielen die Oxydationshemmungen und ihre Folgen auf den Stufen der Parenchymzelle, des Gewebes, des Organs und auf der Stufe des Gesamtorganismus. Für unseren Zusammenhang ist die beispielhafte Heranziehung der vacuoligen Leberdegeneration interessant, wie sie im Unterdruckexperiment, beim akuten Höhentod, nach Erhängen, Kohlenoxyd- und Blausäurevergiftung auftritt. Für unsere Betrachtungsweise besonders wichtig scheint mir die Angabe zu sein, daß Hanzon (zit. Büchner 1956) an der weißen Ratte bei fluorescenzmikroskopischer Darstellung der Gallecapillaren feststellen konnte, daß bereits nach 3—6 min. dauerndem Sauerstoffmangel dicht neben den Gallecapillaren die Vacuolen auftreten; es handelt sich um einen reversiblen Vorgang, wenn der Zustand des Sauerstoffmangels nach 25 min. wieder behoben wurde. Im Zusammenhang mit diesen Befunden wird die Tatsache verständlich, daß bei Sauerstoffmangel die Galleausscheidung nach kurzer Steigerung auf die Hälfte bis ein Viertel der Norm absinkt. Büchner betont, daß das Bild nur als Ausdruck für eine Insuffizienz des energiefördernden Wasserstoffwechsels im Sauerstoffmangel aufgefaßt werden kann. Er führt ferner neueste elektronenoptische Untersuchungen[5] an, die ergeben haben, daß es bei akuter Hypoxie teilweise zu einem Verlust oder zu Abhebung der inneren Doppelmembran der Mitochondrien kommt, teilweise zur Auftreibung der Mitochondrien bei erhaltener äußerer Doppelmembran. Diese Befunde machen uns die schwere zugrunde liegende Fermentschädigung verständlich.

Kettler[6] hebt mit Recht hervor, daß die Beziehungen zwischen Stärke des Sauerstoffmangels und morphologischer Organveränderung durchaus wandelbar sind, da noch gar nicht übersehbare Faktoren, die man unter dem Schlagwort der Organdisposition oder der „Reizbarkeit"[7] zusammenfassen kann, entscheidend mit hineinspielen. Wenn man die Verfettung als Maßstab wählt, ist die Leberzelle sehr sauerstoffbedürftig, da sie schnell „mit Verfettung reagiert"[8]; nimmt man jedoch die Nekrobiose oder gar Nekrose der Zellen als Maßstab, so erweist sich die Leberzelle als sehr widerstandsfähig gegen Sauerstoffnot, da

---

[1] Siegmund 1951, 1952.   [2] Büchner 1949, Altmann 1949.
[3] Einzelheiten bei Altmann, Büchner, Pichotka 1942, Devos 1952, Baló 1928, Luft 1936, 1937, Preissner 1949, Ulrich 1938, Sachs 1941, Benda 1952, Ravdin und Vars 1950 u. a.
[4] Büchner 1956.   [5] Mölbert 1957, Mölbert und Guerritore 1957.   [6] Kettler 1954.
[7] Siegmund 1951, 1952.   [8] Rössle 1929, 1930.

sie lange Zeit im Zustand der Verfettung ohne Eintritt von Nekrose zu existieren vermag[1]. Dagegen sind funktionelle Ausfälle schon bei geringem Sauerstoffmangel auch ohne Verfettung festgestellt worden[2].

β) Kreislaufstörung.

Was nun den zweiten oben erwähnten pathogenetischen Vorgang betrifft, *die Kreislaufstörung*, so ist sie natürlich mit dem Sauerstoffmangel eng verbunden; andererseits können auch Stoffwechselstörungen der Parenchymzellen auf die Capillarwände zurückwirken und zu örtlichen Zirkulationsstörungen Anlaß geben. Wir sehen hier wieder, daß die Bestandteile des Hepatons eng verknüpft sind und wie willkürlich es vielfach erscheint, das Geschehen nur durch *einen* wirksamen Faktor von *einer* Stelle des Gewebes aus verstehen zu wollen. Aber das menschliche Denkvermögen verlangt, daß zunächst die einzelnen Faktoren aus dem Zusammenhang herausgeschält werden, um dem Bewußtsein überhaupt als Erkenntnis greifbar zu werden. Nur wird es sich später als notwendig erweisen, auf die Analyse eine Synthese folgen zu lassen und zumindest den Versuch zu unternehmen, vom Einzelnen wieder zum Ganzen aufzusteigen. Bevor das jedoch geschehen kann, muß noch bei den Einzelheiten verweilt werden, die für den um naturwissenschaftliche Erkenntnis Bemühten die Voraussetzung und den Prüfstein des Allgemeinen bilden.

So ist zunächst festzustellen, daß außer dem Sauerstoffmangel bei den Kreislaufstörungen zweifellos noch andere Faktoren wie Blutdruckwirkungen (besonders bedeutungsvoll für das Auftreten der vacuoligen Degeneration)[3], Mangel an Nährstoffen, Spüleffekte[4], Änderungen der Ionenkonzentration eine wichtige Rolle spielen. Uns sind nicht alle Partialfunktionen, die hier gestört sein können, bekannt. Die Aufzählung genügt aber bereits, um die immer wieder auftauchende Tatsache vor Augen zu führen, daß mit dem Schlagwort „Kreislaufstörung" im Grunde erst eine sehr allgemeine Erkenntnis ausgesprochen ist, hinter der sich noch vieles verbirgt, was für unsere Augen in der submikroskopischen Struktur, in den Fermentsystemen und dem Chemismus der Zellen (Leberzelle und Sternzelle) verdämmert. Nicht daß wir darüber gar nichts wüßten (neuere zusammenfassende Darstellung bei MACLAGAN 1957); oben wurde auf die Beziehungen, ja förmlichen Verschmelzungen, die sich zwischen Morphologie und physikalisch-chemischen Befunden anbahnen, hingewiesen (Fermentsysteme der Mitochondrien), ferner auf die funktionellen Ausfälle morphologisch „intakter" Leberzellen bei geringem Sauerstoffmangel. Eines aber ist uns wieder mit aller Deutlichkeit erkennbar: der unmittelbare *wechselseitige* Zusammenhang zwischen Blut, Blutufer und Epithel in der Leber, der das Gesicht dieses Organs unter gesunden und krankhaften Umständen beherrscht. In diesem Zusammenhang sei nur auf die fast grob-mechanische, aber wohl zutreffende Vorstellung hingewiesen, daß stark geschwollene Leberzellen die zwischen ihnen verlaufenden Capillaren komprimieren und so sicher zu sekundären Kreislaufstörungen führen können. Umgekehrt können sich zwischen atrophierenden Leberzellen die Capillaren passiv erweitern[5]. Andererseits müssen wir auch mit der Abgabe gefäßwirksamer Stoffe von den Leberzellen rechnen. SIEGMUND[6] meint, daß die Chronizität vieler krankhafter Vorgänge in der Leber auf diesem Wechselmechanismus zwischen Blutstrom und Leberzelle beruht, der die Grundlage eines Circulus vitiosus abgibt.

[1] KETTLER, 1954.
[2] GOEBEL, FRIEDERICI, FUKAS, MAURER und NAGEL 1952, GOEBEL, FUKAS, KLANTE und IMDAHL 1951, GOEBEL, KLANTE, KUTZIM, MAURER und NIKLAS 1951.
[3] KETTLER 1948.   [4] OPITZ 1950.
[5] PICHOTKA 1942, SOOSTMEYER 1940, RÖSSLE 1930.   [6] SIEGMUND 1951, 1952.

Bezüglich der Zirkulationsstörung selbst wird neben den mechanischen Ursachen (Verstopfung, Kompression) schon lange auf die Bedeutung der nervalen
Regulation hingewiesen. Die gestaltliche Wandlungsfähigkeit der Blutströmung
und ihre durch Ricker und seine Schule erarbeiteten Gesetzlichkeiten sind
bekanntlich zeitweise stark in den Vordergrund des Bewußtseins getreten, so
daß sie als das Wesentliche im gesunden und kranken Leben des Organs angesehen wurden. Auf die Untersuchungen von Loeffler[1] und Loeffler u.
Nordmann[2] sowie neuerdings von Peters[3] wurde bereits hingewiesen. — Auch
bei der Hepatitis epidemica handelt es sich um das gleiche Phänomen. Weitere
Beispiele, die die Bedeutung der Capillarreaktion unterstreichen, sind die keil-
oder sektorförmigen Nekrosen der Läppchen[4], der sog. Fettinfarkt Hamperls
(1950), vielfach zu beobachtende herdförmige Capillarreaktionen in blutgestauten
Lebern[5]; bei allergischen Reaktionen[6] sind die Verfettungen, hyalinen Tropfen-
bildungen, hydropischen Umwandlungen und Nekrosen der Leberzellen[7] sicher
zum großen Teil kreislaufbedingt. In diesem Zusammenhang seien die Untersuchungen Zollingers[8] über die bis zur Nekrose gehenden Leberzellverände-
rungen nach Austauschtransfusion bei Erythroblastosis fetalis erwähnt. Daneben wird aber auch die Möglichkeit einer Wirkung auf die Leberzelle erörtert[9]
mit sekundären Rückwirkungen auf das Gefäßsystem. Letterer[10] weist allerdings in der Aussprache zum Vortrag von Meyer-Krahmer über Leberveränderungen nach Hepato- bzw. Myotoxininjektionen nachdrücklich darauf hin, daß
es bislang keine Anhaltspunkte für eine Primärreaktion „epithelial-parenchymaler
Elemente eines Gewebes innerhalb des allergisch-hyperergischen Geschehens"
gibt. Er verlegt demnach das primäre Symptom der Masugi-Hepatitis in eine
Reaktion der Capillaren und vielleicht des Bindegewebes. Nach seinen eigenen
Untersuchungen erzeugen auch große wiederholte Mengen intravenös gegebenen
hepatotoxischen Serums keinen Leberschaden; erst bei Injektion in die Mesenterialvenen entstehen Blutungen und Nekrosen, die aber nicht ohne weiteres
als allergisch-hyperergische Reaktion zu deuten sind, sondern auch als direkte
toxische Schädigung der Leberzelle aufgefaßt werden können. — Wir begegnen
somit immer wieder der nämlichen zwiespältigen Situation hinsichtlich des
Angriffspunktes, des primären Erkrankungsortes im Hepaton.

Besondere Bedeutung besitzt das verschiedene Verhalten des Blutkreislaufes
naturgemäß für die *Lokalisation* krankhafter Veränderungen in der Leber.
Hamperl und seine Schule[11] sind dieser Frage an Leichenlebern nachgegangen
und haben vier verschiedene Blutverteilungstypen gefunden:

1. Blutansammlung um die Zentralvenen bei Herzinsuffizienz
2. Blutfülle der Acinusperipherie bei plötzlichem Tod, zentralem Tod und
öfter bei Kindern; hierbei reicht der Blutdruck in der Agone nicht mehr aus,
um das Blut bis zur Zentralvene zu bewegen, es strömt jedoch aus den zentralen
Teilen vermöge des venösen Soges noch ab. Das ist ein wertvoller Hinweis auf
die kreislaufmäßige Sonderstellung der Acinusperipherie.
3. Blutfülle des intermediären Gebietes vor allem beim Kreislaufkollaps.
Da gelegentlich auch bei anderen Prozessen wie etwa Amyloidablagerung,
toxischen Nekrosen das intermediäre Gebiet bevorzugt ist, spricht das

[1] Löffler 1927, 1928, 1929.   [2] Löffler und Nordmann 1925.
[3] Peters 1956.   [4] Kettler 1954, Altmann 1949.   [5] Kettler 1954.
[6] Apitz 1933, Meessen 1947, Masugi 1933 u. a.
[7] Eickhoff 1948, Ryang 1938, Wätjen 1937, Weatherford 1935, Hjärre 1952, Symeonidis 1938.
[8] Zollinger 1946.   [9] Soostmeyer 1940, Meyer-Krahmer 1950, 1952 u. a.
[10] Letterer 1952.   [11] Albrich 1950, Falk 1952, Klinner 1951, Vortel 1948.

dafür, daß derartige Zirkulationsstörungen auch beim Lebenden vorkommen. Überhaupt bildet die identische Lokalisation epithelialer Veränderungen wie etwa Pigmentablagerungen, Verfettungen, Nekrosen mit den beobachteten, zweifellos agonalen Typen der Kreislaufstörungen in der Leber ein wesentliches Beweisstück für ihre Bedeutung auch während des Lebens.

4. Der vierte Blutverteilungstyp zeigt unregelmäßiges Verhalten, d. h. blutreiche und blutarme Bezirke der Läppchen. Hierin wird mit Recht ein Hinweis auf die Ursache herdförmiger Verfettungen und Glykogenablagerungen gesehen. In diesen Zusammenhang sind auch die septisch-anämischen Flecke zu stellen[1]: Die Capillaren enthalten Plasma und weiße Blutkörperchen in wechselnder Menge. HAMPERLs Erklärung geht dahin, daß im septischen Zustand bei erlahmender Herzkraft eine körnige Blutströmung mit intravitaler Agglutination der Erythrocyten stattfindet, und daß diese Zusammenballungen vermöge der Wirkung von Sperrmechanismen an den Verzweigungsstellen der Pfortaderäste zurückgehalten werden, da sie sich im Achsenstrom bewegen müssen; die leichteren Elemente des Randstromes — Plasma und Leukocyten — können noch hindurchtreten.

Es ließen sich noch zahlreiche Beispiele nicht nur für die lokalisierende sondern auch für die allgemeine Bedeutung der wechselnden Kreislaufverhältnisse anführen, so etwa die Wirkung toxischer Substanzen und des Sauerstoffmangels[2], jedoch ist keine grundsätzlich neue Erkenntnis daraus zu gewinnen. Allgemein hat sich die Tatsache ergeben, daß es nicht möglich ist, ,,bestimmte Formen von Parenchymveränderungen bestimmten und genau charakterisierten Durchblutungsveränderungen zuzuordnen" (SIEGMUND).

Der Darstellung möge man entnehmen, daß es nicht angängig ist, die epithelialen Veränderungen streng getrennt von denen der Blutströmung und des Blutufers zu behandeln. Diese Tatsache ist nichts anderes als der Ausdruck für die strukturelle und funktionelle Einheit des Hepatons. Das soll nicht heißen, daß nicht bei gewissen Vorgängen die Veränderungen am Blutstrom und Blutufer im Vordergrund stehen oder zeitlich primär sein können; wir haben oben derartige Beispiele aus dem Bereich toxischer und allergisch-hyperergischer Vorgänge angeführt. Aber es wäre wohl falsch, darin das *allgemeine Prinzip* der Erkrankungsfähigkeit der Leber zu erblicken; wir möchten damit einer einseitigen Überbewertung des Kreislauffaktors entgegentreten. Die Gefahr einer derartigen Überbewertung eines Teiles des Hepatons liegt ja gerade hier auf Grund der geschilderten besonderen strukturellen und funktionellen Verknüpfungen der Epithelzellen mit dem Blutstrom und dem Blutufer nahe. Wir müssen vielmehr anerkennen, daß auch Störungen des Fermentgeschehens in der *Leberepithelzelle als Initialvorgang* einer Erkrankung in Betracht kommen. Wir wollen in diesem Zusammenhang auf die Bedeutung *nutritiver Faktoren* im engeren Sinne eingehen, die durch die Arbeiten amerikanischer Autoren in den Vordergrund gerückt worden sind. KETTLER[3] weist mit Recht darauf hin, daß die Leber als bedeutendste Verdauungsdrüse besonders leicht zum Spiegel von Störungen der Ernährung wird.

γ) Nutritive Faktoren.

Man kann ganz allgemein Zustände einer zu geringen oder zu reichlichen, jedoch richtig zusammengesetzten von solchen einer falsch zusammengesetzten

---

[1] HAMPERL 1950, 1952.

[2] DIECKHOFF 1937, ALTMANN 1949, ZINCK 1940, 1941, 1950, LETTERER 1952, GÜNTHER 1940, 1941, SIEGMUND 1951, 1952.

[3] KETTLER 1954.

Nahrung unterscheiden. Die beiden erstgenannten Möglichkeiten sind weniger interessant. Sie führen im Falle des akuten Nahrungsentzuges zur Verfettung der Leberzellen,[1] bei längerer Dauer zur braunen Atrophie, unter Umständen ebenfalls mit Fettablagerung[2]; das Glykogen verschwindet aus den Zellen. — Ein Überfluß an Nahrung führt zur Mästungsfettleber. „Die falsche Zusammensetzung der Nahrung bezieht sich auf das Fehlen einzelner Nahrungsbestandteile; hier sind vor allem die Eiweißstoffe bedeutungsvoll und unter ihren Aminosäuren jene, die schwefelhaltig sind: Cystin und Methionin. Die experimentellen Untersuchungen über die Wirkung allgemeinen Eiweißmangels und des Fehlens einzelner Aminosäuren sind sehr zahlreich[3]. Man fand Verfettungen, Verlust an ribonucleinsäurehaltigen Granula, Nekrobiosen und Nekrosen ohne bestimmte Lokalisation. Bei wachsenden Tieren sind die Veränderungen besonders schwer. Die ernährungsbedingten Leberschäden treten nach Hjärre[4] und Kettler[5] erst kurz vor dem Tode der Tiere nach einer unterschiedlich langen Latenzperiode (28—100 Tage) auf. Die Entstehung von Lebernekrosen durch Hefediät sei erwähnt[6]. In diesem Zusammenhang muß an die relativ große Häufigkeit der Lebercirrhose bei asiatischen und afrikanischen Völkern erinnert werden, die in ihrer Ernährung einem chronischen Eiweißmangel ausgesetzt sind. Experimentell ist bekannt, daß eiweißverarmte Hunde eine wesentlich geringere Resistenz gegen toxische Einwirkungen (Chloroform, Arsen, Tetrachlorkohlenstoff) zeigen als eiweißreich ernährte. Damit stimmt überein, daß unter Eiweißmangeldiät starke Eiweißverluste der Leber festgestellt wurden, wobei auch besonders große Mengen an Ribonucleinsäure verlorengehen[7].

Die Nekrosen bei allgemeinem Eiweißmangel, die auf das Fehlen der schwefelhaltigen exogenen Aminosäuren Methionin und Cystin zurückzuführen sind, stehen jenen diätetischen Leberschäden gegenüber, die durch ausgedehnte Fettablagerungen in den Leberzellen charakterisiert sind. Man hat die Stoffe, die in der Lage sind, die Fettinfiltration der Leber zu verhindern, als lipotrope Stoffe zusammengefaßt[8]. Sie sind chemisch ganz unterschiedlich: So gehören unter anderem das schon erwähnte Methionin dazu, ferner das in Lecithinen und Sphringomyelinen enthaltene Cholin, ferner das Betain; damit ist die Reihe der Stoffe lipotroper Wirksamkeit keineswegs erschöpft. Möglicherweise kommt im Pankreas noch ein weiterer, aus verschiedenen Komponenten bestehender Faktor, das „Lipocaic" vor, das am pankreaslosen Hund eine Fettleber verhindern kann. Es besteht aber noch keine endgültige Klarheit, ob das Lipocaic eine eigene Bedeutung besitzt, ob es nur durch seinen Eiweiß- und Cholingehalt wirkt, oder ob es ein proteolytisches Enzym besitzt, das Methionin oder Cholin für den Fettstoffwechsel erst verfügbar macht. Die Rolle des Cystins ist noch nicht endgültig abgeklärt[9]. Erhöhte Fettinfiltration wurde sowohl bei Cystinmangel als auch vermehrter Cystinzufuhr beobachtet. Es dürfte sich hier auch um Folgen unterschiedlicher Dosierung handeln, da vom Cystin bekannt ist, daß es nach Überdosierung zu Leber- und Nierenschäden führt. Auch mit Methionin können durch Überdosierung Parenchymschäden erzeugt werden.

Das Cystin besitzt insofern interessante Beziehungen zur Wirkung der Vitamine, als es in einem Wechselverhältnis zum Tokopherol (Vitamin E) steht,

---

[1] Ulrich 1938, Kettler 1949.   [2] Uehlinger 1947, Kalk 1950.

[3] Hier seien nur genannt Glynn, Himsworth und Neuberger 1945, György und Goldblatt 1939, 1942, 1949, Wahi 1949, Witts 1947.

[4] Hjärre 1952.   [5] Kettler 1949, 1954.

[6] Himsworth und Glynn 1944, Schwarz 1951, 1954 u. a.

[7] Elman und Heifitz 1941, Elman, Smith und Sachar 1943, Wang und Hegstedt 1948, Caspersson und Schultz 1940 u. a.

[8] Best 1948.   [9] Kettler 1954.

das selbst nur eine schwach nekrotrope Wirkung hat, indem das Vitamin eine Schutzwirkung bei Cystinmangel und das Cystin eine Schutzwirkung bei Tokopherolmangel ausübt[1]. Auf Einzelheiten der Tokopherolwirkung kann hier nicht eingegangen werden[2]. Tokopherol wird daher auch zu den lipotropen Substanzen gezählt. Die Schäden der Leberzellen durch Lebertranfütterung[3], Verfettungen und Nekrosen, werden von KL. SCHWARZ[4] auf erhöhten Vitamin E-Verbrauch und dadurch eintretenden relativen Mangel an dieser Substanz zurückgeführt. — Auch Mangel an anderen Vitaminen (A.B.Komplex) führt zu Leberzellschädigungen.

Die Tatsache, daß die lipotropen Stoffe einen Schutz gegen die Wirkung toxischer Substanzen besitzen, geht aus zahlreichen Tierversuchen hervor. Man erkannte auch bald die Bedeutung des Zeitfaktors für die Schutzwirkung: Methionin z. B. schützt gegen Chloroformwirkung nur, wenn es vor der Narkose angewendet wird[5]. Die größte Bedeutung von allen lipotropen Faktoren hat offenbar das Methionin; es fungiert als Lieferant der Methylgruppen für das Cholin und ist für die Bildung des Cystins ausschlaggebend. Die lipotrope Wirkung wird so gedeutet, daß die Leberzelle aus Neutralfett cholinhaltige Phosphatide aufbaut. Wenn kein Cholin — bzw. sein „Methyldonator" Methionin — vorhanden ist, kann das anfallende Neutralfett nicht aufgearbeitet werden.

So kommt es z. B. bei Tetrachlorkohlenstoffvergiftung am Hund[6] neben der starken Zunahme des Neutralfettes in der Leber zum Absinken der cholinhaltigen Phosphatide des Blutes, d. h. die Leber hat die Fähigkeit verloren, aus den Neutralfetten Blutphosphatide aufzubauen. Nach Absetzen des Tetrachlorkohlenstoffs gewinnt sie diese Fähigkeit langsam wieder. Der Abtransport des Neutralfettes kann durch Gabe von Methionin oder Cholin beschleunigt werden.

Weitere lipotrop wirkende Substanzen sind Invertzucker, Inosit; der embryonale Herzextrakt Corhormon verhütet nach EMMRICH und PETZOLD[7] die Fetteinfuhr in die Leberzelle, führt aber in hohen Dosen zu zentraler Leberverfettung[8]. Als Antagonisten der lipotropen Stoffe kennen wir auch antilipotrope Substanzen, die die Fettablagerung in der Leber fördern, z. B. das Cholesterin. Die Mästungsfettlebern bei kohlenhydrat- oder fettreicher Kost werden heute als Folgen des relativen oder absoluten Eiweißmangels aufgefaßt[9].

δ) Beziehungen zwischen Verfettung und Nekrose.

Es wurde von der lipotropen Wirkung des Cholins und des Methionins ausgegangen, und den *Verfettungen* der Leberzellen, die bei vielen dieser Substanzen auftreten, wurden die *Nekrosen* gegenübergestellt, wie sie z. B. durch eine allgemeine Eiweißmangeldiät erzeugt werden können. Naturgemäß erhebt sich die Frage nach der Beziehung zwischen diesen beiden Erscheinungsreihen. Allgemein muß zunächst festgestellt werden, daß eine Leberzellverfettung keinesfalls in eine Nekrose überzugehen braucht, daß sie vielmehr lediglich Ausdruck einer Stoffwechselstörung sein kann, sofern sie überhaupt als pathologisches Ereignis zu bewerten ist. Daraus ist zu folgern, daß die Beseitigung des Fettes aus der Leberzelle etwa mittels „lipotroper Substanzen" nicht unbedingt den zugrunde liegenden allgemeinen Stoffwechselschaden beseitigt haben muß. Dementsprechend erkennen GYÖRGY[10] und SCHWARZ[11] dem Cholin z. B. keinen „Parenchymschutz" zu. Unter Zugrundelegung morphologischer Gesichtspunkte ist diese ganze Situation nur der Ausdruck für die altbekannte Tatsache, daß man

---

[1] HIMSWORTH und LINDAU 1949.   [2] HICKMANN und HARRIS 1946.
[3] GYÖRGY und GOLDBLATT 1939, 1942, 1947.   [4] KL. SCHWARZ 1944, 1948, 1950, 1954.
[5] MILLER und WHIPPLE 1942.   [6] HARTMANN 1952.   [7] EMMRICH und PETZOLD 1952.
[8] MOHR und HELMREICH 1952.   [9] WAHI 1949.   [10] GYÖRGY 1949, 1950, 1951.
[11] SCHWARZ 1950, 1954.

aus einer Anhäufung von Fett oder anderen Stoffen in der Leberzelle keine Prognose auf das weitere Schicksal der Zelle stellen kann. Bezüglich der wirksamen Stoffe allerdings hat sich die Erkenntnis ergeben, daß man von den lipotropen Stoffen jene Substanzen unterscheiden muß, die in der Lage sind, eine Nekrose des Lebergewebes zu verhindern oder wesentlich abzumildern (nekrotrope Stoffe[1] — oder zusammengefaßt auch als hepatotrope Stoffe bezeichnet[2]). Das Cholin gehört nicht zu den nekrotropen Stoffen, dagegen verhindert Methionin die Nekrosen, wenn es ausreichende Zeit vor der Toxinwirkung verabreicht wird (man vergleiche das bereits über den „Zeitfaktor" Gesagte); diese Substanz wird von der intakten Leber demethyliert und sodann über Homocystein und Cystein zu Sulfaten oxydiert. Da nun Cystin und vor allem Cystein ebenfalls eine deutliche nekrotrope Wirkung besitzen, wird die naheliegende Annahme gemacht, daß die parenchymschützende Eigenschaft an die Bereitstellung von Sulfhydrilgruppen geknüpft ist, die die Oxydations- und Reduktionsvorgänge und die Aktivität von Fermenten anregen[3]. Mit dieser Anschauung stimmt überein, daß Cystein auch bei der bereits vorher vergifteten Leber gute nekrotrope Eigenschaften entfaltet. Eger unterscheidet daher in bezug auf den Zeitpunkt der nekrotropen Wirkung präventive und kurative Leberschutzstoffe und stellt fest, daß Cholin weder eine präventive noch eine kurative, Methionin nur eine präventive und Cystein sowohl eine präventive als auch eine kurative Schutzwirkung besitzen. Zu beachten ist bei all diesen Stoffen jedoch die Dosierungsfrage, da sie bei Überdosierung Parenchymschäden erzeugen.

Es sind noch zahlreiche andere Stoffe auf ihre nekrotrope Wirkung untersucht worden. Ohne daß an dieser Stelle auch nur entfernt eine vollständige Aufgliederung beabsichtigt ist, sei hervorgehoben, daß durch Penicillin und Aureomycin Lebernekrosen weitgehend verhindert werden können. Man dachte zuerst hierbei an eine Verhinderung des Wachstums gasbildender Bakterien in der Leber, ferner an eine Hemmung der Darmflora[4] und endlich auch an eine Stoffwechselwirkung[5], was wohl die größte Wahrscheinlichkeit für sich hat. Es ist für die nekrotrope Wirkung gleichgültig, ob die Nekrosen durch Kreislaufstörungen (Unterbindung der Leberarterien), diätetische Maßnahmen oder Toxine verursacht werden. Interessanterweise hat Eger eine nekrotrope Wirkung des Procains (Novocain) und seines Abbauproduktes, des Diäthylaminoäthanols, festgestellt.

ε) Hormonwirkungen und Beziehungen zu endokrinen Drüsen.

Aus der Gesamtheit der experimentellen Befunde geht die enge Verknüpfung des Eiweiß- und Fettstoffwechsels hervor; auf die Bedeutung der Vitamine für einen geordneten Fettstoffwechsel war schon kurz hingewiesen worden. Hier sei noch ergänzend erwähnt, daß naturgemäß auch Hormone in den Stoffwechsel der Leberzelle, darunter speziell in den Fettstoffwechsel eingreifen: So werden Leberverfettungen bei Cushingscher Krankheit und zerstörenden Prozessen im Hypophysenzwischenhirnsystem beobachtet. Eine Reihe experimenteller Ergebnisse[6] spricht für direkte Beziehungen des Hypophysenvorderlappens zur Leber, die noch nicht im einzelnen zu präzisieren sind. Beziehungen zu den Sexualhormonen gehen daraus hervor, daß Leberverfettungen im Klimakterium, nach Kastration und in der Schwangerschaft bekannt sind[7]. Durch Stieve (1938) wissen wir, daß die Leber in der Schwangerschaft gegenüber toxischen Substanzen viel empfindlicher ist und leicht verfettet. — Auf die Oestrogeninaktivierung der Leber war schon hingewiesen worden; interessant ist jedoch, daß sie von einer ausreichenden Eiweißzufuhr abhängt und daß die Oestrogene

---

[1] Eger 1954, 1955, 1956.   [2] Beckmann 1953.   [3] Eger 1956.
[4] György 1949, 1950.   [5] Eger 1954.
[6] Chaikoff, Entenman, Gillman und Reichert 1948, Ennor und Singer 1949.
[7] Rössle 1929, 1930.

die lipotrope Wirksamkeit des Methionins verstärken, daß sie sogar selbst eine gewisse lipotrope Eigenschaft besitzen[1]. — Auf die zahlreichen experimentellen Untersuchungen zur Frage des Zusammenhanges zwischen Hormonen und Fettstoffwechsel kann hier nicht eingegangen werden. Erwähnt sei nur, daß die Wirksamkeit der Hormone für den Kohlenhydratstoffwechsel schon länger bekannt ist, so etwa die Funktion des Insulins, in neuerer Zeit der Einfluß der Nebennierenrindenhormone auf die Phosphorylierungsvorgänge, die Bedeutung des Thyroxins (Glykogenschwund bei Hyperthyreose). Über die thyreostatischen Substanzen liegen widersprechende Befunde vor.

Aus neuester Zeit liegt eine zusammenfassende Bearbeitung der Beziehungen der Nebennierenrinde zu Leberparenchymkrankheiten von ALBRICH und SPIESS-BERTSCHINGER (1957) (dort Schrifttum) vor. Die Verfasser kommen zu dem Ergebnis, daß die enge funktionelle Koppelung beider Organe ein empfindliches Mitreagieren der Nebennierenrinde bei Leberschäden erklärt. Regelmäßig wird bei allen Leberparenchymkrankheiten in sämtlichen Stadien eine Verschmälerung bzw. Schwund der Zona glomerulosa gefunden. Mit Recht führen ALBRICH und SPIESS-BERTSCHINGER diese Erscheinung auf eine Überbeanspruchung und schließliche Erschöpfung der regeneratorischen Funktion der Zona glomerulosa infolge erhöhter Erneuerungsbedürftigkeit der Zona fasciculata zurück. Im Laufe der Krankheit entwickelt sich ein Lipoidschwund der Zona fasciculata. Die Zeichen gesteigerter und schließlich erschöpfter Leistung treten um so deutlicher hervor, je heftiger und plötzlicher die Parenchymschädigung eintritt; es handelt sich somit um den gestaltlichen Ausdruck eines Adaptationssyndroms. Darüber hinaus sahen ALBRICH und SPIESS-BERTSCHINGER bei schweren und langdauernden Leberparenchymschäden eine seröse Epinephritis, unter Umständen mit Sklerose der Organe.

GYÖRGY (1957) hat neuerdings wieder die enge Verbindung von Eiweißstoffwechsel und Hormonhaushalt hervorgehoben.

ζ) Rückwirkungen der Epithelveränderungen auf das Lebermesenchym sowie Beziehungen zwischen Pathogenese, Funktionsstörung und Gewebsumformungen.

Alle diese Beispiele, die sich beliebig vermehren ließen, sollen zeigen, daß nutritive Faktoren im weitesten Sinne entscheidend die Stoffwechselleistungen, die Fermentbildung und -tätigkeit[2] in den *Leberzellen* beeinflussen, d. h. daß auch dieser Teil des Hepatons primär geschädigt werden kann, ohne daß zunächst Blutströmung und Mesenchymstrukturen beteiligt zu sein brauchen. Wir müssen jedoch damit rechnen, daß *in diese alimentär oder stoffwechselmäßig vermittelten Zustandsänderungen des Stoffbestandes der Leberzellen der Sauerstoffmangel, die Kreislaufstörung oder die Toxinwirkung* (Tuberkulose, Alkohol u. a.) *komplizierend eingreifen, und daß andererseits von den verfetteten Leberzellen aus sekundäre Wirkungen auf das Verhalten der mesenchymalen Strukturen ausgehen können.* Wenn man sich zunächst mit dem letzteren beschäftigt, so zeigt sich darin wieder beispielhaft der Zusammenhang der Strukturen in der Lebersynergide. So entwickelt sich aus einer Wochen und Monate bestehenden Fettleber allmählich eine diffuse Fibrose[3]. Die Faserbildung beginnt gleichmäßig und gleichzeitig sowohl in den peripheren als auch in den zentralen Läppchenabschnitten der Leber. Es ist dabei gleichgültig, durch welche Ursache die Fettinfiltration erfolgt ist. Schließlich kommt es auch zu Umbauvorgängen in den Leberläppchen mit

---

[1] GYÖRGY, ROSE und SHIPLEY 1949.
[2] SIEGMUND 1952.
[3] GYÖRGY und GOLDBLATT 1942, 1949, CHAIKOFF und CONNOR 1940, HIMSWORTH und GLYNN 1944, WELIN 1950, KALK 1947 u. a.

Aufteilung derselben durch kollagene Fasernetze und zur Entwicklung einer feinknotigen diffusen Cirrhose, die mehr oder minder fetthaltig ist. Andererseits ist auch eine Fettleber noch nach Jahren völlig rückbildungsfähig. Diese Tatsache bestätigt die bekannte Erkenntnis, daß sich aus dem Aussehen stofflicher Ablagerungen in der Leberzelle kein beweisbarer Rückschluß auf das Schicksal der Zelle ziehen läßt. Damit wird letztlich die Problematik des allgemeinen Degenerationsbegriffes berührt, die hier nicht nochmals aufgerollt werden soll[1]. Erwähnt sei nur in diesem Zusammenhang, daß auch von klinischer Seite meist die Ansicht vertreten wird, daß eine unkomplizierte Fettleber durch Funktionsproben nicht zu erfassen sei[2]. Dagegen haben Canepa und Mitarbeiter[3] stets einen „Estersturz" bei Leberverfettung gefunden. — Wir müssen aber feststellen, daß eine *generell befriedigende wechselseitige Parallele zwischen histologischem Befund und Funktionsprüfung* heute nicht vorhanden ist. Die soeben erwähnten Speicherungsfibrosen sind von den postnekrotischen, z. B. durch experimentellen Proteinmangel erzeugbaren Lebercirrhosen, nicht zu unterscheiden[4]. Auf die Lebercirrhose im Rahmen der allgemeinen Pathologie des Organs wird noch einzugehen sein.

Wir hatten darauf hingewiesen, daß in das komplizierte Geschehen der diätetischen Fettablagerung, wobei man sowohl an eine Infiltration als auch an eine Retention[5] denken kann, die Vorgänge des *Sauerstoffmangels*, der *Kreislaufstörungen* und mannigfaltigster *direkter toxischer Einwirkungen* auf die Leberzelle hineinspielen können. Der Morphologe befindet sich somit im Einzelfall vor der *Frage, ob sich der jeweils wirksame pathogenetische Mechanismus der Leberzellverfettung aus dem Gewebsbild ablesen läßt.* Wir stehen einem derartigen Versuch bei der angedeuteten Kompliziertheit des Geschehens und den kaum zu übersehenden zusätzlichen Faktoren von vornherein sehr kritisch gegenüber, wie es auch Hanser[6] in seinem Handbuchbeitrag bereits getan hat. Hinzu kommt, daß Holmgren[7] eine 24 Std-Rhythmik mit einem Fettmaximum während des Tages glaubt feststellen zu können. — Durch die gründlichen Untersuchungen von Sachs[8] wissen wir, daß gewisse morphologische Verfettungstypen immer wiederkehren. Er unterscheidet 5 Möglichkeiten: Die zentrale perivasculäre Verfettung wird als Folge des Sauerstoffmangels gewertet, was sicher für die meisten Fälle zutrifft[9]. Es gibt aber auch eine zentrale Verfettung bei toxischen Einwirkungen, wofür einmal die Stärke der Toxinwirkung herangezogen wird[10] zum anderen aber wohl auch an zusätzliche mitgestaltende Zirkulationsstörungen zu denken ist. — Die periphere perivasculäre Verfettung wird auf toxische Einwirkungen (Sachs) zurückgeführt. Wenn das auch für manche Fälle zutreffen wird, so muß hier wieder auf das wechselnde modifizierende Verhalten der Blutströmung sowie auf die Vorstellung Egers[11] von den Funktionsfeldern des Läppchens hingewiesen werden. — Die zentrale perihiläre Verfettung wird von Sachs als Alterserscheinung gedeutet, weil sie Beziehung zum braunen Pigment besitzt. — Einzelne über das Läppchen verstreute Fetttropfen sind für den Menschen physiologisch. Eine normale Speicherfunktion für Fett besteht in der Säugerleber nicht. Wichtig ist, daß Unterschiede in der Lokalisation physiologischer Fettablagerung zwischen Herbivoren und Omnivoren einerseits[12] und Carnivoren andererseits bestehen. Die letzteren weisen Fett im

---

[1] Siehe Verhandlungen der Deutschen Gesellschaft für Pathologie, 33. Tagung, 1949, Terbrüggen.
[2] Kalk 1951, Popper und Mitarbeiter 1949, Wigand 1952, Wildhirt 1952 u. a.
[3] Cánepa und Mitarbeiter 1948.   [4] Himsworth und Glynn 1944.
[5] Kettler, 1954.   [6] Hanser 1930.   [7] Holmgren 1931, 1941.   [8] Sachs 1941.
[9] Preissner 1949, Ulrich 1938, Overbeck 1943.   [10] Overbeck 1943, Altmann 1949.
[11] Eger 1954.   [12] Overbeck 1943.

Läppchenzentrum auf, die ersteren in der Peripherie. Außerdem wird von Pfuhl sowie Schiller[1] angegeben, daß bei gesunden Menschen zentrale Leberverfettungen vorkommen. — *Zusammenfassend* müssen wir demnach bekennen, daß wir zur Zeit nur in begrenztem Maße fähig sind, aus der Lokalisation des Fettes beweisbare Schlüsse auf die Ursachen seiner Entstehung zu ziehen. Auch aus der Art der Fette sind keine sicheren Rückschlüsse möglich[2]. Wir müssen ferner zugeben, daß wir trotz der geschilderten Fortschritte der experimentellen und morphologischen Forschung, die die großen Gruppen der alimentären, der hypoxydotischen, der kreislaufbedingten und der toxischen Beschädigungen des Hepatons herausgearbeitet hat, noch nicht alle Bedingungen überblicken.

d) Über allgemeine und örtliche Stoffwechselfehlleistungen bei Lebererkrankungen.

Auf die Leistungen und möglichen Fehlleistungen der Leber im Kohlenhydrat-, Eiweiß- und Fettstoffwechsel, im Mineral- und Wasserhaushalt und im Eisenstoffwechsel kann im einzelnen nicht eingegangen werden. Beispielhaft sei nur erwähnt, daß bei Leberschädigungen Störungen des Kohlenhydratstoffwechsels zu verzeichnen sind, wobei auch Unterschiede je nach der Schwere des Leberschadens vorhanden zu sein scheinen; leichte Schädigung führt zur Behinderung der Glykogensynthese in der Leber, schwere Schädigung stört auch den Zuckerstoffwechsel in der Peripherie: Offenbar sind die Phosphorylierungsvorgänge gehemmt[3]. — Die Leber hört auf, Zucker an das Blut abzugeben, wenn der Blutzuckerspiegel durch Zufuhr von außen erhöht wird, wobei sie einen Teil der zugeführten Glucose zurückhält; dagegen gibt sie bei Hypoglykämie verstärkt Glucose an das Blut ab (homeostatic mechanism, Soskin und Mitarbeiter 1946). Die neurohormonale Beeinflussung des Glykogenbestandes von Leber und Muskulatur ist längere Zeit bekannt. Dagegen sind die Leistungen der Leber im Eiweißstoffwechsel erst in neuerer Zeit genauer herausgearbeitet worden, ebenso die Zusammenhänge zwischen Eiweiß- und Zuckerstoffwechsel. Die Leber stellt das Zentralorgan für die Bluteiweißkörper dar. Das zwingt zu der allgemeinpathologischen Folgerung, daß Erkrankungen des Organs zu Änderungen der Eiweißzusammensetzung des Blutes, daß aber auch Störungen im Eiweißhaushalt zu Rückwirkungen auf die Leber führen. So lagert sich vermehrt zugeführtes Eiweiß in mikroskopisch sichtbarer Form in den Leberzellen ab und führt zum Bild der Eiweißschwellung[4]. Bei der „trüben Schwellung" mit Einlagerung in die Mitochondrien[5] handelt es sich um die Aufnahme von Zerfallseiweiß. Mit den Veränderungen am Zelleiweiß hängen die des Wasserbestandes eng zusammen; es handelt sich um das Auftreten freien Wassers mit dem Bild der „hellen Leberzelle" und um bläschenförmige Umwandlungen der Mitochondrien[5]. Gewöhnlich entstehen derartige Wasser- und Eiweißstoffwechselstörungen durch toxische Einwirkungen (Dysenterietoxin, Diphtherietoxin). Die aufgenommenen Substanzen stammen aus dem Blute. Daraus ergeben sich Beziehungen zur serösen Entzündung (s. oben).

Auch die sog. vacuolige Umwandlung und blasige Entartung[6] besitzen Beziehungen zum Wasser- und Eiweißstoffwechsel. Wesentlich erscheint der Hinweis von Kettler, daß die vacuolig umgewandelten Leberzellen im menschlichen Sektionsgut verkleinert sind und daher die Flüssigkeit nicht nur aus dem Blut aufgenommen sondern auch durch Änderungen des intracellulären Wasser-

[1] Pfuhl 1932, Schiller 1942.   [2] Kettler 1954.   [3] Beckmann 1953.
[4] Terbrüggen 1937, 1947, 1950.   [5] Zollinger 1948, 1950.
[6] Kettler 1948, Altmann 1949, Pichotka 1942.

bindungsvermögens in Freiheit gesetzt sein kann. Ähnliche Überlegungen gelten
für die Eiweißablagerungen in den Vacuolen. Als Ursache kommt in erster
Linie Sauerstoffmangel, unter Umständen durch örtliche Kreislaufstörung vermittelt, in Frage, ferner Toxinwirkungen; wesentlich für die Entstehung der
Vacuolen ist eine Erhöhung oder mindestens die Erhaltung des normalen Blutdruckes. Die Vacuolen können außerordentlich schnell entstehen, schon in
wenigen Minuten, Der erwähnte Zusammenhang zwischen Wasser- und Eiweißstoffwechsel geht daraus hervor, daß sich mit zunehmender Dauer des Zustandes
in den Vacuolen Eiweißkoazervate bilden. Sie kommen jedoch auch ohne vorherige Vacuolenbildung vor; teils werden sie als Ausdruck protoplasmatischer
Entmischung aufgefaßt, teils werden sie aus dem Blutplasma abgeleitet. Die
vacuolig umgewandelten Zellen müssen nicht notwendigerweise nekrotisch werden.

Die seltene sog. blasige Entartung der Leberzellen[1], deren kausale Pathogenese noch nicht befriedigend geklärt ist, sei hier nur anhangsweise erwähnt. —
Über die Störungen des Fettstoffwechsels war im Zusammenhang mit den alimentären Einflüssen auf die Leberzelle schon berichtet worden. Diese wenigen bei-
spielhaften Hinweise mögen genügen, um die *allgemeine Vorstellung von der Korrelation der Leberzelle zu dem Stoffwechsel zu begründen und die Entstehung wechselseitig wirkender Fehlleistungen zu verstehen.* Daß darüber hinaus in alle Stoffwechselgebiete neurohormonale Faktoren regulierend eingreifen, daher auch
Beziehungen zur Leber besitzen, ist selbstverständlich und wurde an Beispielen
bereits erwähnt.

e) Störungen der sekretorischen und exkretorischen Funktion der Leberzellen.

Wenn zuletzt mehrfach die Grenzen des Organs in unserer Betrachtungsweise überschritten wurden, um die Leber als in das Ganze des Organismus
eingefügt zu verstehen, soll das Auge jetzt wieder auf jene gestaltliche Einheit
gelenkt werden, die letzten Endes der greifbare Ausdruck all der verwickelten
Beziehungen ist, das Hepaton. Denn die Betrachtung seiner Lebensäußerungen —
unter regelmäßigen wie unter irregulären Verhältnissen — wäre unvollständig,
wenn wir nicht noch einen Blick auf seine sekretorische und exkretorische Funktion sowie ihre Störungen werfen würden.

Aufschlußreich für die allgemein-pathologische Betrachtungsweise ist zunächst die bekannte Erkenntnis, daß es eine extrahepatische Gallenfarbstoffbildung gibt, und daß wir seit den Untersuchungen Aschoffs (1932) von der
führenden Rolle des Sternzellensystems der Leber bei der primären Gallenfarbstoffproduktion wissen. Das zeigt einmal die große funktionelle Bedeutung dieses
Zellsystems, die über jene der gewöhnlichen Capillarendothelien hinausgeht,
zum anderen aber auch seine leistungsmäßige Gebundenheit im Gesamtsystem
des Hepatons, für welche die strukturelle Verknüpfung nur den sichtbaren Ausdruck bildet. Ferner ist daraus zu entnehmen, daß das Sternzellensystem der
Leber lediglich ein Spezialfall des reticulohistiocytären System ist, ein Spezialfall aber auch insofern, als es mit den Leberzellen eine besondere, für das Organ
weitgehend kennzeichnende Leistungs- und Bauverknüpfung eingeht. Denn
einmal ist mit Henning[2] hervorzuheben, daß die extrahepatische im Vergleich
zur hepatischen Gallenfarbstoffbildung gering ist, zum anderen sind die Leberzellen an der Ausscheidung maßgeblich beteiligt; man muß sogar zugeben,
daß eine andere Anschauung, die meint, die Leberepithelzellen seien der Ort

---

[1] Fischer-Wasels 1922, Hanser 1930, Kettler 1954 u. a.
[2] Henning 1955.

der Gallenfarbstoffbildung, seit NAUNYN noch nicht verstummt ist[1]. KÜHN und HILDEBRAND[2] sprechen von einem „Auswahlvermögen" der Leberzelle bei der Sekretion und Exkretion. Wir meinen, daß in dieser Formulierung eine zwar stark vermenschlichte, jedoch dem allgemeinen Inhalt nach durchaus zutreffende Kennzeichnung eines jener merkwürdigen funktionellen Zusammenhänge zwischen Leberepithelzelle und Sternzelle gegeben ist. Die Gallebildung und -ausscheidung ist somit dem Gesamtkomplex des Hepatons zugeordnet.

Die Gallensäuren werden wahrscheinlich nur in der Leber gebildet und zerstört[3], wobei die Bedeutung der Sternzellen und Leberzellen noch nicht gegeneinander zu begrenzen ist. — Cholesterin gehört zu den Exkretionsprodukten der Leber.

Als Beispiel dafür, daß auch die Blutströmung, die wir bekanntlich als *Teilfunktion* des Hepatons auffassen, mit der Gallenfarbstoffproduktion zusammenhängt, sei daran erinnert, daß bei der Anwendung von Choleretica eine *arterielle Hyperämie* der Leber *mit* Zunahme des Galleflusses verbunden ist[4]; nach Unterbindung der Pfortader wird der Gallefluß herabgesetzt.

Als weiteres Beispiel für unsere allgemeine Auffassung, daß die Gallebildung und -ausscheidung vom Standpunkt der funktionellen und strukturellen Ganzheit des Hepatons verstanden werden muß, will ich die Erscheinung der *Albuminocholie* (Proteinocholie) anführen[5]. Wir sehen darin ein frühes Zeichen einer geschädigten Funktion des Hepatons. Die Leberzellen sezernieren Eiweiß in die Gallecapillaren, wobei es sich um zelleigene Proteine, aufgenommene Plasmaeiweißkörper oder Fehlausscheidung („Parapedese") der in der Leberzelle gebildeten Serumalbumine handeln kann. Die Erscheinung tritt unter ganz verschiedenen Bedingungen auf, z. B. bei Sauerstoffmangel[6] aber auch bei Leberzellvergiftungen durch Arsen, Phosphor und andere Gifte, bei der Hepatitis epidemica, bei Blutstauung. Ein mangelnder Sekretionsdruck, der nur funktionell oder bis zur gestaltlichen Sichtbarkeit geschädigten Leberzellen dürfte für das Liegenbleiben der Eiweißcylinder mit entscheidend sein. Sicher ist, daß verschiedene Ursachen, die das Hepaton primär an unterschiedlichen Stellen treffen, zum nämlichen Ergebnis führen. Dadurch wird der Vorgang für die funktionelle und strukturelle Einheit des Hepatons beispielhaft.

In diesem Zusammenhang ist ferner die Tatsache für den zugrunde gelegten allgemeinen Gesichtspunkt aufschlußreich, daß die normalerweise in der Galle enthaltenen Mengen von Albumin, Globulin und Mucin bei Erkrankungen des Leberparenchyms zunächst im Sinne eines Anstieges des Albumins und Mucins verändert werden; später wird das Albumin-Globulinverhältnis zugunsten der Globuline verschoben. Auch die übrigen in der Galle enthaltenen Stoffe wie Wasser, Mineralien, Gallensäure, Cholesterin und Fette ändern bei Erkrankungen des Leberparenchyms, worunter hier das Hepaton in seiner Gesamtheit verstanden werden soll, ihre Ausscheidungsgrößen und Mengenverhältnisse[7]; so kann schließlich die Galleausscheidung ganz aufhören. Natürlich leidet auch die exkretorische Funktion stickstoffhaltiger Abbauprodukte. Hierbei spielen jedoch eine ausgleichende Regulation, aber auch eine toxische Schädigung der Nieren[8] eine wesentliche, das Krankheitsbild mitgestaltende Rolle.

Das sog. *hepatorenale Syndrom*[9] ist der Ausdruck für die schwere allgemeine Stoffwechselstörung, die bei Lebererkrankungen auftreten kann und die zu funktionellen Störungen der Niere führt. OETTEL[8] hat diese Funktionsstörungen und ihre Folgen,

---

[1] FISCHLER 1949.   [2] KÜHN und HILDEBRAND 1951.
[3] BOLLMANN und MANN, zit. nach BECKMANN 1953.   [4] SCHWIEGK 1952.
[5] BÜCHNER 1953, 1955, KALK und BÜCHNER 1947, ALTMANN 1949, KÜHN 1947, 1948, ALTMANN und KÜHN 1949, WUHRMANN und WUNDERLY 1952 u. a.
[6] ALTMANN 1949.   [7] BECKMANN 1953.   [8] OETTEL 1948.   [9] NONNENBRUCH 1939.

wobei auch extrarenale Momente eine große Rolle spielen, tabellarisch übersichtlich zusammengefaßt. Andererseits weisen experimentelle Ergebnisse mit cholinarmer Diät oder langfristigen Alkoholgaben[1] auf eine gleichgeordnete Schädigung beider Organe hin. In diesem Zusammenhang sei auch nochmals an die Störungen des Wasserhaushaltes bei Lebererkrankungen erinnert. Sie sind nicht renal bedingt. Beim eigentlichen hepatorenalen Syndrom ist die Lebererkrankung übergeordnet, und die Nierenstörung braucht morphologisch nicht nachweisbar zu sein, gelegentlich ist ein Ödem vorhanden. Die Art der primären Lebererkrankung kann verschieden sein (Hepatitis unterschiedlicher Ursache, Lebercirrhose, Stauungsleber, Lebercarcinom). Neben den genannten allgemeinen Stoffwechselstörungen und toxischen Wirkungen wird als Ursache des hepatorenalen Syndroms auch an nervös-reflektorische Vorgänge gedacht. Oettel nennt auf dem Boden klinischer und experimenteller Untersuchungen als Grundlage des hepatorenalen Syndroms den Anstieg des Residualstickstoffes infolge mangelnder Harnstoffbildung in der Leber und die toxische Wirkung der Leberzerfallsstoffe bei rasch einsetzenden Nekrosen. Hierbei werden z. T. schwere Nephrosen beobachtet. Mit Recht bezweifelt Beckmann[2], ob diese Befunde jener vorwiegend funktionellen Störung entsprechen, die Nonnenbruch ursprünglich als hepatorenales Syndrom im Auge gehabt hatte. — Oettel[3] nennt im einzelnen jene Funktionsstörungen der Leber, die für die Tätigkeit der Niere besonders bedeutsam sind.

Für die allgemeine Pathologie der Leber kann man aus all diesen teils im Funktionellen verbleibenden, teils aber auch mit morphologisch faßbaren Zellveränderungen einhergehenden Zusammenhängen nur eine Bestätigung der Tatsache entnehmen, daß die funktionellen Beziehungen des Hepatons zum Blut und zum gesamten Stoffwechsel, wozu auch die sog. Entgiftungsfunktionen und letztlich auch die Ausscheidungsfunktionen gehören, in wechselnden Ausmaßen gestört sein können, ohne daß wir mit unseren derzeitigen Methoden aus den Leberveränderungen ablesen können, wie weitreichend die Stoffwechselstörung im Einzelfall ist.

f) Über Ikterusfragen.

In einer allgemeinen Pathologie der Leber ist naturgemäß nicht der Ort, die teilweise strittigen Probleme der Genese des *Ikterus* zu erörtern[4]. Trotzdem erscheint es mir notwendig, auf die Grundlagen, soweit sie Beziehung zur Morphologie besitzen, einzugehen. Am übersichtlichsten liegen die Verhältnisse noch bei den Extremen des reinen hämolytischen und des reinen mechanischen Ikterus. Im ersten Fall entsteht eine bilirubinreiche, pleiochrome Galle. Das vermehrt gebildete und resorbierte Stercobilinogen gibt Anlaß zur positiven Ehrlichschen Aldehydreaktion im Harn. Das indirekte Bilirubin passiert die Nierenschwelle nicht (daher keine Bilirubinurie). Dagegen entsteht in der langsam fließenden pleiochromen Galle durch Reduktion reichlich Urobilinogen, auch Mesobilirubin. — Auch beim mechanischen Ikterus bewirken die bilirubinreduzierenden Fermente der Leberzelle eine Umbildung des Bilirubins über Mesobilirubin zu Urobilinogen. Hinzu kommt direkt reagierendes Bilirubin im Blut; bei totalem Verschluß verschwindet naturgemäß das Stercobilinogen; Anstieg von Cholesterin und alkalischer Phosphatase im Blut sowie Gallensäurenausscheidung im Harn sind bei dieser Form verständlich. — Unter morphologischen Gesichtspunkten geht man nicht fehl, einen Übertritt der Galle in das Lymphsystem zunächst als eine wesentliche pathogenetische Komponente anzusprechen. Als Stelle des Übertrittes wird von manchen Autoren wohl mit Recht die Ampulle, d. h. der Ort des Überganges in das Schaltstück bezeichnet[5]. Es handelt sich um jene Stelle, die wir auf Grund der besonderen funktionsbedingten Struktur

---

[1] White 1945, Patterson und McHenry 1942, Chaikoff, Entenman, Gillman und Connor 1948 u. a.
[2] Beckmann 1953.   [3] Oettel 1948.
[4] Neuere zusammenfassende kritische Darstellung bei Popper und Schaffner 1957, siehe ferner Pavel 1949, Rolleston und McNee 1929, Rich 1925, 1930, With 1944, 1945, 1946, 1947, 1948, 1949.
[5] Kühn 1948, 1951, Kikuchi 1935 u. a.

des Hepatons als gefährdet vermutet hatten, weil sie eine Nahtstelle des gesamten Systems darstellt. Es wäre aber unzutreffend zu meinen, daß der hämolytische und mechanische Ikterus durch diese stark vereinfachte Betrachtung befriedigend erklärt wäre, vielmehr müssen wir uns darüber klar sein, daß in beiden Fällen alsbald eine Komponente hinzutritt, die auf einer Schädigung des Hepatons — insbesondere wohl der Leberzellen — beruht und daher Beziehungen zu der dritten Ikterusform, dem „hepatischen (hepatocellulären) Ikterus" herstellt. — Für den hämolytischen Ikterus ist zunächst ganz allgemein die Tatsache als ungeklärt zuzugeben, daß die Leber das vermehrt angebotene Bilirubin nicht ausscheiden kann, obwohl bekanntlich nur ein Bruchteil des Organs zur Bewältigung der normalen Bilirubinausscheidung genügt (nach Tierexperimenten etwa $1/5$). Man hat zur Erklärung einmal eine mechanische Behinderung des Abflusses der Galle infolge ihrer Zähigkeit angeschuldigt; zum andern wurde von RICH[1] auf die Bedeutung des Sauerstoffmangels für die Bilirubinausscheidung hingewiesen. Wir haben oben auf die Zusammenhänge zwischen Cholerese und arterieller Hyperämie in der Leber aufmerksam gemacht. Hierin scheint uns ein für die allgemeine Pathologie der Leber wichtiger Gesichtspunkt geäußert zu sein, den man im Auge behalten muß. Er beruht letztlich wiederum auf dem einfachen Grundsatz, daß die Verrichtungen des Hepatons und die diesen Tätigkeiten zugeordneten Strukturen nur im Zusammenhang betrachtet werden können, und daß sich manche Unklarheiten und Gegensätze in der Auffassung des Ikterus beheben, wenn eine allzu starke Einseitigkeit der Betrachtungsweise vermieden wird.

Dasselbe gilt natürlich für den mechanischen Ikterus: Außer der oben erwähnten lymphogenen Entstehung wird bei jeder länger dauernden Gallestauung die Leberzelle selbst geschädigt. Es treten dann auch für die funktionelle Betrachtungsweise Mischformen zwischen mechanischem und hepatischem Ikterus auf. Diese Überlegungen leiten uns zum eigentlichen *hepatischen Ikterus* über. Hier müssen von vornherein verschiedene Möglichkeiten der Pathogenese ins Auge gefaßt werden: Zum ersten kann eine „Ausscheidungsschwäche" der Leberzelle für Bilirubin vorliegen, wobei nicht unbedingt eine sichtbare Beeinträchtigung ihrer Struktur vorhanden sein muß. Diese Fälle müssen als „Retentionsikterus" aufgefaßt werden. Zum zweiten ist auf jene mit Dissoziation und Nekrose von Leberepithelzellen einhergehenden Formen schwererer Art hinzuweisen, die zu einer Eröffnung der Lumina der Gallecapillaren führen: „Regurgitationsikterus" (RICH). Diese Vorgänge sind aber durchaus problematisch, da in manchen Fällen schwererer Parenchymzerstörung kein Ikterus besteht[2] und vielfach agonale oder postmortale Gewebsveränderungen vorliegen. Zum dritten ist es eine Tatsache, daß nach Unterbindung der Gallengänge das Bilirubin in der Lymphe des Ductus thoracicus wesentlich früher ansteigt als im Blut; man kann daher nach WITH[3] einen aktiven abnormen Sekretionsvorgang annehmen, der zur Ausscheidung von Bilirubin in die Lymphspalten der Leber führt. Er setzt ein, wenn der Druck im galleleitenden System 25 cm Wasser übersteigt: „lymphogener Ikterus" (WITH). — Zum vierten weist BAUMGÄRTEL[4] für den hepatischen Ikterus darauf hin, daß eine „Ablenkung der Galle in das Blut" stattfinden kann. Mit Recht erinnert er an die allgemein-pathologisch wichtige Tatsache der Bipolarität der Leberzelle im Hinblick auf die Abgabe von Zucker in das Blut und von Galle in den Darm. Das entspricht ganz unserer eingangs geschilderten Auffassung des „Hepatons" mit seiner auch morphologisch besonders ausgestalteten Beziehung zum Blut einerseits und zum Darm anderer-

---

[1] Zit. nach BECKMANN 1953. [2] KALK 1948, KÜHN 1948 u. a.
[3] WITH 1949. [4] BAUMGÄRTEL 1947, 1949, 1950.

seits und ist auch der Grund, warum wir in unserer allgemeinen Betrachtung wenigstens kurz auf diese mit dem Ikterusproblem zusammenhängenden Fragen eingehen müssen. Baumgärtel bringt den Ikterus in Beziehung zum Glykogenschwund in der Leber, insofern als bei gesteigerter Glykogenolyse ein Teil der Galle mit der Glucose in das Blut abgeführt wird. Die Steigerung der Glykogenolyse in der geschädigten Leberzelle denkt Baumgärtel sich nerval durch einen parasympathischen Reiz von der Leberzelle über das Zuckerzentrum vermittelt. Damit wird ein funktionelles Moment bei der Ikterusgenese in den Vordergrund gestellt: Ein nervös gesteuerter Regulationsmechanismus zur Eliminierung des Bilirubins aus der toxisch geschädigten Leberzelle in die Blutbahn. Zur Begründung seiner Theorie weist Baumgärtel darauf hin, daß nach intravenöser oder oraler Glucosegabe ein Ikterus mit Hyperbilirubinämie und Urobilinogenurie auftreten kann. Breuninger[1] konnte diese Ergebnisse nicht reproduzieren. Durch zentralnervösen Reiz (z. B. Schädeltrauma) kann bei gesunder Leber Hyperbilirubinämie und Urobilinogenurie erzeugt werden.

g) Korrelation zwischen Nervensystem und Lebererkrankung.

Die *Korrelation zwischen Nervensystem und Leber* ist bisher verhältnismäßig wenig ins Auge gefaßt worden. Auf die neurohormonale Regulation der Stoffwechselbeziehungen und die nervale Komponente gewisser Kreislaufstörungen, die ebenfalls hierher gehören, wurde schon hingewiesen. Allerdings möchte ich — das sollte wohl aus der ganzen Darstellung hervorgegangen sein — nicht im Sinne Rickers mißverstanden werden, daß etwa „das Neurologische" das erste Glied in der Physiologie und Pathologie des Organs sei. Von einer derart einseitigen Anschauung sind wir weit entfernt. Ganz allgemein will mir scheinen, daß das Nervensystem in der Leber auch nur *einer* unter vielen übergeordnet regulierenden und örtlich wirkenden Faktoren ist. Dabei befinden wir uns in weitgehender Unkenntnis darüber, was unter nervaler Beeinflussung vor sich geht, welche Stoffwechselteilleistungen verändert werden, welche Einflüsse auf die Leberzellen und die Reticuloendothelien ausgeübt werden. Es ist wohl nicht notwendig, daß alles nur über eine Zirkulationsstörung vermittelt wird. — Beckmann (1953) weist vom Standpunkt des Klinikers mit Recht darauf hin, daß man nicht immer sicher entscheiden kann, ob eine psycho-neurovegetative Störung bei einer Leberfunktionsminderung primär oder sekundär ist. Als ein Beispiel der engen Beziehungen zwischen zentralem Nervensystem und Leber, wobei wiederum noch nicht entschieden ist, welches Organ primär betroffen ist, sei die Wilsonsche Erkrankung hier angemerkt. — Auch auf das häufige Zusammentreffen von Leberfunktionsstörungen mit Schizophrenie ist aufmerksam gemacht worden[2]. Eine genaue Abschätzung psychischer Symptome, ob sie Ursache oder Folge der Leberschädigung sind, oder ob sie als zusätzliche Belastung im Sinne einer Resistenzminderung am Entstehen einer gleichzeitig anlaufenden Virushepatitis beteiligt sind, ist außerordentlich schwierig und wohl in den meisten Fällen nicht mit wünschenswerter Beweiskraft durchzuführen.

h) Die Cirrhosen im Rahmen einer allgemeinen Pathologie der Leber.

Bei der Besprechung pathologischer Leberveränderungen wurde bereits auf die bemerkenswerte Tatsache hingewiesen, daß die Leber ein Organ ist, das im Vergleich zu anderen großen Drüsen ungemein häufig von einer *chronischen Entzündung* heimgesucht wird. Dies hängt von der zentralen Stellung der

---

[1] Breuninger 1948.
[2] Piaget 1950, Fischer, Georgi, Weber und Piaget 1950 u. a.

Leber „im vegetativen Leben des Organismus" (RÖSSLE 1930) ab, d. h. letztlich von der Vielfalt und Vielschichtigkeit ihrer Funktionsbezüge. Daher sind uns jene Umformungen bedeutungsvoll, die unter chronischer Entzündung mannigfaltiger Ursache in der Leber vor sich gehen und unter dem Sammelnamen der *Lebercirrhose* zusammengefaßt werden.

Bereits bei den akuten Formen der Leberentzündung war das Wesentliche die gleichzeitige Beteiligung von Epithel und Mesenchym; so wird zu erwarten sein, daß es bei den chronischen Entzündungen ähnlich ist. Daneben ist zweifellos bekannt, daß es überwiegend oder fast rein epithelio-toxische Wirkungen und mesenchymotoxische Giftwirkungen gibt[1]. Am häufigsten ist die Kombination beider; cirrhogen wirkt aber auch der rein mesenchymotoxische Schaden, und zwar führt er zur „elephantiastischen Cirrhose". Diese außerordentlich fruchtbare Einteilung RÖSSLEs geht von der Struktur des Hepatons aus mit dem Ergebnis, daß es auch bei den chronischen Entzündungen als Ganzes erkrankt, und die Umformungen des Organs nur aus dieser Tatsache abgeleitet werden können. Für jeden, der sich Sinn für die Variationsbreite biologischer Vorgänge bewahrt hat, ist verständlich, daß man daher sehr wohl eine Reihe von Phänomenen finden kann, bei denen im Extrem *eine* der Komponenten des Hepatons im Vordergrund des Geschehens stehen kann.

Nach diesen einleitenden Betrachtungen, die die Bedeutung der Lebercirrhosen für die allgemeine Pathologie der Leber generell umreißen sollten, ist auf einige Einzelheiten einzugehen, die geeignet sind, unsere Betrachtungsweise zu erläutern: Wenden wir uns zunächst der Frage nach der *Ursache* einer Lebercirrhose zu, so ist bekanntlich in älterer und neuerer Zeit eine ungeheure experimentelle Arbeit zu ihrer Aufklärung geleistet worden. Wir werden auf Grund unseres allgemeinen Standpunktes von vornherein die Vermutung äußern, daß es „*die*" Ursache der Lebercirrhose nicht gibt, sondern daß sehr unterschiedliche Faktoren zu den nämlichen Grundvorgängen einer chronischen Entzündung mit fortschreitenden herdförmigen disseminierten Epithelnekrosen werden führen können, weil die Voraussetzung nicht allein in diesen ursächlichen Bedingungen als vielmehr in der Grundstruktur des Organs zu suchen ist. Ohne die Einzelheiten dieses unübersehbaren Schrifttums anzuführen und zu erörtern, kann man zusammenfassend feststellen, daß sich einige große Faktoren aus dem Ursachenkomplex der Lebercirrhosen haben herausarbeiten lassen: die Virushepatitis, die Mangelernährung, der Parasitenbefall und die Wirkung anorganischer oder organischer toxisch wirkender Stoffe. — Zur Erläuterung der oben erwähnten Einzelheiten sei zunächst die formale Genese der *posthepatitischen Cirrhose* dargestellt.

α) *Formale Genese der posthepatitischen Cirrhose.*

Die Anschauungen des Schrifttums sind nicht einheitlich: Einmal wird die Meinung vertreten[2], daß die posthepatitische Lebercirrhose eine postnekrotische Cirrhose ist; damit wird an die alten Anschauungen von ACKERMANN[3] und KRETZ[4] angeknüpft. Nach dieser Ansicht ist die Voraussetzung dafür, daß die ursprüngliche Struktur des Leberläppchens nicht mehr durch Regeneration wiederhergestellt werden kann, eine besonders große Ausdehnung der Nekrose, und zwar so, daß die zentrale Parenchymnekrose mit intermediären und peripheren Nekrosen konfluiert oder selbst so ausgedehnt ist, daß sie den äußeren Parenchymring des Leberläppchens durchbricht. In jedem Fall ist damit die Situation geschaffen, daß das Leberläppchen dem erhöhten Druck des entzündeten

---

[1] RÖSSLE 1930.　　[2] THALER 1952.　　[3] ACKERMANN 1889.　　[4] KRETZ 1900.

Organs nicht mehr standhalten kann, das Gerüst der Sinusoide kollabiert und eine Neubesiedelung der zellentleerten Areale auf dem Wege der Regeneration nicht mehr möglich ist. Die von den erhaltenen Parenchymbruchstücken ausgehende Regeneration führt zur Vergrößerung und Abrundung derselben mit konzentrischer Komprimierung der angrenzenden Bindegewebsstrukturen.

Die Hyperplasien nach Leberzelluntergang entstehen nach Dible[1] dort, wo die örtliche Blutversorgung noch am besten ist. Das ist in erhaltenen Läppchen und breiten überlebenden Gebieten der Fall. Die alten Zellen werden durch die neugebildeten komprimiert, sie geraten in Atrophie und verschwinden; hierbei kann es zu einer peripheren Fibrose kommen, wodurch die Umbauvorgänge in der Leber weiterhin kompliziert werden. Die zeitlichen Verhältnisse bei der Entstehung der Lebercirrhose sind sicher entscheidend für die endgültige Form des Organumbaus. Man wird grundsätzlich mit den Möglichkeiten eines einmaligen Schubes[5], wiederholter Schübe mit entsprechender Vermehrung und Vergrößerung der Nekrose- und Entzündungsbezirke[2] sowie einem allmählichen kontinuierlichen Fortschreiten zu rechnen haben.

An dieser Stelle muß hervorgehoben werden, daß keinesfalls jede örtliche Bindegewebsvermehrung in der Leber als Cirrhose bezeichnet werden kann: In jenen Fällen nämlich, in denen nach einer umschriebenen zentralen Nekrose oder anders lokalisierten geringeren Nekrose eine regeneratorische Wiederbesiedelung mit Leberzellen erfolgt ist, sieht man gelegentlich Vermehrungen, Verdichtungen und Kollagenisierung der Gitterfasern, die zentral oder auch an anderen Stellen des Acinus liegen; man spricht von posthepatitischer Sklerose. Wenn außerdem noch eine deutliche Verbreiterung der Periportalfelder damit verbunden ist, wird der Zustand als posthepatitische Fibrose bezeichnet[3].

Ohne zunächst auf die Anschauung vom Primat der Nekrose einzugehen, sieht man daraus, daß die Wiederherstellung der alten Form bei vollständig kollabiertem und nicht mehr entfaltbarem Gitterfasergerüst unmöglich ist. Aus der Beteiligung der Capillarwände und des Bindegewebes an den Vorgängen der Sklerose und Fibrose geht jedoch hervor, daß offenbar die Dinge bei einer einseitigen Betrachtung des Epithels nicht befriedigend zu erklären und zu verstehen sind, daß es vielmehr nötig sein wird, die Komponenten des Hepatons gleichzeitig und gleichmäßig zu berücksichtigen. Damit sind wir schon bei der Kritik der eben gekennzeichneten Anschauung. Bevor wir sie jedoch fortsetzen, müssen einige weitere Befunde ins Auge gefaßt werden: Es ist verständlich, daß bei ausgedehnten Nekroseherden mit Kollaps und Induration der Sinusoide und kompensatorischen Regeneraten der erhaltenen Teile das Bild der grobknotigen Marchandschen Hyperplasie (Kartoffelleber nach Kalk[4]) oder zumindest einer sehr grobknotigen Lebercirrhose resultieren muß. Es ist hier nicht der Ort, die einzelnen makroskopischen Formen nach ihrer Korngröße und dem Gewicht der Leber abzuleiten. Man kann jedoch feststellen, daß außer den bereits genannten Formen auch gewöhnliche Laënnecsche Cirrhosen[5] aber auch typische glatte oder sehr feinkörnige hypertrophische Cirrhosen[6] beobachtet worden sind. Nach Thaler[3] hängt die Form der Lebercirrhose von der Ausdehnung der Nekrosen, dem Maß der Regeneration und dem Maß der Bindegewebsschrumpfung ab. Diese Anschauung, die zweifellos wesentliche Gesichtspunkte richtig herausstellt, erscheint doch insofern unvollständig, als nicht nur eine Schrumpfung von Bindegewebe, wie sie etwa als Folge zweifellos vorkommender sekundärer resorbierender, infiltrativer Entzündungsprozesse vorgestellt

[1] Dible 1943, 1951.   [2] Thaler 1953, 1955, 1956.   [3] Thaler 1952.
[4] Kalk 1948, 1954.   [5] Bergstrand 1930, Kalk 1948, 1954, Thaler 1952, 1955.
[6] Wohlwill 1939, 1940, Arsénio Nunes 1953.

werden muß, maßgebend ist, sondern auch eine eigene, von Anfang an mitge-
staltende entzündliche Neubildung von Bindegewebszellen und -fasern an allen
Mesenchymstrukturen des Hepatons, vor allem auch intralobulär. Dieser Gesichtspunkt ist von RÖSSLE mit Nachdruck in den Vordergrund gestellt worden.
Daß die Rolle des Mesenchyms bei der Lebercirrhose sich nicht auf sekundäre
Resorption und Schrumpfung beschränkt, geht daraus hervor, daß seine primäre
Läsion bei manchen Formen, wie etwa den fast glatten oder sehr feinkörnigen
hypertrophischen Cirrhosen geradezu im Vordergrund stehen kann. Auch die
von THALER mit Recht in ihrer Bedeutung gewürdigte Regeneration der Leberepithelien hängt neben den geschilderten irreparablen Kollapszuständen der
Sinusoide von einer primären Schädigung des Gitterfasersystems ab, die bis zu
seiner Auflösung gehen kann. — Die allgemeine Pathologie der Wundheilung
hat uns darüber belehrt, daß die Regeneration des Epithels maßgeblich von der
Unversehrtheit der mesenchymalen Unterlage abhängt. Wir möchten daher die
neuen schönen Ergebnisse THALERs zur Frage der posthepatitischen Cirrhose
im besonderen und zur Lebercirrhose im allgemeinen, auf die auch WERTHEMANN
(1953) hinweist, insofern ergänzt sehen, als wir den von ihm und angloamerikanischen Autoren[1] angewendeten Begriff der „postnekrotischen Cirrhose" (postnecrotic scaring), der letztlich alle Cirrhosen mit Ausnahme der sog. biliären
und der Speicherungscirrhosen umfaßt, aus dem Zentrum der Vorstellung
hinausrücken und vielmehr von einer jeweils *wechselnden postnekrotischen
Komponente in einer Lebercirrhose* sprechen. Sie besitzt natürlich für die Gestaltung des Umbaus große Bedeutung.

aa) Die Bedeutung der Epithelnekrosen
und Angio-Mesenchymreaktion für die formale Genese der Lebercirrhose.

Wenn man aber allzu einseitig die Nekrose zum pathogenetischen Prinzip
erhebt, wird man folgerichtig dazu genötigt sein können, alle jene postnekrotischen Narbenzustände als „Pseudocirrhosen" von den eigentlichen Cirrhosen,
die nur noch die „biliären" und „postinfiltrativen" umfassen, abzutrennen, was
zu einer Auflösung des üblichen Cirrhosebegriffes führt. HIMSWORTH (1947) hat
diese Unterscheidung durchgeführt und spricht von „postnecrotic scaring" auf
der einen sowie „diffuse fibrosis" auf der anderen Seite. Bei der letzteren Form
entwickelt sich nach HIMSWORTH eine vollständige Aufhebung der Läppchenstruktur, während es nach einmaligem Nekroseschub nur zu einer teilweisen
Aufhebung der Struktur kommt. Wiederholte Schübe zentraler Leberzellnekrosen sollen ähnlich wie die postinfiltrativen Formen durch vollständige
Zerstörung der Läppchenstruktur ausgezeichnet sein. Dieser Anschauung liegt
der richtige Gedanke zugrunde, daß eine gleichmäßige Infiltration der Leber
mit Fett oder anderen Stoffen viel eher zu einem lückenlosen, d. h. doch wohl
„vollständigen" Umbau führen kann als Nekrosen, zumal wenn sie einmalig
sind. Ihnen haftet das Element des Herdförmigen an. Je häufiger sich Nekrosen
wiederholen, um so vollständiger wird der Befall der Leberläppchen sein; aber
auch bei einmaligem Nekroseschub ist durchaus eine sehr weitgehende Beteiligung
der Läppchen vorstellbar. Aus diesen kurzen Erörterungen geht schon hervor, daß
es sich letztlich um eine *quantitative* Frage handelt, und daß die Vollständigkeit
oder Unvollständigkeit des Befalles keine zureichende Grundlage für die Beurteilung des zugrunde liegenden Vorganges bildet. Allerdings, das „Problem des
Herdförmigen" (FEYRTER) ist uns aufgegeben wie so häufig in der Pathologie.
Hier können wir nur auf das zurückverweisen, was über die sicher wechselnden

---

[1] HIMSWORTH 1947 u. a.

Zirkulationsbedingungen (nur ein Teil der Lebercapillaren ist normalerweise durchblutet), die mögliche räumliche Gliederung in Funktionsfelder und die sichere zeitliche Rhythmik des Leberläppchens gesagt worden ist. In diesen räumlichen und zeitlichen Gliederungen liegen die Vorbedingungen für das Auftreten des Herdförmigen. Wir sind aber zur Zeit noch weit entfernt, diese Bedingungen vollständig zu übersehen.

Wir sagen also, daß einmal das Ausmaß und die Verteilung der Nekrosen in weiten Grenzen wechseln, zum anderen aber auch das Maß der primären Mesenenchymbeteiligung in großen Bereichen schwankt. Rössle (1930) hat dafür die Formulierung gefunden: „Ich möchte meinen, daß *die Vielgestaltigkeit der cirrhotischen Krankheit zum größten Teil von den Abstufungen dieser gleichzeitig gegen*

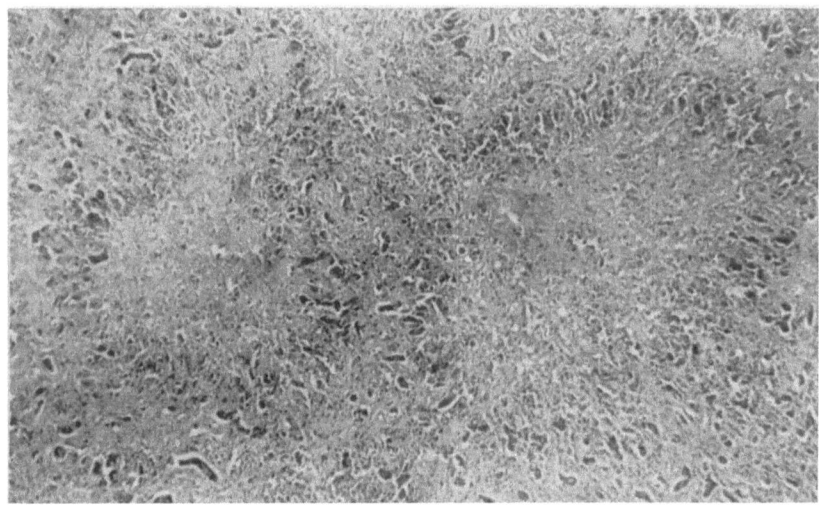

Abb. 78. 5jähriges Mädchen. Klinisch perakute gelbe Leberdystrophie; vor ¹/₄ Jahr Hepatitis. Frischer Schub einer Hepatitis contagiosa unter dem Bild einer *akuten gelben Leberdystrophie*. Vollständige Nekrose der Läppchen. In der Läppchenperipherie erhaltene Gallengangsregenerate (erster hepatitischer Schub 3 Monate vor dem Tode). HE. Vergr. 64mal.

das Leberepithel und sein eigenartiges Mesenchym gerichteten Giftwirkungen verursacht ist, daß ausschließliche, spezifische Epithelvernichtungen selbst großen Maßstabes harmloser in ihren Folgen für die Struktur sein können als Totalbeschädigungen des Lebergewebes und daß auf der anderen Seite elektive Ausfälle der Capillarwände, spezifische Erkrankung der Sternzellen und Auflösung der Gitterfasern bestehen.“ Es ergibt sich somit eine Reihe, an deren einem Ende Erkrankungen stehen, die ausschließlich die Leberepithelien betreffen: akute gelbe Leberatrophie (Abb. 78); an deren anderem Ende die vorwiegend mesenchymalen Reaktionen beobachtet werden: hypertrophische, pericapilläre und pericelluläre Cirrhosen („elephantiastische“ Form der Cirrhose, Rössle) (Abb. 79). Die Bedeutung der Nekrose ist naturgemäß bei den einzelnen Formen, die diese Extreme kontinuierlich verbinden, verschieden. — Auch bei den akuten Leberentzündungen konnten wir feststellen, daß bald die Nekrosen des Epithels, bald die Schädigung und Reaktion des Mesenchyms im Vordergrund stehen (oft aber beide Komponenten gleichmäßig vereint vorkommen). So erwähnt Rössle[1] unter anderem das Auftreten von Leberzellnekrosen bei Endocarditis lenta, bei Varicellen, Gelbfieber, wobei die letztere Krankheit auch ein Ödem mesenchymaler Strukturen und Schwellung der Sternzellen sowie Capillarblutungen aufweist.

---

[1] Rössle 1930.

Es sei ferner auf die Befunde an Epithel und Mesenchym bei Sepsis und Weilscher Krankheit, allgemeiner und örtlicher Anoxämie — die z. B. bei der Tetrachlorkohlenstoffvergiftung entscheidend mitspielt[1] — durch endogene und exogene Toxine, bei infektiöser Mononucleose und bei der syphilitischen Feuersteinleber der Neugeborenen erinnert, die alle als Beispiele für die hier vorgetragene Anschauung herangezogen werden können. Unter Anwesenheit der mobilisierten Capillarwandzellen kommt es zur Neubildung von Fasern und Capillaren mit oder ohne Dissoziation des Parenchyms; daneben können die Gitterfasern erhalten

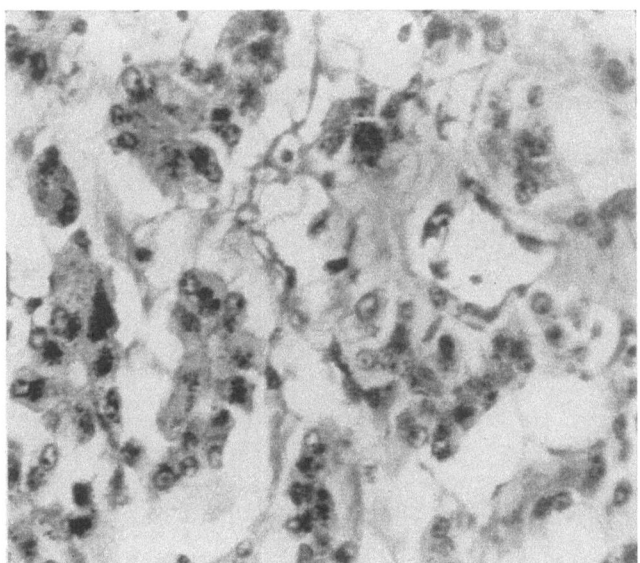

Abb. 79. Hyperplasie und Kollagenisierung der Gitterfasern: pericapilläre und pericelluläre Cirrhose. v. Gies. Vergr. 400mal.

bleiben oder zerstört werden. Wir hatten gesehen, daß gerade die letztere Möglichkeit eine vollständige Wiederherstellung der ursprünglichen Struktur verbietet. Rössle[2] weist darauf hin, daß Hypertrophien und Hyperplasien der Gitterfasern nicht nur durch Entzündung, sondern auch durch Änderung der Gewebsspannung, wie sie etwa bei Umbau und Blutstauung hervorgebracht werden, bedingt sein können.

bb) Die Bedeutung der „Grenzplatte" für die formale Genese der Lebercirrhose.

Wir müssen uns jetzt daran erinnern, daß zur Gesamtheit der Lebersynergide auch das Glissonsche Gewebe gehört mit seiner besonderen Beziehung zum Leberläppchen, die durch die „Grenzplatte" dargestellt wird, eine Begrenzung, die zugleich eine Verbindung darstellt, indem sie der Überleitung der Gallecapillaren in die Schaltstücke der intertubulären Gallengänge dient. Dieses Gebiet unterliegt bei der Entstehung einer posthepatitischen Lebercirrhose bedeutsamen Umformungen, auf die neuerdings Arsénio Nunes[3] aufmerksam gemacht hat. Er weist darauf hin, daß im Verlauf der benignen Form der Hepatitis die Grenzplatte und mehr oder weniger große Teile der peripheren Leberzellen zerstört werden können; die mesenchymale Reaktion in der Läppchenperipherie ist als

---

[1] Löffler und Nordmann 1925, Wakim und Mann 1942, Glynn und Himsworth 1948.
[2] Rössle 1944, 1949.   [3] Arsénio Nunes 1953.

eine ortsständige zu deuten. Es kommt zur Bildung zahlreicher Pseudotubuli, die
von den Leberzellbalken ausgehen. Die morphologischen Merkmale ihrer Zellen
entsprechen weder genau den Leberzellen noch den Gallengangsepithelien,
sondern stehen in der Mitte. Durch den Verlust der Grenzplatte und mehr oder
minder ausgedehnter Teile der Läppchenperipherie entsteht ein parenchym-
entblößter Streifen, der aus dem kollabierten und entzündlich umgebauten
Gefäß-Mesenchym des Leberläppchens besteht (Abb. 80). Bei weiterer Entwicklung bis zur Cirrhose wird die Zahl der Pseudotubuli zurückgebildet, die relativ
spärlichen erhaltenen bekommen ein Lumen, und ihre Zellen gleichen jetzt Gallen-

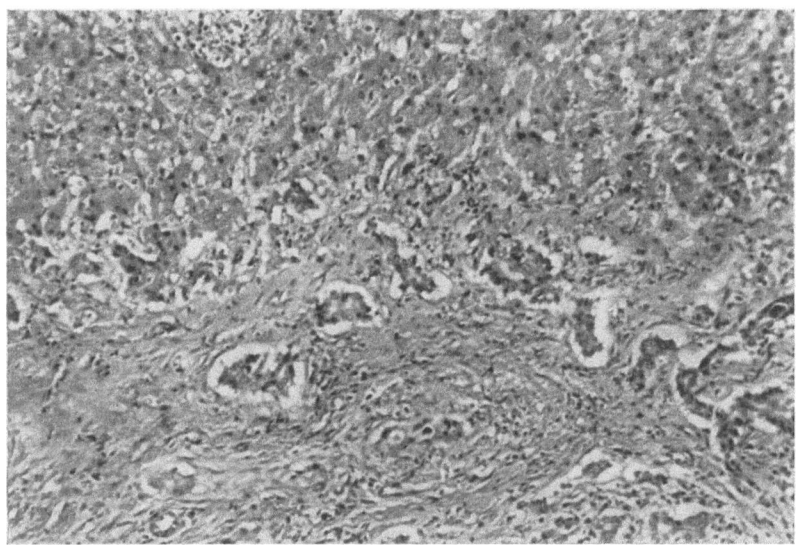

Abb. 80. Fortdauernde Lebercirrhose. Zerstörung der Grenzplatte und größerer Teile der peripheren Leberzellen.
Zahlreiche Pseudotubuli. HE. Vergr. 120mal.

gangsepithelien. Zugleich wird eine Grenzplatte neu gebildet, die den Pseudotubulus vom Bindegewebe trennt. Arsénio Nunes nimmt an, daß die Ableitung
der Galle über diese neugebildete Grenzplatte und die nicht rückgebildeten weiter-
differenzierten Pseudotubuli erfolgt, die Anschluß an das intertubuläre Gallengangsystem besitzen (Abb. 81). — Auch bei jenen posthepatitischen Cirrhoseformen, die mit geringer Epithelnekrose und starker intralobulärer Mesenchymreaktion sowie Faserbildung ohne umfangreiche Pseudolobuli einhergehen, also zu
glatten hypertrophischen Formen führen[1], findet man die Zerstörung der Grenzplatte. Da die intralobuläre und perilobuläre Fibrose ineinander übergehen, ist bei
ausgebildeter Cirrhose dieser Art kaum eine Neubildung von Grenzplatten zu beobachten. Jede der isolierten Leberzellplatten oder Segmente besitzt schließlich
Pseudotubuli, die sie mit den Periportalfeldern verbinden. Mit Recht hebt jedoch
Arsénio Nunes hervor, daß trotzdem die Histogenese dieses Cirrhosetyps nicht
grundsätzlich von derjenigen der Laënnecschen Cirrhose, der grobknotigen Cirrhose
und der Marchandschen grobknotigen Hyperplasie (Abb. 82) abweicht. Auch
wir sehen in diesen verschiedenen Typen nur eine Reihe *quantitativ* unterschiedlicher Vorgänge, wobei die Schäden und Reaktionen von Epithel und Angio-
Mesenchym sich in wechselnden Verhältnissen mischen. Rössle[2] trennt die
grobknotige Hyperplasie als Folge „reiner Hepatose" ganz von der eigentlichen

Wohlwill 1939, 1940, Arsénio Nunes 1953.   [2] Rössle 1930.

Lebercirrhose ab. Natürlich ist es unbestritten, daß es derartige reine Hepatosen gibt und auch ihre Endzustände in Form grobknotiger Hyperplasie; diese stehen

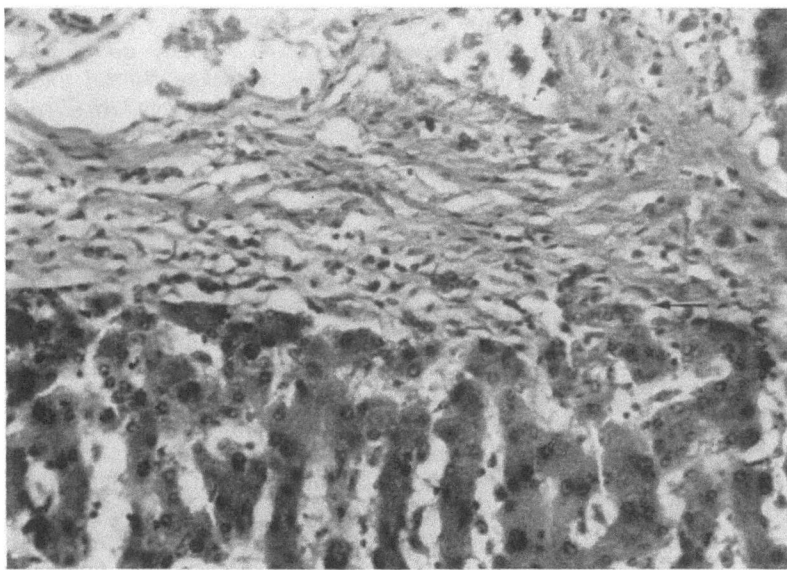

Abb. 81. 79jähriger Mann. Stationäre Cirrhose: Neubildung einer Grenzplatte. Der Pfeil zeigt auf einen erhaltenen Pseudotubulus, der offenbar Anschluß an das ableitende intertubuläre Gallengangsystem besitzt. HE. Vergr. 200mal.

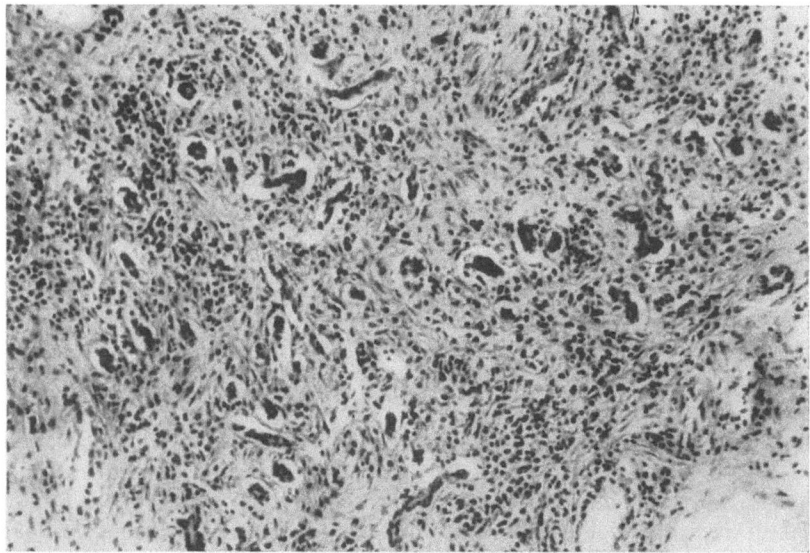

Abb. 82. 64jähriger Mann. Zustand nach ausgedehnter flächenhafter Entparenchymisierung bei grobknotiger Hyperplasie (MARCHAND). Man sieht nur kollabiertes, sklerosiertes und chronisch entzündetes Mesenchym mit Einschluß zahlreicher Pseudotubuli. HE. Vergr. 120mal.

zweifellos abgesondert für sich am äußersten Ende in der Reihe der Erscheinungen, aber ebenso gibt es von ihnen aus kontinuierliche — und im Endzustand nicht immer ganz sicher abzugrenzende — Übergänge mit beginnender und geringer, sodann immer stärker werdender Mesenchymbeteiligung. Ich bin der Meinung,

daß man hier wohl gedanklich, aber nicht in der Mannigfaltigkeit der beobacht-
baren Erscheinungen eine scharfe Grenze ziehen kann. Für die Betrachtungsweise
der allgemeinen Pathologie erscheint uns diese Grenzziehung auch gar nicht so
bedeutsam als vielmehr die Tatsache, daß *bei der entstehenden Lebercirrhose das
„Hepaton" eine Störung seiner Strucktur an der Stelle aufweist, wo die Grundlage
seiner Existenz liegt, nämlich an seiner Beziehung zwischen Epithel und Gefäß-
Bindegewebe, wobei beachtet werden muß, daß sowohl das intralobuläre als auch das
perilobuläre Mesenchym zum Hepaton gehören.*

β) Cholostatisch-cholangitische Cirrhosen.

Beispielhaft sei für die Richtigkeit dieser Auffassung noch die *cholostatisch-
cholangitische Cirrhose* herangezogen. Auf die bekannten Schwierigkeiten, ja
die Unmöglichkeit der sicheren morphologischen Abgrenzung der cholangitischen
von den cholostatischen Lebercirrhosen soll, da für die allgemein-pathologische
Betrachtungsweise nicht erheblich, in diesem Zusammenhang nicht eingegangen
werden. Für den Erwachsenen gilt, daß meist eine sekundäre Infektion zur Cholostase hinzutritt; reine cholostatische Formen kann man bei den kongenitalen
Atresien und Hypoplasien der Gallengänge beobachten. Nach dem Dogma vom
Primat des Epithels für die Lebercirrhose[1] sollten sie so entstehen, daß durch die
stagnierende Galle eine Epithelnekrose hervorgerufen wird, die dann bindegewebig
substituiert wird. — In Wirklichkeit sieht man diffuse intralobuläre pericapilläre
Sklerosen, chronische Entzündung des Glissonschen Gewebes in unmittelbarem
Zusammenhang mit Entzündungen in der Läppchenperipherie (Abb. 83 und 84);
periphere Abschmelzung von Leberzellbalken wird gleichzeitig beobachtet. Die
ersten Bindegewebsfasern bei Sklerosierung der Capillarwände im Bereich von
Nekrosen finden sich stets in der Nähe von geschwollenen Sternzellen oder
Capillarendothelien. Eine Organisation durch Einwuchern des Granulationsgewebes liegt diesen Vorgängen nicht zugrunde. Intermediär beginnende,
zentral- oder peripherwärts sich ausdehnende Nekrosen werden durch Regeneration ersetzt. Nach den Untersuchungen von Loeffler[2] müssen wir außerdem
eine Reizung des Gefäßnervensystems durch die in den Lymphspalten befindliche
Galle annehmen, die zur Stase und damit Ischämie mit folgenden Leberzellnekrosen und Durchlässigkeitsstörung des Blutufers führt. Auch hat Loeffler
gefunden, daß nicht nur die Leberzellen, sondern in größeren Nekrosebezirken
auch das mesenchymale Gewebe nekrotisch wird. Bei der Entwicklung dieser
Vorgänge spielt der Zeitfaktor eine wichtige Rolle: Eine akute vollständige
Unterbindung der Gallenwege, die nur wenige Wochen ertragen wird, führt nicht
zum Bild der Lebercirrhose; auch die einzelnen Tierarten verhalten sich sehr
unterschiedlich.

Ohne die Bedeutung der Leberzellnekrosen für die entstehende „perilobuläre"
oder „monolobuläre"[3] Cirrhose leugnen zu wollen, beweisen die angeführten
Tatsachen, daß eine einseitige Betrachtungsweise gerade bei diesem Krankheitsbild falsch wäre, daß vielmehr die Gesamtheit des Hepatons mit seiner Zirkulation,
seinem Blutufer, besonders aber seiner durch die Grenzplatte vermittelten Verbindung zum periportalen Gewebe beteiligt ist. Es kommt hier zu Nekrosen des
Schaltstückepithels und der Grenzplatte, daher zum Einströmen der Galle in das
Gewebe[4]. Wir hatten auf diese besondere „Nahtstelle" des Hepatons schon
eingangs aufmerksam gemacht.

---

[1] Ackermann 1889, Kretz 1900.   [2] Löffler 1927, 1928.
[3] Thaler 1952.   [4] Kühn 1948.

γ) Zusammenfassung der formalen Genese der Lebercirrhosen.

Damit scheint uns das Einheitliche, das Allgemeine aus der Formenfülle der Lebercirrhosen zunächst herausgearbeitet zu sein. — Ein Gesichtspunkt muß in diesem Zusammenhang jedoch noch hervorgehoben werden: Der *Endzustand* einer stationären Cirrhose ist allgemein dadurch charakterisiert, daß jenes *ursprünglich vorbestehende Bindegewebs-Epithelverhältnis an den verschiedenen Orten des Hepatons unter veränderten Bedingungen wiederhergestellt ist*. Die erfolgreiche Regeneration zu Pseudolobuli ist ja nicht nur eine solche des Epithels, sondern auch des dem Epithel angepaßten Capillar- und Gefäßsystems; das gleiche gilt

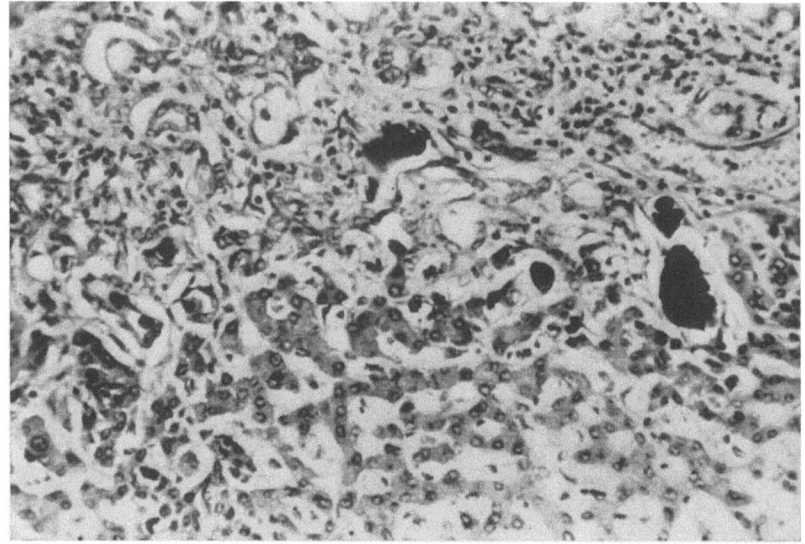

Abb. 83. 59jähriger Mann. Cholostatisch-cholangitische Lebercirrhose. Auf die peripheren Läppchenanteile fortschreitende chronische sklerosierende Entzündung mit Hypotrophie und Schwund der Leberzellbalken. Gallethromben. HE. Vergr. 120mal.

für die Wiederherstellung funktionell befriedigender Strukturen an der zerstörten Grenze zum periportalen Gewebe mit Anschluß an das interlobuläre Gallengangssystem. Und so stehen wir endlich trotz mancher Einblicke in das Geschehen staunend vor der gewaltigen Leistung *funktioneller und struktureller Anpassung an veränderte Lebensbedingungen, vor der Neuschaffung funktioneller Einheiten nach dem Muster der vorbestehenden Grundstruktur, einer Um- und Neugestaltung als Ausdruck einer Anpassung* also, deren grob sichtbare Erscheinungsbilder wir mit dem zweifellos unbestimmten Wort „Lebercirrhose" zusammenfassend zu umschreiben pflegen, und die das weitere Leben ihres Trägers in vielen Fällen erst ermöglicht.

δ) Seltenere Cirrhoseformen.

RÖSSLE (1930) schließt bekanntlich in fortlaufender Reihe an die seltenen Cirrhosen elephantiastischen Charakters mit „fehlender oder ganz geringer Hepatose. aber ausgesprochener intralobulärer oder gar pericellulärer Bindegewebsentwicklung" jene Erkrankungen an, bei denen eine „hämotoxische" Wirkung und eine Miterkrankung anderer Teile des Reticuloendothelsystems, besonders der Milz vorliegen. Hier wird die Lebercirrhose nur als das *korreliert* erkrankte Organ aufgefaßt; dagegen ist bei der größten Zahl der Laënnecschen Cirrhosen die Leber *primär* isoliert erkrankt; endlich kann man wohl mit Rössle auch *sekundäre* zur Cirrhose führende Erkrankungen der Leber unterscheiden, als deren Beispiel ich die durch Entzündung der Gallenblase und Gallengänge vermittelte anführen möchte. Hierher hätte man auch die zwar immer noch umstrittene Bantische Krankheit zu stellen: Veil und Heilmeyer nehmen eine primäre splenomegale Markhemmung ohne Lebercirrhose an. Bekanntlich kommt es erst im weiteren Verlauf zum Hinzutreten einer Lebercirrhose. Es könnte sich aber ebenso nur um ein stärkeres Hervortreten der Milzbeteiligung bei einer gewöhnlichen Cirrhose handeln. Auch Naegeli (1948) erkennt die geschilderten Zusammenhänge als nicht genügend gesichert an. Nach ihm übt jede Lebercirrhose

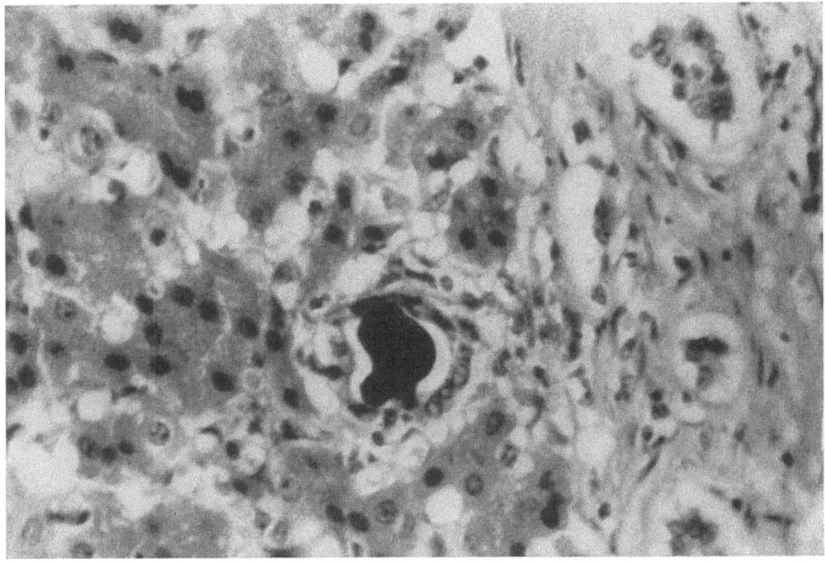

Abb. 84. 5 Monate, männlich. Hypoplasie sämtlicher extrahepatischer Gallenwege. Cholostatische Lebercirrhose: fortschreitende intralobuläre Sklerose mit Abschmelzung von Leberzellbalken. Schwellung und Proliferation der Sternzellen. Gallethromben in den Schaltstücken. HE. Vergr. 400mal.

einen mehr oder weniger starken Einfluß auf den reticuloendothelialen Apparat, besonders die Milz aus, und es kann daher über eine Hypersplenie im klinischen Bild zur Anämie, Thrombopenie und Leukopenie kommen. — Auch sind hämolytische Syndrome nach Hepatitis epidemica bekannt. — An einer Tatsache scheint uns heute — wenn wir von dem unfruchtbaren Streit absehen, ob die Leber primär, sekundär oder korreliert erkrankt — kein Zweifel, daß es hämatogene Lebercirrhosen gibt, bei denen die Beteiligung der Milz und des Blutes stärker hervortritt. Das ist allgemein-pathologisch von großer Bedeutung und kann als Beispiel dafür gewertet werden, daß die Leber als ältestes Blutorgan unter krankhaften Bedingungen ihre Korrelation zum blutbildenden Gewebe, zum Blut und zum reticulohistiocytären System wiederum offenbart.

aa) Speicherungscirrhosen.

αα) Eisenspeicherung.

Damit befinden wir uns bereits in dem Formenkreis der sog. *pigmentierten Cirrhosen.* Zu ihrem Verständnis müssen einige Tatsachen vorausgeschickt werden, die der *Beziehung der Leber zum Eisenstoffwechsel* angehören. Normalerweise ist die Leber neben Milz und Knochenmark das wichtigste Eisendepot. Die bekannte physiologische Speicherungsform des Eisens, das Ferritin, besteht aus zwei räumlich aneinander gelagerten Verbindungen, einer mehr oder weniger großen Eisenhydroxydmicelle, in der das Eisen in dreiwertiger Form vorliegt, und einem als Schutzkolloid wirkenden, der Eisenkonservierung dienenden Eiweißkörper, dem Apoferritin. Möglicherweise ist die räumliche Beziehung der beiden Bestandteile so vorzustellen, daß die Eisenhydroxydmicelle von dem Eiweißmolekül eingehüllt wird (sog. Einschlußverbindung). Die Zahl der an der Micelle beteiligten Eisenhydroxydmoleküle wechselt zwischen 4 und 40; wird diese Zahl überschritten, so fällt Eisenhydroxyd als unlösliches Gel aus[1]. Die Eisenhydroxydmicelle ist vermutlich noch mit einem Phosphorsäurerest verknüpft. Das Apoferritin kann mit Cadmiumsulfat zu bräunlichen Doppelpyramiden auskristallisiert werden, worauf seine Nachweismöglichkeit beruht. Freies Apoferritin ist im Gewebe bisher nicht nachgewiesen. Der Eisenkern kann erst nach Reduktion zur Ferrostufe herausgelöst und somit dem Eisenstoffwechsel des Organismus zugeführt werden. Man hat daher vom Ferritin als der „Frischhaltepackung" des Eisens gesprochen (SCHWIETZER), als einer schnell mobilisierbaren Depotform. — Beim Hämosiderin handelt es sich[1] um geliertes Eisenhydroxyd, das dadurch zustande kommt, daß das Ferritin seiner schützenden Eiweißhülle verlustig geht. Während frisch ausgefälltes Eisenhydroxydgel noch recht reaktionsfähig ist und auch wieder in den ursprünglichen Zustand zurückgeführt werden kann, tritt im Lauf der Zeit eine Alterung des Gels ein mit Verminderung der Adsorptionsfähigkeit, Abnahme der Peptisierbarkeit, Rückgang der Löslichkeit, Verlust von 2—3 Mol Wasser und zunehmender Mineralisierung des Eisenhydroxyds. Nach SCHWIETZER handelt es sich um die Mineralien Limonit und Rubinglimmer aus der Gruppe der Brauneisenerze. Der Endzustand ist ein unlösliches, nicht mehr mobilisierbares Mineral. Je nach dem Alterungsgrad ist es mehr oder weniger leicht mit der Berliner-Blau-Reaktion nachzuweisen. Bei Erschöpfung der Ferritindepots können die noch reaktionsfähigen Stufen des Hämosiderins aufgebraucht werden. Diese Zusammenhänge sind jedoch noch nicht allseits anerkannt[2].

Die zweifellos bestehenden Funktionsbeziehungen hinsichtlich des Eisenstoffwechsels zwischen Sternzellen und Leberzellen sind — ähnlich wie für die anderen Stoffwechselgebiete — im einzelnen nicht geklärt. Von manchen Untersuchern[3] wird angegeben, daß zunächst nur das Sternzellsystem der Leber Eisen speichert und erst nach längerer Zeit auch die acinusperipheren Leberzellen Eisen enthalten[4]. Auf die Einzelheiten des Eisengehaltes der Leber in den verschiedenen Altersstufen[5] bei Infektionskrankheiten, Ernährungsstörungen[6], auf die Zusammenhänge zwischen Fett- und Eisenstoffwechsel[7] sowie vor allem zwischen Eiweiß- und Eisenstoffwechsel[8] soll hier nicht im einzelnen eingegangen werden.

Zusammenfassend kann bezüglich der Herkunft des Eisens gesagt werden, daß es zum großen Teil *endogener* Natur ist, wobei die Möglichkeiten bestehen, daß es sich um Eisen aus dem Blutfarbstoff, aus der Muskulatur handelt, oder daß vorher maskiertes Zelleisen frei wurde. Die Leber ist bei dieser Form der

---

[1] SCHWIETZER 1954.
[2] FINCH, HEGSTED, KINNEY, THOMAS, RATH, HOSKINS, FINCH und FLUHARTY 1950, HEMMELER 1951, STURM 1951, WENDEROTH 1954.
[3] STUDER 1948.   [4] Ähnlich ANDERSSON 1950.
[5] GÜTHERT und FUCHS 1949, RECHENBERGER und SCHAIRER 1948, MASSHOFF 1951, SCHAIRER und RECHENBERGER 1948.
[6] SELBERG 1948, OVERZIER 1947, GIESE 1949, BERNING 1949, MASSHOFF und WALDSCHÜTZ 1951, BOLCK und PEIPER 1955 u. a.
[7] GILLMAN und Mitarbeiter 1945, 1948, SELBERG 1948, SCHETTLER 1949.
[8] BERNING 1949, SHERLOCK und WALSHE 1948 u. a.

allgemeinen Siderose nur als Speicherorgan beteiligt[1]; daneben kommt als zweite Eisenquelle naturgemäß die *exogene* Zuführung (Fütterung, Bluttransfusion) in Betracht, und in einem Teil der Fälle ist uns die Herkunft des Eisens unbekannt. Von dieser Betrachtungsweise des Eisenstoffwechsels zu unterscheiden sind jene *örtlichen Bedingungen*, die in der Leber die Lokalisation der Eisenablagerungen — meist peripher, gelegentlich aber auch zentral und diffus — beherrschen. Sie sind uns wie so häufig die Erscheinung des Herdförmigen unbekannt, obwohl man natürlich im allgemeinen die schon mehrfach erwähnten Vorstellungen von Zirkulationsänderungen, Funktionsfeldern und ähnlichem darauf anwenden kann.

Wenden wir uns wieder den *pigmentierten Cirrhosen* unter allgemein-pathologischem Gesichtspunkt zu, so sind mit Rössle (1930) verschiedene Grade zu unterscheiden, als deren schwerster sich die Hämochromatose und der Bronzediabetes darstellen. Die ganze Problematik der Hämochromatose ist in Bd. IV/2 dieses Handbuchs abgehandelt worden[2]. Gegen die Anschauung Rössles von einer hämotoxischen Wirkung eines cirrhogenen Giftes spricht die Tatsache, daß eine vermehrte Blutmauserung nicht nachgewiesen ist. Vielmehr reihen wir die Hämochromatose unter die Thesaurismosen ein und sehen die Pathogenese in der Unfähigkeit der Zellen der Leber und des Reticuloendothelialsystems, das angebotene Eisen im Zellstoffwechsel zu verarbeiten und zu verwerten. Davon abzutrennen sind Zustände exogen oder endogen vermehrten Eisenangebotes (wiederholte Transfusionen, hämolytische Anämien), die mit Lebercirrhose gekoppelt sind. Im amerikanischen Schrifttum wird endlich eine Regulationsstörung der Eisenresorption in der Wand des Duodenums und oberen Dünndarmes erörtert (Granick 1946 u. a.). Für unsere Betrachtungsweise ist neben der Herkunft des Eisens vor allem die Frage wichtig, welche Folgen eine übermäßige Eiseneinlagerung in die Leberepithelien hat. Es kann nach Schwietzer[3] und auch Wenderoth[4] zu Nekrobiosen und Nekrosen kommen. Wir meinen aber mit Kettler[5], daß darin allein die Ursache der Cirrhose wohl nicht zu suchen ist. Vielmehr müssen wir uns der Anschauung Rössles erinnern, daß zur Entstehung der Cirrhose immer auch eine mehr oder minder weitgehende Beschädigung des mesenchymalen Gewebsanteiles vorhanden sein muß. Das weist auf eine übergeordnete Ursache hin, woran auch Oebicke[6] sowie Frandsen[7] denken. Dafür spricht auch, daß es eine seltene hypertrophische glatte oder sehr feinkörnige splenomegale Form der Lebercirrhose ohne Siderose gibt. Rössle[8] verweist in diesem Zusammenhang auf die Experimente von Gye und Purdy[9], die durch intravenöse Injektion abgestufter Dosen kolloidalen Siliciums bei Kaninchen, Meerschweinchen, Ratten und Mäusen beginnende Lebercirrhosen erzeugt haben, die Rössle als ,,den schönsten bekannten Typ endotheliotoxischer Cirrhose" bezeichnet. Bei Steigerung der Dosis treten Nekrosen von Leberzellen auf.

Zusammenfassend läßt sich aus den *pigmentierten Cirrhoseformen*, im besonderen der Hämochromatose für die allgemeine Pathologie der Leber jedenfalls so viel ableiten, daß Erkrankungsformen vorliegen, bei denen neben einer Speicherung, unter Umständen mit sichtbarer Schädigung des Epithels, eine besonders starke mesenchymotoxische Wirkung nachzuweisen ist, d. h. daß wiederum das Hepaton als Ganzes in abgestufter Weise betroffen ist. Darüber hinaus ist hier *die Leber in einer besonderen Funktionsschicht morphologisch faßbar verändert, nicht*

---

[1] Kettler 1954, dagegen Wenderoth 1950.
[2] Letterer 1948, sowie Handbuch der allgemeinen Pathologie, Bd. IV/2, 1957.
[3] Schwietzer 1954.   [4] Wenderoth 1954.
[5] Kettler 1954.   [6] Oebike 1949.   [7] Frandsen 1947.
[8] Rössle 1930.   [9] Zitiert nach Rössle 1930.

nämlich als Organ des Verdauungskanals, also förmlich in einer ihrer ursprünglichen Funktionen, auch nicht als blutbildendes Organ, sondern als regulierende — speichernde und abgebende sowie verarbeitende — Blutdrüse des allgemeinen Stoffwechsels. Man möge bemerken, daß die Grundform der Erkrankung sich nicht von den Formen der vorgenannten Korrelationen unterscheidet, was darauf zurückzuführen ist, daß ein und *dieselbe Struktur den verschiedenen Funktionskreisen zugrunde liegt.* Die Herkunft des Eisens erscheint uns für diese Anschauung nicht als vordergründige Frage, so interessant und wesentlich sie in anderem Zusammenhang auch sein mag.

ββ) Fettcirrhose und andere seltene Speicherungscirrhosen.

Ein Weiteres aber scheint uns aus diesem Formenkreis der Leberveränderungen ableitbar: daß *Speicherungen* der Leberzellen zur Cirrhose führen können. Dafür gibt es bekanntlich noch mehr Beispiele. So zeigten HIMSWORTH und GLYNN [1], daß langdauernde *Fettinfiltrationen* des Lebergewebes zur Entwicklung diffus-kleinknotiger Cirrhosen führt (diffuse fibrosis); es sollen sich dabei ohne vorherige Parenchymnekrosen bindegewebige Septen bilden, die von den Periportalfeldern zu den Zentralvenen ziehen. Dadurch kommt es zu einer *unregelmäßigen Zerteilung* des Leberparenchyms. THALER [2] spricht für diese Fälle von einer „pseudolobulären postinfiltrativen" Cirrhose. RÖSSLE [3] weist ebenfalls auf diese Fettcirrhose besonders bei Säufern hin, die sowohl in hypertrophischer als auch in atrophischer Form angetroffen wird. Er erörtert das Verhältnis von Verfettung und entzündlicher Bindegewebsbildung, wobei die Möglichkeiten eines korrelierten Geschehens, primäre Epithelläsionen oder primäre Bindegewebserkrankung gegeben sind. RÖSSLE selbst meint, daß vor der Cirrhose eine Fettleber besteht und sich der Umbau in dieser entwickelt. — Nach verschiedenen Untersuchungen [4] ist auch eine jahrelang bestehende Fettleber rückbildungsfähig; nur ein Teil geht allmählich in Fettcirrhose über. Zweifellos haben wir hier eine Erkrankungsform der Leber vor uns, bei der sich zuerst am Epithel morphologisch faßbare Befunde erheben lassen, die auf eine Störung des Fettstoffwechsels zurückzuführen sind; ich verweise auf das über die lipotropen Stoffe und die Beeinflussung der Leber durch diätetische Maßnahmen Ausgeführte. Bei dieser Gelegenheit muß aber hervorgehoben werden, daß bereits RÖSSLE (1930) bei Besprechung der Ätiologie der Lebercirrhose die Meinung ausspricht, eine genauere Verfolgung diätetischer Faktoren erscheine ihm sehr erfolgversprechend. Auch kennen wir schon längere Zeit andere, allerdings seltene *Speicherungscirrhosen*: Bei der Glykogenspeicherungskrankheit entwickelt sich in der glykogengemästeten Leber ein kleinfleckiger Parenchymschwund mit einer Cirrhose [5]. Sie ist nicht nur durch Verdichtung und Vermehrung des interlobulären Bindegewebes ausgezeichnet, sondern zeigt auch eine kollagene Umwandlung des gesamten Gitterfasergerüstes; Gallengangswucherungen und adenomartige Hyperplasien kommen hinzu. SIEGMUND faßt diese Veränderungen mit den analogen bei der Niemann-Pickschen und Gaucherschen Krankheit als Speicherungscirrhosen zusammen.

Unter allgemeinem Gesichtspunkt können wir die Speicherung und unter Umständen damit verbundene Proliferation (beim Morbus Gaucher) bestimmter Zellsysteme des Hepatons mit ihren charakteristischen Folgen eines cirrhotischen Organumbaus als Beispiele für die Auffassung von der strukturellen und funktionellen Einheit der Bestandteile des Hepatons anführen, Beispiele, die für eine

---

[1] HIMSWORTH und GLYNN 1944.   [2] THALER 1952.   [3] RÖSSLE 1930.

[4] CHAIKOFF und CONNOR 1940, CONNOR 1938, 1939, GILLMAN und CHAIKOFF 1949, HIMSWORTH und GLYNN 1944, GYÖRGY und GOLDBLATT 1942, 1949, JAFFÉ, WISSLER und BENDITT 1950 WELIN 1950 u. a.

[5] SIEGMUND 1921, 1938.

allgemeine Pathologie der Leber zeigen, daß unabhängig vom primären Angriffspunkt auf Grund der vorgegebenen funktionellen Struktur stets die nämlichen
— nur quantitativ unterschiedlichen — Umgestaltungen eintreten. — Die Beispiele der Speicherungscirrhosen zeigen, daß die Nekrose für die Pathogenese der
Cirrhosen nicht einseitig in den Vordergrund gestellt werden darf; vielmehr spielen
Änderungen der Zirkulation, des Zellstoffwechsels, der Gewebsspannung, allgemein
also eine Änderung in den vielseitigen Beziehungen der Teile des Hepatons zueinander die entscheidende Rolle, und die Epithelnekrose ist nur *ein* möglicher,
wenn auch sehr markanter Ausdruck dieser gestörten Korrelationen.

bb) Endophlebitis hepatica obliterans.

Es ist klar, daß mit dieser Auffassung die Bedeutsamkeit von Epithelnekrosen
für den Gesamtprozeß der Cirrhoseentstehung keinesfalls abgeleugnet werden
soll, ich muß nicht nur mit Rössle, Siegmund u. a. gegen eine allzu stark ver-
einfachende Betrachtungsweise wenden, wie sie sich im Anschluß an Ackermann
und Krebs neuerdings wieder auszubreiten scheint. Für diese meine Auffassung,
die sich an die grundlegenden Arbeiten Rössles anschließt, möchte ich zum
Schluß noch ein Krankheitsgeschehen beispielhaft heranziehen, das von den
Gefäßen seinen Ausgang nimmt und so die Dinge gewissermaßen von der anderen
Seite als der gewohnten des Epithels beleuchtet: die *Endophlebitis hepatica
obliterans*[1]. Ohne auf in diesem Zusammenhang unnötige Einzelheiten einzugehen, sei darauf hingewiesen, daß das venöse Gefäßsystem der Leber von der
Mündung der Lebervenen stromaufwärts an allen Stellen isoliert und in den mannigfaltigsten Kombinationen charakteristisch erkranken kann. Für uns sind
jene Vorgänge, die sich im Bereich des Leberläppchens abspielen können, besonders wichtig. So kann der zur Obliteration führende Entzündungsvorgang
von der Zentralvene kontinuierlich auf die intraacinösen Capillaren, vor allem auf
die zentral gelegenen übergreifen; es kommt zu einer durch Gitterfaserneubildung
bedingten, peripher fortschreitenden Einengung der Capillarlichtungen mit allmählicher „Erdrosselung" der Leberzellen.

Die obliterierende Gitterfaserwucherung schließt sich, wie Coronini und
Oberson an Hand ihres Falles 11 bemerken, an eine primäre Grundhäutchen-
veränderung der Capillaren an mit „Kollagenisierung und Elastifizierung". Die
damit verbundene Permeabilitätsstörung führt zu „schweren Ernährungsstörungen" der Leberzellen, die somit nicht erst der nachfolgenden Fibrillenwucherung
zum Opfer zu fallen brauchen. Coronini und Oberson sprechen in diesem Zusammenhang aus, daß die Art der Entepithelisierung nach ihrer Entstehung
naturgemäß streng von jener bei der akuten gelben Leberdystrophie unterschieden
werden muß. So kann es zu ausgedehntem Schwund des Epithels kommen, ohne
daß das Lumen der Capillaren obliteriert ist, im Gegenteil, es tritt in diesen Fällen
eine beträchtliche Blutfülle hervor. Die Capillarerkrankung betrifft auch nicht
etwa nur das Läppchenzentrum, sondern regellos alle Teile des Lobulus. — Von
den Veränderungen in den größeren Lebervenen und ihren durch Blutstauung
bedingten Folgen soll hier nicht im einzelnen die Rede sein. Hervorgehoben sei,
daß die Regeneration der Leberzellen bei diesen Erkrankungsformen gar keine
Rolle spielt. Trotzdem kommt es zu erheblichen Umbauvorgängen in der Leber,
zumal die Gefäßkrankheit auch auf Äste der Pfortader in den periportalen Feldern
übergreifen kann.

Es ist bekannt, daß die Gefäßentzündung keineswegs auf die Leber beschränkt
ist, daß wir es also mit einer allgemeineren Erkrankung, die von Rössle in den

---

[1] Coronini 1944, Coronini und Oberson 1937, Rössle 1933.

Formenkreis der rheumatoiden Prozesse gestellt wird, zu tun haben, an der unter anderem auch die Leber beteiligt ist. Andererseits kann auch das intraacinöse Capillarsystem der Leber primär und isoliert erkranken. — Der Tatsache, daß die Leber nur korreliert miterkranken kann, sind wir schon in anderem Zusammenhang begegnet und haben die Meinung, daß diese Tatsache der Eindruckskraft des Beispiels für die allgemeine Pathologie der Leber nicht abträglich ist.

ε) Einteilungsgrundsätze der Lebercirrhosen.

Die Rückführung krankhafter Umbauvorgänge auf ein allgemeines zugrunde liegendes Prinzip muß — gewissermaßen als nebenbei abfallendes Ergebnis — einen brauchbaren Gesichtspunkt für eine *Einteilung* der verschiedenen Formen enthalten. Die neue Einteilung der Lebercirrhosen, wie sie z. B. THALER[1] in teilweiser Anlehnung an angloamerikanische Autoren vorschlägt, in multilobuläre postnekrotische, pseudolobuläre postinfiltrative und monolobuläre biliäre Cirrhosen enthält zweifellos viel Wertvolles. Sie läuft auf den Versuch hinaus, die histologische Form des Umbaus, wobei als *Bezugssystem das Leberläppchen* gewählt wird, in eine gesetzmäßige oder mindestens regelmäßige Beziehung zur Pathogenese zu setzen. Aber einmal erscheint mir die histologische Form der Lebercirrhose durch die Worte monolobulär, pseudolobulär und multilobulär nicht in ihrem eigentlichen Wesen gekennzeichnet, da das, worauf es uns ankommt, nicht so sehr ein Bild des fertigen Zustandes ist, der außerdem durch diese Bezeichnungen nicht ausreichend charakterisiert ist, als vielmehr der zur Cirrhose führende Vorgang. Ob einmal der zur Cirrhose führende Prozeß mehr peripherperiportal, das andere Mal zentral und endlich in mannigfaltiger Weise kombiniert vorliegt, ob er die Leber diffus oder herdförmig verteilt ergreift, ob die Nekrosen groß oder klein sind oder überhaupt lange Zeit fehlen und nur ganz unmerklich eintreten, alles das wird zweifellos zu verschiedenen Umbauformen führen müssen, bei denen die Leber einmal klein, zum anderen groß, einmal grobgehöckert oder fast glatt sein wird; Zustände, bei denen im histologischen Bereich wohl einmal jene Veränderungen der ohnehin wandelbaren Läppchenstrukturen vorherrschen können, die schematisch als mono-, pseudo- und multilobulär bezeichnet werden.

Eine Einteilung der Cirrhosen in hypertrophische und atrophische erscheint zu Recht nicht sehr tiefgreifend, d. h. eine Einteilung, bei der die *Organgröße als Ganzes zum Bezugssystem genommen* ist; ebenso erscheint eine Einteilung nach der Größe des „Kornes", wobei die *makroskopisch sichtbare Zeichnung zum Bezugssystem genommen* ist, als nicht ausreichend. Eine weitere Verschiebung des Bezugssystems ins Histologische, d. h. die Heranziehung des Leberläppchens, scheint dieses Schicksal zu teilen. Darauf weist übrigens schon RÖSSLE hin. Was nun die Beziehung dieser histologischen Umbauformen zur Pathogenese betrifft, so bestehen leider keine einfachen Beziehungen: Das „Postnekrotische" trifft eben gar nicht das Wesentliche des Entstehungsvorganges einer Cirrhose, sondern stellt nur einen Teilprozeß dar, der in seiner Intensität und Ausdehnung sehr wechselt und vielfach nur beigeordnete Bedeutung besitzt; das Entsprechende gilt für die „Infiltration", die für sich allein keinesfalls eine Lebercirrhose hervorzurufen braucht. Was endlich die Gebundenheit der Narben an das Glissonsche Gewebe betrifft (sog. monolobuläre Cirrhose), so müssen wir mit RÖSSLE feststellen, daß es überhaupt keine reinen periportalen Cirrhosen gibt; „Voraussetzung für Zirrhose ist auf alle Fälle ein irgendwo das Parenchym reduzierender, mit Entzündung (also mit mesenchymaler Reaktion, Schädigung oder Reizung) verbundener Gewebsverlust." — Daß dieser Vorgang einmal mehr in der Peripherie, das andere Mal zentral oder kombiniert im Läppchen erfolgen kann, ist

---

[1] THALER 1952.

unbestritten, erscheint mir aber nicht geeignet, als Grundlage eines Einteilungs-
prinzips für den Prozeß, der zur Cirrhose führt zu dienen. Alle Lebercirrhosen sind
mehr oder weniger intralobulär[1].

Unter Zugrundelegung einer allgemeinen Pathologie der Leber (nicht nur der
Cirrhosen), wie sie hier versucht worden ist, bietet sich als *Ordnungsgrundlage*
für die Lebercirrhosen die quantitativ wechselnde Beteiligung der Bestandteile
des Hepatons an. Das entspricht dem Einteilungsprinzip Rössles. Diese Betrachtungsweise ergibt vor allem auch ein Verständnis der fließenden Übergänge
in der Mannigfaltigkeit der makroskopischen und histologischen Form; ja im
Grunde ist es wohl so, daß man — entsprechend der Rössleschen Einteilung —
Gruppen aufstellen, d. h. doch nur besonders häufig vorkommende Verbindungen
von Schädigungs- und Reaktionsformen der Bestandteile des Hepatons zusammenfassen kann, daß aber jede einzelne Beobachtung, ob sie nun in den Gruppen oder
zwischen ihnen steht, hinsichtlich der Beteiligung der Grundstrukturen des
Hepatons etwas Einmaliges und gesondert zu Analysierendes darstellt. Dem
wird das Prinzip dieser Einteilung und unserer ganzen Darstellung gerecht, die
nicht sich gegenseitig ausschließende *Qualitäten*, sondern nebeneinander bestehende und miteinander verknüpfte *Quantitäten* zugrunde legt. — So helfen uns
für das Verständnis der Lebercirrhosen und für die Pathologie der Leber überhaupt die sich — übereinkunftsgemäß — ausschließenden allgemeinen Rahmenbegriffe „Degeneration" (im Idealfall Nekrose) und „Entzündung" nicht weiter.
Vielmehr war die Frage zu klären: Welche besonderen, d. h. durch die *örtliche
funktionelle Struktur* bedingten Umgestaltungen kommen in der Leber vor, die
man dann übereinkunftsgemäß als degenerative oder entzündliche *Leber*veränderungen — also nicht im Sinne eines *allgemeinen* Rahmenbegriffes, als vielmehr
speziell auf die Leber bezogen — bezeichnen kann. Wenn derartige charakteristische Besonderheiten vorhanden sind, und sie sind vorhanden, war weiter zu
untersuchen, welche wechselseitigen Verbindungen zwischen diesen Veränderungen bestehen, und es war Verständnis dafür zu gewinnen, warum derartige
Wechselbeziehungen walten. Auf den zur Cirrhose führenden Vorgang angewendet heißt das, daß beide Erscheinungsreihen — am Epithel und am Gefäßbindegewebe — in quantitativen Abstufungen miteinander gekoppelt sind und
Umformungsbilder hervorrufen, in denen sie am Ende nicht mehr getrennt
werden können. Der eigentliche Umbau kommt dann durch Hinzutreten regeneratorischer Vorgänge zustande und ist in seinem Endprodukt als *Anpassungserscheinung bei verhinderter örtlicher Restitutio ad integrum* aufzufassen.

Auf diese allgemeinen Grundfragen am Beispiel der Lebercirrhosen wurde
ausführlicher eingegangen, weil damit eine notwendige Vorbesinnung gegeben
zu sein scheint, die einer allzu starken Schematisierung ebenso die Grundlagen
entziehen möchte wie einem völligen Nihilismus der ordnenden Erkenntnis.
Nicht eine neue Einteilung ist daher erfolgt mit neuen Wortprägungen, als vielmehr die Herausarbeitung eines *Ordnungsprinzips, dessen Inhalt quantitativer
Natur* ist. Gleichzeitig soll diese Erörterung beispielhaft zeigen, daß unsere so
oft und letztlich erfolglos umstrittenen *allgemeinen* Begriffe sinnvoll anwendbar
und diskutabel, weil mit einem angebbaren speziellen Inhalt versehen, nur in
Anwendung auf einen jeweils zu bestimmenden Gewebsort sind und von diesem
ihren ortsindividuellen Gehalt bekommen.

i) Zusammenfassende Betrachtung einer allgemeinen Pathologie der Leber.

Fassen wir unsere Ergebnisse über die allgemeine Pathologie der Leber zusammen,
so ist festzustellen, daß sich die Forschung in großen Zügen historisch so ent-

---

[1] Rössle 1933.

wickelt hat, daß anfangs bei der Deutung krankhafter Vorgänge wie etwa der Lebercirrhosen[1] das Epithel in den Mittelpunkt des Geschehens gestellt wurde. Später, in den ersten Jahrzehnten des 20. Jahrhunderts wurde durch RÖSSLE die Rolle des Mesenchyms, insbesondere des Capillarmesenchyms hervorgehoben und endlich durch RICKER und seine Schüler sowie SIEGMUND[2] die Änderung der Blutströmung als das erste Bewegende angesehen. Abhängig davon ist die wechselnde Durchlässigkeit des Blutufers, und anerkannt werden gewisse stoffwechselchemische Rückwirkungen geschädigter oder zugrunde gehender Leberzellen auf die nervöse Regulation der Capillarwand (SIEGMUND); so wurden z. B. Histamin und Acetylcholin in den Mitochondrien nachgewiesen[3]. Daneben wird durch die Untersuchung der stofflichen Änderungen an den Leberzellen unter der Einwirkung verschiedener Mangeldiäten (lipotrope und nekrotrope Stoffe) wieder der Stoffwechsel und das Fermentgeschehen der Leberzelle in den Vordergrund gerückt. — Es muß durchaus zugegeben werden, daß für *einzelne Vorkommnisse* die Betrachtung von *einem* der genannten Standpunkte eine zutreffende und befriedigende Deutung zuläßt, aber der *Ablauf* der Vorgänge läßt doch sehr bald erkennen, daß alle Komponenten des Hepatons beteiligt werden, weil sie letztlich eine strukturelle und funktionelle Einheit bilden. So erscheint uns in der Tat der Streit um das Primat einer der genannten Anschauungen (Epithel, Bindegewebe, Gefäßregulation) ganz sinnlos und verfehlt. Dasjenige, was erkrankt, ist das Hepaton als Ganzes, wobei in einzelnen Fällen dieser oder jener gewebliche Anteil in den Vordergrund treten mag. Darauf weist auch die Tatsache hin, daß ganz unterschiedliche Ursachen zu gleichen oder sehr ähnlichen geweblichen Vorgängen in der Leber und umgekehrt die nämliche Schädlichkeit zu verschiedenen Folgen führen können, d. h. daß es eine eigentliche „Spezifität" der Leberveränderungen nicht gibt.

Das Gesetz der Leber, zu erkranken, liegt also in ihrer funktionellen Grundstruktur. Diese „entzündet" sich in ebenso besonderer Weise wie sie in ihrer Art eigene „Zirkulationsstörungen" und „Stoffwechselstörungen" zeigt. Das mag als Hinweis darauf dienen, daß die „allgemeine Pathologie" eines Gewebsortes, wie sie in dieser Darstellung verstanden wird, gerade das nur diesem Ort zukommende Besondere zur Grundlage besitzt, ja daß eigentlich seine Art, sich krankhaft umzuformen, in seiner normalen Struktur und der damit untrennbar verknüpften Funktion enthalten ist. Somit scheint mir diese Art „allgemeiner Pathologie" von Organen eine Stellung zwischen der speziellen Pathologie und der klassischen allgemeinen Pathologie einzunehmen, indem sie erst die sinnvolle Anwendung allgemein-pathologischer Rahmenbegriffe (wie „Entzündung", „Degeneration") an einem bestimmten Gewebsort erlaubt. Es wird, um ein Beispiel zu geben, dadurch erst präzisiert, welchen wirklichen Inhalt der allgemeine Begriff der Entzündung in Anwendung auf die Leber besitzt, und zwar nicht durch Aufzählung der verschiedenen Ursachen und Formen der Leberentzündung (das wäre spezielle Pathologie der Leber), als vielmehr durch Herausarbeitung des zugrunde liegenden *allgemeinen strukturellen und funktionellen Typus* des ins Auge gefaßten Gewebsortes.

Wenn der allgemeinen Pathologie eines Organs bei der Mannigfaltigkeit seiner Erkrankungsmöglichkeiten eine vorwiegend synthetische Geistestätigkeit zugrunde liegt, so besteht diese Synthese für den Morphologen darin, daß die Gesamtheit der vorgegebenen Struktur („Hepaton"), die zugleich der gestaltliche Ausdruck für die funktionellen Korrelationen des Organs ist, daß diese Gesamtheit als Ort der Erkrankung angesprochen werden muß, und daß ihre jeweilige

---

[1] FRERICHS 1861, ACKERMANN 1889, KRETZ 1900.
[2] SIEGMUND 1951, 1952.   [3] SENEVIRATNE 1949.

Art, sich umzuformen, aus ihrem geweblichen Aufbau und ihren funktionellen Bezügen zu verstehen ist. Ein derartiges Ergebnis ist — so wird man wohl sagen dürfen — in seiner Einfachheit fast zu erwarten. Dem soll nicht widersprochen werden! — Die Suche nach einem Allgemeinen kann wohl nur von der Frage ausgehen, was der Mannigfaltigkeit des Besonderen zugrunde liegt, und das Zugrundeliegende ist eben für die Morphologie die vorgegebene funktionelle Struktur. Zur *Erkenntnis* aber wird dieses Vermutete, allgemein Zugrundeliegende erst dann, wenn seine Existenz und Wirksamkeit in der Vielfalt des Besonderen beispielhaft und möglichst zahlreich nachgewiesen wird. Das hatte sich die vorliegende Darstellung zur Aufgabe gemacht.

VII. Pankreas.

1. Anatomische und physiologische Vorbemerkungen.

a) Entwicklungsgeschichtliches.

Ausdrücklich sei einleitend hervorgehoben, daß sich die folgenden Betrachtungen über das Pankreas *ausschließlich mit der exokrinen Funktion dieser Drüse beschäftigen* und alle endokrinen Leistungen und Strukturen ganz außer Betracht bleiben, weil andernfalls der Rahmen dieser dem Verdauungskanal gewidmeten Abhandlung gesprengt würde.

Die *Ontogenese* des Pankreas ist in unserem Zusammenhang für zwei Fragen interessant: einmal für das Verständnis der topographischen Beziehungen zum Duodenum, zum Ductus choledochus und der Gangmündung, zum anderen für das Verständnis der funktionellen Struktur der Drüse selbst. — Zunächst die wichtigsten ontogenetischen Tatsachen zur ersten Frage.

Die Anlage des Pankreas steht von Anfang an in enger räumlicher Beziehung zu der Leberanlage, indem beide ein zunächst flächenhaftes „hepatopankreatisches Feld" bilden, welches das Duodenum ringförmig umgreift. Aus dem ventralen Abschnitt entwickelt sich die Leber, aus den seitlichen und dorsalen Anteilen das Pankreas. Später entstehen in den Anlagefeldern Ausbuchtungen, indem der hepatopankreatische Ring infolge Caudalverschiebung der vorderen Darmpforte zusammengeschoben und so die flächenhaften Anlagen ausgestülpt werden (Pankreasdivertikel). Die linke ventrale Anlage wird frühzeitig zurückgebildet, die rechte ventrale Anlage vereinigt sich mit der dorsalen, die fast das ganze Organ liefert. Nach Ferner (1942, 1952) stammt praktisch das gesamte Pankreasparenchym aus der dorsalen Anlage. Die ventrale Anlage liefert nach diesem Autor nur den papillennahen Teil des Ausführungsganges. Die frühen Mündungsverhältnisse sind so, daß der Ausführungsgang der ventralen Anlage entweder gemeinsam mit dem Ductus choledochus (Ductus hepatopancreaticus) oder getrennt ventral und caudal von dem selbständigen Gang der dorsalen Anlage einmündet. Nach Verschiebung der Gangmündungen und der Anlagen durch die Magendrehung (die vom kranialen Duodenalabschnitt mitgemacht wird) und durch das ungleiche Wachstum der Duodenalwand vereinigen sich das dorsale und das ventrale Pankreas, und die Ausführungsgänge werden durch einen Quergang verbunden. Infolge der Magendrehung wird die ursprünglich dorsale Mündung der dorsalen Pankreasanlage an die mediale Wand des Duodenums verlagert, wird ferner der mit dem Ductus choledochus meist verbundene Gang der rechten ventralen Pankreasanlage nach dorsal verlagert. Bekanntlich wird das duodenale Endstück des dorsalen Pankreasganges meist zurückgebildet; wenn es erhalten bleibt, mündet es als Ductus pancreaticus minor kranial von der Papilla duodeni major auf einer Papilla minor aus. Die Entwicklung, die zur *funktionellen Struktur der Drüse* führt, zeigt im 3.—5. Monat ein kleines Drüsenbäumchen, das in einem lockeren, feinfaserigen Bindegewebe liegt[1] An den einzelnen Drüsenästen sind die Drüsengänge und die end- sowie die seitenständigen Scheitelknospen zu unterscheiden. Die Epithelauskleidung ist noch allenthalben einheitlich und besteht aus einschichtigem Cylinderepithel. Im 4. Embryonalmonat tritt eine histologische Differenzierung zwischen Gang- und sezernierenden Drüsenzellen ein. Die Scheitelknospen besitzen Teilkörperchencharakter (Heidenhain), d. h. sie sind zur Zweiteilung fähige Histosysteme: Das zunächst kugelige Endbläschen wird quer verbreitert, und es entstehen zwei neue Wachstumspole. Wesentlich ist, daß nach dem Eintreten der

---

[1] Neubert 1927.

histophysiologischen Differenzierung die Teilung etwas anders abläuft[1]. Nach querer Verbreiterung der Scheitelknospe und Entstehung von zwei neuen Wachstumspolen entwickelt sich in der Symmetrieebene der Adenomere eine seichte Trennungsfurche, und in den seitlich sich vorwölbenden Knospen findet eine Zellvermehrung statt. Das hat zur Folge, daß die in der Mitte liegende Zellreihe seitlich zusammengedrückt wird. Diese Zellen nehmen indifferentes Aussehen an, werden nach dem Inneren der Adenomere gedrängt und führen ihre Gabelung herbei. Die Trennungsfurche wird dadurch vertieft. Aus den basalen Abschnitten der Tochteradenomeren gehen durch Längenwachstum neue präterminale Gänge hervor.

Die Adventivknospen, deren jede sich aus *einer* Ursprungszelle, meist des indifferenten Gangepithels, selten der sezernierenden Enden, ableitet, stellen anfangs kleine kegelförmige Zellhäufchen dar. Die Basis des Kegels ragt über die Außenfläche des Gangepithels hervor. Frühzeitig tritt im Innern des Kegels ein feines Lumen auf; aus dem basalen Abschnitt der sich vergrößernden Knospe geht der präterminale Gang hervor. Auch aus diesen neuentstandenen Adenomeren können sich durch Knospung weitere Endstücke bilden. Das Wesentliche der Vorgänge liegt darin, daß aus jeder Gang- oder Drüsenzelle eine neue Scheitelknospe entstehen kann, die wiederum die Fähigkeit hat, aus ihrem basalen Abschnitt ein neues präterminales Kanälchen zu bilden. Die indifferente Gangzelle kann somit zur sezernierenden Drüsenzelle werden und diese umgekehrt auch zur Gangzelle. Meist kommt es im Lauf der Entwicklung zu Stillständen von Teilungen, unvollständigen Teilungen, Einleitung neuer Teilungen vor Beendigung der bereits begonnenen mit dem Ergebnis von *Mehrlingsbildungen*[1]. Für das Pankreas ist typisch, daß die Teilungen vielfach zum Stillstand kommen, wenn die Trennungszellen einwärts verlagert sind (s. oben). Wir sehen sie dann als centroacinäre Zellen und die Tochterknospen in gegenseitiger Verwachsung. Es können umfangreiche polymere Bildungen entstehen mit Zusammenhang des sezernierenden Epithels über große Strecken. Sie verdanken dem überstürzten Ablauf von Teilungsfolgen ihre Entstehung. Beim Erwachsenen werden Mehrlingsbildungen bis zu 40- und mehrteiligen Komplexen gefunden[1]. Bei den größeren Komplexen fehlen längere Gangstücke, sie werden gewissermaßen durch centroacinäre Zellen ersetzt. Infolge nachträglicher Zergliederung durch einzelne Trennungsfurchen entstehen aus den großen Drüsenkörpern polymere Unterabteilungen.

Unter dem Gesichtspunkt der *Phylogenese* kann festgehalten werden, daß die Funktionen der großen Verdauungsdrüsen (Leber und Pankreas) zunächst vom Darm selbst versehen werden. Erst mit den steigenden Anforderungen des Stoffwechsels und der Nahrungsverarbeitung bildet das Epithel des Verdauungsschlauches — im Bereiche des Mitteldarmes gelegene — eigene Organe für diese Funktionen aus. So sind die bei Krebsen und manchen Insekten sowie ihren Larven auftretenden divertikelartigen Ausstülpungen der Darmwand nicht nur Bildungen, die der Vergrößerung der resorbierenden Oberfläche (s. allgemeine Pathologie des Darmes und allgemeine Pathologie der Leber), sondern auch der Exkretion und Sekretion dienen. Durch Zusammenschluß werden sie zu einem eigenen Organ, einer „Mitteldarmdrüse", wie sie bei verschiedenen Vertretern der Mollusken in allen Übergangsstadien verfolgen läßt[2]. Dieses Organ besteht z. B. bei Dekapoden aus sehr zahlreichen epithelialen Schläuchen und wird auch als Hepatopankreas bezeichnet. Es besitzt fermentbildende und glykogenspeichernde Zellen und dient neben der eigentlichen Verdauung noch der Resorption und Exkretion. Die Nahrungsbestandteile gelangen bis an das Ende der drüsenartigen Ausstülpungen. Ein einheitliches Hepatopankreas besitzen Brachiopoden, Enteropneusten und Tunicaten. Bei Cephalopoden tritt an den Ausführungsgängen des größten Anteiles der Mitteldarmdrüse ein selbständiges kleines Organ als *Pankreas* in Erscheinung[2].

b) Funktionelle Struktur.

Wie aus der Ontogenese hervorgeht, ist das Pankreas des Erwachsenen eine zusammengesetzte tubulo-alveoläre Drüse. Zwischen den Zellen der Acini befinden sich feine Sekretcapillaren, die in ein Schaltstück (Isthmus) einmünden, das mit flachen oder flachkubischen Zellen ausgekleidet ist. Vorkommen und Bedeutung der centroacinären Zellen sind aus der Entwicklungsgeschichte verständlich. Die Schaltstücke münden in Ausführungsgänge, die mit einschichtigem, in den größeren Ästen zweireihigem Cylinderepithel ausgekleidet sind. — Die *Gesichtspunkte der modernen morphologischen Pankreasforschung betreffen die Vorgänge bei der Stoffaufnahme und -verarbeitung sowie der Stoffaussonderung.*

---

[1] Neubert 1927.   [2] Patzelt 1936.

Nach Junqueira und Hirsch (1956) ist die Sekretion durch eine Kette von Vorgängen gekennzeichnet, die drei Erscheinungen umfassen: Aufnahme von Grundstoffen in die Zelle (z. B. Aminosäuren, Zucker, Wasser, Fette, Lipoide u. a.); synthetischer Aufbau mehr oder minder komplexer Moleküle aus diesen Stoffen und Speicherung derselben; Ausstoßung dieser Sekretionsprodukte aus der Zelle. — Auch aus allgemeinen Gründen ist das Pankreas für das Studium dieser Phänomene ein besonders beliebtes Untersuchungsobjekt, weil es eine außerordentlich starke Eiweißsynthese aufweist[1]. Diese Vorgänge der Sekret-bildung, Sekretabgabe und Rückresorption können unter drei Gesichtspunkten betrachtet werden:

1. Unter dem Gesichtspunkt der Bewegung, Neubildung und des Umsatzes der *Stoffe*;

eng damit verknüpft ist der zweite Gesichtspunkt:

2. die *Heranführung* der Stoffe mit dem Blutstrom, d. h. in gestaltlicher Sicht der besonderen funktionsgebundenen *Angioarchitektonik*,

und wiederum eng mit den beiden vorigen Betrachtungsweisen verknüpft:

3. der Gesichtspunkt der *energetischen Verhältnisse*, ohne die stoffliche Be-wegungen, Neubildungen, Aussonderungen und Rückresorptionen nicht vor sich gehen.

α) *Acinus- und Gangepithel: Aufnahme, Neubildung und Aussonderung von Stoffen.*

Es ist nicht möglich, alle Einzelheiten und Einzelarbeiten zu diesen Fragen-kreisen zu besprechen, wir müssen uns mit den wichtigsten Ergebnissen begnügen:

Zur Frage der stofflichen Aufnahme, Bewegung, Neubildung und Aussonde-rung liegen zahlreiche neuere Untersuchungen vor[2].

Über das Verhalten des *Kernes bei der Sekretion* liegt ein umfangreiches altes und neues Schrifttum vor[3]. Nach Pilocarpin fand Altmann einen Abfall der *Kernvolumina* von 400—800 μ^3 auf 336—672 μ^3 bei der Maus, später folgt ein Anstieg der Kernvolumina über die Ruhephase hinaus. Gangunterbindung der Glandula submaxillaris der Maus bewirkt eine Reduktion der Kernvolumina der exkretorischen Zellen. Testosteron führt zu einer Zunahme der Kernvolumina, Kastration zu einer Abnahme[4]. Rhythmisches Kernwachstum wurde nicht gefunden. Wahrscheinlich beruhen die Größenwandlungen auf Änderungen im Proteingehalt (nicht im Gehalt der Desoxyribonucleinsäuren). In neuerer Zeit wurden vergleichende quantitative Untersuchungen über Größe und Zahl der Nucleoli kräftig sezernierender Zellen und gering sezernierender Zellen im Pankreas und anderen Speicheldrüsen durchgeführt[5]. Es ergaben sich Variationen des Verhältnisses von Kernkörperchen zum Kern, die sich als Vielfache eines Grund-wertes darstellten. Daraus wird geschlossen, daß wahrscheinlich eine Vervielfachung der Nucleolarsubstanz vorliegt, die unabhängig von Änderungen der Kerngröße ist. — Die wichtigsten Beziehungen zur Sekretproduktion liegen offenbar auf dem Gebiet des Übertrittes von Nucleolarsubstanzen und Kernsubstanzen in das Cyto-plasma. Hier sind aus neuerer Zeit von morphologischer Seite besonders die Ar-beiten von Huber (1949) sowie Altmann (1952) zu nennen. Altmann hat den „Funktionsformwechsel" des Kernes im exokrinen Gewebe des Pankreas be-schrieben: Nur die sog. Interphasechromosomen sind die eigentlich aktiven Kern-

---

[1] Lang 1951, 1952.
[2] Hier seien nur genannt: Altmann 1952, Huber 1949, Hirsch 1932, 1947, Sluiter 1944, Ries 1935, 1940, Sjöstrand und Hanzon 1954, Noback und Montagna 1947, Bern-hard, Haguenau, Gautier und Oberling 1952, Becker und Doerr 1955, Doerr 1953.
[3] Huber 1949, Altmann 1952.
[4] Valeri 1954.   [5] Schreiber und Mitarbeiter 1955.

strukturen. Die Mitwirkung des Kernes an der Sekretbildung wird morphologisch in der Abgabe von Nucleolarsubstanz an das Cytoplasma faßbar, ein Vorgang, der bald nach Abgabe der Sekretgranula einsetzt und bis zum vollständigen Verlust des Nucleolus führen kann. Im Ruhezustand ist der zentral gelegene Nucleolus von den in seiner Hülle eingefügten Chromozentren mittels feiner chromatischer Fäden mit einem feulgenpositiven Granulum an der Kernmembran verbunden. Das Chromatin ist der feulgennegativen Kernmembran innen angelagert. Nach Abgabe der Sekretgranula quillt der Nucleolus auf, und in ihm erscheinen vacuoläre Aufhellungen, die Chromozentren strecken sich, bis sie Anschluß an die Kernmembran, an der sie durch die feulgenpositiven Fäden verankert sind, gewinnen. Das Chromozentrum spaltet sich auf, in der so entstehenden Lichtung dringt die Nucleolarsubstanz bis an die Kernmembran. Das Kernvolumen nimmt dabei ab. Am Ende des gespaltenen Chromozentrums entsteht an der Kernmembran ein Porus, durch den die Nucleolarsubstanz in das Cytoplasma abgegeben wird. Die Nucleolarsubstanz wird also auf vorgebildeten Bahnen des Kerngerüstes, letztlich intrachromosomal, zur Kernmembran und durch diese hindurchgeleitet. In Hinsicht auf die Vorgänge an den chromosomalen Bestandteilen des Kerngerüstes bei der Ausschleusung die sich als kontrahierende Kräfte äußern, spricht ALTMANN von einer „Kontraktionsphase" des Funktionsformwechsels. In ihren Zeitabschnitt fällt die Extrusionsphase der Ausschleusung der Nucleolarsubstanz, kann sie aber auch überdauern. Die abgegebenen Stoffe bilden die Kernmembrannucleotide. In der Restitutionsphase der Nucleolarsubstanz nimmt zunächst das Kernvolumen zu, die auseinandergewichenen Chromosomenelemente vereinigen sich wieder. Die Chromosomen sind stärker entfaltet, ihre Hydratation hat zugenommen, sie sind „dekondensiert" (Dekondensationsphase). Die notwendige Flüssigkeit strömt aus dem Cytoplasma ein, wobei wohl die Rohstoffe für die Synthese der Chromosomenprodukte mitgebracht werden. Naturgemäß ist der Kern in diesem sehr stoffwechselaktiven Stadium empfindlich gegen äußere Einflüsse. Durch Dehydratation und stärkere Spiralisierung kommt es wieder zur Kondensation der chromosomalen Substanz („Kondensationsphase"), die zuerst in sichtbarer Form an der Kernmembran auftritt. Im Innern der feulgenpositiven Stränge treten alsbald neue Nucleolarsubstanzen auf, die innerhalb der chromosomalen Leitbahnen in das Zentrum des Kernes geschleust werden. Die äußere Begrenzung des neugebildeten Nucleolus wird durch feulgenpositive Substanzen gebildet.

BECKER (1957) bestimmte die Stufen des Kernfunktionsformwechsels experimentell an der Ratte im Stapelstadium (durch Atropin erzeugt) und in der Phase der Extrusion (durch Infusion von Cholinchlorid oder oleinsaurem Natrium in das Duodenum). Die Vorgänge im Kern und im Cytoplasma haben rhythmischen Charakter. 30—60% der Acinusepithelien sind im gleichen Funktionszustand („Hemisynchronie" von HIRSCH 1932, 1934, 1935). Wenn durch einen starken äußeren Reiz die Acini ihre Sekretgranula entleert haben, beginnen sie alle *gleichzeitig* mit der Restitution, wobei sich alsbald die Hemisynchronie wieder einstellt.

Das *Cytoplasma* gibt den Anstoß zur Abgabe der Nucleolarstoffe, bestimmt auch das Ausmaß der Extrusion und stellt die notwendigen Reservestoffe zur Verfügung. Die Aufnahme von Stoffen in die exokrine Pankreaszelle erfolgt durch zwei Membranen: eine Zellmembran von 60 Å und eine Basalmembran von 150 Å[1]. So ist z. B. bekannt, daß Na und Ca nach Injektion sehr schnell (innerhalb von 3 min wurde radioaktives Na im Pankreassaft nachgewiesen) im Bauchspeichel-

---

[1] SJÖSTRAND und HANZON 1954.

saft erscheinen. Die Konzentration dieser Stoffe im Pankreassaft ist aber trotzdem viel geringer als im Blutplasma. Auch der Transport von CO_2 aus dem Blut in den Pankreassaft geht sehr schnell vor sich (neuere zusammenfassende Darstellung des Transportes von Ionen und Farbstoffen durch Solomon 1952). Über die Aufnahme komplizierterer Stoffe und die Geschwindigkeit dieser Aufnahmen liegen neuere Untersuchungen von Junqueira (1955) und Mitarbeitern vor. Mit C^{14} markiertes Glycin erscheint innerhalb von 10 min post injectionem maximal im Pankreassaft von Ratten. Dagegen konnten Plasmaproteine von Ratten, die durch C^{14}-Glycin markiert waren, nach Injektion nicht im Pankreassaft nachgewiesen werden. Möglicherweise steht die elektronenoptisch an anderen Zellen (Endothelien der Blutgefäße, glatte und quergestreifte Muskulatur, Epithelien der Niere, sekretorische Zellen und Ganglienzellen der Parotis u. a.) nachgewiesene Erscheinung mehr oder minder tiefer Einfaltungen der Zellmembran mit der Aufnahme von Stoffen aus dem Blute im Zusammenhang. — Die aus dem Kern ausgeschleusten Stoffe werden zum Ersatz der bei der cytoplasmatischen Sekretbereitung verbrauchten Ribonucleoproteide benutzt. Im Cytoplasma erfolgt die Endsynthese der Cymogengranula im Internum der Golgi-Systeme, nachdem von den ribosenucleotidhaltigen Teilen des Zellplasmas und von den Plastosomen [1] Stoffe synthetisiert worden sind, die „zusammen die Bildung der Präsubstanz im supranucleären Zellplasma möglich machen und die nun ihrerseits die Grundlage für die Bildung der Golgisysteme abgibt"[1]. Bezüglich der *Synthese* von Sekretionsprodukten kann für das Pankreas und die großen Kopfspeicheldrüsen gesagt werden, daß sie hauptsächlich den Aufbau von Proteinen und Proteingemischen mit Polysacchariden umfaßt (so zeigen z. B. sowohl die Parotis als auch das Pankreas eine positive PAS-Reaktion nach Amylasebehandlung). Es besteht keine Relation zwischen der Intensität der PAS-Reaktion und der übrigen morphologischen Erscheinungsweise sog. „seröser" und „muköser" Zellen. Die an der Synthese beteiligten Plasmaorganellen sind die Mikrosomen, Mitochondrien und der Golgi-Apparat.

Die Mikrosomen machen 15—20% des Trockengewichtes proteinsezernierender Zellen aus. Ihr hoher Gehalt an Ribosenucleotiden ist bekannt, weshalb sie als Hauptbestandteil des Ergastoplasmas angesehen werden. Nach neueren elektronenoptischen Untersuchungen [2] ist das Ergastoplasma aus vesiculären und tubulären Elementen zusammengesetzt, umgeben von einer Membran, die eine homogene Substanz und eine granuläre Komponente enthält. Ein Teil der Granula ist den Membranen außen angefügt, ein Teil liegt frei im Cytoplasma. Pallade (1955) bezeichnet die vesiculäre und die tubuläre Komponente als „endoplasmatisches Retikulum". Nach diesem Autor sind die Mikrosomen, die bei zentrifugaler Fraktionierung auftreten und untersucht werden, identisch mit dem endoplasmatischen Reticulum der intakten Zelle. Die Ribosenucleinsäure ist in der granulären Komponente lokalisiert, während Proteine, Phospholipoide und Cytochrom C-Reduktase-Aktivität in den Membranen und zwischen den Membranen lokalisiert sind. Injizierte radioaktive Aminosäuren werden zuerst in der Mikrosomenfraktion konzentriert (Literatur bei Junqueira und Hirsch 1956), was auf die Teilnahme dieser Partikel an der Proteinsynthese hinweist. Es besteht nach den Untersuchungen von Fernandes und Junqueira (1953, 1955) ein Parallelismus beim Einbau von Glycin 1-C^{14} in Ribosenucleinsäure und Proteine während des Sekretionscyclus. Die Art der Proteinsynthese scheint durch die anwesenden Nucleinsäuren bestimmt zu werden. Die Ribosenucleotide werden offenbar bei den Syntheseleistungen verbraucht. Weiss (1953) beschreibt,

---

[1] Huber 1949.   [2] Sjöstrand und Hanzon 1954, Pallade 1955.

daß die sekretorischen Granula aus dem endoplasmatischen Reticulum PALLADEs (1955) entstehen.

Über die *Golgi-Körper* existiert eine unübersehbare Literatur[1]. Die Ultrastruktur der Golgi-Körper wurde in neuerer Zeit von SJÖSTRAND und HANZON (1954) sowie DALTON und FELIX (1954) untersucht. Der Golgi-Apparat liegt im Pankreas und in den anderen Speicheldrüsen nicht als Netzwerk vor, sondern einzelne Golgi-Systeme liegen zusammen in einem Golgi-Feld. Jedes Golgi-System besteht aus einer homogenen Grundsubstanz (dem Externum), in der Vacuolen (das Internum) enthalten sind. Die klassische Netzstruktur des Golgi-Apparates wird vielfach als Kunstprodukt angesehen. Die Natur der Vacuolen (Internum) hängt von der Art des Sekretionsproduktes der Zelle ab. Die Grundsubstanz ist ein Gel mit elastischen Eigenschaften, sie enthält wahrscheinlich Lecithin, Cephalin oder Sphingomyelin sowie Carotinoide. Proteine sind wahrscheinlich nicht in hoher Konzentration vorhanden. Ferner sind nachgewiesen Polysaccharide, Pentosenucleinsäure und alkalische Phosphatase (neuere histochemische Analyse des Golgi-Apparates der Pankreaszellen von LACY 1954). Die Beziehungen des Golgi-Feldes zur Sekretproduktion scheinen in folgender Richtung zu liegen[2]: Die Golgi-Körper könnten der Ort sein, wo die Sekretionsprodukte der Zelle aus Präsubstanzen, die an anderer Stelle gebildet wurden, kondensiert werden. Die Vacuolen der Golgi-Körper scheinen sich schrittweise in Cymogengranula umzuwandeln. Nach HUBER liegen sie zunächst kernnahe, breiten sich dann als Schlieren und Bläschen para- und supranucleär aus. Sie nehmen die Form eines durch lipoidreiches Cytoplasma begrenzten Gitterwerkes an. Die Ribosenucleotide (primäres Golgi-Feld) geben die Grundlage für die Bildung der Präsubstanz ab. Was an derartigen Gitter- und Netzwerken im supranucleären Raum bereits vor der Sekretrestitution als Präsubstanz vorliegt, ist die Golgi-Substanz des sekundären Golgi-Feldes. In den Strängen des Netzes bilden sich Vacuolen[3], die dem Internum von HIRSCH (1939) entsprechen, und in diesem die Cymogengranula[4].

Im Ergastoplasma, das in den basalen Abschnitten der Zelle gelagert ist, findet sich bei Ausstoßung der Cymogengranula eine Vermehrung der Basalfilamente, bei der Sekretproduktion eine Abnahme. Es handelt sich somit auch hierbei um Reservestoffe für die Sekretbereitung. Im Hinblick auf die geschilderte Beteiligung zahlreicher Zellorganellen im Kern und im Cytoplasma an der Reproduktion des Sekretes spricht HUBER treffend von einer „Fließbandarbeit". Bezüglich der Funktionsverteilung kann gesagt werden, daß einmal Speicherung und Sekretion in einem Acinus nebeneinander vorkommen, daß andererseits aber auch alle Acinuszellen den gleichen Funktionszustand aufweisen können.

Über die *Ausstoßung der Sekretprodukte* aus der Zelle ist verhältnismäßig wenig bekannt. So ist noch nicht definitiv sicher, ob die Ausstoßung ein aktiver Vorgang infolge von Bewegungen oder Kontraktionen des Cytoplasmas ist oder eine passive Elimination. Neuerdings beschreibt HIRSCH (1955) auf Grund von Beobachtungen an lebenden Mäusepankreata zwei Typen der Ausstoßung: Einmal sieht man am nicht stimulierten Pankreas eine langsame Auflösung der Sekretgranula und einen Austritt des flüssigen Materials in das Lumen der Acini. Der Vorgang läuft an allen Zellen eines Acinus gleichzeitig ab. Dieser Typus

---

[1] Zusammenfassende Arbeiten von HIRSCH 1939 und 1955, dort weiteres Sehrifttum.

[2] HIRSCH 1932, 1939, JUNQUEIRA und HIRSCH 1956, SLUITER 1944, HUBER 1949, SJÖSTRAND und HANZON 1954.

[3] SLUITER 1944.

[4] Neuere zusammenfassende Darstellung des Golgi-Apparates bei ZEIGER 1955 sowie HIRSCH 1955, JUNQUEIRA und HIRSCH 1956.

kommt bei der sog. „Hungersekretion" vor. Zum anderen sieht man in stimulierten Drüsen große Vacuolen um die Sekretgranula auftreten mit nachfolgender Auflösung der letzteren. Sodann wird der Vacuoleninhalt durch die Zellmembran ausgestoßen. Hierbei können mechanische Kräfte der Oberflächenspannung eine Rolle spielen, da die Membran der Vacuolen eine stärkere Krümmung besitzt als die Plasmamembran. Bei starker Stimulation können einige Vacuolen auch mit Cytoplasmamembranen ausgestoßen werden und dann später in den Gängen platzen. Eine genauere Analyse der feineren Vorgänge der Extrusion ist deshalb schwierig, weil gleichzeitig am gegenseitigen Pol der Zelle große Mengen von Rohmaterial zur Synthese neuer Granula aufgenommen werden. Dadurch ergeben sich keine Veränderungen des Proteingehaltes während des Sekretionscyclus infolge Pilocarpinreizung. Das Maximum der Extrusion liegt 30—60 min nach der Stimulation der Drüse. Junqueira und Mitarbeiter[1] haben durch subtile Experimente unter Zuhilfenahme markierter Aminosäuren begründete Vorstellungen über die *zeitlichen* Verhältnisse der Stoffaufnahme, der Proteinsynthese und der Sekretausstoßung entwickelt. Dabei hat sich ergeben, daß die Stoffaufnahme durch die Zelle und die Ausstoßung wahrscheinlich sehr rasch ablaufende Vorgänge sind, während die Synthese 2—5 Std mit einem Maximum bei 3 Std in Anspruch nimmt. Vielleicht wird der größte Teil dieser Zeit dafür beansprucht, gewisse durch Trichloressigsäure präzipitierbare Proteine[2], die sehr schnell gleichzeitig mit der Extrusion fertiger Granula gebildet werden (weniger als 30 min), in die spezifischen Enzymproteine umzuformen. Man würde nach dieser Anschauung die Proteinsynthese von der Synthese der Enzyme zu unterscheiden haben. Vielleicht sind an letzterem Prozeß die Ribosenucleinsäuren beteiligt.

β) *Acinus- und Gangepithel: Strukturelle und funktionelle Beziehungen zum Gefäßbindegewebe.*

Enge Beziehungen bestehen zwischen dem *Gefäßbindegewebe*, besonders der Vascularisation, und der Funktion der Drüse. Die im interlobären Bindegewebe verlaufenden Arterien besitzen an den Abgangsstellen der Läppchenarterien vielfach ringförmige Wülste glatter Muskelzellen, die als Sperreinrichtungen funktionieren können. Gelegentlich findet man hier auch Gruppen epitheloider Zellen[3]. Auch Spanner (1942) hat in den interlobulären Arterien Epitheloidzellpolster beobachtet. Dal Zotto (1949, 1950) beschreibt im Pankreas arteriovenöse Anastomosen in den interlobulären, seltener auch den intralobulären Gefäßabschnitten, in der Regel ohne epitheloide Zellen. Von den in die Lobuli eintretenden kleinen Arterien speisen einige das exokrine Gewebe durch ein periacinäres Capillarnetz, andere versorgen ohne vorherige Verzweigung die Inseln. Besonders bedeutungsvoll erscheint die von Doerr (1953) herausgestellte Tatsache, daß die Bindegewebslagen in der Umgebung der Ausführungsgänge sehr stark vascularisiert sind, und daß auch die kleinen Gänge in unmittelbarer Nähe der Blutgefäße liegen. Hier[4] im Bereich der Wände der kleinen Ausführungsgänge liegt die Speichel-Gewebs- und die Speichel-Blutschranke. Doerr spricht auf Grund seiner Injektionspräparate förmlich von einer „dos-à-dos-Stellung" zwischen Blutgefäßen und Schaltstück. Der Zusammenhang zwischen Funktion und Blutkreislauf kommt dadurch zum Ausdruck, daß das tätige Pankreas bereits bei makroskopischer Betrachtung rötlicher aussieht als das ruhende Organ. Das inter- und intralobuläre Bindegewebe enthält außer den

---

[1] Junqueira und Hirsch 1956.   [2] Daly und Mirsky 1952.
[3] Ferner 1942, 1952.   [4] Doerr 1953.

Lymphgefäßen noch zahlreiche meist marklose Nervenfasern, die den Blutgefäßen folgen, und Gruppen multipolarer Ganglienzellen sowie Vater-Paccinischer Lamellenkörperchen. Die Acini sind von dichten marklosen Nervengeflechten umgeben, die bis zwischen die Drüsenzellen reichen.

γ) Acinus- und Gangepithel: Energetische Betrachtung der Sekretionsvorgänge.

Die *energetischen Vorgänge* im Pankreas sind von DOERR und seinen Mitarbeitern in einer Reihe bemerkenswerter Untersuchungen von morphologischer Seite aufgeklärt worden[1]. Die Verfasser bedienten sich zur Festlegung der Oxydoreduktionsgebiete des Triphenyltetrazoliumchlorids (TTC) und arbeiteten im wesentlichen am Organ in situ. Das TTC fällt bei Anwesenheit von Luftsauerstoff und fermentativer Wasserstoffübertragung als rotes kristallines Triphenylformazan aus. Im exokrinen Parenchym des Pankreas findet man nach intraarterieller Zufuhr des Indicators sowohl in Ruhe als auch in Tätigkeit gleich reichliche und umfangreiche Formazankristalle in den Acinuszellen. Stärker als die Acini sind die Gangepithelien, schwächer sind die Inseln mit Kristallen besetzt. In den Acinusepithelien liegen die Kristalle in der supranucleären Zone. Bei der Abgabe der Sekrettröpfchen wird somit keine besondere Energiebeanspruchung beobachtet. Bei Hemmung der reduzierenden Fermente durch Alloxan ist dagegen nach den Untersuchungen von BECKER, DOERR und BECKER (1955) die Kristallablagerung vermindert. Zur Erklärung der sehr reichlichen Formazankristallbestäubung in den Gangepithelien, besonders in den Schaltstücken, ziehen DOERR und Mitarbeiter (1955) die starke Vascularisation dieser Gewebsorte heran (s. oben). Im Bereich der Isthmen, wo eine besonders enge nachbarschaftliche Beziehung zwischen Gangepithel und reich entwickeltem Capillarnetz besteht, können die wäßrigen Bestandteile des Blutes, die das niedermolekulare TTC enthalten, leicht in das Innere des Ganges übertreten und in die übrigen Gangabschnitte abfließen. Damit wird der Indicator den Epithelien vom Lumen aus reichlich zugeführt. BECKER, DOERR und BECKER (1955) haben die Anwesenheit des TTC im Gangsystem durch Injektion eines starken Reduktionsmittels in den Pankreasausführungsgang nachgewiesen. Auf Grund der reichlichen Anwesenheit der Formazankristalle in den Epithelien auch der unteren Gangabschnitte ist hier mit einer Rückresorption — in Analogie zum Nephron — zu rechnen. Dadurch würde die hohe Stoffwechselaktivität der Zellen, ebenso die reichliche Anwesenheit der alkalischen Phosphatase[2], der Lipase[3] und der Carbanhydratase in den Gangzellen und die starke Vascularisierung des Bindegewebes erklärt werden. Auch in phylo- und ontogenetischer Sicht ist es naheliegend, den entodermalen, vom Darm ausgesproßten Zellen eine Resorptionsfähigkeit zuzuschreiben (vgl. „Hepatopankreas"). DOERR (1953) erörtert elektrostatische Ursachen an der lumenwärtigen Seite der Gangepithelien für die Rückresorption. Darüber hinaus ist durch neuere Experimente[4] der Gesichtspunkt in den Vordergrund gerückt worden, daß die Isthmen ein Ort vermehrten Durchflusses von alkali- und elektrolythaltigen Blutplasmabestandteilen in das Ganglumen sind, ein Vorgang, der als „Hydrochylie" auf Sekretinreizung eintritt. Das Verhalten des Feyrterschen Gangorgans ähnelt dem der anderen Epithelien des Gangbaumes. Das Vorhandensein der Endophytie weist aber im Sinne FEYRTERs wiederum darauf hin, daß die Funktionen des Gangepithels sich nicht in einer rein mechanischen Rohrbildung erschöpfen, sondern daß noch andere Leistungen — wie auch sonst am entodermalen Epithel (s. allgemeine Pathologie des Darmes) — vorhanden sind: resorptive und endokrine Funktion. Näheres

---

[1] DOERR 1953, BECKER, DOERR und BECKER 1955.
[2] WANG, GROSSMAN und IVY 1948.   [3] MARTIN 1953.   [4] BECKER 1957.

über das insuläre Gangorgan als Modell der peripheren endokrinen Drüsen siehe bei Feyrter (1953).

Eine umfassende Analyse der Struktur der *Mitochondrien* proteinproduzierender Zellen wurde am Pankreas von Sjöstrand und Hanzon (1954) vorgenommen. Sie enthalten die Fermente für den aeroben Stoffwechsel der Kohlenhydrate, der Fettsäuren und Aminosäuren. Der schrittweise vor sich gehende Transport von Elektronen (Wasserstoff) besitzt drei enzymatische Hauptstufen, die durch folgende Fermente vermittelt werden: die Pyridin-Nucleotide, die Flavoprotein-Reduktasen und das Cytochrom-Cytochromoxydase-System: auf diesem Wege kommt es zur schrittweisen Freisetzung von 57 cal durch Oxydation pro einem Paar Wasserstoffatome. Durch ein unbekanntes Enzymsystem wird die bei den Oxydationsschritten freigesetzte Energie in die chemische Energie des Adenosintriphosphats transformiert. Diese oxydative Phosphorylierung erfolgt in den Mitochondrien. Adenosintriphosphat ist bekanntlich der Energielieferant unter anderem auch für die Proteinsynthese und Zellsekretion. Aus diesen Zusammenhängen ergibt sich, daß die sekretorischen Prozesse im Pankreas und den anderen Speicheldrüsen, Organen mit zahlreichen Mitochondrien, durch Sauerstoffmangel behindert werden! Andererseits wird verständlich, daß Stimulation der Sekretion durch Sekretin, pharmakologische Stoffe oder Elektrizität den Sauerstoffverbrauch erhöhen. Diese Überlegungen lassen aber vor allem die funktionelle Bedeutung der reichlichen Capillarisierung bestimmter Gebiete des Pankreas und den Leistungs- sowie Strukturzusammenhang zwischen Gefäßbindegewebe und sezernierendem Epithel in diesem Organ und den anderen Speicheldrüsen in einem neuen Licht erscheinen.

Die Beteiligung der anaeroben Glykolyse an der Energielieferung bei der Sekretanreicherung und -abgabe ist verschieden beurteilt worden. Gelegentlich beobachtete Vermehrung der Milchsäureproduktion scheint jedoch als unspezifische Reaktion auf toxisch wirkende Agentien aufgefaßt werden zu müssen. Bei vergleichenden morphologischen, histochemischen und biochemischen Untersuchungen an ruhenden und normal sezernierenden Speicheldrüsen fand Junqueira (1951, 1956), daß keine Unterschiede in der Glykolyse bestanden. Man könnte daher annehmen, daß die aus der Glykolyse anfallende Energie an der Zelle hauptsächlich für ihren Grundstoffwechsel („basic needs", Junqueira 1956), nicht dagegen für ihre Spezialfunktionen gebraucht würde. Dafür sprechen auch die Unterschiede im Sauerstoffverbrauch und in der Bernsteinsäuredehydrogenaseaktivität zwischen ruhenden und normal funktionierenden Zellen. Ferner findet man in der nicht sezernierenden Zelle einen beträchtlichen Abfall energiereicher Phosphatverbindungen. Außer der Proteinsynthese ist eine Hauptfunktion der Epithelien des Pankreas der Ionentransport. Auch andere Fermente außerhalb der Mitochondrien haben Beziehungen zur Proteinsynthese: Die Kathepsinaktivität geht der sekretorischen Aktivität parallel und steht unter dem Einfluß androgener Sexualhormone. In bezug auf die saure und alkalische Phosphatase bestehen Unterschiede zwischen verschiedenen Tieren (Untersuchungen an der Glandula submaxillaris von Ratte und Maus).

Alles *zusammengefaßt*, sind die Mitochondrien die Energielieferanten für die Sekretproduktion.

c) Physiologische Betrachtungen.

Die Sekretionsreize werden unter physiologischen Bedingungen humoral und nerval übermittelt. Die über den Vagus vermittelte Reizung geht nicht über vasomotorische Wirkungen[1] und kann durch Atropin unterdrückt werden. Dem-

---

[1] Babkin 1950.

gegenüber scheint die Wirkung des Sympathicus über die Gefäße zu laufen. Die humorale Reizung wird von Secretin[1] und Pankreozymin[2] ausgeübt. Auf Secretininjektion wird ein wasserreicher, auf Pankreozymin ein fermentreicher Bauchspeichel abgegeben[3]. Man kann[4] zwei extreme Typen des Bauchspeichels unterscheiden: Auf Säurereiz (Secretinwirkung) im Duodenum wird ein eiweiß- und fermentarmer, alkalireicher Saft entleert, die Proenzymgranula der Acinuszellen werden nicht ausgeschieden (Hydrochylietyp); durch Anwesenheit von Fett und Fettsäuren im Duodenum entsteht dagegen ein eiweiß- und fermentreicher Speichel, das gleiche geschieht durch Vagusreize oder Pankreozymininjektion. Hierbei sind die Acinuszellen von Proenzymgranula entleert. Bezüglich des Verhältnisses des nervalen zum humoralen Sekretionsreiz äußert BECKER (1957) zusammenfassend, daß eine doppelte Sicherung vorliege, der humorale Reiz unter durchschnittlichen Normalbedingungen ausreiche, der nervale übergeordnet sei. Im histologischen Bild ist das sog. Halophänomen[5] ein Zeichen, daß die Extrusion durch Vagusreiz vermittelt ist[6]. Es handelt sich um die Tatsache, daß durch örtlich hemmende Insulinwirkung die Acinusepithelien in unmittelbarer Umgebung der Inseln trotz allgemein starker Extrusion die Proenzymgranula ganz oder fast vollständig behalten. Nach BECKER (1957) wird allerdings der gleiche Effekt durch Alloxan hervorgerufen, wobei Insulin durch Zerstörung der B-Zellen frei wird.

Nach THOMAS (1952) sollen es verschiedene Zellen sein, die das unterschiedliche Sekret absondern: Die Acini geben die fermentreichen und die Schaltstücke die wasserreichen Bestandteile ab. Nach DOERR (1955) spricht für diese Auffassung die enge nachbarliche Beziehung der reichlich entwickelten periduktulären Capillargeflechte und der Schaltstückepithelien, und zwar in dem Sinne, daß die wäßrigen Bestandteile des Blutes hier leicht und reichlich durch die Capillarmembran und die Isthmusepithelien in das Ganglumen gelangen können. THOMAS (1952) hat auf Reizung durch das in der Darmwand gebildete Pankreozymin die Abgabe eines fermentreichen Saftes mit Erschöpfung der Acinuszellen beobachtet. Auch diese Feststellung spricht für die soeben dargestellte Auffassung. Die Saftmenge wird offenbar durch Pankreozymin nicht vermehrt[2]. BECKER (1957) hat experimentell Wesentliches zu der Frage beigetragen, ob der unterschiedliche Bauchspeichel von verschiedenen epithelialen Abschnitten stammt. Er hat festgestellt, daß der funktionell-morphologische Acinustyp hinsichtlich des Verhaltens von Cytoplasma und Kern bei der Mecholylreizung des Rattenpankreas dem des Atropintieres entspricht, während man im Kern und Zellbild der Gangendstücke nach Mecholyl Zeichen höchster Aktivität gewahrt mit Aufhellung und Schwellung von Kern und Cytoplasma. Histologisch liegt hier ein „Hydrochylie-Typ" vor. BECKER zieht den Schluß, daß durch die Epithelien der Isthmen wäßrige Blutbestandteile hindurchtreten, ohne den Umweg über die Acini zu nehmen (Abb. 85). — *Zusammengefaßt* entleeren auf Nervenreiz zunächst die Acinusepithelien ihre Proenzymgranula (eiweiß- und fermentreicher Speichel: Proteochylie) und erhalten die für das Sekret erforderlichen Bestandteile aus den Capillaren ihrer Umgebung. Nach Secretinreizung (Säure im Duodenum) erfolgt eine Hydrochylie mit Durchtritt der wäßrigen und alkalischen Blutbestandteile durch die Isthmusepithelien. Die anatomische Grundlage ist die enge räumliche Beziehung eines reich entwickelten Capillarmantels zu dem Gangendstück. In diesem Zusammenhang ist die Angabe von BECKER (1957) wichtig, daß nach Mecholylinjektion eine Ektasie der Capillaren mit starker Hyperämie erfolgt. In Übereinstimmung mit diesen Befunden stehen

---

[1] BAYLIS und STARLING 1902.   [2] HARPER und MACKAY 1948.
[3] Über die verschiedenen Reizqualitäten und Saftszusammensetzungen s. BABKIN 1914, 1928, 1950.   [4] BECKER 1957.   [5] SERGEYEVA 1938.   [6] BURKL 1949.

die Angaben von HIRSCH, JUNQUEIRA und ROTHSCHILD (1957), daß markierter intravenös injizierter Phosphor nach 2 min, markierte Aminosäuren erst nach 50 min im Pankreassaft nachweisbar werden, d. h. der Phosphor wird durch die Isthmen hindurchgeschleust, während die Aminosäuren den Umweg über die Eiweißsynthese der Acinusepithelien gehen müssen. Das Secretin bestimmt somit die Natriumbicarbonatmenge, der Vagus und das Pankreozymin die Fermentmenge des Pankreassaftes. Die Gesamtheit der experimentellen Befunde deutet auf die enge funktionelle und strukturelle Verbindung zwischen Blut und Inhalt des Speichelgangsystems; DOERR (1953) beschreibt diese Tatsache als ,,Blut-Speichelschranke".

Für eine unterschiedliche Reizbarkeit und Funktion von Acinus- und Isthmusepithelien sprechen auch die physiologischen und chemisch-morphologischen Befunde an der Carbanhydratase[1]. Dieses Ferment sorgt dafür, daß in der Magenschleimhaut aus CO_2 und Wasser Wasserstoff-Ionen lumenwärts, HCO_3 blutwärts austreten, und daß im Pankreas umgekehrt Bicarbonat in das Lumen, Wasserstoffionen nach dem Blute ausgeschieden werden. Nach Mitteilung von BECKER (auf Grund unveröffentlichter Versuche von MANZKE) sind die Acinusepithelien frei von Carbanhydratase, während die Isthmusabschnitte reichlich Ferment enthalten. Carbanhydratasehemmung

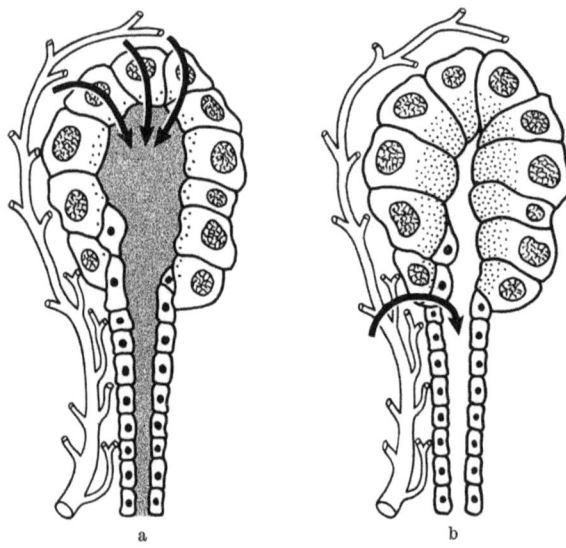

Abb. 85 a u. b. Schema über den Weg der wäßrigen Blutbestandteile nach verschiedenen Sekretionsreizen. a Proteochylietyp. b Hydrochylietyp. (Aus BECKER 1957.)

mittels Diamox führt zur fast völligen Aufhebung der HCO_3-Abgabe[2]. Die Diffusion der elektrolythaltigen wäßrigen Flüssigkeit wird wahrscheinlich von den Epithelien der initialen Gangabschnitte gesteuert. — Ob das Lipocaic als Produkt der Isthmusepithelien anzusehen ist, erscheint noch fraglich. Unter normaler natürlicher Reizung, wie sie durch die Nahrungsaufnahme gegeben ist, kommen sowohl die nervalen als auch die humoralen Reizqualitäten zur Wirkung, werden also sowohl die Acini als auch die Gangabschnitte gereizt, und es entsteht ein jeweils *an die Nahrung angepaßter, gemischter Bauchspeichel,* dessen Bestandteile von den verschiedenen Abschnitten der Drüse geliefert werden. Besonders wesentlich erscheint dabei die Koppelung der Alkalisierung an den Grad der Säuerung im Duodenum, die dadurch erreicht wird, daß Secretin und ausgeschiedenes Bicarbonat in einem stöchiometrischen Verhältnis stehen; möglicherweise erfolgt diese Regulation mittels der Carbanhydratase. Die Säure im Duodenum wirkt ja bekanntlich als Auslösung für die Hydrochylie des Pankreas.

Die Magensalzsäure ist auf dem Wege über das in der Darmwand freigesetzte Secretin der physiologische Erreger der Pankreassekretion. Es wird etwa 1 Liter

[1] THOMAS 1952, GOEBEL und PUCHTLER 1941, KURATA 1953.
[2] HOLLANDER und BIRNBAUM 1953, DREILING, JANOWITZ und KLEIN 1956.

Pankreassaft täglich produziert. Abhängig von dem die Sekretion auslösenden Agens zeigt der Saft eine unterschiedliche quantitative Zusammensetzung. Über die Mineralstoffe des Pankreas siehe bei TRIA und FABRIANI (1941). Die alkalische Salzlösung des Pankreassekretes enthält etwa 8—10 Fermenteiweißkörper, bei denen es sich um Fermentgemische handelt: Die Fermente greifen in die Kohlenhydrat-, Fett- und Eiweißverdauung ein (Pankreasdiastase mit Wirkungsoptimum bei p_H 6,8; Pankreaslipase, Trypsin mit p_H-Optimum von 7,5—9; eine Nuclease zur Aufspaltung der Nucleoproteide in Nucleinsäure und Polypeptide). Die Aktivierung der Pankreasfermente erfolgt im Darm, und zwar werden das Trypsinogen durch die Enterokinase des Dünndarmes, die Lipase durch die Galle und die Diastase durch die Chloride des Magens aktiviert. Für die Pathologie ist nicht unwesentlich, daß Trypsinogen auch durch Leukocyten und Bakterien, durch Cytokinase der Acinuszellen und autokatalytisch durch Anwesenheit von Trypsin aktiviert werden kann. Die Sekretion des Pankreas ist rhythmisch[1]. Die Sekretionsstöße erfolgen in unregelmäßigen Abständen von 55—180 min, und ihre Intensität ist unterschiedlich. Nachts sinkt in einem Teil der Fälle die Saft- und Fermentsekretion ab. Von GOETZE und PIECHOWSKI wird ein übergeordneter 24 Std-Rhythmus mit zwei längeren Sekretionspausen vermutet. — Zahlreiche auf die Sekretion hemmend und fördernd wirkende Stoffe sind entdeckt und beschrieben worden[2]. Auch die einzelnen Nahrungsbestandteile wirken unterschiedlich sekretionsfördernd: Reine Kohlenhydrate und reines Eiweiß sind etwa gleichermaßen sekretionsfördernd, durch Fett erfolgt ein geringerer Reiz; auch psychisch ist die Saftsekretion auszulösen. Fördernd wirken ferner Alkohol, Äther, vaguserregende und sympathicusdämpfende Stoffe sowie manche Amine (Histamin, Tyramin u. a.); hemmend wirken Atropin, Adrenalin und ähnliche Sympathicomimetica, Citronensäure und andere Oxysäuren[3]. Der Tonus des vegetativen Nervensystems spielt eine entscheidende Rolle für die Pankreassekretion. Nach BABKIN (1939) und Mitarbeiter verlaufen die sekretorischen Fasern im Splanchnicus und ohne Umschaltung durch das Ganglium coeliacum. Besonders wichtig ist die experimentell beobachtete Tatsache, daß die Sekretionssteigerung stets mit einer deutlichen Hyperämie einhergeht. Die nervöse Beeinflussung der Pankreassekretion über den Vagus ist seit langem experimentell erwiesen. Reflektorisch — ebenfalls über den Vagus — kann die Sekretion von der Mundschleimhaut ausgelöst werden (vgl. auch allgemeine Pathologie der Mundhöhle). Dagegen erfolgt die Sekretionsanregung durch die Ingesta mittels des aktivierten Secretins auf dem Blutweg ohne Beteiligung des Nervensystems[4]. Jedenfalls kann durch intravenöse Injektion des rein dargestellten Secretins sofort eine kräftige Pankreassekretion ausgelöst werden. Saftmenge und Bicarbonatausscheidung sind bis zu einer Maximalgrenze direkt proportional der Menge des injizierten Secretins. Das gilt nicht für die Fermentwerte, die nicht oder nur kurzfristig ansteigen und alsbald absinken[5]. Von HASSELMANN und Mitarbeitern wurde 1953 eine Methode zu mikrokinematographischen Untersuchungen der Sekretionsvorgänge im Pankreas der weißen Maus angegeben.

2. Allgemeine Pathologie des exokrinen Pankreas.

a) Die sekretorische Funktion und ihre Strukturen als krankheitsgestaltender Faktor.

α) Einteilungsprinzipien.

Vom gedanklich ordnenden Standpunkt bietet sich für die *Sekretionsstörungen* und die ihnen zugeordneten strukturellen Wandlungen eine Einteilung in Zu-

---

[1] GOETZE und PIECHOWSKI 1952; dort weitere Literatur.   [2] KATSCH und GÜLZOW 1953.
[3] Ausführliche Darstellung bei KATSCH und GÜLZOW 1953.
[4] Im Gegensatz dazu BYKOW 1950.   [5] DREILING, HOLLANDER und TARR 1949.

stände einer Verminderung, einer Vermehrung und einer falschen Zusammensetzung des Sekretes an. Da wir aber wissen, daß die verschiedenen Komponenten des Bauchspeichels an differenten Gewebsorten der Drüse auf unterschiedliche Reize gebildet und abgegeben werden, wäre eine derartige Einteilung logisch nur befriedigend, wenn sie jeweils für die einzelnen Bestandteile des Sekretes durchgeführt würde. Das ist z. Z. jedoch nur in wenigen Fällen möglich. Auf das Sekretionsprodukt im ganzen bezogen wird daher die Verminderung oder Vermehrung *eines* Bestandteiles auch zugleich stets einen falsch zusammengesetzten Bauchspeichel entstehen lassen. Daneben aber wird man zugeben müssen, daß eine Verminderung und Vermehrung *aller* Bestandteile innerhalb ihrer gegenseitigen physiologischen Relationen vorkommt. Vor allem aber bedient sich die *Klinik* mit vollem Recht zur Zeit solcher Begriffe wie „Pankreasinsuffizienz", „Pankreasachylie". Wir sehen uns daher trotz der berechtigten Einwände genötigt, das oben gegebene Einteilungsprinzip anzuwenden, wobei wir seine Grenzen und die in ihnen mitgegebenen Überschneidungen anerkennen, im Auge behalten und verschiedentlich auf sie zurückkommen werden. Es besteht kein Zweifel daran, daß mit wachsender Kenntnis gedankliche Ordnungen möglich sein werden, die der Wirklichkeit besser angepaßt sind. — Über die genannten Einschränkungen hinaus wird sich ergeben, daß auch die anderen Einteilungsgrundsätze, so die Abgrenzung einer „Transportfunktion", einer „regeneratorischen Funktion" u. a. nur dann sinnvoll und berechtigt sind, wenn man sich bewußt wird, daß diese Teilleistungen in Wirklichkeit zu dem Ganzen der funktionellen Struktur des Organs zusammengefügt und daher bei den krankhaften Lebensäußerungen fast stets kombiniert, gemeinsam gestört sind und (oder) sich gegenseitig beeinflussen. Auf dieser Tatsache beruhen die *sehr allgemeinen Begriffsbildungen* wie „Dyschylie", mit denen wir uns noch auseinanderzusetzen haben.

β) *Verminderung des Sekretes.*

Klinische und morphologische Gesichtspunkte. Die *Klinik* kennt *Leistungsminderungen* des exkretorischen Pankreasparenchyms, die sich als „Insuffizienz" verschiedener Grade äußern. Katsch und Gülzow (1953) unterscheiden drei Stufen von „Pankreasinsuffizienz": 1. Grad: Leistungsunfähigkeit bei übermäßiger funktioneller Belastung. 2. Grad: Leistungsunfähigkeit bei normaler Nahrungsbelastung; 3. Grad: Leistungsunfähigkeit bei diätetisch eingeengter Ernährung. Ätiologisch sind diese Zustände naturgemäß vieldeutig; sie kommen bei Zerstörung des Pankreasgewebes durch Carcinom, bei Entzündungen des Organs, bei hochgradiger lipomatöser Atrophie, bei Infektionskrankheiten, angeblich auch bei Tuberkulose, bei Intoxikationen (Quecksilber, vielleicht Alkohol), bei Hepatitis u. a. vor. Wesentlich erscheint die klinische Feststellung, daß die Fermentminderung des Duodenalsaftes die einzelnen Pankreasenzyme nicht im gleichen Maße betrifft, und daß es im Darm zu einem weitgehenden funktionellen Ausgleich der ungenügenden Pankreassekretion kommen kann (Magenpepsin, Darmerepsin, Diastase der Mundspeicheldrüsen, Leberlipasen, Darmschleimhautlipasen). Das ist ein weiterer Hinweis auf die enge leistungsmäßige Verknüpfung zwischen Bauchspeicheldrüse und Verdauungsschlauch. — Bei den Pankreasinsuffizienzen der Klinik ist die Fettverdauung stets am stärksten, danach die Eiweißverdauung betroffen, während die Kohlenhydratverdauung nicht gestört ist bzw. eine Störung sich erst nach Belastung bemerkbar macht. Das *Ausmaß* der Verdauungsstörung wird maßgeblich von dem Eintreten der oben angedeuteten Kompensationsmechanismen der „Bruderorgane" (Darmwand, Leber, Magen, Kopfspeicheldrüsen) bestimmt. Außerdem greifen Sekundärschäden

(Avitaminosen, hypophysäre Insuffizienz, Nebennierenrindeninsuffizienz, Störungen des Mineralhaushaltes) mitgestaltend ein. Durch Rückwirkungen dieser Vorgänge auf die Resorptionsleistung des Darmes und auf die Eiweißsynthese sowie Fermentbildung im Pankreas entsteht oft ein verhängnisvoller Circulus vitiosus, der zum Zusammenbruch des gesamten Stoffwechsels führt.

Außer Sekretionsverminderungen oder Achylien durch schwere organische Erkrankungen des exkretorischen Parenchyms kennt die Klinik den Begriff der „funktionellen Pankreasachylie". Ihm liegt letztlich die experimentelle Tatsache zugrunde, daß auf nervalem Wege (z. B. durch psychische Reize) Änderungen der Pankreassekretion im Sinne von Vermehrungen oder Verminderungen erzielt werden können. Auch der Einfluß der Magensekretion (Acidität) auf die Menge und Zusammensetzung des Bauchspeichels muß hier nochmals erwähnt werden. Die Pankreassekretion ist aber nicht gesetzmäßig bei Fehlen der Magensekretion herabgesetzt[1]. Naturgemäß ist der *Beweis*, daß es sich im *Einzelfall* um eine rein funktionelle Hypochylie oder Achylie des Pankreas handelt mittels funktioneller Methoden nicht oder nur annäherungsweise zu führen. Immerhin sprechen die Beobachtungen von Subfermentie des Verdauungskanals bei schweren anhaltenden Depressionen, bei endokrinen Insuffizienzen (Addison, Myxödem, Simmondssche Kachexie) dafür. Es ist aber in morphologischer Sicht daran zu erinnern, daß Funktion und Gestalt in Wirklichkeit nicht zu trennen sind und letztlich nur methodische Gesichtspunkte der Betrachtung darstellen. Insofern erscheint es müßig, über das Vorkommen einer „rein funktionellen" Pankreasachylie zu rechten. Wir müssen sie in dem Sinne anerkennen, daß es in der Bauchspeicheldrüse ebenso wie in allen anderen Organen zweifellos krankhafte Zustände gibt, bei denen die Regulationsstörung am *Anfang* steht, müssen jedoch unter dem Gesichtspunkt einer funktionellen Pathologie betonen, daß diese Störungen keinesfalls ohne morphologisches Substrat ablaufen, und daß die gestaltlichen Veränderungen in der Lage sind, den Gesamtprozeß im Sinne eines Circulus vitiosus zu steigern und maßgebend auf die „Funktion" zurückzuwirken. Gerade die neueste funktionell-morphologische Pankreasforschung[2] hat diesen wertvollen Gesichtspunkt herausgearbeitet. Es sei in diesem Zusammenhang auf die Ausführungen über die „Dyschylie" und die „Parachylie" hingewiesen. Bei dieser Betrachtungsweise entpuppt sich manches „Problem" der „funktionellen" oder „organischen" Störungsweise als *Scheinproblem.* — Leicht verständlich sind jene Zustände von Subfermentie, die durch mangelnde exogene Eiweißzufuhr bewirkt werden, wenn man sich der Tatsache erinnert, daß das Pankreas ein Organ mit sehr starker Eiweißsynthese ist[3]. So hat GÜLZOW (1949) bei alimentären Dystrophikern der Jahre 1945—1948 ausgeprägte Hypochylie und Subfermentie gefunden: Die tryptischen und lipolytischen Fermente waren vermindert, die diastatischen dagegen nur in den Fällen schwerster Verdauungsinsuffizienz. Auch bei dystrophischen Säuglingen sinken die Werte für *Diastase* und Lipase ab[4]. SEIFERT (1956) fand in diesen Fällen oft eine chronische seröse Begleitpankreatitis mit Ausbildung von Acinuscysten, Schwund des Drüsenparenchyms und Übergang in Organsklerose. Bei den akuten Ernährungsstörungen des Säuglingsalters sind ebenfalls Störungen der Fermentproduktion bekannt[5]; morphologisch besteht das Bild einer akuten serösen Begleitpankreatitis, die canaliculär oder hämatogen entstehen kann und mit den noch zu erörternden „dyschylischen" Drüsen- und Sekretveränderungen einhergeht.

---

[1] KATSCH und v. FRIEDRICH 1922.   [2] DOERR 1952, 1953, BECKER 1954, 1956, 1957.
[3] LANG 1951.   [4] SAUERBREI und STARKE 1949.
[5] GARSCHE 1952, SAUERBREI und STARKE 1949, KRIKENT 1935 u. a.

Aus dem *Gewebsbild* kann auf eine Hypokrinie geschlossen werden, wenn ein-
gedicktes Sekret in den kleinen Speichelgängen und Acinuslumina gefunden wird,
sofern eine irgendwie geartete mechanische Sperre im Gangsystem ausgeschlossen
werden kann. Die verdünnende Wirkung des alkalischen Bauchspeichels aus den
isthmischen Abschnitten fällt in diesen Fällen fort, wobei es sich um Secretinmangel oder gehemmte Permeabilität der Isthmusepithelien handeln kann. Es
kommt zur Eindickung des Sekretes bis zur Mikrolithenbildung, Acinusdilatation
und Abflachung der Epithelzellen (z. B. bei chronischen Nierenerkrankungen,
Lebercirrhose, Colitis gravis[1]).

Die Frage des Zusammenhanges zwischen Hypochylie und Hypoplasie des
Organs ist noch nicht genügend geklärt.

Morphologisch erkennbare Unterfunktionszustände des Pankreas werden nach
Becker (1957) häufig beobachtet. Naturgemäß müssen die Unterfunktionszustände der verschiedenen Sekretionsorte und ihrer Sekretqualitäten unterschieden werden. Insofern wird auch ein falsch zusammengesetztes Sekret resultieren. Hier münden die Verhältnisse in den Formenkreis und Begriff der Dyschylie (siehe S. 295). Als häufigste Form wird von Becker die Hypohydrochylie
angegeben.

Bei langdauerndem Hunger und Eiweißmangel in der Nahrung kommt es
zur Atrophie der Acinuszellen mit Schwund der Granula und Fibrose des interstitiellen Bindegewebes, was gleichzeitig ein weiteres Beispiel für die funktionell-
strukturelle Zusammengehörigkeit von Epithel und Blutgefäß-Bindegewebe der
Bauchspeicheldrüse ist.

Als ein morphologisch durchgearbeitetes experimentelles Beispiel für eine
Schädigung der sekretorischen Zellfunktion überhaupt möge die *Äthioninpankreatitis* angeführt werden[2]; ferner soll kurz auf die gestaltlich faßbaren Erschöpfungs-
zustände der Acinuszellen hingewiesen werden. Das Äthionin tritt nach dem
Prinzip des „betrügerischen Austausches" an die Stelle des Methionins im Eiweißmolekül. Man hat die Frage der „Pankreotropie" experimentell geprüft; zuletzt ist Becker (1957) in einer Versuchsreihe an trächtigen Ratten darauf
eingegangen. Hiernach und nach den Ergebnissen von Experimenten mit
Isotopen kann an dem Einbau des Äthionins nicht gezweifelt werden. Aus
den Untersuchungen von Becker geht ferner hervor, daß nur dann eine Giftwirkung des Äthionins am Pankreas zustande kommt, wenn die Eiweißsynthese
abläuft. Henning und Heinkel (1952, 1953) deuten ihre Befunde über die
Äthioninschädigung des Pankreas so, daß zuerst eine rasch auftretende primäre
Sperrung der Acinuszelle eintritt, auf die eine Permeabilitätssteigerung der Zellmembran folgt (nach 12—24 Std). Der Einbau des Äthionins in die eiweiß-
umsetzende Zelle ist irreversibel. Die ersten histologisch faßbaren Veränderungen
nach Injektion von 50 mg Äthionin treten nach 12—24 Std auf: Verlust der
Zymogengranula und Schwund der Basophilie; die vorhandenen Granula können
ausgeschieden werden, aber die Bildung neuer Körnchen ist unterbrochen. Diese
intracellulären Prozesse können nach Becker (1957) durchaus auch „hinter ver-
schlossener Permeabilitätsbarriere" vor sich gehen. Die Fermentwerte im Blut
und im Drüsengewebe[3], die Fermentwerte im Pankreassaft[4] können mit den
histologisch faßbaren Stadien der Äthioninvergiftung koordiniert werden, wenn
die Auffassung vom „betrügerischen Austausch" des Äthionins zugrunde gelegt
wird[5]. Morphologisch führt die Äthioninschädigung der Proenzymsynthese zu
einem „Leckwerden" und zu der basalen Abschmelzung der Acinusepithelien,
wodurch Zellbestandteile in den interacinären Raum geraten und dort eine Ent-

---

[1] Ball, Baggenstoss und Bargen 1950.   [2] Becker 1956, 1957.
[3] Henning und Heinkel 1953.   [4] Almeida und Grossman 1952.   [5] Becker 1957.

zündung hervorrufen, die als Abräumreaktion aufzufassen ist. Die Störung der Eiweißsynthese in der Acinuszelle bringt die Zelle schließlich zur „Degeneration" und zur Nekrose.

Bei *Erschöpfung der Acinuszellen* durch forcierte Extrusion verschwindet der apikale Zellabschnitt fast vollständig, Tiefe und Breite der Epithelien werden geringer, die Zelle kollabiert und verliert den Anschluß an die Nachbarzelle (sog. Stiftzelle mit „Radspeichenstruktur" des gesamten Acinus). Bisweilenkönnen diesem Stadium apikal gelegene Erschöpfungsvacuolen vorausgehen, deren Inhalt sich entleert.

γ) Vermehrung des Sekretes.

Auf die Tatsache, daß durch intravenöse Gaben von Secretin die *Saftmenge* plötzlich stark *gesteigert* werden kann, wurde bereits in den anatomischen und physiologischen Vorbemerkungen hingewiesen. Eine gleichzeitige Erhöhung der Saft- und Fermentmengen kann durch Kombination von Secretin und Mecholyl, das für sich allein bei gleichbleibender Saftmenge die Fermentproduktion steigert, oder durch Kombination von Secretin und Insulin erreicht werden[1]. Eine echte Hyperkrinie des Pankreas ist in der menschlichen Pathologie nicht bekannt[2]; wenn sie als Zustand vorkommen sollte, tritt sie klinisch nicht in Erscheinung, weil die Flüssigkeit in den Darm abfließt und dort resorbiert wird. Wahrscheinlich wird man eine dauernd vermehrte Leistung des Pankreas aber für jene Fälle in Anspruch nehmen können, in denen eine echte Hypertrophie des Organs als Anpassungszustand an vermehrte Arbeit vorliegt. RÖSSLE (1921) weist auf derartige Fälle zusammen mit Hypertrophie der Leber hin, und BECKER (1957) erwähnt eine persönliche Mitteilung von DOERR (1942), der bei einem Schußverletzten ein 185 g schweres Pankreas beobachtet hatte. — Bei einer Vermehrung des Pankreassekretes hätte man zwischen einer Mehrleistung der Acini und einer solchen der initialen Gangabschnitte zu unterscheiden. Anatomisch lassen sich Zustände gesteigerter Sekretionsleistung der Isthmusepithelien annehmen, wenn sie durch Quellung vergrößert sind; es handelt sich dabei um eine Hydrochylie, die neben das Stadium der Stapelung und Extrusion in den Acinusepithelien zu stellen ist. Zu einer reaktiven Überleistung der Bauchspeicheldrüse kommt es nach KATSCH und GÜLZOW (1953) in den Fällen, die nach schwerer alimentär bedingter Hypochylie und Subfermentie (alimentäre Dystrophiker) in eine Phase stürmischer Wiederernährung gebracht werden, sofern nicht ausgedehntere irreversible Organschädigungen entstanden sind. Letztlich liegt hier eine Erscheinung vor, die die große funktionelle und strukturelle Anpassungsfähigkeit des Organs beweist.

δ) Falsche Zusammensetzung des Sekretes.

Eine gewisse Wandlungsfähigkeit der *Sekretzusammensetzung* ist physiologisch. Auf die Abgabe unterschiedlich zusammengesetzten Bauchspeichels unter differenten Reizen ist bereits hingewiesen worden. Hier soll noch die Tatsache angemerkt werden, daß auch unter veränderten Ernährungsbedingungen die fermentativen Leistungen differieren. So finden sich bei kohlenhydratreicher, eiweiß- und fettarmer Kost im Bauchspeichel nur spärlich Trypsin und Lipase, dagegen reichlich diastatisches Ferment. Umgekehrt ist das Verhalten bei eiweißreicher Kost. Da diese Umstellungen der Sekretion bei Koständerung eine gewisse Zeit benötigen, besteht vorübergehend — relativ zur Nahrung — eine funktionelle Pankreasinsuffizienz. — Bei Pankreaserkrankungen lassen sich nach Secretingabe verschiedene Reaktionstypen beobachten: Anstieg der Bicarbonatwerte und

---

[1] FRIEDMAN und SNAPE 1949.   [2] BECKER 1957.

Absinken der Diastase bei akuter Pankreatitis, fehlende Secretinreaktion bei Cirrhosen, Carcinomen, Gangverschluß[1]; Dissoziation der Enzym- und Bicarbonatproduktion bei chronischer Pankreatitis[2] in dem Sinne, daß reichliche Bicarbonatabgabe mit geringer Enzymproduktion verbunden ist. Der Secretintest wird als geeignete Methode zur Auffindung derartiger dissoziierter Sekretionsstörungen angesehen[3]. Durch Mecholyl kann experimentell die Fermentmenge bei gleichbleibender Saftmenge gesteigert werden (Secretin vermehrt die Saftmenge ohne wesentliche Vermehrung oder sogar mit Absinken der Fermentproduktion; vgl. anatomische und physiologische Vorbemerkungen).

Wie betont, kann schon unter physiologischen Bedingungen bei verschiedenen Reizen ein sehr unterschiedlich zusammengesetzter Bauchspeichel entleert werden („Hydrochylie", „Proteochylie"). Vom morphologischen Standpunkt hat Bekker (1957) diese Zustände an den Acini unterschieden und das Verhalten des Cytoplasmas mit der quantitativen Verteilung der Kernformen des Altmannschen Kernfunktionsformwechsels in Beziehung gesetzt: Lang- und kurzfristige Reizversuche mit Mecholyl entsprechen dem Hydrochylie-Typ (Ruhestadium in den Acinusepithelien), Versuche mit intraduodenaler Applikation von Cholin oder Oleinsäure entsprechen dem Proteochylietyp (Ausschleusung der Nucleolarsubstanz).

Aus der funktionellen Struktur des Pankreas geht hervor, daß die Verminderung einer Sekretionsleistung — an den Acini oder an den Isthmen — mit Überwiegen der Hydro- oder Proteochylie nicht nur zur Änderung der Quantität des Bauchspeichels führt, sondern zwangsläufig auch zu einer falschen Zusammensetzung, und zwar falsch im Hinblick auf die anderen Funktionsbezüge: In der Drüse selbst (Transportstörung des eingedickten, z. T. zu Konkrementen ausfallenden Speichels), und im Darm (fehlende Anpassung des abgegebenen Bauchspeichels an die zugeführte Nahrung und die Säureverhältnisse im Duodenum). Als Beispiel eines Krankheitsbildes, dem eine derartige Qualitätsänderung — und zwar im Sinne einer Zunahme der Viscosität — des Bauchspeichels zugrunde liegt, soll die *cystische Pankreasfibrose* erwähnt werden[4]. Das wesentliche Merkmal liegt in einer herdförmigen oder diffusen Dilatation der Acini, der Schaltstücke sowie des Gangsystems, in den Erscheinungen der Sekreteindickung bis zur Bildung von Sekretkugeln und Mikrolithen. Eine Entzündung ist kaum vorhanden; der ganze Drüsenaufbau hat sich geändert, besonders das quantitative Verhältnis von Epithel und Gefäßbindegewebe: Das an sich schon reichliche Mesenchym des embryonalen Pankreas füllt den zur Verfügung stehenden Platz aus[5]. Für die Krankheit ist bekanntlich in der Mehrzahl der Fälle charakteristisch, daß cystische Umwandlungen auch in den großen Kopfspeicheldrüsen, den tracheobronchialen Schleimdrüsen und in den Brunnerschen Drüsen des Duodenums vorkommen.

Im allgemeinen Zusammenhang kann nicht das Für und Wider der einzelnen im Schrifttum auftauchenden Theorien zur Ätiologie der cystischen Pankreasfibrose erörtert werden. Einige Anschauungen wie die ätiologische Rolle einer Rh-Inkompatibilität, eines primären Vitamin A-Mangels und einer fetalen Entzündung[6] können wohl als widerlegt gelten. In neuerer Zeit neigen zahlreiche Autoren der zuerst von Farber (1944) geäußerten und begründeten Meinung zu, daß es sich um eine angeborene oder erworbene, mehr oder weniger systematisierte Sekretionsstörung handelt: eine „Mucoviscidosis", der möglicherweise eine Vagusdysfunktion

---

[1] Lagerlöf 1939.   [2] Friedman und Snape 1950.   [3] Katsch und Gülzow 1953.
[4] Andersen 1938, Farber 1944, Sant' Agnese 1955, 1956, Wissler und Zollinger 1945, Seifert 1956, Werthemann, Grogg und Frey 1952, Bodian 1946 und 1952 u. a.
[5] Seifert 1956.   [6] Siehe Wissler und Zollinger 1945, dagegen Werthemann 1952.

zugrunde liegt; auf den Zusammenhang erworbener Sekretionsstörungen mit dem klinischen und morphologischen Erscheinungsbild einer cystischen Pankreasfibrose wird noch kurz bei Besprechung der *Dyschylie* zurückzukommen sein.

Eine grundlegende monographische Zusammenfassung aller morphologischen Befunde und Probleme der cystischen Pankreasfibrose stammt in neuerer Zeit von BODIAN (1952). Nach diesem Autor wirken beim Zustandekommen der Gewebsumformungen im Pankreas drei Komponenten zusammen: die Abgabe eines Sekretes, dessen Menge und Viscosität abnorm ist, die Stauung dieses Sekretes mit Atrophie des exkretorischen Parenchyms und die fibroplastische Reaktion des Interstitiums. — In neuester Zeit hat BACHMANN (1957) die cystische Pankreasfibrose zusammenfassend bearbeitet. — Die kausale Genese der cystischen Pankreasfibrose ist Gegenstand der Diskussion. Im Schrifttum werden neben der intrauterinen Entzündung[1], der schon erwähnten Sekretionsanomalie der Schleimdrüsen im Sinne der Mucoviscidosis, der Rh-Inkompatibilität[2], dem Sekretinmangel[3] ein Vitamin A-Mangel (bereits von ANDERSEN 1938 vermutet) und Gleichgewichtsstörungen im vegetativen Nervensystem erörtert[4], wobei eine extreme Vagotonie und ein Defizit an Mucinase angenommen wird. Die Anschauung FARBERs (1944), daß es sich bei der Mucoviscidosis um eine Systemerkrankung der exokrinen Drüsen handelt, ist inzwischen vielfach anerkannt worden[5] — Einigkeit herrscht darüber, daß die cystische Pankreasfibrose eine familiär gehäuft auftretende Krankheit mit recessivem Erbgang ist[6]. Nach GOODMAN und REED (1952) besteht eine hohe Mutationsrate, so daß die durch den frühen Tod in Verlust geratenen Gene wieder ersetzt werden. Methodisch leiden die Familienuntersuchungen an der Tatsache, daß die Kriterien für „gesund" und „krank" vieldeutig und z. T. fragwürdig sind. Bei den wenigen bisher untersuchten eineiigen Zwillingen hat sich kein sicheres diskordantes Verhalten ergeben[7]. Beweisbare statistische Unterlagen über die Erkrankungshäufigkeit der cystischen Pankreasfibrose existieren nicht. Zahlen aus dem Sektionsmaterial finden sich bei FARBER, BODIAN (1952), SEIFERT (1956).

b) Die Transportfunktion und ihre Strukturen als Grundlage krankhafter Veränderungen.

Sekretion gegen Hindernisse und Folgen.

Nach den Angaben von BECKER (1957) kommt eine „*Sekretion gegen Hindernisse*" viel häufiger vor, als allgemein angenommen wird, wenn man nicht nur die Hauptausführungsgänge und ihren Verschluß durch Steine oder Carcinom zur Betrachtung heranzieht. BECKER spricht auf Grund seiner Erfahrung aus, daß „in *jeder* Bauchspeicheldrüse von Verstorbenen jenseits der Lebenswende kleinere oder größere Ganghindernisse gefunden werden können". Es handelt sich dabei um *einzelne* Äste der Ausführungsgänge. Als Hauptursachen nennt er papilläre Abfaltungen, intraduktuläre Papillome und Epithelmetaplasien; vorübergehende Verstopfungen kommen auch durch Krampf des Sphincter Oddi oder Verstopfung des Ganges durch Sekretschollen zustande. Experimentell kann durch Vagusreiz an der dezerebrierten Katze das vermehrt abgegebene Sekret durch einen Krampf der unteren Abschnitte der großen Ausführungsgänge

---

[1] WISSLER und ZOLLINGER 1945.   [2] GLANZMANN 1946.
[3] BAGGENSTOSS, POWER und GRINDLAY 1948.
[4] FARBER 1944, 1945, DI SANT' AGNESE 1955.
[5] ZUELZER und NEWTON jr. 1949, BERGSTRAND 1951.
[6] FANCONI und BOTSZTEJN 1944, ANDERSEN und HODGES 1946, FREUDENBERG 1954.
[7] Literaturübersicht bei BACHMANN 1957.

zurückgehalten werden. Dadurch kann eine vielfach größere Saftmenge im Gangsystem angehäuft werden, wenn humorale Sekretionsreize hinzukommen[1]. —
Wesentlich für das Verständnis der *Folgen eines Gangverschlusses* sind die experimentellen Ergebnisse auf diesem Gebiet[2]. Wenn in diesen Experimenten die
Drüse gleichzeitig stark zur Sekretion gereizt wird, entsteht schnell ein erheb-
liches Ödem (Abb. 86), in dem durch Popper und Necheless (1940, 1943)
auch Fermente des Bauchspeichels nachgewiesen worden sind. Becker (1957)
erörtert drei Möglichkeiten für die Entstehung dieses Ödems (sog. Popper-
sches Ödem): neurozirkulatorische Genese (im Sinne von Ricker 1912), Aus-
fluß des Sekretes nach Einriß des initialen Gangabschnittes, Austritt von

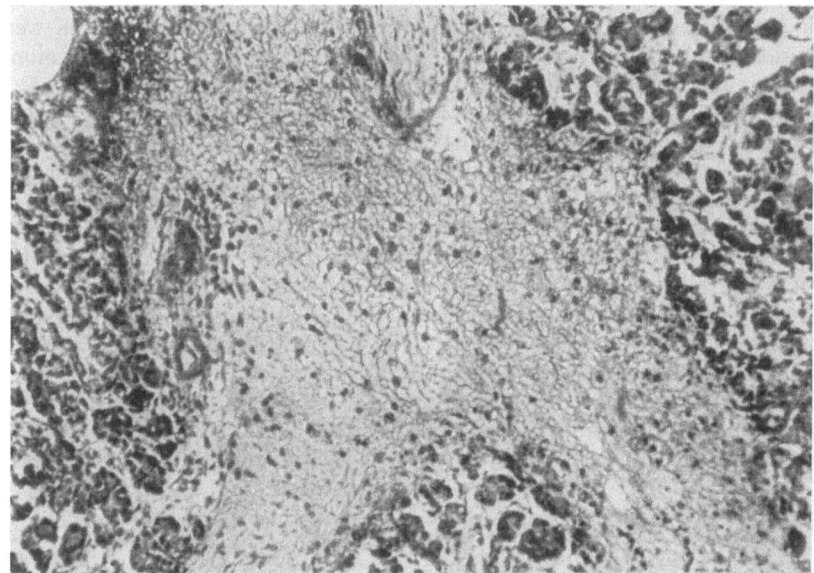

Abb. 86. 49jährige Frau. Interstitielles Ödem des Pankreas. Goldner. Vergr. 120mal.

Sekretbestandteilen durch das initiale Gangepithel. Da auf Grund färberischer Verschiedenheiten Konzentrationsunterschiede zwischen Gangspeichel
und Speichelödem anzunehmen sind, vermutet Becker, daß das morphologisch
intakte Isthmusepithel für Speichelbestandteile durchlässig wird. Das entspricht
prinzipiell der normalen Funktion des Isthmusepithels, wenn auch der Durchtritt
in umgekehrter Richtung erfolgt. Die in das Interstitium ausgetretenen Speichelbestandteile wirken als permeabilitätserhöhende Reize auf das örtliche Strom-
bahngebiet, wodurch es zur Entstehung von Entzündungserscheinungen kommt,
zum anderen werden die Speichelbestandteile durch die Blutgefäße aufgesaugt.
Es handelt sich somit um den Mechanismus der klinisch feststellbaren *Fermententgleisung*[3]. Im Blut ist eine Erhöhung der Pankreasfermente nachweisbar. —
Wenn die Obstruktion im Gangsystem länger bestehenbleibt und der Sekretionsreiz sich wiederholt, entwickelt sich ein chronisches Ödem mit konsekutiver
Bindegewebsvermehrung; auch Unterbindung der Gänge ohne Sekretionsreiz
führt zur Bindegewebsvermehrung. Die Endstadien sind aus den alten und oft
wiederholten Versuchen von Gangunterbindung als Atrophie des exkretorischen

Korovitzky 1923.
Popper und Necheless 1940, 1943, Gibbs und Ivy 1951, Doerr 1953, Becker 1954.
Katsch 1938.

Parenchyms des Pankreas bekannt. BECKER und SCHAEFER (1957) unterscheiden dabei zwei Untergangs- und Umbauformen: Einmal geht eine vermehrte Faser-

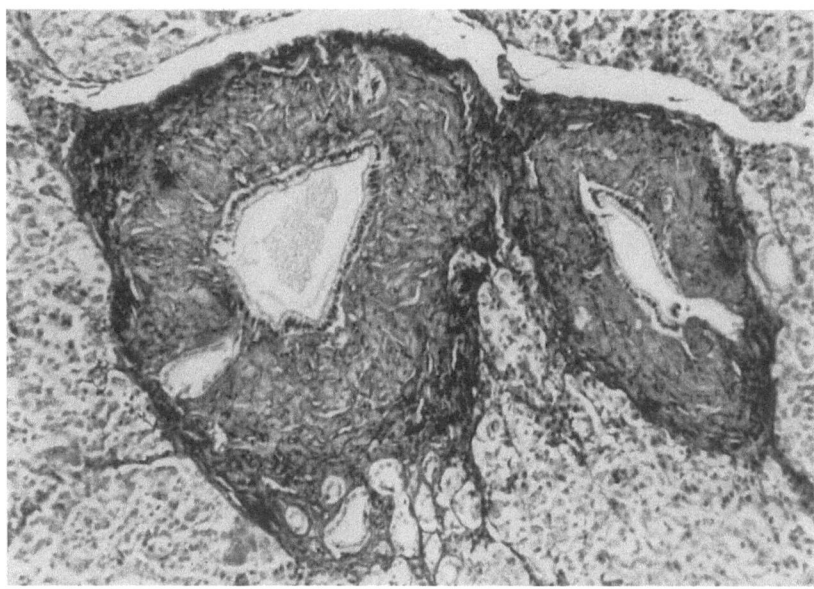

Abb. 87. 69jähriger Mann. Starke Fibrose und Elastose des Mantelgewebes kleiner Ausführungsgänge des Pankreas. Vom periductulären Bindegewebe ziehen Faserstränge zwischen die Lobuli. Elast. v. Gies. Vergr. 120mal.

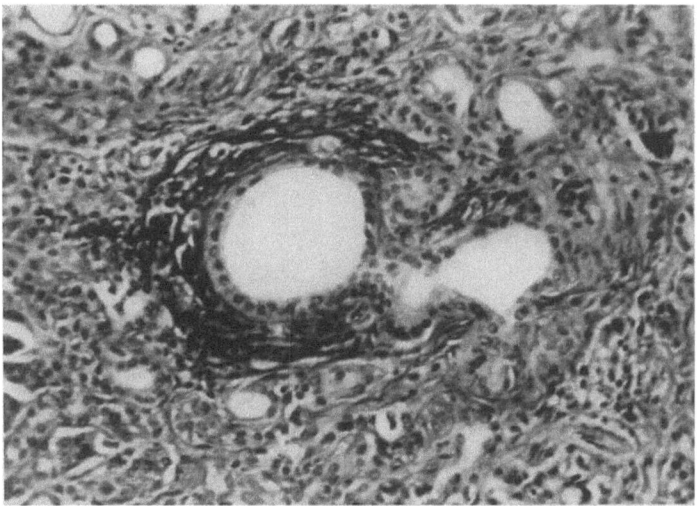

Abb. 88. 63jähriger Mann. Chronische interstitielle Pankreatitis. Periductuläre Elastose. Elast. v. Gies. Vergr. 200mal.

bildung von der periduktulären Bindegewebsmanschette aus, sie dringt unvollständig in die periacinären Spalten ein (Abb. 87); die zunehmende Verfaserung um die Läppchen und der sich erhöhende Binnendruck führen zur Abrundung der Läppchen: konzentrische Atrophie. Infolge der mechanischen Dauerbeanspruchung kommt es im periduktulären Bindegewebe zur *Elastose*[1] (Abb. 88).

[1] Über Elastose des Pankreas und ihre Häufigkeit s. LÁSZLÓ und GAÁL 1954.

Zum andern kann die Bindegewebsentwicklung im interacinären Raum beginnen; die Acini erweitern sich infolge des erhöhten Binnendruckes, ihre Epithelien

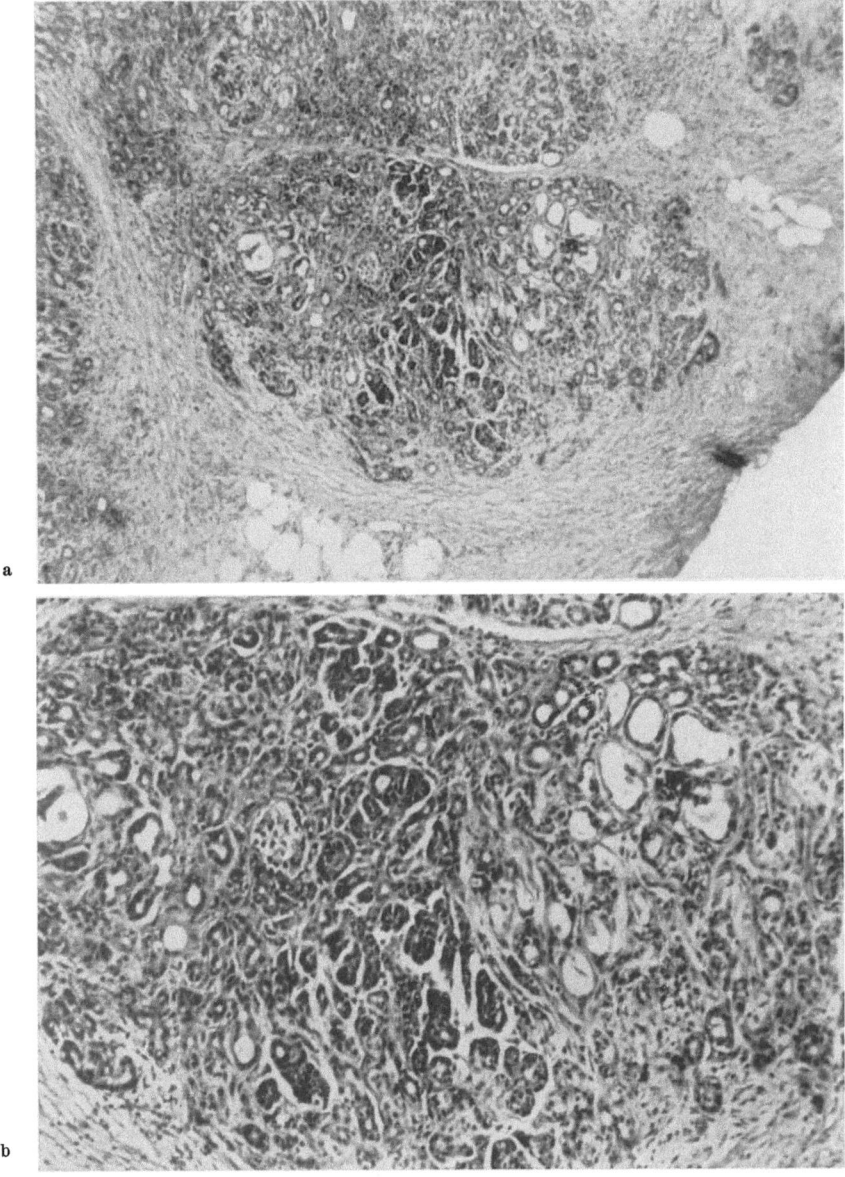

a

b

Abb. 89a u. b. 63jähriger Mann. Chronische Pankreatitis. Bindegewebsentwicklung im perilobulären und im interacinären Raum. Teilweise Abplattung der Acinusepithelien und Erweiterung der Acini. Daneben weitgehend unveränderte Acini.— Eingedickte Speicheltropfen in einzelnen Lumina. HE. Vergr. a 64mal, b 120mal.

flachen sich ab, es kommt zur Atrophie der Scheidewände und Konfluenz benachbarter Acini (intraacinäre Cyste, exzentrische Form der Atrophie, Becker 1957) (Abb. 89a und b).

Auf Grund seiner Tierexperimente gibt Becker folgende *zeitliche* Verhältnisse für die Entstehung des Speichelödems und der Atrophie an: Ödemstadium: 0—7 Tage; exzentrische oder konzentrische Verlaufsform der Atrophie: 7—100 Tage; vollständige Atrophie: 120 bis 540 Tage. Am Gangepithel werden bei chronischer Erhöhung des Binnendruckes nach vorübergehender Abflachung eine Überhöhung sowie unregelmäßige Proliferationen gefunden[1]. Ein unmittelbarer fermentativ verdauender Einfluß kommt — wohl infolge Inaktivierung durch spezifische Antikörper oder Antifermente, Antitrypsin des Blutplasmas — diesem Speichelödem nicht zu.

BECKER faßt die Erkrankungen, denen eine Sekretion gegen Hindernisse im Gangsystem zugrunde liegt, als Formenkreis der *Parachylie* zusammen. Hierher gehört als besonders einprägsames Beispiel auch die *akute hämorrhagische Pankreasnekrose*.

Akute hämorrhagische Pankreasnekrose. Die Pathogenese der akuten Pankreasnekrose steht mit dem Speichelödem in Beziehung. Kommt im Gegensatz zu diesem infolge eines Einrisses Gangspeichel direkt und unfiltriert ins Gewebe, so entwickeln sich Fettgewebsnekrosen und unter Umständen das Vollbild einer hämorrhagischen Pankreasnekrose[2]. Neueste übersichtliche Zusammenfassungen finden sich bei DOERR sowie BECKER, so daß auf eine detaillierte Erörterung der im Schrifttum niedergelegten pathogenetischen Anschauungen verzichtet werden kann. Nach diesen Autoren und POPPER gehören drei Faktoren zur Autodigestion: ein Abflußhindernis, fortbestehender Sekretionsreiz und eine Gewebsschädigung der Acinusepithelien. Es ist klar, daß der Abflußstop mannigfaltige Ursachen haben kann; Gangstein oder Papillenstein, Kompression, Narbenstriktur, Epithelmetaplasien, Papillenkrampf, Papillenödem u. a.). Noch vielfältiger ist die Entstehung der Stoffwechselstörung der Acinusepithelien (traumatisch, organisch- oder funktionell-zirkulatorisch, toxisch, biliopankreatischer Reflux mit toxischer Wirkung der Gallensalze, Sauerstoffmangel, Allergie u. a.). Auf diesen Tatsachen beruht die Fülle der Untersuchungen und Deutungen. Die Fermentaktivierung ist immer gewährleistet (Elektrolyte, Salzsäure, Bakterienprodukte u. a.); die Galleflüssigkeit spielt nur in einem Teil der Fälle eine aktivierende Rolle[3]. Ein nicht vorgeschädigtes Pankreasparenchym kann auch durch aktiviertes Sekret nicht angedaut werden; dagegen werden die u. U. isoliert oder vorwiegend auftretenden Fettgewebsnekrosen von BECKER dadurch erklärt, daß allein die lipolytischen Fermente in die einzelnen Fettgewebszellen eindringen können. Besonders wesentlich ist die Tatsache, daß jedenfalls dem akuten Ereignis eine Abflußbehinderung mit bereits bestehendem Speichelödem vorausgeht.

Entsprechend den experimentellen Befunden bei Gangunterbindung finden sich bei systematischer Untersuchung menschlicher Leichenpankreata mit erstaunlicher Häufigkeit die Folgen der Parachylie im Bereich kleiner und mittelgroßer Ausführungsgänge[4]. Als Ursachen werden proliferative Epithelknospen, Wucherungen metaplastischen Plattenepithels, Adenome und papilläre Abfaltungen gesehen. Wiederkehrende Sekretionsreize sind durch die normale Nahrungsaufnahme gegeben. Damit sind die Voraussetzungen für ein chronisch-rezidivierendes Speichelödem vorhanden. Von verschiedenen Seiten[5] ist auf den Zusammenhang der Urämie, besonders der chronischen Urämie mit der-

---

[1] DIETZ 1955, BECKER 1957.
[2] Arbeiten zur Pathogenese der hämorrhagischen Pankreasnekrose: HALSTED 1901, OPIE 1902, v. BERGMANN 1927, SCHÖNDUBE 1952/1954, NORDMANN 1929, SCHWEINBURG, JACOB, PERSKY und FINE 1953, DESNOUELLES und ROVERY 1953, RICKER 1912, RICH und DUFF 1936, AUFDERMAUR 1947, FROBOESE 1949, WAINWRIGHT 1951, HEILMANN 1952, KRAUCHER 1953, LEMAIRE, LOEPER, MESSIMY, HOUSSE und BERTRAND 1954, THAL 1954, KUSUNOKI 1936, POPPER und NECHELESS 1940, POPPER, NECHELESS und RUSSEL 1947, BECKER 1957, DRAGSTEDT, HAYMOND und ELLIS 1934, GROSSMAN 1955, HESS 1950, 1952, DOERR 1952, 1953 u. a.
[3] Statistisches zur akuten Pankreasnekrose bei HAMPERL 1933, GRUBER 1929, SCHNEIDER und HOFMAN 1956, BECKER 1957.
[4] BECKER 1957.   [5] Schrifttum bei BECKER 1957.

artigen Zuständen des Pankreas hingewiesen worden. Es kommt dabei zum
Verschluß kleiner Gänge durch eingedickte Sekretschollen, d. h. zu einem gestaltlichen Ausdruck von „Dyschylie". Der gleiche Mechanismus ist auch bei
allen Erkrankungen möglich, die infolge eines Secretinmangels zu einer Verminderung der Hydrochylie führen. Man hätte dabei eine besondere Entstehungsweise und Ursache von „Dyschylie" vor sich (man vergleiche das über die
Dyschylie Dargelegte). — Wesentlich ist die Tatsache, daß eine Abpressung
des Bauchspeichels dort nicht möglich ist, wo mehrschichtige metaplastische
Epithellagen oder gefäßarmes narbiges periduktuläres Bindegewebe vorliegen;
hier entstehen Retentionscysten, die von Becker dementsprechend in „Epithelcysten" (Cysten, deren Ursache in einer Änderung der Epithelbeschaffen-
heit liegt) und „Fasercysten" (Cysten, deren Ursache in einer Änderung des
Bindegewebes liegt) eingeteilt werden. Nur ein Teil dieser Cysten kann als
„dyschylisch"[1] bezeichnet werden. — Bereits bei den experimentellen Befunden über das Speichelödem war darauf aufmerksam gemacht worden, daß
sich alsbald im Bindegewebe eine seröse Entzündung entwickelt, und daß
humorale Inhibitoren wirksam werden, die eine akute hämorrhagische Pankreasnekrose verhindern. Auf dem Boden der chronisch-rezidivierenden serösen
Entzündung, die durch die stets wiederkehrenden Sekretionsreize unterhalten
wird, entwickelt sich eine Fibrose des betroffenen Drüsenabschnittes, zunächst
mit Abrundung, sodann mit vollständigem Untergang des Acinusgewebes.

Die mehrfach erwähnten engen Beziehungen zwischen Epithel und Bindegewebe in der Bauchspeicheldrüse kommen auch bei einer morphologischen
Betrachtung des Krankheitsbildes der *chronisch-rekurrierenden* Pankreatitis zum
Ausdruck: Es überlagern sich dabei die entzündlichen Vorgänge im Interstitium
und die Zeichen einer Sekretion gegen Hindernisse mit ihren Folgen; durch die
chronische Entzündung ist es zu Abknickungen und Verschlüssen kleiner oder
größerer Ausführungsgänge gekommen. Selbst wenn die primäre entzündungs-
erregende Ursache geschwunden ist, bleibt der sich stets wiederholende Reiz
des rezidivierenden Speichelödems[2]. Das macht die Abhängigkeit der Schmerzen
von Diätfehlern verständlich. Die Häufigkeit von Störungen der Transportfunktion im Ausführungsgangsystem wird erklärlich, wenn man sich vergegen-
wärtigt, daß mit steigendem Lebensalter epitheliale Proliferationen des Gangepithels herdförmig oder den gesamten Umfang umgreifend auftreten[3], die mit
einer Plattenepithelmetaplasie verbunden sein können. Auch die kleinen Speichelgänge besitzen neben ihrer wichtigen Durchwässerungsleistung, die naturgemäß auch gestört ist (Hypohydrochylie), eine leitende Rohrfunktion. Die Folgen von Störungen des Sekrettransportes und der Ausstoßung des Sekretes in das
Duodenum werden zum Teil von den besonderen anatomischen Beziehungen der
unteren Gangabschnitte des Ductus Wirsungianus zum Ductus choledochus beherrscht und entscheidend gestaltet. Sie werden daher, soweit sie diesen Vorbedingungen unterliegen, später erwähnt werden.— Dyskinesien der Papilla Vateri[4]
führen zu Transportstörungen in den großen Pankreas- und Gallenwegen.
Die Sekretabflußstörungen können die Grundlage für eine caniculäre Entzündung bilden. Derartige Abflußbehinderungen, entzündliche Exsudate und
gestaute eingedickte Sekretbestandteile können die Grundlage zu *Steinbildungen*
darstellen, die ihrerseits die Transportfunktion des Gangsystems auf das schwerste
beeinträchtigen. Über Pankreassteine und ihre Häufigkeit siehe Gambill und
Pugh (1948), Lüdin und Scheidegger (1941). Bei ihrer Entstehung spielt die

---

[1] Seifert 1956.   [2] Becker 1957.
[3] Zahlenzusammenstellung bei Becker 1957.   [4] Kalk 1929.

Entzündung des Ganges neben der Sekretstauung die entscheidende Rolle; der Steinkern besteht aus organischer Substanz, um die sich Kalksalze ablagern (93% Calciumcarbonat).

c) Über die Zusammenfassung der gestörten Funktionen (Sekretbildung, Sekretabgabe und Sekrettransport) und ihrer Strukturen unter dem Begriff der „Dyschylie".

Auf die Bedeutung eines falsch zusammengesetzten Sekretes für das Krankheitsbild der cystischen Pankreasfibrose im Säuglings- und Kindesalter wurde bereits hingewiesen. Es ist klar, und SEIFERT (1956) hat besonders darauf aufmerksam gemacht, daß es sich bei diesem Krankheitsbild um „dyschylische" Cysten handelt. SEIFERT faßt unter dem Begriff der Dyschylie verschiedene „Gestaltwandlungen am Pankreas" zusammen, die „als Folge einer primären Änderung der Sekretproduktion, Sekretzusammensetzung und des Sekretabflusses entstanden sind". Die Ätiologie ist ebenfalls ganz unterschiedlich. Rein formal wird eine acinäre und eine canaliculäre Dyschylie unterschieden. Letztere tritt ein, wenn das eingedickte Sekret aus den Acini in die Ausführungsgänge gelangt. Über die morphologische Abgrenzung der verschiedenen Cystenbildungen im Pankreas siehe SEIFERT (1956). — Es ergibt sich aber, daß dieser Begriff von Dyschylie sehr weit ist und jeweils einer genaueren Bestimmung und inhaltlichen Umgrenzung bedarf, wenn mit ihm mehr als nur eine äußerst allgemeine und daher vieldeutige Aussage getroffen werden soll. Von dieser Erkenntnis geht in neuerer Zeit auch BECKER (1957) aus, wenn er hervorhebt, daß „unter dem Blickpunkt der getrennten Reizbarkeit und der verschiedenen Speichelqualität einzelner Drüsenabschnitte das Problem der cystischen Pankreasfibrose einen neuen pathogenetischen Ansatzpunkt gewinnen" könnte. Im besonderen ist daran zu denken, daß eine Insuffizienz oder Dysfunktion des *Isthmusepithels* vorliegen könnte, daß aber auch die *interstitielle* Wasserdurchflutung verändert sein könnte, ein Vorgang, der dem allgemeinen Begriff der „Dyshydrose"[1] zu subsummieren wäre, kurz Prozesse, die zu einer geringeren oder gar fehlenden Verdünnung des — vielleicht normal, vielleicht vermehrt oder vermindert ausgeschiedenen — ferment- und eiweißreichen acinären Sekretes führen müssen mit der Folge einer herabgesetzten Fließbarkeit des Bauchspeichels im ganzen. Es liegt auf der Hand, daß damit enge Beziehungen zur Funktion der Sekret*bewegung* und -*entleerung* gegeben sind, so daß letztlich *alle Funktionen der Bauchspeicheldrüse* in die Störung einbezogen werden und sich gegenseitig ungünstig beeinflussen mit der Folge weitgehender sekundärer Umgestaltungen der Organstruktur, z. B. unter dem Bilde der cystischen Pankreasfibrose. Unter anderem wird dabei das periduktuläre Bindegewebe vermehrt, wodurch wiederum die Wasserdurchflutung erschwert wird (die oben erwähnte gegenseitige ungünstige Beeinflussung im Sinne eines circulus vitiosus). Eine genauere Durchleuchtung des Dyschyliebegriffes in pathogenetischer und ätiologischer Hinsicht sowie eine Zuordnung der in ihm enthaltenen durchaus verschiedenen Inhalte zu nosologischen Gruppen steht noch aus. — Mit diesem zu hohen Grad an Allgemeinheit und jeweiligen Mangel an konkretem pathogenetischem und ätiologischem Inhalt hängt die Tendenz zusammen, den Begriff auf die *verschiedensten Gewebsorte auszudehnen*. Selbstverständlich ist ein derartiges Vorgehen für eine Anzahl von Beobachtungen berechtigt und beruht auf beweisbaren oder wahrscheinlichen Voraussetzungen. Hierfür besteht seit FARBER der Begriff der „Mucoviscidosis", der etwa den gleichen Allgemeinheitsgrad besitzt. Der Gang der Erkenntnis

---

[1] BOLCK und ARNDT 1954.

scheint aber auch hier in der Richtung zu liegen, daß die formale und kausale Genese der „Mucoviscidosis" nur für jeden *Gewebsort* gesondert konkret angegeben werden kann. — Zusammenfassend möchte ich feststellen, daß Begriffe wie Dyschylie[1], Mucoviscidosis[2], Dyshydrosis[3], Dysorie[4] u. a. nur insofern *brauchbar und damit gestattet* sind, als sie eine *erste beschreibende Kennzeichnung* wiederkehrender — und insofern mit gewisser Regelmäßigkeit beobachtbarer — Phänomene darstellen, die nur *allgemeinste Bedeutung* besitzt. Dieser gedankliche Zustand fordert, darin liegt seine Gefahr, zu vorschnellen Verallgemeinerungen heraus, die nicht in der Wirklichkeit, sondern eben im Begriff liegen. Wir können uns nicht genug davor hüten, weil auf diesem Wege der Verallgemeinerung zwar monströse und inhaltsleere Wortbildungen, aber keine wirklichen Erkenntnisse entstehen, ein Zustand, der später dem an sich wertvollen allgemeinen Begriff zur Last gelegt wird und in der unberechtigten Forderung gipfelt ihn auszumerzen. Der ganze Streit um den Entzündungsbegriff ist ein Beispiel dieses Vorganges. Ich möchte, um auf unseren vorliegenden Fragenkreis zurückzukommen, die Bedeutung solch allgemeiner Bezeichnungen wie Dyschylie oder Mucoviscidosis *heuristisch und als Rahmenbegriffe* auffassen, d. h. ihre Anwendung muß die Verpflichtung enthalten, den *jeweiligen* Inhalt formal- und kausalgenetisch zu bestimmen.

Bereits bei Besprechung der Zustände von Sekretverminderung war darauf hingewiesen worden, daß lokalisierte Sekretionsherabsetzungen zu einer falschen Zusammensetzung des Bauchspeichels führen müssen, und daß hier an erster Stelle die Hypohydrochylie zu nennen ist. Es kommt notwendigerweise zur Sekreteindickung in den kleinen Speichelgängen und Acini mit Erweiterung bis in die Acini und Abflachung des Acinusepithels. Pathogenetisch wird von Baggenstoss und Mitarbeitern (1948) die Dehydratation und Elektrolytverschiebung in den Vordergrund gestellt; hinzu kommt, daß unter parasympathischem Einfluß eiweißreicher Bauchspeichel reichlich abgegeben wird, und — worauf Becker (1957) besonders nachdrücklich hinweist — daß die Secretinbildung (infolge Enterocolitis) eingeschränkt ist. Es ist leicht einzusehen, daß die Fließfähigkeit des acinären eiweißreichen Speichels vermindert ist; er bleibt liegen und dickt zu Schollen ein, die vollends den spärlich sezernierten wäßrigen Bestandteilen den Zutritt in die Acini verwehren. In diesen Fällen ist die Acinusdilatation die Vorstufe einer dyschylischen Cyste[5]. Es kommt zur entdifferenzierenden Atrophie der Acinusepithelien.

Becker hat systematisch untersucht, bei welchen Grundkrankheiten im Sektionsgut derartige Eindickungen des Acinussekretes vorkommen. Von ihm wurde die bevorzugte Beteiligung präurämischer und urämischer Zustände bei diesen Pankreasveränderungen festgestellt. Ferner werden genannt Colitis gravis[6] und Lebercirrhose. — Auch örtliche Veränderungen im Pankreas können zu dieser Form der „Dyschylie" (Hypohydrochylie) führen: Wenn die kleinen Speichelgänge durch eine Fibrose von ihrem Capillarmantel abgedrängt werden.

Der klinische Begriff der Fermententgleisung[7] hat durch die Untersuchungen von Popper (1932, 1940, 1952), Doerr (1953) und Becker (1957) eine morphologische Grundlage erhalten. Es handelt sich um einen Übertritt der Pankreasfermente in das Blut, und von klinischer Seite wird darauf hingewiesen, daß sehr verschiedene Ursachen dazu führen können (Abflußbehinderungen, Kreislaufstörungen, Nekrosen, experimentell durch Pilocarpin, Acetylcholin, Histamin, Insulinschock u. a.). Für die diagnostische Beurteilung ist offenbar

---

[1] Büchner 1950, Seifert 1956.   [2] Farber 1944.   [3] Bolck und Arndt 1954.
[4] Schürmann und MacMahon 1933.   [5] Seifert 1956.
[6] Ball, Baggenstoss und Bargen 1950.   [7] Katsch 1924.

die Tatsache wesentlich, daß nur ein geringer Teil des Diastasespiegels im Blut pankreatogen ist [1]. — Wenn man den Begriff der Dyschylie sehr weit faßt, kann man in bezug auf die Fermententgleisung von einem „dyschylischen" Speichelödem sprechen, kann ohne scharfe Grenze an die Normalzustände der Sekretion und Erschöpfung die leichten Formen der Dyschylie mit hydropisch-vacuolärer Umwandlung des Cytoplasmas, Acidophilie, dyschylischen Acinuscysten und dyschylischer Metachromasie des Sekretes anschließen und gelangt über das Speichelödem und die basale Abschmelzung der Acinusepithelien schließlich zu den schwersten Formen der akuten Pankreasnekrose. Diese vereinheitlichende Betrachtungsweise ist zweifellos ansprechend und dient der Herstellung einer gewissen Ordnung der Erscheinungen, sie bedarf jedoch, wie oben bereits dargelegt, unbedingt der ins einzelne gehenden formal- und kausal-analytischen Ergänzung, wie sie in neuerer und neuester Zeit in grundlegender Weise durch DOERR (1953) und BECKER (1957) vorgenommen worden ist. — Außer der basalen Abschmelzung kennen wir an der Pankreaszelle „degenerative" Cytoplasmaveränderungen, die hier nur kurz genannt werden sollen: die Acidophilie mit Schwund des Ergastoplasmas und Verdichtung der Cytoplasmastruktur. GRUBER (1929) hat diese Veränderung u. a. bei fieberhaften Infektionen beobachtet; ferner die hydropisch-vacuoläre Umwandlung des Cytoplasmas, die auf einem verstärkten Wassereinstrom in die Zelle beruht. Beide Zustände können bis zur Zellnekrose führen.

d) Der Zusammenhang der exokrinen Pankreasfunktionen und ihrer Strukturen mit den Funktionen und Strukturen des Magen-Darmkanals, der Leber und der extrahepatischen Gallenwege als Grundlage krankhafter Veränderungen.

Die *Funktionseinheit der großen Verdauungsdrüsen untereinander sowie mit dem Magen und dem Darm* kommt nicht nur in der Entwicklungsgeschichte und Phylogenese, nicht nur in ihrer engen topographisch-anatomischen Beziehung (neuere zusammenfassende Darstellung der Mündungsverhältnisse und ihrer Varianten bei LOQUVAM und RUSSEL 1950), sondern unter physiologischen Verhältnissen in der Tatsache ihres Zusammenwirkens bei der Verdauung, d. h. der Aufschließung und Resorption der Nahrungsstoffe zum Ausdruck. Hier sei nur an die Secretinwirkung auf die Pankreassekretion, an die Aktivierung von Pankreasfermenten durch Gallensäuren, an ihr Zusammenwirken für Aufschließung und Resorption der Fette, ferner an die Bildung der Enterokinase unter dem Einfluß des Trypsinogens in der Darmwand und die Aktivierung des letzteren durch Enterokinase zu Trypsin erinnert; diese Aktivierung kann auch durch Galle, Bakterientoxine, zerfallendes Gewebe oder autokatalytisch vor sich gehen. — Vielfach sind für die Entstehung der Entzündungsvorgänge im Pankreas die entsprechenden Erkrankungen der Gallenwege sowie das Gallensteinleiden verantwortlich gemacht worden. Wenn darin für manche Fälle sicher Zutreffendes ausgesagt ist, so muß doch auch auf die Bedeutung anderer ätiologischer Faktoren für die Pankreatitis hingewiesen werden, wie die Entzündungen des Magens und Darmes, Infektionskrankheiten, Intoxikationen u. a. In der Mehrzahl der Fälle handelt es sich um eine sog. seröse Begleitpankreatitis. BECKER (1957) weist mit Recht darauf hin, daß ebenso wie bei der akuten Pankreasnekrose auch bei der chronischen Pankreatitis und chronisch-rezidivierenden Pankreatitis [2] die pathogenetischen Zusammenhänge mit den Gallenwegen (Steinleiden, Entzündung) allzu stark in den Vordergrund gerückt worden sind, und daß demgegenüber die

---

[1] Weitere Einzelheiten hierüber s. bei KATSCH und GÜLZOW 1953.
[2] GAMBILL, COMFORT und BAGGENSTOSS 1948.

Beziehungen zwischen Leberparenchym- und Pankreasparenchymerkrankung zu wenig gesehen wurden (Analogie zwischen akuter Pankreasnekrose und akuter Leberdystrophie, Gülzow 1952). In diesem Zusammenhang ist an die ähnliche Reaktionsweise von Leber und Bauchspeicheldrüse gegen Gifte wie Äthionin oder Tetrachlorkohlenstoff zu erinnern. Obwohl also der Zusammenhang zwischen Cholangitis der extrahepatischen Gallenwege und Sialangitis des Pankreas mit canaliculärer Pankreatitis keinesfalls so stark verallgemeinert werden darf, daß etwa jeder Pankreatitis eine Cholecystitis und Cholangitis vorausgeht, kann bei der engen anatomischen Beziehung beider Gangsysteme an der Möglichkeit und gelegentlichen Realisierung einer canaliculären oder (und) lymphogenen Infektion nicht gezweifelt werden. Umgekehrt kann natürlich auch die Erkrankung des Pankreasganges einer Gallenerkrankung vorausgehen[1]. Wichtig für das Übergreifen von Entzündungen von den Gallenwegen auf das Pankreas oder umgekehrt ist auch die Tatsache, daß die Lymphbahnen der Gallenblase mit den peri- und intrapankreatischen Lymphbahnen verbunden sind. Die Häufigkeit der Pankreasbeteiligung bei Gallenwegserkrankungen wird sehr verschieden beurteilt. Nach Katsch und Gülzow (1953) dürfte eine Pankreasbeteiligung von 20—40% etwa den wirklichen Verhältnissen entsprechen. Katsch und Gülzow (1953) sprechen die klinische Erfahrung aus, daß kaum bei einem Patienten, der jahrelang an chronisch rezidivierender Cholecystitis oder Cholelithiasis leidet, im Verlauf der Krankheit eine leichtere oder schwerere Pankreatitis vermißt wird. Nach Cholecystektomien können Pankreatitiden weiterbestehen und klinische Beschwerden verursachen. Berger und Schnetz (1939) haben sie bei fast allen Cholecystektomierten nachgewiesen. Jaffé und Löwenberg (1933) fanden in 49% der Gallensteinkranken bei sorgfältiger histologischer Prüfung kleine Fettgewebsnekrosen im Pankreas. — Es besteht nach Hjort (1947) ein gesicherter Geschlechtsunterschied bezüglich der Mündungsverhältnisse des Ductus *Santorini*: Bei Männern hat er in 44% eine offene Verbindung zum Duodenum, bei Frauen nur in 14%. Da hier kein Sphincter existiert, scheint eine canaliculäre Infektion besonders leicht eintreten zu können. Dadurch wird das häufigere Auftreten der Pankreatitis bei Männern erklärt, obwohl das weibliche Geschlecht überwiegend an Entzündungen und Steinbildungen der Gallenwege erkrankt. Eine cholangiogene Pankreatitis kann weiterbestehen, auch wenn die Gallenwegsentzündung ausgeheilt ist, als ungünstigster Ausgang kann eine akute hämorrhagische Pankreasnekrose entstehen[2]. — Die Beziehungen des Pankreas zu den Gallenwegen kommen u. a. auch darin zum Ausdruck, daß Dyskinesien des Sphincter *Oddi*, der Pankreas- und Gallengänge oft am Anfang von Sekretstauungen mit ihren Folgen (Speichelödem, ascendierende Entzündung) stehen. Durch Rückwirkung der Entzündung auf die Motorik entsteht ein Circulus vitiosus. Bekanntlich werden Spasmen und Atonien des Sphincter *Oddi* — vornehmlich bei divertikelartiger Erweiterung einer Ampulla *Vateri* — neben mechanischen Gangverstopfungen für die Entstehung der akuten Pankreasnekrose verantwortlich gemacht. Die Funktion des Sphincters kann aber auch durch entzündliche Infiltration der Duodenalwand gestört werden. Normalerweise verhindert der Sphincterschluß den Eintritt von Duodenalinhalt in die Gänge. Aus der topographischen Beziehung zwischen Pankreaskopf und Gallengang wird die Tatsache verständlich, daß durch entzündliche oder tumoröse Infiltration des Pankreasgewebes eine Kompression des Ductus choledochus mit den entsprechenden Folgen (Gallestauung, Entzündung) bewirkt werden kann.

---

[1] Katsch 1924.   [2] Bernhard 1937.

Ein Zusammentreffen von Pankreaserkrankungen mit *Ikterus* kann verschiedene Ursachen haben: Einmal kann bei einem schweren hepatocellulären Ikterus (z. B. bei Hepatitis, Leberdystrophie) eine sog. seröse Begleitpankreatitis bestehen; zum anderen kann der gleiche Schaden, der am Leberparenchym angreift, auch eine toxische Pankreatitis bewirken. Ferner muß nochmals auf den canaliculären und lymphogenen Zusammenhang mit den extrahepatischen Gallenwegen hingewiesen werden. Endlich aber bewirken raumfordernde oder Schrumpfungsvorgänge im Pankreaskopf unter Umständen eine Gallestauung mit Ikterus. KATSCH und GÜLZOW (1953) weisen besonders auf die „Kopfpankreatitis mit Ikterus" hin. Sekundär kann sich eine Cholangitis entwickeln. „Die gleichzeitige Erkrankung der beiden größten Verdauungsdrüsen und ihrer Gangsysteme gibt diesem Krankheitsbild besondere Züge"[1]. — Bei Hepatopathien ist eine Hemmung der Fermentproduktion des Pankreas nachzuweisen[2]. Umgekehrt können bei Pankreasinsuffizienz Leberlipasen vikariierend für die ungenügend vorhandenen Pankreaslipasen eintreten und so einen gewissen funktionellen Ausgleich schaffen. — Auf Leberveränderungen bei cystischer Pankreasfibrose weisen verschiedene Autoren hin[3]. SEIFERT (1957) erwähnt Fettleber, akute Hepatose und interstitielle Hepatitis bei cystischer Pankreasfibrose. Als Ursachen müssen enterogene Intoxikation und möglicherweise Anomalien im Bereich der Gallenwege mit folgender Lebercirrhose angesehen werden. — Über die Zusammenhänge zwischen Lebercirrhose und Pankreasveränderungen („Pankreasfibrose", Pankreascirrhose, chronischer interstitieller Pankreatitis, Pankreassklerose) existiert eine ältere ausführliche Zusammenstellung von GRUBER (1929), ferner von RÖSSLE (1939) und aus neuerer Zeit von SEIFERT (1951) (dort Schrifttum). Das wesentliche Moment für die bestehende Pankreasinduration (vorwiegend intralobuläre Fibrose, vielfach mit interlobulärem Fortschreiten, seltener — in 20% — Cirrhosen) ist nach SEIFERT (1951) die portale Stauung. Herdförmig auftretende stärkere Sklerosen mit Acinusdilatation und Sekreteindickung könnten durch Abknickung kleiner Speichelgänge oder durch Secretinmangel mit Hypohydrochylie bedingt sein. Bei der Lebercirrhose findet man ferner relativ häufig eine Acinusdilatation mit Speicheleindickung und u. U. Dissoziation des Läppchenverbandes sowie Speichelödem. BECKER (1957) macht dafür eine mangelnde Secretinausschüttung mit Hypohydrochylie verantwortlich, die auf dem Boden der portalen Stauung im Magen und Darm entsteht.

Die besondere *topographische Beziehung* des Pankreas, dessen Kopf bekanntlich in der *Duodenalschleife* ruht, macht die diagnostisch wichtige Tatsache verständlich, daß Vergrößerungen des Pankreaskopfes zu *Formänderungen am Duodenum* führen können. Der *Zusammenhang mit dem Darm* äußert sich ferner in einfachster Weise in der Möglichkeit einer canaliculären Infektion des Pankreas bei Gastroenteritis, Ulcus duodeni et ventriculi, Duodenaldivertikeln, besonders wenn gleichzeitig motorisch bedingte Störungen der Vaterschen Papille mit Abflußbehinderung vorausgehen. Auf die Möglichkeit des Aufwanderns von Würmern, des Transportes von Wurmeiern und Fremdkörpern aus dem Darm in das Pankreasgangsystem sei hingewiesen. Auch durch Lymphverbindungen, die von BARTELS (1904, 1906, 1907) beschrieben sind, ist der örtliche Zusammenhang mit dem Duodenum gegeben. Die engen Lymphbeziehungen zwischen Magen, Duodenum und Pankreas[4] machen es verständlich, daß es

---

[1] KATSCH und GÜLZOW 1953.
[2] LOEPER und SOULIÉ 1936, LUTEMBACHER und GALLIMARD 1942.
[3] PRINZ 1950, 1951, BAGGENSTOSS, POWER und GRINDLAY 1951, PUGSLEY und SPENCE 1949 u. a.
[4] EVANS und OCHSNER 1954.

bei Erkrankungen dieser Organe zu begleitenden chronischen Entzündungen der Bauchspeicheldrüse kommen kann. — Die strukturell-funktionelle Zusammengehörigkeit von Magen, Duodenum und Pankreas (sowie Gallenblase und Gallenwegen) kommt auch in den experimentellen Untersuchungen von Fischer und Kaiserling (1937) über die Bedeutung des Lymphgefäßsystems im allergischen Geschehen zum Ausdruck; es entwickelt sich eine entzündliche Reaktion aller Organe, die mit der Gallenblase in Lymphverbindung stehen, darunter auch des Pankreas.

Neben den Gallenblasen- und extrahepatischen Gallenwegserkrankungen sind die Störungen des Magendarmkanales auf Grund anatomischer Nachbarbeziehungen die häufigste Ursache der Pankreatitis. Die *Geschwüre* des Magens und Duodenums können, wenn sie an der kleinen Kurvatur des Magens oder der Hinterwand des Duodenums liegen, unmittelbar in das Pankreas penetrieren und eine fortgeleitete Entzündung verursachen. Darüber hinaus kann der Ductus *Wirsungi*, ebenso der Ductus choledochus in den Narbenbereich des Ulcus einbezogen werden und für das Pankreas der Tatbestand einer Sekretion gegen ein Hindernis mit zugehörigen Folgen gegeben sein. Häufigkeitsangaben der Pankreasbeteiligung finden sich bei Schliff (1947), de Busscher (1948). — Entzündung des Magens und Duodenums führt wohl recht häufig auf canaliculärem Weg zur chronischen Pankreatitis[1]; man muß hierbei auch mit Funktionsstörungen des Sphincter Oddi und Motilitätsstörungen des Duodenums für die Pathogenese der Pankreasaffektion rechnen. Derartige Störungen in der Motorik der Papilla Vateri sind röntgenologisch festgestellt worden[2]. In gleichem Sinne wirken *Duodenaldivertikel* in der Nähe der Papille mit sich entwickelnder Duodenitis. Darüber hinaus kann es bei papillennahen Divertikeln zur Verlegung der Pankreas- und Gallengänge kommen. Auch bei entzündlichen Vorgängen im Colon kann das Pankreas beteiligt sein. Ball (1950) fand bei Colitis ulcerosa anatomisch in über 50% eine chronische interstitielle Pankreatitis. Bottin (1938) bezieht die Intoxikation beim Obstruktionsileus auf eine canaliculär entstehende Pankreasschädigung durch Zersetzungsprodukte und Bakterienwirkung oberhalb des Verschlusses.

Die Beziehungen zur sekretorischen Funktion des *Magens* kommen unter krankhaften Bedingungen dadurch zum Ausdruck, daß Störungen der Magensaftsekretion und Acidität Veränderungen der Pankreassekretion zur Folge haben können. Das wird verständlich, wenn man sich daran erinnert, daß die Magensalzsäure der stärkste Erreger für die exokrine Pankreassekretion ist, und daß die Magen- und Pankreassekretion auch durch das vegetative Nervensystem eng verknüpft sind. Es ist jedoch nicht so, daß Abschwächung der Pankreassekretion bei Achylie die Regel ist[3]. Aus den anatomischen und physiologischen Vorbemerkungen geht hervor, daß das Pankreas durch seinen dualistischen Reizmechanismus, die Verschiedenheit der Reizbeantwortung und die getrennte strukturelle Lokalisation dieser Reizbeantwortung auf das engste mit der Funktion des übrigen Verdauungsschlauches, besonders des Magens und Duodenums und damit auch des Leber-Galle-Systems verbunden ist. Hier sei nur an die Selbstregulation des Säuregehaltes im Duodenum durch den dünnen alkalischen Secretinspeichel erinnert. Baggenstoss, Power und Grindlay (1948) haben in einem Fall von cystischer Pankreasfibrose aus dem oberen Dünndarm kein Secretin extrahieren können. Baggenstoss (1948) meint, daß der cystischen Pankreasfibrose ein angeborener Mangel der Secretinbildung oder Secretinverwertung zugrunde liegt, und zwar sei eine Ektasie des Magens mit

---

[1] Gruber 1929, Schnetz 1938.   [2] Katsch und Gülzow 1953.   [3] Katsch 1953.

wesentlich verschlechterter Magensaftsekretion die Grundlage des Geschehens, da die Magensäure der adäquate Reiz für die Secretinausschüttung ist.

Hierzu teilt BECKER (1957) die Beobachtung einer 47 Jahre alten Frau mit, bei der 2 Jahre vor dem Tode eine subtotale Magenresektion durchgeführt worden war. Die erweiterten und von faserigem Bindegewebe umgebenen Acini des Pankreas waren mit eingedicktem Speichel gefüllt. Bei einem zweiten Fall handelte es sich um eine 69jährige Frau mit einem Adenocarcinom des Colon ascendens und krebsiger Zerstörung der Duodenalwand. Auch hierbei fanden sich die geschilderten dyschylischen Veränderungen im Pankreas.

Durch die Beispiele wird die funktionelle Einheit von Magen, oberem Dünndarm und Pankreas demonstriert. BECKER (1957) sieht das Wesentliche der gemeinsamen Ursache in einer Störung der „Wirkungskette": Magensalzsäureproduktion — Secretinreiz — Hydrochylie. Hiermit wäre zugleich eine *definierte* Sonderform der „Dyschylie (s. oben) herausgearbeitet.

Bei Zuständen mit leichter digestiver Insuffizienz des Pankreas (Subpankreatismus) auf dem Boden einer Pankreatitis kommt es neben den in ihrem Schweregrad wechselnden „Pankreasstühlen" oft zum Tympanismus. Die Ursache — zu geringer, zu reichlicher oder falsch zusammengesetzter Saftfluß — mag durchaus wechselnd sein; gemeinsam dürfte diesem Zustand aber das infolge der Pankreaserkrankung veränderte intestinale Milieu mit Abwandlung der Bakterienflora sein. Daneben werden Störungen der *Darmmotorik* bis zur Parese unter dem Bild eines dynamischen Ileus beobachtet. Gleichzeitig kann eine chronische Gastritis bestehen, und sekundär mag sich gelegentlich eine chronische Enterocolitis entwickeln.

Bei schwerer Pankreasinsuffizienz können Magenpepsin, Darmerepsin, Diastase der Mundspeicheldrüsen und Lipasen der Darmschleimhaut als Ersatz für die entsprechenden verminderten Pankreasfermente eintreten; bei chronischer Pankreasinsuffizienz wird oft eine Supersekretion des Magens ohne Superacidität gefunden. Auch die Bakterienfermente des Darmes können vikariierend eintreten: Bei chronischer Pankreasinsuffizienz wandert die gramnegative Dickdarmflora in die oberen Darmabschnitte hinauf. — Die Zusammenhänge zwischen Pankreas und Darmfunktion gehen am eindrucksvollsten aus den schweren Verdauungsstörungen hervor, die — als pankreatogene Verdauungsinsuffizienz bezeichnet — nach experimenteller Pankreasentfernung oder nach partieller bezw. totaler operativer Pankreatektomie beim Menschen beobachtet werden. Es kommt zu einer Insuffizienz der Fettverdauung, die sowohl die Spaltung als auch die Resorption betrifft. Ebenso entwickeln sich bei der pankreatogenen Verdauungsinsuffizienz Störungen der Eiweißverdauung mit Kreatorrhoe und Azotorrhoe. Es handelt sich bei dem Trypsinmangel um eine Störung der Eiweißspaltung, nicht der Resorption. Störungen der Kohlenhydratverdauung (Ausfall der Pankreasdiastase) werden bei Pankreasausfall erst nach Belastung deutlich.

e) Die regeneratorische Funktion im Pankreas als mitgestaltender Faktor im Krankheitsgeschehen.

Die *regeneratorische Funktion* des Gangepithels spielt insofern eine mitgestaltende Rolle bei den Parachylien, den Sekretionen gegen ein Hindernis, als das Epithel nach vorübergehender Abflachung, wohl durch den Reiz der fortdauernd wiederholten Speichelparapedese, zu wuchern beginnt und unter Umständen durch Metaplasie die Voraussetzung zur Entstehung von epithelbedingten Retentionscysten schafft. Man kann in dem drüsenwärts liegenden Anteil eines verschlossenen Ganges herdförmige, zipfelige Proliferationen des Epithels sehen. Ferner ist die Regeneration bei der Entstehung der Umbauvorgänge im Pankreas maßgebend beteiligt, die als „Cirrhosen" bezeichnet werden. Hierbei wird im

Gegensatz zur „Fibrose" die Grundstruktur des Läppchens durch Untergang auf der einen und Regeneration auf der anderen Seite bei gleichzeitiger starker Faservermehrung zerstört und umgebaut. — In gewissem Sinne gehören jene Veränderungen des Gangepithels in den Formenkreis der Regeneration, die — mit steigendem Lebensalter gehäuft auftretend — als Proliferationen mit Mehrschichtigkeit imponieren[1]. Das einreihige kubische bis zylindrische Epithel wird in mehrzeiliges, dann mehrschichtiges Epithel umgewandelt; es kann dabei zu „Metaplasie" in geschichtetes Plattenepithel kommen (Abb. 90). Die Proliferationen wölben sich polster- oder knospenförmig, bisweilen in Form kleiner Polypen in das Lumen der Speichelgänge vor. Daneben gibt es Wachs-

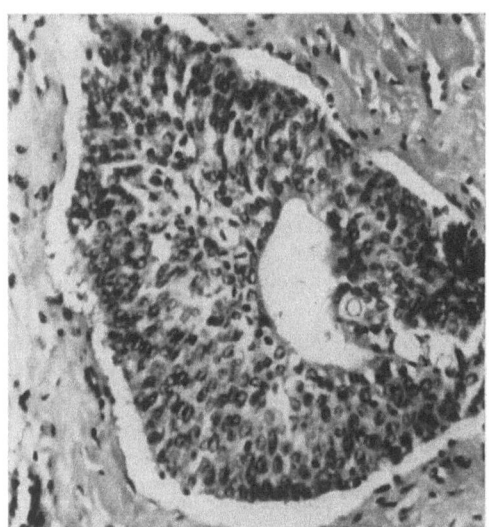

Abb. 90. 69jähriger Mann. Einengung eines kleinen Speichelganges durch mehrschichtiges metaplastisches Epithel. HE. Vergr. 200mal.

tumsvorgänge, die die ganze Circumferenz umgreifen und zu einer konzentrischen Einengung führen. Diese Vorgänge können sich bis in die Isthmen fortsetzen. Wir haben oben bereits auf die funktionelle Bedeutung der durch diese Epithelwucherungen und Metaplasien bewirkten Undurchlässigkeit der kleinen Speichelgänge hingewiesen mit den Folgen der Hypohydrochylie. Auch an die Folgen einer sich entwickelnden Sekretion gegen Hindernisse, einer Parachylie bei derartigen Zuständen sei erinnert. Es kann bis zum vollständigen Verschluß des Gangsystems kommen. Im Zusammenhang mit den regeneratorischen Leistungen muß auch erwähnt werden, daß gleichzeitig eine Vermehrung der Speichelgänge mit tubulären Wucherungen entsteht (zusammenfassende neuere Darstellung der Gangepithelmetaplasien bei BECKER 1957, dort auch Schrifttum[2]). Histogenetisch werden die Proliferationen und Metaplasien teils von den basalen Zellen, teils von den hellen Zellen[3] abgeleitet. Experimentell sind lebhafte Regenerationsvorgänge sowohl nach Verletzung des Ganges, und zwar bereits nach kurzer Zeit (nach 3 Tagen Mitosen, nach 7 Tagen Mehrschichtigkeit, UKAI 1926) als auch nach Gangunterbindung mit und ohne zusätzlichen Sekretionsreiz[4] zu erzeugen. Eine Epithelvermehrung kann nach BECKER einleuchtenderweise erst stattfinden, wenn der anfänglich erhöhte Binnendruck infolge Funktionseinstellung oder Unterganges des exokrinen Parenchyms gesunken ist. Das Gangepithel hat dabei seine normale Durchlässigkeitsfunktion eingebüßt. Ursächlich handelt es sich bei den proliferativen und metaplastischen Vorgängen offenbar um einen komplexen Prozeß, nachdem sie bei den genannten mechanischen Einwirkungen (Gangunterbindung mit oder ohne Sekretionsreiz, Verletzung), aber auch bei Mangel an Vitamin A, bei chronischen Entzündungen[5] und als Ausdruck eines „normalen" Alterns beobachtet werden. In dem „Alterungsvorgang" ist ja jene Summe von

---

[1] ANDREW 1944.

[2] BECKER gibt in einer Untersuchungsreihe von 50 Pankreata (innerhalb der 4 Std-Grenze nach dem Tode entnommen!) mit einem Durchschnittsalter von 64,4 Jahren die Häufigkeit der Mehrschichtung oder Plattenepithelmetaplasie mit 54% an!

[3] FEYRTER 1952, 1953.   [4] BENCOSME und LAZARUS 1956, BECKER 1957.   [5] GERLEI 1930.

kleinen, im Laufe des Lebens sich anhäufenden Schäden enthalten, die unvermeidlich durch dyspeptische Störungen, emotionale Prozesse und viele
andere unwägbare funktionelle Belastungen über das Organ hinweggehen.
Weiterhin wird von BECKER (1957), auch von FEYRTER (1931) auf Überhöhungen
mit folgender papillärer Abfaltung, Wucherungen kleiner Gänge und der Drüsen
in den größeren Gängen hingewiesen, wodurch adenomartige Bilder entstehen.
Diese papilläre Abfaltung kommt häufig gemeinsam mit Mehrschichtung der
Gangepithelien vor. BECKER hat in seinem Untersuchungsgut in 31,7% papilläre
Abfaltungen gefunden, und zwar in den großen und mittelgroßen Gängen
ihre Häufigkeit nimmt mit steigendem Lebensalter zu. Es kommt als Folge
zu Teiluntergängen im Pankreas unter dem Bilde der „Parachylie". Mit
steigendem Lebensalter entwickelt sich auf Grund mangelnder Parenchymregene-
ration eine zunehmende Atrophie des Organs, vielfach mit nachfolgender Lipo-
matose. Funktionell machen sich diese anatomischen Veränderungen nicht bemerkbar. — Einzelheiten über Altersveränderungen sind zusammenfassend bei
BECKER (1957) dargestellt, die spezielle Pathologie des kindlichen Pankreas bei
SEIFERT (1956).

f) Zusammenhang der Funktionen und ihrer Strukturen am Beispiel der Pankreatitis.

Bereits einleitend war darauf aufmerksam gemacht worden, daß die einzeln
betrachteten Funktionen und die ihnen zugeordneten Strukturen in dem Organ-
ganzen untrennbar verknüpft sind. Zum Abschluß möge diese Grundtatsache,
die in der allgemeinen Pathologie des Verdauungskanals und seiner großen Drüsen
immer wieder auftaucht, schlaglichtartig durch das Beispiel der „Pankreatitis"
erhellt werden: Die in den anatomischen und physiologischen Vorbemerkungen
geschilderte enge strukturelle und funktionelle Beziehung von Gefäßbindegewebe
und „Parenchym" im Pankreas bringt es mit sich, daß die Entzündungen dieses
Organs — wenn wir von den selteneren akuten groben Zerstörungen durch Abscesse
absehen — sowohl ihrer Form als auch ihrem Verlauf nach ein besonderes Ge-
präge besitzen. Gestalt und Verlauf von Entzündungen werden hier nicht
nur durch die Existenz einer Blutgewebsschranke im Sinne von SCHÜRMANN
und MAC MAHON (1933), sondern auch einer Blut-Speichel-Schranke[1] bestimmt. Unabhängig von der Ursache, dem Weg und dem primären Angriffspunkt des Schadens an der *epithelial-mesenchymalen Gewebseinheit der Bauchspeicheldrüse* stellt sich alsbald eine Störung dieser *organspezifischen Schranken-
und Austauschfunktion* ein mit „Parapedese" von Teilen des Bauchspeichels und
Entwicklung eines Speichelödems. Dieser Vorgang rezidiviert mit jeder funktionellen Reizung des Organs und läßt gegebenenfalls die Chronizität oder den
rekurrierenden Verlauf der Entzündung verständlich werden. Aus der funktionellen Gesamtstruktur der Drüse und ihren Leistungen örtlich unterschiedlicher
Sekret*bereitung*, -abgabe und Sekrettransportes erklären sich weitere spezielle
Folgen wie Hypohydrochylie mit Sekreteindickung und Acinusdilatation, Gang-
abknickungen infolge sich entwickelnder Ödemsklerose, Bildung von Faser- und
Epithelcysten (s. auch unter Störungen der Transportfunktion und Einfluß der
Regeneration auf die Umgestaltungen des Pankreas). Diese Andeutungen müssen
genügen, um unsere Auffassung beispielhaft zu belegen, daß „die Entzündung"
entscheidend von dem jeweils vorgegebenen funktionell-morphologischen örtlichen Gewebsverhalten gestaltet wird und ihre Betrachtung für eine *allgemeine
Pathologie* eines Gewebsortes unter diesem Gesichtspunkt notwendig und frucht-

---

[1] DOERR 1953.

bar ist. — Auf Einzelheiten der Infektionswege kann hier nicht eingegangen
werden (canaliculär, lymphogen, hämatogen, traumatisch). Eine Unterscheidung
von „Pankreatose" und „Pankreatitis" scheint mir unter diesem Gesichtspunkt
nicht in genügend strenger Form durchführbar zu sein.

VIII. Extrahepatische Gallenwege und Gallenblase.

1. Normal-anatomische und physiologische Vorbemerkungen.

An den extrahepatischen Gallenwegen und der Gallenblase lassen sich zwei
große Funktionskreise erkennen: die *mechanische und motorische Leistung* einer
geordneten und dem Bedarf angepaßten Beförderung und Austreibung des
Inhaltes und die Funktion der „*Umarbeitung*" der Lebergalle durch Resorption
und Sekretion. Dadurch bietet sich von selbst eine Ordnung der Betrachtung und
Darstellung an.

a) Die mechanische und motorische Funktion in ihrer funktionellen Morphologie.

α) Die funktionellen Strukturen der Gallenblase und Gallenwege.

Nach den grundlegenden Untersuchungen von Schreiber (1942) über das
Muskellager der menschlichen Gallenblasenwand ergibt sich der *Aufbau eines
Scherengitters* (Abb. 91). Der oberflächliche Anteil dieses Gitters ist quergestellt
und besteht aus spiralig verlaufenden Muskelbündeln; die Kreuzung kommt durch
Überschneidung rechts- und linksläufiger Spiralen zustande. Aus diesen ober-
flächlichen Spiralen zweigen tiefer liegende Bündel ab, die zum Fundus ziehen,
sich in ihrem Verlauf ebenfalls kreuzen und ein longitudinales Gitter bilden. Die
Abzweigung beginnt im Infundibulum und verstärkt sich funduswärts. Die
Längsfasern schlingen sich um den Fundus und kehren auf der gegenüberliegenden
Wand wieder in die quere Gitterung zurück. Von dem longitudinalen Gitter
abzweigende kleine Muskelbündel gelangen mittels elastischer Sehnen in die
Subepithelialis, wo sie im Bindegewebe verankert sind. Das longitudinale Gitter
verursacht z. T. die Primärfalten des Schleimhautreliefs. Infolge der geschilderten
Zusammenhänge bilden sämtliche Muskelgitter einschließlich der Endbündelchen
eine strukturelle und funktionelle Einheit. Die menschliche Gallenblasenmuskulatur nimmt vom Fundus über das Corpus zum Infundibulum zu. Das stärker
entwickelte quere Gitter gleicht die Querspannungen, das schwächere longitudinale die Längsspannungen aus. Vergleichend ist die Muskulatur der
menschlichen Gallenblase als umgebaute Muscularis mucosae aufzufassen.
Die Funktion des gitterförmig in verschiedenen Lagen angeordneten muskulären
Systems der Gallenblase [1] wird verständlich, wenn man die Tatsache der
Fixierung des Organs am Leberbett ins Auge faßt. Hierauf bezogen, bewirken
die Gitter sowohl eine Verkleinerung des Lumens als auch eine Hebung des
Gallenblasenfundus. Die Fixierung der Gallenblase im Leberbett ist nicht
starr, sondern wird durch lockeres Bindegewebe vermittelt, das eine gewisse
Formveränderlichkeit der Wand auch an dieser Stelle gestattet. Die Gallenblase
ist in sehr unterschiedlichem Maße in die Leber eingebettet; im Extremfall kann
sie weitgehend oder vollständig von Lebergewebe umgeben sein, was zweifellos
ungünstige Rückwirkungen auf ihre Motilität hat.

Hier muß kurz auf die aberranten Gallengänge im Gallenblasenbett eingegangen werden [2]. Andere Stellen ihres Vorkommens beschäftigen uns in diesem
Zusammenhang nicht. Sie bilden ein baumartig verzweigtes, mit den intrahepatischen Gallenwegen anastomosierendes Netz, führen somit Galle. Sie

---

Schreiber 1941/42.   [2] Halpert 1927, ältere Literatur bei Pfuhl 1932, Zandanell 1950

kommen dort vor, wo während der Organentwicklung oder durch entzündliche Veränderungen Leberparenchym zurückgebildet wurde. Eine Verbindung aberranter Gänge mit der Gallenblase scheint nur relativ selten vorzukommen[1]. Bei diesem Autor finden sich auch Angaben über die Häufigkeit aberranter

Gallengänge im Gallenblasenbett bei verschiedenen Nachweismethoden. Als Mittelwert aller Methoden wird von ihm 56,6% angegeben.

Da beim Menschen infolge der charakteristischen Lagebeziehungen die extrahepatischen Gallenwege ein System kommunizierender Röhren darstellen[2], deren duodenales Ende tiefer liegt als der Gallenblasenfundus, besteht eine Entleerungsmöglichkeit nach dem Prinzip des Hebers. Diesem Wirkungsmechanismus entspricht nach SCHREIBER die relative Schwäche der Wandmuskulatur. Sie tritt nach diesem Autor nur als eine zusätzlich austreibende Kraft und als Nachsteller der Wand in Funktion. SCHREIBER (1942) hat diese Verhältnisse durch interessante vergleichende Untersuchungen der Gallenblasenwand des Menschen und vierfüßiger Säuger dargestellt. Dabei hat sich ergeben, daß die motorische Leistungsfähigkeit der tierischen Gallenblasen wesentlich größer ist als die des Menschen. Die Muskulatur ist auch mengenmäßig anders angeordnet, und zwar ist sie im Gegensatz zu den Verhältnissen beim Menschen im Fundus am stärksten. Das Verhältnis von Rauminhalt zu Muskelmasse beträgt bei den vierfüßigen Säugern (Rind, Hund, Katze, Schwein, Meerschweinchen, Igel, Rhesus) im Mittel annähernd

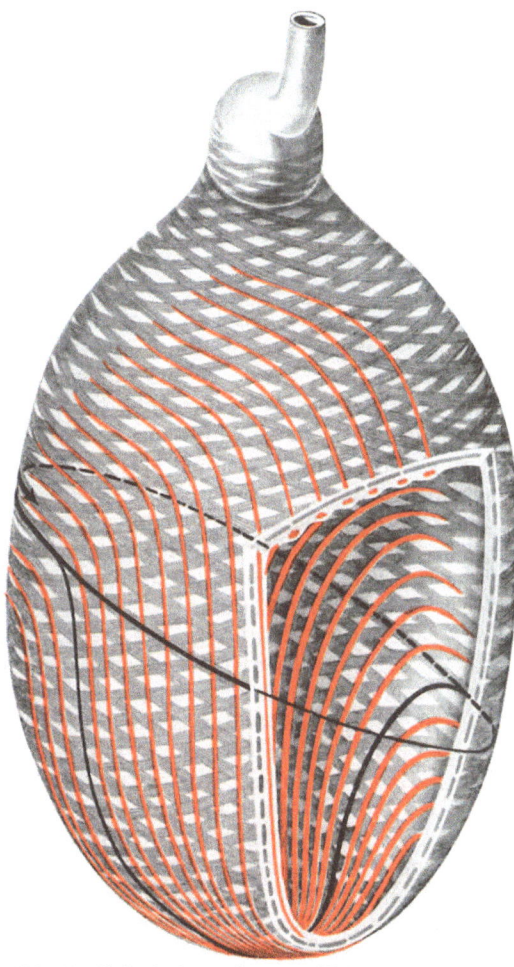

Abb. 91. Verlaufsschema der menschlichen Gallenblasenmuskulatur. Grau: das oberflächliche quere Muskelgitter. Rot: die aus dem oberflächlichen Gitter abscherenden Längsbündel. Schwarz: Linksläufige Spiraltour, mit Längsbündel zusammenhängend. (Aus SCHREIBER 1941.)

8:1, beim Menschen 27:1. Die Grundkonstruktion des elastisch-muskulösen Systems gleicht bei der tierischen Säugergallenblase der des Menschen; nur die Muskelbündel sind bei den Tieren wesentlich breiter und daher die Maschenöffnungen kleiner. Auf einzelne weitere vergleichend-anatomische Gesichtspunkte wird noch zurückzukommen sein.

Unter physiologischen Bedingungen tropft stets eine schwankende Menge von Galleflüssigkeit aus dem Ductus hepaticus über den Ductus choledochus ins Duodenum. Dagegen entleert sich die Gallenblase erst auf adäquate

---

[1] ZANDANELL 1950.		[2] SCHREIBER 1943.

Handbuch d. allgem. Pathologie, Bd. III/2.		20

Reize, besonders durch Fettstoffe der Nahrung. Bekanntlich sind über den *Entleerungsmechanismus* sehr verschiedene Meinungen geäußert worden, die sich im wesentlichen unter zwei Gesichtspunkte bringen lassen: passive Entleerung oder aktive Austreibung durch Kontraktion der Muskulatur. Darüber besteht ein großes, kaum übersehbares Schrifttum. Aber schon aus der Betrachtung der *Struktur* des elastisch-muskulösen motorischen Systems der Gallenblase geht eindeutig eine nicht nur passive, sondern eine *aktive motorische Funktion* hervor. Zweifellos ist dieses System kontraktionsfähig. Auf Grund der Anordnung läßt sich bereits folgern, daß der funktionelle Effekt in einer Verkleinerung des Querdurchmessers und einer Hebung des Gallenblasenfundus besteht, was mit den röntgenologischen Erfahrungen übereinstimmt. Es erhebt sich lediglich die Frage, in welchem *Maße* diese Kontraktion an der *Bewegung* des Inhaltes der Gallenblase und extrahepatischen Gallenwege bis zur Austreibung aus der Papilla duodeni *beteiligt* ist. Schreiber (1941/42) hat gefunden, daß die *überlebende tierische Gallenblase* durch Kontraktion ihrer Wandmuskulatur etwa 75%, die menschliche Gallenblase nur etwa 28% bis höchstens 50% ihres Dehnungsinhaltes auswirft. Auf die Massenunterschiede, die diesem funktionellen Verhalten zugeordnet sind, wurde bereits hingewiesen. Der Vergleich zeigt an, daß beim Menschen die Bewegung des Inhaltes der Gallenblase und der Gallenwege nicht ausschließlich von der aktiven Muskelkontraktion abhängt. Der funktionelle Unterschied beim Säugetier kommt unter anderem (s. unten) durch die verschiedenen topografischen Verhältnisse zustande: Die Gallenblase hängt annähernd senkrecht, und ein aufsteigender Ductus cysticus begibt sich in einen etwa querverlaufenden Hepatocholedochus, der weit oberhalb der Gallenblase in den Darm mündet. Der Inhalt muß also gegen das hydrostatische Druckgefälle bewegt werden. Die Verhältnisse haben sich dagegen beim Menschen infolge der aufrechten Körperhaltung geändert. Es wurde bereits darauf hingewiesen, daß die Mündung des Ductus choledochus tiefer steht als der Gallenblasenfundus, daß somit das Prinzip der kommunizierenden Röhren verwirklicht ist, wobei die Gallenblase bei aufrechter Körperhaltung angenähert senkrecht (etwas schräg) hängt. Ebenso verläuft auch der Ductus choledochus etwa senkrecht, die bogenförmige Rohrverbindung wird durch das Collum und den Ductus cysticus gebildet. Schreiber berichtet, daß bei jüngeren männlichen Personen pyknischen oder athletischen Körperbautypus der Gallenblasenfundus 1—2 cm höher steht als die Papilla *Vateri*, dagegen bei Asthenikern in gleicher Höhe oder sogar tiefer. Abflußbehinderungen innerhalb des kommunizierenden Röhrensystems dürften daher nur zu erwarten sein, wenn der Gallenblasenfundus wesentlich unter dem Niveau der Papilla duodeni hängt (sog. Pendelgallenblase). In diesem Sinne sprechen auch die röntgenologischen Untersuchungen des Gallenwegssystems und des Duodenums. Unterstützend für die Entleerung wirkt die Strömung der Lebergalle im Hepatocholedochus. — Hess (1955) erwähnt neben dem normalen, mit Kontraktion der Gallenblase verbundenen Entleerungsmechanismus, wie er z. B. bei Anwesenheit fetthaltiger Nahrung im Duodenum bewirkt wird, eine andere Entleerungsart, die nach intraduodenaler Magnesiumsulfatinstillation auftritt: Vermehrte Cholerese führt bei erschlafftem Sphincter über einen Wasserstrahlpumpeffekt zum Auslaufen der Gallenblase ohne Kontraktion. Das ist allerdings nur vorstellbar, wenn das elastisch-muskulöse System der Gallenblasenwand die Größe des Organs dem jeweiligen Inhalt anpaßt, also auch im Sinne einer Nachstellfunktion wirkt. — Eine Entleerung des kommunizierenden Röhrensystems unter den Bedingungen des abgeschlossenen Bauchraumes und des flüssigkeitsgefüllten Duodenums setzt allerdings *Elastizität* und muskuläre *Kontraktilität* voraus, wobei die Muskulatur dem Entleerungsgrad der Blase entsprechend die Wand nachzustellen hat[1]. Auch nach röntgenologischen Befunden kommt es im Anschluß an einen Entleerungsreiz zu einer *gleichmäßigen* Verkleinerung der Gallenblase. Nach KALK (1929, 1932), v. BERGMANN (1928) u. a. handelt es sich hierbei um eine *tonische Kontraktion*, die zur Entleerung der Gallenblase führt.

Die Füllung der Gallenblase erfolgt in der Weise, daß sich die Gallenflüssigkeit bei geschlossenem Sphincter *Oddi* im Choledochus staut und rückläufig in die Blase fließt; der Sekretionsdruck der Leber erreicht 30 cm Wasser. Entsprechend kann der Widerstand des geschlossenen Sphincter *Oddi* auf 30 cm Wasser und mehr ansteigen; er liegt normalerweise zwischen 10 und 15 cm Wasser. Das valvulomuskuläre System des Collum-Cysticus spielt bei der Füllung insofern eine Rolle, als es in der Richtung vom Choledochus zur Gallenblase leichter passierbar ist als umgekehrt.

Zusammengefaßt handelt es sich somit bei dem motorischen Apparat der Gallenblase um ein elastisch-muskulöses System spezifischer, funktionsangepaßter Struktur. Die Muskelfaserbündel sind in reichstem Maße von elastischen Fasern umsponnen und werden mittels elastischer Sehnen an den Nachbarschichten verankert. Grundsätzlich stellt die gesamte Gallenblasenmuskulatur ein Kontinuum dar; auch die von rechts und links kommenden Spiraltouren des äußeren queren Muskelscherengitters gehen an den Kreuzungspunkten z. T. ineinander über. Die Ganghöhe der Schraubentouren nimmt vom Infundibulum nach dem Fundus zu.

Die Wände des Gesamtsystems der Gallenblase und extrahepatischen Gallenwege sind teils muskulös-elastischer (Gallenblase und valvulärer Cysticus), teils rein elastischer Natur (Cysticus und proximaler Choledochus). In bezug auf den Entleerungsmechanismus der menschlichen Gallenblase kann festgestellt werden, daß es sich um einen sehr komplexen Vorgang handelt. Die physikalischen Kräfte, die sich aus der Anordnung des Gesamtsystems der extrahepatischen Gallenwege und der Gallenblase ergeben: kommunizierende Röhren mit elastischen Wänden, Wasserstrahlpumpeffekt der strömenden Lebergalle, tonische Kontraktion der Gallenblasenmuskulatur, die auf Grund ihres Konstruktionsprinzips eine gleichmäßige Verkleinerung des Umfanges mit Hebung des Fundus bewirkt und auf diese Weise die Blase „nachstellen", aber vorwiegend *aktiv* entleeren kann. Es besteht also kein eigentlicher Gegensatz zwischen den alten, sich widerstreitenden Anschauungen von der „passiven" oder „aktiven" Entleerung der Gallenblase, sondern die in der topischen Anordnung und in der muskulös-elastischen Struktur des Systems gegebenen physikalisch-mechanischen und aktiv-motorischen Kräfte wirken alle zusammen. — Die mechanisch-motorische Aufgabe der Gallenblase ist nicht durch eine austreibende Funktion erschöpft. Sie ist vielmehr — abgesehen von ihren Leistungen bei der Umgestaltung der Lebergalle (s. unten) — als muskulös-elastische Nachstelleinrichtung[2] und auch als Regulationsapparat für den Druckausgleich[3] wirksam. Die wesentliche mechanisch-motorische Funktion des gesamten extrahepatischen Gallenwegssystems liegt in einer fein *ausgewogenen Druckregulierung* mit einer gewissen Anpassungsbreite, wobei die Einzelstrukturen der druckregulierenden Mechanismen sich wechselseitig beeinflussen.

Das *Infundibulum* der Gallenblase ist jener Teil, der nicht mehr am Leberbett haftet, sondern relativ beweglich von Peritonealblättern umhüllt wird. Der Übergang vom Infundibulum zum Collum ist durch die erste Heistersche Klappe gekennzeichnet. Das Collum enthält 2—5 Spiralfalten, es verjüngt sich rasch zum Ductus cysticus, der in einem spitzen Winkel nach medial abbiegt; über die

---

[1] SCHREIBER 1941/42, 1943.   [2] SCHREIBER 1941/42.
[3] BERG 1917, 1922, NUBOER 1931 u. a.

wechselnden Mündungsverhältnisse des Ductus cysticus in den Ductus hepaticus siehe Nuboer (1931). Lütkens hat 1926 den „Collum-cysticus-Sphincter" genauer beschrieben. Histologisch läßt sich am Übergang vom Collum zum Ductus cysticus eine gewisse Vermehrung der zirkulären Muskelfasern nachweisen, die nach Größe, Sitz und Ausdehnung sehr variabel ist; offenbar besteht auch ein Zusammenhang mit dem System der Spiralklappen und den mehrfachen Knickungen des Kanals. Der Begriff eines „Sphincter" ist mehr im physiologischen als im anatomischen Sinn anzuwenden. Der Verschlußmechanismus ist cholecystographisch und cholangiomanometrisch nachzuweisen[1]. Zwischen Gallenblase und Choledochus besteht eine Druckdifferenz von 8—12 cm H_2O[2]. Morphin bewirkt einen Sphincter-Verschluß durch elektiven Spasmus des Cysticussphincters und gleichzeitigen Spasmus des Sphincter *Oddi*. Der Krampf betrifft

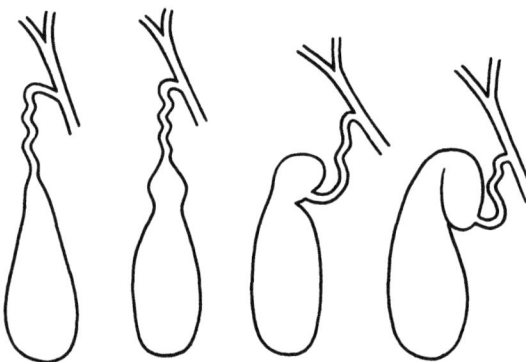

nicht die Gallenblasenmuskulatur und ist durch Amylnitrit zu beseitigen. Form und Größenverhältnisse der einzelnen Abschnitte der Gallenblase, vor allem die Ausbildung des *Collums* können außerordentlich wechseln (Abb. 92). Bei gedrungenen Gallenblasen kann sich die Größe des Collums der des Korpus und Fundus nähern. Hinzukommt die mehr oder minder starke Abknickung des

Abb. 92. Schema der unterschiedlichen Ausbildung des Infundibulum und Collum-Cysticus-Abschnittes. (Aus Schöndube 1956.)

Collums und die seitliche Insertion des vergleichsweise dünnen Ductus cysticus. Allein aus diesen wechselnden Proportionen und topischen Beziehungen wird die unterschiedliche Leichtigkeit ableitbar, mit der die Entleerung des Systems erfolgt. — Die funktionelle Bedeutung dieses Klappensystems liegt darin, daß es den Einstrom in die Gallenblase leichter gestattet als den Ausstrom. Die Ausbildung des Collum cysticus-Abschnittes ist individuell außerordentlich verschieden, sie schwankt zwischen den Extremen der langgestreckten Gallenblasen ohne erkennbare abgesetzte Collumbildung und gedrungenen Formen mit ausgeprägtem, stark abgewinkeltem Collum. In jedem Falle befindet sich aber hier der von Lütkens (1926) genau beschriebene physiologische Sphinctermechanismus, der zusammen mit der wechselnden Knickung und dem Heisterschen Klappenapparat ein physiologisches Hindernis für den Gallenstrom bildet.

Der bekannte anatomische Verlauf der *extrahepatischen Gallenwege* soll hier nicht nochmals geschildert werden. Die verschiedenen Mündungsverhältnisse des Ductus choledochus und Ductus *Wirsungi* sind in neuerer Zeit vielfach untersucht worden; auf die wechselnden Zahlenangaben bezüglich der gemeinsamen oder getrennten Mündung wurde bereits im Rahmen der Pankreaspathologie hingewiesen. Bei der gemeinsamen Mündung muß zwischen dem Vorhandensein und dem Fehlen einer Ampulle unterschieden werden. Bei den Fällen ohne terminale Gangerweiterung muß unterschieden werden, ob der Ductus pancreaticus in den Ductus choledochus — das gewöhnliche Verhalten — mündet oder umgekehrt, was selten vorkommt. Die Beziehung der terminalen Gangabschnitte zu der Sphinctermuskulatur wechselt. — Die Wand der Gallengänge enthält spärliche Muskelbündel, die im Ductus hepaticus zirkulär, im Ductus choledochus

---

[1] Hess, dort Literatur 1954, 1955.   [2] Potter und Mann 1920.

längs-spiralig verlaufen. Auf Grund cholangiographischer Befunde nehmen MIRIZZI (1932, 1951) und BERNHARD (1943) eine *Sphincterfunktion des Hepaticus* an. Der wichtigste Verschlußmechanismus im Verlauf der extrahepatischen Gallenwege ist aber zweifellos der *Sphincter Oddi.* NUBOER (1931) hat als erster das muskuläre System des terminalen Choledochus als gegliedert erkannt, indem er längsgerichtete Muskelbündel in der Choledochuswand von einer Muskelhülle unterschieden hat, die Beziehungen zur Musku-

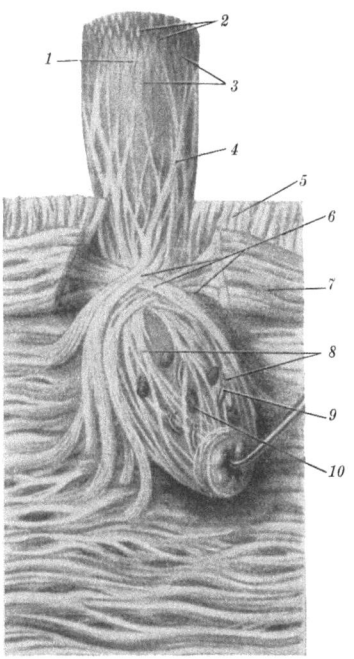

latur des Duodenums besitzt. Auch WESTPHAL (1932), auf dessen grundlegende physiologische Arbeiten noch hinzuweisen sein wird, gliedert den Muskelapparat des terminalen Choledochus in verschiedene Anteile, die den Gallengang zirkulär, schräg und längs umgeben; er unterscheidet dabei anatomisch und funktionell einen Antrumteil und einen Pylorulus. — Nach NEGRI (1941) ist der Sphincter *Oddi* ein selbständiger Muskel, der aus drei Anteilen besteht: ein papillärer Sphincter mit zirkulären, schräg- und längsverlaufenden Fasern, ein starker 8—15 mm breiter Choledochussphincter und ein inkonstanter Sphincter des Ductus *Wirsungi.* Die beiden Gänge fließen entweder innerhalb (80%) oder oberhalb (12%) des Papillensphincters zusammen. — Neuere grundlegende morphologische, konstruktionsanalytische Untersuchungen über die Muskulatur des duodenalen Choledochusendes stammen von SCHREIBER (1944). Er bezeichnet sie als Musculus complexus papillae duodeni (Abb. 93). Er wird vornehmlich aus Abspaltungen der zirkulären Duodenalmuskulatur gespeist, die vom Ductus choledochus schräg durchsetzt wird; auch die Längsmuskulatur des Duodenums beteiligt sich. Mit dem elastischen Wandgitter des muskelarmen bzw. muskelfreien Choledochus steht ein longitudinales elastisch-muskulöses System in Verbindung, das den extraduodenalen Choledochus auf 1—2 cm begleitet und in die Längsmuskulatur des Duodenums übergeht. Daneben findet sich

Abb. 93. Musculus complexus papillae duodeni nach Fensterung der zirkulären Darmmuskulatur. *1* Extraduodenaler Choledochus; *2* elastische Gitter; *3* elastische Sehnen; *4* longitudinales Muskelgitter des extraduodenalen Choledochus; *5* Stratum longitudinale der Darmmuskulatur; *6* Musculus sphincter basis papillae; *7* Stratum circulare der Darmmuskulatur, gefenstert; *8* Musculus dilatator papillae; *9* Gefäße; *10* Drüsenpaket. (Aus SCHREIBER 1944.)

als zweite Komponente des Systems an der Durchtrittsstelle des Choledochus durch die Ringmuskulatur ein starker Sphincter basis papillae, der eine Schlaufe gekreuzter Muskelbündel bildet und von der zirkulären Darmmuskulatur abzweigt. Endlich existiert ein aus gemischten Anteilen des Musculus sphincter basis papillae und Abzweigungen der longitudinalen Darmmuskulatur zusammengesetztes längsverlaufendes Muskelgitter mit engen räumlichen Beziehungen zu den Drüsen der Schleimhautfalten: Musculus dilatator papillae. Mit ihm und vielleicht auch mit der Muscularis mucosae steht ein dünner zirkulärer Muskelring in Verbindung, der den Porus papillaris umgibt. Aus der räumlichen Verflechtung mit der Duodenalmuskulatur geht hervor, daß jede Kontraktion derselben durch Vermittlung des Musculus sphincter basis papillae den Choledochus gegen den extraduodenalen Abschnitt verschließt. Dagegen wird durch Kontraktion des Musculus dilatator papillae bei gleichzeitiger Auspressung der Schleimdrüsen die Papillenwand gerafft und das Gangende erweitert. Bei

Erschlaffung des Musculus sphincter pori papillaris wird der Papilleninhalt entleert. Erschlaffung der Duodenalwand führt auch zur Erschlaffung des Musculus sphincter basis und dilatator papillae; bei geschlossenem Sphincter pori papillaris wird der intraduodenale Choledochusabschnitt wieder gefüllt. Auf diese Weise erklärt Schreiber (1944) die von röntgenologischer Seite[1] beobachtete schubweise Entleerung der Galle.

Ein S-förmig gestalteter Collum-Cysticusabschnitt kommt bei vierfüßigen Säugetieren nicht vor, dagegen beim Menschen und beim Menschenaffen[2]. Seine Ausbildung und die des Klappenapparates ist jedoch individuell sehr unterschiedlich. Nach Schreiber schwanken die Drucke, die nötig sind, um eine Flüssigkeit von der Viscosität der Galle in die Gallenblase ein- oder aus ihr heraustreten zu lassen, zwischen 7 und 20 mm Wasser. Bei der sofortigen Anwendung hoher Drucke (100 mm Wasser und mehr) tritt beim Ausfließen eine Stockung ein, während der Einstrom in die Gallenblase leicht vor sich geht. Schreiber (1939) deutet die Stockung des Abflusses mit sichtbarer Verformung des Collum-Cysticus, die bei noch höheren Drucken (über 200 mm Wasser) auftritt, als sichernden Sperrmechanismus. Die Hauptbedeutung des ventilartigen Drosselsystems sieht er in einer Veränderung der Abfluß- und Zuflußgeschwindigkeit. — Auf Grund der Manometrie der Gallenwege ist bekannt, daß der Cysticuspassagedruck bei Füllung vom Gallenblasenfundus um 20 cm Wasser liegt; Werte zwischen 18 und 22 cm Wasser werden als normal angesehen[3]. Der Passagedruck der Papilla duodeni liegt mit 10—15 cm Wasser unter dem des Cysticus, bei Intubation vom Ductus choledochus aus. — Wird bei der Manometrie die Verbindung zum Flüssigkeitsbehälter abgebrochen, so gerät die in den Gallenwegen befindliche Flüssigkeit in ein Gleichgewicht mit dem Sphinctertonus, wobei der Druck langsam 4—5 cm unter den Passagedruck absinkt: sog. Residualdruck. Es besteht somit eine erste Druckdifferenz zwischen Passagedruck und Füllungsdruck (1—4 cm Wasser) und eine zweite Druckdifferenz zwischen Passagedruck und Residualdruck (4—6 cm Wasser).

β) Bewegungsphysiologie der Gallenblase und Gallenwege sowie ihre Regulationen.

Der adäquate Reiz für die Entleerung der Gallenblase ist die Anwesenheit fetthaltigen Chymus im Duodenum; Peptone haben eine geringere Wirkung. Es kommt zur Erschlaffung des Sphincter *Oddi*, die die Kontraktion der Gallenblase zeitlich überdauert. Diese Zusammenziehung erfolgt nicht als Peristaltik, sondern als konzentrische Dauerkontraktion. Die Gallenblasenkontraktion wird hormonal und nervös gesteuert: Intravenös verabfolgtes Cholecystokinin aus Extrakten der Duodenalschleimhaut führt zur Gallenblasenkontraktion. Das Cholecystokinin wirkt auch nach Vagusdurchschneidung. Durch Pituitrin kommt es ebenfalls zur Gallenblasenentleerung. Bei stärkerer Vagusreizung entsteht nach Westphal (1923/24) eine Kontraktion des Sphincter *Oddi* und dadurch ein Rückstau der Galle. Der Collum-Cysticus-Sphincter und die Gallenblasenmuskulatur sind ebenfalls stärker kontrahiert: funktionelle hypertonische Gallenwegsstauung. Die umgekehrten Erscheinungen wurden von Westphal bei Sympathicusreizung beobachtet, die peripheren Ringmuskelbündel des Sphincter *Oddi* bleiben jedoch kontrahiert, die Galle wird nicht entleert: hypotone Gallenwegsstauung. Eine vollständige Entleerung der Gallenblase kommt nicht vor.

Bei Betrachtung der *Bewegungsphysiologie* der Gallenblase und extrahepatischen Gallenwege müssen *zwei Gesichtspunkte* berücksichtigt werden: einerseits die Tätigkeit der Hohlorgane — besonders natürlich der Gallenblase —, soweit

---

Bernhard 1943 u. a.   [2] Schreiber 1939.   [3] Hess 1955.

sie durch elastische und muskulöse Kräfte *treibend* und *leitend* wirken; andererseits die Funktion der Gallenwege, soweit sie *Verschlußmechanismen* darstellen. Es ist klar, daß für die Gesamtheit der Bewegungsvorgänge beide Erscheinungsreihen vereint sind. Das Schrifttum ist unübersehbar[1]. Auf Grund der Ausscheidungscholographie mit Biligrafin konnte die Gallenwegskinetik in neuerer Zeit methodisch befriedigend verfolgt werden. Der Unterschied gegenüber bisherigen Kontrastmitteln liegt vor allem in der Tatsache, daß diese Substanz mit 64 Gew. % Jod bereits die mit ihm beladene Lebergalle darstellt, also von vornherein einen Kontrastschatten der Gallenwege, nicht erst nach Eindickung in der Gallenblase gibt. Das ist u. a. diagnostisch besonders für jene Erkrankungen wichtig, bei denen die Gallenblase mechanisch oder funktionell ausgeschaltet ist. Unter normalen Umständen wird zunächst der gesamte Choledochus bis zum Sphincter Oddi mit Lebergalle gefüllt, in dieser Zeit gelangen nur sehr spärliche Mengen von Lebergalle in kleinen Portionen in das Duodenum. In einer zweiten Phase wird die Gallenblase über den Cysticus angefüllt, wobei sich der bereits vorhandene Inhalt mit dem neuhinzutretenden unter vorübergehender Schlierenbildung mischt. Die Füllung ist nach etwa 1 Std vollendet. Funktionen eines Hepaticussphincters oder Collum-Cysticus-Sphincters sind nicht sichtbar.

WESTPHAL (1923) hat die Funktion des Sphincter Oddi in grundlegenden Experimenten untersucht: Schwacher Vagusreiz führt zur Öffnung und zu peristaltischen Bewegungen der Portio duodenalis, starker Vagusreiz zu Spasmen, Vaguslähmung oder Sympathicusreizung bewirken Erschlaffung mit Ausnahme des sog. Pylorulus, der sich kontrahiert. In Verdauungsruhe oder bei Fehlen des adäquaten Entleerungsreizes ist der Sphincter Oddi geschlossen bzw. führt nur sehr kurze rhythmische Öffnungen durch, die geringe Mengen von Galle entleeren. Bei offenem Sphincter Oddi kann die Gallenblase nicht gefüllt werden, auch wenn sie sich selbst nicht kontrahiert[2]. — Die Untersuchungen von SCHREIBER (1939) und die mit der Biligrafinmethode gewonnenen Ergebnisse beweisen, daß auf dem Wege vom Choledochus zur Gallenblase keine wesentlichen Hindernisse bestehen, sich also keine direkt sperrende Funktion der Heisterschen Klappe oder eines Collum-Cysticus-Sphincter bemerkbar macht; jedenfalls nicht in der Größenordnung des Druckes der Lebergalle von 30 cm Wasser.

Die Zweifel an einer austreibenden Kontraktion der Gallenblase wurden vor allem durch die Tatsache unterstützt, daß die Muskulatur der Blase beim Menschen relativ schwach entwickelt ist. So ist zu verstehen, daß man ständig nach Hilfsmechanismen für die Gallenblasenentleerung gesucht hat. Bei starkem Sog oder erheblichem Vagusreiz kann der Collum-Cysticus-Abschnitt und die Heistersche Klappe die Gallenblasenentleerung völlig hemmen. So hat man etwa in dem inspiratorischen Druck bei der Atmung eine Kraft gesehen, die die Lebergalle austreibt und den Druck in der Gallenblase erhöht. Ferner soll die Darmperistaltik den Sphincter Oddi förmlich „ausmelken", die strömende Lebergalle soll eine Wasserstrahlpumpenwirkung ausüben und die Entleerung nach dem Prinzip der kommunizierenden Röhren erfolgen. Die Befunde bei länger dauernder Duodenalsondierung sprechen nach SCHÖNDUBE (1956) gegen die letztgenannte Anschauung, weil man dabei Blasengalle nur gewinnt, wenn die Gallenblase zur Kontraktion gereizt wird (Hypophysin, Öl, Eigelb). Dagegen erkennt dieser

---

[1] Ältere Literaturzusammenstellung bei SCHÖNDUBE 1929, LÜTKENS 1926; neuere Übersichten bei BECKMANN 1953, HESS 1955, SCHÖNDUBE 1956. Ferner seien an grundlegenden Arbeiten genannt: WESTPHAL 1923, 1924, 1932, WESTPHAL und SCHÖNDUBE 1927, WHITAKER 1926, 1929, LYON 1919, 1929, STEPP und DÜTTMANN 1923, KALK und SCHÖNDUBE 1924, 1925, BOYDEN 1925, 1926, CAROLI 1951.

[2] SCHÖNDUBE 1944.

Autor für die Magnesium-Sulfat-Probe eine Wasserstrahlpumpenwirkung als möglich an. Durch die anderen genannten Hilfskräfte (Atmung, Darmperistaltik) konnte keine Änderung des Galleflusses hervorgerufen werden. Eine mögliche *unterstützende* Wirkung der Darmperistaltik für den einmal in Gang gekommenen Gallefluß muß z. Zt. noch offengelassen werden. Zur Erklärung des Massenunterschiedes der Gallenblasenmuskulatur beim Menschen und vierfüßigen Säuger führt Schöndube (1956) an, daß die Blasengalle beim letzteren eine größere Strecke gegen die Schwerkraft emporgehoben werden muß, und daß die tierische Gallenblase keine Kontraktionsarbeit leistet, sich somit häufiger entleeren muß. Wir müssen also mit Schöndube u. a. annehmen, daß sich die Gallenblase mittels ihres elastisch-muskulösen Systems aktiv entleeren kann, wobei ein gewisser Widerstand des Collum-Cysticus-Abschnittes und der Heisterschen Klappe überwunden werden muß. Die Bedeutung dieser Einrichtungen scheint darin zu liegen, eine allzu plötzliche Entleerung zu verhindern. Nach Beendigung der Austreibungsarbeit der Gallenblase „schließt sich" der Collum-Cysticus-Sphincter in dem Sinne, daß für 1—2 Std keine Lebergalle mehr in die Blase einfließt: Nach einer Fettmahlzeit füllt sich die Gallenblase schlechter mit Biligrafin als im Nüchternzustand.

Wesentlich für die Entleerung des Gallenblaseninhaltes in das Duodenum ist das Verhältnis zwischen der Tätigkeit der Gallenblasenmuskulatur und dem komplexen Muskelsystem am distalen Choledochusende. Eine gegensätzliche Innervation, wie sie früher vielfach angenommen wurde, besteht nicht, vielmehr sind die Systeme weitgehend unabhängig voneinander: Der Choledochus-Sphincter ist z. B. lebhaft tätig bei fehlender oder ruhender Gallenblase; im gleichen Sinne spricht auch die unterschiedliche und unabhängige Ansprechbarkeit der beiden Muskelsysteme auf Pharmaka. — Die Weite des oberen und mittleren Choledochus ist abhängig vom Widerstand am Oddischen Sphincter; diese Gangabschnitte enthalten nur spärliche Muskelfasern, die der Einstellung des Tonus dienen und dadurch Einfluß auf die Gangweite nehmen. Bei Entleerung des Choledochus paßt sich das elastische, mit wenigen Muskelbündeln versehene System seiner Wand der geringeren Gangfüllung an (Engstellung des Choledochus). Eine funktionell bedeutsame Peristaltik besitzt der Gang nicht[1]. — Da die Hauptgallenwege nur sehr spärliche Muskulatur enthalten[2], sind sie funktionell vorwiegend als mechanisch wirkendes Rohrsystem ohne wesentliche eigene motorische Funktion zu betrachten. Cholangiographisch sind besonders an den mittleren Abschnitten des Choledochus peristaltische Einziehungen beobachtet worden. Ihre funktionelle Bedeutung dürfte nicht allzu hoch zu veranschlagen sein. — Bekanntlich vermuten Mirizzi (1951) und Bernhard (1943) im unteren Hepaticus einen muskulären Sperrmechanismus, der anatomisch durch einige zirkuläre Muskelbündel gekennzeichnet ist[3]; dieser Hepaticussphincter schließt sich bei hohen Drucken, während er bei niederen Druckwerten offensteht[4]. Mirizzi schreibt dem Sphincter die Funktion zu, den Rückfluß der Galle in die Leber bei Gallenblasenkontraktion zu verhindern. Hess (1955) hebt hervor, daß trotz anatomischen Nachweises zirkulärer und spiraliger Muskelfasern in dieser Gegend die funktionelle Bedeutung noch umstritten ist, zumal der Mirizzische Sphincter bei Cholangiographie durch Knickung nachgeahmt werden kann.

Die Funktionseinheit der Gallenwege mit Magen und oberem Dünndarm geht am klarsten aus der Tatsache hervor, daß der adäquate Reiz zur Entleerung der Gallenblase vom Duodenum, geringer aber auch schon vom Magen und noch vom oberen Jejunum ausgeht. Er wird durch die Freisetzung des Cholecystokinins

---

[1] Siehe dagegen Mirizzi 1951, Fóti, Mester und Juhász 1955.
[2] Negri 1941, Nuboer 1931.   [3] Lang 1946.   [4] Kapandji 1954.

aus der Mucosa vermittelt. Im Magensaft scheint ein Faktor enthalten zu sein, der eine Erschlaffung des Sphincter Oddi bewirkt. Es hängt von der Art des Nahrungsreizes ab, ob die Gallenblase zur Kontraktion gebracht wird oder ob nur Lebergalle fließt. In beiden Fällen aber ist das komplexe Muskelsystem des distalen Choledochusendes aktiv an der Entleerung im Sinne eines melkenden Soges auf den Ganginhalt beteiligt.

Die *nervöse Steuerung* ist seit der Entdeckung des Cholecystokinins problematisch geworden. Es ist fraglich, ob das Gesetz, daß Kontraktion des Sphincter Oddi mit gleichzeitiger Erschlaffung der Gallenblasenmuskulatur oder Erschlaffung des Sphincter Oddi mit synchroner Kontraktion der Gallenblase in einem nervösen Reflexmechanismus begründet ist. Vielmehr scheinen die einzelnen Abschnitte des Gallenwegssystems eine gewisse Unabhängigkeit zu besitzen, was aus der Wirkung von Pharmaka hervorgeht (Atropin, Amylnitrit u. a.). Trotzdem kann man nicht daran zweifeln, daß das Gallenwegssystem als Ganzes vegetativ-nervös beeinflußt wird, und zwar wird der *Tonus* gesteuert, der seinerseits in die Bewegungsvorgänge bei der Entleerung eingreift. Vaguserregung führt zur Tonussteigerung sowohl an der Gallenblase als auch am Sphincter[1]. Die Entleerung der Gallenblase kann nur bei schwachem Vagusreiz erfolgen, da bei starkem Reiz die Resistenz des Sphincters zu groß ist. Dagegen führt Splanchnicusreizung zur Tonusverminderung: Sowohl Sphincter als auch Blasenmuskulatur erschlaffen, Splanchnicotomie beschleunigt die Gallenblasenentleerung. Nach WESTPHAL soll der Splanchnicus aber auf den „Pylorulus" kontrahierend wirken. Tonusstörungen mit Überwiegen des einen oder anderen Systems können ernste Entleerungsstörungen zur Folge haben, obwohl die Füllung oder Entleerung nicht obligat an das vegetativ-nervöse System gebunden ist, sondern auch nach Durchtrennung aller Nervenverbindungen abläuft.

Die funktionellen Beziehungen zwischen vegetativem Nervensystem und hormonaler Beeinflussung der Motorik können *zusammengefaßt* so formuliert werden, daß Vagus und Sympathicus den *Tonus* des Gesamtsystems beherrschen, dagegen die *Motorik* von humoralen Regulatoren gelenkt wird. Auf Grund der modernen Radiomanometrie darf angenommen werden, daß der hormonale Kontraktionsreiz mit einem schwachen Vagusreiz kombiniert ist, der Splanchnicus dagegen vermindert den Tonus des Gesamtsystems (Gallenblase und distaler Sphincter), wobei sich nach WESTPHAL 1923 nur die zirkulären Muskelbündel am Porus papillae duodeni kontrahieren.

b) Die Funktion der Umarbeitung der Galle.

Der zweite große Funktionskreis, dem die Gallenblase und die extrahepatischen Gallenwege dienen, ist die „*Umarbeitung*" der Galle. Zweifellos besitzt die Nahrung einen wesentlichen Einfluß auf die Menge (500—1200 cm³ täglich) der von der Leber abgegebenen Galle. Fette und Proteine bewirken eine starke Lebersekretion. Die Abgabe erfolgt kontinuierlich, und der größte Teil der Lebergalle wird von der Gallenblase aufgenommen. Die Hauptarbeit der Gallenblase ist eine Konzentration der Lebergalle unter Wasser- und Salzentzug auf das 10—20fache. Sie füllt sich im Nüchternzustand, ihr normales Fassungsvermögen beträgt 30—40 cm³. Die starke Konzentration macht überhaupt erst die Tatsache verständlich, daß der größte Teil der Lebergalle von der Gallenblase aufgenommen werden kann. Bei dem Eindickungsvorgang wird das Chlor durch das Mucin verdrängt. Infolge des Austausches von Salzmolekülen gegen Mucinmoleküle bleibt die molare Konzentration der Galle gleich, obwohl sich der

---

[1] MALLET-GUY und GUILLET 1943 u. a.

Wasser- und Salzgehalt ändert[1]; dabei steigt allerdings der kolloidosmotische
Druck der Gallenflüssigkeit erheblich an, und sie erhält die charakteristische
fadenziehende, viscöse Beschaffenheit. Die Resorption und Sekretion in der
Gallenblase unterliegt vegetativ-nervösen Einflüssen, so wird durch Vagusreiz
die Sekretion in der Gallenblase verstärkt. Die Elektrolytkonzentration der
Lebergalle stimmt mit der des Blutplasmas überein. Das p_H der Lebergalle
hängt ebenso wie ihre Menge von der Nahrung ab: bei Pflanzenkost alkalisch, bei
Fleischkost leicht sauer[2]. Das mengenmäßige Verhältnis der in der Lebergalle
und Blasengalle enthaltenen Stoffe kann hier nicht im einzelnen aufgezählt
werden[3]. Das mit der Galle ausgeschiedene Cholesterin und die Gallensäuren
unterliegen einem enterohepatischen Kreislauf; außerdem findet eine Resorption
von Gallensäuren in der Gallenblase statt. Dagegen ist ein enterohepatischer
Kreislauf des Bilirubins durch die Untersuchungen Baumgärtels heute fraglich geworden; das Urobilinogen entsteht nach diesem Autor durch celluläre
Reduktion in der Leber und in der Galle, im Darmkanal durch bakterielle
Reduktion nur Stercobilin. Die Reduktion des Bilirubins über Mesobilirubin
in Urobilinogen erfolgt nach Baumgärtel (1950) durch ein Ferment, das die
Lebergalle enthält, im Verlauf der physiologischen Gallestauung in den extrahepatischen Gallenwegen. — Neben der Gallenblase besitzen die übrigen
Abschnitte des Gallenwegssystems die Funktion der Konzentrierung nicht, sie
kann aber nach Entfernung der Gallenblase auftreten. Das Mucin der Galle
stammt aus dem Epithel und den Drüsen der extrahepatischen Gallenwege. In
der Gallenblase werden die leicht resorbierbaren Stoffe, besonders Wasser und
Chlor, aufgesogen, während schwer diffundierbare wie z. B. Mucin, Cholesterin, Gallensäuren, Calcium, Bilirubin u. a. in der Blasengalle verbleiben[4].
Die Sekretion von Cholesterin ist nicht gesichert, auch seine Resorption ist
strittig; jedoch muß bei den morphologisch nachweisbaren Cholesterinablage-
rungen in der Gallenblasenwand eine Resorption, eine Ausscheidung oder beides
erfolgt sein. Calcium wird normalerweise nicht von der Gallenblasenschleimhaut
ausgeschieden, es wird allerdings durch die Konzentrierungsarbeit in der Blasengalle angereichert.

Die Schleimhaut der Gallengänge ist von einem hochprismatischen Epithel
ausgekleidet das in seinen apikalen Anteilen sowohl die Zeichen der Resorption
(Fetttröpfchen, Gallepigment) als auch der Sekretion (mucoide Stoffe) aufweist.
Außerdem enthalten die Gänge allenthalben mucoide Gallengangsdrüsen. Im
Ductus cysticus befindet sich noch eine lockere subepitheliale Bindegewebsschicht,
die im Ductus choledochus und hepaticus verschwindet. In der Gallenblase zeigt
die Schleimhautfaltung die im *Dienste der Resorption stehende Oberflächenvergrößerung* an. Der Grundstock der Falten wird von lockerem, sehr capillarreichem
Bindegewebe gebildet. Zwischen den größeren Falten, die ein polygonales Netz
bilden, befinden sich kleinere Sekundärfalten. Das Relief ist mit dem Dehnungszustand der Gallenblase stark veränderlich, ebenso variiert die Dicke der Falten.
Die Schleimhaut besitzt einen einschichtigen hochprismatischen Epithelüberzug,
dessen Höhe ebenfalls mit dem Dehnungszustand des Organs wechselt. Ferner
(1949) hat sich in neuerer Zeit mit dem Epithel der Gallenblase beschäftigt. Die
Zellen besitzen nach diesem Autor einen Cuticularsaum von 1,6—2,2 μ Dicke, der
dem im Dünndarm angetroffenen ähnelt; er ist gegen das Lumen konvex vorgewölbt, d. h. er wird gegen das Schlußleistennetz schmaler. Ferner vergleicht

---

[1] Brand 7802.   [2] Bronner 1933.
[3] Zusammenfassende Darstellung bei Beckmann 1953, Schöndube 1957, Gautier und
   Ricard 1934.
[4] Telfer 1949.

die Oberfläche des Epithels mit einem Kopfsteinpflaster. Die äußere Schicht des Cuticularsaumes läßt Streifenstruktur nach Art eines Stäbchensaumes erkennen und bildet allein die eigentliche Cuticula, eine dünnere innere Schicht ist homogen und stärker lichtbrechend, sie entspricht dem Exoplasma. Zwischen beiden befindet sich eine Schicht kleiner Grenzkörnchen. Unterhalb der homogenen Exoplasmaschicht liegt eine subcuticuläre Zone, die zahlreiche Granula enthält und unscharf in ein supranucleäres Gebiet übergeht. Die subcuticularen Granula sind besonders reichlich auf den Falten entwickelt. Es handelt sich um schleimähnliche Stoffe, nach SCHAFFER (1933) ein phosphorreiches Nucleoalbumin. Die Zellkerne sind in der basalen Hälfte der Epithelzellen angeordnet. In der basalen Zone, unterhalb der Kerne befinden sich längsaufgereihte Schollen und Körner. Das Epithel sitzt auf einer Basalmembran, an die Capillaren des Bindegewebes herantreten. Auf der Basalmembran liegen flache Ersatzzellen in verschiedenen Stadien der Amitose. Sie sind gleichmäßig auf Falten und Grübchen verteilt; es gibt somit offenbar in der Gallenblase keine bestimmten Regenerationsorte. FERNER beschreibt des weiteren in der subcuticularen und im Übergangsgebiet zur supranucleären Zone Bildungen, die er mit Wahrscheinlichkeit als Golgi-Apparat deutet. In den basalen Abschnitten kommen rundliche Wanderzellen vor. Man findet in der apikalen Hälfte auch abgerundete Zellen, innerhalb oder kurz nach der Mitose. Unter funktionellem Gesichtspunkt stellt der Cuticularsaum einmal einen Schutz gegen die Gallewirkung dar, zum anderen dient er als Filter bei der Resorption. Die Granula stellen Sekretvorstufen dar, und unmittelbar vor der Sekretabgabe wird der Cuticularsaum eingeschmolzen, der Schleim quillt sodann aus dem apikalen Zellpol hervor. Die sekretentleerten Zellen bleiben als schmale dunkle Gebilde — sog. Stiftzellen — zurück. Sie gehen zum größten Teil nicht zugrunde, sondern beginnen einen neuen Sekretionscyclus. Selten werden Becherzellen in der Gallenblase angetroffen.

Im Gegensatz zu den Wiederkäuern, bei denen *Drüsen* in der ganzen Gallenblase reichlich entwickelt sind, kommen sie beim Menschen normalerweise nur in der Nähe des Gallenblasenhalses vor. Es sind tubulöse oder tubulo-alveoläre Drüsen, von mucoidem Charakter, die bis in die Fibromuscularis reichen können. Auch im Ductus choledochus finden sich reichlich mucoide Drüsen. — Bei Betrachtung des Schleimhautreliefs ist ein kurzer Hinweis auf die sog. „Luschkaschen Gänge" notwendig. Sie sind zunächst grundsätzlich von den häufig vorkommenden aberrierenden Gallengängen zu unterscheiden. Es handelt sich bekanntlich um epithelausgekleidete spaltförmige Schleimhauteinsenkungen, die u. U. bis in die Tunica fibrosa reichen können. Sie fehlen beim Fetus. Sie sind mit gewöhnlichem Oberflächenepithel ausgekleidet und stehen regelmäßig in Verbindung mit Gefäßästen, die durch Muskellücken in die subepitheliale Schicht, einen festen Zusammenhang zwischen Fibrosa und Epithel herstellend, aufsteigen. Dadurch kommt es bei Kontraktion an diesen Stellen zu besonders tiefen Schleimhautbuchten[1]. HALPERT 1927 bezeichnet die tiefen Spalten als Rokitansky-Aschoffsche Buchten.

c) Einige vergleichend anatomische Betrachtungen.

Ein Teil *vergleichend-anatomischer* Befunde wurde bereits bei Besprechung der motorischen funktionellen Struktur der Gallenblase erwähnt. Hier ist noch festzustellen, daß die Gallenblase bei einer Reihe von Tieren auf verschiedenen Stufen des Systems fehlt oder nur unregelmäßig vorkommt. Fische, Amphibien, Reptilien und Vögel besitzen generell eine Gallenblase, sie ist jedoch inkonstant bei der Taube, fehlt z. B. beim Strauß, beim Papagei. Die Säuger besitzen allgemein ebenfalls eine Gallenblase, sie fehlt jedoch bei Walen, Edentaten, den meisten Ungulaten und einem Teil der Nager. Besonders

---

[1] ASCHOFF und BACMEISTER 1909, SHIKINAMI 1908, ASCHOFF 1905.

wichtig ist aber die Tatsache, daß ein charakteristisch geformter und strukturierter Collum-
Cysticus-Abschnitt und eine Heistersche Klappe nur bei anthropoiden Affen und beim
Menschen vorkommen. Auch die Eindickung der Galle in der Gallenblase kommt nur
bei ihnen vor. Es handelt sich also bei gewissen Spezialfunktionen, die sowohl auf dem Gebiete des Mechanisch-Motorischen (Collum-Cysticus-Abschnitt, Heistersche Klappe) als auch
auf dem einer „Umarbeitung" der Lebergalle liegen, um eine höhere Differenzierungsstufe
bei den Anthropoiden und dem Menschen. Auch Frankenberger (1926) glaubt, daß Gallen-
blasenlosigkeit phylogenetisch ein jüngerer Zustand sei. Pfuhl (1932) gibt an, daß wahrscheinlich auch bei gallenblasenlosen Tieren eine Gallenblase angelegt wird, die aber nicht
zur Ausbildung kommt.

2. Allgemeine Pathologie der Gallenblase und der extrahepatischen Gallenwege.

Aus den normalen Funktionen und den ihnen zugeordneten Strukturen ergeben sich die Einteilungsprinzipien einer allgemeinen Pathologie der extrahepatischen Gallenwege: Einmal kann die mechanische und motorische Funktion
gestört sein und ein Krankheitsbild entscheidend gestalten, zum anderen kann die
Leistung der Umarbeitung der Lebergalle (Resorption und Sekretion) krankhaft
geändert sein. Es muß aber von vornherein betont werden, daß in Wirklichkeit
beide Funktionen zu einer einheitlichen Gesamtleistung vereint sind, und daß auch
im Bereich des Krankhaften mannigfaltige Zusammenhänge, Beeinflussungen
und Überschneidungen vorkommen. Hier liegen die Grenzen jedes Ordnungsprinzips biologischer Erscheinungen. Bekanntlich hat v. Bergmann (1936)
dieser Tatsache durch die Prägung des übergeordneten Begriffes der „Cholecystopathien" Rechnung getragen. Dabei ist das Gallenwegssystem und die Gallenblase als Ganzes zu betrachten. Zum Schluß wird noch auf die krankheitsgestaltenden Zusammenhänge und Beziehungen zwischen extrahepatischen Gallenwegen und den großen Verdauungsdrüsen sowie dem Magen und dem Duodenum
hinzuweisen sein[1].

a) Die mechanischen und motorischen Funktionen
und die ihnen zugeordneten Strukturen als Grundlagen krankhafter Vorgänge.

Die funktionellen und organisch bedingten Dyskinesien.

Als Beispiel für Störungen, die primär von der *mechanisch-motorischen Funktion*
des äußeren Gallenwegssystems ausgehen, und die nach v. Bergmann (1936) in
den Formenkreis der Cholecystopathien gehören, sollen die *Dyskinesien* der
Gallenwege genannt werden. Es handelt sich allgemein um *Betriebsstörungen*,
die die Muskulatur der Gallenblase und der Sphincteren, d. h. des Collum-
Cysticus-Sphincter und des Oddi-Sphincter betreffen. Grundlage der Vorgänge
bilden die von Westphal herausgearbeiteten Verhaltensweisen dieser Muskel-
abschnitte auf unterschiedlich starke parasympathische oder sympathische Reizung (vgl. normale anatomische und physiologische Vorbemerkungen)[2]. Der Zusammenhang der rein motorischen Funktionsstörungen mit den Störungen der anderen Funktionen, besonders der Dyscholie und den Steinbildungen, geht daraus
hervor, daß bei ihnen häufig sekundär Dyskinesien und umgekehrt bei diesen krankhafte Änderungen in der Zusammensetzung der Galle auftreten. Bei Entzündungen im Oddischen Sphinctergebiet oder in der Gallenblase, wobei Entzündungen
der pericholedochalen Lymphbahnen beobachtet werden, können Dyskinesien
entstehen; dabei soll nicht in Abrede gestellt werden, daß auch eine Umkehrung
der Vorgänge: Entzündung auf dem Boden einer Dyskinesie vorkommt. — Die

---

[1] Neue zusammenfassende Darstellung von H. Güthert in Lehrbuch der speziellen pathologischen Anatomie. Berlin: W. de Gruyter 1958.

[2] Westphal 1922, 1923, 1924, Schöndube 1928, 1929, 1939, 1956, Schöndube und Kalk
1925, Kalk und Schöndube 1924, Kalk 1928, 1930 haben diese experimentellen Erkenntnisse auf die Klinik übertragen.

Krankheiten können unter dem Bilde einer echten Gallensteinkolik verlaufen, ohne daß Entzündungen, Steine oder andere mechanische Hindernisse nachweisbar sind. Man sieht bei Laparotomie eine Stauungsgallenblase[1]. Eine konstante Tonussteigerung oder ein vorübergehender Spasmus in den Gallenwegen kann ohne anatomische Vorkrankheit als funktioneller Zustand auftreten; sie kann aber auch Begleiterscheinung einer chronischen Entzündung oder eines Steinleidens sein.

Eine weitgehende Aufklärung haben die *funktionellen Dyskinesien* durch die Methoden der präoperativen blutigen Cholangiographie[2] und der peroperativen Manometrie und Cholangiographie von MALLET-GUY und Mitarbeitern[3] erreicht. Auf Grund der Arbeiten der v. Bergmannschen Schule[4] und der soeben genannten argentinischen und französischen Untersuchungen ist es möglich, genauere Unterscheidungen der dyskinetischen Gallenwegsstörungen vorzunehmen. KALK und SCHÖNDUBE konnten bereits 1924 mit dem Hypophysinversuch bei Duodenalsondierung zeigen, daß eine hypertonische, eine hyperkinetische und eine hypotonische Dyskinesie zu unterscheiden sind. SCHÖNDUBE (1956) gibt folgende Übersicht der Dyskinesien:

I. Die hypertonische Dyskinesie
  a) am Sphincter Oddi (organisch oder funktionell),
  b) im Collum-Cysticus-Abschnitt (organisch oder funktionell),
  c) eine kombinierte bzw. generalisierte Form im Gesamtgebiet der Gallenwege (essentielle Hypertonie).
II. Die hyperkinetische Dyskinesie
  meist alle Teile des biliären Systems betreffend.
III. Die hypotonische Dyskinesie
  a) am Sphincter Oddi,
  b) der Gallenblase,
  c) eine kombinierte, alle Teile des Systems betreffende Form (essentielle Hypotonie).

Bei der *hypertonischen Form* handelt es sich um eine gesteigerte parasympathische Reizbarkeit des Oddischen Sphincters oder des Collum-Cysticus-Abschnittes. Nach den älteren Untersuchungen von WESTPHAL haben in neuerer Zeit zahlreiche Autoren grundlegende Erkenntnisse über die Hypertonieerkrankung der Gallenwege erarbeitet[5]. Bekanntlich kann die Hypertonie der Gallenwege generalisiert oder in einzelnen Abschnitten des Systems (Oddi-Sphincter, Collum-Cysticus-Abschnitt) bestehen. — Das isolierte „Oddi-Syndrom" ist seltener als die Dyskinesie vom Collum-Cysticus-Typ. Der zugrunde liegende Sphincterspasmus am distalen Choledochusende bewirkt u. a. eine erhebliche Verlangsamung und Erschwerung der Entleerung der Gallenblase beim Hypophysinversuch; die schließlich entleerte Blasengalle ist pleiochrom, sie kann über 300—400 mg-% Bilirubin enthalten. In manchen Fällen ist selbst mit Hypophysin keine Entleerung zu erreichen, und es muß ein Ölversuch angeschlossen werden. Röntgenologisch kommt es bei Biligrafindarstellung zu einer Erweiterung des Choledochus und zum Aufstau in die Verzweigungen der Hepatici. Besonders wichtig sind die Rückwirkungen der Dyskinesie vom Sphincter Oddi-Typ auf den Inhalt der Gallenblase: Der Bilirubingehalt ist stark erhöht, es treten Cholesterintafeln und Bilirubinate auf. Bei den funktionell-hypertonischen Zuständen am Oddi-Sphincter kann der Choledochus erweitert oder auch kontrahiert sein, d. h. an der Hypertonie des Systems teilnehmen. — Anatomisch entsteht eine bereits von ASCHOFF und BACMEISTER (1909) sowie LÜTKENS (1926) beschriebene Stauungs-

---

[1] SCHMIEDEN 1920, SCHMIEDEN und ROHDE 1921, ASCHOFF und BACMEISTER 1909.
[2] MIRIZZI 1932, 1948.
[3] MALLET-GUY und Mitarbeiter 1947, 1951, CAROLI 1943, 1951.
[4] WESTPHAL, KALK, SCHÖNDUBE u. a.
[5] MALLET-GUY und JEANJEAN 1946, MALLET-GUY, FEROLDI und MICEK 1950, BROCQ, ALBOT, POILLEUX und LIBAUDE 1944, JEANJEAN 1945, MALLET-GUY 1945.

gallenblase. Man sieht eine Hypertrophie der Gallenblasenmuskulatur, Hypotrophie im Antrumteil der distalen Choledochusmuskulatur und Erweiterung des
Choledochus.

Auch bei der *hypertonischen Dyskinesie vom Collum-Cysticus-Typ* entwickelt
sich eine Stauungsgallenblase[1]. Aus der normalen Anatomie und Physiologie des
Gebietes wird verständlich, daß hier eine Prädilektionsstelle für Transportstörungen der Galle liegt. Unter allen Dyskinesien ist diese Form die häufigste[2].
Cholecystografisch ist die Gallenblase gewöhnlich nach 12 Std gut dargestellt, es erfolgt jedoch nach entsprechendem Nahrungsreiz eine stark verzögerte und nur
partielle Entleerung. Das Collum kann dabei infolge der Blasenkontraktion auf-
gerichtet und verformt werden. Zu der spastischen Komponente tritt häufig die
Tatsache eines stark abgewinkelten Cysticusabganges mit enger Insertion und
eine besonders stark ausgeprägte erste Collumklappe. Klinisch treten Koliken auf,
und die gestaute Gallenblase kann als Tumor tastbar werden. Auch bei den
Dyskinesien vom Collum-Cysticus-Typ findet man eine pleiochrome, zähe Galle
mit hohen Bilirubinwerten, Cholesterintafeln und Bilirubinatschollen. Sekundär
kann es zu Steinbildung kommen. Neben den Knickungen und Faltenbildungen
im Collum-Cysticus- oder Infundibulum-Collum-Gebiet, neben anomalen Scheide-
wänden spielen pathogenetisch Spasmen des Lütkens-Sphincter an dieser Stelle
eine bedeutende Rolle.

Entleerungsstörungen der Gallenblase können nicht nur funktionell sondern
auch auf organischer Grundlage entstehen. Hier sind nach der Einteilung von
Hess (1955) die Dysplasien der Gallenwege und die Entzündungen des Infundibulums und des Collums mit erheblicher Verdickung dieser Teile zu nennen. Die
Wand ist entzündlich infiltriert und ödematös. Bei den Dysplasien sind in diesem
Zusammenhang abnorm ausgebildete Falten oder Septenbildungen im Collum
und Infundibulum durch starke Vergrößerung Rockitansky-Aschoffscher Buchten
zu erwähnen. Dabei tritt ein Ventilmechanismus auf, der die Füllung der Blase
erlaubt, ihre Entleerung jedoch stört. Auf die mögliche abnorme Knickung
und Schleifenbildung von Collum- und Cysticus ist bereits hingewiesen worden.
Anatomisch findet man eine starke Hypertrophie der Gallenblasenmuskulatur
und des Lütkens-Sphincter. Bei allen Arten von Stauungsgallenblase wird
häufig das Bild einer Cholesteatose der Schleimhaut beobachtet.

Eine isolierte Hypertonie des Ductus cysticus kommt vor, ist jedoch meist
nur Teilerscheinung einer generalisierten Gallenwegshypertonie. Die Folgen an
der Gallenblase bestehen zunächst in einer funktionellen und strukturellen Anpassung der Muskulatur, erst im Stadium ihrer Dekompensation kommt es zur
passiven Überdehnung. Von den Vorgängen beim Steinleiden und seinen Komplikationen wird hier zunächst abgesehen. In einem Teil der Fälle stellt sich bei
Cholangiographie des Hepaticus ein Mirizzischer Sphincter in Form einer 1—2 cm
langen Kaliberverminderung des Hepaticus communis dar. — Die Frage einer
isolierten rein funktionellen Hepaticusstenose ist umstritten; Mirizzi bejaht,
Hess verneint sie und gibt an, daß spastische Verschlüsse des Hepaticus gelegentlich gemeinsam mit anderen spastischen Vorgängen, Entzündungen und Steinbildungen in den Gallenwegen gefunden werden. Die Manometrie und Cholangiographie bei uneröffneter Bauchhöhle[3] gestattet den Nachweis, daß ein Hepaticussphincter bei Druckerhöhung als Sperrmechanismus geschlossen, bei normalen
Drucken dagegen geöffnet ist.

Wie bereits kurz erwähnt, kommen neben den rein funktionellen Formen
hypertonischer Dyskinesien sicher organisch bedingte Spasmen an den Gallenwegen vor, so etwa im Gefolge entzündlicher Vorgänge im Gallenwegssystem,

---

[1] Schmieden und Rohde 1921.   [2] Schöndube 1956.   [3] Kapandji 1954.

besonders wenn sie die Papillengegend oder den Collum-Cysticus-Abschnitt einbeziehen, sowie bei Choledocholithiasis und Pankreasaffektionen. Es ist fraglich, ob man in diesen Fällen noch von reinen „Dyskinesien" sprechen kann. Andererseits ist damit zu rechnen, daß primär funktionelle Dyskinesien allmählich zu organischen Veränderungen an den Sphincteren im Sinne einer Sklerose führen. — Genannt seien als Beispiele organisch verursachter Dyskinesien die Narbenstrikturen, häufig am Zusammenfluß mit dem Cysticus liegend und durch Cysticusstein hervorgerufen. Meist handelt es sich gleichzeitig um narbige Verwachsungen zwischen Hepaticus und Cysticus. Selbstverständlich sind die intrahepatischen Gallenwege in diesen Fällen erweitert. — Das anatomische Substrat der *entzündlichen Papillensklerose* wurde in neuerer Zeit[1] beschrieben. Die Sklerose erstreckt sich auf die Schleimhaut, Submucosa und die Muskulatur. Die Drüsen können ausgeprägte Hyperplasien zeigen. Meist liegt der Papillitis eine Steinerkrankung der Gallenwege zugrunde. Die Entzündung wird durch die lange Anwesenheit von Konkrementen in der Papillengegend hervorgerufen. Daneben kommt die Papillenentzündung aber auch primär vor[2]. Die Ätiologie ist meist nicht bekannt; in manchen Fällen bestehen gleichzeitig eine chronische Pankreatitis, Ulcera duodeni, Duodenitis oder Duodenaldivertikel. Andererseits kann es sich auch um Folgen einer primären Sphincterhypertonie handeln.

Das Gegenstück zu der soeben beschriebenen Form motorischer Betriebsstörung ist die sog. *hypotonische Dyskinesie.* Das Hypotonie-Syndrom ist in seiner Bewertung umstritten. Die Hypotonie der Gallenblase ist viel länger bekannt[3] als die des Sphincter *Oddi*[4]; häufig kommt die generalisierte Hypotonie der Gallenwege vor. Klinisch fehlen bei reinen Hypotoniefällen die Koliken, es besteht ein „schmerzhaftes Schweregefühl im Oberbauch"[5], oft verbunden mit dyspeptischen Störungen und Migräne. Häufig bestehen Hinweise auf eine konstitutionelle Grundlage (Astheniker mit allgemeiner Enteroptose, gesteigerter Sympathicotonus). Die klinische Bedeutung der Hypotonie beruht auf ihrer Wichtigkeit für die Steinbildung und Cholangitis. Die Genese der dauernden krankhaften Herabsetzung des Gallenwegsdruckes, der Hypotonie ist uneinheitlich; neben Hypotonien auf konstitutioneller Basis oder rein funktionellen Zuständen können organische Krankheiten zugrunde liegen wie z. B. ein Gallenblasenempyem. Das Gallenwegssystem ist mehr oder weniger dilatiert. Bei der Manometrie zeigt die hypotone Gallenblase immer einen Druck wesentlich unter 18 cm Wasser. Gestaltlich ist die Gallenblase in ein schlaffes birnenförmiges Organ umgewandelt. Nicht selten wird Kombination mit Steinen gesehen, jedoch dürften die Konkremente wohl meist auf dem Boden der hypotonen Störung entstanden sein. Eine Hypotonie kann auch isoliert an der Gallenblase oder am Sphincter *Oddi* vorkommen. Auch Kombinationen mit hypertonischen Zuständen sind beobachtet: sog. dissoziierte Dyskinesie (MALLET-GUY). Bei generalisierten Hypotonien ist der Druck im Choledochus ebenfalls erniedrigt (0—6 cm Wasser nach HESS 1955).

Sympathicotrope Reizung oder Vaguslähmung führen zur Lähmung der distalen Choledochusmuskulatur mit Ausnahme des Pylorulus, der kontrahiert ist, und zur Hypotonie der Gallenblasenmuskulatur. Als Folge tritt eine Stauungsgallenblase ein. Da bei der Entleerung größere Restmengen in der Gallenblase zurückbleiben, die sich mit der stets neu einströmenden Lebergalle mischen, kommt es zu einer beträchtlichen Eindickung der Blasengalle [SCHÖNDUBE (1956)

---

[1] BENGOLEA und NEGRI 1947, FÉROLDI 1945, MALLET-GUY, FEROLDI und MICEK 1950 u. a.
[2] CAROLI 1950.   [3] BERG 1917, 1922.
[4] MALLET-GUY, BLONDET und DESLOUS 1949.   [5] HESS 1955.

gibt Fälle mit 500—600 mg-% Bilirubin an]. Ein Teil der hypotonen Gallenblasen geht mit einer Ptose des Organs einher. Häufig werden in der pleiochromen Blasengalle kleine Bilirubinkalkkonkremente gefunden. Anatomisch ist die hypotone Gallenblase groß, weit, muskelarm, während die Muskulatur des Collum-Cysticus-Abschnittes normal, der Sphincter Oddi dagegen schwach ausgebildet ist. — Die hypotonen Zustände sind häufig mit Steinbildung kombiniert (fast stets Gallenblasensteine), auch mit Empyem der Gallenblase. Der Ausfall der Gallenblasenfunktion scheint dabei wesentlich zu sein, worauf auch die Fälle hinweisen, bei denen eine Hypotonie nach Cholecystektomie auftrat[1]. Allerdings ist der Einwand berechtigt, daß ein hypotoner Zustand schon vor der Cholecystektomie bestanden haben könnte. Diese Fragen sind noch nicht völlig geklärt. Es besteht nämlich durchaus die Möglichkeit, daß auch bei der Kombination mit Steinbildung in manchen Fällen die Hypotonie der Primärvorgang ist. Der Beweis ist naturgemäß schwer zu führen. — Mit der transparietohepatischen Punktion der Gallenblase nach Kapandji (Manometrie und Cholangiographie am uneröffneten Bauch), bei der die Eröffnung der Bauchhöhle mit ihrem Einfluß auf den Tonus der Gallenwege wegfällt, sind die Kenntnisse über die Physiologie und Pathologie des Gallenwegssystems wesentlich erweitert worden, und es konnte auch eine Hypotonie des Ductus choledochus erfaßt werden.

Bei der *hyperkinetischen Form* der Dyskinesie besteht eine parasympathische Übererregbarkeit der Gallenwege mit schneller und weitgehender Entleerung der Gallenblase. Auf adäquate Reize (Öl, Eigelb, Hypophysin) erfolgt eine abnorm schnelle Entleerung der Blasengalle. Wenn trotzdem häufig pleiochromer, relativ eingedickter Blaseninhalt nachzuweisen ist, so wird das ebenfalls auf Vagusreize zurückgeführt, die auch die Resorptionstätigkeit steigern. — Morphologisch findet man oft einen relativ *gestreckt* verlaufenden Collum-Cysticus-Abschnitt, so daß ein Teil von ptotischen Gallenblasen auch hier angetroffen wird. Die Hyperkinesien des Oddi-Sphincter, die nicht die Form eines Dauerspasmus annehmen wie bei der hypertonen Form, behindern die Entleerung nicht. Die beiden Formen der Dyskinesie, die hypertonische und hyperkinetische, sind aber nahe verwandt und können in einander übergehen.

Anatomisch[2] ist die große hypotonische Stauungsgallenblase mit schwacher Muskulatur, verbunden mit muskelschwachem Oddi-Sphincter und normalem Collum-Cysticus-Sphincter von der großen muskelstarken hypertonischen Stauungsgallenblase, hypertrophischem Oddi-Sphincter und normalem Collum-Cysticus-Sphincter zu unterscheiden (Abb. 94 und 95). Hierzu können sekundäre Umgestaltungen durch Steinbildung und Entzündung kommen. Es handelt sich grundsätzlich um Wachstums- und Umbauvorgänge des elastisch-muskulösen Systems der Gallenblase in Form einfacher oder balkenförmiger Hypertrophie der Muskulatur und bei Krampfverschluß des Collum-Cysticus-Abschnittes um starke Zunahme des Lütkens-Sphincter und der Collummuskulatur. Wenn eine Entzündung in den Vordergrund tritt, entwickelt sich eine erhebliche Bindegewebsvermehrung und Zerstörung der Muskulatur. Es kann auf diese Weise sekundär zu weitgehender Atrophie des gesamten elastisch-muskulösen Systems kommen (sog. *hypertrophische Steingallenblase*). — Am Oddi-Sphincter entwickelt sich sekundär stets eine Hypotrophie, wobei entweder der obere Sphincterabschnitt mit mäßiger Dilatation des Choledochus, oder der mittlere Teil mit starker Choledochusektasie oder endlich der Pylorulus betroffen sein kann. Als

---

[1] Mallet-Guy und Bézes 1949.
[2] Aschoff 1905, 1926, 1928, 1932, Lütkens 1926, Schmieden und Rohde 1921, Westphal, Gleichmann und Mann 1931 u. a.

Regel kann festgehalten werden: Je stärker die Funktionsstörung der Gallenblase, um so erheblicher ist die Hypertrophie des mittleren Sphincterabschnittes und die Dilatation des Choledochus. Interessanterweise kann sich dabei die Choledochusschleimhaut in Richtung auf eine Gallenblasenschleimhaut umbilden mit Oberflächenvergrößerung in Form kleiner Zotten ohne nennenswerte Entzündung. Es wird somit eine Art von Ersatz für die ausgeschaltete Gallenblase geschaffen. Ähnliches wird auch nach Ektomie der Gallenblase und bei eingeklemmtem Papillenstein beobachtet. — Es bestehen aber Widersprüche zu den Ergebnissen der neuen cholangiometrischen und cholangiographischen Untersuchungen, die besagen, daß nach Cholecystektomie und Empyem häufig eine Choledochuserweiterung und eine Hypotonie des Oddi-Sphincter vorhanden sind (s. oben).

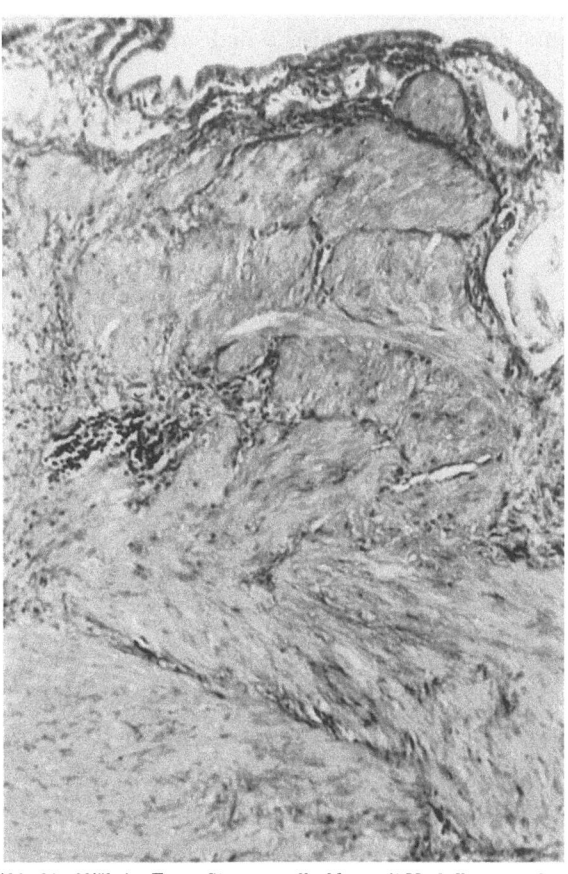

Abb. 94. 66jährige Frau. Stauungsgallenblase mit Muskelhypertrophie (gleiche Vergr. wie Abb. 95). HE. Vergr. 120mal.

b) Die Funktionen der Umarbeitung der Galle und ihrer Strukturen als Grundlagen krankhafter Vorgänge.

Die Gallensteinbildung.

Ein zweiter großer Abschnitt der Pathologie des extrahepatischen Gallenwegssystems betrifft die krankhaften Vorgänge, denen eine *Störung bei der Umarbeitung der Galle* (resorptive und sekretorische Funktion der Gallenwege) zugrunde liegt. Als Beispiel für Störungen, die mit der Umarbeitung der Galle im Zusammenhang stehen, soll die *Konkrementbildung* angeführt werden. Aus dem fast unübersehbaren Schrifttum geht hervor, daß das Rätsel der Entstehung der Gallensteine bis heute nicht endgültig gelöst ist, und daß sich aus der Vielzahl der Untersuchungen drei pathogenetische Gesichtspunkte herausgeschält haben: die Gallestauung, die Entzündung und die Dyscholie. Unter allgemeinpathologischem Gesichtspunkt scheint mir eine Betrachtungsweise förderlich zu sein, die das Entscheidende in einer *Veränderung der Beziehungen oder des Verhältnisses zwischen Inhalt und Wand* sieht, d. h. der beiden Komponenten eines funktionellen und morphologischen Systems, die zwar methodisch zu trennen sind, in Wirklichkeit aber immer zugleich gedacht werden müssen. Danach ist die Möglichkeit gegeben, daß bei einer Gallensteinentstehung *primär* die Wand in ihrer resorptiven und sekretorischen Funktion gestört ist und auf den Inhalt ändernd zurückwirkt, daß andererseits primär der Inhalt aus unterschiedlicher Ursache geändert wird und möglicherweise auf die Beschaffenheit der Schleimhaut zurückwirkt. Es ist klar, daß beide Komponenten des Systems sich im weiteren Verlauf in mannigfaltiger Weise gegenseitig ungünstig beeinflussen werden.

Als geläufigstes Beispiel für eine primäre Störung der Schleimhaut kann die Entzündung gelten. NAUNYN[1] und LICHTWITZ[2] halten die Entzündung für eine notwendige Ursache der Steinbildung. Es entsteht ein Calciumbilirubinkern, um den sich anorganische und organische Produkte aus dem Blaseninhalt, der Sekretion und zerfallenden Epithelien anhäufen. Von den Verfechtern der entzündlichen Genese wird die Meinung vertreten, daß auch der reine Cholesterinstein eine Bilirubinkalkflocke im Zentrum habe, dagegen haben bereits ASCHOFF und BACMEISTER (1909) behauptet, daß dieser Stein ohne Entzündung durch eine Störung im Cholesterinstoffwechsel entsteht. In neueren Untersuchungen stellt LINZENMEIER (1952) in zwei Drittel seiner 259 Steinfälle fest, daß entzündliche Veränderungen fehlen. Wir werden also nur in einem geringeren Teil mit einer entzündlichen Steingenese rechnen dürfen. — Dagegen ist noch auf eine zweite wichtige Möglichkeit hinzuweisen, wie eine *funktionelle Änderung des Schleimhautverhaltens* wirk-

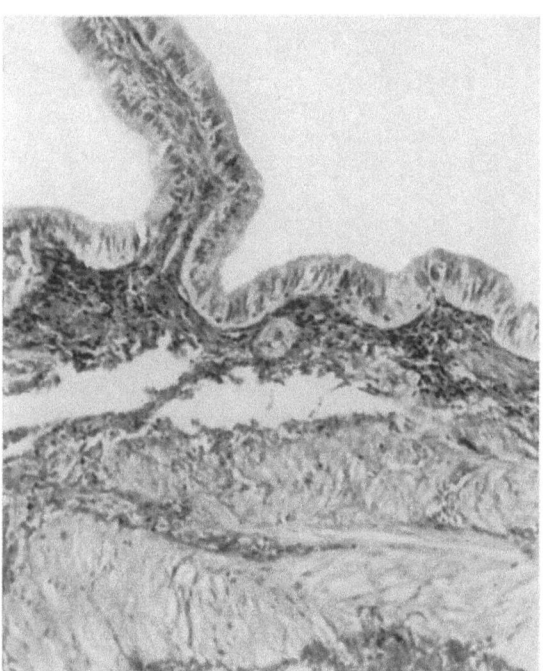

Abb. 95. 42jähriger Mann. Stauungsgallenblase mit schwacher Muskulatur (gleiche Vergr. wie Abb. 94). HE. Vergr. 120mal.

sam werden kann. Es handelt sich um die Tatsache der nervalen Beeinflussung der Resorptionsvorgänge in der Gallenblase[3]. Bei vagaler Reizung wurde eine erhöhte Gallenfarbstoffkonzentration, Abwandern löslicher Salze, Anreicherung der Gallensäuren und vermehrter Schleimgehalt beobachtet. Es entstehen Ausfällungen und tropfige Entmischungen, die die Grundlage einer Steinbildung abgeben können. Dazu kommen in diesen Fällen Dyskinesien der Gallenwege. Im Tierexperiment kann bekanntlich durch Vitamin A-Mangel Konkrementbildung hervorgerufen werden. Es könnte sich dabei um eine Epithelschädigung handeln, wobei die abgeschilferten Zellen als Steinkern wirken[4].

Andererseits sind Steinbildungen in der Gallenblase bekannt, bei denen sicher keine Entzündung oder andersartige primäre Wandveränderung eine Rolle spielen, sondern die auf dem Boden von *Änderungen der Inhaltsbeschaffenheit* entstehen: Einmal die fast reinen Bilirubinsteine, die nur geringe Kalkmengen

---

[1] NAUNYN 1921, 1924.   [2] LICHTWITZ 1908, 1014, 1929.
[3] WESTPHAL, GLEICHMANN und SOIKA 1931.
[4] HENNING und BAUMANN 1949, ERSPAMER 1938.

enthalten, wie sie z. B. in der pleiochromen Galle bei hämolytischem Ikterus zustande kommen. — Bei den Dyskinesien der Gallenwege entwickeln sich dyscholische Vorgänge, die nach den Experimenten WESTPHALS (Steinbildung in steriler Galle nach Cysticus- oder Choledochusunterbindung) für die Steinbildung in diesen Gallenblasen entscheidend sind. So können sich in der hypertonen und hypotonen Gallenblase Bilirubin-Kalkkonkremente ohne vorherige Schädigung der Schleimhaut bilden. Ferner sind hier die Cholesterinsteine aufzuführen, für die erstmals von ASCHOFF und BACMEISTER (1909) eine Abweichung im Cholesterinstoffwechsel angenommen wurde. Im Zusammenhang mit der dyscholischen Entmischung der Galle, insbesondere der Rolle des Cholesterins, muß kurz an den Zustand der sog. *Stippchengallenblase* erinnert werden. Er ist nicht mit der Bildung von Cholesterinsteinen verbunden. Auch die Konzentration der Blasengalle wird dabei als wechselnd angegeben[1]. Einmal wird die Ansicht vertreten, daß Cholesterin aus einer gestauten Galle aufgenommen wird[2], zum andern, daß es sich um einen Ausscheidungsvorgang handelt[3]. COGNIAUX (1931) glaubt, daß ein Überangebot an Cholesterin vorliegt mit Erhöhung des Cholesterinspiegels in Blut und Galle. Wie diese offene Frage auch entschieden werden wird, es existieren Beobachtungen über abgestoßene cholesterinhaltige Zellen, die zum Kern eines Steines werden können.

Nach den Untersuchungen von FREERS (1940) lassen sich drei Lokalisationstypen der *Cholesteatose* in der Gallenblase erkennen: In einer ersten Gruppe ist die Cholesteatose nur in *einem* Abschnitt lokalisiert, und zwar am häufigsten im Corpus; in einer zweiten Gruppe sind zwei Abschnitte betroffen: am häufigsten Corpus und Collum; in einer dritten Gruppe sind alle Abschnitte befallen. Die Cholesteatose beginnt im Corpus, greift sodann auf das Collum und zuletzt auf den Fundus über. Sie beginnt mit punktförmiger Cholesterinablagerung, wird dann strichförmig und zuletzt netzartig. FREERS stellt fest, daß die Cholesteatose am häufigsten bei Zuständen mit schwerer chronischer Blutstauung angetroffen wird; beim weiblichen Geschlecht tritt sie am häufigsten zwischen dem 40. und 60. Jahr, beim männlichen Geschlecht zwischen dem 50. und 70. Lebensjahr auf. Auf Grund ihrer Befunde führt FREERS die Cholesteatose auf eine Lymphabflußstörung zurück.

Andererseits ist nicht von der Hand zu weisen, daß primäre Störungen des Cholesterinstoffwechsels — auch ohne vorherige Bildung einer Cholesteatose der Gallenblase — zur Bildung von Cholesterinsteinen Veranlassung geben können. Es ist bekannt, daß in der Schwangerschaft eine endogene Cholesterinvermehrung stattfindet mit Erhöhung des Cholesterinspiegels im Blut und in der Galle[4]. SCHÄFER hat den Einfluß dieser Tatsache und auch des abnorm hohen Blutcholesterins bei ovarieller Dysfunktion auf die Steinbildung in der Galle nachgewiesen. In diesem Licht wird die Tatsache verständlich, daß nur ein Fünfzehntel der Gallenblasenerkrankungen unter dem 30. Lebensjahr auf das männliche Geschlecht entfällt, und daß Frauen mit Geburten über zweimal so häufig an Gallensteinen erkranken wie solche ohne Kinder[5]. In diesem Zusammenhang muß an die durch neuere Untersuchungen von LÜTKENS (1948) festgestellten Zusammenhänge zwischen Dyskinesien und Störungen des weiblichen Genitalsystems (s. oben) mit der Folge einer Stauung und Entmischung der Galle erinnert werden. So kann für diese zahlreichen Fälle als gesichert gelten, daß eine „Dyscholie", die selbst durch verschiedene Faktoren (Hypercholesterinämie mit Hypercholesterinbilie, Dyskinesie mit Gallestauung) bedingt ist, am Anfang und im Mittelpunkt der Steingenese steht.

---

[1] SCHÖNDUBE 1956.		[2] ASCHOFF 1923, 1924, 1926.		[3] TROELL 1936.
[4] SCHÄFER 1932 u. a.		[5] SCHÄFER 1932.

Die Tatsache einer Entmischung der Blasengalle ist aber allein ebensowenig entscheidend für die Steinbildung wie die Entzündung. SCHÖNDUBE (1956) weist darauf hin, daß in Fällen mit starker Gallestauung die Steinbildung fehlen kann, daß im Sediment der Blasengalle reichlich Cholesterinkristalle und auch Bilirubinkalkschollen vorhanden sein können, ohne daß Konkremente gebildet worden sind. Man kann lediglich als allgemeine Regel aussprechen, daß ein reichlicher Gehalt an diesen Produkten klinisch oft für die Existenz von Steinen spricht. Auf die physikalisch-chemischen Vorgänge bei der Ausfällung der festen Stoffe aus der Galle kann hier im einzelnen nicht eingegangen werden: Es ist erörtert worden, daß durch vermehrte Resorption von Gallensäuren, deren Alkalicholate einen Kolloidschutz für das Cholesterin bilden, eine Ausfällung desselben herbeigeführt wird, ferner Verschiebung des p_H nach der alkalischen oder sauren Seite, Oxydation von langen Fettsäureketten durch Bilirubin. Auch andere Stoffe wie Mucoproteide und Lecithin werden als Kolloidstabilisatoren bezeichnet. Das Calcium der Gallensteine stammt sowohl aus der Blasenwand[1] als auch aus der Lebergalle. Es beteiligt sich offenbar an der Bildung der Steinkerne, da es auch schon in den „reinen" Bilirubinkonkrementen, die ohne primäre Wandveränderung entstanden sind, enthalten ist. Das Eiweißgerüst der Gallensteine, das als Kristallisationszentrum wirkt und das schichtweise Wachstum des Steines hervorruft, kann entzündlicher oder nicht entzündlicher Herkunft (aus reichlicher Schleimbildung) sein[2]. — Eine neue umfangreiche und grundlegende Bearbeitung der Morphologie und Histochemie der Steingallenblase stammt von WALLRAFF und DIETRICH (1957); dort ist auch das gesamte Schrifttum über diesen Gegenstand berücksichtigt. Es ist im allgemeinen Zusammenhang nicht möglich, die Fülle der Einzelheiten dieser Bearbeitung zu referieren. — Über Veränderungen des Nervensystems der menschlichen Gallenblase bei Cholelithiasis vergleiche HERMANN (1952).

Bemerkenswert sind *geographische* Unterschiede:

In Europa findet man bei Sektionen jenseits des 40. Lebensjahres bei 30% der Männer und bei 40% der Frauen Gallensteine. Bei vorwiegend vegetarisch ernährter Bevölkerung sind Gallensteine wesentlich seltener: In Japan werden 4% angegeben, auch in den Tropen sollen sie selten vorkommen. Rassenunterschiede scheinen vorhanden zu sein: Bei Negern geringere Häufigkeit der Steine als bei Weißen in Nordamerika. Familiäre Häufung von Gallensteinleiden ist bekannt. Die Anlage wird dominant vererbt[3].

c) Die Beziehungen zu den großen Verdauungsdrüsen sowie zum Magen und Duodenum als krankheitsgestaltende Faktoren.

Auf Grund der bekannten vorgegebenen entwicklungsgeschichtlichen, anatomischen und physiologischen Tatsachen bestehen enge Beziehungen zwischen den Störungen des Gallenwegssystems und denen des Magens und Duodenums, des Pankreas und der Leber. Zunächst sollen gewisse interessante Zusammenhänge zwischen Cholecystopathien und Funktionsstörungen des *Magens*[4] erwähnt werden: Es wird über Veränderungen der Magensekretion berichtet, und zwar wird bei akuter Cholecystopathie häufiger eine Superacidität, bei chronischer Cholecystopathie dagegen eine Sub- oder Anacidität gefunden. Auch besteht oft eine Gastritis bei Cholecystopathie.

SCHÖNDUBE (1956) hat unter 100 Fällen von Cholecystopathie des Jahres 1954 47 mit Sub- oder Anacidität und 18 mit Superacidität gefunden; der Rest von 35 Fällen war normacid.

---

[1] PHEMISTER 1931.

[2] Zusammenfassende neuere Darstellungen der Einzelheiten zur Steingenese und Übersichten über die Steinformen bei SCHÖNDUBE 1956, BECKMANN 1953, KLEIN und FISCHER 1956.

[3] WEITZ 1949.

[4] HOHLWEG und SCHMIDT 1910, OHLY 1929, SCHÖNDUBE 1956, dort weiteres Schrifttum.

Auffällig hoch ist die Sub- oder Anacidität bei Steinerkrankungen. Die Möglichkeiten der pathogenetischen Zusammenhänge sind vielfältig: Einmal wird eine anacide Gastroenteritis mit ascendierender Gallenwegsentzündung diskutiert; andererseits kann auch die Cholecystopathie am Anfang des Krankheitsbildes stehen. SCHÖNDUBE (1956) erwähnt einen über viele Jahre beobachteten Patienten, bei dem zunächst schwere achylische Diarrhoen bestanden, sich erst später durch enterogene Stoffwechselprodukte ein Leberschaden entwickelte, und stellt diese Beobachtung der Anschauung von WICHELS (1932) gegenüber, der eine Leberfunktionsstörung als Vermittlerin zwischen Cholecystopathie und Änderung der Magensekretion stellt, wobei enterogene Gifte durch die geschädigte Leber hindurchtreten und die Magensekretion beeinflussen sollen. Offenbar lassen sich die zweifellos bestehenden und klinisch bedeutsamen Zusammenhänge zwischen Cholecystopathien und Magensekretionsstörungen nicht auf einen gemeinsamen pathogenetischen Nenner bringen. — Auch die motorische Magenfunktion kann bei Cholecystopathien gestört sein (Spasmen, SCHAARE 1936). In diesem Zusammenhang müssen die Beobachtungen von HOERSTKE (1949) erwähnt werden, der bei einer relativ großen Zahl nach Billroth II, besonders wegen Ulcus duodeni Magenresezierter nach der Operation auftretende Cholecystopathien feststellte; er erörtert verschiedene Möglichkeiten des pathogenetischen Zusammenhanges: Sekretionsstörungen im ausgeschalteten Duodenum, Aufsteigen der Colonflora, Resorption lebertoxischer Stoffe aus dem Duodenum, Abschwächung des normalen Entleerungsreizes der Gallenblase. Auch FINSTERER (1949) weist auf Dyskinesien der extrahepatischen Gallenwege nach Magenresektion hin. — Umgekehrt kommen bei dem sog. „Postcholecystektomie-Syndrom" häufig dyspeptische Beschwerden vor, HESS (1955) gibt sie für 30% der Operierten an (starke Beschwerden in 10,2%). Die Deutung ist im einzelnen schwierig (Verwachsungen mit Knickungen, Amputationsneurome am Stumpf, Spasmen des Oddi-Sphincters).

Zum *Duodenum* bestehen bekanntlich die engsten topographischen und entwicklungsgeschichtlichen Beziehungen, es ist daher verständlich, daß jedes Organ an den Erkrankungen des anderen beteiligt sein kann. Am einfachsten gestalten sich die Beziehungen bei den Verwachsungen zwischen entzündeter Gallenblase und Duodenum sowie zwischen chronischem Ulcus duodeni und Gallenwegen. Auf Grund cholecystographischer Befunde wurde festgestellt, daß beim chronischen Ulcus duodeni eine Hypermotilität der Gallenwege vorhanden ist[1]. Nach KALK und SIEBERT (1927) besteht eine klinische Beteiligung der Gallenwege am Ulcus duodeni in etwa $1/3$ der Fälle. In Verbindung mit der Dyskinesie kann sich eine Cholangitis und Cholecystitis entwickeln. Am Choledochussphincter bestehen die Zeichen vermehrter vagaler Reizung. Die pathogenetischen Beziehungen der beiden Krankheitsmanifestationen sind von KALK und SIEBERT (1927) erörtert worden: Es kann sich entweder um organische (Narbenzug, kollaterale entzündliche Schleimhautschwellung) oder funktionelle Störungen handeln; beide gehen von dem primär bestehenden Duodenalgeschwür aus. — Durch örtliche Kompression des Choledochus wirken die Duodenaldivertikel störend auf die Entleerung der Galle.

LA MANNA (1937) weist mit Recht darauf hin, daß ein von klinischer Seite behauptetes Zusammengehen von Appendicitis und Cholecystitis (Cholecysto-Appendicitis) im Sinne eines pathogenetischen Zusammenhanges sich nicht beweisen läßt.

ERSPAMER (1936) hat in der menschlichen Gallenblase enterochromaffine Zellen nachgewiesen, sie erscheinen zuerst in der zweiten Hälfte der Schwanger-

[1] BRONNER 1929, GREBE 1927, ORATOR 1927.

schaft und finden sich sowohl auf den Falten als auch in den Drüsenkrypten. Bei chronischen Entzündungen können sie sich stark vermehren. Unter pathologischen Bedingungen (Steine, chronische Entzündung) kommt es zur Endophytie dieser Elemente. In diesem Zusammenhang muß der Gedanke Feyrters (1956) hervorgehoben werden, daß es sich bei manchen Formen der Cholecystopathie um eine analoge Störung im geordneten Zusammenspiel zwischen dem Helle-Zellen-Organ mit dem örtlichen vegetativen Nervengewebe handelt wie bei den endokrin-nervösen Enteropathien; ähnliche Vorgänge werden auch für das Pankreas erörtert. Die Syndrome der Enteropathie (im engeren Sinne; vgl. allgemeine Pathologie des Darmes) können vergesellschaftet mit analogen Vorgängen des Pankreas oder der Gallenwege oder jeweils vereinzelt in Erscheinung treten. Man hätte im ersteren Falle förmlich von einer endokrin-nervösen „Enteropathie" im weiteren Sinne zu sprechen. Diese Gedankengänge sind wichtige und interessante Hinweise darauf, daß die genannten Abkömmlinge des Entoderms auch unter krankhaften Bedingungen enge Beziehungen besitzen.

Das nahe Verhältnis zum *Pankreas*, das in einer gemeinsamen oder unmittelbar benachbarten Mündung des Choledochus und des Ductus Wirsungi zum Ausdruck kommt (vgl. allgemeine Pathologie des Pankreas), machen eine Miterkrankung des Pankreas bei Dyskinesien am Sphincter Oddi oder Steineinklemmungen in der Papille infolge Überfließens von Galleflüssigkeit in den Pankreasgang verständlich. Die Bedeutung für die Entstehung einer *akuten Pankreasnekrose* ist z. T. in der allgemeinen Pathologie des Pankreas erörtert worden[1]. Die Frage eines *biliopankreatischen Refluxes* für die Entstehung der akuten Pankreasnekrose wird im Schrifttum verschieden beurteilt. Im Cholangiogramm kommt der Pankreasgang oft zur Darstellung[2]. Dieser Befund wird teils als bedeutungslos angesehen[3], teils als Ausdruck einer Dyskinesie[4]. Die anatomischen Voraussetzungen dürften bei einer weit überwiegenden Zahl auf Grund der gemeinsamen Mündungsverhältnisse der Gänge gegeben sein; dabei ist die Ausbildung einer Ampulle, die nur in etwa 10% vorkommt[5], keine Voraussetzung. Eine gemeinsame Gangstrecke von 2 mm genügt zur Entstehung eines Refluxes[6]. Außerdem hängt die Möglichkeit des biliopankreatischen Refluxes von den sehr wechselnden Beziehungen der Gänge zum Sphincter Oddi ab. Hess gibt an, daß in 80% der Zusammenfluß der Gänge im Sphinctergebiet, in 20% oberhalb desselben stattfindet. Im letzteren Fall wird ein Reflux gefördert. Je nach den vorliegenden anatomischen Verhältnissen muß sich eine funktionelle oder organische Störung des Sphinctermechanismus verschieden auswirken. Unter normalen Bedingungen ist während der Verdauung der Pankreasdruck höher als der Galledruck[7]; erst bei Auftreten funktioneller oder organischer Hindernisse im distalen Choledochusgebiet tritt eine Änderung ein, die von Sitz und Umfang des Hindernisses abhängt. — Nach Hess (1955) wird bei chronischer Pankreatitis und stenosierender Papillitis ein Reflux häufiger beobachtet, nicht jedoch bei funktionellen Dyskinesien im Sphinctergebiet. Mallet-Guy und Mitarbeiter (1948) haben bei ihrer Methode der peroperativen Cholangiographie unter 800 Fällen 173mal einen Reflux im Ductus Wirsungi gefunden. Zugrunde lagen mechanische Hindernisse, hypertonische und hypotonische Zustände des Oddi-Sphincter, möglicherweise auch Dystonien des pankreatischen Sphincter[8]. Eine der Hauptursachen des Refluxes ist die hypertone Dystonie

---

[1] Westphal 1936, Bernhard 1949.   [2] Leriche 1930.
[3] Millbourn 1949, Caroli und seine Schule, Lindberg 1951 u. a.
[4] Hunt, Hicken und Best 1937, Francois 1945 u. a.   [5] Millbourn 1949.
[6] Grundlegende Untersuchungen über den biliopankreatischen Reflux von Hjorth 1947.
[7] Harms 1927.   [8] Mallet-Guy, Feroldi, Durand und Almasque Deden 1953.

des Sphincter Oddi. Bei einer hypotonen Fehlregulation besteht ein isolierter Spasmus des Pylorulus.

Durch die Cholangiographie wurde die Häufigkeit einer *chronischen Pankreatitis bei Cholelithiasis* aufgedeckt (HESS gibt sie bei 14% der Steinleiden an). Dabei kann die Pankreatitis nicht generell als Folge der Cholelithiasis aufgefaßt werden, da sie nach HESS in über 30% der Fälle ohne Gallensteine vorkommt. Bei den Beziehungen zwischen chronischer Pankreatitis und Gallenwegen sind folgende Veränderungen der letzteren ins Auge zu fassen: die stenosierende Papillitis, Hypotonie der Gallenwege und Hypertonie des Sphincter Oddi; außerdem fand HESS in 25,6% einen cholangiographisch normalen Befund. — Am häufigsten wird eine stenosierende Papillitis beobachtet (nahezu 50% der Fälle). Die Frage, welche der beiden Affektionen die primäre ist, kann schwer beantwortet werden. Auf Grund der diffusen Ausbildung der Pankreatitis liegt es nahe, der Papillitis die ursächliche Bedeutung zuzuerkennen. Im Pankreas wäre dann eine Sekretion gegen ein Hindernis gegeben (vgl. allgemeine Pathologie des Pankreas). Auf einen biliopankreatischen Reflux oder ein begleitendes Steinleiden braucht man in der Pathogenese nicht zurückzugreifen. Der gleiche Mechanismus einer Sekretion gegen Hindernisse liegt naturgemäß bei Hypertonie des Oddi-Sphincter vor. — Aber auch in den Fällen mit normalen Druckwerten im Gallenwegssystem ist vielfach eine Beziehung zur Pankreatitis gegeben. So kann es bei Cholecystitis zur *lymphogenen* Pankreatitis kommen. Naturgemäß bleibt ein Teil von Pankreatitiden ohne nachweisbare Beziehung zu Gallenwegserkrankungen.

Sekretorische Funktionsstörungen des Pankreas werden bei Cholecystopathien häufig beobachtet[1]: Störungen der Amylase- und Trypsinsekretion. Aber auch mit einer Umkehrung des Verhältnisses ist zu rechnen: funktionelle Störungen der Gallenblase bei Pankreasaffektionen. Bei akuter Pankreasnekrose wurde von SILVANI und MCCORKLE (1948) negative Cholecystographie beobachtet. BÜCHNER (1956) führt mehrere gewichtige Gründe dafür an, daß bei gemeinsamer Gangmündung auch Pankreassekret in die Gallengänge und Gallenblase übertreten und dort eine akute Cholecystitis hervorrufen kann. In erster Linie sind wohl Spasmen im Oddi-Sphincter verantwortlich zu machen. Neben dem durch Nekrosen und Hämorrhagien gekennzeichneten Bild der akuten Cholecystitis weist BÜCHNER besonders auf statistische Untersuchungen von MEHNEN (1938) hin, nach denen die entzündlichen Cholesterin-Pigment-Kalksteine bei gemeinsamer Gangmündung 6mal häufiger nachweisbar sind als bei getrennter Mündung; das gleiche gilt für das Vorkommen von Cholesterintafeln im Sediment des Gallenblaseninhaltes. — In neuester Zeit wurden von NAJARIAN, HINE, WHITROCK und MCCORKLE (1957) Experimente durchgeführt, die die Wirkung der Pankreassekretion auf die Gallenblase aufklären sollen.

Die Pankreassekretion wird bei jungen Ziegen für 6—12 Wochen und bei Hunden für 3—6 Monate durch die Gallenblase geleitet. Es entwickeln sich zunehmend schwere Grade von Cholecystitis, keine Steine.

POPPER[2] findet relativ häufig Pankreasfermente in der Gallenblase, und GRIESSMANN (1942) sowie POPPER (1932) führen darauf die perforationslose gallige Peritonitis zurück. GRIESSMANN meint, daß durch die Pankreasfermente der kolloidale Zustand der Galle geändert wird, diese in die Schleimhaut eindringen kann und dort im Sinne RICKERs eine Entzündung hervorruft. Eine sekundäre Bakterienbesiedlung kann eintreten. Auch SCHÖNDUBE (1956) ist der Meinung, daß es eine Cholecystitis und Cholangitis durch Übertritt von Pankreassekret in das Gallenwegssystem gibt, daß jedoch die Einzelheiten ihrer Entstehung noch strittig sind.

---

[1] BERGER und SCHNETZ 1939.   [2] POPPER 1929, 1932, 1933, 1934, 1936.

Durch chronische Pankreatitis kann sich eine Stenose des Choledochus entwickeln. Selten kommt es dabei zum absoluten Verschluß, wodurch ein Tumorleiden vorgetäuscht werden kann[1]; dagegen sind relative Stenosen verschiedener Grade häufig. Hess nennt „virtuelle Stenosen" solche, bei denen die Einengung sichtbar ist, aber noch nicht zur Drucksteigerung geführt hat. Im Gegensatz zu den absoluten und relativen Stenosen besteht hierbei keine Gangerweiterung. — Es existiert ferner eine Korrelation zwischen Hypotonie-Syndrom der Gallenwege und chronischer Pankreatitis; beide treten häufig gemeinsam auf. Hess (1954) gibt für sein Material an chronischer Pankreatitis die Kombination mit Hypotonie in 18,6% an. Auf Grund experimenteller Befunde bei elektrischer Reizung des linken Splanchnicus[2] liegt es nahe, beide Krankheitslokalisationen als Ausdrucksformen von Splanchnicusüberfunktion aufzufassen: Linksseitige Splanchnicusreizung bewirkt Pankreatitis, rechtsseitige Reizung Hypotonie der Gallenwege. Auf die therapeutischen Konsequenzen kann hier nicht eingegangen werden.

Es ist ohne weiteres klar, daß die Beziehungen zwischen der sekretorischen Funktion der *Leber* und dem extrahepatischen Gallenwegssystem die denkbar engsten sind, eine Tatsache, der Schöndube (1956) durch eine Erweiterung des Begriffes der Cholecystopathie v. Bergmanns zu dem der „Hepatocholangiopathie" Rechnung tragen will. Der Zusammenhang muß als wechselseitiges Geschehen aufgefaßt werden. Zuerst kann auf die Beziehungen von Steinleiden, Tumoren und Entzündungen der extrahepatischen Gallenwege zu der intrahepatischen Cholangitis hingewiesen werden[3]. In neuester Zeit hat Markoff (1957) eine zusammenfassende Darstellung der Cholangitis und cholangitischen Hepatopathien gegeben; dort ist auch das Schrifttum zusammengestellt. In der Einleitung weist Markoff auf die wesentliche Tatsache hin, daß für „die Zwischenstellung" der Cholangitis als einer Erkrankung der Gallenwege und des Leberparenchyms die Bezeichnung *Cholangiohepatitis* sehr zutreffend sein dürfte. Von den Zwischen- oder Schaltstücken entwickelt sich eine cholangene Hepatitis (Abb. 96); dabei entstehen nach Selberg (1953, 1955) Transport- und Parenchymschäden. Es entwickeln sich infolge der Gallestauung in der Leber Störungen der Blut- und Lymphzirkulation mit Leberparenchymschädigungen bis zu Nekrosen; Vermehrung des intracellulären und intracanaliculären Gallepigmentes. Bevorzugter Sitz der Nekrosen ist die Gegend des Leberhilus, des Gallenblasenbettes und der Vorderrand der Leber. Selberg weist ferner auf eine neuere riesenzellhaltige granulomatöse Cholangitisform hin, die seit der Einführung der Sulfonamidtherapie bei der eitrigen Cholangitis auftritt (Abb. 96). Bezüglich der Pathogenese hat Selberg in 62% Steinleiden, in 31% Carcinome der Leberpforte, in 5% Duodenaldivertikel, in 3% Papillen- und Gallengangsstrikturen und bei 3% Parasiten, Sepsis und Tuberkulose festgestellt. Nur in 5% der Obduktionen fand Selberg die Gallenblase noch unversehrt. Neben dem sehr häufigen Steinleiden spielt die Papillitis eine entscheidende Rolle[4]; sie kann primär oder sekundär auftreten. Die Unterscheidung einer entzündlichen Papillensklerose von einem sehr kleinen Carcinom der Papille kann makroskopisch schwierig oder unmöglich sein (Selberg). Im Zusammenhang der extrahepatischen Gallenwegsentzündungen sei auf die zu wenig beachtete Tatsache hingewiesen, daß die Entzündung auf das Ligamentum hepatoduodenale und hepatogastricum übergreifen kann, wodurch zusätzliche narbige Kompressionen an der Leberpforte bewirkt werden können: sog. „Perivisceritis subhepatica". Das Bild

[1] Behrend 1948, Bisgard 1946.   [2] Hess 1955.
[3] Selberg 1953.   [4] Markoff 1957, Hess 1955.

kann aber auch aus anderer Ursache entstehen: bei Duodenitis, Divertikulitis, Pankreatitis.

Die pathogenetische Bedeutung der *Gallestauung* und der *Infektion* geht aus den experimentellen Ergebnissen von DEMEU LENAERE (1952) hervor: Nach der *Zeitdauer* der Cholostase mit oder ohne Infekt entstehen in der Leber unterschiedliche Umformungen: Cholostase ohne Infekt führt in einer Zeit bis zu 30 Tagen zu Ikterus, Lebervergrößerung, Läppchennekrose, jedoch geringer Mesenchymreaktion, nicht zu einer Cholangiohepatitis. Diese tritt erst bei langdauernden Cholostasen und Infekt auf. — SIEGMUND hat 1931 die Möglichkeit

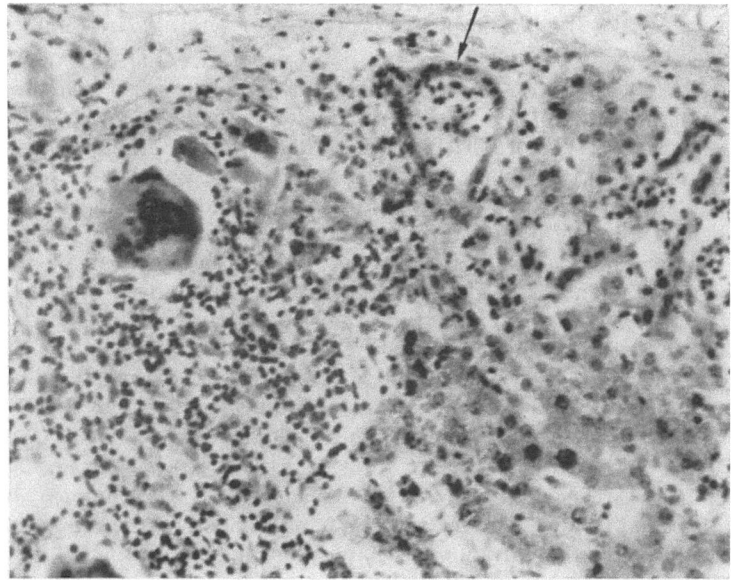

Abb. 96. 35jährige Frau. Pyämie. Eitrige Ausscheidungscholangitis mit Lokalisation in den Schaltstücken (Pfeil). Zerstörung der Grenzplatten und Entwicklung eines riesenzellhaltigen Granulationsgewebes (Sulfonamid-behandlung). HE. Vergr. 200mal.

der hämotogenen Entstehung nachgewiesen, wobei sowohl der Weg über die Pfortader als auch die Arteria hepatica benutzt werden kann; auch lymphogene Entstehung ist möglich. Eine Zusammenstellung der Entstehungswege und vorbestehenden Krankheiten bei Cholangitis findet sich bei MARKOFF (1957). — Fermentative, chemisch-toxische und allergische Faktoren können in ihrer Auswirkung auf die kleinen Gallenwege noch nicht genauer beurteilt werden[1].

Der Ort, wo das leitende intrahepatische Gallenwegssystem an das Leberparenchym angeschlossen ist, die sog. Schalt- oder Zwischenstücke, ist gleichzeitig die „Achillesferse"[2], wo die aufsteigende Cholangitis zur Hepatitis wird, und wo auch die hämatogenen Formen der Ausscheidungscholangitis beginnen. Ferner ist nach MANCKE (1953), damit zu rechnen, daß eine Schädigung der Leberzellfunktion über eine Dyscholie bei der Entstehung einer Cholangitis mitwirken kann. Diese sekundäre Form der sog. Cholangiohepatitis kann schon durch das Zusammentreffen von zwei Faktoren wie Dyscholie und Cholostase oder Dyscholie und Bakteriocholie zu einer Cholangitis führen. SELBERG (1953) hebt die Häufigkeit einer lymphangisch vermittelten Form, vom Ligamentum

---

[1] MARKOFF 1957.   [2] ASCHOFF 1932.

hepatoduodenale ausgehend, hervor, wobei die mittleren Gallengänge überschlagen werden.

Tietze und Winkler (1924) haben in fast allen Fällen von Cholecysto- und Cholangiopathie eine mehr oder minder ausgeprägte Miterkrankung der Leber unter dem Bilde einer Hepatitis interstitialis, aber auch intralobularis bis zur biliären Fibrose oder Cirrhose [1] festgestellt. Diese Befunde sind aber nicht allseits bestätigt worden. In neuerer Zeit ist die ganze Frage von Fogarasi und Pohl (1953) wieder untersucht worden. Sie fanden die gleichen Leberveränderungen bei Erkrankungen der extrahepatischen Gallenwege wie Tietze und Winkler, nur in geringem Ausmaß. Etwa $1/3$ aller Lebern operativer Gallenwegserkrankungen zeigen histologisch Schäden, jedoch bei Fällen ohne Ikterus und ohne bakterielle Infektion nur in Form periportaler Rundzelleninfiltrate, die offenbar rückbildungsfähig sind.

Von La Manna (1936, 1937) wird festgestellt, daß bei akuten und chronischen Cholecystitiden fast nie in der Nachbarschaft der Gallenblase liegende Leberteile entzündet sind; nur bei einer Pericholecystitis kann sich die Entzündung u. U. auf die Leber ausbreiten, wobei sie sich aber nur wenige Zentimeter in die Tiefe erstreckt. Dagegen schreitet die Entzündung im Gallenblasenbett der Leber ohne örtliche Unterbrechung fort und führt zur Entzündung des periportalen Gewebes in der Nachbarschaft. Eine seltene Ausbreitungsmöglichkeit auf die Leber sind die offenen akzessorischen Gallengangsverbindungen (Ductus hepatocystici; vgl. S. 304. — La Manna erörtert die verschiedenen Verbindungsmöglichkeiten zwischen Gallenblase und Leber und kommt zu dem Ergebnis, daß die aufsteigenden Infektionen weit überwiegen; er zweifelt allerdings nicht daran, daß die Galleflüssigkeit auch Ausscheidungsmedium für Blutkeime ist, es kommt aber in den meisten Fällen nicht zur primären hämatogenen Cholangiolitis und Cholangitis.

Beziehungen zwischen Leber und extrahepatischen Gallenwegen bestehen auch auf dem Gebiet der Steinbildung. Wir haben bereits darauf hingewiesen, daß bei Ikterischen in den intrahepatischen Gallengängen bilirubinhaltige Eiweiß-Schleimausgüsse entstehen, die als Steinzentren in der Gallenblase wirken können. Desgleichen sei an die Häufigkeit von Mikrolithen bei Leberzellschäden erinnert [2]. Nach Lemmel und Büttner (1933) kommen Mikrolithen in der Galle bei Cholelithiasis wesentlich häufiger als gewöhnlich vor, und die Autoren (1932. 1933) meinen, daß sich Pigmentkalksteine und Cholesterinpigmentkalksteine aus ihnen bilden können. Es muß aber festgestellt werden, daß ein pathologisches Sediment in der Blasengalle mit und auch ohne Steine vorkommt [3].

Es ist bekannt, daß eine erhöhte Ansprechbarkeit der Gallenwege auf Vagusreize während Menstruation, Schwangerschaft und Klimax sowie bei Dysfunktionen in der weiblichen Genitalsphäre besteht. Lütkens (1948) hat in neuerer Zeit diesen Fragenkreis umfassend bearbeitet; für Einzelheiten sei auf seine Monographie verwiesen. Es soll hier nur angemerkt werden, daß die Korrelation beider Organsysteme wechselseitig aufzufassen ist (der Verlauf kann sexogen-hepatotrop oder hepatogen-sexotrop sein), und daß der übergeordnete Einfluß des Hypophysenhinterlappenhormons, das sowohl auf die glatte Muskulatur des Uterus als auch der Gallenblase wirkt, in Rechnung zu stellen ist. In die Beziehung Leber-Genitalsphäre kann nach Lütkens (1948) noch die Schilddrüse eingeschaltet sein. Über Beziehungen der Genitalfunktion zum Cholesterinstoffwechsel und dessen Zusammenhang mit der Frage der Gallensteinentstehung siehe oben.

---

[1] Lauda 1953.   [2] Büttner und Lemmel 1933.   [3] Schöndube 1956.

Literatur.

Mundhöhle, Speicheldrüsen und Rachenraum (S. 45—88).

ABEL, O.: Die Stellung des Menschen im Rahmen der Wirbeltiere. Jena: Gustav Fischer 1931. ~ Zähne. In Handwörterbuch der Naturwissenschaften, 2. Aufl., Bd. 10, S. 731. Jena: Gustav Fischer 1935. — ASCHENBACH, W., u. G. STOLLBERG: Das Sjögren-Syndrom in der Allgemeinpraxis. Dtsch. med. Wschr. 1954, 1745.

BECKER, H., u. E. KESTERMANN: Über das Vorkommen von Traubenzucker im menschlichen Speichel. Dtsch. Arch. klin. Med. 179, 232 (1937). — BEIGLBÖCK, W., u. H. HOFF: Über das Sjögrensche Syndrom. Dtsch. med. Wschr. 1952, 42. — BENNINGHOFF, A.: Die Architektur der Kiefer und ihre Weichteilbedeckung. Paradentium 3, 6 (1934). ~ Über die Bedeutung der Gangsysteme der großen Speicheldrüsen vom strömungstechnischen Standpunkt aus. Morph. Jb. 85, 261 (1941). ~ Lehrbuch der Anatomie des Menschen, Bd. II/1. 1944. — BERKELBACH VAN DER SPRENKEL, H.: Treten periodentale Nervenfasern in das Dentin über ? Z. mikr.-anat Forsch. 36, 509 (1934). ~ Zur Neurologie des Zahnes. Z. mikr.-anat. Forsch. 38, 1 (1935). — BERNICK, S.: Innervation of the human tooth. Anat. Rec. 101, 81 (1948). — BLUNTSCHLI, H.: Die Gebiß- und Zahntheorien von Louis Bolk. Fortschr. Zahnheilk. 7, 1 (1931). — BOLCK, F., u. J. ARNDT: Erkrankungsformen des weichen Gaumens und der Uvula. Eine morphologische Untersuchung zur Pathoklisenlehre. Virchows Arch. path. Anat. 325, 131 (1954). ~ Die Bedeutung der entzündeten Rachenschleimhaut für die Pathogenese rheumatischer Krankheiten. Virchows Arch. path. Anat. 325, 407 (1954). ~ Über die morphologischen Grundlagen der tonsillogenen Herdinfektion. Virchows Arch. path. Anat. 325, 552 (1954). — BOLK, L.: Odontological essays. I. On the development of the palate and alveolar ridge in man. II. On the development of the enamelgerm. J. Anat. (Lond.) 55, 138 (1921). — BÜCHNER, F.: Allgemeine Pathologie. München u. Berlin: 1. Aufl. 1950 und 2. Aufl. 1956. — BURMESTER, F.: Das Speicheldrüsenvirus des Menschen. Virchows Arch. path. Anat. 317, 165 (1949/50).

CARDELL, B. S., and K. J. GURLING: Observation on the pathology of Sjögrens syndrome. J. Path. Bact. 68, 137 (1954). — CRUICKSHANK, B.: Mikulicz' disease: Report of a case of one weeck's duration. J. Path. Bact. 64, 207 (1952).

DABELOW, A.: Vergleichende Untersuchungen zur Entwicklung einiger Drüsen, ihrer Gefäßbäume und ihrem Verhalten zum umgebenden Gewebe. Anat. Anz., Erg.-H. 78, 165 (1934). ~ Vorstudien zu einer Betrachtung der Zunge als funktionelles System. Morph. 91, 1, 33 (1951). — DIETRICH, A.: Rachen und Tonsillen. In Handbuch der speziellen pathologischen Anatomie und Histologie, Bd. IV/1, S. 1. 1926. — DIETZ, H.: Zur Frage der Endokrinie der Mundspeicheldrüsen. Wien. med. Wschr. 1955, 420. ~ Das Verhalten der großen Kopfspeicheldrüsen des Kaninchens nach Unterbindung ihres Ausführungsganges und nach Transplantation. Frankfurt. Z. Path. 66, 416 (1955). — DONTENWILL, W.: Die funktionelle Morphologie der Tunica propria linguae beim Menschen. Acta anat. (Basel) 8, 156 (1949).

ECKERT-MÖBIUS, A.: Chronische Mandelentzündungen und Fokalinfektion. Dtsch. Gesundh.-Wes. 1948, Nr 21, 673. ~ Die Ursache der besonderen Häufigkeit der tonsillogenen Fokalinfektion und die daraus sich ergebenden klinischen Folgerungen. Dtsch. Gesundh.-Wes. 1950, 156. ~ Die Ursachen der besonderen Häufigkeit der tonsillogenen Fokalinfektion und die sich daraus ergebenden klinischen Folgerungen. Z. Hals-, Nas.- u. Ohrenheilk. 156, 400 (1950). — ESSER, H., u. F. E. SCHMENGLER: Sjögrensches Syndrom und reaktive Retikulose. Ärztl. Forsch. 5, 313 (1951).

FENEIS, H.: Die funktionelle Struktur des menschlichen Zahnfleisches. Anat. Nachr. 1 (1950). — FEYRTER, F.: Über die peripheren endokrinen (parakrinen) Drüsen des Menschen. Wien u. Düsseldorf: Wilhelm Maudrich 1953. — FISCHEL, A.: Zur Eröffnung des neuen Institutes für Embryologie. Wien. klin. Wschr. 1922 II, 355. — FUJITA, Ts.: Über die Gestalt der Schmelzprismen menschlicher Zähne. Z. Zellforsch. 38, 237 (1953).

GIGON, A.: Krankheiten der Speicheldrüsen. In Handbuch der inneren Medizin, 4. Aufl., Bd. III/1, S. 25. Berlin-Göttingen-Heidelberg: Springer 1953. — GLIMSTEDT, G.: Morphologie und Funktion der basalen Zellen in den Ausführungsgängen der Glandula submandibularis bei der Ratte. Z. mikr.-anat. Forsch. 52, 329 (1942). — GOTTLIEB, B.: Der Epithelansatz am Zahne. Dtsch. Mschr. Zahnheilk. 39, 142 (1921). — GRÄFF, S.: Die Angina rheumatica in pathologisch-anatomischer Betrachtung (Peritonsillitis rheumatica). Dtsch. med. Wschr. 1928, 1753. ~ Ein Verfahren zur geschlossenen Darstellung der oberen Luft- und Speisewege außerhalb der Leiche. Zbl. Path. 53, 369 (1931/32). ~ Erkrankungen des Nasen-Rachenraumes. Münch. med. Wschr. 1933, 573. ~ Die Bedeutung des Epipharynx für die menschliche Pathologie. Klin. Wschr. 1936, 953. — GRAF, P.: Eigenartige Strukturverhältnisse in der Muskulatur der menschlichen Uvula (Ringbinden, Seitenknospen, Endknospen). Z. Anat. Entwickl.-Gesch. 114, 399 (1949). — GROSS, H.: Histologische Untersuchungen über das Wachstum der Kieferknochen beim Menschen. Dtsch. Zahnheilk. 1934, 89.

Haas, E.: Über die rheumatische Genese einer generalisierten Gefäßerkrankung mit Sjögrenschem Syndrom (Dacryo-sialo-adenopathia atrophicans). Virchows Arch. path. Anat. **320**, 264 (1951). — Hammer, H.: Die Heilungsvorgänge bei Wurzelbrüchen. Dtsch. Zahn-, Mund- u. Kieferheilk. **6**, 297 (1939). — Hamperl, H.: Beiträge zur normalen und pathologischen Histologie menschlicher Speicheldrüsen. Z. mikr.-anat. Forsch. **27**, 1 (1931). ~ Über „Schleimgranulome" und „glanduläre Erosionen" in den Speicheldrüsen und der Magenschleimhaut. Beitr. path. Anat. **88**, 193 (1932). ~ Über das Vorkommen von Onkocyten in verschiedenen Organen und ihren Geschwülsten. Virchows Arch. path. Anat. **298**, 327 (1937). ~ Über die Myothelien (myoepithelialen Elemente) der Brustdrüse. Virchows Arch. path. Anat. **305**, 171 (1940). — Heinlein, H.: Pathogenese und Pathomorphologie der Fokalinfektion. Arch. Ohr.-, Nas.- u. Kehlk.-Heilk. **156**, 155 (1949). — Hellman, T.: Der lymphatische Rachenring. (Der Waldeyersche Schlundring. Die Tonsillen. Der lymphoepitheliale Schlundring.) In Handbuch der mikroskopischen Anatomie des Menschen, Bd. V/1, S. 245. 1927. — Helwig, G., u. E. Menke: Elektronenmikroskopie an Zellfortsätzen im menschlichen Zahnbein. Naturwiss. **36**, 281 (1949). — Hillarp, N.-A.: Some critical remarks on the problem of the double innervation of salivary gland cells. Acta anat. (Basel) **7**, 190 (1949). — Holsti, Ö.: Beiträge zur Kenntnis der Tonsillen bei den rheumatischen Gelenkaffektionen. Arb. path. Inst. Helsingfors (Jena), N.F. **3**, 413 (1925). — Holzlöhner, E., u. C. Niessing: Die Drüsentätigkeit bei Nervenreizung. Z. Biol. **97**, 563 (1936).

Jonge Cohen, Th. E. de: Mühlreiters Anatomie des menschlichen Gehirnes, 5. Aufl. Leipzig: Arthur Felix 1928.

Kaiserling, C.: Mundhöhle. In Handbuch der speziellen Anatomie und Histologie, Bd. IV/2, S. 1. Berlin: Springer 1928. — Keil, A.: Grundzüge der Zahnforschung. Berlin: Gebrüder Bornträger 1942. — Kirch, E.: Zur Pathologie der großen Mundspeicheldrüsen. Verh. Dtsch. Path. Ges. 26. Tagg 1931. — Klein, A.: Systematische Untersuchungen über die Periodentalbreite. Z. Stomat. **26**, 417 (1928). — Kölliker, A.: Über das Vorkommen von freien Talgdrüsen am roten Lippenrande des Menschen. Z. wiss. Zool. **11** (1862). — Korff, K. v.: Der Zahndurchbruch mit seinen Begleiterscheinungen. Z. Zellforsch. **22**, 353 (1935).

Lang, F. J.: Pathologische Anatomie der großen Kopfspeicheldrüsen. In Handbuch der speziellen pathologischen Anatomie und Histologie, Bd. V/2, S. 1. Berlin: Springer 1929.— Lehne, R.: Die menschlichen Zähne in ihrer morphologischen Beziehung zur Nahrung vom vergleichend-anatomischen Standpunkt. Vjschr. Zahnheilk. **46**, 99 (1930). — Lehner, J.: Ein Beitrag zur Kenntnis vom Schmelzoberhäutchen (Cuticula dentis). Z. mikr.-anat. Forsch. **27**, 613 (1931). — Lehner, J., u. H. Plenk: Die Zähne. In Handbuch der mikroskopischen Anatomie des Menschen von W. v. Möllendorff, Bd. V/3, S. 449. Berlin: Springer 1936. — Leitner, G. J.: Der Morbus Besnier-Boeck-Schaumann, 2. Aufl. Basel 1949. — Leriche, R.: Zit. nach Gigon 1953. — Lewke, J.: Über funktionelle Wechselzustände des Bindegewebes im Zusammenhang mit der Tätigkeit der Speicheldrüsen, insbesondere der sekretorischen Vorgänge im Speichelrohr. Z. mikr.-anat. Forsch. **55**, 181 (1950). — Linzenmeier, G.: Die Bedeutung des Speicheldrüsenvirus für den Menschen unter dem morphologischen Bild der Cytomegalie. (Versuch einer Abgrenzung von Erythroblastose und Toxoplasmose.) Z. Kinderheilk. **71**, 162 (1952). — Lippelt, H., u. F. Müller: Zum gegenwärtigen Stand der Mumpsforschung. Ergebn. Hyg. Bakt. **29**, 1 (1955). — Lyon, E.: Das Sjögren-Syndrom. Med. Klin. **1956**, 133.

Merkel, H.: Verdauungsorgane; Mundhöhle. In Lehrbuch der speziellen pathologischen Anatomie von E. Kaufmann, S. 835. Berlin: W. de Gruyter & Co. 1955. — Meyer, W.: Lehrbuch der normalen Histologie und Entwicklungsgeschichte der Zähne des Menschen. München: J. F. Bergmann 1932. — Morgan, S. W., and B. Castleman: A clinicopathologic study of Mikulicz's disease. Amer. J. Path. **29**, 471 (1953). — Mühlethaler, E.: Das histologische Bild der Speicheldrüsen (Parotis, Submandibularis und Sublingualis) der Katze nach parasympathischer und sympathischer Reizung. Z. mikr.-anat. Forsch. **52**, 291 (1942).

Niessing, K. L.: Beobachtungen über die Spaltung der umwallten Papillen bei Mensch und Katze. Anat. Anz. **93**, 65 (1942).

Oertel: Die Lymphgefäße in ihren Beziehungen zu den Zähnen und zum Zahnfleisch. Dtsch. Vjschr. Zahnheilk. **5**, H. 2/3 (1922). — Oppel, A.: Lehrbuch der vergleichenden mikroskopischen Anatomie der Wirbeltiere, Teil III. Jena 1900. — Orbán, B.: Beziehungen zwischen Zahn und Knochen. Bewegung der Zahnkeime. Z. Anat. Entwickl.-Gesch. **83**, 804 (1927). ~ Entwicklungsgeschichte und Histogenese. Fortschr. Zahnheilk. **3**, 749 (1927).

Partsch, C.: Pathologie und Therapie der Speicheldrüsen. Fortschr. Zahnheilk. **8**, 216 (1932). — Pischinger, A.: Beiträge zur Kenntnis der Speicheldrüsen, besonders der Glandula sublingualis und submaxillaris des Menschen. Z. mikr.-anat. Forsch. **1**, 437 (1924).

Reinwein, H.: Frage der Herdinfektion vom Standpunkt des Internisten. Arch. Ohr.-, Nas.- u. Kehlk.-Heilk. **156**, 301 (1949). — Römer, O.: Die Pathologie der Zähne. In Handbuch der speziellen pathologischen Anatomie und Histologie, Bd. IV/2, S. 135. 1928. — Rollhäuser, H.: Untersuchung der Struktur und Funktion des Parotisausführungsganges vom Rind. Gegenbauers morph. Jb. **90**, 80 (1950). — RUPPE, C.: Acquisitions récentes sur les glandes salivaires. Paris méd. **1936**, 397.

SCHAFFER, J.: Die Verknöcherung des Unterkiefers und die Metaplasiefrage. Arch. mikr. Anat. **32**, 266 (1888). ~ Beiträge zur Histologie menschlicher Organe. S.-B. Akad. Wiss. Wien, math.-nat. Kl. **106**, Abt. 3, 1 (1897). ~ Unterkieferverknöcherung und Transplantation. Zahnärztl. Rdsch. **25**, 337, 345 (1916) — SCHLEMMER, F.: Die chronische Tonsillitis und ihre Behandlung. ~ Anatomische und physiologische Vorbemerkungen. Verh. Ges. Dtsch. Hals-, Nasen- u. Ohrenärzte 1923. Z. Hals-, Nas.- u. Ohrenheilk. **6**, 1 (1923). — SCHMIDT, W. J.: Polarisationsoptische Untersuchung des Zahnbeins. I. und II. Kolloid-Z. **43** (1940); **44** (1940). — SCHUMACHER, S.: Die Mundhöhle. In Handbuch der mikroskopischen Anatomie des Menschen, Bd. V/1, S. 1. Berlin: Springer 1927. ~ Die Zunge. In Handbuch der mikroskopischen Anatomie des Menschen, Bd. V/1, S. 35. Berlin: Springer 1927. ~ Der Schlundkopf. In Handbuch der mikroskopischen Anatomie des Menschen, Bd. V/1, S. 290. Berlin: Springer 1927. — SEIFERT, G.: Zur Pathologie des kindlichen Pankreas bei akuten und chronischen Ernährungsstörungen. Beitr. path. Anat. **114**, 1 (1954). ~ Zur Pathologie der Cytomegalie. (Einschlußkörperchenkrankheit, Speicheldrüsenviruserkrankung.) Virchows Arch. path. Anat. **325**, 596 (1954). ~ Die Pathologie des kindlichen Pankreas. Leipzig: Georg Thieme 1956. — SEIFERT, G., u. G. GEILER: Zur Pathologie der kindlichen Kopfspeicheldrüsen. Beitr. path. Anat. **116**, 1 (1956). ~ Vergleichende Untersuchungen der Kopfspeichel- und Tränendrüsen zur Pathogenese des Sjögren-Syndroms und der Mikulicz-Krankheit. Virchows Arch. path. Anat. **330**, 402 (1957). — SICHER, H.: Über Wachstum und Formbildung des menschlichen Kieferapparates. Vjschr. Zahnheilk. **39**, 541 (1923). ~ Bau und Funktion des Fixationsapparates der Meerschweinchenmolaren. Z. Stomat. **21**, 580 (1923). ~ Über die Fixation und das Wachstum dauernd wachsender Zähne. Zugleich Bemerkungen zu der Arbeit von Dr. HANS MACH, Heidelberg. Korresp.-Bl. Zahnärzte **49**, 332 (1925). — SIEGMUND, H.: Pathologisch-anatomische Befunde an dentalen Kieferherden bei pulpenlosen Zähnen (mit Bemerkungen zur Frage der chronischen Tonsillitis). Verh. Dtsch. Ges. Inn. Med., 51. Kongr., S. 534 1939. ~ Befunde und Gedanken zum Paradentoseproblem. Zahnärztl. Welt **7**, 90 (1952). — SJÖGREN, H.: Some problems concerning keratoconjunctivitis sicca and the sicca syndrome. Acta ophthal. (Kbh.) **29**, 33 (1951). — SMITH, M. G., and F. VELLIOS: Inclusion disease or generalized salivary gland virus infection. Arch. Path. (Chicago) **50**, 862 (1950). — SPANNER, R.: Gefäßsystem und Blutkreislauf der Glandula submaxillaris. Anat. Anz. Erg.-Bd. **83**, 29 (1936/37). ~ Der Abkürzungskreislauf der Glandula submaxillaris. Z. Anat. u. Entwickl.Gesch. **107**, 124 (1937). ~ Besonderheiten an der Gefäßwand der großen Mundspeicheldrüsen. Gegenbaurs morph. Jb. **87**, 193 (1942). — SPRETER V. KREUDENSTEIN, TH.: Experimentelle Beiträge zur Pathologie der Zahnhartgewebsentwicklung. Leipzig 1939. — STETTER, K.: Ergebnisse der Tonsillenausschälung bei 331 Rheumakranken. Münch. med. Wschr. **1937**, 1857.

TONELLI, L.: Ricerche sistematiche sulla istobiologia e il significato degli oncociti nelle ghiandole salivari. Arch. De Vecchi Anat. pat. **11**, 375 (1948). ~ I tumori di oncociti e gli oncociti nei tumori delle ghiandole salivari (con constatazioni in favore della genesi trachiale degli adeno-linfomi papillari). Arch. De Vecchi Anat. pat. **11**, 413 (1948). ~ Reperti non comuni nell'istologia delle ghiandole salivari. Arch. De Vecchi Anat. pat. **11**, 469 (1948).

WÄTJEN, J.: Zur Kenntnis der Lingua plicata. Verh. Dtsch. Path. Ges. 19. Tagg, S. 1, 347. 1923. — WATZKA, M.: Zellen mit spezialen Funktionen. In Handbuch der allgemeinen Pathologie: Das Cytoplasma, Bd. II/1, S. 213. Berlin-Göttingen-Heidelberg: Springer 1955. — WESKI, O.: Röntgenologisch-anatomische Studien aus dem Gebiete der Kieferpathologie. II. Die chronisch-marginalen Entzündungen des Alveolarfortsatzes mit besonderer Berücksichtigung der Alveolarpyorrhoe. Teil 1. Vjschr. Zahnheilk. **37**, 1 (1921). ~ Röntgenologisch-anatomische Studien aus dem Gebiete der Kieferpathologie. II. Die chronisch-marginalen Entzündungen des Alveolarfortsatzes mit besonderer Berücksichtigung der Alveolarpyorrhoe. Teil 2. Vjschr. Zahnheilk. **38**, 1 (1922). — WETZEL, G.: Lehrbuch der Anatomie für Zahnärzte. Jena: Gustav Fischer 1920.

ZANGE, J.: Die Mandeln als Quelle von Herdinfektionen. Arch. Ohr.-, Nas.- u. Kehlk.-Heilk. **156**, 333 (1949). — ZIEGLER, H.: Zur Histologie der menschlichen Unterkieferdrüse. Acta anat. (Basel) **4**, 311 (1947). — ZIMMERMANN, K. W.: Die Speicheldrüsen der Mundhöhle. In Handbuch der mikroskopischen Anatomie des Menschen, Bd. V/1. Berlin 1927.

Oesophagus (S. 88—97).

BOEHM G.: Der Kardiospasmus mit Ektasie der Speiseröhre und seine Behandlung. Dtsch. Arch. klin. Med. **136**, 358 (1921).

CANNON, W. B.: A law of denervation. Amer. J. med. Sci. **198**, 737 (1939). — CANNON, W. B., and C. W. LIEB: The receptive relation of the stomach. Amer. J. Physiol. **29**, 267 (1911). — CODE, C. F., N. C. HIGHTOWER jr. and C. G. MORLOCK: Motility of the alimentary canal in man; review of recent studies. Amer. J. Med. **13**, 328 (1952). — CROSS, F. S.: Pathologic changes in megaesophagus (esophageal dystonia). Surgery **31**, 647 (1952). — Cunha, F.: Achalasia and megaesophagus as a complication etc. Gastroenterology **14**, 693 (1947).

Dessecker, C.: Beitrag zur pathologischen Physiologie des Schluckaktes. Mitt. Grenzgeb. Med. Chir. **37**, 41 (1924).

Etzel, E.: Neuropathologie des Megaoesophagus und Megacolon. Ref. Zbl. Hals-, Nas.- u. Ohrenheilk. **25**, 393 (1936). ~ Megaoesophagus-Megacolon und ihre Komplikationen. Ref. Zbl. Hals-, Nas.- u. Ohrenheilk. **27**, 424 (1937). ~ Megaesophagus and its neuropathology. A clinical and anatomopathological research. Guy's Hosp. Rep. **87**, 158 (1937).

Felix, W.: Dysphagie. Dtsch. Gesundh.-Wes. **1957**, 945. — Fischer, W.: Speiseröhre. In Handbuch der speziellen pathologischen Anatomie und Histologie, Bd. IV/1, S. 74. Berlin: Springer 1926. — Frank, L.: Beitrag zur Frage der Entstehung der sog. kardiospastischen Oesophagusdilatation. Arch. Verdau.-Kr. **1936**, 151.

Gilse, van: Zur Frage der Werte des Lumens der thorakalen Speiseröhre. Acta otolanryg. (Stockh.) **12**, 251 (1928). — Greving, R.: Über die motorische und sensible Innervation der Speiseröhre. Dtsch. Arch. klin. Med. **171**, 10 (1931). — Grondahl, G. W., and H. F. Haney: Attempt to produce experimental cardiospasm in dogs. Proc. Soc. exp. Biol. (N.Y.) **44**, 126 (1940).

Harting, K.: Über die Beteiligung des N. vagus an der Bildung der intramuralen Nervengeflechte des Oesophagus. Z. mikr.-anat. Forsch. **35** (1934). — Helmke, K.: Über Oesophagushypertrophie. Virchows Arch. path. Anat. **304**, 79 (1939).

Ingelfinger, F. J., and Ph. Kramer: Dysphagia produced by a contractile ring in the lower esophagus. Gastroenterology **23**, 419 (1953).

Jacques, P.: Sur un signe radiologique précoce dars la paralysie bulbaire. Ann. Otolaryng. (Paris) **1938**, 815.

Kuzuya: Zit. nach Lüdin 1953.

Lehmann, G.: Gastric cardiospasm in the dog. Amer. J. Physiol. **143**, 163 (1945). — Lendrum, F. C.: Anatomic features of cardia orifice of the stomach with special reference to cardiospasm. Arch. intern. Med. **59**, 474 (1937). — Lerche, W.: The esophagus and pharynx in action. Springfield, Ill.: Ch. C. Thomas 1950. — Lüdin, M.: Krankheiten der Speiseröhre. In Handbuch der inneren Medizin, Bd. III/1, S. 48. 1953.

Mehnert, E.: Über die klinische Bedeutung der Oesophagusvariation. Langenbecks Arch. klin. Chir. **58**, 183 (1899). — Mitchell: Achalasia of the esophagus. Ann. Otol. (St. Louis) **50**, 662 (1941).

Nagel, A.: Das Bindegewebsgerüst des Oesophagus. Gegenbaurs morph. Jb. **81**, 449 (1938).

Oberti, G.: Contributo allo studio del megaesophago e al suo trattamento colla cardiomiotomia alle Heller. Ann. ital. Chir. **21**, 524 (1942).

Palugyay: Zur Röntgendiagnose der Speiseröhrenatonie. Mitt. Grenzgeb. Med. Chir. **37**, 107 (1924).

Rake, G. W.: On the pathology of achalasia of the cardia. Guy's Hosp. Rep. **77**, 141 (1927). — Ruckensteiner, E.: Über das Vorkommen kleiner klinisch erscheinungsfreier Divertikel am Speiseröhrenmund. Röntgenfortschr. **56**, Beih. 2, 38 (1937).

Sanchez, G. C., Ph. Kramer and F. Ingelfinger: Motor mechanisms of the esophagus, particularly of its distal portion. Gastroenterology **25**, 321 (1953). — Schumacher, S. v.: Die Speiseröhre. In Handbuch der mikroskopischen Anatomie des Menschen, Bd. V/1. 1935. — Simonetti, C.: Achalasie du cardia par avitaminose B_1. Ann. ital. Chir. **24**, 136 (1947). — Sleisenger, M. H., H. Steinberg and T. P. Almy: The disturbance of esophageal motility in cardiospasm; studies on autonomic stimulation and autonomic blockade of the human esophagus, including the cardia. Gastroenterology **25**, 333 (1953).

Veach, H. O.: Studies on the innervation of smooth muscle. IV. Functional relations between lower end of the esophagus and stomach of the cat. Amer. J. Physiol. **76**, 532 (1926).

Withers, O.: Gastro-intestinal allergy with special reference of the esophagus. Sth. med. J. (Bgham, Ala.) **32**, 838 (1939).

Zeller, W., and G. E. Burget: A study of the cardia. Amer. J. dig. Dis. **4**, 113 (1937).

Magen (S. 97—145).

Adelheim, R.: Linitis plastica. Dtsch. med. Wschr. **1937**. — Alvarez, W. C.: The mechanics of the digestive tract. New York: Hoeber 1928. — Ammon, R., u. W. Dirscherl: Fermente, Hormone, Vitamine und die Beziehungen dieser Wirkstoffe zueinander. Leipzig: Georg Thieme 1948. — Anders, H. E., u. E. Bahrmann: Über die sogenannte Hiatushernien des Zwerchfells im höheren Alter und ihre Genese. Z. klin. Med. **122**, 736 (1932). — Aschoff, L.: Über die mechanischen Momente in der Pathogenese des runden Magengeschwürs und seine Beziehungen zum Krebs. Dtsch. med. Wschr. **1912**, 494. ~ Über das Relief der Magenschleimhaut und seine Bedeutung für Lokalisation und Formgebung der Magengeschwüre. Z. angew. Anat. **1917**. ~ Über den Engpaß des Magens (isthmus ventriculi). Ein Beitrag zum funktionell-anatomischen Aufbau des Magens. Jena: Gustav Fischer 1918. ~ Lectures on pathology. New York: P. B. Hoeber 1924.

BABKIN, B. P.: Die äußere Sekretion der Verdauungsdrüsen. Berlin: Springer 1928. ~ Does the stomach secrete gastric juice continuouslyH Libman Anniversary Volumes, vol. 1, p. 113. New York: International Press 1932. ~ ,,Chemical'' phase of gastric secretion and its regulation. Amer. J. dig. Dis. 1, 175 (1934). ~ Abnormal functioning of gastric secretory mechanism as possible factor in pathogenesis of peptic ulcer. Canad. med. Ass. J. 38, 421 (1938). ~ Testing of the secretory activity of the gastric glands in man by means of histamine and insulin. Amer. J. dig. Dis. 5, 753 (1939). ~ Secretory mechanism of the digestive glands, 2. edit. New York: Paul B. Hoeber 1950. ~ Regulation of gastric functions by cortical and subcortical centers. Peptic ulcer etc., Sandweiss, p. 60. 1951. — BALFOUR jr., D. C.: Increased uropepsin excretion during testosteron administration. Amer. J. Gastroent. 25, 341 (1956). ~ Uropepsin. Advanc. intern. Med. 6, 13 (1954). — BANSI, H. W.: Ernährungs- und Stoffwechselkrankheiten. In R. BOLLER: Der Magen und seine Krankheiten, S. 7. Wien u. Innsbruck: Urban & Schwarzenberg 1954. — BARCLAY, A. E., and F. H. BENTLEY: The vascularisation of the human stomach. Brit. J. Radiol. 22, 62 (1949). — BARONOFSKY, J. D., and O. H. WANGENSTEEN: Obstruction of the splenic vein increases the weight of the stomach and predisposes to erosion and ulcer. Proc. Soc. exp. Biol. 59, 234 (1945). ~ The experimental production of ulcer (gastric and/or duodenal) by the intravenous injection of small amounts of fat in animals. Bull. Amer. Coll. Surg. 30, 58 (1945). — BASCH, G., KIPFER et LOGEAIS: Un cas de syphilis gastrique héréditaire tardive. Bull. Soc. méd. Hôp. Paris, III. ser. 51, 661 (1935). — BAUER, J., u. B. ASCHNER: Konstitution und Vererbung bei Ulcus pepticum ventriculi und duodeni. Klin. Wschr. 1922, 1250. — BEATTIE, J.: Relation of tuber cinereum to gastric and cardiac functions: Preliminary note. Canad. med. Ass. J. 26, 278 (1932). ~ Hypothalamic mechanisms. Canad. med. Ass. J. 26, 400 (1932). — BENSLEY, R. R.: The cardiac glands of mammals. Amer. J. Anat. 2, 105 (1902). — BERG, H. H.: Die Gastritiden. Ref. I. Internat. Kongr. Gastro-Enterologie, Brüssel, 1935. — BERG, M.: Experimental studies on the production of peptic ulcer by vasomotor alterations (Pitressin episodes). Amer. J. dig. Dis. 7, 78 (1940). ~ Experimental peptic ulcerations by vasomotor episodes (Pitressin episodes) and autonomic disturbances. Arch. Path. (Chicago) 33, 636 (1942). — BERGMANN, G. V.: Das spasmogene Ulcus pepticum. Münch. med. Wschr. 1913, 4. ~ Pathogenese des chronischen Ulcus pepticum. Berlin. klin. Wschr. 1918, 44. ~ Ulcus pepticum (ventriculi, duodeni, jejuni). In Handbuch der inneren Medizin, 2. Aufl., Bd. III, Teil 1, S. 633. Berlin: Springer 1926. ~ Das ,,epiphrenale Syndrom'', seine Beziehung zur Angina pectoris und zum Kardiospasmus. Dtsch. med. Wschr. 1932 I, 605. ~ Neuere Probleme in Beziehung zur Magengeschwürsentstehung. Dtsch. med. Wschr. 1948, 621. — BICKEL, A.: Der nervöse Mechanismus der Sekretion der Magendrüsen und der Muskelbewegung am Magen-Darm-Kanal. Ergebn. Physiol. 24, 228 (1925). — BILLENKAMP, H.: Zur vergleichenden Histologie der Magenstraße. Beitr. path. Anat. 82, 475 (1929). — BOCKUS, H.: Gastroenterology, vol. 1. Philadelphia and London: W. B. Saunders Company 1944. ~ Gastroenterology, vol. 3. Philadelphia: W. B. Saunders Company 1944. — BOLES, R. S., H. E. RIGGS and J. O. GRIFFITHS: Role of the circulation in the production of peptic ulcer. Amer. J. dig. Dis. 6, 632 (1939). — BOSNJAKOVIĆ, B.: Linitis plastica. In R. BOLLER, Der Magen und seine Krankheiten, S. 437. Wien u. Innsbruck: Urban & Schwarzenberg 1954. — BOWIE, D. J., and A. M. VINEBERG: Selective action of histamine and effect of prolonged vagal stimulation on cells of gastric glands in the dog. Quart. J. exp. Physiol. 25, 247 (1935). — BRAUCH, F.: Pylorusreflexe beim Menschen. Pflügers Arch. ges. Physiol. 229, 694 (1932). ~ Zur Synthese der Magenfunktionen. Z. ges. exp. Med. 86, 829 (1933). ~ Studien zur normalen und pathologischen Physiologie der Bewegungsvorgänge am menschlichen Magen. I. Mitt. Über Spontanänderungen der Magenperistaltik. Z. klin. Med. 132, 733 (1937). — BRIDGEWATER, A. B., and H. SORTER: The influence of sex and age on uropepsin excretion. Amer. J. Gastroent. 25, 345 (1956). — BRINTON, W.: The dieseases of the stomach. London 1864. — BRODY, D. A., and J. P. QUIGLEY: Application of the ,,inductograph'' to the registration of movements, particularly of body structures as the pyloric-sphincter. J. Lab. clin. Med. 29, 863 (1944). ~ Intralumen pressures of the stomach and duodenum in health and disease. Gastroenterology 9, 570 (1947). — BRODY, D. A., J. M. WERLE, J. MESCHAN and J. P. QUIGLEY: Intralumen pressures of the digestive tract, especially the pyloric region. Amer. J. Physiol. 130, 791 (1940). — BROHEE, G., u. J. MASSION: Lageanomalien des Magens: Volvulus und Ptosen. In R. BOLLER, Die Krankheiten des Magens, S. 301. Wien u. Innsbruck: Urban & Schwarzenberg 1954. — BRÜCKE, E.: Beiträge zur Lehre von der Verdauung. S.-B. Akad. Wiss. Wien, math.-nat. Kl. 43, 601 (1861). — BUCHER, G. R.: Uropepsin: A review of the literature and report of some experimental findings. Gastroenterology 8, 627 (1947). — BUCHS, S.: Die Biologie des Magenkathepsins. Basel u. New York: S. Karger 1947. ~ Pepsin, Cathepsin and Parachymosin as equivalent and integrant constituents of stomach protease. Enzymologia 13, 208 (1949). — BUCHS, S., u. E. FREUDENBERG: Die Rolle des Kathepsins bei der Eiweißverdauung. Ergebn. inn. Med. Kinderheilk., N.F. 2, 544 (1951). — BÜCHNER, F.: Die Histologie der peptischen Veränderungen. Veröff. Kriegs- u. Konstit.path. 18 (1927). ~ Die Pathogenese der peptischen Veränderungen. Jena: Gustav Fischer 1931. ~ Über peptische Gastritis. Dtsch.

med. Wschr. **1934**, 1460. ∼ Über den heutigen Stand der Lehre von der Pathogenese des peptischen Geschwürs. Ref. auf der 67. Tagg der Dtsch. Ges. für Chirurgie 1950. Dtsch. Z. Chir. **267**, 302 (1951) ∼ Allgemeine Pathologie, 2. Aufl. Berlin: Urban & Schwarzenberg 1956. ∼ Spezielle Pathologie, 2. Aufl. München u. Berlin: Urban & Schwarzenberg 1956. — Büchner, F., u. P. J. Molloy: Das echte peptische Geschwür der Ratte. Klin. Wschr. **1927**, 2193. — Büchner, F., P. Siebert u. P. J. Molloy: Über das experimentell erzeugte akute peptische Geschwür des Rattenvormagens. Beitr. path. Anat. 81, 391 (1928). — Busscher, G. de: La vascularisation de l'estomac ulcéreux. Gastroenterologia (Basel) **72**, 154 (1947).

Cannon, W. B., and C. W. Lieb: The receptive relaxation of the stomach. Amer. J. Physiol. **27**, XIII (1910). — Catel, W.: Normale und pathologische Physiologie der Bewegungsvorgänge im gesamten Verdauungskanal. Leipzig: Georg Thieme 1937. — Clara, M.: Die arterio-venösen Anastomosen — Anatomie, Biologie, Pathologie. Wien: Springer 1956. — Code, C. F.: The inhibition of gastric secretion. A review. Pharmacol. Rev. **3**, 59 (1951). — Cole, L. G.: Anatomical factors predisposing to corporic ulcer. New Engl. J. Med. **201**, 1081 (1929). — Comfort, M. W., and A. E. Osterberg: External pancreatic secretion in cases of duodenal ulcer. Gastroenterology 4, 85 (1945). — Conway, E. J.: The biochemistry of gastric acid secretion. Amer. lecture ser. No 119. Springfield, Ill.: Ch. C. Thomas 1953. — Coulouma, P., et J. Dubas: Le problème artériel anatomo-radiologique du duodénum et le siège de l'ulcus bulbaire. Lausanne: Roth et Roth 1948. — Crane, E. G., R. E. Davies and N. M. Longmuir: Relations between hydrochloric acid secretion and electrical phenomena in frogs gastric mucosa. Biochem. J. **43**, 321—336 (1948).

Davenport, H. W.: The secretion of acid by the gastric mucosa. Gastroenterology 1, 383 (1943). — Davies, R. E.: The mechanism of hydrochloric acid production by the stomach. Biol. Rev. **26**, 87 (1951). — Delarue, J., Ch. Debray, J. Mignot et J. Thomas: Etude de la vascularisation des ulcères gastriques. C. R. Soc. Internat. Pathol. géogr. 6. Conf. Schweiz. Z. Path. **21**, 496 (1958). — Dobrowolski, Z.: Lymphknötchen (Folliculi lymphatici) in der Schleimhaut der Speiseröhre, des Magens, des Kehlkopfes, der Luftröhre und der Scheide. Beitr. path. Anat. **16**, 43 (1894). — Doll, R.: Modern trends in gastroenterology. Edit. F. Avery Jones, Messrs. London: Butterworth & Co. 1952. — Doll, R., F. Avery Jones and M. M. Buckatsch: Occupational factors in the aetiology of gastric and duodenal ulcer. Medical research council. Special report series No 276. H. M. Stationery Office London 1951. — Dragstedt, L. R.: Some physiologic problems in surgery of the pancreas. Ann. Surg. **118**, 576 (1943).

Elliot, A., L. Risholm and K. J. Öbrink: The exchange diffusion of hydrochloric acid through the gastric mucosa in man. Acta med. scand. **110**, 267 (1942). — Elman, R.: Influence of pancreatic juice in the regulation of gastric acidity. Arch. Surg. **16**, 1256 (1928).

Faber, K.: Die chronische Gastritis, speziell die zur Achylie führende. Ergebn. inn. Med. Kinderheilk. **6**, 491 (1910). ∼ Gastritis and its consequences. London: Oxford med. Publ. 1935. — Ferguson, A. N.: An analytical study of regeneration in the gastric mucosa of the dog. Anat. Rec. **35**, 37 (1927). ∼ A cytological study of the regeneration of gastric glands following the experimental removal of large areas of mucosa. Amer. J. Anat. **42**, 403 (1928). — Forssell, G.: Über die Beziehung der Röntgenbilder des Magens zu seinem anatomischen Bau. Hamburg: Lucas Gräfe und Silbern 1913. — Friedenwald, J.: Human constitution in its relation to gastrointestinal disorders. J. Amer. med. Ass. **95**, 616 (1932). — Friedman, M. H. F.: Histamin ineffection in the rat as a gastric secretory stimulant. Proc. Soc. exp. Biol. (N.Y.) **54**, 42 (1943). — Friedman, M. H. F., and J. C. Armour: Gastric secretion in the groundhog (Marmota monox) during hibernation. J. cell. comp. Physiol. 8, 201 (1936). — Friedman, M. H. F., I. J. Pincus, J. E. Thomas and M. E. Rehfuss: Stimulation of pepsin secretion by means of acid in the intestine. Amer. J. Physiol. **140**, 708 (1944).

Gabler, G.: Vergleichende Untersuchungen über die Häufigkeit und die Frequenzbewegung der gastroduodenalen Ulcera am Sektionsmaterial der Jahre 1906—1908, 1920 bis 1922, 1935—1938 und 1939.- u. 1950. Dtsch. Z. Verdau.- u. Stoffwechselkr. **16**, 20 (1956). ∼ Beitrag zur Frage gastroduodenales Ulcus und Lebensalter. (Vergleichende Untersuchungen am Sektionsmaterial der Jahre 1920—1922, 1935—1938 und 1939—1950.) Z. Alternsforsch. **10**, 7 (1956). — Glass, G. B. J., and L. J. Boyd: The three main components of the human gastric mucin: dissolved mucoproteose, dissolved mucoprotein and mucoid of the gastric visible mucus. Gastroenterology **12**, 821 (1949). — Glass, G.B.J., S.A.Schwartz, J.Lister, M. Rich and G. Schwartz: Studies on the effect of robuden upon secretion of hydrochloric acid, pepsin and mucous substances in the stomach of patients with peptic ulcer, and upon peptic acitivity in vitro. Bull. N.Y. med. Coll. **18**, 78—106 (1955). — Grant, Rh.: Condition under which the epithelial cells of the gastric mucosa are shed and desintegrate. Canda.med. Ass.J. **51**, 577 (1944). ∼ Rate of replacement of the surface epithelial cells of the gastric mucosa. Anat.Rec. **91**, 175 (1945). ∼ The functions of parietal cell and of foveolar in the replacement of gastr. surface epithelium (Abst.). Canad. med. Ass. J. **54**, 69 (1945). — Grant, Rh., M. J. Grossman and A. C. Ivy: Histological changes in the gastric mucosa during digestion and their relationship to mucosal growth. Gastroenterology **25**, 218 (1953). — Gray, J.S., W.B.

BRADLEY and A. C. IVY: On the preparation and biological assay of enterogastrone. Amer. J. Physiol. 118, 463 (1937). — GRAY, S. J., C. RAMSEY, R. W. REIFENSTEIN and J. A. BENSON: The significance of hormonal factors in the pathogenesis of peptic ulcer. Gastroenterology 25, 156 (1953). — GRIFFINI, L., u. G. VASSALE: Über die Reproduktion der Magenschleimhaut. Experimentelle Untersuchung. Beitr. path. Anat. 3, 422 (1888). — GROSSBERG, A. L., S. A. KOMAROV and H. SHAY: Mucoproteins of gastric juice and mucus and mechanism of their secretion. Amer. J. Physiol. 162, 136 (1950). — GROSSMAN, M. I.: A critical analysis of various theories of the pathogenesis of peptic ulcer. In D. J. SANDWEISS, Peptic ulcer, clinical aspect, diagnosis, management, p. 165. Philadelphia and London: W. B. Saunders Comp. 1951. — GULLICKSON and CAMPBELL: Gastric excretion of neutral red as influenced by vagotomy. Gastroenterology 12, 454 (1949).

HALLÉN, L.: Studies on gastric achylia with special regard to neutral red excretion. Acta Soc. Med. upsalien. 54, 177 (1949). — HAUSER, G.: Die peptischen Schädigungen des Magens, des Duodenums und der Speiseröhre und das peptische postoperative Duodenal-geschwür. In Handbuch der speziellen Pathologie, Bd. IV, Teil 1, S. 339. Berlin: Springer 1926. — HEILMEYER, L.: Blutkrankheiten und Magenkrankheiten. In R. BOLLER, Der Magen und seine Krankheiten, S. 704. Wien u. Innsbruck: Urban & Schwarzenberg 1954. — HEINZ, E.: Über die primäre Azidität der Magensäure. Biochim. biophys. Acta 6, 434 (1951).— HENNING, N.: Die Entzündung des Magens. Leipzig 1934. ~ Lehrbuch der Verdauungs-krankheiten. Stuttgart 1949. ~ Neue Aspekte zur Genese und Therapie der „peptischen" Geschwürsbildungen. Münch. med. Wschr. 1950, 497, 601. — HENNING, N., u. L. DEMLING: Das experimentelle Ulcus. In R. BOLLER, Der Magen und seine Krankheiten, p. 130. Wien u. Innsbruck: Urban & Schwarzenberg 1954. — HENNING, N., u. H. KINZLMEIER: Einst und jetzt: Das Ulcus pepticum im geschichtlichen Wandel der Anschauungen. Münch. med. Wschr. 1957, 285. — HENNING, N., u. L. NORPOTH: Die Magensekretion während des Schlafes. Dtsch. Arch. klin. Med. 172, 558 (1932). — HENSCHEN, C.: Über die Invaginationen im Be-reich des Magens, insonderheit die gastroduodenalen Invaginationen. Verh. Dtsch. Ges. Chir. 1927. — HERZOG, W.: Prinzipielles zur normalen und pathologischen Histologie des peripheren vegetativen Nervensystems. Klin. Wschr. 1948, 641. ~ Zur Theorie der funktionellen Durch-blutungsstörungen beim Magengeschwür. Ärztl. Forsch. 11, 134 (1957). — HESLOP, T. S.: Nervous control of gastric secretion: An experimental study. Brit. J. Surg. 25, 884 (1938). — HETÉNYI, G.: Die Ulcuskrankheit (Ulcus pepticum). In R. BOLLER, Der Magen und seine Krankheiten, S. 348. Wien u. Innsbruck: Urban & Schwarzenberg 1954. — HILLEN-BRAND, K.: Histotopographische und histologische Untersuchungen über die sog. chro-nische Gastritis. Beitr. path. Anat. 85, 1 (1930). — HOFFMANN, L., u. K. NATHER: Zur Anatomie der Magenarterien. Ein Beitrag zur Ätiologie des chronischen Magengeschwürs und seiner chirurgischen Behandlung. Langenbecks Arch. klin. Chir. 115, 650 (1921). — HOFFMANN, V.: Das Ulcus duodeni und ventriculi, eine reine Durchblutungsstörung. Chirurg 17, 100 (1946). — HOGBEN, C. A.: The chloride transport system of the gastric mucosa. Proc. nat. Acad. Sci. (Wash.) 37, 393 (1951). ~ Gastric anion exchange: Its realtion to the imediate mechanism of hydrochloric acid secretion. Proc. nat. Acad. Sci. (Wash.) 38, 13 (1952). — HOLLANDER, F.: A quantitative relation between the chloride and acid concentrations in gastric juice. Proc. Soc. exp. Biol. (N.Y.) 29, 640 (1932). ~ Discussion on a paper by Dr. Ivy before the gastric cancer conference (New York 1944) on „Gastric physiology in relation to gastric carci-noma". J. nat. Cancer Inst. (Wash.) 5, 330 (1945). ~ Secretion of gastric mucus in health and dis-ease. In H. L. BOCKUS, Postgraduate gastroenterology, p. 39—53. Philadelphia: W. B. Saunders Comp. 1950. — HOLLANDER, F., and R. L. GOLDFISCHER: Histological study of the destruc-tion and regeneration of the gastric mucous barrier following application of eugenol — prelimi-nary report. J. nat. Cancer Inst. (Wash.) 10, 339 (1949). — HORNYKIEWYTSCH, TH.: Das Acetyl-cholin-Cholinesterase-System und seine Beziehungen zu den physiologischen und patho-logischen Zuständen des Magens. Radiol. clin. (Basel) 18, 87 (1949). ~ Klinische Bedeutung der Ergebnisse der p_H-Messung in der Submucosa des Magens. Z. ges. inn. Med. 6, 506 (1951). ~ Die Wasserstoffionenkonzentration in der Submucosa des Magens und ihre Ände-rungen unter verschiedenen experimentellen Bedingungen. I. Mitt. Die Methodik und die Ergebnisse der p_H-Messung im subcutanen Gewebe und in der Submucosa des Magens unter normalen physiologischen Bedingungen. Z. ges. inn. Med. 6, 119 (1951). ~ II. Mitt. Histo-chemische Untersuchungen über die Verteilung der Cholinesterase in der Magenwand. Ände-rungen des p_H in der Submucosa des Fundus und der praepylorischen Gegend nach Vagus-reizung. Z. ges. inn. Med. 6, 129 (1951). ~ III. Mitt. Einfluß des p_H des Mageninhaltes auf die Wasserstoffionenkonzentration in der Submucosa des Magens. Z. ges. inn. Med. 6, 204 (1951). ~ IV. Mitt. Über den Einfluß des Prostigmins, Pilokarpins und Histamins auf das p_H der Submucosa verschiedener Magenteile. Z. ges. inn. Med. 6, 280 (1951). — HOWARD, C. P.: Linitis plastica. A study of ten cases. Quart. J. Med., N. s. 2 (1933). — HUBER, H. G.: Deformierende Magenerkrankung bei einem hereditär-luetischen Kinde. Z. Kinderheilk. 49, 179 (1930). — HURST, A. F.: Gastric and duodenal ulcer as family disease. Guy's Hosp. Rep. 71, 450 (1921).

Ihre, B. J. E.: Studies in gastric secretion with improved histamine test. Acta med. scand. Suppl. **196**, 322 (1947). ~ Störungen der Magensaftsekretion in R. Boller, Der Magen und seine Krankheiten, S. 255. Wien u. Innsbruck: Urban & Schwarzenberg 1954. — Ivy, A. C.: The mechanisms of gastric secretion. Surgery **10**, 861 (1941). — Ivy, A. C., M. J. Grossman and W. H. Bachrach: Peptic ulcer. Philadelphia and Toronto: Blakiston Co. 1950.

Jatrou, St.: Über die arterielle Versorgung des Magens und ihre Beziehung zum Ulcus ventriculi. Dtsch. Z. Chir. **159**, 196 (1920). — Jones, F. Avery: Magenkrankheiten unter verschiedenen physiologischen Voraussetzungen. Geschlecht, Geographie, Klima, soziale Faktoren. In R. Boller, Der Magen und seine Krankheiten, S. 569. Wien u. Innsbruck: Urban & Schwarzenberg 1954.

Kahn, J. R.: Absence of peptic ulcer in pernicious anaemia. Am. J. med. Sci. **194**, 463 (1937). — Kalk, H.: Magensyphilis bei einem Knaben mit kongenitaler Lues. Klin. Wschr. **1934 II**, 1823. ~ Magensyphilis. In Handbuch der inneren Medizin, Bd. 3, Teil 1, S. 759. Berlin: Springer 1938. — Kardos, G., u. J. Ormos: Über einen Fall von Magensyphilis. Wien. klin. Wschr. **1950**, 370. — Karp, D.: Note on intermittent and continuous secretion of gastric juice in the dog. Gastroenterology **9**, 790 (1947). — Katsch, G.: Die Krankheiten des Magens. In Handbuch der inneren Medizin, 3. Aufl.. Bd. III/1, S. 177. Berlin: Springer 1938. — Katsch, G., u. H. Pickert: Die Krankheiten des Magens. In Handbuch der inneren Medizin, Bd. 3, Teil 1, S. 172. 1953. — Kirsner, J. B.: Hormones and peptic ulcer. Bull. N. Y. Acad. Med. **29**, 477 (1953). — Koeppen, S., u. P. Frank: Anatomische Untersuchungen über Hernien des Hiatus oesophageus. Dtsch. med. Wschr. **1933 I**, 211. — Komarov, O., and S. A. Komarov: Effect of olive oil and of cod liver oil on gastric secretion in dog. Canad. med. Ass. J. **43**, 129 (1940). — Komarov, S. A.: Influence of mucoitin sulfuric acid on peptic digestion. Amer. J. dig. Dis. **3**, 164 (1936). ~ The inactivation of pepsin and its relation to peptic ulcer. Rev. Gastroenterol. **9**, 165 (1942). — Konjetzny, G. E.: Die sogenannte Linitis plastica des Magens. Mitt. Grenzgeb. Med. Chir. **31**, 282 (1919). ~ Chronische Gastritis und Duodenitis als Ursache des Magenduodenalgeschwürs. Beitr. path. Anat. **71**, 595 (1923). ~ Die Entzündungen des Magens. In Handbuch der speziellen Pathologie, Bd. IV, Teil 2, S. 768. 1928. ~ Eine besondere Form der chronischen hypertrophischen Gastritis unter dem klinischen und röntgenologischen Bilde des Karzinoms. Chirurg **1938**, H. 8. ~ Die Geschwürsbildung im Magen, Duodenum und Jejunum. Stuttgart 1947. ~ Pathologische Anatomie und Histologie. In R. Boller, Der Magen und seine Krankheiten, S. 83. Wien u. Innsbruck: Urban & Schwarzenberg 1954. — Kristenson, A.: The pathogenesis of ulcer. Acta med. scand. Suppl. **170**, 31 (1946).

Levin, E.: Nocturnal gastric secretion. Peptic ulcer: Clinical aspects, diagnosis, treatment, p. 83. Edit. D. J. Sandweiss. Philadelphia and London: W. B. Saunders Company 1951. — Levin, E., J. B. Kirsner and W. L. Palmer: The nocturnal gastric secretion in patients with gastric carcinoma: A comparison with normal individuals and patients with duodenal ulcer and with gastric ulcer. Gastroenterology **12**, 561 (1949). — Levin, E., J. B. Kirsner, W. L. Palmer and C. Butler: Variability and periodicity of nocturnal gastric secretion in normal individuals. Gastroenterology **10**, 939 (1948). — Linde, S.: Zit. nach Teorell, Linde und Öbrink. Acta physiol. scand. **28**, 234 (1953). — Linde, S., T. Teorell u. K. J. Öbrink: Acta physiol. scand. **14**, 220 (1947). — Lühr, K.: Endoskopische Studien an der entzündlich veränderten Magenschleimhaut. Habil.-Schr. Greifswald.

Mangold, E.: Über Automatie, Erregbarkeit und Totenstarre in verschiedenen Teilen des Froschmagens. Dtsch. med. Wschr. **1920 I**, 447. — Mann, F. C., and C. S. Williamson: The experimental production of peptic ulcer. Ann. Surg. **77**, 409 (1923). — McVicar, C. S.: Familial tendency to the formation of peptic ulcer. Proc. Mayo Clin. **2**, 50 (1927). — Melamed, M., and H. Melamed: Prolapsed gastric mucosa: a possible cause of „gastric" symptoms in right heart failure. Ann. intern. Med. **31**, 245 (1949). — Merendino, K. A., S. S. Litow, L. D. Armstrong and O. H. Wangensteen: The experimental production of ulcer (gastric and/or duodenal) in animals by fractures or curettement of bone marrow. Bull. Amer. Coll. Surg. **30**, 58 (1945). — Merkel, H.: Die Magenverätzungen. In Handbuch der speziellen pathologischen Anatomie und Histologie, Bd. IV/1, S. 219. 1926. ~ Über experimentelle Erzeugung akuter und chronischer Magenschleimhautveränderungen durch Histamin. Beitr. path. Anat. **106**, 223 (1942). — Merten, R.: Die Klinik und Chemie der Proteinasen des menschlichen und tierischen Organismus, ihre besondere Bedeutung in seinen Abwehrleistungen und in der klinischen Diagnose. Ergebn. inn. Med. Kinderheilk., N. F. **2**, 50 (1951). — Meschan, J., and J. P. Quigley: Spontaneous motility of the pyloric sphincter and adjacent regions of the gut in the unanesthetized dog. Amer. J. Physiol. **121**, 350 (1938). — Meyer, K., J. F. Prudden, W. L. Lehman and A. Steinberg: Lysozyme activity in ulcerative alimentary disease. I. Lysozyme in peptic ulcer. Amer. J. Med. **5**, 482 (1948). — Meyer, W. W.: Histologisches zum Verhalten des Mesenchyms bei fortschreitenden und abheilenden Magengeschwüren. Virchows Arch. path. Anat. **323**, 402 (1953). — Morton, G. M., and G. W. Stavraky: The effect of intra-arterial injection of acetylcholin upon the gastric mucosa of the dog. Fed. Proc. **7**, 82 (1948).

NAPALKOW, P. N.: Zit. nach PLENK 1932. — NECHELES, H.: Theory on the formation of peptic ulcer. Amer. J. dig. Dis. 4, 643 (1937). — NECHELES, H., R. FRANK, W. KAYE and E. ROSENMAN: Effect of acetylcholine on bloodflow through the stomach and legs of the rat. Amer J. Physiol. 114, 695 (1936). — NEDZEL, A. J.: Experimental gastric ulcer (Pitressin episodes). Arch. Path. (Chicago) 26, 988 (1938). ~ Histologic changes following vascular spasm in the central nervous system (Pitressin episodes). Arch. Path. (Chicago) 28, 697 (1939). — NORPOTH, L., TH. SURMANN u. J. CLÖSGES: Der Nachweis „entzündlicher" Eiweißkörper im menschlichen Magensaft. Ärztl. Wschr. 9, 389 (1954). — NORPOTH, L., TH. SURMANN, A. WIENEKEN u. J. CLÖSGES: Erweiterung der Magendiagnostik durch den Nachweis pathologischer Eiweißkörper im Magensaft. Ärztl. Wschr. 11, 150 (1956).

OHLY, A.: Familiäres Auftreten von Ulcus im Gastroduodenaltraktus. Münch. med. Wschr. 1923, 1180. — OSAWA, GAKUTARO: Beiträge zur Lehre von den Eingeweideorganen des japanischen Riesensalamanders. Mitt. med. Fak. Tokyo 8, 19 (1909).

PAWLOW, I. P.: Die Arbeit der Verdauungsdrüsen. Wiesbaden 1898. — PERNKOPF, E.: Die Entwicklung der Form des Magendarmkanals beim Menschen. Teil I. Z. Anat. 64, 96 (1921). ~ Die Entwicklung der Form des Magendarmkanals beim Menschen. Teil II. Z. Anat. 73, 1 (1924). ~ Beiträge zur vergleichenden Anatomie des Vertebretenmagens. Z. Anat. 91, 329 (1929). ~ Morpho- und topographische Anatomie des Magens. In R. BOLLER, Der Magen und seine Krankheiten. Wien u. Innsbruck: Urban & Schwarzenberg 1954. — PETERSEN, H.: Beiträge zur Kenntnis des Selachierdarmes. II. Magen und Spiraldarm. Jena. Z. Naturwiss. 44, 123 (1908). — PETERSEN, M.: Zit. nach KATSCH u. PICKERT 1953. — PINCUS, I. J., M. H. F. FRIEDMAN, J. E. THOMAS and M. E. REHFUSS: Quantitation study of the inhibitory effect of acid in the intestine on gastric secretion. Amer. J. dig. Dis. 11, 205 (1944). — PINCUS, I. J., J. E. THOMAS and M. E. REHFUSS: Study of gastric secretion as influenced by changes in duodenal acidity. Proc. Soc. exp. Biol. (N. Y.) 51, 367 (1942). — PLENK, H.: Der Magen. In Handbuch der mikroskopischen Anatomie des Menschen, Bd. V/2, S. 1. Berlin 1932.

QUIGLEY, J. P.: Digestive tract: Intralumen pressures with special reference to gastrointestinal propulsion and gastric evacuation. In O. GLASSER: Medical physics, p. 310. Chicago: Year Book Publ. Inc. 1944. — QUIGLEY, J. P., H. J. BAVOR, M. R. READ and B. L. BROFMAN: Evidence that body irritations or emotions retard gastric evacuation, not by producing pylorospasm but by depressing gastric motility. J. clin. Invest. 22, 839 (1943). — QUIGLEY, J. P., and D. A. BRODY: Digestive tract: Intralumen pressures: Gastro-intestinal propulsion, gastric evacuation. Pressure-wall tension relationships. In O. GLASSER, Medical physics, vol. II, p. 280. Chicago: Year Book Publ., Inc. 1950. — QUIGLEY, J. P., and I. MESCHAN: Inhibition of the pyloric sphincter by the digestion products of fat. Amer. J. Physiol. 134, 803 (1941). — QUIGLEY, J. P., and M. R. READ: The spontaneous motility of the pyloric sphincter and its relation to gastric evacuation: Studied by the „Pyloric diagraph". Amer. J. Physiol. 137, 234 (1942). — QUIGLEY, J. P., and M. R. READ: The effect of hydrochloric acid on the pyloric sphincter and adjacent portions of the digestive tract and on the process of gastric evacuation. Amer. J. Physiol. 137, 153 (1942). — QUIGLEY, J. P., J. WERLE, E. W. LIGON jr., M. R. READ, K. H. RADZOW and I. MESCHAN: The influence of fats on the motor activity of the pyloric sphincter region and on the process of gastric evacuation studied by the balloonwater water manometer and by optical manometer fluoroscopic technics. Amer. J. Physiol. 134, 132 (1941).

REHFUSS, M. E.: Diagnosis and treatment of diseases of the stomach. Philadelphia: W. B. Saunders Company 1927. — REHM, W. S.: A theory of the formation of HCl by the stomach. Gastroenterology 14, 401 (1950). ~ Implications of a new hypothesis of the mechanism of gastric secretion. Fed. Proc. 12, 114 (1953). — REIFENSTEIN, R. W., S. J. GRAY, H. M. SPIRO, J. C. GORDON YOUNG and E. P. CONNOLLY: The relationship of lysozym to other components of gastric secretion in peptic ulcer. Gastroenterology 16, 387 (1950). — RICKER, G.: Pathologie als Naturwissenschaft. Berlin: Springer 1924. — RIECKER, H. H.: Familial incidence of peptic ulcer. Ann. intern. Med. 7, 732 (1933). ~ Peptic ulcer in identical twins. Ann. intern. Med. 24, 878 (1946). — RIEFLER, F., u. J. SCHMID: Magenschleim und Ulcusgenese. II. Mitt. Gastroenterologia (Basel) 74, 134 (1948). — RIGGS, H. E., R. S. BOLES, J. G. REINHOLD and P. S. SHORE: Quantitative circulatory deficiencies observed in peptic ulcer. I. Chemical composition of the blood. Amer. J. dig. Dis. 8, 383 (1941). ~ Observations on the chemical composition of blood and on some cardiovascular reactions in chronic peptic ulcer throughout one year. Gastroenterology 3, 480 (1944). ~ Diet and chronic peptic ulcer: Its relation to the course of the disorder. J. Amer. med. Ass. 124, 639 (1944). — RÖSSLE, R.: Das runde Geschwür des Magens und des Zwölffingerdarmes als „zweite Krankheit". Mitt. Grenzgeb. Med. Chir. 25, 766 (1913).

SANDWEISS, D. J., M. H. FRIEDMAN, M. H. SUGARMAN and H. M. PODOLSKY: Nocturnal gastric secretion: Studies on normal subjects and patients with duodenal ulcer. Gastroenterology 7, 38 (1946). — SANDWEISS, D. J., H. C. SALTZSTEIN and A. A. FARBMAN: The relation of sex hormones to peptic ulcer. Amer. J. dig. Dis. 6, 6 (1939). — SCHACHTER, M.: Anaesthesia and gastric secretion. Amer. J. Physiol. 156, 248 (1949). — SCHINDLER, R., H. NECHELESS and R. L. Gold: Surgical gastritis: Study on the genesis of gastritis found in resected stomachs, with particular reference to the so called „antral gastritis" associated with ulcer. Surg. Gynec. Obstet. 69, 281 (1939). — Schlesinger: Die Magensyphilis. Klin. Wschr. 1939, 4. — Schmid, J.: Der Magenschleim in der Ulcusgenese. Wien. klin. Wschr. 1951, 377. ~ Mucoproteose und Pepsin-Aktivität des Magenschleimes. Schweiz. med. Wschr. 1951, 81. — Schmid, J., F. Leonhartsberger u. J. Enzinger: Magenschleimfraktionen und Magenmotorik. Gastroenterologia (Basel) 80, 340 (1953). — Schwarz, G.: Die Entwicklung eines syphilitischen Schrumpfmagens. Fortschr. Röntgenstr. 37, 313 (1928). — Selye, H.: A syndrome produced by diverse nocuous agents. Nature (Lond.) 138, 32 (1936). ~ Studies on adaptation. Endocrinology 21, 169 (1937). ~ The general adaptation syndrome and the diseases of adaptation. J. clin. Endocr. 6, 117 (1946). ~ Textbook of endocrinology. Acta endocr., Univ. of Montreal, Canada 1947. ~ „Stress". Acta inc., Med. Publ., Montreal 1950. ~ Das allgemeine Adaptationssyndrom als Grundlage für eine einheitliche Theorie der Medizin. Dtsch. med. Wschr. 1951, 965, 1001. — Selye, H., and A. McLean: Prevention of gastric ulcer formation 'during the alarm reaction. Amer. J. dig. Dis. 11, 319 (1944). — Shapiro, A. L., and G. L. Robillard: Morphology and variations of the duodenal vasculature. Arch. Surg. (Chicago) 52, 571 (1946). — Shay, H., J. Gershon-Cohen and S. S. Fels: Self regulating duodenal mechanism for gastric acid control and an explanation for pathologic gastric physiology in uncomplicated duodenal ulcer. Amer. J. dig. Dis. 9, 124 (1942). — Sober, H. A., F. Hollander and B. P. Sonnenblick: Response of gastric mucous barrier in pouch dogs to repeated topical application of eugenol. Amer. J. Physiol. 162, 120 (1950). — Sonnenblick, B. P., F. Hollander and H. A. Sober: Variations in cell types and cell density in gastric secretions in dogs following repeated eugenol stimulation. Gastroenterology 16, 211 (1950). — Spanner, R.: Die arteriovenösen Anastomosen. Fortschr. Diagn. Ther. 1, 1 (1950). — Stöhr jr., Ph.: Mikroskopische Studien zur Innervation des Magen-Darm-Kanals. Z. Zellforsch. 12, 66 (1930). ~ Über die Nerven des menschlichen Magens und ihre Veränderungen beim Ulcus. II. Z. Zellforsch. 16, 123 (1932). ~ Mikroskopische Studien zur Innervation des Magen-Darm-Kanals. IV. Z. Zellforsch. 27, 341 (1938). — Sugarman, M. H., and H. M. Podolsky: Nocturnal gastric secretion: Studies on normal subjects and patients with duodenal ulcer. Gastroenterology 7, 38 (1946). — Teorell, S. L. T., and K. J. Öbrink: Experiments of the primary acidity of the gastric juice. Acta physiol. scand. 14, 220 (1947). — Teorell, T.: Untersuchungen über die Magensaftreaktion. Skand. Arch. Physiol. 66, 225 (1933). ~ On the permeability of the stomach mucosa for acids and some other substances. J. gen. Physiol. 23, 263 (1939). — Thomas, J. E.: The mechanism of gastric evacuation. J. Amer. med. Ass. 97, 1663 (1931). — Thomas, J. E., J. O. Crider and C. J. Mogan: Study of reflexes involving the pyloric sphincter and antrum and their role in gastric evacuation. Amer. J. Physiol. 108, 683 (1934). — Thomas, J. E., and S. A. Komarov: Physiological aspects of vagotomy. Gastroenterology 11, 413 (1948). — Turner, E. L., et A. G. Lattuf: L'ulcère duodénal, maladie de famille; six cas dans une famille. Presse méd. 1935, 339.

Uvnäs, B.: Zitiert nach Teorell, Linde u Öbrink, Acta physiol scand 9, 296 (1945); 15, 427, 438 (1948).

Vanzant, F. R.: Late restoration of gastric acidity after thoracic vagotomy in the dog. Gastroenterology 8, 768 (1947). — Vogt, A.: Über die Bedeutung der Magenformen für das Auftreten der Ulcuskrankheit. Fortschr. Röntgenstr. 71, 6, 861 (1949).

Wangensteen, O. H.: Ulcer problem. (Etiology, with special reference to the interrelationship between vascular and acid-peptic digestion factors; characterisation of satisfactory operation which will protect against recurrent ulcer.) Lancet 66, 31 (1946). — Watzka, M.: Über Gefäßsperren und arterio-venöse Anastomosen. Z. mikr.-anat. Forsch. 39, 521 (1936). — Weltz: Über Peristaltik und Tonus des Magens. Münch. med. Wschr. 1950, 489. — Werner, J., and H. E. Hoff: Neuro-humoral aspects of peptic ulcer formation. Canad. med. Ass. J. 59, 115 (1948). — White, F. W.: The incidence of gastroduodenal ulcer. In D. J. Sandweiss, Peptic ulcer, p. 185. Philadelphia and London: W. B. Saunders Company 1951. — Wilmer, H. A.: Blood supply of the first part of the duodenum. Surgery 9, 679 (1941). — Wolf, S., and H. G. Wolff: Human gastric function: An experimental study of a man and his stomach. New York and Oxford: University Press 1943. — Wüstenfeld, M.: Magengeschwür bei Kyphoskoliose und Spangenbildung an der Wirbelsäule. Z. klin. Med. 145, 423 (1949).

Youmans, W. B.: Nervous and neurohumoral regulation of intestinal motility. New York: Interscience Publ. 1949.

Zdansky, E.: Magen und Zwerchfell. In R. Boller, Der Magen und seine Krankheiten, S. 618. Wien u. Innsbruck: Urban & Schwarzenberg 1954. — Zimmer, E. A.: Klinik und Röntgenologie des Prolapses von Magenschleimhaut in den Pylorus und in den Bulbus duodeni. Schweiz. med. Wschr. 1950, 351. — Zimmermann, K. W.: Beitrag zur Kenntnis des Baues und der Funktion der Fundusdrüsen im menschlichen Magen. Ergebn. Physiol. 24, 281 (1925).

Darm (S. 145—219).

ADAM, A., u. C. FROBOESE: Untersuchungen zur Pathologie der Durchfallserkrankungen. I. Zur pathologischen Anatomie des Darmes. Z. Kinderheilk. **39**, 267 (1926). — ADAMSON, u. AIRD: Zit. nach RAPANT. — ALLEGRI, A., u. V. FERRARI: Zit. bei ERSPAMER. ~ Minerva med. (Torino) **1954** II, 1660. Zit. nach V. ERSPAMER 1955. — ALMY, TH. P.: Exp. studies on the irritable colon. Amer. J. Med. **10**, 60 (1951). — ANGERER, H.: Veränderungen im Magen-Darmtrakt nach operativer Änderung der Reizlage. Langenbecks Arch. klin. Chir. **139**, 547 (1926). ~ Über Veränderungen im Magen und Darm im Anschluß an Gastroenterostomie. Zbl. Chir. **1926**. — APITZ, K.: Über hämorrhagische Hautreaktionen nach örtlicher Umstimmung. Z. exp. Med. **89**, 699 (1933). — ARATA, J. E., R. B. WILSON and C. G. McEACHERN: Massive resection of small and large intestine. Arch. intern. Med. **95**, 622 (1955). — ASCHOFF, L.: Die Wurmfortsatzentzündung. Jena 1908. ~ Der appendizitische Anfall. Berlin u. Wien 1930. — ASK-UPMARK, E.: Studien über Megacolon mit besonderer Berücksichtigung der Pathogenese und der Spätresultate. Bruns' Beitr. klin. Chir. **151**, 73—126, 267—317 (1931).

BAECKER, R.: Die oxyphilen (Panethschen) Körnchenzellen im Darmepithel der Wirbeltiere. Ergebn. Anat. Entwickl.-Gesch. **31**, 708 (1934). — BARGMANN, W., u. A. SCHEFFLER: Über den Saum des menschlichen Darmepithels. Z. Zellforsch. **33**, 5 (1944). — BERG, G., u. W. FRENGER: Verdauungs- und Resorptionsstörungen nach Ausschaltung größerer Abschnitte des Dünndarmes. Dtsch. med. Wschr. **1955**, 1799. — BERGEMANN, T.: Kerngrößenuntersuchungen am Darmepithel der Ratte bei verschiedenen Hungerzeiten. Z. mikr.-anat. Forsch. **58**, 196 (1952). — BERRES, J.: Anatomie der mikroskopischen Gebilde des menschlichen Körpers. Wien: Gerold 1837. — BIEDERMANN, W.: Die Aufnahme, Verarbeitung und Assimilation der Nahrung. In Handbuch der vergleichenden Physiologie von WINTERSTEIN, Bd. 7/1. Jena 1911. — BJÖRCK, G., O. AXÉN and A. THORSON: Unusual cyanosis in a boy with congenital pulmonary stenosis and tricuspid insuffiency. Amer. Heart J. **44**, 143 (1952). — BLEULER, M.: Psychiatrische Irrtümer in der Serotonin-Forschung. Dtsch. med. Wschr. **1956**, 1078. — BLOCH, C. E.: Anatomische Untersuchungen über den Magendarmkanal der Säuglinge. J. Kinderheilk. **58** (1903); **59** (1904). — BOHN, H., u. F. FEYRTER: Über die endokrin-nervös bedingte Enteropathie. Verh. dtsch. Ges. inn. Med. (52. Tagg, Wiesbaden) **1940**, 454. ~ Zur Klinik und Pharmakologie der Darmcarcinoide. Klin. Wschr. **1942**, Nr. 34, 757. — BOHROD, M. G.: The pathogenesis of acute appendicitis. Amer. J. clin. Path. **16**, 752 (1946). — BORNSTEIN, F.: Über morphologische Veränderungen nach ausgedehnter Dünndarmresektion. Ein Beitrag zu den Erscheinungen der funktionellen Anpassung. Virchows Arch. **291**, 921 (1933). — BRACCO: Zit. nach V. ERSPAMER 1955. — BREDNOW, W.: Knochenmarkreaktionen im Verlaufe des Typhus abdominalis. Dtsch. med. Wschr. **1947**, Nr 43/44, 632. — BRITES, G.: Sur la distribution des glandes de Brunner. C. R. Soc. Biol. (Paris) **96**, 1255 (1927). ~ Apparition des glandes de Brunner du duodenum chez l'homme. C. R. Soc. Biol. (Paris) **97**, 891 (1927). — BÜCHNER, F.: Beitrag zum Problem der Chemorezeptoren. Schriften der Deutschen Akademie der Luftfahrtforschung **8**, 207 (1944). ~ Das System der Hellen Zellen. Fiat Review of German Science 1939—1946. General Pathology Part II. 1948. — BUIE: Zit. nach HENNING u. BAUMANN. — BUJARD, E.: Etude des types appendicels de la muqueuse intestinale en rapport avec les régimes alimentaires. Internat. Mschr. Anat. u. Physiol. **26** (1909).

CALVY, G. L.: Appendicitis and upper respiratory infection. Ann. intern. Med. **28**, 998 (1948). — CATEL, W.: Normale und pathologische Physiologie der Bewegungsvorgänge im gesamten Verdauungskanal. Leipzig: Georg Thieme 1936. — CERTARI, A., u. E. TANTINI: Beitrag zur Histologie der Portio intraduodenalis des Choledochus. Anat. Anz. **77**, 98 (1933). — CHANG, F. C.: Über die regionären und Altersunterschiede der Formen der Darmzotten beim Menschen. Ref. Jap. J. med. Sci., Trans. Anat. **2**, 148 (1932). — CHIARI, H.: Über Typhus abdominalis und Paratyphus in ihren Beziehungen zu den Gallenwegen. Verh. dtsch. path. Ges. **11**, 143 (1907). ~ Die Ruhr, ihre Komplikationen und Nachkrankheiten in ihren Beziehungen zur Chirurgie. Mitt. Grenzgeb. Med. und Chir. **32**, 49 (1920). — CHRISTELLER, E.: Der Typhus abdominalis. In Handbuch der speziellen pathologischen Anatomie und Histologie, Bd. IV, Teil 2, S. 500. 1928. — CHRISTELLER, E., u. E. MAYER: Wurmfortsatzentzündung (Appendicitis). In Handbuch der speziellen pathologischen Anatomie und Histologie, Bd. IV, Teil 3, S. 469. 1929. — CIACCIO, C.: Sur une nouvelle espèce cellulaire dans les glandes de Lieberkühn. C. R. Soc. Biol. (Paris) **60**, 76 (1906). ~ Sopra speciali cellule granulose della mucosa intertinale. Arch. ital. Anat. **6**, 482 (1907). — CLARA, M.: Beiträge zur Kenntnis des Vogeldarmes. I. Mikroskopische Anatomie. Z. mikr.-anat. Forsch. **4**, 346 (1926). ~ Das Problem des Rumpfdarmschleimhautreliefs. Z. mikr.-anat. Forsch. **9**, 1—48 (1927). ~ Le cellule basigranulose. Un contributo alla conoscenza della composizione dell'epitelio intestinale nei vertebrati superiori (Uccelli e mammiferi). Arch. ital. Anat. Embriol. **25**, 1 (1928). ~ A proposito di nomenclatura delle cellule basigranulose (= cellule entero-cromaffini). Atti Soc. ital. Anat. **1932**. ~ Untersuchungen über die basalgekörnten Zellen des Schweines. (Sus scrofa dom.). Z. mikr.-anat. Forsch. **30**, 467 (1932). ~ Die basal gekörnten Zellen im

Darmepithel der Wirbeltiere. Ergebn. Anat. Entwickl.-Gesch. 30, 240 (1933). ~ Über die basalgekörnten Zellen des Darmepithels bei den Amphibien. Z. Anat. 100, 76 (1933). ~ Über die Entwicklung der basalgekörnten Zellen beim Menschen. Z. Anat. Entwickl.-Gesch. 103, 131 (1934). — Clara, M., u. F. Canal: Histochemische Untersuchungen an den Körnchen in den basalgekörnten Zellen des Darmepithels. Z. Zellforsch. 15, 801 (1932). — Coffari, V.: L'appendice vermiforme nei vari tipi costituzionali. Monit. zool. ital. 41, 89 (1931). — Cremer, M.: Das Oberflächenrelief der Rumpfdarmschleimhaut beim Menschen vom Ende des dritten Fötalmonats bis zur Geburt. Anat. Anz. 54, 97 (1921). — Crohn, B. B.: Regional ileitis. London: Staples Press 1949.

Dakin, M. J.: The psychosomatic approach in general practice. Med. Clin. N. Amer. 31, 213 (1947). — Dalgiesh, C. E., C. C. Toh and T. S. Work: Fractionation of the smooth muscle stimulants present in extracts of gastro-intestinal tract. Identification of 5-hydroxy-tryptamine and its distinction from substance P. J. Physiol. (Lond.) 120, 298 (1953). — Dalton, A.: Electron micrography of epithelial cells of gastrointestinal tract and pancreas. Amer. J. Anat. 89, 109 (1951). ~ A study of the Golgi material of hepatic and intestinal epithelial cells with the electron microscope. Z. Zellforsch. 36, 522 (1952). — Dalton, A., H. Kahler, M. Striebich and B. Lloydt: Finer structure of hepatic, intestinal and renal cells of mouse as revealed by electron microscope. J. nat. Cancer Inst. 11, 439 (1950). — Dias-Amado, L.: Un processus de régénération de l'épithelium intestinal. Bull. Ass. franç. Anat. 28, 235 (1933). — Dobbertin, R.: Über die Verbreitung und Anordnung des elastischen Gewebes in den Schichten des gesamten Darmkanales. Rostock 1896. — Dormanns, E.: Über den sogenannten „Darmbrand". Med. Klin. 1948, 13.

Eickhoff, E., u. W. Pfannenstiel: Experimentelle Untersuchungen zur Ätiologie der Appendicitis. Beitr. klin. Chir. 151, 171 (1930). — Erspamer, V.: Pharmakologische Studien über Enteramin. Naunyn-Schmiedeberg's Arch. exp. Path. Pharmak. 196, 343, 366 (1940). ~ R. C. Sci. Farmitalia 1, 193 (1954). ~ R. C. Sci. Farmitalia 1, 1 (1954b). ~ Pharmacology of indolealkylamines. Pharmacol. Rev. 6, 425 (1954). ~ Observations on the fate of indolealkyl-amines in the organism. J. Physiol. (Lond.) 127, 118 (1955). ~ Osservazioni critiche sulle ipotesi concernenti il significato biologico della 5-idrossitriptamina (Enteramina serotonina). Medicina 5, 1—34 (1955). Dort Zusammenstellung des Schrifttums. — Erspamer, V., and B. Asero: Identification of enteramine, the specific hormone of the enterochromaffin cell system, as 5-hydroxytryptamine. Nature (Lond.) 169, 800 (1952). — Erspamer, V., and G. Boretti: Identification and Characterization, by paper chromatography, of enteramine, octopamine, tyramine, histamine and allied substances in extracts of posterior salivary glandes of octopoda and in other tissue extracts of vertebrates and invertebrates. Arch. int. Pharmacodyn. 88, 296 (1951).

Faller, A.: Der Einfluß der Zuckerresorption auf den Gehalt der Darmschleimhaut der Albinoratte an alkalischer Phosphatase und der Vergleich der Reaktion bei alloxandiabeti-schen und nebennierenlosen Tieren. Acta anat. (Basel) 22, 373 (1954). — Fettweis, M.: Beiträge zur sogenannten nodulären Ruhr. Frankfurt. Z. Path. 36, 113 (1928). — Feyrter, F.: Beiträge zur Geschwulstlehre. (Nach Untersuchungen am menschlichen Darm.) I. Polypen und Krebs. Beitr. path. Anat. 86, 663 (1931). ~ Über angeborene Heterotope knotiger Gewebswucherungen des menschlichen Magens und Darmes. Z. mikr.-anat. Forsch. 27, 519 (1931). ~ Carcinoid und Carcinom. Ergebn. allg. Path. path. Anat. 29, 305 (1934). ~ Über die endokrin-nervös bedingte Enteropathie. Verh. dtsch. Ges. inn. Med. (52. Tagg) 1940. ~ Über die These von den peripheren endokrinen Drüsen. Wien. Z. inn. Med. 1, 10 (1946). ~ Über Neurome und Neurofibromatose, nach Untersuchungen am menschlichen Magendarmschlauch. Wien: Wilhelm Maudrich 1948. ~ Über die peripheren endokrinen (parakrinen) Drüsen des Menschen. Wien: Wilhelm Maudrich 1953. Zusammenfassende Darstellung; dort auch Schrifttumsübersicht. ~ Zur Pathologie und Klinik des Darmcarci-noides. Dtsch. med. Wschr. 1956, Nr 27, 1073. — Fischer, W.: Ruhr und asiatische Cholera. In Handbuch der speziellen pathologischen Anatomie und Histologie, Bd. IV, Teil 3, S. 417. Berlin 1929. — Flesch-Thebesius: Zit. nach Merkel. — Florey, E., u. E. Florey: Über die Bedeutung von 5-Hydro-tryptamin als nervöser Aktionssubstanz bei Cephalopoden und dekapoden Crustaceen. Naturwiss. 40, 413 (1953). ~ Über die mögliche Bedeutung von Enteramin (5-Oxy-Tryptamin) als nervöser Aktionssubstanz bei cephalopoden und dekapoden Crustaceen. Z. Naturfsch. 9b, 58 (1954). — Florey, H. W.: Observations on the functions of mucus and early stages of bacterial invasion of the intestinal mucosa. J. Path. Bact. 37, 283 (1933). — Fränkel, E.: Über Abdominaltyphus. Dtsch. med. Wschr. 1887, 101. ~ Über Roseola typhosa. Z. Hyg. Infekt.-Kr. 34, 482 (1900). ~ Bemerkungen über Abdominaltyphus. Dtsch. med. Wschr. 1916, 22. — Fränkel, E., u. M. Simmonds: Die ätiologische Bedeutung der Typhusbazillen. Hamburg u. Leipzig 1886. — Frazer, A. C.: Ätiology of steatorrhoea. Brit. med. J. 1947, No 4529, 641. — Friedberger, E.: Die Anaphylaxie mit besonderer Berücksichtigung ihrer Bedeutung für Infektion und Immunität. Dtsch. med. Wschr. 1911, 481. — Froboese, C.: Untersuchungen zur Pathologie der Durchfallerkrankungen des Säuglings. I. Zur pathologischen Anatomie des Darmes.

Z. Kinderheilk. **39**, 267 (1925). — FRÖHLICH, F.: Die „Helle Zelle" der Bronchialschleimhaut und ihre Beziehungen zum Problem der Clemorezeptoren. Frankfurt. Z. Path. **60**, 517 (1949). — FUSARI, R.: Contribution à l'étude de la forme et de la disposition des villosités intestinales chez l'homme. Arch. ital. Biol. **42**, 63 (1904).

GAETANI, G. F. DE: Sulla morfologia dei villi intestinali dell'uomo. Arch. Sci. med. **52**, 48—64 (1928). — GENDEL, S., and J. FINE: The effect of acute intestinal obstruction on the blood and plasma volume. Ann. Surg. **110**, 25 (1939). — GIBB jr., W. T.: Functional derangement of digestion. Amer. Practit. **1**, 542 (1947). — GOERTTLER, K.: Der konstruktive Bau der menschlichen Darmwand. Gegenbaurs morph. Jb. **69**, 329 (1932). — GOETERS, W.: Die Beteiligung des Wurmfortsatzes bei Allgemeininfektionen. Virchows Arch. path. Anat. **291**, 886 (1933). — GOLDNER, J.: Appendicitis. Arch. Path. (Chicago) **27**, 546 (1939). — GRACE, W. J., ST. WOLF u. H. G. WOLFF: Life situations, emotions and colonic function. Gastroenterology **14**, 93 (1950). — GRÄFF, S.: Die formale Entwicklung der Darmveränderungen bei Typhus abdominalis. Freib. med. Ges. **13**, 2 (1917). ~ Pathologisch-anatomische Beiträge zu Pathogenese des Typhus abdominalis (EBERTH). Dtsch. Arch. klin. Med. **125**, 1 (1918). ~ Typhus abdominalis (EBERTH). In Handbuch der ärztlichen Erfahrungen im Weltkriege, Bd. 8, S. 77. 1921. ~ Pathologische Anatomie des Typhus abdominalis (EBERTH). Übersichtsreferat. Med. Klin. **1927**, 101. — GRANGER, B., and R. F. BAKER: Electron microscope investigation of striated border of intestinal epithelium. Anat. Rec. **107**, 423 (1950).

HADFIELD, G.: Primary histological lesion of regional ileitis. Lancet **1939**, 773. — HAIDER, L.: Zur Klinik und pathologischen Anatomie beningner Darmkarzinoide. Wien. klin. Wschr. **1956**, 536. ~ Die Beziehungen des „Gelben-Zellen-Organs" (FEYRTER) zu allergischen Erscheinungen. Wien. med. Wschr. **1957**, Nr 25/26, 517. — HALPERT, B.: Arteriomesenterialer Duodenalverschluß. Virchows Arch. path. Anat. **244**, 439 (1923). ~ The arteriomesenterio occlusion of the duodenum. Bull. Johns Hopk. Hosp. **38** (1926). — HALSTEAD, J. A.: Functional gastrointestinal disorders; lessons learned from military medicine. New Engl. J. Med. **235**, 747 (1946). — HAMMER, G.: Untersuchungen über die Funktion der Valvula Bauhini. Dtsch. Arch. klin. Med. **157**, 1 (1927). — HAMPERL, H.: Über die „gelben (chromaffinen)" Zellen im Epithel des Verdauungstraktes. Z. mikr.-anat. Forsch. **2**, 506 (1926). ~ Über Anal- und Circumanaldrüsen. II. Über die analen und circumanalen Drüsen des Menschen. Z. Zool. **127**, 569 (1926). ~ Über die „gelben (chromaffinen)" Zellen im gesunden und kranken Magendarmschlauch. Virchows Arch. path. Anat. **266**, 509 (1927). ~ Über die „gelben (chromaffinen)" Zellen des Magendarmtraktes. Zbl. Path. 40. Erg.-H. **171**, 180 (1927). ~ Über erworbene Heterotopien ortsfremden Epithels im Magen-Darmtrakt. Beitr. path. Anat. **80**, 307 (1928). ~ Was sind argentaffine Zellen? Virchows Arch. path. Anat. **286**, 811 (1932). — HANAU, A.: Einige Beobachtungen über die Verhältnisse der Darmtuberkulose zur Anzahl der Darmfollikel. Virchows Arch. path. Anat. **102**, 411 (1885). — HANSEN, K.: Lehrbuch der Allergie. Leipzig 1943. ~ Darmbrand. Stuttgart 1949. — HEDINGER, CH.: Endokrine Begleiterscheinungen der Karzinoide. Schweiz. Z. Path. **18**, 1184 (1955). — HEDINGER, CH., u. R. GLOOR: Metastasierende Dünndarmkarzinoide, Tricuspidalklappenveränderungen und Pulmonalstenose — ein neues Syndrom. Schweiz. med. Wschr. **1954**, 942. — HEILMEYER, L., H. A. KÜHN, R. CLOTTEN u. A. LIPP: Metastasierendes Dünndarmkarzinoid. Dtsch. med. Wschr. **1956**, 501. — HELLMAN, T. J.: Studien über das lymphoide Gewebe. Beitr. path. Anat. **1921**. ~ Lymphgefäße, Lymphknötchen und Lymphknoten. In Handbuch der mikroskopischen Anatomie des Menschen von v. MÖLLENDORFF, Bd. VI/1. 1930. — HENNING, N.: Die habituelle Obstipation. Stuttgart 1939. ~ Verdauung, Resorption und Sekretion. Lehrbuch der pathologischen Physiologie. Stuttgart 1955. — HENNING, N., u. W. BAUMANN: Lehrbuch der Verdauungskrankheiten. Stuttgart 1949. ~ Die Krankheiten des Darmes. In Handbuch der inneren Medizin, Bd. III/2, S. 1. Berlin-Göttingen-Heidelberg 1955. — HENSCHEN, F., u. H. BERGSTRAND: Melanose des Dickdarmes. Beitr. path. Anat. **56**, 103 (1913). — HERRICK, J., u. J. MARKOWITZ: Zit. nach V. ERSPAMER 1955. — HESS, R., u. A. WERTHEMANN: Zur Histopathologie der unspezifischen Colitis ulcerosa. Schweiz. Z. allg. Path. **20**, 69 (1957). — HEUBNER, O.: Über das Verhalten des Darmepithels bei Darmkrankheiten der Säuglinge, insbesondere bei Cholera infantum. Z. klin. Med. **29**, 1 (1896). — HIERONYMI, G.: Quantitative und qualitative Untersuchungen alkalischer Phosphatase in Darm, Leber und Nieren bei adrenalektomierten Ratten. Verh. dtsch. Ges. Path. **36**, 185 (1953). — HINTZSCHE, E., u. E. TANNER: Über Beziehungen zwischen Nahrungsaufnahme und Kerngröße des Darmepithels. Z. mikr.-anat. Forsch. **42**, 165 (1937). — HOLMGREN, E.: Veränderungen in der Struktur des Menschendarmes im Zusammenhang mit kurativ angelegtem Anus praeternaturalis. I. Anat. Anz. **54**, 365 (1921). ~ Veränderungen in der Struktur des Menschendarmes im Zusammenhang mit kurativ angelegtem Anus praeternaturalis. II. Anat. Anz. **56**, 449 (1923). — HORSTMANN, E.: Über die Mesenterialgefäße und ihren Einbau in die Darmwand. Gegenbaurs morph. Jb. **89**, 249 (1944). — HÜBSCHMANN, P.: Beiträge zur Bakteriologie und pathologischen Anatomie der Ruhr. Virchows Arch. path. Anat. **254**, 811 (1925). — HUECK, W.: Pigmentstudien. Beitr. path. Anat. **54**, 68 (1912).

Ilgner, G.: Pathologische Anatomie der Ernährungsstörungen des Säuglings. Mschr. Kinderheilk. **101**, 82 (1953). — Imschweiler, A.: Über das Verhalten der basalgekörnten Zellen im Darmepithel der Ratte nach wiederholter subcutaner und peroraler Verabreichung von Histamin. Z. mikr.-anat. Forsch. **47**, 441 (1940). — Isaacson, N. H., and B. Blades: Neuroappendicopathy; review of literature and report on 52 cases. Arch. Surg. (Chicago) **62**, 455 (1951). — Isler, P., u. Ch. Hedinger: Metastasierendes Dünndarmkarzinoid mit schweren, vorwiegend das rechte Herz betreffenden Klappenfehlern und Pulmonalstenose — ein eigenartiger Symptomenkomplex? Schweiz. med. Wschr. 1953, 4.

Jacobshagen, E.: Untersuchungen über das Darmsystem der Fische und Dipnoer. I. Beiträge zur Charakteristik des Vorder-, Mittel- und Enddarmes der Fische und Dipnoer. Jena. Z. Naturw. **47**, 529—568 (1911). ~ Untersuchungen über das Darmsystem der Fische. II. Materialien zur vergleichenden Anatomie des Darmkanals der Teleostomen nebst einer einleitenden Übersicht. Jena. Z. Naturw. **49**, 373 (1913). ~ Untersuchungen über das Darmsystem der Fische und Dipnoer. III. Über die Appendices pyloricae, nebst Bemerkungen zur Anatomie und Morphologie des Rumpfdarmes. Jena. Z. Naturw. **53**, 445—556 (1915). ~ Zur Morphologie des Oberflächenreliefs der Rumpfdarmschleimhaut der Amphibien. Jena. Z. Naturw. **53**, 663—716 (1915). ~ Zur Morphologie des Spiraldarmes. Anat. Anz. **48**, 188 bis 201, 220—235, 241—254 (1916). ~ Zur Morphologie des Oberflächenreliefs der Rumpfdarmschleimhaut der Reptilien. Jena. Z. Naturw. **56**, 361 (1920). ~ Zur Morphologie des menschlichen Blinddarmes. Anat. Anz. **56**, 97 (1922). ~ Das Schleimhautrelief des Prosimier-Rumpfdarmes mit Beiträgen zur Kenntnis der Kerckringschen Faltensysteme der Anthropoiden und des Menschen. Jena. Z. Naturw. **64**, 1—90 (1929). — Jeckeln, E.: In: Darmbrand, Enteritis necroticans. Stuttgart: Georg Thieme 1949.

Kahr, H.: Zum Syndrom des malignen Dünndarmkarzinoids. Acta neuroveget. (Wien) **13**, 99 (1956). — Kaiserling, H.: Untersuchungen zur Frage der Beziehungen des Nervensystems zur allergisch-hyperergischen Entzündung. Virchows Arch. path. Anat. **299**, 253 (1937). — Kaiserling, H., u. W. Ochse: Vergleichende Untersuchungen über die allergisch-hyperergische Reaktion des Magen-Darmtraktus. Virchows Arch. path. Anat. **298**, 177 (1936). Köberle, F.: Die chronische Chagaskardiopathie. Virchows Arch. path. Anat. **330**, 267 (1957). Kokas, E. v.: Vergleichend physiologische Untersuchungen über die Bewegung der Darmzotten. I. u. II. Pflügers Arch. ges. Physiol. **225**, 416 (1930); **229**, 486 (1932). — Koslowski, L.: Literarische und experimentelle Studien über allergische Phänomen am Magen-Darmkanal. Zugleich ein Beitrag zur Ätiologie des Darmbrandes. Frankfurt. Z. Path. **62**, 184 (1951). — Kretz, R.: Über die Ätiologie der Appendicitis. Verh. dtsch. path. Ges. 1910. — Kultschitzky, N.: Über acidophile Zellen im Epithel des Darmkanals. Med. Umschau (Moskau) **46**, 90 (1896).

Lajos, S.: Glucoseresorption aus dem Darm unter der Wirkung von Opium und Atropin. Biochem. Z. **295**, 132 (1938). — Lang, K.: Stoffwechsel der Fette. In: Physiologische Chemie von Flaschenträger u. Lehnartz, Bd. II/1a. Berlin: Springer 1954. — Langley u. Anderson: Zit. nach Rapant. — Lauche, A.: Die Heterotopien des ortsgehörigen Epithels im Bereiche des Verdauungskanals. Virchows Arch. path. Anat. **252**, 39 (1924). — Leblond, C. P., and C. E. Stevens: Constant renewal of intestinal epithelium in albino rat. Anat. Rec. **100**, 357 (1948). — Lembeck, F.: Über den Nachweis von 5-Oxytryptamin (Enteramin, Serotonin) in Carcinoidmetastasen. Naunyn-Schmiedeberg's Arch. exp. Path. Pharmak. **221**, 50 (1954). — Leriche, R.: Resultats de la colectomie dans le mégacôlon. Mém. Acad. Chir. **73**, 288 (1947). — Letterer, E.: Beiträge zur Pathogenese der Bazillenruhr. Virchows Arch. path. Anat. **312**, 673 (1944). ~ Experimentelle und morphologische Untersuchungen über die Wirkungsweise reiner Ruhrgiftstoffe. Virchows Arch. path. Anat. **317**, 34 (1949). — Liegme, A.: Contribution à l'étude de l'appendice vermiforme: „méconiostase" et „coprostase". C. R. Ass. Anat. **24**, 343 (1929). Löhlein, M.: Über die sogenannte follikuläre Ruhr. Jena 1923. — Lovisatti, N.: Über Form, Größe und Lage des Zökums. Fortschr. Röntgenstr. **44**, 181 (1931). — Lubarsch, O., u. H. Borchardt: Handbuch der speziellen pathologischen Anatomie und Histologie, Bd. IV, Teil 3, S. 1. Berlin 1929. — Ludwig, E., u. R. Richterich: Morphologische und histochemische Untersuchungen am Stäbchensaum der Darmepithelzelle. Acta anat. (Basel) **21**, 168 (1954).

Mangold, E., u. K. Haeseler: Der Einfluß verschiedener Ernährung auf die Größenverhältnisse des Magendarmkanals bei Säugetieren (nach Versuchen an Ratten). Tierernähr. **2**, 279—305 (1930). — Marchand, F.: Zur Kenntnis der Darmveränderungen bei Abdominaltyphus. Zbl. allg. Path. path. Anat. **20**, 1 (1892). ~ Zur Kenntnis der Darmveränderungen bei Abdominaltyphus. Med. Klin. 1916, 18. ~ Über einige seltene Komplikationen des Typhus abdominalis. Med. Klin. 1920, 303. — Masson, P.: La glande endocrine de l'intestin chez l'homme. C. R. Acad. Sci. (Paris) **158**, 59 (1914). ~ Appendicite neurogène et carcinoïdes. Ann. anat. path. **1**, 3 (1924). ~ Les lésions nerveuses de l'append. chron. C. R. Ass. Anat. 1928. ~ Contribution to the study of the sympathetic nerves of the appendice. The musculonervous complex of the submucosa. Amer. J. Path. **6**, 3, 217 (1930). — Merkel, H.: Verdauungsorgane. In Lehrbuch der speziellen pathologischen Anatomie von E. Kauf-

MANN, herausgeg. von M. STAEMMLER. Berlin: W. de Gruyter 1955. — MÖLLENDORFF, W. v.: Über den Transport subkutan injizierter Farbstofflösungen durch den Darmkanal. Dtsch. med. Wschr. 1913 II, 1631. ~ Vitalfärbung. Ergebn. Physiol. 18 (1920). ~ Über die Anteilnahme des Darmepithels an der Verarbeitung enteral zugeführter Farbstoffe. Münch. med. Wschr. 1924. ~ Beiträge zur Kenntnis der Stoffwanderung bei wachsenden Organismen. Z. Zellforsch. 2, 129 (1925). — MOOG, F.: The functional differentiation of the small intestine. II. J. exp. Zool. 118, 187 (1951). ~ J. exp. Zool. 124, 329 (1953). — MÜLLER, A.: Über die Pathogenese des Meconium-Ileus. Z. Kinderheilk. 64, 271 (1949).

NAGOYA, C.: Über die Drüsen und die Follikel des Wurmfortsatzes. Frankfurt. Z. Path. 14, 106 (1913). — NICHOLSON, G. W.: Heteromorphoses (Metaplasia) of the alimentary tract. J. Path. Bact. 26, 399 (1923). — NOORDEN, W. v.: Zur Salbenbehandlung der Hämorrhoiden. Münch. med. Wschr. 1921 I. ~ In SCHMIDT-V. NOORDEN, Darmkrankheiten, 2. Aufl. 1921. — NOTHNAGEL, H.: Die Erkrankungen des Darmes und des Peritoneum. In Spezielle Pathologie und Therapie, 2. Aufl., Bd. 17. 1903.

OBST, Zit. nach MERKEL. — OELLER, H.: Der Krankheitsverlauf des Typhus. Jena 1920. ~ Der Krankheitsverlauf des Typhus, betrachtet vom Standpunkt der Immunitätsforschung. Dtsch. med. Wschr. 1920, 725. — OPPEL, A.: Lehrbuch der vergleichenden mikroskopischen Anatomie der Wirbeltiere. II. Schlund und Darm. Jena 1897. — OPPENHEIMER; Zit. nach HENNING u. BAUMANN.

PÄSSLER, H. W.: Megacolon und Megacystis. Leipzig: Johann Ambrosius Barth 1938. — PAGE, J. H., and J. W. McCUBBIN: Circulat. Res. 1, 354 (1953). — PASTER, S.: General aspects of psychosomatic medicine. Rev. Gastroenterol. 14, 391 (1947). — PATZELT, V.: Der Darm. In Handbuch der mikroskopischen Anatomie des Menschen, Bd. V/3, S. 1. Berlin: Springer 1936. — PERNOW, B., and J. WALDENSTRÖM: Lancet 1954, 951. Zit. nach V. ERSPAMER 1955. — PICK, L.: Melanose der Dickdarmschleimhaut. Berl. klin. Wschr. 1911, 840. ~ Der Paratyphus. In Handbuch der speziellen pathologischen Anatomie und Histologie, Bd. IV, Teil 2, S. 610. 1928. — PORGES, O.: Über Dünndarmkatarrh ohne Dickdarmkatarrh. Z. klin. Med. 109, 28 (1928). ~ Weitere Erfahrungen zur Klinik des Dünndarmkatarrhs und der Seifendyspepsie. Klin. Wschr. 1933 I, 938. ~ Darmkrankheiten, 2. Aufl. Berlin u. Wien: Urban & Schwarzenberg 1938. — PORGES, O., u. H. ESSEN: Über die Pathogenese und Therapie der sogenannten dyspeptischen Diorrhöen. Z. klin. Med. 109, 12 (1928). — PORTIS, S. A.: The gastroenterological aspects of psychosomatic medicine. Gastroenterology 14, 409 (1947). ~ Idiopathic ulcerative colitis. J. Amer. med. Ass. 139, 208 (1949).

RAGNOTTI, E.: Ricerche sperimentali sulla funzione motoria dell'appendice in condizioni normali e patologiche. Arch. ital. Chir. 28, 209 (1931). — RAIKA, N.: Histologische Untersuchungen des Darmes an Säuglingen. Jb. Kinderheilk. 70, 614 (1909). — RAPANT, V.: Unsere Erfahrungen mit der neurochirurgischen Behandlung des Megacolon. Zbl. Chir. 69, 934—949 (1942). — RATZENHOFER, M., u. F. LEMBECK: Über den Gehalt von 5-oxytryptamin in Carcinoiden des Darmtraktes. Z. Krebsforsch. 60, 169 (1954). — REVILLIOD, P.: Influence du régime alimentaire sur la croissance et la structure du tube digestif. Rev. Suisse Zool. 16, 241—320 (1908). — RICKER, G., u. P. REGENDANZ: Beiträge zur Kenntnis örtlicher Kreislaufstörungen. Virchows Arch. path. Anat. 231, 1 (1921). — RÖHLICH, K.: Bindegewebe und Muskulatur der Dünndarmzotten und ihre Beziehungen zur Fettresorption. Anat. Anz. 79, Erg.-H., 211 (1934). — RÖSSLE, R.: Die Beweglichkeit des Wurmfortsatzes. Beitr. path. Anat. 77, 121 (1927). ~ Pathologie des motorischen Apparates des Wurmfortsatzes. Mitt. Grenzgeb. Med. Chir. 1930. ~ Zur Theorie des Typhus abdominalis. S.-B. dtsch. Akad. Wiss. Berlin, math.-nat. Kl. 1948, Nr 1. — RUFINI, A.: Fisiogenia. Milano: Vallardi 1927. — RYOHEI, OKADA: Experimental studies on the pathogenesis of nonspecific localized enteritis. Nayoya Med. J. 1, 193 (1954). Ref. Amer. J. Gastroent. 22, 415 (1954).

SABIN, F. R., C. A. DOAN, and C. E. FORKNER: J exp. Med. 52. Suppl. III. 1930. Zit. nach HESS u. WERTHEMANN 1957. — SAMMONS, H. G.: Mucinases in ulcerative colitis. Lancet 1951, 239. — SCHABADASCH, A.: Intramurale Nervengeflechte des Darmrohres. Z. Zellforsch. 10, 320 (1930). — SCHAPER u. COHEN: Beiträge zur Analyse des tierischen Wachstums. II. Arch. Entwickl.-Mech. Org. 19 (1905). — SCHELBLE, H.: Bakteriologische und pathologische Studien bei Ernährungsstörungen. Leipzig 1910. ~ Habil.-Schr. Freiburg 1910. — SCHMIDT, J. E.: Beiträge zur normalen und pathologischen Histologie einiger Zellarten der Schleimhaut des menschlichen Darmkanals. Arch. mikr. Anat. 66, 12 (1905). — SCHMIDT, AD., u. A. v. NOORDEN: Klinik der Darmkrankheiten. München und Wiesbaden: J. F. Bergmann 1921. — SCHMIDT, J. E., u. W. v. NOORDEN: Darmkrankheiten, 2. Aufl. 1921. — SCHOEN, H.: Zur pathologischen Anatomie des Darmbrands. Frankfurt. Z. Path. 59, 525 (1947/48). — SCHOTTMÜLLER, H.: Zur Pathogenese des Typhus abdominalis. Münch. med. Wschr. 1902. ~ Die typhösen Erkrankungen. In Handbuch der inneren Medizin, 2. Aufl., Bd. 1/2, S. 992. 1925. — SCHREIBER, H.: Der Muskelapparat des duodenalen Choledochusendes. Langenbecks Arch. klin. Chir. 206 (1944). — SCHÜNEMANN, H.: Über die Regenerationsvorgänge bei tuberkulöser Ulceration des Darms. Virchows Arch. path. Anat. 238, 135 (1922). — SCHULTZE, W. H.: Über die Valvula ileocaecalis, insbesondere die anatomischen Grundlagen ihrer Insuffizienz.

Verh. Dtsch. Path. Ges., 21. Tagg, S. 267, 1926. — Selberg, W.: Beitrag zur Klinik und Pathologie der Dünndarmkarzinoide. Klin. Wschr. 1941, 1271. — Siegmund, H.: Verdauungsschlauch. In Handbuch der speziellen pathologischen Anatomie und Histologie, herausgeg. von F. Henke u. O. Lubarsch, Bd. IV, Teil 3, S. 94—416. Berlin: Springer 1929. ~ Die erworbenen Lage- und Gestaltsabweichungen des Darmrohres. In Handbuch der speziellen pathologischen Anatomie und Histologie, Bd. IV, Teil 3, S. 94. Berlin: 1929. ~ Einfache Entzündungen des Darmrohres. In Handbuch der speziellen pathologischen Anatomie und Histologie, Bd. IV, Teil 3, S. 261. Berlin 1929. ~ Spezifische Entzündungen des Darmrohres. In Handbuch der speziellen pathologischen Anatomie und Histologie, Bd. IV, Teil 3, S. 371. Berlin 1929. — Spanner, R.: Die arteriovenösen Anastomosen im Darm. Anat. Anz. 71, Erg.-H., 24 (1931). ~ Neue Befunde über die Blutwege der Darmwand und ihre funktionelle Bedeutung. Gegenbauers morph. Jb. 69, 394 (1932). — Sperl, J.: Darmverschließungen, die mit der Gravidität in Zusammenhang stehen. Orvostud. Közl. 2, 37 (1943). Ref. Zbl. allg. Path. path. Anat. 84, 111 (1948). — Spies, T. D., B$_{12}$. Sprue. Blood 3, 1213 (1948). — Sprenger, F.: Über Meconiumileus. Virchows Arch. path. Anat. 309, 644 (1942). — Starling, E. H., u. E. B. Verney: Zit. nach V. Erspamer 1955. — Stöhr jr., Ph.: Zusammenfassende Ergebnisse über die mikroskopische Innervation des Magen-Darmkanals. Ergebn. Anat. Entwickl.-Gesch. 34, 250 (1952). — Strasburger, Die einzelnen Erkrankungen des Darmes. In Handbuch der inneren Medizin, 1. Aufl., Bd. III/2. Berlin: Springer 1926.

Thorson, Å., G. Biörck, G. Björkman and J. Waldenström: Malignant carcinoid of the small intestine with metastases to the liver, valvular disease of the right side of the heart (pulmonary stenosis and tricuspid regurgitation without septal defects, peripheral vasomotor symptoms, bronchoconstriction and an unusual type of cyanosis). Amer. Heart. J. 47, 795 (1954).

Verzár, F.: Die Resorption aus dem Darm. In Handbuch der normalen und pathologischen Physiologie, Bd. 4, S. 80. 1928.

Walcker, F. J.: Die Bedeutung der Bauhinischen und appendikulären Klappe. Experimentelle und anatomische Untersuchungen. Langenbecks Arch. klin. Chir. 170, 706 (1932). — Waldenström, J., and E. Ljungberg: Carcinoids and vasomotoric symptoms. Svenska Läk.-Tidn. 50, 690 (1953). — Warren, S., u. S. C. Sommers: Amer. J. Path. 25, 657 (1949). — Watzka, M.: Zellen mit speziellen Funktionen. In Handbuch der allgemeinen Pathologie, Bd. 2, Teil 1, S. 213. 1955. — Weber, M.: Die Säugetiere, 2. Aufl. Jena 1927/28. Weiner, P.: Über die Lymphbahnen des Froschdarmes. Anat. Anz. 73, 177 (1932). — Wener, J., H. E. Hoff and M. A. Simon: Production of ulcerative colitis in dogs by the prolonged administration of mecholyl. Gastroenterology 12, 637 (1949). — Wetzel, J.: Der Magendarmschlauch der Ratte bei pflanzlicher und tierischer Nahrung. Gewichts- und Längenverhältnisse. Arch. Entwickl.-Mech. Org. 114, 65—107 (1928). ~ Weitere Mitteilungen zum Verhalten des Magendarmschlauches der Ratte bei pflanzlicher und tierischer Nahrung. Arch. Entwickl.-Mech. Org. 121, 430 (1930). ~ Weitere Veränderungen des Darmkanals bei pflanzlicher und tierischer Nahrung. Anat. Anz. 72, Erg.-H., 275 (1931). — Whitestone, F. R., and J. W. Kernohan: Arch. intern. Med. 92, 75 (1948). — Wiesbader, H.: Appendicitis und vegetatives Nervensystem in der Gynäkologie. Klin. Wschr. 1933, 106. — Wooley, D. M., and E. Shaw: Some neurophysiological aspects of serotonin. Brit. med. J. 1954 IIb, 122.

Zischka, W.: Zur Frage der Genese des Meconiumileus. Arch. Kinderheilk. 131, 129 (1944).

Leber (S. 219—272).

Ackermann, Th.: Histogenese und Histologie der Lebercirrhose. Virchows Arch. path. Anat. 115, 216 (1889). — Albrich, E.: Über eine eigenartige Blutverteilung in der Leber. Virchows Arch. path. Anat. 318, 309 (1950). — Albrich, E., u. A. Spiess-Bertschinger: Die Nebennierenrinde und Leberparenchymkrankheiten. Acta hepat. (Hamburg) 5 (I), 117 (1957). — Altmann, H. W.: Die Pathologie der Leber. Fiat Review of German Science 1939 bis 1946. Spec. Path. Part, Wiesbaden. ~ Über das Auftreten von Vakuolen, Einschlußkörperchen und hyalinen Tropfen in den Leberzellen bei experimentellem Sauerstoffmangel. Verh. Dtsch. Pathol., Breslau 1944, S. 60. Stuttgart: Piscator-Verlag 1949. ~ Über Leberveränderungen bei allgemeinem Sauerstoffmangel, nach Unterdruckexperimenten an Katzen. Frankfurt. Z. Path. 60, 376 (1949). — Altmann, H. W., u. H. A. Kühn: Zur Pathogenese der Albuminocholie. Klin. Wschr. 1949, 44. — Amano, S.: Von Hepatitis infectiosa zur Lebercirrhose. Schweiz. Z. Path. 16, 334 (1953). — Andersson, N. S. E.: Experimental and clinical investigations into the effect of parenterally administered iron. Acta. med. scand. 138, Suppl., 241 (1950). — Apitz, K.: Über anaphylaktische Organveränderungen bei Kaninchen. Virchows Arch. path. Anat. 289, 46 (1933). — Aschoff, L.: Über Gallenfarbstoffbildung und Gelbsucht. Klin. Wschr. 1932, 1620. ~ Über die Bedeutung der serösen Entzündung parenchymatöser Organe. Wien. med. Wschr. 1938, 1. — Axenfeld, H., u. K. Brass: Klinische und bioptische Untersuchungen über den sog. Icterus catarrhalis. Frankfurt. Z. Path. 7, 147 (1942). ~ Weitere Beiträge zur Morphologie und Pathogenese der Hepatitis epidemica, insbesondere zur Frage der Hepatitis epidemica sine ictero. Frankfurt. Z. Path. 58, 220 (1944). ~ Über das postikterische Stadium, rezidivierende, chronische und anikterische Verlaufsformen der Hepatitis epidemica. Frankfurt. Z. Path. 59, 281 (1948).

BAECKER, R.: Die Mikromorphologie von Helix pomatia und einigen anderen Stylommatophosen. Ergebn. Anat. Entwickl.-Gesch. 29, 449 (1932). — BALÓ, J.: Die Wirkung der Luftverdünnung auf das Blut und die blutbildenden Organe. Z. ges. exp. Med. 59, 303 (1928). BARGMANN, W.: Histologie und mikroskopische Anatomie des Menschen, Bd. 1 und 2. Stuttgart: Georg Thieme 1948 u. 1951. — BAUMGÄRTEL, TR.: Zur Pathogenese des Ikterus. Dtsch. med. Wschr. 1947, 674. ~ Zur Genese und Therapie des parenchymatösen Ikterus. Med. Klin. 1947, 489. ~ Zur formalen Genese des Ikterussymptoms. Z. klin. Med. 145, 365 (1949). ~ Ikterusgenese und Ikterustherapie. Med. Mschr. 1949, 821. ~ Physiologie und Pathologie des Bilirubinstoffwechsels als Grundlage der Ikterusforschung. Stuttgart: Georg Thieme 1950. — BECKMANN, K.: Die Krankheiten der Leber und der Gallenwege. In Handbuch der inneren Medizin, Bd. 3, Teil 2: Verdauungsorgane. Berlin-Göttingen-Heidelberg: Springer 1953. — BENDA, L., A. LOCKER, E. REISETBAUER u. R. RISSEL: Zellstoffwechsel und Entzündung. 3. Mitt. Z. ges. exp. Med. 118, 583 (1952). — BENDA, L., u. E. RISSEL: Zur Frage des Eisenstoffwechsels bei den akuten Leberparenchymerkrankungen. I. Mitt. Wien. klin. Wschr. 1949, 816. — BERGSTRAND, H.: Über die akute und chronische gelbe Leberatrophie. Leipzig: Georg Thieme 1930. — BERNING, H.: Die Dystrophie. Stuttgart: Georg Thieme 1949. — BEST, C. H.: The lipotropic factors in experimental cirrhosis. Brit. med. J. 1948, 1061. — BOLCK, F., u. A. PEIPER: Klinik und Pathologie der akuten Ernährungsstörungen. Mschr. Kinderheilk. 103, 7, 330—336 (1955). — BOLLMANN, J. L., u. F. C. MANN: Zit. nach BECKMANN 1953. — BRAUNSTEINER, H., K. FELLINGER, F. PAHESCH, J. BEYREDER, G. GRABNER u. A. NEUMAYR: Elektronenmikroskopische Beobachtungen an Leberzellen bei Serumhepatitis und Hepatitis epidemica. Klin. Wschr. 1957, 901. — BREUNINGER, J.: Über die Beeinflussung der Urobilinogenurie durch exogene Faktoren. Inaug.-Diss. Tübingen 1948. — BÜCHNER, F.: Die pathogenetische Bedeutung der Hypoxämie. Klin. Wschr. 1937, 1409. ~ Über experimentelle Höhenpathologie. Klin. Wschr. 1940, 1295. ~ Die Pathologie der Unterkühlung. Klin. Wschr. 1943, 89. ~ Die pathogenetische Bedeutung des allgemeinen Sauerstoffmangels. Verh. Dtsch. Path., Breslau, 1944, S. 20. Stuttgart: Piscator-Verlag 1949. ~ Allgemeine Pathologie. München u. Berlin: Urban & Schwarzenberg 1950. ~ Die Pathologie der unkomplizierten reversiblen Virushepatitis. 4. Konfer. Internat. Ges. für geogr. Pathol. 1952. Schweiz. Z. Path. 16, 322 (1953). ~ Spezielle Pathologie. Pathologie, Pathogenese und Ätiologie wichtiger Krankheitsbilder. München u. Berlin: Urban & Schwarzenberg 1955. ~ Hemmung der Oxydationen als pathogenetisches Prinzip. Klin. Wschr. 1956, Nr 29/30, 777. — BÜRGER, M., u. H. BEUMER: Zur Lipoidchemie des Blutes. I. Über die Verteilung von Cholesterin, Cholesterinestern und Lecithin im Serum. Berl. klin. Wschr. 1913I, 112.

CÁNEPA, TANTURI and BANFI: Experimental study on lipocaic. Surg. Gynec. Obstet. 86, 341 (1948). — CASPERSSON, T., and J. SCHULTZ: Ribonucleic acid in both nucleus and cytoplasm and the function of the nucleolus. Proc. nat. Acad. Sci. (Wash.) 26, 507 (1940). — CHAIKOFF, J. L., and C. L. CONNOR: Production of cirrhosis of the liver of the normal dog by high fat diets. Proc. Soc. exp. Biol. (N.Y.) 43, 638 (1940). — CHAIKOFF, J. L., C. L. CONNOR and G. R. BISKIND: Fatty infiltration and cirrhosis of the liver in depancreatized dogs maintained with insulin. Amer. J. Path. 14, 101 (1938). — CHAIKOFF, J. L., D. ENTENMAN, T. GILLMAN and C. L. CONNOR: Pathologic reaction in the livers and kidneys of dogs fed alcohol while maintained on high protein diet. Arch. Path. (Chicago) 45, 435 (1948). — CHAIKOFF, J. L., C. ENTENMAN, T. GILLMAN and F. L. REICHERT: Hepatic fibrosis in the persistently nonfatty liver of hypophysectomized dog. Proc. Soc. exp. Biol. (N.Y.) 67, 345 (1948). — CLARA, M.: Untersuchungen an der menschlichen Leber. 1. Teil: Über den Übergang der Gallenkapillaren in die Gallengänge. Z. mikr.-anat. Forsch. 20, 584—607 (1930). ~ Gallensekretion oder Eiweißspeicherung? Z. Zellforsch. 21, 119 (1934). — COHN, E.: Die v. Kupfferschen Sternzellen der Säugetierleber und ihre Darstellung. Beitr. path. Anat. 36, 452 (1904). — CONNOR, CH. L.: Fatty infiltration of the liver and the development of cirrhosis in diabetes and chronic alcoholism. Amer. J. Path. 14, 347 (1938). ~ The etiology and pathogenesis of alcoholic cirrhosis of the liver. J. Amer. med. Ass. 112, 387 (1939). — COPENHAVER, J. H., M. E. NAGLER and A. GOTH: The intracellular distribution of histamine. J. Pharmacol. exp. Ther. 109, 401 (1953). — CORONINI, C.: Über gefäßregulatorische Einrichtungen im Periportalfeld der Leber. Zbl. allg. Path. path. Anat. 82, 241 (1944). — CORONINI, C., u. G. OBERSON: Neue histologische Ergebnisse bei Endophlebitis obliterans hepatica. Virchows Arch. path. Anat. 298, 251 (1937).

DALTON, A. J., H. KAHLER, M. J. STRIEBICH and B. LLOYD: Finer structure of hepatic, intestinal and renal cells of the mouse as revealed by the electron microscope. J. nat. Cancer Inst. 11, 439 (1950). — DANIEL, P. M., and M. M. L. PRICHARD: Intrahepatic shortcircuiting of the portal venous blood flow. J. physiol. Prac. 1, 12 (1950). — DEVOS, L.: Le foie du lapin dans l'anémie posthémorrhagique aiguë et chronique. Rev. belge Path. 21 445 (1952). — DIBLE, J. H.: Degeneration, necrosis and fibrosis in the liver. Brit. med. J.

1951 I, No 4711, 833. — Dible, J. H., J. McMichael and Sh. Sherlock: Pathology of acute hepatitis. Aspiration biopsy studies of epidemic, arsenotherapy and serum jaundice. Lancet **1943 II**, 402. — Dieckhoff, J.: Leberfunktion bei experimenteller Diphtherieintoxikation. Z. ges. exp. Med. **100**, 654 (1937). ~ Leberschaden und Stoffwechsel bei Dysenterie. Dtsch. Gesundh.-Wes. **1952**, 41. ~ Zur Behandlung der toxischen Dysenterie mit Periston N. Z. ges. inn. Med. **1952**, 682. — Doerr, W.: Pathologische Anatomie der Glykolvergiftung und des Alloxandiabetes. S.-B. heidelberg. Akad. Wiss., math.-nat. Kl., 7. Abh. **1949**, 245.

Eger, W.: Eiweißtrockensubstanz und Verfettung der menschlichen Leber in Beziehung zum histologischen Bild. Virchows Arch. path. Anat. **315**, 147 (1948). ~ Der Stickstoff- und Reststickstoffgehalt menschlicher Lebern in Beziehung zum histologischen Bild. Virchows Arch. path. Anat. **315**, 159 (1948). ~ Betrachtungen zur Frage der serösen Entzündung und Regeneration am Beispiel der Leber. Ärztl. Forsch. **4**, 349 (1950). ~ Über Lebernekrosen und ihre Beeinflussung durch Penicillin. Ärztl. Forsch. **8** (1954). ~ Zur Pathologie des zentralen und peripheren Funktionsfeldes des Leberläppchens. Zbl. allg. Path. path. Anat. **91**, 255 (1954). ~ Zur Frage der Leberschädigung vom Magen-Darm-Kanal her. Zbl. allg. Path. path. Anat. **93** (1955). ~ Experimentelle Beiträge zur Wirkung von Organextrakten als Leberschutzfaktoren. Münch. med. Wschr. **1956**, 73. ~ Weitere Untersuchungen über nekrotrope Substanzen als Leberschutzfaktoren. Virchows Arch. path. Anat. **328**, 536 (1956). ~ Der Einfluß von Dextran und Zymosen auf die toxische Lebernekrose. (Zur Frage der Wirkungsweise des Properidinsystems.) Acta hepat. (Hamburg) **4**, H. 5/6, 77 (1956). — Eger, W., u. H. F. Geller: Zum Nachweis der alkalischen und sauren Phosphatase in der Leber am nativen Gefrierschnitt. Virchows Arch. path. Anat. **322**, 645 (1952). — Eger, W., u. Ch. Klärner: Über Glykogenbildung und Glykogenablagerung in der menschlichen Leber. Virchows Arch. path. Anat. **315**, 135 (1948). — Eickhoff, W.: Die pathologisch-anatomischen Grundlagen der Allergie. Stuttgart: Georg Thieme 1948. — Ekman, C. A., u. H. Holmgren: The effect of alimentary factors on liver glycogen rhythm and the distribution of glycogen in the liver lobule. Anat. Rec. **104**, 189 (1949). — Elias, H.: Revision der Struktur der Säugerleber. Anat. Anz. **96**, 454 (1948). ~ Beobachtungen über den Bau der Säugerleber. Anat. Nachr. **1**, 8 (1949). ~ A re-examination of the structure of the mammalian liver. I. Parenchymal architecture. Amer. J. Anat. **84**, 311 (1949). ~ A re-examination of the structure of the mammalian liver. II. The hepatic lobule and its relation to the vascular and biliary systems. Amer. J. Anat. **85**, 379 (1949). ~ Origin and early development of the liver in various vertebrates. Acta hepat. (Hamburg) **3**, H. 3/4, 1 (1955). — Elias, H., u. H. Bengelsdorf: Die Struktur der Leber der Säugetiere. Anat. Nachr. **1**, 273 (1949). — Elias, H., u. D. Petty: Die Anordnung der größeren Blutbahnen in der Leber des Menschen. Anat. Anz. **98**, 123 (1951). — Elias, H., and A. Sokol: Dependence of the lobular architecture of the liver on the porto-hepatic blood pressure gradient. Anat. Rec. **115**, 71 (1953). — Elias, H., and Ed. E. Spanier: Structure of the collagenous tissue in the cirrhotic liver, a contribution to the geometry of sectioning. Z. wiss. Mikr. **61**, 213 (1953). — Elman, R., and C. H. Heifitz: Experimental albuminemia. Its effect on the morphology, function, and protein and water constant of the liver. J. exp. Med. **73**, 417 (1941). — Elman, R., N. G. Smith and L. A. Sachar: Correlation of cytological with chemical changes as influenced by diet, particulary protein. Gastroenterology **1**, 24 (1943). — Emmrich, R., u. H. Petzold: Über die Wirkung „lipotroper" Stoffe auf die Regeneration der Rattenleber. Naunyn-Schmiedeberg's Arch. exp. Path. Pharmak. **214**, 333 (1952). — Ennor, A. H., and E. Singer: Serological protection against the „fatty liver"-producing effect of anterior pituitary extracts. Brit. J. exp. Path. **30**, 395 (1949). — Eppinger, H.: Die seröse Entzündung. Wien: Springer 1935. ~ Die Klinik der Lipoidosen. Verh. dtsch. path. Ges. (31. Tagg) **1939**, 51.

Falk, H.: Über den „Fettinfarkt" der Leber. Beitr. path. Anat. **112**, 104 (1952). — Finch, C. A., D. M. Hegsted, Th. D. Kinney, E. D. Thomas, Ch. E. Rath, D. Hoskins, St. Finch and Dg. Fluharty: Iron metabolism. The pathophysiology of iron storage. Blood **5**, 983 (1950). — Fischer, R., F. Georgi, R. Weber u.-M. Piaget: Psychophysische Korrelationen. VII. Leberstütztherapie bei Schizophrenie. Schweiz. med. Wschr. **1950**, 129. — Fischer, W.: Die tropischen Infektionen der Leber. In Handbuch der speziellen pathologischen Anatomie von Henke-Lubarsch, Bd. V, Teil 1, S. 687. Berlin: Springer 1930. — Fischer-Wasels, B.: Experimentelle Untersuchungen über die blasige Entartung der Leberzelle und die Wasservergiftung im allgemeinen. Frankfurt. Z. Path. **28**, 201 (1922). — Fischler, Fr.: Bemerkungen zum Ikterusproblem und zum Gallenfarbstoffwechsel. Ärztl. Forsch. **3**, 226 (1949). — Fleckenstein, A.: Beitrag zum Mechanismus der experimentellen serösen Entzündung durch Allylformiat. Naunyn-Schmiedeberg's Arch. exp. Path. Pharmak. **203**, 151 (1944). — Fleischhauer, B. M.: Morphologische Untersuchungen über das Leberglykogen und die Beziehungen zwischen Glykogen und Fett in der menschlichen Leber. Virchows Arch. path. Anat. **287**, 613 (1933). — Forsgren, E.: Mikroskopische Untersuchungen über die Gallenbildung in den Leberzellen. Z. Zellforsch. **6**, 647 (1928). ~ Über die rhythmische Funktion der Leber und ihre Bedeutung für den Kohlehydratstoffwechsel bei Diabetes und für die Insulinbehandlung. Klin. Wschr. **1929**, 1110. — Frandsen, S.: On the metabolism of iron in hemochromatosis. Acta med. scand. **128**, 186 (1947). — FREERKSEN, E.: Sondereinrichtungen am Organkreislauf der Leber. Klin. Wschr. **1943**, 733—735. — FRERICHS: Klinik der Leberkrankheiten. 1861.

GIESE, W.: Myogene Siderose. Verh. dtsch. Ges. Path. (Tagg. in Breslau 1944) **1949**, 151. — GILLMAN, J., and TH. GILLMAN: Hepatic damage in infantile pellagra and its response to vitamin, liver and dried stomach therapy as determined by repeated liver biopsies. J. Amer. med. Ass. **129**, 12 (1945). ~ Liver disease in Johannesburg. Relation to pellagra. Lancet **1948 I**, 169. — GILLMAN, T., and I. L. CHAIKOFF: Pathogenesis of experimental hepatic fibrosis and cirrhosis in the dog. Arch. Path. (Chicago) **48**, 67 (1949). — GLÉNARD, F.: Des Résultats objectifs de l'exploration du foie chez les Diabétiques. Caractères objectifs du foie tirés du mode d'accessibilité à la palpation. Lyon méd. **64**, 5 (1890). ~ Caractères objectifs tirés de la densité et de la sensibilité du foie. Lyon méd. **64**, 80 (1890). ~ Existence, prouvée par les signes objectifs, d'un processus d'évolution hépatique dans le diabète. Lyon méd. **64**, 115 (1890). ~ Parallèle entre l'hypertrophie du foie diabétique et l'hypertrophie des foies alcoolique et lithiasique. Lyon méd. **64**, 189 (1890). ~ Conclusions. Lyon méd. **64**, 259 (1890). GLOGGENGIESSER, W.: Experimentelle morphologische und systematische Untersuchungen über die seröse Entzündung der Leber, nebst Beiträgen experimenteller Leberschädigungen durch Bakterien, Bakterientoxine und mechanisch-operative Eingriffe. Virchows Arch. path. Anat. **312**, 64 (1944). — GLYNN, L. E.: Nutritional factors in the aetiology of hepatic diseases. Schweiz. Z. Path. Bact. **16**, 312 (1953). — GLYNN, L. E., and H. P. HIMSWORTH: The intralobular circulation in acute liver injury by carbon tetrachloride. Clin. Sci. **6**, 235 (1948). ~ Massive acute necrosis of the liver: its signifiance and experimental production. J. Path. Bact. **56**, 297 (1944). — GLYNN, L. E., H. P. HIMSWORTH and A. NEUBERGER: Pathological states due to deficiency of sulphur-containing amino-acids. Brit. J. exp. Path. **26**, 326 (1945). — GOEBEL, A., L. FRIEDERICI, H. K. FUKAS, W. MAURER u. W. NAGEL: Über den Einfluß der Cyankaliumvergiftung auf Sauerstoffverbrauch, Körpertemperatur und Phosphatidneubildung in Leber und Nieren von Ratten. Beitr. path. Anat. **112**, 36 (1952). GOEBEL, A., H. K. FUKAS, W. KLANTE u. H. IMDAHL: Sauerstoffverbrauch und Körpertemperatur von Ratten im Sauerstoffmangel. Z. ges. exp. Med. **117**, 384 (1951). — GOEBEL, A., W. KLANTE, H. KUTZIM, W. MAURER u. A. NIKLAS: Die Phosphatidneubildung in Leber und Nieren von Ratten bei Atmung unter vermindertem Sauerstoff-Partialdruck. Beitr. path. Anat. **111**, 245 (1951). — GRAB, W., S. JANSSEN u. H. REIN: Die Leber als Blutdepot. Klin. Wschr. **1929 II**, 1539. — GRANICK: Ferritin, its properties and significance for iron metabolism. Chem. Rev. **38**, 379 (1946). — GÜNTHER, G. W.: Die Diphtherie des Menschen unter dem Gesichtswinkel einer Pathologie des protrahierten Kollaps. Frankfurt. Z. Path. **54**, 550 (1940). ~ Die unter dem Bilde des akuten bis protrahierten Kollaps verlaufende intravenöse Diphtherietoxinvergiftung des Kaninchens. Beitr. path. Anat. **105**, 256 (1941). — GÜTHERT, H., u. J. FUCHS: Untersuchungen zur Frage der Hämosiderose von Leber und Milz bei alimentären Intoxikationen im Säuglingsalter. Beitr. path. Anat. **110**, 254 (1949). — GYÖRGY, O.: Liver injury. Herausgeg. von F. W. HOFBAUER. (Transactions of the 8. Conf. New York 28.—29. April 1949.) New York: Josiah Macy jr. Found 1950. — GYÖRGY, P.: Liver diseases. London 1951. ~ Internationales Hepatitis Symposion Detroit. Acta hepat. (Hamburg) **5** (I), 193 (1957). ~ GYÖRGY, P., and H. GOLDBLATT: Hepatic injury on a nutritional basis in rats. J. exp. Med. **70**, 185 (1939). ~ Observations on the conditions of dietary hepatic injury (necrosis, cirrhosis) in rats. J. exp. Med. **75**, 355 (1942). ~ Treatment of experimental dietary cirrhosis of the liver in rats. J. exp. Med. **90**, 73 (1949). ~ Further observations on the production and prevention of dietary hepatic injury in rats. J. exp. Med. **89**, 245 (1949). — GYÖRGY, P., C. S. ROSE and R. A. SHIPLEY: The effect of steroid hormones on the fatty liver induced in rats by dietary means. Arch. Biochem. **22**, 108 (1949).

HAHN, P. F., W. D. DONALD and R. C. GRIER jr.: The physiological bilaterality of the portal circulation. Amer. J. Physiol. **143**, 105 (1945). — HAMPERL, H.: Über eigentümliche, kreislaufbedingte Leberveränderungen (Anämische Flecke, Fettinfarkt, granulöse Verfettung). Schweiz. Z. allg. Path. **13**, 65 (1950). ~ Eigentümliche Zirkulationsstörungen der Leber. Schweiz. med. Wschr. **1950**, 43. ~ Blutkreislauf und Lokalisation krankhafter Veränderungen in der Leber. Klin. Wschr. **1952**, 154. ~ Die Pathologie der unkomplizierten reversiblen Virushepatitis. Schweiz. Z. Path. **16**, 322 (1953). — HANSER, R.: Atrophie, Nekrose, Ablagerungen und Speicherungen (sog. Degenerationen). In Handbuch der speziellen pathologischen Anatomie und Histologie, Bd. V/1, S. 132. 1930. — HANZON, V.: Zit. nach BÜCHNER 1956. — HARTMANN, F.: Versuche zur Leberverfettung. Dtsch. Z. Verdau.- u. Stoffwechselkr. Sonderbd. **1952, 134**. — HEINLEIN, H.: Chronische Histaminvergiftung und Entzündung. Virchows Arch. path. Anat. **296**, 448 (1936). ~ Organveränderungen bei parenteraler Zufuhr von Eiweiß- und Nichteiweißkolloiden. Virchows Arch. path. Anat. **299**, 666 (1937). ~ Organveränderungen durch körpereigene kreislaufwirksame Substanzen. I. Mitt. Histamin. Z. ges. exp. Med. **100**, 661 (1937). — HEMMELER, G.: Métabolisme du fer. Physiologie, pathologie, traitement. Préface de M. Polonovski. Paris: Masson & Cie. 1951. — HENNING, N.: Die Verdauung und Resorption. In Lehrbuch der speziellen pathologischen Physiologie, S. 317. Stuttgart:

Georg Fischer 1955. — Hickmann, K. C., and P. L. Harris: Tocopherol interrelationships. Advanc. Enzymol. **6**, 469 (1946). — Himsworth, H. P.,: Lectures on the liver and its diseases. Oxford: Blackwell Scientific-Publ. 1947. — Himsworth, H. P., and L. E. Glynn: Massive hepatic necrosis and diffuse hepatic fibrosis (acute yellow atrophy and portal cirrhosis); their production by means of diet. Clin. Sci. **5**, 93 (1944). — Himsworth, H. P., and O. Lindau: Dietetic necrosis od the liver: the influence of α-Tocopherol. Nature (Lond.) **163**, 30 (1949). — Hjärre, A.: Toxische Leberdystrophie bei Haustieren. Ref. auf der 2. Arb.-Tagg der Veterinärpath. in Freiburg am 3. Juni 1952. Zbl. allg. Path. path. Anat. **89**, 278 (1952). — Hogeboom, G. H., W. C. Schneider and G. E. Pallade: Cytochemical studies of mammalian tissues. I. Isolation of intact mitochondria from rat liver; some biochemical properties of mitochondria and submicroscopic particulate material. J. biol. Chem. **172**, 619 (1948). ∼ The isolation of morphologically intact mitochondria from rat liver. Proc. Soc. exp. Biol. (N.Y.) **65**, 320 (1947). — Holle, G.: Die gegenwärtigen Vorstellungen über die gestaltliche und funktionelle Organisation der Leber. Acta hepat. (Hamburg) **3**, H. 5/6, 135 (1955). — Holmgren, H.: Beitrag zur Kenntnis von der Leberfunktion. Z. mikr.-anat. Forsch. **24**, 632 (1931). ∼ Beitrag zur Kenntnis der Funktion der Leber. Das Verhältnis von Glykogen, Fett und Sekretgranula zueinander. Z. mikr.-anat. Forsch. **32**, 306 (1933). ∼ Beitrag zur Kenntnis des Leberrhythmus bei im Dunkel geborenen und aufgezogenen Tieren. Z. ges. Med. **109**, 315 (1941). — Holmquist, A. G.: Beiträge zur Kenntnis der 24stündigen Rhythmik der Leber. Z. mikr.-anat. Forsch. **25**, 30 (1931). — Holtz, P.: Über die Entstehung von Histamin und Tyramin im Organismus. Klin. Wschr. **1937**, 1561. — Houzon, V.: Liver cell secretion under normal and pathologic conditions studied by fluorescence microscopy on living rats. Acta physiol scand. **28**, Suppl., 101 (1952).

Jaffé, E. R., R. W. Wissler and E. P. Benditt: The importance of methionine and choline in the arrest of dietary cirrhosis of the liver in the rat. Amer. J. Path. **26**, 951 (1950).

Kalk, H.: Die chronischen Verlaufsformen der Hepatitis epidemica in Beziehung zu ihren anatomischen Grundlagen. Dtsch. med. Wschr. **1947**, 308. ∼ Klinische und bioptische Untersuchungen zur akuten Leberdystrophie, zur grobknotigen Atrophie und zum Lebercoma nach Hepatitis epidemica. Dtsch. med. Wschr. **1948**, 310, 379. ∼ Hunger als Ursache der Lebercirrhose. Die Cirrhose der Heimkehrer. Dtsch. med. Wschr. **1950**, 225. ∼ Bioptisches Bild der Leber als Grundlage der Therapie. Therapiewoche **2**, 24 (1951). ∼ Cirrhose und Narbenleber. Stuttgart: Ferdinand Enke 1954. — Kalk, H., u. F. Büchner: Das bioptische Bild der Hepatitis epidemica (laparoskopische und histologische Befunde). Klin. Wschr. **1947**, 874. — Keschner, H. W., and P. Klemperer: Frequency and significance of hepatic edema. Arch. Path. (Chicago) **22**, 583 (1936). — Kettler, L. H.: Über die vakuolige Degeneration der Leberzellen. Virchows Arch. path. Anat. **315**, 587 (1948). ∼ Die Bedeutung pathologisch-anatomischer Befunde bei Eiweißmangelernährung im Tierversuch. Z. ges. inn. Med. **4**, 167 (1949). ∼ Untersuchungen über die Genese von Lebernekrosen auf Grund experimenteller Kreislaufstörungen. Virchows Arch. path. Anat. **316**, 525 (1949). ∼ Die blasige Entartung der Leber- und Nierenepithelien. Verh. dtsch. Ges. Path. (34. Tagg) **1951**, 333. ∼ Zur Pathogenese hydropischer Zellveränderungen in Leber und Niere. Virchows Arch. path. Anat. **321**, 326 (1952). ∼ Parenchymschädigungen der Leber. Ergebn. allg. Path. path. Anat. **37**, 1—153 (1954). — Kikuchi, Sch.: Experimentelle Studien über die Entstehung der biliären Lebercirrhose unter Berücksichtigung der sogenannten Netznekrosen. Beitr. path. Anat. **94**, 581 (1935). — Kiyono, K.: Die vitale Carminspeicherung. Jena 1914. — Klein, H., H. Widmer u. L. Grossmann: Die histochemische Bestimmung der Lipaseaktivität der Leber. Zbl. allg. Path. path. Anat. **88**, 295 (1952). — Klinner, W.: Über die Blutverteilung in der Leichenleber. Virchows Arch. path. Anat. **319**, 601 (1951). — Knisely, M. H.: Microscopic observations of the circulatory conditions in living frog liver lobules. Anat. Rec. **73**, 69 (1939). ∼ Liver injury. Herausgeg. von F. W. Hofbauer. (Transaction of the 8. Conf., New York 28.—29. April 1949.) New York: Josiah Macy jr. Found. 1950. — Knopp, J.: Ein Verfahren zum Abgrenzen der Stammgebiete großer intrahepatischer Gefäße. Virchows Arch. path. Anat. **323**, 563 (1953). — Korpássy, B.: Leberschädigung durch Gerbsäure. Schweiz. Z. Path. **12**, 13 (1949). — Kosterlitz, H. W.: The effect of dietary on liver cytoplasm. Nature (Lond.) **154**, 107 (1944). ∼ The effects of changes in dietary protein on the composition and structure of the livercell. J. Physiol. (Lond.) **106**, 194 (1947). — Krarup, N. B.: Morphological investigations on liver-glycogen in hepatitis epidemica. Acta med. scand. Suppl. **123**, 359 (1941). — Kretz, J.: Über Lebercirrhose. Wien. klin. Wschr. **1900**, Nr 12. — Krijgsman, B. J.: Arbeitsrhythmus der Verdauungsdrüsen bei Helix pomotia. I. Die natürlichen Bedingungen. Z. vergl. Physiol. **2** (1925). ∼ Arbeitsrhythmus der Verdauungsdrüsen bei Helix pomotia. II. Sekretion, Resorption und Phagozytose. Z. vergl. Physiol. **8**, 187 (1928). — Kühn, H. A.: Die formale Pathogenese der Hepatitis epidemica nach Untersuchungen an Leberpunktaten. Beitr. path. Anat. **109**, 589 (1947). ∼ Über die Pathogenese des parenchymatösen Ikterus, insbesondere die Ikterusentstehung bei der Hepatitis epidemica. Ärztl. Forsch. **2**, 389 (1948). ∼ Habil.-Schr. Freiburg i. B. 1951. Zit. nach Büchner, Spezielle Pathologie. — Kühn, H. A., u. G. Hildebrand: Untersuchungen über die

Leberlymphe. Klin. Wschr. **1951**, 785. — KÜHNAU, J.: Neuere Erkenntnisse von den Wirkstoffen der Leber. Dtsch. Z. Verdau- u. Stoffwechselkr., Sonderbd. 1952, S. 104—112. LETTERER, E.: Allgemeine Pathologie und pathologische Anatomie der Lipoidosen. Verh. dtsch. path. Ges. (31. Tagg 1938), S., 12 (1939). ~ Speicherungskrankheiten. Dtsch. med. Wschr. **1948**, 147. ~ Diskussionsbemerkung zum Vortrag MEYER-KRAHMER auf der Tagung der Dtsch. Ges. f. Verdgs.- usw. Krkh. in Bad Kissingen 1950. Dtsch. Z. Verdau.- u. Stoffwechselkr., Sonderbd. 1952, S. 71. — LICHTMAN, S. S.: Diseases of the liver, gallbladder and bile ducts, third edit. Philadelphia: Lea and Febiger 1954. — LÖFFLER, L.: Leberstudien. II. Virchows Arch. path. Anat. **265**, 41 (1927). ~ Leberstudien. III. Teil. Die Lebernekrose bei der Chloroformvergiftung. Virchows Arch. path. Anat. **269**, 771 (1928). ~ Leberstudien. IV. Teil. Die Zeichnung der Leberschnittfläche. Virchows Arch. path. Anat. **272**, 17 (1929). — LÖFFLER, L., u. M. NORDMANN: Leberstudien. I. Virchows Arch. path. Anat. **257**, 119 (1925). — LUCKÉ, B.: The pathology of fatal epidemic hepatitis. Amer. J. Path. **20**, 471 (1944). ~ The structure of the liver after recovery from epidemic hepatitis. Amer. J. Path. **20**, 595 (1944). — LUCKÉ, B., and T. MALLORY: The fulminant form of epidemic hepatitis. Amer. J. Path. **22**, 867 (1946). — LUDEWIG, S., G. R. MINOR and J. C. HORTENSTINE: Lipid distribution in rat liver after partial hepatectomy. Proc. Soc. exp. Biol. (N.Y.) **42**, 158 (1939). — LUFT, U. C.: Irreversible Organveränderungen durch Hypoxämie im Unterdruck. Beitr. path. Anat. **98**, 323 (1936). ~ Irreversible hypoxämische Organveränderungen bei alten und jungen Tieren im Unterdruck. Beitr. path. Anat. **99**, 351 (1937).

MACLAGAN, N. F.: The liver: some physiological and clinical aspects. Brit. med. Bull. **13**, No 2, 75 (1957). — MÄRK, W.: Über arterio-venöse Anastomosen, Gefäßsperren und Gefäße mit epitheloiden Zellen beim Menschen. Z. mikr.-anat. Forsch. **50**, 392 (1941). — MALLORY, T. B.: The Pathology of epidemic hepatitis. J. Amer. med. Ass. **134**, 655 (1947). — MANN, F. D.: The gastrointestinal tract and the liver. J. Amer. med. Ass. **121**, 720 (1943). — MASSHOFF, W.: Über die Beziehungen zwischen Eisen und Kupfer in der menschlichen Leber. Verh. dtsch. Path. Ges. (35. Tagg), S. 229, 1952. — MASSHOFF, W., u. E. WALDSCHÜTZ: Über Wesen und Bedeutung der Milz- und Lebersiderose bei ernährungsgestörten Säuglingen mit experimentellem Beitrag. Virchows Arch. path. Anat. **320**, 618 (1951). — MASUGI, M.: Über das Wesen der spezifischen Veränderungen der Niere und der Leber durch das Nephrotoxin bzw. das Hepatotoxin. Zugleich ein Beitrag zur Pathogenese der Glomerulonephritis und der eklamptischen Lebererkrankung. Beitr. path. Anat. **91**, 82 (1933). — MAZUR, A., G. SANDER and E. SHORR: Oxidation of ferritin sulfhydryl groups by liver extracts. Fed. Proc. **12**, 1 (1953). — MAZUR, A., and E. SHORR: Hepatorenal factors in circulatory homeostasis; identification of hepatic vasodepressor substance, VDM, with ferritin. J. biol. Chem. **176**, 771 (1948). — MEESSEN, H.: Experimentelle Untersuchungen zum Collapsproblem. Beitr. path. Anat. **102**, 191 (1939). ~ Organveränderungen nach experimenteller Kohlendioxydvergiftung. Schweiz. med. Wschr. **1947**, 1135. — MEYER-KRAHMER, H. G.: Untersuchungen über allergische Leberschädigungen mit Hepatotoxin und Myotoxin im Tierexperiment. I. Mitt. Z. ges. exp. Med. **116**, 390 (1950). ~ Leberparenchymveränderungen nach Hepatotoxin- bzw. Myotoxininjektionen. Dtsch. Z. Verdau.- u. Stoffwechselkr., Sonderbd. 1952, S. 69. — MILLER, L. L., and G. H. WHIPPLE: Liver-injury, liver protection and sulfur metabolism. Methionin protects against chloroform liver injury even when given after anaesthesia. J. exp. Med. **76**, 421 (1942). — MÖLBERT, E.: Das elektronenmikroskopische Bild der Leberparennchymzelle nach histotoxischer Hypoxydose. Beitr. path. Anat. **118**, 203 (1957). — MÖLBERT, E., u. D. GUERRITORE: Elektronenmikroskopische Untersuchungen am Leberparenchym bei akuter Hypoxie. Beitr. path. Anat. **117**, 32 (1957). — MOHR, H. J., u. E. HELMREICH: Ein morphologischer Beitrag zum Wirkungsmechanismus embryonalen Herzextraktes (Corhormon). Naunyn-Schmiedeberg's Arch. exp. Path. Pharmak. **216**, 327 (1952). — MÜLLER, E.: Die Hepatitis epidemica des Mittelmeerraumes. Beitr. path. Anat. **110**, 264 (1949). — MÜLLER, E., u. W. ROTTER: Über histologische Veränderungen beim akuten Höhentod. Beitr. path. Anat. **107**, 156 (1942). — MUMENTHALER, A.: Zur Frage der Strömungsverhältnisse im Pfortaderkreislauf. Schweiz. Z. allg. Path. **16**, 209 (1953).

NAEGELI, O.: Differentialdiagnose der inneren Medizin, 3. Aufl. Stuttgart: Georg Thieme 1948. — NONNENBRUCH, W.: Das hepatorenale Syndrom. Verh. dtsch. Ges. inn. Med. **51**, 341 (1939). ~ Das extrarenale Nierensyndrom. Dtsch. Arch. klin. Med. **189**, 56 (1942). — NUNES, M. A.: Über die Histopathogenese der posthepatischen Lebercirrhose unter besonderer Berücksichtigung einer pseudolobulären Grenzplatte. Beitr. path. Anat. **113**, 271 (1953).

OEBIKE, B.: Die exogenen und endogenen Faktoren bei der Entstehung miliarer Knötchen und Nekrosen besonders in der Leber. Frankfurt. Z. Path. **60**, 169 (1949). — OETTEL, H.: Degenerative Nierenerkrankungen. Leipzig: Georg Thieme 1948. — OPITZ, E.: Der Zellstoffwechsel in seiner Beziehung zur Zellstruktur. Verh. dtsch. Ges. Path. (33. Tagg Kiel 1949) S. 18 (1950). — OVERBECK, E.: Über physiologische und pathologische Fettablagerungen in der Leber bei Haussäugetieren. Virchows Arch. path. Anat. **310**, 458 (1943). — OVERZIER, CL.: Beiträge zur Kenntnis des Hungerödems. Virchows Arch. path. Anat. **314**, 655 (1947).

Patterson, J. M., and E. W. McHenry: Choline and the prevention of hemorrhagic kidneys in the rat. J. biol. Chem. 145, 207 (1942). — Patzelt, V.: Der Darm. In Handbuch der mikroskopischen Anatomie des Menschen, Bd. V/3, S. 1. Berlin: Springer 1936. — Pavel, L.: Les ictérus, 3. édit. Paris: Masson & Cie. 1949. — Peters, Th.: Vitalmikroskopische Beobachtungen über Durchblutungsregulationen in der Rattenleber. Acta hepat. (Hamburg) 4, H. 1/2, 28 (1956). — Petrén, T., u. A. Solberger: 3. Tagg der Internat. Ges. für biol. Rhythmusforsch., Hamburg, 1949. — Pfuhl, W.: Die Leber. In Handbuch der mikroskopischen Anatomie des Menschen, Bd. V/2, S. 235—411. 1932. ~ Über die funktionellen Beziehungen zwischen den Leberzellen und den Kupfferschen Sternzellen. Anat. Anz. 86, 273 (1938). — Piaget, R.-M.: Zur Frage einer Leberschutztherapie bei Schizophrenie. Confin. neurol. (Basel) 10, 33 (1950). — Pichotka, J.: Tierexperimentelle Untersuchung zur pathologischen Histologie des akuten Höhentodes. Beitr. path. Anat. 107, 117 (1942). — Popper, H.: Über experimentelle Hepatitis. Virchows Arch. path. Anat. 298, 574 (1937). — Popper, H., and F. Schaffner: Liver: structure and function. The Blakiston Division. New York-Toronto-London: McGraw-Hill Book Comp. 1957. — Popper, H., F. Steigmann and P. B. Szanto: Quantitative correlation of morphologic liver changes and clinical tests. Amer. J. clin. Path. 19, 710 (1949). — Preissner, M.: Systematische Untersuchungen über die Ätiologie der zentralen Leberverfettung unter besonderer Berücksichtigung der Beziehungen zur Herzmuskeltigerung. Virchows Arch. path. Anat. 317, 283 (1949).

Rachold, H., u. G. Ricker: Eine Form der reflektorischen Beeinflussung der Leberstrombahn von den Gefäßen im Pfortaderwurzelgebiet aus. Virchows Arch. path. Anat. 284, 754 (1932). — Ravdin, and Vars: Further studies on factors influencing liver injury and liver repair. Ann. Surg. 132, 362 (1950). — Rechenberger, J., u. E. Schairer: Untersuchungen über die Hämosiderose beim Blutabbau. II. Die Hämosiderose beim Säugling. Virchows Arch. path. Anat. 312, 660 (1944). ~ Leber- und Milzeisen bei verschiedenen Infektionskrankheiten. Virchows Arch. path. Anat. 315, 326 (1948). — Rein, H.: Über ein Regulationssystem „Milz-Leber" für den oxydativen Stoffwechsel der Körpergewebe und besonders des Herzens. Naturwiss. 36, 238, 260 (1949). ~ Die Bedeutung der Arteria hepatica-Gebiete für den Gesamtorganismus. Ber. ges. Physiol. 135, 438 (1949). ~ Die Beeinflussung von Coronar- oder Hypoxie-bedingten Myocardinsuffizienzen durch Milz und Leber. Pflügers Arch. ges. Physiol. 253, 435 (1951). — Rich, A. R.: Zit. nach Beckmann: The formation of bile pigment. Physiol. Rev. 5, 182 (1925). ~ The pathogenesis of the forms of jaundice. Bull. Johns Hop. Hosp. 47, 338 (1930). — Riegele, L.: Über das feinere Verhalten der Nerven in der Leber von Mensch und Säugetier. Z. mikr.-anat. Forsch. 14, 73—98 (1928). — Rössle, R.: Hepatose und Hepatitis. Schweiz. med. Wschr. 1929, 4. ~ Entzündungen der Leber. In Henke-Lubarsch' Handbuch der speziellen pathologischen Anatomie und Histologie, Bd. V/1. Berlin: Springer 1930. ~ Zum Formenkreis der rheumatischen Gewebsveränderungen mit besonderer Berücksichtigung der rheumatischen Gefäßentzündungen. Virchows Arch. path. Anat. 288, 780 (1933). ~ Über die Veränderungen der Leber bei Basedowscher Krankheit und ihre Bedeutung für die Entstehung anderer Organsklerosen. Virchows Arch. path. Anat. 291, 1 (1933). ~ Über die serösen Entzündungen der Organe. Virchows Arch. path. Anat. 311, 252 (1944). ~ Seröse Entzündung. Verh. dtsch. Pathol. (Tagg, Breslau 1944), S. 1. Stuttgart: Piscator-Verlag 1949. — Roholm, K., and P. Iversen: Changes in the liver in acute epidemic hepatitis (catarrhal jaundice) based on 38 aspiration biopsies. Acta path. microbiol. scand. 16, 427 (1934). ~ Leberveränderungen bei akuter epidemischer Hepatitis. Verh. dtsch. Ges. inn. Med. 51, 359 (1939). — Roholm, K., N. Krarup u. P. Iversen: Aspirationsbiopsie der Leber. Mit einer Übersicht über die Ergebnisse an 297 Biopsien. Ergebn. inn. Med. Kinderheilk. 61, 635 (1942). — Rolleston, H. D., and J. W. McNee: Diseases of the liver, gallbladder and bile ducts, 3. edit. London: Macmillan 1929. — Ryang, W. T.: The influence of foreign protein injection in rabbits on the finer structure of liver. J. Chosen med. Ass. 28, 752 (1938), (Orig. japanisch; engl. Zusfass. S. 37).

Sachs, H. W.: Über Leberverfettung. Virchows Arch. path. Anat. 307, 253 (1941). — Schairer, E., u. J. Rechenberger: Das Leber- und Milzeisen bei Mann und Frau in verschiedenen Lebensaltern. Virchows Arch. path. Anat. 315, 309 (1948). ~ Vergleichende Untersuchungen über den chemisch und mikrochemisch bestimmten Eisengehalt in Leber und Milz. Virchows Arch. path. Anat. 315, 320 (1948). — Schettler, G.: Histochemisch nachweisbares Gewebseisen nach Fett- und Cholesterinfütterung. Z. ges. exp. Med. 115, 100 (1949). — Schiller, E.: Über den Fettgehalt der Leber beim gesunden Menschen. Z. mikr.-anat. Forsch. 51, 309 (1942). — Schneider, W. C.: Intracellular distribution of enzymes. I. The distribution of succinic dehydrogenase, cytochrome oxidase, adenosinetriphosphatase, and phosphorus compounds in normal rat tissues. J. biol. Chem. 165, 585 (1946). ~ Intracellular distribution of enzymes. III. The oxidation of octanoic acid by rat liver fractions. J. biol. Chem. 176, 259 (1948). — Schwarz, Kl.: Über einen tödlichen, ernährungsbedingten Leberschaden und das Vorkommen von Leberschutzstoffen. Hoppe-Seylers Z. physiol. Chem. 281, 101 (1944). ~ Über die Lebertranschädigung der Ratte und ihre Verhütung durch Tocopherol. Hoppe-Seylers Z. physiol. Chem. **283**, 106 (1948). ~ Liver injury. Herausgeg. von F. W. Hoffbauer. Trans. of the 8. Conf. New York, 28. u. 29. April 1949. New York: Josiah Macy jr. Found 1950. ~ Production of dietary necrotic liver degeneration using American torula yeast. Proc. Soc. exp. Biol. (N.Y.) **77**, 818 (1951). ~ Nutritional liver diseases up to date. Merck Rep. **63**, 3 (1954). — Schwiegk, H.: Untersuchungen über die Leberdurchblutung und den Pfortaderkreislauf. Naunyn-Schmiedeberg's Arch. exp. Path. Pharmak. **168**, 693 (1932). ~ Physiologie und funktionelle Pathologie der Leberdurchblutung. Dtsch. Z. Verdau.- u. Stoffwechselkr., Sonderbd. **1952**, 85—103. — Schwietzer, C. H.: Die Zustandsformen des Eisens in der Leber. Acta hepat. (Hamburg) **2**, H. 1, I/9 (1954). — Selberg, W.: Pathologische Anatomie der Unterernährung. Synopsis (Hamburg) **1**, 23 (1948). — Seneviratne, R. D.: Physiological and pathological responses in the blodd-vessels of the liver. Quart. J. exp. Physiol. **35**, 77 (1949). — Sherlock, S., and Walshe: Effect of under-nutrition in man on hepatic structure and function. Nature (Lond.) **161**, 604 (1948). — Shorr, E., B. W. Zweifach and R. F. Furchgott: On the occurence, sites and modes of origin and destruction of principles affecting the compensatory vascular mechanisms in experimental shock. Science **102**, 489 (1945). — Siegmund, H.: Lipoidzellenhyperplasie der Milz und Splenomegalie Gaucher. Verh. dtsch. path. Ges. **1921**. ~ Glykogenspeicherungskrankheiten. Verh. dtsch. path. Ges. (31. Tagg) **1938**, 150. ~ Zur pathologischen Anatomie der Hepatitis epidemica. Münch. med. Wschr. **1942**, 463. ~ Veränderungen der Leber beim Icterus epidemicus. Virchows Arch. path. Anat. **311**, 180 (1944). ~ Die pathologische Anatomie der Hepatitis epidemica. Klin. Wschr. **1947**, 833. ~ Pathologischanatomische Bemerkungen zur Frage der Parenchymveränderungen der Leber unter besonderer Berücksichtigung von vasculären und nutritiven Relationen. Regensburg. Jb. ärztl. Fortbild. **2**, 1 (1951). ~ Allgemeine Pathologie der Leberparenchymveränderungen unter besonderer Berücksichtigung zirkulatorischer und nutritiver Faktoren. Dtsch. Z. Verdau.- u. Stoffwechselkr., Sonderbd. **1952**, 31—53. — Soostmeyer, Th.: Glykogengehalt und Zellstrukturen der Leber während des anaphylaktischen Shocks. Virchows Arch. path. Anat. **306**, 554 (1940). — Soskin, A., and R. Levine: Carbohydrate metabolism; correlation of physiological, biochemical and clinical aspects. Chicago, Ill.: Chicago University Press 1946. — Soskin, S., H. E. Essex, J. F. Herrick and F. C. Mann: The mechanism of regulation of the blood sugar by the liver. Amer. J. Physiol. **124**, 558 (1938). — Soskin, S., J. A. Mirsky, L. M. Zimmermann and R. C. Heller: Normal dextrose tolerance curves, in the absence of insulin, in hypophysectomized-depancreatized dogs. Amer. J. Physiol. **114**, 648 (1936). — Spellberg, M. A.: Diseases of the liver. New York: Grune & Stratton 1954. — Staubesand, J.: Über den Wandbau der arteriovenösen Anastomosen und die Bedeutung der epitheloiden Zellen. Ärztl. Forsch. **3**, 78 (1949). ~ Über verschiedene Typen arterio-venöser Anastomosen und Glomerusorgane im Hahnenkamm. Z. Zellforsch. **35**, 265 (1950). — Stieve, H.: Die erhöhte Inanspruchnahme der Leber durch die Schwangerschaft. Arch. Gynäk. **166**, 500 (1938). — Stroebe, F.: Die Veränderung der Bluteiweißkörper bei Leberparenchymschäden. Z. klin. Med. **145**, 287 (1949). — Ströder, J.: Untersuchungen über die Permeabilität der Lebercapillaren bei toxischer Diphtherie. Z. Kinderheilk. **63**, 288 (1943). — Studer, A.: Experimentelle Eisenspeicherung mit Ferronascin-Roche. Helv. med. Acta **15**, 252 (1948). — Sturm, A.: Der Stoffwechsel. In Lehrbuch der speziellen und pathologischen Physiologie, S. 367. Jena: Gustav Fischer 1951. — Sünder, L.: Untersuchungen über das Verhalten der Speichersubstanzen (Glykogen, Fett, Eiweiß) und der Gallengranula bei normaler und einseitiger Fütterung in der Leber der weißen Maus. Z. mikr.-anat. Forsch. **41**, 541 (1937). — Symeonidis, A.: Versuche über homoiologe Lebertransplantation auf lebervorbehandelte Mäuse. Virchows Arch. path. Anat. **302**, 443 (1938).

Terbrüggen, A.: Untersuchungen über die Eiweißbilanz der Leber bei verschiedenen Allgemeinerkrankungen. Verh. dtsch. path. Ges. **30**, 171 (1937). ~ Über die seröse Entzündung, parenchymatöse Degeneration und Nekrose auf Grund von quantitativen Eiweißbestimmung in der Leber. Z. ges. inn. Med. **1947**, 710. ~ Das Problem der sog. degenerativen Prozesse in der pathologischen Histologie. Verh. dtsch. Ges. Path. **1950**, 37. — Terbrüggen, A., u. H. Deneke: Experimenteller Beitrag zum Problem des Kollapses und der serösen Entzündung mit besonderer Berücksichtigung der Leber. Beitr. path. Anat. **109**, 491 (1947). — Thaler, H.: Über die formale Pathogenese der posthepatitischen Lebercirrhose. Beitr. path. Anat. **112**, 173 (1952). ~ Zur Histologie der Virushepatitis. Schweiz. Z. allg. Path. **16**, 129 (1953). ~ Über atypische Verlaufsformen der Virushepatitis und ihr histologisches Bild. Acta hepat. (Hamburg) **3**, 299 (1955). ~ Über die Histologie und den pathomorphologischen Ablauf der Virushepatitis. Acta hepat. (Hamburg) **4**, 1 (1956). — Thannhauser, S. J., u. H. Schaber: Über die Beziehungen der Gleichgewichte Cholesterin und Cholesterinester im Blut und Serum zur Leberfunktion. Klin. Wschr. **1926** I, 252. — Töppich, G.: Zur Pathologie der subakuten Blausäure-Inhalationsvergiftung. Arch. Gewerbepath. Gewerbehyg. **12**, 10 (1943). — Trowell, O. A.: Liver vacuoles and anoxaemia. Nature (Lond.) **151**, 730 (1943). ~ The experimental production of watery vacuolation of the liver. J. Physiol. (Lond.) **105**, 268 (1946).

Uehlinger, E.: Die pathologische Anatomie der Hungerkrankheit und des Hungerödems. Helv. med. Acta 14, 584 (1947). — Ulrich, H.: Organverfettung bei Sauerstoffmangel und Hunger. Frankfurt. Z. Path. 52, 80 (1938).

Voegt, H.: Pathologische Anatomie der Hepatitis contagiosa. Klin. Wschr. 1943, 318. ~ Histologische Befunde bei Hepatitis contagiosa. Verh. dtsch. Ges. inn. Med. 1943. ~ Zur pathologischen Anatomie der Hepatitis contagiosa. Dtsch. Z. Verdau.- u. Stoffwechselkr., Sonderbd. 1952, 54. — Vortel, V.: Über anämische Leberflecke. Schweiz. Z. Path. 11, 382 (1948).

Wätjen, J.: Zentrale Läppchennekrose der Leber und Allergie. Verh. dtsch. path. Ges. 30, 148 (1937). — Wahi, P. N.: Diet and cirrhosis of the liver. Arch. Path. (Chicago) 47, 119 (1949). — Wakim, K. G., and F. C. Mann: Intrahepatic circulation of blood. Anat. Rec. 82, 233 (1942). — Wang, C. F., and D. M. Hegstedt: Studies on the minimum protein requirements of adult dogs. J. Lab. clin. Med. 33, 462 (1948). — Waterlow, J. C.: Nutritional liver disease in West Indian infants. Proc. roy. Soc. Med. 40, 347 (1947). — Weatherford, H. L.: The influence of anaphylactic shock on the finer structure of the liver in the dog. Amer. J. Path. 11, 611 (1935). — Weber, H. W.: Beitrag zur Morphologie und Pathogenese der Peliosis hepatis. Frankfurt. Z. Path. 59, 52 (1947). — Weinbren, K.: The histological features in liver biopsy material in cases of hepatitis. Schweiz. Z. Path. 16, 382 (1953). — Welin, G.: Needle biopsy and liver function in earlier stages of fatty cirrhosis of the liver. Acta med. scand. 138, Suppl. 246, 260 (1950). — Wenderoth, H.: Hämosiderose und Hämochromatose. Ärztl. Forsch. 4, 549 (1950). ~ Kritische Betrachtungen über das Hämosideroseproblem. Dtsch. med. Wschr. 1954, Nr 15, 572. — Werthemann, A.: Pathologie der subakuten und chronischen Hepatitis mit Einschluß der endemischen malignen Hepatitis. Schweiz. Z. Path. 16, 334 (1953). — White, A.: Cholin metabolism. Dieto therapie; herausgeg. von M. G. Wohl. Philadelphia and London: W. B. Saunders Company 1945. — Wigand, H.: Serumlabilitätsreaktionen und Leberbiopsie in der Differentialdiagnose der akuten Hepatitisformen. Dtsch. Gesundh.-Wes. 1952, 1099. — Wildhirt, E.: Leberfunktionsproben und histologischer Befund der Leber. Dtsch. Z. Verdau.- u. Stoffwechselkr., Sonderbd. 1952, 211. — With, T. K.: Quantitative studies on the urinary excretion of bilirubin and urobilinoids and on serum bilirubin in diseases of the liver and jaundice without liver lesion. Acta med. scand. 19, 214 (1944). ~ On the occurrence in human serum of yellow substances from bilirubin and carotenoids. Acta med. scand. 122, 501 (1945). ~ Bilirubin and urobilinoid contents of human bile. Acta med. scand. 122, 513 (1945). ~ Bilirubin in urine and other secretions apart from the bile and in the cerebrospinal and eye liquors. Acta physiol. scand. 10, 355 (1945). ~ The urobilinogen tolerance test as functional liver test. Acta med. scand. 125, 588 (1946). ~ Micro-method for the determination of vitamin A in liver biopsies in man and larger animals. Biochem. J. 40,249 (1946). ~ Pathogenesis and different forms of jaundice. Acta med. scand. 128, 25 (1947). ~ Bilirubin and the renal filter. New Engl. J. Med. 238, 415 (1948). ~ On jaundice. Acta med. scand. 136, Suppl. 234, 331 (1949). — Witts, L. J.: Review of dietetic factors in liver disease. Brit. med. J. 1947 I, 1, 45. — Wohlwill, Fr.: Über Hepatitis interstitialis infiltrativa diffusa. Schweiz. Z. Path. 2, 240 (1939). ~ Nachtrag zu der Mitteilung über „Hepatitis interstitialis diffusa" in dieser Z. Bd. II, S. 240. Schweiz. Z. Path. 3, 61 (1940). — Wuhrmann, F., u. Ch. Wunderly: Die Bluteiweißkörper des Menschen, 2. Aufl. Basel: Benno Schwabe & Co. 1952.

Zeiger, K.: Zur funktionellen Anatomie der Leber. Dtsch. Z. Verdau.- u. Stoffwechselkr., Sonderbd. 1952, 22—31. — Zinck, K. H.: Gestaltliche Leber-Nierenschädigungen und hepatorenale Insuffizienz nach Verbrennung. Ein Beitrag zur Frage des Verbrennungskollapses. Klin. Wschr. 1940, 78. ~ Pathologische Anatomie der Verbrennung, zugleich ein Beitrag zur Frage der Blutgewebsschranke und zur Morphologie der Eiweißzerfallsvergiftungen. Veröff. Konstit.- u. Wehrpath. 10, H. 4/5 (1940). ~ Leberschaden und Stoffwechsel bei der toxischen Diphtherie. Z. Kinderheilk. 62, 782 (1941). ~ Organveränderungen bei Kohlensäureeinwirkung verschiedener Konzentration und Dauer auf das Meerschweinchen. Verh. dtsch. Ges. Path. (33. Tagg) 1950, 89. — Zollinger, H. U.: Pathologische Anatomie und Pathogenese des familiären Morbus haemolyticus neonatorum. Helv. paediat. Acta Suppl. 2, 127 (1946). ~ Trübe Schwellung und Mitochondrien (Phasenmikroskopische Untersuchungen). Schweiz. Z. Path. 11, 617 (1948). ~ Zum qualitativen Nucleoproteingehalt und zur Morphologie der Mitochondrien. Experientia (Basel) 6, 14 (1950). — Zondek, B., and R. Black: Estrone clearance test in infectious hepatitis. J. clin. Endocr. 7, 519 (1947).

Pankreas (S. 272—304).

Almeida, A. L. de, and M. J. Grossman: Experimentally production of pancreatitis with ethionine. Gastroenterology 20, 554 (1952). — Altmann, H. W.: Über den Funktionsformwechsel des Kernes im exokrinen Gewebe des Pankreas. Z. Krebsforsch. 58, 632 (1952). ~ Zur Morphologie der Wechselwirkung von Kern und Zytoplasma. Verh. Ges. dtsch. Naturforsch. 98, 60 (1955). — Andersen, D. H.: Cystic fibrosis of the pancreas and its relation to celiac disease, a clinical pathology study. Amer. J. Dis. Child. 56, 344 (1938). — Andersen,

D. H., and R. G. Hodges: Celiac syndrome. V. Genetics of cystic fibrosis of pancreas with consideration of etiology. Amer. J. Dis. Child. **72**, 62 (1946). — Andrew, W.: Senile changes in the pancreas of Wistar-Institute rats and of man with special regard to the similarity of locule and cavity formation. Amer. J. Anat. **74**, 97 (1944). — Aufdermaur, M.: Über Pankreasnekrose als Folge generalisierter Arteriitis. Gastroenterologia (Basel) **72**, 81 (1947). — Babkin, P. B.: Die äußere Sekretion der Verdauungsdrüsen. Berlin: Springer 1914 u. 1928. ~ Secretory mechanism of the digestive glands. New York: P. B. Hoeber 1950. — Babkin, Heeb and Sergyvo: Die parasympathicusähnliche Wirkung der Reizung des N. splanchnicus auf die Pankreassekretion. Quart. J. exp. Physiol. **29**, 217 (1939). — Bachmann, K.-D.: Die sogenannte cystische Pankreasfibrose („Mucoviscidosis"). Ergebn. inn. Med. Kinderheilk., N. F. **8**, 316 (1957). — Baggenstoss, A. H.: The pancreas in uremia: A histopathologic study. Amer. J. Path. **24**, 1003 (1948). ~ Dilatation of the acini of the pancreas. Arch. Path. (Chicago) **45**, 463 (1948). — Baggenstoss, A. H., M. H. Power and J. H. Grindlay: The extraction of secretin from the intestine of man. Absence of secretin in a case of fibrocystic disease of the pancreas. Gastroenterology **11**, 208 (1948). ~ Further studies on the pathogenesis of fibrocystic disease of the pancreas. Arch. Path. (Chicago) **51**, 510 (1951). — Ball, W. Ph.: Das Pankreas bei der chronischen Colitis ulcerosa. Schweiz. med. Wschr. **1950**, 867. — Ball, W. Ph., A. H. Baggenstoss and J. A. Bargen: Pancreatic lesions associated with chronic ulcerative colitis. Arch. Path. (Chicago) **50**, 347 (1950). — Bartels, P.: Über die Lymphgefäße des Pankreas. Über lymphatische Verbindungen zwischen Duodenum und Pankreas beim Hunde. Arch. Anat., Anat. Abt. **1904**, 299. ~ Über die Lymphgefäße des Pankreas. Das feinere Verhalten der lymphatischen Verbindung zwischen Pankreas und Duodenum. Arch. Anat., Anat. Abt. **1906**, 250. ~ Über die Lymphgefäße des Pankreas. Die regionären Drüsen des Pankreas beim Menschen. Arch. Anat., Anat. Abt. **1907**, 267. — Bayliss, W. M., and E. H. Starling: The mechanism of pancreatic secretion. J. Physiol. (Lond.) **28**, 325 (1902). — Becker, V.: Ödemstudien am Pankreas. Verh. dtsch. Ges. Path. **38**, 210 (1954). ~ Die chronische Äthioninvergiftung der Ratte. Verh. dtsch. Ges. Path. **40**, 247 (1956). ~ Sekretionsstudien am Pankreas. Zwangl. Abh. normal. u. path. Anat. **1**, 1 (1957). ~ Zur Wirkungsweise und praktischen Bedeutung der sog. Antimetabolite. Untersuchungen über die Aminosäure Äthionin. Dtsch. med. Wschr. **1957**, 221. — Becker, V., W. Doerr u. H. Becker: Zur Topographie der Oxydoreduktionsgebiete in der Bauchspeicheldrüse. Beitr. path. Anat. **115**, 57 (1955). — Becker, V., u. J. Schaefer: Die Bedeutung des Speichelödems für die Pankreasatrophie nach experimenteller Gangunterbindung. Virchows Arch. path. Anat. **330**, 243 (1957). — Bencosme, S. A., and S. D. Lazarus: The pancreas of cortisone-treated rabbits. A pathogenic study. Arch. Path. (Chicago) **62**, 285 (1956). — Berger, W., u. H. Schnetz: Die Pankreasfunktion bei Gallenwegerkrankungen. Dtsch. Arch. klin. Med. **185**, 1 (1940). — Bergmann, G. v.: Internistisches Korreferat zur Chirurgie des Pankreas. Langenbecks Arch. klin. Chir. **148**, 388 (1927). — Bergstrand, H.: Fibrocystic disease of the pancreas; a disorder of the autonomic nervous system. Acta paediat. (Upsala) **40**, 349 (1951). — Bernhard, Fr.: Akute Pankreaserkrankungen trotz vorausgegangener und längere Zeit zurückliegender operativer Behandlung eines Gallensteinleidens. Bruns' Beitr. klin. Chir. **165**, 513 (1937). — Bernhard, W., F. Haguenau, A. Gautier et Ch. Oberling: La structure submicroscopique des éléments basophiles cytoplasmiques dans la foie, le pancréas et les glands salivaires. Z. Zellforsch. **37**, 281 (1952). — Bodian, M.: Fibrocystic disease of the pancreas. Arch. Dis. Child. **21**, 179 (1946). ~ Fibrocystic disease of the pancreas. A congenital disorder of mucus production. London: W. Heinemann 1952. — Bolck, F., u. J. Arndt: Über die serofibrinöse Durchtränkung des Bindegewebes. Virchows Arch. path. Anat. **324**, 629 (1954). — Büchner, F.: Über den heutigen Stand der Lehre von der Pathogenese des peptischen Geschwürs. Ref. auf der 67. Tagg der Dtsch. Ges. für Chirurgie 1950. Dtsch. Z. Chir. **267**, 302 (1951). — Burkl, W.: Über Zymogenhöfe in der menschlichen Bauchspeicheldrüse. Wien. klin. Wschr. **1949**, 264. — Busscher, de: Sémiologie et thérapeutique médicale des affections chroniques du pancréas. Acta chir. belg. **87** (1948). — Bykow, K. M.: Die Entwicklung der Ideen J. P. Pawlows. Z. ärztl. Fortbild. **44**, 618 (1950).

Dalton, A. J., and M. D. Felix: Cytologic and cytochemical characteristics of the Golgi substance of epithelial cells of the epididymis — in situ, in homogenates and after isolation. Amer. J. Anat. **94**, 171 (1954). — Daly, M. M., and A. E. Mirsky: Formation of protein in the pancreas. J. gen. Physiol. **36**, 243 (1953). — Dal Zotto, E.: Anastomose artero-venose e dispositive arteriosi di blocco nel pancreas. Boll. Soc. ital. Biol. sper. **25**, 1 (1949). ~ Sulla circolatione sanguigna del pancreas. Monit. zool. ital. **58**, 1 (1950). — Desnuelle, P., u. M. Rovery: Aktivierung und chemische Spezifität der Verdauungsendopeptidasen. In: Biologie und Wirkung der Fermente. 4. Colloquium der Ges. physiol. Chem. Mosbach 1953. Berlin: Springer 1953. — Dietz, H.: Das Verhalten der großen Kopfspeicheldrüsen des Kaninchens nach Unterbindung ihres Ausführungsganges und nach Transplantation. Frankfurt. Z. Path. **66**, 416 (1955). — Di Sant'Agnese, P. A.: Fibrocystic disease of the pancreas with normal or partial pancreatic function. Pediatrics **15**, 683 (1955). — Doerr, W.: Akute und chronische interstitielle und parenchymatöse Pankreopathien. Verh. dtsch. Ges. Verdau.- u. Stoffwechselkr. **16**, 129 (1952). ~ Fermententgleisung im Pankreas, pathologisch-anatomisch gesehen. Ärztl. Wschr. **1953**, 681. ~ Pathologisch-anatomische Untersuchungen zum Problem der Fermententgleisung im Pankreas. Verh. dtsch. Ges. Path. **37**, 292 (1953). ~ Neuere Ergebnisse auf dem Gebiet der pathologischen Anatomie der Bauchspeicheldrüse. Medizinische **1953**, 139, 179. ~ Indikatoruntersuchungen am Pankreas bei verschiedenen Funktionszuständen. Verh. Dtsch. Ges. Path. 36. Tagg, S. 316, 1953. — Dragstedt, L. E., E. Haymond and J. C. Ellis: Pathogenesis of acute pancreatitis. Arch. Surg. (Chicago) **28**, 232 (1934). — Dreiling, D. A., F. Hollander and C. K. Tarr: Studies in pancreatic function. II. A statistical study of pancreatic secretion following secretin in patients without pancreatic disease. Gastroenterology **15**, 620 (1949). — Dreiling, D. A., H. D. Janowitz and A. Klein: The secretion of electrolytes by the human pancreas. Gastroenterology **30**, 382 (1956).

     Evans, B. P., and A. Ochsner: The gross anatomy of the lymphatics of the human pancreas. Surgery **36**, 177 (1954).

     Fanconi, G., u. A. Botsztejn: Die familiäre Pankreasfibrose mit Bronchiektasen. Schweiz. med. Wschr. **1944**, 85. — Farber, S.: Pancreatic function and disease in early life. V. Pathologic changes associated with pancreatic insufficiency in early life. Arch. Path. (Chicago) **37**, 238 (1944). ~ Some organic digestive disturbances in early life. J. Mich. med. Soc. **44**, 587 (1945). — Fernandes, J. F., and L. C. U. Junqueira: Protein and ribonucleic acid turnover rates related to activity of digestive enzymes of pigeon pancreas. Arch. Biochem. **55**, 54 (1955). ~ Respiration, glycolysis and energy rich phosphorus compounds in secreting and non secreting rat submaxillary glands. Exp. Cell Res. **5**, 329 (1953). — Ferner, H.: Beiträge zur Histologie der Langerhansschen Inseln des Menschen mit besonderer Berücksichtigung der Silberzellen und ihrer Beziehung zum Pankreasdiabetes. Virchows Arch. path. Anat. **309**, 87 (1942). ~ Das Inselsystem des Pankreas. Stuttgart: Georg Thieme 1952. — Feyrter, F.: Über angeborene heterotope knotige Gewebswucherungen des menschlichen Magens und Darmes. Z. mikr.-anat. Forsch. **27**, 519 (1931). ~ Über die These von den peripheren endokrinen (parakrinen) Drüsen. Acta neuroveg. (Wien) **4**, 409 (1952). ~ Über die peripheren endokrinen (parakrinen) Drüsen des Menschen. Wien u. Düsseldorf: Wilhelm Maudrich 1953. — Fischer, E., u. H. Kaiserling: Experimentelle Untersuchungen über die Bedeutung des Lymphgefäßsystems im allergischen Geschehen. Klin. Wschr. **1937** II, 1143. — Freudenberg, E.: Die cystische Fibrose des Pankreas. Dtsch. Ges. für Kinderheilk. Essen, 54. Tagg, 6. bis 9. Sept. 1954. — Friedman, M. H. F., u. W. J. Snape: Influence of secretin and insulin on pancreatic secretion in healthy human subjects. Proc. Soc. exp. Biol. (N.Y.) **70**, 280 (1949). ~ Dissociation of secretion of pancreatic enzymes and bicarbonate in patients with chronic pancreatitis. Gastroenterology **15**, 296 (1950). — Froboese, C.: Beitrag zur Stütze der rheumatischen Ätiologie der Periarteriitis nodosa und zum subtotalen Pankreasinfarkt. Virchows Arch. path. Anat. **317**, 430 (1949).

     Gambill, E. E., M. W. Comfort and A. H. Baggenstoss: Chronic relapsing pancreatitis. Gastroenterology **11**, 1 (1948). — Gambill and Pugh: Pancreatic calcification. Arch. intern. Med. **81**, 301 (1948). — Garsche, R.: Die Syndrome der exokrinen Funktionsstörungen des Pankreas im Kindesalter. Verh. dtsch. Ges. Verdau.- u. Stoffwechselkr. **1952**. Dtsch. med. Wschr. **1952**, 1552. — Gerlei, I.: Über die Veränderungen der Bauchspeicheldrüse bei Herzkranken. Virchows Arch. path. Anat. **276**, 148 (1930). — Gibbs, G. E., and A. V. Ivy: Early histological changes following obstruction of pancreatic ducts in dogs. Proc. Soc. exp. Biol. (N.Y.) **77**, 251 (1951). — Glanzmann, E.: Dysporia entero-bronchopancreatica congenita familiaris; cystische Pankreasfibrose (Syndrom von Landsteiner-Fanconi-Andersen; eine klin. Vorlesung). Ann. paediat. (Basel) **166**, 289 (1946). — Goebel, A., u. H. Puchtler: Zur Darstellung der Carboanhydrase im histologischen Schnitt. Naturwiss. **41**, 531 (1941). — Goetze, E., u. U. Piechowski: Der rhythmische Ablauf der äußeren Pankreassekretion. Z. ges. inn. Med. **7**, 1009 (1952). — Goodman, H. O., and S. C. Reed: Heredity of fibrosis of the pancreas. Possible mutation rate of the gene. Amer. J. hum. Genet. **4**, 59 (1952). — Grossman, M. I.: Experimental pancreatitis. Arch. intern. Med. **96**, 298 (1955). — Gruber, G. B.: Pathologie der Bauchspeicheldrüse. In Handbuch der speziellen pathologischen Anatomie und Histologie, Bd. V/2. Berlin 1929. — Gülzow, M.: Zur Dystrophie des Erwachsenen. Dtsch. med. Rdsch. **1949**, H. Nr 7. ~ Derzeitiger Stand der Fermentdiagnostik der Pankreaserkrankungen. Verh. dtsch. Ges. Verdau.- u. Stoffwechselkr. **16**, 203 (1952).

     Halsted, W. S.: Retrojection of bile into the pancreas. Bull. Johns Hopk. Hosp. **12**, 178 (1901). — Hamperl, H.: Zur pathologischen Anatomie der Bauchspeicheldrüse. Wien. klin. Wschr. **1933**, 1537. — Harper, H. H., and J. S. Mackay: The effects of pancreozymin and of vagal nerve stimulation upon the histological appearance of the pancreas. J. Physiol. (Lond.) **107**, 89 (1948). — Hasselmann, H., L. C. Junqueira, K. Michel, J. R. de Menezes, S. Raia u. A. Sesso: Über eine Methode zur mikrokinematographischen Untersuchung der Sekretionsvorgänge im Pankreas der weißen Maus. Mikroskopie 8, 400 (1953). — Heilmann, P.: Über die Pathogenese der akuten Pankreasnekrose. Zbl. allg. Path. path.

Anat. 88, 369 (1952). — HENNING, N., u. K. HEINKEL: Fermentuntersuchungen bei der experimentellen Äthioninpankreatitis. Verh. dtsch. Ges. Verdau.- u. Stoffwechselkr. 16. 227 (1952). ~ Untersuchungen über die Äthioninpankreatitis der Ratte. Z. exp. Med. 120, 221 (1953). — HESS, W.: Chirurgie des Pankreas. Basel: Benno Schwabe 1950. ~ Fragen und Ergebnisse der Pankreaschirurgie. Gastroenterologia (Basel) 78, 127 (1952). — HIRSCH, G. C.: Die Lebendbeobachtung der Restitution des Sekretes im Pancreas I.: Die Restitution der Granula nach Pilocarpinreizung, ihr Ort und ihre Zeit. Z. Zellforsch. 15, 36 (1932). ~ Die wechselnde Permeabilität der Pankreaszelle als limitierender Faktor der vitalen Neutralrotfärbung. Z. Zellforsch. 14, 517 (1934). ~ Die Lebendbeobachtung der Restitution des Pankreas IV.: Die Restitution der Drüse als Ganzes nach Pilocarpin-reizung. Mit einem Exkurs über synchrone, hemisynchrone und asynchrone Zellarbeit. Z. Zellforsch. 15, 290 (1935). ~ Form und Stoffwechsel der Golgi-Körper. Protoplasma-Monogr. 18 (1939). ~ Daten zum Arbeitsrhythmus der Drüsenzellen und Drüsen. Tabul. biol. 's-Grav. 21 (1947). ~ Allgemeine Stoffwechselmorphologie des Cytoplasma. In Handbuch der allgemeinen Pathologie, Bd. II/1: Das Cytoplasma, S. 92. Berlin-Göttingen-Heidelberg: Springer 1955. ~ Zeit und Vorgang der Proteinsynthese im exokrinen Pankreas der Ratte. Acta histochem. (Jena) 4, 204 (1957). — HIRSCH, G. C., L. C. U. JUNQUEIRA and H. ROTH-SCHILD: Way and time of restitution of proteins during secretion of the rat pancreas. Amer. Ass. Anatomists 1957. — Anat. Rec. 1957. — HJORT, E.: Beitrag zur Kenntnis des Pankreas-reflux als ätiologischer Faktor für die chronischen Gallenblasenerkrankungen. Acta chir. scand. 96, Suppl. 134, 76 (1947). ~ Contribution to the knowledge of pancreatic reflux as an etiologic factor in chemic affections of the gall bladder. An experimental study. Acta chir. scand. 96, Suppl. 134, 76 (1947). — HOLLANDER, F., and D. BIRNBAUM: The role of carbonic anhydrase in pancreatic secretion. Trans. N.Y. Acad. Sci., Ser. II 15, 56 (1953). — HUBER, P.: Beitrag zur Kenntnis cytologischer Vorgänge bei der Bildung von Sekretstoffen in der Acinuszelle des Pankreas. Z. Zellforsch. 34, 428 (1949).

JAFFÉ, R., u. M. LÖWENBERG: Über das Vorkommen kleiner Fettgewebsnekrosen im Pankreas bei verschiedenen Erkrankungen. Mitt. Grenzgeb. Med. Chir. 43, 327 (1933). — JUNQUEIRA, L. C. U.: Histological and histochemical observations on „working" and „resting" mice submaxillary glands. Exp. Cell Res. 2, 327 (1951). — JUNQUEIRA, L. C. U., and G. C. HIRSCH: Cell secretion: A study of pancreas and salivary gland. Int. Rev. Cytol. 5, 321 (1956). — JUNQUEIRA, L. C. U., G. C. HIRSCH and H. A. ROTHSCHILD: Glycin-C^{14} uptake by proteins of the pancreatic juice. Biochem. J. 61, 275 (1955).

KALK, H.: Probleme und Ergebnisse der Gallenwegsdiagnostik. Z. klin. Med. 109, 118 (1929). — KATSCH, G.: Klinik der Pankreaskrankheiten. Verh. dtsch. Ges. Verdau.- u. Stoffwechselkr. 89 (1924). ~ Zur Klinik der Pankreaserkrankungen. Ref. 4. Tagg Ver-dauungs.- u. Stoffw.-Krankh., Berlin 1924, S. 89. Berlin: S. Karger 1925. ~ Diagnostik und Klinik der Pankreatitis. Verh. Dtsch. Ges. Verdau.- u. Stoffwechselkr. 14, 290 (1938). — KATSCH, G., u. v. FRIEDRICH: Bauchspeichelfluß auf Ätherreiz. Klin. Wschr. 1922, 112. — KATSCH, G., u. M. GÜLZOW: Die Krankheiten der Bauchspeicheldrüse. In Handbuch der inneren Medizin, 4. Aufl., Bd. III/2, S. 295. Berlin-Göttingen-Heidelberg: Springer 1953. — KOROVITZKY, L. K.: The part played by the ducts in the pancreatic secretion. J. Physiol. (Lond.) 57, 215 (1923). — KRAUCHER, G. K.: Fokalbedingte Pankreaticopathie. Med. Mschr. 7, 708 (1953). — KRAUSE, R.: Mikroskopische Anatomie der Wirbeltiere in Einzel-darstellungen. Berlin u. Leipzig 1921—1923. — KRIKENT, G. K.: Funktionelle Untersuchung der äußeren Sekretion des Pankreas bei den kindlichen Enterokolitiden. Zbl. ges. Kinderheilk. 30, 152 (1935). — KURATA, Y.: Histochemical demonstration of carbonic anhydrase activity. Stain Technol. 28, 231 (1953). — KUSUNOKI, T.: Experimentelle Studie über die akute Pan-kreatitis, insbesondere über den Einfluß des Nervensystems. Langenbecks Arch. klin. Chir. 185, 614 (1936).

LACY, D.: Chemical composition of the Golgi apparatus in the exocrine and endocrine cells in the pancreas of the mouse. Nature (Lond.) 173, 1235 (1954). — LAGERLÖF, O.: Der Sekretionstest der Pankreasfunktion. Quart. J. Med., N. s. 115 (1939). — LANG, K.: Lokali-sation der Fermente und Stoffwechselprozesse in den einzelnen Zellbestandteilen und deren Trennung. Dtsch. Ges. Physiol. Chem. 2. Colloquium, Mosbach, 1951. ~ Lokalisation der Fermente und Stoffwechselpurine in den einzelnen Zellbestandteilen und deren Trennung. In: Mikroskopische und chemische Organisation der Zelle. Berlin: Springer 1952. — LÁSZLÓ, J., and M. GAÁL: Elastosis of the pancreas. Acta morph. Acad. Sci. hung. 4, 171 (1954). — LEMAIRE, A., J. LOEPER, R. MESSIMY, E. HOUSSE et P. BERTRAND: Maladie hypertensive avec infarctus multiples et détermination pancréatique prédominante. Presse méd. 1954, 105. LOEPER, M., et P. SOULIÉ: La participation du pancréas an syndrome d'ictère catarrhal. Nutrition (Paris) 6, 271 (1936). — LOQUVAM, G. S., and W. O. RUSSEL: Accessory pancreatic ducts of major duodenal papilla. Normal structures to be differentiated from cancer. Amer. J. clin. Path. 20, 305 (1950). — LÜDIN, M., u. S. SCHEIDEGGER: Über Pankreas-konkremente. Klin. Wschr. 1941 II, 690. — LUTEMBACHER, R., et J. E. GALLIMARD: Hépato-pancréatite rhumatismale. Activité lipasique du pancréas. Presse méd. 1942 II, 755

Manzke, E.: Unveröffentlichte Versuche, zit. bei V. Becker 1957. — Martin, B. F.: „Lipase" in gland duct epithelium and in mucus-secreting cells. Nature (Lond.) 172, 1048 (1953).

Neubert, K.: Bau und Entwicklung des menschlichen Pankreas. Beitrag XII: Zur synthetischen Morphologie. Wilhelm Roux' Arch. Entwickl.-Mech. Org. 111, 29 (1927). Festschr. für Hans Driesch. — Noback, C. R., and W. Montagna: Histochemical studies of basophilia, lipase and phosphatase in mammalian pancreas and salivatory glands. Amer. J. Anat. 91, 343 (1947). — Nordmann, O.: Pankreatitis und Cholecystitis acuta. Zbl. Chir. 1929, 2789.

Opie, E. L.: The etiology of acute hemorrhagic pancreatitis. Bull. Johns Hopk. Hosp. 12, 182 (1902).

Pallade, G. E.: A small particulate component of the cytoplasm. J. biophys. biochem. Cytol. 1, 59 (1955). — Patzelt, V.: Der Darm. In Handbuch der mikroskopischen Anatomie des Menschen, Bd. V/3, S. 1. Berlin: Springer 1936. — Popper, H. L.: Zur Pathogenese der akuten Pankreaserkrankungen und der perforationslosen galligen Peritonitis. Med. Klin. 1932, 1384. ~ Enzyme studies in edema of the pancreas and acute pancreatitis. Surgery 7, 566 (1940). ~ The pathological aspects of pancreatic disease. Rev. Gastroent. 19, 183 (1952). — Popper, H. L., and H. Necheless: Pathways of enzymes into the blood in acute damage of the pancreas. Proc. Soc. exp. Biol. (N.Y.) 43, 220 (1940). — Popper, H. L., and H. Necheless: Edema of the pancreas. Surgery 74, 123 (1943). — Popper, H. L., H. Necheless and K. C. Russel: Transaction of pancreatic edema into pancreatic necrosis. Surgery 87, 79 (1947). — Prinz, Fr.: Über zystische Pankreasfibrose. Verh. dtsch. Ges. Path. 1950, 338. ~ Über die gestaltlichen Veränderungen der Bauchspeicheldrüsen bei der sog. zystischen Pankreasfibrose. Beitr. path. Anat. 111, 313 (1951). — Pugsley, H. E., and P. M. Spence: A case of cystic fibrosis of the pancreas associated with chronic pulmonary disease and cirrhosis of the liver. Ann. internat. méd. physique 30, 1262 (1949).

Rich, A. R., and G. L. Duff: Experimental and pathological studies on the pathogenesis of acute hemorrhagic pancreatitis. Bull. Johns Hopk. Hosp. 58, 212 (1936). — Ricker, G.: Zusatz über die Folgen der Unterbindung des Ausführungsganges der Bauchspeicheldrüse und anderer Drüsen. Virchows Arch. path. Anat. 207, 321 (1912). — Ries, E.: Zur Histophysiologie des Mäusepankreas nach Lebendbeobachtung, Vitalfärbung und Stufenuntersuchung. Z. Zellforsch. 22, 523 (1935). ~ Über den submikroskopischen Bau der Pankreaszelle. Z. mikr.-anat. Forsch. 47, 456 (1940). — Rössle, R.: Beiträge zur Kenntnis der gesunden und kranken Bauchspeicheldrüse. Beitr. path. Anat. 69, 163 (1921). ~ Entzündungen der Leber. In Handbuch der speziellen Anatomie und Histologie, Bd. V/1. Berlin 1939.

Sant'Agnese, P. A. di: Fibrocystic disease of the pancreas with normal or partial pancreatic function. Current views on pathogenesis and diagnosis. Pediatrics 15, 683 (1955). — Sauerbrei, H. U., u. K. B. Starke: Pankreasfermentuntersuchungen im Kindesalter. Mschr. Kinderheilk. 97, 29 (1949). — Schliff, E.: Die Anzeigestellung zur Operation des Magen- und Zwölffingerdarmgeschwürs. Med. Klin. 1947, 824. — Schnetz, H.: Duodenitis. Dtsch. Arch. klin. Med. 182, 570 (1938). — Schöndube, W.: Pankreopathie und Gallenwegsdyskinesien. Verh. dtsch. Ges. Verdau.- u. Stoffwechselkr. 16, 230 (1952). ~ Gallenwegsdyskinesie und Pankreopathie. Münch. med. Wschr. 1954, 911. — Schürmann, P., u. H. E. MacMahon: Die maligne Nephrosklerose. Zugleich ein Beitrag zur Frage der Blutgewebsschranke. Virchows Arch. path. Anat. 291, 47 (1933). — Schweinburg, F., S. Jacob, L. Persky and J. Fine: Further studies on the role of bacteria in death from acute pancreatitis in dogs. Surgery 33, 367 (1953). — Seifert, G.: Über Pankreasveränderungen bei Lebercirrhose und chronischer Blutstauung. Dtsch. Z. Verdau.- u. Stoffwechselkr. 11, 230 (1951). ~ Die Pathologie des kindlichen Pankreas. Leipzig: Georg Thieme 1956. — Sergeyeva, M. A.: Microscopic changes in the pancreatic gland of the cat produced by sympathic and parasympathic stimulation. Anat. Rec. 71, 319 (1938). — Sjöstrand, F. S., and V. Hanzon: Ultrastructure of Golgi-apparatus of exocrine cells of mouse pancreas. Exp. Cell Res. 7, 415 (1954). ~ Membrane structures of cytoplasma and mitochondria in exocrine cell of mouse pancreas as revealed by high resolution electron microscopy. Exp. cell. Res. 7, 393 (1954). ~ Electron microscopy of the Golgi-apparatus of the exocrine pancreas cells. Experientia (Basel) 10, 367 (1954). — Sluiter, J. W.: Das Restitutionsproblem in der Pankreaszelle. II. Z. Zellforsch. 33, 187 (1944). — Solomon, A. K.: Electrolyte secretion in the pancreas. Fed. Proc. 11, 722 (1952). — Spanner, R.: Besonderheiten an der Gefäßwand der großen Mundspeicheldrüsen sowie der Bauchspeicheldrüse. Morph. Jb. 87, 193 (1942).

Thal, A.: Acute hemorrhagic pancreatic necrosis produced by local Shwartzman reaction. J. Amer. med. Ass. 155, 569 (1954). — Thomas, J. E.: Physiology of the external secretion of the pancreas. Trans. N.Y. Acad. Sci., Ser. II 14, 310 (1952). — Tria e Fabriani: Mineralstoffe des menschlichen Pankreassaftes. Atti Accad. Italia, VI. s. 2, 381 (1941).

Ukai, S.: Morphologisch-biologische Pankreasstudien. 1.—5. Mitt. Allg. Path. path. Anat. (Sendai) 3, 1 (1926).

Valeri, V.: Nuclear volume and testosterone-induced changes in secretory activity in the submaxillary gland of mice. Science 120, 984 (1954).

WAINWRIGHT, CH. W.: Intrapancreatic obstruction. New Engl. J. Med. **244**, 161 (1951). WANG, C. C., M. I. GROSSMAN and A. C. IVY: Effect of secretion and pancreozymin on amylase and alkaline phosphatase secretion by the pancreas in dogs. Amer. J. Physiol. **154**, 358 (1948). — WEISS, J. M.: The ergastoplasm. J. exp. Med. **98**, 607 (1953). ~ Intracellular changes due to neutral red as revealed in the pancreas and kidney of the mouse by the electron microscope. J. exp. Med. **101**, 213 (1955). — WERTHEMANN, A., E. GROGG u. W. FREY: Zur Pathogenese der zystischen Pankreasfibrose. Virchows Arch. path. Anat. **321**, 411 (1952). — WISSLER, H., u. H. U. ZOLLINGER: Die familiäre kongenitale zystische Pankreasfibrose mit Bronchiektasen. (Pancreatitis chronica fibrosa cystica congenita.) Basel: Benno Schwabe 1945. ~ Die familiäre kongenitale zystische Pankreasfibrose mit Bronchiektasen. Helv. paediat. Acta, Suppl. 1 (1945).

ZEIGER, K.: Morphologie des Cytoplasmas. In Handbuch der allgemeinen Pathologie. Das Cytoplasma, Bd. II/1, S. 17. Berlin-Göttingen-Heidelberg: Springer 1955. — ZUELZER, W. W., and W. A. NEWTON jr.: Pathogenesis of fibrocystic diesease of pancreas, studied by 36 cases with special reference to pulmonary lesions. Pediatrics **4**, 53 (1949).

Extrahepatische Gallenwege und Gallenblase (S. 304—330).

ANSCHÜTZ, W.: Die operativen Aussichten der Gallenblasenkrankheit. Dtsch. Z. Chir. **200**, 284 (1927). — ASCHOFF, L.: Bemerkungen zur pathologischen Anatomie der Cholelithiasis und Cholecystitis. Verh. dtsch. path. Ges. (9. Tagg) 41—48 (1905). ~ Orthologie und Pathologie der extrahepatischen Gallenwege in ihren Beziehungen zum Gallensteinleiden. Klin. Wschr. **1923**, 957. ~ Von den Bedingungen der Gallensteinbildungen. Ein Beitrag zu den Funktionsstörungen der extrahepatischen Gallenwege. Dtsch. med. Wschr. **1926**, 1755, 1799. ~ Die Erkrankungen der steinfreien Gallenwege. Verh. dtsch. Ges. inn. Med. **44**, 261 (1932). — ASCHOFF, L., u. A. BACMEISTER: Die Cholelithiasis. Jena 1909.

BAUMGÄRTEL, TR.: Physiologie und Pathologie des Bilirubinstoffwechsels als Grundlagen der Ikterusforschung. Stuttgart: Georg Thieme 1950. — BECKMANN, K.: Die Krankheiten der Leber und der Gallenwege. In Handbuch der inneren Medizin, Bd. III/2, S. 529. Berlin-Göttingen-Heidelberg: Springer 1953. — BEHREND, M. A.: Chronic pancreatitis causing complete and incomplete obstruction of common bile duct. Surgery **57**, 51 (1948). — BENGOLEA, A. J., et A. NEGRI: Les dyskinésies biliaires et plus particulièrement les perturbations anatomico-fonctionelles du sphincter d'Oddi. Congr. franç. Chir. 50ᵉ session, Paris 1947, p. 486. ~ La maladie du cholédoque terminal. Rev. Chir. (Paris) **66**, 65 (1947) —. BERG, J.: Studien über die Funktion der Gallenwege unter normalen und gewissen abnormen Verhältnissen. I. u. II. Nord. Med. **50**, H. 3, 5 (1917). ~ Studien über die Funktion der Gallenwege unter normalen und gewissen abnormen Verhältnissen. III. Acta chir. scand. Suppl. 2 (1922). — BERGER, W., u. H. SCHNETZ: Die Pankreasfunktion bei Gallenwegserkrankungen. Dtsch. Arch. klin. Med. **185**, 1 (1939). — BERGMANN, G. v.: Diagnostische und therapeutische Irrtümer auf dem Gebiete der Verdauungskrankheiten und ihre Verhütung. Verh. Ges. Verd.-Kr. (8. Tagg) 189 (1928). ~ Funktionelle Pathologie. Berlin: Springer 1936. — BERNHARD, F.: Der Sperrmechanismus im Ductus hepaticus und seine Bedeutung für die Gallenabsonderung sowie für die Behandlung der Gallenwegserkrankungen. Chirurg **15**, 161 (1943). ~ Die Tätigkeit des Sphincter Oddi im Röntgenbild. Zbl. Chir. **70**, 581 (1943). ~ Über moderne Gesichtspunkte in der chirurgischen Behandlung von Erkrankungen der Leber und Gallenwege. Therapiekongr., Karlsruhe, 1949. — BISGARD, J. D.: Pancreatitis as a cause of complete obstruction of the common bile duct. Ann. Surg. **124**, 1009 (1946). — BOYDEN, E. A.: The effect of natural food on the distent of the gallbladder. Anat. Rec. **30**, 5 (1925). ~ Behavior of human gallbladder during fasting and in response to food. Proc. Soc. exp. Biol. (N.Y.) **24**, 157 (1926). — BRAND, J.: Beitrag zur Kenntnis der menschlichen Galle. Pflügers Arch. path. Anat. **90**, 491 (1902). — BRONNER, H.: Cholecystographische Motilitätsprüfung der Gallenblase und ihre Ergebnisse. Eine klinisch-röntgenologische Studie. Fortschr. Röntgenstr. **39**, 23 (1929). ~ Der Einfluß der Ernährung auf die Wasserstoffionenkonzentration der Galle. Klin. Wschr. **1933**, 1562. — BROQ, P., G. ALBOT, F. POILLEUX et H. LIBAUDE: L'hypertonie biliaire réflexe. Presse méd. **1944**, 97. — BÜCHNER, F.: Spezielle Pathologie, 2. Aufl. München u. Berlin: Urban & Schwarzenberg 1956. — BÜTTNER, W., u. G. LEMMEL: Verhalten von Leber und Gallenblase beim Vorkommen von Mikrolithen in der Galle. Virchows Arch. path. Anat. **288**, 682 (1933).

CAROLI, J.: Les papillites ictérigènes primitives. Paris: Vigot Fréres 1950. ~ Maladie des voies biliaires. Paris 1951. ~ Les dyskinésies biliaires. Étude clinique, physiopathologique et radio-manométrique. II. Congr. Europ. Gastro-Enterol., Madrid, 1951. — COGNIAUX: A propos de la formation des vésicules fraises. Arch. mal Appar. dig. **21**, 346 (1931).

DEMEU LENAERE, L.: Les Cirrhoses cholostatiques expérimentales. Rev. int. Hépat. **2**, 277 (1952).

ERSPAMER, V.: Die enterochromaffinen Zellen der Gallenwege in normalen und pathologischen Zuständen. Virchows Arch. path. Anat. **297**, 70 (1936). ~ Über die Erzeugung von

Gallensteinen durch Vitamin A-Mangel beim Meerschweinchen. Virchows Arch. path. Anat. **302**, 766 (1938).
Ferner, H.: Über das Epithel der menschlichen Gallenblase. Z. Zellforsch. **34**, 503 (1949). — Féroldi, J.: La maladie du sphincter d'Oddi. Etude anatomopathologique de l'Oddite sténosante. Thèse Lyon 1945. — Feyrter, F.: Zur Pathologie und Klinik des Darmkarzinoids. Dtsch. med. Wschr. **1956**, 1073. — Finsterer, H.: Komplikationen von seiten der Gallenwege nach Magenresektion wegen Ulcus duodeni, Choledocho- oder Hepatico-Jejunostomie. Wien. med. Wschr. **1949**, 1. — Fogarasi, D., u. W. Pohl: Pathologie des Gallensystems bei chirurgischen Erkrankungen. Wien: Wilhelm Maudrich 1953. — Fóti, M., Z. Mester u. B. Juhász: Oddisphincter und Choledochusperistaltik. Naunyn-Schmiedeberg's Arch. exp. Path. Pharmak. **224**, 95 (1955). — Francois, J.: La cholangiographie pendant et après les opérations sur les voies biliaires. J. belge Gastro-ent. **3**, 365 (1945). — Frankenberger, Z.: Sur la morphologie et le développement des voies biliaires chez le genre mus. Arch. Anat. (Strasbourg) **6**, 201 (1926). — Freers, A.: Die Cholesteatose der Gallenblase. Frankfurt. Z. Path. **54**, 330 (1940).
Gautier et Ricard: Étude spectrographique de la bile de bœuf. C. R. Acad. Sci. (Paris) **198**, 2026 (1934). — Grebe, A.: Ein neuer Weg zur Erhöhung der differential-diagnostischen Sicherheit der Gallenblasendarstellung. Münch. med. Wschr. **1927**, 2016. ~ Der diagnostische Wert der Gallenblasendarstellung im Röntgenbild. Münch. med. Wschr. **1927**, 1269. — Griessmann, H.: Pankreasfermentschädigungen am extrahepatischen Gallensystem und der Leber. Dtsch. Z. Chir. **256**, 128 (1942).
Halpert, B.: Morphological studies on the gall bladder. II. The „true Luschka ducts" and the „Rokitansky-Aschoff sinuses" of the human gall bladder. Bull. Johns Hopk. Hosp. **41**, 77 (1927). — Hanser, R.: Gallenblase und Gallenwege. In Handbuch der speziellen pathologischen Anatomie und Histologie, Bd. V/2, S. 748. Berlin: Springer 1929. — Harms, E.: Über Druckmessungen im Gallen- und Pankreasgangsystem. Arch. klin. Chir. **147**, 637 (1927). — Harting, K.: Über die feinere Innervation der extrahepatischen Gallenwege. Z. Zellforsch. **12**, 518 (1931). — Heinsen, H. A.: Die Pankreopathien. Akute und chronische Erkrankungen der Bauchspeicheldrüse. Stuttgart: Ferdinand Enke 1953. — Henning, N., u. W. Baumann: Lehrbuch der Verdauungskrankheiten. Stuttgart: Georg Thieme 1949; 2. Aufl. 1956. — Hermann, H.: Das Nervensystem der menschlichen Gallenblase und seine Veränderungen bei Cholelithiasis. Virchows Arch. path. Anat. **322**, 17 (1952). — Hess, W.: Klinische Pathologie der Papilla Vateri. Schweiz. med. Wschr. **1955**, 495. ~ Operative Cholangiographie. Technik, Diagnostik, Praxis. Stuttgart: Ferdinand Enke 1955. — Hjort, E.: Contribution to the knowledge of pancreatic reflux as an aetiolical factor in chronic affections of the gallbladder. An experimental study. Acta chir. scand. **96**, Suppl. 76, 134 (1947). — Hoerstke, H.: Cholecystopathie nach Magenresektion unter Berücksichtigung der Cholecystopathie bei und nach Ulcus duodeni. Dtsch. med. Wschr. **1949**, 905. — Hoesch, K.: Über den primären Trypsinangriff im Pankreas, in den Gallenwegen und der Leber. Z. klin. Med. **110**, 735 (1929). — Hohlweg, H., u. W. Schmidt: Störungen der Magensekretion nach Gallenblasenexstirpation und beim Cysticusverschluß. Dtsch. med. Wschr. **1910**, 2220. — Hunt, H. B., N. F. Hicken and R. R. Best: Exploration of biliary ducts by cholangiography during and following operation. Amer. J. Roentgenol. **38**, 532 (1937).
Jeanjean, R.: Les états d'hypertonie du sphincter d'Oddi. Thèse Lyon 1944.
Kalk, H.: Probleme und Ergebnisse der Gallenwegsdiagnostik. Z. klin. Med. **109**, 118 (1929). ~ Erfahrungen mit der Laparoskopie. (Zugleich mit Beschreibung eines neuen Instrumentes.) Z. klin. Med. **111**, 303 (1929). ~ Funktionelle Gallenwegsdiagnostik. Z. ärztl. Fortbild. **27**, 620, 660 (1930). — Über Laparoskopie. Med. Klin. **1932**, 995. ~ Die chronischen Verlaufsformen der Hepatitis epidemica im Hinblick auf ihre klinische Symptomatologie. Dtsch. med. Wschr. **1947**, 471. — Kalk, H., u. W. Schöndube: Beiträge zur Motilität der Gallenblase. Klin. Wschr. **1924**, 2151. ~ Über die Funktion der Gallenblase. Untersuchungen an Normalen an Hand der Pituitrin- bzw. Hyphysinprobe. Z. ges. exp. Med. **53**, 461 (1926). — Kalk, H., u. P. Siebert: Ulcus duodeni und Gallenwege. Klin. Wschr. **1927**, 2313. — Kapandji, M.: Le spasme du sphincter Mirizzi et les mouvements du cholédoque décelés par la radiomanométrie transhépato-vésiculaire préopératoire. Sem. Hôp. **1954**, Nr 39. — Katsch, G., u. M. Gülzow: Die Krankheiten der Bauchspeicheldrüse. In Handbuch der inneren Medizin. Berlin: Springer 1952. — Klein, H., u. W. Fischer: Zur Pathologie der Gallenblase. Zbl. allg. Path. path. Anat. **95**, 360 (1956).
La Manna, S.: Häufigkeit und morphologische Kennzeichen der Cholangitiden. Virchows Arch. path. Anat. **296**, 240 (1936). ~ Zur Pathogenese der Cholangitiden. Virchows Arch. path. Anat. **298**, 44 (1937). — Lang, H.: Zur Frage der Funktion des Hepaticus-Choledochus-Systems. Chirurg **17**, 70 (1947). — Lauda, E.: Die Cholangitischen Cirrhosen. Verh. dtsch. Ges. Verdau.- u. Stoffwechselkr. (17. Tagg) 269 (1953). — Lemmel, G., u. W. Büttner: Über die genetischen Beziehungen zwischen Mikrolithen und Gallensteinen, insbesondere Pigmentkalksteinen. Dtsch. Arch. klin. Med. **174**, 641 (1932). ~ Mikrolithen in der Galle. Beitr. path. Anat. **91**, 18 (1933). — Leriche, R.: Image lipiodolée du canal de Wirsung sur

le vivant. Bull. Soc. nat. Chir. **50**, 1316 (1930). — LICHTWITZ, L.: Zur Genese der Gallensteine. Münch. med. Wschr. 1908, 629. ~ Über die Bildung von Harn- und Gallensteinen. Ergebn. inn. Med. **13**, 1 (1914). ~ Prinzipien der Konkrementbildungen. In Bethe-Bergmanns Handbuch der normalen und pathologischen Physiologie, Bd. IV, S. 641 (1929). — LINDBERG, N.: Erfahrungen mit der primären Cholangiographie unter besonderer Berücksichtigung etwaiger Schädigungen des Pankreas. Acta chir. scand. **85**, 260 (1951). — LINZENMEIER, G.: Zur Histologie und Pathogenese des Gallensteinleidens. Frankfurt. Z. Path. **63**, 562 (1952). — LOEFFLER, L.: Über die vermeintlichen Wechselbeziehungen zwischen Krankheiten des Pankreas und der Gallenwege. Z. klin. Med. **110**, 748 (1929). — LÜTKENS, U.: Aufbau und Funktion der extrahepatischen Gallenwege. Leipzig: F. C. W. Vogel 1926. ~ Leber-Gallenwegssystem und weibliches Genitale. Berlin u. München: Urban & Schwarzenberg 1948. — LYON: Diagnosis and treatment of the gallbladder and biliary tract. J. Amer. med. Ass. **73**, 980 (1919). ~ Can the gallbladder empty through duodenal drainage? Is the gallbladder the source of „B"-bile? Arch. intern. Med. **43**, 147 (1929).

MALLET-GUY, P.: La chirurgie biliaire sous contrôle manométrique et radiographique. XLVIII. Congr. franç. de Chir. 1945. — MALLET-GUY, P., et H. BÉZES: Réinterventions pour „récidive" après cholécystectomie. Technique et résultats. Lyon chir. **44**, 419 (1949). — MALLET-GUY, P., P. BLONDET et J. DESLOUS: Le syndrome d'hypertonie de la voie biliaire principale. Arch. mal. Appar. dig. **38**, 383 (1949). — MALLET-GUY, P., et DURAND: Les syndromes d'hypertonie des voies biliaires. Maladie du sphincter cystique, maladie du sphincter d'Oddi. Résultats du traitment chir. Presse méd. **1951**, 568. — MALLET-GUY, P., J. FÉROLDI, DURAND et ALMASQUE DEDEN: Le syndrome douloureux fonctionnel du canal de Wirsung. Dystonie du sphincter pancréatique. Lyon chir. **46**, Nr 4 (1953). — MALLET-GUY, P., J. FEROLDI et F. MICEK: Maladie du sphincter d'Oddi. Analyse de 70 observations recueillies du 12. 7. 45 au 7. 5. 49. Lyon chir. **45**, 181 (1950). — MALLET-GUY, P., et R. GUILLET: Innervation des voies biliaires et chirurgie. Lyon chir. **38**, 435 (1943). — MALLET-GUY, P., R. GUILLET et DURAND: Le reflux dans le canal de Wirsung au cours des cholangiographies. Lyon chir. **43**, Nr 6 (1948). — MALLET-GUY, P., et R. JEANJEAN: Hypertonie généralisée des voies biliaires. Efficacité remarquable du sulfate β-phényl-isopropylamine. Lyon chir. **41**, 728 (1946). — MALLET-GUY, P., R. JEANJEAN et MARION: La chirurgie biliaire sous contrôle manométrique et radiologique peropératoire. Paris: Masson & Cie. 1947. — MANCKE, R.: Diagnostik und Therapie der Cholangitis. Acta hepat. (Hamburg) 1, 1 (1935). ~ Diagnostik und Therapie der Cholangitis. Arch. phys. Ther. (Lpz.) **5**, 108 (1953). ~ Die Cholangitis. Ärztl. Praxis 1956, Nr 3, 4, 5. — MARKOFF, N.: Cholangitis und cholangitische Hepatopathien. Ergebn. inn. Med. u. Kinderheilk., N. F. **8**, 123 (1957). — MARKUS, H.: Über Kalkmilchgalle. Dtsch. Z. Chir. **238**, 492 (1933). — MEHNEN, H.: Die Bedeutung der Mündungsverhältnisse von Gallen- und Pankreasgang für die Entstehung der Gallensteine. Langenbecks Arch. klin. Chir. **192**, 559 (1938). — MILLBOURN, E.: On postoperative cholangiography of patients operated on by cholecystectomy. Acta chir. scand. **99**, 168 (1949). ~ Zit. nach W. HESS, Operative Cholangiographie, Technik, Diagnostik, Praxis. Stuttgart: Georg Thieme 1955. — MIRIZZI, P. L.: La colangiografia durante las operaciones de las vias biliaires. Bol. Soc. Cir. B. Aires **16**, 1133 (1932). ~ La cholangiographie opératoire; quinze années d'expérience. Lyon chir. **43**, 385 (1948). ~ La contraction du canal hépatique. Mém. Acad. Chir. **77**, 732 (1951). — MITTY, W. F., and L. M. ROUSSELOT: Cholesterosis of the gallbladder. Gastroenterology **32**, 910 (1957).

NAJARIAN, J. S., D. E. HINE, R. M. WHITROCK and H. J. McCORKLE: Effect of pancreatic secretions on the gallbladder. A. M. A. Arch. Surg. **74**, 890 (1957). — NAUNYN, B.: Gallensteine, ihre Entstehung und ihr Bau. Jena 1921. ~ Versuch einer Übersicht und einer Ordnung der Gallensteine des Menschen. Jena 1924. — NEGRI, A.: Histofisiopatologia de las vias biliares. Lopez ed. Buoenos Aires 1941. — NUBOER, J. F.: Studien über das extrahepatische Gallenwegssystem. Frankfurt. Z. Path. **41**, 454 (1931).

OHLY, A.: Über die Säurewerte des Magens bei Cholecystopathie. Arch. Verdau.-Kr. **45**, 239 (1929). — ORATOR, V.: 2 Beiträge zur Cholecystographie. I. Mangelnde Gallenblasenkontrastfüllung bei Geschwürskranken als häufiges Fehlresultat. Dtsch. Z. Chir. **205**, 82 (1927).

PFUHL, W.: Die Gallenblase und die extrahepatischen Gallengänge. In Handbuch der mikroskopischen Anatomie des Menschen, Bd. V/2, S. 426. Berlin: Springer 1932. — PHEMISTER: Cholecystitis and cystic duct obstruction. Significance in the formation of gallstones rich in calciumcarbonate and in calcification of the gallbladder wall. J. Amer. med. Ass. **97**, 1843 (1931). — POPPER, H. L.: Untersuchungen über das Vorhandensein von Pankreasfermenten in der Galle. Wien. klin. Wschr. **1929**, 800. ~ Zur Pathogenese der akuten Pankreaserkrankungen und der perforationslosen galligen Peritonitis. Med. Klin. **1932**, 1384. ~ Über postoperative Pankreatitis nach Operationen am Gallensystem. Dtsch. Z. Chir. **236**, 124 (1932). ~ Pankreassaft in den Gallenwegen. Arch. klin. Chir. **175**, 660 (1933). ~ Paravertebrale Injektion bei Pankreatitis. Zbl. Chir. **60**, 2050 (1933). ~ Die Pathogenese der akuten Pankreaserkrankungen. Wien. klin. Wschr. **1934**I, 295. ~ Bedeutung des Eindringen von Pankreassaft in die Gallenwege. Bruns' Beitr. klin. Chir. **164**, 125 (1936). —

Potter, J. C., and F. C. Mann: Pressure changes in biliary tract. Amer. J. med. Sci. 171 202 (1920).

Ritter, C.: Die gallige Peritonitis ohne Perforation. Langenbecks Arch. klin. Chir. 118, 54 (1921). — Rost, F.: Die funktionelle Bedeutung der Gallenblase. Experimentelle und anatomische Untersuchungen nach Cholecystektomie. Mitt. Grenzgeb. Med. Chir. 26, 710 (1913).— Rovsing, Th.: Pathogenese der Gallensteinkrankheit. Acta chir. scand. 55, 4 (1923). ~ Weitere Beiträge zur Pathogenese der Gallensteinkrankheit. Acta chir. scand. 56, 103 (1924).

Schaare, Ü.: Canalisspasmus und Cholecystopathie. Z. klin. Med. 130, 734 (1936). — Schäfer, W.: Zur Physiologie und Pathologie der Gallenblase in Schwangerschaft, Geburt und Wochenbett unter besonderer Berücksichtigung der Steinentstehung in dieser Periode. Arch. Gynäk. 150, 696 (1932). — Schaffer, J.: Lehrbuch der Histologie und Histogenese. Leipzig 1933. — Schmieden, V.: Über die „Stauungsgallenblase". Zbl. Chir. 47, 1257 (1920). Schmieden, V., u. C. Rohde: Die Stauungsgallenblase mit besonderer Berücksichtigung der Ätiologie der Gallenstauungen. Langenbecks Arch. klin. Chir. 118, 14 (1921). —Schöndube, W.: Zur Kenntnis und Behandlung der dysfunktionellen Beschwerden stein- und entzündungsfreier Gallenblasen. Med. Welt 1929, Nr 43. ~ Über Dysfunktion stein- und entzündungsfreier Gallenblasen. Z. klin. Med. 109, 447 (1929). ~ Über die Physiologie der Gallenblasenentleerung. Klin. Wschr. 1929 II, 2059. ~ Zur Differenzierung der Gallenwegsdyskinesien. Z. klin. Med. 135, 542 (1939). ~ Kritische Bemerkungen zur normalen Gallenblasenentleerung. Z. klin. Med. 144, H. 2 (1944). ~ Die Erkrankungen der Gallenwege. Stuttgart: Ferdinand Enke 1956. — Schöndube, W., u. H. Kalk: Über moderne Methoden in der Diagnostik der Gallenblasenerkrankungen. Med. Klin. 1925, 1949. — Schreiber, H.: Zum Bau und Entleerungsmechanismus der Gallenblase. Anat. Anz. 87, 257 (1939). ~ Das Muskellager der menschlichen Gallenblasenwand im Vergleich zu den vierfüßigen Säugern. Z. Anat. Entwickl.-Gesch. 111, 91 (1941/42). ~ Konstruktionsmorphologische und topische Betrachtungen über die menschlichen extrahepatischen Gallenwege und ihre Bedeutung für den Entleerungsmechanismus der Gallenblase. Klin. Wschr. 1943, 511. ~ Der Muskelapparat des duodenalen Choledochusendes (Papilla Vateri) beim Menschen. Langenbecks Arch. klin. Chir. 206, 211 (1944). — Selberg, W.: Die pathologische Anatomie der Cholangitis. Verh. dtsch. Ges. Verdau.- u. Stoffwechselkr. (17. Tagg) 230 (1953). ~ Die Pathologie der Cholangitis. Dtsch. med. J. 1955, 341. — Shikinami, J.: Beiträge zur mikroskopischen Anatomie der Gallenblase. Anat. H. 36, 551 (1908). — Siegmund, H.: Selbständige intrahepatische Cholangitis. Beitr. path. Anat. 87, 425 (1931). — Silvani, H. L., and H. J. McCorkle: Temporary failure of gallbladder visualization by cholecystography in acute pancreatitis. Ann. Surg. 127, 1207 (1948). — Stepp, W., u. G. Düttmann: Über die Gewinnung von Gallenblaseninhalt mittels der Duodenalsonde. Klin. Wschr. 1923 II, 1587.

Telfer, S. V.: The concentration of biliary constituents in the human gall-bladder. Glasg. med. J. 30, 395 (1949). — Tietze, A., u. K. Winkler: Die Beteiligung des Leberparenchyms an der Gallensteinkrankheit. Langenbecks Arch. klin. Chir. 129, 1 (1924). — Torinoumi, K.: Woher stammt das Cholesterin der Gallensteine? Beitr. path. Anat. 72, 456 (1924). — Troell, A.: Beobachtungen bei Cholesterosis vesicae felleae. Langenbecks Arch. klin. Chir. 185, 211 (1936).

Wallraff, J., u. K. F. Dietrich: Zur Morphologie und Histochemie der Steingallenblase des Menschen. Z. Zellforsch. 46, 155 (1957). — Weitz, W.: Die Vererbung innerer Krankheiten, 2. Aufl. Hamburg: Nölke 1949. — Westphal, K.: Muskelfunktion, Nervensystem und Pathologie der Gallenwege. Z. klin. Med. 96, 847 (1922). ~ Die Motilität der Gallenwege und ihre Beziehungen zur Pathologie. Verh. dtsch. Ges. inn. Med. 34, 46 (1922). ~ Muskelfunktion, Nervensystem und Pathologie der extrahepatischen Gallenwege. Z. klin. Med. 96, 22 (1923). ~ Über Physiologie, Pathologie und Therapie der extrahepatischen Gallenwege. Klin. Wschr. 1924 I, Nr 25. ~ Über Physiologie, Pathologie und Therapie der Bewegungsvorgänge der extrahepatischen Gallenwege. Klin. Wschr. 1924 II, 1105. ~ Die durch Dyskinesie der Ausführungsgänge bedingten Pankreasfermentschädigungen an den Gallenwegen und der Leber. Z. klin. Med. 109, 55 (1929). ~ Die Bewegungs- und Resorptionsstörungen an den Gallenwegen und ihre Gefahren. Verh. dtsch. Ges. inn. Med. (44. Kongr.) 354 (1932). ~ Die Gallenwegserkrankungen in ihrer Beziehung zur Pankreatitis. Münch med. Wschr. 1936 II, 1553. — Westphal, K., F. Gleichmann u. W. Mann: Über Gallenwegsfunktion und Steinleiden. Berlin: Springer 1931. — Westphal, K., F. Gleichmann u. Gg. Soika: Tierexperimentelle Beobachtungen über nervös bedingte Resorptionsschwankungen der Gallenblase mit teilweiser Berücksichtigung des Lebergallenflusses. Pflügers Arch. ges. Physiol. 227, 204 (1931). — Westphal, K., u. W. Schöndube: Einige Bemerkungen zur Physiologie der extrahepatischen Gallenwege. Klin. Wschr. 1927 II, 2417. — Whitaker, L. R.: The mechanism of the gallbladder. Amer. J. Physiol. 78, 411 (1926). ~ Problems in normal and abnormal physiology of the gallbladder. Arch. Surg. (Chicago) 18, 1783 (1929). — Wichels, P.: Aussprache. Verh. Ges. inn. Med., Wiesbaden, 1932.

Zandanell, E.: Über die Häufigkeit aberranter Gallengänge im Gallenblasenbett. Virchows Arch. path. Anat. 317, 770 (1950).

General pathology of the musculo-skeletal system*.

By

WALTER G. J. PUTSCHAR-Charleston, W. Va. (USA.)

With 49 figures.

Introduction.

In keeping with the motto of this volume, "organ structure as the basis of organ function and organ disease", I have emphasized new basic data which have become available in recent years through new investigational approaches. This emphasis reflects my conviction that such data are the essential building stones for any valid modern concept of general pathology.

The remarkable recent revival of interest in the problems of bone on the part of investigators in all fields of basic science and clinical medicine justifies devoting the major portion of this article to this subject. The literature is extensive beyond the possibility of complete coverage by one person; therefore the selection presented is personal without pretense of completeness[1]. Since space is limited I have favored the literature of the last 10 years and often elected to utilize work not included in other recent surveys. I have attempted to present essential data of functional anatomy and general pathology of the musculo-skeletal system with key references for study beyonds the scope of this article[2].

The integration of the musculo-skeletal system.

The musculo-skeletal system is structurally and functionally a unit; it can be fully understood only if this concept is kept in mind while artificially separated parts of it are studied. This unity is reflected in the close interrelationship between pathological changes of bones, joints, and muscles. Whenever one of the three major components of the locomotor system becomes abnormal the other two will ultimately undergo secondary changes. It is not necessary to quote the many examples that come to mind to illustrate this point.

An intimately integrated relationship also prevails between the bone and the bone marrow. This is reflected in the manifold bone changes occurring in affections of the blood forming marrow[3]. This mutual dependenee is most clearly apparent in the course of osteomyelosclerosis[4].

---

* This article is dedicated to Dr. PAUL KLEMPERER of New York on the occasion of his 70th birthday.

Finished July 1957 with a final revision March 1958.

From the Department of Pathology, Charleston General Hospital, Charleston, W. Va. (USA).

[1] A valuable annotated bibliography of almost 3000 titles covering only normal structure, composition, and growth of bone, over the period from 1930–1953, has been published by the U.S. Goverment Printing Office from the reference division of the Armed Forces Medical Library in Washington, D. C. (1955) under the guidance of Dr. L. C. JOHNSON.

[2] For criticism and suggestions I am greatly indebted to Dr. LENT C. JOHNSON (Washington D. C.), Dr. PAUL KLEMPERER (New York), Prof. P. LACROIX (Louvain), and Prof. E. UEHLINGER (Zürich).

[3] For detailed discussion see SUSSMAN 1950.   [4] OECHSLIN 1957.

The mechanical continuity of the main constituents of the musculo-skeletal system and their smooth function are made possible by the minor constituents of this system: the tendons, tendon sheaths, and bursae in their remarkable adaptation to local needs. Specially differentiated gliding areas are present wherever moving tendons are in intimate contact with bone[1]. Bursae serve as cushions between muscles and bony protuberances and form newly in pathological pressure areas[2]. Tendons bear the brunt of mechanical power transfer from the muscles to the skeleton. Therefore all the mechanically heavily burdened tendons show a high incidence of degenerative changes after the age of 30 consisting of fraying, deposition of lipids and calcium, and formation of degenerative cysts[3]. The tendon insertions on the bones frequently become the seat of painful lesions (acrostealgias) caused by mechanical use and abuse[4]. The inflammatory diseases of bursae and tendon sheaths largely reflect similar processes in the synovial membrane of joints.

The three major constituents of the locomotor system, bones, joints, and muscles, will be dealt with separately in the following chapters as if they were independent units.

I. Bones.

1. The matrix.

The matrix of bone consists of organic material, inorganic material, and water. The inorganic portion contains in addition to the bone mineral (analytically recovered as bone ash) the components of the so-called "CO_2 space" (representing mainly CO_2 with some admixture of sodium, potassium, chloride, and water of crystallization). Recent analytical data related to volume and to weight have become recently available (see Table 1).

Table 1. *Analytical data of cortical bone of normal dogs.* [After ROBINSON and ELLIOTT, J. Bone J. Surg. A **39** (1957)].

Dry bone	Density	Degree of Calcification	Vol.-%		
			Ash	CO_2	Organic
Very young dogs .	2.27	75%	49.3	5.6	45.1
Adult dogs	2.33	98%	51	10.2	39.8

A. The organic portion (bone matrix).

The organic fraction of bone consists in round figures of 93% collagen, 1% mucopolysaccharide-protein complex, 5% "resistant" protein and 1% citrate (calculated from analytic data of EASTOE and EASTOE 1954)[5].

Bone collagen. The organic portion of bone consists mainly of braided and matted collagen bundles[6]. The collagens form a family of closely related fiber-proteins with identical crystalline x-ray diffraction pattern but slight variation of amino acid composition depending on the source of the material (see Table 2). Eletronoptically bone collagen appears almost identical to collagen from other sources. Its periodicity is about 640 Å in the mature fiber, usually without

---

[1] For detailed discussion see STILWELL jr. and GRAY 1954.
[2] For experimental data see GELBKE and HERZOG 1951.
[3] F. J. LANG and SCHNEIDER 1954.
[4] For detailed discussion see BURCKHARDT 1952.
[5] For detailed review and bibliography of the biochemistry of bone matrix see EASTOE 1956.
[6] See the chapter on intercellular substances (Zwischensubstanzen) by ROULET and RATZEN-HOFER in volume III/1 of this handbook and F. WASSERMANN 1956.

Table 2. *Amino acid composition of collagens, gelatin and osseomucoid (grams of amino acid in 100 g dry, ash-free, protein).* (From EASTOE in BOURNE, Biochem. and Physiol. of Bone. New York: Academic Press, 1956.)

	Gelatin	Ox hide collagen	Cattle bone collagen	Collagen from compact bone		Osseo-mucoid
				(ox femur)	(human femur)	
Reference	TRISTRAM (1953)		NEUMAN (1949)	EASTOE (1955)		EASTOE and EASTOE (1954)
Methods	Various		Micro-biological	Resin column chromatography		
Total nitrogen*	18.0	18.6	18.0	18.26	18.45	11.3
Alanine	9.3	9.5	—	10.5	10.9	3.70
Glycine	26.9	27.2	23.3	25.3	25.8	2.65
Valine	3.3	3.4	2.7	2.65	2.97	4.50
Leucine	3.4	} 5.6	3.4	3.93	3.60	7.27
Isoleucine	1.8		2.1	1.73	1.88	3.65
Proline	14.8	15.1	—	14.7	15.3	4.24
Phenylalanine	2.55	2.5	2.6	2.88	2.49	2.86
Tyrosine	1.0	1.0	0.98	0.56	0.86	1.98
Tryptophan	0.0	0.0	< 0.01	—	—	—
Serine	3.18	3.37	3.1	4.24	4.06	3.61
Threonine	2.2	2.28	2.3	2.52	2.35	4.13
Cystine	0.0	0.0	0.11	0.0	0.0	1.13
Methionine	0.9	0.8	0.72	0.80	0.84	1.09
Arginine	8.55	8.59	9.0	9.2	8.8	3.87
Histidine	0.73	0.74	0.64	0.96	0.96	2.65
Lysine	4.60	4.47	5.5	4.11	4.40	4.26
Aspartic acid	6.7	6.3	—	7.1	6.7	9.66
Glutamic acid	11.2	11.3	11.2	11.9	11.4	11.67
Amide N*	0.07	0.66	—	0.63	0.56	1.07
Hydroxyproline	14.5	14.0	14.1	14.1	14.1	0.00
Hydroxylysine	1.2	1.1	**	1.12	0.62	0.00
Glucosamine	—	—	—	0.00	0.00	1.23
Galactosamine	—	—	—	0.00	0.00	7.67
Total	116.81	117.25	—	118.3	118.0	81.82
% Recovery by weight .	97.6	98.0	—	99.0	98.6	circa 70

* Not included in total. ** Probably included in "lysine" figure.

evidence of small banding. The doublet band is pronounced. Its two 100 Å denser components (δ of WOLPERS) are separated by a less dense area (γ of WOL-PERS) of 200 Å [1]. The distance between adjacent collagen fibers was calculated as 100–300 Å from x-ray diffraction data [2]. The size and appearance of the bone collagen fiber in the human depends on age. In infant bone the fibers are rather loosely packed and range in diameter from 380–530 Å. The major periodicity varies from 560–620 Å. Up to five subperiod bands may be observed at this age. In middle aged bone the fibers are more closely packed, have a fairly uniform diameter of 800 Å, and exhibit regular periodicity to 630–640 Å only. In senile bone the fibers are even more closely packed and have diameters ranging from 1000–1500 Å. The doublet band ramains distinct [3]. Fiber diameters resembling infant bone have been demonstrated in "condensing osteitis" which would indicate that the fiber diamter depends more on the age of the individual lamella of bone tissue than

[1] ROBINSON and WATSON 1952.   [2] CARLSTRÖM, ENGSTRÖM and FINEAN 1955.
[3] ROBINSON and WATSON 1952, SCHWARZ and PAHLKE 1953.

that of the patient[1]. There is apparently little—if any—metabolic turnover in the life span of bone collagen in contrast to the behavior of the mineral.

Ground substance of bone (osseomucoid).

Chemistry. HAWK and GIES (1901) first isolated a mucopolysaccharide-protein fraction from bone which they called osseomucoid. This fraction, although small in amount is essential to the structure of bone. It consists of macromolecules of firmly bound carbohydrate and protein. The complete chemistry is not known. The *carbohydrate fraction* contains a chondroitin sulfate. Paper chromatography of hydrolysates of osseomucoid yielded: galactosamine, glucuronic acid, galactose, glucosamine, and some mannose[2]. The *protein fraction* of hydrolysate of osseo-mucoid analyzed by ion-exchange chromatography yielded protein different from collagen. The difference consists in absence of hydroxyproline, greatly diminished amounts of glycine, alanine and proline, and much more leucine and tyrosine than in collagen (see Table 2). It apparently is a globular protein related to the serum proteins. This indicates that the protein fraction is an essential constituent of the mucopolysaccharide-protein complex rather than an accidental ingredient consisting of degraded collagen, as formerly believed[2].

Morphology. This ground substance, comparable to that of other connective tissues, has no definite electronoptic or light-microscopic shape or distinct locali-zation. It presumably varies from liquid to semisolid consistency. It may serve as a cement substance between the collagen fibers. The very small amount present in bone would be sufficient to fulfill this function, since the small number of positively charged groups present on collagen at physiological p_H could develop polar bonds with the negatively charged sulfate groups of chondroitin sulfate[2]. Some information is available from staining procedures. Ground substance in bone—as elsewhere—stains metachromatically red with methylene blue. This physicochemical behavior of some dyes (first observed and described by EHRLICH) apparently depends on high molecular weight, presence of acidic groups and a high state of polymerization.

Such metachromasia is only demonstrable in decalcified bone and vanishes after depolymerization with hyaluronidase[3]. The periodic acid-fuchsin sulfite (leucofuchsin) method of HOTCHKISS is presumably based on the oxidative con-version of adjacent hydroxyl or hydroxyl-animo groups of insoluble carbo-hydrates to aldehyde groups. The stain varies from pale pink to purple red as the number of reacting groups increases. Mature bone stains pale pink which is interpreted as a sign of a high state of polymerization of the ground substance. Bone in the process of deposition and resorption shows more intensive stain indicating a lower state of polymerization of the mucopolysaccharides in these phases. The mucopolysaccharides and the degree of their polymerization may play a part in determining calcifiability of matrix[3].

Studies on fresh operative and older human bone material with microdensio-metry and special stains (Hotchkiss, Azan, Toluidin blue) have shown rapid loss of density with enlargement of pores probably due to depolymerization of mucopolysaccharides with diffusion. This change is most pronounced in the first $1^1/_2$ hours after death. The cause is probably not only acidification but also possibly activation of hyaluronidase[4].

The "resistant" protein. This fraction dissolves only on prolonged boiling in water. It has been found to be different from collagen and elastin by paper

---

[1] HUBER and ROUILLER 1951.   [2] EASTOE 1956.   [3] McLEAN and URIST 1955.
[4] DETTMER, SCHMITT-ROHDE and HABERICH 1956.

chromatography. It is probably a heterogeneous material and may not be part of the bone matrix proper. Contents of vascular bone channels are considered as the main source. However, the lining membranes (Grenzmembran) of the osteocyte cavities and of their canaliculi may contribute to this fraction[1] since their higher resistance against hydrochloric acid[2] and against alkali[3] has been demonstrated.

B. The inorganic portion (the bone mineral)[4].

The inorganic portion of bone represents about 99% of the total calcium and 90% of the phosphorus[5] in the mammalian and in the human body. It fulfills the double function of lending mechanical stability to the skeleton and of providing a reserve depository of mineral in chemical equilibrium with the body fluids.

Chemistry. Analysis shows the principal ions present are calcium, phosphate, hydroxyl and carbonate which used to be expressed as calcium phosphate (about 90%) and calcium carbonate (about 10%). Much work has been done in recent years to clarify the structure, particle size and arrangement of this material[6], particularly with x-ray diffraction, microradiography, autoradiography and electron microscopy. The crystalline nature was early recognized and identified with the lattice pattern of apatite mineral[7]. The most generally accepted mineral to represent the bone salt is hydroxyapatite of the general formula $Ca_{10}(PO_4)_6(OH)_2$[8] although other compounds such as α-tricalcium phosphate of the formula $Ca_9(PO_4)_6H_2(OH)_2$ have been proposed mainly on chemical grounds[9]. This disagreement seems to be resolved by the fact that the chemical composition of the bone salt crystal is not uniform and not permanent.

The crystal. The apatite lattice—as demonstrated by x-ray diffraction—is isomorphous and therefore common to a whole series of solid calcium phosphates with Ca/P ratios varying from 1.3–2.0[10]. This family of compounds with the identical crystal lattice of hydroxypatite was found both in normal and abnormal bone[11]. Heterotopic ossification[12] and pathological calcifications show the same crystal pattern[13].

This apparently is generally true for all vertebrates while the calcified mineral structures of invertebrates show the calcite lattice. In the human normally only the otoliths and abnormally gallstones and pancreatic stones show calcite lattice. The aragonite lattice was seen only once in one probably parasitic calcified cyst of a human liver[13].

The crystals are extremely small and consist of unit cells with dimensions of 9.42 Å on the a axes and 6.88 Å on the c axis[14]. The crystals are described as rod shaped, measuring 220×65 Å from x-ray crystallographic studies[15]. The data from electron microscopy give somewhat different results with an average size around 350–400 Å in length and width and 25–50 Å in thickness, shaped as

[1] EASTOE 1956.   [2] CARLETON and LEACH 1949.   [3] WEINMANN and SICHER 1947.
[4] For a most complete up to date coverage of the problem see NEUMAN and NEUMAN 1958.
[5] COPP 1957.
[6] Recent reviews and literature: BRANDENBERGER and SCHINZ 1945, ROBINSON and WATSON 1955, CARLSTRÖM and ENGSTRÖM 1956, ENGSTRÖM 1956, NEUMAN and NEUMAN 1957.
[7] DE JONG 1926.
[8] KLEMENT 1929, KLEMENT and TRÖMEL 1932.
[9] DALLEMAGNE and BRASSEUR 1947.   [10] NEUMAN and NEUMAN 1957.
[11] BRANDENBERGER and SCHINZ 1945, ENGSTRÖM and ZETTERSTRÖM 1951.
[12] ENGFELDT and ENGSTRÖM 1954.   [13] BRANDENBERGER and SCHINZ 1945.
[14] ENGSTRÖM 1956.   [15] FINEAN and ENGSTRÖM 1953.

hexagonal plates[1] (Fig. 1). There has been no general agreement on the shape of the crystallites. It has been recently suggersted that the platelike structures seen electronoptically may represent lateral aggregates of rod shaped crystals[2].

Ionic exchange. The point of primary importance is the extremely small size which largely determines their behavior. The smaller the crystal the more unit cells border the surface and exhibit electrostatic asymmetry. The correction of this asymmetry for such small and thin crystals can only be accomplished by chemisorption of oppositely charged ions[3]. This creates special problems from the viewpoint of crystallography and surface chemistry. There is constant ion exchange between solution and crystal allowing penetration into the hydration shell, onto the crystal surface, into the lattice of a surface unit cell or finally, through the process of recrystallization, into the interior cells. The surface exchange involves displacement of

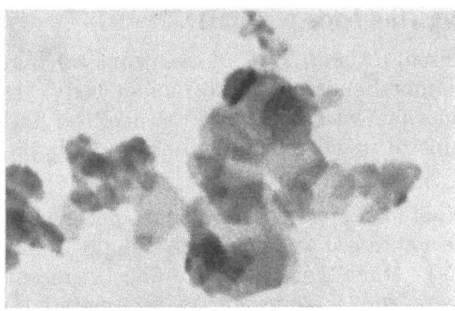

Fig. 1. Apatite crystals from steamed cattle bone blended, electron microscope 100000 ×. (From ROBINSON 1952.)

hydrated Ca, PO_4 and OH-ions by any suitable solute ion, but not all of them can penetrate into the lattice (see Table 3[3]). The carbonate is most likely mainly chemisorbed to the crystal surface in an amont not sufficient to reveal its presence in ordinary x-ray diffraction patterns[4]. The varying size and variable chemistry of the crystal, and especially of its surface and hydration shell, necessitate the assumption of variable solubility rather than a fixed solubility product of a uniform bone mineral as formerly assumed[3].

The shortest axis of the plate shaped crystal defines the percentage of unit cells exposed on the surface. This varies from 100% in forming minute crystals of one unit thickness to 60–80% in adult bone and 20–40% in senile bone[1]. The youngest crystals are the smallest, the most highly hydrated, the most imperfect and have the most active ionic exchange. The crystal surface of the bone mineral is enormous—averaging in adult bone by best present estimates 100–300 m² per gram. With the growth of the crystal the inner structure becomes more perfect as all the lattice positions fill, the hydration decreases and proportionately fewer unit cells are contiguous to the surface.

The size of the crystal varies considerably with the age of the bone. In infant bone mineral particles of 50–100 Å without definable crystal shape

Table 3. *A summary of established ion-exchange reactions in bone mineral.* [From NEUMAN and NEUMAN: Amer. J. Med. **22** (1957).]

Ion	Lattice ion displaced	Penetration into		
		hydration Shell	crystal surface	crystal interior
K⁺	—	+	—	—
Na⁺	Ca^{++}	+	+	—
UO_2^{++}	Ca^{++}	+	+	—
Sr⁺⁺	Ca^{++}	+	+	+
Ra⁺⁺	Ca^{++}	+	+	+
Ca^{45++}	Ca^{++}	+	+	+
Cl⁻	—	+	—	—
CO_3^-	$PO_4^{\equiv}$	+	+	—
Citrate≡	$PO_4^{\equiv}$	+	+	—
$P^{32}O_4^{\equiv}$	$PO_4^{\equiv}$	+	+	+
F⁻	OH⁻	+	+	+

[1] ROBINSON and WATSON 1955.   [2] FERNÁNDES-MORAN and ENGSTRÖM 1957.
[3] NEUMAN and NEUMAN 1957.   [4] ENGSTRÖM 1056.

prevail with few crystals reaching a length of 250–300 Å. In middle aged bone a large percentage of the crystals reaches measurement of 400×200–300×25–50 Å, while many are only 180 Å long. In old age the crystals are considerably larger and a few reach dimensions of $1500 \times 500 \times 100$ Å[1].

The *water* content of cortical bone is inversely proportional to the size of the crystal. It varies from 60% in young forming bone to 10% in senile bone[2]. Most of the water is apparently present in bound form in the crystal and in the hydration shell and not as free interstitial water as previously assumed. This view is supported by the observation that even with enormous centrifugal forces only a minimal amount of water can be separated from bone powder.

Crystal-collagen relations. The orientation of the crystal is coordinated with the arrangement of the collagen fibers of the organic matrix in such a manner that the long c axis lies parallel to the fiber, and therefore also to the long axis of the bone. This was early suspected and predicted on the basis of observations in polarized light[3], and has been confirmed by all recent investigators using x-ray diffraction techniques or eletron microscopy.

The two possible types of calcification and their relationship to collagen have been discussed by W. J. SCHMIDT (1947): 1. High speed calcification forming spherocrystals as observed in the most primitive bone of the exoskeleton of bony fish and in its equivalent the globuli of dentin. 2. Homogeneous formation of apatite crystals oriented during their deposition by the presence and direction of the collagen fibers as observed in the internal skeleton of vertebrates. He suspects that the difference may be only a gradual one with an initial microspheritic phase preceding the laying down of hexagonal crystals under the orienting influence of the collagen in the latter.

The position of the crystal on mature collagen coincides with that of the doublet band (D band of WOLPERS) according to electron microscopic observations[4] (Fig. 2). A somewhat different picture of three apatite crystals covering one 640 Å period of collagen in an end to end arrangement has been deduced from x-ray diffraction[5]. This difference may be resolved by the assumption that possibly larger crystal structures seen in electron microscopy may be aggregates of individual crystals cemented together by surface material, such as the carbonate[6].

In infant bone a 100 Å periodicity of inorganic material is observed which coincides with the small banding period of immature collagen[7]. The question whether the mineral salt is located between or within the collagen fibers has long been debated. Data from electron microscopy seem to support the concept that small crystals are deposited between the elementary fibrils which make up a collagen fiber[7]. In addition larger crystals are attached to the outside of the fibers as discussed above[8]. It was early noted that the c axis of the hydroxypatite crystal and the distance between repetitive groupings on the polypeptide chain of the collagen fibril are about equal. This would allow partial bonding of the crystal into the protein structure of the collagen[9]. Similar bonding probably exists between ossein and mineral[10]. Further support for the intimate interrelationship of inorganic and organic matrix was furnished by electron

---

[1] ROBINSON and WATSON 1955.
[2] NEUMAN and NEUMAN 1957, for detailed discussion see also ROBINSON and ELLIOTT 1957.
[3] v. EBNER 1875, W. J. SCHMIDT 1933.   [4] ROBINSON and WATSON 1952, 1955.
[5] CARLSTRÖM, ENGSTRÖM and FINEAN 1955, ENGSTRÖM 1956.
   BECHER, HOEGEN and PFEFFERKORN 1954, ENGSTRÖM 1956.
[7] SHELDON and ROBINSON 1957.   [8] ROBINSON and WATSON 1955.
[9] CAGLIOTI 1935.   [10] ASCENZI 1950.

microscopy of fossil bone material which showed preservation of collagen and amorphous organic material after 15000 years[1].

The basic data concerning the submicroscopic morphology and the physico-chemical behavior of the bone mineral briefly outlined above have direct bearing on the problems of bone pathology. The old argument about the existence of halisteresis appears in a new light. There is certainly good evidence that a limited amount of the bone mineral—possibly to an upper limit of 6%—can be

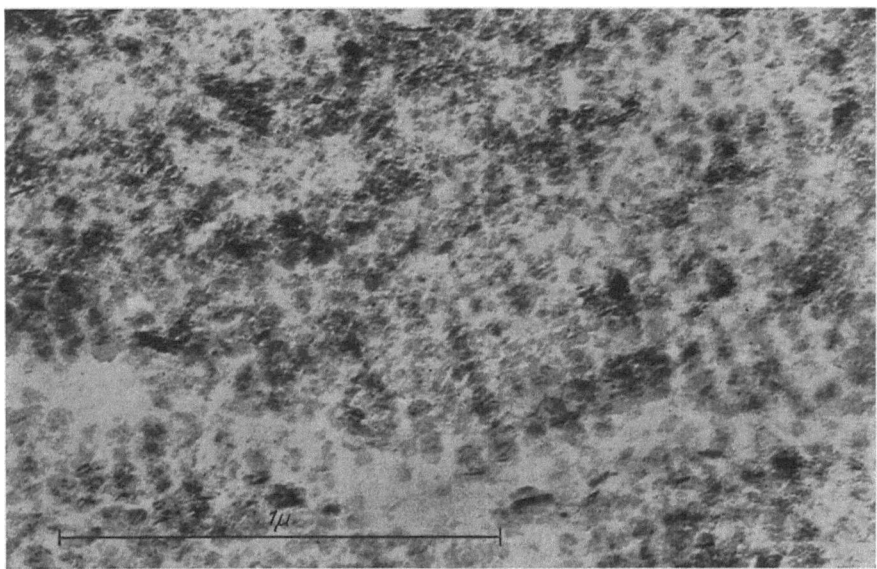

Fig. 2. Section of undecalcified rib cortex, 40 years male, note attachment of apatite crystals (black) according to crossbanding of masked collagen, electronmicrograph 49000×. (From Robinson and Watson 1955.)

made available to the body by chemical exchange without mobilization of the osteoclastic mechanism and without morphologically visible changes of the bone structure. This is borne out by transfusion experiments in young dogs which showed that three times the amount of calcium in the extracellular fluid could be mobilized rapidly from bone (even after parathyroidectomy)[2]. This exchange works both ways and is not limited to calcium but also applies to sodium and carbonate[3].

C. Citrate in bone[4].

Chemistry. Although citrate is an organic compound its behavior as an ion and its relationship to calcium link it closely to inorganic material. Its recent discovery in bone and its possible metabolic significance warrant a brief separate discussion. Dickens (1941) found that the citrate in bone represents the main portion of body citrate (70% in the mouse). The level of bone citrate varies with the species ranging from 0.9% of dry bone in rabbits[5] to 5% in herrings[6]. The citrate values in human bone range from 0.7–1.8% of dry fat free bone, cortical bone apparently having the highest values[7]. The location of the citrate in bone is apparently mainly on the surface of the apatite crystal (see Table 3).

---

[1] Ascenzi 1955.   [2] Hastings 1951 from unpublished experiments with Huggins.
[3] Neuman and Neuman 1957.
[4] For detailed discussion and bibliography see Dixon and Perkins 1956b, Dallemagne 1951.
[5] Cartier 1951a.   [6] Thunberg 1947.   [7] Thunberg 1948.

Its integration into the molecular bone structure is relatively stable since it diminishes slowly in prehistoric bone[1]. Calcium is bound to citrate forming most of the non-ionizable fraction of the 11 mg-% of blood calcium and is probably co-deposited with citrate in bone as a soluble, poorly ionizable compound[2].

Physiology. Citrate holds the key position in the metabolic pathways of carbohydrate, fat and protein oxidation in mammals (Krebs cycle of tricarboxylic acid[3]). The bulk of the bone citrate, however, probably forms an inert reserve[4]. Studies of the possible active role of citrate in bone and calcium metabolism have suggested various possibilities. Enzymes (citrogenases) capable of producing high local concentration of citric acid in bone have been found[5]. Experiments in kittens have shown that bone citrate levels in rickets are lowered by 50% while bone citrate after prolonged adminstration of parathyroid hormone in dogs is 27% above normal[6]. Citrate interferes with the calcification of rachitic rat bone in vitro if added either directly[7] or indirectly by using serum of rachitic children treated with half-neutralized citric acid[8]. In the rat sodium citrate added to a high calcium low phosphorus rachitogenic diet can prevent or cure rickets[9]. This effect has been considered by some to be related to formation of a more soluble compound with calcium, facilitating intestinal absorption of calcium and increasing diffusible calcium for depostion in bone[10]. Clinical improvement of different rachitic conditions (Fanconi syndrome, calcium poor rickets, vitamin D resistant rickets and rickets with very low serum phosphorus) under oral citric acid therapy has been reported[11]. Citrate may also make the available calcium of the bone mineral more soluble and mediate its removal without appreciable change of local p_H[12].

2. The cells.

A. The osteoblast[13].

GEGENBAUR (1864) coined the term osteoblast for the bone forming mesenchymal cell. Its general morphology has long been known[14]. This discussion deals mainly with recent histochemical and experimental data. The size of the cell ranges from 15–80 μ with an average of 20–30 μ[15]. The shape varies from the thin spindle form of the resting osteoblast to the epithelium like configuration with pronounced nuclear polarity seen in the active phase. Processes between osteoblasts themselves and between osteoblasts and connective tissue cells and young osteocytes have been observed[16]. These features described in tissue sections have been confirmed from tissue culture data[17] where these cells exhibit active motion and are able to withdraw their protoplasmic processes.

SCOTT und PEASE (1956) have recently published electron microscopic data concerning osteoblastic structure and function obtained from study of undecalcified growing bone of young kittens. In addition to the structures known from light microscopy and discussed below the presence of an extensive "endoplasmic reticulum"[18] has been demonstrated which consists of anastomosing double membranes separated by a thin layer of cytoplasmic matrix and intimately

[1] THUNBERG 1947.   [2] DIXON and PERKINS 1956.   [3] KREBS and JOHNSON 1937.
[4] DICKENS 1941.   [5] McLEAN and URIST 1955.   [6] DICKENS 1941.
[7] SHIPLEY, KRAMER and HOWLAND 1926.   [8] HARRISON and HARRISON 1952.
[9] HAMILTON and DEWAR 1937.   [10] HEINZ, MÜLLER and ROMINGER 1947/48.
[11] SCHREIER and WOLF 1950, GLANZMANN, MEIER and WALTHARD 1946.
[12] DIXON and PERKINS 1956.
[13] For extensive recent review and bibliography see PRITCHARD 1956b.
[14] See WEIDENREICH 1930.   [15] KÖLLIKER 1889.
[16] SPULER 1899.   [17] FELL 1925, HILL 1936.   [18] PALADE and PORTER 1954.

associated with the high desoxyribonucleic acid content. In the "fibrous pre-osseous zone" between the basal border of the osteoblast and the calcified matrix mature collagen fibers with characteristic periodicity varying in diameter from 100–600 Å were observed (Fig. 3). The mineral deposition begins in the form of small crystals along the collagen fibers later assuming the regular alignment with the collagen bands described by ROBINSON and WATSON (1952).

Collagen synthesis has been recently studied in tissue cultures of fowl osteo-blasts. Labelled ^{14}C ml-proline was largely converted hydroxyproline and

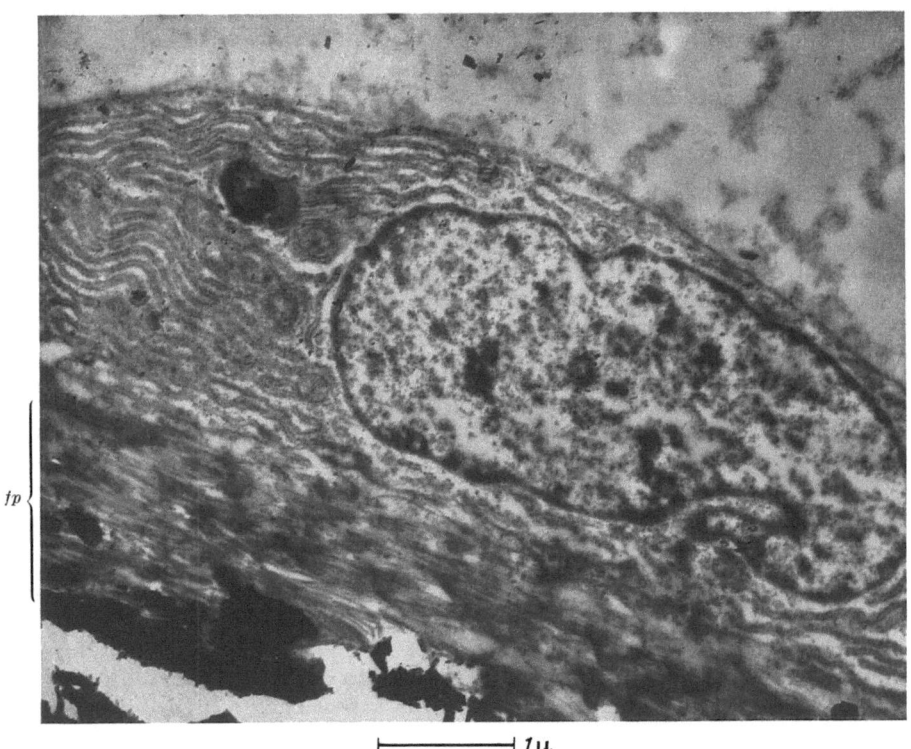

Fig. 3. Electronmicrograph of active osteoblast with micron mark indicated, note double membranes of endo-plasmic reticulum, double membrane and indentation of nucleus, and mature collagen in fibrous preosseous layer (*fp*). [From fig. 10, by SCOTT and PEASE, Anat. Rec. **126**, 489 (1956).]

incorporated in protein linkage in 15 hours[1]. After 24 hours the culture medium contained considerable protein bound hydroxyproline but no demonstrable collagen fibers, later fibrils appeared without significant increase in the hydroxy-proline content. This indicates secretion of a collagen precursor of large poly-peptide nature by the osteoblast which is later extracellularly directly trans-formed into collagen. During this period the osteoblasts contain many PAS granules[2].

The *nucleus* is large, vesicular, and poor in chromatin; it contains 1–3 distinct nucleoli[3]. Hypertrophy of nucleoli due to filling with ribonucleic acid has been observed by CAPPELLIN (1948) at the beginning of matrix formation in chick embryos. This change generally indicates a state of active protein synthesis[4].

[1] SMITH and JACKSON 1957.   [2] JACKSON and SMITH 1957.
[3] WEIDENREICH 1930.   [4] CASPERSSON 1947.

The juxtanuclear vacuole[1] contains in tissue cultures and in properly fixed preparations the osmiophilic, lipid coated network of the Golgi apparatus[2], best observed in large, active osteoblasts[3]. Thick short rodshaped *mitochondria* oriented in the cell axis are numerous in active osteoblasts[4] but scarce in pre-osteoblasts and inactive cells[5]. *Cytoplasmic granules* 0.3–0.6 μ in diameter which stain with periodic acid-leucofuchsin (HOTCHKISS) have been demonstrated in amounts proportional to the cell activity. These particles have been interpreted as secretory granules of glycoprotein representing precursors of the mucopoly-saccharides of bone matrix. The granules vanish during bone resorption induced by parathyroid hormone[6].

The deep *basophilia* or pyroninophilia of the cytoplasm is caused by the presence of ribonucleic acid. It disappears after exposure to ribonuclease and also vanishes in the spindle shaped inactive osteoblasts of experimental scurvy to reappear after administration of vitamin C[7]. A complete functional cycle of ribonucleic acid distribution has been observed in osteoblasts of chick embryos. It appears early in the nucleolus, spreads to the perinuclear area and fills the entire cytoplasm at the beginning of matrix formation. The reverse cycle occurs in the young osteocyte, continuing until ribonucleic acid finally disappears even from the nucleolus of the mature osteocyte[8]. The Feulgen reaction and the uptake of methyl green in the nucleus is due to the presence of desoxyribonucleic acid; both are absent after treatment with desoxyribonuclease[9].

Glycogen is present in considerable amounts in osteogenic mesenchyme and in preosteoblasts. It disappears in active osteoblasts but reappears at the beginning of calcification of the matrix and persists for a time in young osteo-cytes[10]. In experimental scurvy glycogen disappears from the osteoblasts but reappears after administration of vitamin C[7]. Although stainable glycogen has not been demonstrated in fracture callus[11], these data have been interpreted to indicate an important role of glycogen in the mechanism of calcification[12].

The *calcification mechanism* is still poorly understood in its details. It is probably not entirely the same in bone and in cartilage. The calcification of cartilage occurs in the final phase of its degeneration while in bone it is an integral phase of its development and maturation. The metabolism of cartilage is largely anaerobic, that of bone mainly aerobic[13]. Cartilage is rich in lactic acid and contains little citric acid while bone shows a reverse relation of these substances[13]. The deposition of the mineral in bone matrix probably occurs in two phases. A primary very fleeting period of independent deposition of amorphous calcium and phosphorus (possibly protein bound) in the matrix rapidly followed by formation of calcium triphosphate[14]. This is a catalyzed crystallization from a supersaturated solution[15].

In the electron microscope newly formed bone shows a minimal uncalcified margin (not exceeding $1^1/_2$ Å in thickness) followed by a zone with crystals near to but not aligned on the axis of the collagen fibers, the next zone shows the crystal axis parallel to the fiber axis, and in the final step the alignment of the crystals on the fiber is in register with the collagen periodicity. There is always a distinct line of demarcation between the calcified cartilage matrix and the bone. This demarcation line has the appearance of a double membrane (700–1200 Å apart) which encloses a reticular structure[16].

[1] SCHAFFER 1922.   [2] FELL 1925.   [3] HELLER, McLEAN and BLOOM 1950.
[4] DUBREUIL 1913·   [5] HILL 1936.   [6] HELLER-STEINBERG 1951.
[7] FOLLIS 1951a.   [8] CAPPELLIN 1948.   [9] FOLLIS and BERTHRONG 1948.
[10] BEVELANDER and JOHNSON 1950, 1951.   [11] PRITCHARD 1956b.   [12] HARRIS 1932.
[13] CARTIER 1951a and b.   [14] CARTIER 1949.   [15] NEUMAN and NEUMAN 1958.
[16] ROBINSON and CAMERON 1956.

Alkaline Phosphatase. The best known enzyme in the osteoblast was first found by ROBISON (1923) and later demonstrated histologically by GÖMÖRI (1939) (Fig. 4a). It appears in the mesenchymal cells changing to preosteoblasts. In differentiating osteoblasts the enzyme is concentrated in the Golgi apparatus and is also present throughout the cytoplasm. During bone production the enzyme is found extracellularly in intimate relationship to the forming osteoid. In fully developed osteoblasts the phosphatase level drops rapidly in the nucleus, less rapidly in the cytoplasm and least rapidly in the extracellular area. The fully formed osteoid is free of phosphatase. Resting osteoblasts and osteocytes contain little enzyme[1]. Similar findings have been reported in repair of adult

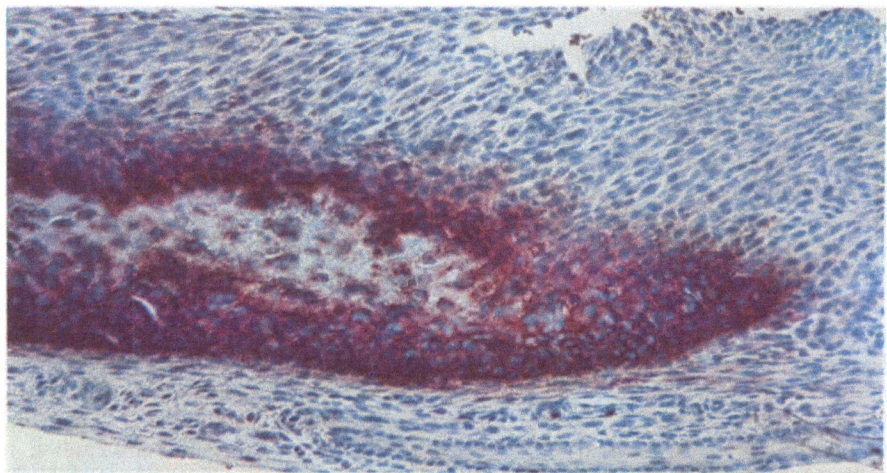

Fig. 4 a—c. Enzymes in bone. a Alkaline phosphatase in osteoblasts (285 ×, 3 day old hamster, frozen dried method, undecalcified). (Microphotograph courtesy of Dr. M. S. BURSTONE, National Institutes of Health, Bethesda, Md.)

bone[2]. The possible role of phosphatase in the mechanism of matrix formation and calcification has been much discussed[3]. Its action has been suggested to be on hexose phosphates derived from glycogen[4]. This would account for the rapid disappearance of glycogen at the beginning of calcification[5]. The dependence of serum alkaline phosphatase on the activity of osteoblasts has been demonstrated in rats treated locally with 2000 roentgens. The serum alkaline phosphatase was suppressed in proportion to the damage to osteoblasts and to the inhibition of bone formation[6]. Considerable *cytochrome oxidase* has been demonstrated in active osteoblasts. It disappears in experimental scurvy and reappears after adminstration of vitamin C[7]. Recently marked *esterase* activity has been demonstrated in the matrix of developing bone (Fig. 4b)[8]. Iron and vitamin C have also been found in osteoblasts[9].

The morphological and cytochemical data characterize the active osteoblast as a unique mesenchymal cell. The evidence points to its active secretory function, as first assumed by GEGENBAUR (1864), in the elaboration of the collagen and mucopolysaccharide of the matrix.

Histogenesis. Osteoblasts can develop from cells of the cambium layer of the periosteum, from the inactive spindle cells of the endosteum or from reticulum

[1] PRITCHARD 1952.   [2] PRITCHARD and RUZICKA 1950.   [3] SIFFERT 1951.
[4] GUTMAN and YÜ 1950.   [5] PRITCHARD 1956.   [6] COHN and GONG 1953.
[7] FOLLIS and BERTHRONG 1948, 1949.   [8] BURSTONE 1957.
[9] KROMPECHER 1937, HELLER, MCLEAN and BLOOM 1950.

cells of the bone marrow. It has been generally noted that mitotic divisions in osteoblasts are too infrequent[1] to account for the large numbers of osteoblasts observed in active phases of bone formation. Different data have been adduced as explanation: PRITCHARD (1952) observed numerous mitoses in preosteoblasts while KROMPECHER (1937) reported many amitotic divisions in osteoblasts. After the active phase the osteoblasts revert to inactive spindle cells. Dedifferentiation of osteoblasts can be observed in tissue cultures; however, they remain plumper than ordinary fibroblasts[2] and retain nuclear phosphatase[3]. Redifferentiation into active osteoblasts is possible after long periods and after multiple subcultures[4]. These findings indicate that under normal circumstances oste-

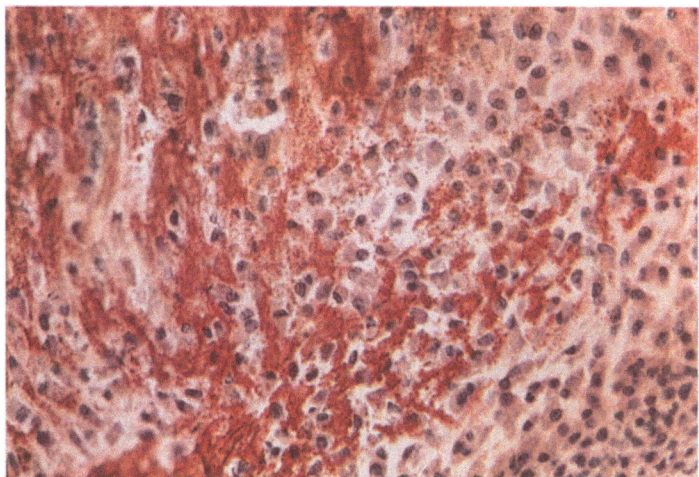

Fig. 4 b. Esterase in bone matrix (285 ×, 3 day old hamster, frozen dried method, undecalcified). Microphotograph courtesy of Dr. M. S. BURSTONE, National Institutes of Health, Bethesda, Md.)

blasts are derived from a portion of the mesenchyme which has special skeletogenic powers and is separated from the rest of the mesenchyme by the periosteum[5]. In tissue cultures only skeletogenic tissue has produced osteoblasts and bone, as first observed by FELL (1928). Under abnormal circumstances, as in heterotopic bone formation, osteoblasts can develop anywhere in the local mesenchyme. As influencing factors calcium concentration[6], chemical inductors ("osteogenin")[7] and local mechanical stimuli[8] have been emphasized. In transplants marrow reticulum cells usually produce bone[9]. Transplantation of skeletogenic tissue into the anterior eye chamber of rabbits produces new bone probably both from the cells of the transplant and from those of the host site[10].

B. The osteocyte[11].

The osteocyte is derived from the osteoblast which becomes surrounded by bone matrix. It occupies the bone lacuna and, with its many processes, the canaliculi. In recent years a more active role has been assigned to the osteocytes imprisoned in the calcified matrix. Young osteocytes show most of the cytochemical characteristics of the osteoblast (nucleolar ribonucleic acid, glycoprotein granules and alkaline phosphatase), while these substances disappear in

[1] BURSTONE 1957.   [2] WILLMER 1954.   [3] RODOVÁ 1948.
[4] FISCHER 1930.   [5] PRITCHARD 1956.   [6] LERICHE and POLICARD 1926.
[7] LEVANDER 1945, LACROIX 1946a and b, 1947.
[8] ALTMANN 1950a.   [9] PFEIFFER 1948.   [10] URIST and McLEAN 1952.
[11] For detailed discussion and older literature see WEIDENREICH 1930.

quiescent osteocytes which contain glycogen instead[1]. In the early phase remodeling of the lacuna by primary deposition of matrix by the osteocyte has been
described. A limiting membrane (Grenzscheide) develops between the matrix and
the osteocyte and its processes. It is rich in lipids and mucopolysaccharides
which line and partially fill the bone canaliculi[2]. Amitotic divisions, "twin"
osteocytes and multinucleated osteocytes have been described[3]. The number of
osteocytes in relation to the amount of matrix and the number and length of
the canaliculi varies with age. The cells are most numerous and have the shortest
processes in infant bone, while the oppositeis true in senile bone[3]. There is
communication between some canaliculi of adjacent bone cells, especially in
successive layers of a Haversian system, but usually not across cement lines.

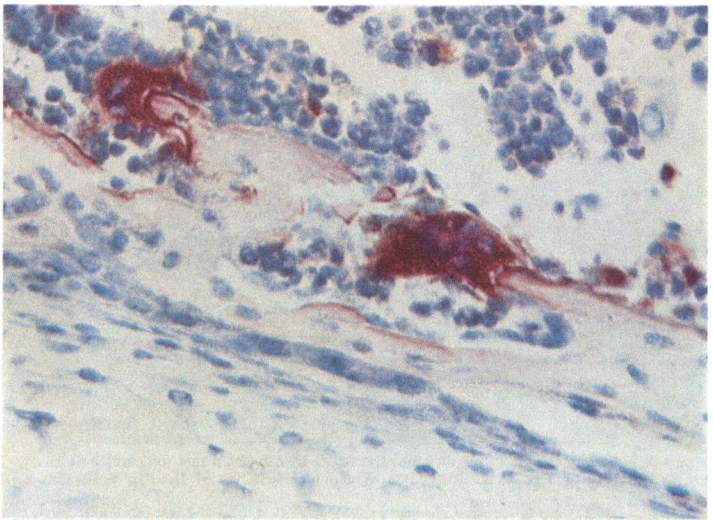

Fig. 4 c. Acid phosphatase in osteoclasts (285×, 3 day old hamster, frozen dried method, undecalcified).
(Microphotograph courtesy of Dr. M. S. BURSTONE, National Institutes of Health, Bethesda, Md.)

This partial syncytium of the bone cells plays an important rôle in fluid transport, metabolic maintenance, and transfer of impulses to the bone matrix. LIPP
(1954) assumed that cytoplasmic contact between osteocytes is normally not
necessary. In his opinion protein-carbohydrate complexes filling the finer
canaliculi act as metabolic transmitters by depolymerization and repolymeriza-
tion under enzymatic control. Secondary remodeling of the osteocyte cavity
and its processes through alternating intralacunar resorption and apposion has
been described[2].

RUTISHAUSER and his coworkers have recently studied the life cycle of the
osteocyte (Fig. 5). In aging bone areas far from blood vessels or under various
pathological conditions sudden or slow osteocyte necrosis occurs. In slow osteocytic death the cell swells and digests the lacunar wall (oncosis with trypsis of
RECKLINGHAUSEN 1910). Reappearance of alkaline phosphatase in the osteocyte
has been demonstrated in the preterminal phase[4]. Rapid osteocyte death leaves
canaliculi and lacunae of normal size. The fate of the osteocyte in osteoclastic
bone resorption is not entirely clear. Occasional survival of the liberated cell
with possible transformation into osteoclasts or resting spindle cells has been

---

[1] HELLER-STEINBERG 1951.   [2] LIPP 1954.   [3] KROMPECHER 1937.
[4] RUTISHAUSER and KIND 1950, RUTISHAUSER and MAJNO 1951, MAJNO and ROUILLER 1951.

assumed on the basis of data obtained in experimental bone resorption induced by parathyroid extract[1].

C. The osteoclast[2].

The multinucleated mesenchymal cell universally present in areas of bone resorption has been named "ostoklast" by KÖLLIKER (1873). A morphologically indistinguishable cell, the chondroclast, is seen during removal of calcified cartilage. The standard morphology of these cells has been amply discussed[3]. This discussion is restricted largely to new data from cytochemical, tissue culture, and experimental studies.

Size and shape. Osteoclasts varying from 10—100 μ in diameter and have 2–100 vesicular nuclei (average 10–30) with one or two nucleoli. They represent the largest symplasmic cell mass of the mammalian body with a calculated volume

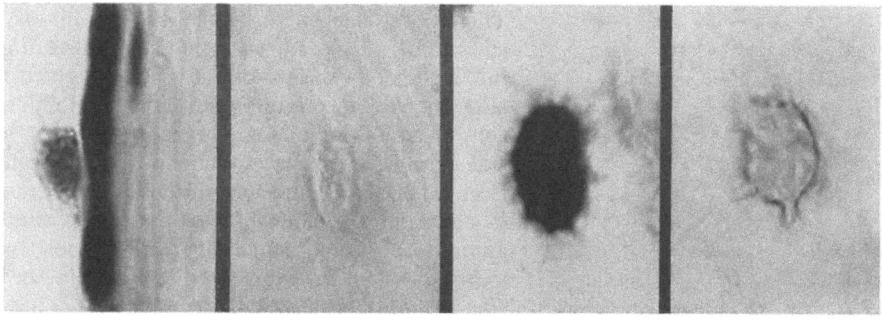

     a   b   c   d

Fig. 5 a—d. Life cycle of the human osteocyte (Lorch-Gömöri alkaline phosphatase preparations, 410×): a Osteoblast and young osteocyte containing phosphatase. b Mature osteocyte without enzyme activity. c Reappearance of phosphatase in early oncosis. d Empty lacuna terminating oncosis. (From RUTISHAUSER and MANJO 1951.)

up to 200000 μ^3 [4]. The largest probably degenerating forms are usually not in contact with bone, while the smaller active forms usually fit snugly into Howship's lacunae[5]. Multilobulated forms connected by thin cytoplasmic bridges may occupy several lacumae simultaneously[6]. The great variability of their shape observed in sections is recognized in tissue cultures, where they exhibit great mobility and tendency to lobe formation with occasional complete separation sometimes followed by refusion[7].

Cytoplasmic differentiation. Young osteoclasts show basophilic cytoplasm while functionally active forms become oxyphilic[8]. Mitochondria and fine vacuoles, probably indicating digestive and secretory activity, are present. Minute granules of periodic acid-leucofuchsin positive material probably consisting of polysaccharide-protein complexes, like those in osteoblasts and osteocytes, have been observed[9]. Neutral red is avidly taken up in preformed vacuoles of osteoclasts in supravital stains of bone from the intact animal[10] as well as in tissue cultures[11]. Acid phosphatase is present in significant amounts[12] (Fig. 4c).

Histogenesis. Mitotic[13] and amitotic cell divisions[14] have been observed but are too infrequent to explain the multinucleated symplasm. Most observers believe that the osteoclast is formed by confluence of spindle cells or osteoblasts,

---

[1] HELLER, McLEAN and BLOOM 1950.
[2] For an extensive recent review and bibliography see HANCOX 1956.
[3] WEIDENREICH 1930.   [4] AREY 1919.   [5] HOWSHIP 1817.
[6] HANCOX 1956.   [7] HANCOX 1946/47, 1949, HYSLOP 1952.   [8] BENOIT and CLAVERT 1952.
[9] HELLER-STEINBERG 1951.   [10] BARNICOT 1947.   [11] HYSLOP 1952.
[12] CHANGUS 1957b.   [13] JACKSON 1904, JORDAN 1925.   [14] KÖLLIKER 1889.

but histiocytes as well as liberated osteocytes and cartilage cells have also been considered as possible sources[1]. In various experimental animals the appearance of large numbers of osteoclasts can be elicited in 6–12 hours after a toxic dose of parathormone[2]. The life span of the osteoclast is around 48 hours according to observations made in the rabbit ear chamber[3] and in tissue cultures[4]. This agrees well with data obtained from the egg laying cycle of pigeons[5] and from experiments with parathyroid hormone[1]. Degenerating old osteoclasts become strongly eosinophilic and show marked vacuolization with nuclear pycnosis in both sections and cultures[1]. The fate of osteoclasts is uncertain. Reversion to spindle cells has been described[10] but is probably not the rule[6]. They may enter vessels and be destroyed elsewhere[7].

Evidence of osteoclastic function. A striated border is frequently observed at the contact surface between the osteoclast and the bone matrix of the lacuna.

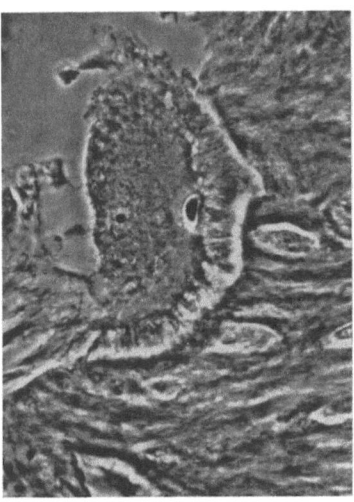

Fig. 6. Osteoclast from embryonic jaw (Nonex fixation, phase contrast, high power) note striated border with vacuoles at the base facing the lacuna exposing fibrillae, in center engulfed liberated osteocyte. (From Hancox 1956.)

This is best seen in unstained sections observed in the phase microscope after imbedding in "Nonex" (a water soluble ethylene-glycol)[5] (Fig. 6), which produces minimal distortion. Cytoplasmic vacuoles are seen at the base of this border, which is cytochemically different from a brush border of epithelium, because it contains no phosphatase and only small amounts of periodic acid-leucofuchsin positive material taken up from the dissolved matrix[8]. This structure was first described by Kölliker (1873) and interpreted as part of the cell while many later observers consider it part of the bone matrix where fibrillae are exposed in the process of resorption[9]. Kroon (1954) emphasized that this structure is most pronounced in bone resorption stimulated by parathormone. He describes cyclic changes with incorporation of this cytoplasmic brush border into the cell body and the appearance of a new border interdigitated with the fibrillae of the exposed matrix. Depolymerization of the matrix and increased reactivity of the bone salt at sites of rapid resorption have been noted[10]. Cretin (1951) studied the local p_H in areas of osteoclastic activity and obtained values in the acid range (6.4–7) within a radius of about 30 μ of the osteoclast while areas without osteoclasts were always distinctly alkaline with a p_H up to 9. Osteoclasts exhibit unusually vigorous proteolytic activity in burrowing deep tunnels into the plasma clot of tissue cultures[5]. Kirby-Smith (1933) has never seen bone resorption in rabbit ear chambers without the appearance of osteoclasts. Hancox (1956) has calculated the rate of linear osteoclastic bone absorption in these experiments as 60 μ per 24 hours. There can be little doubt as to the active role played by the osteoclast in bone resorption although the control mechanism and the local chemistry is not clearly understood. Since all constituents of bone (mineral, collagen, and ground substance) are resorbed at approximately the same rate local mechanisms for all these functions must be available.

[1] Hancox 1956.   [2] Heller, McLean and Bloom 1950.
[3] Sandison 1928, Kirby-Smith 1933.   [4] Hancox 1946.
[5] Bloom, Bloom and McLean 1941.   [6] Arey 1919.   [7] Hancox 1956, Sladden 1957.
[8] Kroon 1954.   [9] Pommer 1883, Ham 1952, Hancox 1956.   [10] Heller-Steinberg 1951.

Proteolytic enzymes have been demonstrated which could accomplish matrix resorption. Mineral mobilization is a different problem. McLean and Bloom (1941) have shown with the Kossa silver method that there are mineral particles in macrophages and megakaryocytes but no actual bone salt in osteoclasts;

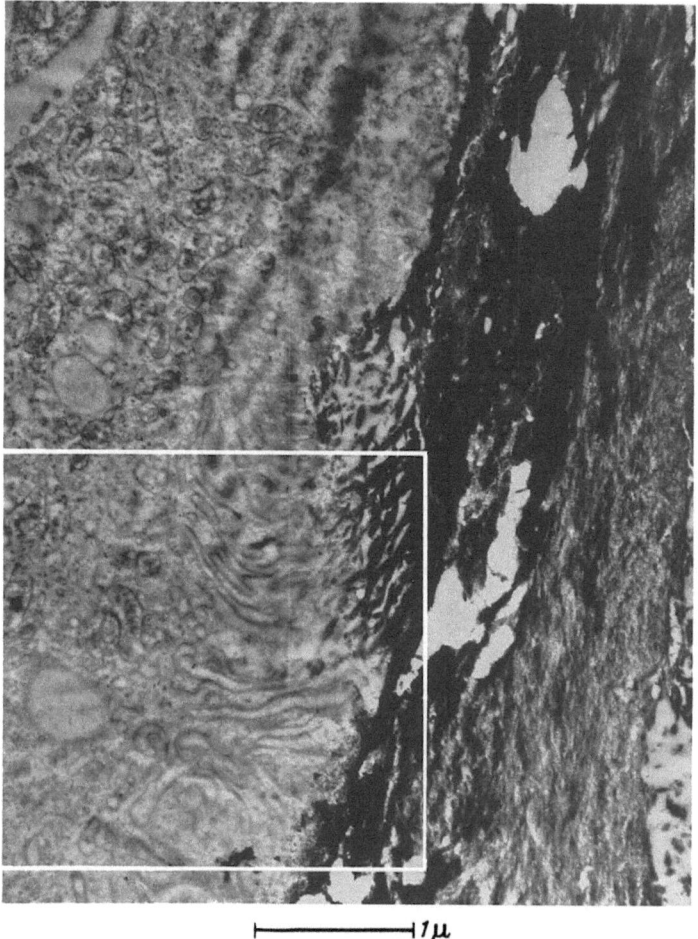

├─────────────┤ 1μ

Fig. 7a. Lower power electron micrograph showing the surface of the osteoclast in contact with resorbing bone. [From Fig. 15a, by Scott and Pease, Anat. Rec. **126**, 493 (1956).]

however, diffusible or ionized calcium phosphate compounds cannot be detected by this method[1].

Scott and Pease (1956) have recently published electron-micrographs of osteoclasts in action. The cytoplasm of the osteoclast shows uniformly distributed vacuoles, bounded by double membranes, and numerous mitochondria[2] (Fig. 7a). The brush border of the cell surface is represented by intricate folded osmiophilic double membranes enclosing cytoplasmic vacuoles (Fig. 8) which during the process of resorption contain particles of bone mineral (Fig. 7b). These findings strongly support the concept of an active resorptive function of the osteoclast.

---

[1] Hancox 1956.   [2] Chang 1931.

A chelating mechanism forming poorly dissociated organic complexes with calcium ions at a physiological p_H has been suggested by McLEAN and URIST

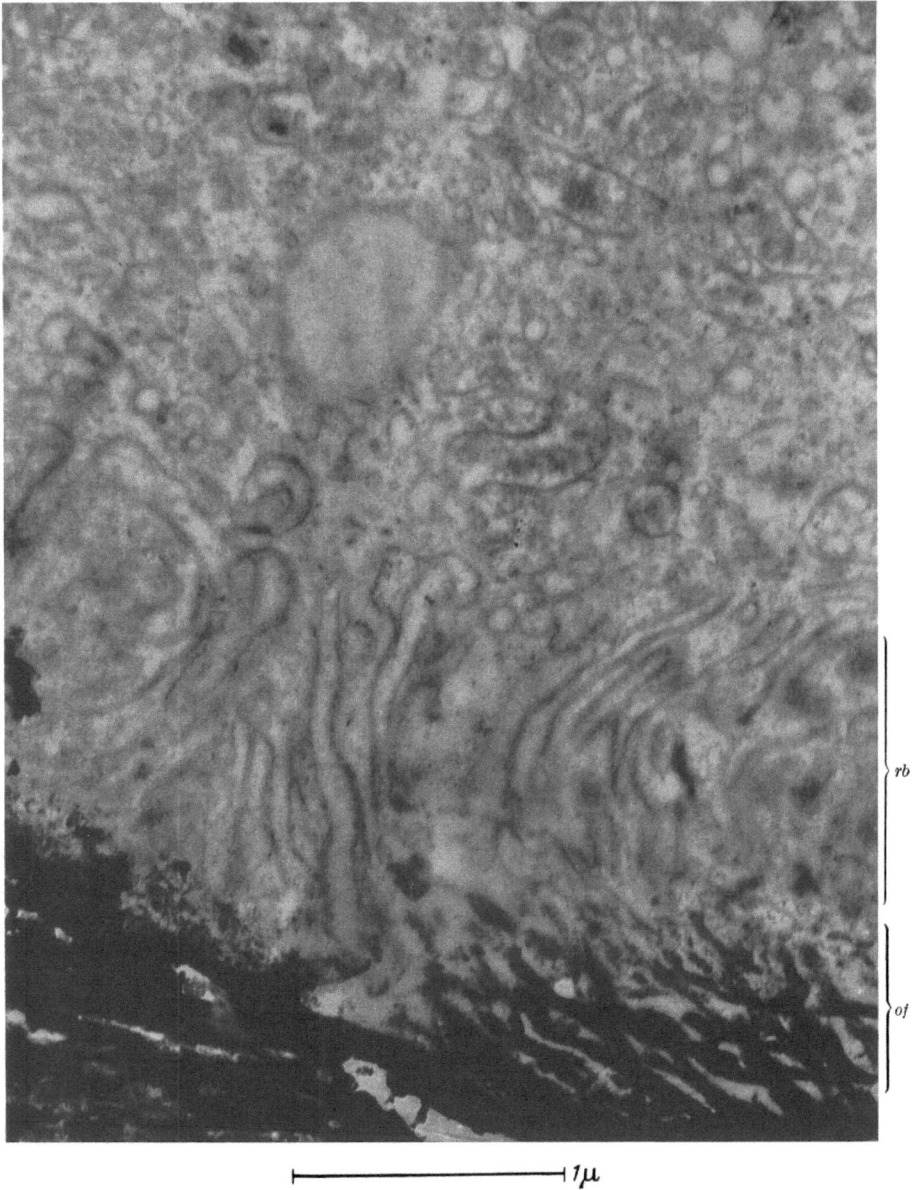

rb

of

$\vdash\!\!\!\!\longrightarrow\!\!\!\!\dashv 1\mu$

Fig. 7 b. Insert en larged showing mineral particles in cytoplasm between membranes, *rb* ruffed border of osteoclast, *of* osseus fringe of resorbing bone. [From Fig. 15 b, by SCOTT and PEASE, Anat. Rec. **126**, 493 (1956).]

(1955). CRETIN (1951) believes that the osteoclast initially attacks protein rich in phosphorus and containing iron. The iron in turn liberates the calcium, while free phosphoric acid is formed. This assumption may be supported by the local acid p_H he demonstrated. The stimulus which sets the osteoclastic mechanism into motion probably acts—possibly mediated by the osteocytic syncytium—

on the mineralized matrix, eliciting changes which attract osteoclasts along a chemotactic gradient[1]. The control mechanism of osteoblastic and osteoclastic activity both of which are only temporary phases of specific activity of the osteogenic mesenchyme, truly holds the key to all problems of bone pathology.

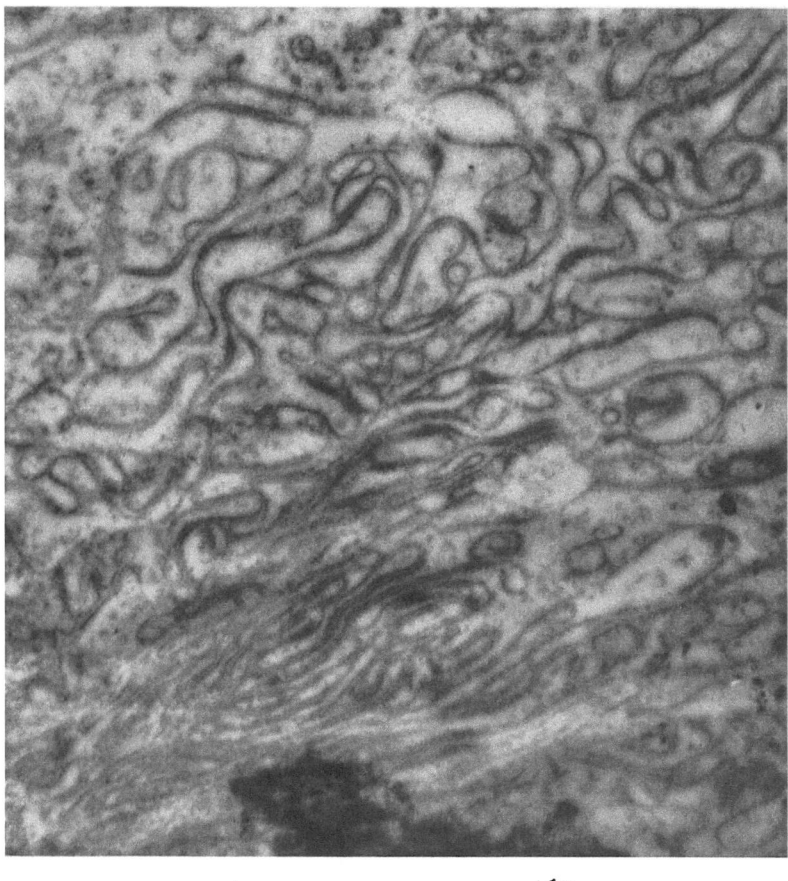

⊢————————————————⊣ 1μ

Fig. 8. Oblique section of active surface of osteoclast showing intricate double contoured osmiophilic membranes enclosing cytoplasmic compartments, high resolution electronmicrograph, micron marker indicated. [From fig. 17, by SCOTT and PEASE, Anat. Rec. 126, 495 (1956).]

3. The tissue.

This chapter is concerned with the structure of bone above the level of cells and matrix (Peterson's structure of second and third order). The adult skeleton consists essentially of lamellar bone arranged in parallel periosteal and endosteal lamellatae (primary bone) and of concentrically lamellated osteons of Haversian systems[2] (secondary bone). It is customary and convenient to differentiate between the solid masses of cortical bone and the discrete trabeculae of the spongiosa although this separation is neither sharp nor basic. The well known histology of bone tissue[3] will be discussed only in regard to new data, mainly from electron microscopy, microradiography, and autoradiography.

[1] HANCOX 1956.   [2] HAVERS 1692.
[3] See WEIDENREICH 1930, PETERSON 1930, PRITCHARD 1956.

A. The structure of lamellar bone.

Electron microscopy of imprints of etched bone surfaces has offered new information about the finer structure of the osteon[1]. The concentric structure is due to alternation of softer fibrillar lamellae rich in collagen fibrils and harder cemented lamellae traversed by collagen fibrils which establish a fibrillar continuum of the osteon (Fig. 9). This finding agrees well with microradiographic data indicating alternating mineral density in lamellae[2]. The fibrillar lamellae are anisotropic, the cemented lamellae isotropic. This qualitative difference between the lamellae explains the different hardness and staining behavior. The collagen fibers form a three dimensional network with the main direction in the long axis of the osteon. However, the fibrillar arranement is not as rigidly regular with a constant angle alternating in successive lamellae as formerly assumed by GEBHARDT (1901, 1906). FILOGAMO (1953a) studied the fiber arrangement in serial sections of osteons and found moderately frequent variations of fiber angle in the same osteon and marked differences between contiguous osteons. These differences increase with age to involve about 20% of the osteons in older people.

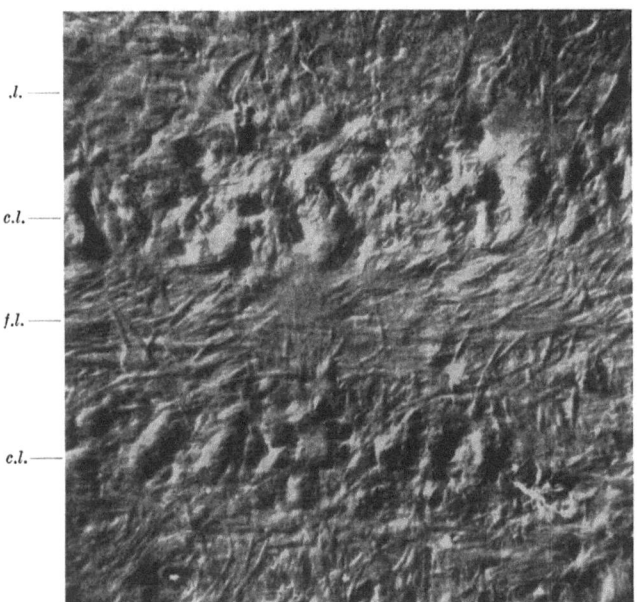

.l.
c.l.
f.l.
c.l.

Fig. 9. Positive imprint of transverse surface of cortical bone (etched with hydrochloric acid and papain) showing alternation of fibrillar layers (*f. l.*) and cemented layers (*c. l.*) electronmicrograph, 4500 ×. (From ROUILLER, HUBER, KELLENBERGER and RUTISHAUSER 1952.)

RUTH (1947) described predominant circular fibers in the compact fibrillar lamellae and noted that the osteocytes are located in or near this lamella.

The size and shape of the osteon. We are used to think of the osteon as two dimensional in the typical cross section. It must be remembered that its original size and shape are determined solely by the resorption cavity the osteoclasts created. The secondary bone merely fills this cavity. The osteons are usually oriented in the long axis of the bone following the prevailing vascular pattern. Complete model reconstructions of osteons, have recently been made[3], and show a total length of only 3–9 mm., which is much less than previously estimated. Some individual lamellae do not extend over the entire length of the osteon (PETERSON's "Auskeilungen") and may be only 60–100 μ long[4]. Osteons often branch with the Haversian vessel and show many cross connections with VOLKMANN's canals. Most osteos originate in the spongiosa and end in interstitial lamellae due to remodeling. This process may also produce partial resorption

---

[1] ROUILLER, HUBER, KELLENBERGER and RUTISHAUSER 1952.
[2] ENGSTRÖM and ENGFELDT 1953, LACROIX 1956.
[3] BLECHSCHMIDT 1948, KOLTZE 1951, FILOGAMO 1953b.   [4] BLECHSCHMIDT 1948.

along the course of the osteon[1] (Fig. 10). The distribution of different types of osteons varies in different bones and individually. Small osteons which are sometimes not lamellated are seen more often near the periosteal surface of the

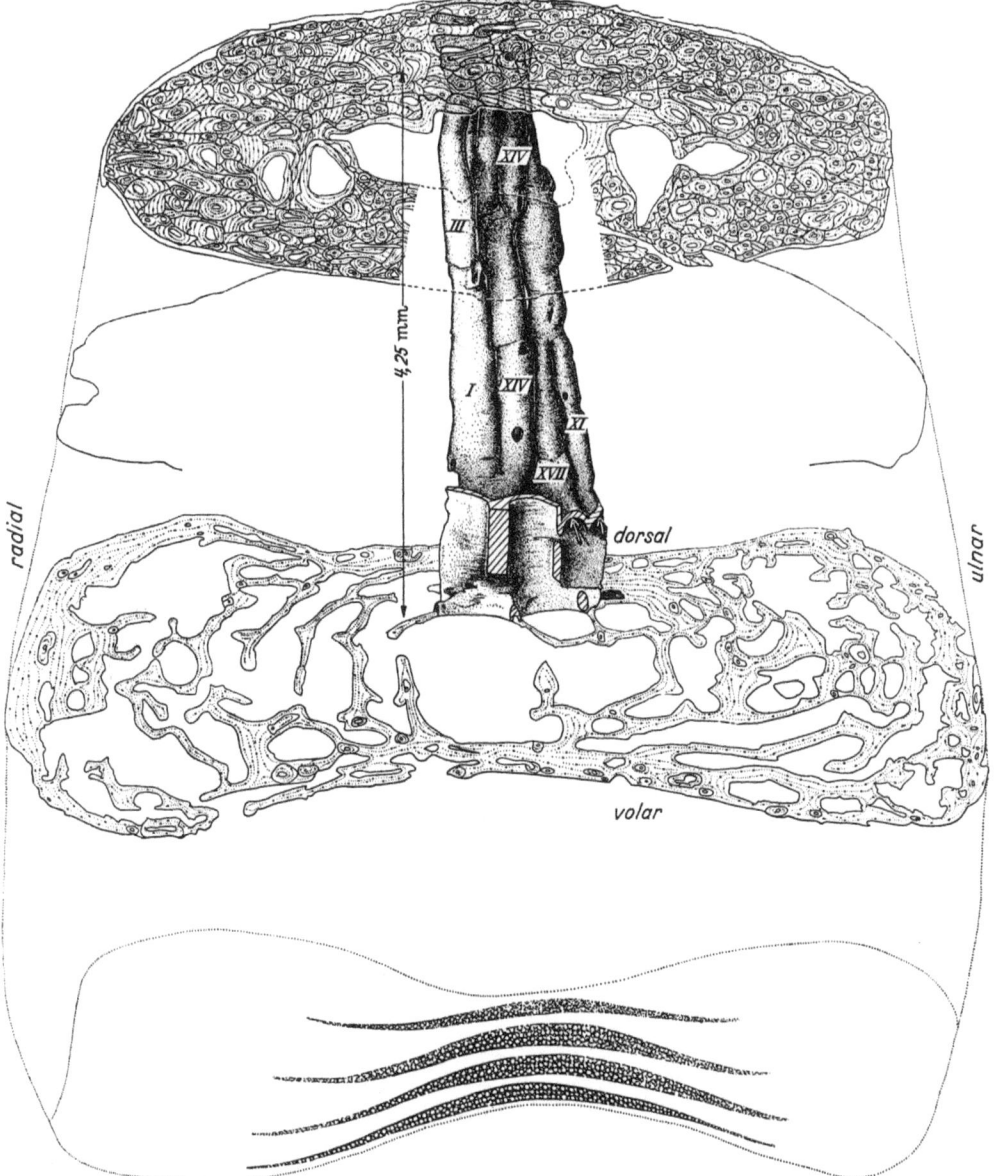

Fig. 10. Model reconstruction of osteon from finger phalanx of adult human. (From KOLTZE 1951.)

cortex while the largest osteons are more frequent near the endosteum. Asymmetrical osteons are frequent near the bone surface, while globular and eccentric osteons are common on bony crests and edges[2].

---

[1] KOLTZE 1951.   [2] KNESE, VOGES and RITSCHL 1954, KNESE, RITSCHL and VOGES 1954.

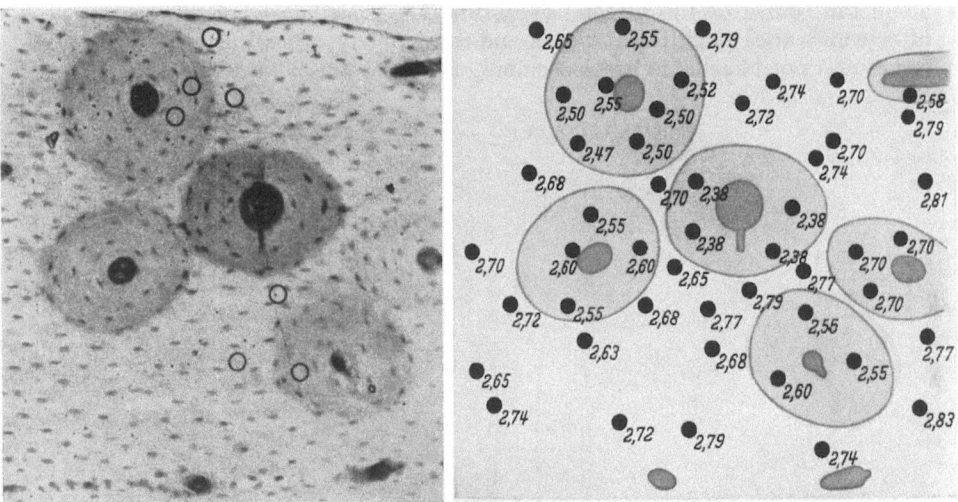

Fig. 11. Microradiograph with multiple determinations of calcium content. (From Amprino 1952.)

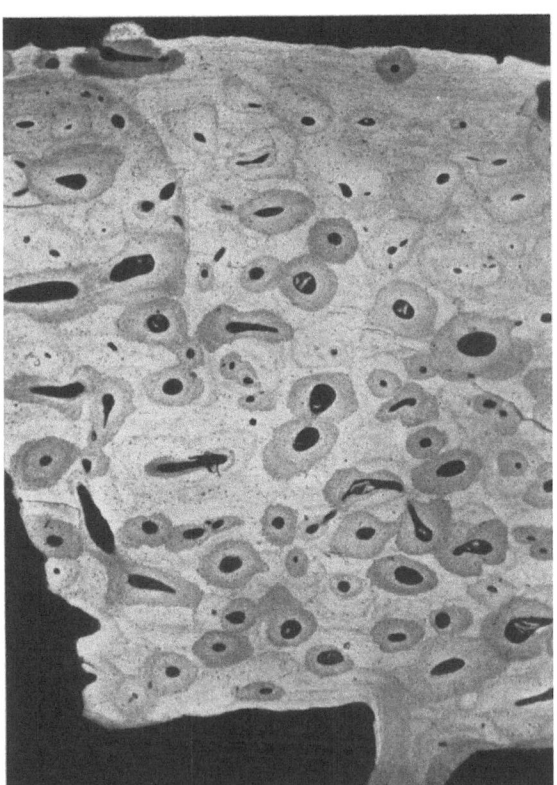

Fig. 12a. Microradiograph (negative) of section of diaphysis of femur (47 years, male). (From Amprino 1952.)

Differences in mineralization. Microradiography demonstrates significantly different x-ray absorption in bone of various types and ages in all vertebrates[1]. Primary periosteal bone shows uniform maximal mineralization which is rapidly reached without noticeable gradient. Osteonic bone and internal general lamellae are less mineralized, while cement lines exhibit great x-ray density. The newest osteons show the least density while old Haversian systems and interstitial lamellae approach the mineralization of primary periosteal bone (Fig. 11). X-ray absorption measurements indicate that newly formed osteons are saturated only to 75% of maximal mineralization, while older ones give readings of 92—96%. Apparently the minimum calcification is rapidly reached, while the maximum is approached slowly over a long period of time. In incompletely calcified osteons a maximum density is observed around the vascular canal with a

[1] Amprino 1952a, Amprino and Engström 1952.

decreasing gradient to the periphery of the osteon amounting to about 5%. This suggests that the completion of mineralization is accomplished by a slow diffusion process from the Haversian canal. Incompletely calcified osteons with greater peripheral density (osteon en cocarde) have been observed, probably indicating interrupted deposition later resumed[1]. Experiments in adult dogs with radioactive sulphur (^{35}S) have shown uptake in young osteons apparently in the forming osseomucoid around the Haversian canals. Six weeks later the autoradiograph shows the isotope in the periphery of new osteons[1]. Lacroix (1956) estimates the approximate building period for a cortical osteon as about six weeks. Complete mineralization was not reached in 18 weeks and did not progress uniformly in all isotope-labeled osteons.

Autoradiography of fresh, fixed or even macerated bone sections submerged in solutions containing the isotopes ^{45}Ca or ^{32}P shows these isotopes to have the same affinity for incompletely mineralized bone as in the intact animal (Fig. 12). Microincineration at 700° C almost completely obliterates the difference in uptake between incompletely and fully mineralized bone. This indicates that mineral uptake depends on the organic/inorganic ratio and on the osseomucoid/collagen ratio[2]. As a method of determining the age of osteons autoradiography is more reliable than microradiography since the latter may show identical density of labeled andu nlabeled osteons of obviously different age.

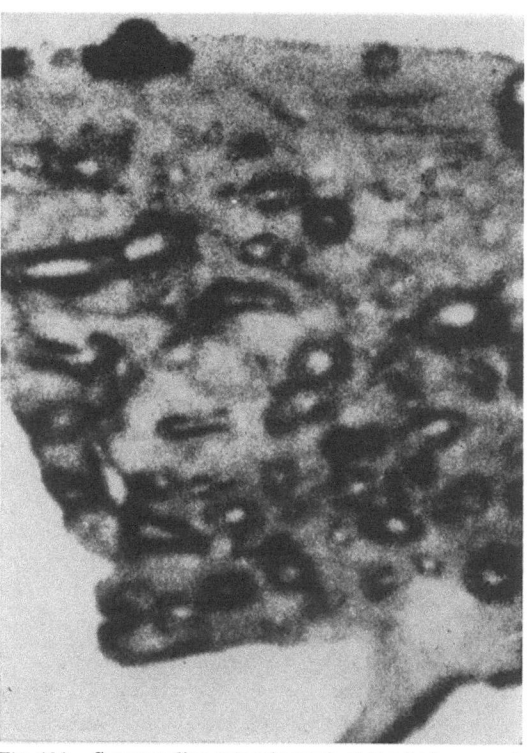

Fig. 12 b. Corresponding autoradiograph of identical area as in Fig. 12 a, after submersion in ^{45}CaCl$_2$. (From Amprino 1952.)

The *spongiosa* also consists of many fragments of lamellar bone and may contain complete osteons. Microradiographically the trabeculae show differences in mineralization of their constituents similar to those shown in cortical bone[3]. However, these differences are smaller because thin trabeculae probably reach maximal calcification more rapidly than less accessible cortical bone[4].

There is a close interrelationship between mineral content and metachromasia probably reflecting the important rôle mucopolysaccharides play in accomplishing calcifiability. Osteoid, which is normally present in the dog but usually absent in the human, stains orthochromatically with toluidine blue; slightly calcified areas are strongly metachromatic, moderately calcified zones show slight metachromasia, and fully calcified bone remains unstained (Fig. 13)[3].

---

[1] Vincent 1955.   [2] Amprino 1952b.
[3] Vincent 1955.   [4] Amprino and Engström 1952.

B. Cartilage[1].

Cartilage is a primarily avascular tissue of very low metabolic requirements which are met by osmosis and diffusion (bradytrophic tissue of BÜRGER, 1926). Its cells are embedded in an organic matrix consisting of varying amounts of a protein (collagen or elastin) and a polysaccharide (chondroitin sulfate).

Recent electron microscopic studies on epiphysial cartilage have furnished new data about the structural changes of cartilage cells during growth[2]. A well developed cytoplasmic reticulum fills most of the cytoplasm not occupied by the vesicular nucleus (Fig. 14). There are ribosenucleic acid granules attached to the surface of the double membranes of the reticulum. The cartilage cell fits tightly into a homogeneous fiber-free matrix capsule. The intercapsular areas of matrix contain collagen fibers of 100 Å diameter without recognizable periodicity. During maturation the cytoplasm undergoes increasing hydration leading to separation of the membranes and even distribution of them itochondria. At this stage calcification, limited to the intercapsular matrix, begins (Fig. 15). In the final phase the superhydrated cell disintegrates. The distribution of the apatite crystals (in contrast to bone) is haphazard and not related to the thin sparse collagen fibers which are almost completely devoid of banding[3].

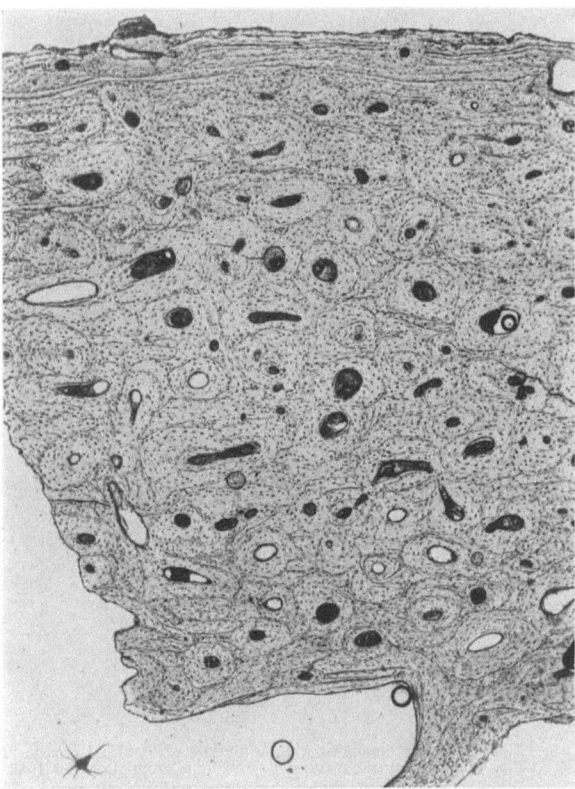

2.g. 12 c. Identical area as in fig. 12 a and b, ordinary light, unstained, mounted in 10 % NaCl₂ (courtesy Prof. R. AMPRINO).

Matrix. The collagen is practically identical with that of skin chemically[4].

The chondroitin sulfates in cartilage (A and C) are both hydrolyzed by testicular hyaluronidase, while chondroitin sulfate of skin (B) is not[5]. The matrix is a gel without visible channels. The pore size of bovine nucleus pulposus, determined in diffusion experiments, averages 15 Å and permits passage of inorganic salt molecules and medium-sized organic molecules (urea, glycine, acetamide, glucose, sucrose) at half the diffusion rate of water, while larger organic molecules like raffinose ($C_{18}H_{32}O_{16}$) or glucosaminhydrochloride diffuse very poorly[6]. Depending on the amounts of polysaccharide and collagen present the

[1] For detailed discussion and bibliography see SCHAFFER 1930.   [2] SCOTT and PEASE 1956.
[3] ROBINSON and CAMERON 1956.   [4] NEUMAN 1949.   [5] K. MEYER 1952.
[6] PAULSEN, SYLVÉN, HIRSCH and SNELLMAN 1951.

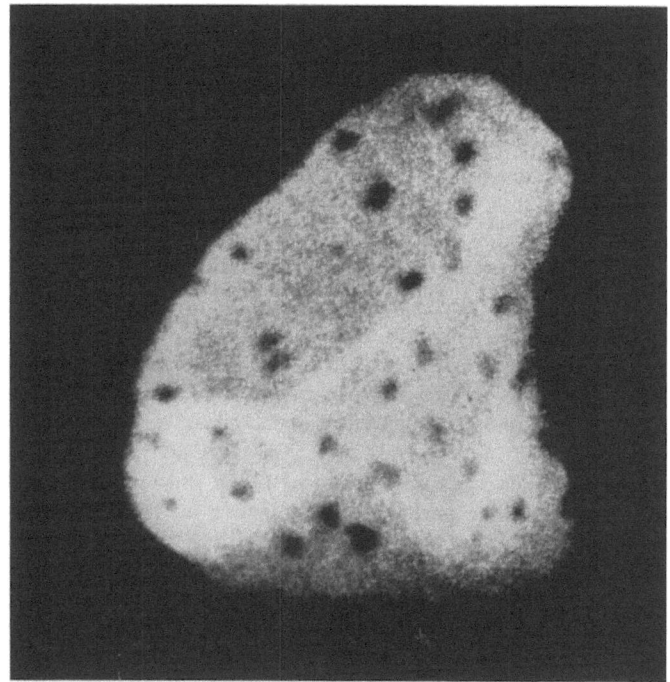

a

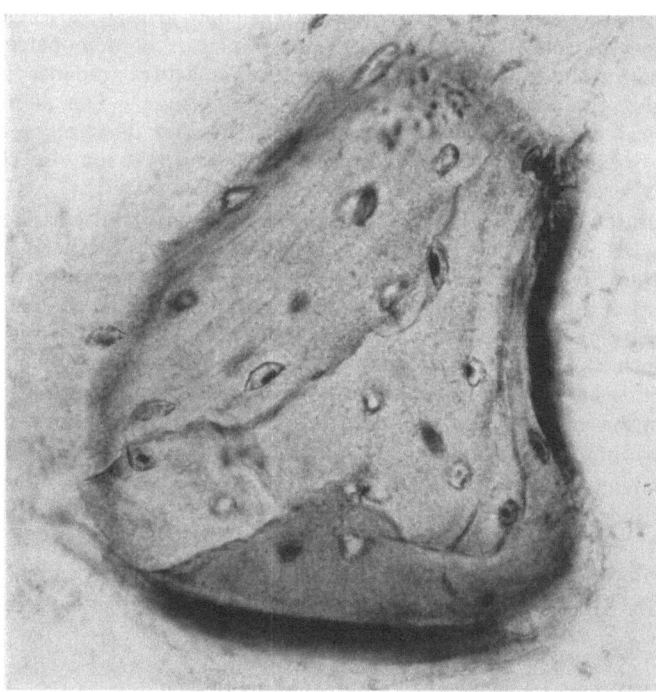

b

Fig. 13a and b. a Microradiograph and b toluidine blue preparation of the same spongiosa trabeculum from an adult dog; note the zone with low mineralization on lower right is strongly metachromatic, the central fully calcified zone is not metachromatic, and the left upper zone with medium calcification is moderately metachromatic. (From VINCENT 1955.)

fibers are either clearly visible (fibrous cartilage) or masked (hyaline cartilage). The metachromasia of the matrix (red with toluidine blue) depends on the amount of chondroitin sulfate and on the completeness of its polymerization[1]. The water content is high, varying from 75% in children to 60% in older individuals[2].

New analytical data on articular cartilage of young dogs have become recently available. In 1000 g. fresh cartilage the matrix contains 522 g. water and 161 g. solids including 104 g. collagen and 38 g. chondroitin sulphuric acid; the cartilage cells contain 263 g. water and 54 g. solids. All the potassium (53 ME/kg.) and all the magnesium (35 ME/kg.) is in the cells, all the chloride in the water of the matrix. With increasing age collagen rose to 159 g./kg. while chondroitin sulphate decreased to 23 g/kg.; the total water content fell during this period from 80 to 75%[2]. After inactivity due to denervation of the extremity the extracellular water increased markedly, the chondroitin sulphate decreased considerably, the collagen decreased moderately and there was less intracellular water[3].

Cartilage plays three important rôles in the skeleton: as the mold of enchondral bone during development, as the instrument of longitudinal growth in the form of the epiphysial disc, and as permanent cartilage covering joint surfaces and synchondroses.

Histochemistry. Lipids. Stainable *neutral fat* is present in all cartilage cells from fetal to senile age. The perichondrial cells are fat free; the fat vacuoles in the cartilage cells increase with the distance from the perichondrium. The largest fat vacuoles, approaching the size of the nucleus, are seen at the base of the columnar zone of growing cartilage and rapidly disappear in the vesicular cartilage approaching the osteocartilaginous border. After termination of growth the cytoplasmic fat decreases. There is no stainable fat in normal cartilage matrix[4]. *Phospholipids* form numerous small cytoplasmic droplets in hyaline cartilage[5]. Borghese (1936/37) found $^1/_3$ of the total lipids in cartilage birefringent. These were most pronounced in vesicular growth cartilage and were thought to play a rôle in calcification. *Cholesterol* can be demonstrated by the histochemical method of Schultz (1924) in increasing amounts in the cell capsules and in the adjacent matrix after 10 years of age[6]. This is in agreement with analytical data showing no cholesterol in the first decennium, 60 mg. per 100 g. wet cartilage in the second decennium, and 140 mg. in the seventh decennium. Perinuclear fatty acids have been demonstrated[7].

Carbohydrates. *Glycogen* is present in the cytoplasm of all cartilage cells but descreases with age[7]. The glycogen content of resting cartilage is low but becomes rather high in vesicular growth cartilage. It shows an inverse relation to the amount of mucopolysaccharide in the surrounding matrix[8]. The maximum of fat content and its disappearance in growth cartilages lightly precede that of glycogen; both vanish with the onset of calcification[9]. Depolymerized mucopolysaccharides have been observed in the zone of preparatory calcification[8]. The calcification of cartilage probably is mediated by phosphorylative glycogenolysis with glucose-phosphates and phosphopyruvate as intermediates[10].

Nucleoproteins. Desoxyribosenucleic acid is present as coarse granules in the nuclei of resting cartilage, as fine granules in growth cartilage[11]. Ribosenucleic acid has not been found in cartilage matrix[9].

Enzymes. Alkaline phosphatase[12] is found only in cartilage which will ossify. It appears first in the perichondrium near the area of incipient ossification. At

[1] Bürger 1926.   [2] Eichelberger, Akeson and Roma 1957.
[3] Akeson, Eichelberger and Roma 1957.
[4] Putschar 1931a.   [5] Leboucq 1937.   [6] Schultz 1926.
[7] Montagna 1949.   [8] Otte 1954.   [9] Follis and Berthrong 1949.
[10] Gutman and Yü 1950.   [11] Follis and Berthrong 1949, Borghese 1953.
[12] For detailed discussion and bibliography see Bourne 1956a.

the base of epiphysial cartilage phosphatase is present only in the nuclei; in the columnar zone it also appears in the cytoplasm while in the hypertrophic zone the enzyme is found in the matrix, decreasing intracellularly [1]. Calcification can apparently proceed only in the presence of phosphatase in the matrix [2]. Throughout these changes metachromatic material remains in the matrix [3].

Succinic dehydrogenase, citric acid dehydrogenase [4] and lipase [5] have also been identified in cartilage. Cytochrome oxidase was reported by MONTAGNA

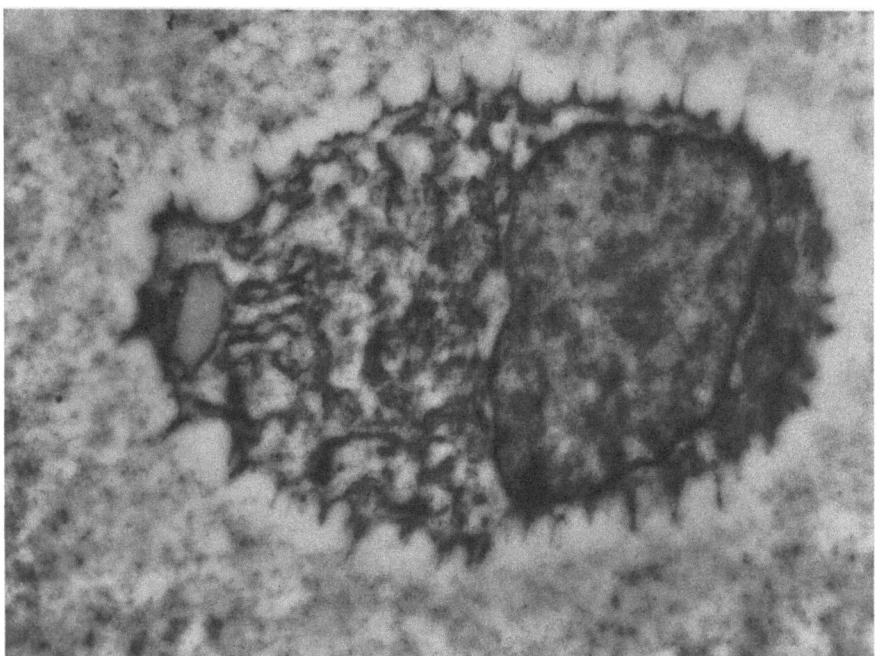

Fig. 14. Early maturing chondrocyte from epiphysial cartilage of rat (electronmicrograph, 11000 ×), note endoplasmic reticulum separated by cytoplasm containing mitochondria, homogeneous matrix capsule, and fibrillated intercapsular matrix. (Armed Forces Institute of Pathology, Washington, D. C., courtesy A. J. TOUSIMIS.)

(1949) but could not be demonstrated in cartilage cells by FOLLIS and BERTHRONG (1949).

Matrix synthesis. Isotope studies with ^{14}C, ^{35}S, ^{32}P and ^{45}Ca are shedding considerable light on the chemistry of cartilage matrix [6]. ^{35}S sulfate [7] or ^{14}C-bicarbonate [8] given to young animals have appeared in 2 hours in the cells of growing cartilage in significant concentration. After 1 day autoradiographs show the isotopes more in the matrix than in the cells and after 3 days only the matrix retains radioactivity. The uptake of ^{35}S apparently occurs mainly during the elaboration of chondroitin sulfate [9] since it can be removed with hyaluronidase [7] and since ^{35}S labeled chondroitin sulfate has been recovered from such cartilage [10]. This agrees well with the observation of AMPRINO (1955a) that in chick embryos only growing epiphysial cartilage utilizes ^{35}S while the diaphysial cartilage, which no longer produces new matrix, shows no uptake. A small portion of the ^{35}S

---

[1] GÖMÖRI 1943, FOLLIS and BERTHRONG 1949, FOLLIS 1950a, SIFFERT 1951, BORGHESE 1953.
[2] BOURNE 1956a.   [3] SIFFERT 1951.
[4] FOLLIS and BERTHRONG 1949.   [5] MONTAGNA 1949.
[6] For detailed discussion and bibliography see LEBLOND and GREULICH 1956.
[7] BÉLANGER 1954.   [8] LEBLOND and GREULICH 1956.
[9] DZIEWIATKOWSKI, BENESCH and BENESCH 1949.   [10] DZIEWIATKOWSKI 1951.

apparently remains in cartilage as inorganic sulfate because it can be removed with water[1]. There seems to be no evidence of ionic exchange of the chondroitin-sulfur. The ^{14}C cannot be removed either by hyaluronidase or by hydrolysis of the glycogen, indicating that it is most likely part of the collagen molecule. These data furnish good evidence that both main components of the cartilage matrix are synthesized under active participation of the chondrocyte. Calcified

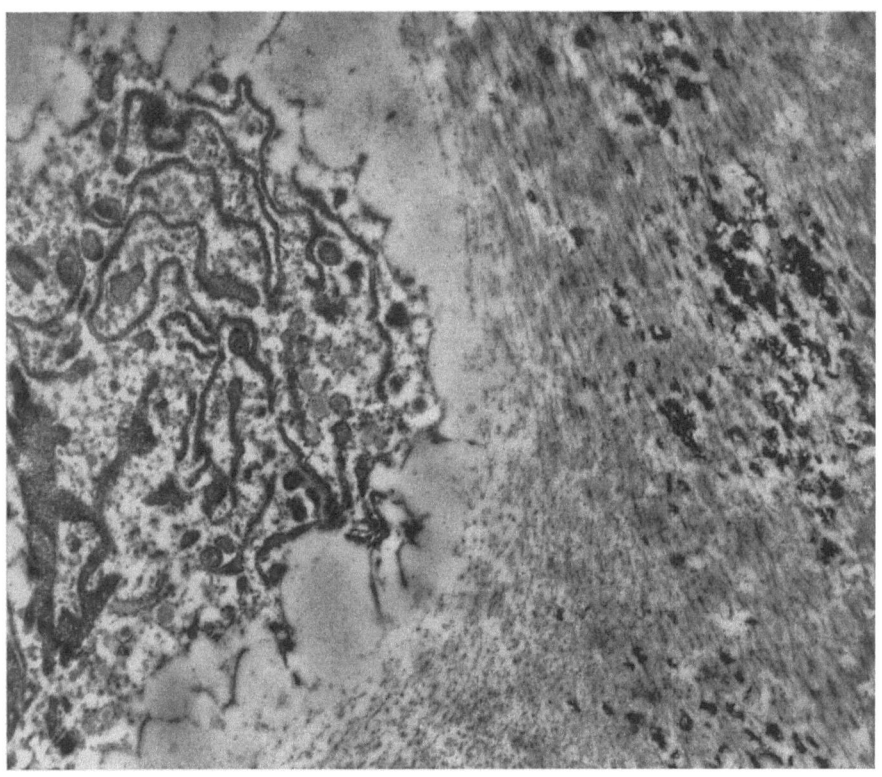

Fig. 15. Late maturing chondrocyte, cell organelles separated by increasing hydration, beginning calcification of intercapsular septum, micron marker indicated. [From fig. 19, by SCOTT and PEASE, Anat. Rec. 126, 495 (1956).]

cartilage shows no uptake of ^{14}C or ^{35}S but rapidly stores ^{45}Ca and ^{32}P in its mineralizing matrix. This phenomenon is apparently in part dependent on the presence of mucopolysaccharide, since treatment with hyaluronidase diminishes the uptake of ^{45}Ca-chloride by cartilage slices in vitro[2].

Vascular channels in cartilage. Large areas of transitory cartilage (epiphyses) or permanent cartilage (rib) cannot maintain their metabolism without proximity to blood vessels. Extensive vascular channels develop in embryonic life[3] in epiphyses, or in infancy in rib cartilage[4]. These vessels consist of afferent and efferent segments with capillary loops resembling a primitive glomerulus[5] (Fig. 16). The ingrowth of these vessels is directed towards—and probably chemotactically attracted by—cataplastic areas of cartilage with transformation of chondrocytes into matrix ("Verdämmerung" SCHAFFER's)[6]. Gradual involution of these channels and replacement by chondroid and cartilaginous tissue ("vascular scar"

[1] DAVIES and YOUNG 1954.   [2] BÉLANGER 1955.
[3] ECKERT-MÖBIUS 1924, HINTZSCHE 1927, BÖHMIG 1930, PUTSCHAR 1931 b.
[4] LINBERG 1925.   [5] PUTSCHAR 1931 b.   [6] HINTZSCHE 1927, PUTSCHAR 1931.

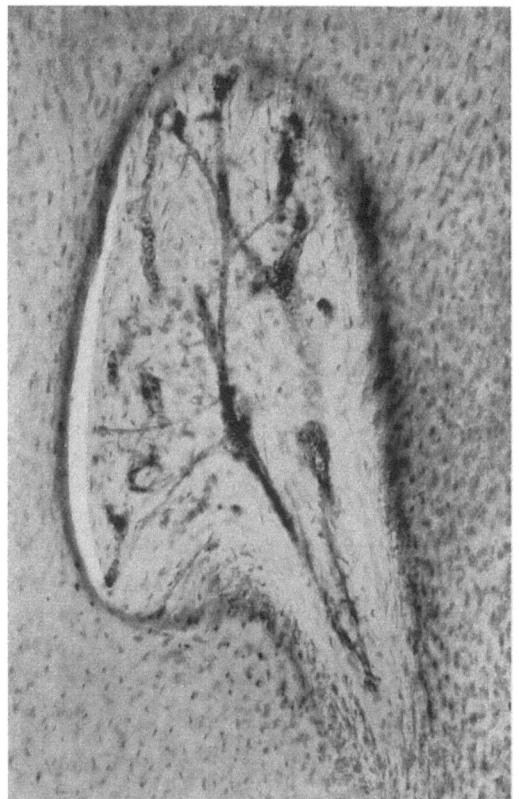

Fig. 16. Vascular channel in cartilage with afferent and efferent vessel resembling glomerulus, symphysis pubis, $1^{1}/_{2}$ years white female. (From PUTSCHAR 1931.)

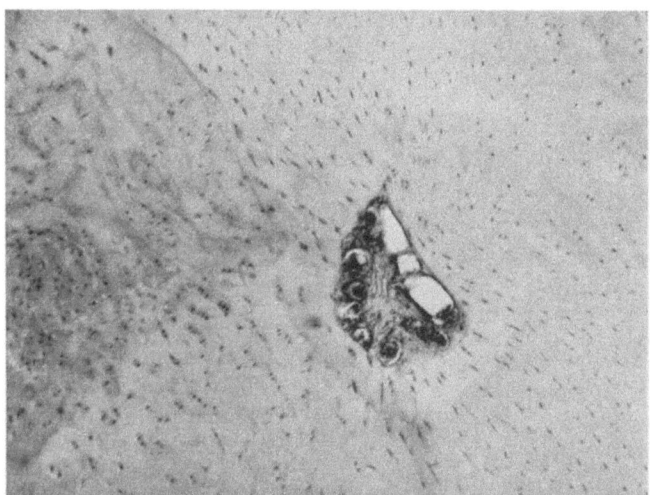

Fig. 17. Involuting vascular channel in cartilage, note chondroid tissue nearby, symphysis pubis, 9 years white female. (From PUTSCHAR 1931.)

of UEBERMUTH, 1929) in later childhood has been described[1] (Fig. 17). This is probably accomplished by direct reconversion of the demasked fibrillar matrix into cartilage due to redeposition of chondroitin sulfate[2].

---

[1] BÖHMIG 1930, PUTSCHAR 1931b.   [2] PUTSCHAR 1931b.

4. The organ and its adaptation to function.

An individual bone as an integral part of the musculo-skeletal system is more than an accumulation of bone tissue: it has the anatomical and physiological characteristics of an organ[1]. Its shape and structure under normal and abnormal conditions deserve a brief discussion[2].

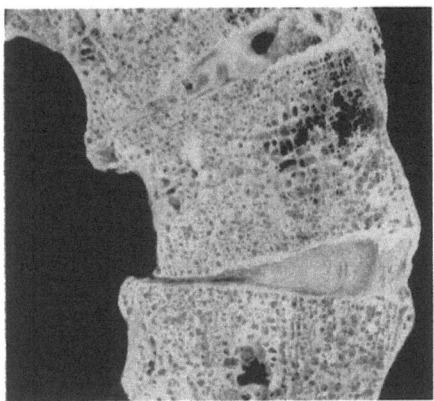

External form. The shape is chiefly genetically defined and follows the pattern of the cartilaginous mold; however, details of the surface depend on the forces of pressure and tension exerted by surrounding structures, especially muscles. For instance the usual triangular cross section of the tibia shaft is not developed if the anterior leg muscles are removed[3] or atrophic[4], but the rounded cross section, resembling the fetal stage, remains.

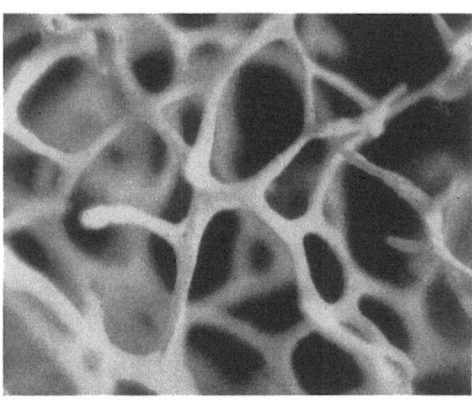

Internal structure. The distribution of cortical and cancellous bone tissue in quantity and orientation is adapted to the functional demands upon the particular bone. Within the limits of biological compromise maximal stability is accomplished with a structure of minimal weight which provides ample space for the bone marrow. Much argument has been brought forth whether the arrangement of bone trabeculae coincides with the courses of pressure and tension trajectories in a homogeneous material. This debate cannot be entered into here. Suffice it to say that the maximal thickness of the cortex in the midshaft of long bones coincides with the maximal bending stress in this area and that the main distribution of cancellous bone is near the bone ends where axial pressure prevails. In the analysis of the effect of mechanical forces on bone architecture too often bones have been considered

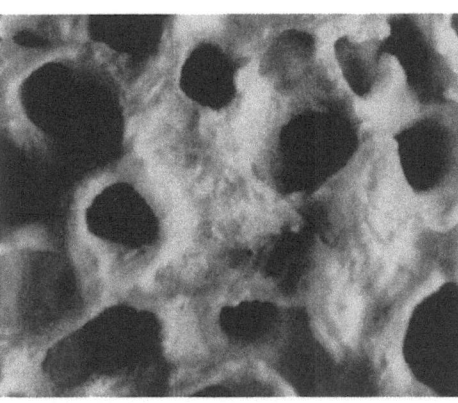

Fig. 18a—c. Macerated frontal slab from kyphoscoliosis with osteosclerosis of concave and osteoporosis of convex side, 63 years white female. a Porotic area from convexity. b and c Sclerotic area from concavity. (From PUTSCHAR in: HENKE-LUBARSCH, Bd. IX/3. 1937.)

[1] WEINMANN and SICHER 1947.
[2] For more detailed discussion and bibliography see PUTSCHAR 1937, BELL 1956 and especially MURRAY 1936.
[3] FICK 1857.   [4] BERNHARD 1924.

as isolated structures, while in reality the dynamic forces of muscle pull may considerably exceed the static load of weight bearing. During motion muscles and tendons, especially in the extremities, may act like guy wires of a steel tower absorbing part of the strain and reinforcing the stability of the skeletal structure[1]. The complexity of these functioms defies strict mechanical analysis[2].

Adaptation to abnormal mechanical forces. The best proof that normal bone architecture is controlled by normal mechanical forces lies in the observations

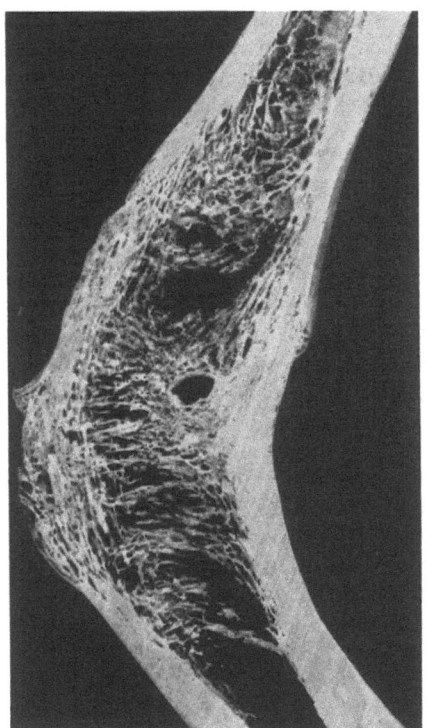

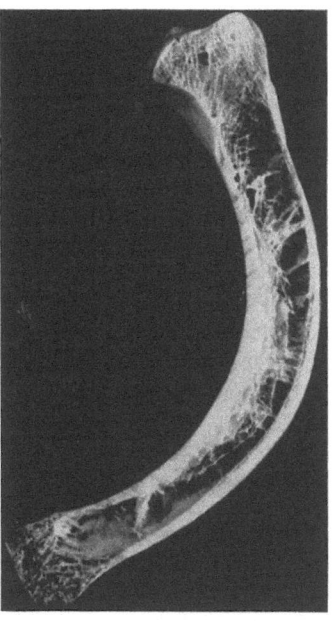

Fig. 19. Ankylosis of knee in moderate flexion, note thick cortex on concave side and transverse arrangement of bone trabeculae, old museum specimen of Path. Inst. Göttingen without data. (From PUTSCHAR in: HENKE-LUBARSCH, Bd. IX/3, 1937.)

Fig. 20. Sagittal section through tibia with rachitic curvature, note thickening of cortex on concave side and transverse trabeculae in marrow cavity, old museum specimen of Path. Inst. Göttingen without data. (From PUTSCHAR in: HENKE-LUBARSCH, Bd. IX/3, 1937.)

of altered structure consequent on the action of abnormal mechanical forces. Only one type of example will be cited: the affect of asymmetrical loading due to axial deviation. In scoliosis the spongiosa of the weight-bearing concave side shows marked condensation while that of the convex side, relieved of weight bearing pressure, undergoes disuse atrophy (Fig. 18). On long bones the effect of angulation consists of marked cortical thickening on the concave side, thinning of the cortex on the convex side, and development of transverse trabeculae between the two which are oriented radially to the curvature. That this new architecture represents the response to the abnormal mechanical conditions independent of the original strcuture of the bone area is borne out by the fact that a thick cortex develops in a flexion ankylosis in an area where normally almost no cortex exists (Fig. 19), while in the diaphysis of a curved long bone strong new trabeculae traverse the marrow cavity, where normally no spongiosa is present (Fig. 20).

<hr>

[1] PAUWELS 1951.   [2] KÜNTSCHER 1935.

5. Development and growth[1].

Development and growth are so closely interrelated that a sharp distinction between them at times becomes arbitrary.

Embryonic development. The greater portion of the skeleton develops as a cartilaginous structure which is later replaced by bone (endochrondral ossification), while a few bones (skull top, mandible, clavicle) are directly formed in a fibrous matrix (intramembranous ossification). The difference between the two types of bone formarion is not as great as it may at first seem. The periosteal diaphysis of endochondral long bones is formed essentially in the same manner as intramembranous bone, while the intramembranous clavicle and mandible acquire secondary cartilage, providing a mechanism for growth in length. The skeletal blastema possesses a considerable capacity for self-differentiation. This has been shown by tissue culture of limb buds of birds[2] an mammalian embryos[3] as well as by grafting of limb buds to the chorio-allantoic membrane of chick embryos[4]. In both types of experiments the characteristic shape of the bone was realized by its cartilaginous mold without the presence of muscles or nerves, and in the tissue culture without blood circulation. Finer details in the molding of the surface and the preservation of its shape largely depend on environmental influences[5]. This has been demonstrated in explants of the early anlagen of mouse sternum which develop without ribs to a typical fused, chondrified sternal plate; however, only in the presence of attached rib stumps will the normal segmentation of the sternum develop[6]. The specific differentiation of early embryonic mesenchyme is much more rigidly controlled than in post-fetal life. This is probably necessary to permit the unfolding of so many different structures in such a limited space derived from blastemas of identical microscopic appearance. Explants from the chondrogenic area of early embryonic chick mandible have produced only cartilage, while identically appearing osteogenic areas have differentiated into bone[7]. This predetermined tissue specificity also applies to formation of alkaline phosphatase in cartilage explants, which occurs only in portions of the mandibular anlage destined to become hypertrophic and ossified[8].

The precartilaginous anlage of a bone chondrifies and grows by apposition from the perichondrium and from the mesenchymal interzones, indicating the areas of later joint formation. At the proper time, varying in different bones, the cartilage in the center of the anlage proliferates, becomes hypertrophic and calcified. At this time the perichondrium is transformed into the periosteum which now begins to form a diaphysial bony cuff ultimately extending to the epiphysial ends. Shortly afterward vascularization and absorption of the calcified cartilage occurs with subsequent replacement by enchondral bone and formation of a primary marrow cavity. The normal course of embryonic skeletal development is based on complicated integration of proliferation and resorption of tissues controlled as to time, space, and quantity of their occurrence. This mechanism may be disturbed genetically as in achondroplasia where cartilage proliferation is lacking, in osteogenesis imperfecta where formation of bone and collagen is inadequate or in ALBERS-SCHÖNBERG's disease where both chondroclasia and osteoclasia fail to occur in a normal manner.

---

[1] For detailed discussion and bibliography of the different aspects of development and growth of bones see MURRAY 1936, STREETER 1949, LACROIX 1951, GARDNER 1956, SISSONS 1956, FELL 1956, LEBLOND and GREULICH 1956.
[2] FELL and CANTI 1934.   [3] VERDAM 1936, 1937.
[4] MURRAY and HUXLEY 1925, MURRAY 1926.   [5] FELL 1956.   [6] CHEN 1953.
[7] JACOBSON and FELL 1941.   [8] FELL and ROBISON 1930.

Growth. The maintenance of shape, proportions, and relations of bones with the other integrated structures of the musculo-skeletal system during the process of growth requires complicated interrelated mechanisms. This is especially true since the rigid structure of bone permits no interstitial growth and therefore necessitates alternating phases of bone deposition and resorption. Endochondral bones grow in length by the action of one or more epiphysial cartilages. Long intramembranous bones (mandible, clavicle) grow similarly from secondary growth cartilage, while the flat intramembranous skull bones enlarge their areas by proliferation of the mesenchyme of the sutures. All bones grow in thickness by periosteal osteogenesis. In the discussion of bone-grwoth I follow largely the concepts of LACROIX who has contributed so much both descriptively and experimentally to its analysis in recent years (1943–1956).

The epiphysial disc. The most important instrument of bone growth is the epiphysial cartilage in conjunction with the osteogenic activity of the adjacent metaphysial marrow. Upon their harmonious function depend the quality and quantity, the external configuration, and the internal architecture of the resulting bone. Actual lengthening of the bone is provided for by proliferation and maturation of the disc cartilage and corresponding replacement with primary endochondral spongiosa. In this process epiphysial cartilage shows strict irreversible polarity of its growth which cannot be altered by reversed reimplantation[1]. At the periphery of the epiphysial disc lies an important structure—the perichondrial ring of the ossification groove (LACROIX 1949a) corresponding to the "encoche" of RANVIER (1873). The periosteum is firmly anchored in the epiphysial disc with a collar of periosteal bone. This ring of bone is originally continuous with the periosteal diaphyseal cortex but later becomes separated from it as more and more of the metaphysis comes to consist of endochondral bone. The structures in this area control lateral enlargement of the epiphysial disc. Experimental analysis of the epiphysial disc and its constituents have been carried out by LACROIX using his method of transplantation beneath the kidney capsule. Transplantation of the entire epiphysial disc including the perichondrial ring leads to considerable "metaphysial" bone formation by participation of the local mesenchyme and to ossification of the epiphysis with a total growth almost equal to that observed in the undisturbed epiphysis (Fig. 21). If only a piece from the central portion of the epiphysial cartilage is grafted either beneath the kidney capsule or intracerebrally a bone-forming perichondrial ring and ossification groove is regenerated, presumably induced by the growing cartilage. This indicates far-reaching self determination and independence of the mechanism of endochondral ossification. Selected transplants without the reserve cell zone and others with blocking of vascular penetration of the hypertrophic cartilage by dead metaphysial trabeculae showed that the process of hypertrophy and vacuolization completes its course without either cellular proliferation or vascular penetration. The mechanism of vascular penetration was studied on subcapsular transplants of dead (dried or alcohol fixed) epiphysial cartilage. The initial response was similar to that to live transplants and consisted of chondroclastic activity around the matrix bars and penetration of a vascular granulation tissue into the hypertrophic colums, while controls with ordinary hyaline cartilage showed practically no reaction. LACROIX interprets these findings as evidence of a chemotactic substance produced by the growth cartilage which attracts the penetrating vascular marrow. The presence of an organizing substance (in the embryological sense) in epiphysial cartilage has been made

---

[1] BRÜCKE 1931, RING 1955b.

probable by two types of experiments of LACROIX. Transplants of resting rib cartilage in contact with growing epiphysial cartilage assumed some of the columnar characteristics of the latter, and intramuscular injection of alcoholic extracts of cartilaginous epiphyses sometimes produced areas of cartilage and bone resembling endochondral ossification.

Disturbances of epiphysial growth. Many pathological conditions secondarily interefere with epiphysial growth and produce a variety of non-specific changes by affecting different phases of the mechanism of endochondral ossification.

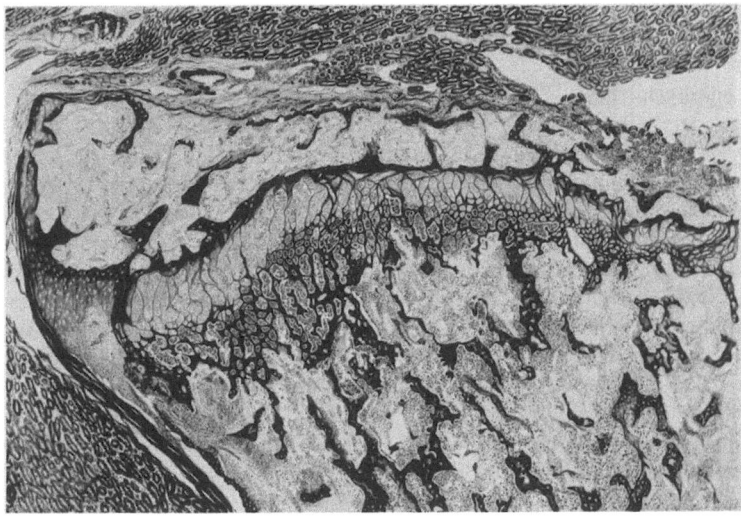

Fig. 21. Transplantation of an epiphysial disc with its peripheral portion beneath the renal capsule, area of ossification groove 74 days later, rabbit, 30×. (From LACROIX, Philadelphia 1951.)

If the proliferation of cartilage is inhibited a layer of bone trabeculae will be laid down against the inactivated epiphysial cartilage, thus producing a line of arrested growth[1] which will be left behind in the metaphysis after resumption of growth and remain demonstrable by x-ray until removed by remodeling. This occurs particularly in severe pituitary, thyroid or protein deficiencies, during severe illness, after radiation, and after massive doses of cortisone. These changes can be produced and studied experimentally in young rats with deficient diets containing an excess of glucose or fat[2]. If the suppression chiefly concerns the osteoclast-osteoblast system of the marrow a growth retardation lattice[3] results, consisting of a transverse zone of unresorbed calcified cartilage matrix at the osteocartilaginous junction likewise demonstrable by x-ray. Such a pattern is observed in the osteoblastic suppression of scurvy and congenital syphilis. Combinations of suppression of both mechanisms discussed above also occur.

Epiphysis. The ossification center of the epiphysis enlarges equally in all directions until the non-proliferating surface of the epiphysial cartilage is reached. After this longitudinal bone growth of the epiphysis stems solely from the slow endochondral ossification of the articular cartilage.

Periosteum. The diaphysial cortex is deposited by the periosteum. The periosteal membrane itself is stretched during growth towards the epiphysical disc, to

---

[1] HARRIS 1933.   [2] PARK and RICHTER 1953.   [3] FOLLIS and PARK 1952, PARK 1954.

which it is fastened by the perichondrial ring of the ossification groove. This sliding of the periosteum is proportional to the growth activity of the disc. The consequence of this sliding is a diagonal slanting of the primary periosteal layers of bone so that their outer tips point towards growing epiphysis which exerts the pull (Fig. 22). In the same way the periosteal portion of the nutrient artery is pulled towards the most actively growing epiphysial disc with the result that the bony canal of the artery traverses the cortex diagonally directed towards the less rapidly growing end of the bone. This sliding of the periosteum can be demonstrated experimentally by attaching radio-opaque markers to the diaphysial bone and to the periosteal membrane[1]. Muscle attachments to bone fall into two categories: so called fleshy insertions really representing numerous short

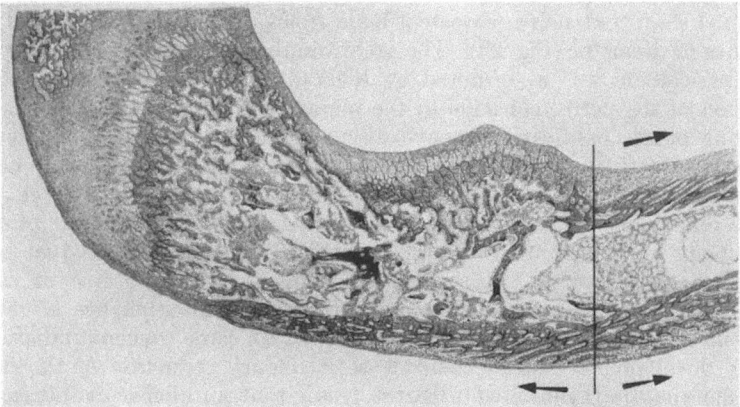

Fig. 22. The proximal end of the ulna of a 10-day-old rabbit. On the left, the olecranon. The vertical line on the figure passes above through the insertion of the periosteum, which in this region is only pulled upon from the distal side. It passes below through a neutral plane from which the periosteum elongates both on the distal and the proximal sides. The arrows indicate the direction in which the periosteal sheath slides and also point out the direction of the underlying osseous bars. 14×. (From LACROIX, Philadelphia 1951.)

tendons attached to the periosteum, and distinct tendinous attachments welded into the bony cortex with continuation of their collagen bundles as SHARPEY's fibers[2]. The first do not interfere with sliding of the periosteum; the second grow harmoniously with the growing bone leaving their previous attachments behind. This accounts for the presence of SHARPEY's fibers in areas without remaining tendon insertions[3]. The same mechanism applies to ligamentous attachments.

Bone marrow. The marrow grows by peripheral apposition, occupying the space made available by metaphysial growth and by widening of the shaft, and interstitially as other tissues. This has been demonstrated in rabbit experiments after massive thorotrast injections[4].

6. Remodeling and aging.

Beginning during intrauterine development and continuing during extrauterine growth remodeling of skeletal parts proceeds constantly by means of selective resorption and deposition of bone. This process continues at a decreasing rate during adult life and old age. Remodeling changes therefore participate in both

---

[1] LACROIX 1948.   [2] PETERSON 1930.   [3] LACROIX 1951.
[4] HUGGINS and McLANE 1938, LACROIX 1949b.

development and growth on the one hand and adult adaptation and aging on the other hand.

In addition to the classical methods of histology, techniques have been employed in the study of these problems which permit dating the time of deposition of individual portions of bone. These methods range from vital staining of newly formed bone by madder feeding, first successfully used by DUHAMEL (1742/43) and recently employed to advantage by BRASH (1934), to microradiography[1] and autoradiography of radioactive isotopes deposited in the skeleton[2].

Remodeling of the growing metaphysis. The diameter of the epiphysial disc—and of the endochondral bone produced by it—is much greater than the diameter of the diaphysial shaft. Therefore, as the newly formed bone moves away from the epiphysial disc and ultimately becomes incorporated into the diaphysial shaft, extensive periosteal bone resorption is necessary to adjust the difference in diameter (Fig. 23). The great numbers of osteoclasts in this portion of the periosteum was early noted by KÖLLIKER (1873). This process leads to resorption of the periosteal bone in the metaphysis which creates the separated bony ring of the ossification groove discussed in the preceding chapter. Subsequently excessive endochondral bone is resorbed in this area while endosteal osteoblastic activity deposits a new cortex for the metaphysial funnel. Similar gradual remodeling takes place in the metaphysial spongiosa leading to ultimate replacement of the primary spongiosa, which contains the residual septa of calcified cartilage matrix, by secondary spongiosa which is free of cartilage.

These processes permit harmonious growth with maintenance of the shape of a bone notwithstanding the increase in size. In some congenital disturbances of bone development this mechanism of secondary reduction of the diameter of the metaphysis is inhibited with the result that an almost cylindrical metaphysis of the width of the epiphysial disc abruptly joins a diaphysial shaft of lesser diameter. This is most marked in hereditary multiple exostosis and to a somewhat lesser degree in osteopetrosis (ALBERS-SCHÖNBERG's disease).

Remodeling after epiphysial closure. After cessation of growth the epiphysial cartilage is gradually replaced by a transverse plate of bone (epiphysial scar). This is followed by a gradual remodeling converting the epi- and metaphysial spongiosa into an integrated trabecular system while the transverse bony plate undergoes slow resorption. The same mechanism is at play physiologically when several individual bones fuse into one (fusion of sacral vertebrae)[3] or pathologically when true joints or hemiarthroses undergo bony union (ankylosis)[4].

Remodeling of the marrow cavity. In the process of growth of the shaft in transverse diameter the marrow cavity is steadily widened by osteoclastic resorption of the oldest innermost portions of periosteal bone which by this mechanism have come in contact with the endosteum. This process is most strikingly inhibited in osteopetrosis due to the almost complete lack of osteoclastic activity. The significance of this change has been interpreted in different ways. GEBHARDT (1906) proposed that osteonic bone is mechanically superior to concentric lamellar bone and therefore viewed the process of cortical remodeling as evidence of functional adaptation. This interpretation was discarded by AMPRINO and ENGSTRÖM (1952) who see in the osteonic structure and remodeling chiefly a means of making bone mineral available for the metabolic needs of

---

[1] AMPRINO and ENGSTRÖM 1952.
[2] LACROIX 1952 and 1954, VINCENT 1955, LEBLOND, BÉLANGER and GREULICH 1955, LEBLOND and GREULICH 1956.
[3] SCHWABE 1933.   [4] PUTSCHAR 1931b, RABSON 1933.

the body. They support this concept mainly by two observations: microradiograms show that osteonic bone does not reach the degree of mineralization of periosteal bone, and experiments on dogs demonstrate that osteonic cortical remodeling in the denervated leg placed in a subcutaneous pocket and in the

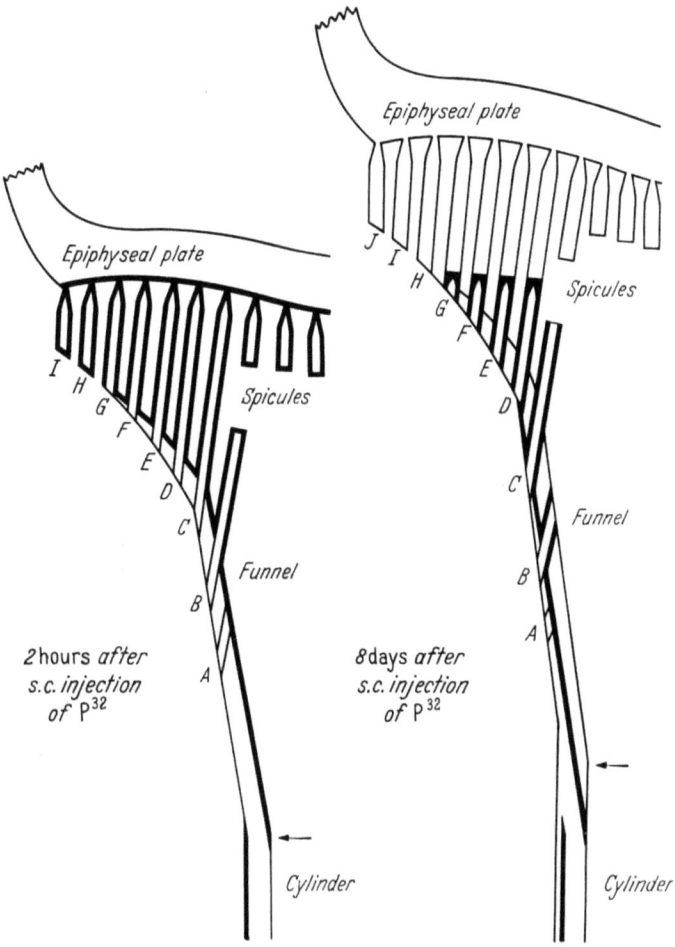

Fig. 23. On the left, a diagram represents part of the head of the tibia of a 50 g rat 2 hours after a subcutaneous injection of radiophosphorus. The heavy lines indicate the surfaces where an elective deposition of rediophosphorus takes place. On the right, a diagram represents the corresponding region of the tibia 8 days later. The reactive areas have been drawn as heavy lines in a position corresponding to that in the left diagram. The solid reactive band bordering the epiphyseal plate soon after injection—which is due to P³² accumulation in the zone of calcified cartilage (left)—persists as a broken line across some of the spicules (right); the rest of the line has been eroded. The reactive coating on the spicules soon after injection (left) persists on the lower parts of some of the spicules (right); by tracing the individual spicules from one diagram to the other, their role in making up the wider end of the funnel becomes apparent. The reactive line found on the endosteum of the funnel soon after injection (left) becomes deeply embedded in the bone along most of the length of the funnel and is even resorbed, at the wider end (right). The reactive line found on the periosteal surface of the cylinder soon after injection (left) becomes embedded in the bone (right). (From LEBLOND, WILKINSON, BÉLANGER and ROBICHON 1950.)

weight-bearing leg are about equal (VIGLIANI 1951). The first point is not fully convincing since the slight mineral deficit of osteonic bone might well be outweighed by its structural superiority and special fibrillar arrangement as regards the total static and dynamic stresses to which the bone is exposed. In regard to the second point I would like to mention a personal observation of a young adult with practically complete poliomyelitic paralysis of both legs acquired at one year of age showing subnormal osteonic remodeling (Fig. 24). This certainly suggests that mechanical in addition to genetic and metabolic factors play an important part in the formation of cortical osteons.

Remodeling of the cortex. The process of remodeling of cortical bone was first correctly described and evaluated by TOMES and DE MORGAN (1853). These authors introduced the term Haversian space to designate the cavity created by osteoclastic resorption, which in turn becomes the site and defines the shape of a newly deposited Haversian system (osteon of BIEDERMANN 1914). This

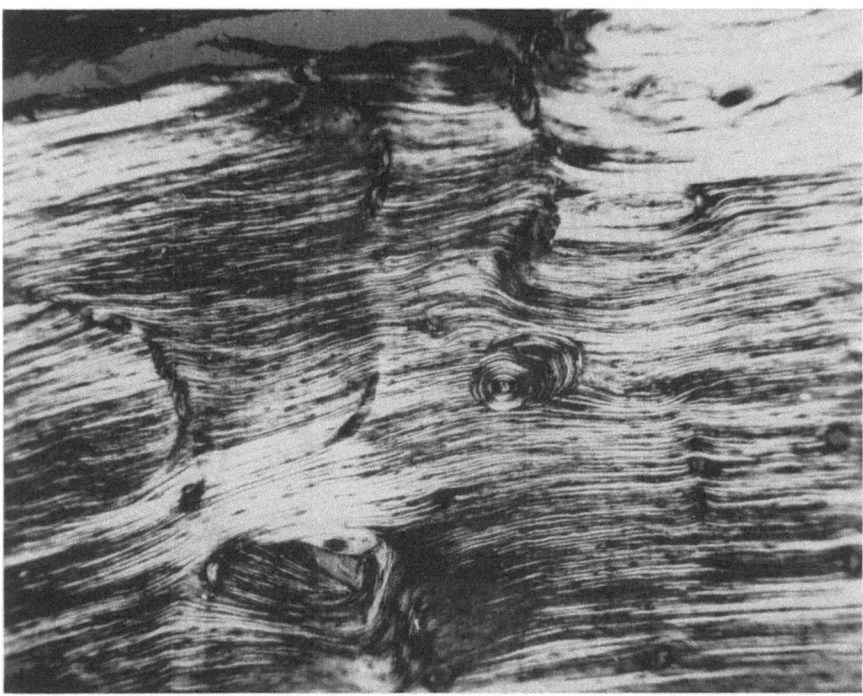

Fig. 24. Transverse section of tibial diaphysis of 20 year old white female with poliomyelitic paralysis of legs since 1 year of age, note persistence of primary periosteal lamellar bone with scant osteonic remodeling; polarized light. (Charleston General Hospital.)

secondary ossification replacing primary periosteal bone with osteonic bone has been studied in relation to the age of the individual[1]. The following discussion is mainly based on the data concerning the human femur published by AMPRINO and BAIRATI (1939).

Beginning in the first year of life deposition of lamellar bone occurs, replacing the primary woven bone which is removed by endosteal resorption. This process is almost completed at the end of the second year of life, resulting in a concentrical lamellar structure of the cortex. Osteonic remodeling of this lamellar cortex begins at about 2 years of age, is considerably advanced at 12 years, and becomes so complete at 24 years that only interstitial fragments of the old concentric lamellar bone remain. Up to this age the osteoblastic activity exceeds the osteoclastic and the thickness of the cortex increases steadily. Outer and to a lesser extent inner circumferential lamellae formed by the periosteum and endosteum respectively bring the process of growth to an end.

---

[1] HEULER 1928, and especially AMPRINO and BAIRATI 1939.

The process of osteonic remodeling can be much delayed if osteoblastic activity remains at a low level as is sometimes clearly evident in osteogenesis imperfecta (Fig. 25).

Aging. During adult life osteoblastic and osteoclastic activity remain in balance although the process of remodeling continues at a pace decreasing with age [1]. The outer and inner circumferential lamellae gradually become replaced by osteonic bone. The number of incompletely resorbed osteons, remaining as interstitial lamellae, steadily increases, heightening the mosaic pattern of older

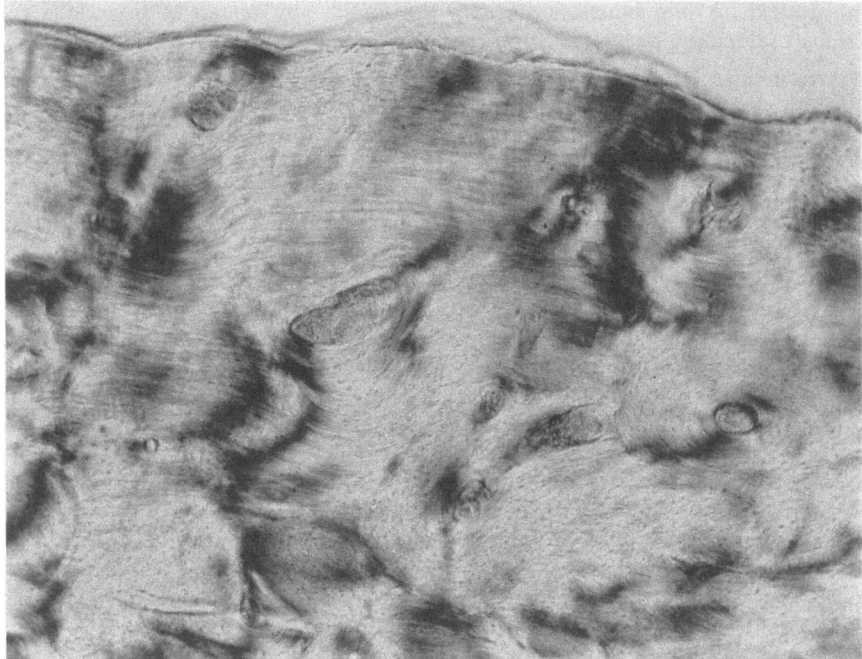

Fig. 25. Transverse section of femoral diaphysis of a 21 year old white female with osteogenesis imperfecta, note incomplete osteonic remodeling of cortex unstained, polarized light. (Charleston General Hospital, T 699, 1950.)

adult bone. In instances of pathologically accelerated and prolonged remodeling the mosaic pattern of bone becomes a striking feature as best observed in PAGET's deforming osteitis.

Beginning in the sixth decade the osteoclastic activity exceeds the osteoblastic. This leads to widening of the marrow cavity and thinning of the cortex. The Haversian canals become wider and contain fatty marrow. The inner portions of the cortex assume the appearance of cancellous bone. These changes are more pronounced in females than in males, which may be related to the pronounced decrease of estrogens after menopause. These changes blend into pathological forms of osteoporosis which either precede them in time or exceed them in degree or both.

7. Internal influences.

A. Circulation and nervous influences.

The effects of circulation and of nervous influences on bone can be discussed together because the direct nerve effects are apparently mediated through

[1] TOMES and DE MORGAN 1853, AMPRINO and BAIRATI 1939.

vegetative fibers of the neuro-vascular system. The indirect effects of disturbed innervation act on bone chiefly through disturbance of muscle power and balance[1], resulting in atrophy of disuse and occasionally hypertrophy in areas of excessive stress.

Skeletal circulation. The vascular system of bones is much more complicated than older investigations led one to believe[2] and has been the object of extensive recent investigations[3].

The vascular supply of the bone and of the bone marrow are most intimately interrelated and have to be considered as a unity. The blood vessels have been best studied on long bones—especially the femur—by means of injections with various radiopaque or plastic materials.

Arteries. In a long bone the epiphyses, metaphyses, and the diaphysis each receive a separate multiple arterial supply in addition to the periosteal arterial vessels for the cortex. The epiphysial arteries anastomose freely with each other and form numerous arterial arcades in the head of the human femur which closely approach the base of the articular cartilage[4]. Even after closure of the epiphysical line the circulation of the epiphysis and metaphysis remains largely separated although arterial anastomoses, mostly of spiral shape, develop across the bony epiphysial scar[4]. The diaphysial artery or arteries (nutrient artery) chiefly supply the central marrow with their branches and contribute little to the metaphysial circulation. The blood supply to the cortex varies in different segments of the femur. In the upper third cortex and marrow are mainly supplied by the metaphysial artenes, in the middle third endosteal and periosteal vessels participate, in the lower third periosteal vessels prevail[5]. The arteries within the rigid walls of the bone have uniformly narrow and thin walled branches of the character of arterioles. Simple long and short arteriovenous anastomoses without glomus have been found[6]. Glomus bodies have been observed in the terminal phalanges of fingers and toes in the human[7]. There is great individual variation in the arterial blood supply of bones. This has been especially demonstrated for the variable participation of the medial epiphysial artery of the femoral head entering through the ligamentum teres[8], for the metaphysial arteries of the neck of the femur[9], and for the variable number and distribution of diaphysial nutrient arteries[10] of the femur.

Veins. The rather wide and very numerous veins collect into a large central longitudinal venous sinus (flood vein). The outlets through the cortex are partly with the major or minor nutrient arteries, partly separate[11]. This enormous venous network in bones has been demonstrated by postmortal phlebography[12], some veins spiral closely around arteries.

Sinusoids and capillaries. The capillary system in bone and marrow is closed[13]. There are two kinds of vessels: the extremely wide and thin walled sinusoids of the hemopoietic marrow and the narrow capillaries of the fatty marrow[14].

[1] For detailed discussion and bibliography see BELL 1956.
[2] LANGER 1875, 1877, RINDFLEISCH 1880, LEXER, KULIGA and TÜRK 1904.
[3] DOAN 1922, ANSEROFF 1934, HASHIMOTO 1936a and b, REICHEL 1947, DE MARNEFFE 1951, 1952, 1953, PINARD 1952, TRUETA and HARRISON 1953, RUTISHAUSER, ROUILLER and VEYRAT 1954, TRUETA 1957.
[4] TRUETA and HARRISON 1953.   [5] DE MARNEFFE 1952, 1953.
[6] LANGER 1877, SCHOLDER 1953.   [7] SCHORN 1955 quoted from CLARA 1956.
[8] TRUETA and HARRISON 1953.   [9] JUDET, JUDET, LAGRANGE and DUNOYER 1955.
[10] ANSEROFF 1934, LAING 1953.   [11] HASHIMOTO 1936, DE MARNEFFE 1952.
[12] RUTISHAUSER 1952b.   [13] DE MARNEFFE 1952, TRUETA and HARRISON 1953.
[14] DOAN 1922.

The arterioles open directly into the sinusoids. The Haversian and Volkmann canals usually contain only one vessels of capillary structure.

Physiologic considerations. The circulation within the rigid enclosure of the bony walls must be very slow in the wide and numerous sinusoids. The spiraling of veins around arteries may permit transmission of the arterial pulsation, aiding the propulsion of the venous blood[1]. Valves and similar mechanisms in the individual outflow veins prevent permanent venous back pressure[2]. The outgoing and returning fluid and metabolite exchange in the Haversian system, accomplished by a single capillary vessel, represents a particular hemodynamic problem[2]. It would seem that only a phasic type of flow permitting alternating escape and resorption of fluid in each area of the single vessel could resolve this problem. Obviously the available information concerning circulatory dynamics of bone is far from complete. The mean systolic marrow pressure and the pulse pressure are greater in the diaphysis than in the epiphysis. Respiratory fluctuations of marrow pressure occur[3].

Lymphatics. KALLIUS (1932) demonstrated a lymphatic network in the medulla of long bones which leaves the bone either as a perivascular lymphatic plexus or as distinct lymphatics following the blood vessels. Within cortical bone lymphatics have only occasionally been demonstrated and then only in association with blood vessels; this may be due to technical difficulties.

Nerves. Myelinated and non-myelinated fibers occur in the bone marrow in the vicinity of blood vessels[4]. Such fibers ending in contact with osteoblasts were demonstrated in growing bones by DE CASTRO (1925, 1930) and interpreted as autonomic. A rich nerve supply in adult bone following the nutrient artery to the marrow cavity or the periosteal vessels to the cortex have been found to extend into the Haversian canals and end in the bone matrix or in the vicinity of osteocytes[5]. However, no nerve fibers from the anterior horn to bone have been identified[6].

Effects of abnormal circulation. Circulatory changes participate in most pathological conditions of bone but only those in which abnormal circulation plays a leading rôle will be briefly discussed here.

Effects of hyperemia. There is no general agreement on the effects on bone of arterial (active) or venous (passive) hyperemia which influence the width, rate of flow, oxygenation, and permeability of the sinusoidal bed. The older literature on the subject has been reviewed by HASLHOFER (1937). LERICHE and POLICARD (1926) stated that active hyperemia leads to bone resorption, passive hyperemia to bone formation. Some of the clinical and experimental data support this thesis, but it is probably not tenable in so general and simple a form. More work is needed to clarify this question. The stimulation of bone resorption by active hyperemia is regularly observed in the vicinity of a focus of acute osteomyelitis or of a fresh fracture. The stimulating influence of passive hyperemia on longitudinal growth of bones is fairly well established. A clinical or experimental arteriovenous fistula produces increased longitudinal growth; the same is true of chronic osteomyelitis or introduced foreign bodies in the metaphysis adjacent to the growth cartilage. Excessive lengths and thickness of bones in the affected extremity is seen in naevus vasculosus osteohypertrophicus[7]. DICKINSON (1953) observed, in young dogs subjected to extensive obliteration of the venous return from one leg, no increase in length or diameter of the bone. HUTCHISON and

---

[1] REICHEL 1947.   [2] DE MARNEFFE 1953.   [3] STEIN, MORGAN and REYNOLDS 1957.
[4] PETERSON 1935.   [5] HURRELL 1937.
[6] CORBIN and HINSAY 1939.   [7] PETSCHELT 1953.

BURDEAUX (1954), however, obtained, in young dogs with vascular compression of one leg by elastic binders, some lengthening and periosteal thickening of the affected bones. Increased bone formations leading to osteosclerosis is frequently seen adjacent to varicose ulcers and in the congested areas of chronic osteomyelitis.

Effects of ischemia[1]. Bone tissue is rather sensitive to anoxemia. Experimental compression of arteries produces focal bone necrosis before the viability of the soft tissues is endangered[2]. In extremities with arteriosclerotic ischemia foci of cortical necrosis, mainly affecting interstitial lamellae, occur frequently[3]. Major localized circulatory interruptions, as for instance produced by gas emboli in caisson workers and divers, lead to circumscribed bone marrow infarcts[4]. The degree of circulatory disturbance following fractures influences the extent of ischemic necrosis of the broken bones, the rate of callus formation, and the frequency of pseudarthrosis[5]. RUTISHAUSER (1952a) demonstrated the relation of inadequate blood supply to the formation of necrotic bone cysts.

In growing bones a precarious circulatory balance exists in the isolated vascular territories of epiphyses and apophyses. This was well documented in recent studies revealing 5 different phases of blood supply to the head of the human femur during infancy, childhood, and adolescence[6]. This balance may be upset by excessive circulatory demand or various factors leading to circulatory impairment resulting in the various clinical manifestations of aseptic necrosis of adolescence[7]. Experimentally Legg-Perthes deformity of the head of the femur was produced by severence of the main capsular artery[8].

Circulation in Paget's disease. In extensive polyostotic Paget's disease the general circulation is affected in a manner similar to that in arterio-venous fistula. The blood flow through the affected limb and the oxygen saturation of venous blood is greatly increased leading to increased cardiac output, cardiac dilatation, and failure[9]. RUTISHAUSER, VEYRAT and ROUILLER (1954) studied the vascular system of Paget bones in injection specimens. They demonstrated a tremendous increase of osseous blood vessels in active Paget's disease chiefly due to new formation of arterioles and arterial capillaries (Fig. 26). These authors were not able to find arterio-venous anastomoses but believe that the increase of the arteriolar bed which opens into the abundant venous sinuses is sufficient to explain the hemodynamic changes and the high oxygen saturation of venous blood observed in this disease.

Rare observations of progressive complete or almost complete resorption of bones after minor trauma or without a definite trigger mechanism probably also belong to the group of vascular disturbances. The clavicle, ribs and shoulder bones are most frequently affected suggesting segmental distribution. The histologie findings resemble angiomatosis[10], and probably represent a state of extreme active hyperemia Similar resorption of whole bones has been occasionally observed after experimental diathermy in rats[11].

---

[1] For detailed discussion and bibliography see AXHAUSEN and BERGMANN 1937, AXHAUSEN 1954.

[2] BURCKHARDT 1924.   [3] MÜLLER 1926, 1927, SHERMAN and SELAKOVICH 1957.

[4] KAHLSTROM, BURTON and PHEMISTER 1939, PHEMISTER 1940a, 1948, 1949, UEHLINGER 1949.

[5] PHEMISTER 1940b, DE MARNEFFE 1953.   [6] For detailed discussion see TRUETA 1957.

[7] Details and bibliography see LANG 1941.   [8] LEMOINE 1957.

[9] EDHOLM, HOWARTH and McMICHAEL 1945, SCHWIEGK and LANG 1951; for detailed discussion and review of litterature see SORNBERGER and SMEDAL 1952.

[10] GORHAM, WRIGHT, SHULTZ and MAXON jr. 1954, GORHAM and STOUT 1954 (detailed casuistic and bibliography).

[11] WISE, CASTLEMAN and WATKINS 1949.

Neurovascular effects. The effects of sympathectomy on longitudinal growth in children and young animals with motor paralysis are equivocal, but slight lengthening has been occasionally observed (BISGARD 1933, WILSON and THOMPSON 1939). SUDECK (1900, 1901/02) described a type of rapidly developing osteoporosis in bones following injury to an extremity. This lesion develops out of proportion to the effect of inactivity and is probably caused or at least influenced by vasomotor disturbances[1]. Vasodilatations with considerable increase of blood flow with increased arterial pulsation and increased oscillometric readings has

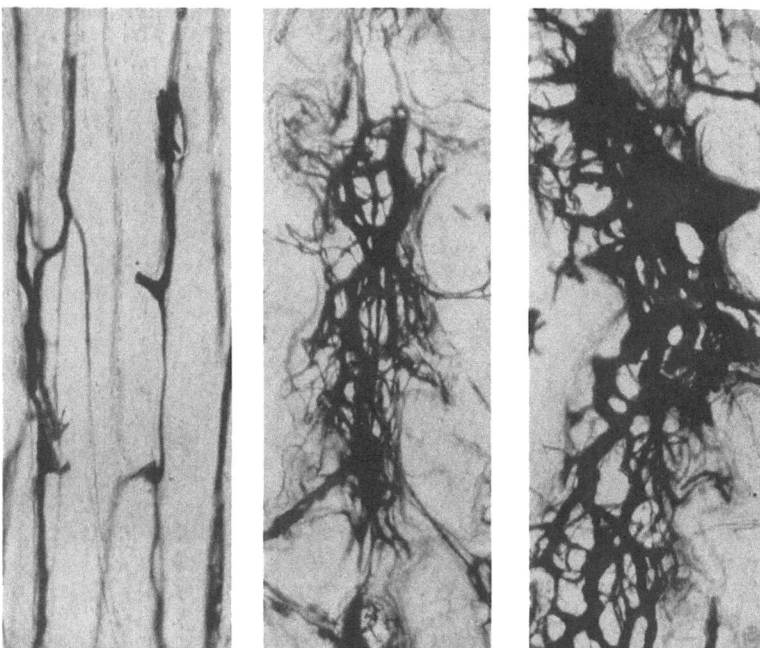

Fig. 26. Vascularization of cortex of tibia, injected with india ink-gelatine, longitudinal section, left: normal, center and right: Paget's disease, 65×. (From RUTISHAUSER, VEYRAT and ROUILLER 1954.)

been demonstrated, especially in the early stage of Sudecks atrophy of extremities[2]. A selective posttraumatic localized bone atrophy which clinically and radiologically resembles Pagets disease has been described by LIÈVRE (1936) as "remaniement pagétoïde". Recent studies by ROHNER (1957) demonstrated the absence of "mosaic structures" in this condition which he considers as a special form of chronic Sudeck's atrophy.

In neural leprosy osteoporosis due to destruction of vasomotor fibers has been observed. The lesion begins in the periphery of the extremity and develops proportional to the neuritic lesion; it is clinically characterized by impaired reflex vasodilatation of the overlying skin[3].

B. The action of hormones on skeletal tissues.

The physiology and biochemistry (KÜHNAU), functional morphology (BARGMANN) and morphologic pathology (UEHLINGER and SIEBENMANN) of endocrine

---

[1] For detailed discussion and bibliography see M. B. SCHMIDT 1937, BLUMENSAAT 1956.
[2] MILLER and DE TAKATS 1942.   [3] BARNETSON 1951.

regulations will be discussed in volume VIII/1 of this handbook. This discussion is limited to hormonal effects on skeletal tissues[1].

a) Pituitary growth hormone (somatotropic hormone) [2].

Growth hormone (somatotropic hormone) is produced by the acidophilic α-cells of the anterior lobe of the pituitary[3]. It is the main substance controlling skeletal growth by direct action on the tissue; other pituitary hormones mediate their actions through other endocrine glands and their hormones.

Deficiency of growth hormone. Hypophysectomy results in severe retardation of growth terminating in extreme dwarfism[4] (Fig. 27). The epiphysial disc

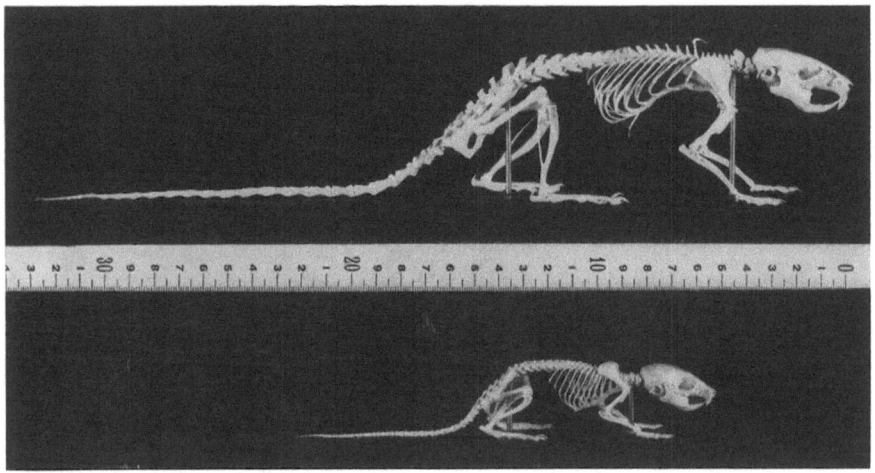

Fig. 27. Skeletons of 60 day-old female rats, above normal, below hypophysectomized at 6 days of age. (From WALKER, ASLING, SIMPSON, LI and EVANS 1952.)

becomes thin because the cartilage ceases to proliferate; tunneling capillaries vanish, and the primary spongiosa undergoes resorption. This is ultimately followed by calcification of the basal cartilage and closure of the osteocartilaginous junction by a transverse lamella of bone indicating complete cessation of growth. The cortical bone likewise becomes very thin[5]. These changes are completely reversible by administration of growth hormone at any time (Fig. 28)[6]. Reactivation of enchondral and periosteal ossification occurs within 5 days and is proportional to the dose of hormone given[7]. The same findings of arrested growth with persistent epiphysial discs and infantile skeletal proportions have been observed in human pituitary dwarfs[8].

Excess of growth hormone. In humans excessive growth hormone produced by an acidophilic pituitary adenoma results in gigantism in the growing individual, in acromegaly in the adult[9]. After bony replacement of the epiphysial disc only a few areas, which acted before as growth cartilages, are able to resume longitudinal enchondral growth in the adult (osteochondral junction of rib,

---

[1] For clinical data and bibliography see WILKINS 1950.
[2] For detailed discussion and bibliography see ASLING and EVANS 1956.
[3] EVANS and LONG 1922.   [4] WALKER, ASLING, SIMPSON, LI and EVANS 1952.
[5] BECKS, SIMPSON and EVANS 1945.
[6] BECKS, SIMPSON, EVANS, RAY, LI and ASLING 1946.
[7] KIBRICK, BECKS, MARX and EVANS 1941.
[8] ERDHEIM 1916.   [9] ERDHEIM 1926, 1935.

symphysis pubis, sacroiliac cartilages, mandibular condyle, and the articular cartilages, especially of hands and feet), while all bones show massive circumferential appositional growth, most marked on the vertebral column and on bony ridges[1].

Excessive doses of growth hormone regular produce gigantism in the intact, castrated or hypophysectomized adult rat[2]. Acromegaly cannot be completely reproduced in the rat since most epiphysial discs remain through life; however vertebral bone apposition and acromegalic arthritis comparable to findings in humans have been observed[3].

b) Thyroid hormone[4].

Thyroxin is produced by the epithelium of the thyroid follicles under stimulation by the thyrotropic hormone of the anterior pituitary lobe. The thyroid hormone, in addition to its general metabolic and local skeletal effects also stimulates the acidophilic cells of the anterior pituitary lobe to elaborate growth hormone. This synergism between thyroid and pituitary makes it difficult to evaluate their separate effects since removal of the one organ entails partial involution of the other.

Deficiency of thyroxin. Thyroidectomy in infant animals produces growth arrest and dwarfism similar to that seen after hypophysectomy[5]. The microscopic picture of the epiphysial cartilage is about the same as in the hypophysectomized animal[6]; however, bony closure of the arrested cartilage and resorption of the primary spongiosa usually does not occur[7]. These changes are reversible by thyroxin administration which leads to reactivation of growth hormone production by the pituitary[8]. Aplasia or severe hypoplasia of the thyroid results in cretinistic dwarfism with infantile skeletal proportions in the human[9]. Hypothyroidism leads to delayed formation and irregular development of epiphysial ossification centers (retarded bone age and epiphysial dysplasia[10]).

Excess of thyroxin. Young rats treated with excessive amounts of thyroxin show accelerated skeletal development[11], and premature epiphysial union[12]. Similar acceleration of ossification and premature advancement of bone age occur in children with hyperthyroidism or with therapeutic overdosage of thyroxin[13]. Hyperthyroidism in adults produces osteoporosis, increased osteoclastic resorption in cortex and spongiosa, and occasional fibrous dissecting osteoclasia, osteomalacia, and Looser-Milkman zones[14]. Similar results have been produced experimentally with overdosage of thyroxin in rabbits[15] and in rats[16].

Relationship between skeletal growth and maturation. Normally growth hormone and thyroxin acting synergistically accomplish growth and maturation in a coortinated manner (Fig. 29). Experiments on thyroidectomized-hypophysectomized rats which permit separation of the action of the two hormones show

---

[1] ERDHEIM 1931a and b, WEINMANN and SICHER 1947.
[2] EVANS and SIMPSON 1931, MOON, SIMPSON, LI and EVANS 1951.
[3] REINHARDT and LI 1953.
[4] For detailed discussion and bibliography see ASLING and EVANS 1956.
[5] EVANS, SIMPSON and PENCHARZ 1939.   [6] BECKS, RAY, SIMPSON and EVANS 1942.
[7] McLEAN and URIST 1955.   [8] KONEFF, SCOW, SIMPSON, LI and EVANS 1949.
[9] For detailed discussion and bibliography see DE QUERVAIN and WEGELIN 1936.
[10] WILKINS 1941.   [11] NOBACK, BARNETT and KUPPERMAN 1949.
[12] CHRISTENSEN and McLEAN, unpublished data quoted from ASLING and EVANS 1956.
[13] SCHLESINGER and FISHER 1951.
[14] HUNTER 1930, ASKANAZY and RUTISHAUSER 1933, MARTOS 1938, NIELSEN 1952, FOLLIS 1953a, UEHLINGER 1957.
[15] MARTOS 1938.   [16] NIELSEN 1952.

that pituitary growth hormone promotes only growth without maturation while thyroxin causes maturation at any age without directly stimulating growth[1].

c) Parathyroid hormone[2].

The parathyroids control the homeostatic regulation of calcium ion concentration of blood plasma only in the range above 7 mg.-%. This is accomplished

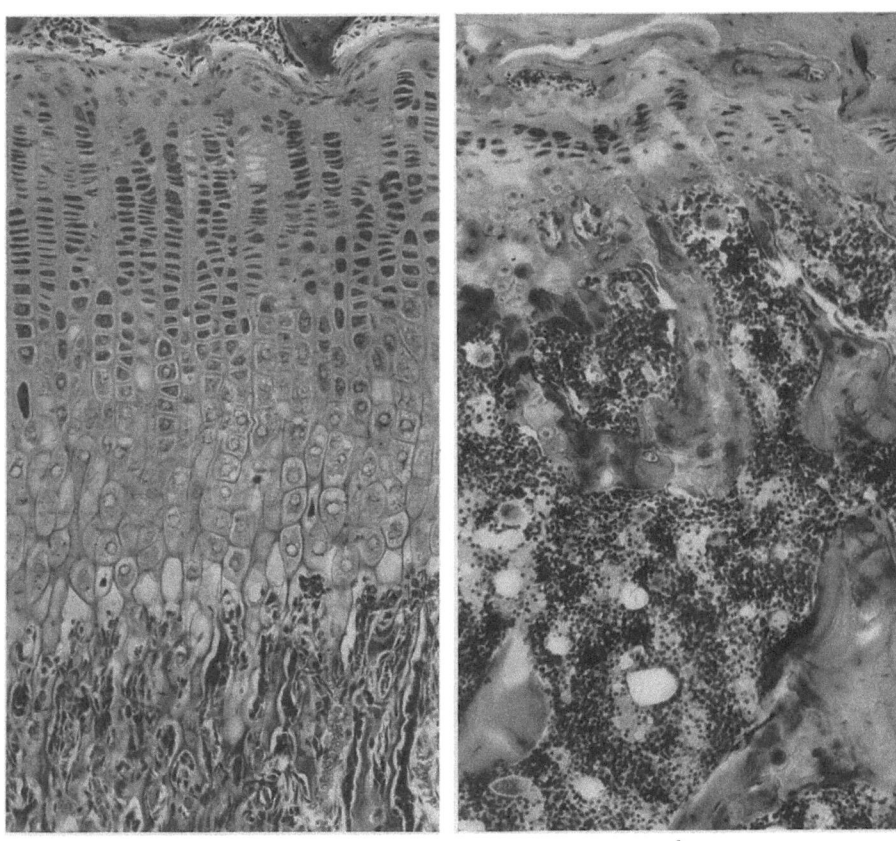

a   b

Fig. 28 a—d. Median sagittal sections of proximal tibial epiphysial disc of female rats, 65×, a: normal 30 days old, b: normal 307 days old, c: hypophysectomized at 28 days of age, 326 days after operation, d: hypophysectomized at 28 days of age, 324 days after operation, growth hormone injected for last 39 days. (From BECKS, SIMPSON and EVANS 1945 and BECKS, SIMPSON, EVANS, RAY, LI and ASLING 1946.)

by a feedback mechanism in which a lowered blood calcium level directly stimulates parathyroid secretion and through it osteoclastic activity. The lower range of blood calcium is maintained by chemical equilibrium between mineral adsorbed on the crystal surface and plasma[3].

Hypoparathyroidism. Skeletal changes consisting of varying degrees of osteosclerosis can be demonstrated roentgenologically in patients with idio-

---

[1] RAY, ASLING, WALKER, SIMPSON, LI and EVANS 1954, ASLING and EVANS 1956.
[2] For detailed discussions and bibliography see ALBRIGHT and REIFENSTEIN 1948, WEINMANN and SICHER 1947, MUNSON 1955, MCLEAN and URIST 1955, MCLEAN 1956. See also: SCHÜTTE, Physiology of mineral metabolism and EGER, Pathology of mineral metabolism in volume IV/1 of this handbook.
[3] MCLEAN and URIST 1955.

pathic hypoparathyroidism[1]. This is caused by continued or increased osteo-blastic activity while osteoclastic remodeling is suppressed[2]. Pseudohypopara-thyroidism has been described in a group of patients with short stature, markedly shortened metacarpals and metatarsals, and periarticular soft tissue calcifications. This entity represents inability of the end-organ to respond either to endogenous or administered parathormone in the presence of normal para-

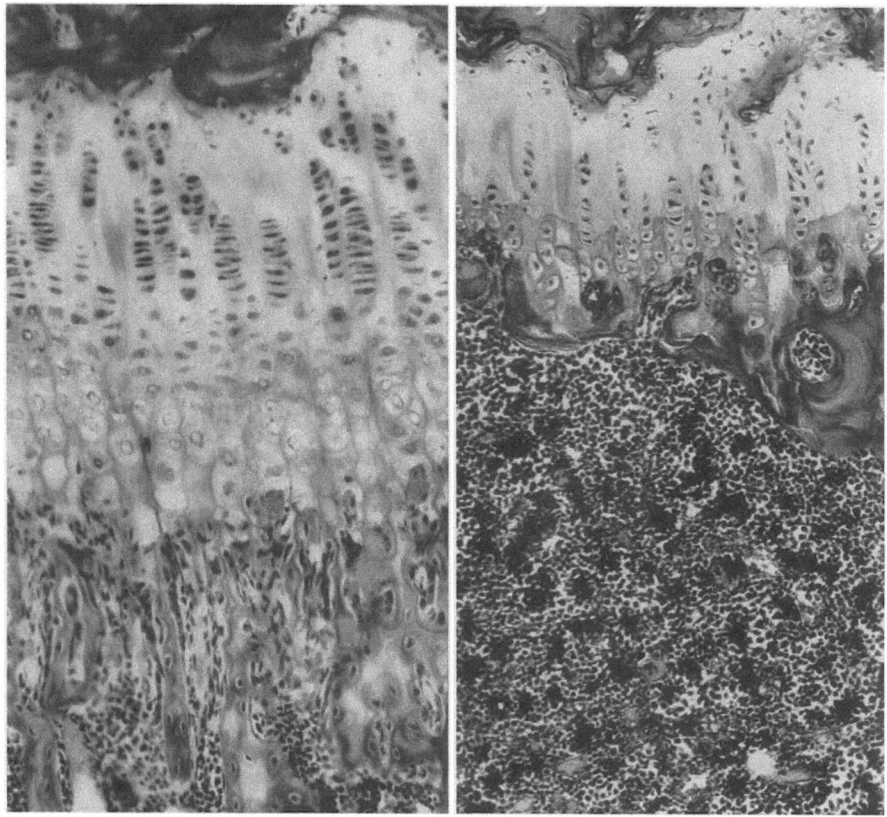

Fig. 28 c   Fig. 28 d

thyroids. However, dihydrotachysterol (A.T. 10) corrects the defective calcium metabolism[3].

Hyperparathyroidism. Only acute hyperparathyroidism can be studied in various experimental animals since the protein component of the injected extract elicits increasing inactivation due to immune reaction[4]. Long lasting chronic hyperparathyroidism can be observed in patients with parathyroid adenoma [osteitis fibrosa generalisata of Recklinghausen (1889, 1891)]. Bone disease of similar histologic pattern has been produced in the experimental animal with parathormone[5].

Within a few hours after administration of parathormone in young animals resorption of the spongiosa begins at first without the appearance of significant

---

[1] EMERSON, WALSH and HOWARD 1941.   [2] WEINMANN and SICHER 1947.
[3] ALBRIGHT, BURNETT, SMITH and PARSON (1942).
[4] McLEAN 1956.   [5] THOMSON and COLLIP 1932.

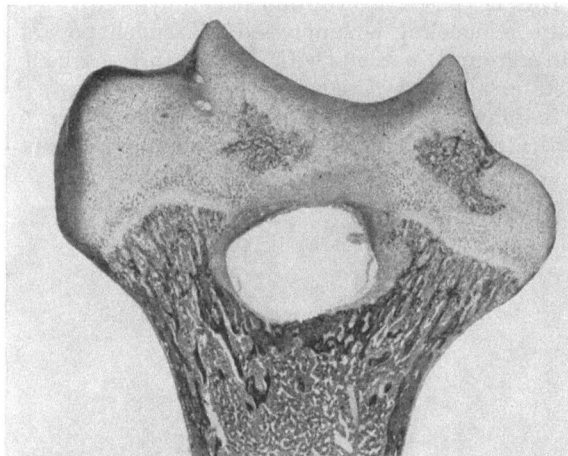

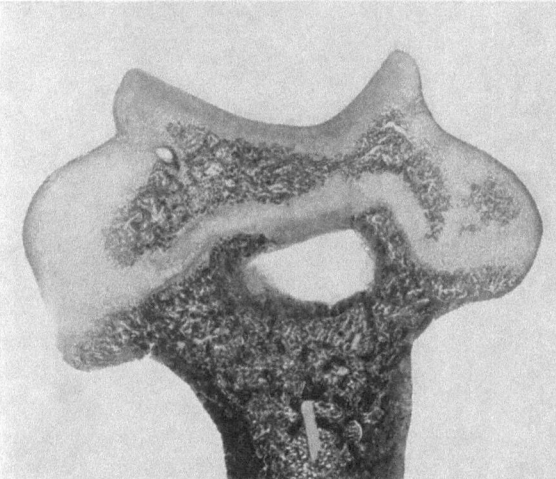

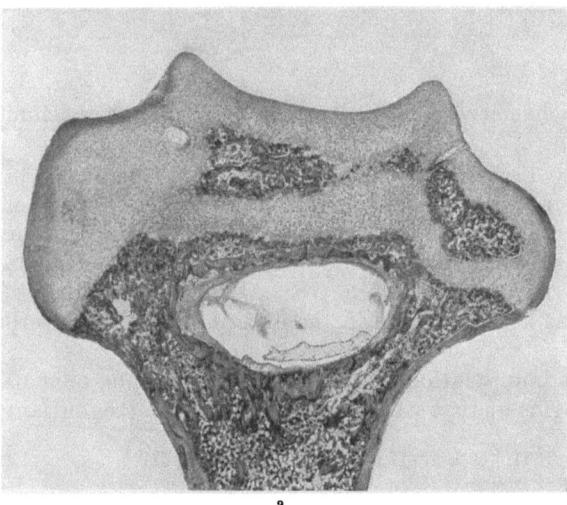

numbers of multinucleated osteoclasts. This probably indicates direct reversion of osteoblasts to uninuclear osteoclasts. After approximately 6 hours typical osteoclasts appear in increasing numbers. Reversible transformations between osteoblasts, osteoclasts and reticulum cells can be observed[1]. During this phase of rapid bone resorption calcium-mineral particles (stainable with von Kossa's silver reaction) can be demonstrated in macrophages and diffusely distributed in the marrow but not within osteoclasts[2]. This resorption produces the picture of "dissecting bone atrophy" and is followed by fibrosis of the marrow. Many of the changes observed in chronic human hyperparathyroidism (brown tumors, fractures, deformities) are largely sequelae of mechanical trauma to the vulnerable porotic skeleton. These changes are reversible and sometimes followed by excessive bone formation after cessation of hormone administration[3]. In humans years after extirpation of a parathyroid adenoma peculiar scarlike areas of osteosclerosis consisting of primitive fiber bone have been observed[4].

Very large doses of parathormone (compar-

[1] HELLER, MCLEAN and BLOOM 1950.
[2] MCLEAN and BLOOM 1941.
[3] BURROWS 1938.
[4] RUTISHAUSER 1955.

a

Fig. 29a and b. Distal end of humerus of fermale rats 60 days of age except as noted: left upper normal 18 days of age, left center thyroidectomized on first day of life, left lower thyroidectomized on first day of life and hypo-

able to the clinically observed parathyroid poisoning of ALBRIGHT and REIFENSTEIN 1948) may produce widespread necrosis of osteoblasts, osteocytes, and bone marrow[1]. With similar doses ground substance changes occur in bone consisting of depolymerization of osseomucoid, increased water content, reduced density of negatively charged colloid, and reduced ability to bind calcium. This is accompanied by elevation of the mucopolysaccharide content of the serum and the urine[2].

The action of parathormone on skeletal tissues. Best present evidence supports a direct action of parathormone on skeletal tissues[3]. It is not clear, however, whether the action is firstly on the osteoblast-osteoclast system, on the osteocytes, or on the matrix. Direct action is supported by production of osteitis fibrosa with parathormone in bilaterally nephrectomized rats[4] which disproves the kidney as the only site of action. The most convincing evidence for a local effect of parathormone has been furnished by implants of parathyroid gland in

[1] HELLER, McLEAN and BLOOM 1950.
[2] ENGEL, CATCHPOLE and JOSEPH 1953.
[3] McLEAN 1956.
[4] SELYE 1942, STOERK 1943.

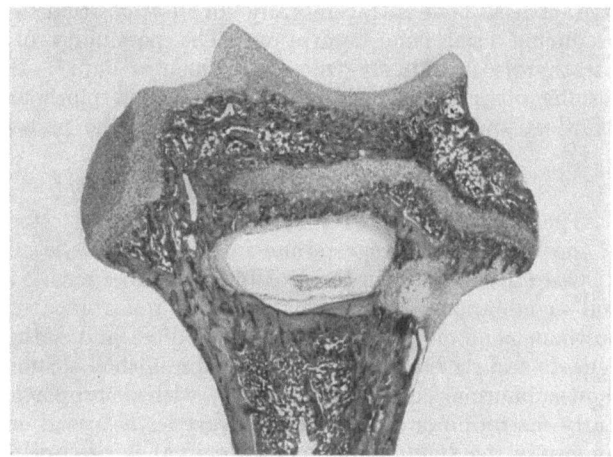
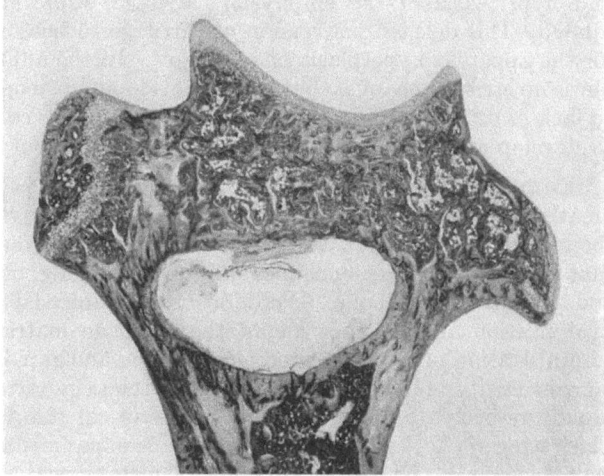
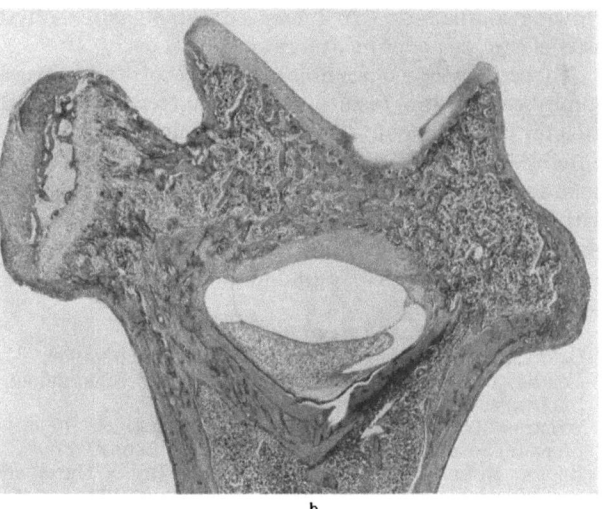

b

physectomized at 20 days of age, right upper hypophysectomized at 6 days of age, right center hypophysectomized at 28 days of age, right lower normal 60 days of age. (From ASLING and EVANS 1956.)

contact with bone intracerebrally[1] or in apposition to intact cranial bone[2] both producing local bone resorption. The possibility of pituitary control of the parathyroid is unlikely from experimental data[3]. Human autopsy data concerning observations of thyroid aplasia and pluriglandular endocrine sclerosis likewise support the independent action of the parathyroid[4].

d) Ovarian hormones[5].

The ovary elaborates two steroid hormones: estrogen in the theca interna of the follicle and progesterone in the lutein cells.

Ovarian deficiency in the growing individual results in slowdown of enchondral and membranous ossification, delay of appearance of ossification centers, and postponement of fusion of epiphysial discs and sutures. The bone structure is delicate and its breaking strenght is diminished. Humans with ovarian agenesis show subnormal height (Kleinwuchs), with disproportionately long extremities[6]. Early castration or destruction of ovary leads to tall eunuchoid stature[7]. Ovariectomy in the young experimental animal is promptly followed by hypertrophy and hyperplasia of the epiphysial cartilage, while spongiosa formation is inhibited. This delayed conversion of cartilage to bone may be partly responsible for the apparent hyperplasia of cartilage[8]. In the adult ovarian deficiency produces no striking changes, but slowly developing osteoporosis has been attributed to lack of estrogen. Nowakowski (1955) has observed osteoporosis of the trunk to develop about 9 years after menopause and about 13 years after castration.

Estrogen. The experimental skeletal changes produced by estrogen vary greatly with the species used; there is also considerable discrepancy between the results of different investigators. There is, however, fairly general agreement that estrogen inhibits enchondral growth of long bones, advances bone age, and produces dense bone. Proliferation of epiphysial cartilage is inhibited, but hyalinization and calcification of the cartilage matrix is increased[9]. In birds administration of estrogen produces massive and rapid formation of bone in the marrow cavity of long bones[10]. In the normal egg-laying cycle such bone can be rapidly resorbed to make large quantities of calcium for the egg shell available. This estrogen effect peculiar to birds can be experimentally produced in castrated male pigeons[11]. Excessive amounts of metaphysial spongiosa are observed in growing animals due to increased osteoblastic activity (in mice), or decreased osteoclastic remodeling (in rats)[12].

In man estrogen stimulates the rate of epiphyseal growth and the rate of epiphyseal closure resulting in a shorter stature. Human data of premature skeletal development in sexual precocity from various causes are well substantiated[13]. In adult guinea pigs moderate increase of endosteal and periosteal bone formation can be elicited with estrogen[14]. In young and old guinea pigs with experimental scurvy estrogen acts as a substitute for vitamin C on a local level, promoting fiber formation and matrix deposition[15]. The action mechanism of estrogen is not clearly understood at present, but both pituitary mediation[16]

---

[1] Barnicot 1948.   [2] Chang 1951.
[3] Carnes, Osebold and Stoerk 1943, Engfeldt 1950.   [4] Rutishauser 1955.
[5] For detailed discussion and bibliography see Silberberg and Silberberg 1956.
[6] Sellheim 1923, Rössle and Wallart 1930.
[7] Wilkins 1950.   [8] Silberberg and Silberberg 1956.
[9] Silberberg and Silberberg 1956.   [10] Bloom, Bloom and McLean 1941.
[11] Bloom, McLean and Bloom 1942.   [12] Budy, Urist and McLean 1952.
[13] See Wilkins 1950, Hurxthal and Musulin 1953.   [14] Fiorani-Gallotta 1954.
[15] Silberberg and Silberberg 1948a and b.   [16] Asling and Evans 1956.

as well as direct local effect have been proposed[1]. Recent experiments with labeled estrone indicate selective deposition of the hormone in bone[2].

Progesterone. In young guinea pigs progesterone stimulates slightly growth of epiphysial cartilage and temporarily retards completion of its cycle and subsequent ossification[3]. Progesterone does not alter bone changes induced in mice by estrogen[4].

e) Testicular hormones[5].

The androgens (17-ketosteroids) produced by the testicle are identical in their action to those of the adrenal cortex and are here discussed jointly.

Testicular deficiency. Early orchiectomy or hypogonadism in the human as well as in the animal causes prolonged growth at a subnormal rate with delayed epiphysial union. The human eunuchoid or castrate has a delicate skeleton with a short trunk, long extremities, and an acromegaloid face[6]. Microscopically the epiphysial cartilage after castration exhibits increased columnar cartilage but delayed hypertrophy and ossification[1]. In adults androgen deficiency may lead to osteoporosis, especially in old age[7]. NOWAKOWSKI (1955) observed 19 instances of trunk osteoporosis among 47 patients over 40 years of age with manifest androgen deficiency. In such patients testosterone therapy causes a positive balance of N, Ca and P, and thus promotes matrix formations[8].

Testosterone. Small doses stimulate, large doses suppress linear growth, but there is always acceleration of skeletal maturation[9]. Large doses inhibit proliferation of epiphysial cartilage, but promote hypertrophy, calcification, and normal ossification[1]. Testosterone therapy in the human promotes growth only in undersized hypogenital boys[10]. Excess of androgens with sexual precocity causes premature skeletal maturation and termination of growth. PRADER and MAASSEN (1953) have shown in patients with congenital adrenogenital syndrome that at 10 years of age the phosphorus and phosphatase serum levels drop to adult values and the epiphysial discs fuse. At this time the diameter of the shaft and the size of the ossification centers have reached adult dimensions, while the length of the bone corresponds to an age of 12 years. Extensive pneumatization of the skull and calcification of larynx and rib cartilages also occur early. The action of androgens on skeletal tissues is probably a direct one[1], since some growth promotion can be observed even after hypophysectomy[11].

f) Adrenal hormones[12].

Only the steroid hormones of the adrenal cortex (androgens, mineral corticoids and glucocorticoids) have an effect on skeletal tissues, while the hormone of the adrenal medulla (adrenalin) does not. The androgens (17-ketosteroids) have beem discussed with the testicular androgens in the previous chapter.

Mineral corticoids. Desoxycorticosterone retards the growth of long bones in dogs[13] and counteracts the effect of pituitary growth hormone in the rat[14]. Mineralcorticoids slightly retard the growth of chick embryos[15]. Human data are not available.

[1] SILBERBERG and SILBERBERG 1956.   [2] McLEAN and URIST 1955.
[3] SILBERBERG and SILBERBERG 1941a.   [4] GARDNER 1940.
[5] For detailed discussion and bibliography see SILBERBERG and SILBERBERG 1956.
[6] For clinical data and classification see PRADER 1955, MATTHIASCH 1955.
[7] HELLER and SHIPLEY 1951.   [8] REIFENSTEIN and ALBRIGHT 1947.
[9] SILBERBERG and SILBERBERG 1941b.
[10] For clinical data see TALBOT, SOBEL, MACARTHUR and CRAWFORD 1952.
[11] TYSLOWITZ 1943.   [12] See also SILBERBERG and SILBERBERG 1956.
[13] FONTAINE, MANDEL and WIEST 1952.   [14] MAASSEN 1952.
[15] STOCK, KARNOFSKY and SUGIURA 1951.

Glucocorticoids. Cortisone interferes with enchondral growth through suppression of cartilage proliferation and of matrix formation[1]. FOLLIS (1951b) and SISSONS and HADFIELD (1955) have observed, in growing rats treated with sizable doses of cortisone, thinning of the epiphysial cartilage and accumulation of calcified cartilage trabeculae due to diminished osteoclastic remodeling. In other animals (mice, guinea pigs, rabbits) simple retardation of growth without microscopic disarrangement has been observed[2]. The cortisone effect on cartilage growth can be parthy counteracted by testosterone[3]. The osteosclerosis induced by estrogen in young mice can be partly suppressed by addition of cortisone which arrests osteoblastic activity[4]. Experimental adrenalectomy in animals maintained with chlorides and desoxycorticosterone produces longer bones (more delicate from lack of androgens) due to absence of the growth inhibiting factor of the glucocorticoids[5]. The arrest of enchondral growth induced in young rabbits by cortisone is rapidly reversible by cessation of hormone administration[6].

Severe osteoporosis, especially of the spine, in humans with endogenous adiposity was noted early[7]. CUSHING (1932) described his syndrome of pituitary basophilism (now generally ascribed to adrenal cortical hyperfunction) associated with trunk osteoporosis and ALBRIGHT (1947) indicated overproduction of glucocorticoids as the causative factor of both endocrine and senile osteoporosis. In human adults suffering from CUSHING's syndrome severe osteoporosis of spine and ribs, with occasional spontaneous rib fractions, represent the main skeletal changes[8]. FOLLIS (1951d), observed, in an infant with CUSHING's syndrome, disorganization of the arrested epiphysial cartilage with excessive formation and poor mineralization of its matrix, while the very porotic shaft showed some osteoid borders.

Cortisone acts on skeletal tissues probably by its catabolic or antianabolic effect. In addition to this quantitative alteration a qualitative action on ground substance is under consideration[9].

8. External influences.

A. Effects of nutrition.

Protein and amino-acids. A protein-free but otherwise complete diet produces severe growth disturbances in the young animal leading to progressive thinning of the epiphysial cartilage and complete arrest of growth after three weeks; similar results are obtained by severe restriction of calories[10] (Fig. 30). The importance of protein for bone formation has been clearly demonstrated in rabbits with nutritional protein deficiency which showed narrowed epiphysial discs, increased osteoclastic resorption and slender metaphysial trabeculae[11]. Deficiency in any one of the ten essential amino-acids (tryptophane, lysine, histidine, arginine, phenylalanine, leucine, isoleucine, threonine, methionine, and valine) causes growth disturbance in the young rat; all of them except arginine and histidine are necessary to produce a positive nitrogen balance in man[12]. Deficiency of phenylalanine in young rats leads to cessation of growth with disturbance of enchondral growth due to inanition[13].

---

[1] WELLS and KENDALL 1940.
[2] FOLLIS 1951c, MARTIN and MAJNO 1954, SISSONS and HADFIELD 1955.
[3] STUDER 1953.   [4] MARTIN and MAJNO 1954.   [5] MAASSEN 1952.
[6] SISSONS and HADFIELD 1955.   [7] MOOSER 1921.
[8] RUTISHAUSER 1933, FOLLIS 1951d, RUTISHAUSER 1955, SISSONS 1956.
[9] SILBERBERG and SILBERBERG 1956.
[10] FOLLIS 1950b.   [11] HARADA and HORGUCHI 1954.
[12] FOLLIS 1948.   [13] MAUN, CAHILL and DAVIS 1945.

In the human adult pure inanition produces some osteoporosis but not osteomalacia[1]. The skeletal effects of starvation in the human are still not entirely clear[2].

Elements. Deprivation of essential minerals as sodium, potassium, iron or zinc produces inanition and arrest of growth in young animals[3]. Severe deficiency of phosphorus or complete lack of calcium produces the changes of rickets. In potassium deficiency in chicks and rats substantially lower values of bone ash and of blood phosphorus but not of blood calcium have been observed[4]. More potassium was necessary in these studies to obtain optimal calcification if the phosphorus intakte was inadequate. In magnesium deficiency decrease

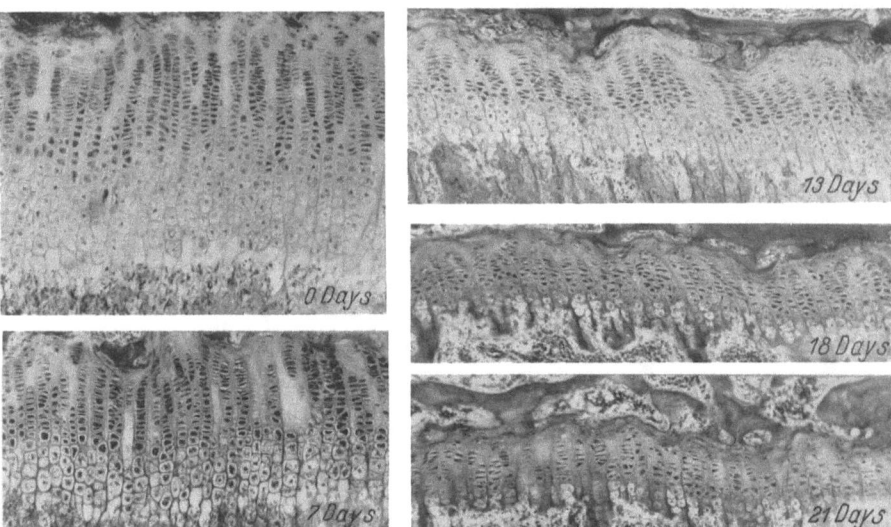

Fig. 30. Epiphysial cartilage of rats kept on protein free but otherwise adequate diet, number of days in protein deficiency indicated. (From FOLLIS, New York 1950.)

of magnesium in bone (but not in dentin) compensated by increase of calcium has been observed biochemically in rats[5]. Similarly liberation of bone sodium without bone destruction has been observed during acute sodium depletion[6].

A manganese-deficient diet produces shorter bones with narrowed epiphysial discs in young rats[7] showing decreased density and breaking strength[8]. In these studies phosphatase activity was decreased but the percentage of ash and the values of calcium, phosphorus and manganese were unchanged. WOLBACH and HEGSTED (1953) observed changes in the epiphysial disc of manganese-deficient chicks which were almost identical to, but less severe than, those in choline-deficient animals, suggesting mediation through similar enzymatic pathways in both conditions. Embryos hatched from eggs of manganese-deficient chickens have shown a high incidence of chondrodystrophy[9].

Copper deficiency in young cattle[10] and in young pigs[11] produces rickets-like deformities of the osteocartilaginous junction of ribs and long bones, and pronounced fragility and shaft deformities. 10% of the offspring of copper-

---

[1] KNORR 1951.   [2] KEYS, BROŽEK, HENSCHEL, MICKELSEN and TAYLOR 1950.
[3] FOLLIS 1950b.   [4] GILLIS 1950.   [5] DUCKWORTH and GODDEN 1941.
[6] NICHOLS and NICHOLS 1954.   [7] BARNES, SPERLING and MAYNARD 1941.
[8] AMDUR, NORRIS and HEUSER 1945.   [9] LYONS and INSKO 1937.
[10] DAVIS 1951.   [11] TEAGUE and CARPENTER 1951.

deficient cattle show abnormalities consisting of enlarged heads, malformed bones, and agenesis of individual bones. Other investigators reported in young dogs and pigs decreased bone formation resulting in osteoporosis with a bone ash of normal Ca:P and $Ca_3(PO_4)_3 : CaCO_3$ ratio. Cartilage growth was normal or slightly stimulated while removal of the calcified cartilage lattice was delayed[1].

B. The action of vitamins on skeletal tissues.

The physiology of vitamins will be discussed by K. Lang, the pathology of avitaminoses and hypervitaminoses by Uehlinger and Studer both in volume XI/2 of this handbook. This survey is limited to the effects and action mechanisms of vitamins on skeletal tissues.

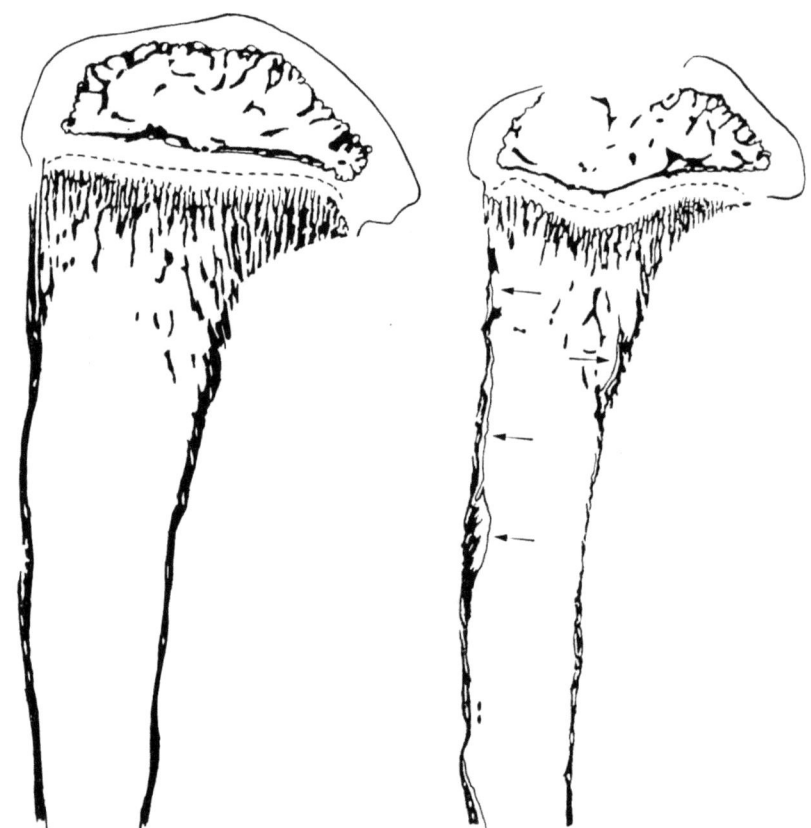

Fig. 31. Proximal end of tibia of pair-fed rats, left, normal control, right hypervitaminosis A (50000 I.U. daily for 1 week) white areas (arrows) indicate deposition of osteoid. (From Barnicot and Datta in Bourne 1956.)

a) Vitamin A[2].

The effect of the several substances exhibiting vitamin A activity (vitamin A and its precursors α, β and γ carotene, and cryptoxanthin)[3] has been studied mainly in experiments on mammals and birds.

Hypovitaminosis A. In very young rats cell division and differentiation of the growth cartilage are suppressed; only the vesicular cells complete their cycle

---

[1] Baxter, van Wyk and Follis 1953, Follis, Bush, Cartwright and Wintrobe 1956.
[2] For detailed discussion and bibliography see Barnicott and Datta 1956.
[3] McLean and Urist 1955.

The spicules of calcified cartilage undergo absorption and the thin epiphysial plate is closed by a thin layer of dense bone. The findings resemble those in severe malnutrition but the skeletal changes precede the termination of growth in other tissues[1]. There is general suppression of enchondral growth. Narrowing of the cranial cavity and of the vertebral canal with subsequent pressure damage to the central nervous system and the nerves passing through bony foramina is usually observed[2]. In young dogs this is due mainly to excessive bone growth

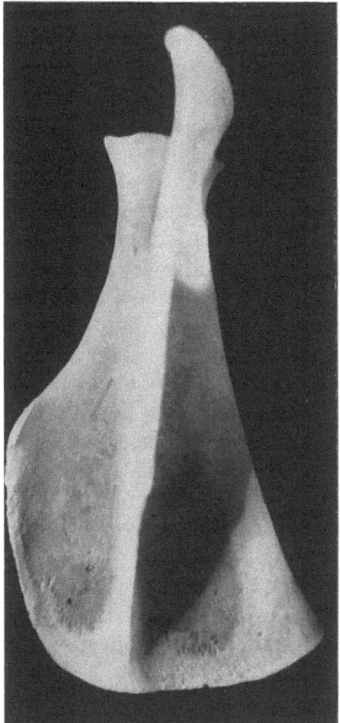 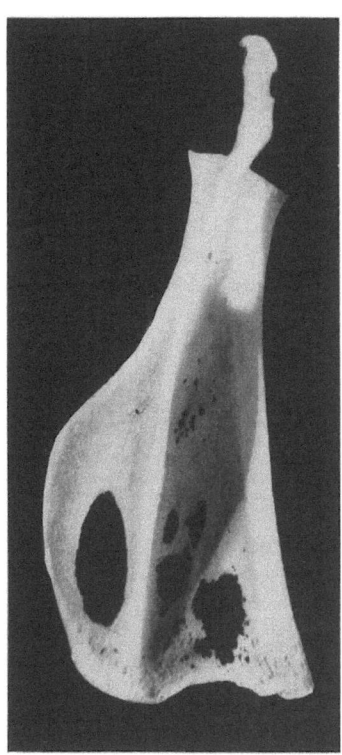

Fig. 32. Scapula of pair-fed rats, left normal control, right hypervitaminosis A (50 000 I.U. daily given as whale oil concentrate for one week) note perforation of sub- and suprascapular fossa, and resorption on acromion. (From BARNICOT and DATTA in BOURNE 1956.)

in cranial foramina and lack of bone resorption[3]. MELLANBY (1944) described a shift in the location of cranial osteoclasts from the inner surface of the inner table in the normal dog to the diploe in the animal with vitamin A deficiency. This shift proved reversible with vitamin A therapy. Most other bones in these dogs with vitamin A deficiency were thick and plump. The femur showed a thickened cortex and a narrowed marrow cavity; but the cortical canals were widened with incompletely developed Haversian systems. The data generally indicate three effects of hypovitaminosis A on the skeleton: suppression of cartilage growth, retardation of remodeling due to suppression of osteoclasts and occasionally focally excessive periosteal bone formation especially on the skull base. Human skeletal data are very scanty. BLACKFAN and WOLBACH (1933) described atrophy of growth cartilage on the rib of an infant with hypovitaminosis A.

---

[1] WOLBACH 1946.   [2] WOLBACH and BESSEY 1942, MELLANBY 1950.
[3] MELLANBY 1944, 1950.

Hypervitaminosis A. Experiments on young animals with large doses of pure vitamin A[1] show development of metaphysial fractures due to increased remodeling and osteoclastic activity although the mineral composition of the bone is normal. In these areas, with or without fracture, osteoid may be deposited endosteally (Fig. 31).

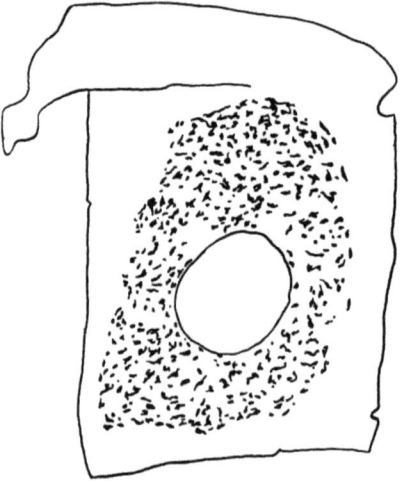

Spontaneous perforations due to excessive osteoclastic activity occur in flat bones[2] (Fig. 32). The growth cartilage shows increased vascular tunneling on the metaphysial surface without correspondingly increased cartilage proliferation, leading to thinning of the disc and premature epiphysial closure in the guinea pig[3]. The same changes can be produced with vitamin A in hypophysectomized animals[4]. A purely local effect of vitamin A has been demonstrated in intracerebral transplants of cranial bone in contact with crystals of vitamin A acetate. Marked stimulation of osteoclasts and perforation of the bone piece in the area of contact with the vitamin is observed[5] (Fig. 33). In tissue culture of fetal mouse bones vitamin A (as acetate, in liver extract, or in plasma of hypervitaminotic chicks) produced rapid bone resorption and also rapid dissolution of cartilage matrix[6]. The data presented suggest that vitamin A acts directly on the osteoclasts, osteoblasts and cartilage cells without endocrine mediation.

Fig. 33. Fragment of parietal bone of mouse grafted in contact with crystalline vitamin A and estradiol into cerebral hemisphere of littermate, note perforation in contact area after 14 days, position of osteoclasts indicated (supravital neutral red stain.) (From BARNICOT 1950.)

In human infants hypervitaminosis A occurring at much lower range of overdosage is characterized by symmetrical laminated periosteal hyperostosis of long bone accompanied by an elevated blood alkaline phosphatase level[7].

b) Vitamin B complex.

Few experimental data concerning skeletal changes and malformations in deficiencies of fractions of the vitamin B complex have been reported[8].

Pantothenic acid deficiency produces skeletal changes, in growing mice only, consisting of disturbance of enchondral ossification and suppression of skeletal growth. The epiphysial cartilage is reduced in all layers while ground substance is increased. There is scarcity of metaphysial capillaries and the osteoblasts are few, discontinuous and spindle shaped. Calcification is not disturbed[9]. Similar observations in young rats emphasize particularly abnormal trabecular resorption and subnormal osteoblastic activity leading to cessation of growth[10]. In addition to these changes necrosis of the mandibular joint capsule and meniscus with almost complete destruction of the joint and fibrous replacement of the destroyed bone have been reported in infant rats with pantothenic acid deficiency from birth[11].

[1] MOORE and WANG 1945, WOLBACH 1947.   [2] BARNICOT and DATTA 1956.
[3] STRAUSS 1934, WOLBACH 1947.   [4] WOLBACH and MADDOCK 1952.   [5] BARNICOT 1950.
[6] FELL and MELLANBY 1950.   [7] ROTHMAN and LEON 1948, CAFFEY 1950.
[8] For a more detailed discussion and bibliography see SHAW 1955.
[9] LEVY and SILBERBERG 1946.   [10] NELSON, SULON, BECKS, WAINWRIGHT and EVANS 1950.
[11] FRANSDEN, BECKS, NELSON and EVANS 1953.

Choline deficiency in chicks produces deformity of the tibio-tarsal and tarso-metatarsal joints with slipped tendon ("perosis"). This disturbance consists of proliferation and maturation of epiphysial cartilage characterized by accumulation of excessive amounts of atypical matrix and suppression of tunneling, while osteogenesis remains unaffected[1].

Deficiencies of other components of the vitamin B complex (riboflavin, folic acid, vitamin B[12], pteroyl glutamic acid and biotin) produce skeletal and other malformations in the offspring.

Shortening of bones (mandible, radius, ulna and tinia), syndactylism, and cleft palate have been observed in significant numbers of the offspring of riboflavin deficient rats[2] while most chicks of riboflavin deficient hens exhibit micromelia[3]. Vitamin B[12] deficiency in chick embryos produces perosis, myoatrophy and hemorrhage[4] while biotin deficiency results in perosis, shortening of bones, and parrot beak[5]. Similarly the offspring of hens with folic acid deficiency reveal a high incidence of syndactyly, jaw deformities and parrot beak[6]. It is interesting to note that these maternal deficiencies have a sublethal teratogenic affect in the offspring, while they do not produce skeletal changes in post-fetal life.

c) Vitamin C [7].

Only primates and guinea pigs depend on ingested vitamin C (ascorbic acid) and are therefore subject to vitamin C deficiency clinically known as scurvy[8]. Since ascorbic acid is not stored in the body in significant amounts, but rapidly eliminated through the kidneys, hypervitaminosis C does not exist.

Normal histochemistry. Ascorbic acid can be demonstrated in tissue sections by impregnation with gold chloride[9] or with acid silver nitrate[10]. Embryonic skeletogenic mesenchyme contains considerable amounts of intracellular vitamin C; the same is generally true of precartilage, osteoblasts and young osteocytes[11]. The vitamin may be used up in the differentiation of these cells[12]. In growing cartilage the highest vitamin C content is observed preceding mitosis; the vitamin appears in the telophase near the two daughter nuclei. This behavior seems to be unique to cartilage cells (at least in the chick embryo)[13]. During matrix formation in growing bone or cartilage ascorbic acid granules appear extracellularly in intimate relation to the forming collagen fibers. Enchondral and membranous bone behaves identically in this regard. Epiphysial cartilage shows a small amount of vitamin C at one pole of the nucleus in the columnar zone, while intracellular ascorbic acid vanishes in the hypertrophic zone, appears in the surrounding matrix and remains in part after calcification. The same is true of freshly calcified bone matrix[14].

Vitamin C deficiency[15]. In scurvy the elaboration of matrix—particularly of collagen—is suppressed in fibroblasts, osteoblasts, chondrocytes, and odonto-

---

[1] WOLBACH and HEGSTED 1953.
[2] WARKANY, ROTH and WILSON 1948.   [3] ROMANOFF and BAUERNFEIND 1942.
[4] OLCESE, COUCH, QUISENBERRY and PEARSON 1950.
[5] COUCH, CRAVENS, ELVEHJEM and HALPIN 1948.
[6] SUNDE, CRAVENS, ELVEHJEM and HALPIN 1950.
[7] For detailed discussion and bibliography see BOURNE 1956b.
[8] SHAW 1955.   [9] KLEIN 1938/39.   [10] BARNETT and BOURNE 1942.
[11] KLEIN 1938/39, BARNETT and BOURNE 1941/42.   [12] BOURNE 1956.
[13] BARNETT and BOURNE 1941/42.   [14] BARNETT and BOURNE 1942.
[15] Chemical and experimental data see VAN WERSCH 1954.

blasts[1]. Isotope studies with ^{35}S show the utilization of radioactive sulfur in the synthesis of chondroitin sulfate to be reduced to one third[2] of normal in the scorbutic animal. The main change in vitamin C deficiency consists of suppression of osteoblastic activity. This leads to osteoporosis although osteoclastic activity is not obviously increased[3] The cartilage is less affected and

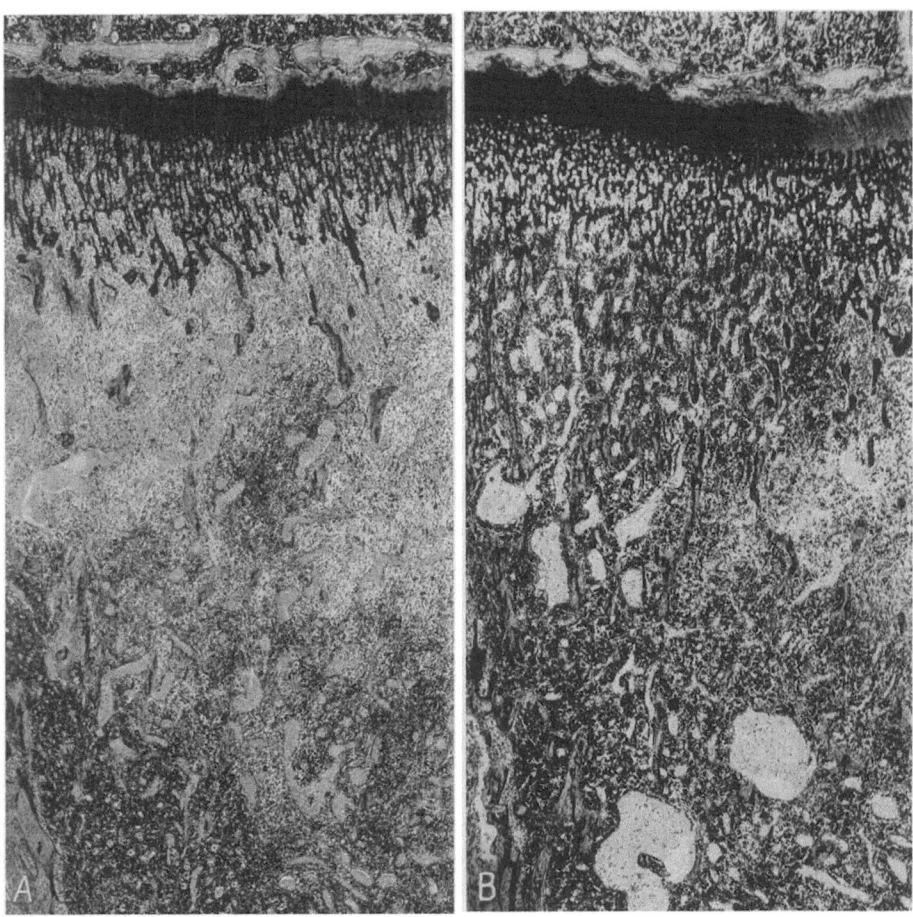

Fig. 34 A and B. Proximal metaphysis of tibia of scorbutic guinea pig, A microfractures and "Gerüstmark" in unprotected tibia, B absence of secondary traumatic changes in tibia protected in plaster cast. (From FOLLIS 1948.)

therefore an unresorbed broadened lattice of brittle calcified cartilage matrix tends to accumulate at the osteocartilaginous junction ("scorbutic lattice" of PARK 1935)[4]. The spindle-shaped inactive osteoblasts of scorbutic animals show markedly reduced cytochrome oxidase activity, periodic acid-leucofuchsin reaction, metachromasia, basophilia, ribose nucleic acid content all of which return rapidly to normal under vitamin C therapy[5]. Cartilage changes have been described consisting of pycnosis of nuclei and formation of a minimal amount of abnormally staining matrix[6], while mucopolysaccharide, glycogen and ribose

[1] WOLBACH and HOWE 1924/25, 1926, WOLBACH and BESSEY 1942, WOLBACH and MADDOCK 1952.
[2] REDDI and NÖRSTROM 1954.   [3] HESS 1920.   [4] PARK, GUILD, JACKSON and BOND 1935.
[5] FOLLIS 1951a.   [6] WOLBACH and MADDOCK 1952.

nucleic acid were diminished[1]. The uncomplicated tissue changes of vitamin C deficiency are observed only when the involved extremity is mechanically protected by a plaster cast (Fig. 34). The majority of findings observed in experimental or human infantile scurvy (periosteal and medullary hemorrhages, microfractures "Trümmerzone", epiphysiolysis and fibrosis of marrow) are secondary to unavoidable mechanical injury of the porotic metaphysis, the calcified lattice of cartilaginous septa at the osteochondral junction, and the collagen-poor periosteum[2].

Glycogen in osteocytes has been reported as increased in scorbutic guinea pigs. Alkaline phosphatase in osteoblasts was diminished histochemically and was found to be lowered to $^1/_5$ of normal activity biochemically[3].

Bone repair in vitamin C deficiency. It has long been noted clinically that fractures heal very poorly during scurvy. Experimental bone wounds in scorbutic guinea pigs show only poor fibrous organization of the clot with minimal vascular penetration and practically complete absence of bony repair[4]. Even in rabbits, which are able to synthesize ascorbic acid, a vitamin C free diet delays healing of fractures[5], while ascorbic acid added to a normal diet speeds regeneration[6]. This may indicate increased demand for vitamin C during bone repair[7]. Quantitative studies of bone healing in scorbutic guinea pigs have been carried out by BOURNE (1942). He found a clear proportional relationship between the amount of vitamin C given and the regeneration of bone up to an optimum dose of 2 mg. daily, while higher doses produced no further improvement. The alkaline phosphatase activity in regenerating skull defects of scorbutic guinea pigs is much below that of normal controls[8], but this is in proportion to the lessened cell activity and matrix formation.

The action of vitamin C on skeletal tissue. HÖJER (1924) first proposed a direct action of the antiscorbutic substance on the cytoplasm of fibroblasts, osteoblasts, and odontoblasts, influencing the elaboration of matrix. WOLBACH and HOWE (1926) suggested a direct extracellular influence on the forming matrix components. The rapidity of the onset of repair and its completion in about 72 hours after vitamin C administration seemed to favor this assumption. The chemical mechanism of the action of vitamin C is not understood at present. Experiments of BOURNE (1949) are interesting in this regard. He showed that of a variety of sugars and related substances only rhamnose and rhamnolactone permitted matrix formation in the scorbutic animal in the absence of vitamin C, which would indicate that these substances can substitute at least to some extent for the vitamin. The fact that molecular collagen is present in tissue repair during ascorbic acid deficiency while anatomical collagen fibers are lacking suggests that vitamin C participates in the precipitation of visible collagen fibers. The concomitant accumulation of mucopolysaccharides (chiefly hyaluronic acid) indicates a rôle of vitamin C in the combining of mucopolysaccharides and polypeptides to anatomic collagen[9].

d) Vitamin D[10].

The two substances with equally strong vitamin D action are irradiated ergosterol (ergocalciferol, vitamin D[2]) and irradiated 7-dehydrocholesterol (cholecalciferol, vitamin D[3]). Vitamin D plays an important role in calcium and phos-

---

[1] FOLLIS 1951a.   [2] FOLLIS 1943.   [3] VAN WERSCH 1954.
[4] WATANABE 1924, WOLBACH and HOWE 1924/25, 1926.   [5] HANKE 1935, 1936.
[6] GIANGRASSO and GANGITANO 1939.   [7] BOURNE 1956b.
[8] BOURNE 1948.   [9] ROBERTSON and HINDS 1956.
[10] For detailed discussion and bibliography see L. J. HARRIS 1956.

phorus metabolism, both systemically and in the skeleton (see Table 4 and 5). These general aspects do not fall within the scope of this discussion[1].

Vitamin D deficiency. Lack of vitamin D is the main cause of rickets in children and young animals and of osteomalacia in adults. The basic defect is the lack of calcification of cartilage and bone-matrix because of the inadequate Ca·P product of the serum. During the rachitic state almost all ingested calcium and $^2/_3$ of the phosphorus are lost with the feces[2] and the bone ash is diminished to $^1/_2$ of normal[3]. The citrate content of rachitic bones[4] is proportionately more reduced than the ash content[5] and returns more rapidly to normal than the bone ash after vitamin B therapy[6]. Citrate added to a rachitogenic diet has a preventive or curative effect on rickets[7]. The glycogen and lactate level of the epiphysial cartilage in rickets is increased in inverse proportion to the citrate level of the bone matrix[6].

Table 4. *Ca and P excretion by typical normal and rachitic subjects.* (From L. J. HARRIS 1957.)

Loss in feces	Rachitic subjects	Normal subjects
Ca (as % of intake). .	90—100	20—40
P (as % of intake) . .	60— 70	15

Table 5. *Ca and P blood levels in vitamin D deficiency and excess.* (From L. J. HARRIS 1957.)

Blood level	Vitamin D status		
	Rickets	Normal	Excess
Ca (mg per 100 ml.) .	7	10	15
Phosphate (inorganic, mg. per 100 ml.) . .	3	4	8

The *epiphysial cartilage* continues to grow at a normal rate but fails to complete its cycle lacking preparatory calcification. This leads to derangement of columns, piling up of cartilage masses and inadequate irregular vascular penetration. The *osteoblastic activity* continues at a normal rate, producing matrix which fails to calcify (osteoid). Resumption of normal cartilage maturation begins 24 hours after vitamin D administration, and full cell maturation, extensive vascular penetration and preparatory calcification are observed after 48 hours[8]. The earliest calcification occurs around the recently matured hypertrophic cartilage cells which are rich in glycogen[9]. Osteoid rapidly calcifies and thus initiates resumption of physiological remodeling.

Vitamin D is necessary to complete the development of the hypertrophic zone of cartilage, before calcification at physiologic calcium and phosphorus levels, and if this development is not completed there will be no calcification[10]. Such development is organic in nature affecting both cells and matrix, relating on the one hand to the conversion of glycogen to glucose and subsequent oxidation within the cartilage cells and on the other hand to the degree of polymerization or depolymerization and sulfation of the polysaccharide matrix. In healing rickets these carbohydrate transformations must precede calcification. Once they are established calcification of the cartilage will then occur without any alteration of calcium or phosphorus levels in the body fluids[11]. That these carbohydrate transformations are associated with the citrate of the Krebs cycle is suggested by the fact that in the absence of Vitamin D mitochondria oxidize citrate and isocitrate rapidly, while in the presence of Vitamin D this oxidation is reduced by about $^2/_3$[12]. Such an excess loss of citrate through oxidation in rickets is in

[1] See SCHÜTTE and EGER this handbook, volume IV/1.
[2] HARRIS 1932.   [3] CZERNY and KELLER 1928.   [4] DICKENS 1941.
[5] NICOLAYSEN and NORDBØ 1943.   [6] EEG-LARSEN 1951.   [7] MCLEAN and URIST 1955.
[8] WOLBACH 1947.   [9] FOLLIS 1949b.   [10] DIKSHIT and PATWARDHAN 1952.
[11] RAMALINGASWAMI, SRIRAMACHARI, DIKSHIT, TULPULE and PATWARDHAN 1954.
[12] DE LUCA and STEENBOCK 1957.

accordance with the clinical observation of low citrate levels and the long recognized fact that rickets can be corrected as rapidly and as effectively with citric acid as with Vitamin D. It further re-enforces the suspicion that Vitamin D operates primarily at the level of cellular organic chemistry rather than through its effect on the body fluid levels of calcium and phosphorus.

In osteomalacia of the adult osteoid is formed in the active stage, frequently accompanied by continued osteoclastic activity leading to progressive osteoporosis.

The offspring of female rats in a state of vitamin D deficiency show congenital abnormalities of the skeleton in about 45%. Pronounced curving of long bones is observed, however, without the histologic characteristics of rickets[1].

Hypervitaminosis D. Soon after the chemical identification of vitamin D[2] the toxicity of excessive doses consisting of metastatic calcification in organs and blood vessels was described in experimental animals[3] and in the human[4]. Similar toxic changes have been produced in dogs with irradiated ergosterol derivatives which did not have any antirachitic power but were able to prevent tetany after complete parathyroidectomy[5]. During the hypervitaminotic state the blood calcium and phosphorus rise and a compensatory increase in their renal excretion is observed[6]. The bone first shows increased formation of highly calcified metaphysial trabeculae, while in the late toxic phase bone resorption and osteoid deposition prevail[7]. This change is probably caused by superimposition of secondary hyperparathyroidism after severe renal damage develops[8].

Action of vitamin D. The chief function of vitamin D (in the human and in the dog) is to promote intestinal absorption of calcium and phosphorus. The second effect is on the citrate content of bone. A third direct effect on cells and matrix of bone and cartilage is probable but not proven. The mechanism of these effects is presently not known.

C. Extraneous and poisonous substances.

Certain elements if present in excessive amounts cause formation of transverse lines or zones of increased density in the metaphysis of growing bones which can be demonstrated by x-ray. This has been known for a long time of ingestion of elemental yellow phosphorus[9]. This transverse zone of increased bony density is due to both increased osteoblastic activity and decreased osteoclastic resorption[10]. The rate of growth is not affected. In lead poisoning similarly located radio-opaque zones appear which consist of dense masses of calcified cartilage matrix (possibly also containing lead) encased in the primary spongiosa. Inspite of unusually numerous large osteoclasts removal of this material is very slow[11]. Bismuth, given therapeutically to the mother during pregnancy, results in formation of lines of "arrested growth" in the infant due to delayed osteoclastic remodeling[12]. Radium and plutonium produce similar radio-opaque lines in growing rats as a result of local ionizing radiation[13].

Excessive prolonged intake of fluorine produces diffuse osteosclerosis affecting the periosteal bone and the spongiosa[14]. Young animals fed sodium fluoride for 1 to 3 months show defective growth and mineralization with skeletal deformities

---

[1] WARKANY 1943.   [2] WINDAUS and HESS 1927.
[3] PFANNENSTIEL 1927, KREITMAIR and MOLL 1928.   [4] PUTSCHAR 1929.
[5] V. BRAND, HOLTZ and PUTSCHAR 1932.   [6] HARRIS and INNES 1931.
[7] HARRIS 1932.   [8] WEINMANN and SICHER 1947.
[9] V. WEGNER 1872, PHEMISTER 1918, HESS and WEINSTOCK 1926, HOLM 1942.
[10] FOLLIS and PARK 1952.   [11] PARK, JACKSON, GOODWIN and KAJDI 1933.
[12] CAFFEY 1937, WHITRIDGE 1940.   [13] THOMAS and BRUNER 1933, BLOOM and BLOOM 1949.
[14] MØLLER and GUDJONSSON 1932, SPÉDER 1936, BISHOP 1936, ROHOLM 1937, WOLFF and KERR 1938, GREENWOOD 1940, WILKIE 1940, LINSMAN and McMURRAY 1943, KILBORN 1950.

resembling rickets[1]. Similar changes are produced in growing animals if strontium carbonate is substituted for calcium carbonate in the diet[2]. This strontium rickets does not respond to vitamin D[3].

Very interesting skeletal deformities (lathyrism) are produced by dietary intake of various species of sweet peas (lathyrus) which contain a β-aminopropionitrile as the effective toxic substance[4]. The changes in the growing rat consist of kyphoscoliosis, thoracic deformities, epiphysial slipping, metaphysial fibrous defects, detachment of the tibial tuberosity, degeneration and herniation of intervertebral disc, sacroiliac diastasis, Legg-Perthes deformity of femur, valgus deformity of front legs, dislocations of shoulder, degenerative arthritis, muscular weakness or paralysis, frequent development of dissecting aortic aneurysms and hernias. The basic change underlying this variety of manifestations affects the cartilage and to some extent the connective tissue. The epiphysial cartilage is widened. There is marked loss of matrix cohesion and formation of cell clusters[5]. The matrix shows disintegration of collagen and excessive amounts of metachromatic ground substance—mainly chondroitin sulphate. These primary cartilage changes are followed by bone marrow fibrosis, production of osteoid and of excessive periosteal bone[6]. In severe intoxications spontaneous fractures leading to excessive periosteal callus formation and fibrous pseudo-arthrosis have been observed. Aminoacetonitrile proved even more effective than the naturally occurring aminopropionitrile. The toxic effects could be inhibited by cortisone, ACTH, and thyrotropic hormone, while pituitary growth hormone or partial hepatectomy enhanced the toxic effect[7].

D. Ionizing radiation[8].

Internal radiation. Many radioactive elements, isotopes, and fission products are deposited largely in bone. This deposition may take place in areas of new bone formation in the bone mineral or in the matrix, or in resting areas by crystal surface adsorption or deposition in periosteum and endosteum. The elements entering the crystal are mainly those related to or able to substitute for calcium (strontium[9], radium[10], lead). These elements tend to accumulate in discrete areas of growing bone or in areas of active remodeling in adult bone creating so-called "hot spots" of radiation. The deposition of yttrium, plutonium, and the rare earth elements is of a more diffuse and different pattern not related to bone growth[11]. Detailed data concerning the relation of radioactive elements to bone are given in Table 6 from the work of McLEAN and URIST (1955).

The effects of α, β, and γ radiation are similar and depend more on the distribution in the bone, the intensity, and penetration, than the type of radiation. Within their limited range and penetration, however, α-particles produce the greatest biological effect on the basis of equal ionization[12]. The tissue changes range from formation of radium lines in the metaphyses of growing animals[13] to deposition of abnormal bone matrix in remodeling zones, radiation osteopathy with spotty porosis and bone necrosis, spontaneous fractures, and malignant tumors in experimental animals and in humans.

---

[1] BÉLANGER, VIŠEK, LOTZ and COMAR 1958.   [2] EGER and LAUP 1953.
[3] SOBEL 1952.   [4] STOCKMAN 1929, GEIGER, STEENBOCK and PARSONS 1933.
[5] PONSETI and BAIRD 1952, PONSETI and SHEPARD 1954.
[6] MENZIES and MILLS 1957.   [7] SELYE 1957.
[8] For detailed discussion and bibliography see McLEAN and URIST 1955, LISCO 1956, VAUGHAN 1956 and also the chapter on biology and pathology of radiating energy by FRITZ-NIGGLI, and ZOLLINGER in volume X/1 of this handbook.
[9] RAY, STEDMAN and WOLFF 1956.   [10] LOONEY and WOODRUFF 1953.
[11] LISCO 1956.   [12] McLEAN and URIST 1955.   [13] THOMAS and BRUNER 1933.

Table 6. *Patterns of distribution of isotopes deposited in bones.*

No.	Name	Periodic class	Symbol	Mass No.	Type of radiation	Half-Life*	Remarks
I. Held by bone mineral:

No.	Name	Periodic class	Symbol	Mass No.	Type of radiation	Half-Life*	Remarks
					I. Held by bone mineral:		
					A. Inside crystal lattice:		
9	Fluorine	VII A	F	19	Stable	—	Substitutes for OH^-
15	Phosphorus	V A	P	31	Stable	—	Normal as $PO_4^{\equiv}$
15	Phosphorus	V A	P	32	β^-	$14.4 \pm\ 0.2$ D	Substitues for P^{31}
82	Lead	IV A	Pb	210	β^-, γ	22.0 Y	Substitutes for Ca
					Alkaline earths:		
20	Calcium	II A	Ca	40	Stable	—	Normal constituent
20	Calcium	II A	Ca	45	β^-	166.0 ± 14.0 D	Exchanges with Ca^{40}
38	Strontium	II A	Sr	89	β^-	$54.0 \pm\ 1.0$ D	Substitutes for Ca
38	Strontium	II A	Sr	90	β^-	19.9 Y	Substitutes for Ca
88	Radium	II A	Ra	226	α, β, γ	$1610\ \pm 20.0$ Y	Substitutes for Ca
					B. In surfaces of lattice:		
1	Hydrogen	—	H	1	Stable	—	As hydronium ion, H_3O^+
11	Sodium	I A	Na	24	β^-, γ	15.0 H	—
92	Uranium	Ac series	U	233	α, β, γ	$1.4 \pm\ 0.2 \times 10^5$ Y	As uranyl ion, $UO_2{}^{++}$
					C. In or on surfaces:		
4	Beryllium	II A	Be	7	γ	$53.7 \pm\ 0.8$ D	—
6	Carbon	IV A	C	12	Stable	—	As HCO_3^-; $CO_3^{\equiv}$; or $Cit^{\equiv}$
6	Carbon	IV A	C	14	β^-	5568 Y	Substitutes for C^{12}
12	Magnesium	II A	Mg	24	Stable	—	—
15	Phosphorus	V A	P	31	Stable	—	As $HPO_4^{\equiv}$
15	Phosphorus	V A	P	32	β^-	$14.4 \pm\ 0.2$ D	Substitutes for P^{31}
90	Thorium	Ac series	Th	234	β^-, γ	$24.3 \pm\ 0.2$ D	—
					II. Held by bone or cartilage matrix:		
16	Sulfur	VI A	S	35	β^-	$87.5 \pm\ 0.5$ D	As chondroitin sulfate
					Fission products:		
31	Gallium	III A	Ga	72	β^-, γ	$14.2 \pm\ 0.1$ H	
39	Yttrium	III B	Y	91	β^-, γ	$59.0 \pm\ 2.0$ D	
40	Zirconium	IV B	Zr	95	β^-, γ	$64.0 \pm\ 1.0$ D	
41	Niobium	V B	Nb	95	β, γ	$36.0 \pm\ 1.0$ D	
56	Barium	II A	Ba	140	β^-, γ	12.8 D	
					Rare earths-lanthanum and lanthanide series:		
57	Lanthanum	III B	La	140	β^-, γ	$39.9 \pm\ 0.4$ H	
58	Cerium	—	Ce	144	β^-, γ	$282.5 \pm\ 7.5$ D	
59	Praseodymium	—	Pr	143	β^-	$13.6 \pm\ 0.1$ D	
60	Neodymium	—	Nd	147	β^-, γ	11.3 D	
61	Promethium	—	Pm	147	β^-	$2.4 \pm\ 1.5$ Y	
62	Samarium	—	Sm	153	β^-, γ	47.0 H	
63	Europium	—	Eu	152	β^-, γ	$9.1 \pm\ 3.8$ Y	
					Rare earths — actinium and actinide series:		
89	Actinium	III B	Ac	227	α, β^-, γ	$17.7 \pm\ 4.3$ Y	
90	Thorium (see 1-C)	—	—	—	—	—	
91	Protactinium	—	Pa	231	α, β, γ	$3.3 \pm\ 0.1 \times 10^4$ Y	
92	Uranium (see 1-B)	—	—	—	—	—	
93	Neptunium	—	Np	239	β^-, γ	2.3 D	
94	Plutonium	—	Pu	239	α, β, γ	2.4×10^4 Y	
95	Americium	—	Am	241	α, β, γ	$472.5 \pm\ 2.5$ Y	
96	Curium	—	Cm	242	α, β, γ	$162.2 \pm\ 0.2$ D	
				(Elements 64—71, information incomplete—may be deposited in bone)			

* To one decimal place. "H" denotes hours; "D" days; "Y" years.

Table 6. (continued).

Element		Periodic class	Symbol	Mass No.	Type of radiation	Half-life*	Remarks
No.	Name						
		III. Pattern of distribution not determined:					
5	Boron	III A	B	11	Stable	—	61 p.p.m. in bone
25	Manganese	VII B	Mn	54	γ	310.0 D	
27	Cobalt	VIII	Co	56	β^+, γ	76.0± 4.0 D	Low in bone
27	Cobalt	VIII	Co	60	β^-, γ	5.3 Y	
30	Zinc	II B	Zn	65	β^+, γ	247.5± 2.5 D	
42	Molybdenum	VI B	Mo	99	β^-, γ	65.9± 2.4 H	

* To one decimal place. "H" denotes hours; "D" days; "Y" years.

At the time the local damage becomes noticeable the causative radioactive element may already have been removed by remodeling. Removal of isotopes incorporated in bone mineral is extremely difficult[1].

External radiation. The effects of external radiation—mostly of x-ray—are quite similar to those of internal radiation. The action is most pronounced on growing epiphysial cartilage leading to temporary or permanent arrest of growth. The pathological changes brought about by external radiation tend to be more diffuse and the interval is usually shorter than in internal radiation[2].

9. Fracture repair[3] and transplants[4].

The repair of bone trauma and the organization of bone transplants will be discussed only in regard to their general tissue mechanisms.

Fracture repair. The process of repair in bone injury is essentially the same in all vertebrates. A periosteal and endosteal cartilaginous callus is formed which shows considerable phosphatase activity preceding the calcification of matrix. Injury stimulates the absorption or synthesis of alkaline phosphatase in periosteal cells[5]. This cartilaginous callus is rapidly replaced by bone after chondroclastic resorption in the mammal (rat), more slowly and irregularly in the reptile (lizard) and very slowly in the amphibian (frog), in proportion to body temperature[6]. Moderate ultrasonic therapy speeds callus formation probably by increased local blood flow[7], while larger doses delay healing[8]. Glycogen, which is normally plentiful in preosteoblastic tissue, is not found in young callus. This may be due to the speed of the carbohydrate metabolism during repair which does not permit its accumulation in form of glycogen[9]. Mast cells containing histamine and heparin (a mucopolysaccharide) appear in great numbers in the early stages of callus formation[10].

The relationship of the histological appearance of callus to mechanical forces has been experimentally studied in dogs[11]. Too much pressure prevents callus formation. Moderate pressure after beginning mesenchymal proliferation into the blood clot at the fracture site produces cartilaginous callus, tension results

[1] Urist and McLean 1955.   [2] Vaughan 1956.
[3] For detailed discussion and bibliography see Lauche 1937, Weinmann and Sicher 1947, Ham and Harris 1956.
[4] For detailed discussion and bibliography see Lacroix 1951b, Roth 1952, Ham and Harris 1956. See also: Masshoff. Pathologic regeneration, wound healing, organization and Schulze. Transplantations in volume VI/2 of this handbook.
[5] Bourne 1948.   [6] Pritchard and Ruzicka 1950.   [7] De Nunno 1952.
[8] Ardan, Janes and Herrick 1957.   [9] Pritchard 1956.
[10] Duthie and Barker 1955a and b.   [11] Krompecher 1937.

in fibrous callus, both followed by bony organization, while in mechanically neutral areas direct bone formation occurs. A pseudoarthrosis represents a permanent stage of early callus formation which has been prevented from consolidation by mechanical disturbance[1]. The rôle of mechanical forces in local repair of bone influencing the size and spatial arrangement of bony callus has been emphasized[2]. After completed bony union the callus is remodeled according to the static and dynamic forces at work[3].

Fracture healing has been studied in tissue cultures of long bones of chick and mouse embryos 12–16 days old[4]. Mesenchymal cells appeared at the fracture margin on the second day, an increasingly dense cellular callus from periosteal and endosteal sources developed on the third day, and osteoid formation began after 5 days. Osteoid continuity was re-established after 6 days and calcification began after 10 days. This process is not completed in the culture and only few osteoclasts are observed. Cartilaginous callus is not formed, probably due to the complete lack of motion between the fragments in vitro. These data show that the essential steps of bone repair can be carried out in the absence of nervous, vascular or hormonal influences. More rapid healing of fractures in vitro after addition of "ossopan" (a bone and marrow extract of young animals) has been reported[5]. Tissue cultures of resting or fracture periosteum from humans and rats produced only fibroblastic proliferation, more marked in the latter, but no bone formation[6].

Vitamins and bone repair. Delayed absorption of fracture debris and suppressed healing in vitamin C deficiency have been described by FERRARIS and LEWI (1923), WATANABE (1924), WOLBACH and HOWE (1925, 1926) and confirmed since by many others. In partial vitamin C deficiency a voluminous callus is formed later than usual but remains trabecular[7]. Extensive experimental studies concerning the effect of vitamins on healing of fractures were carried out by HERTZ (1936). Deficiency of vitamin B_1 and B_2 does not affect repair. Lack of vitamin A leads to slow absorption of the hematoma and suppression of cartilaginous callus, but repair and calcification is accomplished in normal time. In vitamin D deficiency too much osteoid and cartilaginous callus is formed and the necrotic bone of the fracture area is replaced by osteoid. Fractures during hypervitaminosis D show a poorly vascularized callus mesenchyme which is rich in collagen and undergoes rapid ossification of the fibrous stroma and osteoid. Cartilage is formed in normal amount but calcifies without ossification. This frequently leads to refracture and delayed consolidation by metaplastic ossification of undifferentiated fibrous tissue.

Hormones and bone repair. Hypophysectomy prevents regeneration of cranial bones in rats but this defect is restored by administration of growth hormone[8]. Ovarian deficiency delays callus formation[9]. Desoxycorticosterone administration retards bone repair in dogs[10]. Experimental fracture of the femur in rabbits treated with cortisone show delayed absorption of the hematoma and inadequate proliferation of capillaries and mesenchymal cells[11].

Transplants. OLLIER (1867) initiated bone grafting experimentally and clinically and a tremendous literature in this field has accumulated since. Transplants are called autogenous (same individual), homogenous (same species) and

---

[1] PAUWELS 1940, OBERDALHOFF 1948.   [2] ALTMANN 1950b.   [3] PUTSCHAR 1937.
[4] BUCHER 1952.   [5] WEIL 1951.   [6] ALLGÖWER and ROSIN 1953.
[7] MURRAY and KODICEK 1949a.   [8] SIMPSON, VAN DYKE, ASLING and EVANS 1953.
[9] SILBERBERG and SILBERBERG 1956.   [10] FONTAINE, MANDEL and WIEST 1952.
[11] BLUNT, PLOTZ, LATTES, HOWES, MEYER and RAGAN 1950.

heterogenous (different species) depending on the source of the graft. The material can be used fresh or devitalized (chemically preserved, boiled, frozen, or freeze-dried).

Bone grafts. The peculiar structure of bone with osteocytes enclosed in mineralized matrix makes the survival of osteocytes, even in immediately transferred autographs, practically impossible. Some of the endosteal cells lining the bone trabeculae and the Haversian canals may survive and contribute to the replacing tissue[1], at least in grafts of cancellous bone[2]. In tissue cultures such survival has been demonstrated[3] and it seems reasonable to assume that the graft bed is at least as suitable for survival as the culture media. There is

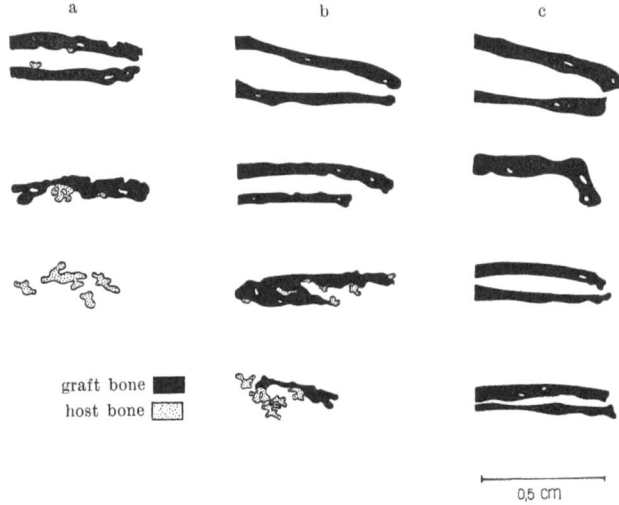

graft bone ■
host bone ▨

0,5 cm

Fig. 35 a—c. Resorption and bony replacement of bone grafts in soft tissue after 2, 4, 8 and 10 weeks. a Fresh homologous bone. b Bone frozen for 3 weeks at —4 C°. c Bone boiled 30 minutes. (From ROTH 1952.)

no doubt, however, that the bulk of the callus-like replacement is furnished by the local mesenchyme of the host site[4], especially in cortical grafts. The resorption of the graft and its replacement with living bone tissue is most rapid in fresh, less rapid in frozen and practically absent in boiled cortical bone grafts[5] (Fig. 35). Grafts of cancellous bone are more rapidly organized because their loose structure is more accessible to the osteoclastic-osteoblastic activity of the host site (Fig. 36).

The interpretation of the mechanism of local bone formation is still under discussion. HAM and HARRIS (1956) still uphold surviving graft cells as a source of replacement while LACROIX strongly favors the assumption of induction of the local mesenchyme by a chemical substance transmitted with the graft (osteogenin). This is based on his own and older observations with devitalized grafts[6] and on production of bone and cartilage by injection of alcoholic bone extract into muscles of rabbits[7]. The assumption of LERICHE and POLICARD (1926) that the graft incites osteogenesis by local overconcentration of calcium due to resorption of the donor bone has not been supported by later experimental investigations[8].

[1] LEXER 1924, GORDON and HAM 1950.   [2] HAM and GORDON 1952.   [3] FELL 1932.
[4] LACROIX 1951b, ROTH 1952, HAM and HARRIS 1956.   [5] ROTH 1952.
[6] POLLETINI 1922.   [7] LEVANDER 1938, ANNERSTEN 1940, BERTELSEN 1944.
[8] HUGGINS, McCARROLL and BLOCKSOM 1936, BISGARD and MACUMBER 1940.

Bone marrow grafts. Boneless autogenous marrow grafts placed beneath the renal capsule of rabbits will survive, grow, maintain hemopoiesis, and surround themselves with a shell of primary bone later replaced with secondary lamellar bone [1]. Similar results have been reported regarding bone formation by marrow grafts placed in the anterior eye chamber or in the testicle of rabbits [2].

Periosteum grafts. Conflicting results have been obtained by different investigators but carefully controlled experiments by LACROIX (1946b), showed the following results. Periosteal autografts in young and adult rabbits placed beneath the kidney capsule regularly produced bone but only on their cambial

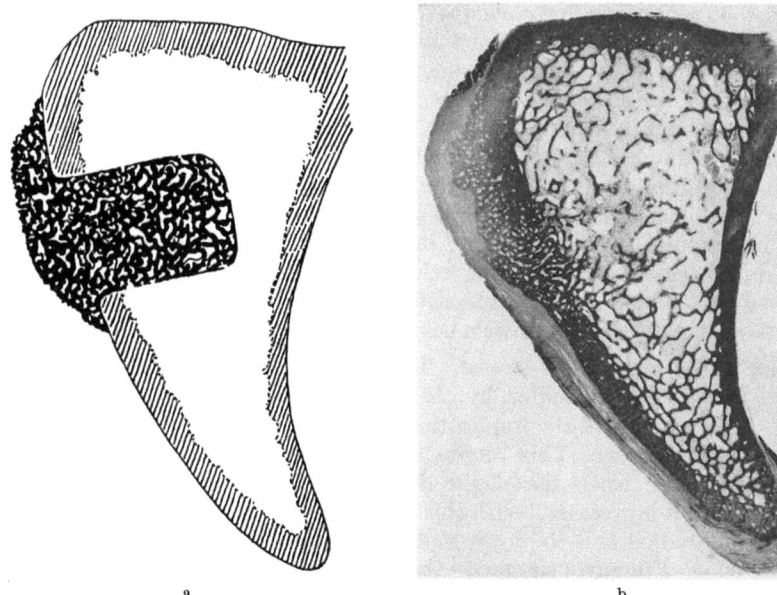

a   b

Fig 36a and b. Head of tibia of dog with spongiosa graft. a Immediately after operation. b 9 weeks after operation. (From ROTH 1952.)

surface, revealing strict polarity. The amount of bone was greater in young animals. Metaphysial periosteum of young animals produced more bone than diaphysial but this was followed by increased osteoclastic resorption in the former. This may reflect the normal osteoclastic activity of metaphysial periosteum in growing individuals during the remodeling process.

Cartilage grafts. Transplants of resting rib cartilage beneath the renal capsule of rabbits show only slight peripheral growth but can be stimulated to longitudinal and to enchondral type of growth if transplanted wrapped in periosteum [3]. In humans autografts and preserved homografts used in plastic surgery remain stable for years. Fresh homografts of joint cartilage in rabbits have been reported to survive and heal with fusion at the margins [4].

10. The mechanical burden.

The mechanical properties of bone tissue and of entire bones have been studied by engineering methods of material testing [5].

---

[1] LACROIX 1949c. [2] PFEIFFER 1948. [3] LACROIX 1951b. [4] RIESS 1956.
[5] For detailed discussion and bibliography see PUTSCHAR 1937, BELL 1956, and especially EVANS 1957.

Breaking strength. The newer data presented here are chiefly taken from BELL'S work (1956). The breaking stress in bending of normal rat femora was usually about 19 kg/mm[1], which is in good agreement with MESSERER'S (1880) values for human humerus, femur, and tibia ranging from 10.4 to 19.8 kg./mm[1]. The breaking stress on twisting of the femur was much less: 6.7 kg./mm[1] in rats, and 5.75 kg./mm[2] in humans[1]. Bone is a remarkable biological material by technical standards: it has the strength of cast iron and exceeds it greatly in flexibility and elasticity, but weighs only one third as much[3].

BELL, CHAMBERS and DAWSON (1941) studied the relationship of the mechanical strength of rat bones to dietary calcium intake. Dietary calcium above a value of 0.36% did not improve the quality or quantity of femoral cortex. On diets containing 0.2% of calcium the breaking strength diminished by 20%. The size and quality of the bone remained the same but the cortex was thinner. In experimental rickets the breaking strength of rat femora dropped to a value of 8.4 kg./mm[2], roughly in proportion to the diminished ash content[4]. This was not due to any abnormality in the quality of the organic or inorganic matrix but due to their altered ratio[3]. The breaking strength of fracture callus has been studied on rat fibulas[5]. From the 6th to the 15th day after fracture the strength increased in proportion to the mineral deposition demonstrable by x-ray, then decreased until the 24th day during reformation of the marrow cavity. This was followed by a period of increasing strength characterized by cortical thickening and remodeling of callus until firm healing was accomplished on the 45th day.

Behavior under mechanical stress[6]. The distribution and direction of stress on isolated bones can be studied by the "stress coating" technique of testing engineers. This consists of the application of colophonium resin[7] or brittle lacquer[8] to the bone surface. This "stress coat" develops cracks tranverse to the plane of deformation when the elastic deformity reaches 0.1%, indicating the areas where the load is greatest. With this technique any type of static or dynamic loading can be studied and the local stress calculated from the module of elasticity of the bone. Fractures similar to those clinically observed can be produced on the isolated femur by this method. These studies show that most fractures occur under tension stress[9].

The behavior of Haversian bone under mechanical stress has been studied at a microscopic level by means of supravital trypan blue stain and surface illumination[10]. Pieces of fresh human tibia loaded from $^1/_5$ to $^3/_5$ of breaking strength have shown measurable adaptive motion of collagen fibrils in Haversian lamellae varying from 0.2 to 0.7 μ (Fig. 37). Under the same circumstances slight widening of the central canal with stretching of its limiting lamella and slight change of fibrillar torsion has been observed. TISCHENDORF proposes that these springlike elastic deformations during mechanical stress may furnish an impulse to the osteocytes to induce and control remodeling.

Results of mechanical overburden. Sudden excessive stress produces a typical fracture. If the stress is less severe but continued or repeated over a long period of time a so-called "march" or fatigue fracture (Ermüdungsbruch, fracture de surcharge) may develop. This problem has recently been studied experimentally

---

[1] RIESS 1956.   [2] MESSERER 1880.   [3] BELL 1956.
[4] BELL, CHAMBERS and DAWSON 1947, BELL and WEIR 1949.
[5] LINDSAY and HOWES 1931, McKEOWN, LINDSAY, HARVEY and LUMSDEN 1932.
[6] For detailed discussion and bibliography see MÜLLER 1944 and EVANS 1957.
[7] KÜNTSCHER 1935.   [8] EVANS, PEDERSEN and LISSNER 1951.
[9] For detailed review of these data see EVANS 1953 and 1957.
[10] TISCHENDORF 1951, 1952.

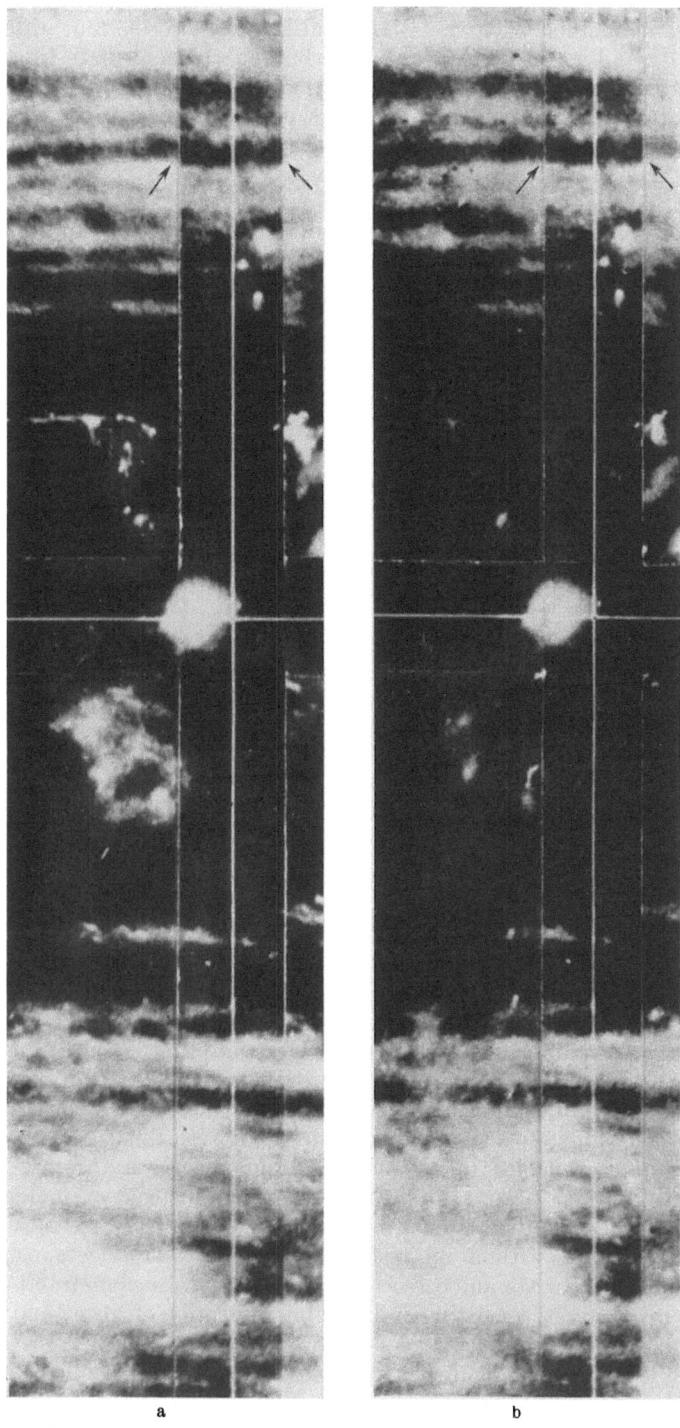

Fig. 37a and b. Longistudinal section of osteon. a Under stress. b At rest. (From TISCHENDORF 1951.)

on the ulna of dogs after partial resection of the radius[1] following earlier work
with the same method[2]. RUTISHAUSER and MAJNO describe four different types
of lesions depending on the degree of overburden: 1. Immediate fracture within
24 hours produced by a force greatly exceeding the resistance of normal bone.
2. Slow fracture developing in 4–11 days produced by a repeated stress in a
previously weakened bone. 3. Pathologic hypertrophy with development of a
"remodeling zone" after 5–6 weeks which may lead to a pathologic fracture in
this area. 4. Adaptive hypertrophy without fracture.

Of special interest is the mechanism leading to slow fracture and to remodeling
zones. In this regard the concept of fatigue of material as observed in metals

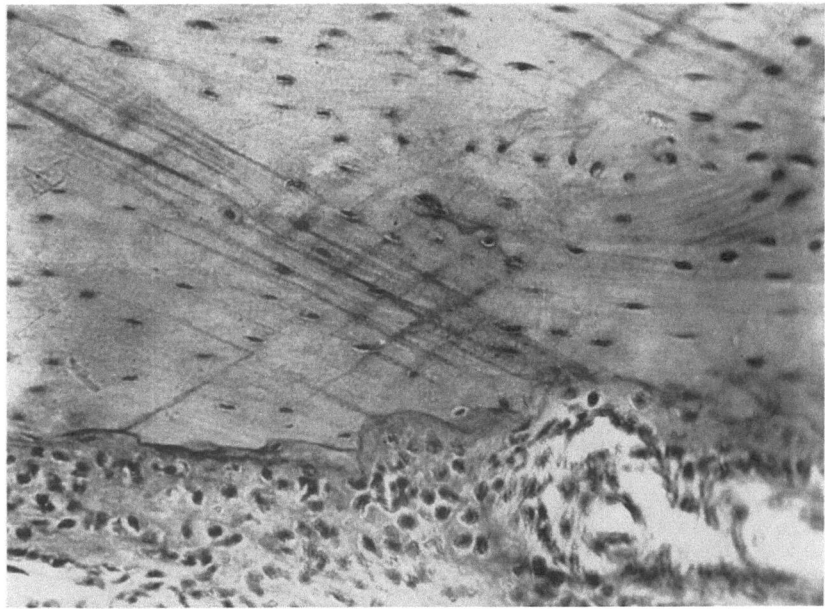

Fig. 38. Basophilic lines in perpendicular arrangement near slow fracture of ulna of dog 4 days after resection of
radius. (From RUTISHAUSER and MAJNO 1950.)

has been considered[3]. In metals continued or repeated stress may lead to alterations of crystal structure producing fissures; similar changes may play a role
in the partly crystalline bone matrix. This assumption is supperorted by the
production of vibration fractures in isolated bones[4] and by the demonstration
of diagonal lines, interpreted as microfissures, in the vicinity of slow fractures
of overburden (Fig. 38)[5]. In addition to this physical fatigue of material a
biological fatigue reflected in osteonecrosis and oncosis is at work[6].

The "overburden" can also be relative when instead of increased stress
pathologically decreased resistency is present. This is the case in all so-called
pathological fractures without major force (osteogenesis imperfecta, osteopetrosis,
Paget's disease, bone cysts, and osteoclastic metastases). Such prefractural changes
of relative overburden, consisting of dissecting resorption of cortex and spongiosa,
demonstrable on x-ray as a wedge-shaped area of radiolucency on the inferior
surface of the neck of the femur, have been demonstrated in senile osteoporosis[7].

[1] RUTISHAUSER and MAJNO 1949a und b.   [2] GREIFENSTEIN and RIX 1931.
[3] SCHINZ and BRANDENBERGER 1944.   [4] KÜNTSCHER 1939.
[5] RUTISHAUSER and MAJNO 1950.   [6] RUTISHAUSER and MAJNO 1949a and b, 1950.
[7] RUTISHAUSER and DUFOUR 1950.

11. The metabolic burden.

The function of the skeleton as storeshouse and regulator of mineral metabolism is normally coordinated with its function as the mechanical support of the body. Under pathological conditions of metabolism of minerals, vitamins, and hormones, a conflict between the two function develops, manifested in metabolic bone disease[1]. Only the principle of the changes produced by faulty metabolism on bone will be discussed here.

Osteoporosis. In the normal skeleton an equilibrium between osteoblastic and osteoclastic activity prevails. The ability of osteoblasts to produce organic matrix depends on the availability of serum proteins as source material. This function of the osteoblasts is favored by the anabolic action of estrogens and androgens and is suppressed if the anti-anabolic action of adrenal corticoids prevails, as in CUSHING's syndrome, SELYE's alarm reaction, and senile osteoporosis[2]. Osteoporosis results in a quantitative deficit of qualitatively normal bone tissue and is most conspicuously present in cancellous bone with an active remodeling rate, active circulation and hemopoietic marrow (vertebral column and sternum). Osteoporosis of such a distribution due to hypoinsulinism occurs at a relatively young age in nonacidotic diabetics and in rats with alloxan-induced diabetes[3]. In acidotic diabetics the picture is complicated by the presence of fibrous osteoclasia as in renal failure[4].

Osteomalacia (adult rickets). The basic lesion in osteomalacia consists of the deposition of organic bone matrix without mineralization (osteoid seams) due to subnormal calcium and/or phosphorus blood levels and vitamin D deficiency. This may be brought about by malnutrition or inadequate intestinal absorption (sprue, steatorrhea)[5], pregnancies with malnutrition and mineral depletion[6], or renal tubular insufficiency[7]. The osteoid in rickets and in osteomalacia is chiefly deposited in areas of mechanical stress. The replacement of calcified bone by non-mineralized osteoid creates a precarious situation, exposing the skeleton to secondary changes of relative mechanical overburden.

LOOSER's zones and MILKMAN's syndrome[8]. Such effects of mechanical stress upon qualitatively inadequate bones in rickets and osteomalacia were first described by LOOSER (1920) as band-like radiolucent areas of osteoid remodeling ("Umbauzonen") which have been demonstrated radiologically as idiopathic "pseudofractures" by MILKMAN (1930, 1934). These zones tend to appear symmetrically in areas of static or dynamic stress (neck of femur, pubic rami, ribs, lateral margin of scapula[9]). The histogenesis of this lesion has been differingly interpreted. LOOSER (1920) emphasized the similarity to an osteoid callus and considered the lesion a reaction to mechanical irritation in areas of bending, leading to fissures and infractions. UEHLINGER (1943) described hyperemia and vascular dilatation as the early changes. WETTSTEIN (1947) considers necrobiotic changes of osteocytes as the initial lesion, which can be secondarily complicated by an actual fatigue fracture[10]. LE MAY and BLUNT (1949) assume that the location and development of these zones is caused by the pulsation of arteries crossing the bones in these areas. It seems to me that

---

[1] For detailed discussion and bibliography see ALBRIGHT and REIFENSTEIN 1948, WERNLY 1952, BOULET and MIROUZE 1952, see also EGER, Pathology of mineral metabolism, volume IV/1 of this handbook.
[2] ALBRIGHT 1947b.   [3] HERNBERG 1952a and b, BOULET and MIROUZE 1954.
[4] HERNBERG 1952a.   [5] SNAPPER 1949.   [6] SNAPPER 1956.
[7] ALBRIGHT and REIFENSTEIN 1948.
[8] For detailed discussion and bibliography see WETTSTEIN 1947.
[9] WERNLY 1952.   [10] RUTISHAUSER and MAJNO 1950.

the evidence available favors static-dynamic overburden of the bone leading to malacic callus representing the Looser zones.

Renal osteopathy[1]. ALBRIGHT and REIFENSTEIN (1948) describe two types of bone changes in chronic renal disease: renal ostitis fibrosa generalisata and renal osteomalacia. The first develops in simultaneous glomerular and tubular insufficiency and is mediated in its skeletal effect by secondary hyperparathyroidism. The second occurs in renal tubular insufficiency with acidosis. UEHLINGER (1953) showed, in carefully analysed autopsy observations, that fibrous osteoclasia is present only in cases with hyperplastic parathyroids and is independent of renal acidosis, while renal osteomalacia is caused by the disturbed calcium-phosphorus ratio in the serum with acidosis and is independent of parathyroid function. In many instances of chronic renal failure with impairment of glomerular and tubular function, however, both types of lesions, renal hyperparathyroidism and renal osteomalacia, are present[2].

A variety of congenital hereditary tubular renal reabsorption defects which have in common the continued urinary loss of phosphate lead to severe osteomalacia or renal rickets. In addition to the defective phosphate resorption, the resorption of glucose, aminoacids (cystine), water and potassium may be disturbed. This osteopathy is refractory to normal therapeutic doses of vitamin D[3].

Hepatic rickets mainly occurs in children with anomalies of the bile ducts and biliary cirrhosis. The absence of bile in the intestines interferes with the resorption of vitamin D[4]. Occasionally marked osteoporosis has been observed in severe liver disease without interruption of the bile flow indicating a possible direct relationship between liver and bone metabolism[5].

Recently cases of congenital and familial deficiency of alkaline phosphatase (hypophosphatasia) have been described. The changes resemble to some extent rickets. The preparatory calcification of cartilage is minimal, the osteocartilaginous border is irregular, and there is abundant osteoid present. The blood calcium is high and there are calcium deposits in renal tubules. The urine contains phosphoethanolamine and probably also adenosine-monophosphate[6].

12. Inflammation.

The inflammatory process in bones assumes peculiar features due to the structure of the tissue and of the organ not observed in other tissues; only these findings will be discussed here. The bone marrow has a dual morphological and functional aspect: active hemopoiesis and source of the osteoblast-osteoclast system. Under normal metabolic conditions the latter activity is limited to the endosteum and periosteum. However, when the integrity of a bone area or of a whole bone is threatened the osteogenic fibrous marrow replaces the hemopoietic or fatty marrow.

In acute hematogenous bone infections—as most typically observed in osteomyelitis—the onset of the disease is practically limited to the growing age (97%, LAUCHE 1939), its location is mostly metaphysial, and its frequency is in direct

---

[1] For detailed discussion and bibliography see UEHLINGER 1956.

[2] See also FOLLIS 1950c.

[3] For detailed discussion and bibliography see DENT 1952, DENT and HARRIS 1956, FANCONI 1956.

[4] GERSTENBERGER 1933, KRAHULIK, SHOOB, MORALES, SNYDERMAN and HOLT 1952.

[5] HANSEN, ZIEGLER and McQUARRIE 1940, TRUTSCHEL 1956.

[6] SOBEL, CLARK, FOX and ROBINOW 1953, McCANCE, FAIRWEATHER, BARRETT and MORRISON 1956.

proportion to the amount of growth in the affected metaphysis (Fig. 39 and Fig. 40). This coincides with the almost identical age distribution and location of primary bone neoplasms, both probably reflecting the high metabolic and circulatory rates of the metaphysis in the growing period. The relationship of osteomyelitic foci

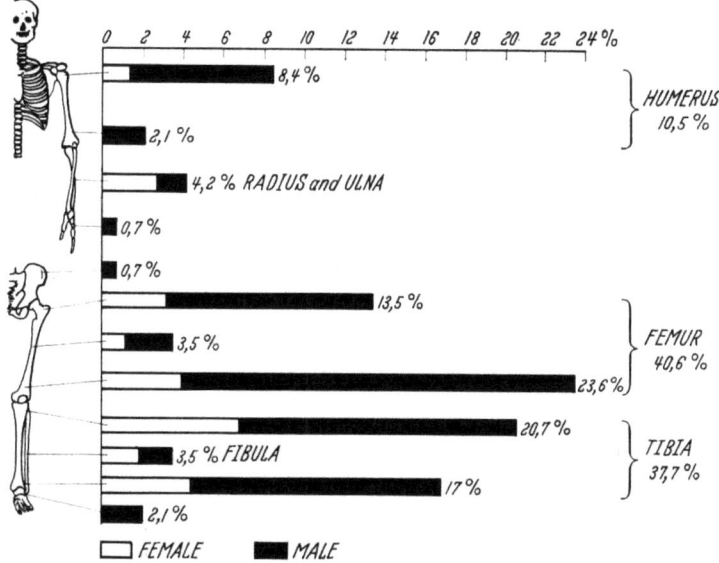

Fig. 39. Frequency of hematogenous osteomyelitis in different skeletal areas. (From LAUCHE, HENKE-LUBARSCH Bd. IX/4, 1939.)

to the metaphysial vascular system in childhood and adolescence has been particularly emphasized by LEXER (1903, 1936), while in early infancy before the

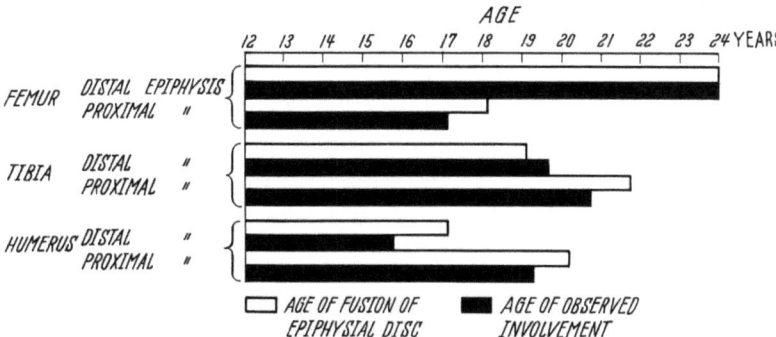

Fig. 40. Relationship of epiphysial closure to occurence of metaphysial osteomyelitis of femur, tibia, and humerus (After MENNICKEN from LAUCHE, HENKE-LUBARSCH, Bd. IX/4, 1939.)

development of regional vascular territories within bones involvement of entire bones prevails[1].

The course of bone infections is influenced by the spatial interrelationship of marrow and bone tissue and by the enclosure of the inflammatory focus within the rigid walls of the bone organ. This local confinement may permit strict concentric layering of the focus progressing peripherally from massive central necrosis over zones of necrotic pus, viable pus, non-reactive marrow (due to

[1] LAUCHE 1939.

toxic damage) to hyperemic marrow with inflammatory exudation[1] (Fig. 41). A subacute perifocal inflammation shows transformation of hemopoietic or fatty marrow into fibrous marrow followed by endosteal and periosteal osteophytic bone

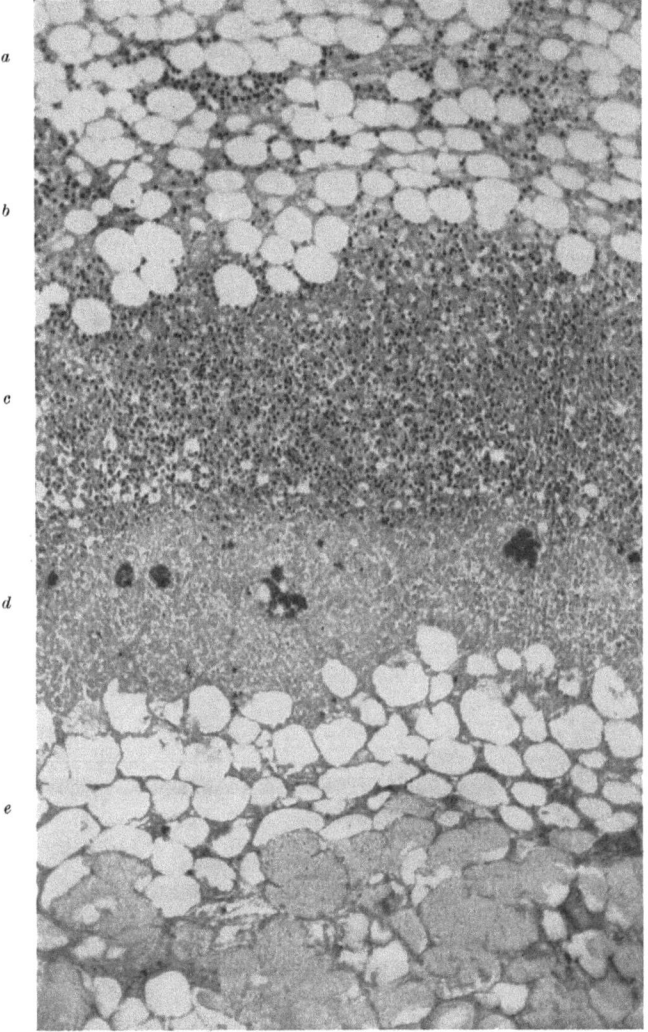

Fig. 41. Concentric layering of osteomyelitic focus, 12 years white male, tibia, diaphysis, staphylococcu aureus, 45 days after onset. *a* Hyperemic marrow with myeloid regeneration. *b* Almost normal marrow. *c* Zone of viable leucocytes. *d* Zone of necrotic leucocytes and cocci. *e* Necrotic fatty marrow. *f* Zone of beginning liquefaction. (After ORSÓS 1926.)

formation without functional orientation[2]. The rigid walls of the bone produce a dual effect concerning the viability of the bone in the involved area: local confinement of bacterial toxins and local pressure of edema and exudation interfering with the blood supply. Therefore bone necrosis ranging from a few trabeculae in the focus to total diaphysial necrosis almost always occurs in the course of bone infection. Depending on the extent of the necrosis and the speed of the

---

[1] ORSÓS 1926.   [2] MAREK 1934.

conversion of the marrow into granulation tissue and ultimately into scar tissue osteoclastic sequestration or osteoblastic organization, as in aseptic necrosis, occurs. The ultimate repair is accomplished by the same periosteal and endosteal osteogenic processes as after trauma modified by the severity and type of the infection. This ranges from the minimal bone response of tuberculosis to the massive osteosclerosis of chronic syphilis. The fibrous marrow is the last vestige of the inflammatory process to disappear and permit reconversion to hemopoietic or resting fatty marrow.

13. Neoplasia.

Primary neoplasms. Malignant neoplasms of the skeletal tissues, especially osteogenic sarcoma, occur mainly in long bones during the age of active growth[1]. SCHINZ and UEHLINGER (1931) emphasized this relationship between the areas and age of most active bone growth and the incidence of bone sarcoma. A numerical relationship between the weight and the number of major ossification centers of long bones, both serving as indices of growth activity, and the frequency of neoplasms has been established[2]. Within the long bones neoplasia is mainly observed in metaphyses adjacent to the most actively growing epiphysial discs (lower end of femur, upper end of tibia and humerus). These observations have been carried much farther by L. C. JOHNSON (1953) in a general theory of bone tumors. He emphasizes that the skeletal neoplasms, to some extend depending on their immaturity, mimic the matrix-forming or destroying properties of their predominating cell (see Fig. 42). The location of the tumor and its time of appearance coincide with times and areas of most pronounced activity of the prevailing cells in normal bone development (Fig. 43). There are metabolic differences between different parts of the skeleton and within one bone organ as to blood flow, mitotic activity and blastic or clastic cell activity. Thus the metabolically relatively quiescent epiphysis in childhood is rarely the seat of tumors. If a neoplasm arises in this area it usually is a chondroblastoma (Codman tumor) characterized by little tendency to matrix formation and by limited growth with a benign course. Adjacent to the epiphysial disc in the upper metaphysis occur benign and malignant cartilaginous tumors. In the upper metaphysis the area of most active osteoclastic remodeling giant cell tumors (osteoclastomas) and osteoclastic (osteolytic) sarcomas are most frequently encountered. In the lower metaphysis where normal osteoblastic endosteal and periosteal activity is pronounced bone forming (sclerosing) osteosarcomas occur. At the junction of metaphysis and diaphysis, an area of low mostly periosteal activity, parosteal sarcomas and endosteal fibrosarcomas arise usually exhibiting limited malignancy and fairly mature matrix formation. In the diaphysis, which is devoid of cancellous bone and shows the least cortical activity, round cell tumors usually occur, practically without matrix formation (Ewing's tumor in childhood and adolescence, reticulum cell-sarcoma in adults, and myeloma in older individuals). These observations are in good agreement with the fact that neoplasms arise in areas of rapid growth. Although the majority of skeletal neoplasms arise during the second decade of life when physiological growth and remodeling of the skeleton is most active some start in later life in areas of pathologically stimulated metabolism. This applies to neoplasms originating in long standing Paget's disease, hyperparathyroidism, chronic osteomyelitis, old bone infarcts, fracture callus, and after ionizing radiation.

[1] CODMAN 1925, CHRISTENSEN 1925, KOLODNY 1927.   [2] GOES 1952.

Metastatic neoplasms. Metastatic tumors developing in bone show some pecularities of behavior which deserve a brief general discussion. They are

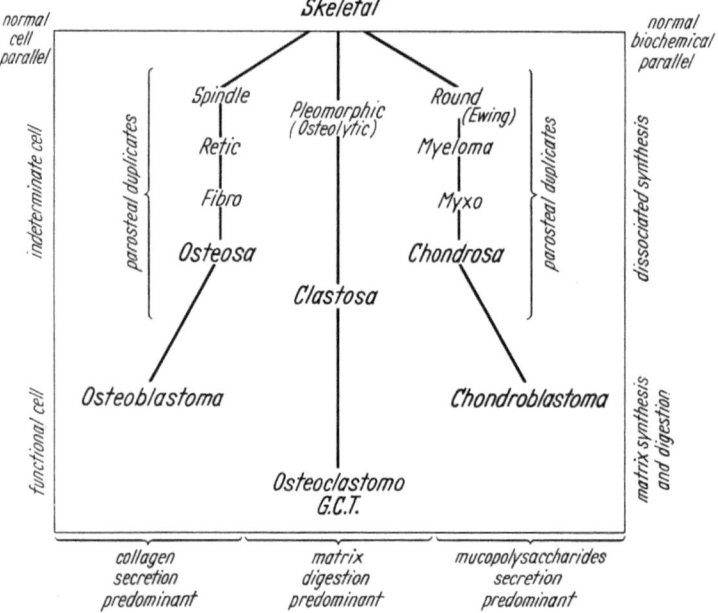

Fig. 42. Schema of relationship of bone tumors to normal cell morphology and biochemical activity. (From L. C. JOHNSON 1953.)

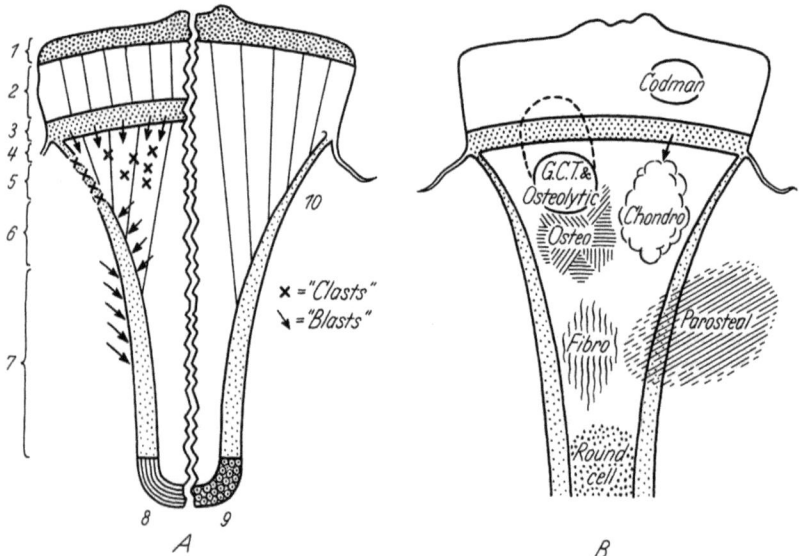

Fig. 43. Schematic drawing illustrating relationship of normal cell activity during bone growth (A) to location of different types of bone tumors (B). (From L. C. JOHNSON 1953.)

usually classifed as osteoclastic (osteolytic) or osteoplastic according to their behavior towards the bone tissue, though actually bone destruction is present in both the purely osteoclastic and the osteoplastic lesions. Destruction of living bone is carried out by mobilization of osteoclasts and not by direct action of the cancer cells. To some extent, however, bone necrosis is produced by interference with circulation as a result of tumor growth. It is generally agreed that the rapid-growing tumors are essentially osteolytic[1], while only slow-growing tumors may exhibit osteoplastic characteristics[2]. The bone formation is accomplished by stimulation of the local endosteal or periosteal mesenchyme. In addition to the known pre-disposing factors of growth rate and abundance of fibrous (scirrhous) stroma a direct stimulus arising from the cancer cells has been postulated[2], while others have considered the presence of necrotic bone trabeculae as the inciting factor to excessive bone formation[3]. Similar osteoplastic reactions occur around invasive meningiomas[4]. In a few instances of scirrhous carcinoma of the stomach hetero-topic bone formation has been observed in the stroma of the primary lesion[5] or of the pulmonary metastases[6]. Hematogenous metastases in bone mainly arise in areas of hemopoietic marrow[7], again emphasizing the importance of local circulation and metabolism (Fig. 44).

II. Joints[8].

1. Structure and function[9].

Embryology. Joint cavities are secondary tissue apaces formed by liquefaction of the articular mesenchyme. Arti-cular interzones of dense embryonic mesenchyme are first noted at a fetal length of about 10 mm.; they assume a threelayered appearance with two cartilage borders in fetuses of about 20 mm., and formation of a joint cavitiy begins at about the 30 mm. stage. Multiple cavities become confluent, the articular and synovial surfaces smoothen, and all flattened mesenchymal cells disappear from the joint surfaces before birth. The synovial folds develop by secondary extension of the joint cavity. Synovial villi are formed by secondary proliferation of the synovial tissue[10].

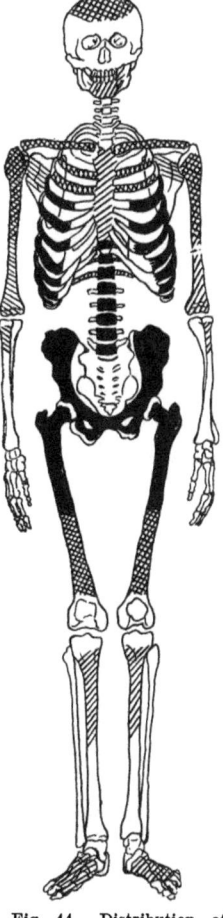

Fig. 44. Distribution of metastatic tumors in the skeleton, black areas fre-quent locations, cross hat-ched areas less frequent, hatched areas occasional sites, white areas rarely involved. (After GESCHICK-TER and COPELAND from SCHOPPER, HENKE-LUBARSCH, Bd. IX/4, 1939.)

Articular cartilage. The joint surfaces are covered by cartilage of special structure varying from fibrous cartilage in hemiarthroses (symphysis pubis, intervertebral disc, intersternal synchondrosis), to mixtures of fibrous and hyaline cartilage in joints with limited mobility (sacroiliac and sternoclavicular joints) and finally to highly differ-entiated hyaline cartilage in joints of great mobility (knee, hip, shoulder etc). The functional fiber architecture of hyaline joint cartilage has been studied in detail by BENNINGHOFF (1925). He described arcades of collagen fibers, rooted on both ends in the basal calcified cartilage, which follow a radial course in the deeper portions and a tangential course near the surface.

---

[1] SCHOPPER 1939, WALTHER 1948.　[2] SCHMORL 1908.
[3] ASKANAZY 1901, ASSMANN 1907, WALTHER 1948.　[4] BERNSTEIN 1933.
[5] GRUBER 1913.　[6] LAUBMANN 1932.　[7] WALTHER 1948.
[8] For detailed discussion and bibliography see COLLINS 1950 and SONNENSCHEIN 1952.
[9] See PETERSON 1930 and GARDNER 1950.　[10] HAINES 1947.

Such vertical collagen bundles exhibiting periodicity have been demonstrated electron-microscopically in the joint cartilage of the femur of the human newborn, however, at this age the fibers seem to end free in the joint surface[1].

The shape and distribution of cartilage cells is modified by the arrangement of the collagen fibers: flat cells are present in the surface layer, single equally spaced rounded cells in the area of diagonal fibers, and groups of vertically arranged cells in the deep layer. The fiber arrangement varies in different areas of the same joint depending on functional stresses. Sliding areas show diagonal fiber crossings with acute angles which exhibit marked cleavage lines on puncturing, while pressure areas are characterized by rectangular fiber crossings with minimal puncture clefts[2] (Fig. 45). This functional variation of joint cartilage is reflected in a varying collagen/chondroitin sulfate ratio of different joints and of different areas within the same joint. The chondroitin sulfate content of articular cartilage is higher in weightbearing or pressure joints than in non-weightbearing joints, the highest values being present in special weight-bearing areas (anterior portion of femoral condyles, head of femur, middle third of patella)[3] (see table 7). The physical differentiation of areas of joint cartilage begins approximately in the third year and reaches its maximum at around thirty years of age.

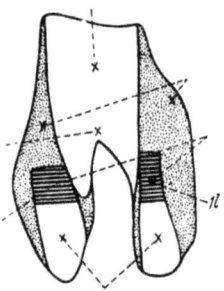

Fig. 45. Schematic drawing of different cartilage areas of femur condyles, horizontally hatched areas of maximal pressure, white gliding areas, stippled areas without special mechanical stress. (After SCHALLOCK from MAKOWSKY 1949.)

Pressure areas contain less water at grest than slidin areas but exhibit a greater capacity for functional swelling by water uptake than the latter[4]. The plane immediately above the calcified Zone is particularly vulnerable to injury[5].

Articular cartilage has a very low metabolism and very limited power of regeneration after injury. Its metabolic needs are mainly furnished by diffusion and osmosis from the synovial fluid. However, vascular loops between the bony endplate and the calcified cartilage have been demonstrated in the human femoral head[6]. EKHOLM (1951) showed uptake of radioactive gold in articular cartilage from the epiphysis and from the joint space in rabbits; the uptake was increased by motion. The

Table 7. *Collagen/chondroitin sulfate ratio in different cartilage areas.* [After MATTHEWS, Brit. med. J. **295** (1952).]

	Collagen	Chondroitin sulfate	Collagen/ Chondroitin Ratio
	expressed as % of dry weight		
Weight-bearing areas			
Middle third of medial femur condyle . . .	47.3	24.8	1.9
Middle third of lateral femur condyle . . .	50.3	24.0	2.1
Patella	49.5	23.6	2.1
Femur head	50.3	23.6	2.1
Non-weight-bearing areas			
Posterior-third od medial condyle of femur	57.8	18.8	3.1
Posterior-third of lateral condyle of femur .	59.3	16.0	3.7
Head of humerus. . .	66.0	16.8	3.9

frequent observation that joint cartilage covering areas of aseptic necrosis remains viable indicates that the synovial supply is adequate. This fact is borne out by the survival and proliferation of cartilage in free articular bodies (as in osteochondritis dissecans) which are immersed in synovial fluid alone.

---

[1] CAMERON and ROBINSON 1957. [2] SCHALLOCK 1942.
[3] MATTHEWS 1952. [4] MAKOWSKY 1949.
[5] LANDELLS 1958. [6] TRUETA and HARRISON 1953.

The joint space. Joint motion is achieved by the gliding of two cartilage surfaces upon each other. Such motion would destroy the cartilage in a few hours if it were not for the lubrication supplied by the synovial fluid since friction is increased fourteen times in a joint after removal of the synovial fluid[1]. The slight incongruity of the curvature of the joint surfaces permits molding cartilage contact only in a very narrow area at one time and even in this area the surfaces remain separated by a thin pressure film of lubricant[2]. Such a film is estimated not to exceed 50μ in thickness at the point of contact[3] but withstands pressure up to 80 kg./cm^2 [4]. The formation of this lubricating film is enhanced by synovial folds, fat pads and menisci minimizing dead space in the joint cavity[3]. The viscous, elastic, and lubricant properties of this film are mainly due to the presence of hyaluronic acid[5]. Reduction of synovial viscosity by intraarticular injection of hyaluronidase or vitamin C-hydrogen peroxide complex followed by exercise leads to marked attrition of articular cartilage in 48 hours (ankle joint of rabbits)[6].

Synovial membrane. The surface of the synovial membrane is lined by a layer of modified mesenchymal cells without intercellular stomata or a basement membrane[7]. The synovial cells store intravascularly or intraarticularly injected trypan-blue (somewhat like reticulo-endothelial cells) and show vacuolization and desquamation resembling holocrine secretion[8]. The histochemical components of the synovial membrane have been recently studied by SCHAJOWICZ and MANCINI (1952). They found that in the fetus the synovial cells contain some hyaluronidase-resistant mucopolysaccharide while the stroma below is very rich in hyaluronidase-sensitive mucopolysaccharide. In the newborn the synovial cells appear larger and contain more polysaccharide, while considerable amorphous ground substance remains in the stroma. In the adult the synovial villi contain much mucoprotein and occasionally hydrolyzable mucopolysaccharide. The stroma beneath the discontinuous reticulum membrane contains little ground substance, considerable collagen, and varying numbers of mast cells.

Histochemically various enzymes have been found in synovial tissue (alkaline and acid phosphatase, diastase, lipase, peroxydase, and pyrophosphatase)[9].

The structure of the synovial membrane varies a great deal in different joints and in different areas of the same joint. The smooth and fibrous or fatty areas contain comparatively few blood vessels, the villous areas are very vascular and contain some arterio-venous anastomoses[10]. HIDVEGI (1954) recently studied the finer blood supply of the synovial membrane by injection of india ink in dogs and cats. He found arterial glomeruli with an efferent vein in the villi and fine arterial plexuses in the folds. Beneath this layer he demonstrated a capillary venous plexus which presumably plays the main role in the absorption of diffusible substances from the joint space. The larger vessels collect in the subsynovial layer attached to the fibrous joint capsule which blends into the fiber systems of adjacent ligaments and tendons. DAVIES (1946a) demonstrated a wide-meshed synovial lymphatic plexus with dilated blind ends near the synovial surface by india ink injections in cattle. This plexus was less developed in dense synovial areas. The collecting lymphatic trunks follow the blood vessels and communicate with the periosteal lymphatics.

The *nerve supply* of the joints capsule consists mainly of myelinated fibers forming fine networks which are most pronounced and show numerous free endings in the vicinity of synovial histiocytes and capillaries[11].

[1] JONES 1934, 1936.   [2] GARDNER 1950.   [3] McCONALL 1932.   [4] JONES 1934, 1936.
[5] OGSTON and STANIER 1953.   [6] BARNETT 1956.   [7] EFSKIND 1947.
[8] J. LANG 1954a.   [9] MAIBACH 1953.   [10] J. LANG 1954b.   [11] ROSSI 1950.

Synovial fluid [1]. Synovial fluid is found in joints, tendon sheaths, and bursae. It is a clear, viscid, faintly yellow fluid which does not clot. It varies in amount from a few drops to a maximum of 5 cc. in the normal human knee joint [2]. Synovial fluid is essentially a blood dialysate with admixture of mucin [3]. COLLINS (1950) considers it a homogeneous mixture of a tissue fluid (the dialysate) and a liquid connective tissue ground substance (the mucin). This is in keeping with the interpretation of the joint cavity as a large tissue space. The synovial fluid is the only connective tissue ground substance which contains only one mucopolysaccharide, mucin [4]. The mucin is a glycoprotein probably consisting of a globulin combined with a polysaccharide containing glucosamine and glucuronic acid [5]. Synovial fluid of the human knee joint contains hyaluronic acid varying from 4—295 mg./100 g. with an average of 154 mg./100 g. [6]. Normal synovial fluid (see table 5) consists of about 96% water and 4% solids; it has a specific gravity of 1.010 and a viscosity, mainly due to the presence of mucin, exceeding 10–200 times that of water [2].

Table 8. *Normal human synovial fluid.* — Slight variation of ROPES and BAUER (1953).

	Range	Average
Amount per knee joint, cc. . .	0.13 — 3.5	1.1
Relative viscosity at 25° C.	5.7 — 1160	235
pH	7.29 — 7.45	7.39
Total cell count, cells per cu. mm.	13 — 180	63
Differential—per cent . . .		
Polymorphonuclears . . .	0 — 25	6.5
Lymphocytes	0 — 78	24.6
Monocytes	0 — 71	47.9
Clasmatocytes	0 — 26	10.1
Unclassified phagocytes. .	0 — 21	4.9
Synovial cells	0 — 12	4.3
Total solids, gm. per 100 cc.	2.40 — 4.83	3.41
Total albumin and globulin, gm. per 100 cc.	1.07 — 2.13	1.72
Albumin, gm. per 100 cc. .		1.02
Globulin, gm. per 100 cc. . .		.05
Mucin nitrogen, gm. per 100 cc.	0.068 — 0.135	0.104
Mucin glucosamine, gm. per 100 cc.	0.012 — 0.132	0.074
Fibrinogen	0	0
Glucose	Approximately same concentration as in plasma	
Non-protein nitrogen	Approximately same concentration as in plasma	
Electrolytes	Approximately same concentration as in plasma dialysate	

About 1% of albumin and a minimal amount of globulin but no fibrinogen are present in normal synovial fluid [7]. Electrolytes and dialyzable compounds approach plasma values (for details of chemical and cellular constituents see table 8). Several enzymes have bee demonstrated in synovial fluid histochemically (alkaline phosphatase, diastase, and lipase) [8].

Under pathological conditions the alterations in the constituents of synovial fluid reflect the process in the articular tissues. The permeability of the blood-joint-barrier increases with the degree of inflammation. The differential permeability for blood proteins descreases in severe inflammation, the albumin/globulin ratio approaches that of serum, and fibrinogen appears in the synovial fluid. This is particularly true in rheumatoid and infectious arthritis, in combination with marked pleocytosis in the latter. Changes in the synovial tissues in

---

[1] For detailed discussion and bibliography see ROPES and BAUER 1953.
[2] COLLINS 1950.   [3] DAVIES 1946b.   [4] GARDNER 1950.
[5] MEYER, SMYTH and DAWSON 1939.   [6] MEYER and RAPPORT 1951, SPECTOR 1956.
[7] ROPES and BAUER 1953.   [8] MAIBACH 1953.

rheumatoid arthritis lead to descreased absorption of colloids, increase of the osmotic pressure, and therefore persistence of effusions[1].

In contrast, glucose enters with increasing difficulty in severe inflammation; the mechanism of this change is not understood. The demand for sugar by the inflamed synovial tissue, the cells of the exudate and the bacteria (if present) is increased. This discrepancy leads to a lowering of the sugar level which may impair the nutrition of articular cartilage[2].

Traumatic and degenerative arthritis both show normal levels of mucin in spite of a greatly increased volume of synovial fluid. In infectious and rheumatoid arthritis synovial mucin and viscosity are usually diminished in proportion to the severity of the inflammatory process. This is suggestive of increased mucin destruction by enzymatic activity; however, hyaluronidase has not been demonstrated in normal or pathological synovial fluid. For details of the variation of viscosity and mucin content in different types of arthritis see table 9.

Table 9. *Comparison of different methods of estimating the concentration and state of mucin in various types of joint disease.* — Slight variation of ROPES and BAUER (1953).

	Relative viscosity at 38° C.	Mucin nitrogon, gm./100 cc.	Mucin glucosamine, gm./100 cc.	Mucin nitrogen glucosamine
Tuberculous arthritis . . .	7.7	.044	.026	0.80
Reiter's syndrome	10.5	.067	.052	1.38
Rheumatoid arthritis . . .	11.0	.067	.040	1.38
Syphilitic arthritis	11.4	.058	.039	1.12
Infectious arthritis	13.7	.058	.047	1.56
Pulmonary osteoarthro-pathy.	15.3	.047	.037	1.10
Gouty arthritis	17.0	.058	.040	1.03
Hemophilia	21.0	.041		
Rheumatic fever	22.0	.108	.093	1.52
Probable rheumatoid arthritis.	24.0	.068	.048	1.44
Neuroarthropathy	31.0	.068	.046	1.38
Traumatic arthritis	31.0	.080	.098	0.56
Degenerative joint disease	41.0	.090	.080	0.94
Lupus erythematosus disseminatus.	149.0	.092	.059	1.37
Normal human knee joints	235.0	.104	.087	1.16
Myxedema	361.0	.192		
Osteochondromatosis . . .	499.0	.166	.099	1.41

2. Degenerative changes[3].

Aging. In older age articular cartilage loses water and elasticity. In the electron microscope normal hyaline cartilage shows an extensive fine network of collagen with granular deposits of chondromucoids. In older individuals the nuclear and cytoplasmic structure of cartilage cells coarsens and the collagen fibers become thicker. The first changes can be produced by excessive mechanical stress in young cartilage experimentally[4]. Chondroitin-sulfuric acid decreases in aging cartilage and its split products may play a role in degenerative calcification of cartilage. Hexosamine values, used as an index of the chondroitin present, decrease from $10\,\gamma$ per 100 g dry weight in the newborn to $\pm 4\,\gamma$ after

---

[1] BAUER, ROPES and WAINE 1940.   [2] ROPES and BAUER 1953.
[3] For detailed discussion and bibliography see BENNETT, WAINE and BAUER 1942, SCHALLOCK 1942.
[4] ZBINDEN 1953a and b.

40 years of age. The hexosamine values are inversely proportional to those of calcium. The depolymerization of the ground substance increases with age and the fall in viscosity is proportional[1].

Lipids in cartilage degeneration. Fine fat deposits in the interterritorial matrix are frequently observed as an early degenerative change in cartilage. In advanced cases these deposits become more massive and aggregate in coarse droplets, ultimately involving the pericellular capsule of cartilage matrix also[2]. In degenerative arthritis pressure areas show more pathological fat deposition than gliding areas[3]. A high fat diet doubles the rate of degenerative arthritis in rats in contrast to high protein diets which do not[4].

Degenerative arthritis. Degenerative osteo-arthritis (arthrosis deformans) is chiefly caused by a discrepancy between mechanical stress and integrity of the articular cartilage. It can be observed in younger people as a result of mechanical abuse and traumatization (neuropathic arthropathy, compressed air-tool workers) or in patients with normal mechanical stresses but abnormal articular cartilage (acromegalics, older people), abnormal joint configuration (healed Perthes disease, caisson workers), or an abnormal weight bearing axis (genu varum, genu valgum).

The initial degenerative changes in primary degenerative arthritis occur chiefly in gliding areas, while in post-inflammatory or post-traumatic degenerative arthritis or in instances of eccentric load due to axis deviation pressure areas have been chiefly affected[3]. Axis deviation also tends to shift the burden to the soft and highly hydrated marginal areas of the condylar cartilage of the femur which are not adapted to pressure. This ultimately leads to bone proliferation at the joint margin[5]. Edematous excessive hydration of the matrix has been observed as an early sign of degeneration under mechanical stress[5]. Surgical material of degenerative arthritis has shown loss of basophilia due to loss of protein-chondroitin sulfuric acid complexes. Stainable mucopolysaccharide has also been demonstrated in interterritorial areas, where it is normally not present[6].

The fate of the joint cartilage is sealed after destruction of the surface layer containing the tangential fibers. Continued articular motion leads to vertical splitting of the degenerated cartilage along the radially arranged fibers. The degenerated cartilage is slowly rubbed off by mechanical attrition. The subchondral bone, deprived of its elastic cushion, becomes sclerotic and, if exposed, eburnated. The mechanical imperfection of such a joint causes a chronic synovitis with increase of synovial fluid. Although the motion may be limited by pain and by excessive incongruence of articular surfaces, ankylosis does not develop.

A variant of degenerative arthritis can be observed in diseases in which deposition of abnormal metabolites in the cartilage matrix cause loss of elasticity (ochronosis, chronic gouty arthritis). In ochronosis the deposition of homogentisic acid makes the articular cartilage very brittle, leading to early attrition of cartilage followed by exposure and eburnation of bone. In gouty arthritis the deposition of urates in the joint cartilage is much longer tolerated but may ultimately also aggravate or hasten the development of degenerative osteoarthritis. In hemophiliacs the repeated hemarthroses as well as subchondral hemorrhages frequently lead to early osteoarthritic changes. The importance of admixture of substances foreign to normal synovial fluid as a factor in the pathogenesis of degenerative arthritis has been emphasized[7].

---

[1] LOEWI 1953.   [2] PUTSCHAR 1931a.   [3] SCHALLOCK 1942.
[4] SILBERBERG and SILBERBERG 1952a und b.   [5] MAKOWSKY 1949.
[6] FISCHER-WASELS and MEYER-ARENDT 1953.   [7] SCHALLOCK 1950.

3. Inflammatory changes.

This discussion will be limited to the special behavior of articular tissues in inflammation.

Purulent bacterial arthritis. In the course of bacterial arthritis a massive purulent intra-articular exudate may be produced by the acutely inflamed synovial membrane. The presence of this exudate for more than a few days endangers the articular cartilage in two ways: 1. The decreased rate of entrance of glucose and its increased consumption by the inflamed tissue, the leucocytes, and the bacteria, impairs cartilage nutrition (see synovial fluid). 2. The proteolytic activity of the leucocytes leads to digestion and dissolution of the avascular joint cartilage. This process may progress rapidly producing denuded hyperemic areas of subchondral bone. Therefore the purulent arthritis not early relieved of its leucocytic exudate by surgical intervention or antibiotic therapy tends to terminate in bony ankylosis.

Tuberculous arthritis. In fully developed tuberculous arthritis the specific granulomatous process is located in the synovial membrane and in the subchondral bone. The destruction of the joint cartilage in this condition is due mainly to the undermining action of tuberculous granulation tissue at the osteochondral junction leading to progressive sequestration of necrotic joint cartilage. This process is aided by the strangling effect of a pannus which is usually restricted to the periphery of the articular surface. Since the process involves the bone also, more destruction of the articular portion of the bones occurs than in other types of arthritis. In the process of healing bony ankylosis invariably occurs if the process has not been arrested in the initial phase.

Rheumatoid arthritis. The synovial membrane in this type of arthritis is the seat of chronic inflammation characterized by formation of lymph follicles and massive infiltration by plasma cells. The characteristic rheumatoid nodules are found in the periarticular tissues. In the course of this very protracted disease intense proliferation of the thickened synovial membrane occurs. These hypertrophic synovial portions overlap the margins of the joint cartilage and tend to cover its surface progressively with a fibrovascular pannus. After this has happened the underlying joint cartilage is doomed to progressive destruction. Pain limits the motion, adhesions narrow the joint cavity, and the presence of the fibrous pannus paves the way to fibrous ankylosis.

The peculiarity of the granulomatous and degenerative changes in this disease and in related "collagen diseases" has been the object of much study and speculation[1]. New data concerning the peculiar "fibrinoid" in degenerative or necrotic lesions of this disease have recently become available[2]. X-ray diffraction studies of such areas have shown "little more than a diffuse ring" (KELLGREN et al. 1951) with no resemblance to the pattern of fibrin. Similar areas have shown electron-optically a mixture of collagen fibrils and amorphous material[3]. Histochemical studies on rheumatoid nodules have demonstrated the presence of degenerated, disintegrating, argyrophilic collagen, which could be removed by the action of collagenase, and of fibrin-like material, which could be stained by the periodic acid-leucofuchsin method. This latter fraction consists of two components: large granules which stain positively with MALLORY's phospho-

---

[1] For detailed discussion and bibliography see KLINGE 1933, KLEMPERER 1950, PAGEL and TREIP 1955, RÖSSLER 1955.

[2] SEE also ROULET and RATZENHOFER, intercellular substances in volume III/1 of this handbook.

[3] KELLGREN, BALL, ASTBURY, REED and BEIGHTON 1951.

tungstic acid hematoxylin and are resistant to pepsin and small granules digested by pepsin. The larger granules probably represent the first degradation product of fibrinoid[1]. Chromatographic analysis of extracts from fibrinoid of rheumatoid nodules has shown a maximum of 0.3% oxyproline corresponding to a maximum of 2% collagen in this material. However, the possibility of early loss of collagen split products has to be considered[2]. There is evidence that the formation of fibrinoid is associated with precipitation of acid mucopolysaccharide of the ground substance[3].

Experimental arthritis. Sterile purulent arthritis has been produced by intra-articular injection of somatic typhoid antigen in sensitized rabbits[4]. The actual fixation of ^{14}C-labeled antigenic bacterial polysaccharide in synovial tissue transplanted in the anterior chamber of the rabbit eye has been demonstrated after intravenous administration of the antigen[5]. Arthritis with features resembling rheumatoid changes has been described in rabbits sensitized with horse serum and exposed to wet cold (0^0 C)[6].

Steroid hormones and arthritis[7]. Desoxycorticosterone acetate (DCA) produces polyarthritis in adrenalectomized rats with a high intake of sodium chloride[8]. The subacute exudative and proliferative phase of this arthritis can be suppressed by cortisone. Simultaneous administration of DCA and cortisone in such animals leads to suppression of the inflammatory component and accentuates degenerative mucoid changes of the intercellular substance[9]. SELYE (1949) clearly demonstrated the antiphlogistic effect of ACTH, 11-oxycorticosteroid, and 11-hydroxycorticosteroid in experimental formalin-arthritis in rats. SIEBENMANN (1952) repeated these experiments and showed that cortisone diminished the leucocytic exudate and suppressed the formation of fibroblasts but did not influence the development of necrosis. The fibroblast inhibition could be overcome by large doses of vitamin C apparently acting at the tissue level since the effect was not eliminated by adrenalectomy. JONES and MAYNE (1957) studied the effect of different steroids on experimental arthritis induced by the non-lethal haptenic polysaccharide complex of Klebsiella pneumoniae. These authors found only ACTH and cortisone effective in suppressing synovial proliferation. However, these steroids increased the amount of metachromatic mucoid and albuminous material in the joint cavity. Essentially identical effects of ACTH, cortisone, and hydrocortisone habe been observed in patients with rheumatoid arthritis[10]. Tissue cultures of synovial membrane from patients with rheumatoid arthritis have shwown proportional suppression of metabolism with increasing doses of hydrocortisone[11].

III. Muscles[12].

1. Structure and function.

The embryology and normal histology will be very briefly reviewed with emphasis on data of importance for the problems of muscle pathology[13].

---

[1] FAWNS and LANDELLS 1954.   [2] ZOFF, KANTOR, BIEN and SMITH 1953.
[3] ALTSCHULER and ANGEVINE 1949 and First J. Macy Foundation Conference on Connective tissue New York 1950.
[4] MORGAN and BENNETT 1947.   [5] STEBBINS and JONES 1957.   [6] CERESER 1953.
[7] For detailed discussion and bibliography of hormones and inflammation see EHRICH, volume VII/1, 233—241 (1956) of this handbook.
[8] SELYE, SYLVESTER, HALL and LEBLOND 1944, SIEBENMANN and UEHLINGER 1953.
[9] SIEBENMANN and UEHLINGER 1953.
[10] For detailed discussion and bibliography see HENCH 1954.   [11] PAGE and DINGLE 1955.
[12] For detailed discussion and bibliography see v. MEYENBURG 1929 and ADAMS, DENNY-BROWN and PEARSON 1953.
[13] For detailed discussion and bibliography of older and recent data see HÄGGQUIST 1931, 1956.

Embryology[1]. The entire skeletal musculature is derived fromse gmental myotomes each supplied by one spinal nerve. This segmental arrangement is lost in most muscles due to intermingling of several myotomes, which accounts for the multisegmental nerve supply of most muscles; only the intercostal muscles retain the original segmental pattern[2]. In the fifth week in the human embryo myoblasts differentiate which divide mitotically, later elongate, and transform into multinucleated myocytes by amitotic division[3]. In a fetus of 7–9 weeks of age the myocytes form long hollow tubes with centrally placed nuclei. At this stage myofibrils begin to develop in the periphery of the myocyte (myotubes) and in these fibrils the Z-dot appears first, the Q-dot next[4]. Observations with the electron microscope have shown that the fibril is formed by condensation of elementary particles without participation of mitochondria; after appearance of the Z-disc the A-substance separates into I, H and A bands[5]. In the 10th week of fetal life the individual muscles are clearly formed. From the 12th to the 14th week the myocytes, which now show many myofibrils and eccentrically located nuclei, multiply by longitudinal splitting. After the 5th month probably no further splitting occurs and the nuclei are lined up beneath the sarcolemma[6]. The parent fibers, recognizable by their large diameter are surrounded by the smaller daughter fibers. This difference is present through infancy but not discernible in the adult[7]. The small fibers correspond to the A-fibers of WOHLFART (1937) and the large fibers to his B-fibers, which reappear in the adult during muscle atrophy due to their great resistance. From the 14th to the 24th week of fetal life motor end plates develop and differentiate[8]. However, the muscular development is independent of innervation as HARRISON (1904) demonstrated in tadpoles in which the medullary tube and neural crest had been removed. Muscle spindles develop in the 12th week of fetal life and differentiate over the same period as motor end plates[9]. Endomysial fibrous tissue develops in the later part of fetal life. It may be the seat of hemopoietic foci which are occasionally present at birth, especially in the distal muscles of the extremities which differentiate last[10].

The structure of the striated muscle fiber. The striated muscle fiber has essentially the same structure in all vertebrates and invertebrates. The individual muscle fiber is a syncytium ensheathed in the sarcolemma beneath which the muscle nuclei are located; the sarcolemmal tube contains the parallel myofibrils surrounded by sarcoplasma, containing the mitochondria and the larger sarcosomes. The sarcolemma is even electronoptically a structureless finely granular membrane[11] which is 150–250 Å thick[12], and exhibits considerable tensile strength[13]. On the outer surface reticulum and collagen fibers are intimately attached, blending into the endomysium[14]. The myofibrils consist of parallel bundles of myofilaments with a fairly uniform diameter of 100 Å. The myofibrils show a periodicity of 400 Å on the long axis and are continuous throughout the length of the muscle fiber[15]. The muscle fiber shows alternating isotropic (I) and anisotropic (A) transverse bands with additional transverse lines varying with the state of contraction or relaxation. The A band and the very constant Z line which halves the I band stain dark with iron- or phosphotungstic acid-hematoxylin and appear bright in polarized light. The I band

[1] LEWIS 1910.　[2] BARDEEN 1900.　[3] GODLEWSKI 1902.　[4] DUESBERG 1909.
[5] VAN BREMEN 1952.　[6] CUAJUNCO 1942.　[7] TELLO 1917.
[8] TELLO 1917, 1922, CUAJUNCO 1942.　[9] CUAJUNCO 1940.
[10] ADAMS, DENNY-BROWN and PEARSON 1953.
[11] ROSZA, SZENT-GYÖRGYI and WYCKOFF 1950.　[12] BENNETT and PORTER 1953.
[13] ENSINGER 1938.　[14] BAIRATI 1938.　[15] HALL, JAKUS and SCHMITT 1946.

stains dark in silver preparations[1]. Essentially identical cross bands and striations have been demonstrated electronoptically in formalinfixed muscle fibers (Fig. 46). The cross striations are associated with extrafibrillar substances aggregated in these areas between the continuous myofibrils[2]. The Z line extends from wall to wall of the sarcolemmal tuber running through both myofibrils and sarcoplasma. Both mitochondria and endoplasmic reticulum are intimately associated with the Z lines[3]. The assumed structural unit of the myofibril—the

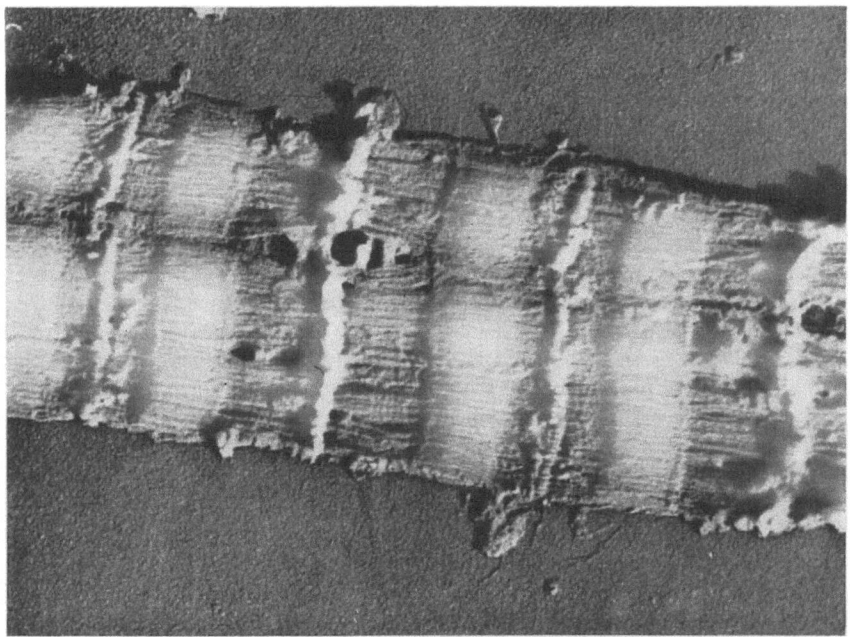

Fig. 46. Portion of myofibril of psoas of rabbit, crossbanding and myofilaments clearly visible, electronmicrograph, palladium shading, 25000×. (From HÄGGQUIST 1956 after ROSZA, SZENT GYÖRGYI and WYCKOFF 1950.)

sarcomere—extends from one Z line to the next and measures at rest about 2.5 μ in length.

Biochemistry and its relation to muscle contraction[4]. The structural protein of the muscle fiber consists of 60% myosin, 20–25% actin, 2.5% tropomyosin and about 9% as yet unidentified stromal protein. Microincineration in an electronic beam has shown concentration of ash containing Ca, Mg, Fe and P in the H-disc of the A-band of the myofibril[5]. The sarcoplasmic protein comprises about 20–30% of the total muscle protein and is in its very limited space apparently even more concentrated than the myofibrillar protein. The mitochondria, located between the myofibrils, are the carriers of oxidative enzymes for the intermediary metabolites of the KREBS cycle. Mitochondria and larger sarcosomes are most numerous in the dark red muscles of high oxidative activity and continued work (flight muscles of birds and insects)[6]. Isolated sarcosomes have yielded large amounts of cytochrome a, b, and c; cytochrome-oxidase, succinic

---

[1] ADAMS, DENNY-BROWN and PEARSON 1953.   [2] PEASE and BAKER 1949.
[3] ASHLEY, SCHICK, ARASIMAVICIUS and HASS 1953, PORTER and PALADE 1957.
[4] For detailed review and bibliography see PERRY 1956 and BUCHTHAL, SVENSMARK and ROSENFALCK 1956.
[5] DRAPER and HODGE 1949.   [6] HARMAN and OSBORNE 1953.

oxidase, and various dehydrogenases also have been present[1]. The sarcoplasm also contains considerable amounts of glycogen and variable amounts of fine fat droplets between the myofibrils. Myohemoglobin[2] probably serves as an oxygen store for the muscle fiber. At a venous oxygen tension of 40 mm. hemoglobin is only 66% saturated while the saturation of myohemoglobin is 94%. In chronic iron deficiency anemias myohemoglobin is markedly diminished[3].

The physical chemistry of muscle contraction is still poorly understood. It is impossible to enter here into a discussion of the innumerable conflicting data and hypothesis. Suffice it to say that model experiments with isolated myosin[4] and in combination with actin as actomyosin[5] have shown that these structural muscle proteins can be precipitated in filamentous form out of clear solutions by adjustments of p_H and ionic milieu. These structures, electronoptically similar to myofilaments, can be made to contract in the presence of adenosine triphosphate. This in a primitive way probably reflects to some extent what happens during muscle contraction in the intact fiber.

The beginning of contraction seems to be associated with the Z disc. Ingenious extraction experiments indicate that the myosin is in the A band while the actin is in the I band. There is good electronmicroscopic evidence that the two bands represent alternating filaments which slide over each other in contraction. These discontinuous filaments are laterally connected by equally spaced detachable cross bridges which presumably are the site of the active enzyme molecule[6].

Different types of muscle fibers. In animals dark and light meat can be recognized. Dark fibers contain more myohemoglobin and light fibers more fat. ORTMANN (1951) described lipid-free muscle fibers mainly of large diameter ("helle Fasern" SCHAFFER'S) and thinner fibers rich in lipids ("trübe Fasern" SCHAFFER'S). Both types of fibers can receive motor end plates from the same nerve fiber which casts doubt on their essential difference[7]. KRÜGER (1952) described in all vertebrates two types of muscle fibers, which differ in structure, innervation and function. The fibers with "diffuse fibrillar pattern" are supposed to have tetanic quality, while the fibers with "fibrillar field pattern" show tonic quality. These observations have all been made on immediately fixed fresh muscle, a procedure which is prone to produce extensive fixation artefacts. FRICK (1954) could not confirm this dualism but found all intermediate stages between the two extremes. He is inclined to interpret these findings as caused by contraction or fixation.

The muscle as an organ. The muscle tissue is arranged in individual muscle organs which in their varied functions serve as the motive power of the skeleton. The human has 434 individual muscles which comprise about 25% of the body weight of the newborn and increase to about 40% of the weight of the adult[8].

The mechanical muscle unit. The muscle fibers within a muscle are arranged in bundles separated by connective tissue. The smallest or primary bundle ("myon" of KÖRNER 1939) commonly shares a separate tendon thus representing the mechanical unit of the muscle organ. Such bundles consist of mucle fibers of different classes of diameter and are innervated by different motor fibers. Each of these nerve fibers usually supplies the various muscle fibers of the same

---

[1] WATANABE and WILLIAMS 1950.
[2] For detailed discussion and bibliography see MILLIKAN 1939, BIÖRCK 1949.
[3] DE LANGEN 1946.   [4] WEBER 1934.
[5] ROSZA and SPICER 1952, SPICER and ROSZA 1953.
[6] HUXLEY and HANSON 1957, HUXLEY 1957.
[7] DENNY-BROWN 1929.   [8] McKENZIE 1921.

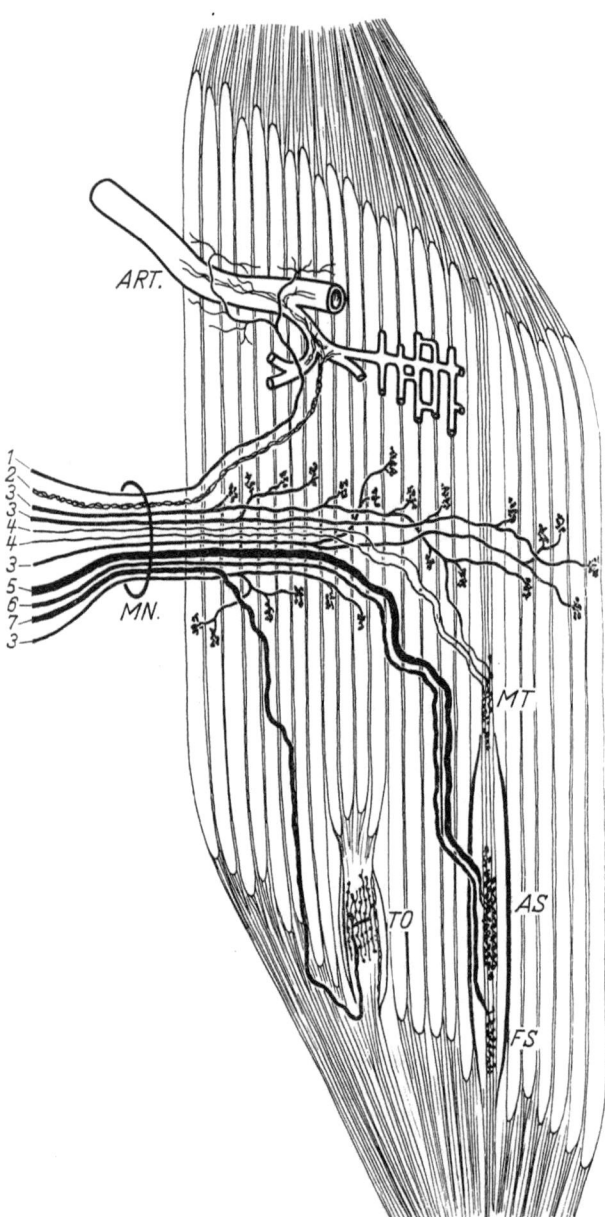

Fig. 47. Schematic drawing of distribution of nerve fibers to skeletal muscle, *M N* muscular nerve, medium sized fibres (*3*) terminate in motor end plates, small sibers (*4*) terminate in end plates of muscle spindles, large sensory nerve fibers (*5, 6, 7*) supply different types of muscle spindles (*AS, FS*) and tendon organs (*TO*), small sensory fibers (*1*) terminate in the perivascular tissue, sympathetic fibers (*2*) terminate on small arteries. (From ADAMS, DENNY-BROWN and PEARSON 1953.)

diameter within the primary bundle [1]. Each primary bundle therefore receives its motor innervation from several anterior horn cells, which accounts for the spotty distribution of affected muscle fibers in central neural atrophies. The length of individual muscle fibers varies from a few millimeters to many centimeters. Only part of the muscle fibers of a bundle extend to the tendon; many others terminate in the perimysium internum which thus assumes the function of a finely dispersed intermediate tendon [2]. The question whether the myofibrils are continuous with the collagen fibers of the tendon or whether the muscle action is transmitted by the mediation of the terminal cone of the sarcolemma is still unsettled.

The neurological muscle unit. The axon of a single motor anterior horn cell supplies by successive branching 10–200 muscle fibers located in different primary bundles of the same muscle. This represents the "motor unit" of neurophysiologists which is indivisible in terms of the "all or none" law of neuromotor stimulation [3]. The muscular nerve branches consist mostly of myelinated nerve fibers of varying caliber of which most are motor, 30–50% sensory, and few autonomic (see Fig. 47). Each muscle fiber is innervated by one motor end plate of complex structure, which consists of interdigitations of the terminal ramifications of the axon with the sarcolemma under participation of nerve sheath nuclei and muscle nuclei (see Fig. 48). The "subneural apparatus" of COUTEAUX (1947) comprising the teloglia derived

[1] WOHLFART 1935.   [2] FENEIS 1951.   [3] ADAMS, DENNY-BROWN and PEARSON 1953.

from the sheath of HENLE can be electively stained by a histochemical method which is specific for cholinesterase activity[1].

Muscle spindles. The muscle spindles are complicated encapsulated myoneural structures measuring 0.5–3 mm. found in all skeletal muscles, where they serve as control mechanisms of muscle tension. They consist of several slender lipid-free muscle fibers with motor end plates from the thin fiber system and two types of sensory endings. These structures are surrounded by a continuation of the subepineural space encapsulated in laminated fibrous tissue[2]. The structures of the muscle spindle are very resistant to neuronal atrophy or muscular dystrophy. Therefore they become rather prominent in atrophic muscle and should not be mistaken for pathological changes.

Blood vessels and lymphatics. The arterial supply of muscles varies greatly but shows comparatively few collaterals within the muscle. The veins follow

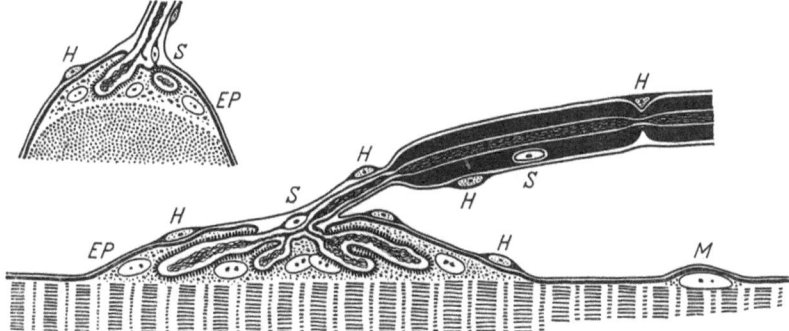

Fig. 48. Motor end-plate, to show the relationship between the various structures in nerve and muscle. The last segment of myelin, with Schwann nucleus (S), terminates abruptly, leaving the axis cylinder covered by the sheaths of Schwann and Henle. The end-plate nuclei (EP) of the mucle fiber lie embedded in sarcoplasm, and have the same staining reactions as the sarcolemmal nuclei (M). The ramifications of the axis cylinder (telodendria) lie in grooves or pouches in the granular sarcoplasm, each lined by the spiny "subneural apparatus" of Couteaux, which is continuous with the membranous sarcolemma and also the Schwann membrane. A nucleus (S) of the sheath of Schwann commonly lies near the point of branching of the axon. The sheath of Henle has small nuclei (H), and fuses with the endomysial sheath of the muscle fiber. (From ADAMS, DENNY-BROWN and PEARSON 1953.)

their distribution closely and have valves in most branches[3]. The capillary bed is enormous and at rest largely closed. Red muscles show three times as many capillaries as white muscles[4]. The vessels enter and leave the muscle transverse to the fiber axis and are insulated against the effect of muscle motion by loose connective tissue[5]. The finer ramifications and capillaries are parallel to the muscle fibers. Arteriovenous anastomoses with sphincter mechanisms have been observed in the human[6]. Lymphatics have been demonstrated mainly in tendons but have also been shown to be present as a fine network around small muscle bundles[7].

2. Reaction patterns of skeletal muscle.

Pathological changes observed in skeletal muscle are greatly modified by its structural and functional peculiarity. The striated muscle fiber represents a large syncytium with a very permanent and structurally intricate cytoplasmic differentiation which permits it to produce motion by contraction. The normal survival of the muscle fiber depends on the integrity of its motor endplate. The striated muscle fiber probably has the same life span as the individual; there

---

[1] KOELLE and FRIEDENWALD 1949.   [2] ADAMS, DENNY-BROWN and PEARSON 1953.
[3] SPALTEHOLZ 1888.   [4] SMITH and GIOVACCHINI 1954.   [5] FENEIS 1951.
[6] BUCCIANTE 1949, PIRRO 1950.   [7] SHDANOW 1936.

is little evidence of postfetal new-formation of skeletal muscle fibers under physiological conditions. There are a few characteristic reactions, varying in intensity, which are found in many muscle diseases. The histologic study of these changes likewise is influenced by the peculiarity of muscle. In contrast to all other tissues immediate fixation is not desirable because it produces violent distortions of the contractile fibers creating many artefacts which resemble pathological changes.

A. Denervation [1] and reinnervation [2].

Transsection of the second motor neuron at any level produces neural muscular atrophy. In the first two weeks the sarcolemmal nuclei change from normal spindle shape to a rounded form, enlarge, become hyperchromatic, and show enlarged nucleoli. There is some evidence of amitotic multiplication and some nuclei assume a central position between the muscle fibers. This nuclear activation begins beneath the motor end plate which also shows increased cellularity [3]. This process is accompanied by capillary hyperemia and slight activiation of mesenchymal cells. In the first four months the muscle fiber undergoes progressive atrophy due to loss of myofibrils and sarcoplasm, while the transverse striation is essentially preserved. In one month the loss of muscle weight approaches 30% reaching 60–80% in 120 days; with considerable variation between fibers of the same muscle [4]. After six months degenerative changes of the fiber with loss of striation and accumulation of pyenotic nuclei become more prominent. In the late stages fragmentation of the muscle fibers and progressive replacement by fibrous and fat tissue occurs; however, striation may remain as long as three years after denervation. The late degenerative component of neural atrophy may well be caused by traumatization of the paralyzed muscle [5].

Biochemical and functional changes after denervation. No changes have been demonstrated in the first week until the fragments of the axis cylinder have disappeared from the motor end plate. By the end of the first months organic phosphates—especially phosphocreatine and adenosine triphosphate—diminish rapidly to about 30% of normal [6]. These compounds as well as creatine, glycogen, and potassium decrease in proportion to the loss of muscle substance [7]. The calcium content is twice normal at this time and the chlorides increase steadily [8]. Myosin and actomyosin have been found to be diminished [9]. In the early phases of denervation and of inactivity atrophy the biochemical changes are identical [10].

Fibrillation due to hypersensitivity of the denervated muscle to acetylcholine occurs concomitant with the loss of potassium, glucose, and phosphocreatine [11]. Fibrillation and muscle atrophy does not occur when the continuity of the nerve is preserved but nerve impulses are blocked by mechanical compression. This indicates that anatomical integrity of the motor innervation rather than reception of motor stimuli prevents muscle atrophy [12].

Reinnervation. Gutmann and Young (1944) studied reinnervation experimentally in the rabbit. After nerve crushing near the muscle almost complete

---

[1] For detailed discussion and bibliography see Tower 1939, Sunderland and Ray 1950, and Adams, Denny-Brown and Pearson 1953.
[2] For detailed discussion and bibliography see Gutmann and Young 1944.
[3] Tower 1935.   [4] Sunderland and Ray 1950.
[5] Adams, Denny-Brown and Pearson 1953.   [6] Hines and Knowlton 1933.
[7] Hines and Knowlton 1934.   [8] Hines and Knowlton 1937.
[9] Fischer and Ramsey 1946, Fischer 1948.   [10] Hoagland 1946.
[11] Denny-Brown and Pennybacker 1938.   [12] Denny-Brown and Brenner 1944.

reinnervation of the motor end plate occurred. The regenerating axon grew 4.4 mm. daily and penetrated the end plate in about one week after reaching its surface. After transection and suturing of the nerve reinnervation was delayed and less complete because misdirected sensory and sympathetic fibers fomed elaborate but ineffectual networks between the muscle fibers and new-formation of end plates from motor fibers was slow. AITKEN (1950) showed that nerve transplants to normal rabbit muscle produce hardly any new motor end plates, except after deneravtion. However, if the deneration is preceded by tenotomy, formation of end plates is suppressed.

Reinnervation arrests atrophy and fibrillation and leads to recovery of creatine, organic phosphates, and glycogen. Normal function and muscular strength returns in proportion to the number of reinnervated fibers.

Studies on human peripheral nerve injuries essentially confirm the experimental data of denervation and reinnervation discussed above. Preservation of the muscle fibers and of the neural and vascular pattern are essential for successful reinnervation; however, severe fibrosis and longitudinal or transverse fragmentation of the muscle fiber preclude success[1].

B. Repair and regeneration[2].

Experimental studies of repair and regeneration of skeletal muscle were carried out in the 19th century by WALDEYER (1865) and VOLKMANN (1893) and more recently by FORBUS (1926) and LE GROS CLARK (1946). The fact that the striated muscle fiber consists of a large syncytium with highly differentiated cytoplasmic structures makes responses to injury possible which are not observed in unicellular tissues. Segmental damage varying from milder forms of degeneration to necrosis are amenable to repair by the surviving portion of the syncytium. We must distinguish between segmental repair of a muscle fiber which has retained its intact sarcolemma but lost the sarcoplasma and myofibrils in this area and regeneration of a missing central segment or terminal portion of a muscle fiber.

Segmental repair of skeletal muscle fibers. Different types of injury produce minor variations of the reactive repair pattern. The first reaction to muscle injury is the activation and proliferation of muscle nuclei in the affected area. In the demarcation zone between the undamaged and injured portion of the muscle fiber deep basophilic cytoplasmic staining is observed, while the clot-like necrotic or degenerated segment is acidophilic. Leucocytes and histiocytes of vascular and endomysial origin penetrate the sarcolemma and remove the non-viable fragments. The muscle nuclei assume a central position, form chains with their sarcoplasmic processes (Zellschläuche WALDEYER'S) and reestablish the continuity of living sarcoplasm from both ends of the injured area. In 2 to 3 weeks newly formed myofibrils appear in small groups in the periphery of such a segment, exhibiting first longitudinal, later transverse striation. Since this process to a great degree reflects the embryogenesis of the skeletal muscle fibers it is often called the embryonic type of regeneration.

Regeneration of skeletal muscle fibers. This process takes place when the continuity of the muscle fiber has been interrupted, and depends on the survival of segments of sarcolemma with viable muscle nuclei. The initial phases are similar to those in segmental repair, but the mobilization of leucocytes and

---

[1] BOWDEN and GUTMANN 1944, AIRD and NAFFZIGER 1953.
[2] For detailed discussion and bibliography see ADAMS, DENNY-BROWN, and PEARSON 1953, see also MASSHOFF: Pathological regeneration, wound healing, organization in volume VI/2 of this handbook.

macrophages as well as the proliferation of endomysial connective tissue is much more marked. The viable portion of the fiber retracts, forming as previously described a demarcation zone against the empty stump of the sarcolemmal tube. After removal of the necrotic material the activated sarcolemmal muscle nuclei form multinucleated buds by amitotic division. The mitoses occasionally observed apparently occur in histiocytes which have entered the sarcolemma[1]. Even colchicine experiments have failed to show mitoses of muscle nuclei[2]. Such regeneration by budding is successful when the guiding endomysial tubes have not been blocked by massive clot formation or obliterated by fibrosis. The daily longitudinal growth of regenerating fibers under favorable circumstances has been calculated at 1–1.5 mm[3]. This process of regeneration is completed after about three months at which time the newly formed portions of fibers have assumed normal diamter and fibrillar content. The early phases of regeneration are not markedly slowed by denervation[4] or tenotomy[3]. But if the muscle function is permanently eliminated by tenotomy the regenerating fibers tend ultimately to undergo degeneration, and fibrosis becomes more prominent. The regeneration described is possible only under ideal circumstances with close approximation and minimal distortion of the interrupted fibers. This is rarely the case in human muscle injury. A gap exceeding 4 mm. or fibrous obliteration of the endomysial pattern will lead to deflection of the regenerating buds which lose themselves ineffectually in the intervening fibrous scar.

C. Atrophy.

The maintenance of the normal state of the skeletal muscle fiber depends on intact motor innervation, functional activity, and adequate body nutrition. Disturbance of any one of these factors leads to atrophy.

Atrophy of disuse. Experimental inactivation of skeletal muscles without denervation produces a pure myogenic type of atrophy without fibrillation. During this atrophy a loss of 40% of muscle weight in three weeks has been observed. This atrophy can be prevented by daily electrical stimulation for only 10 seconds[5]. The diameter of all muscle fibers diminishes due to loss of myofibrils and sarcoplasm. Changes of the end plate, increase of sarcolemmal nuclei, and degenerative changes of the myofibrils have usually not been observed, in contrast to denervation atrophy[6].

Atrophy of malnutrition. In wasting neoplastic and inflammatory diseases muscle atrophy with increase of lipochrome pigment in the perinuclear areas is frequently observed[7]. Marked atrophy combined with various degenerative changes and without evidence of regeneration has been observed in infants and experimental animals suffering from severe dietary disturbances[8]. Loss of one half to two thirds of muscle weight has been reported after war wounds complicated by cachexia. In these cases the extensors have generally been more affected than the flexors[9].

Age changes. INGELMARK (1950/51) showed in systematic autopsy studies of muscles of the extremities that some interstitial fat begins to appear in the finer septa of the perimysium internum after 30 years of age. In older age fat tissue becomes more marked and is also found in the perimysium externum. These changes are more pronounced in women than in men and more advanced

---

[1] ADAMS, DENNY-BROWN and PEARSON 1953.   [2] LE GROS CLARK 1946.
[3] LE GROS CLARK and WAJDA 1947.   [4] ROVATI and CASTOLDI 1953.
[5] ECCLES 1941, 1944.   [6] TOWER 1937, REID 1941.
[7] DURANTE 1902.   [8] CALDERA 1950.   [9] LEWKINA 1949.

in the gastrocnemius than in the biceps brachii. The relation of age changes to limited activity were demonstrated by the coincidence of degenerative arthritis with more advanced degrees of interstitial fatty infiltration. The muscle fibers in old age show preogressive loss of myofibrils, which is more marked in the a-fibers than in the b-fibers (see embryology)[1]. Fibers with circular bundles of myofibrils which surround the central core of the fiber ("Ringbinden") also increase in frequency with age[2].

Neural atrophy[3]. The tissue pattern of neural muscular atrophy is characterized by groups of equally atrophic fibers next to groups of normal fibers. The former represent the portion of a motor unit within a primary bundle[4]. This picture is present in the early phase of any spinal muscular atrophy of inflammatory (poliomyelitis) or degenerative origin (progressive spinal muscular atrophy, amyotrophic lateral sclerosis, and infantile spinal muscular atrophy (amyotonia congenita). In poliomyelitis the disseminated neural atrophy is as a rule more simultaneous and extensive than in the degenerative motor system diseases. In peripheral neuritis the neural atrophy tends to be more diffuse and homogeneous, especially when most fibers of a nerve are affected[5]. The histological detail of denervation has been discussed in a previous chapter. After denervation the muscle fiber reverts to a state resembling that of the embryonic myotube before innervation. The fetal pattern also manifests itself again in the behavior of the large b-fibers, which usually atrophy late and incompletely[5].

The motor unit can change its size and arrangement under pathological conditions due to sprouting and reinnervation from residual motor nerve fibers. Only after the ability to sprout has been exhausted does atrophy become manifest. By this process of neural sprouting up to one-third of the motor end plates can be functionally reconstituted. There is good evidence that sprouting plays a considerable role in the human in partial nerve damage, poliomyelitis and amyotrophic lateral sclerosis[6].

D. Hypertrophy.

Increase in muscle substance occurs by enlargement of the individual muscle fibers due to increase in myofibrils and sarcoplasma (hypertrophy) rather than by numerical increase of fibers (hyperplasia)[7]. During hypertrophic increase of muscle substance the water content of the muscle fiber is increased by 2%; this significant increase is maintained even in the animal deprived of water[8]. Physiological hypertrophy occurs in response to exercise. The normal average diameter of skeletal muscle fibers is 40–50 μ; values above 80 μ are considered definitely hypertrophic[9].

Pathological hypertrophy occurs in several muscle diseases (myotonia congenita, hypertrophia musculorum vera, and progressive muscular dystrophy). In myotonia congenita (THOMSEN's disease) hypertrophy of the fibers with resulting diameters of 100–150 μ is the only visible change. This hypertrophy may be caused by the high intensity of neuronal impulses observed in this disease[9]. In hypertrophia musculorum vera pure muscular hypertrophy with fiber diameters ranging from 95–200 μ has been observed[10]. In progressive muscular dystrophy enlargement of the individual muscle fibers represent the first change of the disease[11]. Individual fibers may reach diameters of 200–250 μ

[1] WOHLFART 1938.   [2] BUCCIANTE and LURIA 1932, 1934, WOHLFART 1938.
[3] For dezailed discussion and bibliography see WOHLFART and WOHLFART 1935.
[4] SLAUCK 1921.   [5] WOHLFART 1949.   [6] WOHLFART 1955.   [7] MORPURGO 1898.
[8] WENDT 1952.   [9] ADAMS, DENNY-BROWN and PEARSON 1953.
[10] AUERBACH 1871, HALL, SUNDERMAN and GITTINGS 1936.   [11] ERB 1891.

and in a few instances general muscular enlargement dominates the histologic picture [1].

E. Dystrophy [2].

The outstanding features of the group of progressive muscular dystrophies [3] consist of progressive degenerative atrophy of skeletal muscle and complete absence of regeneration or repair in spite of intact innervation. The early hypertrophy (discussed above) is followed by atrophy in random distribution not related to motor units. The muscle nuclei are increased in number and size and may come to be located in the center of the fiber. Simple atrophy combined with longitudinal splitting of fibers is frequently observed. Some atrophic fibers of $10\,\mu$ diamter still show normal structure; other fibers show vacuolization and granular degeneration. The interstitial fibrous and fat tissue proliferates considerably; in the pseudohypertrophic form the latter assumes excessive proportions. Fragmentation of muscle fibers occurs in late stanges of the disease without attempts to form regenerative buds, which also fail to form after biopsy [4]. The muscle spindles are rather resistant to atrophy. Fibers with circular myofibrillar bands ("Ringbinden") and sarcoplasmic degeneration are found in increased numbers in muscular dystrophies [5]. This changes is probably due to spiraling of the outer myofibrils in contracted and hypertonic muscles and occurs in a variety of muscle disorders [6].

Biochemistry of dystrophic muscle. Creatine, phosphocreatinine, adenosin triphosphate and acid-soluble phosphorus are diminished in dystrophic muscle [7]. In the late phase of the disease glycogen is diminished and the loss of water and potassium is very marked; finally myoglobin and cytochrome C diminish. The catabolic process is similar to that of normal muscle contraction but the anabolic biochemical recovery phase meets with increasing difficulty in the dystrophic muscle so that a vicious cycle arises leading to autolytic changes [8].

F. Toxic degeneration [9].

Degenerative changes characterized by a hyaline or waxy appearance of the sarcoplasm and myofibrils occur in the course of various bacterial or viral infections. These changes were first studied in detail in typhoid fever by ZENKER (1864). The process is limited to the contents of the muscle fibers, leaving the sarcolemma and to a large extent the muscle nuclei intact. There is no primary inflammatory or proliferative response of the perimysial tissue. Evidence of removal of the damaged segments and subsequent repair can be observed. The lesion is presumably caused by toxic effects of the infectious agents on the myofibrillar metabolism.

3. External and internal influences.

A. Action of vitamins.

Experimental vitamin E (alphatocopherol) deficiency produces a nutritional muscular dystrophy in rodents [10]. The changes consist of disseminated degenera-

---

[1] BARNES 1932.   [2] For clinical and genetic data see LEVISON 1951 and BECKER 1953.
[3] For detailed discussion and bibliography see ADAMS, DENNY-BROWN and PEARSON 1953.
[4] DENNY-BROWN 1952.   [5] WOHLFART and WOHLFART 1935.
[6] PERRY, SMITH and WRENN 1956.   [7] DENNY-BROWN 1952.   [8] ERBSLÖH 1955.
[9] For detailed discussion and bibliography see v. MEYENBURG 1929, ADAMS, DENNY-BROWN and PEARSON 1953.
[10] GOETTSCH and PAPPENHEIMER 1931, for detailed discussion and bibliography see PAPPENHEIMER 1948.

tion and necrosis of muscle fibers accompanied by disappearance of the motor end plate[1]. The changes are reversible with administration of vitamin E. The development of the muscle lesion in an extremity can be prevented by complete denervation[2], although no lesion of the central nervous system has been demonstrated[3]. Muscle biopsies from vitamin E-deficient animals show in vitro very markedly increased oxygen consumption even before morphological changes become manifest[4]. Other chemical changes consist of decrease in muscular creatine[5], potassium, and magnesium and an increase in sodium, and to a lesser extent in chloride[6]. Progressive loss of myosin without significant change in actin content has been demonstrated[7]. Although human vitamin E deficiency has not been observed, the experimental disease has served as a means of studying the biochemistry and histology of muscle degeneration. Similar changes have been described in experimental vitamin A and vitamin C-deficiency[8].

B. Action of hormones.

Experimental hypophysectomy results in progressive muscular asthenia accompanied by disturbance of the creatine metabolism[9]. Similar muscle weakness and atrophy occur in dystrophia adiposo-genitalis and in pituitary cachexia. Acromegalics in the early phase of the disease often show hypertrophy of muscles, presumably due to excess of pituitary growth hormone[10]. Unusual muscle changes accompanied by elevation of serum thyrotrophin have recently been described in patients with progressive exophthalmos, acromegaly, thyrotoxicosis, and in one case of myxedema[11]. The lesion is characterized by deposition of structureless hyaluronidase-sensitive acid mucopolysaccharide between the sarcolemma and the myofibrillar core of the fiber, forming a crescent-shaped mass on transverse section (Fig. 49). This material is demonstrable only after fixation in basic lead acetate. The external eye muscles in this condition show various stages of degeneration, fibrosis and chronic inflammation, apparently caused by excessive pituitary thyrotrophin[12].

In hypo- and athyreosis with myxedema basophilic mucoid material has been found beneath the sarcolemma[13]; myotonic muscle stiffness and atrophy also occurs in this condition[14]. In thyrotoxicosis lipomatosis of skeletal muscles has been observed[15]. Clinically acute myopathy[16], chronic myopathy[17], periodic paralysis[18], and myasthenia gravis[19] have been found associated with thyrotoxicosis.

The thymus appears to be related to myasthenia gravis. In almost one third of the cases a neoplasm of the thymus is present; the majority of the remaining cases show lymphoid hyperplasia of the medulla of the thymus[20].

Androgens have experimentally produced general muscular hypertrophy in the guinea pig[21] and are probably responsible for the greater muscle volume in the male.

[1] TELFORD 1941.   [2] PAPPENHEIMER and GOETTSCH 1940.
[3] WOLF and PAPPENHEIMER 1942.   [4] KAUNITZ and PAPPENHEIMER 1943.
[5] GOETTSCH and BROWN 1932.   [6] FENN and GOETTSCH 1937.
[7] ALOISI, ASZENCI and BONETTI 1953.   [8] SEKIZIMA 1941, DALLDORF 1929.
[9] SHAPIRO and ZWARENSTEIN 1936.   [10] MARANON and RICHET 1937.
[11] ASBOE-HANSEN, IVERSEN and WICHMANN 1952, IVERSEN, ASBOE-HANSEN and CARLSEN 1953.
[12] NAFFZIGER 1933, MULVANEY 1944.   [13] LANGHANS 1897, SCHULTZ 1921.
[14] JESSERER and BLACIZEK 1954, RIMBAUD and PASSOUANT 1947.   [15] ASKANAZY 1898.
[16] WALDENSTRÖM 1945.   [17] THORN and EDER 1946.   [18] TALBOTT 1941.
[19] McEACHERN and PARNELL 1948.   [20] CASTLEMAN and NORRIS 1949.
[21] PAPANICOLAOU and FALK 1939.

Hyperinsulinism may damage striated muscle by glycogen depletion secondary to hypoglycemia. This has been demonstrated in insulin shock in rabbits [1]. LEVRAT and BRETTE (1948) reported myalgia and muscle degeneration in a young woman suffering from islet cell carcinoma with hyperinsulinism.

C. Ionizing radiation [2].

Skeletal muscle falls into the group of radioresistant tissues tolerating more than 5000 roentgen units without severe changes. This is probably due to its high degree of differentiation and complete absence of mitotic nuclear divisions. Animal experiments have shown no direct muscle damage with x-ray doses

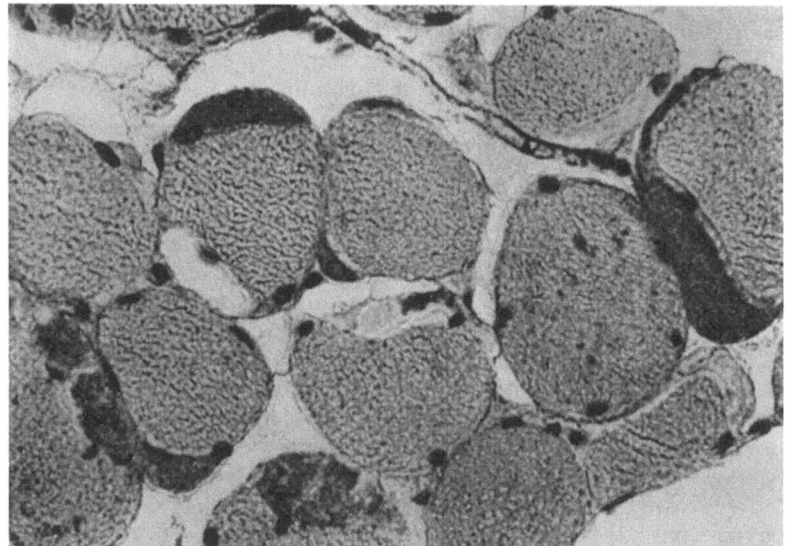

Fig. 49. Crescent shaped deposits of acid mucopolysaccharide beneath sarcolemma in malignant exophthalmos, basic lead acetate fixation. (From ASBOE-HANSEN, IVERSEN and WICHMANN 1952.)

causing primary skin ulceration [3]. Delayed post-radiation atrophy, probably secondary to obliterating endarteritis, has occasionally been observed after several years [4].

D. Poisons.

Adult skeletal muscle is almost completely resistant to chemical poisons. Carbon monoxide, cyanide, carbon tetrachloride, and alloxan are ineffective in the experimental animal [5]. In the human muscle necrosis has been occasionally observed after carbon monoxide poisoning [6]. Metallic poisons such as lead, arsenic, and antimony have resulted in no muscle changes, although secondary changes have been seen in lead neuritis [7]. Experimentally only two organic compounds have been found which act specifically on the striated muscle fiber: mono-iodacetic acid [8] and the quinoline derivative plasmocid [9]. The first acts as a chemical inhibitor which suppresses the formation of lactic acid during contraction and leads to rapid fatigue followed by rigor. The latter leads (on

[1] TANNENBERG 1939.   [2] For detailed discussion and bibliography see WARREN 1943, 1944.
[3] BADE 1939.   [4] HIRSCHBERG 1929.
[5] ADAMS, DENNY-BROWN and PEARSON 1953.   [6] HEDINGER 1948, MAUTNER 1955.
[7] VILLAVERDE 1931.   [8] LUNDSGAARD 1930.   [9] HICKS 1950.

parenteral administration) to rapid destruction of myofibrils leaving sarcolemma, muscle nuclei and supportive tissues intact. The myofibrillar necrosis is followed by complete repair and accompanied by marked histiocytic reaction. During this process, even after administration of colchicine, no mitoses have been observed in muscle nuclei. The mechanism of this selective action of this compound on myofibrils is presently not known[1].

4. Certain characteristic aspects of muscle disease.

A. Circulatory changes.

Ischemic necrosis of muscle with subsequent contracture was first described by VOLKMANN (1881); similar conditions have been produced in the experimental animal[2].

Effects of ischemia. The histologic changes in acute experimental ischemia consist of decreasing longitudinal and increase in transverse striation after two hours followed by discoid degeneration leading to transverse rupture of the muscle fiber[3]. The discs represent the Q bands separated by dissolution of the I bands in stretched fibers, while unstretched fiber show homogenization[4].

The recovery of skeletal muscle from acute ischemia was studied histologically and biochemically by HARMAN and GWINN (1949). These experiments showed that the ability of the muscle fiber to recover depends on its structural integrity which makes regaining of its anabolic capacity and contractibility possible. During ischemia energy reserves are lost and wastes are accumulated. Chemical analysis of rat muscles subjected to 4 hours of ischemia followed by 24 hours of recovery showed (in round figures) the water content still elevated by 10% and the lactic acid by 50%, while acid-soluble phosphates and phosphocreatine reached only 25%, ATP 20%, and glycogen 15% of normal values.

Vascular injury and occlusion. The effect of arterial occlusion varies greatly in different muscles depending on their type of blood supply from one or several nutrient arteries and on the extent of anastomoses[5]. Permanent muscle damage in the human is proportional to the injury to the vessels. The resulting necrosis and fibrosis are combined with phenomena of repair and regeneration in the less severe cases[6]. Experimental venous occlusion produces hemorrhage followed by necrosis and diffuse fibrosis[5].

Peripheral vascular disease. The muscle changes observed in peripheral vascular disease are related solely to the extent of the anoxia[7]. In vascular diseases affecting the larger arteries (arteriosolerosis) simple atrophy with little degeneration or fibrosis prevails, while in diseases affecting the small arteries (endarteritis obliterans, syphilitic arteritis) fibrosis and degeneration are more marked[8].

Biochemical studies of muscles from extremities amputated because of arteriosclerosis or endarteritis obliterans have shown lowered creatine, probably indicating damage to myosin, and frequently also depletion of potassium[9]. In the same type of material glycogen[10] and cytochrome oxidase[11] have been found at normal values except near the margin of necrosis. This has been interpreted as evidence of adequate collateral circulation.

---

[1] ADAMS, DENNY-BROWN and PEARSON 1953.　[2] BROOKS 1922.　[3] HARMAN 1947.
[4] MOORE, RUSKA and COPENHAVER 1956.　[5] BROOKS 1922.
[6] BOWDEN and GUTMANN 1949.　[7] SCALABRINO and BIANCHI 1953.　[8] CANDIANI 1953.
[9] DODEN, HILLENBRAND, MENNE, PFENNINGS, RODECK and WOLF 1952.
[10] SCHMIDT and HILLENBRAND 1953.　[11] SCHMIDT, SCHLIEF and HILLENBRAND 1954.

B. Inflammation (myositis).

The inflammatory process in the many types of bacterial and viral myositis follows the usual pattern and needs no discussion here[1].

In some forms of parasitic myositis the organisms enter the muscle fiber. In trichinosis the blood borne larva penetrate the sarcolemma and produce a segmental degenerative change in the muscle fiber, ultimately leading to encapsulation of the parasite within the sarcolemma and endomysium.

In toxoplasmosis the causative protozoon may be found in cyst-like accumulations beneath the sarcolemma, sometimes without recognizable reaction in the parasitized fiber[2]. Similarly in South-American trypanosomiasis (Chagas disease) the Leishmania form of Trypanosoma cruzi is accumulated in pseudocysts within skeletal muscle fibers. The affected fibers usually undergo degeneration and fragmentation[3]. In all these conditions focal interstitial myositis is also present.

In a group of inflammatory reactions of muscle without known etiology degenerative and atrophic changes of the muscle fibers are often quite prominent. Interstitial inflammatory manifestations consist of accumulation of round cells ("lymphorrhages"), occasional non-specific miliary granulomas, and varying degrees of fibrosis. These changes occur independently as polymyositis or in the course of so called "collagen diseases" (dermatomyositis, disseminated lupus erythematosus, rheumatoid arthritis, and rheumatic fever[4]. The histologic changes are present in a high percentage of cases but the changes are not specific and do not permit differential diagnosis within this group[5]. Granulomatous myositis has been observed in rheumatic patients with recurrent verrucous endocarditis[6]. In these conditions decrease of myosin and ATP has been found[7]. The inflammatory reaction may be secondary to disturbance of the muscle metabolism[8]. Similar lymphocytic foci are seen in conditions unrelated to collagen diseases, especially in myasthenia gravis and in some muscular dystrophies[9].

C. Myositis ossificans[10].

In a few instances following acute or chronic muscle trauma ossification occurs. This ectopic formation of cartilage and bone arises from reactive mesenchymal proliferation in areas of muscle damage but not necessarily in a hematoma. In the early phase of the condition the reactive tissue is extremely cellular and may resemble sarcoma. Ossification is usually demonstrable after 4–6 weeks. When fully developed the lesion shows a characteristic zonal pattern with the most cellular and undifferentiated portions in the center and the most mature bone trabeculae in the periphery[11]. Ossification of muscles is very commonly observed in paraplegic patients after spinal cord injuries[12], and in children surviving tuberculous meningitis with paraplegia[13]. Apparently the paralysed muscle is very vulnerable to minor traumatization.

---

[1] For detailed discussion and bibliography see ADAMS, DENNY-BROWN and PEARSON 1953.
[2] ANDRUS, KASS, ADAMS, TURNER and FELDMAN 1952.
[3] ADAMS, DENNY-BROWN and PEARSON 1953.
[4] For detailed discussion and bibliography see GARCIN, LAPRESLE, GRUNER and SCHERRER 1955.
[5] SOKOLOFF, WILENS, BUNIM and McEWEN 1950, CRUIKSHANK 1952.
[6] GERCENBERG and SKOMAROSKAJA 1951.
[7] SOKOLOFF, WILENS, BUNIM and McEWEN 1950.   [8] OGRYZLO 1948.
[9] CRUIKSHANK 1952, RUSSELL 1953, STÖRTEBECKER 1955.
[10] For detailed discussion and bibliography see GRUBER 1913, 1926.
[11] L. C. JOHNSON 1948.   [12] DEJERINE, CEILLIER and DEJERINE 1919.   [13] LORBER 1953.

In a rare, probably congenital disease of unknown etiology (generalized progressive myositis ossificans) similar changes take place without initiating trauma. In this condition the bone formation takes place in the fibrous stroma of swollen muscles and mainly follows the pattern of fasciae and tendons, leading to bridging of joints by ossified soft tissue[1].

D. Neoplasia.

Neoplasms exhibiting recognizable striated muscle fibers are rare and usually do not arise from skeletal muscles. Considering the total mass of muscle in the body, this highly differentiated tissue shows a minimum of primary neoplasms. It is amazing that a structure as complicated as a striated muscle fiber can occasionally be formed in a wildly undifferentiated rhabdomyosarcoma. The syncytial character of muscle is usually preserved even in its immature neoplasms. Teratomas frequently contain fully matured striated muscle fibers indicating that maturation of striated muscle without innervation is possible.

E. Rigor mortis.

The old hypothesis that rigor mortis is due to coagulation of muscle proteins secondary to accumulation of lactic acid in the sarcoplasm seems to be incorrect. BATE-SMITH and BENDALL (1949) showed recently in rabbit experiments that immediately after death a rapid turnover of ATP occurs in the muscle. The breakdown and resynthesis of ATP remain balanced as long as the glycogen reserves last. After exhaustion of glycogen the resynthesis of ATP lags behind. Rigor mortis begins when ATP has fallen to 85% of its original level and becomes complete at 15% of the normal ATP level. These investigators have demonstrated that rigor mortis occurs soonest when the glycogen reserves are low, the muscle p_H is acid, and the external temperature is high. These data offer a rational explanation for observations of sudden rigor mortis in death during exhausting muscular activity.

Bibliography.

ACHARD, J.: Physikochemische Untersuchungen am lamellären Knochen. Z. Zellforsch. 23, 573—588 (1936). — ADAMS, R., D. DENNY-BROWN and D. PEARSON: Diseases of muscle; a study in pathology. New York: P. Hoeber 1953. — ADAMS, R. J., and F. A. CHANDLER: Osteitis pubis of traumatic etiology. J. Bone Jt Surg. A 35, 685—696 (1953). — ADIE, W. J., and J. G. GREENFIELD: Dystrophia myotonica (myotonia atrophica). Brain 46, 73—127 (1923). — AEGERTER, E. E.: The possible relationship of neurofibromatosis, congenital pseudarthrosis, and fibrous dysplasia. J. Bone Jt Surg. A 32, 618—626 (1950). — AIRD, R. B., and HOWARD C. NAFFZIGER: The pathology of human striated musle following denervation. J. Neurosurg. 10, 216—227 (1953). — AITKEN, J. T.: Growth of nerve implants in voluntary muscle. J. Anat. (Lond.) 84, 38—49 (1950). — AKESON, W. H., L. E. EICHELBERGER and M. ROMA: Biochemical studies of articular cartilage. II. Values following the denervation of an extremity. J. Bone Jt Surg. A 39, 153—162 (1957). — ALBERS, H.: Die Phosphatasen. In Handbuch der Enzymologie von F. F. NORD u. R. WEIDENHAGEN, S. 408. Leipzig: Becker u. Erler 1940. — ALBRIGHT, F.: The effects of hormones on osteogenesis in man. Recent Progr. Hormone Rese. 1, 293—353 (1947a). ~ Osteoporosis. Ann. intern. Med. 27, 861—882 (1947b). — ALBRIGHT, F., C. H. BURNETT, P. H. SMITH and W. PARSON: Pseudo-hypoparathyroidism, an example of "Sebright-Bantam Syndrome". Report of three cases. Endocrinology 30, 922—932 (1942). — ALBRIGHT, F., and E. C. REIFENSTEIN jr.: The parathyroid glands and metabolic bone diseases; selected studies. Baltimore: Williams & Wilkins Company 1948. — ALLGÖWER, M., u. A. ROSIN: Das periossäre Gewebe des normalen und frakturierten Knochens in der Gewebskultur. Bull. schweiz. Akad. med. Wiss. 9, 181—208 (1953). — ALOISI, M., A. ASCENSI and E. BONETTI: Changes in contractile muscle proteins of vitamin E-deficient rabbits. II. Optical properties of proteins from normal

---

[1] For detailed discussion and bibliography see UEHLINGER 1936.

and dystrophic muscles. Biochem. biophys. Acta 10, 70—76 (1953). — ALTMANN, K.: Experimentelle Untersuchungen über mechanische Ursachen der Knochenbildung. Z. Anat. Entwickl.-Gesch. 114, 457—476 (1950a). ~ Untersuchungen über Frakturheilung unter besonderen experimentellen Bedingungen. Ein Beitrag zur Biomechanik der Frakturheilung. Z. Anat. Entwickl.-Gesch. 115, 52—81 (1950b). — ALTSCHULER, C. H., and D. M. ANGEVINE: Histochemical studies on the pathogenesis of fibrinoid. Amer. J. Path. 25, 1061 (1949). — AMDUR, M. O., L. C. NORRIS and G. F. HEUSER: The need for manganese in bone development in the rat. Proc. Soc. exp. Biol. (N.Y.) 59, 254 (1945). — AMPRINO, R.: A contribution to the functional meaning of the substitution of primary by secondary bone tissue. Acta anat. (Basel) 5, 291—300 (1948). ~ Ricerche sull'istogenesi dei muscoli in condizioni sperimentalmente modificati. Att. Accad. naz. Lincei, Ser. VIII. 6, 645—649 (1949). ~ Quelques données sur l'histophysiologie du tissu osseux. C. R. Ass. Anat. Nr 61, 11—19 (1950). ~ Relations entre la structure et la physiologie de l'os. Ann. Soc. roy. Sci. méd. nat. Brux. 4, 209—225 (1951). ~ Recherches sur la distribution des minéraux dans la substance fondamentale de l'os. Arch. Anat. (Strasbourg) 34, 9—17 (1952a). ~ Rapporti fra processi di ricostruzione e distribuzione dei minerali nelle ossa. I. Ricerche eseguite col metodo di studio dell'Assorbimento dei raggi Roentgen. Z. Zellforsch. 37, 144—183 (1952b). ~ Autoradiographic analysis of the distribution of labelled Ca and P in bones. Experientia (Basel) 8, 20—22 (1952c). ~ On the incorporation of radiosulfate in the cartilage. Experientia (Basel) 11, 65—67 (1955a). ~ Struttura microscopica e rinovamento delle ossa. Atti Soc. ital. Pat. 4, 9—68 (1955b). ~ Uptake of ^{35}S in the differentiation and growth of cartilage and bone. Ciba Found. Symposium on Bone Structure and Metabolism. London: Churchill 1956. — AMPRINO, R., e A. BAIRATI: Studi sulle nell'accrescimento e nella senescenza trasformazioni delle cartilagini dell'uomo. Z. Zellforsch. 20, 143—205 (1933). ~ Processi di riconstruzione e di riassorbimento nella sostanza compatta delle ossa dell'uomo. Z. Zellforsch. 24, 439—511 (1939). — AMPRINO, R., and A. ENGSTRÖM: Studies on x-ray absorption and diffraction of bone tissue. Acta anat. (Basel) 15, 1—22 (1952). — ANDRUS, S., E. H. KASS, R. D. ADAMS, F. C. TURNER and H. A. FELDMAN: Toxoplasmosis in the adult. Arch. intern. Med. 89, 759—782 (1952). — ANNERSTEN, S.: Experimentelle Untersuchungen über die Osteogenese und die Biochemie des Frakturcallus. Acta chir. scand. Suppl. 60, 181 S. (1940) (Bibliogr.). — ANSEROFF, N. J.: Die Arterien der langen Knochen des Menschen. Z. Anat. Entwickl.-Gesch. 103, 793—812 (1934). — ARDAN, N. I., J. M. JANES and J. F. HERRICK: Ultrasonic energy and surgically produced defects in bone. J. Bone Jt Surg. A 39, 394—402 (1957). — ARDENNE, M. V., u. H. W. WEBER: Elektronenmikroskopische Untersuchung des Muskeleiweißkörpers Myosin. Kolloid-Z. 97, 322—325 (1941). — AREY, L. B.: The origin, growth and fate of osteoclasts and their relation to bone resorption. Amer. J. Anat. 26, 315—345 (1919). — ARMSTRONG, W. D., and J. SCHUBERT: Studies on the turnover of carbon in calcified tissues. Metab. Interrel. 1. Conf. New York, Macy jr. Found., 1950. — ARMSTRONG, W. D., and L. SINGER: In vitro uptake and exchange of bone citrate. Ciba Found. Symposium on Bone Structure and Metabolism. London: Churchill 1956. — ASBOE-HANSEN, G., K. IVERSEN and R. WICHMANN: Malignant exophthalmos; muscular changes and thyrotrophin content of serum. Acta endocr. (Kbh.) 11, 376—399 (1952). — ASCENZI, A.: On the existence of bonds between ossein and inorganic bone fraction. Science 112, 84—86 (1950). ~ The structure of bone tissue as studied in the electron microscope. Sci. med. ital., Engl. ed. 3, 670—709 (1955). — ASCHNER, B., u. G. ENGELMANN: Konstitutionspathologie in der Orthopädie. Wien u. Berlin: Springer 1928. — ASCHOFF, L., u. W. KOCH: Scorbut, eine pathologisch-anatomische Studie. Jena: Gustav Fischer 1919. — ASHLEY, C. A., A. F. SCHICK, A. ARASIMAVICIUS and G. M. HASS: Isolation and characterization of mammalian striated myofibrils. Trans. 4. Conf. Connective Tissue, p. 47—141, J. Macy jr. Found., New York 1953. — ASKANAZY, M.: Pathologisch-anatomische Beiträge zur Kenntnis des Morbus Basedowii, insbesondere über die dabei auftretende Muskelerkrankung. Dtsch. Arch. klin. Med. 61, 118—186 (1898). ~ Beiträge zur Knochenpathologie. Festschr. für MAX JAFFÉ, Königsberg, 1901. ~ Funktionen des Geschwulstgewebes. Z. Krebsforsch. 43, 405 (1936). — ASKANAZY, M., u. E. RUTISHAUSER: Die Knochen des Basedow-Kranken. Beitrag zur latenten Osteodystrophia fibrosa. Virchows Arch. path. Anat. 291, 653—681 (1933). — ASLING, C. W., and H. M. EVANS: Anterior pituitary regulation of skeletal development. In BOURNE, The biochemistry and physiology of bone, p. 671—701. New York: Academic Press 1956. — ASSMANN, H.: Zum Verständnis der Knochenneubildung bei osteoplastischer Karzinose. Virchows Arch. path. Anat. 188, 32 (1907). — AUERBACH, L.: Ein Fall von wahrer Muskelhypertrophie. Virchows Arch. path. Anat. 53, 397—417 (1871). — AUFDERMAUER, M.: Die Struktur des normalen und pathologischen Gelenkknorpels. Schweiz. Z. allg. Path. 13, 789—795 (1950). — AXHAUSEN, G.: Die Ernährungsunterbrechungen am Knochen. Ergebn. allg. Path. path. Anat. 37, 207—257 (1954). — AXHAUSEN, G., u. E. BERGMANN: Die Ernährungsunterbrechungen am Knochen. In HENKE-LUBARSCH' Handbuch der speziellen pathologischen Anatomie und Histologie, Bd. IX/3.

Berlin: Springer 1937. — AXHAUSEN, W.: Experimentelle Untersuchungen zur Theorie der „induzierten" Knochenbildung. Langenbecks Arch. klin. Chir. 266, 381—398 (1950). ~ Die Knochenregeneration — ein zweiphasiges Geschehen. Zbl. Chir. 77, 435—442 (1952). ~ The osteogenetic phase of regeneration of bone. A historical and experimental study. J. Bone Jt Surg. A 38, 593—600 (1956).
BADE, H.: Läßt sich ein Einfluß von Röntgenbestrahlungen, die die Toleranzgrenze der Haut nicht überschreiten, auf die quergestreifte Muskulatur nachweisen? Strahlentherapie 65, 455—467 (1939). — BAER, J. P.: Der funktionelle Bau der Symphyse im Embryonal- und Kindesalter auf Grund von Untersuchungen im polarisierten Licht. Acta anat. (Basel) 7, 273—301 (1949). — BAIRATI, A.: Struttura e proprieta fisiche del sarcolemma della fibra muscolare striata. Z. Zellforsch. 27, 100—124 (1938). — BAKER, S. L.: Fibrogenesis imperfecta ossium. A generalized disease of bone characterised by defective formation of the collagen fibres of the bone matrix. J. Bone Jt Surg. B 38, 378—417 (1956). — BANDI, W.: Über die Ätiologie der Osteochondritis dissecans. Helv. chir. Acta 18, 221—247 (1951). — BARBOUR, E. P.: A study of the structure of fresh and fossil human bone by means of the electron microscope. Amer. J. phys. Anthrop., N. s. 8, 315—329 (1950). — BARBOUR, E. P., and S. F. COOK: The effects of low phosphorus diet and hypophysectomy on the structure of compact bone as seen with the electron microscope. Anat. Rec. 118, 215—230 (1954). — BARDEEN, C. R.: The development of the musculature of the body wall in the pig, including its histogenesis and relations to the myotomes and to the skeletal and nerve apparatus. Bull. Johns Hopk. Hosp. 9, 367—400 (1900). — BARNES, L. L., G. SPERLING and L. A. MAYNARD: Bone development in the albino rat on a low manganese diet. Proc. Soc. exp. Med. (N.Y.) 46, 562 (1941). — BARNES, S.: A myopathic family; with hypertrophic, atrophic and terminal (distal in upper extremities) stages. Brain 55, 1—46 (1932). — BARNETSON, J.: Pathogenesis of bone changes in neural leprosy. Int. J. Leprosy 19, 297—307 (1951). — BARNETT, C. H.: Wear and tear in joints. J. Bone Jt Surg. B 38, 567—575 (1956). — BARNETT, S. A., and G. H. BOURNE: Distribution of ascorbic acid (vitamin C) in cells and tissues of the developing chick. Quart. J. micr. Sci. 83, 259—298 (1941/42). — BARNICOT, N. A.: The supravital staining of osteoclasts with neutral red: their distribution on the parietal bone in normal growing mice, and a comparison with the mutants grey-lethal and hydrocephalus-3. Proc. roy. Soc. B 134, 467—485 (1947). ~ The local action of the parathyroid and other tissues on bone in intracerebral grafts. J. Anat. (Lond.) 82, 233—248 (1948). ~ The local action of vitamin A on bone. J. Anat. (Lond.) 84, 374—387 (1950). — BARNICOT, N. A., and S. P. DATTA: Vitamin A and bone. In BOURNE, The biochemistry and physiology of bone, p. 507—537. New York: Academic Press 1956. — BATE-SMITH, E. C., and J. R. BENDALL: Factors determining the time course of rigor mortis. J. Physiol. (Lond.) 110, 47—65 (1949). — BAUD, CH.-A.: La structure fonctionelle de l'os et du cartilage. Praxis 1953, 241—244. — BAUER, G. H. C., and A. CARLSSON: Metabolism of bone salt investigated by simultaneous administration of ^{45}Ca and ^{32}P to rats. J. Bone Jt Surg. B 37, 658—662 (1955). — BAUER, W., M. W. ROPES and H. WAINE: The physiology of articular structures. Physiol. Rev. 20, 272 (1940). — BAVETTA, L. A., S. BERNICK and B. H. ERSHOFF: Selective effects of growth hormone on rats fed a tryptophan-low diet. Endocrinology 58, 701—707 (1956). — BAXTER, J. H., J. J. VAN WYK and R. H. FOLLIS jr.: A bone disorder associated with copper deficiency. II. Histological and chemical studies on the bones. Bull. Johns Hopk. Hosp. 93, 25—39 (1953). — BECHER, H., K. HOEGEN u. G. PFEFFERKORN: Sublichtmikroskopisch-morphologische Untersuchungen des anorganischen Knochenanteils. Acta anat. (Basel) 20, 105—115 (1954). — BECKER, P. E.: Dystrophia musculorum progressiva. Eine genetische und klinische Untersuchung der Muskeldystrophien. Stuttgart: Georg Thieme 1953. — BECKS, H., R. D. RAY, M. E. SIMPSON and H. M. EVANS: Effects of thyroxin and the anterior pituitary growth hormone on endochondral ossification. Arch. Path. (Chicago) 34, 334—357 (1942). — BECKS, H., M. E. SIMPSON and H. M. EVANS: Ossification at the proximal tibial epiphysis in the rat. II. Changes in females at progressively longer intervals following hypophysectomy. Anat. Rec. 92, 121—133 (1945). — BECKS, H., M. E. SIMPSON, H. M. EVANS, R. D. RAY, C. H. LI and C. W. ASLING: Response to pituitary growth hormone and thyroxin of the tibias of hypophysectomized rats after long postoperative intervals. Anat. Rec. 94, 631—655 (1946). — BECKS, H., M. E. SIMPSON, R. O. SCOW, C. W. ASLING and H. M. EVANS: Skeletal changes in rats thyroidectomized on the day of birth and the effects of growth hormone in such animals. Tibia, metacarpal and caudal vertebrae. Anat. Rec. 100, 561—575 (1948). — BÉLANGER, L. F.: Autoradiographic visualization of the entry and transit of S^{35} in cartilage, bone, and dentine of young rats and the effect of hyaluronidase in vitro. Canad. J. Biochem. 32, 161—169 (1954). ~ Autoradiographic visualization of C^{45} intakte by normal and pathological cartilage in vitro. Proc. Soc. exp. Biol. (N.Y.) 88, 150—152 (1955). ~ Autoradiographic studies of the formation of the organic matrix of cartilage, bone and the tissues of teeth. Ciba Found. Symposium on Bone Structure and Metabolism. London: Churchill 1956. — BÉLANGER,

L. F., W. J. VIŠEK, W. E. LOTZ and C. L. COMAR: Rachitomimetic effects of fluoride feeding on the skeletal tissues of growing pigs. Amer. J. Path. **34**, 25—35 (1958). — BELL, G. H.: Strength and size of bone in relation to calcium intake. J. Physiol. (Lond.) **100**, 299—317 (1941). ~ Bone as a mechanical engineering problem. In BOURNE, The biochemistry and physiology of bone, p. 27—49. New York: Academic Press 1956. — BELL, G. H., I. W. CHAMBERS and J. M. DAWSON: The mechanical and structural properties in rats on a rachitogenic diet. J. Physiol. (Lond.) **106**, 286—300 (1947). — BELL, G. H., and J. B. WEIR: Physical properties of bone in fluorosis. Med. Res. Council Mem. **22**, 85—95 (1949). — BELLONI, L.: Aspetti patologici del tessuto adiposo del midollo osseo in corso di necrosi ossea da congelamento e traumatiche. Arch. Ortop. (Milano) **59**, 366—380 (1946). ~ Lesioni elementari del tessuto osseo. Atti Soc. ital. Pat. **4**, 127—150 (1955). — BENNETT, G., H. WAINE and W. BAUER: Changes in the knee joint at various ages. Commonwealth Fund, Boston, 1942. — BENNETT, H. S., and K. R. PORTER: An electron microscope study of sectioned breast muscle of the domestic fowl. Amer. J. Anat. **93**, 61—105 (1953). — BENNINGHOFF, A.: Form und Funktion. I. Z. ges. Naturwiss. S. 149 (1935). — BENOIT, J., et J. CLAVERT: Différenciation et comportement des ostéoclastes chez les oiseaux. Arch. Anat. (Strasbourg) **34**, 63—70 (1952). — BERNHARD, F.: Über den Einfluß der Muskulatur auf die Formgestaltung des Skelettes. Wilhelm Roux' Arch. Entwickl.-Mech. Org. **102**, 489 (1924). — BERNSTEIN, S. A.: Über die Beziehung des Duraendothelioms zum Schädelknochen vom chirurgischen Standpunkt. Langenbecks Arch. klin. Chir. **175**, 638—651 (1933). — BERTELSEN, A.: Experimental investigations into post-foetal osteogenesis. Acta orthop. scand. **15**, 139—181 (1944). — BERTHOLD, H.: Reifungs- und Alternsprozesse in der Zytoarchitektonik des Knorpels der Epiphysenfugen. Z. Alternsforsch. **8**, 52—65 (1954). — BEVELANDER, G., and P. L. JOHNSON: A histochemical study of the development of membrane bone. Anat. Rec. **108**, 1—22 (1951a). — BEVELANDER, G., and P. L. JOHNSON: Some histochemical observations on the development of membrane bone. Metabol. Interrel., 3. Conf., p. 25—37, Macy Found., New York, 1951b. — BIEDERMANN, W.: Physiologie der Stütz- und Skelettsubstanzen. In WINTERSTEINS Handbuch der vergleichenden Physiologie, Bd. 3/I, Teil 1. Jena: Gustav Fischer 1914. — BIÖRCK, G.: On myoglobin and its occurence in man. Acta med. scand. **133**, Suppl. 226, 1—216 (1949). — BISGARD, J. D.: Longitudinal bone growth. The influence of sympathetic deneravtion. Ann. Surg. **97**, 374—380 (1933). — BISGARD, J. D., and H. H. MACUMBER: Influence of bone ash on the repair of bone. Arch. Surg. (Chicago) **40**, 984—987 (1940). — BISHOP, P. A.: Bone changes in chronic fluorine intoxication; a roentgenographic study. Amer. J. Roentgenol. **35**, 577—585 (1936). — BLACKFAN, K. D., and S. B. WOLBACH: Vitamin A deficiency in infants. J. Pediat. **3**, 679—706 (1933). — BLECHSCHMIDT, E.: Mechanische Genwirkungen. S. 186—196. Göttingen: Musterschmidt 1948. — BLOOM, M. A., and W. BLOOM: Late effects of radium and plutonium on bone. Arch. Path. (Chicago) **47**, 494—511 (1949). — BLOOM, M. A., F. C. MCLEAN and W. BLOOM: Calcification and ossification. The formation of medullary bone in male and castrate pigeons under the influence of sex hormones. Anat. Rec. **83**, 99—120 (1942). — BLOOM, W., M. A. BLOOM and F. C. MCLEAN: Calcification and ossification. Medullary bone changes in the reproductive cycle of female pigeons. Anat. Rec. **81**, 443—475 (1941). — BLUMENSAAT, C.: Der heutige Stand der Lehre vom Sudeck-Syndrom. Hefte z. Unfallheilkunde, hrs. von A. HÜBNER, H. 51. Berlin-Göttingen-Heidelberg: Springer 1956, 225 S. — BLUNT jr., J. W., CH. M. PLOTZ, R. LATTES, E. L. HOWES, K. MEYER and CH. RAGAN: Effect of cortisone on experimental fractures in the rabbit. Proc. Soc. exp. Biol. (N.Y.) **73**, 678—681 (1950). — BÖHMIG, R.: Die Blutgefäße der Wirbelbandscheiben, das Verhalten des intervertebralen Chordasegments und die Bedeutung beider für die Bandscheibendegeneration. Langenbecks Arch. klin. Chir. **158**, 374—424 (1930). ~ Zur Pathogenese der unspezifischen und rheumatischen Schleimbeutelentzündungen. Zbl. allg. Path. path. Anat. **91**, 245—252 (1954). — BOEHNCKE, H., A. LASSRICH, C. KRAUSPE u. W. MEYER: Marmorknochenkrankheit mit „Rachitis" und Aminacidurie. Z. Kinderheilk. **75**, 365—391 (1954). — BOGAN, J.: Hands and wrists of the diabetic child. Amer. J. Dis. Child. **59**, 805—815 (1940). — BOMPIANI, G., e A. ASCENZI: Sulla struttura dell'osso al microscopio electronico con riferimenti preliminari alla patologia. Atti Soc. ital. Pat. **4**, 71—123 (1955). — BORGHESE, E.: I lipidi nel processo di ossificazione. Z. Zellforsch. **25**, 622—654 (1936/37), (Literatur). ~ Observations cytologiques et cytochimiques à propos de l'ossification enchondrale. C. R. Ass. Anat. Nr 74, 441—447 (1953). — BOULET, P., et J. MIROUZE: Les ostéoses diabétiques (ostéoporose et hyperostose). Ann. Méd. **55**, 674—721 (1954). — BOURNE, G. H.: The effect of ascorbic acid (vitamin C), calcium ascorbate, and calcium gluconate on the regeneration of bone in rats. Quart. J. Physiol. **31**, 319—331 (1942). ~ Alkaline phosphatase and vitamin C deficiency in regeneration of skull bones. J. Anat. (Lond.) **82**, 81—86 (1948). ~ Effect of certain sugars on calcification. Brit. J. Nutr. **3**, No 2/3, XI (1949). ~ Phosphatase and bone. In BOURNE, The biochemistry and physiology of bone, p. 251—284. New York: Academic Press 1956a. ~ Vitamin C and bone. In BOURNE, The biochemistry and physiology of bone, p. 539—579. New York: Academic Press 1956b. — BOWDEN, R. E. M., and E. GUTMANN: Denervation and reinnervation of human voluntary muscle. Brain 67, 273—313 (1944). — The fate of voluntary muscle after vascular injury in man. J. Bone Jt Surg. B 31, 356—368 (1949). — BOYLE, P. E., and J. T. IRVING: Skeletal muscle changes in scurvy with a note on the mechanism of the attachment of myofibrils to tendon. Science 114, 572—573 (1951). — BRAND, TH. v., F. HOLTZ u. W. PUTSCHAR: Vergleichende pharmakologische Untersuchungen über Calcinosefactor und Nebenschilddrüsenhormon. Naunyn-Schmiedeberg's Arch. exp. Path. Pharmak. 167, 113—146 (1932). — BRANDENBERGER, E., u. H. R. SCHINZ: Über die Natur der Verkalkungen bei Mensch und Tier und das Verhalten der anorganischen Knochensubstanz im Falle der hauptsächlichen menschlichen Knochenkrankheiten. Helv. med. Acta Suppl. 16, 1—63 (1945). — BRANDL u. TAPPEINER: Über die Ablagerung von Fluorverbindungen im Organismus nach Fütterung mit Fluornatrium. Z. Biol. 28, 518 (1892). — BRANDT, S.: Werdnig-Hoffman's infantile progressive muscular atrophy. Copenhagen: Munksgaard 1950. — BRASH, J. C.: Some problems in the growth and developmental mechanics of bone. Edinb. med. J., N. s. 41, 305—319, 363—387 (1934). — BREITNER, B., u. F. J. LANG: Fragen der Knochenpathologie. Schweiz. med. Wschr. 1949, 776—779. — BREMEN, V. L. VAN: Myofibril development observed with the electron microscope. Anat. Rec. 113, 179—195 (1952). — BROOKES, M.: Femoral growth after occlusion of the principal nutrient canal in day-old rabbits. J. Bone Jt Surg. B 39, 563—571 (1957). — BROOKS, B.: Pathologic changes in muscle as a result of disturbances of circulation: An experimental study of Volkmann's ischemic paralysis. Arch. Surg. (Chicago) 5, 188—216 (1922). — BROOMFIELD, R. W., E. L. RUBIN and M. K. ALEXANDER: Osteosclerosis in renal failure. J. Fac. Radiol. (Lond.) 7, 102—108 (1955). — BRÜCKE, F.: Zur Frage der Bedeutung des Epiphysenfugenknorpels für das Wachstum der langen Röhrenknochen. Virchows Arch. path. Anat. 279, 641—670 (1931). — BUCCIANTE, L.: Anastomosi artero-venose e dispositivi regolatori del flusso sanguigno. Monit. zool. ital. 57, Suppl., 3 (1949). — BUCCIANTE, L., e LURIA: Sulla struttura di alcuni muscoli volontari dell'uomo nelle varie età. Com. IV. Riun. Sa. Ital. Anat. Monit. Zool. Suppl. 1932. ~ Transformazioni nella struttura dei muscoli volontari dell'uomo nella senescensa. Arch. ital. Anat. Embriol. 33, 110—187 (1934). — BUCHER, O.: Untersuchungen über die Regenerationsvorgänge an experimentell gesetzten Knochenbrüchen in der Kultur in vitro. Acta anat. (Basel) 14, 98—107 (1952). — BUCHTAL, F., O. SVENSMARK and P. ROSENFALCK: Mechanical and chemical events in muscle contraction. Physiol. Rev. 36, 503—538 (1956). — BUDY, A. M., M. R. URIST and F. C. McLEAN: The effects of estrogens on the growth apparatus of the bones of immature rats. Amer. J. Path. 28, 1143—1167 (1952). — BÜRGER, M.: Über quantitativen Cholesterin- und Stickstoffgehalt des Knorpels in den verschiedenen Lebensaltern und seine Bedeutung in der Physiologie des Alterns. Verh. dtsch. Ges. inn. Med. 38, 353—358 (1926). — BURCKHARDT, E.: Die pathologische Anatomie der Akrostealgien. Z. Unfallmed. Berufskr. 45, 83—100, 163—173 (1952). — BURCKHARDT, H.: Erzeugung von Knochennekrosen vermittels Anämisierung und Druckwirkung durch elastische Umschnürung. Bruns' Beitr. klin. Chir. 138, 625 (1927). — BURROWS, R. B.: Variations produced in bones of growing rats by parathyroid extracts. Amer. J. Anat. 62, 237—290 (1938). — BURSTONE, M. S.: Esterase activity of developing bones and teeth. Arch. Path. (Chicago) 63, 164—167 (1957). ~ Histochemical comparison of naphthol AS-phosphates for the demonstration of phosphatases. J. nat. Cancer Inst. 20, 601—615 (1958a). ~ Histochemical demonstration of acid phosphatases using naphthal AS-phosphates. J. nat. Cancer Inst. 21, 523—539 (1958b). ~ Histochemical demonstration of acid phosphatase activity in osteoclasts. J. Histochem. and Cytochem. 7, 39—41 (1959). — BURSTONE, M. S., and P. H. KEYES: Studies on calcification. I. The effect of inhibition of enzyme activity on developing bone and dentin. Amer. J. Path. 33, 1229—1235 (1957).

CAFFEY, J.: Clinical and experimental lead poisoning. Some roentgenologic and anatomic changes in the growing bones. Radiology 17, 957 (1931). ~ Changes in the growing skeleton after the administration of bismuth. Amer, J. Dis. Child. 53, 56 (1937). ~ Chronic poisoning due to excess of vitamin A: Description of clinical and roentgen manifestations in 7 infants and young children. Pediatrics 5, 672—688 (1950). — CAFFEY, J. A. B.: Pediatric x-ray diagnosis. Chicago: Year Book Publ. 1956. — CAGLIOTI, V.: Sulla struttura delle ossa. Atti del 5. Congr. Nazion. di Chim. Pura e Applic., p. 320—330, 1935/36. — CAHAN, W. G., H. Q. WOODARD, N. L. HIGINBOTHAM, F. W. STEWART and B. L. COLEY: Sarcoma arising in irradiated bone. Cancer (Philad.) 1, 3—29 (1948). — CALDERA, M.: Le alterazioni strutturali dei muscoli scheletrici nei lattanti deceduti per distrofia, atrofia, intossicazione alimentare. Arch. De Vecchi Anat. pat. 14, 139—153 (1950). — CAMERON, D. A., and R. A. ROBINSON: Electron microscopy of epiphyseal and articular cartilage matrix in the femur of the newborn infant. J. Bone Jt Surg. A 39, 163—170 (1957). — CANDIANI, G.: Le alterazioni della musculatura scheletrica e dei suoi vasi in angiopatie obliteranti croniche delle estremità. Riv. Anat. pat. 6, 787—812 (1953). — CAPPELLIN, M.: Contributo alla citologia funzionale degli osteoblasti. Boll. Soc. ital. Biol. sper. 24, 1228—1229 (1948). — CARLETON, H. M., and E. H. LEACH: Schaffer's essentials of histology, 15. edit. London: Longmans 1949. — CARLSTRÖM, D., and A. ENGSTRÖM: Ultrastructure and distribution of mineral salts in bone tissue. In BOURNE, The biochemistry and physiology of bone, p. 149—176. New York: Academic Press 1956. — CARLSTRÖM, D., A. ENGSTRÖM and J. B. FINEAN: The influence of collagen on the organization of apatite crystallites in bone. Symp. Soc. exp. Biol. 9, 85—88 (1955). — CARNES, W. H., J. OSEBOLD and H. C. STOERK: Parathyroid function in the hypophysectomized rat. Amer. J. Physiol. 139, 188—192 (1943). — CARTIER, P.: Les constituants minéraux des tissus calciés; la fraction phosphocalcique liée aux protéines osseuses. Bull. Soc. Chim. biol. (Paris) 31, 432—440 (1949). ~ Les constituants minéraux des tissus calcifiés; les premiers stades de l-ossification. Bull. Soc. Chim. biol. (Paris) 33, 155—160 (1951 a). ~ Biochimie de l'ossification. Le rôle de l'acide adénosine triphosphorique dans la minéralisation du cartilage ossifiable. J. Physiol. (Paris) 43, 677—678 (1951 b). — CARTIER, P. H., B. DE BERNARD and J. LAGRANGE: Studies on the repair of fractures using ³²P. Ciba Found. Symposium on Bone Structure and Metabolism. London: Churchill 1956. — CARTTAR, M. S., F. C. MCLEAN and M. R. URIST: The effect of the calcium and phosphorus content of the diet upon the formation and structure of bone. Amer. J. Path. 26, 307—331 (1950). — CASPERSSON, T.: The relations between nucleic acid and protein synthesis. Symp. Soc. Biol. 1, 127—151 (1947). — CASTLEMAN, B., and E. H. NORRIS: The pathology of the thymus in myasthenia gravis. Medicine (Baltimore) 28, 27—58 (1949). — CASTRO, F. DE: Technique pour la coloration du système nerveux quand il est pourvu de ses étuis osseux. Trab. Lab. Invest. biol. Univ. Madrid 23, 427—446 (1925). ~ Quelques observations sur l'intervention du système nerveux autonome dans l'ossification. Innervation du tissu osseux et de la moelle osseuse. Trab. Lab. Invest. biol. Univ. Madrid 26, 215—244 (1930). — CERESER, M.: Artriti allergiche sperimentali. I. Azione di cause perfrigeranti. Arch. Sci. med. 95, 388—411 (1953). — CHANG, H.: Grafts of parathyroid and other tissues to bone. Anat. Rec. 111, 23—47 (1951). ~ Mitrochondria in osteoclasts. Anat. Rec. 49, 397—399 (1931). — CHANGUS, G. W.: Convenient histochemical phosphatase technique. Cancer (Philad.) 10, 560—562 (1957a). ~ Osteoblastic hyperplasia of bone, a histochemical appraisal of fibrous dysplasia of bone. Cancer (Philad.) 10, 1156—1161 (1957b). — CHEN, J. M.: Studies on the morphogenesis of the mouse sternum. III. Experiments on the closure and segmentation of the sternal bands. J. Anat. (Lond.) 87, 130—149 (1953). — CHIARI, H.: Die pathologische Anatomie des akuten Rheumatismus. Der Rheumatismus, Bd. 5. Dresden u. Leipzig: Theodor Steinkopff 1938. — CHRISTENSEN, F. C.: Bone tumors. Ann. Surg. 81, 1074 (1925). — CLARA, M.: Die arterio-venösen Anastomosen. Wien: Springer 1956. — CLARK, C. W. E. LE GROS: An experimental study of the regeneration of mammalian striped muscle. J. Anat. (Lond.) 80, 24—36 (1946). — CLARK, C. W. E. LE GROS, and H. S. WAJDA: The growth and maturation of regenerating striated muscle fibers. J. Anat. (Lond.) 81, 56—63 (1947). — COBB, J. D.: Relation of glycogen, phosphorylase and ground substance to calcification of bone. Arch. Path. (Chicago) 55, 494—502 (1953). — CODMAN, E. A.: Bone sarcoma. New York: P. Hoeber 1925a. ~ The nomenclature used by the registry of bone sarcoma. Amer. J. Roentgenol. 13, 105 (1925b). ~ Registry of bone sarcoma. Surg. Gynec. Obstet. 42, 381 (1926). — COHN, S. H., and J. K. GONG: Effect of 2000 roentgens local x-irradiation on metabolism and alkaline phosphatase activity in rat bone. Amer. J. Physiol. 173, 115—119 (1953). — COLLINS, D. H.: The pathology of articular and spinal diseases. Baltimore: Williams & Wilkins 1950. — COMAR, C. L., W. J. VISEK, W. E. LOTZ and J. H. RUST: Effects of fluorine on calcium metabolism and bone growth in pigs. Amer. J. Anat. 92, 361—389 (1953). — COPP, D. H.: Calcium and phosphorus metabolism. Amer. J. Med. 22, 275—285 (1957). — CORBIN, K. B., and J. C. HINSAY: Influence of the nervous system on bone and joints. Anat. Rec. 75, 307—317 (1939). — COUCH, J. R., W. W. CRAVENS, C. A. ELVEHJEM and J. G. HALPIN: Relation of biotin to congenital deformities in the chick. Anat. Rec. 100, 29—48 (1948). — COUTEAUX, R.: Contribution à l'étude de la synapse myoneurale: Buisson de Kühne et plaque motrice. Rev. canad. Biol. 6, 563—711 (1941). — CRELIN, E. S.: Mitosis in adult cartilage. Science 125, 650 (1957). — CRETIN, A.: Contribution histochimique à l'étude de la construction et de la destruction osseuse. Presse méd. 59, 1240—1242 (1951). ~ Contribution histochimique à l'étude de l'ossification et de l'allongement osseux. Arch. Anat. (Strasbourg) 34, 148—156 (1952). — CRUIKSHANK, B.: Focal lesions in skeletal muscles and peripheral nerves in rheumatoid arthritis and other conditions. J. Path. (Chicago) 64, 21—32 (1952). — CUAJUNCO, F.: Development of the neuromuscular spindle in human fetuses. Contr. Embryol. Carneg. Instn 28, 95—128 (1940). ~ Development of the human motor endplate. Contr. Embryol. Carneg. Instn 30, 127—152 (1942). — CURRAN, R. C., and T. GIBSON: The uptake of labelled sulphate by human cartilage cells and its use as a test for viability. Proc. roy. Soc. B 144, 572—576 (1956). — CUSHING, H.: The basophil adenomas of the pituitary body and their clinical manifestations (pituitary basophilism). Bull. Johns Hopk. Hosp. 50, 137—195 (1932). — CZERNY, A., u. A. KELLER:

Des Kindes Ernährung, Ernährungsstörungen und Ernährungstherapie. Leipzig: Franz Deutike 1928.

DALLDORF, G.: The lesions in the skeletal muscles in experimental scorbutus. J. exp. Med. **50**, 293—298 (1929). — DALLEMAGNE, J., et H. BRASSEUR: La nature du sel principal de l'os étudiée par la diffraction des rayons X. Experientia (Basel) **3**, 469—471 (1947). — DALLEMAGNE, M. J.: The theory of primary calcification in bone. Nature (Lond.) **161**, 115—117 (1948). ∼ L'os et les mécanismes de sa formation; les phosphates de calcium, la biochimie de l'ossification et de la composition de l'os. J. Physiol. (Paris) **43**, 425—515 (1951) (Literatur). — Réflexions sur la biochimie de l'os. Schweiz. med. Wschr. **1952**, 845—848. — DALLEMAGNE, M. J., and C. FABRY: Structure of bone salts. Ciba Found. Symposium on Bone Structure and Metabolism. London: Churchill 1956. — DAM, H., T. PRANGE and E. SØNDERGAARD: Muscular degeneration (white striation of muscles) in chicks reared on vitamin E deficient low fat diets. Acta path. microbiol. scand. **31**, 172—184 (1952). — DAVIES, D. V.: The lymphatics of the synovial membrane. J. Anat. (Lond.) **80**, 21—23 (1946a). ∼ Synovial membrane and synovial fluid of joints. Lancet **1946 b**, II, 815—819. ∼ The structure and functions of the synovial membrane. Brit. med. J. **1950 I**, 92—95. — DAVIES, D. V., and L. YOUNG: The distribution of radioactive sulphur (^{35}S) in the fibrous tissues, cartilages and bones of the rat following its administration in the form of inorganic sulphate. J. Anat. (Lond.) **88**, 174—183 (1954). — DAVIS, G. K.: Trace elements in the nutrition of cattle. J. Amer. vet. med. Ass. **119**, 450 (1951). — DEJERINE, M., A. CEILLIER et Y. DEJERINE: Para-ostéo-arthropathies des paraplégiques par lésion médullaire. Rev. neurol. **35**, 399—407 (1919). — DE LUCA, H. F., and H. STEENBOCK: An in vitro effect of vitamin D on citrate oxidation by kidney mitochondria. Science **126**, 258—259 (1957). — DENNY-BROWN, D.: The influence of tension and innervation on the regeneration of skeletal muscle. J. Neuropath. exp. Neurol. **10**, 94—96 (1915). ∼ The histological features of striped muscle in relation to its functional activity. Proc. roy. Soc. B **104**, 371—411 (1929). ∼ The nature of muscular diseases. Canad. med. Ass. J. **67**, 1—6 (1952). — DENNY-BROWN, D., and C. BRENNER: Paralysis of nerve induced by direct pressure and by tourniquet. Arch. Neurol. Psychiat. (Chicago) **51**, 1—26 (1944). — DENNY-BROWN, D., and J. B. PENNYBACKER: Fibrillation and fasciculation in voluntary muscle. Brain **61**, 311—334 (1938). — DENST, J., and K. T. NEUBUERGER: A histologic study of muscles and nerves in poliomyelitis. Amer. J. Path. **26**, 863—881 (1950). — DENT, C. E.: Rickets and osteomalacia from renal tubule defects. J. Bone Jt Surg. B **34**, 266—274 (1952). — DENT, C. E., and H. HARRIS: Hereditary forms of rickets and osteomalacia. J. Bone Jt Surg. B **38**, 204—226 (1956). — DETTMER, N., J. M. SCHMITT-ROHDE u. F. J. HABERICH: Über histologisch und mikrodensitometrisch nachweisbare postmortale Veränderungen der Knochengrundsubstanz. Virchows Arch. path. Anat. **328**, 324—336 (1956). — DICKENS, F.: The citric acid content of animal tissues, with reference to its occurrence in bone and tumour. II. Biochem. J. **35**, 1011—1023 (1941). — DICKERSON, W. W.: Nature of certain osseous lesions in tuberous sclerosis. Arch. Neurol. Psychiat. (Chicago) **73**, 525—529 (1955). — DICKINSON, PH. H.: Venous stasis and bone growth. Exp. Med. Surg. **11**, 49—53 (1953). — DIKSHIT, P. K., and V. N. PATWARDHAN: Mode of action of vitamin D. Its effect on the calcifying capacity of rachitic epiphyses. Indian J. med. Sci. **6**, 107—116 (1952). — DIXON, T. F., and H. R. PERKINS: The chemistry of calcification. In BOURNE, The biochemistry and physiology of bone, p. 287—305. New York: Academic Press 1956a. ∼ Citric acid and bone. In BOURNE, The biochemistry and physiology of bone, p. 309—322. New York: Academic Press 1956b. — DOAN, C. A.: The circulation of the bone marrow. Contr. Embryol. Carneg. Instn **14**, 27 (1922). — DODEN, W., W.-J. HILLENBRAND, F. MENNE, K.-B. PFENNINGS, H. RODECK u. N. WOLF: Pathologisch-anatomische und physiologisch-chemische Untersuchungen der Extremitätenmuskulatur bei Endangitis obliterans und anderen chronisch peripheren Durchblutungsstörungen. Z. ges. exp. Med. **119**, 590—616 (1952). — DRAPER, M. H., and A. J. HODGE: Sub-microscopic localization of minerals in skeletal muscle by internal microincineration with the electron microscope. Nature (Lond.) **163**, 576—577 (1949). — DUBREUIL, G.: Le chondriome et le dispositif de l'activité sécrétoire. Archives Anat. micr. **15**, 53—151 (1913). — DUCKWORTH, J., and W. GODDEN: The lability of skeletal magnesium reserves. The influence of rates of bone growth. Biochem. J. **35**, 816 (1941). — DUESBERG, J.: Les chondriosomes des cellules embryonnaires du poulet, et leur rôle dans le genèse des myofibrilles avec quelques observations sur le développement des fibres musculaires striées. Arch. Zellforsch. **4**, 602—671 (1909). — DURANTE, G.: Anatomie pathologique des muscles. In CORNIL et RANVIER (eds.), Manuel d'histologie pathologique, edit 3, tome 2, p. 1—477. Paris: Felix Alcan 1902. — DUTHIE, R. B., and A. N. BARKER: An autoradiographic study of mucopolysaccharide and phosphate complexes in bone growth and repair. J. Bone Jt. Surg. B **37**, 304—323 (1955a). ∼ The histochemistry of the preosseous stage of bone repair studied by autoradiography. J. Bone Jt. Surg. B **37**, 691—710 (1955b). — DZIEWIATKOWSKI, D. D.: Isolation of chondroition sulfate — S^{35} from articular cartilago of rats. J. biol. Chem.

189, 187—190 (1951). — Dziewiatkowski, D. D., R. E. Benesch and R. J. Benesch: On the possible utilization of sulfate sulfur by the suckling rat for synthesis of chondroitin sulfate as indicated by the use of radioactive sulfur. J. biol. Chem. 178, 931—938 (1949). — Dziewiatkowski, D. D., F. Bronner, N. di Ferrante and M. Archibald: Some aspects of the metabolism of sulfate — S^{35} and calcium ^{45} in the metaphysis of immature rats. Influence of B-Estradiol benzoate. J. biophys. biochem. Cytol. 3, 151—160 (1957). — Eastoe, J. E.: The organic matrix of bone. In Bourne, Biochemistry and physiology of bone, p. 81—103. New York: Academic Press 1956. — Eastoe, J. E., and B. Eastoe: The organic constituents of mammalian compact bone. Biochem. J. 57, 453—459 (1954). — Ebner, V. v.: Untersuchungen über das Verhalten des Knochengewebes im polarisierten Lichte. S.-B. Akad. Wiss. Wien, math.-nat. Kl. 70, 105—143 (1875). — Sind die Fibrillen des Knochengewebes verkalkt oder nicht ? Arch. mikr. Anat. 29, 213—236 (1887). — Eccles, J. C.: Disuse atrophy of skeletal muscle. Med. J. Aust. 2, 160—164 (1941). ~ Investigations on muscle atrophies arising from disuse and tenotomy. J. Physiol. (Lond.) 103, 253—266 (1944). — Eckert-Möbius: Über die Rolle der gefäßhaltigen Knorpelkanäle bei der enchondralen Verknöcherung. Dtsch. med. Wschr. 50, 1798—1799 (1924). — Edholm, O. G., S. Howarth and J. McMichael: Heart failure and blood flow in osteitis deformans. Clin. Sci. 5, 249—260 (1945). — Eeg-Larsen, N.: Vitamin D and bone formation. Acta physiol. scand. 25, Suppl. 89, 17 (1951). — Efskind, L.: Studies on the anatomy of the knee joint capsule. Acta path. microbiol. scand. 24, 59—75 (1947). — Eger, W.: Über ostitis fibrosa und Epithelkörperchen im Tierexperiment. Beitr. path. Anat. 100, 19—41 (1938). ~ Osteodystrophia fibrosa generalisata, Epithelkörperchen und Nieren. Frankfurt. Z. Path. 56, 369—450 (1942) (Literatur). ~ Über den Einfluß der Epithelkörperchen auf die rachitischen Knochenveränderungen. Frankfurt. Z. Path. 58, 443—451 (1944). ~ Skelettsystem, Epithelkörperchen und Vitamin D. Dtsch. med. Wschr. 1949, 303—307. — Eggers, G. W. N., Th. O. Shindler and Ch. M. Pomerat: The influence of the contact compression factor on osteogenesis in surgical fractures. J. Bone Jt Surg. A 31, 693—716 (1949). — Eggers-Lurà, H.: Die Gewebsreaktionen der Knochen auf mechanische Beeinflussungen. Dtsch. zahnärztl. Z. 7, 901—909 (1952). ~ Die biochemischen Gewebsreaktionen bei der Knochenbildung und Knochenresorption. Dtsch. Zahn-, Mund- u. Kieferheilk. 15, 366—374 (1952). — Eichelberger, L., W. H. Akeson and M. Roma: Biochemical studies of articular cartilage. I. Normal values. J. Bone Jt Surg. A 39, 142—152 (1957). — Eichelberger, L., Th. D. Brower and M. Roma: Histochemical characterization of inorganic constituents, connective tissue and the chondroitin sulfate of extracellular and intracellular compartments of hyaline cartilages. Amer. J. Physiol. 166, 328—339 (1951). — Ekholm, R.: Articular cartilage nutrition. Acta anat. (Basel) Suppl. 15 (1951). — Emerson jr., K., F. B. Walsh and J. E. Howard: Idiopathic hypoparathyroidism: a report of two cases. Ann. intern. Med. 14, 1256—1270 (1941). — Engel, M. B., H. R. Catchpole and N. R. Joseph: The effect of parathyroid extract on ground substance and calcium of bone. Trans. Conf. metabol. Interrelations 5, 119—129 (1953). — Engfeldt, B.: Studies on parathyroidal function in relation to hormonal influences and dietetic conditions. Acta endocr. (Kbh.) Suppl. 6 (1950), 118 S. (Bibliogr.). ~ Biophysical studies on bone tissue. VI. Biophysical studies on bone tissue from osteogenic sarcoma. Cancer (Philad.) 1, 815—824 (1954). — Engfeldt, B., R. Björnerstedt, C. J. Clemedson and A. Engström: A preliminary study of the in vivo and in vitro uptake of Sr^{90} in bone tissue and the osseous localization of radioactive fission products from atomic explosions. Acta orthop. scand. 24, 101—114 (1954). — Engfeldt, B., and A. Engström: Biophysical studies on bone tissue. XII. Experimentally produced ectopic bone tissue. Acta orthop. scand. 24, 97—100 (1954). — Engfeldt, B., A. Engström, C. G. Helander, Å. Wilton and R. Zetterström: Biophysical studies on bone tissue. I. Pagets disease. Acta path. microbiol. scand. 31, 256—261 (1952). — Engfeldt, B., P. Karlberg and R. Zetterström: Studies on the skeletal changes and on the etiology of anemia in osteopetrosis. Acta path. microbiol. scand. 36, 10—20 (1955). — Engfeldt, B., and R. Zetterström: Osteodysmetamorphosis fetalis. A clinical-pathological study of a congenital skeletal disease with retarded growth, hypophosphatasemia and renal damage. J. Pediat. 45, 125—140 (1954). ~ Biophysical studies of the bone tissue of dogs with experimental rickets. Arch. Path. (Chicago) 59, 321—331 (1955). — Engström, A.: Structure of bone from the anatomical to the molecular level. Ciba Found. Symposium on Bone Structure and Metabolism. London: Churchill 1956, p. 3—13. — Engström, A., and B. Engfeldt: Lamellar structure of osteons demonstrated by microradiography. Experientia (Basel) 9, 19 (1953). — Engström, A., and R. Zetterström: Studies on the ultrastructure of bone. Exp. Cell. Res. 2, 268—274 (1951). — Ensinger, H.: Kurze Mitteilung über Versuche an der lebenden, quergestreiften Muskelfaser mit dem Micromanipulator. Z. Zellforsch. 28, 614—616 (1938). — Erb, W.: Dystrophia muscularis progressiva: Klinische und pathologisch-anatomische Studien. Dtsch. Z. Nervenheilk. 1, 13—94 (1891). — Erbslöh, Fr.: Histo- und biochemische Befunde bei dystrophischen Myopathien. Dtsch. Z.

Nervenheilk. **173**, 503—516 (1955). — ERDHEIM, J.: Nanosomia pituitaria. Beitr. path. Anat. **62**, 302—377 (1916). ~ Pathologie der Hypophysengeschwülste. Ergeb. allg. Path. path. Anat. **21**, 482—561 (1926). (Bibliogr.) ~ Über Wirbelsäulenveränderungen bei Akromegalie. Virchows Arch. path. Anat. **281**, 197—296 (1931a). ~ Die Lebensvorgänge im normalen Knorpel und seine Wucherung bei Akromegalie. Berlin u. Wien: Springer 1931b. ~ Die pathologisch-anatomischen Grundlagen der hypophysären Skelettveränderungen (Zwergwuchs, Typus Fröhlich, Akromegalie, Riesenwuchs). Fortschr. Röntgenstr. **52**, 234—245 (1935). — EVANS, F. G.: Methods of studying the biomechanical significance of bone form. Amer. J. phys. Anthrop. **11**, 413—435 (1953). ~ Stress and strain in bones. Springfield, Ill.: Ch. C. Thomas 1957. — EVANS, F. G., and H. R. LISSNER: "Stresscoat" deformation studies of the femur under static vertical loading. Anat. Rec. **100**, 159—190 (1948). — EVANS, F. G., H. R. LISSNER and H. E. PEDERSEN: Deformation studies of the femur under dynamic vertical loading. Anat. Rec. **101**, 225—241 (1948). — EVANS, F. G., H. E. PEDERSEN and H. R. LISSNER: The role of tensile stress in the mechanism of femoral fractures. J. Bone Jt Surg. A **33**, 485—501 (1951). — EVANS, H. M., and J. A. LONG: Characteristic effects upon growth, oestrus, and ovulation induced by intraperitoneal administration of fresh anterior hypophyseal substance. Anat. Rec. **23**, 19 (1922). — EVANS, H. M., and M. E. SIMPSON: Hormones of the anterior hypophysis. Amer. J. Physiol. **98**, 511—546 (1931). — EVANS, H. M., M. E. SIMPSON and R. I. PENCHARZ: Relation between the growth promoting effects of the pituitary and the thyroid hormone. Endocrinology **25**, 175—182 (1939).

FAIRBANK, TH.: An atlas of general affections of the skeleton. Edinburg and London: E. & S. Livingstone 1951. — FANCONI, G.: Variations in sensitivity to vitamin D; from vitamin D resistant rickets, vitamin D avitaminotic rickets and hypervitaminosis D to idiopathic hypercalcaemia. Ciba Found. Symposium on Bone Structure and Metabolism. London: Churchill 1956. — FANCONI, G., u. A. PRADER: Renaler Zwergwuchs. Schweiz. med. Wschr. **1953**, 186—194. — FANKUCHEN, I.: X-ray studies on compounds of biochemical interest. Ann. Rev. Biochem. **14**, 207—224 (1945) (Literatur). — FAWNS, H. T., and J. W. LANDELLS: Histochemical studies of rheumatic conditions. II. The nodule of rheumatoid arthritis. Ann. rheum. Dis. **13**, 28—34 (1954). — FEINSTEIN, B., B. LINDEGARD, E. NYMAN and G. WOHLFART: Studies on action potentials in human muscles. Acta psychiat. scand. **29**, 189—195 (1954). ~ Morphologic studies of motor units in normal human muscles. Acta anat. (Basel) **23**, 127—142 (1955). — FELL, H. B.: The histogenesis of cartilage and bone in the long bones of the embryonic fowl. J. Morph. Physiol. **40**, 417—459 (1925). ~ Experiments on the differentiation in vitro of cartilage and bone. Arch. exp. Zellforsch. **7**, 390—412 (1928). ~ The osteogenic capacity in vitro of periosteum and endosteum isolated from the limb skeleton of fowl embryos and young chicks. J. Anat. (Lond.) **66**, 157—180 (1932). ~ Chondrogenesis in cultures of endosteum. Proc. roy. Soc. Biol. **112**, 417—427 (1933). ~ Skeletal development in tissue culture. In BOURNE, The biochemistry and physiology of bone, p. 401—440. New York: Academic Press 1956. — FELL, H. B., and R. G. CANTI: Experiments on the development in vitro of the avian knee joint. Proc. roy. Soc. Biol. **116**, 316—351 (1934). — FELL, H. B., and E. MELLANBY: Effects of hypervitaminosis A on foetal mouse bone cultivated in vitro. Preliminary communication. Brit. med. J. **1950 I**, 535—539. — FELL, H. B., and R. ROBISON: The growth, development, and phosphatase activity of embryonic avian femora and limb-buds cultivated in vitro. Biochem. J. **23**, 767 (1929). ~ The development and phosphatase activity in vivo and in vitro of the mandibular skeletal. tissue of the embryonic fowl. Biochem. J. **24**, 1905—1920 (1930). — FELLINGER, K., u J. SCHMID: Klinik und Therapie des chronischen Gelenksrheumatismus. Wien: Wilhelm Maudrich 1954. — FENEIS, H.: Über die Anordnung und die Bedeutung des Bindegewebes für die Mechanik der Skelettmuskulatur. Morph. Jb. **76**, 161—202 (1935). ~ Zur Entfaltung des Skelettmuskels. Morph. Jb. **91**, 552—561 (1951). — FENN, W. O.: Factors affecting the loss of potassium from stimulated muscles. Amer. J. Physiol. **124**, 213—229 (1938). — FENN, W. O., and M. GOETTSCH: Electrolytes in nutritional muscular dystrophy in rabbits. J. biol. Chem. **120**, 41 (1937). — FERNÁNDES-BALLAS, W., y C. OBERTIS: Histogenesis y significado de la fibra muscular estriada en mamiferos. Biologica (Santiago) **14/15**, 15—27 (1952). — FERNÁNDES-MORAN, H., and A. ENGSTRÖM: Electron microscopy and x-ray diffraction of bone. Biochim. et biophys. Acta **23**, 260—264 (1957). — FERRARIS, C., and M. LEWI (1923): Quoted by Hertz 1936. — FICK, L.: Über die Ursachen der Knochenform. Göttingen 1857. — FILOGAMO, G.: Preciazioni sulla disposizione e sull'orientamento delle fibre collagene degli osteoni, nell'uomo. Ric. Morf. **22**, 99—104 (1953a). ~ Forma e lunghezza degli osteoni della compatta delle ossa lunghe nell'uomo. Ric. Morf. **22**, 91—98 (1953b). — FINEAN, J. B., and A. ENGSTRÖM: The low-angle scatter of X-rays from bone tissue. Biochim. biophys. Acta **11**, 178—189 (1953). — FINESCHI, G.: Condizioni meccaniche anormali e usura funzionale nel quadro etiologico dell'artrosi deformante. G. Geront. Suppl. **4**, 187—294 (1955). — FIORANI-GALLOTTA, G.: Estrogeni ed osso. I. Ricerche sperimentali su cavie in accrescimento. II. Ricerche sperimentali su cavie adulte. Arch. Ortop. (Milano)

67, 54—82 (1954). — FISCHER, A.: Gewebezüchtung. München: Müller und Steinicke 1930. — FISCHER, E.: Some enzyme systems of denervated muscle. Arch. phys. Med. **29**, 291—300 (1948). — FISCHER, E., and V. W. RAMSEY. Changes in protein content and in some physiococchemical properties of the protein during muscular atrophies of various types. Amer. J. Physiol. **145**, 571—582 (1946). — FISCHER-WASELS, J.: Ergebnisse metachromatischer Färbung bei der Arthrosis deformans. Verh. dtsch. orthop. Ges. **41** (Beilageh. Z. Orthop. **84**), 267—270 (1954). — FISCHER-WASELS, J., u. J. MEYER-ARENDT: Stoffwechselvorgänge im Knorpel bei Arthrosis deformans. Frankfurt. Z. Path. **64**, 252—260 (1953). — FOLLIS jr., R. H.: Effect of mechanical force on the skeletal lesions in acute scurby in guinea pigs. Arch. Path. (Chicago) **35**, 579—582 (1943). ∼ The pathology of nutritional disease. Springfield, Ill.: Ch. C. Thomas 1948. ∼ Glycogen in rachitic cartilage and its relation to healing. Proc. Soc. exp. Biol. (N.Y.) **71**, 441—443 (1949a). ∼ Some histochemical observations on normal and diseased cartilage and bone. Metab. Interrel., 1. Conf., Macy jr. Found., New York 1949b. ∼ Phosphatase activity of cartilage and periosteum with various substrates. Bull. Johns Hopk. Hosp. **87**, 181—185 (1950a). ∼ The influence of essential nutrients and hormones on cartilage and bone. Metab. Interrel., 2. Conf., p. 221—257, Macy jr. Found., New York 1950b. ∼ Renal rickets and osteitis fibrosa in children and adolescents. Bull. Johns Hopk. Hosp. **87**, 593—615 (1950c). ∼ Histochemical studies on cartilage and bone. II. Ascorbic acid deficiency. Bull. Johns Hopk. Hosp. **89**, 9—20 (1951a). ∼ Effect of cortisone on growing bone of the rat. Proc. Soc. exp. Biol. (N.Y.) **76**, 722—724 (1951b). ∼ Non-effect of cortisone on growing bone of mice, guinea pigs and rabbits. Proc. Soc. exp. Biol. (N.Y.) **78**, 723—724 (1951c). ∼ The pathology of the osseus changes in Cushings syndrome in an infant and in adults. Bull. Johns Hopk. Hosp. **88**, 440—455 (1951d). ∼ Skeletal changes associated with hyperthyroidism. Bull. Johns Hopk. Hosp. **92**, 405—421 (1953a). ∼ Histochemical studies on cartilage and bone. III. Osteogenesis imperfecta. Bull. Johns Hopk. Hosp. **93**, 386—399 (1953b). ∼ Some observations on experimental bone disease. Ciba Found. Symposium on Bone Structure and Metabolism. London: Churchill 1956. — FOLLIS jr., R. H., and M. BERTHRONG: Histochemical studies on cartilage and bone. Amer. J. Path. **24**, 685 (1948). ∼ Histochemical studies on cartilage and bone. I. The normal pattern. Bull. Johns Hopk. Hosp. **85**, 281—297 (1949). — FOLLIS jr., R. H., J. A. BUSH, G. E. CARTWRIGHT, and M. M. WINTROBE: Studies on copper metabolism. XVIII. Skeletal changes associated with copper deficiency in swine. Bull. Johns Hopk. Hosp. **97**, 405—414 (1956). — FOLLIS jr., R. H., D. JACKSON, M. M. ELIOT and E. A. PARK: Prevalence of rickets in children between two and fourteen years of age. Amer. J. Dis. Child. **66**, 1—11 (1943). — FOLLIS jr., R. H., and E. A. PARK: Some observations on bone growth, with particular respect to zones and transverse lines of increased density in the metaphysis. Amer. J. Roentgenol. **68**, 709—724 (1952). — FONTAINE, R., P. MANDEL et E. WIEST: Etude anatomique, clinique, histologique et biochimique de l'action de différentes hormones (thyroxine, désoxycorticostérone et cortisone) sur l'évolution des fractures expérimentales chez le chien. Mém. Acad. Chir. **78**, 351—359 (1952). — FONTAINE, R., P. MANDEL, J. WITZ et OSTERTAG: Contribution à l'étude clinique et biochimique des calcifications tissulaires et des ossifications hétérotypiques. Rev. Orthop. **36**, 3—19 (1950). — FORBUS, W. D.: Pathologic changes in voluntary muscles. I. Degeneration and regeneration of the rectus abdominis in pneumonia. Arch. Path. (Chicago) **2**, 318—339 (1926a). ∼ Pathologic changes in voluntary muscle. II. Experimental study of degeneration and regenervation of striated muscle with vital stains. Arch. Path. (Chicago) **2**, 486—499 (1926b). — FORSCHBACH, G.: Die Osteoarthropathie hypertrophiante pneumique. (Zur Fernwirkung intrathoracaler Tumoren.) Langenbecks Arch. klin. Chir. **228**, 18—36 (1955). — FRANK R., R. KERN et R. FONTAINE: Microscopie et diffraction électroniques dans l'étude de l'ostéoporose posttraumatique. Ann. anat. path., N. s. **2**, 5—23 (1957). — FRANSDEN, A. M., H. BECKS, M. M. NELSON and H. M. EVANS: Growth and transformation of the manibular joint in the rat. V. The effect of panthothenic acid deficiency from birth. Oral Surg. **6**, 892 (1953). — FREEMAN, D. J.: Some observations on calcifying cartilage matrix. Arch. Path. (Chicago) **61**, 219—225 (1956). — FREEMAN, L. WILLARD: The metabolism of calcium in patients with spinal cord injuries. Ann. Surg. **129**, 177—184 (1949). — FREIBERG, J. A.: Para-articular calcification and ossification following acute anterior poliomyelitis in an adult. J. Bone Jt Surg. A **34**, 339—348 (1952). — FRICK, H.: Berechtigt die Anordnung der Myofibrillen in den Muskelfasern der Säuger zur Annahme eines morphologischen Dualismus (KRÜGER)? Z. Anat. Entwickl.-Gesch. **117**, 485—496 (1954).

GAILLARD, P. J.: Growth and differentiation of explanted tissues. Int. Rev. Cytol. **2**, 331—401 (1953). — GARCIN, R., J. LAPRESLE, J. GRUNER et J. SCHERRER: Les polymyosites. Rev. neurol. **92**, 465—510 (1955). — GARDNER, E.: Physiology of movable joints. Physiol. Rev. **30**, 127—176 (1950) (Bibliogr.). ∼ Osteogenesis in the human embryo and fetus. In BOURNE, The biochemistry and physiology of bone, p. 359—397. New York: Academic Press 1956. — GARDNER, W. U.: Modifications of bones of animals receiving sex hormones. Anat. Rec. **76**, No 2, Suppl. 1, 22 (1940). — GEBHARDT, F.: Die spezielle funktionelle Anpassung der Röhrenknochen-Diaphyse. Wilhelm Roux' Arch. Entwickl.-Mech. Org. 30, 516 (1910). — GEBHARDT, W.: Über funktionell wichtige Anordnungsweisen der gröberen und feineren Bauelemente des Wirbeltierknochens. Wilhelm Roux' Arch. Entwickl.-Mech. Org. 11, 383—498 (1901), 1. Teil u. 2. Teil, 12, 167—223 (1901), allg. Teil; 20, 187—322 (1905/6), spezieller Teil. — GEGENBAUR, C.: Über die Bildung des Knochengewebes. Jena. Z. Naturwiss. 1, 343—369 (1864). — GEIGER, B. J., H. STEENBOCK and H. T. PARSONS: Lathyrism in the rat. J. Nutr. 6, 427—442 (1933). — GELBKE, H., u. W. HERZOG: Tier-experimenteller Beitrag zur Frage der mechanisch-funktionell bedingten Schleimbeutel-bildung. Arch. orthop. Unfall-Chir. 44, 488—499 (1951). — GERCENBERG, E. J., u. R. L. SKOMAROSKAJA: Die Veränderungen der Skelettmuskulatur bei echtem Rheumatismus. Arch. Pathol. 11, 18—23 (1950). [Russisch] Zit. nach Ber. allg. spez. Path. 9, 228 (1951). — GERSTENBERGER, H. J.: Rachitis hepatica. Mschr. Kinderheilk. 56, 217—221 (1933). — GESCHICKTER, C. F., and J. H. MASERITZ: Myositis ossificans. J. Bone Jt Surg. A 20, 661—674 (1938). — GIANGRASSO, G., e C. GANGITANO: Le iperdosi di vitamina C nelle fratture speri-mentali. Boll. Soc. ital. Biol. sper. 14, 531—533 (1939). — GIBSON, TH., and W. B. DAVIS: The fate of preserved bovine cartilage implants in man. Brit. J. plast. Surg. 6, 4—25 (1953). — GILLIS, M. B.: Further studies in the role of potassium in growth and bone forma-tion. J. Nutr. 42, 45 (1950). — GLANZMANN, E., K. MEIER u. B. WALTHARD: Experimentelle und klinische Untersuchungen über Verhütung und Heilung der Rachitis durch Zitronen-säure. Z. Vitaminforsch. 17, 159—206 (1946). — GODLEWSKI, E.: Die Entwicklung des Skelett- und Herzmuskelgewebes der Säugetiere. Arch. mikr. Anat. 60, 111—156 (1902). — GÖMÖRI, G.: Microtechnical demonstration of phosphatase in tissue sections. Proc. Soc. exp. Biol. (N.Y.) 42, 23—26 (1939). ~ Calcification and phosphatase. Amer. J. Path. 19, 197—208 (1943). — GOES, M.: Knochenwachstum und osteogenes Sarkom. Strahlentherapie 89, 193—210 (1952). — GOETTSCH, M., and E. F. BROWN: Muscle creatine in nutritional muscular dystrophy of the rabbit. J. biol. Chem. 97, 549 (1932). — GOETTSCH, M., and A. M. PAPPENHEIMER: Nutritional muscular dystrophy in the guinea pig and rabbit. J. exp. Med. 54, 145 (1931). — GOLDIE, W., and D. H. COLLINS: Erysipelothrix arthritis in rabbits: Experimental induction and the response to cortisone. J. Path. Bact. 71, 425—439 (1956). — GORDON, S., and A. W. HAM: Essays in surgery, p. 296. University Toronto Press 1950. — GORDON, ST. D., and R. F. WARREN: Homogenous fetal cartilage grafts to bone. An experimental study. Ann. Surg. 127, 90—97 (1948). — GORHAM, L. W., and A. P. STOUT: Massive osteolysis (acute spontaneous absorption of bone, phantom bone, disappea-ring bone). Its relation to hemangiomatosis. J. Bone Jt Surg. A 37, 985—1004 (1955). — GORHAM, L. W., A. W. WRIGHT, H. H. SHULTZ and F. C. MAXON jr.: Disappearing bones: a rare form of massive osteolysis. Amer. J. Med. 17, 674—682 (1954). — GLÜCKSMANN, A.: Studies on bone mechanics in vitro. I. Influence of pressure on orientation of structure. Anat. Rec. 72, 97—113 (1938). — GREAVES, and SCHMIDT: The role played by bile in the absorption of vitamin D in the rat. J. biol. Chem. 102, 101—112 (1933). — GREEN-WOOD, D. A.: Fluoride intoxication. Physiol. Rev. 20, 582—616 (1940) (Bibliogr.). — GREIFENSTEIN, A., and E. RIX: Histologische und röntgenologische Untersuchungen bei der experimentell erzeugten sogenannten sympathischen Knochenerkrankung des Hundes. Beitr. path. Anat. allg. Path. 86, 15 (1930). — GRIFFITHS, D. LL.: Engelmann's disease. J. Bone Jt Surg. B 38, 312—326 (1956). — GRUBER, G. B.: Knochenbildung in einem Magencarcinom. Beitr. path. Anat. 55, 368 (1913a). ~ Histologie und Pathogenese der zirkumskripten Muskelverknöcherung. Jena: Gustav Fischer 1913b. (Literatur.). ~ An-merkungen zur Frage der Weichteilverknöcherungen, besonders der Myopathia osteoplastica. Virchows Arch. path. Anat. 260, 457—465 (1926). ~ Zur Pathologie der Hygrome und Bursitiden. Bruns' Beitr. klin. Chir. 181, 401—418 (1950/51). — GUTMAN, A. B., and J. F. YÜ: Further studies of the relation between glycogenolysis and calcification in cartilage. Metab. Interrel. 2. Conf., p. 167—190 Macy jr. Found., New York, 1950. ~ Gout, a derange-ment of purine metabolism. Advanc. intern. Med. 5, 227—302 (1952). — GUTMANN, E., and J. Z. YOUNG: The re-innervation of muscle after various periods of atrophy. J. Anat. (Lond.) 78, 15—43 (1944).

    HÄGGQUIST, G.: Gewebe und Systeme der Muskulatur. In MÖLLENDORFFS Handbuch der mikroskopischen Anatomie, Bd. II/3, 1930 u. Erg.-Bd. II/3, 1956. Berlin: Springer. — HAINES, R. W.: The development of joints. J. Anat. (Lond.) 81, 33—55 (1947). — HALL, B. E., F. W. SUNDERMAN and J. C. GITTINGS: Congenital muscular hypertrophy. Amer. J. Dis. Child. 52, 773—783 (1936). — HALL, C. E., M. A. JAKUS and F. O. SCHMITT: An investigation of cross striations and myosin filaments in muscle. Biol. Bull. Mar. biol. Labor. Woods Hole 90, 32—50 (1946). — HAM, A. W.: In cytology, edit. E. V. COWDRY, vol. 2, p. 979. New York: P. Hoeber 1932. ~ Some histophysiological problems peculiar to calcified tissues. J. Bone Jt Surg. A 34, 701—728 (1952). — HAM, A., and ST. GORDON: The origin of bone that forms in association with cancellous chip transplants into muscle. Brit. J. plast. Surg. 5, 154—160 (1952). — HAM, A. W., and W. R. HARRIS: Repair and transplantation of bone. In BOURNE, The biochemistry and physiology of bone, p. 475—505. New York: Academic Press 1956. — HAMILTON, B., and M. M. DEWAR: Effect of citrate and tartrate on experimental rickets. Amer. J. Dis. Child. 54, 548—556 (1937). — HANCOX, N. M.: On the occurrence in vitro of cells resembling osteoclasts. J. Physiol. (Lond.) 105, 66—71 (1946/47). ~ The survical of transplanted embryo bone grafted to chorio-allantoic membrane, and subsequent osteogenesis. J. Physiol. (Lond.) 106, 279—285 (1947). ~ Motion picture observations on osteoclasts in vitro. J. Physiol. (Lond.) 110, 205—206 (1949). ~ The osteoclast. In BOURNE, The biochemistry and physiology of bone, p. 213—247. New York: Academic Press 1956. — HANKE, H.: Experimentelle Untersuchungen über Beeinflussung der Knochenregeneration durch Vitamin C. Dtsch. Z. Chir. 245, 530—545 (1935). ~ Vitamin C und Schilddrüse in ihren Beziehungen zur Knochenregeneration. Klin. Wschr. 15, 1121—1124 (1936). — HANSEN, A. E., M. R. ZIEGLER and I. MCQUARRIE: Disturbance of osseous and lipid metabolism in a child with primary carcinoma of the liver. J. Pediat. 17, 9—30 (1940). — HARADA, M., and G. HORGUCHI: Bone and nutrition (primary report). Experimental studies on changes of bone and bone marrow in hypoproteinemia. Wakayama med. Rep. 2, 7—14 (1954). — HARMAN, J. W.: A histological study of skeletal muscle in acute ischemia. Amer. J. Path. 23, 551—565 (1947). — HARMAN, J. W., and R. P. GWINN: The recovery of skeletal muscle fibers from acute ischemia as determined by histologic and chemical methods. Amer. J. Path. 25, 741—755 (1949). — HARMAN, J. W., and U. H. OSBORNE: The relationship between cytochondria and myofibrils in pigeon skeletal muscle. J. exp. Med. 98, 81—98 (1953). — HARRIS, E. S.: The sites of alkaline phosphatase in dentinogenesis. Anat. Rec. 107, 105—119 (1950). — HARRIS, H. A.: Glycogen in cartilage. Nature (Lond.) 130, 996—997 (1932). ~ Bone growth in health and disease. London: Oxford University Press 1933. — HARRIS, L. J.: The mode of action of vitamin D. The "parathyroid" theory: Clinical hypervitaminosis. Lancet 1932 II, 1031—1038. ~ Vitamin D and bone. In BOURNE, The biochemistry and physiology of bone, p. 581—619. New York: Academic Press 1956. — HARRIS, L. J., and J. R. M. INNES: The mode of action of vitamin D. Studies on hypervitaminosis D. The influence of the calcium-phosphate intake. Biochem. J. 25, 367—390 (1931). — HARRIS, W. R., and A. W. HAM: The mechanism of nutrition in bone and how it affects its structure, repair and fate on transplantation. Ciba Found. Symposium on bone Structure and metabolism. London: Churchill 1956. — HARRISON, H. E., and H. C. HARRISON: Further studies of the effects of citrate feeding on the calcium, phosphorus, and citrate metabolism of rachitic infants. J. Pediat. 41, 756—765 (1952). — HARRISON, R. G.: An experimental study of the relation of the nervous system to the developing musculature in the embryo of the frog. Amer. J. Anat. 3, 197—220 (1904). — HARTMAN, C. G., C. F. GESCHICKTER and H. SPEERT: Effects of continuous estrogen administration in very large dosages. Anat. Rec. 79, Suppl. 2, 31 (1941). — HASHIMOTO, M.: Über das kapilläre Blutgefäßsystem des Kaninchenknochenmarks. Trans. Soc. path. jap. 26, 300—307 (1936a). ~ Über das gröbere Blutgefäßsystem des Kaninchenknochenmarks. Fukuoka Acta med. (Abstr. Sect.) 29, 94—96 (1936b). — HASLHOFER, L.: Kreislaufstörungen des Knochens. In HENKE-LUBARSCH' Handbuch der speziellen pathologischen Anatomie und Histologie, Bd. IX/3. Berlin: Springer 1937. — HASS, G. M.: Studies on cartilage. IV. A morphologic and chemical analysis of aging human costal cartilage. Arch. Path. (Chicago) 35, 275—284 (1943). ~ Pathological calcification. In BOURNE, The biochemistry and physiology of bone, p. 767—809. New York: Academic Press 1956. — HASTINGS, A. B.: Studies on the effect of alteration in the concentration of calcium in circulating fluids on the mobilization of calcium. Metab. Interrel. 3. Conf., p. 38—50, Macy jr. Found., New York, 1951. — HAVERS, C.: Osteologia nova. Francoforti et Lipsiae: G. W. Kühnium 1692. — HAWK, P. B., and W. J. GIES: Chemical studies of osseomucoid, with determinations of the heat of combustion of some connective tissue glucoproteids. Amer. J. Physiol. 5, 387—425 (1901). — HEDINGER, CHR.: Zur Pathologie der Skelettmuskulatur. 1. Mitteilung. Muskelveränderungen bei Kohlenmonoxydvergiftung. Ihre Beziehungen zum Verschüttungssyndrom. Schweiz. med. Wschr. 1948, 145—151. — HEIDENHAIN, M.: Beobachtungen über die progressiven Veränderungen der Muskulatur bei Dystrophia Myotonica. Münch. med. Wschr. 65, 85—86 (1918). — HEINLEIN, H., u. S. KRAUSE: Histologische und kolloidchemische Untersuchungen an Menisken. Arch. orthop. Unfall-Chir. 45, 591—599 (1953). — HEINZ, E., E. MÜLLER u. E. ROMINGER: Citronensäure und Rachitis. Z. Kinderheilk. 65, 101—113, 637—645 (1947/48). HELLER, A. L., and R. A. SHIPLEY: Endocrine studies in aging. J. clin. Endocr. 11, 945—962 (1951). — HELLER, J. H., H. KÖNIG and A. TOROK: A method of measurement of the dynamics of bone healing. Fed. Proc. 16, part 1, 57 (1957). — HELLER, M., FR. C. MCLEAN and W. BLOOM: Cellular transformations in mammalian bones induced by parathyroid extract. Amer. J. Anat. 87, 315—347 (1950). — HELLER-STEINBERG, M.: Ground substance, bone salts, and cellular activity in bone formation and destruction. Amer. J. Anat. 89, 347—379 (1951). — HELLSTADIUS, A.: An investigation, by experiments on animals, of the role played by epiphyseal cartilage in longitudinal growth. Acta chir. scand. 95, 156—166 (1947). ~

On the importance of epiphyseal cartilage to growth in length. Acta orthop. scand. **20**, 84—88 (1950a). ~ Study on the formation of new bone. Acta orthop. scand. **20**, 89—93 (1950b). — HENCH, P. S.: Cortison, Hydrocortison, Cortitropin und primär-chronische Polyarthritis. Docum. rheumat. **5** (1954). — HERNBERG, C. A.: Skelettveränderungen bei Diabetes mellitus der Erwachsenen. Acta med. scand. **143**, 1—14 (1952a). ~ The bone structure in alloxan-induced diabetes mellitus in rats. Acta med. scand. **142**, 274—283 (1952b). — HERTZ, J.: Studies on the healing of fractures with special reference to the significance of the vitamin content of the diet. Acta path. microbiol. scand. Suppl. **28**, 309 S. (1936) (Literatur). — HESS, A. E., and M. WEINSTOCK: The value of elementary phosphorus in rickets. Amer. J. Dis. Child. **32**, 483 (1926). — HESS, A. F.: Scurvy past and present. Philadelphia: Lippincott 1920. — HEULER, K. M.: Besteht eine Korrelation zwischen Alter und Knochenstructur? Z. Zellforsch. **7**, 41—54 (1928). — HICKS, S. P.: Brain metabolism in vivo. II. The distribution of lesions caused by azide malononitrile, plasmocid and dinitrophenol poisoning in rats. Arch. Path. (Chicago) **50**, 545—561 (1950). — HIDVÉGI, E.: On the finer structure and blood supply of the synovial membrane, with special regard to its physiological circulation. Acta morph. Acad. Sci. hung. **4**, 319—331 (1954). — HILL, J. C.: The cytology and histochemistry of osteoblasts grown in vitro. Arch. exp. Zellforsch. **18**, 496—511 (1936). — HINES, H. M., and G. C. KNOWLTON: Changes in the skeletal muscle of the rat following denervation. Amer. J. Physiol. **104**, 379—391 (1933). ~ Effect of thyroparathyroidectomy and thyroxin on the rate of atrophy of skeletal muscle. Proc. Soc. exp. Biol. (N.Y.) **31**, 1029—1030 (1934). ~ Electrolyte and water changes in muscle during atrophy. Amer. J. Physiol. **120**, 719—723 (1937). — HINTZSCHE, E.: Untersuchungen an Stützgeweben. I. Über die Bedeutung der Gefäßkanäle im Knorpel nach Befunden am distalen Ende des menschlichen Schenkelbeins. Z. mikr.-anat. Forsch. **12**, 61 (1927). — HIRSCH, W.: Die Ostitis deformans Paget. Leipzig: Georg Thieme 1953. — HIRSCHBERG, M.: Dauerheilung eines Tibiasarkoms mit Röntgenstrahlen und atrophische Vorgänge in der bestrahlten Muskulatur. Strahlentherapie **34**, 421—424 (1929). — HIRSCHMAN, A., and S. FANKUCHEN: A micro x-ray diffraction study on the structure of immature rat bone. Anat. Rec. **103**, 469 (1949). — HISAMURA, H.: Biochemical studies on carbohydrates. XXXVII. On the carbohydrate moiety of chondromucoid. J. Biochem. (Tokyo) **28**, 217—226 (1938a). ~ Biochemical studies on carbohydrates. XXXIX. Carbohydrates in the molecule of osseomucoid. J. Biochem. (Tokyo) **28**, 473—478 (1938b). — HOAGLAND, C. L.: States of altered metabolism in diseases of muscle. Advanc. Enzymol. **6**, 193—230 (1946). — HÖJER, J. A.: Studies in scurvy. Acta paediat. **3**, Suppl., 278 S. (1924) (Bibiogr.). — HOLM, O. F.: Beitrag zur Kenntnis der Entstehung der Phosphorsklerose. Acta radiol. (Stockh.) **23**, 549—561 (1942). — HOLMDAHL, D. E., u. B. E. INGELMARK: Der Bau des Gelenkknorpels unter verschiedenen funktionellen Verhältnissen. Experimentelle Untersuchung an wachsenden Kaninchen. Acta anat. (Basel) **6**, 309—375 (1948). — HORSTMANN, P.: Dwarfism, a clinical investigation with special reference to the significance of endocrine factors. Acta endocr. (Kbh.) Suppl. **5**, 175 S. (1949) (Bibliogr.). — HOWARD, J. E.: Present knowledge of parathyroid function, with especial emphasis upon its limitations. Ciba Found. Symposium on Bone Structure and Metabolism. London: Churchill 1956. — HOWSHIP, J.: Experiments and observations in order to ascertain the means employed by the animal economy in the formation of bone. Trans. med.-chir. Lond. **6**, 263 (1817). — HUBER, L., et CH. ROUILLER: Les fibrilles collagènes de l'os. Experientia (Basel) **7**, 338—340 (1951). — HUDAK, ST. S., J. W. BLUNT and E. M. K. DARBY: A study of bone matrix. The applications of its replacement with artifical substitutes. Amer. J. Surg. **74**, 579—585 (1947). — HUGGINS, C. B.: The formation of bone under the influence of epithelium of the urinary tract. Arch. Surg. (Chicago) **22**, 377—408 (1931). — HUGGINS, C. B., H. R. McCARROLL, and B. H. BLOCKSOM: Experiments on the theory of osteogenesis. The influence of local calcium deposits on ossification; the osteogenic stimulus of epithelium. Arch. Surg. (Chicago) **32**, 915—931 (1936). — HUGGINS, C., and K. McLANE: The effect of hypertrophic cartilage on bone marrow growth. J. exp. Med. **67**, 41—48 (1938). — HUNTER, D.: The significance to clinical medicine of studies in calcium and phosphorus metabolism. Lancet **1930 I**, 947—957. — HURRELL, D. J.: The nerve supply of bone. J. Anat. (Lond.) **72**, 54—61 (1937). — HURXTHAL, L. M., and N. MUSULIN: Clinical endocrinology. Philadelphia: J. B. Lippincott Company 1953. — HUSTEN, K.: Der Meniskuschaden des Bergmanns. Verh. dtsch. Ges. Arbeitschutz **1**, 49—74 (1953). — HUTCHISON, W. J., and B. D. BURDEAUX jr.: The influence of stasis on bone growth. Surg. Gynec. Obstet. **99**, 413—420 (1954). — HUXLEY, A. F., and R. NIEDERGERKE: Structural changes in muscle during contraction. Nature (Lond.) **173**, 971—973 (1954). — HUXLEY, H. E.: The double array of filaments in cross-striated muscle. J. biophys. biochem. Cytol. **3**, 631—647 (1957). — HUXLEY, H. E., and J. HANSON: Quantitative studies on structure of cross striated myofibrils. I. Investigations by interference microscopy. II. Investigations by biochemical techniques. Biochim. biophys. Acta **23**, 229—260 (1957). — HYSLOP, D. B.: M. Sci. Thesis, University of Liverpool 1952. Quoted by HANCOX.

INGELMARK, B. E.: The structure of tendons at various ages and under different functional conditions. II. An electron-microscopic investigation of Achilles tendons from white rats. Acta Anat. (Basel) 6, 193—225 1948). ~ Die normalen Altersveränderungen der Extremitätenmuskulatur unter verschiedenen funktionellen Bedingungen. Verh. anat. Ges. 48 (Erg.-H. z. Bd. 97, Anat. Anz.) 83—89 (1950/51). — IVERSEN, K., G. ASBOE-HANSEN and F. CARLSEN: Electron microscopy of certain muscle lesions in patients with pituitary-thyroid disorders. Acta endocr. (Kbh.) 14, 177—180 (1953).

JACKSON, C. M.: Zur Histologie und Histogenese des Knochenmarkes. Arch. Anat. Entw.-Gesch. 1904, 33—70. — JACKSON, S. F., and J. T. RANDALL: Fibrogenesis and the formation of matrix in developing bone. Ciba Found. Symposium on Bone Structure and Metabolism. London: Churchill 1956. — JACKSON, S. F., and R. H. SMITH: Studies on biosynthesis of collagen. I. The growth of fowl osteoblasts and the formation of collagen in tissue culture. J. biophys. biochem. Cytol. 3, 897—912 (1957). — JACOBSON, W., and H. B. FELL: The developmental mechanics and potencies of the undifferentiated mesenchyme of the manible. Quart. J. micr. Sci. 82, 563—586 (1941). — JESSERER, H., u. O. BLACIZEK: Die hypothyreotische Myopathie. Dtsch. med. Wschr. 1954, 1779. — JEWESBURY, R. C., and W. W. C. TOPLEY: On certain changes occurring in the voluntary muscles in general diseases. J. Path. Bact. 17, 432—435 (1912/13). — JOHNSON, L. C.: Histogenesis of myositis ossificans. Amer. J. Path. 24, 681—682 (1948). ~ A general theory of bone tumors. Bull. N. Y. Acad. Med. 29, 164—169, 170—171 (1953). — JONES, E. S.: Joint lubrication. Lancet 1934 I, 1426—1427. ~ Joint lubrication. Lancet 1936 I, 1043—1044. — JONES, R. S., and Y. C. MAYNE: Modification of arthritis in guinea pig by various corticosteroids and ACTH 1545, Fed. Proc. (Amer. Soc. exp. Path.) 16, part 1, 361 (1957). — JONG, W. F. DE: Rec. Trav. chim. Pays-Bas 45, 445 (1926). Quoted from CARLSTRÖM and ENGSTRÖM. — JORDAN, H. E.: The experimental production of osteoclasts in the frog, Rana pipiens. Anat. Rec. 30, 107—121 (1925). — JUDET, J., R. JUDET, J. LAGRANGE and J. DUNOYER: A study of the arterial vascularization of the femoral neck in the adult. J. Bone Jt Surg A 37, 663—680 (1955).

KAHLSTROM, S. C., C. C. BURTON and D. B. PHEMISTER: Aseptic necrosis of bone. II. Infarction of bones of undetermined etiology, resulting in encapsulated and calcified areas in diaphyses and in arthritis deformans. Surg. Gynec. Obstet. 68, 631 (1939). — KALLIUS, H. U.: Experimentelle Untersuchungen über die Lymphgefäße der Röhrenknochen. Bruns' Beitr. klin. Chir. 155, 109—124 (1932). — KARNOFSKY, D. A., L. P. RIDGWAY and P. A. PATTERSON: Production of achondroplasia in the chick embryo with tallium. Proc. soc. exp. Biol. (N.Y.) 73, 255—259 (1950). ~ Growth inhibiting effect of cortisone acetate on the chick embryo. Endocrinology 48, 596—616 (1951). — KAUNITZ, H., and A. M. PAPPEN-HEIMER: Oxygen consumption in vitamin E deficiency. Amer. J. Physiol. 138, 328 (1943). — KEITH, A.: Bone growth and bone repair. Brit. J. Surg. 5, 685—695 (1918); 6, 19—23, 160—165 (1918). — KELLENBERGER, E., u. C. ROUILLER: Die Knochenstruktur untersucht mit dem Elektronenmikroskop. Schweiz. Z. allg. Path. 13, 783—788 (1950). — KELLGREN, J. H., J. BALL, W. T. ASTBURY, R. REED and E. BEIGHTON: Biophysical studies of rheumatoid connective tissue. Nature (Lond.) 168, 493—494 (1951). — KELLGREN, J. H., J. BALL and G. K. TUTTON: The articular and other limb changes in acromegaly. Quart. J. Med., N. s. 21, 405—424 (1952). — KENT, SIDNEY P., GORDON F. VAWTER, ROBERT M. DOWBEN and RICHARD E. BENSON: Hypervitaminosis D in monkeys. Amer. J. Path. 1, 37—59 (1958). — KEYS, A., J. BROŽEK, A. HENSCHEL, O. MICKELSEN and H. L. TAYLOR: The biology of human starvation, vol. 1, p. 218—232 and 515—534. Minneapolis: University Minnesota Press 1950. — KIBRICK, E. A., H. BECKS, W. MARX and M. E. EVANS: The effect of different dose levels of growth hormone on the tibia of young hypophysectomized female rats. Growth 5, 437—447 (1941). — KILBORN, L. G.: Fluorosis, with report of an advanced case. Canad. med. Ass. J. 62, 135 (1950). — KINNEY, T. D., and M. M. MAHER: Dermatomyositis. Amer. J. Path. 16, 561—594 (1940). — KIRBY-SMITH, H. T.: Bone growth studies — A miniature bone fracture observed microscopically in a transparent chamber introduced into the rabbit's ear. Amer. J. Anat. 53, 377—402 (1933). — KIRSCHBAUM, W. R.: Histopathological studies of muscle tissue in neuro-muscular diseases. J. Neuropath. exp. Neurol. 11, 373—391 (1952). — KLEIN, L.: Nachweis und Bedeutung des Vitamin C bei Knochen- und Muskelentwicklung. Anat. Anz. 87, 13—21 (1938/39). — KLEMENT, R.: Die Zusammensetzung der Knochenstützsubstanz. Hoppe-Seylers Z. physiol. Chem. 184, 132—142 (1929). — KLEMENT, R., u. G. TRÖMEL: Hydroxylapatit, der Hauptbestandteil der anorganischen Knochen- und Zahnsubstanz. Hoppe-Seylers Z. physiol. Chem. 213, 263—269 (1932). — KLEMPERER, P.: The pathogenesis of lupus erythematosus and allied conditions. Ann. Internal Med. 28, 1—11 (1948). ~ The concept of collagen diseases. Amer. J. Path. 26, 505—519 (1950) (Literatur). — KLIGERMAN, M. M.: The effect of radioactive phosphorus on the growth of the albino rat. Amer. J. Roentgenol. 63, 380—395 (1950). — KLINGE, F.: Das Gewebsbild des fieberhaften Rheumatismus. XII. Zusammenfassende kritische Betrachtung zur Frage der geweblichen Sonderstellung des rheumatischen Gewebsschadens. Virchows Arch. path. Anat. 286, 344—388 (1932). ~ Der Rheumatismus. Ergebn. allg. Path. path. Anat. 27, 1 (1933). ~ Die rheumatischen Erkrankungen der Knochen und Gelenke und der Rheumatismus. HENKE-LUBARSCH' Handbuch der speziellen pathologischen Anatomie und Histologie, Bd. IX/2. Berlin: Springer 1934. — KNESE, K. H.: Knochenbildung und Knochenaufbau unter Berücksichtigung der Histopathologie. Regendburg. Jb. ärztl. Fortbild. 5, 177—189 (1956). — KNESE, K. H., J. RITSCHL u. D. VOGES: Quantitative Untersuchung der Osteonverteilung im Extremitätenskelet eines 43jährigen Mannes. Z. Zellforsch. 40, 519—570 (1954). — KNESE, K. H., D. VOGES u. J. RITSCHL: Untersuchungen über die Osteon- und Lamellenformen im Extremitätenskelet des Erwachsenen. Z. Zellforsch. 40, 323—360 (1954). — KNORR, G.: Knochenuntersuchungen bei allgemeiner Inanition. (Beitrag zur Frage der „Hungerosteopathie".) Frankfurt. Z. Path. 62, 22—38 (1951). — KOCH, J. C.: Laws of bone architecture. Amer. J. Anat. 21, 177 (1917). — KODICEK, E.: Metabolic studies on vitamin D. Ciba Found. Symposium on Bone Structure and Metabolism. London: Churchill 1956. — KOELLE, G. B.: The histochemical differentiation of types of cholinesterase and their localization in tissues of the cat. J. Pharmacol. exp. Ther. 100, 158—179 (1950). — KOELLE, G. B., and J. S. FRIEDENWALD: A histochemical method localizing cholinesterase activity. Proc. Soc. exp. Biol. (N.Y.) 70, 617—622 (1949).— KÖLLIKER, A.: Die normale Resorption des Knochengewebes und ihre Bedeutung für die Entstehung der typischen Knochenformen. Leipzig: F. C. W. Vogel 1873. ~ Handbuch der Gewebslehre des Menschen, Bd. 1. Leipzig: Wilhelm Engelmann 1889. — KÖRNER, F.: Das Myon, das konstruktive Bauelement des Muskels. Z. Anat. 109, 609—623 (1939). — KOLODNY, A.: Bone sarcoma. Surg. Gynec. Obstet. 44, 126 (1927). — KOLTZE, H.: Studie zur äußeren Form der Osteone. Z. Anat. Entwickl.-Gesch. 115, 584—596 (1951). — KONEFF, A. A., R. O. SCOW, M. E. SIMPSON, C. H. LI and H. M. EVANS: Responses by the rat thyroparathyroidectomized at birth to growth hormone and to thyroxin given separately or in combination. Anat. Rec. 104, 465—475 (1949). — KRAHL, V. E.: The torsion of the humerus: its localization, cause and duration in man. Amer. J. Anat. 80, 275—319 (1947). — KRAHULIK, L., PH. SHOOB, S. MORALES, S. SNYDERMAN and L. E. HOLT: Congenital obliteration of the bilde ducts J. Pediat. 41, 774—783 (1952). — KREBS, H. A., and W. A. JOHNSON: The role of citric acid in intermediate metabolism in animal tissues. Enzymologia 4, 148—156 (1937). — KREITMAIR, H., and T. MOLL: Hypervitaminose durch große Dosen Vitamin D. Münch. med. Wschr. 75, 637—639 (1928). — KRIVIT, W., W. J. POLGLASE, F. D. GUNN and FRANK H. TYLER: Studies in disorders of muscle IX. Glycogen storage diesease primarily affecting skeletal muscle and clusically resembling amyotonia congenita. Pediatrices 12, 165—177 (1953). — KROMPECHER, ST.: Die Knochenbildung. Jena: Gustav Fischer 1937. ~ Die Chondroklasie, normal und pathologisch, namentlich bei Marmorknochenkrankheit. Die Bedeutung und Funktion der Osteoklastenriesenzellen. Beitr. path. Anat. all. Path. 104, 164—185 (1940). — KROON, D. B.: The bone destroying function of the osteoclasts (Koelliker's brush border). Acta anat. (Basel) 21, 1—18 (1954). — KRÜGER, P.: Tetanus und Tonus der quergestreiften Skelettmuskeln der Wirbeltiere und des Menschen. Leipzig: Akademische Verlagsgesellschaft 1952. — KRÜGER, P., u. P. G. GÜNTHER: Das „sarkoplasmatische Reticulum" in den quergestreiften Muskelfasern der Wirbeltiere und des Menschen. Acta anat. (Basel) 28, 135—149 (1956). — KÜHNE, W.: Neue Untersuchungen über motorische Nervenendigungen. Z. Biol. 23, 1—148 (1886). — KÜNTSCHER, G.: Die Darstellung des Kraftflusses im Knochen. Zbl. Chir. 61, 2130—2136 (1934). ~ Über den Nachweis von Spannungsspitzen am menschlichen Knochengerüst. Morph. Jb. 75, 427—444 (1935) (Literatur). — KUNNAS, MARJATTA: Changes in the flat bones of the skull in blood disorders, especially anemia, in childhood. Ann. Paediat. Fenn. 1, Suppl. 3 (1955) 87 S.

LACAPERE, J., H. DRIEUX et G. DALAVILLE: Étude sur l'ostéophytose expérimentale. Ann. Méd. 56, 603—627 (1955). — LACROIX, P.: Le déterminisme de l'ostéogenèse périostique. C. R. Soc. Biol. (Paris) 140, 1204—1205 (1946a). ~ Greffes de périoste sous la capsule du rein. C. R. Soc. Biol. (Paris) 140, 1203—1204 (1946b). ~ Organizers and the growth of bone. J. Bone Jt Surg. 29, 292—296 (1947). ~ Le mode de croissance du périoste. Arch. Biol. (Paris) 59, 379—390 (1948). ~ Origine, structure et valeur de l'encoche d'ossification de Ranvier. Bull. Histol. appl. 26, 159—169 (1949a). ~ The growth of the bone marrow. J. Bone Jt Surg. A 31, 776—778 (1949b). ~ Contribution à l'étude des greffes de moelle osseuse. Arch. Biol. (Paris) 60, 15—23 (1949c). ~ Les greffes de tissu osseux. Étude histophysiologique. Arch. Biol. (Paris) 60, 1—13 (1949d). ~ L'os et les mécanismes de sa formation. Étude morphologique. J. Physiol. (Paris) 43, 385—424 (1951a) (Literatur). ~ The organization of bones. Philadelphia: P. Blakiston Son & Co. 1951b. ~ Autoradiographies du tissu osseux spongieux. Experientia (Basel) 8, 426 (1952). ~ Radiocalcium and radiosulphur in the study of bone metabolism at the histological level. Second Radioisotope Conf. 1, 134—137 (1954). ~ The histological remodelling of adult bone. An autoradiographic study. Ciba Found. Symposium on Bond Structure and Metabolism. London: Churchill 1956. — LAING, G. P.: The blood supply of the femoral shaft. J. Bone Jt Surg. B 35, 462—466

(1953). — LAMARQUE, M. P.: Étude de l'os humain, la diffraction des rayons X. C. R. Acad. Sci. (Paris) **216**, 804—805 (1943). — LANDAUER, W.: Hereditary abnormalities and their chemically-induced phenocopies. Growth 12, Suppl., 171—200 (1948). — LANDELLS, J. W.: The reactions of injured human articular cartilage. J. Bone Jt. Surg. B **39**, 548—562 (1958). — LANG, F. J.: Über Art und Bedeutung der Kreislaufunterbrechung in der Aetiologie und Pathogenese der aseptischen Epiphysennekrosen. Bruns' Beitr. klin. Chir. **171**, 581—631 (1941) (Literatur). — LANG, F. J., u. H. SCHNEIDER: Die sogenannte Periarthritis, Epicondylitis und Styloiditis. Zbl. allg. Path. path. Anat. **91**, 342—346 (1954). — LANG, J.: Vitalfärbung der Gelenkinnenhaut. Z. mikr.-anat. Forsch. **60**, 255—268 (1954a). ~ Beitrag zur Gefäßversorgung der Gelenkinnenhaut. Z. mikr.-anat. Forsch. **60**, 503—521 (1954b). — LANGEN, C. D. DE: Myoglobin and myoglobinuria. Acta med. scand. **124**, 213—226 (1946). — LANGER, C.: Über das Gefäßsystem der Röhrenknochen. Denkschr. Akad. Wiss. Wien, math.-nat. Kl. **36**, 1—40 (1875). ~ Über die Blutgefäße der Knochen des Schädeldaches und der harten Hirnhaut. Denkschr. Akad. Wiss. Wien, math. nat. Kl. **37**, 1—24 (1877). — LANGHANS, TH.: Anatomische Beiträge zur Kenntnis der Kretinen. Virchows Arch. path. Anat. **149**, 155—187 (1897). — LAUBMANN, W.: Beitrag zur osteoplastischen Carcinose. Virchows Arch. path. Anat. **285**, 169 (1932). — LAUCHE, A.: Die Zusammenhangstrennungen der Knochen. In HENKE-LUBARSCH' Handbuch der speziellen pathologischen Anatomie und Histologie, Bd. IX/3. Berlin: Springer 1937. ~ Die unspezifischen Entzündungen der Knochen. In HENKE-LUBARSCH' Handbuch der speziellen pathologischen Anatomie und Histologie, Bd. IX/4. Berlin: Springer 1939. — LAVALLE, L. L., and F. C. HAMM: Osteitis pubis its etiology and pathology. J. Urol. (Baltimore) **66**, 418—432 (1951). — LEBLOND, C. P., L. F. BÉLANGER and R. C. GREULICH: Formation of bones and teeth as visualized by radioautograph. Ann. N. Y. Acad. Sci. **60**, 631—659 (1955). — LEBLOND, C. P., and R. C. GREULICH: Autoradiographic studies of bone formation and growth. In BOURNE, The biochemistry and physiology of bone, p. 325—342. New York: Academic Press 1956. — LEBLOND, C. P., G. W. WILKINSON, L. F. BÉLANGER and J. ROBICHON: Radioautographic visualization of bone formation in the rat. Amer. J. Anat. **86**, 289—341 (1950). — LEBOUCQ, G.: La rôle endocrine du cartilage dans la genèse dela myéline. Arch. Biol. (Paris) **31**, 591—609 (1937). — LEHNERDT, F.: Zur Frage der Substitution des Calciums im Knochensystem durch Strontium. Beitr. path. Anat. **46**, 468 (1909); **47**, 215 (1910). — LE MAY, M., and J. W. BLUNT: A factor determining the location of pseudofractures in osteomalacia. J. clin. Invest. **28**, 521 (1949). — LEMOINE, A.: Vascular changes after interference with the blood flow of the femoral head in the rabbit. J. Bone Jt Surg. B **39**, 763—777 (1957). — LERICHE, R., et A. POLICARD: Les problèmes de la physiologie normale et pathologique de l'os. Paris: Masson & Cie. 1926. — LEVANDER, G.: A study of bone regeneration. Surg. Gynec. Obstet. **67**, 705—714 (1938). ~ Tissue induction. Nature (Lond.) **155**, 148—149 (1945). — LEVANDER, G., and H. WILLSTAEDT: Alcoholsoluble osteogenetic substance from bone-marrow. Nature (Lond.) **157**, 587 (1946). — LEVINE, M. D., P. S. SCHUBERT, R. H. FOLLIS jr. and J. E. HOWARD: Histochemical studies on calcinosis universalis with respect to the possible relationship between normal and pathological calcification. Metabolic interrelations. I. Conf. New York: J. Macy jr. Found. 1950. — LEVISON, H.: Dystrophia musculorum progressiva. Clinical and diagnositc criteria and inheritance. Opera ex domo biol. hered. human Univ. Hafniensis, Copenhagen **26**, 1—176 (1951). — LEVRAT, M., et R. BRETTE: Cancer langerhansien du pancréas avec hypoglycémie, douleurs musculaires et myosite dégénérative d'origine métabolique. Presse méd. **56**, 530—531 (1948). — LEVY, B. M., and M. SILBERBERG: Inhibition of endochondral ossification in pantothenic acid deficiency. Proc. Soc. exp. Biol. (N.Y.) **63**, 380—383 (1946). — LEWIS, W. H.: The development of the muscular system. In KEIBEL and MALL, Manual of human embryology, vol. 1, p. 454—522. Philadelphia: J. B. Lippincott Company 1910. ~ LEWKINA, A. S.: Der Skelettmuskel bei Auszehrung infolge Verwundung. Arch. Pat. 11, 17—22 (1949) [Russisch]. Ref. Ber. allg. spez. Path. 4, 231 (1949). — LEXER, E.: Die Entstehung entzündlicher Knochenherde und ihre Beziehungen zu den Arterienverzweigungen der Knochen. Langenbecks Arch. klin. Chir. **71**, 1 (1903). ~ Die freien Transplantationen. In: Neue deutsche Chirurgie, Bd. 26b. 1924. ~ Die pyogenen Infektionen und ihre Behandlung. In: Neue deutsche Chirurgie, Bd. 56. Stuttgart: Ferdinand Enke 1936. (Literatur). — LEXER, E., P. KULIGA u. W. TÜRK: Untersuchungen über Knochenarterien mittels Röntgenaufnahmen injizierter Knochen und ihre Bedeutung für einzelne pathologische Vorgänge am Knochensystem. Berlin: August Hirschwald 1904. — LIÈVRE, J. A.: Le remaniement pagétoïde localisé d'origine traumatique. Presse méd. **1936**, 45. — LINBERG, B. E.: Zur Pathologie der posttyphösen Rippenchondritis. Virchows Arch. path. Anat. **258**, 367—404 (1925). — LINDAHL, O.: Über den Wassergehalt des Knorpels. Acta orthop. scand. 17, 134—136 (1947). ~ On the chlorine content of human muscle and skeletal tissue, with special reference to the degeneration of cartilage. Acta orthop. scand. 18, 346—348, 477—501 (1949). — LINDNER, E.: Über Sarkosomen der Herz- und Skelettmuskelfaser. Beitr. path. Anat. **114**, 244—258 (1954). —

LINDSAY, M. K., and E. L. HOWES: The breaking strength of healing fractures. J. Bone Jt Surg. **13**, 491—509 (1931). — LINSMAN, J. F., and C. A. McMURRAY: Fluoride osteosclerosis from drinking water. Radiology **40**, 474—484 (1943). — LIPP, W.: Neuuntersuchungen des Knochengewebes (Morphologie, Histochemie und Beeinflussung durch das periphere, vegetative Nervensystem, durch Fermente und Hormone). Acta anat. (Basel) **20**, 162—200 (1954a). ~ Neuuntersuchungen des Knochengewebes. (Morphologie, Histochemie und Beeinflussung durch das periphere, vegetative Nervensystem, durch Fermente und Hormone.) II. Histologisch erfaßbare Lebensäußerungen der Knochenzellen. Acta anat. (Basel) **22**, 151—201 (1954b). ~ Neuuntersuchungen des Knochengewebes. III. Histologisch erfaßbare Lebensäußerungen der Osteocyten im embryonalen Knochen des Menschen. Anat. Anz. **102**, 361—372 (1956). — LISCO, H.: Bone as a critical organ for the deposition of radioactive materials. Ciba Found. Symposium on Bone Structure and Metabolism. London: Churchill 1956. — LOEWI, G.: Changes in the ground substance of aging cartilage. J. Path. Bact. **65**, 381—388 (1953). — LOHMANN, K., u. P. OHLMEYER: Muskel. In HAMMARSTEN, FLASCHENTRÄGER u. LEHNARTZ, Physiologische Chemie, Bd. 2, Teil 2, S. 510—612. Berlin: Springer 1956. — LOONEY, W. B., and L. A. WOODRUFF: Investigation of radium deposition in human skeleton by gross and detailed autoradiography. Arch. Path. (Chicago) **56**, 1—12 (1953). — LOOSER, E.: Über Spätrachitis und Osteomalacie. Dtsch. Z. Chir. **152**, 210—357 (1920). — LORBER, J.: Ectopic ossification in tuberculous meningitis. Arch. Dis. Childh. **28**, 94—103 (1953). — LUNDSGAARD, E.: Untersuchungen über Muskelkontraktion ohne Milchsäurebildung. Biochem. Z. **217**, 162—177 (1930). — LYONS, M., and W. M. INSKO jr.: Chondrodystrophy in the chick embryo produced by manganese deficiency in the diet of the hen. Kentucky agric. exp. Stat. Bull. Nr 371 (1937).

MAASSEN, A. P.: Adrenals and bone growth. Acta endocr. (Kbh.) **9**, 135—140 (1952). — MACKENZIE, C. G., and E. V. McCOLLUM: The cure of muscular dystrophy in the rabbit by alphatocopherol and its effect on creatine metabolism. J. Nutr. **19**, 345 (1940). — MAIBACH, E.: Histochemische Untersuchungen an der Synovialmembran als Beitrag zum Problem der Herkunft der Synovia. Acta anat. (Basel) **17**, 175—200 (1953). — MAJNO, G., u. CH. ROUILLER: Die alkalische Phosphatase in der Biologie des Knochengewebes. Histochemische Untersuchungen. Virchows Arch. path. Anat. **321**, 1—61 (1951). — MAJNO, G., et CH. ROUILLER: Étude histochimique de la phosphatase alcaline dans la régénération et le remaniement de l'os. Arch. Sci. (Genève) **3**, 248—251 (1950). — MAKOWSKY, L.: Experimentelle Studien zur Pathogenese der degenerativen Gelenkknorpelveränderungen. Langenbecks Arch. u. Dtsch. Z. Chir. **263**, 118—163 (1949). — MARANON, G., et C. RICHET: Les syndromes neuro-musculaires. Bull. Acad. Méd. (Paris) **118**, 293—298 (1937). — MAREK, F.: Über postoperative Schädelosteomyelitis. Langenbecks Arch. klin. Chir. **181**, 78—102 (1934). — MARNEFFE, R. DE: Recherches morphologiques et expérimentales sur la vascularisation osseuse. Les Editions „Acta Medica Belgica" Brussels 1951. — MARNEFFE, R. DE: A propos de la vascularisation des os longs. Rev. Chir. orthop. **38**, 61—69 (1952). ~ Des connaissances de la vascularisation des os et leur incidence sur la pathologie de ce tissu. Rev. Rheumat. **20**, 113—119 (1953). — MARRANGONI, A. G.: Histochemical studies on osteogenesis after transplantation of bone. Surg. Gynec. Obstet. **102**, 646—648 (1956). — MARTIN, A. V. W.: Electron microscope studies of collagenous fibers in bone. Biochim. et biophys. Acta **10**, 42—48 (1953). — MARTIN, E., u. G. MAJNO: Cortisone et tissu osseux. Schweiz. med. Wschr. **1954**, 757. — MARTOS, J.: Knochenveränderungen bei experimentellem Hyperthyreoidismus und bei Basedow-Krankheit. Beitr. path. Anat. **100**, 293—308 (1938). — MASAMUNE, H., Z. YOSIZAWA and M. MAKI: Biochemical studies on carbohydrates CXXXV. Paper partition chromatograms of sugar components in glucidamins and glycoproteins. II. Tôhoku. J. exp. Med. **53**, 237—241 (1951). — MATTHEWS, B. F.: Collagen/chondroitin sulphate ratio of human articular cartilage related to function. Brit. med. J. **1952** II, No 4797, 1295. — MATTHIASCH, H. H.: Pubertätsverlauf und Störungen der Skelettentwicklung. Z. Orthop. **86**, 410—433 (1955). — MAUN, M. E., W. M. CAHILL and R. M. DAVIS: Morphologic studies of rats deprived of essential amino acids. I. phenylalamine. Arch. Path. (Chicago) **39**, 294—300 (1945). — MAUTNER, L. S.: Muscle necrosis associated with carbon monoxide poisoning. Arch. Path. (Chicago) **60**, 136—138 (1955). — McCANCE, R. A., D. V. I. FAIRWEATHER, A. M. BARRETT and A. B. MORRISON: Genetic, clinical, biochemical, and pathological features of hypophosphatasia. Quart. J. Med., N. s. **25**, 523—537 (1956). — McCONALL, M. A.: The function of intra-articular fibrocartilages, with special reference to the knee and inferior radio-ulnar joints. J. Anat. (Lond.) **66**, 210—227 (1932). — McCOY, R. H., C. E. MEYER and W. C. ROSE: Feeding experiments with mixtures of highly purified amino acids. VIII. Isolation and identification of a new essential amino acid. J. biol. Chem. **112**, 283 (1936). — McEACHERN, D., and J. L. PARNELL: The relationship of hyperthyroidism to myasthenia gravis. J. clin. Endocr. **8**, 842—850 (1948). — McKENZIE, W. C.: The action of muscles, including muscle rest and muscle re-education, chap. 1. New York: Paul B. Hoeber 1921. — McKEOWN, R. M., M. K. LINDSAY, S. C. HARVEY and R. W. LUMSDEN:

The breaking strength of healing fractured fibulae of rats. III. Observations of a high fat diet. Arch. Surg. (Chicago) **25**, 467—497 (1932). — MCLEAN, F. C.: Parathyroid glands and bone. In BOURNE, The biochemistry and physiology of bone, p. 705—724. New York: Academic Press 1956. — MCLEAN, F. C., and W. BLOOM: Calcification and ossification, mobilization of bone salt by parathyroid extract. Arch. Path. (Chicago) **32**, 315—333 (1941).— MCLEAN, F. C., and M. R. URIST: Bone. Chicago: University Chicago Press 1955. — MELLANBY, E.: Nutrition, in relation to bone growth and the nervous system. Proc. roy. Soc. B **132**, 28—46 (1944). ~ A story of nutritional research. Baltimore: William & Wilkins Company 1950. — MENNICKEN: Zur Entstehung der hämatogenen eitrigen Osteomyelitis. Med. Diss. Bonn 1934. Zit von LAUCHE. — MENZIES, D. W., and K. W. MILLS: The aortic and skeletal lesions of lathyrism in rats on a diet of sweet pea. J. Path. Bact. **73**, 223—237 (1957). — MERCER, W., and R. B. DUTHIE: Some observations on the osteitis deformans of Paget. J. roy. Coll. Surg. Edinb. **1**, 58—74 (1955). — MESSERER, O.: Über Elasticität und Festigkeit der menschlichen Knochen. Stuttgart: Cottasche Buchhandlung 1880. — MEYENBURG, H. v.: Die quergestreifte Muskulatur. In HENKE-LUBARSCH' Handbuch der speziellen pathologischen Anatomie und Histologie, Bd. IX/1. Berlin: Springer 1929. — MEYER, K.: The polysaccharides of mesodermal tissues. Metab. Interrel., 4. Conf., p. 63—73, Macy jr. Found, New York 1952. ~ The mucopolysaccharides of bone. Ciba Found. Symposium on Bone Structure and Metabolism. London: Churchill 1956. — MEYER, K., and M. M. RAPPORT: The mucopolysaccharides of the ground substance of connective tissue. Science **113**, 596—599 (1951). — MEYER, K., E. M. SMYTH and M. H. DAWSON: The isolation of a mucopolysaccharide from synovial fluid. J. biol. Chem. **128**, 319 (1939). — MEYER, O.: Die Bedeutung der venösen Stauung bei der Pathogenese der Arthritis. Schweiz. med. Wschr. **1947**, 1280—1283. — MEYER, P. C.: The histological identification of osteoid tissue. J. Path. Bact. **71**, 325—333 (1956). — MILES, J. S.: The use of intramedullary pressures in the early determination of aseptic necrosis in the femoral head. J. Bone Jt Surg. A **37**, 622—623 (1955). — MILKMAN, L. A.: Pseudofractures (Hunger, Osteopathy, Late Rickets, Osteomalacia). Report of case. Amer. J. Roentgenol. **24**, 29—37 (1930). ~ Multiple spontaneous idiopathic symmetrical fractures. Amer. J. Roentgenol. **32**, 622—63 (1934). — MILLER, D. S., and G. DE TAKATS: Posttraumatic dystrophy of the extremities. Surg. Gynec. Obstet. **75**, 558—582 (1942). — MILLER, F.: Knochenveränderungen bei Leukämie im Kindesalter. Öst. Z. Kinderheilk. **1**, 11—43 (1947). — MILLIKAN, G. A.: Muscle hemoglobin. Physiol. Rev. **19**, 503—523 (1939). — MØLLER, P. F., and S. V. GUDJONSSON: Massive fluorosis of bones and ligaments. Acta radiol. (Stockh.) **13**, 269—294 (1932). — MONTAGNA, W.: Glycogen and lipids in human cartilage, with some cytochemical observations on the cartilage of the dog, cat, and rabbit. Anat. Rec. **103**, 77—88 (1949). — MOON, H. D., M. E. SIMPSON, C. H. LI and H. M. EVANS: Neoplasms in rats treated with pituitary growth hormone. V. Absence of neoplasms in hypophysectomized rats. Cancer Res. **11**, 535—539 (1951). — MOORE, D. H., H. RUSKA and W. M. COPENHAVER: Electron microscopic and histochemical observations of muscle degeneration after tourniquet. J. biophys. biochem. Cytol. **2**, 755—764 (1956). — MOORE, T., and Y. L. WANG: Hypervitaminosis A. Biochem. J. **39**, 222—228 (1945). — MOOSER, H.: Ein Fall von endogener Fettsucht mit hochgradiger Osteoporose. Virchows Arch. path. Anat. **229**, 247—271 (1921). — MOREL, J., P. BASTIEN et F. VANVELCENAHER: La régénération des ménisques du genou après méniscectomie. Rev. Chir. orthop. **38**, 137—153 (1952). — MORGAN, H. R., and G. A. BENNETT: Intraarticular changes induced in rabbits by injection of typhoid somatic antigen. Arch. Path. (Chicago) **44**, 609—620 (1947). — MORPURGO, B.: Sur l'hypertrophic fonctionnelle des muscles volontaires. Arch. ital. Biol. **29**, 65—101 (1898). — MÜLLER, W.: Die Wirkung verminderter Zirkulation auf das Knochengewebe. Langenbecks Arch. klin. Chir. **142**, 611 (1926). ~ Über das Verhalten des Knochengewebes bei herabgesetzter Zirkulation und das Bild von Nekrose der Zwischenlamellen. Bruns' Beitr. klin. Chir. **138**, 614 (1927). ~ Überanstrengungsschäden des Knochens. Leipzig: Johann Ambrosius Barth 1944. — MULVANEY, J. H.: The exophthalmos of hyperthyroidism. Amer. J. Ophthal. **27**, 589—612, 693—712, 820—832 (1944). — MUNSON, P. L.: Studies on the role of the parathyroids in calcium and phosphorus metabolism. Ann. N. Y. Acad. Sci. **60**, 776—797 (1955). — MURRAY, P. D. F.: An experimental study of the development of the limbs of the chick. Proc. Linnean Soc. N. S. Wales **51**, 187—263 (1926). — MURRAY, P. D. F.: Bones. A study of the development and structure of theve rtebrate skeleton. Cambridge: Cambridge University Press 1936. ~ The physiology of supporting tissue. Ann. Rev. Physiol. **9**, 103—118 (1947). — MURRAY, P. D. F., and J. S. HUXLEY: Selfdifferentiation in the grafted limb-bud of the chick. J. Anat. (Lond.) **59**, 379—384 (1925). — MURRAY, P. D. F., and E. KODICEK: Bones, muscles th etibia and fibula in guinea pigs. J. Anat. (Lond.) **83**, 205—221 (1949a). ~ Bones, muscles and vitamin C. III. Repair of the effects of total deprivation of vitamin C at the proximal ends of the tibia and fibula in guinea-pigs. J. Anat. (Lond.) **83**, 285—295 (1949b). ~ Bones, muscles and vitamin C. I. The effect of a partial deficiency of vitamin C on the repair of bone and muscle in guinea pigs. J. Anat. (Lond.) **83**, 158—174 (1949c). — MURRAY, P. D. F., and D. SELBY: Intrinsic and extrinsic factors in the primary development of the skeleton. Wilhelm Roux' Arch. Entwickl.-Mech. Org. **122**, 629 (1930). NAFFZIGER, H. C.: Pathologic changes in the orbit in progressive exophthalmos. Arch. Ophthal. (Chicago) **9**, 1—12 (1933). — NELSON, M. M., E. SULON, H. BECKS, W. W. WAIN-WRIGHT and H. M. EVANS: Changes in endochondral ossification of the tibia accompanying acute pantothenic acid deficiency in young rats. Proc. Soc. exp. Biol. (N.Y.) **73**, 31—36 (1950). — NEUMAN, R. E.: The amino acid composition of gelatins, collagens and elastins from different sources. Arch. Biochem. **24**, 289—298 (1949). — NEUMAN, W. F., and M. W. NEUMAN: Emerging concepts of the structure and metabolic functions of bone. Amer. J. Med. **22**, 123—131 (1957). ~ The chemical dynamics of bone mineral. Chicago, Ill.: Chicago University Press 1958. — NEVIN, S.: A study of the muscle chemistry in myasthenia gravis, pseudohypertrophic muscular dystrophy and myotonia. Brain **57**, 239—254 (1934). — NICHOLS jr., G., and N. NICHOLS: Changes in tissue composition during acute sodium depletion. Fed. Proc. **13**, 470 (1954). — NICOLAYSEN, R., and N. EEG-LARSEN: The mode of action of vitamin D. Ciba Found. Symposium on Bone Structure and Metabolism. London: Churchill 1956. — NICOLAYSEN, R., and R. NORDBØ: Calcium metabolism and citric acid. Acta physiol. scand. **5**, 212—214 (1943). — NIELSEN, H.: The bone system in hyperthyroidism. A clinical and experimentell study. Acta med. scand. **142**, Suppl. 266, 783—796 (1952). — NOBACK, C. R., J. C. BARNETT and H. S. KUPPERMAN: The time of appearance of ossification centers in the rat as influenced by injections of thyroxin, thiouracil, estradiol and testosterone propionate. Anat. Rec. **103**, 49—68 (1949). — NORDIN, B. E. C., and R. FRASER: the indirect assessment of parathyroid function. Ciba Found. Symposium on Bone Structure and Metabolism. London: Churchill 1956. — NORDMANN, M.: Die Bedeutung der lokalen Kreislaufstörungen für die Erkrankung des Knochens. Verh. dtsch. orthop. Ges. (Beilagenh. Z. Orthop.) **80**, 12—21 (1951). — NORMAN, G. F., and A. MITTLER: Interrelationship of vitamin D and the sex hormones in calcium and phosphorus metabolism of rats. Proc. Soc. exp. Biol. (N.Y.) **67**, 104—111 (1948). — NOWAKOWSKI, H.: Die Wirkungen der Sexualhormone auf das Skelett und den Skelettstoffwechsel. Dtsch. Ges. für Endokrinol. 2. Symp., S. 93—110, 1955. — NUNNO, R. DE: L'azione degli ultrasuoni sulla formazione del callo osseo (Ricerche sperimentali). Ann. ital. Chir. **29**, 211—220 (1952).

OBERDALHOFF, H.: Experimentelle und klinische Studien zur Frage der Knochenregeneration. (Ein Beitrag zur Pseudarthrosenbildung.) Langenbecks Arch. klin. Chir. **260**, 109—150 (1947). ~ Der Einfluß mechanisch-funktioneller Kräfte auf die feineren Vorgänge der Knochenneubildung. Dtsch. med. Wschr. **1948**, 291—293. — OECHSLIN, R. J.: Osteomyelosklerose und Skelett. Acta haemat. (Basel) **16**, 214—234 (1957). — OEHME, C.: Über den Einfluß von Strontiumphosphat auf das Knochenwachstum bei kalkarmer Kost. Beitr. path. Anat. **49**, 248 (1910). — OGRYZLO, M. A.: Chronic inflammatory lesions of skeletal muscle in rheumatoid arthritis and in other diseases. Arch. Path. (Chicago) **46**, 301—312 (1948). — OGSTON, A. G., and G. E. STANIER: The physiological function of hyaluronic acid in synovial fluid; viscous, elastic and lubricant properties. J. Physiol. (Lond.) **119**, 244 (1953). — OLCESE, O., J. R. COUCH, J. H. QUISENBERRY and P. B. PEARSON: Congenital anomalies in the chick due to vitamin B_{12} deficiency. J. Nutr. **41**, 423—431 (1950). — OLLIER, L.: Traité expérimental et clinique de la régénération des os et de la production artificielle du tissu osseux. Paris: Masson & Cie 1867. — ORSÓS, F.: Über die Histologie der Osteomyelitis infectiosa. Verh. dtsch. path. Ges. **21**, 110—131 (1926). — ORTMANN, R.: Versuch einer morphologisch-histochemischen Differenzierung der Muskulatur beim Frosch. Verh. anat. Ges. (Jena) **49** (Erg.-H. z. Bd. 98 Anat. Anz.), 69—77 (1951). — OTTE: Neuartige histologische Befunde an normalem und pathologischem Skelettmaterial. Verh. dtsch. orthop. Ges. **41**, 270—273 (1954).

PAGE, TH. D. P., and J. T. M. DINGLE: In vitro studies of rheumatoid synovium. Preliminary metabolic comparison between synovial membrane and villi. Brit. J. exp. Path. **36**, 195—198 (1955). — PAGEL, W., and C. S. TREIP: Viscero-cutaneous collagenosis. A study of the intermediate forms of dermatomyositis, scleroderma and disseminated lupus erythematosus. J. clin. Path. **8**, 1—18 (1955). — PAGET, J.: Lectures on surgical pathology. London: Longman, Brown, Green and Longmans 1853. — PALADE, G. E., and K. R. PORTER: Studies on the endoplasmic reticulum. I. Its identification in cells in situ. J. exp. Med. **100**, 641—656 (1954). — PAPANICOLAOU, G. N., and E. A. FALK: General muscular hypertrophy induced by androgenic hormone. Science **87**, 238—239 (1938). — PAPPENHEIMER, A. M.: The pathology of nutritional muscular dystrophy in young rats. Amer. J. Path. **15**, 179—184 (1939). ~ Muscular dystrophy in mice on vitamin E deficient diet. Amer. J. Path. **18**, 169—176 (1942). ~ On certain aspects of vitamin E deficiency. Springfield, Ill.: Ch. C. Thomas 1948. — PAPPENHEIMER, A. M., and M. GOETTSCH: Effect of nerve section upon development of nutritional muscular dystrophy in young rats. Proc. Soc. exp. Biol. (N.Y.) **43**, 313 (1940). — PARK, E. A.: Bone growth in health and disease. Arch. Dis. Childh. **29**, 269—281 (1954). —

Park, E. A., H. G. Guild, D. Jackson and M. Bond: The recognition of scurvy with special reference to the early x-ray changes. Arch. Dis. Childh. 10, 265—294 (1935). — Park, E. A., D. Jackson, T. C. Goodwin and L. Kajdi: X-ray shadows in growing bones produced by lead; their characteristics, cause, anatomical counterpart in bone and differentiation. J. Pediat. 3, 265—298 (1933). — Park, E. A., and C. P. Richter: Transverse lines in bone: The mechanism of their development. Bull. Johns Hopk. Hosp. 93, 234—248 (1953). — Parker, St. G.: Regulation of longitudinal bone growth. Arch. Surg. (Chicago) 59, 1010 to 1021 (1949). — Paulsen, S., B. Sylvén, C. Hirsch and O. Snellman: Biophysical and physiological investigations on cartilage and other mesenchymal tissues. III. The diffusion rate of various substances in normal bovine nucleus pulposus. Biochim. biophys. Acta 7, 207—213 (1951). — Pauwels, Fr.: Grundriß einer Biomechanik der Frakturheilung. Verh. dtsch. orthop. Ges. 34, 62—108 (1940). ~ Die Bedeutung der Muskelkräfte für die Regelung der Beanspruchung des Röhrenknochens während der Bewegung der Glieder. 3. Beitrag zur funktionellen Anatomie und kausalen Morphologie des Stützgewebes. Z. Anat. Entwickl.-Gesch. 115, 327—351 (1951). ~ Die statische Bedeutung der Linea aspera. Z. Anat. Entwickl.-Gesch. 117, 497—503 (1954). — Pease, C. N.: Local stimulation of growth of long bones. J. Bone Jt Surg. A 34, 1—24 (1952). — Pease, D. C., and R. F. Baker: The fine structure of mammalian skeletal muscle. Amer. J. Anat. 84, 175—200 (1949). — Pemberton, R., J. Eiman, F. M. Patterson and E. A. Stackhous: Attempts at the experimental production of arthritis. J. Lab. clin. Med. 32, 1121—1129 (1947). — Perry, R. E., A. G. Smith and R. N. Wrenn: Ringbinding of skeletal muscle. Arch. Path. (Chicago) 61, 450—455 (1956). — Perry, S. V.: Relation between chemical and contractile function and structure of the skeletal muscle cell. Physiol. Rev. 36, 1—76 (1956). — Pesce, G., e L. Rulla: Compartamento del callo osso in animali sottoporti a fratture ripetute. Ann. ital. Chir. 28, 647—660 (1951). — Peterson, H.: Die Organe des Skelettsystems. In Möllendorffs Handbuch der mikroskopischen Anatomie, Bd. II/2. Berlin: Springer 1930. ~ Histologie und mikroskopische Anatomie. München: J. F. Bergmann 1935. — Petschelt, E.: Zur Klinik, Symptomatologie, Lokalisation, Alters- und Geschlechtsverteilung des Naevus vasculosus osteohypertrophicus. Arch. Derm. Syph. (Berl.) 196, 155—169 (1953). — Pfannenstiel, W.: Diskussionsbemerkung zu Vogt, Demonstration zur Vigantolwirkung. Klin. Wschr. 6, 2310 (1927). — Pfeiffer, C. A.: Development of bone from transplanted marrow in mice. Anat. Rec. 102, 225—243 (1948). — Phemister, D. B.: The fate of transplanted bone and regenerative power of its various constituents. Surg. Gynec. Obstet. 19, 303—333 (1914). ~ The effect of phosphorus on growing normal and diseased bones. J. Amer. med. Ass. 70, 1737 (1918). ~ Changes in bones and joints resulting from interruption of circulation; nontraumatic lesions in adults with bone infarction: arthritis deformans. Arch. Surg. (Chicago) 41, 1455 (1940a). ~ Changes in bones and joints resulting from interruption of circulation. I. General considerations and changes resulting from injuries. Arch. Surg. (Chicago) 41, 436—472 (1940b). ~ Pyogenic osteomyelitis. Nelson loose-leaf living surgery vol. 3, p. 727. Nelson, New York 1941. ~ Lesions of bone and joints from interruption of circulation. J. Mt Sinai Hosp. 15, 55 (1948). ~ Some circulatory disturbances of the skeletal system. Proc. Inst. Med. Chicago 17, 254 (1949). — Philpott, D. E., and A. Szent-Györgyi: The series elastic component in muscle. Biochim. biophys. Acta 12, 128—133 (1953). — Picard, R., J. Horeau et J. P. Kernéis: Association neurofibromatose-ostéomalacie avec une étude histologique de la strie de Looser-Milkman. Rev. Rheum. 22, 213—224 (1955). — Pinard, A.: Structure et vaisseaux de la diaphyse des os longs chez le foetus humain. Acta anat. (Basel) 15, 188—216 (1952). — Pirro, A.: Dimostrationi istologiche di anastomosi artero-venose e dispositivi blocco nelle minute arterie dei muscoli articolari del ginocchio. Boll. Soc. ital. Biol. sper. 26, 1 (1950). — Policard, A.: L'appareil de croissance des os longs, ses mécanismes à l'état normal et pathologique. Paris: Masson & Cie. 1941. — Polletini, B.: Su neoformazioni cartilaginee ed ossee determinate da innesti di frammenti di cartilagine e d'osso fissati. Arch. ital. Chir. 6, 179—191 (1922). — Pommer, G.: Über die Ostoklastentheorie. Virchows Arch. path. Anat. 92, 296—363, 449—516 (1883). — Ponseti, I. V., and W. E. Baird: Scoliosis and dissecting aneurysm of the aorta in rats fed with Lathyrus odoratus seeds. Amer. J. Path. 28, 1059—1077 (1952). — Ponseti, I. V., and R. McClintock: The pathology of slipping of the upper femoral epiphysis. J. Bone Jt Surg. A 38, 71—83 (1956). — Ponseti, I. V., and R. S. Shepard: Lesions of the skeleton and of other mesodermal tissues in rats fed sweet pea (Lathyrus odoratus) seeds. J. Bone Jt Surg. A 36, 1031—1058 (1954). — Porter, K. R.: Repair processes in connective tissues. Trans. 2. Conf. Connective Tissues. New York, N.Y.: Josiah Macy jr. Found. 1951. — Porter, R. K., and G. E. Palade: Studies on the endoplasmic reticulum, III. Its form and distribution in striated muscle cells. J. biophys. biochem. Cytol. 3, 269—300 (1957). — Prader, A.: Hypogonadismus beim Knaben. Schweiz. med. Wschr. 1955, 737—745. — Prader, A., u. A. P. Maassen: Die Wirkung der androgenen Hormone auf das Skelett. Knochen- und Zahnentwicklung, Calcium, Phosphor und Phosphatasen im Serum beim

kongenitalen adrenogenitalen Syndrom. Helv. paediat. Acta, Ser. D. 8, 136—151 (1953). —
PRITCHARD, J. J.: A cytological and histochemical study of bone and cartilage formation
in the rat. J. Anat. (Lond.) 86, 259—277 (1952). ~ General anatomy and histology of bone.
In BOURNE, The biochemistry and physiology of bone, p. 1—25. New York: Academic
Press 1956a. ~ The osteoblast. In BOURNE, The biochemistry and physiology of bone,
p. 179—211. New York: Academic Press 1956b. — PRITCHARD, J. J., and A. J. RUZICKA:
Comparison of fracture repair in the frog, lizard and rat. J. Anat. (Lond.) 84, 236—261
(1950). — PROPST, A., u. M. RATZENHOFER: Zum Verhalten der Sehnenfibrillen während
der Entwicklung, im höchsten Alter und unter pathologischen Bedingungen; über die
Fibrillen im mesenchymalen Hyalin. Z. wiss. Mikr. 62, 183—190 (1955). — PUTSCHAR, W.:
Über Vigantolschädigung der Niere bei einem Kinde. Z. Kinderheilk. 48, 269—281 (1929). ~
Über Fett im Knorpel unter normalen und pathologischen Verhältnissen. Beitr. path.
Anat. 87, 525—539 (1931a). ~ Entwicklung, Wachstum und Pathologie der Beckenver-
bindungen des Menschen mit besonderer Berücksichtigung von Schwangerschaft, Geburt
und ihren Folgen. Jena: Gustav Fischer 1931b. ~ Funktioneller Skeletumbau und die
sogenannten Belastungsdeformitäten. In HENKE-LUBARSCH' Handbuch der speziellen
pathologischen Anatomie und Histologie, Bd. IX/3. Berlin: Springer 1937.

QUERVAIN, F. DE, and C. WEGELIN: Der endemische Kretinismus. Berlin u. Wien:
Springer 1936.

RABSON, M. S.: Über Anpassungsvorgänge des Knorpel- und Knochengewebes im ver-
steiften Gelenk. Virchows Arch. path. Anat. 291, 624—642 (1933). — RAMALINGASWAMI, V.,
S. SRIRAMACHARI, P. K. DIKSHIT, P. G. TULPULE and V. N. PATWARDHAN: Mode of action
of vitamin D. Histochemical study of rachitic epiphyseal cartilage during healing in albino
rats. Indian J. med. Sci. 8, 509—516 (1954). — RANVIER, L.: Quelques faits relatifs au
développement du tissu osseux. C. R. Acad. Sci. (Paris) 77, 1105—1109 (1873). — RAY,
R. D., C. W. ASLING, D. G. WALKER, M. E. SIMPSON, C. H. LI and H. M. EVANS: Growth
and differentiation of the skeleton in thyroidectomized-hypophysectomized rats treated
with thyroxin, growth hormone, and the combination. J. Bone Jt Surg. A 36, 94—103
(1954). — RAY, R. D., DOROTHY E. STEDMAN and N. K. WOLFF: The effect of various
diets on the mobilization of strontium from rat skeleton. J. Bone Jt Surg. A 38, 637—654
(1956). — RECKLINGHAUSEN, F. v.: Demonstration von Knochen mit tumorbildender Ostitis
deformans. Verh. Naturf. u. Ärzte, Vers. in Heidelberg, S. 321. 1889. ~ Über fibröse und
deformierende Ostitis, die Osteomalacie und die osteoplastische Karzinose in ihren gegenseitigen Beziehungen. Festschr. für R. VIRCHOW. Berlin: G. Reimer 1891. ~ Untersuchungen
über Rachitis und Osteomalacie. Jena: Gustav Fischer 1910. — REDDI, K. K., and A. NÖR-
STROM: Influence of vitamin C on the utilization of sulphate labelled with sulphur-35 in the
synthesis of chondroitin sulphate of costal cartilage of the guinea pig. Nature (Lond.) 173,
1232—1233 (1954). — REICHEL, S. M.: Vascular system of the long bones of the rat. Surgery
22, 146—157 (1947) — REID, G.: A comparison of the effects of disuse and denervation
upon skeletal muscle. Med. J. Aust. 2, 165—167 (1941). — REIFENSTEIN jr., E. C., and
F. ALBRIGHT: The metabolic effects of steroid hormones in osteoporosis. J. clin. Invest.
26, 24—56 (1947). — REINHARDT, W. O., and C. H. LI: Experimental production of arthritis
in rats by hypophyseal growth hormone. Science 117, 295—297 (1953). — REISCHAUER:
Trauma und hämatogene Knocheninfektion. Bruns' Beitr. klin. Chir. 156, 411 (1932)
(Literatur). — RENAUT, J., et G. DUBREUIL: Note sur la préossification dans la croûte
osseuse périchondrale. C. R. Ass. Anat. 10, 55—12 (1908). — RESKE: Sudecksches
Syndrom und Kümmelsche Wirbelsäulenerkrankung. Verh. Dtsch. orthop. Ges. 40 (Beilageh.
Z. Orthop. Bd. 83), 265—268 (1953). — REYNOLDS, F. C., and D. R. OLIVER: Experimental
evaluation of homogenous bone grafts. J. Bone Jt Surg. A 32, 283—297 (1950). — RIESER, P.:
The protoplasmic viscosity of muscle. Protoplasma 39, 95—98 (1949). — RIESS, J.: Homoio-
plastische Transplantation von Gelenkknorpel im Tierversuch. Arch. orthop. Unfall-Chir.
48, 279—287 (1956). — RIMBAUD, L., et P. PASSOUANT: Le dystrophies musculaires des
hypothyroïdiens. Rev. neurol. 79, 81—96 (1947). — RINDFLEISCH, G. E.: Über Knochenmark
und Blutbildung. Arch. mikr. Anat. 17, 1 (1880). — RING, P. A.: The effects of partial or
complete excision of the epiphyseal cartilage of the rabbit. J. Anat. (Lond.) 89, 79—91
(1955a). ~ Excision and reimplantation of the epiphyseal cartilage of the rabbit. J. Anat.
(Lond.) 89, 231—237 (1955b). — ROBERTSON, W., and H. HINDS: Polysaccharide formation
in repair tissue during ascorbic acid deficiency. J. biol. Chem. 221, 791—796 (1956). —
ROBINSON, R. A.: An electronmicroscopic study of the crystalline inorganic compound of
bone and its relationship to the organic matrix. J. Bone Jt Surg. A 34, 389—435 (1952). —
ROBINSON, R. A., and D. A. CAMERON: Electron microscopy of cartilage and bone matrix at the
distal epiphyseal line of the femur in the newborn infant. J. biophys. biochem. Cytol. 2,
253—260 (1956). ~ The organic matrix of bone and epiphyseal cartilage. Clin. Orthop. 9,
16—29 (1957). — ROBINSON, R. A., and ST. R. ELLIOTT: The water content of bone. I. The
mass of water, inorganic crystals, organic matrix, and "CO_2 space" components in a unit volume

of dog bone. J. Bone Jt Surg. A **39**, 167—188 (1957). — Robinson, R. A., and M. L. Watson: Collagen-crystal relationships in bone as seen in the electron microscope. Anat. Rec. **114**, 383—409 (1952). ~ Crystal collagen relationships in bone as observed in the electron microscope. III. Crystal and collagen morphology as a function of age. Ann. N. Y. Acad. Sci. **60**, 596—628 (1955). — Robison, R.: The possible significance of hexosephosphoric esters in ossification. Biochem. J. **17**, 286—293 (1923). — Rodová, H.: Observations on the initial stages of ossification in vitro. J. Anat. **82**, 175—182 (1948). — Rössle, R., und J. Wallart: Der angeborene Mangel der Eierstöcke und seine grundsätzliche Bedeutung für die Theorie der Geschlechtsbestimmung. Beitr. allg. Path. **84**, 401—452 (1930). — Rössler, H.: Neuere Erkenntnisse über die Biologie der Mesenchymerkrankungen und ihre praktische Bedeutung für die Orthopädie. (Beilageh. z. Z. Orthop. Bd. 86.) Stuttgart: Ferdinand Enke 1955. 96 S. Bibliogr. — Rohner, E.: Pagetoider Umbau des Knochens. Virchows Arch. path. Anat. **329**, 628—655 (1957). — Roholm, K.: Fluorine intoxication. London: H. K. Lewis & Company 1937. — Romanoff, A. L., and J. C. Bauernfeind: Influence of riboflavin-deficieny in eggs on embryonic development (gallus domesticus). Anat. Rec. **82**, 11—23 (1942). — Ropes, M. W., and W. Bauer: Synovial fluid changes in joint disease. Commwealth Fd. Cambridge, Mass.: Harvard University Press 1953. — Rossi, F.: Sur l'innervation fine de la capsule articulaire. Acta anat. (Basel) **10**, 161—232 (1950). — Rosza, G., and S. S. Spicer: Electron microscopy of actomyosin. Biochim. biophys. Acta **9**, 584 (1952). — Rosza, G., A. Szent-Györgyi and R. W. G. Wyckoff: The fine structure of myofibrils. Exp. Cell Res. **1**, 194—205 (1950). — Roth, H.: Die Konservierung von Knochengewebe für Transplantationen. Wien: Springer 1952. — Rothman, P. E., and E. E. Leon: Hypervitaminosis A. Report of 2 cases in infants. Radiol. **51**, 368—374 (1948). — Rouiller, Ch.: Collagen fibers of connective tissue. In Bourne, Biochemistry and physiology of bone, p. 107—143. New York: Academic Press 1956. — Rouiller, Ch., L. Huber, E. Kellenberger and E. Rutishauser: La structure lamellaire de l'ostéone. Acta anat. (Basel) **14**, 9—22 (1952). — Rovati, L., e G. Castoldi: Le denervazione nelle rigenerazone muscolare posttraumatica. Ricerche sperimentali. Ann. ital. Chir. **30**, 787—800 (1953). — Rowland, L. P., P. F. A. Hoefer, H. Aranow jr. and H. H. Merritt: Fatalities in myasthenia gravis. A review of 39 cases with 26 autopsies. Neurology (Minneap.) **6**, 307—326 (1956). — Rudolph, G.: Ein Beitrag zur Kenntnis der Arthritis urica. Zbl. Path. **95**, 1—8 (1956). — Russell, D. S.: Histological changes in the striped muscle in myasthenia gravis. J. Path. Bact. **65**, 279—289 (1953). — Ruth, E. B.: Bone studies. I. Fibrillar structure of adult human bone. Amer. J. Anat. **80**, 35—53 (1947). ~ An experimental study of the formation of Haversian-type vascular channels. Anat. Rec. **103**, 501 (1949). — Rutishauser, E.: Osteoporotische Fettsucht (Pituitary basophilism). Dtsch. Arch. klin. Med. **175**, 640—680 (1933). ~ Bleiosteosklerose. Schweiz. med. Wschr. **1941**, 189. ~ Kystes nécrobiotiques de l'os: problèmes de la vascularisation osseuse. Schweiz. med. Wschr. **1952a**, 848—850. ~ Knochen-Phlebographie. Schweiz. Z. allg. Path. **15**, 638—641 (1952b). ~ Osteopatias por hiperfuncion endocrina. Anal. Hosp. Santa Cruz y San Pablo. Barcelona 1955. ~ Vascularity of bone in relation to pathological studies. Ciba Found. Symposium on Bone Structure and Metabolism. London: Churchill 1956. — Rutishauser, E., u. J. J. Dufour: Der präfrakturelle Schenkelhals bei einfacher seniler Osteoporose. Schweiz. Z. allg. Path. **13**, 781—783 (1950). — Rutishauser, E., u. H. Kind: Probleme der Osteolyse. Schweiz. med. Wschr. **1950**, 182—183. — Rutishauser, E., et R. Lagier: A propos de la maladie de Dupuytren. Schweiz. Z. allg. Path. **18**, 1262—1270 (1955). — Rutishauser, E., et G. Majno: Les lésions osseuses par surcharge dans le squelette normal (résultats expérimentaux). Schweiz. med. Wschr. **1949b**, 281—288. ~ Physiopathology of bone tissue: The osteocytes and fundamental substance. Bull. Hosp. Jt Dis. (N.Y) **12**, 468—490 (1951). ~ Osteopatie da sovracarico — Risultati sperimentali. Atti 1. Conv. Soc. ital. Anat. Pat. **1949a**, 147—151. — Rutishauser, E., Ch. Rouiller et R. Veyrat: Vascularisation de l'os: état actuel de nos connaissance. Arch. Putti di Ortop. **5**, 9—40 (1954). — Rutishauser, E., u. R. Veyrat: Gefäßveränderungen bei Osteoporosis circumscripta. Verh. dtsch. orthop. Ges. **42**, 86—91 (1954). — Rutishauser, E., R. Veyrat et Ch. Rouiller: La vascularisation de l'os pagétique. Presse méd. **62 I**, 654—657 (1954).

Sandison, J. C.: A method for the microscopic study of the growth of transplanted bone in the transparent chamber of the rabbits ear. Anat. Rec. **40**, 41—49 (1928). — Scalabrino, R., et P. G. Bianchi: Les lésions muscularies régionales dans les vasculopathies spontanées des membres; formes juvéniles du type Winiwarter-Buerger et artérites de l'âge adulte. Recherches bioptiques. Schweiz. med. Wschr. **1953**, 843—847. — Scalfi, A., e L. Nascimbene: Osservazioni sulla ossificationi eterotopiche sperimentali: su l'azione di estratti ossei nei muscoli. Boll. soc. med.-chir. Pavia **64**, 133—152 (1950). — Schaffer, J.: Beiträge zur Histologie und Histogenese der quergestreiften Muskelfasern des Menschen und einiger Wirbeltiere. S.-B. Akad. Wiss. Wien, math.-nat. Kl., Abt. 3 **102**, 1—142 (1893). ~ Lehrbuch der Histologie und Histogenese. Leipzig: Wilhelm Engelmann 1922. ~ Die Stützgewebe. In MÖLLENDORFFS Handbuch der mikroskopischen Anatomie, Bd. II/2. Berlin: Springer 1930. — SCHAJOWICZ, F., and R. L. CABRINI: Histochemical studies of bone in normal and pathological conditions. With special reference to alkaline phosphatase, glycogen and mucopolysaccharides. J. Bone Jt Surg. B **36**, 474—489 (1954). — SCHAJOWICZ, F., y R. E. MANCINI: Estudio histoquimico del tejido conective de la sinovial, normal y patológica. Rev. Ortop. (B. Aires) **21**, 201—221 (1952). — SCHALLOCK, G.: Untersuchungen zur Pathogenese von Aufbrauchveränderungen an den knorpeligen Anteilen des Kniegelenkes. Veröff. Konstit.- u. Wehrpath. **11**, H. 3 (1942). ~ Zur Frage der Chondromalacie der Patella. Fortschr. Diagn. Ther. **1**, H. 9, 1—8 (1950). — SCHINZ, H. R., and E. BRANDENBERGER: Momentanbruch und Dauerbruch der Knochen. Z. Unfallmed. Berufskr. **37**, 2 (1944). — SCHINZ, H. R., u. E. UEHLINGER: Zur Diagnose, Differentialdiagnose, Prognose und Therapie der primären Geschwülste und Zysten des Knochensystems. Ergebn. med. Strahlenforsch. **5**, 389 (1931). — SCHLESINGER, B., and O. D. FISHER: Accelerated skeletal development from thyrotoxicosis and thyroid overdosage in childhood. Lancet **1951 II**, 289—290. — SCHMIDT, C. G., u. H. J. HILLENBRAND: Untersuchungen über Arteriosclerose und Endangitis obliterans. II. Z. ges. exp. Med. **121**, 480—487 (1953). — SCHMIDT, C. G., H. SCHLIEF u. H. J. HILLENBRAND: Untersuchungen über Arteriosklerose und Endangitis obliterans. Das Verhalten der Cytochromoxydase in der Skeletmuskulatur bei chronischen, peripheren Durchblutungsstörungen. Z. ges. exp. Med. **123**, 191—200 (1954). — SCHMIDT, M. B.: Atrophie und Hypertrophie des Knochens einschließlich der Osteosklerose. In HENKE-LUBARSCH' Handbuch der speziellen pathologischen Anatomie und Histologie, Bd. IX/3. Berlin: Springer 1937. ~ Über die Rolle der Zellen bei der Bildung der Bindegewebsknochen. Virchows Arch. path. Anat. **316**, 1—10 (1948). — SCHMIDT, W.: Über die Ursachen der Knochenneubildung bei der osteoplastischen Karzinose des Skeletts. Beitr. path. Anat. **99**, 233—241 (1937). — SCHMIDT, W. J.: Die Bausteine des Tierkörpers in polarisiertem Lichte. Bonn: Fr. Cohen 1924. ~ Der Feinbau der anorganischen Grundmasse des Knochengewebes. Ber. oberhess. Ges. Naturwiss. Heilk. **15**, 219—247 (1933). ~ Über homogene und sphäritische Verkalkung bei den verschiedenen Arten des Knochengewebes. Naturwiss. **34**, 273—277 (1947). — SCHMITT-ROHDE, J. M., F. J. HABERICH u. N. DETTMER: Über neue Wege zur frühzeitigen Diagnose der Osteopathien in der Klinik. Klin. Wschr. **1956**, 291—297. — SCHMORL, G.: Über Krebsmetastasen im Knochensystem. Verh. dtsch. path. Ges. **12**, 89—94 (1908). — SCHNEIDER, M.: Homogenous epiphyseal-cartilage graft. An experimental study. J. Bone Jt. Surg A **38**, 601—610 (1956). — SCHOLDER, P.: Vascularisation et pseudokystes du poignet. Rev. Chir. orthop. **39**, Suppl. 1, 56 (1953). — SCHOLZ, H.: Die Formbeeinflussung des Gesichtsschädels durch vorzeitige Synostosen am Hirnschädel. Beitr. path. Anat. **98**, 507—520 (1936/37). — SCHOPPER, W.: Metastatische Knochengeschwülste. In Handbuch der speziellen pathologischen Anatomie und Histologie von HENKE-LUBARSCH u. RÖSSLE, Bd. IX/4, S. 81—189. 1939. — SCHORN, J.: Zur normalen und pathologischen Anatomie der Hoyer-Grosserschen Organe, der sogenannten „Arteriovenösen Anastomosen" in den Endgliedern der Finger und Zehen des Menschen. Habil.-Schr. Gießen 1955. Zit. nach CLARA. — SCHREIER, K., u. H. WOLF: Untersuchungen über den Einfluß der Citronensäure auf den Calciumstoffwechsel. Z. Kinderheilk. **67**, 526—544 (1950). — SCHÜTTE, E.: Stoffwechsel des Knochengewebes. In: Chemie und Stoffwechsel von Binde- und Knochengewebe, S. 11—102. Berlin-Göttingen-Heidelberg: Springer 1956. — SCHULTZ, A.: Über einen Fall von Athyreosis congenita (Myxödem) mit besonderer Berücksichtigung der dabei beobachteten Muskelveränderungen. Virchows Arch. path. Anat. **232**, 302—315 (1921). ~ Eine Methode des mikrochemischen Cholesterinnachweises am Gewebsschnitt. Zbl. allg. Path. path. Anat. **35**, 314—316 (1924). ~ Über das Vorkommen von Cholesterin im Knorpel unter physiologischen und pathologischen Bedingungen. Münch. med. Wschr. **1926**, 1257—1258. — SCHWABE, R.: Untersuchungen über die Rückbildung der Bandscheiben im menschlichen Kreuzbein. Virchows Arch. path. Anat. **287**, 651—713 (1933). — SCHWARZ, W., u. G. PAHLKE: Elektronenmikroskopische Untersuchungen an der Interzellularsubstanz des menschlichen Knochengewebes. Z. Zellforsch. **38**, 475—487 (1953). — SCHWIEGK, H., u. N. LANG: Kreislaufveränderungen bei Ostitis deformans. Verh. dtsch. Ges. Kreisl.-Forsch. **17** (1951). — SCOTT, B., and D. C. PEASE: Electron microscopy of the epiphyseal apparatus. Anat. Rec. **126**, 465—496 (1956). — SCOW, R. O.: Destruction of cartilage cells in the newborn rat by brief refrigeration, with consequent skeletal deformities. Amer. J. Path. **25**, 143—161 (1949). — SCULLY, R. E., and C. W. HUGHES: The pathology of ischemia of skeletal muscle in man. A description of early changes in muscles of the extremities following damage to major peripheral arteries in the battlefield. Amer. J. Path. **32**, 805—829 (1956). — SEAR, H. R.: The congenital bone dystrophies and their co-relation. J. Fac. Radiol. (Lond.) **4**, 221—234 (1953). — SEKIZIMA, K.: Comparative observations on changes of skeletal muscles in experimental A, B and C avitaminoses. Mitt. med. Acad. Kyoto **32**, 836—838 (1941). — SELLHEIM, H.: Endlich ein echter, weiblicher „Kastratoid". Arch. Frauenheilk. Konstit.-Forsch. **10**, 215—238

(1924). — Selye, H.: Mechanism of parathyroid hormone action. Arch. Path. (Chicago) **34**, 625—632 (1942). ~ Further studies concerning the participation of the adrenal cortex in the pathogenesis of arthritis. Brit. med. J. **1949**, 1129. ~ Über die humorale Beeinflussung des experimentellen Lathyrismus. Naunyn-Schmiedeberg's Arch. exp. Path. Pharmak. **230**, 155—160 (1957). — Selye, H., O. Sylvester, C. E. Hall and C. P. Leblond: Hormonal production of arthritis. J. Amer. med. Ass. **124**, 201—207 (1944). — Shapiro, B. G., and H. Zwarenstein: On the relation of the pituitary glandto muscle creatine. Proc. roy. Soc. Edinb. **56**, 164—168 (1936). — Shaw, J. H.: Effcet of nutritional factors on bone and teeth. Ann. N. Y. Acad. Sci. **60**, 763—776 (1955). — Shdanow, D. A.: Die Kollaterallymphwege der Brusthöhle des Menschen. Anat. Anz. **82**, 417—440 (1936). — Sheldon, H., and R. A. Robinson: Electron microscope studies of crystal-collagen relationships in bone. IV. The occurrence of crystals within collagen fibrils. J. biophys. biochem. Cytol. **3**, 1011—1016 (1957). — Sherman, M. S., and W. G. Selakovich: Bone changes in chronic circulatory insufficiency. J. Bone Jt Surg. A **39**, 892—901 (1957). — Shils, M. E., and V. McCollum: Further studies on the symptoms of manganese deficiency in the rat and mouse. J. Nutr. **26**, 1 (1943). — Shipley, P. G., B. Kramer and J. Howland: Studies upon calcification in vitro. Biochem. J. **20**, 379—387 (1926). — Siebenmann, R.: Die Wirkung von Desoxycorticosteron-Acetat (DCA), Ascorbinsäure und Cortison (Compound E) auf die Formalinarthritis der Ratte. Schweiz. Z. allg. Path. **15**, 174—203 (1952). — Siebenmann, R., u. E. Uehlinger: Die Wirkung von Cortison auf die Polyarthritis der Ratte. Z. Rheumaforsch. **12**, 217—231 (1953). — Siffert, R. S.: The role of alkaline phosphatase in osteogenesis. J. exp. Med. **93**, 415—426 (1951). — Silberberg, M., and R. Silberberg: Effect of progesterone on growing cartilage and bone in immature guinea pigs. Arch. Path. (Chicago) **31**, 85—92 (1941 a). ~ Response of cartilage and bone of growing mice to testosterone propionate. Arch. Path. (Chicago) **32**, 85—95 (1941 b). ~ A comparison of the skeletal effects of estrogenic hormone in vitamin C depleted young and old guinea pigs. Anat. Rec. **102**, 141—159 (1948 a). ~ Skeletal effects of estrogenic hormone in growing vitamin C-depleted guinea pigs. Amer. J. Path. **24**, 1019—1037 (1948 b). ~ Skeletal growth and development in mice fed a high protein diet. Arch. Path. (Chicago) **48**, 331—341 (1949 a). ~ Some aspects of the role of hormonal and nutritional factors in skeletal growth and development. Growth **13**, 359—368 (1949 b). ~ Effects of a high fat diet on the joints of aging mice. Arch. Path. (Chicago) **50**, 828—846 (1950). ~ Degenerative joint disease in mice fed high protein diets. J. Geront. **7**, 24—31 (1952 a). ~ Degenerative joint disease in mice fed a high fat diet at various ages. Exp. Med. Surg. **10**, 77—87 (1952 b). ~ Steroid hormones and bone. In Bourne, The biochemistry and physiology of bone, p 623—668. New York: Academic Press 1956. — Simpson, M. E., D. C. van Dyke, C. W. Asling and H. M. Evans: Regeneration of the calvarium in young normal and growth hormone-treated hypophysectomized rats. Anat. Rec. **115**, 615—625 (1953). — Sissons, H. A.: The growth of bone. In Bourne, The biochemistry and physiology of bone, p. 443—471. New York: Academic Press 1956. ~ The osteoporosis of Cushing's syndrome. J. Bone Jt Surg. B **38**, 418—433 (1956). — Sissons, H. A., and G. J. Hadfield: The influence of cortisone on the repair of experimental fractures in the rabbit. Brit. J. Surg. **39**, 172—178 (1951). ~ The influence of cortisone on the structure and growth of bone. J. Anat. (Lond.) **89**, 69—78 (1955). — Sladden, R. A.: Intravascular osteoclasts. J. Bone Jt Surg B **39**, 346—357 (1957). — Slauck, A.: Beiträge zur Kenntnis der Muskelpathologie. Z. ges. Neurol. Psychiat. **71**, 352—356 (1921). — Smith, E. E., and F. C. McLean: Effect of hyperthyroidism upon growth and chemical composition of bone. Endocrinology **23**, 546—552 (1938). — Smith, R. D., and R. P. Giovacchini: On vascular patterns in red and white muscles. Proc. Amer. Ass. Anat. Anat. Rec. **118**, (355—356) (1954). — Smith, R. H., and S. F. Jackson: Studies on biosynthesis of collagen. II. The conversion of ^{14}C l-proline to ^{14}C-hydroxyproline by fowl osteoblasts in tissue culture. J. biophys. biochem. Cytol. **3**, 913—922 (1957). — Snapper, I.: Medical clinics on bone diseases, 2. edit. New York: Interscience Publ. 1949. ~ Osteomalacia in North China: its relationship to pregnancy and lactation. Ann. N. Y. Acad. Sci. **64**, 351—360 (1956). — Sobel, A. E.: Studies on the "local factor" of calcification. Trans. 4. Conf. Metab. Interrel., p. 113—129. Macy jr. Found. New York 1952. — Sobel, E. H., L. C. Clark jr., Ph. Fox and M. Robinow: Rickets, deficiency of "alkaline" phosphatase activity and premature loss of teeth in childhood. Pediatrics **11**, 309—322 (1953). — Sokoloff, L., and I. O. Gleason: The sternoclavicular joint in rheumatoid diseases. Amer. J. clin. Path. **24**, 406—414 (1954). — Sokoloff, L., S. L. Wilens, J. J. Bunim and G. McEwen: Diagnostic value of histologic lesions of striated muscle in rheumatoid arthritis. Amer. J. med. Sci. **219**, 174—182 (1950). — Sonnenschein, A.: Biologie, Pathologie und Therapie der Gelenke dargestellt am Kniegelenk. Basel: Benno Schwabe & Co. 1952. — Sornberger, C. F., and M. L. Smedal: The mechanism and incidence of cardiovascular changes in Paget's disease (osteitis deformans). A critical review of the literature with case studies. Circulation **6**, 711—726 (1952). — Spalteholz, W.:

Die Verteilung der Blutgefäße im Muskel. Abh. sächs. Ges. Wiss. phys.-math. Kl. 509—528 (1888). — SPECTOR, W. S.: Handbook of biological data, p. 58, table 46. Philadelphia: W. B. Saunders Company 1956. — SPÉDER, E.: L'ostéopétrose généralisée ou "marmorskelet" n'est pas une maladie rare; sa fréquence dans l'intoxication fluorée. J. Radiol. Electrol. 20, 1—11 (1936). — SPICER, S. C., and G. ROSZA: An electron microscope study of contractile muscle proteins. J. biol. Chem. 201, 639—644 (1953). — SPULER, A.: Beitrag zur Histogenese des Mesenchyms. Verh. dtsch. anat. Ges. (Erg.-H. Anat. Anz. 16) 13, 13—16 (1899). — STANLEY, E.: A treatise on diseases of the bones. London: Longman, Brown, Green and Longmans 1849. — STAUBESAND, J.: Ein Glomusorgan in der menschlichen Kniegelenkskapsel. Frankfurt. Z. Path. 62, 223—231 (1951). — STEBBINS, R. B., and R. S. JONES: Transplantation of synovium to anterior chamber of eye of guinea pig. 1595. Fed. Proc. 16, part. 1, 373 (1957). — STEIN jr., A. H., H. C. MORGAN and F. C. REYNOLDS: Variations in normal bone marrow pressures. J. Bone Jt Surg. A 39, 1128—1134 (1957). — STEINMAN, CHARLES: The healing of drill-hole defects in the long bones of adult rabbits, expecially following the use of embryonic bone transplants. Anat. Rec. 99, 427—445 (1947). — STENGER, A.: Über Knochenveränderungen bei im Wachstumsalter entstandenen arteriovenösen Aneurysmen. Fortschr. Röntgenstr. 77, 308—311 (1952). — STEPHENSON, L. K.: The production of ectopic cartilage. Plast. reconstr. Surg. 9, 302—320 (1952) (Literatur). — STILWELL jr., D. L., and D. J. GRAY: The microscopic structure of periosteum in areas of tendinous contact. Anat. Rec. 120, 663—677 (1954). — STOCK, C. C., D. A. KARNOFSKY and K. SUGIURA: In: Symposium on steroids in experimental and clinical practice, edit. A. White. Philadelphia: Blakiston 1951. — STOCKMAN, R.: Lathyrism. J. Pharmacol. exp. Ther. 37, 43—53 (1929). — STODTMEISTER, R., S. SANDKÜHLER u. A. LAUR: Osteosklerose und Knochenmarkfibrose. Stuttgart: Georg Thieme 1953. — STOERK, H. C.: Activity of parathyroid hormone in the nephrectomized rat. Proc. Soc. exp. Biol. (N.Y.) 54, 50—53 (1943). — STÖRTEBECKER, T. P.: Signs of myositis in myasthenia gravis and in myopathy clinically resembling progressive muscular dystrophy. Acta med. scand. 151, 451—464 (1955). — STRAUSS, K.: Beobachtungen bei Hypervitaminose A. Beitr. path. Anat. 94, 345—352 (1934). — STREETER, G. L.: Developmental horizons in human embryology. Fourth issue. A review of the histogenesis of cartilage and bone. Contr. Embryol. Carneg. Instn 33, 149—168 (1949). — STUDER, A.: Zur Frage der Angriffsorte von Compound E (Cortison). Z. ges. exp. Med. 121, 287—418 (1953). — SUDECK, P.: Über die acute entzündliche Knochenatrophie. Langenbecks Arch. klin. Chir. 62, 147—156 (1900). ~ Über die acute (reflektorische) Knochenatrophie nach Entzündungen und Verletzungen an den Extremitäten und ihre klinischen Erscheinungen. Fortschr. Röntgenstr. 5, 277—293 (1901/02). — SUNDE, M. L., W. W. CRAVENS, C. A. ELVEHJEM, and J. G. HALPIN: The effect of folic acid on embryonic development of the domestic fowl. Poultry Sci. 29, 696 (1950). — SUNDERLAND, S., and L. J. RAY: Denervation changes in mammalian striated muscle. J. Neurol. Neurosurg. Psychiat. 13, 159—171 (1950). — SUSSMAN, M. L.: Skeletal changes associated with diseases of the blood. In: The musculoskeletal system. Symposium N. Y. Acad. of Med. 1950. New York: McMillan & Co., 1952. — SYLVÉN, B.: The ground substance of connective tissue and cartilage. In BOURNE, Biochemistry and physiology of bone, p. 53—74. New York: Academic Press 1956.

TALBOT, N. B., E. H. SOBEL, J. W. MacARTHUR and J. D. CRAWFORD: Functional endocrinology. Cambridge: Harvard University Press 1952. — TALBOTT, J. H.: Periodic paralysis. A clinical syndrome. Medicine (Baltimore) 20, 85—143 (1941). — TANNENBERG, J.: Pathological changes in the heart, skeletal musculature and liver in rabbits treated with insulin in shock dosage. Amer. J. Path. 15, 25—54 (1939). — TEAGUE, H. S., and L. E. CARPENTER: The demonstration of a copper deficiency in young growing pigs. J. Nutr. 43, 389 (1951). — TELFORD, G. R.: Loss of nerve endings in degenerated skeletal muscles of young vitamin E deficient rats. Anat. Rec. 81, 171 (1941). — TELLO, J. E.: Génesis de las terminaciones nerviosas motrices y sensitivas. 1. En el sistema locomotor de las vertebrados superiores. Histogenesis-muscular. Trab. Lab. Invest. biol. Univ. Madr. 15, 101—199 (1917). ~ Die Entstehung der motorischen und sensiblen Nervenendigungen. Z. Anat. Entwickl.-Gesch. 64, 384—440 (1922). — THOMAS, H. E., and F. H. BRUNER: Chronic radium poisoning in rats. Amer. J. Roentgenol. 29, 641 (1933). — THOMSON, D. L., and J. B. COLLIP: The parathyroid gland. Physiol. Revs. 12, 309—383 (1932) (Bibliogr.). — THORN, G. W., and H. A. EDER: Studies on chronic thyrotoxic myopathy. Amer. J. Med. 1, 583—601 (1946). — THUNBERG, T.: The citric acid content of older, especially medieval and praehistoric bone material. Acta physiol. scand. 14, 245—247 (1947). ~ Some information on the citric acid content of bone substance. Acta physiol. scand. 15, 38—46 (1948). — TISCHENDORF, F.: Das Verhalten der Haversschen Systeme bei Belastung. I. Mitt. Untersuchungen über das Knochengewebe. Wilhelm Roux' Arch. Entwickl.-Mech. Org. 145, 318—332 (1951). ~ Quantitative Beobachtungen über das Verhalten der Haversschen Lamellen bei Belastung. II. Mitt. Untersuchungen über das Knochengewebe. Wilhelm

Roux' Arch. Entwickl.-Mech. Org. **146**, 1—20 (1952). — Törnblom, N.: On the functional relationship between the pituitary gland and the parathyroids. Acta endocr. (Kbh.) Suppl. 4, 76 S. (1949). — Tomes, J., and C. de Morgan: Observations on the structure and development of bone. Philos. Trans. Brit. Roy. Soc. **143**, 109—139 (1853). — Tower, S. S.: Atrophy and degeneration in skeletal muscle. Amer. J. Anat. **56**, 1—43 (1935). ∼ Trophic control of non-nervous tissues by the nervous system: A study of muscle and bone innervated from an isolated and quiescent region of spinal cord. J. comp. Neurol. **67**, 241—261 (1937). ∼ The reaction of muscle to denervation. Physiol. Rev. **19**, 1—48(1939). — Triepel, H.: Die Architektur der Knochenspongiosa in neuer Auffassung. Z. Konstit.-Lehre **8**, 269 (1922a). ∼ Über gestaltliche Beziehungen zwischen Structur und Organform. Z. Anat. Entwickl.-Gesch. **63**, 608 (1922b). ∼ Die Architekturen der menschlichen Knochenspongiosa. München u. Wiesbaden: J. F. Bermann 1922c. — Trueta, J.: The normal vascular anatomy of the human femoral head during growth. J. Bone Jt Surg. B **39**, 358—394 (1957). — Trueta, J., and A. X. Cavadias: Vascular changes caused by the Küntscher type of nailing. An experimental study in the rabbit. J. Bone Jt Surg. B **37**, 492—505 (1955). — Trueta, J., and M. H. M. Harrison: The normal vascular anatomy of the femoral head in adult man. J. Bone Jt Surg. B **35**, 442—461 (1953). — Trutschel, W.: Über die hepatogene Osteoporose. Ärztl. Wschr. **1956**, 131—135. — Tucker, E. J.: The preservation of living bone in plasma. Surg. Gynec. Obstet. **96**, 739—749 (1953). — Tyslowitz, R. F.: Effect of testosterone propionate on growth in hypophysectomized rats. Trans. 4. Josiah Macy, jr. Conf. on metabolic Aspects of Convalescence including bone and wound healing, p. 123, 1943.

Uebermuth, H.: Über die Altersveränderungen der menschlichen Zwischenwirbelscheibe und ihre Beziehung zu den chronischen Gelenkleiden der Wirbelsäule. Ber. d. math.-nat. Kl. sächs. Akad. Wiss. Leipzig **81**, Sitzg vom 22. VII. (1929). — Uehlinger, E.: Myositis ossificans progressiva. Ergebn. med. Strahlenforsch. **7**, 175—220 (1936). ∼ Der akute Knocheninfarkt. Schweiz. Z. allg. Path. **13**, 100—103 (1949). ∼ Die Skelettveränderungen bei Leukämie. Fortschr. Röntgenstr. **77**, 263—276 (1952). ∼ Renale Osteodystrophia fibrosa und renale Osteomalacie. Schweiz. Z. allg. Path. **16**, 997—1008 (1953). ∼ D-Avitaminose und renale Osteomalacie. Schweiz. med. Wschr. **1955**, 521—527. ∼ Pathogenese des primären und sekundären Hyperparathyreoidismus und der renalen Osteomalacie. Verh. dtsch. Ges. inn. Med. **62**, 368—403 (1956) (Literatur). ∼ Thyreogene Osteodystrophie bei inkretorisch aktivem metastasierendem, kleinfollikulärem Schilddrüsenadenom. Schweiz. med. Wschr. **1957**a, 683. ∼ Hypercalcacmie und resorptive Riesenzellgranulome bei hormonal behandelter Skelettcarcinomatose. (Pseudohyperparathyreoidismus.) Schweiz. Z. allg. Path. **20**, 89—98 (1957b). — Uehlinger, E., K. Akert u. W. Pirozynski: Nebennierenrindenhormone und Gelenke. Bull. schweiz. Akad. med. Wiss. **6**, 157—170 (1950). — Urist, M. R., and F. C. McLean: Osteogenetic potency and new-bone formation by induction in transplants to the anterior chamber of the eye. J. Bone Jt Surg. A **34**, 443—476 (1952). ∼ The local physiology of bone repair with particular reference to the process of new bone formation by induction. Amer. J. Surg. **85**, 444—449 (1953).

Vaubel, E.: The form and function of synovial cells in tissue cultures. J. exp. Med. **58**, 63—83, 85—95 (1933). — Vaughan, J. M.: The effects of radiation on bone. In Bourne, The biochemistry and physiology of bone, p. 729—762. New York: Academic Press 1956. — Verdam, H. D.: Skeletverbeening in vitro. Ned. T. Geneesk. **80**, 3807—3813 (1936). ∼ Dwarsgestreept spierweefsel in vitro. Ned. T. Geneesk. **81**, 1626—1627 (1937). — Verschuer: Erbpathologie. Med. Praxis, Bd. 18. Dresden u. Leipzig: Theodor Steinkopff 1937. — Victor, J.: Metabolic and irritability changes in nutritional myopathy of rabbits and ducks. Amer. J. Physiol. **108**, 229 (1934). — Vigliani, F.: Influenza delle normali sollecitacioni mechaniche sulla struttura delle cartilagini articolari nel periodo post-natale. Boll. Soc. ital. Biol. sper. **27**, 12, 1723 (1951). — Villaverde, J. M.: Les lésions de la fibre musculaire dans l'intoxication saturnine expérimentale. Trab. Lab. Invest. Biol. Univ. Madr. **27**, 227—248 (1931). — Vincent, J.: Recherches sur la constitution de l'os adulte. Éd. Arscia, Bruxelles 1955. — Volkmann, R.: Die ischämischen Muskellähmungen und Kontrakturen. Zbl. Chir. **8**, 801—803 (1881). ∼ Über die Regeneration des quergestreiften Muskelgewebes beim Menschen und Säugetier. Beitr. path. Anat. **12**, 233—324 (1893).

Waine, H., G. A. Bennett and W. Bauer: Joint disease associated with acromegaly. Amer. J. Med. Sci. **209**, 671—687 (1945). — Waldenström, J.: Acute thyrotoxic encephalo- or myo-pathy, its cause and treatment. Acta med. scand. **121**, 251—294 (1945). — Waldeyer, W.: Über die Veränderungen der quergestreiften Muskeln bei der Entzündung und dem Typhusprozeß, sowie über die Regeneration derselben nach Substanzdefecten. Virchows Arch. path. Anat. **34**, 473—514 (1865). — Walker, D. G., C. W. Asling, M. E. Simpson, C. H. Li, and H. M. Evans: Structural alterations in rats hypophysectomized at six days of age and their correction with growth hormone. Anat. Rec. **114**, 19—47 (1952). — Walther, H. E.: Krebsmetastasen, S. 256—300. Basel: Benno Schwabe & Co. 1948. — Warkany, J.: Effect of maternal rachitogenic diet on skeletal development of young rat. Amer.

J. Dis. Child. **66**, 511—516 (1943). — WARKANY, J., C. B. ROTH and J. G. WILSON: Multiple congenital malformations: a consideration of etiologic factors. Pediatrics **1**, 462—471 (1948). — WARREN, S.: Effects of radiation on normal tissues. XIV. Effects on striated muscle. Arch. Path. (Chicago) **35**, 347—349 (1943). ~ Histopathology of radiation lesions. Physiol. Rev. **24**, 225—238 (1944). — WASHBURN, S. L.: The relation of the temporal muscle to the form of the skull. Anat. Rec. **99**, 239—248 (1947). — WASSERMANN, F.: The intercellular components of connective tissue: Origin, structure and interrelationship of fibers and ground substance. Ergebn. Anat. **35**, 240—333 (1956) (Literatur). — WATANABE, M. I., and C. M. WILLIAMS: Mitochondria in the flight muscles of insects. J. gen. Physiol. **34**, 675—698 (1950/51). — WATANABE, T.: Experimentelle Untersuchungen über den Einfluß der Avitaminose auf die Heilung der Knochenfrakturen. Virchows Arch. path. Anat. **251**, 281—296 (1924). — WEBER, H. H.: Der Feinbau und die mechanischen Eigenschaften des Myosinfadens. Pflügers Arch. ges. Physiol. **235**, 206—233 (1934). ~ Kontraktile Proteine und Motilität der Lebewesen. Naturwiss. **42**, 270—275 (1955). — WEGNER, G.: Über den Einfluß des Phosphors auf den Organismus. Virchows Arch. path. Anat. **55**, 11—45 (1872). — WEIDENREICH, F.: Über formbestimmende Ursachen am Skelett und die Erblichkeit der Knochenform. Wilhelm Roux' Arch. Entwickl.-Mech. Org. **51**, 436 (1922). ~ Das Knochengewebe. In Handbuch der mikroskopischen Anatomie von MÖLLENDORF, Bd. II/2. Berlin: Springer 1930. — WEIL, J.-Th.: La consolidation des fractures in vitro et l'influence de l'ossopan. Schweiz. Z. allg. Path. **14**, 205—224 (1956). — WEINMANN, J. P., and H. SICHER: Bone and bones. St. Louis: C. V. Mosby 1947. — WELCKER, E. R.: Experimentelle Erzeugung heterotopen Knochens beim Menschen. Zbl. Chir. **75**, 765—770 (1950). — WELLS, B. B., and E. C. KENDALL: The influence of corticosterone and C¹⁷ hydroxydehydrocorticosterone (compound E) on somatic growth. Proc. Mayo Clin. **15**, 324—328 (1940). — WENDT, G. G.: Der Wassergehalt des hypertrophierenden Muskels. Gegenbaurs morph. Jb. **92**, 459—469 (1952). — WERNER, A.: Zur Konstitution basischer Salze und analog konstituierter Komplexsalze. Ber. dtsch. chem. Ges. **40**, 4441—4449 (1907/08). — WERNLY, M.: Die Osteomalacie. Stuttgart: Georg Thieme 1952. — WERSCH, H. J. VAN: Scurvy as a skeletal disease. Utrecht: Dekker and van de Vegt 1954. — WETTSTEIN, P.: Les zones de Looser et le syndrome de Milkman. Acta radiol. (Stockh.) **28**, 281—312 (1947). — WHITRIDGE jr., J.: Changes in long bones of newborn infants following administration of bismuth during pregnancy. Amer. J. Syph. **24**, 223—227 (1940). — WILKIE, J.: Two cases of fluorine osteosclerosis. Brit. J. Radiol. **13**, 213—217 (1940). — WILKINS, L.: The diagnosis and treatment of endocrine disorders in childhood and adolescence. Springfield, Ill.: Ch. C. Thomas 1950. — WILLMER, E. N.: Tissue culture. London: Methuen 1954. — WILSON, P. D., and T. C. THOMPSON: A clinical consideration of the methods for equalizing leg length. Ann. Surg. **110**, 992—1015 (1939). — WINDAUS, A., u. A. F. HESS: Sterine und antirachitisches Vitamin. Nachr. Ges. Wiss. Göttingen, math.-phys. Kl. 175—184 (1926/27). — WISE, S. CH., B. CASTLEMAN and A. L. WATKINS: Effect of diathermy (short wave and microwave) on bone growth in the albino rat. J. Bone Jt Surg. A **31**, 487—500 (1949). — WISLOCKI, G. B., H. L. WEATHERFORD and M. SINGER: Osteogenesis of antlers investigated by histological and histochemical methods. Anat. Rec. **99**, 265—295 (1947). — WOHLFART, G.: Untersuchungen über die Gruppierung von Muskelfasern verschiedener Größe und Structur innerhalb der primären Muskelfaserbündel in der Skelettmuskulatur, sowie Beobachtungen über die Innervation dieser Bündel. Z. mikr.-anat. Forsch. **37**, 621—642 (1935). ~ Über das Vorkommen verschiedener Arten von Muskelfasern in der Skelettmuskulatur des Menschen und einiger Säugetiere. Acta psychiat. scand. Suppl. **12**, 119 (1937). ~ Zur Kenntnis der Altersveränderungen der Augenmuskeln. Z. mikr.-anat. Forsch. **44**, 33—44 (1938). ~ Muscular atrophy in diseases of the lower motor neuron. Contribution to the anatomy of the motor units. Arch. Neurol. Psychiat. (Chicago) **61**, 599—620 (1949). ~ Aktuelle Probleme der Muskelpathologie. Dtsch. Z. Nervenheilk. **173**, 426—447 (1955). — WOHLFART, S., u. G. WOHLFART: Mikroskopische Untersuchungen an progressiven Muskelatrophien unter besonderer Rücksichtnahme auf Rückenmarks- und Muskelbefunde. Acta med. scand. Suppl. **63**, 1—137 (1935) (Literatur). — WOLBACH, S. B.: Vitamin A deficiency and excess in relation to skeletal growth. Proc. Inst. Med. Chicago **16**, 118—145 (1946). ~ Vitamin A deficiency and excess in relation to skeletal growth. J. Bone Jt Surg. **29**, 171—192 (1947). — WOLBACH, S. B., and O. A. BESSEY: Tissue changes in vitamin deficiences. Physiol. Rev. **22**, 233—289 (1942) (Bibiogr.). — WOLBACH, S. B., and D. M. HEGSTED: Perosis. Epiphyseal cartilage in choline and manganese deficiencies in the chick. Arch. Path. (Chicago) **56**, 437—453 (1953). — WOLBACH, S. B., and P. R. HOWE: The effect of the scorbutic state upon the production and maintenance of intercellular substances. Proc. Soc. exp. Biol. (N.Y.) **22**, 400—402 (1924/25). ~ Intercellular substances in experimental scorbutus. Arch. Path. (Chicago) **1**, 1—24 (1926). — WOLBACH, S. B., and CH. L. MADDOCK: Vitamin A acceleration of bone growth sequence in hypophysectomized rats. Arch. Path. (Chicago) **53**, 273—278 (1952). — WOLF, A., and

A. M. PAPPENHEIMER: Central nervous system in vitamin E deficient rats. Arch. Neurol. Psychiat. (Chicago) 48, 538 (1942). — WOLFF, W. A., and E. G. KERR: Composition of human bone in chronic fluoride poisoning. Amer. J. Med. Sci. 195, 493—497 (1938). — WOLPERS, C.: Die Querstreifung der kollagenen Bindegewebsfibrillen. Virchows Arch. path. Anat. 312, 292—302 (1944). ~ Das Sarkolemm. Klin. Wschr. 1948, 724—726. — WOLSTENHOLME, G. E. W., and C. M. O'CONNOR: Bone structure and metabolism. Ciba Foundation Symposium. London: Churchill 1956.

ZAWISCH-ÖSSENITZ, C.: Marble bone disease. A study of osteogenesis. Arch. Path. (Chicago) 43, 55—57 (1947). ~ L'ostéogénèse imparfaite et la maladie d'Albers-Schönberg considérées au point de vue de nos connaissances modernes de l'ostéogénèse. Ann. anat. path. 17, 70—110 (1947). — ZBINDEN, G.: Der hyaline Knorpel im elektronenmikroskopischen Bild. Z. wiss. Mikr. 61, 231—238 (1953a). ~ Über Feinstruktur und Altersveränderungen des hyalinen Knorpels im elektronenmikroskopischen Schnittpräparat und Beitrag zur Kenntnis der Verfettung der Knorpelgrundsubstanz. Schweiz. Z. allg. Path. 16, 165—189 (1953b). — ZENKER, F. A.: Über die Veränderungen der willkürlichen Muskeln in Typhus abdominalis. Leipzig: F. C. W. Vogel: 1864. — ZETTERSTRÖM, R., and B. ENGFELDT: Renewal of bone phosphate in experimental hyperparathyroidism. Nature (Lond.) 168, 81—82 (1951). — ZOFF, M., TH. KANTOR, E. BIEN and A. SMITH: Studies on the composition of the fibrinoid material of the subcutaneous nodule of rheumatoid arthritis. J. clin. Invest. 32, 1253—1259 (1953). — ZUCKER, T. F., and M. J. MATZNER: On the pharmacological action of the anti-rachitic principle of cod liver oil. Proc. Soc. exp. Biol. (N.Y.) 21, 186—187 (1923/24).

Die Organstruktur des Genitaltractus als Grundlage der Organleistung und Organerkrankung.

Von

F. J. Lang und H. Schneider-Innsbruck.

Mit 11 Abbildungen.

Einleitung.

Form ohne Funktion existiert weder in der unbelebten noch in der belebten Welt! Form und Funktion stehen in inniger Wechselbeziehung zueinander. Wie die Form die Qualität und Quantität der Funktion wesentlich bestimmt, so beeinflußt umgekehrt die Funktion weitgehendst die Form, und zwar bis in die feinsten Einzelheiten hinein, beeinflußt also *die Anordnung der aufbauenden Elemente*, die *Struktur*.

Daher ist den Verschiedenheiten entsprechend, welche die Funktionen der einzelnen Organe des menschlichen Körpers aufweisen, die Struktur der Organe verschieden. Die *Eigenart der Struktur der Geschlechtsorgane* ist mithin wesentlich auf die Funktion der Geschlechtsorgane zurückzuführen. Diese Eigenart in der Anordnung der aufbauenden Elemente tritt uns sowohl makro- wie mikroskopisch klar vor Augen, wie im nachfolgenden aufgezeigt wird.

Die Struktureigenheiten der Geschlechtsorgane erklären die Möglichkeit der Entstehung von Erkrankungen, die spezifisch für das Genitale sind (Adenomyosis uteri, Cysten, besondere Gewächse der Keimdrüsen u. a.). *Sie machen ferner wohl Abweichungen bei jenen Erkrankungen* (Entzündungen) *verständlich, welche auch in anderen Organsystemen auftreten können.*

Bei der Entwicklung aller Organsysteme des menschlichen Körpers wird das zur Verfügung stehende Baumaterial bei beiden Geschlechtern in genau der gleichen Weise verwertet — nur nicht bei der Entwicklung der Geschlechtsorgane. Während bei der Ausbildung des Herzens, des Gehirns, der Extremitäten usf. die zum Ausbau vorhandenen Bausteine beim männlichen und weiblichen Geschlecht bis zur Vollentwicklung gleich verwendet werden — die Organaufgaben sind hier bei beiden Geschlechtern gleich —, ist das beim Geschlechtstrakt unmöglich.

Verschiedene Funktion — verschiedene Form und Struktur — verschiedene Auswertung der bei beiden Geschlechtern zu gleicher Zeit in gleicher Form und gleicher Größe angelegten Bausteine!

Dabei liegt dem Aufbau der inneren Geschlechtsorgane ein ganz anderer Bauplan zugrunde als jenem der äußeren Geschlechtsorgane.

Bei der Ausbildung des inneren Genitales werden 3 Bauelemente (das „Keimdrüsenfeld", die Keimdrüsenfalte und der Sinus urogenitalis) beim männlichen und weiblichen Geschlecht voll ausgewertet (s. Tabelle 1). Von den übrigen zur Ausbildung des inneren Genitales angelegten Bausteinen werden beim männlichen Geschlecht bloß diese, beim weiblichen Geschlecht bloß jene zum Ausbau verwendet; die restlichen bleiben unbenützt oder werden zu einem in seiner Funktion noch nicht klar erkannten Hilfsorgan ausgebaut. Nicht selten geben sie ortseigentümlichen Störungen (Epoophoron-[Parovarial-]Cysten) Ursprung.

Tabelle 1.

Fertigkonstruktion ♂	Baustein	Fertigkonstruktion ♀
Hoden	*Keimdrüsenfeld*	*Ovarium*
Mesorchium	*Keimdrüsenfalte* (Gekröseplatte des Keimdrüsenfeldes)	*Mesovarium*
—	*oberes Keimdrüsenband*	*Plica suspensoria ovarii*
—	*unteres Keimdrüsenband*	*Chorda uteroovarica (Lig. ovarii propr.)*
Ductuli efferentes des Nebenhodens, Rudimente: Appendices epididymidis (Hydadides Morgagni)	*obere Urnierenkanälchen*	Rudimente: Querkanälchen des Epoophoron
Rudimente: Paradidymis (Giraldésches Organ), *Ductuli aberrantes des Nebenhodens*	*untere Urnierenkanälchen*	Rudiment: Paroophoron
Ductus epididymidis, Ductus deferens mit Ampulla und Glandula vesiculosa, Ductus ejaculatorius	*Urnierengang (Wolffscher Gang)*	Rudimente: Längskanal des Epoophoron, Gartnerscher Gang
Lig. scrotale testis	*Urnierenleitband (Gubernaculum Hunteri)*	*Chorda utero-inguinalis (Lig. teres uteri)*
Rudimente: Appendix testis (Hydatide des Hodens), Utriculus prostaticus	*Müllerscher Gang*	*Tuba uterina, Uterus, Vagina*
—	*Urnierenfalte* (Gekröseplatte der Urniere)	*Mesosalpinx*
Pars prostatica urethrae (unterhalb der Einmündung der Duct. ejaculatorii), *Pars diaphragmatica urethrae*	*Sinus urogenitalis*	*Vestibulum vaginae, Urethra (?)*
	Epithelknospen an der Wand des Sinus urogenitalis	
Mittellappen der Prostata	oberhalb der Mündung der Wolffschen Gänge	Rudimente: Paraurethraldrüsen (Skeneschen Gänge)
Die übrigen Abschnitte der Prostata	unterhalb der Mündung der Wolffschen Gänge	—

Zur Ausbildung des äußeren Genitales hingegen werden bei den beiden Geschlechtern die gleichen Bausteine — und zwar sämtliche — herangezogen, nur ist beim weiblichen Geschlecht die Auswertung der Bausteine in morphologischer Beziehung eine weniger intensive als beim männlichen Geschlecht.

Tabelle 2.

Fertigkonstruktion ♂	Baustein	Fertigkonstruktion ♀
	Kloakenhöcker Aus ihm entstehen	
Corpus cavernosum penis ohne Glans penis	1. vor der Urogenitalöffnung: *der Geschlechtshöcker*	*Clitoris mit Glans*
Corpus cavernosum urethrae und Glans penis	2. seitlich der Urogenitalöffnung: *die beiden Geschlechtsfalten*	*die kleinen Schamlippen*
Scrotum	*Die beiden Geschlechtswülste* (zwischen dem Kloakenhöcker und der Abgangsstelle der unteren Extremitäten)	*die großen Schamlippen*

„Rudimentäre" Organe werden also nur aus Bauelementen des inneren Genitales erzeugt. Auf jeden Fall fehlt uns das Recht, den Einbau dieser rudimentären Organe in den Geschlechtstrakt als „Strukturfehler" anzusprechen. Einstweilen kennen wir allerdings nur die unangenehme Seite ihres Vorhandenseins, nämlich ihre gar nicht seltene krankhafte Entartung.

I. Die Keimdrüsen.

Zwei Aufgaben haben die weiblichen Keimdrüsen auszuführen: 1. die Erzeugung der Keimzellen und 2. die Produktion von Hormonen. Den männlichen Keimdrüsen ist außer diesen beiden Funktionen noch eine weitere zugeteilt: die Mithilfe bei der Erotisierung des Geschlechtspartners. Diese Nebenfunktion der männlichen Keimdrüsen mag mit ein Grund dafür sein, daß ihr Descensus ein weitaus größerer ist als jener der Ovarien. Während die weiblichen Keimdrüsen nur ins kleine Becken abwärts wandern, durchsetzen die beiden Hoden im Laufe der Entwicklung die vordere Bauchwand und werden, nur von Haut bedeckt, in den obersten Abschnitt jener Rinne eingelagert, die sich bei geschlossenen Beinen vorne zwischen den Oberschenkeln befindet. Die anatomischen Gegebenheiten der Keimdrüsenwanderung enthalten die Möglichkeit für die Entstehung von Abweichungen der Lage (Kryptorchismus) und von Fehlwanderungen des Hodens (Descensus aberrans, Dystopie, Ektopie) bzw. von Verlagerungen des Eierstockes (Hernia ovarii).

Bekanntlich ist die Erzeugung und Abgabe der Keimzellen, die Größe und Zahl der immer wieder zur Befruchtung bereitgestellten Keimzellen bei den beiden Geschlechtern grundverschieden. Diese Faktoren sowie die verschiedene Lage der Keimdrüsen äußern sich in einem völlig verschiedenen strukturellen Aufbau der Keimdrüsen.

Der Hoden.

Struktureller Einbau des Hodens in seine Umgebung.

Die Form des Hodens entspricht etwa der einer seitlich abgeplatteten Walnuß. Beide Testes zusammen sind somit derart gestaltet, daß sie mit den ihnen hinten anliegenden Nebenhoden die nach vorne offene Mulde ausfüllen, die oben vom Rumpf und seitlich von den Oberschenkeln begrenzt wird. *Die Wände der Mulde bieten den Keimdrüsen Schutz* vor mechanischen Insulten von hinten und von der Seite her und verhindern weiterhin eine Wärmeabnahme in dem sehr kälteempfindlichen Organ.

Die exponierte Lage der männlichen Keimdrüsen dürfte der Grund sein, daß der Processus vaginalis nur oberhalb des Hodens obliteriert, im Bereiche des Hodens jedoch als *Epi- und Periorchium* (*Tunica* vaginalis propr.) erhalten bleibt. Diese beiden Peritonealblätter und die kleine „Peritonealhöhle" zwischen ihnen decken den Hoden nur vorne und etwas seitlich zu, also gerade an jenen Stellen, wo der Testis am ungeschütztesten ist. Abgesehen davon, daß in ihnen dem Hoden ein Schutzorgan gegeben ist, gibt der Serosasack dem Hoden die *nötige Verschieblichkeit gegenüber der Haut*, ähnlich wie der Pleurasack den Lungen gegenüber der Thoraxwand.

Ein häufiges, aus der Entwicklung zu verstehendes Ereignis ist das völlige oder teilweise Ausbleiben der Obliteration des Processus vaginalis. Im ersteren Fall liegt eine Hernia inguinalis congenita vor; im letzteren Fall kann es zur Entstehung einer Hydrocele funiculi spermat. bzw. Hydrocele testis kommen.

Der strukturelle Aufbau des Hodens.

Das Fundament für das bindegewebige Gerüstwerk des Hodens, die *Tunica albuginea*, ist seinen Funktionen entsprechend aus derbem, fibrösem Bindegewebe aufgebaut, in welches nur spärliche elastische Netze eingelagert sind. Die fibrösen Bindegewebsbalken haben eine geflechtartige Anordnung. Auf diese Weise ist die Tunica albuginea imstande, erstens *dem Gerüstwerk im Innern des Hodens eine feste Stütze* zu gewähren, zweitens wesentlichen Anteil zu nehmen am *Schutz des parenchymatösen Hodengewebes* vor von außen drohenden, schädlichen Einflüssen, und drittens *dem Überdruck, der im Innern des Hodens herrscht, den nötigen Widerstand entgegenzusetzen.* Die spärlich in die Albuginea eingewebten elastischen Netze gestatten nur eine geringe Ausweitung der Tunica und somit des Hodeninnenraumes. Das läßt verstehen, daß bereits eine geringfügige Hodenentzündung große Schmerzen verursacht.

Die Tunica albuginea verdickt sich im Bereiche des hinteren oberen Hodenabschnittes zum *Mediastinum testis (Corpus Highmori)* und springt als solches buckelförmig ins Innere des Testis vor. Daß das Mediastinum die gleiche derbe Beschaffenheit hat wie die übrige Tunica albuginea, ist insofern von größter Bedeutung, als das Mediastinum das Rete testis Halleri enthält, außerdem die Hauptzu- und -ableitungsstelle für die Blut- und Lymphgefäße, sowie für die Nerven des Hodens ist. Selbst bei stärkstem Hodeninnendruck wird *durch das feste Gefüge des Mediastinums eine Kompression dieser in ihm liegenden Gebilde verhindert*; die Kanälchen des Rete testis und die Gefäße werden durch das Mediastinum ständig offengehalten.

Die zwischen Mediastinum und dem übrigen Abschnitt der Tunica albuginea in radiärer Anordnung ausgespannten *Septula testis* zeigen als *Stützwerk der Lobuli testis* und als *Leitapparat der Gefäße und Nerven zu den Lobuli hin* den gleichen Aufbau wie die Tunica albuginea.

Ungefähr *600 Tubuli contorti* mit einer Länge von 30—70 cm liegen in geschlängeltem Verlauf in den etwa 200 Lobuli eines Hodens. Würde man die Samenkanälchen eines Hodens aneinanderreihen, so ergäbe sich daraus ein mindestens 300 m langer Kanal zur Erzeugung der Spermien. Ein erwachsener Mann besitzt in seinen beiden Keimdrüsen, obwohl sie doch nur eine Größe von beiläufig $5 \times 3,5 \times 2,5$ cm haben, *eine spermienproduzierende Oberfläche mit dem imponierenden Ausmaß von mindestens 26 dm².* Wiederum ein Beispiel für eine *Raumeinsparung*, wie sie nur in der Biologie vorkommt, Menschenhand jedoch selbst bei der raffiniertesten Anfertigung einer Maschine nie zustande bringt!

Jedes Hodenkanälchen besitzt eine Basalmembran und im Zustand der Geschlechtsreife eine mehrfache Lage von Epithel, an dem Sertolische Zellen und Samenbildungszellen unterschieden werden. Die Tubuli contorti stehen nicht nur innerhalb eines Lobulus miteinander in Kommunikation, sie haben auch die Möglichkeit, die Spermien in Tubuli contorti der benachbarten Lobuli abzugeben, und zwar durch Querkanäle, welche die Septula durchsetzen. *Auf diese Weise steht der Abtransport der Spermien von der Produktionsstätte unter einer doppelten Sicherung!*

Bezüglich der Struktur der männlichen Keimzellen sei besonders auf die elektronenmikroskopischen Untersuchungen von Don W. Fawcett (1958) hingewiesen.

Das zwischen die gewundenen Hodenkanälchen und die Ausführungsgänge des Nebenhodens eingeschaltete *Rete testis* besteht aus miteinander kommunizierenden Spalten und Hohlräumen, die von einem niedrigen bis hochprismatischen Epithel ausgekleidet sind. Die verschiedene Höhe, welche die Epithelzellen in diesem Teil des Abtransportsystems der Spermien aufzeigen, kann wohl mit Recht dahin gedeutet werden, daß das Epithel hier eine *stark sezernierende Tätigkeit* aufweist.

Die Untersuchungen von LOHMÜLLER (1925) und STIEVE (1930) haben klar aufgezeigt, daß *die gewundenen Hodenkanälchen unmittelbar — also ohne Zwischenschaltung von Tubuli recti — in das Rete testis einmünden.* „Alles das, was bisher als gerade Hodenkanälchen geschildert wurde, ist nur die Folge einer Rückbildung vierten Grades, die einzelne Kanälchenabschnitte betrifft[1]."

Rückbildungserscheinungen finden sich nach STIEVE (1930) in fast allen Hoden von Männern, die über 25 Jahre alt sind, besonders aber bei älteren Männern. SCHINZ und SLOTO-POLSKY (1924) haben 5 Grade der Rückbildung unterschieden, angefangen von einem „Frühzustand", in welchem die Spermatiden zugrunde gehen und vielkernige Riesenzellen bilden, bis zu einem „Spätzustand", in dem alle Zellen verschwunden sind und die Kanälchenwand hyalin entartet ist. Beim oben erwähnten 4. Grad — „Dauerzustand", der manchmal ein Endzustand sein kann — besteht die Kanälchenwand nur mehr aus einer Zellschicht, aufgebaut aus unentwickelten Hodenzellen und zurückgebildeten Fußzellen. Dieser Rückbildungszustand ist am häufigsten am Übergang der Tubuli contorti in das Rete testis anzutreffen, da offenbar dieser Kanälchenabschnitt zuerst und am stärksten geschädigt wird.

Sehr wahrscheinlich spielen diese Wandveränderungen eine große Rolle bei der Entstehung von *Retentionscysten*, die sich allerdings nur selten im Hodenparenchym selbst vorfinden und da meist in der Nachbarschaft der Tunica albuginea. Relativ häufiger sind solche cystisch ausgeweitete Samengänge (Spermatocelen) im Nebenhodenkopf oder im Rete testis anzutreffen.

Vorhin wurde darauf hingewiesen, daß der Abtransport der Spermien aus einem gewundenen Hodenkanälchen auch dann gesichert ist, wenn seine Einmündung in das Rete testis undurchgängig ist. *Genauso ist durch das schwammartige Kanalsystem des Rete testis dafür gesorgt, daß die Weiterleitung der Spermien in den Nebenhoden nicht im mindesten gestört wird, auch wenn einer oder mehrere der 12—18 Ductuli efferentes abgesperrt sind.*

Das lockere Bindegewebe, das in den Lobuli testis die *Zwischenräume zwischen den Tubuli* ausfüllt, führt aus den Septula die Gefäße und Nerven an die Tubuli heran. Dieses Hüll- und Füllgewebe ist auch die Lagerstätte der Leydigschen Zwischenzellen, die im atrophischen, namentlich aber im nicht abgestiegenen Hoden scheinbar oder auch wirklich vermehrt sind. Sie geben unter Umständen die Grundlage für die sog. Zwischenzellgeschwülste des Hodens ab.

Zwei Arterien versorgen das Hodengewebe mit Blut, die A. spermatica int. und die A. deferentialis. Bevor sie mit ihren Ästen in das Mediastinum eintreten, *anastomosieren sie miteinander, womit allerdings keine 100%ige Sicherung für die Weiterernährung des Hodens bei Verschluß der A. spermat. int. gegeben ist.* Eine Unterbindung der letzten darf nur durchgeführt werden, wenn es unumgänglich notwendig ist. Die A. deferentialis ist nicht immer imstande, allein das Hodengewebe zu versorgen, wie die im Operationssaal gemachten Erfahrungen lehren. Auf jeden Fall tritt eine anämische bzw. hämorrhagische Nekrose des Hodengewebes ein, wenn beide Arterien unterbunden werden, obwohl sie gewöhnlich mit den Arterien der Hodenhüllen (A. spermat. ext. und Aa. pudendae ext.) in Verbindung stehen.

Vom *Mediastinum testis (Corpus Highmori)* aus erfolgt die Blutversorgung des Hodengewebes auf zwei verschiedenen Wegen: Ein Teil der ins Mediastinum eingetretenen Arterien geht von ihm aus sofort in die Septula ab. Der andere Teil, vom Mediastinum weglaufend, bildet ein Netzwerk in den tiefsten Schichten der Tunica albuginea. Die Äste des Netzwerkes steigen von hier wieder in die Septula hinein. Diese bekommen also von ihren beiden Anheftungsstellen aus Arterien zugeteilt, die miteinander anastomosieren. Von ihnen werden zahlreiche Ästchen an die Lobuli abgegeben, welche schließlich die Tubuli mit Capillarnetzen umschlingen.

---

[1] STIEVE 1930.

Die Venen schließen sich in ihrem Verlauf den Arterien an. Auch bei ihnen entbehren nur die letzten Ästchen (innerhalb der Lobuli) einer festen Stütze. Der Verlauf aller größeren Blutgefäße im Stroma gewährleistet ein ständiges Offensein ihres Lumens.

Entwicklungsgeschichtliche, aber auch strukturelle Gegebenheiten schaffen die Grundlage für die Entstehung von besonderen Gewächsen (tubuläres Adenom, Seminom) bzw. für die Ausbildung von Dermoiden und Teratomen des Hodens, die zwar nicht organspezifisch sind, aber durch die Häufigkeit, mit der sie in den Keimdrüsen zur Entwicklung kommen, doch eine gewisse Organeigentümlichkeit erlangen[1].

Hinsichtlich der Entstehung der Dermoide und Teratome liegen verschiedene Auffassungen vor[2]. Während Klebs (1890) Keimversprengungen annahm, vertrat Wilms (1899) ursprünglich die Ansicht, daß Hodengeschwülste durch Parthenogenese aus einer entweder noch embryonalen oder bereits ausgereiften Samenzelle entstehen. Wilms hat allerdings später diese Ansicht zugunsten der Marchand- (1899) -Bonnetschen (1899) Blastomerentheorie aufgegeben (s. auch Ovarium). Ribbert (1914) führte die Dermoide und Teratome auf eine Zelle zurück, die in ihrer Entwicklungsmöglichkeit einer Eizelle gleichwertig ist. Nach Hartmann und Peyron (1920/21) entsprechen die verschiedenartigen Hodengewächse embryonalen Ursprungs und steigender Komplikation den aufeinanderfolgenden Entwicklungsstufen des Eies, Embryos und des Fetus. — Chorionepitheliomatöse Bildungen versuchte Heijl (1921) mit Zentralnervensubstanz in Verbindung zu bringen, nachdem bereits Risel (1914) den Übergang von Neuroepithel in Syncytien vermerkt hat.

Das Ovarium.

Struktureller Einbau des Ovariums in seine Umgebung.

Das Ovar ist in seiner Gestalt einer Mandel ähnlich. *Mit dieser Form spart es Raum und paßt sich bestmöglich der Umgebung an.*

Die *Lage des Ovariums* in einer Mulde der seitlichen Beckenwand (Fossa ovarica zwischen der A. ilica ext. und int.) hat in mehrfacher Hinsicht Bedeutung: Erstens ist dadurch das empfindliche Organ *weitgehendst geschützt vor dem Druck durch die anderen Eingeweideorgane.* Zweitens *sichert diese Lage* so gut als möglich *die Übergabe der Eizelle an die Tube.* Drittens ist das an der seitlichen Beckenwand liegende Ovar *kein Hindernis für den Uterus bei seiner Vergrößerung während der ersten Schwangerschaftsmonate.* Umgekehrt verdrängt in dieser Zeit der Uterus das Ovar nicht aus seiner Position. Auch für die in den späteren Schwangerschaftsmonaten nötige Hochhebung des Ovariums ist es sicherlich günstiger, daß das Organ an der seitlichen Beckenwand liegt und nicht irgendwo inmitten des Beckenraumes.

Gerade die während der Schwangerschaft notwendige Luxation des Ovariums aus der Fossa ovarica bedingt eine *elastische Aufhängung* des Organs.

Als elastische Fixationszüge kommen an das Ovar heran: von oben die Plica suspensoria ovarii, von lateral das Mesovarium und von medial die Chorda utero-ovarica.

Die *Plica suspensoria ovarii* s. *Lig. ovarii propr.* dient wohl in erster Linie der *Zu- und Ableitung der Gefäße, sowie der Zuführung der Nerven* zum Ovar. Den in der Plica liegenden Gefäßen kommt jedoch außer der Blutzu- und -abfuhr noch folgende Funktion zu: „Die Gefäßwandungen wirken durch ihre elastischen Fasern und glatten Muskeln ähnlich wie das Eierstocksband, tragen nicht etwa wie straffe Tragbänder das Ovarium, sondern regulieren ihre Länge je nach dessen Lage[3]."

---

[1] Histogenese des tubulären Hodenadenoms und der spezifischen Hodengeschwulst (Seminom) siehe Ausführungen beim Eierstock.

[2] Ältere und neuere Literatur siehe H. Gögl u. F. J. Lang: Kaufmannsches Lehrbuch der speziellen pathologischen Anatomie, 9.—10. bzw. 11. u. 12. Aufl. Berlin 1941 bzw. 1957.

[3] Braus 1934.

Das *Mesovarium*, auf das später noch kurz zurückgekommen wird, heftet das Ovar locker an die Beckenwand und *verhindert*, wenn nicht stärkere Kräfte angreifen, *ein Abziehen des Ovariums nach medial.* Daß das Mesovarium häufiger, als man gewöhnlich annimmt, durch Zug gedehnt wird, dafür ist ein sicherer Hinweis, daß *die in ihm liegenden Äste der A. ovarica korkzieherartig gewunden sind.* (Diese Äste der A. ovarica müssen mithin genau so als *Aa. helicinae* angesprochen werden wie die A. uterina und deren Äste sowie die kleinen Arterien innerhalb der Corpora cavernosa penis).

Eine im allgemeinen viel zu wenig beachtete Funktion kommt der *Chorda uteroovarica (Lig. ovarii propr.)* zu. Sie verläuft als *lockerer Zügel* vom Uterus zum unteren Pol des Ovariums, und zwar an der hinteren Wand der dachförmigen Plica lata (Lig. latum) knapp unter dem Dachfirst. Ihr Baumaterial ist wie bei den meisten „Bändern" innerhalb des Beckenraumes straffes Bindegewebe und glatte Muskelfasern. Letztere verlaufen wie der größte Teil der fibrösen Faserzüge in der Längsrichtung des Bandes. Erschlaffen die Muskelfasern, so wird die Chorda klarerweise länger; kontrahieren sie sich, so wird die Chorda kürzer. *Die Chordae treten aktiv in Funktion 1. bei größeren Fehllagen und Fehlhaltungen der Gebärmutter, 2. wenn auf der Plica lata gefüllte und somit schwere Darmschlingen liegen.*

Geringe Verlagerungen des Uterus führen nicht zur Luxation des Ovariums, da die Chordae uteroovaricae — wie eben gesagt — eine lockere Verbindung der Ovarien mit der Gebärmutter sind. Bei einer nur geringen Distanzvergrößerung zwischen dem Uterus und den Ovarien tritt nur eine Streckung der Chordae ein.

Bei einer stärkeren Verschiebung des Uterus nach vorne oder nach hinten genügt die Streckung der Chordae uteroovaricae nicht, um eine Luxation der Ovarien hintanzuhalten. In diesem Fall müssen die Chordae durch eine Tonusverminderung der in ihnen liegenden Muskulatur verlängert werden, damit die Ovarien ihre Lage in der Fossa ovarica beibehalten können.

Daß bei sehr starken Verlagerungen der Gebärmutter auch eine maximale Erschlaffung der Chordamuskulatur eine Heraushebung der Ovarien aus ihrer Nische nicht verhindern kann, braucht nicht breiter erörtert werden.

Wird der Uterus stärker nach rechts oder links verschoben, so erfolgt die Chordaerschlaffung nur auf der kontralateralen Seite. Auf jener Seite, gegen welche hin der Uterus verlagert wird, kommt es im Gegensatz dazu zu einer Kontraktion der Chordamuskulatur. Der Grund hierfür ist folgender: Die Uterusverschiebung führt auf dieser Seite zu einer Kompression der wichtigen Gebilde innerhalb der Plica lata. Ein Ausgleich wird durch Hebung des Firstes der dachförmigen Plica geschaffen. (Was das Dach an Rauminhalt durch die Längsverkürzung verliert, gewinnt es durch die Höhenvergrößerung.) Die Firsthebung erfolgt durch Anspannung der Muskulatur in der Chorda uteroovarica und Chorda uteroinquinalis (Lig. teres uteri).

Die Muskulatur in beiden Chordae uteroovaricae und beiden Chordae uteroinquinales, aber auch in den Ligg. sacrouterina kommt zur Kontraktion, wenn schwere Darmschlingen auf dem Uterus und auf den Plicae latae lasten. Die dadurch statthabende Anspannung all dieser Bänder zeitigt erstens, daß die Position des Uterus in seiner Normallage einigermaßen gewahrt bleibt, und zweitens, daß dem Druck der Darmschlingen ein Gegendruck entgegengesetzt wird, der eine übermäßige Kompression der Plicae latae verhindert.

Anatomisch begünstigte Störungen des strukturellen Einbaues des Eierstockes in seine Umgebung liegen den Verlagerungen eines Eierstockes zugrunde, die zunächst dadurch zustande kommen, daß der Eierstock in den Processus vaginalis peritonei gelangt. Sodann kann im späteren Leben der Eierstock in den Bruchsack einer Leistenhernie gezogen werden oder aber auch durch den Cruralkanal, durch die Incisura ischiadica, durch die Gefäßlücke der Membrana obturatoria nach außen treten. Ferner kann er die hintere Vaginalwand vorstülpen und so in die Vagina oder sogar vor die Vulva (Ovariocele vaginalis) treten. Senkungen und Verschiebungen nach der Mittellinie werden teils durch Vergrößerung der Eierstöcke, teils durch Verlagerung der Gebärmutter, teils endlich durch peritonitische Verwachsungsmembranen verursacht.

Der strukturelle Aufbau des Ovariums.

„Kein anderes Organ bietet eine solche Mannigfaltigkeit im Ablauf seiner Funktionen und dem damit verbundenen Wechsel des histologischen Bildes wie das Ovar, welches ja in verschiedenen Lebensabschnitten verschiedenen Aufgaben nachzukommen hat. Diesen vielfältigen und wechselnden Funktionen entsprechen die gleiche Vielfältigkeit und der gleiche Wechsel im geweblichen Aufbau. Der komplizierten, für die jeweilige physiologische Funktion charakteristischen histologischen Struktur wiederum entspricht im Pathologischen eine Fülle völlig verschiedener Geschwülste, wie sie sonst kein anderes Organ aufzuweisen hat[1]."

Als äußerste Schicht trägt das Ovar das *einschichtige Keimdrüsenepithel*, das sich vom Plattenepithel des benachbarten Peritoneums dadurch unterscheidet, daß es isoprismatisch bis zylindrisch ist. Entgegen der bisherigen Ansicht sind wir nach den neuesten Untersuchungen unter anderem von BURKL (1954) „gezwungen, anzunehmen, daß zumindest höchstwahrscheinlich eine während des ganzen Lebens erfolgende *Neubildung von Oogonien aus dem Keimdrüsenepithel stattfindet*"[2].

Das Oberflächenepithel und seine schlauchförmigen Einsenkungen werden unter anderen — allerdings nicht unwidersprochen — als Ausgangspunkt nicht nur der endometrioiden Cysten und des Oberflächenpapilloms, sondern aller epithelialer Neubildungen des Eierstockes angesprochen[3]. Derzeit herrscht allerdings die Ansicht[4] vor, „daß die Kystome mannigfachster Art aus den kongenitalen Fehllagen WALTHARDs entstehen", die R. MEYER (1932) jedoch nicht für kongenital verlagerte Zellnester ansieht, sondern für verschiedene Differenzierungsergebnisse des Cölomepithels einschließlich des Oberflächenepithels der Ovarien kraft einer ihm innewohnenden, vielseitigeren Potenz, die je nach örtlicher Lage und allgemeinen körperlichen Bedingungen in verschiedener Form zur Entwicklung kommt. R. MEYER (1932) hält auch nicht die verschiedenen Zellnester für „Pflasterepithel", sondern für indifferentes Epithel, das verschiedene Entwicklungsmöglichkeiten besitzt[5].

Die unter dem Epithel gelegene *Tunica albuginea* ist so wie beim Hoden eine *Schutzhülle* des Organs und zugleich die *Grundlage seines bindegewebigen Gerüstwerkes*. Daß sie weitaus nicht so kräftig aufgebaut ist wie die Albuginea des Hodens, ist von vornherein klar: Erstens bedarf das innerhalb der Beckenwand liegende Ovar keiner so starken Schutzhülle als der nur vom Scrotum bedeckte Hoden. Zweitens benötigt das uns in seiner Struktur noch unbekannte bindegewebige Gerüstwerk des Ovariums keine so kräftige Stütze als das jedenfalls stärker entwickelte Innengerüst des Hodens (Septula testis). Drittens würde eine stark ausgebildete Albuginea einer Aufgabe des Ovariums hemmend entgegenstehen, nämlich dem vermutlich während des ganzen Lebens vor sich gehenden Eindringen der Oogonien aus dem Keimdrüsenepithel in das Innere des Ovars und der Übergabe der Eizelle an die Tube.

Die Verlaufsrichtung der groben Bindegewebsbündel in der Tunica albuginea hat PETRY (1950) vermittels der Spaltlinienmethode untersucht und festgestellt, daß die Längsfaserzüge

---

[1] KOLLER und SCHÜLLER 1953.   [2] POLITZER 1954.   [3] HOFSTÄTTER 1919.
[4] MEYER 1932.   [5] GÖGL und LANG 1941, 1952, 1957.

der Chorda uteroovarica und der Plica suspensoria ovarii sich auf das Ovar fortsetzen und besonders im Hilusbereich in der Längsrichtung über das Ovar hinwegziehen, während die vom Mesovarium in die Albuginea einstrahlenden Fasern mehr oder weniger senkrecht dazu angeordnet sind. Zwischen den einzelnen Faserzügen liegen mehr oder minder große, unregelmäßige Lücken. Die Verlaufsrichtung der Bindegewebsfasern wird im übrigen maßgeblich vom Wachstum der Follikel und der Corpora lutea beeinflußt.

Die *Rindenschicht* des Ovariums besteht aus einem dichten, zellreichen Stroma, in welches die verschiedenen Entwicklungs- und Rückbildungsformen der Eifollikel eingelagert sind, die ihrerseits wieder die Grundlage verschiedener, organspezifischer Störungen (Follikelcysten, Luteincysten, Cystombildungen, Granulosazelltumoren) darstellen können.

Eine besondere Anordnung der aufbauenden Elemente des Stromas ist bei der erwachsenen Frau nicht erkennbar, wohl aber sind beim Kleinkind deutliche von der Albuginea zur Markschicht verlaufende Septen sichtbar.

Die *Markschicht* des Ovariums ist aus weniger zellreichem, aber faserreichem Bindegewebe aufgebaut, mit verschiedenen und in ihrer Ausbildung unbeständigen, fetalen Gewebseinschlüssen (solide Markstränge, Markschläuche, Kanälchen des Epoophorons, andere Urnierenreste, Nebennierenrindenkeime), die den Ausgang für Cysten und geschwulstmäßige Störungen abgeben können.

Ursprünglich zeigt die Keimdrüsenanlage keine Unterteilung in eine Mark- und Rindenschicht. Überall finden sich annähernd kugelige Zellgruppen, die eine oder mehrere Urgeschlechtszellen enthalten. „Eiballen" werden diese Zellgruppen genannt.

Die „Eiballen" sind als Grundlage besonders organeigentümlicher, zum Teil biologisch wirksamer Störungen (tubuläres Adenom, sog. Brenner-Tumor, Granulosazellgeschwülste, Disgerminom, Arrhenoblastom, Teratom) bemerkt.

Das *tubuläre Adenom* des Eierstockes — eine übereinstimmende Geschwulst ist auch für den Hoden bekannt — ist als eine „adenomatöse Wucherung des Hodenteiles in einem Ovotestis" aufzufassen[1]. Nach L. PICK handelt es sich beim tubulären Adenom um eine dem Hermaphroditismus glandularis, also dem Drüsenzwittern eigentümliche Geschwulst. R. MEYER (1914, 1925, 1930) verlegte hingegen den Ausgangspunkt des tubulären Adenoms nicht in einen geschlechtsgegensätzlichen Keimdrüsenanteil, sondern in das Rete ovarii und das Markepithel. In Hinblick auf die in einem Teil der Fälle nachgewiesene Auswirkung des Gewächses auf die Körperform der Geschwulstträgerin im Sinne eines Geschlechtsumschlages wird nach dem Vorschlag von R. MEYER (1930) das tubuläre Adenom des Eierstockes in der Gruppe der zur Vermännlichung führenden Gewächse (Arrhenoblastome) eingeordnet.

Histogenese des sog. *Brenner-Tumors* (Abb. 1 u. 2). In dieser Hinsicht[2] wurden die Untersuchungen von WALTHARD (1903) herangezogen, der in Eierstöcken aus verschiedenen Lebensaltern in der Rinde gelegene Zellanlagen (Pflasterepithel-, Flimmer-, Becherzellen) nachwies, die er für kongenital verlagerte Zellnester hielt. Nur werden diese Zellnester nicht für angeborene Verlagerungen, sondern für verschiedene Entwicklungsstufen des Cölomepithels bzw. des Oberflächenepithels der Eierstöcke gehalten[2]. Die Ableitung der Brenner-Tumoren von den sog. Walthardschen Zellinseln ist heute fast allgemein angenommen, wenn auch nicht bewiesen[3].

Die Ableitung der *Granulosazellgeschwülste* (Abb. 3 u. 4) muß bei der Meinungsverschiedenheit über die Entwicklung der Eierstöcke naturgemäß eine wechselnde sein, je nachdem, ob die Untersuchungsergebnisse von A. FISCHEL (1930) über die Entwicklung der Keimdrüsen (das Keimepithel geht aus einem Blastem hervor, das auch echtes Bindesubstanz- und Stützgewebe zu bilden vermag!) übernommen werden oder nicht. R. MEYER, der ursprünglich (1912) neben dem Epithel der „Granulosazellballen" auch noch das Follikelepithel als Muttergewebe gelten ließ, schränkte später (1915, 1918) diese Ansicht ein und maß nur noch dem unreifen Granulosaparenchym („Granulosaballen") Bedeutung bei. Die Auffassung, daß die Granulosazelltumoren aus „undifferenziert liegengebliebenen Resten des Mesenchymkernes des Ovars" entstehen[4], ist verlassen, dagegen wird in letzter Zeit wieder die Rolle des Follikelepithels in den Vordergrund gestellt[5].

---

[1] PICK 1905.   [2] MEYER 1932.   [3] GÖGL und LANG 1941, 1952, 1957.
[4] SCHILLER 1934.   [5] McKAY, HERTIG und HICKEY 1953.

Was die Histogenese des *Disgerminoms* (Abb. 5) betrifft, so hat sich die Annahme [1], dem Disgerminom lägen Zellen zugrunde, die die gewöhnliche Ausreifung innerhalb der Keimdrüsen und die Fortentwicklung zu Hoden- und Eierstockparenchym nicht mitgemacht

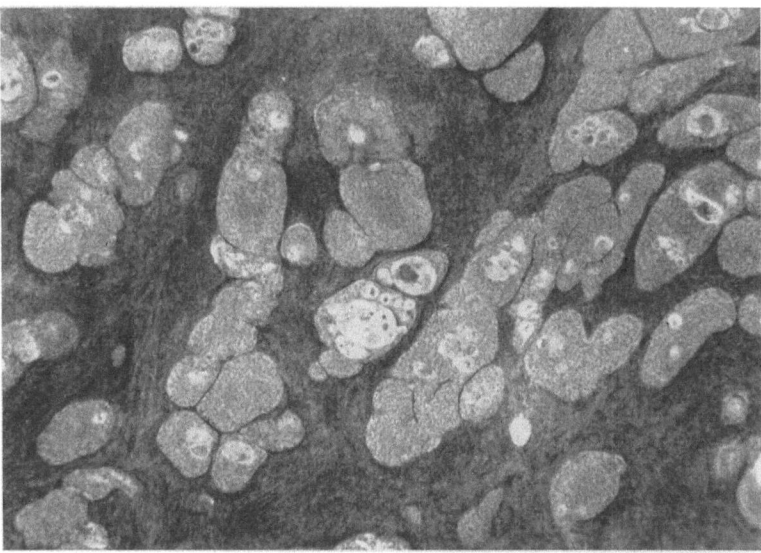

Abb. 1. Sog. Brenner-Tumor des Eierstockes. Verschieden große und geformte Epithelnester, die z. T. mit homogenem oder scholligem Inhalt gefüllte Hohlräume aufweisen. Zwischen den Epithelnestern verschieden zellreiches Stroma (E 461/44, 69 jähr. ♀).

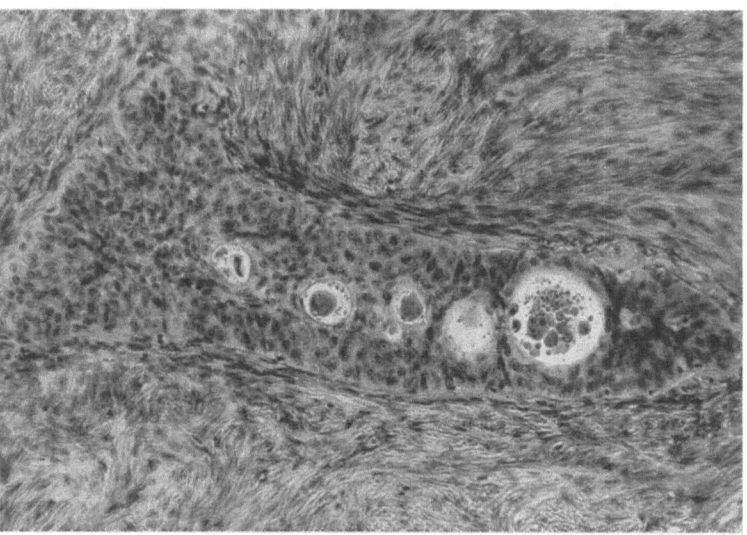

Abb. 2. Teilbild der Abb. 1.

haben, als sehr brauchbare Arbeitshypothese erwiesen. In der Ableitung dieser Zellen besteht nur insofern ein wenig ins Gewicht fallender Unterschied, als R. MEYER (1930) und H. O. NEU-MANN (1927, 1930) u. a. für die Entwicklung des Hodens und Eierstockes dem „Epithelkern", einem Abkömmling des Cölomepithels, besondere Bedeutung beimessen, während andere Autoren [2] unter Hinweis auf FISCHEL (1930) von einem Mesenchymkern sprechen.

---

[1] MEYER 1918, 1925, 1930, 1931, NEUMANN 1927, 1930.   [2] SCHILLER 1934, FÖDERL 1938.

Für die Ableitung der *Arrhenoblastome* (Abb. 6 u. 7) ist besonderer Nachdruck „auf nicht verwendetes, indifferent, ambivalent gebliebenes Keimepithel" zu legen, „das sich unter

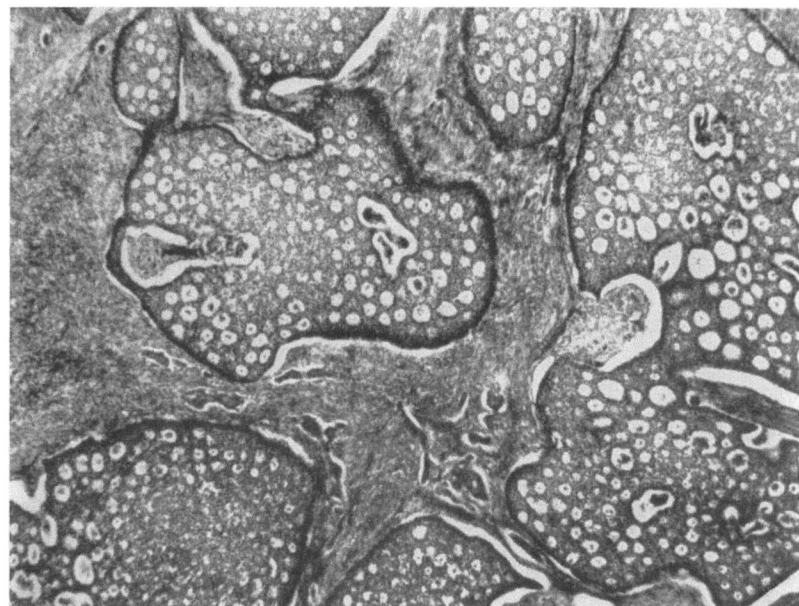

Abb. 3. Folliculoide Form einer Granulosazellgeschwulst des Eierstockes. Verschieden große Zellnester, die an Follikel erinnernde Hohlräume einschließen und durch bindegewebige Septen voneinander getrennt sind (E 596/43, 37jähr. ♀).

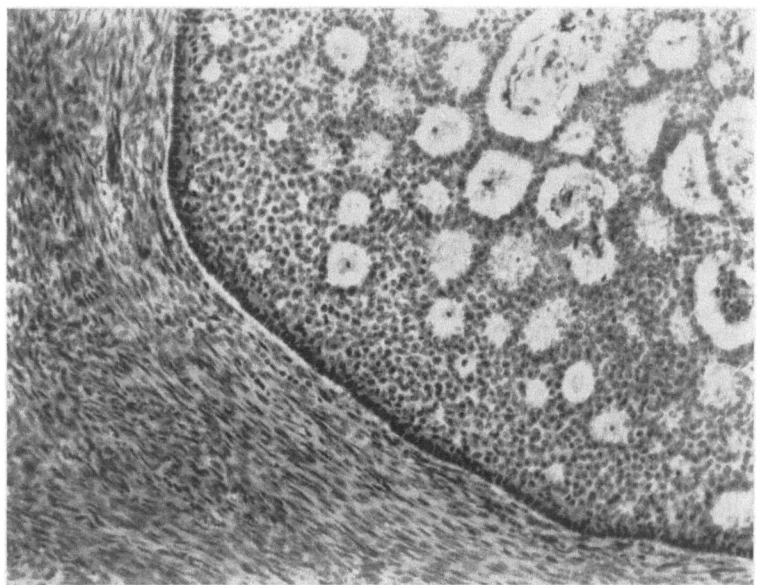

Abb. 4. Teilbild der Abb. 3. Kennzeichnende, palisadenförmige Stellung der Zellen am Rand der Zellnester.

unbekannten Umständen dem männlichen Typus nähert und entweder tubulär ausreift oder verwildert wuchert"[1]. Nach SCHILLER (1936) handelt es sich beim Arrhenoblastom um die

[1] MEYER 1930.

„Entwicklung von männlichem Keimdrüsenparenchym, aber ohne den Einfluß einwandern-
der oder eingewanderter Urkeimzellen". Eine wesentlich andere Auffassung vertritt Bergstrand (1934), indem er Granulosazellgeschwülste mit vermännlichender Wirkung seiner
Deutung zugrunde legt. Spilling (1938) sieht in den Arrhenoblastomen einseitig in Richtung der männlichen Keimdrüse entwickelte Teratombildungen. Teilum (1946) ist den
homologen Gewächsen im Hoden (Androblastom) und Eierstock (Arrhenoblastom) nachgegangen und vertritt die Ansicht[1], daß sich die homologen Ovar- und Hodengeschwülste
histogenetisch auf homologe mesonephrogene Elemente zurückführen lassen.

Für die Histogenese der *Teratome* des Eierstockes, an deren Aufbau Abkömmlinge aller
3 Keimblätter fast regelmäßigen Anteil haben[2], wurde eine neue Erklärungsmöglichkeit[3]
durch den Hinweis auf die Blastomeren beigebracht und dann zur Blastomerentheorie
ausgebaut[4], derzufolge Zellen, die aus der befruchteten Eizelle bis zur Entwicklung der

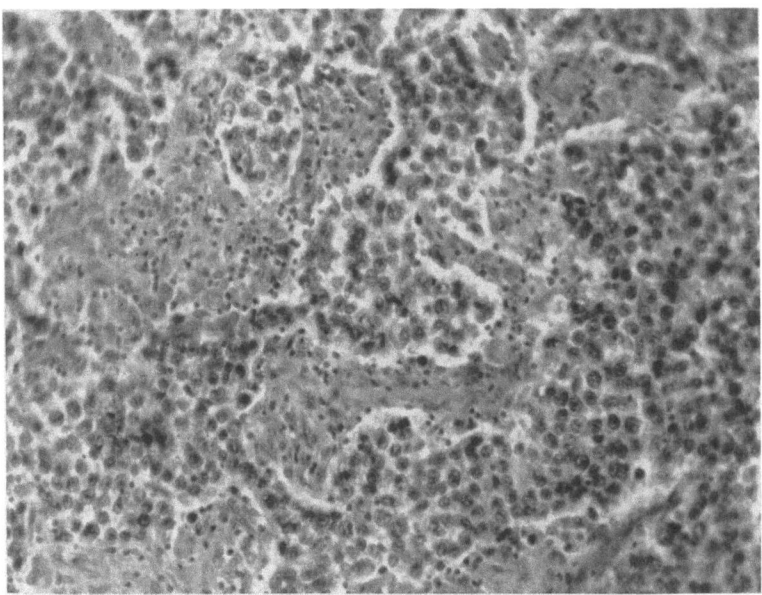

Abb. 5. Disgerminom des Eierstockes. Nester polygonaler, großkerniger Zellen, die durch fibrilläres, von Lymphocyten durchsetztes Stroma getrennt sind (1347/53, 12 jähr. Mädchen).

Blastula hervorgehen, in ihrem Wachstum zurückbleiben und späterhin in bereits weiterentwickelte Organe eingeschlossen würden. Wenn auch die Blastomerentheorie eine be-
stechende Lösung in der Frage nach der Herkunft der Teratome brachte, so gab sie
doch keine Erklärung für das gehäufte Vorkommen von Dermoidcysten im Eierstock[5].
Neue Ausblicke haben hier Untersuchungen eröffnet[6], die „eine Verzögerung des Teilungs-
prozesses einer der ersten Furchungszellen, die die Keimbahn enthalten", annahmen.
„Wenn diese Furchungszelle dann nachträglich die Zellteilung fortsetzt, werden einige
somatische Zellen abgespalten, die dann von den übrigen somatischen Zellen ganz isoliert
in der Geschlechtsdrüse gelegen sind und hier jede für sich oder zu einem Ganzen vereinigt,
ihre individuelle Entwicklungsrichtung nehmen." Eine weitere Möglichkeit wäre die[6], „daß
die sekundären, latenten Genitalzellen durch eine eventuelle Einwanderung in das Keim-
‚Epithel' eine ‚isolierte' Furchungszelle mitschleppen können".

Im 3. Embryonalmonat kommt es in Hinblick auf die spätere Funktion des
Ovariums zu einer Umformung der Organstruktur derart, daß sich die Eiballen
im Innern des Ovariums (in der späteren Markschicht) zurückbilden und durch
Bindegewebe ersetzt werden. (Da die Eizellen von der Oberfläche des Ovariums
an den Eileiter abgegeben werden, ist es zweckmäßig, daß nur an der Oberfläche
des Organs die Eizellen heranreifen.)

---

[1] Teilum 1954.   [2] Wilms 1895, 1896.   [3] Marchand 1899.
[4] Bonnet 1899, 1901.   [5] Gögl und Lang 1941, 1952, 1957.   [6] Ingier 1908.

Der Umbau im Organinnern erfolgt also in der Weise, daß im Anschluß daran jene Schicht, welche die Eifollikel in ihren Aufbau- und Abbaustadien enthält (also die Rindenschicht), der gefäß- und nervenführenden Schicht

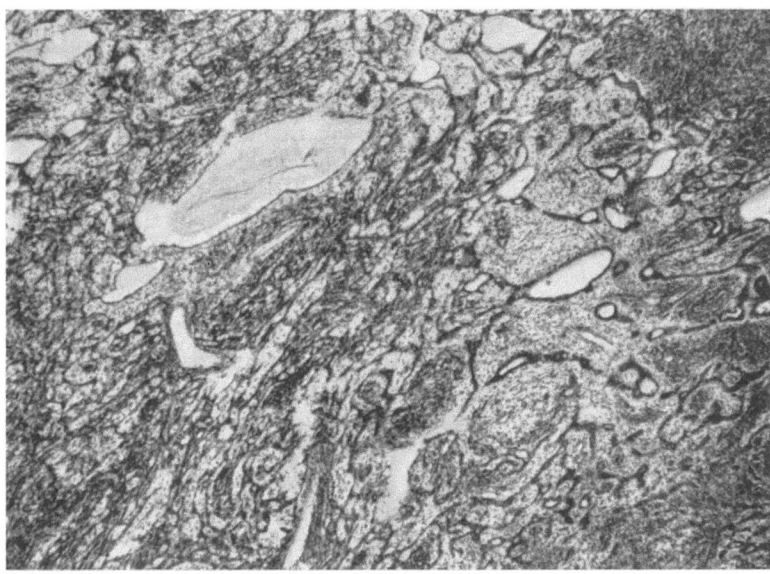

Abb. 6. Arrhenoblastom des Eierstockes. Ausschnitt mit vorherrschend drüsigen Differenzierungen, die in wechselnd zellreiches Stroma eingebettet sind (E 1284/39, 16 jähr. Mädchen).

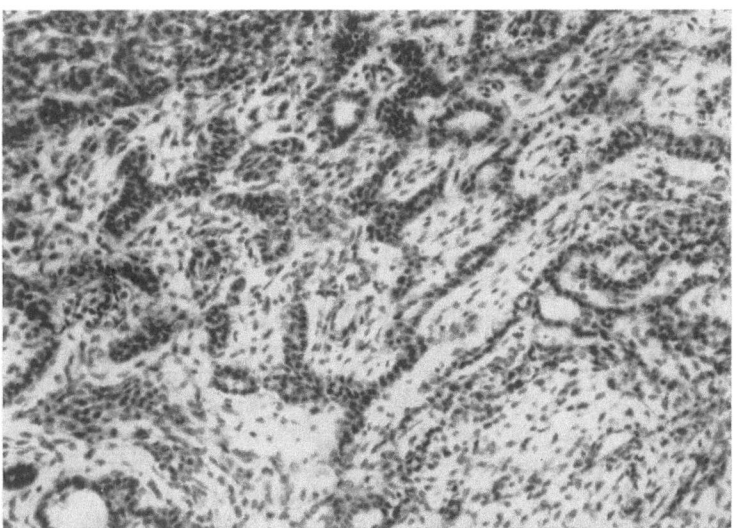

Abb. 7. Teilbild der Abb. 6 mit soliden und drüsigen Strukturen.

(der Markschicht) *wie eine Kappe aufsitzt.* Eine schmale Öffnung besitzt die Kappe. Diese schlitzförmige Öffnung liegt im Bereiche des Margo mesovaricus. Durch sie hängt die Marksubstanz mit dem Bindegewebe des Mesovariums zusammen. Hier treten aus dem Mesovarium die Gefäße und Nerven in die Marksubstanz ein.

Durch diese Strukturänderung wird der Rindensubstanz die spezifische Funktion des Organs übertragen (Eireifung und -ausstoßung), *die Marksubstanz bekommt die unspezifischen Aufgaben zugewiesen* (Blut- und Nervenversorgung des Organs). *Die Marksubstanz wird damit zur Handlangerin der Rindensubstanz.*

Der Einbau der Gefäße und Nerven in das Ovar ist mithin grundlegend anders als beim Hoden. Bei diesem erfolgt die Blutzu- und -abfuhr vom Mediastinum *und* von der Tunica albuginea aus. Beim Ovar wäre der Einbau eines Gefäßnetzwerkes in und unmittelbar unter die Tunica albuginea eine typische Fehlkonstruktion. Ein Gefäßnetzwerk an dieser Stelle würde die Eireifung und Eiabstoßung empfindlich stören. In der Rindenschicht des Ovars können die Gefäße zweckmäßigerweise nur in der Richtung von der Mitte des Organs zur Peripherie hin verlaufen, wie es ja auch der Fall ist. Beim Hoden ist die Stelle des Abtransportes der Keimzellen, das *Mediastinum testis (Corpus Highmori)*, zugleich auch die Zentrale der Blutversorgung des Organs. Das ist deswegen ohne weiteres möglich, weil der Abtransport der Spermien in einem besonders angelegten Kanalsystem vor sich geht. Das Blutgefäßsystem und das Kanalsystem zum Spermienabtransport sind ineinandergeschachtelt. Keines von beiden hemmt das andere in seiner Funktion. Anders beim Ovar! Bei ihm ist der dem Mediastinum testis entsprechende Margo mesovaricus nur die Zentrale für die Blutversorgung.

Letzte Ursache für die verschiedene Konstruktion des Blutbahnensystems im Hoden und im Ovar ist 1. *die Verschiedenheit des Ortes der Keimzellenabgabe* (im Hoden erfolgt die Abgabe nur vom Mediastinum aus — beim Ovar genau entgegengesetzt an der gesamten Oberfläche des Organs, nur nicht am Margo mesovaricus, der dem Mediastinum testis entspricht); 2. *die verschiedene Art des Abtransportes der Keimzellen* (im Hoden sind hierfür Kanäle errichtet — im Ovar nicht).

Aus dem vorhin Gesagten erklärt sich, daß die allermeisten Cystenbildungen (Follikel- und Luteincysten, cystische Gewächsbildungen) von der Rindensubstanz ausgehen. Cysten, welche ihren Ursprung in der Marksubstanz haben, nehmen ihren Ausgang von dem meist vorhandenen, vielleicht *endokrin wirksamen Rete ovarii.* Es handelt sich bei diesem rudimentären Organ um ein Analogon des Rete testis, dessen Funktion wir nicht kennen. Das Organ liegt, von einem etwas dichteren Bindegewebe umgeben, im Hilus ovarii. Es besteht aus netzartig verbundenen Epithelsträngen oder -kanälchen mit iso- bis hochprismatischem Epithel und gibt gelegentlich Markstrang- und Retecysten des Eierstockes Ursprung.

Wie das Mesorchium am Hoden den Ein- und Austritt der Gefäße und Nerven sowie den Übergang der Ductuli efferentes in den Nebenhoden umkleidet, so ist das *Mesovarium* eine kurze, an die Plica suspensoria angeschlossene *Leitbahn für die Zu- und Ableitung der Gefäße und Nerven.*

Die arterielle Versorgung des Ovars ist gesichert durch eine Anastomose der A. ovarica mit der A. uterina. „Während bis zum 25. Lebensjahr die A. ovarica die Hauptrolle in der Versorgung des Eierstockes spielt, übernimmt nach dem 45. Jahre die A. uterina nahezu allein dessen Versorgung. Zwischen dem 25. und 45. Lebensjahr sind beide Gefäße ungefähr in gleicher Weise daran beteiligt. Ungefähr 10—12 stärkere Gefäße dringen, von den in der Rindenmarkgrenze horizontal verlaufenden Hauptarterien abzweigend, in die Rindenzone und ziehen fast senkrecht zur Oberfläche"[1]. Diese Arterien haben ebenso wie ihre Äste einen *spiraligen Verlauf*[2]. Der Einbau der Arterien in Spiralform verhindert bei den großen räumlichen Verschiebungen im Ovar (infolge der Follikelbildung

---

[1] Watzka 1957.   [2] Poulhès und Gaubert 1954.

bzw. -vergrößerung usf.) eine schlechtere Gewebsdurchblutung dadurch, daß die Spiralen im betroffenen Gebiet gestreckt werden, ohne daß dabei die Gefäßlichtung an Weite einbüßt.

In die Abflußbahn des Blutes aus dem Ovar sind zwei hintereinander gelagerte Sicherungen eingeschaltet. Die erste Sicherung ist der mächtige, in das Mesovarium eingebaute Plexus ovaricus, die zweite der Abfluß des Plexus ovaricus einerseits in die V. ovarica, andererseits in den Plexus uterovaginalis. Dabei nimmt die V. ovarica das Blut aus dem Plexus mittels vier oder noch mehr Wurzeln auf, die sich allmählich miteinander verbinden, bis schließlich eine einzige Vene resultiert. Der Abfluß des Plexus ovaricus in den Plexus uterovaginalis erfolgt durch eine Reihe von parallelgeschalteten Venen.

Außer den Gefäßen und Nerven enthält das Mesovarium noch zwischen den Ästen der A. ovarica als Überrest des caudalen Urnierenabschnittes das *Paroophoron*. Es besteht aus verzweigten Kanälchen, die ein wechselnd hohes Epithel besitzen. Dieses rudimentäre Organ, dessen Funktion uns unbekannt ist, bleibt meist nur bis in das Kindesalter erhalten.

II. Das Kanalsystem zum Abtransport der Keimzellen.

Das Kanalsystem zum Abtransport der Keimzellen wird beim männlichen und weiblichen Geschlecht aus verschiedenen Bausteinen errichtet (s. Tabelle 1). Das mag seinen letzten Grund in der verschiedenen Art des Keimzellentransportes bei den beiden Geschlechtern haben und weiterhin darin, daß dem Kanalsystem außer dem Keimzellentransport noch wichtige andere Funktionen zugeteilt sind, und zwar dem Ableitungskanal der weiblichen Keimzellen wesentlich andere Funktionen als jenem der männlichen Keimzellen.

Das *Kanalsystem zur Abbeförderung der männlichen Keimzellen* hat außer der Transportfunktion noch folgende Aufgabe: 1. dient es der *Ausreifung der Spermien*, 2. erzeugt es *Sekrete zur leichteren Abbeförderung der Keimzellen*, und 3. ist es das *Receptaculum seminis*.

Dem *Ableitungskanal der weiblichen Keimzellen* kommt wohl praktisch wieder in erster Linie der *Abtransport der Eizelle* zu und wiederum die *Produktion von Sekreten zur leichteren Abbeförderung der Eizellen*. Teleologisch gesehen ist aber der Kanal gar nicht angelegt zur Ausscheidung der Eizellen. Der erste Abschnitt des Kanales (die Tube) ist errichtet zur *Befruchtung* der Eizelle, ferner zur *ersten Weiterbildung des Spermoviums und Abgabe des jungen Keimlings* in den zweiten Abschnitt des Kanales (Uterus). Dieser ist konstruiert zur *Fertigentwicklung des Keimlings*. Der dritte Abschnitt des Kanales (die Vagina) ist derart aufgebaut, daß er erstens das *Zuführungsorgan der männlichen Keimzellen, den Penis, in sich zu fassen vermag* und zweitens, daß er *die reife Frucht an die Außenwelt abgeben* kann.

Die Transportwege für die männlichen Keimzellen.
Der Nebenhoden.

Struktureller Einbau in die Umgebung. Der Nebenhoden ist allseitig geschützt vor von außen einwirkenden Insulten. Vor ihm liegt der Testis, hinter ihm der Samenstrang, medial oben das Septum scroti, medial unten der Samenstrang und lateral die Scrotalwand und der Oberschenkel.

Dieser allseitige Schutz des Organs macht das Vorhandensein einer derben bindegewebigen Hülle (Tunica albuginea) unnötig. Eine solche würde auch eine der Funktionen, nämlich die Spermienspeicherung, empfindlich stören.

Die Verschieblichkeit des Organs an seiner Umgebung ist einerseits gewährleistet durch lockeres Bindegewebe (an der Hinterfläche des Corpus und rings um die Cauda), andererseits durch den Überzug mit Epiorchium (Caput und größter Teil des Corpus). Das Epiorchium sitzt übrigens der Epididymis weitaus lockerer auf als dem Hoden, so daß es einer Vergrößerung des Organs, welche bei der Spermienaufstapelung eintritt, nicht hemmend entgegensteht.

Struktureller Aufbau des Organs. Das Bemerkenswerteste an der Struktur des Nebenhodens ist wiederum wie beim Hoden die *gewaltige Länge des Kanalsystems*. Die 12—18 Ductuli efferentes, welche in 5—13 Lobuli den Kopf der Epididymis aufbauen, haben aneinandergereiht eine Länge von mindestens einem halben bis mehr als einem Meter; der Nebenhodengang hat gar eine Länge von etwa 4 m.

Die gewaltige Oberfläche, welche die *Ductuli efferentes* aufweisen, ermöglicht es jedem einzelnen der nach vielen Millionen zählenden Spermien, mit der Wand in innigen Kontakt zu treten und durch Stoffaufnahme aus den Epithelzellen ihre Vollreife zu erlangen. Das dürfte in den Nischen geschehen, die von niedrigem Epithel ausgekleidet als „intraepitheliale Drüsen" bezeichnet werden. Die zwischen den Nischen in das Lumen vorragenden, hochprismatischen Zellen treiben durch die Bewegung ihrer Cilien die Spermien weiter in den Nebenhodengang. Dem aus Gitterfasern bestehenden Grenzhäutchen, auf welchem die Epithelzellen sitzen, schließt sich außen eine ganz dünne Bindegewebslage an. Sie gestattet den Ductuli ebenso wie die dünnen Septen, welche die Lobuli voneinander trennen, eine starke Erweiterung ihres Lumens. Die rege Stoffabgabe an die Spermien macht es verständlich, daß die Bindegewebslamellen der Ductuli ein überaus dichtes Capillarnetz enthalten. In ihrem Endabschnitt knapp vor der Einmündung in den Nebenhodengang besitzen die Ductuli eine dünne Schicht von zirkulär verlaufenden, glatten Muskelfasern.

Der *Ductus epididymidis* ist der eigentliche *Samenspeicher*. Wäre er aber nur das, dann wäre es eine Raumverschwendung sondergleichen, daß er als feines, 4 m langes Kanälchen konstruiert ist, das sich in zahllosen Windungen dem Hoden hinten anlegt. Als Speicherorgan hätte er besser die Form einer Blase. Die möglichst rasche Stoffabgabe an eine möglichst große Spermienanzahl macht die ungewöhnliche Größe der Wandoberfläche und damit die ungewöhnliche Ductuslänge nötig.

Ob als Sekretüberträger die *Stereocilien* dienen, jene ins Lumen vorragenden Fortsätze des zweireihigen, hochprismatischen Epithels, ist ungeklärt. Dafür würde sprechen, daß die Stereocilien erstens unbeweglich sind und zweitens, daß sie sich in das Lumen des Nebenhodenganges abstoßen können.

Die an das Epithel nach außen anschließenden Wandschichten sind genau so aufgebaut wie bei den Ductuli efferentes, nur nehmen sie gegen den Ductus deferens hin immer mehr an Stärke zu.

Die gelegentlich vorkommende *Appendix epididymidis* liegt im Raum zwischen Epi- und Periorchium und hängt mit einem Stiel am Kopf des Nebenhodens. Sie ist auf den obersten Abschnitt des Wolffschen Ganges sowie auf die obersten Urnierenkanälchen zurückzuführen und wird von einem isoprismatischen Epithel mit Zentralgeißeln ausgekleidet. Ebenso als Überreste von Urnierenkanälchen bleiben häufig blind endigende Gänge zwischen dem Rete testis und dem Nebenhoden erhalten, die entweder mit dem Rete oder mit dem Nebenhodengang in offener Verbindung stehen. Ein Flimmerepithel kleidet diese als *Ductuli aberrantes* bezeichneten rudimentären Organe aus. Der größte und am häufigsten vorkommende Ductus aberrans geht vom untersten Abschnitt des Nebenhodenganges ab und verläuft stark geschlängelt zum Nebenhodenkopf hoch. Auf beiden Seiten blind endigende Kanälchen finden sich in der Nähe des Nebenhodenschwanzes. Diese ebenfalls auf Urnierenkanälchen zurückzuführenden, als *Paradidymis* bezeichneten Kanälchen bilden sich zum größten Teil nach dem Kindesalter zurück. Diese von Urnierenkanälchen abstammenden embryonalen

Anhängsel können, wenn eine Verbindung zwischen ihnen und den Samenleitern besteht, als hodeneigentümliche Störungen cystisch umgewandelt werden (Spermatocelen).

Nach HENNIG (1954) sind im übrigen auch isolierte, im Alter verkalkende Cysten, die sich in seltenen Fällen mehr oder weniger segmental in der Nierengegend vorfinden und sich in den Röntgenbildern als Ringbildungen bis zu Kleinapfelgröße darstellen, auf Überbleibsel einer Anzahl von Urnierenkanälchen im caudalen Teil der Urnierenanlage zurück-, zuführen, sofern die gleichseitige Niere nicht angelegt ist, der entsprechende Ureter entweder fehlt oder nur rudimentär entwickelt ist, aber die Hoden-, Nebenhoden- und Samenstrangbildung sich normal vollzogen hat [1].

Der Ductus deferens und seine Anhangsorgane.

Der zweite Abschnitt des Ausführungssystems der Spermien vom Ductus deferens an bis zum Orificium urethrae ext. unterscheidet sich vom ersten Abschnitt in seinem strukturellen Aufbau vor allem dadurch, daß er ein relativ kurzer, weiter Kanal ist. Im ersten Abschnitt liegen die sezernierenden Zellen in der Wand der Kanälchen. Die ausgeschiedenen Sekrete dienen hier nicht nur der Fortbewegung der Spermien, sondern auch ihrer Ausreifung. Der *zweite Abschnitt ist reiner Ausführungskanal. Die Drüsen sind fast zur Gänze dem Kanal seitlich angeschlossen* (Gland. vesiculosa, Prostata, Cowpersche und Littresche Drüsen). Von den größeren Drüsen macht nur die Ampulla duct. deferentis eine Ausnahme. Ob die Wandzellen des übrigen Kanalabschnittes eine Sekretion aufweisen oder nicht, steht bis heute nicht fest.

Der Ductus deferens.

Struktureller Einbau des Ductus deferens in seine Umgebung. Als drahtharter Strang mit einer Länge von 50—60 cm liegt der Ductus deferens vorerst im medio-dorsalen Abschnitt des Samenstranges. Vorne und lateral, später auch medial wird er geschützt durch die übrigen Gebilde des Samenstranges, vor allem durch den Plexus pampiniformis. Hinten bieten ihm bis zum äußeren Leistenring die Wurzel des Beines und die Rumpfwand Schutz vor äußeren Insulten. Nachdem er sich in der Strecke vom äußeren bis zum inneren Leistenring allmählich von den übrigen Gebilden des Funiculus spermaticus getrennt hat, zieht er bis zu seinem Endabschnitt in der Prostata zuerst der seitlichen Beckenwand, dann dem Blasengrund innig angeschmiegt. Der Einbau des Ductus deferens in das Becken ist mithin auch derart konstruiert, daß er vor schädlichen Einflüssen von außen her (etwa Druck durch Eingeweideorgane) möglichst geschont ist.

Struktureller Aufbau des Ductus deferens. Der strukturelle Aufbau des Samenleiters ist dadurch besonders charakterisiert, daß die Wand eine ungewöhnlich mächtige Muskulatur besitzt und besonders reichlich mit elastischem Gewebe ausgestattet ist.

Die *Tunica muscularis* des Samenleiters ist es, welche — unterstützt von elastischem Gewebe — ruckartig die Spermien aus ihrem Reservoir, dem Nebenhoden, emporhebt und sie zusammen mit dem ihnen beigegebenen Sekret durch den letzten Teil des Ausführungskanales hinausschleudert. Zu diesem Zweck ist die Tunica muscularis derart konstruiert, daß sie aus einer dicken Schicht zirkulär verlaufender Muskelbündel besteht, der außen und innen eine Schicht längsverlaufender Muskelbündel angebaut ist.

Die *Feinstruktur der Tunica muscularis* wird erst durch das Wissen um den Mechanismus der Ejaculation verständlich. Daher sei ihrer Beschreibung die Schilderung des Ejaculationsmechanismus vorgesetzt.

---

[1] HENNIG 1954.

Über die Vorgänge bei der Ejaculation bestehen 2 Ansichten. Die am meisten vertretene sagt: Die Ejaculation erfolgt auf Grund eines nervösen Einflusses durch peristaltische Bewegungen der Samenleitermuskulatur und durch eine nachfolgende Kontraktion der Mm. bulbocavernosi. Die zweite Ansicht lautet: „Zur Einleitung der Ejaculation ist zunächst eine stärkere Zusammenziehung der Samenleiter nötig. Diese wird reflektorisch durch Erregung des Ejaculationszentrums im Rückenmark bewirkt. Die Austreibung des Samens erfolgt nicht durch peristaltische Bewegungen, sondern durch eine schnelle kräftige *Verkürzung* des Samenleiters; schon bei schwacher Reizung verkürzt sich der Samenleiter bis auf die Hälfte seiner Länge[1]. Sobald hierdurch der Samen in die Harnröhre tritt, erfolgt durch die als mechanischer Reiz wirkende Dehnung der Harnröhre eine rhythmische Zusammenziehung des M. bulbocavernosus, durch die der Samen aus der Harnröhre hinausgeschleudert wird"[2].

Abgesehen von den in beiden Ansichten vorgebrachten Feststellungen über die Einflußnahme des Nervensystems auf die Ejaculation und über die Wirkungsweise der Mm. bulbocavernosi bei der Spermienausstoßung aus der Harnröhre befriedigt keine der beiden Erklärungen.

Der erste Akt der Ejaculation kann nur folgendermaßen vor sich gehen: Entweder treibt eine „Vis a tergo" die Spermien aus dem Nebenhoden in den Anfangsabschnitt des Samenleiters hinein, oder aber dieser saugt die Spermien aus dem Nebenhoden an. Eine dritte Möglichkeit ist in einem Zusammenwirken dieser beiden Aktionen gegeben, und nach unserer Überzeugung *wird die Ejaculation wirklich eingeleitet durch ein Hineinschieben der Spermien in den Samenleiter und durch eine gleichzeitig vonstatten gehende Ansaugung der Spermien durch den Samenleiter.*

Die Vis a tergo, die Kraft, welche die Spermien in den Ductus deferens hineinschiebt, wird von der dünnen Ringmuskelschicht ausgeübt, welche die Ductuli efferentes in ihrem Endabschnitt besitzen, und welche im Nebenhodengang gegen den Samenleiter hin immer stärker wird. *Eine vom Hoden zum Samenleiter hinlaufende Kontraktionswelle dieser ringförmig angeordneten Muskelbündel schiebt die Spermien in den Ductus deferens hinein.*

Zur gleichen Zeit kontrahiert sich die äußere Längsmuskelschicht des Ductus deferens. Was ist die Folge? Wenn sich Muskelfasern verkürzen, wird ihr Querschnitt größer, und klarerweise vergrößert sich auch der zwischen ihnen befindliche Raum. Wenn sich also die längsverlaufenden Muskelfasern in der Wand des Samenleiters verkürzen, *wird der Samenleiter kürzer, sein Lumen aber beträchtlich weiter. Horror vacui! Die entstehende Lichtung saugt aus dem Nebenhoden das Sperma an.* Mit dem Vorschieben und Ansaugen des Spermas in den Anfangsabschnitt des Ductus deferens ist der erste Akt der Ejaculation abgeschlossen.

Der zweite Akt der Spermienausscheidung beginnt damit, daß das Ansaugen des Ejaculates vom Nebenhodenende des Samenleiters gegen sein anderes Ende fortschreitet. Mit anderen Worten, die Kontraktion der äußeren Längsmuskelschicht des Samenleiters eilt blitzschnell von seinem Anfangsabschnitt zur Harnröhre hin.

Kaum hat diese die äußere Längsmuskelschicht durchlaufende Kontraktionswelle begonnen, nimmt auch schon eine Kontraktionswelle in der starken Ringmuskelschicht ihren Anfang, und zwar wiederum am Nebenhodenende des Samenleiters. In Bruchteilen einer Sekunde durchläuft ein Lichtungsverschluß den Samenleiter vom Nebenhoden ausgehend zur Harnröhre hin und treibt das Sperma vor sich her in die Urethra. Diese Kontraktionswelle ist um so energischer, als die Ringmuskelfasern unmittelbar vor ihrer Aktion (während der Lichtungserweiterung) stark gedehnt werden. Aus dem Dehnungszustand können sie sich um so kräftiger zusammenziehen.

Die Spermabeförderung geht mithin im Ductus deferens so vor sich, daß das Sperma im Samenleiter vorgezogen und vorgeschoben wird. Das Vorziehen erfolgt durch eine harnröhrenwärts verlaufende Kontraktionswelle der äußeren Längsmuskelschicht, das Vorschieben durch eine unmittelbar folgende, gleichgerichtete Kontraktionswelle der Ringmuskelschicht.

Wozu ist in die Wand des Samenleiters noch eine dritte Muskelschicht (die innere Längsschicht) eingebaut? Durch ihre an die Kontraktion der Ringschicht anschließende Zusammenziehung wird der völlige Verschluß der Lichtung des Samenleiters wieder aufgehoben. Die inneren Längsmuskelfasern führen durch ihre Kontration am Abschluß der Ejaculation die normale Lichtungsweite des Ductus deferens wieder herbei.

Drei unmittelbar aufeinanderfolgende Kontraktionswellen durcheilen also bei der Ejaculation ein- oder mehrmals den Ductus deferens.

Die eben gegebene Schilderung des Ejaculationsmechanismus im Ductus deferens klärt *die Feinstruktur der Tunica muscularis* des Samenleiters auf: Die Muskelbündel verlaufen durch die ganze Tunica muscularis hindurch in *rechts- und linksgewundenen Spiraltouren.* Die Fasern der Muskelbündel haben

---

[1] Vgl. Fujita, Goerttler 1934.   [2] Landois-Rosemann 1943.

in der äußeren Längsschicht einen großen Steigungswinkel. Sie finden ihre Fortsetzung in der Ringschicht, wo sie einen ganz kleinen Steigungswinkel besitzen, und endigen in der inneren Längsschicht, in der sie wieder einen großen Steigungswinkel haben.

Diese Muskelbündelsysteme beginnen klarerweise nicht alle am Nebenhodenende des Samenleiters und endigen nicht alle am Prostataende des Ductus, sonst müßte dessen Beginn und Ende nur eine Längs-, jedoch keine Ringmuskelschicht besitzen. Die Muskelspiralen müssen mehr oder weniger kurz sein und sich über den ganzen Verlauf des Ductus deferens verteilen.

Die Muskelkontraktion beginnt bei der Ejaculation im Anfangsteil der Spiralen (im steil aufsteigenden Abschnitt der Spiralen in der äußeren Längsschicht), und zwar in einer Welle vom Nebenhoden zur Harnröhre hin. Sie hat eine in der gleichen Richtung fortschreitende Erweiterung der Samenleiterlichtung und damit eine Ansaugung der Spermien zur Folge.

Die Kontration schreitet weiter auf den kaum ansteigenden Abschnitt der Spiralen (in der Ringschicht), und zwar wieder in einer zur Harnröhre hinlaufenden Welle. Sie bewirkt den in der gleichen Richtung fortschreitenden Lichtungsverschluß des Samenleiters und schiebt dadurch das Sperma vor sich her.

Von diesem fast quer verlaufenden Teil der Spiralen geht die Kontraktion auf den Endabschnitt der Spiralen über (auf den in der inneren Längsschicht steil aufsteigenden Spiralenabschnitt), wodurch die normale Lichtungsweite des Samenleiters wiederhergestellt wird. (Da die innere Längsschicht die Lichtung nicht derart stark zu erweitern hat wie die äußere Längsschicht, ist sie beträchtlich schwächer ausgebildet als diese.)

Wesentlich unterstützt wird die Muskulatur durch das in die Wand des Samenleiters eingebaute elastische Gewebe. Die Lamina propria der Mucosa besteht vorwiegend aus elastischen Fasern. Ferner finden sich in den Muskelschichten dichte elastische Netze, und schließlich ist die den Samenleiter umgebende Faserhaut zum Großteil aus elastischen Fasern aufgebaut.

Über die Mitwirkung der Mm. bulbocavernosi beim Schlußakt der Ejaculation wird bei der Beschreibung der Penisstruktur berichtet. Die Mithilfe, welche den großen Drüsen bei der Ejaculation zukommt, wird auf S. 514 geschildert.

Aus dem Ejaculationsmechanismus ergibt sich ganz klar, daß die *Längsfalten*, welche die Mucosa im Ruhezustand in das Lumen vorwirft, ein *Reservematerial für die gewaltige Lichtungsvergrößerung* während der Spermabeförderung darstellen.

Die *Ampulla ductus deferentis.* Über ihre Sonderstellung unter den Drüsen, welche ihr Sekret in den Ductus deferens ergießen, wurde bereits S. 505 berichtet. Das Lumen der Ampulle ist allseitig von Drüsenkammern umgeben, die zum Teil tief in die Muskelschicht der Ampullenwand hineinreichen.

Die *Struktur der Ampullenwand* ist jener des übrigen Samenleiters ähnlich. Jedoch tritt insofern eine Änderung ein, als die *längsverlaufenden Muskelzüge allmählich aufhören.* Der Grund hierfür ist darin zu sehen, daß das Lumen der Ampulle bei der Ejaculation nicht so gewaltig erweitert werden muß wie das Lumen des übrigen Samenleiters, da die Lichtung hier von Natur aus bedeutend weiter ist als dort. *Die Ringmuskulatur jedoch ist sehr kräftig ausgebildet.* Sie hat bei der Ejaculation das Sekret aus den Drüsenkammern ruckartig in die Lichtung abzubefördern und das Sperma in den Ductus ejaculatorius vorwärtszutreiben.

Als weitere Änderung im strukturellen Wandaufbau gegenüber dem sonstigen Samenleiterabschnitt ist anzuführen, daß *die Schleimhaut* der Ampulle und ihrer Drüsenkammern in zahlreiche Fältchen gelegt ist. Das läßt darauf schließen, daß nicht nur die Wand der Kammern, sondern auch jene der Ampulle selbst eine Sekretproduktionsstätte ist.

Die Glandula vesiculosa.

Die von einer Bindegewebskapsel umgebene „Samenblase" liegt hinter der Vesica urinaria der Ampulle seitlich an. In diesem etwa 4—5 cm langen, spindelförmigen Gebilde befindet sich ein meist unverzweigter, etwa 12 cm langer Drüsenschlauch, der mehrfach gewunden, zahlreiche in die Wand vorspringende Buchten aufweist. Die einzelnen Windungen des Schlauches sind voneinander getrennt durch Septen, die von der Bindegewebskapsel ins Innere des Organs vordringen und vorwiegend aus elastischen Fasernetzen bestehen, aber auch kollagene Fasern und glatte Muskelzellen enthalten.

Beim geschlechtsreifen Mann ist das Lumen der Glandula vesiculosa ständig mit Sekret gefüllt. Nur bisweilen findet sich im Sekret eine größere oder geringere Menge von Spermien. Die „Samenblase" ist also in erster Linie Drüse und wird nur akzidentell als Receptaculum seminis benützt, spielt jedoch in dieser Hinsicht gegenüber dem Nebenhoden eine ganz unbedeutende Rolle.

Nach Verlust des Hodens (z. B. nach Kastration) tritt eine Verkümmerung der Samenblase ein. Bei Frühkastration bleiben die Glandulae vesiculosae unterentwickelt, ebenso wenn ihr Ausführungsgang vollständig verschlossen ist.

Die beiden Ampullen und die beiden Samenblasen sind in eine frontal gestellte Bindegewebsplatte eingebaut, die oben vom Peritoneum bedeckt ist und unten in die Prostatakapsel übergeht. Diese Platte entspricht dem bindegewebigen Gerüst der Plica lata bei der Frau und stellt für die Ampullen und Samenblasen ein *kräftiges Schutzwerk vor Druck durch die benachbarten Eingeweideorgane dar.*

Die reichlich gefaltete Schleimhaut der Glandulae vesiculosae hat wie jene der Drüsenkammern der Ampullen ein iso- bis hochprismatisches Epithel, das mit gelben Pigmentkörnchen erfüllt ist. Die Propria mucosae besteht zur Hauptsache aus elastischen Netzen. Ihr schließt sich außen eine Tunica muscularis an, die aus ineinandergeflochtenen, vorwiegend quer verlaufenden Muskelfasern besteht. Diese Muscularis ist für eine Drüsenwandung auffällig stark gebaut. Der Grund hierfür ist der gleiche wie für den Einbau der zahlreichen glatten Muskelfasern in die Prostata und wird bei der Besprechung der Prostatastruktur behandelt.

Der Ductus ejaculatorius.

Der Endabschnitt des Ductus deferens, der Ductus ejaculatorius, Spritzkanal, ist durch seine Einlagerung in die Prostata *vor ungünstigen Einflüssen besonders gesichert. Außerdem unterstützt ihn*, wie später aufgezeigt wird, *die Prostata in seiner Funktion. Die Struktur seiner Wand* ist nicht zuletzt deshalb wesentlich anders gestaltet als die des eigentlichen Ductus deferens, die Ampulle eingeschlossen.

Wohl ist die Mucosa auch im Spritzkanal in zahlreiche Fältchen gelegt, so daß die Lichtung stark erweitert werden kann. Auch sitzt das hochprismatische Epithel wie im Samenleiter und in der Ampulle auf einer vorwiegend aus dichten, elastischen Netzen bestehenden Propria. Der wesentliche Unterschied, den der Ductus ejaculatorius in seiner Wandstruktur gegenüber dem Ductus deferens aufweist, ist der, daß er *keine Muskelschicht* besitzt.

Wie die Düse einer Gartenspritze ist der 2 cm lange Ductus ejaculatorius dem Samenleiter angesetzt. Seine Lichtung verjüngt sich von 1 mm im Anfangsabschnitt auf 0,2 mm an der Mündung, die als feiner Längsschlitz auf dem Colliculus seminalis liegt. Durch die Querschnittsverkleinerung des Lumens wird die Fortbewegungsgeschwindigkeit des Spermas im Ductus wesentlich erhöht. Leicht kann der *Verschlußmechanismus des Spritzkanals an seiner Mündung* — ein System von in die Wand eingebauten Venennetzen mit dazwischengelagerten elastischen Faserbündeln — überwunden werden. Mit der allmählichen Lichtungsverengerung des Ductus nimmt der Wanddruck gegen die Mündung hin mächtig zu. Die derbe Konsistenz des Prostatakernes, in welchen der Ductus eingebaut ist, setzt dem Druck den nötigen Widerstand entgegen; der Ductus bedarf also gar keiner stark ausgebildeten Wand.

Die Prostata.

Struktureller Einbau der Drüse in die Umgebung. Den starken Faserzügen der *Ligg. puboprostatica*, die vom Arcus tendineus fasc. pelv. an die Prostata herankommen, und zwar in erster Linie an den Übergang der oberen in die vordere Fläche, verdankt es die Vorsteherdrüse, daß sie *kaum verschieblich in den subperitonealen Raum des Beckens eingelagert* ist. Die neben und zwischen die Bandzüge eingebauten glatten Muskelbündel (Mm. puboprostatici) bringen das Organ in die Normalstellung zurück, falls eine starke Füllung der Harnblase oder des Rectums oder aber eine Hebung des Beckenbodens eine geringfügige Lageveränderung der Drüse erzwungen hat. Die Bindegewebs- und Muskelzüge dieses fibromuskulären Fixationsapparates der Drüse durchsetzen zum Teil die *Prostatakapsel*, welche das Organ allseitig umhüllt, und gehen direkt in das Interstitium der Drüse über. Die Oberfläche der Drüse ist daher nur seitlich und hinten glatt und läßt sich nur hier leicht aus der Kapsel herausschälen.

Vorne liegt zwischen und besonders unter den Zügen der Ligg. puboprostatica der venöse Plexus vesicopudendalis.

Seitlich schließt sich an die Drüse der Plexus prostaticus an. Er ist in den von lockerem Bindegewebe ausgefüllten, keilförmigen Raum eingebaut, den die Seitenflächen der Prostata mit dem Levator ani bilden. (Der Plexus prostaticus dient zur Hauptsache dem Abfluß des Blutes aus der Harnblase und aus dem Penis. Von der Prostata erhält er das Blut vermittels zarter, die Prostatakapsel perforierender Venen, welche von einem Venengeflecht kommen, das zwischen der Kapsel und der Drüsenoberfläche liegt.)

Hinten ist die Prostata vom Rectum durch eine Bindegewebsplatte getrennt, in welche die Nerven und Gefäße für das Rectum eingelagert sind. Vor dieser Bindegewebsplatte dringt der Chirurg bei der perinealen Prostatektomie ein, um die Drüse nach Spaltung ihrer Kapsel zu erreichen.

Oben ist die Prostata durch das Übergreifen der Blasenmuskulatur (des Sphincter vesicae int.) auf die Wand der Pars prostatica urethrae innig mit der Harnblase verbunden.

Unten stützt sich die Prostataspitze auf das Diaphragma urogenitale. Prostata und Diaphragma sind dadurch aneinander fixiert, daß Muskelbündel des quergestreiften Transversus perinei prof. vom Diaphragma aus hochziehen und einerseits die Prostataoberfläche bis gegen die Basis hin umhüllen, andererseits als Rhabdosphincter am Wandaufbau des unteren Abschnittes der Pars prostatica urethrae teilhaben (Mithilfe beim Verschluß der Urethra).

Struktureller Aufbau der Drüse. Die neuesten Untersuchungen über die Entwicklung, über Aufbau und Funktion der Prostata bahnen umwälzende Erkenntnisse über dieses Organ an. Derzeit tasten wir bezüglich der Feinstruktur der Vorsteherdrüse und bezüglich einiger ihrer Aufgaben noch sehr im Dunkeln.

Sicher ist, daß *die Prostata aus zwei entwicklungsgeschichtlich völlig verschiedenen, höchstwahrscheinlich in ihrer Struktur anders gestalteten und vermutlich auch funktionell verschieden arbeitenden Teilen besteht*, die sich am fertigen Organ als *Rinde, corticaler Abschnitt der Drüse* und *Kern, medullärer Abschnitt der Drüse* präsentieren. Die Gefäßversorgung des Kernes und der Rinde ist eine völlig getrennte, und auch deren Nervenversorgung soll eine verschiedene sein!

Der *corticale Abschnitt* [der „*männliche Teil der Prostata*" nach BLUM (1949)] entwickelt sich aus Knospen, die von der Wand der primären Harnröhre unter dem Müllerschen Hügel vorsprossen. *Bis zu 35 verzweigte tubulo-alveoläre Drüsengänge* bilden sich aus, die sich unterhalb der Höhe der Uticulusmündung seitlich vom Colliculus seminalis in die Pars prostatica urethrae öffnen und häufig in organeigentümlicher Ausbildung Konkremente enthalten. Von der vorderen Harnröhrenwand bilden sich nur ganz kurze zapfenförmige Anlagen aus, die im 4. Fetalmonat entweder ganz oder zum Großteil wieder zugrunde gehen. Bleiben Reste erhalten, so entwickeln sich daraus Drüsengänge, die nur die Urethralwand einnehmen.

Um die Drüsengänge herum verdichtet sich im Laufe der Entwicklung das Bindegewebe zu einem kräftigen Gerüstwerk. In diesem entstehen in ungewöhnlich reichlichem Ausmaß glatte Muskelzellen, über deren verschiedene Aufgaben weiter unten berichtet wird. *Dem mächtigen fibromuskulären Interstitium verdankt die Prostata ihre derbe Konsistenz und damit ihre Funktion als Stützorgan der Ductuli ejaculatorii, der Harnsamenröhre und auch der Harnblase.*

Der *medulläre Abschnitt der Vorsteherdrüse* (der „*weibliche Teil der Prostata*" nach Blum) entsteht erstens aus einer Verdickung der Hinterwand des Sinus urogenitalis, dem Müllerschen Hügel, zweitens aus dem im Müllerschen Hügel eingeschlossenen untersten Abschnitt der Müllerschen Gänge und drittens aus Knospen, welche von der Hinterwand der primären Harnröhre über der Mündung der Wolffschen Gänge vorwachsen.

Noch beim Neugeborenen liegt die Prostata in Form eines Schildes der Urethra hinten an. Allmählich sprossen die Drüsengänge entlang der Harnröhrenwand nach vorne. Auf diese Weise entstehen die Seitenlappen der Drüse. Diese wachsen nur selten so weit vor, daß sie sich vor der Urethra treffen. *In der Regel ist daher die vordere Wand der Harnröhre in einer breiteren oder schmäleren Zone nicht von Drüsengewebe bedeckt*, sondern nur von Bindegewebe und Muskulatur, und zwar oben vom Lissosphincter und unten vom Rhabdosphincter. Wachsen die Seitenlappen so weit vor, daß sie sich vor der Urethra berühren, oder daß gar ein Lappen den anderen überdeckt, so bleiben sie durch die sie überziehende Kapsel streng voneinander getrennt. Auch wenn sich in der vorderen Harnröhrenwand kurze Drüsengänge entwickeln, so bildet doch *das Drüsengewebe nie einen in sich geschlossenen Ring um die Urethra*, was bereits Heiss (1915) endgültig klargelegt hat. Von chirurgischer Seite wurde erst in jüngster Zeit wieder besonders hingewiesen auf „die völlig falsche Schilderung einer exzentrischen Durchbohrung der Prostatadrüse durch die Harnröhre"[1] in den anatomischen Lehrbüchern und — von diesen übernommen — in chirurgischen und urologischen Spezialwerken. Dazu ist allerdings zu sagen, daß diese Darstellung — wenn schon nicht allgemein, so doch bei jenen anscheinend relativ wenigen Fällen, in denen sich ein kleiner ventraler Lappen ausgebildet hat oder sich die Seitenlappen überdecken — gerechtfertigt ist.

Die für die Norm unrichtige Darstellung in den Lehrbüchern der Anatomie ist nach unserer Ansicht in erster Linie darauf zurückzuführen, daß die Anatomen nur selten Gelegenheit haben, Individuen jüngeren Alters zu untersuchen, daß aber andererseits schon bei Männern im mittleren Alter überaus häufig eine Vergrößerung der Drüse durch eine sog. Prostatahypertrophie vorhanden ist; Reischauer (1925, 1950) berichtet, daß „bei Anwendung der Elastikafärbung die Häufigkeit des pathognomonischen histologischen Substrats der Prostatahypertrophie nach eigenen und anderwärts bestätigten Untersuchungen jenseits 50 Jahren fast 100% beträgt". Es ist daher anzunehmen, daß die Anatomen nur in seltenen Fällen normale Formverhältnisse der Prostata zu sehen bekommen.

Die bisexuelle Anlage der Vorsteherdrüse, deren Existenz durch den Nachweis des Vorkommens oestrogener Stoffe neben den androgenen beim Manne nicht mehr bestritten werden kann, erscheint nun von besonderer Bedeutung in der Frage eines organeigentümlichen Krankheitszustandes, der sog. Prostatahypertrophie, und in weiterer Folge auch in der Frage des Prostatacarcinoms[2].

Nach den grundlegenden Arbeiten von Blum (1949) geben das vergleichende Studium der homologen inneren und äußeren Organe bei beiden Geschlechtern und die anatomischen Studien der Geschlechtsorgane bei Hermaphroditen und Pseudohermaphroditen[3] „weitere

---

[1] Hennig 1954.   [2] Breitner 1951.   [3] Moszkowicz 1937.

Beweise für unsere Feststellung, daß die beiden Anteile der Prostata — der weibliche zentrale Kern und die männliche Rindenschicht — nicht nur anatomisch differente Gewebsstrukturen sind, sondern auch physiologisch und biologisch verschiedenen Ansprüchen gerecht werden.

Die Funktion der männlichen Drüse dürfte unter anderem in der Aktivierung und Mobilisierung der Spermatozoen liegen, durch Ausscheiden eines in der Prostata gebildeten Enzyms, der Phosphatase. Die Funktion des weiblichen Kernes unter normalen Bedingungen scheint nicht bekannt zu sein.

Eine besondere Stimulierung des männlichen Teiles ist von der Darreichung des männlichen Hormons (Testosteron, Androgen, Hombreol, Oreton) zu erwarten; der weibliche Nucleus könnte seine physiologische Stimulierung von Darreichungen oder durch eine übermäßige Produktion des oestrogenen Hormons erhalten.

Embryologische Studien zeigen, daß in der ersten Phase der Entwicklung, etwa bis zur 8. Woche, keine morphologische Differenz zwischen männlichem und weiblichem Embryo besteht: *indifferente, asexuale oder besser ambosexuale Phase*. Schnitte durch das caudale Ende des Fetus in dieser Periode des fetalen Lebens zeigen den Sinus urogenitalis identisch bei beiden Geschlechtern. Späterhin zeigt sich nur mehr eine Verschmelzung der Gewebe, in dem die Urethra, umgeben von zahlreichen Drüsenschläuchen (die spätere Prostata beim Manne, die periurethralen submukösen Drüsen beim weiblichen Geschlecht), sich mit dem Ende der Müllerschen Gänge vereinigt. Dadurch entstehen beim weiblichen Fetus Vagina und Uterus einschließlich rudimentärer, atrophischer Reste der Prostata als weibliche Prostata, beim männlichen Fetus dagegen die Prostata einschließlich der Rudimente des atrophischen Müllerschen Ganges, der Utriculus masculinus und die Ductus ejaculatorii.

Ein Stehenbleiben in der Differenzierung der Geschlechtsorgane führt entweder zu einem echten Hermaphroditismus, wenn sowohl männliche wie weibliche gonadotrope Reize zur Entwicklung von Hoden und Ovarium im selben Individuum führen, oder zu Pseudohermaphroditismus, unterbleibender Descensus testiculorum, Hypospadie, exzessiv wachsende Klitoris, Verschiedenheiten der Behaarung, mangelnde Spermatogenese, Amenorrhoe u. a.

Der normale Entwicklungsgang des Fetus wie auch der normale Lauf des Lebens erfordern ein normal equilibriertes System der gonadotropen Hormone, die vom Hypophysenvorderlappen und von der Nebenniere produziert werden. Gestörtes Gleichgewicht der beiden Arten von gonadotropen Hormonen zugunsten eines Geschlechtes erzeugt *Intersexualismus*, der *angeboren* sein mag, wie eben die Fälle von Pseudohermaphroditismus in ihren unzählbaren Variationen beweisen, oder *erworben* durch einen plötzlichen Umschwung in der Produktion gonadotroper Reize durch Hypophysen- oder Nebennierenadenome oder in höherem Alter: Klimakterium des Weibes mit Zeichen von Maskulinisation und Zeichen von Feminismus beim alternden Manne (einschließlich Prostatahypertrophie)."

In pathogenetischer Auswertung dieser Befunde, die biologische, anatomische und physiologisch-embryologische Gegebenheit zur Erklärung eines pathologischen Vorganges verwendet[1], ist „die sog. Prostatahypertrophie ein Adenom innerhalb des ‚weiblichen Teiles der Prostata', beeinflußt durch einen Überschuß weiblichen Hormons beim alternden Mann. Die exzessive Ausscheidung von weiblichem Hormon im ‚männlichen Klimakterium' und eine Verminderung der Produktion männlichen Hormons sind verantwortlich für die Pathogenese dieser Erkrankung. Die Prostatahypertrophie ist also pathogenetisch eine mit ungeheuer gesteigerter Wachstumsenergie ausgestattete Adenombildung innerhalb der weiblichen medullären Zone der Drüse, während der männliche Teil, die echte Prostatadrüse, zur Atrophie verurteilt ist, die so hochgradig werden kann, daß die atrophische eigentliche Prostatadrüse als dünne Schale das Adenom allenthalben umgibt (chirurgische Kapsel)[2] (Abb. 8).

Nach REISCHAUER (1925, 1950) entwickelt sich die sog. Prostatahypertrophie folgendermaßen: In der ersten Phase entstehen im weiblichen Anteil der Drüse polyzentrisch elasticafreie kleine Spindelzellwucherungen, die in der zweiten Phase zu Fibromyomen bzw. Myomen ausreifen. In etwa 3% der Fälle bleibt der Entwicklungsprozeß auf dieser Stufe stehen. Die einzelnen Knötchen können sich dabei zu einem einheitlichen Fibromyom bzw. Myom zusammenschließen. In den übrigen Fällen kommt es in einer dritten Phase zur Adenom- bzw. Fibroadenombildung auf folgende Weise: Dort, wo die Spindelzellwucherungen einen Drüsengang antreffen und berühren, beginnt dessen Epithel „feuerbrunstartig" zu proliferieren und hochzylindrische Epithelschläuche in die Knötchen vorzutreiben, bis sie völlig ausgefüllt sind und auf diese Weise zum Adenom bzw. Fibroadenom wurden.

Einen besonders wichtigen Teil im endokrinologischen Rahmen der Physio-Pathologie der Prostatadrüse nimmt auch das Prostatacarcinom ein, dessen Häufigkeit unwahrscheinlich groß ist.

---

[1] BREITNER 1951.   [2] BLUM 1949.

Der Prostatakrebs tritt im allgemeinen in zwei verschiedenen Formen in Erscheinung[1]:

1. „Das Karzinom im kortikalen Anteil der Prostata mit einer ausgesprochenen Neigung zur Metastasenbildung innerhalb des Knochenmarkes der spongiösen Knochen.“

2. „Der 2. Typus des Prostatakarzinoms wird innerhalb der adenomatösen Hypertrophie der Prostata zumeist in den zentralen Partien der Adenomknoten gefunden. Diese Form des Prostatakarzinoms zeigt keine Tendenz zu Knochenmetastasen, sondern setzt seine Metastasen entlang der Lymph- und Blutbahn in der Leber und Lunge.“

„Der erstere häufigere Typus von Prostatakarzinom, ausgehend von dem äußeren, kortikalen, männlichen Teil der Prostata, mit einer Prädilektion zu Knochenmetastasen ist charakterisiert durch die enorme Zunahme der sauren Phosphatase im Blutserum und im Harn. Nach Kutscher und Wolbergs (1935) ist dieses Enzym im Prostatagewebe erwachsener Männer in großen Mengen vorhanden; es wird von den Epithelien der azinösen Drüsen

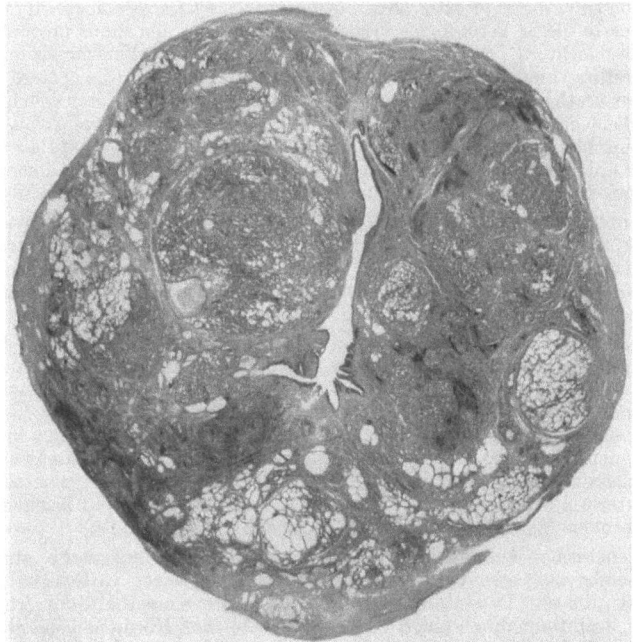

Abb. 8. Noduläre Hyperplasie (glandulär-mikrocystische Form!) der Prostata (E 766/33, Operationspräparat, 58 jähr. ♂).

der Prostata bereitet und zum Teil im Harn ausgeschieden. Es ist ferner in ungeheuren Dosen im Blutserum der an Prostatakarzinom mit Knochenmetastasen Leidenden enthalten. Die Blutserummengen der Phosphatase mögen in solchen Fällen von der Norm (3—4 Bodanski-Einheiten) auf das Vielhundertfache ansteigen. Unsere Erfahrung hat gezeigt, daß auf zweierlei Arten der Rückgang zur Norm erzielt werden kann: durch Kastration (Orchidektomie) und durch ausgiebige Dosen von Oestrogen[2].

Krebsmetastasen in den flachen Knochen, ausgehend vom Prostatakarzinom, sind vielfach charakterisiert durch osteoblastische Hypertrophie der Knochenlamellen. Die exzessive Menge von Phosphatase, produziert während der Pubertät, hat zweifellos eine entscheidende Bedeutung für das rapide Knochenwachstum in dieser Lebensepoche. Die Knochenmetastasen des Prostatakarzinoms scheinen eine spezifische Zellsekretion zu besitzen, *die dem Enzym Phosphatase und dem männlichen Hormon nahesteht.*

Das Problem, die endokrinen Beziehungen des Prostatakrebses aufgedeckt zu haben, ist das unsterbliche Verdienst von Charles Huggins und seiner Mitarbeiter (1949): „Die Tatsache, daß das Prostatakarzinom sich aus epitheloiden Zellen des reifen Typs zusammensetzt, erklärt es, daß einerseits das männliche Hormon einen außergewöhnlichen Reiz zum Wachstum des Prostatakarzinoms und seiner Metastasen ausübt, anderseits das weibliche Hormon einen ausgesprochenen Rückgang dieser Gewebswucherung erzeugen kann. In

[1] Blum 1949.   [2] Ch. Huggins u. Mitarb. 1949.

zahlreichen Fällen kann man bereits von Heilung mit mehr als 5 Jahren Überleben von Prostatakrebsen mit Knochenmetastasen sprechen.'

Die Aktivität dieses Neoplasmas wird durch Injektion von Androgen beträchtlich gesteigert und durch eine Orchidektomie oder durch Oestrogeninjektion (Inaktivierung des Androgens) stark vermindert. Huggins und Hodges (1941) fanden, daß Androgeninjektionen einen beträchtlichen Anstieg, daß Kastration und Oestrogenzufuhr einen scharfen *Abstieg* der sauren Phosphatase bewirken[1]."

Aus dem Müllerschen Hügel entsteht der *Colliculus seminalis*, aus dem untersten Abschnitt der miteinander verschmolzenen Müllerschen Gänge der *Utriculus prostaticus** *mit den aus ihm vorsprossenden Prostatadrüsen* und aus den Knospen über der Mündung der Wolffschen Gänge der „*Lobus*" *intermedius*, der nicht nur den Ausgangspunkt der sog. Mittellappenhypertrophie, sondern jeder sog. nodulären Hyperplasie der Prostata darstellt.

Besonders wünschenswert erscheint uns eine Untersuchung, ob die sezernierenden Zellen jener Drüsen, die aus der Wandung der Müllerschen Gänge entstanden sind, morphologische Unterschiede aufweisen gegenüber den sezernierenden Zellen der übrigen Drüsengänge, und ob sich das Sekret dieser Drüsen in seiner chemischen Zusammensetzung anders verhält als das der anderen Drüsengänge.

Der in ungewöhnlich reichlichem Ausmaße im Interstitium der Prostata liegenden glatten Muskulatur kommt beim Ejaculationsakt größte Bedeutung zu. Unmittelbar nachdem das Ejaculat von der Muskulatur der Samenleiter und Ampullen in die Ductuli ejaculatorii hereingedrückt worden ist, kontrahiert sich die Prostatamuskulatur und preßt aus den Drüsengängen das Prostatasekret und aus den Ductuli ejaculatorii, die in ihrer Wand keine (!) Muskulatur besitzen, das Ejaculat in die Harnsamenröhre.

Die Pars prostatica urethrae.

Das Wissen um die strukturellen Verhältnisse im Bereiche der Pars prostatica urethrae ist für den Chirurgen, der die Prostata operativ angehen muß, von besonderer Bedeutung, damit er nicht Gefahr läuft, durch einen schweren Eingriff in den strukturellen Aufbau die Organleistung zu schädigen oder gar unmöglich zu machen. Gerade die in den letzten Jahren gewonnenen Erkenntnisse über den strukturellen Aufbau der Muskulatur im Bereiche der Pars prostatica urethrae „muß sich der Prostataoperateur zu eigen machen, wenn er nicht durch Verletzungen dieser Muskelapparate postoperative Dauerschädigungen erleben will"[1].

Die mit Übergangsepithel ausgestattete Schleimhaut der Pars prostatica urethrae besitzt *zahlreiche Längsfalten*, welche die starke Lichtungsvergrößerung während der Miktion und Ejaculation ermöglichen. Die in die Propria eingelagerten dichten elastischen *Netze* halten das Lumen normalerweise geschlossen im Verein mit einem in die *Crista urethralis eingebauten Verschlußmechanismus*.

Dieser besteht aus *kavernenartigen Bluträumen* und längsverlaufenden *elastischen Faserzügen*. Die Kavernen sind in der Regel mit Blut gefüllt. Die Miktion und die Ejaculation pressen das Blut aus ihnen heraus und dehnen die elastischen Faserzüge. Nach dem Durchtritt des Urins oder des Ejaculates ziehen sich die elastischen Fasern wieder zusammen und ermöglichen dadurch die Wiederfüllung der Bluträume.

Der obere Anteil der Pars prostatica urethrae wird bis herunter zum Colliculus seminalis vom glatten, 1 cm langen und $^1/_2$ cm dicken Lissosphincter (M. sphincter vesicae internus) umfaßt, der daran nach unten anschließende Teil

---

* Eigentlich sollte der Utriculus prostaticus *Vagina masculina* oder *Vaginicula prostatica* genannt werden, da er nicht dem Uterus, sondern dem caudalen Anteil der Vagina entspricht.

[1] Hennig 1954.

vom quergestreiften Rhabdosphincter (nach Kalischer auch M. sphincter sinus urogenitalis genannt). Wo sich die beiden Muskeln treffen, verflechten sie sich miteinander.

Es sei hier besonders darauf hingewiesen, daß der *Lissosphincter* nicht — wie in der Regel beschrieben — als in sich geschlossene Ringschicht um die Urethra herumliegt, sondern hufeisenförmig gebaut ist; die Muskelbündel umgreifen bogenförmig den vorderen Anteil der Harnröhre und sind mit ihren Enden hinten im M. trigonalis verankert. Verstärkt wird der Lissosphincter durch zwei gegenläufige Muskelschleifen, die von vorne und hinten den Blasenauslaß umgreifen und an der gegenüberliegenden Seite in die Längsmuskulatur der Blase übergehen[1]. Dieser kompliziert gebaute Muskelapparat verhindert während des Ejaculationsaktes ein Abfließen des Ejaculates in die Harnblase.

Im gleichen Augenblick, in dem die Kontraktion der Prostatamuskulatur das Ejaculat aus den Spritzkanälen in die Harnröhre schleudert, verkürzt sich eine in den Lehrbüchern der Anatomie nicht oder kaum erwähnte, von Engels (1939) als *„vordere Kapselwandmuskulatur"* bezeichnete Muskelplatte, die vom Lissosphincter vor dem Rhabdosphincter senkrecht nach unten zieht. Die vorderen Züge der Muskelplatte endigen im Diaphragma urogenitale, die tiefer gelegenen Züge weichen in der Höhe des Rhabdosphincters von ihrem senkrechten Verlauf ab, dringen in das bindegewebige Gerüstwerk dieses Muskels ein, um dort nach kurzem horizontalem Verlauf zu endigen.

Mit beiden Muskelzügen wirkt die vordere Kapselwandmuskulatur dilatatorisch auf den unteren Abschnitt der Pars prostatica urethrae und ist somit ein *Antagonist des Rhabdosphincters!*

Während des Ejaculationsaktes öffnet diese Muskelplatte das Lumen der Harnsamenröhre unterhalb des Colliculus seminalis in jenem Augenblick, in dem sich das Ejaculat bereits in den Spritzkanälen befindet. Dadurch wird *das Ejaculat von der Harnsamenröhre angesogen* — Horror vacui —, da sonst in der sich vergrößernden Lichtung der Urethra ein Unterdruck entstehen würde. *Zwei Kräfte betreiben also die Abbeförderung des Ejaculates aus den Spritzkanälen in die Harnsamenröhre*, erstens der durch die Prostatamuskulatur ausgeübte *Druck von hinten her* und zweitens der *Sog* durch die Lichtungserweiterung der Pars prostatica urethrae. Der Transportmechanismus ist mithin hier der gleiche wie bei der Beförderung des Spermas vom Nebenhoden in die Ductuli ejaculatorii.

Der an den Lissosphincter nach unten anschließende *Rhabdosphincter* umgibt mit seinen inneren Bündeln ringförmig die Urethra, mit seinem äußeren, weitaus stärkeren Anteil liegt er schlingenförmig um die Urethra herum und ist mit den Enden der Schleife seitlich im Bindegewebe hinter der Urethra verhaftet.

Während der Erektion kommt es zu einer starken Blutansammlung in den venösen Räumen, die zwischen den Bündeln des Rhabdosphincters liegen. Diese werden dadurch stark gedehnt. Mit um so größerer Kraft kann daher der Rhabdosphincter durch seine kurz aufeinanderfolgenden rhythmischen Kontraktionen das in die Pars prostatica urethrae gepreßte Ejaculat weiterbefördern. In den Zwischenpausen öffnet sich immer wieder das Lumen der Pars prostatica urethrae durch die Kontraktionen der vorderen Kapselwandmuskulatur, wie vorhin beschrieben. Dieses abwechselnde Kontrahieren der beiden Antagonisten dauert so lange an, bis das Ejaculat zur Gänze abbefördert ist.

Die Pars diaphragmatica der Harnsamenröhre.

Die 1 cm lange, leicht gekrümmte *Pars diaphragmatica urethrae* ist infolge ihres Einbaus in das Diaphragma urogenitale der am wenigsten verschiebliche Anteil der Harnröhre, weshalb er als *Pars fixa* bezeichnet wird. Auch in diesem Abschnitt der Harnsamenröhre ist wie in der Pars prostatica die Schleimhaut in Falten gelegt und deren Propria mit zahlreichen *elastischen Netzen* durchsetzt. Die Gründe hierfür sind die gleichen wie dort. Das Epithel ist anfangs noch

---

[1] Heiss 1915.

ein Übergangsepithel, geht aber später in ein hochprismatisches Epithel über. Mit dem die Schleimhaut umgebenden, quergestreiften *Sphincter urethrae ext.* kann *die Miktion* willkürlich verhindert werden.

Über die Pars cavernosa urethrae siehe S. 530.

Die Transportwege für die weiblichen Keimzellen.

Der Eileiter.

Struktureller Einbau in die Umgebung. Die Länge der röhrenförmigen Tube (14—20 cm) übertrifft um ein Mehrfaches die Länge des Abstandes von der Tubenecke des Uterus bis zum Ovar. Dieser Umstand ermöglicht der Tube *eine raumsparende Lage.* Sie verläuft nicht in gerader Richtung mitten durch den Beckenraum vom Uterus zum Ovar hin, sondern liegt vorerst am First der Plica lata, anschließend zieht sie der seitlichen Beckenwand entlang zum oberen Ovarpol hoch, biegt über ihm nach hinten um und endigt nach kurzem absteigendem Verlauf an der freien Ovarfläche.

Noch in einer zweiten Beziehung ist die große Länge der Tube von Bedeutung. Sie gestattet dem Eileiter im Verein mit seiner Anheftung an eine bewegliche Gekröseplatte (Mesosalpinx) eine *erhebliche Änderung seiner Lage bzw. seines Verlaufes.* Damit ist dem Eileiter eine *weitgehende Sicherung seiner Funktion als Aufnahmeorgan der Eizelle* gegeben sowohl bei Lage- und Verlaufsänderungen, die durch physiologische Geschehnisse bedingt sind (z. B. bei Verdrängung durch Darmschlingen oder durch die gefüllte Harnblase), als auch bei solchen, die durch krankhafte Prozesse (z. B. durch Geschwulstbildungen des Eierstockes) erzwungen sind.

Ebenso der *Funktionssicherung bezüglich der Eizellenaufnahme* dienen erstens die freie, verstärkte Kante der Mesosalpinx, das *Lig. infundibulopelvicum,* welches das Infundibulum locker an das Ovar heftet, und zweitens die *Fimbria ovarica,* durch welche das abdominale Tubenende mit dem Ovar unmittelbar in Verbindung steht. Ob das beiderseitige Fehlen der Fimbria ovarica eine Sterilität bedingen kann, wird von STANGE (1952) auf Grund seiner Beobachtungen an zwei sterilen Frauen, denen beiderseits die Fimbria ovarica vollkommen fehlte, in Erwägung gezogen.

Struktureller Aufbau des Organs. Das die Gefäße und Nerven tragende *Gerüstwerk der Tubenwand* ist aus *drei Bindegewebsschichten* aufgebaut. Durch zahlreiche schräg verlaufende Verbindungszüge stehen die Schichten, die aus kollagenen Faserbündeln und spärlichen elastischen Netzen aufgebaut sind, miteinander in Verbindung.

Die äußerste Schicht, die unter dem Peritoneum liegende *Tunica subserosa,* geht in einer schmalen Zone in das Bindegewebslager der Mesosalpinx über und nimmt von dort die Gefäße und Nerven auf. Die mittlere, nicht besonders benannte Bindegewebsschicht ist zwischen die Längs- und Ringmuskelschicht eingebaut. Die innerste Bindegewebslamelle, die das Eileiterepithel tragende *Tunica propria,* geht ohne scharfe Grenze in die Muskelschicht über.

Die *Tunica muscularis* besteht aus einer äußeren Längs- und inneren Ringschicht. Nach innen von den beiden Lamellen besitzt sie in der Ampulle und im Infundibulum noch weitere Längsmuskelzüge. Die längs verlaufenden Muskelbündel sind mithin in der Ampulle und im Infundibulum relativ kräftiger ausgebildet als die zirkulär verlaufenden, zumindest in bezug auf den Isthmus, wo die Ringschicht an Stärke die Längsschicht bei weitem überwiegt. Das scheint uns darin seine Erklärung zu finden, daß *der Längsmuskulatur im Infundibulum und in der Ampulle zwei besondere Aufgaben zugewiesen sind, erstens die Einstellung des Ostium abdominale tubae vor der Ovulation zur Eizellenaufnahme und zweitens die Ansaugung der Eizelle.*

Die Verlagerung des Ostium abdominale kommt dadurch zustande, daß sich die Längsmuskelzüge nur in jenem Wandsegment der Ampulle und des Infundibulums verkürzen, gegen welches hin die Verlagerung vonstatten geht. (Der Bewegungsmechanismus ist dabei der gleiche wie etwa der bei der Vorwärtsbewegung einer Schlange.) Eine maßgebliche Rolle dürfte bei der Heranführung der Tubenöffnung an den sprungreifen Follikel der *M. attrahens tubae* spielen. Dieser oft bis zum oberen Ovarpol verlaufende, bisweilen sogar makroskopisch sichtbare Muskel besteht entweder nur aus subperitonealer Muskulatur oder aber aus dieser und kompakten Bündeln der Gefäßmuskelschicht[1]. Im Zuge der Verlagerung des Ostium abdominale zu jener Stelle hin, wo die Eizelle das Ovar verläßt, wird die Mesosalpinx, die normalerweise schon mit der medialen Eierstockfläche eine seichte Bucht bildet, meist derart verzogen, daß sie nun mit dem Ovar eine richtige Tasche, die *Bursa ovarica* bildet. Diese Bursa ovarica stellt eine *Sicherung der Passage der Eizelle in den Eileiter* dar.

Die *Ansaugung der Eizelle durch den Eileiter*[2] kann nur vor sich gehen, wenn sich die Längsmuskulatur im Infundibulum und in der Ampulle kontrahiert. Dadurch kommt es bei gleichzeitiger Verkürzung dieses Tubenabschnittes zur Erweiterung der Lichtung und dadurch zur Ansaugung der Eizelle. Es handelt sich hier nach unserer Überzeugung um einen ähnlichen Vorgang wie beim ersten Akt der Ejaculation, wo durch die Kontraktion der Längsmuskulatur des Ductus deferens die Spermien aus dem Nebenhoden hochgezogen werden.

Die Eiansaugung durch die Tube wird dadurch noch unterstützt, daß der Eileiter durch das Follikelhormon sensibilisiert wird[3]. Die dadurch ausgelöste Aktivierung des Organs hat seine Hyperämisierung zur Folge. Die Anschoppung der Gefäße mit Blut wirkt sich besonders im Tubentrichter und in den Fimbrien infolge ihrer außerordentlich starken Vascularisierung[4] aus. Die Gefäßerweiterung erzwingt hier wie in jedem Hohlorgan eine Weiterstellung seiner Lichtung; somit hilft die Tubensensibilisierung durch das Follikelhormon maßgeblich bei der Ansaugung der Eizelle mit.

Ist die Eizelle vom Infundibulum aufgenommen, so wird sie durch die ovarwärts von ihr statthabende Zusammenziehung des M. sphincter infundibuli[5] und im Anschluß daran durch die uteruswärts fortschreitende Kontraktion der Ringmuskulatur des Eileiters gegen die Gebärmutter hin weitergeschoben.

Die Wirkung der Ringmuskulatur wird dadurch noch besonders erhöht, daß ihre Bündel nicht rein zirkulär, sondern in niedrigen Schraubentouren verlaufen, wobei sie sich spitzwinkelig überkreuzen. Die peristaltischen Bewegungen der Tubenmuskulatur werden unterstützt vom weiter unten beschriebenen Sekretstrom in der Tubenlichtung.

Eine ganze Reihe krankhafter Abweichungen läßt sich nach H. H. Stange (1952) aus Bau und Funktion des Trichters ableiten: ,,So erklärt z. B. die Struktur sehr schön die Tatsache, daß es bei entzündlichen Prozessen nicht, wie man annehmen möchte, zur Sprengung des Fransenendes durch den hier angesammelten Eiter kommt, sondern in allen Fällen zum Verschluß. Der durch die entzündliche Sekretion hervorgerufene Reiz führt eine Kontraktion der inneren Längsfasern herbei. Dieser temporäre Verschluß entwickelt sich später durch entzündliche Verklebung zu einem permanenten. So präsentiert sich die Muskelanordnung im Infundibulum gleichzeitig als Schutzeinrichtung gegenüber aufsteigenden Keimen. Es liegt auf der Hand, den seltenen umgekehrten Vorgang der Inversion mit Kneer (1949) durch gesteigerten Tonus der subperitonealen Muskulatur erklären zu wollen.

---

[1] v. Luschka 1864, Stange 1952, 1953.
[2] Sobotta 1917, Fraenkel 1924, Dyroff 1932, Caffier u. a. 1936, 1938.
[3] v. Mikulicz-Radecki 1936, 1937, Schultze 1928, Kneer 1949.
[4] Stange 1952, Kneer 1949.   [5] Stange 1952, 1953.

Spastische Kontraktionen im Bereiche des Sphincter infundibuli scheinen mir durchaus eine Sterilität bedingen zu können. Sicher gibt es Sterilitäten, bei denen keine anatomischen Veränderungen vorliegen, die lediglich durch eine Dysfunktion des Eiabnahmesystemes bedingt sind. Ob bei hypoplastischen Frauen die nur schwach entwickelte Muskulatur nicht immer ausreicht, den Mechanismus in koordinierter Weise ablaufen zu lassen, kann nur vermutet werden. Durch unsere Folgerungen wird zwar die Möglichkeit, daß das Ei auch von der entgegengesetzten Tube aufgenommen werden kann, nicht absolut ausgeschlossen (funktionelle Bursa), grundsätzlich jedoch für nur ganz wenige Fälle wahrscheinlich gemacht, da bei diesem Vorgang die gezielten Tubenbewegungen und vielleicht auch die unterstützende Komponente des Nebeneierstockes fehlen."

Das einschichtige, hochprismatische Epithel, das die Tubenlichtung auskleidet, weist ein *cyclisches Verhalten im Dienste der Tubenfunktion auf*, insofern, als an ihm die Flimmerhaare vor der Ovulation, die Drüsenzellen vor der Menstruation am stärksten ausgebildet sind. Dabei handelt es sich hier nur um verschiedene Funktionszustände der gleichen Zellen. Die Flimmerhaare werden am spärlichsten dort ausgebildet, wo die Muskulatur am stärksten entwickelt ist und umgekehrt.

Das Sekret der Drüsenzellen wird durch die Flimmerhaare uteruswärts bewegt. *Insofern ist nicht nur der Schlag der Flimmerhaare, sondern auch der durch ihn erzeugte Sekretstrom ein Hilfsmittel bei der Eibeförderung.* Der Sekretstrom unterstützt außerdem die Vorwärtsbewegung der Eizelle bzw. des jungen Keimlings dadurch, daß er die Tubenwand schlüpfrig erhält und dadurch den Reibungswiderstand erniedrigt. Verlust des Flimmerepithels der Eileiterschleimhaut, z. B. infolge von Entzündungen, ist unter anderem auch eine der Ursachen für die Einbettung des befruchteten Eies im Eileiter (Graviditas tubaria).

Bekanntlich weist die Tube in ihrem ganzen Verlauf Falten auf. Auch im Bereiche der Pars intramuralis hat sie noch 4—5 in die Lichtung vorspringende Wülste. In der Ampulle sind die Falten besonders reichlich entwickelt. Hier sind Sekundär- und Tertiärfalten ausgebildet, die miteinander durch Querbrücken in Verbindung stehen. Dieses Faltenlabyrinth bewirkt, daß sich die Eizelle in der Ampulle, in der die Imprägnation erfolgen soll, nur ganz langsam uteruswärts bewegt. Das Faltenlabyrinth der Ampulle ist demnach ein *Mechanismus zur Erleicherung der Konzeption*. Weiterhin gibt die reichliche Fältelung der Ampulle die Möglichkeit, daß nicht nur eine, sondern mehrere Eizellen zugleich an ihrer ganzen Oberfläche von den Flimmerhaaren erreicht und fortbewegt werden können.

Die besondere Beschaffenheit der Schleimhaut bildet wohl auch die Grundlage für die eigentümliche Anfälligkeit der Eileiter gegenüber Tuberkelbacillen. Die Antwort auf die Frage, warum die Tuberkelbacillen in erster Linie die Tuben befallen, ist nach H. KNAUS (1953) „nicht schwer zu finden, wenn wir uns daran erinnern, daß auch beim Manne eine analoge organotrope Beziehung des Tuberkelbacillus zum Nebenhoden besteht, von dem die männliche Genitaltuberkulose regelmäßig ihren Ausgang nimmt. Es werden also Eileiter und Nebenhoden stets zuerst befallen und erklären nunmehr mit ihrer phylogenetischen Identität die beiden Organen eigentümliche elektive Anfälligkeit für Tuberkulose. Die bisher unbeachtet gebliebene organotrope Eigenschaft des Tuberkelbacillus, den Genitaltrakt stets am Eileiter bzw. Nebenhoden anzugreifen, mag zunächst außerordentlich erscheinen, aber ohne es tatsächlich zu sein, denn es gibt in der Pathologie viele analoge Beispiele von elektiven Beziehungen gewisser Erreger zu ganz bestimmten Organen." „Diese tubotrope Eigenschaft des Tuberkelbacillus wird noch besonders bemerkenswert durch die auffallende Erscheinung, daß die Tube nur dort an Tuberkulose erkrankt, wo sie mit einer hohen faltenreichen Schleimhaut ausgekleidet ist, nämlich in dem distalen Dreiviertel ihres Verlaufes, während der interstitielle Anteil und das vom Uterus abgehende Viertel der Tube, die beide durch eine ganz niedere und faltenarme Schleimhaut ausgezeichnet sind, von der Tuberkulose frei und daher dünn und biegsam bleiben. Hat sich die Tuberkulose in dem bizarren Schleimhautfaltengewirr des isthmischen Abschnittes der Tube einmal etabliert, dann kann sie von hier aus intrakanalikulär deszendierend per continuitatem die tieferen Abschnitte des weiblichen Genitaltraktes oder nach der Bauchhöhle austretend das Peritoneum befallen. Diese Ausbreitung der Tuberkulose von der Schleimhaut der Tuben auf das Endometrium erfolgt nicht per continuitatem, sondern in der Weise, daß durch das in der Regel nicht erkrankte, also durchgängige uterine Ende der Pars isthmica tubae bazillenhaltiges Material aus den Eileitern in das Cavum uteri übertritt und das Endometrium stets sekundär infiziert. Dieser nach der Scheide abfließende, infektiöse Sekretstrom kann so die spezifische Erkrankung der Schleimhäute der Gebärmutter bis an die Portio vaginalis uteri versursachen[1]."

Nach einem klinischen Referat aus letzter Zeit von Froewis (1954) über die Genitaltuberkulose der Frau sind es die besonderen Eigenschaften des Gefäßbindegewebes der Schleimhaut des Corpus uteri und der Tube und ihre Vascularisierung vor allem während der Fertilitätszeit, die den häufigen Befall des weiblichen Genitaltraktes durch den Kochschen Bacillus einer annehmbaren Erklärung zuzuführen vermögen. Die scheinbar häufigere Erkrankung des ampullären Tubenanteiles liegt in dem großen Falten- und Gefäßreichtum der Schleimhaut begründet. Auch die spärliche Besiedelung des Gebärmutterhalsabschnittes und der Portio durch das anders beschaffene Bindegewebe, das, im Gegensatz zur Korpus- und Tubenmucosa, noch dazu an den cyclischen Umgestaltungen kaum teilnimmt, überrascht damit nicht. Für den weiteren Ablauf der Erkrankung ist wohl auch die von Zischka (1954) erwähnte Hohlraumbegrenzung der Uterus- und Tubenschleimhaut von Wichtigkeit. Für die descendierende, caniculäre Infektion des Uterus-Cavums dürften wieder nach Zischka (1954) die Verhältnisse zur Zeit der postmenstruellen Wundflächenbildung besonders günstig sein. ,,Das Ovarium spielt, obwohl es nicht gerade selten von Tuberkeln befallen wird, eine untergeordnete Rolle, wohl infolge der hier normalerweise fehlenden größeren Hohlraumbildungen[2]."

Die uteruswärts gerichtete Saugwirkung der Tuben macht es auch verständlich, daß die Eileiter nicht so sehr auf dem Blutweg, sondern durch Fortleitung von dem tuberkulös veränderten Bauchfell aus erkranken[3]. Auch die Feststellung, daß in solchen Fällen mitunter nur die abdominalen Tubenabschnitte eine Endo-Salpingitis tuberculosa aufweisen, spricht für diese Deutung[3].

Pathologische Beziehungen zwischen Hormonreaktionen der Uterusschleimhaut und Tuberkulose des Endometriums wurden auf Grund systematischer histologischer Untersuchungen von Kirchhoff (1954) aufgezeigt. Nach diesem Autor[4] scheinen auch Kausalzusammenhänge der glandulärcystischen Hyperplasie zur Tuberkuloseerkrankung zu bestehen.

Der Faltenreichtum der Tubenschleimhaut schafft aber auf alle Fälle Voraussetzungen für besondere Folgen (Eileiterschwangerschaft), namentlich bei und nach Entzündungen des Eileiters (Faltenverklebungen und -verwachsungen, sowie Ausbildung eines sog. Tubenlabyrinthes).

Die *Mesosalpinx*, deren Funktion bei der Verlaufsänderung der Tube sowie bei der Ovulation bereits beschrieben wurde, ist der weiteren das *Zuleitungsorgan der Gefäße und Nerven zur Tube*. Sie enthält außerdem in ihren peripheren Anteilen das vielleicht als hormonales Organ wirkende *Epoophoron*. Dieses rudimentäre Organ besteht aus 10—20 leicht geschlängelten, aus Sammelröhrchen der Urniere entstandenen Kanälchen, die mit einem Ende blind auslaufen, mit dem anderen Ende in einen Längsgang einmünden, der als Rudiment des Wolffschen Ganges mehr oder weniger parallel zum Eileiter verläuft. Die Wand des Epoophorons besteht aus hochprismatischem, mitunter mit Flimmerhaaren besetztem Epithel, das einer dünnen Bindegewebslage aufsitzt. Umgeben wird die Wand von relativ zahlreichen glatten Muskelzellen. Sowohl das blinde Ende eines oder mehrerer Querkanälchen wie auch das proximale Ende des Längsganges können gestielte, mit Flüssigkeit gefüllte Bläschen bilden, die *Appendices vesiculosae*. Solche können aber auch entstehen aus Urnierenkanälchen, die nicht in Zusammenhang mit dem Epoophoron stehen. Organeigentümliche Störungen auf dieser Grundlage sind die gar nicht so seltenen Epoophoron- (Parovarial-) Cysten.

Der Uterus.

Struktureller Einbau in die Umgebung. Die Lage des Uterus genau in der Mitte des Beckenraumes bietet diesem die Möglichkeit, sich als Fruchthalter nach allen Seiten hin zu vergrößern. Nur eine Ausdehnung nach unten wird bald durch den *Stützapparat der Gebärmutter, durch den Beckenboden*, verhindert.

Zum Unterschied vom Uteruskörper, der nach vorne und hinten leicht beweglich ist, hat die Cervix eine relativ stabile Lage. Sie ist *vorne* durch den rechten und linken Blasenpfeiler des Uterus (Ligg. et Mm. vesiculouterini) an das Paracystium fixiert. Da das Paracystium durch die Ligg. et Mm. pubovesicales an der vorderen Beckenwand verankert ist, besitzt also die Cervix uteri eine allerdings nicht sehr

---

[1] Knaus 1953.   [2] Zischka 1954.   [3] Berblinger 1946.   [4] Kirchhoff 1954.

starke Fixation an der vorderen Beckenwand. *Hinten* ist die Cervix mittels des linken und rechten Rectumpfeilers (Ligg. et Mm. recto- [sacro-] uterini) an das Rectum und an das Kreuzbein angeheftet. *Seitlich* wird die Cervix durch die Ligg. cardinalia (Ligg. transversa colli) an der Beckenwand festgehalten.

Trotz ihrer vielseitigen Fixation wird die Cervix und mit ihr der ganze Uterus durch eine gleichzeitige Blasen- und Rectumfüllung nach oben verschoben *(Elevatio uteri).* Bei der Entleerung der beiden Organe wird die Normallage durch den fibromuskulären Apparat der Blasen- und Rectumpfeiler wiederhergestellt. Im selben Sinn wirkt der Zug der durch die Elevation gedehnten Muskelfasern der Vagina sowie der Zug der elastischen Fasern der Vagina.

Andererseits ist der eben beschriebene *elastische Aufhängeapparat der Cervix* nicht imstande, einen *Descensus uteri* (im krankhaft verstärkten Maße einen *Prolapsus uteri*) zu verhindern, wenn der Beckenboden als Tragapparat der Gebärmutter nachgibt.

Wie bereits erwähnt, ist der Uteruskörper nach vorne und hinten leicht beweglich. Der Isthmus uteri stellt sozusagen ein Scharniergelenk dar, in welchem der Uteruskörper flexibel der stabileren Cervix aufsitzt.

Da normalerweise der Uteruskörper der Harnblase oben aufliegt — *Anteversio uteri,* das Cavum uteri ist bei der stehenden Frau in die Horizontalebene eingestellt — bedarf der Körper nur einer vorderen Befestigung, die ihn wieder in seine Normallage zurückführt, wenn er durch eine Füllung der Harnblase retrovertiert wurde. Diese Rückführung besorgen die Chordae uteroinquinales (Ligg. teretia uteri), vor allem mittels der in sie eingelagerten Muskulatur. Bei einer stärkeren Füllung der Harnblase kommt es neben einer *Retroversio* auch zu einer *Retropositio uteri.* Die Ligg. et Mm. vesicouterini bringen bei der Blasenentleerung den Uterus wieder in seine Normallage zurück. Bei einer *Antepositio uteri* durch eine starke Füllung des Rectums wird die Cervix durch den Zug der Ligg. et Mm. recto- (sacro-) uterini in ihre normale Position zurückgezogen. (Für den Uteruskörper ist, da er schon normalerweise der Blase aufliegt, kein Retraktionsapparat nötig.)

Wenn BRAUS (1934) in seinem Lehrbuch sagt: ,,Jedoch ist eine geringe Abweichung nach einer Seite sogar die Regel (nach rechts häufiger als nach links), auch steht meistens der linke Rand der Gebärmutter ein wenig nach vorne, der rechte ein wenig nach hinten (wegen des linksseitigen Colon sigmoideum und diesem entsprechend gelagertem Rectum)", so geben wir zu bedenken, ob nicht ein tieferer Grund zu beidem — zur *Rechtsverlagerung* und zur *Rechtsdrehung des Uterus* — Anlaß gibt: das sog. ,,Rechts-Linksproblem". Das linke Bein stärker ausgebildet — zum Ausgleich die rechte Beckenhälfte weiter und kräftiger —, daher Verlagerung des Uterus nach rechts. Der I. schräge Beckendurchmesser etwas länger als der II. — daher Einstellung der Uterusbreite in den etwas längeren I. schrägen Durchmesser — daher Rechtsdrehung des Uterus und I. Stellung des Kindes in utero. Zur Aufklärung dieser Frage erscheint uns die Nachprüfung wünschenswert, ob eine *Komplexion zwischen Rechtsbeinigkeit und II. Kindesstellung bzw. Linksbeinigkeit und I. Kindesstellung besteht,* wie es der Fall ist bei *Linkshändigkeit, Rechtslage der Sprachzentren im Gehirn* usf.

Struktureller Aufbau des Uterus. Die Gebärmutter hat die Form einer abgeplatteten Birne und damit die räumlich günstigste Form für ihre Funktion als Fruchthalter.

Bei der normalen Position des Uterus liegt die Cervixachse in der Führungslinie des Beckens. Die Abbiegung des Corpus uteri gegenüber der Cervix, die *Anteflexio uteri,* ist mithin eine *Sicherung gegen das Absinken des Uterus.* Das Ausmaß der Anteflexion ändert sich dauernd infolge Formveränderungen der benachbarten Organe. Diese Winkeländerungen zwischen Corpus und Cervix werden dadurch erleichtert, daß sich an der Grenze zwischen beiden die Struktur der Uteruswand ändert (s. weiter unten!).

*Der eigentliche Fruchthalter ist das Corpus uteri mit dem Isthmus. Die Cervix
mit ihrem etwa 2 cm langen Canalis cervicis ist ein Sicherungsmechanismus gegen
einen unzeitgemäßen Abgang der Frucht und zugleich ein Verschlußmechanismus
gegen das Eindringen von Fremdkörpern in das Cavum uteri.*

Der Canalis isthmi dient den Funktionen des Corpus und denen der Cervix.
Das kennzeichnet sich auch im Aufbau seiner Schleimhaut. Diese ist eine *Über-
gangsform* zwischen der Korpus- und Cervixschleimhaut, glatt wie die des Korpus,
sich an der Deciduabildung beteiligend, aber derb wie die der Cervixschleimhaut,
jedoch keine Schleimdrüsen enthaltend.

*Die völlig andere Funktion des Uteruskörpers und der Cervix macht sich in
der Struktur aller Wandschichten der beiden Gebärmutterabschnitte kenntlich.*

Tabelle 3.

	Corpus	Cervix
Endometrium Oberfläche	glatt	mit Falten besetzt
Epithel	hochprismatisch, im Ruhezustand ohne Sekretionserscheinungen	hochprismatisch, jedoch ständig schleimbildend
	—	verzweigte Schleimdrüsen
	Krypten zur Epithel- regeneration	—
Propria	dicht nebeneinander liegende Bindegewebszellen, die Deciduazellen bildend	—
Myometrium		das bindegewebige Gerüstwerk ist in der Cervix weitaus stärker ausgebildet, vor allem die elastischen Fasern
Perimetrium	mit dem Myometrium fest verlötet	nur an der Hinterwand der Pars su- pravaginalis vorhanden, hier jedoch locker aufliegend

Ausgedehnte Untersuchungen[1] haben ergeben, daß die Cervix nur zu einem
Viertel aus Muskulatur besteht; die übrigen drei Viertel sind aus einer Binde-
gewebsart aufgebaut, die auf Grund von Überprüfungen mit dem Elektronenmikroskop[2] „vielleicht als Präkollagen bezeichnet werden kann. Man darf wohl
annehmen, daß diese Gewebsart nicht ganz so starr und unnachgiebig ist wie
reifes Kollagen. In der Cervix einer nicht graviden Frau findet man zudem nur
wenig interfibrilläre Kittsubstanz, während man in Präparaten aus der Cervix
einer Frischentbundenen sehr viel interfibrilläre Kittsubstanz sieht[3]."

Außerdem werden hauptsächlich während des zweiten Schwangerschafts-
monats die Blutgefäße der Cervix „sehr weit, vermehren sich und wachsen stark
in die Länge. Infolgedessen wird die an und für sich gefäßreiche Wand des
Halsteiles bald vollkommen durchsetzt von einem dicht verzweigten Geflecht
weiter Venen, sie bildet dann einen röhrenförmigen Schwellkörper.

Vom vierten Monat ab wuchern die Schleimdrüsen des Halskanales sehr
stark, sie dringen in die Umgebung vor und verdrängen dabei das Bindegewebe.
Die Muskelzellen in der Wand des Halsteiles vergrößern sich im allgemeinen
nach dem dritten Monat nicht mehr, sie werden sogar zum Teil zurückgebildet.
Der Schwellkörper entwickelt sich immer mehr und verschließt den Halsteil bis
zum Beginn der Geburt[1]."

---

[1] STIEVE 1927, 1928, HUGHESDON (nach BURGER 1954).
[2] WOLPERS 1949, BERWIND (nach BURGER 1954).   [3] BURGER 1954.

Daß es sich bei den einfachen, höchstens an ihrem Grund leicht verästelten *Krypten* in der Corpusschleimhaut nicht um besondere Drüsen handelt, ist daraus einwandfrei zu erkennen, daß sich die Zellen der Krypten zu keiner Zeit auch nur im mindesten von den Epithelzellen der übrigen Cavumwand unterscheiden. Hier wie da sind es hochprismatische, in einfacher Schicht liegende Zellen, die vor der Menstruation streckenweise einen Flimmersaum erhalten. Hier wie da geben die nichtflimmernden Zellen in der Sekretionsphase des uterinen Cyclus Sekret ab. Man kann also *das gesamte Cavumepithel als große Drüse* ansprechen. Die Krypten sind in erster Linie die *Produktionsstätte der Epithelzellen*. Das mag auch der Grund dafür sein, daß die blinden Enden der Krypten zum Großteil im Myometrium verankert sind und mithin auf jeden Fall — auch bei einer sehr tiefgreifenden Desquamation — als Wiederherstellungsstätte des abgestoßenen Epithels erhalten bleiben.

Die Krypten stehen nicht genau senkrecht zur Lichtung des Uteruskörpers, sondern sind mit ihrer Mündung etwas gegen den Isthmus hin gerichtet. Dadurch wird der Sekretstrom automatisch gegen den Isthmus hingelenkt. Als *besonderes Antriebsmittel* wirkt der *Flimmerschlag des Epithels*, der in den Krypten vom blinden Ende zur Mündung in das Cavum hin gerichtet ist und im Cavum sowie im Cervicalkanal dem äußeren Muttermunde zu.

Die ungemein dicht liegenden, spindelförmigen Bindegewebszellen, welche im Uteruskörper die tiefe Propriaschicht bilden, sind das *Keimlager* für die bei der Menstruation verlorengegangenen Bindegewebszellen und weiters die *Erzeugungsstätte* des aus Gitterfasern bestehenden Grenzhäutchens, dem das Epithel aufsitzt.

Den Schleimdrüsen der Cervix kommt nach neueren Untersuchungen[1] insoferne eine besondere Bedeutung zu, als sie unter dem Einfluß der hormonalen Ovarialfunktion in der Zeit der Cyclusmitte einen reichlich dünnflüssigen, transparenten und fadenziehenden Schleim sezernieren. „In diesem für die Mitte des Intermenstruums charakteristischen Cervixschleim sind die Lebensbedingungen für die Spermien optimal, so daß auch die Dauer ihrer Beweglichkeit in ihm — im Vergleich zur Vagina und dem Uterus — relativ lang ist. Die Zeit des Auftretens dieses Schleimes entspricht dem Konzeptionsoptimum.

Vorher und danach ist die aktive Fortbewegung der Spermien im Halskanalschleim des Uterus infolge seiner hohen Viscosität sehr stark herabgesetzt oder völlig aufgehoben[1]."

Der *organeigentümliche Zustand der glandulären* bzw. *glandulär-cystischen Hyperplasie* (Abb. 9) findet seine Erklärung wohl in der funktionellen Zusammengehörigkeit bzw. in den biologischen Zusammenhängen, die zwischen Gebärmutter und Eierstock bestehen, wobei vor allem in Störungen der Ovarialfunktion[2], im besonderen im Ausbleiben des Follikelsprunges („Follikelpersistenz") und in der fortdauernden Wirkung des Follikelhormons die Ursache für die Hyperplasie der Gebärmutterschleimhaut erblickt wird. R. MEYER (1930) zieht allerdings mehr die unvollkommene Eireifung in Betracht. Beide Auffassungen nehmen eine verminderte Leistungsfähigkeit des Eierstockes an und geben so eine ungezwungene Erklärung für das gehäufte Auftreten der glandulären Hyperplasien gegen das Ende der Geschlechtsreife und mit dem Erlöschen der Eireife und der Ovulation[3]. Daß auch Eierstockgeschwülste (Granulosazellgewächse) einen Umbau der Gebärmutterschleimhaut nach Art der glandulären Hyperplasie herbeizuführen vermögen, bestätigt wohl die ovarielle Ursache der Hyperplasia mucosae corporis uteri.

Mit dieser Auffassung[4] lassen sich auch andere organeigentümliche Befunde im Uterus erklären, die man bei glandulärer Hyperplasie recht häufig erheben kann, so Schleimhautpolypen, die Myohyperplasia uteri und die Adenomyosis (Endometriosis) uteri.

Die Ursache der *Adenomyosis uteri* (Abb. 10 u. 11) im besonderen ist mit R. MEYER (1930) wohl auch in dem dauernden Reiz zu erblicken, der vom Eierstock während der

---

BURGER 1954.   [2] SCHRÖDER 1912, 1915.
GÖGL und LANG 1941, 1957.   [4] ADLER 1928.

Geschlechtsreife auf die Uterusschleimhaut ausgeübt wird. Auch eine Ansicht aus letzter Zeit ist[1], daß der Aktivierung heterotoper Endometriumherdchen nach der Menopause nur eine gonadale oder extragonadale Oestrogenquelle zugrunde liegen kann.

Erkenntnisse des Abhängigkeitsverhältnisses des Endometriums zu dem übergeordneten Organ, dem Ovarium, verpflichten in diesem Zusammenhang zu Hinweisen auf das ovariell bedingte Carcinom der Gebärmutter. Nicht sehr häufig, aber immerhin in zählbaren Fällen, gehen aus der hyperplastischen Schleimhaut Adenocarcinome hervor, ein Vorkommnis, dessen Entstehung wohl in einer ovariellen Dysfunktion zu suchen ist, und das auf die mächtigen Einflüsse hinweist, welche die Organe untereinander, auf den inneren Bauplan und auf die äußere Form sowie Funktion der Epithelien auszuüben vermögen[2]. Die Beziehung

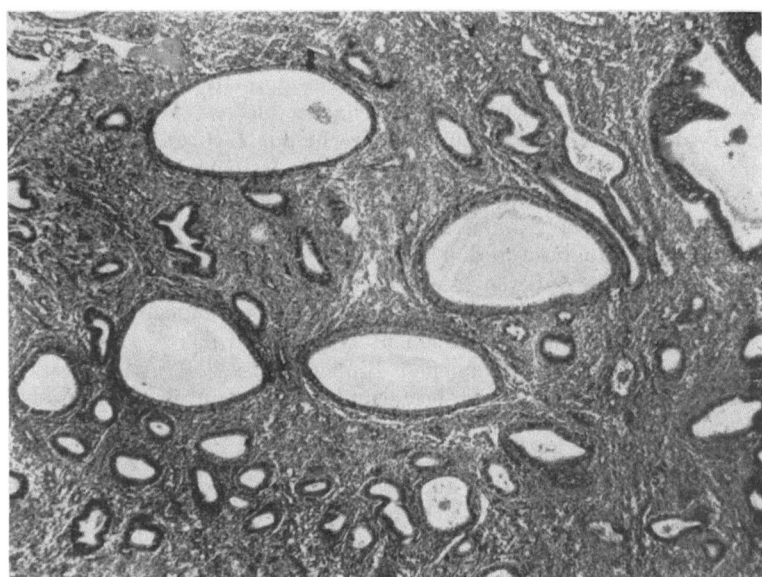

Abb. 9.   Glandulär-cystische Hyperplasie des Endometriums (E 6613/56, 46jähr. ♀).

Follikelhormon-Corpuscarcinom läßt sich auch durch verschiedene Beobachtungen aus der gynäkologischen Pathologie belegen[3]:

1. Das gehäufte Auftreten von Corpuscarcinom in Verbindung mit follikelhormon-produzierenden Ovarialgewächsen,

2. das gleichzeitige Bestehen von Hyperplasie und Adenocarcinom,

3. die Entstehung eines Krebses nach rezidivierender Hyperplasie und

4. das Bild eines Carcinoms nach lange dauernder Follikelhormonanwendung.

Nach Husslein und Schüller (1952) muß demnach ein unmittelbarer Zusammenhang zwischen Follikelhormon und Corpuscarcinom angenommen werden, wenn auch in scheinbarem Gegensatz hierzu das Corpuscarcinom in der Geschlechtsreife, also zur Zeit der höchsten Follikelhormonwerte, so überaus selten ist. Die Erklärung für die Seltenheit des Corpuscarcinoms in der Geschlechtsreife ist folgende: ,,In der Geschlechtsreife, solange ein normaler biphasischer Zyklus vorhanden ist, wirkt das Follikelhormon zu kurz auf das Endometrium ein, der Proliferationsreiz findet jedesmal in der Sekretionsphase seine Entspannung und das Endometrium stößt sich während der Menstruation bis auf die Basalis ab. Im Klimakterium und in der Menopause dagegen dauert diese Einwirkung monate-, oft jahrelang, ohne je von einer Transformation unterbrochen zu werden, lange genug, um so zu einer Ausartung der Zellvermehrung im Sinne des Carcinoms zu führen. Diese unbedingt notwendige Voraussetzung eines genügend langen Proliferationsreizes auf das Endometrium, wie sie im Klimakterium und in der Menopause immer gegeben ist, fehlt in der normalen Geschlechtsreife. Wir wagen daher die Behauptung aufzustellen, daß während der Geschlechtsreife beim normalen biphasischen Cyclus die Entstehung eines Corpuscarcinoms unmöglich ist oder umgekehrt ausgedrückt, wenn in der Geschlechtsreife ein wirkliches Corpuscarcinom vorhanden ist, so müssen durch längere Zeit Cyclusstörungen im Sinne fehlender Ovulationen bei nur vorhandener Follikelphase vorausgegangen sein.''

---

[1] Hervet 1953.   [2] Lahm 1928.   [3] Husslein und Schüller 1952.

In ähnlichem Sinne äußert sich auch BOTELLA (1952), der außerdem an die bedeutende Wirkung wiederholter Schwangerschaften glaubt, bei denen stets ein unruhiges Bild an der Basalis und eine gewisse Atypie am Plattenepithel der Portio zu beobachten ist.

Die Bedeutung der glandulär-cystischen Hyperplasie bei der Entwicklung des Adeno-carcinoms des Corpus uteri betont auch RIMBACH (1953), der meint, daß ein mehrere Jahre

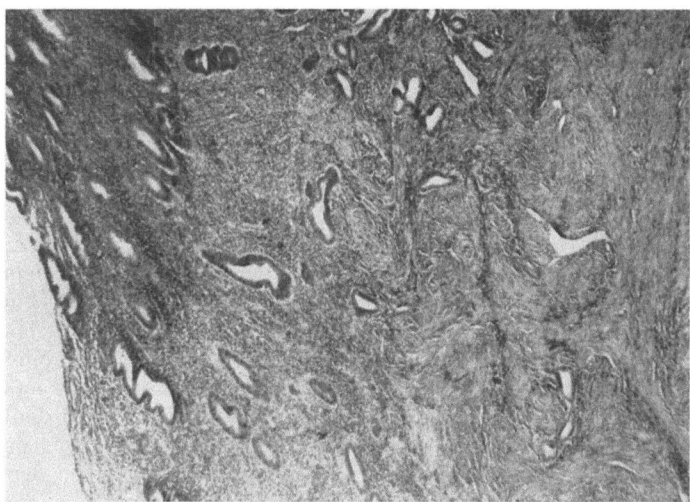

Abb. 10. Adenomyosis uteri interna mit tief in das Myometrium versenkten Endometriuminseln (E 4726/56, 41 jähr. ♀).

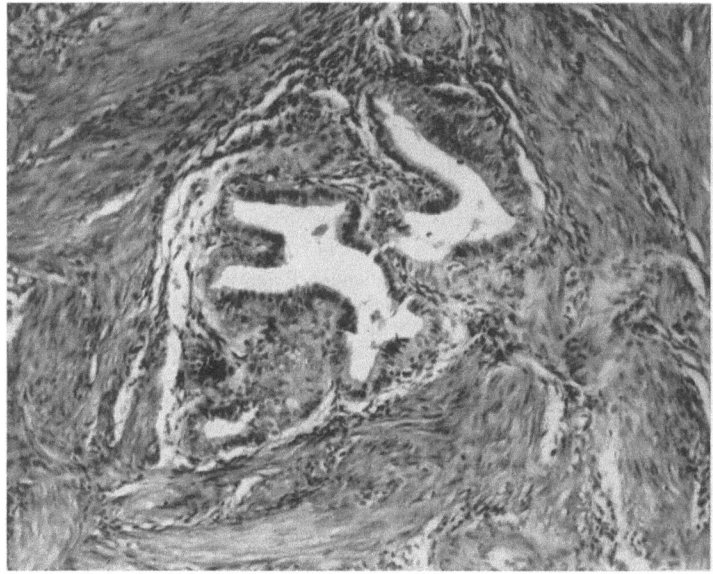

Abb. 11. Adenomyosis uteri interna. Allseits von Myometrium umfaßte Endometriuminsel (E 6773/56, 38 jähr. ♀, Geschabsel).

dauernder Follikelhormonreiz im Klimakterium zur Entwicklung eines Korpuscarcinoms auf dem Umwege über eine Hyperplasie Veranlassung geben kann. Daß das Follikelhormon eine direkte cancerogene Bedeutung hat und über die Hyperplasie als Präcancerose ein Carcinom auslöst, ist nicht denkbar. Andererseits kann die Hyperplasie, wenn auch durchaus gutartig, hervorgerufen durch eine Überproduktion von Follikelhormon, nicht mehr als physiologisch angesehen werden. Man muß sich das Corpuscarcinom als ein Produkt einer

Summe verschiedener Faktoren vorstellen, von denen jeder für sich belanglos wäre, aber in einer „Syncarcinogenese" spielt die glanduläre Hyperplasie nicht nur als krebsbegünstigender, sondern auch als krebsauslösender Faktor eine nicht unbedeutende Rolle, womit ein schnellerer Beginn und ein schnelleres Wachstum des Carcinoms ausgelöst wird.

Nach letzten Berichten in der Literatur [1] ist eine direkte cancerogene Wirkung des Follikelhormons abzulehnen. Eine indirekte cancerogene und eine wachstumsbeeinflussende Wirkung ist ebenfalls keineswegs bewiesen, kann aber auch nicht ganz ausgeschlossen werden.

Nach Roy-Camille und Soudet (1956), die in einer kurzen Mitteilung das Problem der Vergesellschaftung „Granulosazelltumor und Corpuscarcinom" behandeln, ist der Hyperoestrogenismus wahrscheinlich einer der Faktoren, die ein Corpuscarcinom hervorrufen können.

Die Hauptmasse der Uteruswand, das *Myometrium*, besteht aus zwei spiegelbildlich gleichen Systemen, welche die Ringmuskulatur der rechten und linken Tube scheidenwärts fortsetzen [2]. Jedes der beiden Systeme ist demnach aus Muskelbündeln aufgebaut, die in hintereinandergeschichteten Ebenen liegen. Die Ebenen stehen in den beiden Tubenecken des Uterus noch fast parallel zueinander. Die nachfolgenden Ebenen müssen sich bei ihrem Hereinschwenken gegen die Corpusmitte gezwungenerweise immer mehr und mehr überschneiden. In der Cervix stehen sie in ganz spitzem Winkel aufeinander. In den einzelnen Ebenen liegen die *Muskelbündel in Spiralen angeordnet*, und zwar derart, daß sie als Rechts- und Linksspiralen außen beginnen und nach innen der Lichtung zu verlaufen.

Diese Struktur des Myometriums macht es möglich, daß die Vergrößerung des Uterus in der Schwangerschaft nicht bloß durch eine Verlängerung der Muskelzellen und durch Neubau von Muskelbündeln, sondern auch durch eine *Streckung der Muskelspiralen* vor sich geht. Die Streckung der Spiralen bringt klarerweise eine Vergrößerung der Räume zwischen den Spiralen mit sich. Durch diese Vergrößerung wird Platz geschafft für die neu sich bildenden Muskelzellen, für die nötige Verstärkung des bindegewebigen Gerüstes des Myometriums und für die nötige Vergrößerung und Vermehrung der Blutgefäße.

Dem eben beschriebenen Muskelsystem legt sich außen noch eine dünne Schicht von längsverlaufenden Muskelfasern auf. Sie stammt von der Längsschicht der Tubenmuskulatur, von den Bändern (Chorda uteroinquinalis, Chorda uteroovarica, Lig. sacrouterinum) sowie von der Vagina.

Das *bindegewebige Gerüstwerk des Myometriums* ist das *Keimlager für die Entstehung neuer Muskelzellen und das Tragwerk der Gefäße und Nerven.*

Den in Hinblick auf andere Organe auffallenden Reichtum an Gefäßen macht die Funktion des Uterus verständlich. Die elastischen Fasern nehmen gegen die Schleimhaut hin zu. Sie werden bei der Verdickung der Schleimhaut im Intermenstruum gedehnt; bei der Ausstoßung der Zona compacta während der Menstruation ersparen sie dem Myometrium Arbeit.

Als organspezifische Wachstumsstörung muß, schon mit Rücksicht auf seine Häufigkeit, das *Uterusmyom* angesehen werden, dessen Ausgangspunkt in kleinsten Herden erblickt wird [3], die ohne Kapselbildung und scharfe Abgrenzung, besonders durch bestimmte Färbeverfahren, dargestellt werden können. Diese Herdchen, die durch sog. „Stilverbindungen" mit den Muskelbündeln der Gebärmutterwand in Zusammenhang stehen, heben sich mit zunehmendem Wachstum deutlich von der Umgebung ab und bilden kleinste, kapselfreie Knötchen. Kausalgenetisch sind viele Vermutungen geäußert worden; Beweise zu den einzelnen Annahmen stehen aber noch aus [4]. Zusammenfassend ist auszusprechen, daß die so häufigen und in der Hauptsache auf die Zeit der Geschlechtsreife beschränkten Myombildungen histogenetisch auf einzelne, im Gewebsverband liegende Muskelzellgruppen zurückzuführen sind und daß das Myomwachstum wohl in trophischer Abhängigkeit von der Eierstocksfunktion bzw. von dem Endokrinium steht. Die Hyperfollikulinämie scheint einen bestimmenden Faktor in der Entwicklung der Myome darzustellen [5].

Grundsätzlich ist zu sagen, daß unserer Meinung nach die Uterusmyome nicht „autonome Gewebswucherungen" sind, sondern — in Übereinstimmung mit den Gedanken-

[1] Kofler und Palmrich 1955.   [2] Goerttler 1930.   [3] Meyer 1907, 1930.
[4] Gögl und Lang 1941, 1957.   [5] Hervet 1953.

gängen von BÜNGELER (1950 und 1952) — regulierte, von hormonalen Einflüssen abhängige, im besonderen durch die Eierstocksfunktion gesteuerte Wachstumsstörungen, also knotige Myohyperplasien darstellen.

Nicht so sehr anatomische als vielmehr entwicklungsgeschichtliche Gegebenheiten bilden die Grundlage für Gewächse mit verschiedenen, bunt durcheinandergeworfenen Strukturen — also für die Mischgeschwülste, die als polypöse Gebilde besonders oft in den untersten Abschnitten des Gebärmutterhalses entwickelt, aber auch im Gebärmutterkörper zu beobachten sind. Im besonderen erblickt WILMS (1899) für die Mischgeschwülste der Gebärmutter die angeborene Anlage in ,,einer bei Trennung der Keimblätter eingetretenen Keimverschiebung, durch die noch undifferenzierte Mesoderm- und Mesenchymzellen von ihrem Entwicklungsort, dem Ursegment, durch das caudalwärts gerichtete Wachstum des Wolffschen Ganges in die Genitalien verlagert wurden und sich da zu verschiedenen Geweben weiter differenzierten[1]''.

Während an der Vorder- und Hinterfläche des Uterus das *Perimetrium* mit dem Myometrium fest verwachsen ist, liegt es an den Übergangstellen des Perimetriums in das Mesometrium für eine schmale Zone dem Myometrium locker auf, was die Verlagerung des Uterus erleichtert.

Das Parametrium ist sehr locker gewebt. Nur an jenen Stellen, wo es als *Lager der Uterusgefäße und -nerven* fungiert, sind seine Bindegewebsbalken verstärkt (Lig. cardinale). Die Arterien und Nerven erreichen zweckmäßigerweise den Uterus beiderseits an seinem relativen ,,Fixpunkt'', am Isthmus. Hier sind auch in das Parametrium die Ganglia cervicalia uteri eingebaut. Die Arterien und Nerven biegen von dieser Stelle, weiter im Parametrium liegend, fundus- und vaginalwärts ab und teilen sich in ihre medialwärts auf den Uterus zulaufenden Ästchen auf. Der Uterus ist demnach in seiner Mittellinie frei von größeren Gefäßen, weswegen der Gynäkologe — wenn es irgendwie möglich ist — den Uterus hier eröffnet. Auch die Venen sammeln sich zu beiden Seiten des Uterus im Parametrium, um den mächtigen Plexus uterovaginalis zu bilden.

Der lockere Bau des Beckenzellgewebes und der große Gefäßreichtum des Parametriums sowie auch des zwischen Diaphragma pelvis und Scheide gelegenen Bindegewebes begünstigen nicht nur Infektionen (Lymphangitis und Thrombophlebitis parametrii!), sondern schaffen auch bequeme Wege für die fortschreitende Infektion.

Die Vagina.

Struktureller Einbau in die Umgebung. Die bei der stehenden Frau von oben hinten nach unten vorne verlaufende Vagina *liegt praktisch zur Gänze innerhalb des Beckens.* Ihr peripheres Ende, das *Ostium vaginae,* umgrenzt vom *Hymen* bzw. von den *Carunculae hymenales,* liegt mit seinem hinteren Umfang genau in der Höhe des Diaphragma urogenitale. Vorne reicht es allerdings gewöhnlich eine Spur unter das Diaphragma herunter, wie der palpierende Finger leicht festzustellen vermag.

Die Scheide ist zweckmäßigerweise in die Führungslinie des Beckens eingebaut, so daß sich ihr Lumen nach allen Richtungen hin vergrößern kann. Leicht verschieblich liegen ihr vorne die Blase sowie die Urethra, hinten das Rectum und seitlich das bis an die Beckenwand reichende Parakolpium an.

Die Urethra ist durch das *Septum urethrovaginale,* die Pars analis recti durch den *Perinealkeil fest mit dem unteren Abschnitt der Vagina verlötet. Der größere obere Abschnitt der Vagina hingegen steht* vorne mit der Harnblase und hinten mit der Pars sacralis recti *durch lockeres Bindegewebe — durch eine elastische Verschiebeschicht — in Verbindung.* Dadurch wird ermöglicht, daß bei der Immissio penis die in der Regel 7 cm lange Vagina durch den im Erektionszustand mehr als doppelt so langen Penis gedehnt und in die Beckentiefe vorgedrängt werden kann, ohne daß es gleichzeitig zu einer *Verschiebung der Harnblase sowie des Rectums* und damit zu einer *Zerrung dieser Organe kommt.*

Einer seitlichen Ausdehnung der Vagina kann das Parakolpium insofern leicht nachkommen, als in ihm der mächtige Plexus uterovaginalis liegt. Bei

---

[1] GÖGL und LANG 1941, 1957; Literatur bei R. MEYER 1930.

einer Ausweitung der Vagina wird das Blut aus dem Plexus herausgepreßt und dadurch Raum gewonnen.

Außer dem Parakolpium liegen der Scheide seitlich die freien Ränder der beiden Mm. levatores ani an. Die beiden Muskeln sind imstande, als *Sphincter vaginae* zu wirken, ebenso wie die knapp darunter im Diaphragma urogenitale liegenden, zirkulär verlaufenden Bündel des M. transversus perinei prof. Die letzteren sind allerdings meist sehr schwach ausgebildet.

Struktureller Aufbau der Vagina. Die aus dem untersten Abschnitt der beiden Müllerschen Gänge und aus dem Müllerschen Hügel entstandene Vagina hat eine ziemlich fest gebaute, etwa 3 mm dicke Wand.

Nur im obersten Abschnitt besteht durch die Einstülpung der Portio uteri in die vordere Vaginalwand *dauernd ein offenes, im Querschnitt ovales Lumen.* Gegen diesen dauernd offenen Abschnitt des Scheidenlumens ist normalerweise der Canalis cervicis gerichtet und nicht — wie häufig angegeben wird — gegen den hinteren Fornix. *Er und nicht das hintere Scheidengewölbe ist eine Art von Receptaculum seminis.*

Folgende Überlegung gibt darüber Aufklärung: Die Lichtung des hinteren Scheidengewölbes ist nur während der Immissio penis geöffnet. Bei der Emissio wird die hintere Scheidenwand im Bereiche der Fornix sogleich wieder durch den Zug ihrer Muskulatur und ihrer elastischen Fasern der hinteren Portiowand angelegt und das etwa im Gewölbe befindliche Ejakulat in den dauernd offenen Abschnitt der Scheide gepreßt.

Unter diesem obersten Scheidenabschnitt liegt für ein kurzes Stück die vordere Vaginalwand platt der hinteren an. Die „Lichtung" ist hier somit im Querschnitt ein einfacher Spalt. In der unteren Scheidenhälfte werden die Vorder- und Hinterwand durch Einlagerung eines starken venösen Plexus gegeneinander vorgewölbt *(Columna ventr. et dors.)*. Dadurch bekommt die Vagina hier im Querschnitt das Aussehen eines H. *Die Columnae sowie die ihnen aufsitzenden Querfalten, die Rugae, sind einerseits ein Reservematerial für die Erweiterung der Scheide, anderseits dienen sie als Verschlußmechanismus der Vagina.* Das Blut wird durch die Immissio penis aus den venösen Plexus so weit als nötig, hingegen beim Durchtritt der Frucht zur Gänze aus ihnen herausgepreßt. Unmittelbar anschließend wird die Lichtung der Plexusgefäße durch den Zug der Muskulatur und des elastischen Gewebes wieder geöffnet; der Plexus saugt das Blut an, die Columnae wölben sich vor. Bei älteren Frauen, nach mehreren Geburten oder bei Tiefstand der Gebärmutter ist die Scheidenwand infolge von Erschlaffung der Gewebe weitaus glatter; nicht so selten entwickelt sich auch — durch die anatomischen Verhältnisse begünstigt — eine Einstülpung der vorderen und hinteren Wand gegen die Lichtung der Scheide (Inversio vaginae). Tritt die eingestülpte Wand vor die Vulva, so liegt ein Prolapsus vaginae vor.

Daß das *geschichtete Plattenepithel* in der hinteren Vaginalwand dicker, daher auch die in das Epithel hineinragenden Papillen der Propria auffallend höher sind als in der vorderen Scheidenwand, mag seinen Grund darin haben, daß die hintere Scheidenwand mechanisch stärker beansprucht wird als die vordere. Das Gerüstwerk der *Propria* besteht aus kollagenen Faserbündeln. In sie hineingebaut, von der Oberfläche in die Tiefe gestaffelt, ist eine Reihe von elastischen Netzwerken, von denen das oberflächlichste aus besonders dicht gelegten Faserbündeln besteht. Die einzelnen Netzwerke sind durch elastische Querbrücken miteinander verbunden. In den Zwischenräumen liegen die Nerven und Gefäße sowie reichlichst — besonders in der oberflächlichen Schicht — Lymphocyten, stellenweise sogar Lymphfollikel.

Nicht so sehr anatomisch als entwicklungsgeschichtlich begründet sind *Cysten der Scheide.* In dieser Hinsicht sind — unter Berücksichtigung neuer Untersuchungsergebnisse über die Entwicklung der Scheide[1] — anzuführen: Cysten aus liegengebliebenem Müllerschem Epithel; Cysten, die von paraurethralen (Skeneschen) Drüsen und Gangresten ihren Ausgang nehmen, und Cysten des Gartnerschen Ganges. Die Epoophoroncysten sind diesen vaginalen Cysten gleichwertig.

Die ohne scharfe Grenze beginnende *Tunica muscularis* besitzt ein überaus kräftiges, aus kollagenen und elastischen Faserbündeln bestehendes Gerüstwerk. In dieses sind innen zirkulär und außen längsverlaufende Muskelbündel eingebaut. Die letzteren überwiegen an Masse die ersteren. Ihre Funktion wurde

---

[1] Vilas 1932, 1933, Meyer 1934, 1936, 1937, 1938.

bereits vorhin erwähnt. In den Columnae findet sich noch gesondert eine Längsmuskelschicht. Ihr dürfte als Aufgabe gestellt sein, während der Immissio penis dafür zu sorgen, daß der Venenplexus in den Columnae soweit als möglich mit Blut gefüllt bleibt, so daß die Friktion eine möglichst starke ist.

Die äußerste Wandschicht, die *Tunica adventitia*, bietet in struktureller Hinsicht keine nennenswerten Besonderheiten.

III. Die äußeren Geschlechtsorgane.

Wie schon in der Einleitung bemerkt, werden zur Ausbildung des äußeren Genitales bei den beiden Geschlechtern die gleichen Bausteine verwendet (s. Tabelle 2). Die Entwicklung geht dabei von einem indifferenten Stadium aus. Beim weiblichen Geschlecht bleibt dieser indifferente Zustand im wesentlichen erhalten. Die Ausbildung der männlichen äußeren Geschlechtsorgane ist hingegen dadurch besonders charakterisiert, daß sich die ursprüngliche Form der Bauelemente und teilweise auch ihre Lage im Laufe der Entwicklung stark ändert, sowie dadurch, daß die paarig angelegten Elemente zum Unterschied vom weiblichen Geschlecht miteinander verschmelzen. Die völlig andere Funktion, welche dem äußeren Genitale beim männlichen und weiblichen Geschlecht zugewiesen ist, hat prospektiv zu einer verschiedenen Auswertung der Bausteine geführt.

Die äußeren männlichen Geschlechtsorgane.

Der Penis.

Struktureller Einbau des Penis in seine Umgebung. So wie der Hoden und Nebenhoden liegt der Penis im erschlafften Zustand zur Gänze, im erigierten Zustand nur seine Pars occulta (fixa) in der *nach vorne offenen Mulde, die oben vom Rumpf und seitlich von den Oberschenkeln begrenzt wird. Mit den Wänden der Mulde,* also mit dem Rumpf und den beiden Oberschenkeln, *steht der Penis in strukturellem Zusammenhang.*

Drei übereinanderliegende Hüllen gehen von diesen auf ihn über: Die Cutis, Subcutis und Fascie.

Die *Cutis* wird am Übergang vom Rumpf und von den Oberschenkeln auf den Penis entsprechend der Änderung ihrer Funktion bedeutend zarter und dehnbarer. Außerdem bekommt sie eine stärkere Pigmentierung.

Ein gewaltiger Unterschied zeigt sich im strukturellen Aufbau zwischen der *Subcutis* des Penis und jener seiner Umgebung. Das starke, in die Unterhaut der Penisumgebung eingebaute *Fettgewebe hört an der Grenze der Regio pudendalis abrupt auf,* da es in der Subcutis des Penis ein Hindernis für seine Erektion wäre. Es setzen sich nur die *zahlreichen, übereinanderliegenden Bindegewebslamellen,* welche in der Subcutis des Rumpfes und der Oberschenkel die Fettkammern voneinander abgrenzen, auf den Penis als *Tunica fibrosa urogenitalis subcutanea* (PERNKOPF) fort.

Diese Tunica, in welche die subcutanen Gefäße und Nerven eingebaut sind, löst sich in der Haut des Penisschaftes bald in ein *überaus lockeres Bindegewebe* auf, welches die *große Verschieblichkeit der Penishaut* auf ihrer Unterlage ermöglicht. An der Grenze zwischen der Peniswurzel und dem Penisschaft jedoch bildet die Tunica fibrosa ein kräftiges, durch Gefäße vielfach durchbrochenes Band, das Lig. fundiforme.

Dieses elastische Band zieht von der Linea alba der Bauchwand zum Beginn des Penisrückens herab; es teilt sich in zwei Züge, die rechts und links den Anfangsabschnitt des Schaftes umgreifen und entweder an seiner Unterseite ineinander übergreifen oder schon früher an der Penisfascie endigen. *Das Band ist ein Fixationsapparat des Penis* am Übergang der Pars fixa in die Pars pendula (Angulus penis), *ebenso das noch stärkere, unter ihm liegende Lig. suspensorium penis.* Dieses dachförmige Band steigt mit seinen beiden Platten vom Periost der Symphyse abwärts zur Fascia penis, um an ihr zu endigen.

Die *Fascia penis* deckt in Fortsetzung der Fascie des Oberschenkels vorerst die beiden Mm. ischiocavernosi, welche die Crura penis einhüllen, und läuft dann in eine *elastische Membran* aus, welche die drei Schwellkörper des Penis umfaßt. Ihre Hauptaufgabe ist die *Lagesicherung des Corpus cavernosum urethrae.*

Die *Mm. ischio-, bulbo- et pubocavernosi heften die Peniswurzel fest an die Beckenwand.* Da diese drei Muskelpaare glanswärts vom Angulus penis ihren Ansatz an der Tunica albuginea bzw. an der Fascia penis im Bereiche des Penisrückens nehmen, so *sind sie imstande, den Penisschaft zu heben.* Ihr wirksamer Hebelarm ist jedoch bei schlaffem Penis überaus kurz, somit auch ihre Hebekraft bei schlaffem Penis sehr gering. Im erigierten Zustand des Penis ist infolge der Verlängerung des Hebelarmes sowie der dadurch erzwungenen Muskeldehnung und des festen Ansatzpunktes der Muskeln am Penis ihre Wirkungsweise weitaus kräftiger, wenngleich das Glied durch die starke Blutüberfüllung weitaus schwerer ist. *Im Stadium penis erecti helfen alle drei Muskelpaare dadurch, daß sie gedehnt und somit gespannt sind, an der Hebung und Versteifung des Penis mit.* Eine stärkere reflektorische Verkürzung der Muskeln im Stadium penis erecti, wie sie allgemein angenommen wird, besteht nach unserer Meinung nicht. Sonst wären erstens die Mm. bulbocavernosi bei der Ejaculation nicht imstande, an der Herausbeförderung des Ejaculates mitzuwirken, zweitens wäre es unmöglich, durch willkürliche Kontraktionen dieser Muskeln die Lage des erigierten Penis zu verändern. Bei der Erektion helfen sie nicht — wie allgemein angegeben wird — dadurch mit, daß sie durch Kompression der Crura penis und des Bulbus urethrae das Blut nach vorne in den Penisschaft pressen. Durch eine besondere Kompression dieser Gebilde würde ja der Zu- und Abfluß des Blutes in den bei der Erektion fungierenden Vasa publica gehemmt. *Die drei Muskelpaare wirken bei der Erektion nur indirekt mit, indem sie die Pars pendula penis heben und den Penis wie seitlich angelegte Stützen versteifen.*

Struktureller Aufbau des Penis. *In keinem anderen Organ des menschlichen Körpers hat das Blut eine so offensichtlich mechanische Aufgabe wie im Penis.* Die Erektion, welche es dem Penis ermöglicht, die Spermien zutiefst in der Vagina abzusetzen, ist im wahren Sinn des Wortes eine Angelegenheit des Blutes. Dementsprechend weist der strukturelle Aufbau des Penis Besonderheiten auf, die sonst nirgends im Körper anzutreffen sind.

Entsprechend der verschiedenen Funktionen, welche dem Corpus cavernosum penis und dem Corpus cavernosum urethrae zugeteilt sind, ist ihre Struktur eine verschiedene.

Bisher wurden in den Lehrbüchern der Anatomie meistens zwei Rutenschwellkörper unterschieden. Dies ist falsch, *denn in Wirklichkeit ist morphologisch, physiologisch und entwicklungsgeschichtlich nur ein Rutenschwellkörper vorhanden, der schambeinwärts in die beiden Schenkel ausläuft.* Er verhält sich also, abgesehen von den Ausmaßen, ebenso wie die Klitoris des Weibes. Der von der Anatomenversammlung eingesetzte Namengebungsausschuß hat auch für die Zukunft beschlossen, nur von einem Rutenschwellkörper zu sprechen[1].

Das Corpus cavernosum penis. Das Fundament des Gerüstwerkes des Rutenschwellkörpers, die etwa 1 mm dicke *Tunica albuginea,* besteht fast nur aus kollagenen Fasern, die in der inneren Schicht in flachen Schraubentouren (fast ringförmig) und in der äußeren Schicht in steilen Schraubenwindungen (fast

---

[1] Stieve 1930.

in der Längsrichtung des Penis) verlaufen. Bei der Erektion werden die Fasern gedehnt. Sind sie beim erigierten Penis maximal angespannt, *so setzen sie — und das ist ja die Hauptfunktion der Tunica albuginea — dem Innendruck des Penis den entsprechenden Widerstand entgegen und bewirken im Verein mit der prallen Blutfüllung der Innenräume die Versteifung des Penis.*

Die von den längs- und ringsverlaufenden Fasern umrandeten vierseitigen Lücken in der Tunica albuginea, welche die Gefäße zum Durchtritt in das Penisinnere benützen, werden bei der Erektion dadurch vergrößert, daß die Fasern auseinandergezogen werden. Die durchtretenden Gefäße können infolgedessen im Stadium penis erecti ihre Lichtung erweitern, wie es ja auch — s. S. 531 — nötig ist.

Elastische Fasern sind nur ganz spärlich in die Tunica albuginea eingewebt. Sie treten in Aktion bei der Erschlaffung des Penis und führen dazu, daß die kollagenen Faserbündel beim schlaffen Glied einen leicht welligen Verlauf aufweisen.

Das *Septum penis* wird nur von den ringsverlaufenden Fasern der Tunica albuginea aufgebaut. Da an zahlreichen Stellen auch diese fehlen, so hat das Septum reichlichst senkrechtgestellte Schlitze *(Septum pectiniforme)*. Durch die Schlitze kommunizieren die Bluträume der beiden Hälften des Korpus miteinander. *Sie sind daher ein einheitlich funktionierendes Gebilde.*

Die von der Tunica albuginea abgehenden *Trabekel*, die als *Gerüstwerk zwischen die Bluträume* eingebaut sind und das Corpus penis zur Gänze durchsetzen, bestehen aus kollagenen und relativ reichlichen elastischen Fasern sowie aus massenhaft eingelagerten, glatten Muskelbündeln. Die *Aufgabe der Trabekel* ist abgesehen davon, daß sie das *Gerüstwerk des Penis-Inneren* darstellen, noch eine zweifache: *Sie sind erstens das Tragwerk der A. prof. penis und ihrer Äste sowie der Gefäße des nutritiven Kreislaufes und haben zweitens vermittels der in sie eingebauten elastischen Fasern und glatten Muskulatur die Kavernen im erschlaffenden Penis zu verschließen und im erschlafften Penis abgeschlossen zu halten.*

Das aus der Tunica albuginea und den Trabekeln bestehende Gerüstwerk wird ausgefüllt von den *unregelmäßig geformten, miteinander in Kommunikation stehenden Kavernen.* Diese sind erweiterte Capillaren, deren Wand zum Teil verlorengegangen ist. In der Mitte der Corpora finden sich die größten Kavernen, die Randkavernen sind bedeutend kleiner. Dieser besondere Bau der Schwellkörper begünstigt Entstehungen von Thrombosen und Entzündungen (Kavernitis).

Das Blut kommt seinen beiden Aufgaben im Corpus cavernosum penis — der Ernährung des Penisgewebes und der Vergrößerung und Versteifung des Penis während der Erektion — durch *Einbau eines nutritiven und funktionellen Kreislaufes in das Penisgewebe* nach.

Dem funktionellen Kreislauf dienen nur die A. und Vv. prof. penis, dem nutritiven Kreislauf vorwiegend, wenn nicht ausschließlich, die A. dors. penis und die V. dorsalis penis subfascialis sowie die mit der letzteren in Verbindung stehende V. dors. penis subcut.

Die *A. prof. penis* tritt durch die Tunica albuginea an der medialen Fläche des Crus penis in das Schwellgewebe ein und verläuft fast in seiner Mitte, von stärkeren Trabekeln getragen, zum distalen Penisende hin. Während ihres Verlaufes gibt sie die beim schlaffen Penis stark geschlängelten *Aa. helicinae* ab. *Diese öffnen sich in die zentralgelegenen Kavernen, von welchen das Blut durch Kommunikationslücken in die kleineren Randkavernen geleitet wird. Von hier strömt das Blut wiederum durch Kommunikationslücken in die Vv. prof. penis ab.*

Die Vv. prof. penis schließen sich den Randkavernen außen an und verlaufen knapp innerhalb der Tunica albuginea, mit ihr verlötet, nach rückwärts zum Crus penis. Mit der A. prof. penis durchbrechen sie die Tunica albuginea an der medialen Crusfläche. Anschließend bilden sie mit den Venen der Gegenseite zwischen den Crura penis den Plexus trigonalis.

Die *A. dors. penis* gibt entweder direkt oder über den Weg der *Aa. circumflexae* an das Gewebe des Rutenschwellkörpers zahlreiche, feine *Aa. nutriciae* ab. Diese durchbrechen die Tunica albuginea und splittern sich in den Trabekeln in ein Capillarnetz auf, durch welches das Penisgewebe ernährt wird. Feine, ebenfalls in die Trabekeln eingebaute Venen transportieren das Blut aus dem Capillarnetz wieder an die Oberfläche des Corpus cavernosum und münden direkt oder über den Weg der *Vv. circumflexae* in die *V. dors. penis subfascialis* ein.

Außer den Capillaren und den Kavernen im Rutenschwellkörper besitzen sämtliche Gefäße des Penis entweder epitheloide Zellen oder Längsmuskulatur enthaltende Intimawülste. Sie schließen im schlaffen Penis die den funktionellen Kreislauf betreibenden Vasa publica und damit die Kavernen fast zur Gänze ab und verengern die den nutritiven Kreislauf bedienenden Vasa privata soweit als nötig.

Das Corpus cavernosum urethrae. Es ist in erster Linie das Tragwerk der Harnsamenröhre und hat mit seinem Schwellgewebe im Stadium penis erecti dafür zu sorgen, daß deren Lumen zur Abgabe des Ejaculates geöffnet bleibt.

Diese Funktion bedingt einen *konstruktiven Aufbau des Harnröhrenschwellkörpers*, der von jenem des Rutenschwellkörpers in folgenden Punkten abweicht:

1. Während die dem funktionellen Kreislauf dienenden Gefäße des Corpus cavernosum penis nur an einer Stelle — nämlich an der als „Hilus" ansprechbaren medialen Crusfläche — in den Schwellkörper ein- bzw. aus ihm austreten, ist beim Corpus cavernosum urethrae dessen ganze Oberfläche vom Ein- und Austritt der Gefäße besetzt, die sich zum Teil schon vor dem Durchtritt durch die Tunica albuginea, zum Teil erst nachher in die Vasa publica und Vasa privata aufsplittern. So dringen in die Eichel zahlreiche Äste der A. dors. penis im Bereich des ganzen Sulcus coronarius ein. Ebenso verlassen ringsum im Sulcus zahlreiche Venen die Glans, um sich zur V. dors. penis subfascialis zu vereinigen. Im mittleren Abschnitt des Harnröhrenschwellkörpers wird die Tunica albuginea von den Ästen der 8—10 Aa. et Vv. circumflexae durchbrochen und im Bulbus von den Ästen der A. et V. bulbi.

2. Die Kavernen entsprechen nicht wie im Rutenschwellkörper erweiterten, miteinander zusammenhängenden Capillaren, sondern sind miteinander kommunizierende Venen, deren Wand gegen das Lumen vorspringende, glatte Muskulatur enthaltende Längswülste aufweist. In der Glans haben diese besonders gestalteten Venen außer der in die Längswülste eingebauten Muskulatur auch noch eine gut ausgebildete Ringmuskelschicht.

3. Das bindegewebige Gerüstwerk ist im Corpus cavernosum urethrae bedeutend zarter als im Corpus cavernosum penis. Die überaus dünne, daher leicht nachgiebige Tunica albuginea, die vor allem aus zirkulär verlaufenden Fasern aufgebaut ist, besitzt reichlichst elastische Fasern und auch glatte Muskulatur. An der Glans fehlt die Tunica albuginea. Hier grenzt das Schwellgewebe unmittelbar an das Corium an. Des weiteren enthalten die Trabekel in der Eichel keine Muskulatur. Als Erinnerung an die paarige Anlage des Corpus cavernosum urethrae ist bloß in die Eichel und in den Bulbus ein unvollständiges Septum eingebaut.

Die *Pars cavernosa urethrae* besitzt eine Wand, deren zwei Schichten — Epithel und Tunica propria — so aufgebaut sind, daß sie eine weitgehende Lumenvergrößerung gestatten. Das Epithel ist bis zur Fossa navicularis hochprismatisch, und zwar vorwiegend mehrstufig. Die Fossa navicularis ist von einem geschichteten, unverhornten Plattenepithel ausgekleidet. In der Tunica propria sind reichlichst elastische Netze und vorwiegend längsverlaufende glatte Muskelfasern eingewebt.

Die Erweiterung des Lumens wird dadurch noch besonders erleichtert, daß die Schleimhaut in Längsfalten gelegt ist. Der bei der Erektion nötigen Deh-

nung der Wand in der Längsrichtung dienen die mit ihrem blinden Ende blasen-
wärts gerichteten *Lacunae Morgagni*.

Die von einem wechselnd hohen, hellen Epithel ausgekleideten *Glandulae
urethrales* (LITTRE), die in intra- und subepitheliale unterteilt werden können,
münden entweder in die Lacunen oder direkt in die Urethralichtung ein.

Zwei Drüsenschläuche, welche das gleiche Epithel wie die Littreschen Drüsen
aufweisen, haben sich besonders mächtig entwickelt: Die *Glandulae bulboure-
thrales* (COWPERI). Sie sind bei ihrer Ausbildung bis ins Diaphragma urogenitalis
vorgewachsen und liegen in ihm von einem Mantel glatter und quergestreifter
Muskelfasern umhüllt. Es wird angenommen, daß bei der Ejaculation durch
die reflektorische Kontraktion dieses Muskelmantels das schleimige Sekret der
Drüsen noch vor dem übrigen Ejakulat ausgestoßen wird. Das Sekret dürfte
sich im Verein mit jenem der Littreschen Drüsen der Harnröhrenschleimhaut
als Gleitmittel anlegen, um den Durchtritt des Ejaculates zu erleichtern.

*Die Erektion. Auf Grund eines Impulses des Erektionszentrums im Sacralmark kommt
es zu einer Tonusverminderung und damit zu einer Erschlaffung der gesamten glatten Muskulatur im Penis.* Dadurch wird die Lichtung sämtlicher Gefäße — gleichgültig ob sie dem
funktionellen oder dem nutritiven Kreislauf dienen — maximal erweitert. Die in die Trabekel
eingebaute Muskulatur setzt nun infolge ihrer Erschlaffung der nötigen Vergrößerung des
Penisgerüstwerkes keinen Widerstand mehr entgegen, ebenso hindert sie nun nicht mehr
die Öffnung und Erweiterung der Kavernen. Durch die Vergrößerung des Penisgerüstes
nach jeder Richtung hin wird den in das Gerüst eingebauten Gefäßen des nutritiven Kreislaufes die Möglichkeit zu ihrer Erweiterung gegeben. Die Ernährung des Penisgewebes
bzw. die Abbeförderung der Schlacken aus ihm ist daher im Stadium penis erecti eine weitaus bessere als im schlaffen Penis, wie es auch nötig ist.

Soweit ist der Erektionsvorgang in allen Schwellkörpern der gleiche. Die vorhin angeführten
Verschiedenheiten, die in der Organstruktur des Harnröhrenschwellkörpers gegenüber jener
des Rutenschwellkörpers bestehen, führen jedoch dazu, daß *der Feinablauf der Anschwellung
beim Corpus cavernosum urethrae anders vor sich geht als im Corpus cavernosum penis.*

Im Rutenschwellkörper werden, weil die A. prof. penis inmitten des Schwellkörpers verläuft, durch ihre Erweiterung sowie die Erweiterung der von ihr abgehenden Aa. helicinae
zuerst einmal die großen Zentralkavernen mit Blut gefüllt. Die Aa. helicinae haben, wie ihr
Name sagt, einen rankenartigen Verlauf. Durch ihre Streckung erlauben sie eine Vergrößerung des Penis, ohne daß dabei ihr Lumen eingeengt werden müßte. Beim Übertritt des
Blutes aus den Arterien in die Kavernen wird der Gesamtquerschnitt des durchströmten
Lumens plötzlich um ein Vielfaches vergrößert. Die Strömungsgeschwindigkeit des Blutes
verlangsamt sich daher gewaltig. Die Öffnung und Erweiterung der Kavernen erhöht infolge
der dabei nötigen Dehnung der in die Trabekel eingebauten elastischen Fasern den Blutdruck
im Penis. Der Druck wird aber auch noch wesentlich gesteigert durch die Reibung des peripheriewärts gepreßten Blutes an den unregelmäßig gestalteten Kavernenwänden.

Diese Verhältnisse — *Strömungsverlangsamung und Druckerhöhung* — *nehmen immer
mehr zu, je weiter das Blut peripheriewärts gedrängt wird.* Das ist der Fall, weil erstens der
Lumenquerschnitt in seiner Gesamtheit immer größer wird, weil zweitens die Kavernengröße
gegen die Peripherie hin abnimmt, die Trabekel aber in ihrer Gesamtheit an Maßen zunehmen
und weil drittens daher die Reibungs- und Druckwiderstände sich immer mehr steigern.

Die in den Lehrbüchern anzutreffende Bemerkung, daß ,,die kleinen Kavernen an der
Peripherie komprimiert werden und keine Flüssigkeit mehr durchlassen", ist unrichtig. Es
ist doch klar, daß nicht vorerst einmal die Zentralkavernen maximal mit Blut aufgepumpt
werden, ohne daß auch nur ein Tröpfchen Blut durch die Kommunikationsöffnungen in die
peripheren Kavernen abströmt, das noch dazu, wo bei der Erweiterung der Kavernen auch
die Kommunikationslücken vergrößert werden.

Während sich die zentralen Kavernen allmählich mit Blut füllen, wird bereits ein Teil
des Blutes in die Randkavernen gepreßt. Diese erweitern sich nun schon in geringem Maße
und mithin auch die Kommunikationslücken in die Vv. profundae. Diese werden also
bereits bald nach Beginn der starken Blutzufuhr durch die Arterien etwas vermehrt Blut
abtransportieren. Je mehr allmählich auch die Randkavernen mit Blut gefüllt werden,
desto mehr Blut müssen die Venen abbefördern, weil doch durch die maximal erweiterten
Arterien weiterhin immer die gleiche Menge Blut zugeführt wird. *Sind alle Kavernen gefüllt,
so müssen die Venen genau soviel Blut abführen, wie die Arterien zuleiten.*

Die Tonusverminderung der glatten Muskulatur im Penis ist nicht bloß im Stadium
des sich erigierenden Penis, sondern auch im Stadium der Erektion vorhanden; der Tonus

erhöht sich erst wieder beim erschlaffenden Penis. Also müssen die Arterien, solange der Penis erigiert ist, maximal erweitert sein. Sie pressen mithin dauernd soviel Blut in den Penis wie zu Beginn der Erektion. Wohin sollte das Blut, wenn die Vv. prof. beim erigierten Penis komprimiert wären, wie allgemein behauptet wird?

Der von Kiss (1921) beschriebene „Venentrichter", der wie eine feine Düse in eine Vene eingebaut ist, welche nach Perforation der Tunica albuginea in die V. subfascialis einmünden soll, würde bei weitem nicht zum „Ausgleich" genügen — wenn ein solcher überhaupt nötig wäre. Außerdem „wurden Venen mit Trichtereinsatz bisher nur bei zwei Individuen gefunden, auch bei diesen nur in einem Fall"[1].

Entgegen der bisher allgemein vertretenen Ansicht über die Vorgänge bei der Erektion und im Stadium penis erecti muß festgestellt werden:
Die Erektion des Rutenschwellkörpers erfolgt dadurch, daß die Lumenerweiterung von der A. prof. penis peripheriewärts über sämtliche Kavernen allmählich auf die Vv. prof. penis fortschreitet, bis schließlich im Stadium penis erecti alle maximal erweitert sind. In der gleichen Richtung schreitet die Spannung des Gerüstwerkes und die Erhöhung des Druckes fort, bis bei der maximalen Anspannung der Tunica albuginea das Stadium penis erecti erreicht ist. Eine Kompression der Randkavernen und der Venen tritt nie ein, weswegen die Einrichtung von „Venentrichtern", die erst in zwei Fällen beschrieben wurde, unnötig ist.

Der *Ablauf der Erektion des Corpus cavernosum urethrae* unterscheidet sich von dem des Corpus cavernosum penis dadurch, daß die Lumenerweiterung nicht von zentral peripheriewärts fortschreitet. Die vorhin angegebenen Unterschiede in der Organstruktur gegenüber dem Rutenschwellkörper machen das unnötig. Die im Stadium penis erecti strotzende Füllung der vom Corpus cavernosum urethrae das Blut ableitenden Venen (Vv. circumflexae, V. dorsalis penis subfascialis und subcutanea) ist besonders offensichtlich, da sie zum Unterschied von den Vv. prof. penis hautnahe verlaufen. Daß das Corpus cavernosum urethrae auch im Stadium penis erecti kompressibel ist, ist erstens darauf zurückzuführen, daß die Tunica albuginea weitaus zarter als beim Corpus cavernosum penis ist, und zweitens darauf, daß in diesem Zustand die im Harnröhrenschwellkörper liegende Urethra erweitert ist, daher die relativ dünne Schicht des Schwellgewebes in das weite Lumen der Urethra hineingepreßt werden kann.

Die Erschlaffung des Penis. Sie wird dadurch bewerkstelligt, daß sich der *Tonus der glatten Muskulatur in den Gefäßen und in den Trabekeln wieder erhöht.* Die sich nun allmählich wieder in das Lumen der Arterien vorwölbenden Intimawülste veranlassen, daß dem Penis immer weniger Blut zugeführt wird. Die gleichzeitig wieder wirksam werdende Kraft der Trabekelmuskulatur treibt zusammen mit den elastischen Fasern das Blut aus den Kavernen in die Venen. Die Kavernen verengern sich allmählich. Der Druck der Trabekelmuskulatur auf das Kavernenblut läßt es nicht zu, daß sich die Venen gleichzeitig mit den Arterien verengern. *Hinkt während der Erektion die Blutabfuhr der Blutzufuhr nach, so ist es während der Peniserschlaffung gerade umgekehrt.*

Der Penis im schlaffen Zustand. Die Vasa publica und die Kavernen sind nahezu, wenn nicht ganz geschlossen. Die im Trabekelwerk liegenden Vasa privata haben ein enges Lumen. Sie führen dem Penis soviel Blut zu bzw. von ihm ab, als eben der im schlaffen Zustand des Penis vonstatten gehende Stoffwechsel verlangt.

In Hinblick auf die Bedeutung in der Pathologie sei zum Abschluß der Besprechung der Penisstruktur noch kurz die Struktur der Oberflächenbedeckung der Glans und die Struktur des Präputiums gestreift.

Die *Oberfläche der Glans* wird von einem unverhornten geschichteten Plattenepithel überzogen, welches einer dünnen Coriumschicht aufsitzt. Hohe Papillen ragen von dieser in das Epithel vor. Die in das Corium reichlichst eingebauten elastischen Netze wirken maßgeblich bei der Erschlaffung der Glans mit. Der Hautüberzug der Glans enthält vereinzelt „freie" Talgdrüsen, d. h. Talgdrüsen, die nicht Anhangsorgane von Haaren sind. Vermehrt finden sich diese in den beiden rechts und links vom Frenulum praeputii liegenden Buchten.

Das *Präputium* ist eine Hautduplikatur, in welches sich vom Penisschaft her die Subcutis einschiebt. Diese ist völlig fettlos und derart locker aufgebaut, daß die beiden Hautlamellen im Stadium penis erecti völlig voneinander abgezogen sein können. Die extrem lockere Subcutis ermöglicht es, daß die Vorhaut in bedeutendem Ausmaß zur Umhüllung des sich vergrößernden Penis herangezogen wird. Sie ist also ein *Reservematerial für die Oberflächenbedeckung des*

---

[1] Braus 1934.

Penis. Die innere Hautlamelle ist aufgebaut wie die Haut der Glans, die äußere wie die Haut des Penisschaftes.

Diese Struktureigenschaften erklären wohl auch die Möglichkeit der Entstehung des besonderen Zustandes der Phimose bzw. Paraphimose, die dann vorliegt, wenn die über die Eichel zurückgezogene Vorhaut nicht mehr in ihre gewöhnliche Lage zurückgeschoben werden kann.

Das Scrotum.

Das Scrotum im engeren Sinn ist die aus den Geschlechtswülsten entstandene Haut des Hodensackes, im weiteren Sinn die Hodensackhaut mit den darunterliegenden, von der Bauchdecke vorgestülpten Hodenhüllen.

Die *Hodensackhaut* ist in ihrem strukturellen Aufbau durch drei Momente besonders ausgezeichnet: 1. ist sie fast fettlos, zumindest besitzt sie keine Fettgewebsschicht, 2. ist sie mit elastischen Fasern überaus reich ausgestattet und 3. enthält sie unter dem Corium eine aus glatten Muskelzellen bestehende Muskelschicht, die *Tunica dartos.*

Diese drei Eigenheiten ermöglichen es der Scrotalhaut, daß sie vom Normalzustand aus einerseits ungewöhnlich stark gedehnt, andererseits in ihrem Flächenausmaß derart verkleinert werden kann wie sonst nirgends die Haut an einer anderen Körperstelle.

Die außerordentliche Dehnbarkeit der *Hodensackhaut* wird ausgenützt bei der Erektion des Penis. Die Scrotalhaut ist so wie die Vorhaut ein *Reservematerial für den Penis.* Sie wird bei der Erektion ständig zur Penisumhüllung herangezogen.

Die Haut des Körpers zieht sich bekanntlich bei Kälteeinwirkungen zusammen infolge der Kontraktion der allerdings nur spärlich in der Haut vorhandenen glatten Muskulatur (besonders der Arrectores pilorum). Der Scrotalhaut muß eine *ganz besondere Kontraktionsfähigkeit* gegeben sein. Sie hat den Hoden vor Kälte zu schützen. Nirgends im Körper liegt ein wichtiges parenchymatöses Organ der Haut so nahe wie der Hoden der Scrotalhaut. Ist das schon Grund genug für das Vorhandensein einer geschlossenen Muskelschicht in der Scrotalhaut, so erfordert es der Umstand noch mehr, daß die Scrotalhaut — wie eben angeführt — keine Fettgewebsschicht besitzt, die an den allermeisten übrigen Körperstellen unter anderem auch als Kälteschutz wirkt. Hier darf sie nicht vorhanden sein, weil sie der zweiten Funktion, der Penisbedeckung im Stadium penis erecti, hemmend entgegenstehen würde.

Die drei von der Bauchdecke vorgestülpten Schichten des Scrotums sind die Fascia cremasterica, der M. cremaster und die Tunica vaginalis testis (communis).

Der M. cremaster ist zusammen mit der ihm innen anliegenden Tunica vag. comm. und der ihn außen deckenden Fascia cremasterica ein musculofibröser Aufhängeapparat, der die Lage des Hodens reguliert. Zwischen diesem musculofibrösen Aufhängeapparat und der Tunica dartos findet sich der mit lockerem Bindegewebe ausgefüllte *Dissesche Raum.*

Der M. cremaster, der um den Samenstrang eine fast geschlossene Muskelhülle bildet, überzieht den Hoden nur mehr in Form eines weitmaschigen Netzwerkes und läßt den unteren Hodenpol völlig frei. Im Bereiche des Hodens hängen die Fascia cremasterica und die Tunica vag. comm. zwischen den Cremasterbündeln innig miteinander zusammen. Mit dem Periorchium ist die Tunica vag. comm. locker verbunden, mit Ausnahme vom unteren Hodenpol, wo sämtliche Hodenhüllen vermittels des Lig. scrotale fest miteinander und mit dem Hoden zusammenhängen.

Der M. cremaster wird zum Unterschied von der glatten Muskulatur, die in das Periorchium eingewebt ist und als *M. cremaster internus* bezeichnet wird, auch *M. cremaster externus* genannt. *Drei Muskelhüllen umgeben also den Hoden: Die Tunica dartos und die beiden Cremaster.* Es erscheint wahrscheinlich, daß diese dreifache Muskelhülle bei der Ejaculation mitwirkt. Sie dürfte *die Ejaculation dadurch erleichtern*, daß sie durch ihre Kontraktion eine Hebung des Hodens bewirkt und damit eine Weiterbeförderung des Ejaculates insofern unterstützt, als nun der Samenleiter bei seiner Tätigkeit (Verkürzung des Hebelarmes) nicht durch einen Zug von seiten des Hodens gehemmt wird.

Die äußeren weiblichen Geschlechtsorgane.

Die Vulva.

Den Organleistungen gemäß ist der strukturelle Aufbau des äußeren weiblichen Genitale, der *Vulva*, ein völlig anderer als beim äußeren männlichen Genitale. Die verschiedene Auswertung der bei den beiden Geschlechtern gleich angelegten Bausteine wurde bereits S. 527 erwähnt.

Die *Rima pudendi* und der *Introitus vaginae* müssen derart weit bzw. erweiterungsfähig sein, daß die reife Frucht nach außen durchtreten kann. Daher ist erstens das Lumen des Zuganges zur Scheide von Anbeginn an wesentlich größer gestaltet als die äußere Öffnung der männlichen Samenwege, und zweitens ist in die Wandung der Rima pudendi in reichlichem Ausmaß elastisches Fasermaterial eingebaut.

Die angeborene Weite des Introitus vaginae erfordert aber — im Gegensatz zur Enge des Orificium urethrae ext. beim Mann — einen *Verschlußmechanismus* gegen von außen eindringende Schädigungen. Hierzu sind *drei hintereinanderliegende Schutzwälle* aufgebaut.

Der äußere besteht aus den beiden *Labia majora*, die vorne oben durch den *Mons pubis* und hinten unten durch die *Commissura labiorum post.* miteinander verbunden sind.

Der zweite Schutzring umgibt die Rima pudendi in Gestalt der beiden *Labia minora (Nymphen)*, die sich vorne vermittels der *Frenula clitoridis* und vermittels des *Praeputium clitoridis* treffen und sich hinten durch das *Frenulum labiorum post.* miteinander vereinigen.

Als dritter Schutzwall liegen direkt im Introitus vaginae das *Hymen* bzw. nach der Defloration die *Carunculae hymenales*.

So nötig für eine einwandfreie Organleistung des äußeren männlichen Genitale der bestmögliche Ausbau des Genitalhöckers zum Corpus cavernosum penis ist, so sehr kann dieser Baustein bei der Ausgestaltung des äußeren weiblichen Genitale vernachlässigt werden. Die beim weiblichen Geschlecht aus ihm entstehende, ähnlich dem Corpus cavernosum penis aufgebaute *Klitoris* hat bloß mittels *besonderer Nervenendkörperchen* (Krausesche Genitalkörperchen usw.) beim Coitus die Wollustgefühle des Weibes auszulösen. Zu einer günstigen Friktion mit der Penishaut, wodurch die sensiblen Endorgane in Erregung versetzt werden, genügt im allgemeinen eine nur mäßige Erektion des Organes.

Den gleichen Zweck hat der Einbau der *Bulbi vestibuli* in die Basis der Nymphen. Die Bulbi bestehen aus venösen Bluträumen, eingelagert in ein aus Bindegewebe und glatter Muskulatur bestehendes Gerüstwerk, das in einer dünnen Tunica albuginea verankert ist. Durch die Füllung der Bluträume wird die Oberfläche der Nymphen in einen allerdings nur geringen Spannungszustand versetzt; er reicht jedoch aus, um es den in die Nymphen eingelagerten Nervenendkörperchen zu ermöglichen, die durch die Friktion mit dem Penis gesetzten Reize aufzunehmen. (Bekanntlich werden die Wollustgefühle im wesentlichen in der Vulva ausgelöst; die Scheide ist relativ unempfindlich.)

Die Wände der Rima pudendi, die Klitoris eingeschlossen, sind von den *Glandulae vestibulares minores* besetzt. Ihre Aufgabe ist es, das unverhornte geschichtete Plattenepithel, das die Schamspalte auskleidet, mit einer zarten Schleimschicht zu überziehen. Dadurch wird erstens das Epithel vor einer schädlichen Einwirkung des in die Rima pudendi abträufelnden Urins bewahrt und zweitens die Schamspalte für den Coitus gleitfähig gemacht. Vermutlich nur der zuletzt genannten Funktion dienen die während der geschlechtlichen Erregung ihr Sekret abgebenden *Glandulae vestibulares majores* (BARTHOLINI), welche den gleichen Aufbau und die gleiche Lage wie die Cowperschen Drüsen beim Mann aufweisen.

Die beiderseits als breite Muskelplatten die Bulbi vestibuli und die Bartholinischen Drüsen bedeckenden *Mm. bulbocavernosi* verengern als *Sphincter cunni* willkürlich das Vestibulum vaginae. Die wohl häufigste Form des sog. Vaginismus, jener krankhaften Empfindlichkeit gegen Berührung des Scheideneinganges bzw. gegen Einführung des Penis in die Vagina, ist auf Krampfzustände des Sphincter cunni zurückzuführen.

Als organeigentümliche, allerdings nur in biologischen Gegebenheiten begründete Erkrankung ist das Ulcus vulvae acutum[1] oder Scheidenbacillengeschwür[2] anzuführen, eine bei Jugendlichen und besonders häufig bei Jungfrauen sehr rasch unter Fieber und schwerem Krankheitsgefühl auftretende und ungemein schmerzhafte Geschwürform, die zumeist in der Mehrzahl an der Innenfläche der kleinen, seltener der großen Schamlippen, manchmal auch um den After auftritt und durch scharfe, zumeist unterminierte Ränder und eitrig belegten Grund gekennzeichnet ist. Der von LIPSCHÜTZ (1913, 1921) als Bacillus crassus beschriebene Erreger wurde von SCHERBER (1935) als Scheidenbacillus (DÖDERLEIN) erkannt, obwohl es auch Fälle gibt, bei denen im Geschwürsbelag keine oder andere Mikroorganismen nachgewiesen wurden.

Die neben der Harnröhrenöffnung in die Vulva einmündenden *Skeneschen Gänge* entstehen aus dem gleichen Baustein wie der weibliche Anteil der Prostata. Die zumindest klinisch nicht selten feststellbare Hypertrophie dieser Drüsen ist daher als eine der sog. Prostatahypertrophie entsprechende Erkrankung aufzufassen[3].

Literatur.

Zusammenfassende Abhandlungen.

Biologie und Pathologie des Weibes. Handbuch der Frauenheilkunde und der Geburtshilfe, 1. u. 2. Aufl., HALBAN und SEITZ bzw. SEITZ und AMREICH. Berlin u. Wien: Urban & Schwarzenberg.

Handbuch der speziellen pathologischen Anatomie und Histologie: Weibliche Geschlechtsorgane, VII/1, 1930; VII/2, 1933 und VII/3, 1937; Männliche Geschlechtsorgane, VI/3, 1931. Berlin: Springer.

Handbuch der Gynäkologie. VEIT-STOECKEL, München: Bergmann.

Topographische Anatomie des Menschen. Lehrbuch und Atlas der regionär-stratigraphischen Präparation. E. PERNKOPF, II/1 u. 2. Aufl. Berlin u. Wien: Urban & Schwarzenberg 1941.

Anatomie des Menschen, ein Lehrbuch für Studierende und Ärzte. H. BRAUS, II/2. Aufl. Berlin: Springer 1934.

Gynecologic and Obstetric Pathology. E. NOVAK, Phyladelphia u. London: W. B. Saunders Company 1953.

Handbuch der mikroskopischen Anatomie des Menschen. Herausgeg. von W. v. MÖLLENDORFF. Bd. VII, Teil 1: Exkretionsapparat u. weibliche Geschlechtsorgane v. W. v. MÖLLENDORFF-R. SCHRÖDER, Teil 2: Männliche Geschlechtsorgane v. H. STIEVE, Berlin: Springer 1930, und das Ovarium v. M. WATZKA, Ergänzung zu Bd. VII/1, Berlin: Springer 1957. — Lehrbuch der Physiologie. LANDOIS-ROSEMANN. Berlin u. Wien: Urban & Schwarzenberg 1943.

Einzelabhandlungen.

ADLER, L.: Hypertrophische und hyperplastische Zustände des Uteruskörpers, Metropathien und Verwandtes. HALBAN-SEITZ: Biologie und Pathologie des Weibes, Bd. 4, S. 135. 1928. — BERBLINGER, W.: Die Urogenitaltuberkulose. Schweiz. med. Wschr. **1946**, 1171. — BERGSTRAND, H.: Über die Natur der virilisierenden Ovarialtumoren. Verh. dtsch. path. Ges. **27**, 95 (1934). ~ Über die Natur der virilisierenden Ovarialtumoren. Acta obstet. gynec. scand. **13**, 336 (1934). — BERWIND, TH.: Ref. bei K. BURGER, Die Bedeutung der Zervix

[1] LIPSCHÜTZ 1913, 1921.   [2] SCHERBER 1935.   [3] REISCHAUER 1950.

uteri bei den Gestationsvorgängen. Med. Klin. **1954**, 465. — Blum, V. G.: Beitrag zur Anatomie, Physiologie und Pathologie der Prostatadrüse. Wien. klin. Wschr. **1949**, 433. — Bonnet, R.: Zur Ätiologie der Embryome. Mschr. Geburtsh. Gynäk. **13**, 149 (1901). ~ Gibt es bei Wirbeltieren Parthenogenesis. Erg. Anat. **9**, 820 (1899). — Botella, J., et Lluisa: La genesis del cancer de utero. Gac. méd. esp. **26**, 222 (1952). — Braus, H.: Anatomie des Menschen. Ein Lehrbuch für Studierende und Ärzte, 2. Aufl., Bd. II. Berlin: Springer 1934. — Breitner, B.: Das Problem der Bisexualität. Wien: Wilhelm Maudrich 1951. — Büngeler, W.: Über die Wandlungen des Geschwulstbegriffes. Forsch. Fortschr. dtsch. Wiss. **26**, 231 (1950). ~ Die Definition des Geschwulstbegriffes und die Abgrenzung der Hyperplasien gegenüber den Geschwülsten. Verh. dtsch. Ges. Path. **35**, 10 (1952). — Burger, K.: Die Bedeutung der Zervix uteri bei den Gestationsvorgängen. Med. Klin. **13**, 465 (1954). — Burkl, W.: Zum Problem der postnatalen Oogenese. Wien. klin. Wschr. **1954**, 715.

Caffier, P.: Studien zum Eitransport beim Menschen. Zbl. Gynäk. **1936**, 1873. ~ Über die hormonale Beeinflussung der menschlichen Tubenschleimhaut und ihre therapeutische Ausnutzung. Zbl. Gynäk. **1938**, 1024.

Dyroff, R.: Der Mechanismus der Eiabnahme beim Menschen und seine Störungen. Mschr. Geburtsh. Gynäk. **91**, 287 (1932).

Engels, H.: Formänderungen beim Funktionsgeschehen im Bereiche des Blasenbodens und oberen Harnröhrenabschnittes. Z. Urol. **33**, 709 (1939).

Fawcett, Don W.: The structure of the mammalian spermatozoon. Int. Rev. Cytol. **7**, 195 (1958). — Fischel, A.: Über die Entwicklung der Keimdrüsen des Menschen. Z. Anat. Entwickl.-Gesch. **92**, 34 (1930). — Föderl, V.: Pathologie und Klinik des Disgerminoma ovarii. Arch. Gynäk. **165**, 392 (1938). — Fraenkel, L.: Physiologie der weiblichen Genitalorgane. Biologie und Pathologie des Weibes. Halban und Seitz, Bd. 1, S. 517. 1924. — Froewis, J.: Die Genitaltuberkulose der Frau. Wien. klin. Wschr. **1954**, 201.

Geissendoerfer, R.: Prostata, Geschlechtshormone und Genese der sog. Prostatahypertrophie. Leipzig: Johann Ambrosius Barth 1940. — Gögl, H., u. F. J. Lang: Kaufmannsches Lehrbuch der speziellen pathologischen Anatomie, 9.—10. bzw. 11. Aufl. Berlin u. Leipzig: Walter De Gruyter & Co. 1941 bz. 1957. ~ Handbuch Biologie und Pathologie des Weibes, Bd. V. Innsbruck, München u. Wien: Urban & Schwarzenberg 1952. — Goerttler: Architektur der Muskelwand des menschlichen Uterus und ihre funktionelle Bedeutung. Gegenbaurs morph. Jb. **65**, 45 (1930).

Hartmann, H., et A. Peyron: Placentomes et choriomes du testicule. Ref. Zbl. allg. Path. path. Anat. **31**, 251 (1920/21). — Heijl, C. F.: Die Morphologie der Teratome. Virchows Arch. path. Anat. **229**, 561 (1921). — Heiss, R.: Über den Sphincter vesicae internus. Arch. f. Anat. **1915**, 367. — Hennig, O.: Neuere anatomische und physiologische Erkenntnisse über Prostata und Blasenauslaß in ihrer Bedeutung für operative Eingriffe. Z. Urol. **47**, 457 (1954). ~ Überbleibsel von Urnierenanlagen. Z. Urol. **47**, 493 (1954). — Hervet, E.: Aspect de quelques affections gynécologiques à travers la ménopause. Rev. Prat. (Paris) **1953**, 1861. — Hofstätter, R.: Zur Frage nach dem Vorkommen des primären Oberflächenpapilloms, zugleich ein Beitrag zur Frage nach der Herkunft und Form der zystischen Fibroadenome des Ovariums. Arch. Gynäk. **110**, 1 (1919). — Huggins, C.: Endocrine substances in the treatment of cancers. J. Amer. med. Ass. **141**, No 11, 750 (1949). — Huggins, C., and C. V. Hodges: Studies on prostatic cancer: I. The effect of castration, of estrogen and of androgen injection on serum phosphatases in metastatic carcinoma of the prostate. Cancer Res. **1**, 293 (1941). — Hughesdon, P. E.: Zit. nach K. Burger. — Husslein, H., u. E. Schüller: Corpuscarcinom in der Geschlechtsreife. Arch. Gynäk. **182**, 125 (1952).

Ingier, A.: Beiträge zur Kasuistik und Genese der Ovarialdermoide. Beitr. path. Anat. **43**, 356 (1908).

Kirchhoff: Zur Diagnostik und Therapie der weiblichen Genital- und Peritonealtuberkulose. Wien. med. Wschr. **1953**, 687. ~ Zur kausalen Therapie der weiblichen Genital- und Peritonealtuberkulose. Med. Mschr. **10**, 672 (1953). ~ 30. Deutscher Gynäkologenkongreß in München. Münch. med. Wschr. **1954**, 1466. ~ Zur pathologischen Anatomie und Klinik der weiblichen Genital- und Peritonealtuberkulose. Med. Klin. **1954**, 593, 610. — Kiss, F.: Anatomisch-histologische Untersuchungen über die Erektion. Z. Anat. Entwickl.-Gesch. **61**, 455 (1921). — Klebs, E.: Über das Wesen und die Erkennung der Carcinombildung. Dtsch. med. Wschr. **1890**, 517. — Knaus, H.: Zur Diagnostik und Therapie der weiblichen Genitaltuberkulose. Med. Klin. **1953**, 549. — Kneer, M.: Anatomie und Funktion der Muskulatur des menschlichen Eileiters. Arch. Gynäk. **176**, 156 (1949). — Kofler, E., u. A. H. Palmrich: Der Einfluß des Follikelhormons auf Entstehung und Wachstum des Korpuskarzinoms. Wien. klin. Wschr. **1955**, 176. — Koller, A., u. E. Schüller: Beitrag zur Histogenese der Ovarialgeschwülste. Arch. Gynäk. **182**, 801 (1953). — Kutscher, W., u. H. Wolbergs: Prostataphosphatase. Hoppe-Seylers Z. physiol. Chem. **236**, 237 (1935).

Lahm, W.: Das Carcinom des Uterus nach ätiologischen und pathologisch-anatomischen Gesichtspunkten. Halban-Seitz, Biologie und Pathologie des Weibes, Bd. 4, S. 669. 1928. —

LIPSCHÜTZ, B.: Über eine eigenartige Geschwürsform des weiblichen Genitales (Ulcus vulvae acutum). Arch. Derm. Syph. (Berl.) **114**, 368 (1913). ~ Die Reinzüchtung des Bacillus crassus und die Frage der Nomenklatur des „Ulcus vulvae acutum". Arch. Derm. Syph. (Berl.) **134**, 370 (1921). — LOHMÜLLER, W.: Die Übergangsstellen der gewundenen in die „geraden" Hodenkanälchen beim Menschen. Z. mikr.-anat. Forsch. **3**, 147 (1925). — LUSCHKA, H. v.: Die Anatomie des Menschen, Bd. 2. Tübingen 1864.

MARCHAND, F.: Über die Beziehungen der pathologischen Anatomie zur Entwicklungsgeschichte, besonders der Keimblattlehre. Verh. dtsch. path. Ges. **1899**, 38. — MCKAY, D. G., A. T. HERTIG and W. F. HICKEY: The histogenesis of granulosa and theca cell tumors of the human ovary. Obstet. and Gynec. **1**, 125 (1953). — MEYER, R.: Zur Pathologie der Myome, insbesondere über ihr Wachstum und ihre Histogenese. Z. Geburtsh. Gynäk. **60**, 329 (1907), bzw. Berl. klin. Wschr. **1907**, 1319. ~ Zur Kenntnis der normalen und abnormen embryonalen Gewebseinschlüsse und ihrer pathologischen Bedeutung. Z. Geburtsh. Gynäk. **71**, 221 (1912). ~ Über Adenoma tubulare malignum ovarii. Verh. dtsch. path. Ges. **17**, 559 (1914). ~ Über Carcinoma ovarii folliculoides et cylindromatosum. Z. Geburtsh. Gynäk. **77**, 505 (1915). ~ Drei Beiträge zur Kenntnis seltenerer Ovarialtumoren. Arch. Gynäk. **109**, 212 (1918). ~ Über einen Fall von doppelseitigem Ovotestis beim Neugeborenen sowie über besondere Formen der Keimdrüsen-Geschwulstbildung bei Pseudohermaphroditismus verus sowie über gleichartige Geschwülste bei nichtzwittrigen Personen. Arch. Gynäk. **123**, 675 (1925). ~ Über Teratome (Dermoidcystome) des Ovariums mit freiem Beckenende und Extremitäten. Arch. Gynäk. **123**, 714 (1925). ~ Über Scheindrüsentumoren bei Scheinzwittern und Zwittern. 1. Tubuläre Tumoren. 2. Eine besondere Form solider Tumoren, die als großzelliges, alveoläres Sarkom, Karzinom, Epithelioma chorioectodermale, Granulosazelltumoren und Endotheliome beschrieben sind. Zbl. Gynäk. **1925**, 1244. ~ Über die Art der zur Vermännlichung führenden Ovarialtumoren. Z. Geburtsh. Gynäk. **98**, 149 (1930). ~ Zur Pathologie der zur Vermännlichung führenden Tumoren der Ovarien (Arrhenoblastoma ovarii). Verh. dtsch. path. Ges. **25**, 328 (1930). ~ Tubuläre (testikuläre) und solide Formen des Andreioblastoma ovarii und ihre Beziehung zur Vermännlichung. Beitr. path. Anat. **84**, 485 (1930). ~ Beitrag zur Frage der Funktion von Tumoren der Ovarien, insbesondere solcher, die zur Entweiblichung und zur Vermännlichung führen. Arrhenoblastome. Zbl. Gynäk. **2374** (1930). ~ Die pathologische Anatomie der Gebärmutter bzw. Mola hydatiformis, Blasenmole und Chorionepithelioma malignum uteri. HENKE-LUBARSCH, Handbuch der speziellen Anatomie und Histologie, Bd. 7, S. 1 bzw. 625. 1930. ~ Ovarialtumoren und Geschlechtlichkeit. Ein Beitrag zur funktionellen Betrachtung der Geschwülste. I. „Disgerminome" beider Geschlechter bei Störung in der Entwicklung der Keimdrüsen. II. Granulosazelltumoren mit „Verweiblichung". III. Arrhenoblastome mit „Vermännlichung". Klin. Wschr. **1930**, 2237. ~ Über gewebliche Anomalien und ihre Beziehung zu einigen Geschwülsten der Ovarien. Arch. Gynäk. **145**, 2 (1931). ~ Über verschiedene Erscheinungsformen der als Typus Brenner bekannten Eierstocksgeschwulst, ihre Absonderung von den Granulosazelltumoren und Zuordnung unter andere Ovarialgeschwülste. Arch. Gynäk. **148**, 541 (1932). ~ Der „Tumor ovarii Brenner", eine besondere Art von Geschwulst und ihre Stellung unter den Geschwülsten des Eierstocks. Zbl. Gynäk. **56**, 770 (1932). ~ Zur Frage der Entwicklung der menschlichen Vagina. Teil I. Von der Bildung des distalen Endes der Müllerschen Vagina bis zum beginnenden Ersatz des Müllerschen Epithels durch Sinusepithel. Arch. Gynäk. **158**, 639 (1934). ~ Zur Frage der Entwicklung der menschlichen Vagina. Teil II. Rückblick auf die früheren Altersgruppen I—III. IV: Die Veränderungen der dorsalen Sinuswand an der Haftstelle des epithelialen Haftstranges und deren Weiterentwicklung bis zum Beginne der Epithelreifung. Arch. Gynäk. **163**, 205 (1936). ~ Zur Kenntnis der Entwicklungsfehler des Vaginalepithels. Z. Geburtsh. Gynäk. **113**, 109 (1936). ~ Zur Frage der Entwicklung der menschlichen Vagina. Teil III. Altersklasse V und Übergangsfälle zu ihr (usw.). Arch. Gynäk. **164**, 207 (1937). ~ Zusammenfassende Bemerkungen über die Entwicklung des distalen Endes der Vagina und des Hymens beim Menschen; ein Beitrag zur konstitutionellen Embryologie. Zbl. Gynäk. **1937**, 2846. ~ Zur Frage der Entwicklung der menschlichen Vagina. Teil IV. Feten der Altersklasse IV in Sagittalschnittbildern. Feten der Altersklasse V in Sagittalschnitten ... Altersklasse VI. Die Vagina in den letzten 3 Monaten ... Arch. Gynäk. **165**, 504 (1938). ~ Zur Frage der entwicklungsfehlerlichen Vagina. Teil V. Schluß. Vagina infima septa und anderen Besonderheiten. Arch. Gynäk. **167**, 306 (1938). — MIKULICZ-RADECKI, F.: Der Eiauffangmechanismus bei der Frau und die sich daraus ergebenden Schlußfolgerungen für die operative Behandlung der Sterilität. Arch. Gynäk. **161**, 128 (1936). ~ Der Eiauffangmechanismus bei der Frau. Halle: Niedermeyer 1937. — MOSZKOWICZ, L.: Kleine Chirurgie. Wien: Wilhelm Maudrich 1937. ~ Wien. klin. Wschr. **1937**, 1433.

NEUMANN, H. O.: Analoge Keimepithelblastome der Hoden und der Ovarien sowie ihr Vorkommen beim menschlichen Zwitter oder Scheinzwitter. Arch. Gynäk. **131**, 577 (1927). ~ Beiträge zur Kenntnis seltener Blastome im Bereich der weiblichen Beckenorgane. Arch.

Gynäk. 131, 574 (1927). ~ Das großzellige solide Karzinom der weiblichen Keimdrüse. Das Karzinom der Scheinzwitter, Zwitter und der Jugendlichen beiderlei Geschlechts nach Robert Meyer. Z. Geburtsh. Gynäk. 98, 78 (1930). — Novak, E.: Gynecologic and obstetric pathology. Philadelphia and London: W. B. Saunders Company 1953.

Petry, G.: Die Konstruktion des Eierstockbindegewebes und dessen Bedeutung für den ovariellen Zyklus. Z. Zellforsch. 35, 1—32 (1950). — Pick, L.: Das Epithelioma chorioektodermale. Berl. klin. Wschr. 1904, 158. ~ Zur Lehre vom Epithelioma chorioektodermale. Zbl. Gynäk. 1905, 545. ~ Noch einmal zur Entstehung des Chorioepithelioms und Epithelioma chorioektodermale aus kongenitaler Anlage. Zbl. Gynäk. 1905, 821. ~ Über Neubildungen am Genitale bei Zwittern nebst Beiträgen zur Lehre von den Adenomen des Hodens und Eierstockes. Arch. Gynäk. 76, 191 (1905). ~ Über Adenome der männlichen und weiblichen Keimdrüse bei Hermaphroditismus verus und spurius. Nebst Bemerkungen über das endometriumähnliche Adenom am weiblichen Genitale. Berl. klin. Wschr. 1905, 502. — Politzer, G.: Der gegenwärtige Stand der Lehre von der Keimbahn des Menschen im Lichte neuerer Untersuchungen zur Oogenese der Säuger. Wien. klin. Wschr. 39, 747 (1954). — Poulhès, J., et J. Gaubert: Les artères parenchymateuses de l'ovaire. (Variations avec l'âge.) C. R. Ass. Anat. 82, 880—884 (1954).

Reischauer, F.: Die Entstehung der sog. Prostatahypertrophie. Virchows Arch. path. Anat. 256, 357 (1925). ~ Über die formale und kausale Genese von Prostatahypertrophie und Prostatakarzinom. Z. Urol. 43, 353 (1950). — Ribbert, H.: Geschwulstlehre. Bonn: Friedrich Cohen 1914. — Rimbach, E.: Die Bedeutung der glandulär-cystischen Hyperplasie bei der Entwicklung des Adenokarzinoms des Corpus uteri. Zbl. Gynäk. 75, 1536 (1953). — Risel, W.: Zur Frage der sog. primären Chorionepitheliome des Ovariums. Verh. dtsch. path. Ges. 1914, 386. — Roy-Camille, R., et P. Soudet: Tumeur de la granulosa, hyperfolliculinie et cancer du corps utérin. Presse méd. 1956, 1751.

Scherber, G.: Ulcus acutum (Ulcus pseudotuberculosum, Scheidenbazillengeschwüre). Die Haut- und Geschlechtskrankheiten v. L. Arzt u. K. Zieler, Bd. 5, S. 663. 1935. — Schiller, W.: Disgerminom und Tuberkulose. Arch. Gynäk. 156, 513 (1933). ~ Disgerminome des Myometriums. Arch. Gynäk. 158, 76 (1934). ~ Pathologie und Klinik der Granulosazelltumoren. Wien: Wilhelm Maudrich 1934. ~ Zur Frage der Spezifität vermännlichender Ovarialtumoren. Arch. Gynäk. 160, 344 (1936). — Schinz, H. R., u. B. Slotopolsky: Beiträge zur experimentellen Pathologie des Hodens und zur Histologie und Histogenese des normalen Hodens, der Hodenatrophie und der Hodennekrose. Denkschr. schweiz. naturforsch. Ges. 61, Abh. 2 (1924). Zit. nach Stieve. — Schröder, R.: Beiträge zur normalen und pathologischen Anatomie des Endometriums. Arch. Gynäk. 98, 81 (1912). ~ Anatomische Studien zur normalen und pathologischen Physiologie des Menstruationszyklus. Arch. Gynäk. 104, 27 (1915). — Schultze, Günter K. F.: Die Darstellung der Eileiter im Röntgenbild. Zbl. Gynäk. 52, 736 (1928). — Sobotta, J.: Über den Mechanismus der Aufnahme der Eier der Säugetiere in den Eileiter und des Transportes durch diesen in den Uterus. Anat. H. 54, 359 (1917). — Spilling, G.: Über das Verhältnis vermännlichender Eierstockgewächse zur Intersexualität. Frankf. Z. Path. 52, 229 (1938). — Stange, H. H.: Zur funktionellen Morphologie des Fimbrienendes der menschlichen Tube und des Epoophoron. Arch. Gynäk. 182, 77 (1952). ~ Vergleichende morphologische Untersuchungen an der menschlichen Tube in extremen Funktionszuständen zur Klärung der Frage: ,,Gibt es einen Sphincter infundibuli?''. Zbl. Gynäk. 74, 1176 (1952). ~ Zur Morphologie der Fimbria ovarica. Zbl. Gynäk. 75, 1401 (1953). — Stieve, H.: Der Halsteil der menschlichen Gebärmutter. Leipzig 1927. ~ Verschluß der schwangeren Gebärmutter und seine Eröffnung unter der Geburt. Zbl. Gynäk. 1928, 772. ~ Männliche Geschlechtsorgane. Berlin: Springer 1930.

Teilum, G.: ,,Gonocytoma''. Homologe Hoden- und Eierstocksgeschwülste. Acta path. microbiol. scand. 23, 242 (1946). ~ Histogenese und Einteilung der mesonephrogenen Geschwülste im weiblichen und männlichen Genitaltrakt. Ihre Beziehung zu den gutartigen sog. adenomatoiden Geschwülsten (Mesotheliome). Acta path. microbiol. scand. 34, 431 (1954).

Vilas, E.: Über die Entwicklung der menschlichen Scheide. Z. Anat. Entwickl.-Gesch. 98, 263 (1932). ~ Zur formalen Genese der Fehlbildungen der Scheide und der Gebärmutter. Arch. Gynäk. 152, 655 (1933).

Walthard, M.: Zur Aetiologie der Ovarialadenome. Z. Geburtsh. Gynäk. 49, 233 (1903). — Wilms, M.: Die Mischgeschwülste. I—III. Berlin u. Leipzig 1890/1902. ~ Über die Dermoidzysten und Teratome mit besonderer Berücksichtigung der Dermoide der Ovarien. Dtsch. Arch. klin. Med. 55, 289 (1895). ~ Über die soliden Teratome des Ovarium. Beitr. path. Anat. 19, 367 (1896). — Wolpers, C.: Elektronenmikroskopie der Plasma-Derivate. Grenzgeb. Med. 2, 527 (1949).

Zischka, W.: Die Pathologie der extrapulmonalen Tuberkulose. Wien. klin. Wschr. 1954, 138.

Die Struktur der Haut als Grundlage ihrer Leistung und Erkrankung[*]

Von

Gerd Klaus Steigleder, Frankfurt a. M.-New York [**].

Mit 56 Abbildungen.

Einleitung.

Die Haut ist als Organ durch ihre vielseitigen und verschiedenartigen Funktionen ausgezeichnet. Sie ist einerseits ein Organ der Abwehr[1] gegen chemische und physikalische Einwirkungen, zum anderen dient sie der Vermittlung von Sinneseindrücken und ist wichtig für den Stoffwechsel des Gesamtorganismus. Der Haut wird ferner eine innersekretorische Funktion zugeschrieben[2], wofür jedoch Beweise fehlen. Den mannigfachen, für uns erst zum Teil übersehbaren Aufgaben der Haut entspricht eine komplizierte Struktur aus epithelialen und bindegewebigen Bausteinen mit einem reichen Nerven- und Gefäßsystem. Wir können die Haut auch als ein System verschiedener Organe auffassen, denn Haarfollikel und Schweißdrüsen lassen sich durchaus als solche ansprechen. Aus den Erkrankungen der Haut haben wir gelernt, daß diese dem Gesamtorganismus gegenüber eine verhältnismäßige Unabhängigkeit genießt, die, von Hebra hervorgehoben, dazu führte, daß die Dermatologie als selbständiges Fach von der Inneren Medizin abgegrenzt wurde. Selbstverständlich sind die Hauterkrankungen ebenso wie die anderer Organe nur im Zusammenhang mit dem Gesamtorganismus zu sehen und gehen häufig mit Veränderungen in anderen Körperabschnitten parallel. In der Haut spielen sich alle jene Vorgänge der akuten und chronischen Entzündung ab, wie wir sie von anderen Organen her kennen. Das gleiche gilt für die Entstehung von Tumoren. Da diese Phänomene bereits an anderer Stelle in diesem Handbuch besprochen sind, dürfen wir ihre Kenntnis im folgenden voraussetzen.

Die Struktur in Beziehung zur Funktion zu setzen, ist ein schwieriges Problem. Die Deutung ist vielen Irrtümern ausgesetzt, und an der Haut erscheint dies Unterfangen besonders gewagt.

Der Aufbau der Haut wechselt in den verschiedenen Körperregionen, wir finden Unterschiede bei den einzelnen Individuen und in verschiedenem Alter[3] Selbst bei gleicher Struktur sind die einzelnen Bausteine nicht gleichwertig.

Ein bekanntes Beispiel sind die Haare: Sie verhalten sich nicht gleich gegenüber hormonalen Einflüssen. Nach der Pubertät vermindern sich die Kopfhaare des Mannes, während diejenigen anderer Körperregionen um so mehr zu wachsen beginnen[4]. Tierische Haut läßt sich nicht oder nur eingeschränkt mit der mensch-

---

[*] Meinem Lehrer, O. Gans, in Dankbarkeit gewidmet.
[**] Department of Dermatology, Columbia University, College of Physicians and Surgeons, 630 W. 168th Street, New York 32, N. Y. (USA).
[1] Miescher 1957.   [2] Hoffmann, E. 1952.
[3] Steiner 1929, Weiss 1932, Cappelli 1937, Wolf 1939, Linke 1955, Fular 1956, Lokale und Altersunterschiede der Mundschleimhaut Orban 1931, Bizzozero und Dogliotti 1955, Obručnik 1953, Meyer, Marwah und Weinmann 1956.
[4] Literatur s. Flesch in Rothman 1954a.

lichen Haut vergleichen. Manche Tiere (Mäuse, Ratten, Kaninchen) haben einen cyclischen Haarwechsel, der mit einer Zunahme der Epidermisdicke verbunden ist und auch die übrige Haut morphologisch und physiologisch verändert, so daß wir es mit einem Cyclus zu tun haben, der die ganze Haut betrifft[1].

Es erscheint nötig, zunächst auf einige der grundlegenden Werke unseres Fachgebietes hinzuweisen, die im Zusammenhang mit diesem Kapitel stehen.

Es empfiehlt sich auch heute noch, die Anatomie und Entwicklungsgeschichte der Haut[2] und die Histopathologie der Hautkrankheiten[3] von UNNA zu Rate zu ziehen. Beide Werke geben neben den fundamentalen Erkenntnissen von P. G. UNNA selbst einen Überblick über die im vorigen Jahrhundert gewonnenen Erkenntnisse, die zum Teil wieder modern geworden sind.

Unter den neueren Büchern ist aus den letzten Jahren an erster Stelle ST. ROTHMAN'S Buch über die Physiologie der Haut zu nennen[4], in dem sich über das eigentliche Thema hinaus eine Reihe von Angaben über die normale Anatomie und die Pathologie der Haut vorfinden. Die Basis aller anatomischen Untersuchungen sollten die Handbuchbeiträge von F. PINKUS[5] und von SPALTEHOLZ[6] sein. Die Monographie der normalen mikroskopischen Anatomie der Haut von HOEPKE[7] ist durch den Beitrag von HORSTMANN[8] dem neuesten Stand entsprechend ergänzt worden. Die Allgemeine Pathologie der Haut wurde 1936 in der Nouvelle pratique dermatologique von den bekannten französischen Dermatologen DARIER, CIVATTE, FLANDIN und TZANCK[9], im besonderen CIVATTE, abgehandelt. Wichtige Befunde, vor allem des neueren amerikanischen Schrifttums, finden sich in der Monographie über Struktur und Funktion der Haut von MONTAGNA[10]. In den Ergänzungsbänden zu dem Handbuch der Dermatologie von JADASSOHN wird schließlich die Anatomie und auch die Allgemeine Pathologie der Haut ausführlich abgehandelt werden, die letzte als Ergänzung der Darstellung der Allgemeinen Pathologie der Haut von O. GANS[11].

Auf das klinische und das feingewebliche Bild der einzelnen Hauterkrankungen können wir im folgenden nicht näher eingehen. In dieser Hinsicht wird das vorliegende Kapitel ergänzt durch die ,,Histologie der Hautkrankheiten"[12]. Nach der physiologischen Seite hin schließt es sich an den Beitrag von MARCHIONINI und SPIER[13] in diesem Handbuch an. Die Histochemie der Haut wurde 1956 zusammenfassend für die einzelnen Epidermisabschnitte dargestellt[14].

Eigentümlicherweise verlaufen trotz der erwähnten regionalen und altersbedingten Unterschiede viele Hauterkrankungen mit einem auffallend gleichmäßigen, für die Krankheit charakteristischen Bild. Erst eine ausgesprochene Atrophie der alten Haut kann ein Abweichen veranlassen, wie wir es z. B. beim Lichen ruber alter Leute[15] kennen. Die Haut der verschiedenen Regionen wurde als Ganzes[16], aber auch in ihren einzelnen Abschnitten (Hornzellenrelief; WOLF[17], HANUŠEVA und DOLEJSI[18]; Unterfläche der Epidermis, HORSTMANN[19], OBERSTE LEHN[20]; Bindegewebssepten, BLECHSCHMIDT[21]) verschiedentlich untersucht. Nach neueren Ergebnissen hängt die Dicke der Haut nach der Excision in den verschiedenen Altersstufen von der Beschaffenheit des Bindegewebes ab, da beim Kinde die Cutis sich mehr zusammenzieht als bei älteren Menschen[22]. Um Befunde an normaler und pathologisch veränderter Haut vergleichen zu können, brauchen wir die Angabe des Alters, des Geschlechts[23], der Lokalisation und natürlich der Vorbehandlung.

Der enge Zusammenhang zwischen Geweben ganz verschiedenen strukturellen und chemischen Aufbaus und somit differenter physikalischer Eigenschaften

---

[1] Literatur s. MONTAGNA 1956, Näheres d. Kapitel S. 615f.   [2] UNNA 1883.
[3] UNNA 1894.   [4] ROTHMAN 1954a.   [5] PINKUS, F. 1927.
[6] SPALTEHOLZ 1927.   [7] HOEPKE 1927.   [8] HORSTMANN 1957.
[9] DARIER, CIVATTE, FLANDIN und TZANCK 1936.   [10] MONTAGNA 1956.   [11] GANS 1932.
[12] GANS und STEIGLEDER 1955, 1957.   [13] MARCHIONINI und SPIER 1958.
[14] STEIGLEDER 1957b, BRAUN-FALCO 1957a, SPIER und VAN CANEGHEM 1957. [15] GOTTRON 1929.
[16] CAPPELLI 1937 (Literatur), BERRES 1957.   [17] WOLF 1939.
[18] HANUŠOVA und DOLEJSI 1958.   [19] HORSTMANN 1952a, b, 1957.   [20] OBERSTE LEHN 1952.
[21] BLECHSCHMIDT 1931, 1933.   [22] EVANS, COWDRY und NIELSON 1943.
[23] SCHREUS, DÖRNER und SCHÖLDGEN 1953, ROTHMAN 1954a, MONTAGNA 1956. Übersicht über Geschlecht der Kerne, Dtsch. Med. Wschr. 1956, 1476.

führt zu einem sehr unterschiedlichen Verhalten gegenüber den verschiedenen Fixationsmitteln. Die Mitosen sollen in der Haut wie in anderen Organen rhythmisch verlaufen[1], wie nach den klassischen Befunden von FLEMMING bereits anzunehmen war[2]. Sie werden im excidierten Gewebe zu Ende geführt, falls nicht die Fixation genügend schnell die Zellen erfaßt[3]. Der Teilungsrhythmus ist an die Tageszeit gebunden und erfolgt anscheinend daneben noch wellenförmig innerhalb der Epidermis, so daß wir Mitosen, wenn überhaupt, dann gehäuft antreffen[4]. Dies gilt auch für die irritierte Oberhaut[5].

Wir sind schließlich nicht berechtigt, aus einem zu irgendeinem Zeitpunkt einer Hauterkrankung entnommenen Gewebsstück auf die Pathogenese und erst recht nicht auf die Ursache zu schließen. Ursache, auslösendes Moment, Lokalisationsfaktor, unterhaltende Faktoren, sekundäre Schäden und Reparationsvorgänge sind auseinanderzuhalten, was im histologischen Schnitt allein kaum möglich ist. Die sekundären, von der eigentlichen Erkrankung unabhängigen Gewebsveränderungen spielen an der Haut eine ganz andere Rolle als in inneren Organen, da sie den Eingriffen der Umwelt (Kratzen, Medikamente, Waschmittel, Traumen) ausgesetzt ist. In der Haut, wie in jedem Organ, greifen die verschiedenen Funktionsabläufe ineinander, eine Störung löst die andere aus. Ein bekanntes Beispiel ist die Beziehung zwischen Sulfhydrilgruppen und Melaninbildung, wobei freie SH-Gruppen diese hemmen[6].

Überführung der SH-Gruppen zu SS-Gruppen, wie es im Verlauf der Verhornung geschieht, kann daher mit einer verstärkten Pigmentierung verbunden sein und umgekehrt kann die gestörte Transformation zu einer verminderten Pigmentierung führen, wie wir das bei der Psoriasis[7] und bei der Hyperkeratosis follicularis vegetans Darier beobachten[8]. Bei der eben angedeuteten Schwierigkeit, Gewebsschnitte der Haut zu beurteilen, ist es offensichtlich und allgemein anerkannt, daß die Histologie der Hauterkrankungen nur bei gleichzeitiger Kenntnis des klinischen Bildes sinnvoll betrieben werden kann.

Trotz zahlreicher Untersuchungen und vieler Einzelbefunde stehen wir noch am Anfang der Erkenntnis der Funktion der Haut[9]. Um so mehr ist es gerechtfertigt, wenn ich mich im folgenden einer morphologischen Einteilung bediene, und nach topographischen Gesichtspunkten vorgehe. Die Morphologie ist das Rückgrat der Dermatologie.

Die Epidermis.

Die Epidermis besteht neben den bekannten epithelialen Bausteinen, Hornzellen, Körnerzellen, Stachelzellen und Basalzellen, aus Melaninbildnern und vielleicht Nervenzellen oder dem Nervensystem eng zugeordneten Zellen, den Langerhans-Zellen, die sich nach manchen Autoren[10] nur durch Imprägnation mit Gold darstellen lassen. Unter besonderen Bedingungen sollen in der Epidermis Zellen mit Neurosekretion vorkommen (Stalagmocyten[11]). Diese Befunde bedürfen jedoch, besonders nach neuesten Untersuchungen[12], der Bestätigung. Ferner sprechen

---

[1] FLEMMING 1884, THURINGER 1928, HOEPKE 1927, BULLOUGH 1948, STOREY und LEBLOND 1950, PINKUS, H. 1952.

[2] FLEMMING 1884, HOEPKE 1927.   [3] THURINGER 1928, BULLOUGH 1950.

[4] FLEMMING 1884.   [5] PINKUS, H. 1952.

[6] ROTHMAN 1954a, 1956, RAUSCH u. GLODNY 1956 (Literatur), RONY, SHEFF, COHEN und RENNAGEL 1958.

[7] VAN KERCKHOFF 1929.   [8] MU 1930, NEUMANN 1940.

[9] HORSTMANN 1957, MARCHIONINI u. SPIER 1958.

[10] BLOCH 1927, FERREIRA-MARQUES 1951a u. b, FAN und HUNTER 1958, FAN, SCHOENFELD u. HUNTER 1959.

[11] JOHN 1951, FERREIRA-MARQUES 1951a u. b.

[12] FAN SCHOENFELD und HUNTER 1959.

histologische und histochemische Befunde dafür, daß tatsächlich feine Nervenfasern in die Epidermis hineingehen[1].

Hornschicht.

Da wir nach topographischen Gesichtspunkten vorgehen, müssen wir zunächst auf die *Hornschicht* und ihre Störungen eingehen, die uns als Schuppen- und

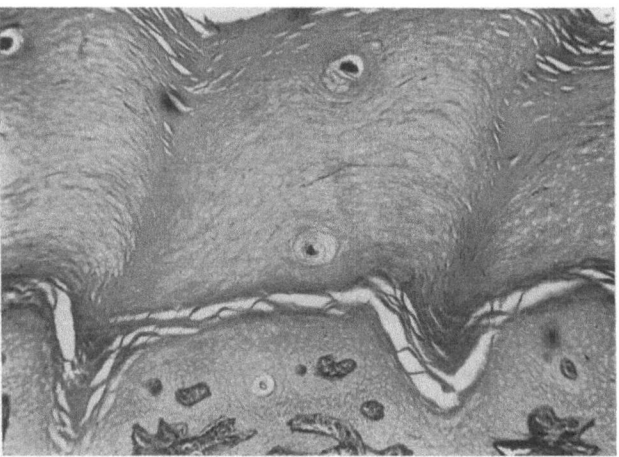

Abb. 1. Leichenhaut, Planta, Perjodsäure-Schiff-Reaktion: Die „Wellentäler" (UNNA) sind intensiver gefärbt als die „Wellenberge", ebenso die unteren und oberen Lagen der Wellenberge. Beachte das stark positive Material in den Schweißdrüsenausführungsgängen, die angefärbten Zellgrenzen und die deutlich abgehobenen Mycelien! Fix. 5% Formol, ♂, 60 Jahre, 80mal. (Aus STEIGLEDER 1958a.)

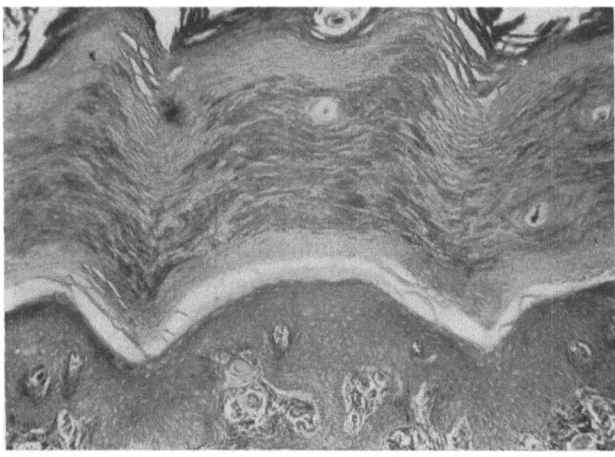

Abb. 2. Bedingungen und Fall wie Abb. 1, nur daß jetzt die Ninhydrin-Schiff-Reaktion auf α-Aminosäuren durchgeführt ist. Die vorher ausgesparten Bezirke sind stärker angefärbt. Beachte die deutliche Reaktion des Materials in den Schweißdrüsenausführungsgängen. (Aus STEIGLEDER 1958a.)

Krustenbildung und als Hyperkeratose klinisch sichtbar werden. Dabei wird auch dem Nichtdermatologen sofort der Formenreichtum gegenwärtig, der unter diesen Begriffen klinisch zusammengefaßt wird.

Hyperkeratose.

Eine Hyperkeratose liegt dann vor, wenn die Hornschicht breiter ist als für die jeweilige Lokalisation üblich und eine echte Massenzunahme[2] vorhanden ist. Die

---

[1] MONTAGNA und ELLIS 1957, ARTHUR u. SHELLEY 1959.   [2] MOBERGER und ENGSTRÖM 1954.

breite Hornschicht an Palma und Planta ist normal und deshalb auch nicht als Hyperkeratose zu bezeichnen. Wird das Stratum corneum anderer Regionen entsprechend breit, so kann es die Struktur der Hornschicht von Palma und Planta nachahmen[1], die der des Nagels ähnlich ist[2]. Intensiver angefärbtes Material umgibt einen schwächer angefärbten Inhalt in den Hornzellen. Bereits UNNA hat auf diese Tatsache hingewiesen[3] und von ihr die verschiedene Natur der Keratine in der Hornschicht abgeleitet und chemisch zu begründen versucht[4]. Eine pathologisch veränderte Hornschicht kann das Stratum corneum anderer Körperregionen einschließlich der Schleimhäute mehr oder weniger vollkommen imitieren[1]. Dieses Faktum erleichtert es uns, die vielen Varianten der pathologisch verbreiterten Hornschicht zu verstehen und zu beschreiben. Die hyperkeratotische Hornschicht weicht nicht nur in der Struktur, sondern auch färberisch von der Norm ab, wie die Hämatoxylin-Eosin-Färbung oft schon erkennen läßt. Die Hornschicht färbt sich insgesamt oder in einzelnen Lagen nicht mehr mit Eosin, sondern mehr oder weniger intensiv mit Hämatoxylin an.

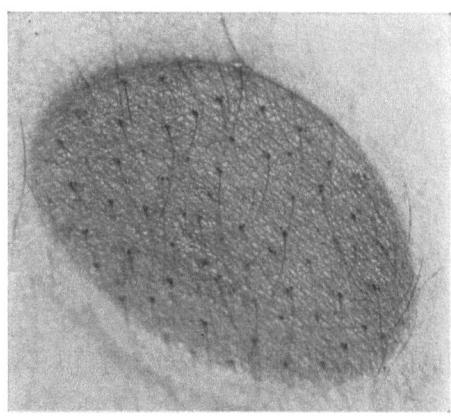

Abb. 3. Ausfall eines Tests auf Esterasen auf der Hautoberfläche. Man erkennt die deutliche Anfärbung der Haut, im besonderen aber die der Mündung der Haarfollikel (Azofarbstoffkuppelungsreaktion auf unspezifische Esterasen, Inkubation 15 min). (Aus STEIGLEDER und ELSCHNER 1959.)

Besonders häufig und deutlich finden wir dies Verhalten bei der psoriasiformen parakeratotischen Verhornung[5].

Die Hornschicht kann nun durch drei grundverschiedene Vorgänge verbreitert werden. Erstens können die Hornlagen ihren festen Zusammenhalt verlieren und als lockere voneinander getrennte Lamellen trotz verringerter oder jedenfalls nicht vermehrter Substanz einen breiteren Raum einnehmen als normal. Dieser Befund ist im histologischen Schnitt der Altershaut zu erheben. Vielleicht ist die Verbreiterung, wenigstens zum Teil, nur vorgetäuscht. Die chemisch veränderten Hornlamellen sind möglicherweise erst während der Vorbehandlung nach der Excision so auseinander gesplittert. Andererseits entspricht der Aufbau dem klinischen Bild. Zweitens kann vermehrt Keratin gebildet werden, während die Hornlagen sich normal oder nicht entsprechend der raschen Hornbildung beschleunigt abstoßen. Drittens kann eine verminderte Abschilferung der obersten Hornlagen bei normaler Produktion ebenfalls zum verbreiterten Stratum corneum führen.

Die Hornschicht als solche gestattet keinen Einblick in die Arbeitslage[6] der tieferen Epidermisschichten. Eine verbreiterte Hornschicht bedeutet nicht ohne weiteres eine vermehrte Hornproduktion. Im Gegenteil können bei vermehrter und sogar überstürzter Ausbildung von Hornzellen diese noch rascher abgestoßen werden, da die normale Haftung der Zellen aneinander fehlt. Wir finden dann im Schnitt ein Stratum corneum, das schmäler ist als normal. Das Ausmaß der Hornproduktion können wir erkennen, indem wir das Verhältnis zwischen der Zahl der Mitosen und der Gesamtzahl der Epidermiszellen bestimmen. Mit anderen Worten gibt uns die Lebensdauer der Epidermiszelle[7] einen Anhalt für

---

[1] STEIGLEDER 1958 a. [2] HORSTMANN 1955. [3] UNNA 1894.
[4] MARCHIONINI und SPIER 1958. [5] STEIGLEDER 1957 a 1958 a. [6] GANS 1932.
[7] STOREY und LEBLOND 1950, J. G. HOFFMAN 1949.

die Hornproduktion und den Zellverlust. Schließlich müssen wir uns darüber klar werden, daß in dem Stratum corneum Substanzen vorhanden sind und sich Vorgänge abspielen, die mit der Keratinbildung als solcher nichts oder nur mittelbar zu tun haben. Für das erste sind die eindrucksvollen graphischen Darstellungen von MARCHIONINI und SPIER[1] ein Beweis, für das zweite sprechen im besonderen histochemische Befunde[2]. Wir haben es also nicht nur mit einem pathologischen Keratin, sondern mit einer insgesamt krankhaften Hornschicht zu tun. Die Störung erfaßt das gesamte Stratum corneum und damit auch Substanzen, die an der Keratinbildung nicht oder nur mittelbar beteiligt sind, wie z. B.

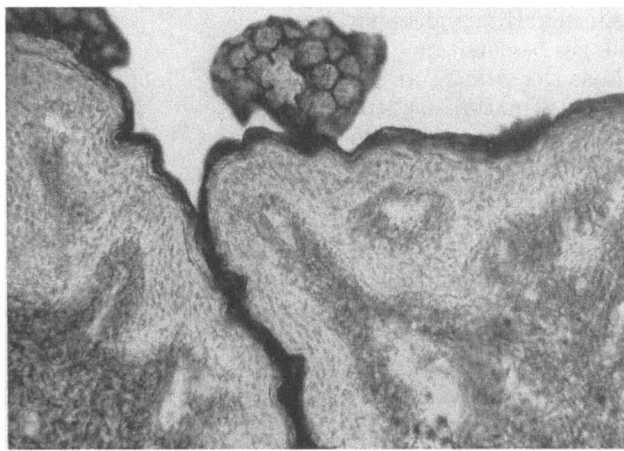

Abb. 4. Haut nach Inkubation der Oberhaut auf Esterasen (vergl. Abb. 3) excidiert, unfixiert geschnitten und ungefärbt auf Objektträger aufgezogen. Man erkennt deutlich den aktiven Film auf der Oberhaut, der sich auch in die Follikel einsenkt und hier etwa bis zur Mündung der Talgdrüse reicht. In der Mitte Hornzellen auf dem Stratum corneum flach geschnitten. Die aktive Zone zwischen den Zellen deutlich erkennbar! (Aus STEIGLEDER und ELSCHNER 1959.)

die Lipoide der Hautoberfläche[3]. Ferner finden sich auf der Hautoberfläche und in der Hornschicht Enzyme. In und auf der pathologischen Hornschicht ist ihre Verteilung und Aktivität verändert[4].

Als Beispiel für eine verbreiterte Hornschicht *durch verminderte Abstoßung* wird seit alters her die Ichthyosis angesehen[5]. Die Hornschicht und die Verhornung ist darüber hinaus auch noch in anderer Weise gestört[6]. Bei den schweren naevusartigen Formen findet man die Zone der Totalverhornung (Übergangsschicht, s. S. 549) in ganz eigentümlicher Weise verändert: Die Zellen erscheinen wabig aufgelockert wie es auch bei anderen angeborenen Dysplasien der Hornschicht vorkommt.

Ein geradezu gegensinniger Vorgang wird nach subcutaner Injektion von Vitamin A im Experiment berichtet[7]: Hier soll es zu einer Verbreiterung der Epidermis bei verschmälerter Hornschicht kommen. Die Reifung der Epidermiszellen wird von den Autoren als verlangsamt angesehen, da sie die Zahl der Mitosen nicht vermehrt fanden. Dieser Befund widerspricht jedoch anderen Angaben[8].

[1] MARCHIONINI und SPIER 1958.   [2] STEIGLEDER 1958.
[3] MARCHIONINI und SPIER 1958, HERRMANN 1955.   [4] Übersicht s. STEIGLEDER 1959.
[5] UNNA 1894, GASSMANN 1904.   [6] ROTHMAN 1954.
[7] JEWELL, TAUBE, NICHOLLS und LEHMANN 1957.
[8] STUDER und FREY 1949, 1952.

Äußerliche Schäden physikalischer[1] und chemischer Natur[2] führen zu einer verbreiterten Hornschicht mit erhöhter Zellproliferation der darunter gelegenen Epidermis. Das gleiche kann durch die innerliche Gabe von bestimmten Medikamenten und körpereigenen Substanzen erreicht werden[3]. MIESCHER[4] sieht in dem Aufbau einer breiten Hornschicht einen sehr sinnvollen Vorgang, der einen erhöhten Schutz gegen äußere Einwirkungen, insbesondere gegen Strahlen gewährleistet. In die verbreiterte Hornschicht gelangt auch mehr — im Schnitt deutlich wahrzunehmendes — Melanin als normal. Bereits die Entfernung nur weniger Hornlagen führt zu einer Proliferation der tiefer gelegenen Epithelzellen[5]. Eine Hyperkeratose verlangsamt das Vordringen von Substanzen in und durch die Epidermis[6].

Es gibt verschiedene Formen von Hyperkeratosen, die anlagemäßig bedingt sind und sich z. T. dominant, z. T. recessiv vererben. Ferner verlaufen Dermatosen an den Unterschenkeln gelegentlich im Gegensatz zum übrigen Körper in verruköser Form, z. B. der Lichen ruber. Es bedarf weiterer Beweise, daß dieses Phänomen auf eine Mangeldurchblutung zurückzuführen ist. Es wurde daran gedacht, daß eine verminderte Sauerstoffversorgung zu einer Hyperkeratose führen könnte[7]. In der Tat besteht gelegentlich über einer atrophischen Epidermis eine sehr breite Hornschicht. Es dürfte sich jedoch nicht um eine vermehrte Hornbildung, sondern eine verminderte Abstoßung handeln, da Sauerstoffmangel im Experiment zum Stillstand der Mitosen führt[8].

Hyperkeratosen können eine Tendenz zu Abschuppung haben, andererseits die Hornmasse fest zusammenhaften, wie z. B. bei der Schwiele. Chemisch[9] und histochemisch[10] zeigt die „festhaftende" Hyperkeratose Gemeinsamkeiten mit der psoriasiformen Parakeratose, z. B. die verstärkte Reaktion auf freie Sulfhydrilgruppen[11], obwohl wir bei der letzten eine sehr deutliche Abschuppung finden. Für den Morphologen ergibt sich aus dem bisher Gesagten, daß der Terminus Hyperkeratose allein nur sehr wenig kennzeichnend ist. Er gestattet uns nicht, auf eine weitere Beschreibung der Eigenschaften des Stratum corneum sowie der tiefer gelegenen Epidermis insgesamt zu verzichten.

Parakeratose.

In gleicher Weise gilt dies von der Bezeichnung *Parakeratose*. Sie bedeutet nichts weiter als daß in den Hornzellen die Kerne erhalten bleiben. Oft wird sie gleichgesetzt mit der *psoriasiformen Parakeratose*, die in klassischer Form eben bei der Psoriasis zu finden ist. Hier mischen sich Hyper- und Parakeratose, wie UNNA[12] und GANS[13] betonen. Darüber hinaus weichen diese Hornlagen weiter von der Norm ab[14]. Häufig sind sie durch ihren hohen histochemisch nachweisbaren Lipoidgehalt[15], ihren reichen Gehalt an kohlenhydrathaltigen Eiweißen[16]

---

[1] MIESCHER 1930.
[2] HODARA 1900, 1901, JADASSOHN 1944, SCHAAF und GROSS 1952, 1957, BRUN, BUJARD und JADASSOHN 1957, BUJARD, JADASSOHN, BRUN und PAILLARD 1953, SCHAAF 1957, BUTCHER 1951, RADEMACHER und MONTAGNA 1956, STEIGLEDER und SCHULTIS 1956.
[3] STUDER und FREY 1949, 1952, RADEMACHER und MONTAGNA 1956, STEIGLEDER und BUCHWALD 1957, SCHNITZER 1957.
[4] MIESCHER 1930, 1957.   [5] PINKUS 1952.
[6] SCOTT und KALZ 1956.   [7] STEIGLEDER 1953 u. a.   [8] BULLOUGH 1952.
[9] Siehe dazu FLESCH und ESODA 1957, FLESCH 1958, MARCHIONINI und SPIER 1958.
[10] STEIGLEDER 1958a u. c.   [11] Siehe auch HOLLANDER, SOMMERS und GRIMWADE 1954.
[12] UNNA 1894.   [13] GANS 1932.
[14] GRÜNEBERG und SZAKALL 1955, MARCHIONINI und SPIER 1958, STEIGLEDER 1956, 1957, BRAUN-FALCO 1957b, HOLLANDER, SOMMERS und GRIMWADE 1954, BRAUN-FALCO 1958c.
[15] STEIGLEDER 1952, 1957b.
[16] STEIGLEDER 1957b, 1958a u. c, BRAUN-FALCO 1954.

verschiedener Struktur (Abb. 5) und Genese und auch durch eine Basophilie[1] gekennzeichnet (Abb. 6). Wir wissen weder, wie es zum Erhaltenbleiben der Kerne kommt, noch welche Störungen dieses nach sich zieht. Die Parakeratose ist im normalen Organismus an der Mundschleimhaut präformiert. Von manchen wird die Übergangsschicht als parakeratotisch verhornt bezeichnet[2] und in der Parakeratose ein Erhaltenbleiben eben dieser Übergangsschicht gesehen[3]. Wir könnten dann mit einem gewissen Recht die gesamte Epidermis unterhalb der Hornschicht als parakeratotisch verhornt betrachten[4].

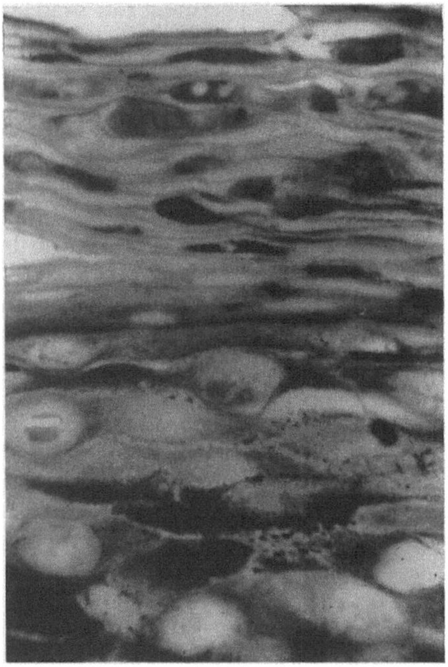

In der pathologisch veränderten Hornschicht, besonders in der psoriasiform-parakeratotischen, können sich noch weitere Substanzen vorfinden, die normalerweise dort nicht vorkommen oder dem Untersucher entgehen. Über stark pigmentierten Epidermisabschnitten kann reichlich Melanin vorhanden sein, aber auch über depigmentierten, wie bei der Dyskeratosis follicularis vegetans Darier (Abfluß des Melanins). Klinisch kann eine solche Efflorescenz wie mit einem dunklen Lack überzogen sein, der sich regelrecht abwischen läßt. Das Vorkommen von Melanin muß bei histochemischen Reaktionen beachtet werden, bei denen der Farbstoff mit Pigment verwechselt werden kann.

Ferner werden Ansammlungen von Zellen, in erster Linie von segmentkernigen Leukocyten, angetroffen, doch können auch andere Zellen in die Hornschicht gelangen. Die sog. Munroschen Mikroabscesse (s. S. 577) sind charakteristisch aber nicht pathognomonisch für die Psoriasis[5]. In das pathologisch veränderte Stratum corneum gelangt ferner Blutplasma bzw. Blutserum. Pusteln und Bläschen können völlig in die Verhornung einbezogen werden und dann langsam zur Oberfläche sich verschieben. Die Eliminierung von Substanzen besonders durch überstürzte Verhornung ist viel zu wenig beachtet. So können Komplexe von Tumorzellen durch die Hornschicht nach außen abgeschoben werden[6].

Normalerweise ist die Epidermis in einer ganz bestimmten stets in gleicher Höhe gelegenen Schicht verhornt. Unter pathologischen Bedingungen kann nun diese Grenze nach der Tiefe verschoben sein, und zwar insgesamt oder nur in bestimmten Bezirken, z. B. um Bläschen. Wir finden dann in deren unmittelbaren Umgebung einige Lagen, die parakeratotisch verhornt sind. Innerhalb der Bläschen befindet

Abb. 5. Parakeratotische Hornschicht in typischer psoriatischer Papel. Man sieht unten in den Übergangsepithelien (UNNA) Glykogen abgelagert. Darüber in der Hornschicht ein Material, das eine positive Perjodsäure-Schiff-Reaktion gibt, aber resistent gegen Diastase ist. Histochemisch handelt es sich um neutrale Glykoproteide, die teils homogen, teils als Körner die Hornzellen anfüllen. Links oben erkennt man im ausgesparten Kern einen angefärbten Nucleolus. Zwischen den Hornzellen das bandartig angeordnete Material, das sich auch in hyperkeratotischer Hornschicht ohne Parakeratose vorfindet. Kombinierte Alcianblaufärbung mit Perjodsäure-Schiff-Reaktion nach RUNGE u. Mitarb., Fix. absol. Alkohol, Oberarm Streckseite, ♂, 17 Jahre, 800mal. (Aus STEIGLEDER 1958a.)

---

[1] STEIGLEDER 1958a u. c.   [2] MONTAGNA, EISEN, RADEMACHER und CHASE 1954.
[3] BRAUN-FALCO 1957.   [4] ZEIGER 1936.   [5] GANS und STEIGLEDER 1957a.
[6] HAMPERL 1956, STEIGLEDER 1957c, GANS und STEIGLEDER 1957.

sich eine Substanz, die ebenfalls wie die Hornschicht eosinophil ist und die sich durch einen reichen Gehalt an Kohlenhydraten[1] auszeichnet. In solchen Bläschen gelangen andere Substanzen, wahrscheinlich aus der Blutbahn, auf die Hautoberfläche, z. B. Lipoide und Esterasen[2]. Doch unterscheidet sich der Nachweis der letzten innerhalb der Bläschen deutlich von der Reaktion, die an die ortsständigen epithelialen Elemente gebunden ist[2].

Unter der Einwirkung toxischer Substanzen wird die Grenze der Totalverhornung anscheinend nach der Tiefe zu verschoben[3]. Solche Befunde lassen deshalb sofort an einen Artefakt denken. BUTCHER hat diesen Befund in klassischer Form nach Einwirkung von Selensulfid auf die Rattenhaut abgebildet[4]. Es erscheint nicht erwiesen, daß es sich wirklich um ein Tieferrücken der Hornschicht handelt. Möglicherweise liegt lediglich eine Nekrose vor, die färberisch die Hornschicht imitiert.

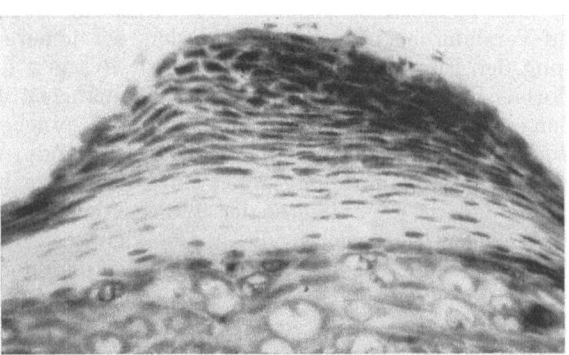

Es sei im folgenden auf einige besondere Formen der gestörten Verhornung hingewiesen, ohne daß wir wüßten was sie bedeuten. Beim Clavus helicis[5] (Chondrodermatitis nodularis helicis[6]) bestehen schmerzhafte Knötchen am oberen Rande der Ohrmuschel. Unter dem Mikroskop sieht man Hornmassen, die die Epidermis bis zum Ohrknorpel durchdringen.

Abb. 6. Parakeratotische Hornlagen über psoriatischer Efflorescenz. Man sieht in dem oberen Teil der Schuppe nicht nur die Kerne erhalten, sondern auch das Plasma stark basophil gefärbt. Wahrscheinlich ist dies Verhalten auf die Anwesenheit von Ribonucleinsäure zurückzuführen. (Thionin nach P. MAYER, 320mal.) (Aus STEIGLEDER 1957a.)

Eine andere, allerdings sehr seltene Erkrankung, teilt diesen Befund mit dem ebengenannten Krankheitsbilde, obwohl völlig wesensverschieden. Es handelt sich um die Hyperkeratosis follicularis et parafollicularis in cutem penetrans Kyrle[7]. Zu erwähnen ist auch die früher Porokeratosis jetzt richtiger Parakeratosis Mibelli[8] genannte Hautveränderung, bei der sich inmitten einer Hyperkeratose ähnlich dem „Auge" des Clavus parakeratotische Hornlagen vorfinden und tief in die Epidermis, gelegentlich senkrecht, eindringen. Fälle von Elastoma intrapapillare perforans Miescher (s. S. 587) sind mit ihr verwechselt worden[9]. Ursprünglich hatte man geglaubt, diese Verhornungen lägen in den Poren der Schweißdrüsen, die ja bekanntlich ebenfalls an ihrer Mündung von einer Hornschicht ausgekleidet sind[10].

Eine andere wichtige, nicht selten anzutreffende Störung ist die Verhornung von Einzelzellen unter Erhaltung der Zellkonfiguration[11].

Verhornung von Einzelzellen.

Sie ist ebenfalls in der Hornschicht von Palma und Planta angedeutet. Der Kern dieser einzelnen verhornenden Zellen kann schwinden, aber auch erhalten bleiben. Die Hornschicht verliert in einem solchen Fall mehr oder weniger vollständig ihre Architektur. Besonders deutlich ist diese letzte in dem Stratum corneum von Palma und Planta zu erkennen. Keratinmaterial, das leichter

[1] ASSCHER 1955.   [2] STEIGLEDER 1958a.   [3] UNNA 1894.   [4] BUTCHER 1957.
[5] CAROL und VAN HAREN 1941.   [6] WINKLER 1916, HERZBERG 1958 (Literatur).
[7] PRAKKEN 1954, DE GRACIANSKY, BOULLE, BOULLE und DALION 1955.   [8] MIESCHER 1941.
[9] JONES und SMITH 1947.   [10] MONTAGNA 1956 (Literatur).   [11] STEIGLEDER 1958a.

quillt, wechselt mit solchem, bei dem dies nicht der Fall ist[1]. Aus den auch histochemisch deutlich nachweisbaren Unterschieden[2] ergibt sich die Differenz zwischen den ,,Wellentälern" und ,,Wellenbergen" (Unna) in der Hornschicht (Abb. 1 und 2). Am eindrucksvollsten ist der Unterschied im Aschenbild[3]. Normalerweise werden die Hornzellen in dem Stratum corneum abgeflacht. Sie bedecken dadurch eine wesentlich größere Fläche als die Basalzellen[4]. Die normale Schichtung der Hornlagen ist möglicherweise für die Funktion wichtig[5]. Bei pathologischen Prozessen versagen die ,,Richtungskräfte in der Epidermis"[6] und dadurch geht die normale Schichtung verloren. Ein Beispiel dafür ist die Dyskeratose.

Dyskeratose.

Leider ist diese Bezeichnung in z. T. recht kritikloser Weise angewandt und auch auf Veränderungen ausgedehnt worden, bei denen es sich nicht um eine Verhornung der Einzelzelle, sondern um eine Pyknose des Kerns handelt, wie beim Morbus Bowen, dem Morbus Paget und manchen anderen sog. Präcancerosen[7]. Von einer Dyskeratose dürften wir nur dann sprechen, wenn sich *Corps ronds* und *Grains* vorfinden. Unter den ersten werden runde, scheinbar von einer doppelbrechenden Membran umgebene, stark glänzende Körper verstanden, die meist größer sind, als die Zellkerne der umliegenden Epidermiszellen[8]. In den tieferen Epithellagen lassen sich in diesen Gebilden noch deutlich Kernreste nachweisen, die verschiedene Umwandlungen gegenüber dem normalen Kern erfahren haben. Bei den Corps ronds (s. Abb. 18) handelt es sich um eine Variation der verhornenden Einzelzelle. Die Grains enthalten noch in der Hornschicht Reste von Kernsubstanz[9]. Die Dyskeratose ist, neben Spaltbildung durch Akantholyse, das Kennzeichen einer ganz bestimmten Erkrankung, nämlich der Hyperkeratosis follicularis vegetans Darier (s. Abb. 22) (von den Dermatologen oft nur Morbus Darier genannt (dagegen Morbus Darier der Ophthalmologen: Pseudoxanthoma elasticum, s. S. 587). Gelegentlich kommt die Dyskeratose bei anderen Erkrankungen vor. Verschiedene Fälle von senilen Warzen sind beschrieben, in denen sich Veränderungen im Sinne der Hyperkeratosis follicularis vegetans vorfanden[10], ein Befund, der schon zwischen Gans und Freudenthal (1928) diskutiert wurde[11]. Ferner kommt es in den losgelösten Epidermiszellen, wie wir sie bei der ,,ballonierenden" Degeneration in durch Viren hervorgerufenen Bläschen sowie in der ,,akantholytischen" Blase vorfinden, zu einer mehr oder weniger ausgeprägten Verhornung (s. S. 575), wenigstens soweit färberisch erkennbar[12].

Einen ganz eigenartigen Verhornungsvorgang finden wir beim Molluscum contagiosum, das in letzter Zeit wieder Gegenstand verschiedener histochemischer[13] und auch virologischer[14] Studien war. Hier umhüllt, soweit wir dies bis heute übersehen, eine Hornkapsel massenhaft Einschlußkörperchen (Abb. 7).

Krankhafte follikuläre Verhornung.

Die krankhafte follikuläre Verhornung soll im Zusammenhang mit den Störungen der Anhangsgebilde abgehandelt werden (s. S. 619). Im Follikeleingang liegt Hornmaterial verschiedener Herkunft vor, nämlich das der benachbarten

---

[1] Matoltsy und Odland 1956, Horstmann 1957 (Literatur), Cauna 1957.
[2] Zeiger 1936b, Steigleder 1958a.   [3] Gans 1930.   [4] Pinkus 1954a.
[5] Stüpel und Szakall 1957.   [6] Zeiger 1936b.   [7] Hyman 1953.
[8] Gans 1925.   [9] Steigleder u. Cabré noch unveröffentlicht.
[10] Freund 1932, Szymanski 1957, Graham und Helwig 1958, Nikolowski 1959.
[11] Gans 1928.   [12] Zeiger 1936a.
[13] Mescon, M. Gray und Moretti 1954, Eberl-Rothe und Kaiser 1957, Gay-Prieto, Rodriguez-Perez und Jaqueti 1957.
[14] Nasemann 1957.

Epidermis, das der äußeren Wurzelscheide, und schließlich das des Haares selbst. Zu Störungen kommt es durch verschiedene Umstände, wobei bestimmte intern verabfolgte toxische Substanzen (chlorierte Naphthalene[1], Salvarsan[2]) eine besondere Rolle spielen, aber auch der Mangel an Vitamin A verantwortlich gemacht wird[3]. So mag es sich erklären, daß unterernährte Menschen follikuläre Hyperkeratosen aufweisen[4].

Im Stratum corneum finden sich gelegentlich *Pilze* vor, auch ohne daß klinisch irgendwelche Symptome bestehen. Finden wir sie bei pathologischen Prozessen, sind wir nicht ohne weiteres berechtigt, sie als deren Ursache anzusehen. Das gleiche gilt von Bakterien.

Die Übergangsschicht[5].

Eine pathologisch veränderte Hornschicht ist die Folge von Prozessen, die sich in der tieferen Epidermis bereits abgespielt haben. Das Stratum corneum ist letzte Station der Epidermiszelle. Wir dürfen nicht erwarten, daß ein Vorgang, der zur Fehlverhornung geführt hat, noch in der Epidermis anzutreffen ist, wenn wir untersuchen. Die „Arbeitslage"[6] kann im Augenblick der Excision eine andere sein als zuvor und die nächste Hornlage eine normale werden. Es ist daher sehr schwierig, das Verhalten der tiefer gelegenen Epidermis in Beziehung zu den Hornlagen zu setzen.

Schon die Zellen der Schicht zwischen der noch nicht sichtbar

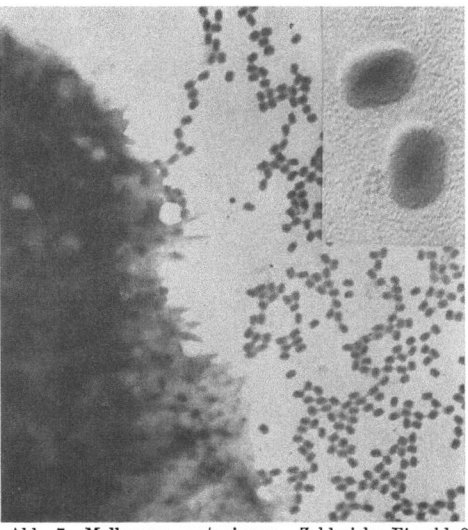

Abb. 7. Molluscum contagiosum. Zahlreiche Einschluß-körperchen in und in Nähe einer Epithelzelle. Elektronen-mikroskopische Aufnahme, 6000mal, nicht bedampft. Am rechten oberen Rand 2 Einschlußkörperchen bei 30000facher Vergrößerung (bedampft). Die Aufnahmen verdanke ich Herrn Priv.-Doz. Dr. NASEMANN, München.

verhornten und der total verhornten Epidermis sind schwer zu beurteilen. UNNA[7] und GANS[6] nannten sie Übergangsepithelien, ZEIGER[8] Grenzzone, BRAUN-FALCO[9] Intermediärzone. Diese Schicht zeichnet sich durch ihr histochemisches Verhalten aus; im besonderen findet sich hier eine verstärkte Reaktion auf Sulfhydril-gruppen[10], auf saure Phosphatasen[10], auf unspezifische Esterasen[10] und auf β-Glucuronidase[11]. SPIER und VAN CANEGHEM[12] fanden eine deutliche Aktivität der Ribonuclease und der Desoxyribonuclease. Das letzte Enzym war unter para-keratotischen Hornlagen schwächer wirksam[12]. Theoretisch kann man das Erhaltenbleiben der Kerne auf eine verminderte Tätigkeit dieses Enzyms zurückführen[9]. Ferner ist die Übergangsschicht durch eine besondere Gewebsdichte und eine starke Basophilie gekennzeichnet[13]. Eigene Befunde an dünnen un-fixierten Hautschnitten zeigen, daß die verschiedenen Reaktionen nicht die gleichen Zellagen in gleicher Breite und Intensität erfassen[14]. Der Nachweis

---

[1] BRAUN, W. 1955, SCHULZ 1956, KIMMIG und SCHULZ 1957 u. a.
[2] STAUFFER 1928 u. a.   [3] LOEWENTHAL 1933, SCHUPPLI 1948.
[4] McCANCE und BARRETT 1951, ITO 1956.   [5] ROTHMAN 1929.   [6] GANS 1932.
[7] UNNA 1894.   [8] ZEIGER 1936a.   [9] BRAUN-FALCO 1957b.
[10] Literatur: SPIER und MARTIN 1956, MORETTI und MESCON 1956, STEIGLEDER 1957.
[11] BRAUN-FALCO 1956d, MONTAGNA 1957.   [12] SPIER und VAN CANEGHEM 1957.
[13] ZEIGER 1936a, SANDRITTER 1954, MOBERGER und DE 1955, STEIGLEDER 1958c.
[14] STEIGLEDER 1958b.

der unspezifischen Esterasen ist bereits in dünnen Schnitten (6 μ) deutlich positiv, in denen sich eine Aktivität der β-Glucuronidase und der sauren Phosphatase noch nicht oder nur in sehr geringem Maße nachweisen läßt[1].

Bereits in normaler Haut sind in den Kernen der Übergangsepithelien die Nucleolen auffallend groß, besonders aber unter parakeratotischer Hornschicht[2,3]. Sie treten an die Kernmembran heran. Im histologischen Bild hat es den Anschein, als ob sich Material durch die Kernmembran aus den Nucleolen in das Zellplasma ergösse, doch fehlt dafür ein Beweis[3]. Um die Kernmembran und an den Polen der Nuclei finden wir in eigentümlicher Anordnung Material, das eine sehr intensive Reaktion auf unspezifische Esterasen gibt (Abb. 8)[4] und das weder in einer Fettdarstellung noch in anderen Enzymnachweisen (β-Glucuronidase, saure Phosphatasen) in dieser Art angefärbt ist[1]. In der übrigen Epidermis haben wir einen solchen Ausfall des Nachweises der unspezifischen Esterasen nicht angetroffen, ein ähnliches Verhalten dagegen in Histiocyten gesehen[5].

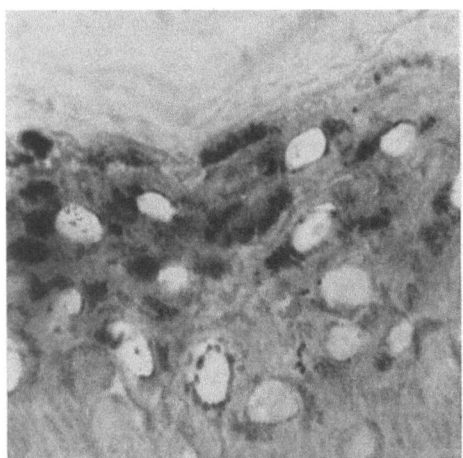

Abb. 8. Nachweis unspezifischer Esterasen in der Epidermis der Rückenhaut. Oben die Hornschicht schwach gefärbt. Man erkennt die starke Reaktion der Übergangsschicht und die deutliche Zuordnung von Material zur Kernmembran und zu den Polen der Kerne. (Azofarbstoffkuppelungsreaktion, Substrat α-Naphthylacetat, Kuppelungspartner Echtblausalz BB Bayer, Rückenhaut, ♀, 15 Jahre, unfixierter Kryostatschnitt, 7 μ.)

Die auffallend großen, gelegentlich sogar als Einschlußkörperchen verkannten Nucleolen lassen zusammen mit der deutlichen Basophilie im Hinblick auf die bekannten Arbeiten von BRACHET und von CASPERSSON und seinen Mitarbeitern an eine gesteigerte Eiweißsynthese in dieser Schicht denken. MOBERGER und DE[6] fanden jedoch, daß die Basophilie der Übergangsschicht *nicht* auf Ribonucleinsäure zurückzuführen ist, ein Befund, der auch von SANDRITTER[7] bestätigt wird.

Die Übergangsepithelien sind der Bereich der größten Gewebsdichte in der Epidermis, dadurch erscheinen manche histochemischen Nachweise hier besonders intensiv[8], z. B. die verschiedener Aminosäuren, ohne daß wir darin einen Befund besonderer Bedeutung sehen müssen. Am unfixierten Schnitt fällt die Reaktion auf Sulfhydrilgruppen z. B. anders aus als im fixierten[1], statt der Übergangsepithelien ist die gesamte Hornschicht sehr intensiv gefärbt. Es ist daher fraglich, ob die Übergangsschicht wirklich die Rolle für die Verhornung spielt, die ihr bisher zugeschrieben wurde. UNNA[9] hatte allerdings in einem Ödem dieser Schicht die Ursache der parakeratotischen Verhornung gesehen.

Wir wissen bis heute nicht, was die *Keratohyalinkörner* bedeuten und woher sie kommen. Aus ausgestoßenen Nucleoli gehen sie höchstwahrscheinlich nicht hervor. ROTHMAN[10] setzt den Grad ihrer Ausbildung in Beziehung zur Qualität der Hornschicht. Unter parakeratotischen Hornlagen fehlt das Stratum granu-

---

[1] STEIGLEDER 1958b.   [2] AUSPITZ 1883.   [3] STEIGLEDER 1953.
[4] STEIGLEDER 1958a.   [5] STEIGLEDER und SCHULTIS 1957a.
[6] MOBERGER und DE 1955.
[7] SANDRITTER, persönliche Mitteilung.
[8] SPIER und VAN CANEGHEM 1956.
[9] UNNA 1894.   [10] ROTHMAN 1954a.

losum häufig, aber nicht immer[1], ohne daß dieser Befund nach dem oben Angeführten viel besagt. Wenn unter parakeratotischen Hornlagen ein Stratum granulosum vorhanden ist, weiß man nicht, ob die nächste Hornlage nicht normal verhornt: Wie wir gesehen haben, wechseln normal und parakeratotisch verhornte Lagen miteinander ab.

Das Stratum granulosum gehört zu der Übergangsschicht. Es wird wahrscheinlich von der besonders aktiven Zone der unspezifischen Esterasen völlig erfaßt. Körperabschnitte mit breitem Stratum granulosum haben auch eine breite enzymaktive Zone. Die Übereinstimmung mit dem Bereich, in dem sich unter der Hornschicht eine besonders aktive Reaktion auf β-Glucuronidasen nachweisen läßt, ist viel weniger deutlich, und die sauren Phosphatasen erreichen ihre maximale Intensität nach eigenen noch unveröffentlichten Befunden in den unteren Hornlagen, dort, wo im fixierten und eingebetteten Schnitt sich auch sehr reichlich Sulfhydrilgruppen nachweisen lassen, also über dem Stratum granulosum.

Das *Stratum lucidum* kommt nur in wenigen Körperregionen vor, vor allem an Palma und Planta. Es verhält sich histochemisch abweichend von den Übergangsepithelien und darf daher nicht in die Übergangsschicht einbezogen und erst recht nicht mit dieser identifiziert werden.

Wir müssen uns ferner fragen, in welcher Beziehung die Übergangsepithelien zu der *Barriere* im Sinne von ROTHMAN[2] und SZAKALL[3] stehen. Morphologisch handelt es sich bei der Barriere wahrscheinlich um die unteren Lagen des Stratum compactum[4], also den unteren Lagen des Stratum corneum. Werden sie entfernt, dringen Wasser[5] und auch andere Substanzen[6] leichter in die Epidermis ein. Allergene und Pharmaka wirken anders, als wenn die Barriere erhalten ist[7]. Ist der Befund richtig, daß die Barriere im Stratum compactum zu suchen ist, würde der Bereich der Übergangsepithelien, in denen wir die besonders intensive Aktivität der erwähnten Enzyme finden, unmittelbar darunter liegen. Ihre Funktion wäre nicht nur der Abbau von Substanzen der Epidermis, z. B. der Nucleinsäuren, sondern auch die Aufbereitung von Stoffen für die Hornschicht. Die Übergangsepithelien dürfen also nicht nur unter dem Gesichtspunkt der Totalverhornung untersucht und bewertet werden. Eine begrenzte Funktion als Barriere haben auch die höheren Hornlagen[8]. Sie können ferner bis zu einem gewissen Grade Wasser aufnehmen[9]. Wird die Hornschicht mit Wasser übersättigt, kann es zu Störungen in der tieferen Epidermis kommen, die morphologisch sichtbar werden[10] (s. S. 566).

Die verdickte Epidermis.

Mit Sicherheit kennt man drei Ursachen für ein Dickerwerden der Oberhaut:

1. Traumen, die auf die Hornschicht einwirken, wobei das Trauma chemischer[11] oder physikalischer[12] Natur sein kann.

2. Bestimmte Tumoren in der Cutis.

3. Substanzen, welche lokal[13] oder intern[14] appliziert, die Epidermis verbreitern, so bestimmte Steroidhormone[15,16] und Vitamin A[15].

[1] GANS 1932.   [2] ROTHMAN 1954a.   [3] SZAKALL 1952.
[4] STÜPEL und SZAKALL 1957.   [5] SZAKALL 1958.
[6] BLANK, GRISEMER und GOULD 1958, s. auch MARCHIONINI und SPIER, d. Handb., Bd. V/2, S. 527.
[7] SPIER und SIXT 1955, LORINCZ 1957.   [8] SCOTT und KALZ 1956, MONASH 1957.
[9] PEISS, RANDALL und HERTZMAN 1956.   [10] HERRMANN, MORRILL und SULZBERGER 1958.
[11] HODARA 1900, 1901, W. JADASSOHN 1944, MIESCHER 1957, SCHAAF 1957 (Literatur), STEIGLEDER und SCHULTIS 1956 (Literatur).   [12] MIESCHER 1930, 1957, PINKUS 1952.
[13] SCHAAF und GROSS 1957 (Literatur), SCHNITZER 1957.
[14] STEIGLEDER und BUCHWALD 1957 (Literatur).   [15] STUDER und FREY 1952 (Literatur).
[16] JADASSOHN, PAILLARD und BRUN 1959.

Einer der älteren grundlegenden Befunde ist, daß das hauptsächlich als Antipsoriaticum angewandte Chrysarobin, zunächst zu degenerativen Veränderungen der Epidermis und dann zu einer Zellproliferation mit verdickter Oberhaut im Sinne der Acanthose[1] führt, das gleiche gilt auch für andere extern angewendete Medikamente[2].

Unter dem Einfluß von Ultraviolettstrahlen sah MIESCHER[3] zugleich mit der Hornschicht die Epidermis dicker werden. Personen ohne verdicktes Stratum corneum bzw. verdickte Epidermis waren trotz deutlicher Melaninpigmentierung

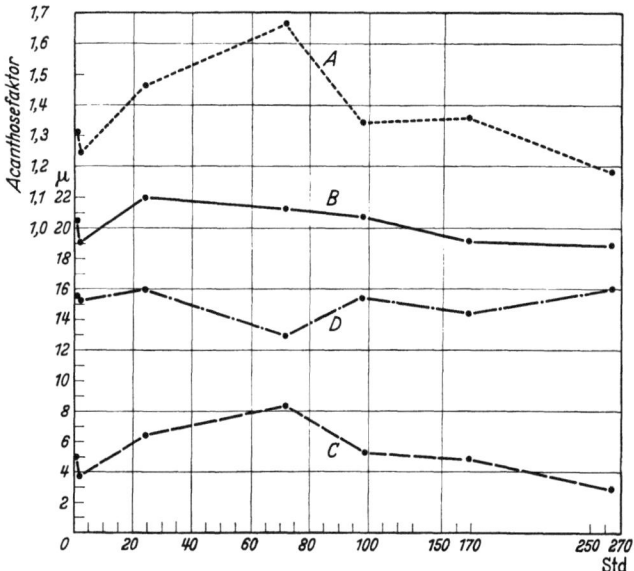

Abb. 9. Breite der Epidermis der Ratte nach einmaliger Behandlung mit Vaseline. *A* Mittlerer Acanthosefaktor; *B* Mittelwerte der behandelten Seiten; *C* Mittelwerte der Differenz zwischen behandelter und unbehandelter Seite. Man erkennt deutlich die lang anhaltende Verbreiterung der behandelten Seite. (Aus STEIGLEDER und SCHULTIS 1956.)

nicht vor Sonnenstrahlen geschützt. MIESCHER schloß daraus, daß der verbreiterten Hornschicht eine Schutzfunktion nicht nur gegen bestimmte Strahlen, sondern gegen Traumen überhaupt zukommen müsse.

Wird die Oberhaut des Meerschweinchens mit Hilfe von Oestran zur Verdickung gebracht, fehlen die sonst nach Einwirken von Chrysarobin zu beobachtenden entzündlichen Veränderungen[4]. Durch Vaseline verbreiterte Epidermis des Meerschweinchens war gegenüber Chrysarobin und Dinitrochlorbenzol besser geschützt als normale[5]. Bei sensibilisierten Tieren dagegen konnte die verbreiterte Epidermis das Entstehen einer Dermatitis nicht verhindern[5]. Im Gegenteil wurde gerade die verbreiterte Epidermis des Meerschweinchens zum Studium der allergisch bedingten Dermatitis benützt[6]. In neuerer Zeit wurde die Verdickung des Epithels bei Tieren nach Anwendung von Externa zum Studium von Salbengrundlagen und Wirkstoffen benutzt. Der Quotient zwischen der Dicke der verbreiterten Epidermis und der des normalen Vergleichsepithels wurde von SCHAAF und GROSS[7] als Acanthosefaktor bezeichnet. Gerade solche Substanzen führen häufig zu einer beträchtlichen Epidermisverbreiterung, die nach klinischer Erfahrung schlecht vertragen werden[8]. Leider läßt sich diese Aussage nicht

---

[1] HODARA 1900, 1901, JADASSOHN 1944.   [2] UNNA 1894, GANS 1925 (Literatur).
[3] MIESCHER 1930, 1957.   [4] JADASSOHN 1944.   [5] DE WECK und BRUN 1954.
[6] BAER, ROSENTHAL und SIMS 1957, ZELIGMAN 1957.   [7] SCHAAF und GROSS 1953a u. b.
[8] SCHAAF und GROSS 1953b, BERRES 1956, STEIGLEDER und SCHULTIS 1956.

verallgemeinern[1]. Der Effekt hängt auch von der Art der Applikation ab[2]. Bei einmaligem Auftragen einer weißen Vaseline kommt es zu einer lang andauernden Verdickung der Epidermis[2] (Abb. 9). Wird dagegen die Vaseline täglich aufgetragen, findet man die Oberhaut zunächst stärker verdickt als nach einmaliger Behandlung. Dann aber kehrt schließlich die behandelte Seite trotz weiterer Applikation der weißen Vaseline auf die Ausgangswerte zurück (Abb. 10)[2]. Ist die Epidermis durch interne Gaben von Testosteronproprionat bereits verdickt, bleibt nach Applikation von weißer Vaseline eine meßbare Verdickung der Epidermis aus[3]. STUDER und FREY[4] sahen bei über längere Zeit gegebenen hohen Gaben von Vitamin A die Epidermis zunächst verbreitert, dann aber zur Norm zurückkehren und am Ende sogar verschmälert werden[5]. Cortison verhindert die Epidermisverdickung[5]; das gleiche haben wir unter Gaben von einem cystostatischen Agens[3] und von 7-Chlor-4-(4'-diäthyl-amino-11-methylbutyl-amino)-chinolindiphosphat (Resochin-Bayer) gesehen[6]. Bei derartigen Versuchen ist der Haarcyclus zu beachten, auf den bereits eingangs kurz hingewiesen wurde. Dieser führt bei bestimmten Tieren zu einer vorübergehenden Verbreiterung der Epidermis, die Anlaß zu Mißverständnissen war. Andererseits ließ sich bei Tieren mit cyclischem Haarwechsel eine Verbreiterung der Epidermis erzielen, ohne daß

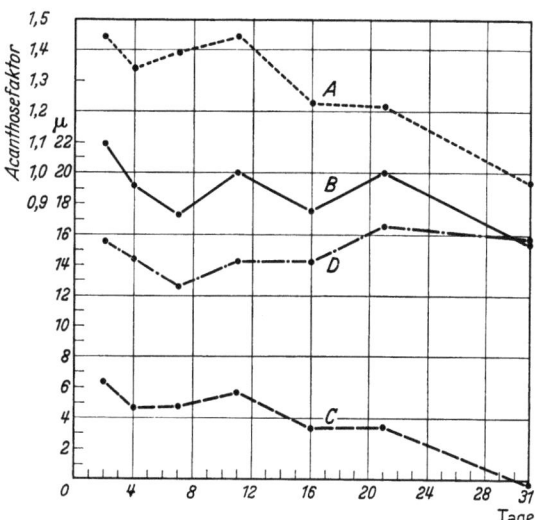

Abb. 10. Bei gleicher Versuchsanordnung wie Abb. 9 werden die Ratten täglich mit Vaseline behandelt und die Epidermisbreite geprüft: Es kommt zu einem steileren Anstieg, aber dann zu einem raschen Abfall der Epidermisbreite sogar unter den Vergleichswert. (Aus STEIGLEDER und SCHULTIS 1956.) Die Bedeutung der Buchstaben wie in voriger Abbildung.

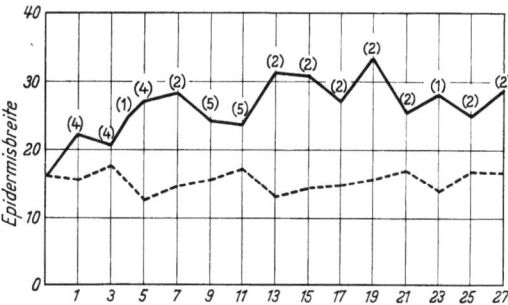

Abb. 11. Die Kurve zeigt die deutliche Verbreiterung der Epidermis bei Tieren, die mit Testosteronproprionat behandelt wurden. Bei den Kontrolltieren erfolgt im selben Zeitraum keine wesentliche Zunahme der Epidermisdicke. () = Zahl der behandelten Tiere, — behandelte Tiere, - - - Kontrolltiere, Epidermisbreite in μ, Zeitangabe (Abszisse) in Tagen. (Aus STEIGLEDER und BUCHWALD 1957.)

ein aktives Haarwachstum nachgewiesen werden konnte[8]. Wie eben erwähnt, kann ein einmaliges Trauma zu langdauernder Verbreiterung der Epidermis führen[7]: W. BUJARD, BRUN und JADASSOHN[7] sahen nach einer einmaligen Applikation einer Oestrogensalbe auf die Zitze des Meerschweinchens noch nach 200 Tagen die Epidermis verbreitert. Die Oberhaut der Flanke war nach der

[1] SCHAAF und GROSS 1953a u. b, STEIGLEDER und SCHULTIS 1956.
[2] STEIGLEDER und SCHULTIS 1956.   [3] STEIGLEDER und BUCHWALD 1957 (Literatur).
[4] STUDER und FREY 1949, 1952.   [5] STUDER und FREY 1952.
[6] STEIGLEDER und SCHULTIS 1956.
[7] BUJARD, BRUN und JADASSOHN 1957, BRUN, BUJARD und JADASSOHN 1957, ZOLLINGER 1956.

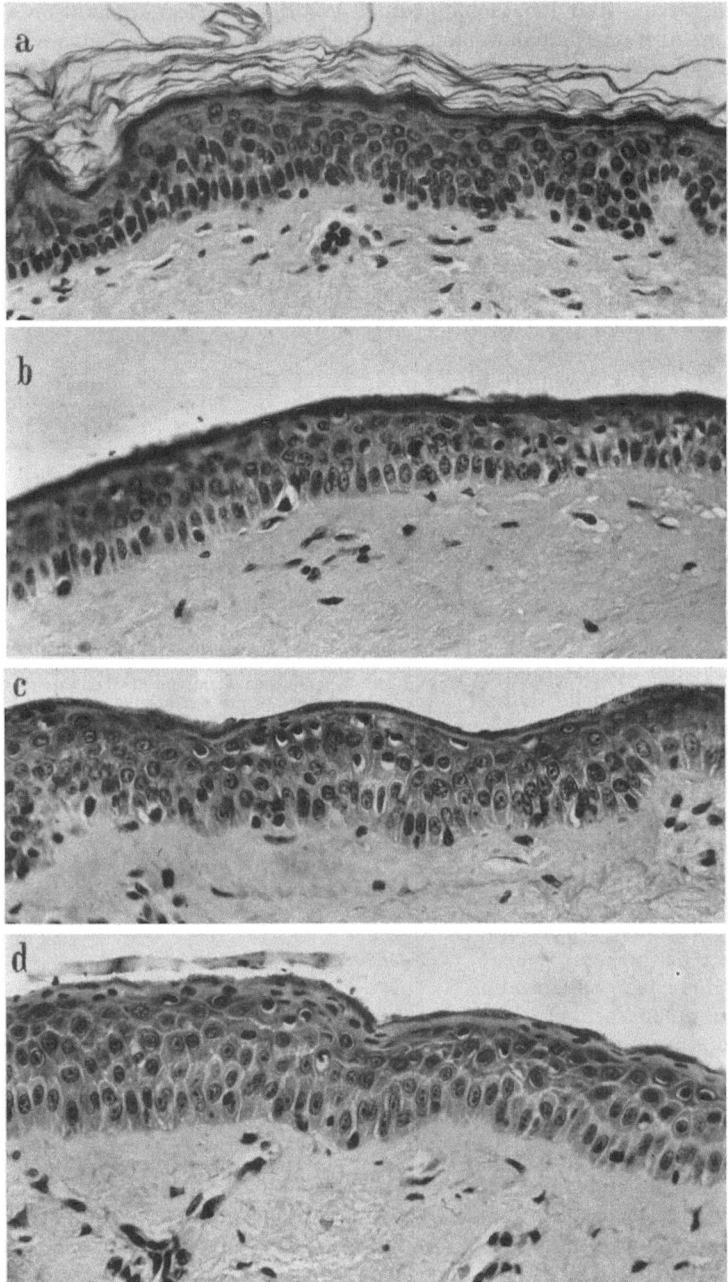

Abb. 12a—d. Verhalten der Epidermis der Streckseite des Unterarms nach Abziehen aller Hornlagen mit einem Klebestreifen. a Normale Epidermis; b ½ Std, c 12 Std, d 24 Std nach Abziehen. (Aus PINKUS 1952.)

gleichen Maßnahme dagegen nur kurze Zeit verdickt[1]. Wie die Erfahrung zeigt, bestehen Unterschiede zwischen den einzelnen chemischen Substanzen und auch zwischen den einzelnen Tierarten[2]. Unter cancerogenen Substanzen verhält sich

[1] BRUN, BUJARD und JADASSOHN 1957.
[2] BUJARD, BRUN und JADASSOHN 1957, BRUN, BUJARD und JADASSOHN 1957.

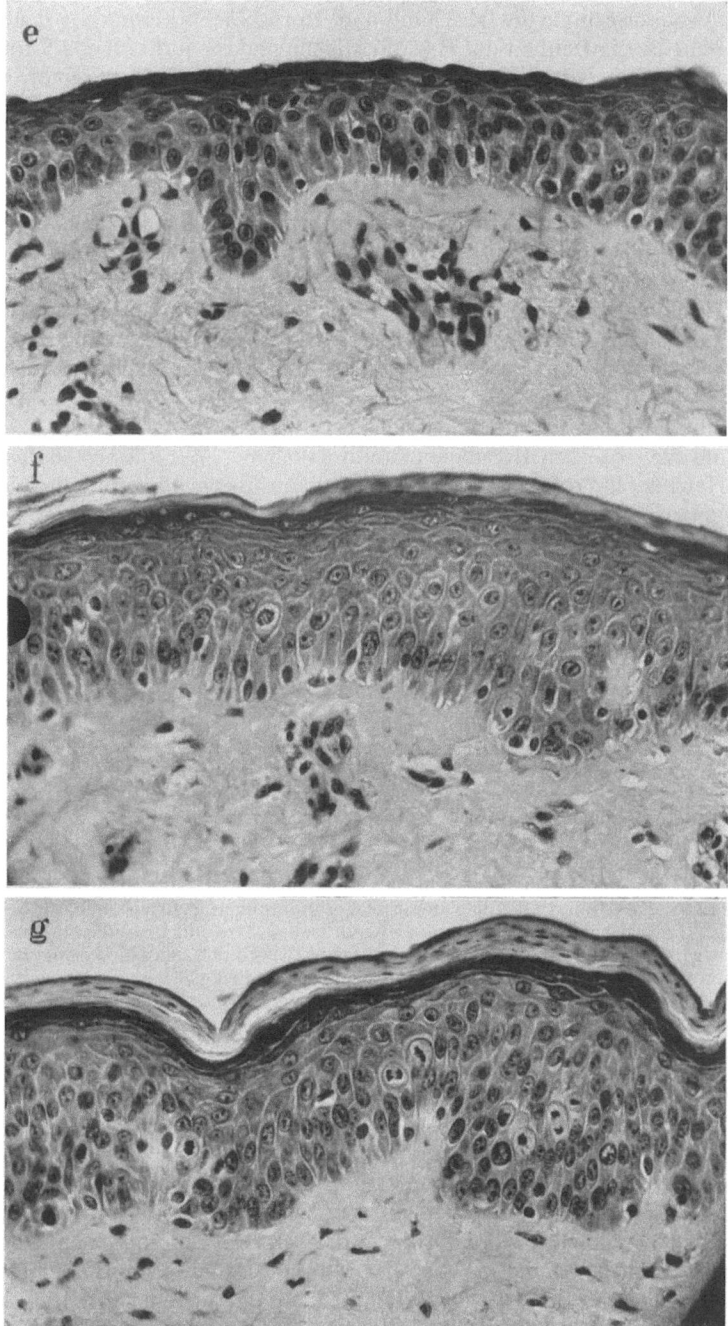

Abb. 12 e—g. Das gleiche wie Abb. 12 a—d. e 36 Std, f 47 Std und g 72 Std nach Abziehen der Hornschicht. (Aus PINKUS 1952.) Näheres s. Text. (Die Abbildung f wurde gegenüber dem Bild in der Originalarbeit ausgewechselt, auch die neue Vorlage verdanke ich H. PINKUS.)

die Epidermis zunächst ganz ähnlich[1]. Auch nach Reiben der Epidermis kann es

---

[1] RELLER und COOPER 1944 (Literatur), SETÄLÄ, DAMMERT, SETÄLÄ, MERENMIES und HOLSTI 1957, WILLIAMS 1958.

zu einer Verbreiterung von Oberhaut und Hornschicht kommen[1], doch ist die physikalische Beschaffenheit der Hautoberfläche und die individuelle Veranlagung wesentlich für den Effekt des Reibens[2]. So erklärt es sich vielleicht, daß verschiedene Untersucher zu unterschiedlichen Ergebnissen kamen[3]. Ob sich die erwähnten Befunde, die nach innerlicher und äußerlicher Applikation von Vitamin A und Steroidhormonen am Tier erhoben wurden, auf den Menschen übertragen lassen, bedarf noch der weiteren Prüfung[4].

Regenerierende Oberhaut[5] zeigt viele Ähnlichkeit und auch Gemeinsamkeiten mit der Epidermis unter dem Einfluß von Dermatotherapeutica und ihrem Verhalten bei bekannten bisher ätiologisch und pathogenetisch ungeklärten Dermatosen. Befunde nach „kontrollierter" Schädigung der menschlichen Oberhaut, die H. Pinkus[6] erheben konnte, sind deshalb für das Verständnis der Biologie und Pathologie der Haut besonders wichtig und müssen ausführlich besprochen werden.

Mit Hilfe eines Klebstreifens gelingt es, die Hornschicht Lage für Lage abzuziehen[7] und die einzelnen Hornlagen zu untersuchen[8]. Wir können so das Verhalten der Haut nach Verlust des Stratum corneum überprüfen und zugleich einen definierbaren Reiz auf die Oberhaut ausüben. Pinkus (1951, 1952)[6] excidierte Haut des Unterarms $1/_2$, 12, 24, 36, 47 und 72 Std nach Entfernung aller Hornlagen und studierte das Verhalten der Epidermis als ganzes sowie das der einzelnen Epidermiszellen. Das Stratum corneum und das Stratum granulosum waren nach Abziehen der Hornschicht nicht mehr zu erkennen. Die Epithelleisten und der Papillarkörper waren abgeflacht (Abb. 12, b), die Basalzellen größer und in einem weiteren Abstand voneinander gelegen als normalerweise.

Die Anzahl der Stachelzellen war nach dem Abziehen der Hornschicht pro Meßquadrat stark reduziert[9], es fand sich eine große Zahl *pyknotischer Zellkerne*. Nach 12 Std (Abb.12 c) beginnt sich bereits eine parakeratotische Hornschicht auszubilden, die Basalzellen sind stärker hypertrophisch als zuvor. Der Abstand ihrer Kerne von der Basis ist im Gegensatz zur Norm unterschiedlich weit. Nach 24 Std ist die degenerative Phase überwunden. Die Hypertrophie der Basalzellen hat noch mehr zugenommen, ihr Zellplasma ist stärker eosinophil als das der Stachelzellen.

Die Basalzellen nehmen mehr als ein Drittel der Oberhaut ein. In dem rechten Anteil des Bildes (Abb. 12, d) sind noch degenerative Veränderungen in der Stachelschicht erkennbar. Nach 36 Std (Abb. 12, e) beginnt sich ein neues Stratum granulosum auszubilden. Einige Epithelleisten sind angedeutet, in der oberen Cutis findet sich eine geringgradige Entzündung um die Gefäße. In dem nach 47 Std entnommenen Gewebe findet sich eine sehr große Zahl von Mitosen, die Epidermis erscheint „unruhig" in ihrem Aufbau (Abb. 12, f). Nach 72 Std (Abb. 12, g) ist die Epidermis doppelt so dick wie normal. Alle Stadien der Mitosen sind anzutreffen. Ein mehrschichtiges Stratum granulosum wird ausgebildet mit einem Stratum corneum ohne Zellkerne. Die parakeratotischen Zellagen werden abgestoßen. Von Pinkus wird ausdrücklich betont, daß damit auch ein Teil des ursprünglichen Zellmaterials entfernt wird.

Die Meßergebnisse an Epidermis und Zellkernen führen zu folgendem Ergebnis: Nach Abziehen der Hornschicht nimmt die Epidermis an Dicke zu. Die Zahl der Zellen pro Flächeneinheit fällt aber ab. Der Durchmesser der Nuclei der Basalzellen nimmt so lange zu, bis die Mitosen einsetzen. Der Durchmesser der Stachelzellen hingegen ist bis zum Einsetzen der Mitosen gegenüber normaler Haut verringert. Demnach wäre die Epidermisverdickung zunächst lediglich auf ein

---

[1] Gaudin 1943, Steigleder und Schultis 1956.   [2] Naylor 1955a, b u. c.
[3] Gaudin 1943, Naylor 1955a, b u. c, Rubin 1949, Goldblum und Piper 1954.
[4] Fisher und Herrmann 1957, Shelley und Hurley 1957, Jadassohn und Brun 1956.
[5] Firket 1950a u. b.   [6] Pinkus 1951, 1952.   [7] Wolf 1939.
[8] Szakall 1952.   [9] Pinkus 1952.

Ödem zurückzuführen, dem später erst die Zellvermehrung folgt. Dieser Befund kann folgende eigene Beobachtung erklären:

Wird die Oberhaut der Ratte mit Vaseline behandelt und gleichzeitig innerlich Resochin gegeben (s. S. 553), wird der erste Anstieg der Epidermisverdickung nach 24 Std erreicht, wie wir das unter Vaselinbehandlung erwarten[1]. Dann allerdings fällt die Epidermisbreite im Gegensatz zur reinen Vaselinapplikation unter die Norm zurück. Das Resochin braucht anscheinend entweder eine Anlaufzeit, um wirksam werden zu können oder es beeinflußt erst die zweite Phase der Epidermisverdickung, die durch eine Zunahme der Mitosen bedingt wird.

In einer zweiten Versuchsreihe wurde die Hornschicht von H. PINKUS verschieden oft mit einem Tesastreifen abgezogen und dann nach 48 Std eine Probeexcision vorgenommen. *Es zeigte sich, daß die Zahl der Mitosen in der Oberhaut um so größer war, je mehr Hornlagen abgezogen waren.* Bereits das Entfernen von 4 Hornlagen führt zu einer Zunahme der Mitosen in der Epidermis. Es fehlt ein entzündliches Ödem oder eine andere sichtbare Schädigung der Epidermis.

Überdeckt man die Epidermis nach Abziehen der Hornhaut mit dem Klebstreifen, ist die entzündliche Reaktion geringer[2]. Es ist demnach wichtig, die Epidermis vor Austrocknung zu schützen, was den Erfolg zahlreicher therapeutischer Maßnahmen erklärt.

Die Mitosen finden sich abschnittsweise gehäuft, obwohl ein gleichmäßiger Reiz auf die gesamte Oberhaut ausgeübt wird[3]. Sie behält damit eine Eigenschaft bei, die sie schon normalerweise besitzt[4].

72 Std nach Abziehen der Hornschicht kommt es zu einer Epidermisverbreiterung mit Wucherung der Epithelleisten.

Acanthose.

Die eben beschriebene Veränderung ist grundlegender Art und wird bei vielen Dermatosen beobachtet. Man bezeichnet sie als Acanthose und kann sie nur dort diagnostizieren, wo Epithelleisten vorhanden sind. Wir dürfen nicht bei jeder Epidermisverbreiterung von Acanthose sprechen. Tierische Haut besitzt vielfach keine Epithelleisten; bei manchen Tieren, z. B. den Meerschweinchen, ist die Haut in dieser Hinsicht der des Menschen ähnlich, darf aber nicht mit ihr gleichgesetzt werden. RIEHL[5] definiert die Acanthose als ein hypertrophisches Wachstum des Stratum germinativum, mit Zunahme der Zellgröße *und* Zellzahl. Sie sei Ursache einer vermehrten und unregelmäßigen Hornbildung. Nach UNNA[6] ist sie die Folge einer vermehrten „Durchfeuchtung" der Epidermis. Sie ist bedingt durch „eine Entzündung, bei der die Exsudation völlig in den Hintergrund tritt"[6]. Sie geht mit Hyperplasie der Stachelzellschicht und einer *regen Proliferation bei vermehrter Mitosenzahl* einher[6]. Im Gegensatz zum spongiotischen Bläschen (s. S. 562) stellt sie eine leichte Form der Entzündung in der Epidermis dar. Nach VAN KERCKHOFF[7] ist die Acanthose durch dauernde intracelluläre Reize bedingt. Nirgends empfinde man beim Studium der Psoriasis, deren Kardinalsymptom diese Art der Epidermisverbreiterung ist, so sehr das Fehlen einer völligen Einsicht als wie gerade bei der Erklärung der Acanthose[8]. Wir wissen bis heute nicht einmal, ob dieses Phänomen bei den verschiedenen Dermatosen immer das gleiche bedeutet[9]. Histochemische und biochemische Befunde zeigen, daß bei der Acanthose nicht nur morphologische, sondern auch funktionelle Änderungen in der Epidermis eintreten. Oft ist die acanthotische Epithelleiste auffallend stark basophil[9]. Histochemische Befunde legen nahe, daß dies Verhalten auf die Anwesenheit von Ribonucleinsäure zurückzuführen ist[9]. Es finden sich reichlich Mitosen. Der Basophilie kann ein vermehrter Aschengehalt des Gewebes ent-

[1] STEIGLEDER und SCHULTIS 1956.
[2] PINKUS und STEELE 1952, WILLIAMS und HUNTER 1957.
[3] PINKUS 1952. [4] HOEPKE 1927. [5] RIEHL 1932. [6] UNNA 1894.
[7] VAN KERCKHOFF 1929. [8] VAN KERCKHOFF 1929. [9] STEIGLEDER 1953.

sprechen, wie bei der Psoriasis oder ein verminderter, wie bei der Neurodermitis constitutionalis (s. S. 568)[1]. Die Acanthose verhält sich also in dieser Beziehung wie die normale Haut, in der ebenfalls Gewebsdichte und Basophilie nicht parallel zu gehen brauchen[2]. Die Psoriasis entspricht bezüglich der Gewebsdichte mehr den Präcancerosen als entzündlichen Gewebsveränderungen: Bei den letzten findet sich nämlich ein vermindertes Trockengewicht pro Volumeneinheit im Gegensatz zu den ersten[3]. Histochemische und biochemische Befunde lassen erkennen, daß die Gewebsatmung bei der Psoriasis gestört ist. Gans[4] fand einen erhöhten Sauerstoffverbrauch der psoriatisch veränderten Epidermis, ein Befund,

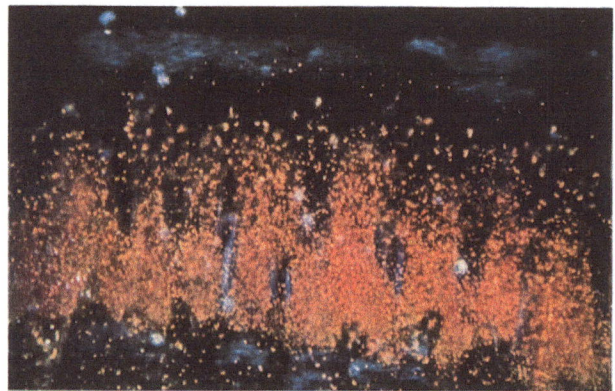

Abb. 13. Formazankristalle in psoriatischer Epidermis im polarisierten Licht. Die roten Kristalle sind fast ausschließlich in den acanthotischen Epithelleisten abgelagert. Sie leuchten in dem polarisierten Licht auf. Die Kollagenfasern und die Hornschicht am unteren bzw. oberen Rande des Bildes sind leuchtend weiß. (Technik s. Steigleder 1952a.)

der wiederholt bestätigt wurde[5]. Wir selbst sahen, daß in der acanthotischen Epidermis verschiedener Dermatosen[6], besonders aber in der psoriatischen, der Nachweis von Enzymen der Gewebsatmung, Cytochromoxydase und Dehydrogenasen, verstärkt ausfällt[7], eine Beobachtung, die durch andere Untersucher bestätigt wurde[8]. Es wird durch die entsprechenden Reaktionen nicht die gesamte Epidermis ausgezeichnet, sondern der untere Abschnitt der Epithelleiste hervorgehoben (s. Abb. 13). Auch andere Enzyme bevorzugen diesen Gewebsabschnitt, z. B. die Phosphorylase[9], dagegen nicht oder nur ausnahmsweise die esterspaltenden Fermente.

In den genannten Versuchen werden dem Gewebe optimale Bedingungen für die Wirksamkeit der Enzyme angeboten. Wir wissen nicht, ob diese auch in vivo vorhanden sind. Bei der Psoriasis z. B. sind histologisch[10] und capillarmikroskopisch[11] Störungen an den Capillaren beobachtet worden, die eher auf eine verschlechterte Durchblutung und damit einen Sauerstoffmangel hinweisen. Das gleiche gilt von der Neurodermitis constitutionalis (s. S. 568). Bei einer Reihe von Dermatosen, die zu einer Atrophie der Epidermis führen, besteht im Anfang eine Acanthose. Das gilt auch für Tumoren und tumorartige Krankheiten, die

---

[1] Gans 1930, MacCardle, Engman and Engman 1943, Literatur s. Kruse 1958.
[2] Moberger und Engström 1954.　[3] Moberger 1954.　[4] Gans 1923.
[5] v. Glasenapp und Leonhardi 1953, Stüttgen 1955 u. a.
[6] Steigleder 1952b.　[7] Steigleder 1952a u. b, 1953.
[8] Braun-Falco und Rathjens 1954, Stüttgen 1955, Kúta und Neumann 1957.
[9] Braun-Falco 1957d.
[10] Unna 1894 und zahlreiche andere, z. B. Stoughton und Wells 1950.
[11] Bettmann 1926 u. a.

sich in der oberen Cutis ausbreiten[1]. VAN KERCKHOFF[2] nahm an, daß bei der Psoriasis die Atmung in der Zelle gestört sei. Wir finden in der Tat eine Zunahme der Atmung in der Menschenhaut um über 200%, wenn unter dem Einfluß von 2,4-Dinitrophenol und Azid Oxydation und Phosphorylierung entkoppelt werden[3]. Die Synthese der energiereichen Phosphatverbindungen wird nämlich gehemmt.

Die Epidermis hat bekanntlich keine eigenen Gefäße, sondern wird von den Capillaren des Papillarkörpers her versorgt. Bei der Acanthose stülpen sich die gewucherten Epithelleisten wie eine Glocke über die Capillaren (Abb. 34). Oft wird die gesamte Papille völlig von den Gefäßen ausgefüllt. Die Kontaktfläche zwischen Capillare und Epithel, im besonderen seiner Basalschicht, wird daher erheblich vergrößert[4], eine Tatsache, auf die noch zurückzukommen ist.

Eine Reihe von Befunden spricht also dafür, daß die Acanthose eine Anpassung an einen Sauerstoffmangel oder die Folge einer gestörten Zellatmung sein kann. Wir dürfen darin nicht die einzige Aufgabe oder Ursache der Acanthose sehen. Sowohl nach traumatischer Schädigung der Epidermis, wie das eben nach den Befunden von PINKUS[5] dargestellt wurde, wie nach Strahlenschäden[6] wird eine verbreiterte Hornschicht aufgebaut. Die alten Zellen werden abgestoßen, denn die Parakeratose der Hornschicht bedeutet einen anhaltenden Zellverlust. Unter diesen Umständen kommt es ebenfalls zur Acanthose, ohne daß eine gestörte Zellatmung vorliegt. Es handelt sich um einen ganz anderen Prozeß: Die Basalzellschicht überzieht die Epithelleisten. Sie und die unteren Stachelzellagen sind als die Mutterschicht der Stachelzellen und der Epidermis überhaupt anzusehen[7]. Werden nun die Epithelleisten größer, so wird zugleich auch die Basalschicht verlängert und in eine günstigere Position zu den Capillaren gebracht (s. oben). Wir haben damit unter pathologischen Bedingungen einen Befund wie bereits normalerweise in der Haut von Palma und Planta. Es wird der breiten Epidermis ein verbesserter Nachschub an Zellen, Sauerstoff und anderen Substanzen garantiert, um das breite Epithel aufrechtzuerhalten und eine entsprechende Hornschicht auszubilden. Die erwähnten biochemischen und histochemischen Befunde können der Ausdruck der *starken Zellproliferation* sein. In diesem Sinne spricht, daß alle die erwähnten Befunde in der psoriatischen Efflorescenz besonders ausgesprochen sind, in der sich eine überstürzte Verhornung mit hohem Zellverlust und eine dementsprechend starke Proliferation der Epidermis vorfindet. Allerdings darf man nicht unberücksichtigt lassen, daß in dem psoriatischen Epithel reichlich Leukocyten vorkommen, die den Ausfall vieler Reaktionen verändern können (Gewebsatmung!). Die starke Zellproliferation würde auch die Ansammlung von histochemisch nachweisbarem Glykogen in der acanthotischen Epithelleiste[8] erklären, da es auch in entzündlich proliferativer Epidermis nach Trauma oder an Ulcusrändern reichlich angetroffen wird[9]. Im Experiment fanden BULLOUGH und JOHNSON[10], daß Sauerstoffmangel die Mitosen in der Epidermis hemmt. Es ist daher schwer verständlich, wie es trotz Sauerstoffmangel zu einer Zellproliferation kommen soll. Möglicherweise wechseln bei der Psoriasis Sauerstoffmangel und reicheres Angebot miteinander ab[11], so daß vielleicht die Epidermis zur Proliferation gereizt wird und der Sauerstoffmangel dann zu einer minderwertigen Verhornung führt.

Schließlich kann die Acanthose eine Bedeutung für den Stoffwechsel des Gesamtorganismus haben: Die Basalschicht zeichnet sich durch verschiedene

---

[1] STEIGLEDER 1953.   [2] VAN KERCKHOFF 1929.   [3] LEONHARDI 1958.
[4] STEIGLEDER 1955c.   [5] PINKUS 1952.
[6] MIESCHER 1925, 1930.   [7] PINKUS 1952, FULAR 1956.
[8] STOUGHTON und WELLS 1950, STEIGLEDER 1953, 1954, BRAUN-FALCO 1954.
[9] BRADFIELD 1951, STERN und WILLHEIM 1943.
[10] BULLOUGH und JOHNSON 1951.   [11] BETTMANN 1926.

histochemische Reaktionen von der übrigen Epidermis aus, im besonderen durch gesteigerte Aktivität von Enzymen der Gewebsatmung[1]. Die histochemischen Reaktionen wären allein kein überzeugender Beweis[2], doch führt eine Prüfung der Sauerstoffspannung in der Haut[3] zu entsprechenden Resultaten. In der Basalschicht finden sich nach Belichtung Niederschläge von Schwermetallen[4]. Diese Schicht hat daher möglicherweise eine Funktion bei der Entgiftung von Substanzen.

Aus den angeführten Befunden ergibt sich weiterhin, daß die Acanthose zu einem vermehrten Angebot von Zellen führt und so zu einer gesteigerten Hornbildung. Umgekehrt führt vermehrte Hornproduktion infolge Irritierung der Epidermis zu einer Acanthose. Beide Vorgänge sind offensichtlich gekoppelt[5]. Es läßt sich daher auch nicht entscheiden, was der Epidermis den entscheidenden Schutz verleiht, die Hyperkeratose[6] oder die Acanthose[7].

Die Acanthose kann endogen bedingt sein: Sie läßt sich über bestimmten Tumoren nachweisen, z. B. häufig über Syringomen, einer Fehlbildung der Schweißdrüsenausführungsgänge (s. S. 624). Eine ausgesprochene, über den Rahmen der üblichen Acanthose weit hinausgehende Epithelwucherung wird über dem *Granularzellmyoblastom* (Abrikosoff-Tumor[8]) gefunden, die so stark ist, daß ein Plattenepithelcarcinom vorgetäuscht werden kann. Dieser Befund spricht für die Herkunft dieser Tumoren vom Nervensystem[9]. Pflanzt man nämlich niederen Tieren Nervengewebe unter die Oberhaut ein, kommt es zu einer mächtigen Wucherung des Epithels[10].

Eine eigenartige, der eben besprochenen Acanthose nicht gleichzusetzende Form der Epidermisverbreiterung findet sich bei *Acanthosis nigricans*. Sie ist gekennzeichnet durch eine verbreiterte Hornschicht, eine Proliferation vorwiegend der Stachelzellen und durch Hyperpigmentierung.

Wir kennen eine gutartige Form, die bei jugendlichen Menschen *mit endokrinen Störungen* auftritt, und eine andere, bei der gleichzeitig *maligne Tumoren* im Körperinnern vorliegen[11]. Ein direkter topographischer Zusammenhang zwischen Tumor und Epidermiswucherung besteht nicht oder ist eine seltene Ausnahme. Die Ursache ist völlig unklar, zumal die Hautveränderungen manchmal bereits Jahre bestehen, ehe ein Tumor wahrgenommen werden kann.

Bei der Verruca vulgaris besteht eine mächtige Acanthose. Zugleich sind die Epithelleisten zur Mitte hin gebogen[12]. Wahrscheinlich handelt es sich um eine konzentrische Anordnung von Epithelleisten, wie sie in normaler Haut um die Anhangsgebilde besteht[13] (s. auch Abb. 25).

Epidermisverbreitung durch nichtentzündliche Ursachen läßt sich, abgesehen von derjenigen über cutan-gelegenen Tumoren, häufig nachweisen. Es handelt sich um gutartige und bösartige Tumoren der Epidermis selbst, vor allem solche, die sich in ihr ausbreiten. Ein Beispiel ist die Verruca senilis. Bei ihr ist die Verteilung der einzelnen Bausteine der Oberhaut anders als normal[14]. Meist überwiegen die Stachelzellen, seltener Elemente vom Typ der Basalzellen. Pigmentbildende und pigmenthaltige Zellen können sehr reichlich vertreten sein.

Gutartige und bösartige Tumoren können sich ausschließlich in der Epidermis ausbreiten. Bekannte Beispiele sind die intraepidermalen Carcinomata basocellularia und spinocellularia[15] wie auch Tumoren, die von den Adnexen ausgehen

---

[1] STEIGLEDER 1952a und b.   [2] STEIGLEDER 1952a, 1953, 1955c.
[3] URBACH 1952.   [4] WELS 1949.   [5] STEIGLEDER 1955.
[6] MIESCHER 1930, 1953.   [7] JADASSOHN 1944.   [8] REICH 1958b.
[9] REICH 1958b, NÖDL 1958.   [10] OVERTON 1948.   [11] GANS und STEIGLEDER 1955.
[12] GANS und STEIGLEDER 1957.   [13] HORSTMANN 1952b.
[14] FREUDENTHAL 1926, ANDRADE und STEIGLEDER 1959.
[15] ANDRADE 1958a (Literatur).

könnten[1]. Selbst unter den Verrucae seniles trifft man adenoide Formen, die von manchen bereits als Schweißdrüsentumoren angesehen werden[1]. Hierher gehört das Ekkrine Porom[2], eine Wucherung des intraepithelialen Anteils der Schweißdrüsenausführungsgänge (s. S. 633).

Während vorhin erwähnt wurde, daß cutane Prozesse die Epidermis zu einer Wucherung veranlassen, haben manche benignen und malignen Epidermiswucherungen einen Einfluß auf das Kollagen. Bereits bei der Verruca senilis erscheint oft das Kollagen der oberen Cutis verdichtet. Die Prämalignen Fibroepithelialen Tumoren von H. PINKUS[3] sind nach ihrer Morphe zwischen der Verruca senilis und dem Carcinoma basocellulare einzuordnen. Wie der Name sagt, ist die epitheliale Wucherung mit einer ausgesprochenen Verdichtung des Bindegewebes verbunden.

Beim Carcinoma basocellulare kann die Vermehrung und Sklerosierung des Bindegewebes so stark sein und die epitheliale Wucherung in den Hintergrund treten, so daß klinisch an eine circumscripte Sklerodermie gedacht wird[4].

Eine verdickte Epidermis besteht bei den sog. Präcancerosen.

Präcancerosen.

Mit diesem Namen werden z. T. gutartige Veränderungen belegt, die nichts mit Neoplasmen zu tun haben, und z. T. oberflächliche, vorwiegend langsam progrediente Verlaufsformen bösartiger Tumoren. In die erste Gruppe gehört ein Großteil der *Leukoplakien*, Veränderungen, die zunächst einmal lediglich als ein Symptom ganz verschiedener Ätiologie angesehen werden müssen[5]. Nur wenige gehören in die zweite Gruppe der Präcancerosen hinein; sie geben sich durch ihren Gewebsaufbau bereits als maligne Geschwülste zu erkennen. Dazwischen stehen andere, die dem entsprechen, was Pathologen und Gynäkologen als Oberflächencarcinom bezeichnet haben[6]. Wieder andere müssen dem Morbus Bowen zugeordnet werden[7]. Fast ausschließlich an der Glans penis ist eine entsprechende Veränderung von roter Farbe bekannt, die *Erythroplasie* von QUEYRAT. Selbst bösartig, ist sie häufiger mit gutartigen Veränderungen verwechselt worden, vor allem mit der Psoriasis oder der Balanitis plasmacellularis[8] (s. S. 603).

In die Gruppe der Präcancerosen gehört das *Keratoma senile*. Es findet sich im Gegensatz zu der Verruca senilis fast ausschließlich an lichtexponierten Stellen der Haut und unterscheidet sich durch seine Zellatypien deutlich von der Verruca senilis. Nach H. PINKUS[9] handelt es sich um eine Überwucherung der Epidermis durch entartete Zellen, zwischen denen die intraepidermalen Anteile der epithelialen Anhangsgebilde erhalten sind. Die atypischen Zellansammlungen werden so durch die normalen Zellgruppen der Anhangsgebilde unterbrochen[9]. Unter den Präcancerosen wurde früher auch die *Prämaligne Melanose* (Mélanose circonscripte précancéreuse von DUBREUILH)[10] angeführt, die nichts anderes darstellt als eine intraepitheliale langsame Verlaufsform des malignen Melanoms[11]. Man begegnet ihr auch an den Genitalen, manchmal an den Mamillen[12]. Die Pigmentierung kann klinisch unbeachtet bleiben. Histologisch sind solche Fälle mit dem Morbus Paget verwechselt worden[13]. Echte *Paget-Zellen* bilden (Dopa- und Tyrosinasereaktion!) kein Melanin[14]. Doch können entartete melaninbildende Zellen

---

[1] SMITH und COBURN 1957.   [2] PINKUS, ROGIN und GOLDMAN 1956.
[3] H. PINKUS, 1953, JAEGER und DELACRÉTAZ 1956.   [4] HOWELL und CARO 1957.
[5] SCHUERMANN 1958.   [6] HAMPERL und KAUFMANN 1957.
[7] REICH 1954.   [8] ZOON 1952; s. auch S. 603.   [9] PINKUS 1958a, b.
[10] SCHUERMANN 1955, D. WALTHER, 1956, ALLEN 1954.
[11] STOUT 1938, STEIGLEDER 1958d.   [12] ALLEN 1954, STOUT 1938, STEIGLEDER 1958d.
[13] STEIGLEDER 1958d.   [14] PINKUS 1958a, b.

die Paget-Zelle nachahmen und sogar Stacheln besitzen[1]. Manche Fälle von Morbus Paget sind nichts anderes als ein verkannter Morbus Bowen, da die Abgrenzung im Einzelfall sehr schwierig sein kann[2]. Andere stellen ein Adenocarcinom dar, das gleichzeitig in den apokrinen Drüsen, vor allem den Milchdrüsen bzw. ihren Ausführungsgängen, und in der Epidermis wuchert[2].

Der *Morbus Bowen* ist durch erhebliche degenerative Veränderungen an den Epithelzellen ausgezeichnet. Pyknotische Kerne sind im fixierten Präparat von einem leer erscheinenden Hof umgeben. Im mit *Methylenblau* gefärbten *Nativschnitt* fallen solche Zellen durch die Größe von Zelleib und Kern auf. Die „leeren Höfe", welche den Kern als „Fußstapfen im Schnee" erscheinen lassen, sind demnach im Nativschnitt nicht zu erkennen und wahrscheinlich Fixationsartefakte[3]. Die Zellatypien sind durch Degeneration bedingt und keineswegs ein Anhalt für besondere Malignität[4]. Ein ähnliches Bild tritt auf, wenn die Haut mit Podophyllin behandelt wird[5]. Letztlich gibt es auch in der Haut keinen sicheren Anhalt für die Malignität einer Veränderung, und der Verlauf muß entscheiden. Ein Beispiel dafür ist das Molluscum pseudocarcinomatosum[6]. Man kennt ferner eine „präcanceröse" Umwandlung des Epithels, die morphologisch nicht zu erfassen ist (z. B. nach Einwirkung von Urethan)[7], bei der dann aber ein sekundärer, selbst nicht cancerogener Reiz zum Tumor führen kann[8].

Trennung des Zusammenhangs der Epidermis.

Besondere Aufmerksamkeit hat die Trennung des Zusammenhanges der Epidermis gefunden, wie sie bei den Bläschen, Blasen und Pusteln vorliegt.

Bläschenbildung.

Spongiotische Bläschen.

Man kann die Acanthose als den Ausdruck einer leichten „parenchymatösen" Entzündung[9] ansehen und das spongiotische Bläschen als den Prototyp den schweren entzündlichen Veränderungen in der Epidermis ihr gegenüberstellen. Es findet sich bei der häufigsten entzündlichen Veränderung an der Haut, bei der Dermatitis eczematosa (Ekzem), ferner bei manchen Pilzerkrankungen und in Streuherden auf der Haut, den sog. -iden (Bakteriid, Mykid, „Allergid") und über cutanen Reaktionen vom Tuberkulintyp[10].

Nach UNNA[9] ist die spongiotische Umwandlung (Status spongioides) der Epidermis erst das dritte Kardinalsymptom des „Ekzems", dem Parakeratose und Acanthose vorausgehen. Der Beginn der Spongiose (BESNIER), des *schwamm-* (Spongis-)artigen Umbaus der Epidermis, ist eine umschriebene Erweiterung der Saftspalten in der Stachelzellschicht. Die Intercellularbrücken werden deutlich sichtbar (Abb. 14). Schließlich werden die Zellen voneinander getrennt und entfernen sich immer mehr voneinander (Abb. 14). Nach den Worten von UNNA werden die Intercellularspalten zu darmartig aufgeblähten, eingeschnürten, ja rosenkranzartig erweiterten Räumen oder selbst zu intercellulären Höhlen. Der Charakter des Exsudates bei der Dermatitis ist zunächst ein rein seröser, er wird erst später sero-fibrinös. Erst dann finden sich in den Spalten Gerinnsel, und die Räume, die in der Epidermis entstanden sind, füllen sich mit Fibrin[9]. UNNA betont, daß dieses Material sich färberisch nicht einheitlich verhält. Meist

---

[1] ALLEN 1954.   [2] GANS u. STEIGLEDER 1957.
[3] Eigene, unveröffentlichte Untersuchungen.
[4] MIESCHER 1943, v. ALBERTINI 1948.   [5] KING 1948/49/50.
[6] HAMPERL und KALKOFF 1954, MORAGAS, MONTGOMERY und MCDONALD 1958 (Literatur).
[7] BERENBLUM 1957.   [8] Näheres s. BUTENANDT und DANNENBERG, d. Handb., Bd. VI/3.
[9] UNNA 1894.   [10] MIESCHER 1956 c.

tingieren sich die erweiterten Intercellularräume nur schwach[1]. Neuerdings sahen bei der chronischen Dermatitis eczematosa BRAUN-FALCO und WEBER[2] Material in den intercellulären „Spalten" der Epidermis, das eine positive Hale-Reaktion gab. Wir können diesen, keineswegs für eine Dermatitis eczematosa spezifischen Befund[2] bestätigen, sahen aber in Nativschnitten von normaler Haut und von verschiedenen Dermatosen, darunter der Dermatitis, die Intercellulärräume niemals mit Astrablau oder Alcianblau gefärbt[3], obwohl diese Farbstoffe die gleichen Strukturen anfärben sollen wie die Hale-Reaktion[4].

Die Basalmembran soll unter ganz frischen spongiotischen Bläschen Defekte aufweisen[5]. Unter Basalmembran wird dabei der mit der Perjodsäure-Leukofuchsinreaktion unter der Epidermis und um die Anhangsgebilde darstellbare Streifen verstanden. Dieser fehlt in umschriebenem Bereich gelegentlich bei entzündlichen Hautveränderungen und manchmal sogar in normaler Haut[6] (s. S. 584).

Seit UNNA nehmen die meisten Autoren an, daß im Gegensatz zu dem noch zu besprechenden Bläschen mit ballonierender Degeneration bei der Spongiose die Epithelien primär verdrängt würden, jedoch nicht degeneriert seien, oder mit anderen Worten, daß der Schaden primär extracellulär und nicht intracellulär angreife.

Der Versuch, das allergisch bedingte von dem toxisch bedingten spongiotischen Bläschen abzugrenzen, muß als gescheitert angesehen werden. GANS fordert deshalb[7], die Trennung zwischen Ekzem und Dermatitis fallen zu lassen.

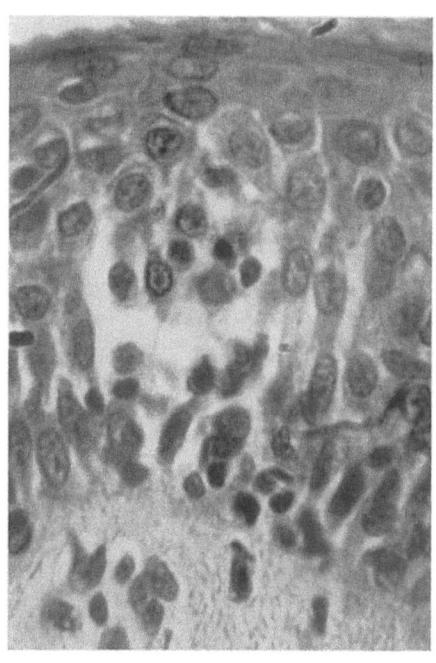

Abb. 14. Nur mikroskopisch erkennbares, toxisch bedingtes spongiotisches Bläschen. ♂, 33 Jahre, seitlicher Hals. Man erkennt das starke Ödem zwischen den Epithelzellen. Diese sind auseinandergerissen. Über dem Bläschen sind die Stacheln der Zellen sehr deutlich zu erkennen. Lymphocyten und Histiocyten wandern in die Oberhaut aus der Cutis ein. (Färbung Eisenhämatoxylin nach HEIDENHAIN, etwa 550mal.)

Der Oberbegriff Dermatitis kann durch Adjektive näher klassifiziert werden, z. B. als allergisch bedingte Kontakt-Dermatitis.

CIVATTE (1923) sah das Ödem des spongiotischen Bläschens bei der allergisch bedingten Dermatitis als sekundär an[8]. Das Primäre ist nach ihm die *Vésiculette primordiale* (Abb. 15). MIESCHER[9] kennzeichnet diese knapp und treffend als eine Schädigung einzelner, den oberflächlichen Lagen angehörender Zellen, die sich schlechter färben und ihre Filamente (sog. Stacheln) und damit ihren Zusammenhang verlieren. Die losgelösten Zellen können sich nach CIVATTE[8] zu Kugeln umformen, die Kerne werden pyknotisch. Im frischen Zustand finden sich im Bläschenlumen nur Stachelzellen, später auch monocytäre Wanderzellen[10] und bei toxischen

---

[1] UNNA 1894, DARIER, CIVATTE, FLANDIN und TZANCK 1936.
[2] BRAUN-FALCO und WEBER 1958.   [3] STEIGLEDER 1958e.   [4] GRAUMANN 1958.
[5] PRUNIERAS 1954a, STEINER 1957 III, CHARPY, STAHL und CASTELAIN 1954.
[6] DUPRÉ 1953.   [7] GANS und STEIGLEDER 1955.
[8] CIVATTE 1954.   [9] MIESCHER 1952a und b, 1954.
[10] MIESCHER 1952a und b, 1954, CIVATTE 1954.

Reaktionen auch Segmentkernige[1]. Nach Prunieras[2] ist im Bereich der „Vésiculette primordiale" eine verstärkte Basophilie, wie er glaubt, als Folge einer Zunahme der Ribonucleinsäure anzutreffen. In den Zellen der Umgebung waren die Nucleolen geschwunden. Miescher kommt auf Grund sehr sorgfältiger Studien im Tierexperiment zu dem Schluß, daß die „Vésiculette primordiale" toxisch bedingt sei[3], Civatte habe mit veränderter Haut von Ekzemkranken gearbeitet. Hier kombiniere sich häufig die toxische Einwirkung von außen mit dem Ablauf des allergischen Geschehens. Mit einer toxischen Substanz kann die gleiche morphologische Veränderung ausgelöst werden wie mit einem Stoff,

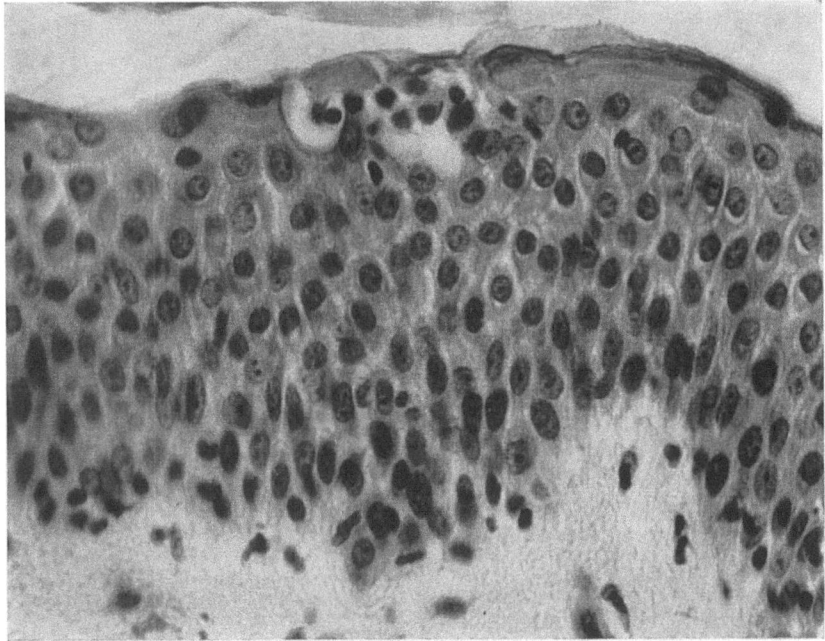

Abb. 15. „Vésiculette primordiale" bei genuiner Dermatitis eczematosa. (Aus Miescher 1952 b.)

gegen den das betreffende Individuum sensibilisiert ist. Weder in der Epidermis, der Cutis noch der Subcutis gibt es eine morphologische Veränderung, die für das Vorliegen eines allergischen Geschehens beweisend wäre[4]. Es liegt deshalb auch kein Grund vor, eine Dermatitis mit Spongiose von dem Ekzem abzutrennen, es sei denn, man wolle alle Entzündungen der Oberhaut mit Spongiose und den zugehörigen cutanen Veränderungen (s. unten) und deren Folgen als Ekzem bezeichnen ohne Rücksicht auf die Ursache. Da andererseits Dermatosen ohne Spongiose als Dermatitis bezeichnet werden, z. B. die *Akrodermatitis* atrophicans Herxheimer, ist vielleicht der Name Dermatitis eczematosa ein glücklicher Kompromiß. Er ist allerdings früher schon einmal für eine andere Sonderform der Dermatitis vorgeschlagen worden. Im folgenden wird der Einfachheit halber nur von einer Dermatitis gesprochen. Es besteht ein gradueller Unterschied, je nachdem, ob eine toxisch wirkende Substanz in gleicher Konzentration auf ein gegen sie sensibilisiertes oder ein nichtsensibilisiertes Individuum einwirkt[5]. Auftragen von

---

[1] Miescher 1952a und b, 1954, Bloch und Steiner-Wourlisch 1930.
[2] Prunieras 1954a und b.   [3] Miescher 1952a, b, 1954.
[4] Sulzberger, 1940, S. 29, Miescher 1952a, Pinkus 1954b, Ehrich, d. Handbuch, Bd. VII/1, 1956.   [5] Jadassohn, Bujard und Brun 1955, Zeligman 1955.

Dinitrochlorbenzol führte beim normalen Meerschweinchen nur zu einer Zunahme der Mitosen in der Epidermis[1]. Beim sensibilisierten Tier dagegen ruft es spongiotische Bläschen hervor[1]. Bei der allergisch bedingten Dermatitis soll neben einem Ödem ein ausgesprochen lymphocytäres Infiltrat[2] um die Gefäße in der oberen Cutis zu finden sein. Es fehlt jedoch bei Dermatitiden, die mit Sicherheit allergischer Natur sind[3]. Manchmal finden sich ausschließlich Histiocyten[4], ein Befund, der UNNA[5] bereits bekannt war. Allerdings ist die Abtrennung von Lymphocyten und Histiocyten, resp.: Makrophagen schwierig und in vielen Fällen sehr subjektiv gehandhabt worden (s. S. 599f.).

Bei Kontakt mit bestimmten Substanzen übertragen Leukocyten die Bereitschaft, mit einer Dermatitis eczematosa zu beantworten, zeitweilig auf Normale (s. S. 599). Da manche Autoren ausschließlich die Lymphocyten verantwortlich machten, schien die Ansicht von ANDREW[6] geeignet, diesen Vorgang zu erklären, der die Epidermiszellen von den Lymphocyten herleitete. Doch ist für diese Ansicht bis heute kein sicherer Anhalt erbracht worden[7]. Ältere Versuche an isolierter Epidermis, die das Vorhandensein von Antikörpern in dieser beweisen sollten, bestätigten sich nicht[8]. Die Lymphknoten sind für das Zustandekommen der allergisch bedingten Dermatitis unerläßlich[9].

Es war der Versuch naheliegend, durch morphologische Studien an Tier und Mensch wenigstens zu entscheiden, ob die primären Veränderungen bei der allergisch bedingten Dermatitis in Epidermis oder Cutis vorliegen. Nach Einwirken toxischer Substanz entsprechender Konzentration kommt es beim Tier viel rascher zur Bläschenbildung als durch ein Allergen[10], doch sind diese Befunde anscheinend von der Tierart und auch von der Art und der besonderen Eigenart des Allergens abhängig[11]. Zeitlich folgen die epidermalen Veränderungen den cutanen, doch läßt sich kein kontinuierlicher Zusammenhang zwischen den cutanen und den epidermalen Veränderungen nachweisen.

Eine neue Deutung bietet McCALLUM[12] an, ausgehend von Befunden von PERCIVAL und HANNAY[13]. Er stützt sich dabei auf Serienschnitte von Epicutantesten, einem sehr beliebten Studienobjekt[14]. Primär findet er bei der Bläschenbildung in der oberen Cutis unmittelbar unter der Epidermis um Schweißdrüsenausführungsgang, Haarfollikel und Talgdrüsen ein mäßiges Lymphocyteninfiltrat. Einige Lymphocyten sind bereits in die Epidermis eingedrungen, und vereinzelte Epithelzellen erscheinen vacuolisiert. Gleichzeitig mit einem starken Ödem der Papillen kommt es zu einem Ödem in denjenigen innerhalb der Epidermis gelegenen Zellen, die dem intraepidermalen Anteil des Schweißdrüsenausführungsganges angehören (s. S. 615) und in ihrer Nachbarschaft. McCALLUM[15] stellt sich nun vor, daß dieser geschädigte Epidermisabschnitt dem Druck des Papillarkörpers nicht standhalten könne. So komme es zur Bläschenbildung, deren gleichmäßige Anordnung durch den Abstand der Schweißdrüsenausführungsgänge in der Epidermis bestimmt wird. Sei die Epidermis bereits pathologisch verändert und könne das Ödem daher nicht in diese eindringen, komme es zur subepider-

---

[1] JADASSOHN, BUJARD und BRUN 1955.   [2] MIESCHER 1952a.
[3] BLOCH und STEINER-WOURLISCH 1930, GOLAY und BRUN 1958a.
[4] GOLAY und BRUN 1958a.   [5] UNNA 1894.
[6] ANDREW und ANDREW 1949.   [7] HORSTMANN 1957, S. 12.
[8] BIZZOZERO und DEPAOLI 1956: s. auch ENGELHARDT 1958 und GITLIN, LANDING und WHIPPLE 1953.
[9] FREY und WENCK 1958, 1956.   [10] BAER, ROSENTHAL und LIMS 1957.
[11] EPSTEIN und KLIGMAN 1957.   [12] McCALLUM 1957a und b.
[13] PERCIVAL und HANNAY 1949.
[14] BLOCH und STEINER-WOURLISCH 1930, MIESCHER 1936, MILLER 1947 u. viele andere.
[15] McCALLUM 1957a.

malen Blasenbildung. Gegen diese Auffassung spricht die Tatsache, daß in der Haut von Tieren, die keine ekkrinen Schweißdrüsen besitzen, spongiotische Bläschen trotzdem vorkommen.

McCallum sah am oberen Pol seiner Bläschen einen Einbruch in den Schweiß- drüsenausführungsgang. Einen entsprechenden Befund konnten Herrmann, Morrill und Sulzberger[1] bei *dysidrotischen Bläschen* an Palma und Planta erheben. Diese Art von Bläschen wurde ursprünglich mit einer vermehrten Schweißsekretion in Zusammenhang gebracht, später jedoch für unabhängig davon gehalten und als hämatogene Streuung von Mykosen der Füße (Mykid) oder als ein Teilsymptom der allergisch bedingten Dermatitis angesehen. Die Befunde von Herrmann, Morrill und Sulzberger[1] lassen jedoch einen Zusammenhang annehmen. Als Ursache dieser Art von Bläschen- bildung ist an eine Sättigung der unteren Hornschichtlagen mit Flüs- sigkeit zu denken. Die Hornschicht quillt und verlegt den Schweißdrü- senausführungsgang. Der Schweiß- drüseninhalt dringt in die Umgebung ein[1]. Als zweite Möglichkeit wird erwogen, daß durch die Sättigung der Hornschicht mit Wasser die Wasserabgabe der Epidermis, die Perspiratio insensibilis, zum Erliegen kommt und dadurch eine Flüssig- keitsansammlung entsteht. In die- sem Fall würde die Flüssigkeit erst sekundär in die Schweißdrüsenaus- führungsgänge einbrechen. Dennoch wäre die Hyperidrosis, die ja zur

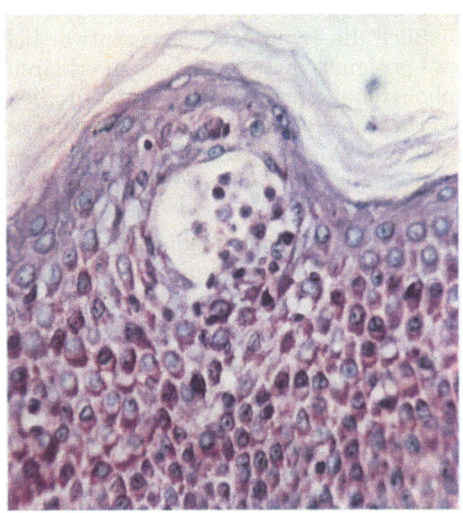

Abb. 16. Perjodsäure-Leukofuchsin-Reaktion in Epidermis mit spongiotischem Bläschen bei Kontaktdermatitis. Bei dem rotgefärbten Material handelt es sich überwiegend um Glykogen.

Absättigung der Hornschicht mit Wasser geführt hat, die primäre Ursache. Wir haben es hier mit ähnlichen Fragen zu tun wie bei der Miliaria rubra, auf die bei der Besprechung der Anhangsgebilde noch eingegangen wird (s. S. 634).

Bläschen und bläschenartige Umwandlungen der Epidermis werden beobachtet nach *Vergiftungen* mit Kohlenoxyd und Barbitursäure[2]. Es kommt zur subepi- dermalen Blasenbildung und gelegentlich zu einer eigenartigen Auflockerung der Epidermis. Die Epithelzellen sind säulenartig zwischen mit Flüssigkeit angefüllten Räumen angeordnet.

Die Haut reagiert auf *Strahlen* sehr unterschiedlich, je nachdem, welche Strahlen bevorzugt einwirken und wie die Reaktionslage der Haut ist[3]. *Ultra- violette Strahlen* wandeln die obersten Lagen der Epidermis bandartig um. Die Zellen sind pyknotisch und vacuolisiert. Die ganze Epidermis kann nekrotisch sein und sich als Blase von der Unterlage abheben. Das langwellige Ultraviolett führt in der Epidermis lediglich zu einer verminderten Anzahl der Mitosen und zu Kernpyknosen. Dagegen werden die Capillaren der obersten Cutis schwer geschädigt. Langwelliges Infrarot läßt die Epidermis nekrotisch werden. Nach *Weißlicht* und *kurzwelligem Infrarot* ist die Basalschicht ödematös. Einzelne Zellen und Zellgruppen gehen unter. Es entstehen kleine *intraepidermale Bläschen*

[1] Herrmann, Morrill und Sulzberger 1958.
[2] Adebahr 1956, Landes 1955.   [3] Miescher 1957b (vgl. auch dieses Handbuch Bd. X/1).

(Lückenbildung im Sinne von GANS 1932). In gesteigerter Form finden sich dann Nekrosen in der Epidermis und in der oberen Cutis mit sekundärer Blasenbildung.

Nach MIESCHER[1] sieht man bei der photo*toxischen* Reaktion einen Auflockerungsprozeß in den unteren Epidermisschichten. Einzelne Zellen sind geschrumpft, und dadurch entstehen Lücken zwischen diesen. Bei stärkerer Reaktion können die oberen Epithellagen nekrotisch werden, wie man es bereits von der Einwirkung anderer toxischer Substanzen auf die Haut kennt. Es kann zur intra- und subepidermalen Blasenbildung kommen[2].

Treten die photodynamischen Substanzen aus der Blutbahn aus, so ist primär im Experiment nicht die Epidermis, sondern es sind die Gefäße in der Cutis geschädigt[3]. Phototoxische Reaktionen werden bekanntlich dadurch in der Haut hervorgerufen, daß eine gegen Licht obligat sensibilisierende Substanz auf oder in die Haut gelangt. Die photoallergische Reaktion dagegen ist an eine Sensibilisierung des Organismus gebunden, z. B. gegen Sulfonamide, Thiazinderivate. Diese Substanzen sind nicht als solche wirksam, sondern die Noxe ist ein neuer chemischer Körper, der erst im Organismus entsteht[4]. Diese photoallergische Reaktion ist entweder urticariell und damit cutan oder entspricht der allergisch bedingten Dermatitis mit spongiotischer Bläschenbildung.

Bläschenbildung mit ballonierender und mit retikulierender Degeneration.

Um einen grundverschiedenen Vorgang handelt es sich bei der Bläschenbildung mit ballonierender und mit retikulierender Degeneration[5]. Hier setzt die erste Schädigung wahrscheinlich in der Zelle selbst ein. Beide Vorgänge stellen im Grunde nichts anderes dar als eine mehr oder weniger rasch verlaufende Colliquationsnekrose. Das Bläschen ist die nekrobiotische Variante. In schweren Fällen wird die Ausbildung des Bläschens übersprungen, und es kommt zum raschen Untergang der Epidermiszellen. Die retikulierende Degeneration ist möglicherweise nichts anderes als ein Stadium zwischen ballonierender Degeneration und Nekrose. Doch können auch beide Vorgänge in den verschiedenen Schichten der Epidermis nebeneinander vorkommen, so z. B. im Bläschen bei der Variola.

UNNA betont, daß bei der ballonierenden Degeneration die Epithelien primär weniger stark anschwellen als bei der retikulierenden. Die Außenschicht des Plasmas und mit ihm die Zellfortsätze (Stacheln) schwinden. Die Zelle wird abgerundet und löst sich aus dem Verband. Um den Kern kommt es zu einem Ödem, während das Zellplasma am Rande der Zelle intensiver anfärbbar ist als normal. Diese acantholytischen Zellen, die ihre „Stacheln" verloren haben, sind im Ausstrich deutlich von anderen Epithelien zu unterscheiden. Bei den Viruserkrankungen kommt es zu einer unvollständigen Teilung der losgelösten Zellen. Zelle und Kern nehmen an Größe zu, der Kern teilt sich innerhalb der Zelle weiter. Es entstehen so ein- und mehrkernige Riesenzellen. In Zweifelsfällen kann der Ausstrich des Blasengrundes deshalb in der Differentialdiagnose helfen. Bei entsprechender Methodik sind in den Kernen und im Plasma der erkrankten Epithelien Einschlußkörper nachgewiesen worden[6], doch ist man gerade in der Epidermis Täuschungen ausgesetzt (Verwechslungen mit Nucleolen!) (s. S. 550).

Bei der retikulierenden Degeneration kommt es zunächst in der Zelle zur Vacuolenbildung. Das Zellplasma ist schaumig umgewandelt. Auch außerhalb der Zellen sollen Vacuolen auftreten. Bald verlieren die Zellen ihre Konturen völlig. Das Plasma hängt spinnwebartig zusammen. In „den Knoten des Netzes"

---

[1] MIESCHER 1957 b.   [2] KUSKE 1938, MIESCHER 1957 b.   [3] BERGAMASCO 1940.
[4] BURCKHARDT 1941, 1947, 1948.   [5] UNNA 1894.
[6] FINDLAY 1951; Lit., s. auch GANS und STEIGLEDER 1957.

sind noch Reste von Zellen erkennbar, gelegentlich sitzt der Kern wie eine Spinne im Netz[1]. Morphologisch erinnern die Plasmareste an Fibrin. Das noch intakte Epithel ist scharf gegen den nekrotischen Bereich abgesetzt. Zoster und Herpes wie auch andere Viruserkrankungen mit Bläschen unterscheiden sich in ihrem histologischen Aufbau nicht wesentlich, wenn sich auch aus der Schwere der Veränderungen Rückschlüsse auf die Diagnose ziehen lassen[2]. UNNA konnte nur wenige Fälle von Herpes progenitalis untersuchen, worauf er ausdrücklich hinwies. Er fand gerade bei diesen Fällen eine retikulierende Degeneration und glaubte so, daß sich Zoster- und Herpes-Bläschen in ihrem Gewebsaufbau wesentlich unterschieden, eine Ansicht, die später nicht bestätigt werden konnte[3]. Häufiger vermißt man die ballonierende Degeneration, bei der ebenfalls durch das Herpes-Virus hervorgerufenen *varicelliformen Eruption von KA-POSI (Pustulosis varioliformis acuta Juliusberg)*. Es handelt sich um ein schwereres Krankheitsbild, das hauptsächlich bei der Prurigo Besnier (auch als Neurodermitis diffusa, Atopische Dermatitis, Endogenes Ekzem[4], Neurodermitis constitutionalis[5] bezeichnet), aber auch bei anderen Erkrankungen vorkommt. Bei der Dyskeratosis follicularis vegetans Darier konnten wir es beobachten. In diesem Fall ist das Herpes-Virus nachgewiesen worden. Das Krankheitsbild der varicelliformen Eruption ist der Vaccina inocu-

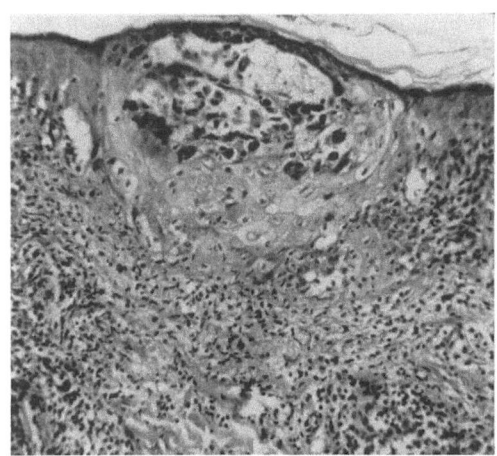

Abb. 17. Bläschen mit ballonierender Degeneration bei Zoster. Man erkennt in dem Bläschen im Zentrum sehr gut die Riesenzellen, daneben angedeutete retikuläre Degeneration. Rechts und links von dem Bläschen deutliche Spongiose! Hämat.-Eos., 125mal.

lata sehr ähnlich und mit dieser verwechselt worden. Die letzte ist aber durch das Vaccinevirus hervorgerufen und hat eine schlechtere Prognose[6], doch kann auch die erste tödlich verlaufen[7].

Bis heute ist es nicht gelungen, die *biologische Bedeutung der Bläschenbildung zu verstehen.* Selbstverständlich sind die histologischen Umwandlungen von entsprechenden histochemischen begleitet. Es gelingt auch hier nicht, primäre und sekundäre Vorgänge auseinanderzuhalten. Auf das Phänomen der Acantholyse ist noch einzugehen. Soweit auf Grund des färberischen und histochemischen Verhaltens entschieden werden kann, fallen die Zellen rasch der Verhornung oder Austrocknung anheim und werden dann durch die Hornschicht beseitigt, so daß der Vorgang als ganzer sinnvoll erscheint. Bei beiden Formen der Bläschenbildung, im besonderen bei der spongiotischen, kommt es zu einem Abfluß von Flüssigkeit aus der Cutis zur Oberfläche, worauf das Nässen bei der Dermatitis zurückzuführen ist („Ekzemporen"). Bisher ist bei allen Erörterungen der Pathogenese des spongiotischen Bläschens fast ausschließlich der Flüssigkeitsstrom *in* die Epidermis hinein diskutiert worden. Mit C^{14} markiertes Dinitrochlorobenzol schwindet bei sensibilisierten Meerschweinchen

[1] GANS 1932.   [2] POLANO 1958.
[3] GANS 1932, DARIER, CIVATTE, FLANDIN und TZANCK 1936.
[4] KORTING 1954b.   [5] BORELLI und SCHNYDER 1957.
[6] LAUSECKER 1953.   [7] HERZBERG und PLIESS 1955.

schneller aus der Haut als bei nicht sensibilisierten, ein Befund, der vielleicht richtungweisend sein kann. Ähnliche Versuche mit anderen Substanzen ergaben früher allerdings kein sicheres Resultat[1].

Blasenbildung.

Die Blase unterscheidet sich rein klinisch durch ihre Größe von dem Bläschen[2] (s. Schema). Daher können die beiden im folgenden besprochenen Blasenformen klinisch durchaus als Bläschen anzusprechen sein. Wir trennen 1. die *Spaltblase*, bei der im wesentlichen der Zusammenhang zwischen der Epidermis und der Cutis oder der Epithellagen untereinander verlorengegangen ist und keine schweren degenerativen Veränderungen primär an den Epithelien zu erkennen sind, und 2. die durch *Acantholyse bedingte Blase*, bei der ballonierend degenerierte Epithelien und in manchen Fällen auch eine Dyskeratose vorkommen.

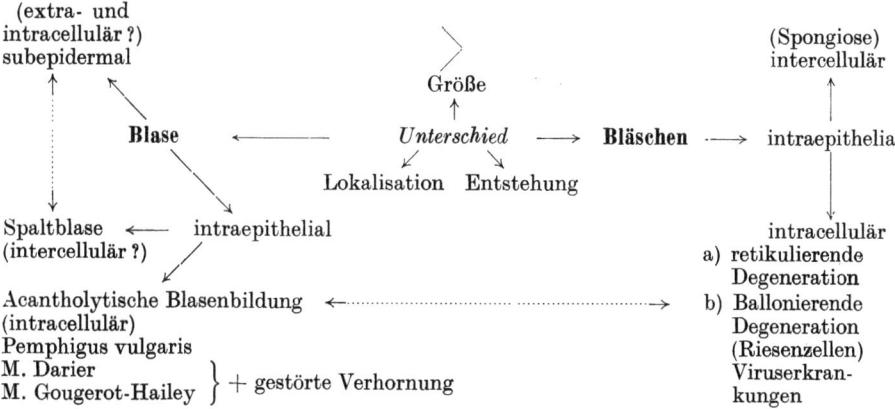

Schema zur Genese und Differenzierung der verschiedenen Arten von Blasen und Bläschen. Blase und Bläschen unterscheiden sich durch Größe, Lokalisation und Entstehungsweise. Beide können unterteilt werden, je nachdem, wo die erste Schädigung im Schnitt sichtbar wird. Die gestrichelten Linien deuten mögliche Beziehungen an. Alle Angaben beziehen sich auf die primären Veränderungen, sekundär können sich die Grenzen verwischen.

Spaltblase.

Die Spaltblase kann zwischen Hornschicht und Epidermis, innerhalb der Epidermis und zwischen Epidermis und Cutis anzutreffen sein. Im letzten Fall bleibt die PAS-positive Grenzschicht auf der Cutis liegen[3], nach PRUNIERAS[4] ist sie manchmal mit der Epidermis abgehoben. Diese Grenzschicht ist nicht einheitlicher Natur, sondern besteht aus verschiedenen Bausteinen, im besonderen aus reticulären Fasern und Elastica, die durch eine Kittsubstanz verbunden sind[5]. Die subepidermale Blasenbildung wurde daher als ein Vorgang aufgefaßt, der sich im wesentlichen an der Bindegewebssubstanz abspielt und sich aus deren Verhalten erklären lasse[6]. Auf diese Weise sind die interepitheliale und subcorneale Form der Spaltblase nicht zu erklären, die gemeinsam mit der subepidermal gelegenen vorkommen können[7], z. B. bei der Epidermolysis bullosa[8]. Es finden sich zahlreiche Erkrankungen[9], die eine subepidermale Blasenbildung aufweisen, z. B. das Arzneimittelexanthem, das Erythema exsudativum multiforme und vor allem die Dermatitis herpetiformis Duhring und die Epidermolysis

---

[1] WITTEN, GRAYSON und BIRNBAUM 1957.   [2] SIEMENS 1952.
[3] STOUGHTON und WELLS 1950, BRAUN-FALCO 1954.   [4] PRUNIERAS 1954a.
[5] GERSH und CATCHPOLE 1949, ROBB-SMITH 1952; s. auch ROULET 1937, ROTHMAN 1954a, S. 699, BRAUN-FALCO 1954, 1955a.
[6] ROTHMAN 1954.   [7] KOGOJ 1957.
[8] GANS und STEIGLEDER 1957.   [9] STOUGHTON 1956.

bullosa. Bei dieser treten Blasen bereits nach physiologischen Reizen auf, z. B. beim einfachen Laufen auf der Fußsohle. Es wird vermutet, daß im Bindegewebe Veränderungen vorliegen[1], zumal sich in seltenen Fällen (Unterform von Pasini[2]) deutliche cutane Veränderungen vorfinden. Doch kommen gerade bei dieser Erkrankung auch subcorneale Blasen vor[3].

Es ist bis heute nicht sicher ermittelt worden, wie die Epidermis auf der Unterlage befestigt ist[4]. Am wahrscheinlichsten erscheint es, daß feine Fortsätze der Epidermiszellen, die sog. Wurzelfüßchen, in ein dreidimensionales Maschennetz von silberimprägnierbaren Fasern eingelassen sind[5]. Diese Wurzelfüßchen sind auch im unfixierten Präparat erkennbar. Von anderer Seite wird behauptet, elastische oder den elastischen färberisch ähnliche Fasern verankerten die Epithelzellen auf der Cutis[6]. Im Elektronenmikroskop hat man eine Grenzlinie zwischen Epidermis und Cutis gesehen, die als die eigentliche Basalmembran angesprochen wird[7]. Die Ansicht, daß Fasern aus der Cutis in die Epidermiszellen übergehen, dürfte heute verlassen sein[8]. Durch vorsichtige Maceration gelingt es, die Epidermis von der Cutis zu lösen[9]. Es kommt zu einer Quellung des Bindegewebes, die durch ganz verschiedene Substanzen erzeugt, aber auch wieder rückgängig gemacht werden kann[10]. Proteolytische Fermente (Pepsin, Trypsin, Chymotrypsin) können die Epidermis von der Unterlage lösen. Auch Hyaluronidase wurde angewandt. Die Wirkung all dieser Substanzen ist jedoch nicht spezifisch[10]. Anionen von Neutralsalzen sind um so wirksamer, je mehr sie zur Quellung von Gelatine führen, sie verhalten sich also entsprechend der Hofmeisterschen Reihe[11]. Die Dermatitis herpetiformis Duhring ist durch subepidermale Blasen gekennzeichnet, die durch lokale und interne Gaben von Jodkali zum Auftreten gebracht werden können. Mit Thiocyanat — in der Hofmeisterschen Reihe wirksamer als Jodkali — kann man bei der Dermatitis herpetiformis ebenfalls Blasen auslösen[12]. Kationen der Hofmeisterschen Reihe sind weniger wirksam[12]. Gelegentlich gelingt es, durch Bromide Blasen zu provozieren. Substanzen, die am entgegengesetzten Ende der Hofmeisterschen Reihe zu finden sind wie das Citrat, festigen die Epidermis sogar auf der Unterlage, da sie keine Schwellung, sondern eine Schrumpfung des Bindegewebes bewirken[11]. Stoffwechselerkrankungen mit und ohne Ablagerungen in der Cutis sind häufiger mit Blasenbildung verbunden[13]. Nach diesen Befunden liegt es nahe, den Zustand des unmittelbar unter der Epidermis gelegenen Bindegewebes für die subepidermale Blasenbildung verantwortlich zu machen. Allerdings bleibt unklar, an welcher Bindegewebskomponente die Schädigung angreifen soll[14].

Im Gegensatz dazu soll bei intraepidermalen Blasen die Epithelzelle selbst primär geschädigt sein. Einen Hinweis, wie man sich eine solche Schädigung vorstellen müßte, schienen Versuche zu liefern, die im 2. Weltkrieg mit Lewisit gemacht wurden[15]. Dieser Kampfstoff blockiert die freien Sulfhydrilgruppen[15]. Andere Substanzen, die ebenfalls dieses Radikal angreifen, führen auch zur Blasenbildung, z.B. die Monojodessigsäure[16]. Die Sulfhydrilgruppen sind Bestandteil von Enzymen der Atmung, z. B. der Bernsteinsäuredehydrogenase[17]. Wir kennen Blasenbildung bei Sauerstoffmangelzuständen, z. B. Kohlenmonoxydvergiftung und Barbituraten[18].

[1] Lit. s. Dorn 1957.   [2] Götz und Meinicke 1955.   [3] Gans und Steigleder 1957.
[4] Horstmann 1957, S. 68ff.   [5] Odland 1950.   [6] Cooper 1958.
[7] Pease 1952.   [8] Horstmann 1957, S. 69.
[9] Lit. s. Horstmann 1957, S. 69, Rothman 1954a u. a.   [10] Felsher 1946, 1947a.
[11] Felsher 1946, 1947a und b, Spier, Schirren, Dessin und Ewinger 1952.
[12] Felsher 1947b, Spier, Schirren, Dessin und Ewinger 1952.
[13] Gottron und Ellinger 1931, Marchionini 1939.   [14] Rothman 1954a.
[15] Stocken und Thompson 1946 u. a.   [16] Stüttgen 1952, 1954.
[17] Thunberg 1951.   [18] Adebahr 1956.

Die Annahme erscheint daher berechtigt, daß Substanzen, welche die Gewebs-atmung in der Epidermis blockieren, zur Blasenbildung führen[1]. Allerdings werden nach dem Einwirken von Kampfstoffen der Gelbkreuzreihe subepidermale Blasen beobachtet[2]! McAdams[3] findet bei jungen, noch haarlosen Mäusen nach Einwirkung von Senfgas ebenfalls als erste Veränderung ein starkes Ödem der oberen Cutis. Es folgt dann eine Nekrobiose der Cutis, mit Bildern, wie man sie nach Schlafmittel- und Kohlenoxydgasvergiftung in ähnlicher Art vor-finden kann. Monojodacetat führt je nach Reaktionslage des geprüften Indi-viduums zu einer ganz unterschiedlichen Reaktion[4]. Beim Gesunden finden sich die ersten morphologisch faßbaren Veränderungen im Papillarkörper[4, 5]. Würde nur der PAS-positive Grenzstreifen zwischen Cutis und Epidermis betroffen, könnte man einen Vorgang annehmen, der sich im Epithel abspielt, denn der homogene Anteil dieses Streifens ist möglicherweise ein Produkt der Epidermis[6].

Die Vorstellung, daß bei der subepidermalen Blase durch ein vordringendes Ödem die Epidermis von der Cutis einfach abgerissen wird[7], wurde nach den eben angeführten Befunden abgelehnt[8]. In der Tat finden wir bei der Urticaria ein sehr starkes Ödem in der oberen Cutis, aber nur selten Blasen. Andererseits werden beim Lichen ruber die normalen epithelialen und bindegewebigen Anteile der Epidermis-Cutisgrenze zerstört und durch ein Infiltrat ersetzt. Die Blasen-bildung beim Lichen ruber ist eine seltene Ausnahme. Beim Lupus erythematodes chronicus ist die Epidermis-Cutisgrenze ebenfalls erheblich verändert, es kommt nur sehr selten zu einer Blasenbildung. In der behaarten Haut der Tiere lassen sich nur schwer Blasen erzeugen, solange die Haarfollikel erhalten sind[9]. Wahr-scheinlich halten die Follikel die Epidermis, in die sie ja eingelassen sind[10], auf der Unterlage fest. Rein klinisch hat man die subepidermale Blase als Tensions-blase bezeichnet[11]. An ihrem Rand sind die Tonofibrillen zusammengepreßt[11]. Alle diese Befunde sprechen dafür, daß für das Zustandekommen der subepi-dermalen Blase die Epidermisablösung durch Flüssigkeitsdruck wichtig ist. Mög-licherweise ist ihre Genese nicht einheitlich. Wie bereits kurz erwähnt, kann der Perjodsäure-Leukofuchsin-positive Grenzstreifen auf der Unterlage haften bleiben, während die Epidermis nach oben abgehoben wird. In solchen Fällen lösen sich möglicherweise die Epithelfüßchen aus dem Fasernetz der Grenzschicht. *Eine subepidermale Blasenbildung kann also rein theoretisch durch einen intraepi-dermalen intracellulären Schaden zustande kommen*, zumal sie ja zusammen mit der subcornealen Blase auftritt. Doch ist nach den genannten Befunden wahr-scheinlicher, daß der Prozeß subepidermal einsetzt. Auffälligerweise kann die abgehobene Epidermis reichlich histochemisch darstellbares Glykogen enthalten[12]. Vorsichtiges Reiben[13] und leichte Erhitzung der Hautoberfläche[14] erzeugen im Gegensatz zu stärkerer Erwärmung intraepidermale Blasen. Die Epithelzellen lösen sich voneinander, und sekundär strömt Flüssigkeit von der Cutis ein.

Die Genese der Blasen wurde in den letzten Jahren mit besonderem Interesse untersucht, nachdem verschiedene Autoren CIVATTE[15] sowie DUPONT und PIÉRARD[16] zustimmten, man könne die Dermatitis herpetiformis Duhring vom Pemphigus vulgaris mit seinen Unterformen Pemphigus foliaceus, vegetans und erythema-

---

[1] ROTHMAN 1954a, BARRON, MEYER und MILLER 1948.   [2] GANS und STEIGLEDER 1955.
[3] McADAMS 1956.   [4] STÜTTGEN 1952.   [5] STÜTTGEN 1954.
[6] HUECK 1920, BRAUN-FALCO 1955.   [7] PERCIVAL und HANNAY 1949.   [8] FELSHER 1947a.
[9] FLESCH, GOLDSTONE und WEIDMAN 1952, MIRSKY und GOLDMAN 1943, GOLDMAN, NELSON und MIRSKY 1943, KUHL, SHELINE und ALPEN 1954.
[10] PINKUS und STEELE 1955, PINKUS 1939, 1958.
[11] NIEUWMEIJER 1953, s. auch NELEMANS, KEUNING, VAN RIJSSEL und RUITER 1952.
[12] STEIGLEDER 1957b.   [13] NAYLOR 1955b.   [14] LEACH, PETERS und ROSSITER 1943/44.
[15] CIVATTE, in DARIER, CIVATTE, FLANDIN und TZANCK 1936.   [16] DUPONT und PIÉRARD 1938.

todes[1], auch Senear Usher-Syndrom[1] oder P. seborrhoides[2] genannt, abtrennen. Obwohl in nahezu allen Arbeiten über dieses Thema behauptet wird, Civatte habe erstmals 1943 diese Ansicht vertreten, hatte dieser Autor bereits 1936[3] angenommen, daß der echte Pemphigus fast ausschließlich zu intraepidermalen Blasen führe. Dupont und Piérard haben auf Grund eigener Studien in einem Lehrbuch[4] 1938 erklärt, daß beim echten Pemphigus ausschließlich diese Art der Blasen zu finden sei und sich daher histologisch von der Dermatitis herpetiformis abtrennen lasse. Bekannt wurde diese Ansicht erst durch eine erneute Mitteilung von Civatte 1943[5] und von Dupont und Piérard[6] und anderer französisch sprechender Dermatologen, die Ausstrichmethode von Tzanck[7] sowie Arbeiten englischer[8] und amerikanischer Autoren, vor allem Winer und Lipschultz[9], Blank und Burgoon[10], Lever[11], Brennan und Montgomery[12], doch ist sie nicht unwidersprochen geblieben[13].

Auf dem Internationalen Dermatologen-Kongreß in Stockholm 1957 wurde es deutlich, daß im Grunde alle Untersucher einer Meinung sind und nur ihre Nomenklatur sich unterscheidet.

Es wird von den meisten Dermatologen unterschieden zwischen der Dermatitis herpetiformis Duhring [= Dermatite polymorphe prurigineuse(douloureuse) à poussées successives Brocq] und dem Phemphigus vulgaris mit seinen Nebenformen. Bei der ersten Krankheit treten gruppierte Blasen auf (herpetiform), die wegen ihrer geringen Größe klinisch meist als Bläschen imponieren. Die Schleimhaut ist meist frei. Jodkali (s. oben) provoziert in vielen Fällen Blasenschübe, Sulfapyridin und Diamino-Diphenyl-Sulfon unterdrücken die Hauterscheinungen. Die Erkrankung kann lange Jahre bestehenbleiben, ist im Endeffekt jedoch gntartig. Der echte Pemphigus dagegen befällt in der Mehrzahl der Fälle zuerst die Schleimhäute, führt zu einer erheblichen Störung des Allgemeinbefindens und schließlich unter stets neuem Auftreten von Blasen zum Tode. Die Dermatitis herpetiformis Duhring tritt in manchen Fällen, und zwar bei Kindern[14] und bei älteren Menschen, ebenfalls mit Blasen auf, deren Decke im Gegensatz zum Pemphigus widerstandsfähiger ist, und die sich nicht so rasch peripher ausbreiten. Sie machen bei einer bestimmten Größe halt. Die Schleimhäute werden ebenfalls, allerdings selten, befallen. Die Prognose quo ad vitam und ad sanationem soll bei dieser letzten Gruppe wesentlich besser sein als beim echten Pemphigus. Todesfälle werden als durch interkurrente Krankheiten verursacht gedeutet[16]. Bei einer Verlaufsform, die von manchen als Unterform, von anderen als eigenes Krankheitsbild betrachtet wird, sind die Schleimhäute der Konjunktiven, des Mundes und des Genitales fast ausschließlich erfaßt (sog. benignes Schleimhautpemphigoid)[15]. Diese Art der Blasenbildung wurde früher allgemein als nicht sicher abzutrennen von dem ,,echten" Pemphigus angesehen. Da subepidermale Blasen vorlagen, nahm man folgerichtig an, daß der ,,echte" Pemphigus sowohl intra- als auch subepidermale Blasen aufweisen könne[17]. Es wurden auch in letzter Zeit Fälle bechrieben, bei denen Patienten mit rein subepidermaler Blasenbildung unter dem echten Pemphigus entsprechenden Symptomen ad exitum kamen[18]. Ferner sollen Patienten zeitweilig subepidermale und zeitweilig intraepidermale Blasen gehabt haben[19], ein Befund, den wir an der Frankfurter Klinik niemals haben erheben können. Vielleicht handelte es sich um Einrisse von subepidermalen Blasen ausgehend in die Epidermis und die Anhangsgebilde, was häufiger vorkommt. Nur Serienschnitte lassen in solchen Fällen die wahre Natur der Blase erkennen. Ferner kann die für den Pemphigus bezeichnende Acantholyse (s. u.) durch Sekundärinfektion und Maceration vorgetäuscht sein[18]. Nach dem Gesagten ergibt sich, daß man entweder alle Fälle mit einem bestimmten klinischen Bild und Verlauf als Pemphigus bezeichnen oder die Patienten mit intraepidermaler acantholytischer Blasenbildung separieren muß und nur diese als echten Pemphigus bezeichnen darf. Im letzten Falle wird die Dermatitis herpetiformis Duhring-Broq ein sehr heterogenes und weitgespanntes Krankheits-

---

[1] Tappeiner und Wodniansky 1958.   [2] Touraine 1955.
[3] Civatte, in Darier, Civatte, Flandin und Tzanck 1936.
[4] Dupont und Piérard 1938.   [5] Civatte 1943a und b.   [6] Dupont und Piérard 1949.
[7] Tzanck 1948.   [8] Rook und Whimster 1950, Rook und Waddington 1952.
[9] Winer und Lipschultz 1952.   [10] Blank und Burgoon 1952.
[11] Lever 1953.   [12] Brennan 1953, Brennan und Montgomery 1953.
[13] Fisher 1956, Nelemans 1951, Steigleder 1955a.
[14] Brett, Rathjens und Sprenger 1952.
[15] Degos, Lortat-Jacob und Hardy 1957, Lortat-Jacob 1958.   [16] Lever 1953.
[17] Gans 1925.   [18] Steigleder 1955a (Literatur).   [19] Fisher 1956.

bild. Da überdies die ausgesprochen bullösen Formen nur selten auf die sonst wirksamen Therapeutica ansprechen, öfters die Schleimhäute befallen und ähnlich wie beim „echten Pemphigus" nur durch Steroide beherrscht werden können, lag es nahe, eine gesonderte Gruppe zu schaffen und die Erkrankung Pemphigoid, Pemphigus alter Leute, Parapemphigus zu nennen[1, 2, 3]. Die Bezeichnung Pemphigus und Pemphigoid ist früher anderen mit Blasen einhergehenden Krankheiten zugelegt worden, die mit den eben genannten Krankheiten nichts zu tun haben. Der erste hier anzuführende Autor ist HIPPOKRATES[1]. FLODÉN und GENTELE[4] sahen schließlich einen Fall, der klinisch das typische Bild der Dermatitis herpetiformis Duhring bot, aber eine acantholytische Blasenbildung hatte.

Acantholytische Blasenbildung.

Von der Pathogenese her erscheint es berechtigt, eine besondere Krankheitsgruppe für alle die Fälle anzunehmen, die eine Blasenbildung mit Acantholyse

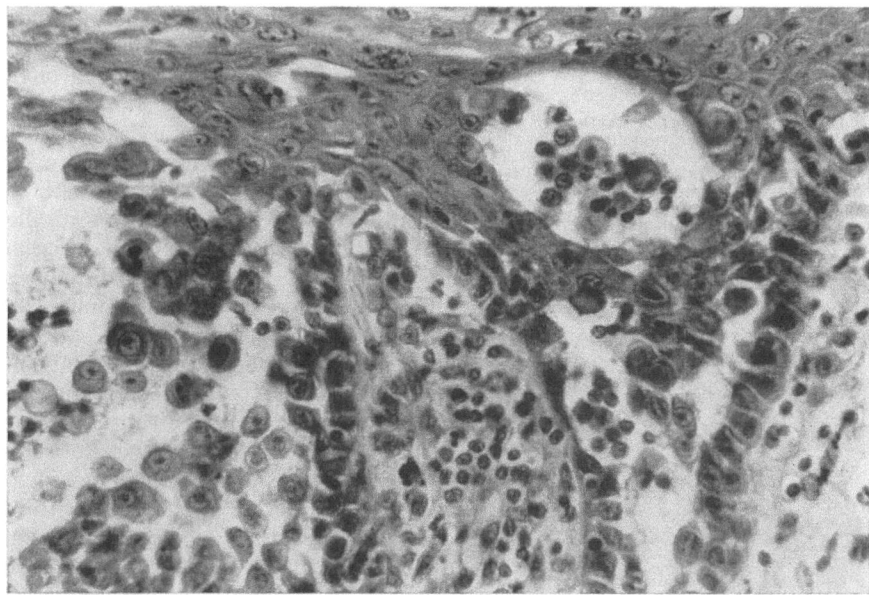

Abb. 18. Blasenbildung mit Acantholyse bei Dyskeratosis hereditaria bullosa (Morbus Gougerot-Hailey). Die stark aufgelockerte, aber erhaltene Basalschicht ist gut erkennbar. Aus der Bindegewebspapille in der Mitte des Bildes dringen Lymphocyten in die Blase vor. Man erkennt sehr deutlich die sich lösenden Epithelien, darunter typische Corps ronds (s. S. 548). Einige in der linken Blasenkammer haben einen deutlich verdichteten Zellrand. Die Kerne zeigen degenerative Veränderungen. Dadurch erinnern die Zellen an die dyskeratotischen bei der Dyskeratosis follicularis vegetans (s. Abb. 22). Hämat.-Eos., 560mal. (Sammlung KUSKE, Bern.)

aufweisen. Diese Grundefflorescenz des echten Pemphigus unterscheidet sich von der Rißblase wesentlich. Die Brücken zwischen den Epithelzellen scheinen voneinander gelöst zu werden und dadurch die Epithelzellen sich voneinander zu trennen und im Blasenlumen zu liegen. Diese Vorstellung paßte sehr gut in das Konzept, daß die Epidermiszellen durch fortlaufende Fasern, die Tonofibrillen, miteinander verbunden seien und diese also zuerst geschädigt würden.

Zugleich sieht man in den Tonofibrillen die Vorläufer des Keratins und hält sie für reicher an Disulfidgruppen als das umgebende Epithel. Leichte Verbrennungen führen in vivo zu Veränderungen, die einer Acantholyse ähnlich sind[5]. Entsprechende Gewebsbilder lassen sich nach der Einwirkung von Substanzen erzielen, welche wichtige Molekülgruppen im Keratin spalten sollen, im besonderen

---

[1] LEVER 1953.   [2] TOURAINE 1955.   [3] PRAKKEN und WOERDEMAN 1955.
[4] FLODÉN und GENTELE 1955.
[5] STOUGHTON 1956, 1957, s. auch LEACH, PETERS und ROSSITER 1943/44.

die Disulfidgruppen[1]. Da sich derartige Veränderungen auch an den Epithelien innerer Organe erzielen ließen[2], war es bereits zweifelhaft, ob tatsächlich die Tonofibrillen oder andere Strukturen angegriffen werden[3]. Nach seitdem bekanntgewordenen elektronenoptischen Befunden finden sich nach den Worten von HORSTMANN flächenhafte Kontaktstellen, in deren Bereich die Saftspalten überbrückt werden, *ohne daß die Grenze zwischen den Nachbarzellen verschwindet*[4]. Ganz im Gegenteil ist hier die Zellmembran besonders deutlich zu sehen. Die Tonofibrillen sind als Bündel erkennbar, die meist in der Nähe der Zellmembran vorgefunden werden. Bündel, die senkrecht die Zellmembran treffen, werden oft in gleicher Richtung in der Nachbarzelle fortgesetzt. Ein Übergang der Fibrillen von Zelle zu Zelle ist nicht zu beobachten! Er wird im Lichtmikroskop lediglich vorgetäuscht, da sich die Kontaktflächen wie die Tonofibrillen färben und der schmale Spalt zwischen

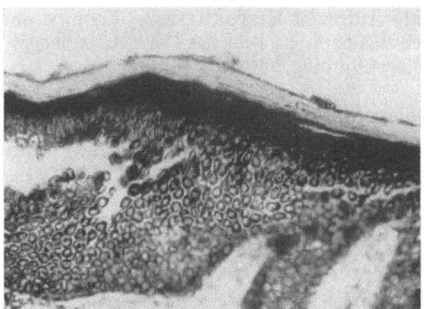

Abb. 19. Pemphigus vulgaris. Reaktion auf unspezifische Esterasen. Man erkennt die acantholytische Blasenbildung mit Loslösung der einzelnen Epithelien. Beachte die starke Reaktion der Blasendecke und der Übergangsschicht zwischen verhornter und unverhornter Epidermis. (Aus STEIGLEDER und SCHULTIS 1957 b.)

beiden nicht sichtbar ist[4]. Anscheinend werden die Zellstacheln durch eine Kittsubstanz zusammengehalten[4]. Der Schaden entsteht wahrscheinlich zunächst in den Zellen[5,6]. Damit steht in Einklang, daß deren Atmung vermindert ist[6], und daß die Tonofibrillen in der losgelösten Zelle bei der Acantholyse im Gegensatz zu denen bei spongiotischen Bläschen vermindert gefunden wurden[7], doch ist dieser Befund nicht unbestritten[5]. MUSUMECI[8] bestätigte an excidierter Haut die Befunde von STOUGHTON[9], daß reduzierende Substanzen, die möglicherweise die Disulfidgruppen aufbrechen, zu einer Blasenbildung führen. In vitro wirksame Cysteinlösung war in vivo bei intraepidermaler Injektion jedoch wirkungslos[8]. Das gleiche gilt für Trypsin und Papain[8]. Die durch Cantharidin hervorgerufene Blase entspricht in vielem der spontan entstandenen acantholytischen Blase. Die ersten Veränderungen finden sich innerhalb der Epidermis[10].

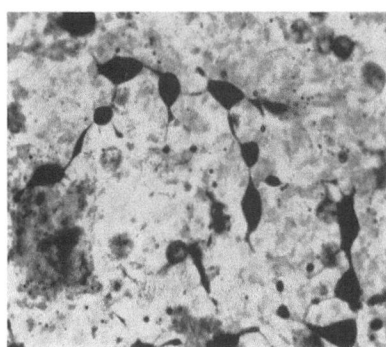

Abb. 20. Der gleiche Fall und die gleiche Reaktion im Ausstrich. Wiederum reagieren die losgelösten Epithelzellen besonders stark. Sie hängen offensichtlich noch durch feine Brücken zusammen. Beachte die schwache Reaktion in Leukocyten zwischen den Epithelien! (Aus STEIGLEDER und SCHULTIS 1957 b.)

Was die Morphe bereits nahelegt, bestätigen biochemische und histochemische Befunde in den Epithelzellen und im Blaseninhalt bei natürlich entstandenen

---

[1] STOUGHTON und NOVAK 1956, STOUGHTON 1956, 1957; s. auch LEACH, PETERS und ROSSITER 1943/44.   [2] FLESCH, Diskussionsbemerkung zu 1956.
[3] STOUGHTON und NOVAK 1956 s. auch STOUGHTON 1957.
[4] SELBY 1956, HORSTMANN 1957; s. Abb. 209.
[5] NELEMANS 1951, NELEMANS, KEUNING, VAN RIJSSEL und RUITER 1952.
[6] SZODORAY, VÉRTES, RACZ und HORVÁTH 1951.
[7] NIEUWMEIJER 1953.   [8] MUSUMECI 1957 a.
[9] STOUGHTON und NOVAK 1956, STOUGHTON 1956, 1957; s. auch LEACH, PETERS und ROSSITER 1943/44.   [10] AUSPITZ 1883, UNNA 1894, MIESCHER 1936.

und experimentell gesetzten Blasen. Eine so schwere Schädigung der Zelle, wie sie bei der Acantholyse vorliegt, führt zum Freiwerden von Enzymen aus der Zelle[1,2]. Letzten Endes handelt es sich ja um eine Nekrobiose der Epithelzellen. Ein Vergleich des Sulfonamidspiegels im Blut und in Blasen zeigt[3], daß der der Blase hinter dem des Blutes „hinterherhinkte", was auch bei den Enzymnachweisen beachtet werden muß. Im übrigen folgten die Werte denen des Blutes, dies gilt auch für die Leucinaminopeptidase[4]. STÜTTGEN und WÜST[5] fanden in Blasen die glykolytischen Enzyme auffallend aktiv. Substanzen mit pharmakodynamischer Wirksamkeit sind in Blasen anzutreffen. Histochemisch sah BRAUN-FALCO[6], allerdings in einem Einzelfall von Pemphigus

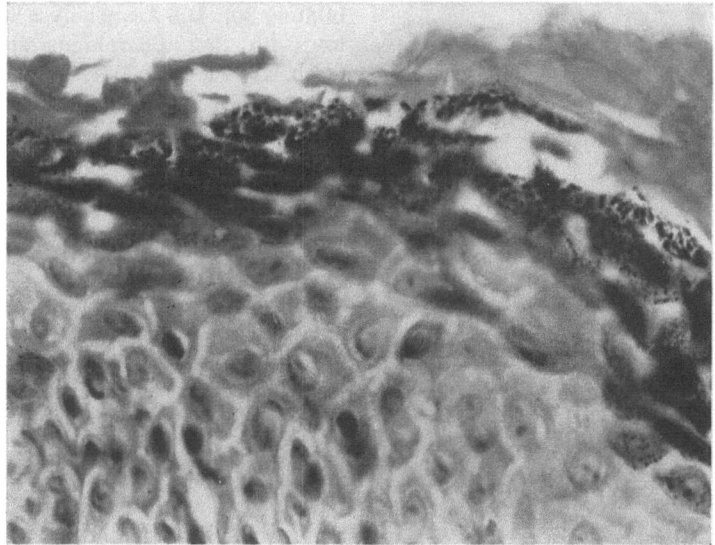

Abb. 21. Subcorneale Blasenbildung, Ablösung der Hornschicht im Stratum granulosum bei pemphigoider Pellagra mit Nervenveränderungen. Deutliche Lösung der Zellen voneinander. (Hämat.-Eosin, ca. 600mal). (Aus KORTING 1958.)

vulgaris, eine besonders intensive Reaktion auf Aminopeptidasen in den oberen Schichten des Stratum spinosum und in der Blasendecke, in der die Atmung deutlich vermindert ist[7]. Nach eigenen Befunden[8] geben die acantholytischen Zellen eine auffallend intensive Reaktion auf unspezifische Esterasen, wie wir sie sonst nur in den Übergangsepithelien unter der Hornschicht sehen, also in Zellen unmittelbar vor der Totalverhornung (Abb. 19). In der Tat finden sich in den acantholytischen Zellen gelegentlich Anzeichen einer Keratinbildung. Nach JARRETT[9] verhalten sich die losgelösten Epithelien unter dem Fluorescenzmikroskop ähnlich dem Keratin, mit dem sie bereits im Hämatoxylin-Eosinschnitt manche Gemeinsamkeit haben können, ohne daß diesem Befund eine differentialdiagnostische Bedeutung zukommt[10]. *Die umgewandelte Epithelzelle in der acantholytischen Blase ist auch im Ausstrich leicht erkennbar*[11]. Sie zeichnet sich durch ihre Größe, ihren ödematös aufgelockerten Kern, das aufgehellte Plasma um den Nucleus und das dichte, stark basophile Plasma am Zellrand aus. In der Blasenflüssig-

[1] ROTHMAN 1954a.   [2] DOUGHERTY, CORMIA und UNRAU 1958.
[3] DOSTROVSKY und SAGHER 1944.   [4] BRAUN-FALCO und SALFELD 1957.
[5] STÜTTGEN und WÜST 1957.   [6] BRAUN-FALCO 1957f.
[7] STÜTTGEN 1955.   [8] STEIGLEDER und SCHULTIS 1957b.
[9] JARRETT 1957.   [10] OBERSTE-LEHN 1958.   [11] TZANCK 1948.

keit können die Zellen mehrkernig werden[1] und schließlich nicht mehr erkennbar sein. In der Blase des „echten" Pemphigus sind die durch Acantholyse freigewordenen Epidermiszellen reichlich auf dem Blasenboden anzutreffen. TZANCK[2] empfahl deshalb den Blasengrund abzukratzen und auszustreichen, den Blaseninhalt jedoch zu verwerfen.

Strenggenommen ist die Acantholyse nicht der primäre, sondern erst ein sekundärer Vorgang. Wie bereits erwähnt, ist der erste Schaden in der Zelle selbst zu finden. Durch besondere Methoden läßt sich zeigen, daß acantholytische Zellen manchmal noch durch Plasmafortsätze zusammenhängen (Abbildung 20). Die Acantholyse ist keineswegs für den Pemphigus spezifisch[3] (Abb. 21, 22, 23). Wir finden sie zusammen mit Verhornungsanomalien bei der Dyskeratosis follicularis vegetans Darier (Morbus Darier, s. S. 548). Man kann die Dyskeratose (s. S. 548) geradezu als Verhornungsart der losgelösten Einzelzelle definieren. Zwischen dem Morbus Darier und dem Pemphigus vulgaris mit seinen Unterformen steht ein weiteres umstrittenes Krankheitsbild, die Dyskeratosis hereditaria bullosa, die meist als Morbus Gougerot Hailey oder Morbus Hailey und Hailey bezeichnet wird[4] (s. Abb. 18). Manche sehen sie nicht als Entität, sondern als bullöse Variante des Morbus Darier[5], andere als zur Epidermolysis bullosa gehörig an[6], von der sie jedoch histologisch grundverschieden ist. Darüber hinaus finden sich bei weiteren Veränderungen gelegentlich acantholytische Zellen, so bei banalen Pyodermien, die mit Blasen einhergehen[7] (s. Abb. 23). Wir sahen z. B. acantholytische Zellen

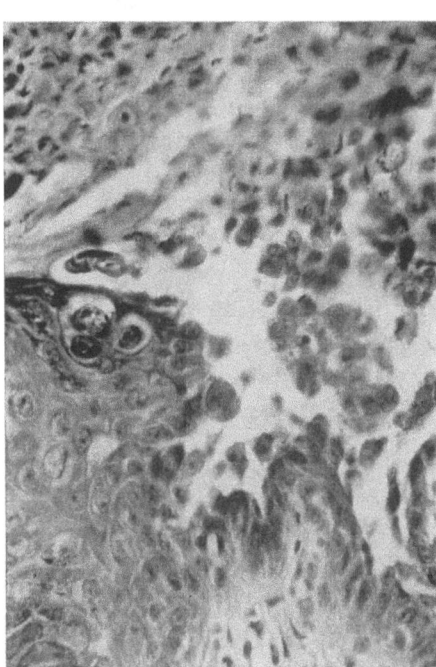

Abb. 22. Dyskeratosis follicularis vegetans Darier. Man erkennt sehr deutlich die Spaltbildung durch Loslösung der Epithelien und deren Übergang in eine zum großen Teil aus Einzelzellen aufgebaute Hornschicht. Beachte die blasenartige Umwandlung der Zellen in der Übergangsschicht zwischen unverhornter und sichtbar verhornter Epidermis. (Fix. 10% Formol, Hämat.-Eos., 320mal.)

in dem Epithel der Mundschleimhaut über einem Carcinom. Selbst in den senilen Warzen wird eine Acantholyse beschrieben[8]. Es erhebt sich die Frage, ob diese dann nicht als umschriebene Dyskeratosis follicularis vegetans Darier anzusehen sind[9] (s. S. 548). Der Befund der Acantholyse im Schnitt und Ausstrich ist daher nur im Zusammenhang mit dem klinischen Bild verwertbar. Der Begriff Acantholyse (AUSPITZ) wurde lange Zeit in einem viel weiteren Sinne gebraucht, als dies heute geschieht[10]. Im besonderen wurde der Vorgang der Loslösung der pigmentbildenden Zellen beim Naevus pigmentosus und beim malignen Melanom einbezogen. Eigentümlicherweise kann die pigmentbildende Zelle gelegentlich mit ihrer Umgebung durch Protoplasmafortsätze

---

[1] CROSTI, BELLONE, GIANOTTI 1956, MUSUMECI 1957b.   [2] TZANCK 1948.
[3] NELEMANS 1951.   [4] HERZBERG 1955.   [5] ELLIS 1950.
[6] SACHS, HYMAN und GRAY 1947.   [7] BELLONE und GIANOTTI 1954, STEIGLEDER 1955a.
[8] GANS 1928, FREUND 1932, SZYMANSKI 1957, GRAHAM und HELWIG 1958, NIKOLOWSKI 1959.
[3] GRAHAM und HELWIG 1958, NIKOLOWSKI 1959.   [10] GANS 1932.

verbunden sein, die an die Stacheln der Epithelien erinnern[1]. Der Vorgang der Loslösung der Naevuszellen ist ein völlig anderer, der mit der Acantholyse bei der Blasenbildung nichts zu tun hat. Noch viel mehr gilt dies von Tumoren einschließlich des Morbus Paget und des Morbus Bowen und mancher Formen des Keratoma senile. Als Lösung der Zellen imponiert eine Schrumpfung durch Fixation, also ein Artefakt (s. S. 562). Die Ähnlichkeit zwischen der ballonierend degenerierten Zelle bei Viruserkrankungen und der acantholytischen Zelle beim Pemphigus vulgaris war der Anlaß, auch bei dem letzten ein Virus als Erreger zu vermuten, zumal es tatsächlich in Brasilien eine endemische Erkrankung gibt, die völlig dem Pemphigus foliaceus entsprechen soll (Fogo selvagem)[2]. Kritische Untersucher fanden keinen Anhalt für eine Virusinfektion[3]. Beim Pemphigus und seinen Formen finden wir zwar, wie erwähnt, selten Riesenzellen[4], aber anderer Art, als sie bei den Viruserkrankungen mit Bläschenbildung fast immer anzutreffen sind.

Pustel.

Zwischen den Epidermiszellen können sich Leukocyten ansammeln; wir sprechen dann von einer Pustel.

Manche Autoren[5] erkennen diese Bezeichnung nur den primär mit Leukocyten erfüllten Bläschen zu, sekundär infizierte sollen ausgeschlossen sein. Klinisch und histologisch ist beides schwer zu trennen[6].

Der Pustelbildung muß nicht eine bakterielle Infektion zugrunde liegen; man kennt sterile Pusteln, z. B. nach lokaler Teer- oder Quecksilberbehandlung. In vielen Fällen ist die Pustel so klein, daß sie makroskopisch nicht oder nur unter besonderen Umständen erkannt werden kann. Ein Beispiel dafür ist die Psoriasis, bei der Ansammlungen von Segmentkernigen zwischen den Epidermiszellen und vor allem den Hornlagen vorkommen, die sog. Munroschen Mikroabscesse. Bei stärkerer Ausprägung liegen diese in einem Gerüst von Epithelzellen. Die Epidermis ist schwammähnlich geworden. Diese Pusteln, von Kogoj[7] als spongiform bezeichnet, kommen bei verschiedenen Hauterkrankungen vor, vor allem bei der *Acrodermatitis continua Hallopeau* sowie der *Impetigo herpetiformis*. Besonders die letzte ist möglicherweise nichts anderes als eine Variante der Psoriasis, verbunden mit einer Hypocalcämie[8]. Einige Autoren bestehen auf ihrer Sonderstellung[9]. An Palma und Planta gibt es sterile, chronisch rezidivierende Pusteln, die eine Mykose nachahmen, ohne daß aber Pilze nachgewiesen werden können. Sie werden als *Pustular Bacteriid*, als *Psoriasis pustulosa* und als *Pseudomykose* bezeichnet[10]. Das Verschwinden der krankhaften Veränderungen nach Beseitigen von Foci ist bekannt[10], ohne daß wir damit über die Pathogenese unterrichtet wären. Bei sog. Systemerkrankungen der Haut[11] findet man pathologische Bindegewebszellen in der Epidermis, ein Befund, der bei der Mycosis fungoides (Granuloma fungoides s. S. 601) als Pautrierscher Mikroabsceß bezeichnet wird[12]. Doch können generell Tumorzellen von der Cutis her in die Epidermis vordringen. Möglicherweise muß man darin einen Mechanismus des Organismus sehen, Zellen zu eliminieren[13]. Die Pusteln gelangen in die Hornschicht und werden abgestoßen. Leukocyten können getrennt die Epidermis durchwandern und sich erst in den oberen Schichten, sogar unter (in?) der

---

[1] STEIGLEDER 1958d.   [2] BROWN 1954.
[3] NELEMANS 1951, MARCHIONINI und NASEMANN 1955.
[4] CROSTI, BELLONE, GIANOTTI 1956, MUSUMECI 1957.
[5] KRANTZ 1949.   [6] SIEMENS 1952.   [7] KOGOJ 1937, 1938, 1951.
[8] FUHS 1939, KOCH 1952, SOLTERMANN 1958.   [9] LEONHARDI und MICHEL 1958.
[10] ELSCHNER 1956 (Literatur).   [11] Literatur s. STEIGLEDER und HUNSCHA 1957.
[12] LEVER 1949a.   [13] STEIGLEDER 1957c, 1958a.

Hornschicht zu einer Pustel vereinigen. Ein Beispiel dafür ist die Impetigo contagiosa, bei der die Pustel unmittelbar unter der Hornschicht liegt. Der Pustelinhalt besteht überwiegend aus serösem Exsudat[1]. Die Stachelzellen können aus ihrem Verband herausgelöst werden und zwar in solchem Maße, daß der Papillarkörper frei liegt. Die abgestoßenen Epithelien können den ballonierend degenerierten Zellen beim Pemphigus so ähnlich sehen, daß man im Blasengrundausstrich (s. S. 575) an einen echten Pemphigus denken kann[2].

Über die Genese der *follikulären Pustel* weiß man nur wenig. Ein Beispiel ist die bei der Acne vulgaris, die sich morphologisch von den eben erwähnten Pustelformen völlig unterscheidet. Hier handelt es sich ebenso wie bei dem

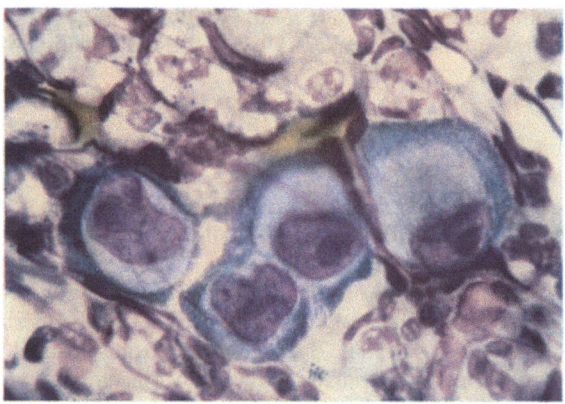

Abb. 23. Acantholyse in Psoriasis-Pustel. Losgelöste ballonierend degenerierte Epithelien inmitten von Leukocyten. Grundausstrich gefärbt nach PAPPENHEIM. Vergr. 800mal.

Furunkel, den Schweißdrüsenabscessen, nicht nur um eine Eiteransammlung innerhalb des Follikelepithels. Das entzündliche Infiltrat findet sich zunächst *um die* Anhangsgebilde, die dann sekundär eingeschmolzen werden. Die Erreger können intrafollikulär, aber auch um die Anhangsgebilde anzutreffen sein. Bei der Acne ist möglicherweise die Zusammensetzung des Talges für die Entstehung der Acnepustel verantwortlich[3] und die Bakterienbesiedlung erst sekundär (s. S. 621). Manche Formen der Impetigo bullosa können primär durch Verhinderung der Schweißsekretion bedingt sein[4], sind also auch eine Art der folliculären Pustelbildung.

Atrophie.

Die Atrophie der Epidermis ist eine Folge cutaner Vorgänge. Sie kann mit einer Hyperkeratose verbunden sein. Ein Beispiel dafür ist der *Lupus erythematodes chronicus*. Die Bezeichnung Lupus ist im Gegensatz zu manchen Autoren aufrechtzuerhalten, da sie lediglich auf die Gewebszerstörung und nicht etwa auf eine Beziehung zur Tuberkulose hinweist[5]. Die atrophische Oberhaut kann schmal ausgezogen sein. Es können schmale Epidermisleisten in die Cutis vordringen, ohne daß es sich um eine Acanthose handelt: Die Leisten sind 1—2 Zelllagen dick. Die begrenzenden Zellen haben den Charakter der Basalzellen eingebüßt oder die letzten sind nur noch an einer Seite der Epithelleiste nachweisbar[6].

---

[1] GANS und STEIGLEDER 1955.
[2] UNNA 1894, DARIER, CIVATTE, FLANDIN, TZANCK 1936, STEIGLEDER 1955a.
[3] Literatur: LIPMAN-COHEN 1956; weitere Literatur s. S. 619ff.   [4] O'BRIEN 1947, 1950.
[5] SCHUERMANN 1958, S. 73, BARTHEL 1951, SCHMITZ 1958.   [6] STEIGLEDER 1953.

Nach Cortisongaben kommt es zu einer Atrophie der Epidermis[1]. Beim Lichen (ruber) planus ist die Epidermisunterfläche von einem Infiltrat wie angefressen. Hyaline Schollen treten in der Epidermis, häufiger in der oberen Cutis auf. Sie werden neuerdings als Ribonucleinsäure-haltig angesehen[2]. Im Alter besteht eine Verschmälerung der Epidermis, die einerseits auf einem Nachlassen der Straffheit und Elastizität des Bindegewebes[3], andererseits doch mit großer Wahrscheinlichkeit auf einer Reduzierung der Epithellagen beruht. Im Rahmen der senilen Atrophie sei das *Xeroderma pigmentosum* erwähnt, das schon von KAPOSI als eine Vorwegnahme der ersten angesehen wurde. In der Tat sollen sich beim Xeroderma pigmentosum in der Cutis Veränderungen vorfinden, die der senilen Atrophie entsprechen[4]. Es handelt sich um eine recessiv vererbliche Überempfindlichkeit der Haut gegen Licht. Einer Entzündung folgt Atrophie und Pigmentverschiebung und schließlich carcinomatöse Entartung, so daß das Xeroderma pigmentosum mit einem gewissen Recht auch den Präcancerosen zugeordnet werden kann. Menschen der weißen Rasse mit normaler aber wenig pigmentierter Haut, die im Laufe ihres Lebens der Sonne häufig ausgesetzt waren, bekommen mit zunehmendem Alter ebenfalls Carcinome an den lichtexponierten Stellen, wo man sie bei Menschen der farbigen Rassen nicht vorfindet[5].

Eine verschmälerte Epidermis findet man angeboren zusammen mit anderen Mißbildungen. Es handelt sich nicht um eine echte Atrophie im eigentlichen Sinne, da die Epidermis niemals voll ausgebildet war. Dabei kann eine Unterentwicklung der Epidermis und Cutis insgesamt vorliegen[6]. In seltenen Fällen fehlt die Epidermis bei der Geburt im umschriebenen Bereich überhaupt. Die Cutis besteht dann häufig aus embryonalem Bindegewebe. Derartige Defekte sind nicht auf Verwachsungen mit den Placentarhäuten zurückzuführen, da sie sich familiär gehäuft vorfinden[7]. Einen Hinweis auf die Genese dieser eigenartigen Wachstumsstörung gibt uns vielleicht ein Befund bei Hühnerembryonen[8]: Bis zur 12. Woche fehlt ihrem Epithel die Fähigkeit, sich trotz starker Proliferation über eine Wunde hinwegzuschieben. *Die Überhäutung ist also eine besondere von der Epithelproliferation zu trennende Eigenschaft.*

Dem Nervensystem zugehörige Strukturen in der Epidermis.

Ihre Existenz ist noch nicht gesichert, wenn auch manche Befunde in diesem Sinne sprechen[9], es ist daher noch nicht möglich ihre Leistung und Pathologie zu erörtern (s. auch S. 613).

Die Pigmentbildner in der Epidermis.

Über sie wurden in den letzten Jahren wesentliche neue Erkenntnisse gewonnen. Die Ansicht hat sich fast allgemein durchgesetzt, daß sie der Neuralleiste entstammen[10] und es sich nicht um Epithelzellen im eigentlichen Sinne handelt. Einer Revision bedarf die Annahme, daß in pigmentierter Haut die Pigmentbildner vermehrt wären. In der dunkel pigmentierten Haut sind wahrscheinlich nicht mehr Pigmentbildner mit positiver Dopareaktion vorhanden als

[1] STUDER und FREY 1952, SCHNITZER 1957. [2] THYRESSON und MOBERGER 1957.
[3] EVANS, COWDRY und NIELSON 1943, WELLS 1954 (Literatur). [4] WELLS 1954 (Literatur).
[5] COHEN, SHAPIRO, KEEN und HENNING 1952, s. auch BUTENANDT und DANNENBERG 1956, d. Handbuch, Bd. VI/3, S. 139ff.
[6] WEPLER 1938. [7] GANS und STEIGLEDER 1957 (Literatur).
[8] WEISS und MALTOLTSY 1957.
[9] FERREIRA MARQUES 1951a und b, JOHN 1951, MONTAGNA und ELLIS 1957b, SCOTT 1958, FERREIRA-MARQUES 1951, WIEDMANN 1952.
[10] BECKER, FITZPATRICK und MONTGOMERY 1952 (Literatur), STARCK 1955, HERZBERG 1956.

in der weißen, nur ihre Größe und Aktivität ist verschieden[1]. In Epheliden finden sich zahlenmäßig sogar weniger, aber größere Pigmentbildner als in normaler Haut[2] (Abb. 24). Nach Abziehen der Hornlagen (s. S. 556) beteiligen sich die Pigmentbildner nicht an der Proliferation der übrigen Zellen[3]. Nach Pinselung mit Thorium X ist die Aktivität, aber nicht die Zahl der Pigmentbildner gesteigert[4].

Die Pigmentbildner sind oft bereits im Hämatoxylin-Präparat durch ihr morphologisches Verhalten von den Epithelzellen zu unterscheiden. Kleine sehr intensiv basophile Kerne ohne erkennbare Innenstruktur werden von einem Zellleib umgeben, der sich nicht anfärbt und wie eine Vacuole wirkt (Clear cells von MASSON). Diese Elemente findet man gelegentlich bei Hauterkrankungen derart reichlich, daß die Basalzellen von ihnen verdrängt erscheinen. Die melaninhaltigen Zellen sind in und unterhalb der Epidermis mehr oder weniger stark vermehrt in der Verruca senilis und anderen epidermalen Naevi. Als *Naevus* bezeichnet man umschriebene Mißbildungen der Haut, die stets auf kongenitaler Anlage beruhen. Sie müssen nicht bereits bei der Geburt vorhanden sein, sondern können sich im Laufe des Lebens, auch erst in höherem Lebensalter entwickeln[5]. Bei geeigneter Färbung sieht man die Ausläufer der Pigment-

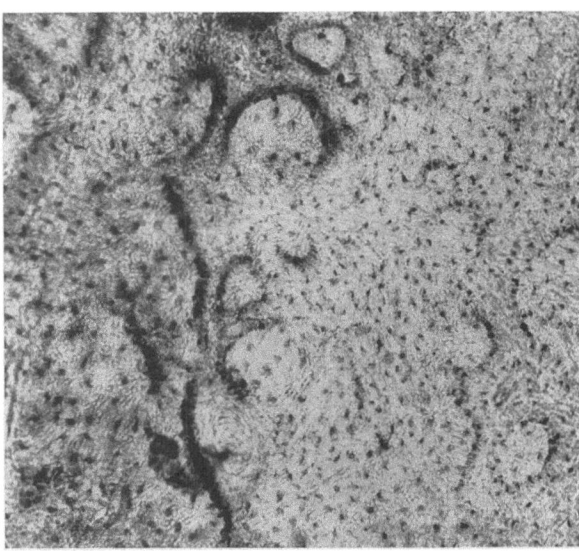

Abb. 24. Dopa-Reaktion in von der Unterlage abgelöster Epidermis, von der Unterseite her betrachtet. Rechts normale Epidermis mit relativ zahlreichen kleinen Melaninbildnern, links relativ weniger, aber größere Pigmentbildner. Durch die Melaninablagerung wird die Struktur der Epidermisunterfläche in Form von Kreisabschnitten links sichtbar. Vergr. 144mal. (Aus BREATHNACH 1957.)

bildner weithin zwischen die Epidermiszellen reichen. Es wurde bezweifelt, ob es überhaupt zu einer Abgabe von Pigment an die Epithelzellen kommt oder diese nur vorgetäuscht ist dadurch, daß sich die eben erwähnten Fortsätze kappenartig auf die Epidermiszellen auflagern[6]. Neue Befunde sprechen jedoch dafür, daß tatsächlich das Melanin auf Epidermiszellen übertragen wird[7] und daß unter pathologischen Bedingungen, vielleicht durch ein Ödem zwischen den Zellen, die Übertragung verhindert wird[8]. STARICCO und PINKUS fanden Melaningranula in isolierten acantholytischen Zellen bei Pemphigus vulgaris[7]. Nach neueren Ergebnissen können die Pigmentbildner unter bestimmten Bedingungen und auch in manchen Körperabschnitten nicht nur eine positive Dopareaktion geben, sondern auch ebenso wie maligne Melanome Tyrosin zu Melanin umwandeln[9,10], ohne daß eine Vorbehandlung des Gewebes vorausgegangen ist. Bei dem *Naevus pigmentosus*

---

[1] STARICCO und PINKUS 1957. [2] BREATHNACH 1957, 1958. [3] KROPP 1957.
[4] STARICCO 1957. [5] GANS und STEIGLEDER 1957.
[6] BECKER, FITZPATRICK und MONTGOMERY 1952 (Literatur).
[7] STARICCO und PINKUS 1957, PINKUS 1958b. [8] STARICCO 1957, RAPPAPORT 1956a und b.
[9] SZABÓ 1956, MONTGOMERY 1958, FITZPATRICK und Mitarbeiter 1958.
[10] FITZPATRICK und LERNER 1954.

(Pigmentzellennaevus) kommt es zu einer solchen Anhäufung von Naevuszellen in der Epidermis, daß ganze Abschnitte der Oberhaut ausschließlich aus solchen Zellen bestehen mit folgender „Abtropfung" (UNNA) in die Cutis. Sicher handelt es sich dabei nicht um eine einfache Verdrängung von Zellen aus der Epidermis in die Tiefe, sondern um eine diesen eigentümliche Wachstumstendenz. Die PAS-positive Basalmembran der Oberhaut (s. S. 584) wird anscheinend zunächst nicht durchbrochen, sondern von den Naevuszellen mitgenommen[1]. Eine ähnliche Membran umgibt meist die Naevuszellnester in der Tiefe. Die Naevuszelle ist wahrscheinlich eine benigne Abart der normalen Melaninbildner, der die Eigenschaft, Melanin zu synthetisieren, fehlen kann. Die Naevuszellen beeinflussen den epithelialen Zellverband: Bei dem *Benignen Juvenilen Melanom*, einer Sonderform des Pigmentzellnaevus[2], kann es zu einer solchen Wucherung der Epidermis kommen, daß differentialdiagnostisch an ein Carcinom gedacht werden muß[3]. Die in die Cutis abgewanderten Zellen vermögen Bindegewebe auszubilden und passen sich morphologisch den Histiocyten an. Diese letzte Eigenschaft war der Grund vieler Meinungsverschiedenheiten über die Herkunft der Naevuszellen, auf die hier nicht näher eingegangen sei. Erinnert sei lediglich daran, daß die Gliazellen durchaus in der Lage sind, Bindegewebe zu bilden, obwohl es sich bei ihnen um Elemente neuraler Herkunft handelt.

Die Gefahr der Entartung der Pigmentzellnaevi zu malignen Melanomen ist sicher überschätzt worden[4]. Selbst ein Rezidiv nach Entfernung bedeutet nicht unbedingt eine maligne Entartung[5]. Im Rahmen der benignen juvenilen Melanome (ALLEN und SPITZ[6]) sowie bei talgdrüsenähnlichen Pigmentzellnaevi[7] sind Metastasen in Lymphknoten ohne fatalen Verlauf beschrieben! Die *hormonale Beeinflussung* der Pigmentbildung überhaupt (Beispiel Chloasma uterinum, Aldosteron[8]), der Naevi pigmentosi und der malignen Melanome[9] ist unverkennbar.

Gelegentlich sieht man in den Naevi pigmentosi Formationen, die Nervenendorgane nachahmen, z. B. die Lame foliacée (MASSON). Möglicherweise stellen die *Pacinian-Neurofibromata* von PRICHARD und CUSTER[10] ebenfalls nichts anderes dar als gewöhnliche Pigmentzellnaevi.

Die Naevi pigmentosi sind Mißbildungen, die mit Fehlbildungen anderer Hautanteile verbunden sein können, z. B. der Verlagerung von Fettläppchen[11] in die Cutis. Eigentümliche fasciculäre Zellzüge finden wir gelegentlich im gewöhnlichen Naevus pigmentosus, sehr ausgesprochen beim Benignen Juvenilen Melanom[12] und vor allem beim *Blauen Naevus*. Sonderformen des blauen Naevus sind der *Mongolenfleck* und der *Naevus fusco-caeruleus ophthalmomaxillaris Ota*[13]. Der Blaue Naevus besteht aus Zellen, die Melanin bilden können, in der tieferen Cutis liegen und oft keinen Zusammenhang mit den Pigmentbildnern der oberen Cutis und der Epidermis erkennen lassen. Die Herkunft dieser Zellen ist unklar. Von ihnen können bösartige Tumoren ausgehen, die im Gegensatz zu den üblichen malignen Melanomen in der Dermatologie als *Melanosarkome* bezeichnet werden[14]. Der Name Sarkom trifft für diese Tumoren ebensowenig zu wie für die malignen Melanome. Doch sollte er im Interesse der Verständigung beibehalten werden.

---

[1] STEIGLEDER und WELLMER 1956.   [2] MIESCHER 1953, HERZBERG 1956.
[3] ALLEN 1954, MIESCHER 1953, DEGOS, CARTEAUD und HEWITT 1955, HERZBERG 1956, MONTGOMERY 1958, STEIGLEDER und WELLMER 1958.
[4] MIESCHER 1953, HERZBERG 1956, EKBLAD 1954.   [5] SCHOENFELD und PINKUS 1958.
[6] ALLEN und SPITZ 1953.   [7] BRUNCK 1957.   [8] SIMMER 1955.
[9] ALLEN, E. P. 1958, McWORTHER und WOOLNER 1954, SIMMER 1955.
[10] PRICHARD und CUSTER 1952.   [11] NIKOLOWSKI 1950.   [12] STEIGLEDER und WELLMER 1956.
[13] DORSEY und MONTGOMERY 1954, KERSTING und CARO 1956.
[14] GOTTRON und NIKOLOWSKI 1952.

Mit dem Blauen Naevus verbunden fanden wir zweimal einen Bindegewebs-naevus. Einmal enthielten die Zellen des Blauen Naevus in der Nachbarschaft eines Haarfollikels neben Melanin reichlich doppelbrechende Lipoide, ein Befund, den auch Kreibich[1] und Fischer[2] erhoben haben.

Die Lipoideinlagerung in Nähe des Haarfollikels verdeutlicht den Einfluß der verschiedenen Strukturen in der Cutis aufeinander.

Cutis.

In der Cutis treffen wir eine ganze Reihe von Strukturen an, die grundver-schieden sind, aber dennoch funktionell zusammengehören. Die Gefäße, die Nerven, die Hautmuskulatur und die epidermalen Anhangsgebilde sind in Binde-gewebe eingebettet. Es ist in der Haut bekanntlich sehr reichlich enthalten und gewährt ihr Festigkeit auf der einen, Elastizität und Beweglichkeit auf der anderen Seite. Es erheben sich damit in der Haut alle die Fragen, die sich an die Struktur und das Verhalten der reticulären, silberimprägnierbaren[3], der kollagenen[4], der elastischen Fasern[5] und der Zwischensubstanz[6] sowie der dazugehörigen Zellen knüpfen. Schließlich finden wir unmittelbar unter der Epidermis einen besonders ausgebildeten Streifen, der aus Fasern und aus einer Kittsubstanz besteht[7]. Die Bindegewebsfasern wechseln ihre Verlaufsrichtung noch nach der Geburt[8]. Die Zahl der Zellen in der Cutis geht zurück, die Elastica ist noch wenig entwickelt[8].

Trotz großer Fortschritte auf dem Gebiet der Ultrastruktur und der Biochemie des Bindegewebes ist eine endgültige Klärung nicht erzielt worden. Da bereits an anderer Stelle in diesem Handbuch auf die Strukturen des Bindegewebes eingegangen wird, sollen im folgenden lediglich einige Befunde am Bindegewebe in normaler und pathologisch veränderter Haut gestreift werden.

Die Ansicht von Schade[9], daß das Bindegewebe keine reine Füllsubstanz sei und nicht nur mechanische Funktionen habe, sondern wesentlich für den Gesamtstoffwechsel sei, hat sich gerade durch neuere Befunde bestätigen lassen. Das Bindegewebe soll einen Einfluß in der Gewebskultur auf die Ausdifferenzierung des Epithels haben[10], was allerdings von anderen bezweifelt wird[11]. Unter pathologischen Bedingungen beeinflussen sich Epithel und Binde-gewebe offensichtlich.

Wir müssen in der Haut Zellen und Fasern des Bindegewebes als eine Einheit betrachten, wie in anderen Körperabschnitten auch[12]. Das normale und pathologisch veränderte Binde-gewebe wird meist nach dem fixierten und eingebetteten Präparat beurteilt. Es wird nicht berücksichtigt, daß Formol zu einer Quellung des Gewebes führt, andere Fixativa dagegen das Gewebe schrumpfen lassen. Jarrett ist zuzustimmen[13], daß in nativen unveränderten Präparaten die elastischen Fasern in einer fast homogenen Masse liegen. Färben wir native Schnitte mit Alcianblau[14] oder Astrablau[15], so treten ebenfalls die elastischen Fasern hervor, die übrige Cutis ist fast homogen gefärbt. Gelegentlich sind Strukturen etwas stärker betont, die als Kollagenfaserbündel angesehen werden können.

Kollagene Fasern und das dazwischen liegende Material erscheinen als eine Einheit. Das letzte wird als Grundsubstanz[16] (Meckauer 1836) bezeichnet.

[1] Kreibich 1927. [2] Fischer, E. 1929. [3] Clara 1952, Robb Smith 1957, Gross 1957.
[4] Pautrier 1941, Wright und Wiederhorn 1951, Randerath 1951, Clara 1952, Gans 1953, Felsher 1954, Enghusen 1955, Wassermann 1954, Keech 1955, Gross 1957, Braun-Falco 1957c, Robb Smith 1957.
[5] Lansing 1951, Eijiri 1936/37, Lynch 1934, Bahr 1951a und b, Hall 1957.
[6] Duran-Reynals 1954, Meyer (in Asboe-Hansen) 1954, Musso 1951, Delaunay und Mitarbeiter 1949, 1957, Gans 1953, Wells 1954, Schallock 1954, Jorpes und Yamashina 1957, Braun-Falco 1957a, Steiner 1957.
[7] Roulet 1937, Gersh und Catchpole 1949, Stoughton und Wells 1950, Robb-Smith 1952, Dupré 1953, Gans 1953, Braun-Falco 1954/55.
[8] Weiss 1932. [9] Schade 1920. [10] Miszurki 1937. [11] Levi 1934, S. 440.
[12] Hueck 1920, Schallock 1954. [13] Jarrett 1958.
[14] Runge, Ebner und Lindenschmidt 1956. [15] Pioch 1957.
[16] Duran-Reynals 1954, Wassermann 1954, Wells 1954, Meyer, Hoffmann und Linker 1957, Delaunay und Mitarbeiter 1949, 1957.

Grundsubstanz.

Sie ist amorph und färbt sich nicht einheitlich, so daß sie für den Morphologen schwer faßbar ist. Der absolute Gehalt an der im Zusammenhang mit der Grundsubstanz gewöhnlich angeführten Chondroitinschwefelsäure und Hyaluronsäure pro Gewichtseinheit erscheint sehr gering, obwohl diese Substanzen in der Haut in relativ großer Menge vorkommen[1]. Weiter soll die Grundsubstanz Proteine des Blutplasmas enthalten. Aus der Haut des Kaninchens konnten in der Tat Proteine isoliert werden, die in wesentlichen Punkten denen des Blutplasmas entsprachen. Ein erheblicher Teil des Blutplasmas soll im Gewebe und nicht in der Blutbahn deponiert sein[2]. Es wird damit der histologische Befund an normaler und pathologischer Haut bestätigt, daß Flüssigkeit aus den Gefäßen austritt und daß sich bei der Entzündung sehr vielmehr Substanzen darstellen lassen, die der Grundsubstanz zugerechnet werden können. GROSS[3] nimmt an, daß auch ohne Anwesenheit von sauren Mucopolysacchariden, von Hyaluronsäure und Chondroitinschwefelsäure, Kollagenfibrillen ausgebildet werden können.

Zu dem kollagenen Bindegewebe gehören nicht faserig geformte Gel-artige Substanzen, die als die Vorstufen der Fasern angesehen werden. Wird die in Neutralsalzen lösliche Komponente des Kollagens der übrigen Grundsubstanz zugemischt, kommt es möglicherweise zu einer erheblichen Zunahme der Viscosität der Zwischensubstanz[4]. Diese Umwandlung hat Folgen sowohl für die Beweglichkeit des Bindegewebes als auch für den Stoffaustausch[5].

Das Verhältnis des geformten zu dem ungeformten Kollagen ist in den verschiedenen Altersstufen wechselnd[6]. Mit zunehmendem Alter nimmt anscheinend der amorphe Teil der Grundsubstanz ab. Unter besonderen Bedingungen, z. B. in embryonalem Gewebe, kann die Grundsubstanz metachromatisch sein. Die Metachromasie ist allerdings weiterhin ein ungelöstes Problem[7]. In der Haut färben sich offensichtlich verschiedenartige Substrate metachromatisch, worauf an anderer Stelle eingegangen wird (s. S. 591).

Die Substanz zwischen den Fasern wird noch mehrfach bei der Behandlung der einzelnen Faserarten und ihrer Pathologie erwähnt werden müssen. Sie färbt sich gewöhnlich mit der Perjodsäure-Leukofuchsin-Reaktion (PAS) nach den Erfahrungen verschiedener Autoren nur schwach an, sehr deutlich dagegen mit der Hale-Reaktion und mit Alcianblau und Astrablau, also Farbstoffen, welche die sauren Mucopolysaccharide anfärben[8]. Das mit diesen Farbstoffen dargestellte Material, wahrscheinlich saure Mucopolysaccharide, ist verschieden reichlich bei den einzelnen Individuen anzutreffen, es wechselt in den verschiedenen Körperregionen und mit dem Alter. Je nach Vorbehandlung des Schnittes tritt es mehr oder weniger reichlich hervor[8]. Möglicherweise spielt der Wasserentzug aus dem Gewebe eine Rolle[9].

Findet sich im Schnitt reichlich zwischen den Fasern gelegene strukturlose Substanz, ist sie bereits im van Gieson-Präparat erkennbar[10]. Im fixierten uneingebetteten[9] Präparat und im Paraffinschnitt[11] erscheinen die Kollagenbündel von einem Material eingescheidet, das sich mit Alcianblau, Astrablau oder nach dem Verfahren von HALE anfärbt, aber nur dann, wenn die Kollagenbündel sich durch eine Gegenfärbung (Perjodsäure-Leukofuchsinreaktion) abheben. Im nur mit Alcianblau gefärbten Nativschnitt (bei der Hale-Reaktion wird das Gewebe zerstört) ist die Cutis homogen gefärbt oder die Kollagenbündel sind insgesamt meist schwach gefärbt und heben sich nur wenig von der Umgebung ab. Die sauren Mucopolysaccharide, die durch die eben genannten Reaktionen (Alcianblau, Astrablau, Hale) bevorzugt dargestellt werden, sollen mit den Proteinen salzartige Komplexbindungen eingehen, dagegen die Glykoproteide stärker an Proteine gebunden sein. Es wäre daher verständlich, daß gerade die erste Gruppe leichter aus ihrer Bindung gelöst werden kann und sich dann darstellt und so der erhebliche Unterschied zwischen Nativ- und Paraffinschnitt sich erklärt. Daraus ergibt sich, daß die Menge des dargestellten Materials unter anderem davon abhängt, in welchem Maße es aus der Eiweißbindung gelöst wird. Ein direkter Schluß aus seinem Verhalten im Schnitt auf die Pathogenese einer Erkrankung erscheint daher nur mit erheblichen Einschränkungen möglich.

Der Aufbau der oberen und der tieferen Cutis unterscheidet sich histologisch und histochemisch. Im Papillarkörper finden wir häufig eine Metachromasie, die an anderer Stelle noch erwähnt wird (s. S. 591), ferner Material, das im Paraffinschnitt mit der Hale-Technik[12] und auch mit Alcianblau und Astrablau nachgewiesen werden kann. Wir vermißten es, wenn der Schnitt unfixiert geschnitten und dann in absolutem Alkohol oder Carnoy fixiert wurde[9]. Dagegen

---

[1] JORPES und YAMASHINA 1957.   [2] NEUBERGER 1957.   [3] GROSS 1957.
[4] GROSS 1957.   [5] SCHALLOCK und SCHMIDT-MATTHIESEN 1955.
[6] KEECH 1954.   [7] WOOHSMANN 1956.
[8] MCMANUS 1954, BRAUN-FALCO 1957a, 1959, STEIGLEDER 1958a und f.
[9] STEIGLEDER 1958e und f.   [10] MUSSO 1954.
[11] BRAUN-FALCO 1957c, 1958a.   [12] BRAUN-FALCO 1957a, c.

trat jetzt in der tieferen Cutis reichlich derartiges Material auf. Wahrscheinlich löst der plötzliche Wasserentzug es dort aus seiner Bindung. Es wird sichtbar und tritt auch aus dem Schnitt aus[1]. Die leichter abspaltbaren Substanzen in der oberen Cutis gehen wahrscheinlich bereits früher in Lösung und werden daher nicht mehr erfaßt.

Die *Unterfläche der Epidermis* bzw. die Oberfläche der Cutis bietet ein eigenartiges Relief[2], das bei Hautkrankheiten in charakteristischer Weise verändert sein kann und auch Rückschlüsse auf die Pathogenese gestattet[3] (s. Abb. 25).

Halteschicht zwischen Epidermis und Cutis.

Zwischen Epidermis und Cutis befindet sich ein Bindegewebsstreifen, der sich mit der Perjodsäure-Leukofuchsinreaktion sehr deutlich anfärbt[4]. Er besteht aus

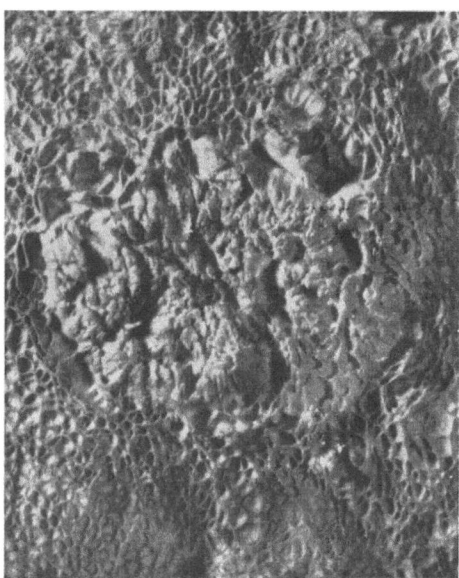

Abb. 25. Verruca vulgaris, Unterseite der abgelösten Epidermis, 12mal vergrößert. Man erkennt sehr deutlich die mächtigen in die Cutis vordringenden Epithelleisten. (Aus OBERSTE LEHN 1952a.)

silberimprägnierbaren, mit der Azantechnik blaugefärbten, und elastischen Fasern, die durch eine Kittsubstanz zusammengehalten werden. Nach HUECK[5] kann die Kittsubstanz sowohl dem Bindegewebe als auch dem Epithel entstammen. Auch BRAUN-FALCO denkt daran, daß die Kittsubstanz epithelialen Ursprungs sein könne[6]. Solche Membranen sind bereits seit langem bekannt. Sie sind von den nur im Elektronenmikroskop sichtbaren Membranen zu unterscheiden. Der Name Grenzschicht (UNNA) erscheint uns deshalb wenig glücklich, als durch sie gerade Epithel und Bindegewebe verbunden werden. Es bestehen regionale[7], aber auch altersbedingte[8] Unterschiede in der Dicke dieser Schicht. Sie kann je nach Funktionslage der Oberhaut verschieden dick sein[9]. Der mit der PAS-Reaktion darstellbare Streifen um die Speichel- und Schweißdrüsenendstücke soll sich abhängig von deren Funktion verdichten oder verschmälern[10]. HEY[11] fand in unserem Material von Rattenepidermis, die vorher durch lokale Anwendung von Vaseline und interne Gaben von Testosteron verbreitert worden war, bei der ersten Gruppe den Streifen verdickt, bei der zweiten dagegen im Vergleich mit unbehandelten Ratten unverändert. Bereits in normaler Haut kann der Streifen im umschriebenen Bereich fehlen[7]. Unter pathologischen Bedingungen wird eine erhebliche Verbreiterung, Unterbrechung[9] oder

---

[1] YU 1957.   [2] HORSTMANN 1952, 1957, HAMBRICK und BLANK 1954.
[3] OBERSTE-LEHN 1952a und b.
[4] GERSH und CATCHPOLE 1949, ROBB-SMITH 1952, WASSERMANN 1954, LINDEN, LADEN, ERICKSON und ARMEN 1955, STOUGHTON und WELLS 1950, GANS 1953, DUPRÉ 1953, BRAUN-FALCO 1954, 1955a.
[5] HUECK 1920.   [6] BRAUN-FALCO 1954, 1955a.   [7] DUPRÉ 1953.   [8] CSERMELY 1951.
[9] ROULET 1937, HOLLANDER, SOMMERS und GRIMWADE 1954, BRAUN-FALCO 1954, 1955a.
[10] MÜLLER 1954, DOBSON und Mitarbeiter 1958.   [11] HEY (unveröffentlicht).

auch eine, wenigstens scheinbare, Auffaserung des Grenzstreifens unter Verlust der Kittsubstanz beobachtet. Ein Beispiel für das erste Verhalten ist der Lupus erythematodes chronicus[1]. Das letzte sah BRAUN-FALCO[2] bei der Psoriasis und anderen chronisch entzündlichen Dermatosen. STEINER[3] dagegen fand die Basalmembran unverändert oder intensiver gefärbt. Ihr Erhaltensein schließt maligne Tumoren nicht aus[4], andererseits kann sie bei rein entzündlicher Epithel-proliferation fehlen[3], besonders dann, wenn an ein Plattenepithelcarcinom gedacht werden kann oder muß (Beispiel: Bromoderma tuberosum[5]). Naevuszellen können sie vor sich her schieben. Oft sind Naevuszellen in der tieferen Cutis von einer solchen Membran umgeben. In klinisch unveränderter Haut bei *Epidermolysis bullosa* fanden wir ein regelrechtes Knäuel solcher Fasern auf dem Papillarkörper. Mit Hilfe der Silberimprägnation können wir ein dichtes Netz versilberbarer Fasern darstellen. Die Füßchen der Epithelzellen sollen in den Schlingen dieses Netzes Halt finden[6].

Neuerdings wird auch wieder die Möglichkeit erwogen, daß elastische Fasern zwischen die Epidermiszellen reichen und das Epithel auf der Cutis fixieren helfen[7].

Reticulumfasern.

Die argyrophilen oder Reticulumfasern[8] kommen vor allem in den oberen Hautschichten vor. Nicht alle mit Silber imprägnierbaren Fasern sind als Retikulin anzusehen. Möglicherweise sind jene feinen Fasern von den Reticulumfasern zu unterscheiden, die als Vorstufe der Kollagenbildung aufgefaßt werden[9]. Als Anhaltspunkt, die echten Reticulinfasern von anderen zu unterscheiden, wird ihr Verlauf im Winkel zueinander angegeben[9]. Für die Differentialdiagnose haben diese Fasern nicht die Bedeutung, die ihnen von manchen Autoren, auch in der dermatologischen Literatur, gegeben worden ist[10]. Epitheloidzellen können solchen Fasern angelagert sein[11]. Bei länger bestehenden Erythrodermien finden sie sich vermehrt[12], also gerade bei Krankheiten, bei denen es histologisch darauf ankommt, das Granuloma fungoides und sog. Systemerkrankungen der histiocytären und blutbildenden Elemente auszuschließen. Andererseits vermissen wir die Fasern in ganz unreifen Reticulumzellsarkomen in der Haut[13]. Reichlich Reticulumfasern findet man im ungeformten zellreichen Bindegewebe des Hämangioms[14]. Dieser Befund ist im Hinblick auf die Natur der Zellen, die solche Fasern bilden können, ihre Potenzen und ihre Herkunft zu wenig gewürdigt worden. Wir finden also die silberimprägnierbaren Fasern als Attribut chronischer Entzündungen mit Ansammlung histiocytärer Zellen und ihrer Abkömmlinge sowie bei verschiedenen, durchaus nicht immer bösartigen Tumoren.

Elastische Fasern.

In entzündlichen Infiltraten werden die elastischen Fasern meist zerstört[15], ohne daß dieser Tatsache eine besondere Bedeutung zukommt. Eine Ausnahme machen die verschiedenen Formen der Sklerodermien, sowie die Keloide (s. unten).

In lichtexponierter Haut kommt es im Laufe des Lebens bereits physiologischerweise zu einer Ansammlung von Material, das sich mit Elasticafarbstoffen

---

[1] STOUGHTON und WELLS 1950, GANS 1953, BRAUN-FALCO 1954, 1955a.
[2] BRAUN-FALCO 1954, 1955a.   [3] STEINER 1957 II.   [4] FASSKE 1956.
[5] LEIBL 1958.   [6] ODLAND 1950.   [7] COOPER 1958.   [8] CLARA 1952.
[9] ROBB-SMITH 1957.   [10] SZODORAY 1938, GANS und STEIGLEDER 1957, KNOTH 1957.
[11] FRESEN 1950, NETTLESHIP und NETTLESHIP 1956, NAGAI 1956.
[12] FRÜHWALD und HOFER 1957.
[13] GANS u. STEIGLEDER 1957, STEIGLEDER und HUNSCHA 1958.
[14] DUPERRAT 1938, v. ALBERTINI 1955.   [15] WINER 1955, STEINER 1957.

färben läßt. Es enthält reichlich histochemisch darstellbare Lipoide [1], welche nach URBACHs Annahme erst sekundär in das Material eingelagert werden [2], während KREIBICH sie als ein Degenerationsprodukt der Elastica angesehen hat [2]. Natur und Herkunft dieses Materials ist bis heute umstritten. Folgende Möglichkeiten werden diskutiert: 1. Es handelt sich um degenerierte Elastica [3]. 2. Es handelt sich um degeneriertes Kollagen [4]. 3. Die klassische Ansicht der Lehrbücher nach UNNA [5]: es handelt sich um ein Gemisch von beiden. 4. Es findet sich eine Beimischung von Grundsubstanz und Material aus der Blutbahn. Andere Autoren legen sich nicht fest, so MONTGOMERY und HILL [6], die gewöhnlich als Vertreter der Ansicht Nr. 3, also der von UNNA zitiert werden. Das *Pseudomilium colloidale* ist ebenfalls auf die Einlagerungen in die obere Cutis zurückzuführen. Wahrscheinlich werden zwei verschiedene Krankheitsbilder gleich benannt [7]. Bei der einen Form handelt es sich um nichts anderes als eine Variante der eben erwähnten Bindegewebsdegeneration in Licht-exponierter Haut, die sich auch morphologisch und histochemisch entsprechend verhält [8], bei der anderen dagegen um ein Material, das wahrscheinlich aus der Blutbahn eingelagert wird und in manchem an Amyloid erinnert [9]. Es färbt sich im Gegensatz zur ersten Form nicht mit Elasticafarbstoffen, gibt eine sehr intensive Reaktion mit Perjodsäure-Leukofuchsin, keine Amyloidreaktionen und färbt sich nicht mit Alcianblau. Es ist auch nicht metachromatisch tingiert.

Bei beiden Formen des Pseudomilium colloidale ist die eingelagerte Substanz homogen [10]. Spalten treten als Fixationsartefakte auf [11], sie wurden als Capillaren verkannt, doch kommen Capillaren offensichtlich auch innerhalb des degenerierten Bindegewebes und innerhalb des abgelagerten Materials vor, also bei beiden Formen des Pseudomilium colloidale [12].

Es ist damit zu rechnen, daß außer Kollagen und Elastica noch anderes Material, z. B. Gefäße, Grundsubstanz, Plasma in das eben erwähnte Degenerationsprodukt in lichtexponierter Haut und beim Pseudomilium colloidale einbezogen sein können. Dadurch werden alle Bemühungen sehr erschwert und die Befunde in ihrer Beweiskraft eingeschränkt, das gilt auch für die Analyse der vorkommenden Aminosäuren [9]. Der Effekt der Elastase auf diese Substanzen ist nur mit Vorsicht zu werten, da dieses Enzym noch andere Substanzen, im besonderen Mucoide, angreift [13]. Nach STEINER [14] färbt sich das degenerierte Bindegewebe in lichtexponierter Haut metachromatisch und zwar leicht violett.

Es wäre also gut denkbar, daß die Elastase nicht auf die elastischen Fasern als solche, sondern gerade auf die metachromatische schleimähnliche Substanz einwirkt. Von anderer Seite [15] wird allerdings die neue gereinigte Elastase als „spezifisch" angesehen und die Elastica selbst enthält Schleimstoffe.

Besonders am Rande, aber auch im Innern des umgewandelten Bindegewebes sind reichlich silberimprägnierbare Fasern anzutreffen [16]. In der Umgebung der

---

[1] KREIBICH 1913, URBACH 1934.   [2] URBACH 1934.
[3] KREIBICH 1921, EIJIRI 1937, IV, FINDLAY 1954, BRAUN-FALCO 1956,a, b und c, 1957a, BRAUN-FALCO und SALFELD 1956.
[4] PERCIVAL, HANNAY und DUTHIE 1949, GILLMAN, PENN, BRONKS und ROUX 1955, TURNBRIDGE, TATTERSALL, HALL, ASTBURY und REED 1952, P. MONTGOMERY 1955.
[5] UNNA 1894b, FREUND 1937.   [6] MONTGOMERY und HILL 1940.
[7] PERCIVAL und DUTHIE 1948.
[8] FERREIRA-MARQUES und VAN UDEN 1950, STEIGLEDER 1956.
[9] PERCIVAL und DUTHIE 1948, ZOON, HANSEN und HOVENKAMP 1955, BECKER und WILSON 1956.
[10] WINER 1955.   [11] MARCHIONINI, AYGÜN und TURGUT 1943.
[12] ZOON, HANSEN und HOVENKAMP 1955.   [13] BANGA und BALÓ 1957.
[14] STEINER 1957.   [15] MORAN und LANSING 1958.
[16] FERREIRA-MARQUES und VAN UDEN 1950, PERCIVAL, HANNAY und DUTHIE 1949, GILLMAN, PENN, BRONKS und ROUX 1955, STEINER 1957.

Gefäße und zwischen den Bündeln des degenerierten Bindegewebes sind vermehrt Zellen beschrieben, die als reticuläre Zellen angesehen werden können[1]. Es kommt demnach wahrscheinlich zu einer Neubildung von Bindegewebe, sehr wahrscheinlich auch Kollagen. Schließlich können durch entsprechende Vorbehandlung die färberischen Eigenschaften der Fasern abgewandelt werden; möglicherweise werden Kollagen und Elastica bzw. ihr Ausgangsmaterial durch die gleichen Zellen gebildet[2], vielleicht ist sogar eine echte Transformation von Kollagen in Elastica möglich[3]. Man kann sich bis heute nicht festlegen, woher das Degenerationsprodukt stammt. Wir selbst sahen es mit Alcianblau und Astrablau, also Farbstoffen, die saure Mucopolysaccharide anfärben sollen, immer intensiv gefärbt. In der übrigen Cutis des gleichen Schnittes fehlten dagegen diese Substanzen oder waren nur in relativ geringem Maße anzutreffen, als ob sie an einer Stelle zusammengezogen wären (Alter?).

Verstärkte Lichtexposition wirkt sich demnach bei der weißen Rasse nicht günstig für die Haut aus. Neben dem bereits erwähnten vermehrten Auftreten von Carcinomen der Haut wird das Bindegewebe in der eben erwähnten Weise umgewandelt. Von Kunststoffen ist bekannt, daß sie unter Ultraviolettbestrahlung rascher altern. Möglicherweise stellt diese kosmetisch wenig vorteilhafte Degeneration einen zusätzlichen Schutz der tieferen Cutis gegen Strahlen dar. Es wird andererseits erwogen, ob das degenerierte Bindegewebe nicht das Auftreten von Carcinomen fördert.

Eine weitere Ansammlung von Substanzen, welche Elasticafärbung annehmen, hat man erst in den letzten Jahren kennengelernt, nämlich im *Elastoma intrapapillare perforans verruciforme* von MIESCHER[4] (s. S. 547). Auch hier wird noch diskutiert, ob es sich wirklich um ein Konvolut elastischer Fasern handelt, und wo das Material primär zu finden ist, in der Papille, in der Epidermis oder im Haarfollikel[5].

Um eine minderwertige Anlage der elastischen Fasern handelt es sich bei dem *Pseudoxanthoma elasticum* DARIER[6], das mit den echten Xanthomen nichts gemeinsam hat. Lediglich der gelbe Schimmer der Haut, hervorgerufen durch die Lipoide in der umschriebenen Ansammlung degenerierter Fasern, welche Elasticafärbung annehmen, erinnert klinisch an ein Xanthom. Schon der von DARIER 1896 beschriebene Fall hatte die charakteristischen Sehstörungen, die durch Risse in der Membrana elastica chorioidea des Auges bedingt sind (Groenblad-Strandberg-Syndrom)[6]. Veränderungen an der Elastica der großen Gefäße werden ebenfalls beschrieben[6, 7]. Auch hier wurde diskutiert, ob es sich primär um Veränderungen des Kollagens oder der Elastica handelt, doch dürfte der Befall gerade derjenigen Körperabschnitte mit ausgebildeten elastischen Netzen für den primären Befall der Elastica sprechen[7]. Die Veränderungen am Kollagen sind möglicherweise die Folge entzündlicher Veränderungen[7], wie wir sie um degenerierte elastische Fasern antreffen[8].

In seltenen Fällen hängt die Haut an umschriebenen Körperpartien schlaff herunter *(Chalodermie, v. KÉTLY, Schlaffhaut)*. Es fehlt also die normale

---

[1] FERREIRA-MARQUES und VAN UDEN 1950, GANS und STEIGLEDER 1955, S. 18.
[2] WASSERMANN 1954.
[3] BANGA und BALÓ 1957, BAHR und HUHN 1952, BURTON 1955, KEECH, REED und WOOD 1956, KEECH 1955, 1958.
[4] MIESCHER 1955b, 1956a.
[5] GRÜNEBERG 1956, MARSHALL und LURIE 1956, GÖTZ, RÖCKL und BANDMANN 1958 (Literatur).
[6] URBACH und NÉKAM 1936, FRANCESCHETTI 1943, SZYMANSKI und CARO 1951, SHAFFER, CAPELAN und BEERMAN 1957.
[7] MORAN und LANSING 1958.   [8] HAMPERL 1953.

Elastizität, die die gedehnte Haut wieder in die Ausgangsposition zurückbringt. Im Gewebe ist nicht nur die Elastica in den tieferen Cutisschichten vermindert[1], sondern auch das Kollagen aufgesplittert. In umschriebener Form ist ein ähnlicher Prozeß als Blepharochalasis bekannt. Oft mit dieser Veränderung verwechselt worden ist die *Cutis hyperelastica* (Unna) oder *Gummihaut* (Jadassohn), bei der die Haut eine vermehrte Elastizität aufweist und stärkste Dehnung durch geringste Kraftaufwendung erreicht wird. Die Gelenke lassen sich überstrecken, es entstehen Hautdefekte, Blutungen, Narbenbildung; Tumoren, meist Lipome, und Mißbildungen[2] kommen vor (Ehlers-Danlos-Syndrom). Es sind zwar bei dieser Krankheit die elastischen Fasern als verändert beschrieben worden[3] (stärkere Schlängelung, Zusammenballung des elastischen Netzes, Veränderung an den Fasern). Da aber alle anderen Bestandteile der Haut stärkere Veränderungen aufweisen (spiralige Windung der Gefäße, Muskeln, Follikel, Nerven) ist es fraglich, ob diese nicht teilweise nur vorgetäuscht waren. Unna betont die Aufsplitterung des kollagenen Gewebes, andere fanden es in eine homogene Masse umgewandelt, ohne daß eine Metachromasie bestand[4]. Jansen[5] denkt an eine fehlerhafte oder ungenügende Durchflechtung der Kollagenfasern. Die Befunde mancher Autoren lassen eine Veränderung der Grundsubstanz annehmen[6]. Wie bereits erwähnt, ist es möglich, daß Anteile des Kollagens, die nicht als geformte Faser vorliegen, in die Grundsubstanz eintreten und deren Viscosität und damit die Beweglichkeit der Cutis erheblich beeinflussen[7]. Es handelt sich also nicht um eine isolierte Störung von Kollagen, Grundsubstanz oder elastischen Fasern, sondern wahrscheinlich um eine Fehlanlage des gesamten Bindegewebes der Cutis.

Wir haben ferner gesehen, daß die Elasticafarbstoffe wenig spezifisch sind und die Verdauung mit Elastase keinen absoluten Beweis für das Vorliegen elastischen Gewebes (auch Schleimstoffe werden verdaut[8]) darstellt. Es überrascht daher die Annahme nicht, daß in der Haut Fasern Elasticafärbung annehmen sollen, die nicht elastisch sind, und andererseits elastische Fasern nicht immer von den bekannten Elastica-Färbemethoden erfaßt werden[9]. Beim *Lichen sclerosus et atrophicus* ist die obere Cutis eigentümlich homogenisiert und induriert. Im Gegensatz zu den gleich zu erwähnenden Formen der Sklerodermie ist die Elastica zerstört[10]. Unter dem sklerosierten Abschnitt der Cutis findet sich ein Infiltrat, das in seinem Aufbau an den Lichen ruber erinnert. Andere Autoren glauben, daß die Elastica nicht zerstört, sondern nur verdrängt werde[11], das primäre sei ein Ödem der oberen Cutis.

Der Lichen sclerosus et atrophicus wird zusammen mit der *Weißfleckenkrankheit* als eine Krankheitseinheit angesehen[12]. Ihre Zusammengehörigkeit mit der *Kraurosis vulvae* und der *Kraurosis penis* wird von einigen Autoren angenommen[13]. In der Tat ist das histologische Bild sehr ähnlich. Das subepitheliale Bindegewebe ist entsprechend dem Lichen sclerosus ödematös und erscheint homogen und sklerosiert. Oft fehlt aber das für den Lichen sclerosus charakteristische Infiltrat. Ist es vorhanden, finden sich darin reichlich Plasmazellen. Ausnahmsweise kann die Weißfleckenkrankheit die gesamte Cutis erfassen[14]. Nur der Schwund der Elastica unterscheidet sie dann von der Sklerodermie.

---

[1] Robinson und Ellis 1958.   [2] McKusich 1956.
[3] Allen 1954, Korting und E. Gottron 1951.   [4] Allen 1954.   [5] Jansen 1955.
[6] Korting und E. Gottron 1951, Schallock 1954.
[7] Gross 1957.   [8] Banga und Baló 1957.
[9] Dick 1947, s. auch Stoughton 1956, Fullmer und Lillie 1956, Braun-Falco 1956a und c.
[10] Miescher 1935, 1948, Lutz 1946, Korting 1954a.
[11] Montgomery und Hill 1940.   [12] Miescher 1935, 1948.
[13] Gottron 1938, Montgomery und Hill 1940, Streitmann 1955 (Literatur).
[14] Lutz 1946.

Kollagene Fasern.

Bei der Sklerodermie[1] erscheinen die kollagenen Faserbündel breiter. Ihre normale Verflechtung ist verlorengegangen. Es kann in solchen Fällen sehr schwer sein zu entscheiden, ob die Elastica wirklich vermindert ist oder nur scheint, bedingt durch den Umbau des cutanen Bindegewebes. Das histologische

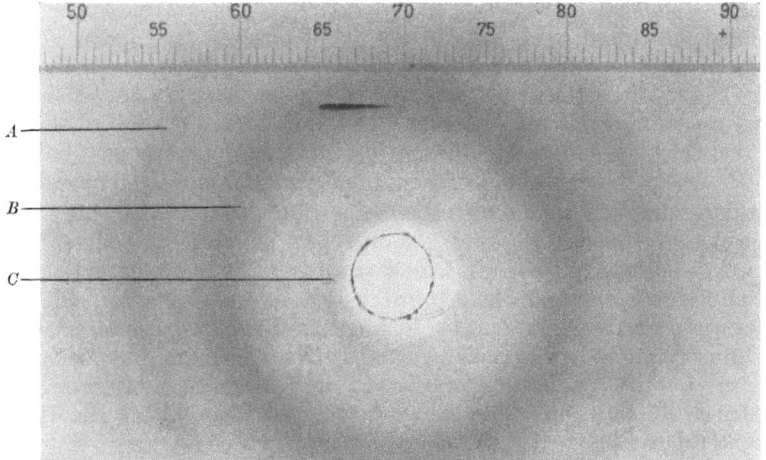

Abb. 26. Debye-Scherrer-Diagramm: normales Kollagen; *A* Identitätsperiode, Abstand zweier Seitenketten *B* Grundsubstanzlinie; *C* seitlicher Abstand zweier Hauptvalenzketten. (Aus MACHER 1957.)

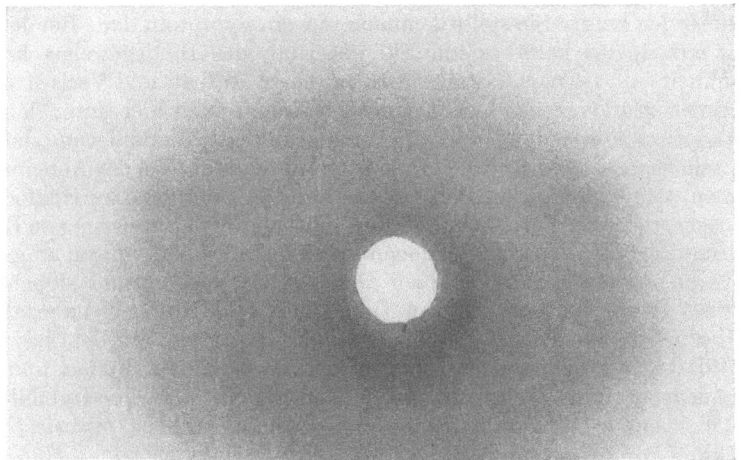

Abb. 27. Das gleiche Verfahren wie vorige Abbildung. Kollagen aus dem Herd einer circumscripten Sklerodermie. (Aus MACHER 1957.)

Bild läßt bei der Sklerodermie in erster Linie daran denken, daß die kollagene Faser verändert sein muß. Ebenso wie bei der fibrinoiden Degeneration[2] findet sich unter dem Elektronenmikroskop die Kollagenfibrille unverändert[3]. Andererseits legen die Befunde nahe, daß die Zwischensubstanz zwischen den Fibrillen verändert sein kann[4]. Mit Hilfe des Röntgeninterferenz-Verfahrens gelingt es,

---

[1] O'LEARY, MONTGOMERY und RAGSDALE 1957.
[2] WOLPERS 1950.
[3] BAHR, SCHUERMANN und GRECELIUS 1951, GANS 1953, KORTING 1954.
[4] WOLPERS 1950, KORTING 1954 (Literatur).

einen Einblick in das Gefüge der Moleküle zu gewinnen[1]. Für normale Haut
ist nach MACHER dieses Diagramm außerordentlich konstant[1]. Bei circumscripter
und progressiver Sklerodermie ist es deutlich verändert (vgl. Abb. 26 und 27).
Die in Abb. 26 als Grundsubstanzlinie bezeichnete Schwärzung des Films ist
abgeschwächt, aber möglicherweise verbreitert, und zwar um so stärker, je härter
klinisch die Haut erscheint, eine Verschiebung hat in der micellaren Struktur
des Kollagens stattgefunden.

Der amorphe Anteil kann auf Kosten des geformten vermindert sein. Der
Befund kann auch gerade umgekehrt gedeutet werden[1]. Dem scheinen histochemische Befunde verschiedener Autoren[2] zu entsprechen: bei der Sklerodermie,
wenigstens am Anfang der Sklerosierung[3], ist die Grundsubstanz vermehrt. Allerdings ist bei Ödemen und entzündlichen Prozessen in der Cutis gewöhnlich sehr
reichlich Material nachzuweisen, das der Grundsubstanz zugerechnet werden muß.

Es ist daher fraglich, ob die histochemischen Befunde wirklich einen Vorgang
wiedergeben, der für das Zustandekommen der Sklerosierung wesentlich ist,
oder nur ein uncharakteristisches Begleitsymptom. Die Sklerodermien beginnen
nämlich mit einem entzündlichen Infiltrat und einem Ödem um die Gefäße.
Erst das zweite Stadium ist das der homogenen Bindegewebssklerose (UNNA)!
Bei der diffusen Sklerodermie finden wir im Infiltrat reichlich fixe Bindegewebszellen neben Lymphocyten, einigen Plasma- und Mastzellen. Bedenken gegen
den Ausdruck *Kollagenosen*[4] sind nicht daraus herzuleiten, daß die Kollagenfibrillen unter dem Elektronenmikroskop normal gefunden wurden[5]. Es existiert,
wie wir gesehen haben, ein ungeformter Kollagenanteil. Die primäre Veränderung
in der Haut setzt wahrscheinlich an der Zelle ein. Die *Sklerosierung* ist eine
Folgeerscheinung, die sich bei offensichtlich grundverschiedenen Krankheitsbildern einstellen kann. Sie stellt demnach nur ein Symptom dar. Bei der *Akrodermatitis atrophicans* kann es zur Sklerosierung des Bindegewebes kommen.
Das Krankheitsbild ist nach Klinik, histologischem Aufbau und Verlauf von den
Sklerodermien grundverschieden. Dennoch bestehen auch hier unter dem Elektronenmikroskop Abweichungen, die für eine krankhafte Veränderung der amor-
phen Zwischensubstanz sprechen[6]. Sklerosierung entsteht bei der Abheilung von
Granulomen, teilweise sogar in Form des zellreichen Fibroms oder Histiocytoms.
In sehr ausgesprochener Form kommt es bekanntlich zur Sklerosierung im Rahmen
von sog. Stauungsdermatosen[7], bei denen krankhafte Veränderungen an größeren
und kleineren arteriellen und venösen Gefäßen im Vordergrund stehen. Hier
liegt es nach den Experimenten von DOLJANSKI und ROULET[8] nahe, daß der
verstärkte Austritt von Plasma aus der Blutbahn zusammen mit dem besonderen
Terrain Anlaß ist, vermehrt neue Kollagenfasern auszubilden. Zudem findet man
erhebliche degenerative Veränderungen am Bindegewebe, z.B. eine Imbibition mit
histologisch leicht erfaßbaren Lipoiden, die sogar an eine *Necrobiosis lipoidica*
erinnern kann.

Sklerosierung und Kalkablagerungen, wie sie bei der Sklerodermie ebenfalls beobachtet
werden, konnte SELYE[9] im Tierexperiment nach Gaben von Dihydrotachysterol (AT 10)
beobachten. Nach dem Gesagten darf daraus nicht auf die Genese der Sklerodermie geschlossen werden.

Verbreiterte homogenisierte Bindegewebsbündel kommen beim *Bindegewebs-
naevus* vor, also bei einer anlagemäßigen nichtentzündlichen Fehlbildung! Es
kann sowohl die obere als auch die tiefere Cutis allein befallen sein. Auch die

---

[1] MACHER 1957, MACHER und BREHLER 1958.
[2] MUSSO 1954, CAWLEY, McMANUS, LUPTON und WHEELER 1956, BRAUN-FALCO 1957c.
[3] BRAUN-FALCO 1957c.   [4] KLEMPERER 1955.   [5] GANS 1953.   [6] TELLER 1957.
[7] PROPPE und NÜCKEL 1957.   [8] DOLJANSKI und ROULET 1933.   [9] SELYE 1957.

elastischen Fasern sind betroffen, doch ist entweder die sichtbare Veränderung des Kollagens oder des elastischen Gewebes vorherrschend. Der sehr seltene Naevus ist mit anderen Fehlbildungen der Haut (glatte Muskulatur!) verknüpft. Wir sahen ihn zweimal zusammen mit einem *blauen Naevus*, also einer Sonderform des Pigmentzellnaevus (s. S. 581)[1]. Eine Sklerosierung finden wir beim alten Naevus pigmentosus, so daß dieser klinisch oft als Fibrom verkannt wird. Die *Gliazellen*, die bekanntlich ebenso wie die *Naevuszellen* der Neuralleiste entstammen sollen, können Bindegewebe ausbilden. Es offenbart sich hier eine vielleicht nicht unwichtige Potenz der Naevuszelle. Bei der wenig bekannten *Dermatofibrosis lenticularis disseminata* mit *Osteopoikilie* sind die Kollagenbündel verdichtet, zum Teil auch schlecht anfärbbar, die Fibroblasten sind vermehrt, ebenso die kleinsten Gefäße[2]; man gewinnt den Eindruck, daß hier ein Granulom vorausging.

Eine echte oder scheinbare Zunahme des Kollagens oder Verdichtung des kollagenen Gewebes finden wir also bei ganz unterschiedlichen Veränderungen vor.

Auftreten und Ablagerung von Substanzen aus dem Gewebe und der Blutbahn in der Cutis.

a) Metachromatische Substanzen einschließlich Amyloid.

Trotz vieler Arbeiten und verschiedener Theorien wissen wir bis heute nicht, warum sich Substanzen oder Gewebe metachromatisch färben[3].

In normaler Haut sind der Papillarkörper und die Umgebung der Haarpapille häufig metachromatisch angefärbt[4]. In tierischer Haut sind diese Lokalisationen bei aktivem Wachstum des Haarfollikels metachromatisch[5]. In der menschlichen Haut ist die Metachromasie des Papillarkörpers eine häufige Begleiterscheinung entzündlicher Veränderungen[6]. In unfixierten Schnitten, die mit LÖFFLERs Methylenblau behandelt waren, konnten wir folgendes beobachten:

In 7 μ dünnen Schnitten fanden wir in normaler Haut nur um den unteren Abschnitt aktiv wachsender Haarfollikel eine Metachromasie. Innerhalb von Luftblasen ist die Cutis in umschriebenem Bereich metachromatisch. Dies spricht im Sinne einer Angabe von ANGEVINE[7], daß nach banalem Trauma Metachromasie in der Cutis beobachtet wird. Das gleiche gilt für die „fibrinoide" Umwandlung[8]. *Behandeln wir native 30 μ dicke Schnitte mit Methylenblau, finden wir häufig im Papillarkörper eine umschriebene Metachromasie, die sehr rasch wieder schwindet!* Die Nervenfasern sind nicht oder nur schwach metachromatisch, deutlicher dagegen die Bindegewebshüllen der Nervenbündel. In Ausnahmefällen ist der subepidermale metachromatische Bereich so breit wie die Oberhaut und intensiv rot. Wir fanden das Phänomen besonders deutlich in normaler Haut bei *Epidermolysis bullosa*. Bei zwei anderen Fällen dieser Erkrankung war es nur wenig ausgesprochen oder fehlte. Dem Band entsprach eine schwache, eigentümlich verwaschene Anfärbung mit der PAS-Reaktion im alkoholfixierten, nicht eingebetteten Gefrierschnitt. Reihen-Schnitte von normaler Haut zeigen, daß in einem Schnitt reichlich metachromatische Substanz vorhanden sein kann, in anderen Reihen sie völlig fehlt!

Es ist deshalb sehr schwer, das Auftreten metachromatischer Substanz mit bestimmten pathogenetischen Vorgängen in Einklang zu bringen. Es ist auch bis heute noch nicht erwiesen, daß der Grad der Polymerisation der Grundsubstanz maßgebend ist, ob eine Metachromasie eintritt oder nicht[9]. Der Farbton ist sehr wechselnd, so daß an der Haut die Trennung in β-(violett) und γ-Metachromasie[10] schwierig erscheint.

Einige auffallende Phänomene sind zu besprechen: Um die Schweißdrüsenendstücke kommt es zum Auftreten eines Materials, das metachromatisch ist

[1] GANS und STEIGLEDER, Bd. II, 1957, S. 244, Abb. 119.   [2] SEROWY 1956.
[3] WOOHSMANN 1956, KELLY 1956.
[4] WISLOCKI, BUNTING und DEMPSEY 1942, SYLVÉN 1950.
[5] SYLVÉN 1950, MONTAGNA 1956.   [6] KREIBICH 1926.   [7] ANGEVINE 1950.
[8] ALTSCHULER und ANGEVINE 1949.   [9] KELLY 1956.   [10] STEINER 1957.

und sich auch mit Alcianblau anfärbt[1]. Das Bindegewebe erscheint im Hämato-xylin-Eosingefärbten Präparat bläulich, in späteren Entwicklungsstadien oft verdichtet und intensiv eosingefärbt. Es wird diskutiert, ob Schweiß aus den Endstücken in die Umgebung austritt und dessen Enzyme auf das Bindegewebe einwirken. Wir fanden die PAS-positive Basalmembran intakt. Ferner sahen wir diese Metachromasie in Schnitten, z. B. bei einer Dyskeratosis follicularis vegetans, in denen die Schweißdrüsenausführungsgänge nicht sichtbar verlegt waren (s. dazu S. 636). Die Mastzellen lagen wie die Spinne im Netz inmitten metachromatischer Fäden.

Es liegt daher nahe, wie früher bereits bei anderen Krankheiten geschehen, anzunehmen, daß die Mastzellen in einer Beziehung zu dem metachromatischen Material stehen[2]. In nativen Schnitten kann man von den Mastzellen geradezu Wolken solcher Substanz ausgehen sehen. In der Haut findet man bekanntlich reichlich Mastzellen, auch ohne Metachromasie[3]. Die Wolken metachromatischen Materials fehlen hier völlig. Es sind also nicht die Diffusion oder Schäden an der Mastzelle für diese verantwortlich zu machen. Neugebildetes Bindegewebe ist metachromatisch und daher in der bindegewebigen Reparationsphase auch das von Granulomen und Geschwülsten. Das Auftreten metachromatischer Sub-stanz um gutartige und bösartige Tumoren ist seit über 50 Jahren bekannt (Litera-tur s.[4]). In der Haut sind nicht nur infiltrierend wachsende bösartige, sondern auch gutartige Tumoren von einem metachromatischen Bindegewebe umgeben[5]. LENNOX, PEARSE und RICHARDS[6] messen dieser Erscheinung keinerlei praktische Bedeutung zu. In anderen Organen liegen die Verhältnisse vielleicht anders[7]. Die Haarfollikel können unter Ansammlung metachromatischen Materials de-generieren, und zwar als eigenes Krankheitsbild[8] und im Rahmen anderer Erkrankungen[9].

Am bekanntesten ist die Metachromasie bei den *Myxödemen*. Ebenso wie auch bei anderen Schleimablagerungen, z. B. den sog. *Speicheldrüsenmisch-tumoren*[6], ist die Schleimsubstanz nicht immer einheitlich. LETTERER[10] führt das auf die Beimengung anderer Substanzen zurück, was nach dem über die Grund-substanz Gesagten sehr einleuchtend ist.

Ein Myxödem läßt sich in der Haut unter verschiedenen Bedingungen in ganz verschiedener Form erkennen. Bei der Hypothyreose ist es diffus, bei der Hyper-thyreose umschrieben, meist prätibial[11]. Ohne Schilddrüsenstörung kennt man es als *tuberöses Myxödem*, als *Lichen myxoedematosus*[12] und als eigentümliches mit Sklerosierung der Haut einhergehendes *Skleromyxödem Arndt-Gottron*[13].

Die metachromatische Substanz umscheidet die Kollagenbündel. Im Nativ-präparat wirken Fasern und Zwischensubstanz wie eine homogene Masse[14]. Im Gegensatz zu BRUNS[15] fanden andere Autoren die metachromatische Substanz in der Hale-Reaktion bzw. mit Alcianblau und Astrablau, intensiv angefärbt[16]. In älteren Knoten kann beim Myxödem die Metachromasie fehlen. Das gleiche

[1] RANDERATH 1951, NIKOLOWSKI und E. GOTTRON 1951, PROBST 1956.
[2] SYLVÉN 1941, BENSLEY 1950, ASBOE-HANSEN 1950a und b, STEIGLEDER 1958f und unver-öffentlichte Befunde.
[3] STAEMMLER 1921.   [4] SYLVÉN 1941, ANDRADE 1958a.
[5] FANGER und BARKER 1957, ANDRADE 1958a (Literatur), s. auch WASSERMANN 1954, S. 317.
[6] LENNOX, PEARSE und RICHARDS 1952.   [7] HIERONYMI 1954.
[8] PINKUS 1957a.   [9] BRAUN-FALCO 1957e.   [10] LETTERER 1932.
[11] SOLLIER 1891, JAKSCH 1892, KEINING 1928, SCHUERMANN 1938.
[12] MONTGOMERY und UNDERWOOD 1953.
[13] GOTTRON 1954, KEINING und BRAUN-FALCO 1956 u. a.
[14] BRUNS 1955.   [15] STEIGLEDER 1958f.
[16] CAWLEY und Mitarbeiter 1957, BRAUN-FALCO 1957a, 1958a, 1959, STEIGLEDER 1958f.

gilt für die Herde des *Scleroedema adultorum* BUSCHKE[1]. In dem vom Infiltrat umschlossenen Bindegewebe des *Granuloma anulare* läßt sich eine Metachromasie nachweisen[2], wodurch die Ähnlichkeit zum rheumatischen Knoten noch deutlicher wird. Die zur Abgrenzung angeführten Befunde wie größere Einheitlichkeit des Infiltrates, tieferer Sitz beim rheumatischen Knoten lassen im Stich. Entscheiden können nur Verlauf und klinisches Bild. Das gleiche gilt für manche Fälle von *Necrobiosis lipoidica*[3] (s. unten).

Amyloid färbt sich metachromatisch. Es kann in der Haut vorkommen als Begleitsymptom der Amyloidablagerung in parenchymatösen Organen. Wahr-

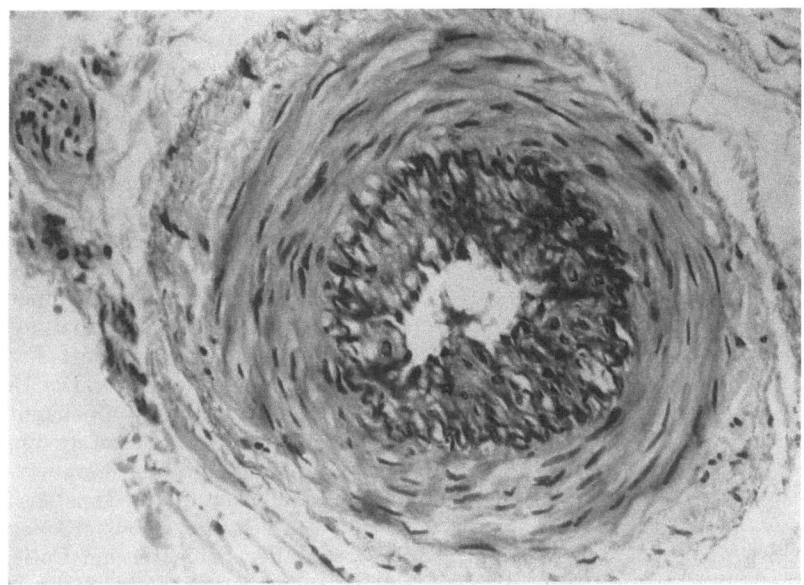

Abb. 28. Sperrarterie bei Morbus Osler mit Amyloidablagerung. Subintimal großes Polster longitudinaler Muskelzellen. Die Media gibt positive Kongorotreaktion. Kongorot, 310mal. (Aus GOTTRON nnd KORTING 1958.)

scheinlich ist dieses Auftreten von Amyloid in der Haut noch seltener, als man früher geglaubt hat, da andere Krankheitsbilder damit verwechselt wurden. Bei den primär systematisierten Amyloidosen (Paramyloidose im Sinne von PICCHINI und FABRY[4]) werden Haut und Schleimhäute beteiligt. Amyloid findet man als auf die Haut beschränkte Ablagerung im Rahmen anderer Hautveränderungen[5]. Sehr selten ist auch Amyloid in der Haut abgelagert bei der Makroglobulinämie von WALDENSTRÖM[6]. Bei der Lipoidproteinose von URBACH und WIETHE (Hyalinosis cutis et mucosae)[7] sind Eiweißkörper in der oberen Cutis eingelagert, die sich mit Elasticafarbstoffen anfärben sollen[8].

In ihrem Wesen sind diese Prozesse noch nicht geklärt. Doch spielt anscheinend die gestörte Durchblutung[9] eine wichtige Rolle für die Ablagerung und das Auf-

---

[1] FREUND 1930, KEINING und BRAUN-FALCO 1952.
[2] PRUNTY und MONTGOMERY 1942.   [3] HARE 1955.
[4] LUBARSCH 1929, GOTTRON 1932, SANNICANDRO 1933, MARCHIONINI und JOHN 1936, APITZ 1940, MIESCHER 1945, BRUNSTING und MacDONALD 1947, LETTERER 1950, RUKAVINA, BLOCK und CURTIS 1956.
[5] WINER 1931, SANNICANDRO 1933.   [6] ELSCHNER 1956, SAGHER, persönliche Mitteilung 1958.
[7] WEYHBRECHT und KORTING 1954, WOOD, URBACH und BEERMAN 1956, GERTH und FLEGEL 1956.   [8] HOLTZ und SCHULZE 1950.
[9] GOTTRON 1933, 1940, 1942, GOTTRON und KORTING 1953, GOTTRON und NIKOLOWSKI 1958, FRIDERICH und NIKOLOWSKI 1951.

treten solcher Gewebs- und Blutbestandteile. Das gilt für die *Ochronose*[1] und auch für das Auftreten von Lipoiden, die sich mit den üblichen histologischen Methoden erfassen lassen.

b) Lipoide.

Lipoide werden im Bindegewebe und in Zellen der Cutis und der Epidermis gefunden. Grundsätzlich ist vorauszuschicken, daß sich mit entsprechend empfindlichen Methoden in allen Zellen der Haut Lipoide nachweisen lassen, auch mit der Plasmalreaktion. Die Ansammlung von Lipoiden kann mit und ohne allgemeine Stoffwechselstörung einhergehen. Für die Cutis gilt fast ausschließlich das letzte. Bei der *Necrobiosis lipoidica*[2], von manchen auch mit OPPENHEIM als *Dermatitis atrophicans* (maculosa) *lipoides* (diabeticorum) bezeichnet[3], liegen feine Fetttropfen im degenerierten Bindegewebe, und das von einem Granulom aus Histiocyten, Epitheloiden und Lymphocyten umschlossene degenerierte Bindegewebe färbt sich mit Fettfarbstoffen homogen an. Die Ursache dieser Störung ist unbekannt. Der Diabetes ist keineswegs eine Bedingung sine qua non, wie schon bald bekannt war. Meistens finden sich schwere Gefäßveränderungen in allen Schichten der Cutis, doch sollen auch diese nicht obligatorisch sein[4]. Die *Necrobiosis*

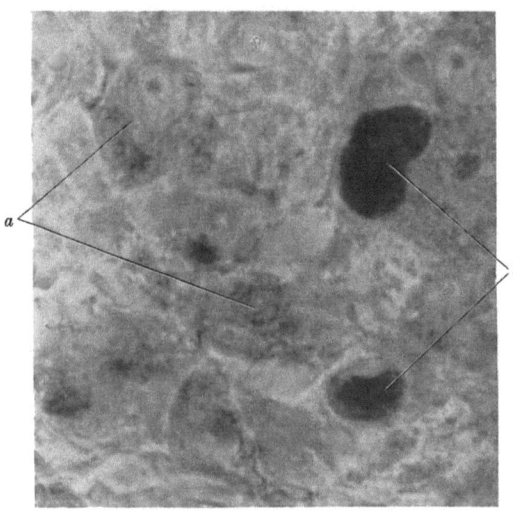

Abb. 29. Phosphorlipoidhaltige Einschlüsse in Granulomzellen der Lepra lepromatosa. Nucleolen deutlich hervorgehoben. *a* Diffuse granuläre Speicherung; *b* lipoidhaltiges Material in Vacuole. Fixation in Formol-Calcium nach BAKER, Gelatinegefrierschnitt, Säurehämateinfärbung nach BAKER, etwa 1200fach. (Aus ORTMANN und STEIGLEDER 1956.)

maculosa[5] soll die Brücke zwischen dem im Gewebsaufbau ähnlichen Granuloma anulare und der Necrobiosis lipoidica bilden, und damit wäre ein kontinuierlicher Übergang zwischen Granuloma anulare und der Nekrobiosis lipoidica gegeben. Ungeachtet uncharakteristischer histologischer Bilder ist das klinische Bild des Granuloma anulare und der Necrobiosis lipoidica unseres Erachtens so wesensverschieden, daß beide scharf voneinander getrennt bleiben sollten. Anders ist die Lage bei der *Granulomatosis disciformis chronica et progressiva* MIESCHER[6]. Sie stellt möglicherweise eine Variante der Necrobiosis lipoidica dar, die sich vorübergehend durch tuberkuloide Formationen (Ansammlung von Epitheloiden und Riesenzellen) auszeichnet[7]. Das Bild der *extracellulären Cholesterinose* (KERL und URBACH)[8] mit extracellulärer Ablagerung von sudanophiler Substanz, Infiltraten aus Histiocyten, Lymphocyten und zerfallenden Segmentkernigen sowie reichlich Erythrocyten wird von HERZBERG[9] als Teilsymptom des *Erythema elevatum et diutinum* gesehen, seine Selbständigkeit erschien schon vorher

---

[1] FRIDERICH und NIKOLOWSKI 1951.
[2] OPPENHEIM und URBACH 1942, BOLDT 1939, DEGOS 1949, HARE 1955, ELLIS und KIRBY-SMITH 1942, KNOTH 1957, NANTA, BAZEX und DUPRÉ 1958.
[3] GOTTRON 1938.   [4] HARE 1955.   [5] MIESCHER 1949.
[6] GOLDSMITH 1928 (zit. nach HARE), GOTTRON 1934, MIESCHER und LEDER 1948, HARE 1955, GÖTZ 1956, A. DORN 1956 (Literatur), REICH 1958a.
[7] GANS und STEIGLEDER 1957, S. 162.   [8] SOBEL und POLLOCK 1948.   [9] HERZBERG 1958.

nicht gesichert[1]. Beim *Erythema anulare centrifugum* DARIER besteht um die Gefäße ein Monocyteninfiltrat mit reichlich zerfallenden Eosinophilen untermischt. Um das Infiltrat herum tritt eine Substanz auf, die Fettfärbung an-

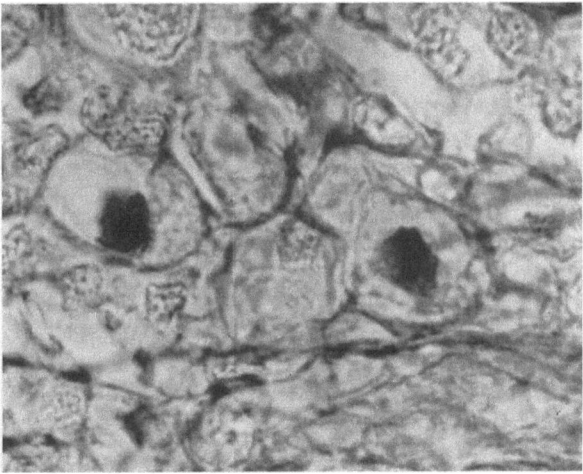

Abb. 30. Perjodsäure-Schiff-Reaktion (Modifikation nach GRAUMANN), Fixation Carnoy, am gleichen Material wie in der vorigen Abbildung. Die Einschlüsse reagieren positiv (etwa 1200fach). (Aus ORTMANN und STEIGLEDER 1956.)

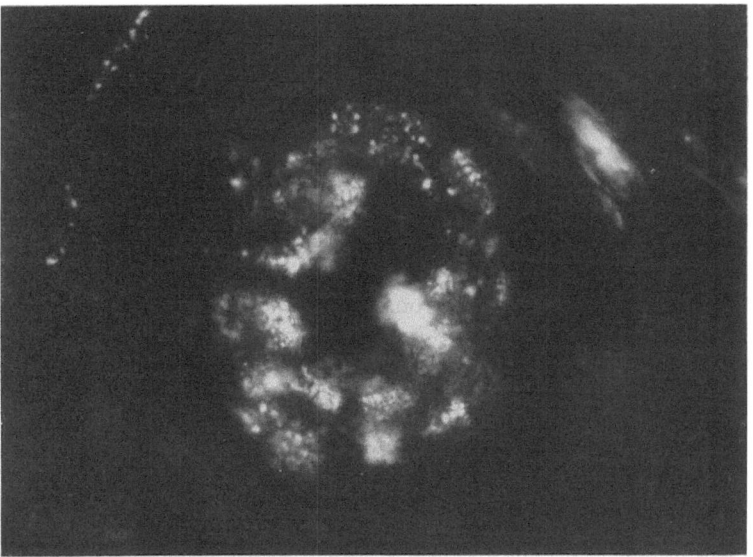

Abb. 31. Hautbiopsie bei Angiokeratoma corporis diffusum mit Fettablagerung. Ungefärbter Gefrierschnitt im polarisierten Licht. In der Gefäßwand und in den Endothelzellen einer Arteriole der Haut Ablagerung doppeltbrechender Substanzen. (Aus RUITER 1958.)

nimmt[2]. Da gleichzeitig auch das Kollagen verquollen ist, dürfte es sich um eine Degeneration von Zellen und intercellulärem Material handeln, bei der Lipoide aus ihrer Bindung in der Zelle und an Eiweiß frei werden und sich nun histologisch darstellen lassen, ohne daß etwa eine allgemeine Fettstoffwechselstörung vorliegt. In Segmentkernigen lassen sich bekanntlich bei entsprechender

[1] GANS und STEIGLEDER 1955, S. 162. [2] NÖDL 1956, GANS und STEIGLEDER 1957, S. 81.

38*

Technik reichlich Lipoide histochemisch darstellen. Sie sind als Lipophoren oder Lipophagen verkannt worden, im besonderen bei der Psoriasis[1], zumal sich bei entzündlichen Prozessen generell der Papillarkörper mit Lipoidfarbstoffen anfärben kann[2].

Erwähnt sei die Einlagerung von Calciumsalzen in die Haut. Sie findet sich bei degenerativen Prozessen ganz verschiedener Natur, z. B. beim Pseudoxanthoma elasticum[3], bei allgemeinen Stoffwechselstörungen, zuweilen auch ohne daß ein vorausgehender krankhafter Prozeß bekannt geworden wäre.

PINKUS[4] bildet eine solche Einlagerung in der Haut ab, WINER[5] fand sie bei Kindern und wir selbst[6] bei Erwachsenen, ohne daß sich eine Erklärung für das Auftreten hätte geben lassen.

Der Zustand des Bindegewebes in der Cutis ist nach dem Gesagten von dem Verhalten der zugehörigen Zellen und dem der Gefäße abhängig.

Infiltrate in der Cutis und Subcutis.

Die *normalen Zellen* in der Cutis weisen keine Beonderheiten auf. Die *akute* und *chronische Entzündung* ist ausführlich in einem anderen Bande von EHRICH und ROULET (Bd. VII/1) besprochen. Es seien daher lediglich einige Hinweise über Infiltrate in der Cutis und Subcutis angefügt, die uns als für diese eigentümlich erscheinen.

Vorausgeschickt sei, daß in der Embryonalzeit in der Cutis *und* in der Subcutis Blutzellen ausgebildet werden[7]. Es ist daher verständlich, daß krankhafte Blutzellen in der Haut auch beim Erwachsenen ausgebildet werden können, und daß Prozesse, die sich üblicherweise in Knochenmark und Lymphknoten abspielen, ausnahmsweise sogar isoliert, in der Haut vorgefunden werden können. Mit schweren Veränderungen vor allem der kleineren Gefäße zusammen kann ein Infiltrat von zerfallenden *Segmentkernigen* auftreten, und zwar (Abb. 32) nicht nur bei akuten Veränderungen wie der bei *Purpura Schönlein-Henoch*[8], sondern bei klinisch subakut und chronisch verlaufenden Prozessen. Beispiele dafür sind das Granuloma faciale eosinophilicum und das Erythema anulare centrifugum Darier (s. unten). Die Segmentkernigen enthalten Lipoide, die sich mit entsprechend empfindlichen Methoden histologisch darstellen lassen. Wenn sie zerfallen, sieht man diese auch mit den üblichen Fettfärbemethoden (s. S. 595). Das gilt besonders für den Zerfall von *Eosinophilen*, die sich häufig mehr oder weniger reichlich in cutanen Infiltraten finden, wenn die Schnitte entsprechend fixiert und gefärbt sind. Aus ihrer Anwesenheit lassen sich weder pathogenetische noch prognostische Schlüsse ziehen. Zusammen mit pathologisch veränderten Histiocyten sind sie ein Anhaltspunkt unter verschiedenen anderen, daß es sich um eine sog. Systemerkrankung, im besonderen um ein Granuloma fungoides handeln kann (s. S. 601). Ihre Abwesenheit schließt dieses keinesfalls aus. Eosinophile sollen beim Arthus-Phänomen vor den Segmentkernigen auftreten[9]. In der Histamin- und Serotoninquaddel sind sie vermehrt[10]. Reibt man an einer Efflorescenz der Urticaria pigmentosa, treten sie zahlreicher im Gewebe auf[11] (s. S. 603). Möglicherweise haben sie eine Funktion bei der Bindung von Serotonin und Histamin, als dessen Produzenten sie früher angesehen wurden[12]. STOUGHTON[13]

---

[1] GRÜTZ 1938a, STEIGLEDER 1952, 1957b.   [2] v. KERCKHOFF 1929, GRÜTZ 1938.
[3] MORAN und LANSING 1958.   [4] F. PINKUS, 1927, S. 110, Abb. 91.
[5] WINER 1952.   [6] STEIGLEDER und ELSCHNER 1957.
[7] POPOFF und POPOFF 1958.   [8] MIESCHER 1956b, 1957.
[9] v. ALBERTINI und METAXAS 1953, CRAPS und INDERBITZIN 1957, INDERBITZIN und CRAPS 1957.
[10] MIESCHER 1952a, GEMÄHLICH, SCHEIFFAHRT und FRENGER 1957.
[11] W. JADASSOHN, 1933, PRAKKEN und WOERDEMAN 1952.
[12] WEST 1958.   [13] STOUGHTON 1958.

gewann aus der Epidermis einen Stoff, der eosinophilo-taktische Eigenschaften haben soll. In Infiltraten um *Carcinome* der Haut verschiedener Struktur können sie ebenso wie Plasmazellen sehr reichlich vorhanden sein. Zuweilen enthalten Abscesse in der Haut nur Eosinophile. Ein Beispiel dafür ist das *Bromoderma tuberosum*[1]. Hier ersetzen sie anscheinend die Talgdrüsen.

Der Ausdruck *Eosinophiles Granulom* der Haut ist völlig zu vermeiden. Aus den ursprünglich zusammengeworfenen Krankheitsbildern sind einige mit eindeutigem klinischem und histologischem Bild herausgeschält worden[2], die

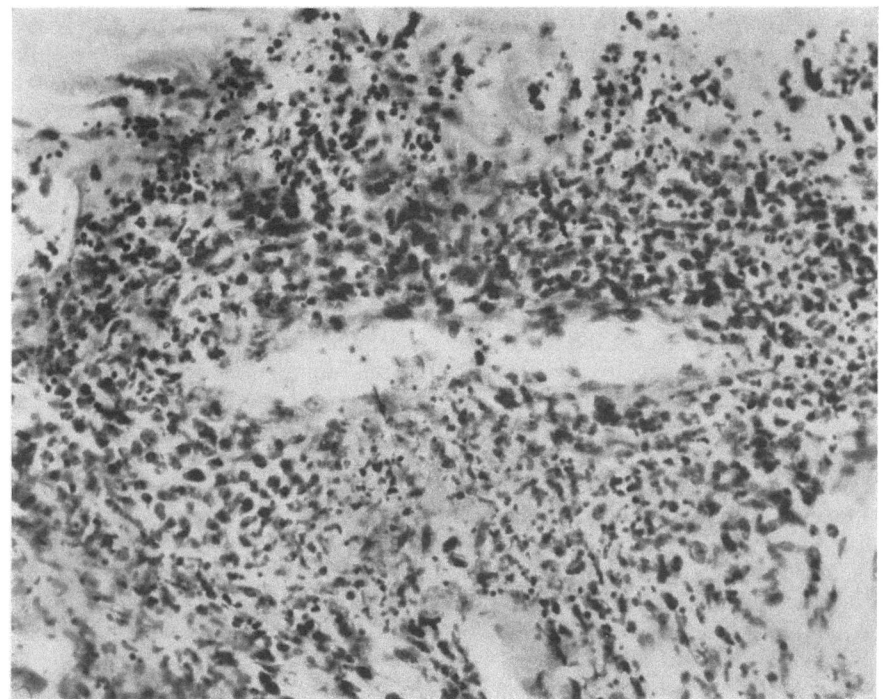

Abb. 32. Arteriolitis bei leukoklastischem Mikrobid. Man erkennt sehr deutlich die zerfallenden Segmentkernigen in und um die aufgelockerte Gefäßwand. (Aus MIESCHER 1957.)

nichts miteinander zu tun haben. Die Eosinophilie ist nicht in jedem Fall anzutreffen und stellt keinen wesentlichen Faktor dar. Das Granuloma faciale eosinophilicum tritt fast ausschließlich im Gesicht auf. Die klinische und histologische Struktur ist so kennzeichnend, daß beide allein die Diagnose erlauben. Im Anfang finden wir ein Infiltrat aus Lymphocyten, Histiocyten, polymorphkernigen Leukocyten, mit mehr oder weniger reichlichen Eosinophilen und Plasmazellen, selten Epitheloiden, um die Gefäße angeordnet. Zuweilen ist das Gefäß von einem Netz eigenartiger homogener Bindegewebsbalken umgeben, in dessen Maschen fragmentierte und pyknotische Leukocytenkerne liegen[3]. Die Histiocyten können Eisen und Fette speichern. HOLTZ[4] fand argentaffine makrophage Körnchenzellen, *Fluorocyten* im Sinne von HAMPERL[5] am Rande des Granuloms. Diese den Histiocyten zugeordneten Zellen phagocytieren Leukocyten[4]. Die Granulome werden durch neugebildetes Bindegewebe ersetzt[6]. Um die weiter von dem Zentrum des

[1] LEIBL 1958.
[2] WEIDMAN 1947, LEVER und LEEPER 1950, WOERDEMAN und PRAKKEN 1952 u. a.
[3] PINKUS 1952.   [4] HOLTZ 1957.   [5] HAMPERL 1950.   [6] LEVER und LEEPER 1950, PINKUS 1952.

Granuloms entfernt liegenden Gefäße sahen wir ein Infiltrat ausschließlich aus Lymphocyten und einigen Histiocyten[1]. Vielleicht als Granuloma eosinophilicum pemphigoides zusammenzufassen ist das Plasmocytäre ,,Eosinophile" Granulom von MIESCHER mit dem periorifiziellen Granulom mit Eosinophilen[2].

Doch handelt es sich hier um Einzelfälle, die möglicherweise ebenso wie das *Tumorförmige Eosinophile Granulom* mit Ulceration von KUSKE[3] anderen Krankheitsbildern zuzuordnen ist. Schließlich kommt das ,,Eosinophile Granulom des Knochens" (LICHTENSTEIN und JAFFE, OTANI und EHRLICH) sowohl gemeinsam mit Knochentumoren als auch isoliert in der Haut vor[2]. WOERDEMAN hat es als *Reticulogranuloma eosinophilicum* cutis bezeichnet[2].

Lymphocyten kommen in den Infiltraten der Haut nicht so häufig und reichlich vor, wie allgemein angenommen wird. Kleinere Zellen, die man als Makrophagen oder Histiocyten bezeichnen kann, werden mit ihnen verwechselt, wenn nicht nach sorgfältiger Fixation und Färbung mit stärkerer Vergrößerung die Struktur der Einzelzelle genau überprüft wird. Nativpräparat und Gefrierschnitt lehren ferner, daß Lymphocyten in einem Netz anderer protoplasmareicher Zellen liegen, deren Plasmafortsätze aneinanderstoßen[4]. Diese scheinen ein Syncytium zu bilden, ohne daß das auf Grund des Befundes im Lichtmikroskop als sicher angenommen werden dürfte. Im eingebetteten Präparat muß man nach einem solchen Aufbau suchen, der also als lymphoreticulär oder lymphknotenartig zu bezeichnen wäre. Man findet ihn bei ganz verschiedenartigen Prozessen, z.B. als Infiltrat um Carcinomzapfen, bei manchen Formen des Lupus erythematodes chronicus, bei der ,,Lymphocytic infiltration" im Sinne von JESSNER und KANOF[5]. Es handelt sich bei der letzten vielleicht um ein eigenes Krankheitsbild, möglicherweise um eine Variante des Lupus erythematodes chronicus oder auch nur um ein Symptom[6]. In ausgesprochener Form finden wir Infiltrate mit lymphknotenähnlichem Aufbau bei den Lymphocytomen, die in sehr verschiedener klinischer Form einzeln oder multipel in der Haut vorkommen[7]. Nach Befunden von PASCHOUD[8] sind sie übertragbar. Es muß sich allerdings noch erweisen, ob dies für alle Lymphocytome gilt, da sich offensichtlich unter verschiedenen Bedingungen lymphknotenähnliche Infiltrate ausbilden können[9]. Die Ausbildung regelrechter Keim- (Reaktions-) zentren wurde als Kennzeichen dafür angesehen, daß Lymphocytome (= Lymphadenosis benigna cutis Bäfverstedt) und nicht eine Lymphadenose im Sinne einer sich in der Haut abspielenden lymphatischen Leukämie vorliegt, doch trifft auch dies nicht immer zu[10].

Bei allergischen Reaktionen vom Tuberkulintyp prädominieren bei starker Reaktion zunächst die Segmentkernigen, sie werden dann von monocytären Zellen, nach MIESCHER[11] vor allem Lymphocyten, abgelöst. Die letzten werden von MIESCHER als das wesentliche Element im Infiltrat angesehen. Bei der allergisch bedingten Dermatitis bestehen die Infiltrate aus Lymphocyten und Histiocyten[12] (s. S. 565). Die ersten können sogar fehlen (s. S. 565). Dementsprechend lassen sich in Ausstrichen aus dem Bläscheninhalt und Cantharidenblasen überwiegend monocytäre Zellen nachweisen[13]. FISCHER fand 75% lymphomonocytäre Zellen in Ausstrichen aus solchen Bläschen. Bläschen und Blasen

---

[1] STEIGLEDER und ELSCHNER 1954.   [2] WOERDEMAN und PRAKKEN 1952.
[3] KUSKE 1952, STEIGLEDER 1955b.   [4] STEIGLEDER 1958g.
[5] JESSNER und KANOF 1953, GANS und STEIGLEDER 1957, S. 511.
[6] CABRÉ und STEIGLEDER, noch unveröffentlicht.
[7] BÄFVERSTEDT 1943, LINDEMAYR 1949, KALKOFF 1952, HÖFER 1956.   [8] PASCHOUD 1957.
[9] RIBBERT 1891, MIESCHER 1953, HURT 1953.   [10] GERTLER 1954, 1955.
[11] MIESCHER 1952a, 1956c.   [12] UNNA 1894, BRUUN 1941 u. a., s. S. 565.
[13] NEXMAND 1949 (s. auch MIESCHER 1936), BAER und YANOWITZ 1952, K. FISCHER 1953.

der toxisch bedingten Dermatitis enthalten dagegen überwiegend Segmentkernige[1]. Nach intracutaner Injektion von Cortison soll sich ein lymphocytäres Infiltrat einstellen[2].

Die funktionelle Bedeutung der Lymphocyten ist umstritten[3]. Auf der einen Seite nimmt man an, daß sie lediglich Energiequellen sind und durch ihren Zerfall notwendige Bausteine frei werden[4]. Auf der anderen Seite wird berichtet, daß durch ihre Übertragung nach dem Vorgehen von LANDSTEINER und CHASE von sensibilisierten Personen auf bisher Gesunde auch bei diesen eine Dermatitis hervorgerufen werden kann. Doch legen sich die Autoren[5] meist nicht fest, welche Zellen aus dem Blut und den Organextrakten für die Übertragung der Tuberkulin- und Kontaktsensibilität verantwortlich sind. MAXIMOW und seine Schüler[6] sehen in den Lymphocyten die Ausgangszellen für Makrophagen, also Zellen, die auch in der Haut in verschiedener Hinsicht sehr bedeutend sind. Es kann hier nicht näher auf die Frage der Herkunft der Makrophagen und die Potenzen der Lymphocyten eingegangen werden, da es sich ja nicht um Probleme handelt, welche für die Haut spezifisch sind (s. EHRICH, dieses Handbuch Bd. VII/1). REBUCK und CROWLEY[7] haben die Epidermis erodiert und die austretenden Blutzellen mit Deckgläschen aufgefangen. Sie glauben schließen zu dürfen, daß sich Lymphocyten in Makrophagen umwandeln, und daß dieser Prozeß nach 12—14 Std seinen Höhepunkt erreicht. WIEDERMANN u. Mitarb.[8] bestätigen diesen Befund. BARTH[9] sieht in den ausgetretenen Zellen lymphoide Makrophagen, die von den genannten Autoren als Lymphocyten bezeichnet würden. Segmentkernige wandern in das Entzündungsfeld ein und werden von eben diesen Makrophagen phagocytiert. Die Reste lassen sich in ihnen auf Grund der positiven Peroxydasereaktion nachweisen[9].

Die Lymphocyten in der Haut werden, wie gesagt, vielfach dadurch falsch bewertet, daß sie auch in der Haut von den „lymphoiden Makrophagen" nicht unterschieden werden, also von Zellen, die andere Autoren dem *Reticulo-histiocytären System* zurechnen. Dieses wurde ursprünglich von ASCHOFF[10] als reticuloendotheliales System bezeichnet, worunter Zellen mit gemeinsamen funktionellen Eigenschaften verstanden werden sollten. Es erscheint deshalb auch wenig zweckmäßig, den Begriff in die Morphologie zu übernehmen[11]. Vielmehr sind die Zellen, mit denen wir es zu tun haben, bei ihrem Namen zu nennen, nämlich Fibrocyten, Histiocyten und Monocyten. Im Schnitt läßt sich oft nur schwer zwischen ihnen trennen. Ferner sollen in der Haut die undifferenzierten Vorstufen dieser Zellen vorkommen. Unter undifferenziert verstehen wir, daß die prospektive Potenz dieser Zellen noch nicht eingeschränkt ist. In dem Ergänzungsband zum Handbuch der Haut- und Geschlechtskrankheiten von JADASSOHN I/2 wird der allgemeinen Pathologie dieser Zellen in der Haut ein eigener Abschnitt gewidmet. Über ihre Funktion in der Haut ist nur sehr wenig bekannt. Jedenfalls ist der Histiocyt als die Reticulumzelle der Haut anzusehen.

Da die Histiocyten sich in ihrer Form der Umgebung anpassen können[12], wirken sie zwischen den Fasersystemen der Cutis besonders polymorph. Wie vielgestaltig sie aber werden können, und wie unterschiedlich sie bewertet werden müssen, versteht man erst, wenn man sich an die Granulome und Tumoren

---

[1] NEXMAND 1949; s. auch MIESCHER 1936.   [2] SCHNITZER 1957.
[3] McMASTER 1941/42.   [4] SCHNITZER 1958.
[5] LANDSTEINER und CHASE 1942, HAXTHAUSEN 1947, LAWRENCE 1955, INDERBITZIN und CRAPS 1957, BAER und YANOWITZ 1952, SKOG 1955, EPSTEIN und KLIGMAN 1957.
[6] BLOOM 1927, 1928, 1937, LANG 1926.   [7] REBUCK und CROWLEY 1955.
[8] WIEDERMANN, THUMB, PÄRTAN und BRAUNSTEINER 1957.   [9] BARTH 1958.
[10] ASCHOFF 1924.   [11] POLICARD 1957.   [12] CHÈVREMONT 1942, POLICARD 1957.

erinnert, in denen die Histiocyten ein wesentlicher Bestandteil sind oder allein vorkommen.

An Granulomen sind sie viel stärker beteiligt, als allgemein angenommen wird. Sie werden, wie erwähnt, als Lymphocyten verkannt. Es ist leicht verständlich, daß ein langgestreckter Histiocyt eine kleinere Zelle vortäuschen kann, wenn er senkrecht zur Längsachse geschnitten ist. Selbst in Lymphocytomen herrschen Zellen vor, die zu dieser Gruppe gehören, weswegen der Ausdruck Lymphadenosis vorzuziehen ist, sich aber weniger eingebürgert hat.

Kennzeichnend für den Histiocyten ist die ungewöhnliche Aktivität bei dem histochemischem Nachweis verschiedener Enzyme, im besonderen der sauren Phosphatase, unspezifischen Esterasen und der β-Glucuronidase[1]. Die unspezifischen Esterasen sind in der Zelle nicht gleichmäßig verteilt. Um die Kernmembran befindet sich eine Zone besonderer Aktivität[2]. In dickeren Schnitten lassen sich bei diesem Enzymnachweis Fortsätze der Zellen über längere Strecken im Gewebe verfolgen. Sie stehen mit den Plasmaausläufern anderer Zellen in Zusammenhang, bilden also auch ein Reticulum, auch wenn sie weit auseinander liegen[3]. Mit zunehmender Verfettung, z. B. in dem aus Histiocyten aufgebauten Xanthom und dem Epitheloidzellengranulom bei der Sarkoidosis Boeck (Morbus Besnier-Boeck-Schaumann), nimmt die Aktivität der Esterasen ab[2].

Auf die Ausbildung *tuberkuloider Granulome* in der Haut wurde bereits von Roulet an anderer Stelle (s. Bd. VII/1 dieses Handbuches) ausführlich hingewiesen. Ganz allgemein geht anscheinend der Ausbildung von Granulomen eine Sensibilisierung voraus, auch den Granulomen durch Beryllium und Zirkonium[4]. Die letzten werden nach Anwendung desodorierender Stifte in der Achsel beobachtet. Bei der Hauttuberkulose geht weder das Auftreten von Tuberkuliden[5] noch die Ausbildung des tuberkuloiden Granuloms dem Grad der Tuberkulinempfindlichkeit parallel[6]. Selbstverständlich ist das tuberkuloide Infiltrat auch in der Haut kein Beweis für das Vorliegen einer Tuberkulose[7], selbst der Erregernachweis kann täuschen[8]. Bei dem Erythema nodosum beschreibt Miescher[9] eigentümliche Knötchen aus Histiocyten, die er als spezifisch für das Erythema nodosum ansieht. Sie stellen sich nur nach sehr sorgfältiger Fixation dar, Formolfixation ist ungeeignet. Eine einseitige Vermehrung der Histiocyten finden wir schließlich bei der *Histoplasmose*, so daß diese als „Systemerkrankung des reticuloendothelialen Gewebes" bezeichnet wurde[10].

Bereits bei sicher benignen Veränderungen, die aus Histiocyten aufgebaut sind, erhebt sich die Frage, ob es sich um ein Granulom handelt oder um einen Tumor. Ein typisches Beispiel ist das *Histiocytom*[11]. Von manchen Autoren wird es als Granulom betrachtet[12]. Dafür spricht, daß es Übergänge zum Xanthom zeigen kann, indem es große Mengen von doppeltbrechendem Fett speichert. Man spricht dann von einem Histio-Xanthom. Das Histiocytom erscheint als Endstadium von Granulomen verschiedener Bauart, z. B. solchen nach Insektenstichen. Die Zellen können an Stelle von Fetten reichlich Hämosiderin enthalten, in seltenen Fällen gleichzeitig Hämosiderin und Fette[13]. Andererseits geht von den Histiocytomen das Dermatofibrosarcoma protuberans im Sinne von E. Hoffmann

---

[1] Gedigk und Bontke 1957, Wells 1957, Steigleder und Schultis 1957a.
[2] Steigleder und Schultis 1957a. [3] Steigleder 1958g.
[4] Sneddon 1955, Rubin, Slepyan, Weber und Neuhauser 1956, 1958, Shelley und Hurley 1958.
[5] Miescher 1955. [6] Gerber 1958. [7] Gans 1925, Flegel 1957.
[8] Funk 1950. [9] Miescher 1948b, 1950. [10] Gans und Steigleder 1957, S. 97.
[11] Woringer 1931a und b, Woringer und Kviatkowski 1932, Pautrier und Woringer 1933, Senear und Caro 1936, Gross und Wolbach 1943 u. a.
[12] Rentiers und Montgomery 1949. [13] Glazunov 1956.

aus[1], ein lokal bösartiger Tumor, der zu Rezidiven neigt und strahlenresistent ist. Manche Autoren glauben, daß er auch Metastasen machen könne; wahrscheinlich handelt es sich dabei jedoch um eine Verwechslung mit anderen, im besonderen tiefer in der Cutis gelegenen Sarkomen, die möglicherweise vom Nervensystem ausgehen und sehr bösartig sind[2]. In dem Dermatofibrosarkom finden sich Einlagerungen von Fetten, darunter doppeltbrechenden, und Hämosiderin, oft auch Schleim. Es ist wahrscheinlich ein hochdifferenziertes Fibrosarkom, das deshalb relativ benigne ist, aber alle Übergänge zu weniger differenzierten Formen aufweist.

Ähnliche Fragen wie für das Histiocytom ergeben sich für das *Xanthom*, das mit allgemeinen Stoffwechselstörungen, im besonderen Hyperlipämie bei Diabetes, einhergehen kann, aber auch ohne diese Auftritt, z. B. als Xanthelasma. Aber selbst bei Xanthomen mit allgemeinen Stoffwechselstörungen ist die Haut wahrscheinlich nicht primär, sondern erst sekundär beteiligt: Versuche von LEONHARDI[3] bei der hypercholesterinämischen Xanthomatose sprechen dafür, daß wahrscheinlich nur die Cholesterin-Synthese in der Leber, aber nicht in der Haut gesteigert ist.

Bei den „*normocholesterinämischen Xanthomen*" handelt es sich um systematisierte Wucherungen histiocytärer Zellen, die deshalb auch als Reticulogranulome und Retikulosen bezeichnet wurden. Hierher werden die sog. *Abt-Letterer-Siwe*-Erkrankung sowie das *Hand-Schüller-Christian*-Syndrom gerechnet und die erste als akute Verlaufsform des letzten angesehen, allerdings nicht ohne Widerspruch. Die Abt-Letterer-Siwe-Erkrankung leitet zu einer großen klinisch wohlbekannten, aber pathogenetisch schwer zu deutenden Gruppe über, die als *Reticulosarkomatosen* bezeichnet werden sollten, und denen man alle jene Krankheitsbilder der Haut zuordnen müßte, die mit einer Wucherung der Histiocyten und ihrer Abarten einhergehen, und die zum Tode führen[4]. Als Retikulosen werden von manchen nämlich auch gutartige Prozesse in der Haut wie die Sarcoidosis bezeichnet. Die Bezeichnung Retikulose und auch Reticulosarkomatose erscheint uns berechtigter als der Sammelbegriff Lymphom amerikanischer Autoren, da die Lymphocyten nur von untergeordneter Bedeutung bei diesen Krankheitsbildern sind. Vorgeschlagen wurde entsprechend der FERRATA-Schule und in Anlehnung an CAZAL von französischen Autoren der Name histio-monocytäre Retikulosen[5].

Die benignen Granulome der *Sarcoidosis* haben mit diesen letzten Krankheiten gemeinsam, daß die Tuberkulinreaktion und ähnliche intracutane Teste negativ oder schwächer ausfallen als beim Gesunden zu erwarten[6]. Diese Tatsache spricht dafür, daß die histio-monocytären Zellen für das Zustandekommen der Tuberkulinreaktion wesentlich sind, sei es als Bildner von Antikörpern, sei es als wesentlicher Bestandteil des Infiltrates.

Rein klinisch wird als *Granuloma (Mycosis) fungoides* eine Veränderung abgegrenzt, die histologisch aus cutanen Infiltraten mit sehr polymorphen Abkömmlingen von Histiocyten besteht. Ob es daneben Fälle gibt, die ein polymorphes Infiltrat besitzen, das also aus verschiedenen Zellarten aufgebaut ist, erscheint fraglich[7]. Es kann sekundär zu einer Zumischung von anderen Zellen zu dem Histiocyten-Infiltrat kommen, die als sekundäre Reaktion und nicht als wesentlicher Bestandteil der Mycosis fungoides anzusehen ist. Die histiocytären Zellen können zu Fibroblasten und Fibrocyten, in sehr seltenen Fällen zu Schaum-

---

[1] HOFFMANN 1925, BEZECNY 1931, HALTER 1950, GENTELE 1951.   [2] STOUT 1948 u. a.
[3] LEONHARDI 1957.   [4] GANS und STEIGLEDER 1957, S. 430; s. auch TRITSCH 1957.
[5] DEGOS, OSSIPOVSKI, CIVATTE und TOURAINE 1957.
[6] ROSENTHAL 1928, MARTENSTEIN 1928, ROSTENBERG und BLUEFARB 1954.
[7] STEIGLEDER und HUNSCHA 1958.

zellen mit Speicherung doppeltbrechender Lipoide umgewandelt werden[1]. Ferner können zeitweise die Histiocyten in Zellen transformiert werden, die den Plasmazellen strukturell zugerechnet werden müssen[1]. Die Mycosis fungoides hat in vielem Ähnlichkeit mit der Lymphogranulomatosis Paltauf-Sternberg[2], die in seltenen Fällen zunächst nur isoliert in der Haut nachweisbar sein kann.

Es ist verständlich, daß ein Krankheitsbild wie die Mycosis fungoides der Gegenstand vieler Meinungsverschiedenheiten ist und war. Bereits Ende des vorigen Jahrhunderts wurden die gleichen Fragen diskutiert wie heute[3]. Italienische und französische Autoren betrachteten schon damals die Mycosis fungoides als cutane Lymphadenose, eine Ansicht, die heute besonders von amerikanischen Autoren verfochten wird. Viele Mißverständnisse rühren einfach daher, daß bereits der erste als Mycosis fungoides angesehene Fall von ALIBERT[4] möglicherweise ein anderes Krankheitsbild war[1], wahrscheinlich eine Reticulosarkomatose, wenn nicht die Mycosis fungoides insgesamt als solche bezeichnet werden muß.

Der Übergang Retikulose-Reticulosarkomatose erscheint in der Haut so fließend, daß mehr die Gewohnheit unterscheidet als objektive Anhaltspunkte.

Bei der sog. Abt-Letterer-Siwe-Erkrankung (s. oben) finden wir ein Infiltrat aus Histiocyten, die sehr polymorph sein und reichlich Mitosen enthalten können[5]. Zellpolymorphie besteht in dem schon erwähnten Histiocytom und besonders auch bei dem eigenartigen Gewebsbilde der sog. *multizentrischen Reticulohistiocytose*, die zugleich mit rheumatischen Beschwerden und mit Knochenveränderungen auftreten kann[6]. Die Histiocyten werden hier zu ein- und mehrkernigen Riesenzellen, die ersten können *Ganglien*zellen nachahmen. Ein von MONTGOMERY und O'LEARY[7] als Ganglioneurom bezeichneter Fall wird von anderen als Reticulohistiocytom angesehen[8]. In den Zellen kann sich sehr deutlich *nicht* doppeltbrechendes Fett mit den klassischen Fettfärbemethoden nachweisen lassen. Schließlich ist das *Naevoxanthoendotheliom*[9] bei Säuglingen zu erwähnen, das auch fälschlich als juveniles Xanthom bezeichnet wurde: Seine Zellen enthalten mehr oder weniger reichlich, oft in den Routine-Fettfärbungen nicht darstellbare Lipoide und sind derart polymorph, daß das Krankheitsbild als *Sarcomatosis cutis des Säuglingsalters* bezeichnet worden ist[10]. Schließlich sind als *Malignes Granulom* des Gesichtes oder *Granuloma gangraenescens* Fälle eingeordnet, bei denen es sich wohl um Reticulumzellsarkome gehandelt hat[11].

Leider verfügen wir nicht über eine histochemische Methode, welche eine Trennung benigner und maligner Prozesse gestattet[12]. Der Gehalt an Substanzen in den Zellen, die eine positive Perjodsäure-Schiff-Reaktion geben, kann nicht zur Trennung dienen, wie behauptet wurde, da solches Material in Zellen gefunden wird, in deren Umgebung sich Kollagenfasern ausbilden, sowie bei allergischen Reaktionen[13].

Derartiges Material läßt sich in Granulomen bei chronischen Infektionskrankheiten[14], z.B. bei der Lepra lepromatosa, nachweisen (Abb. 30)[15], ferner sieht man bei den Reticulohistiocytomen[16] umschriebene Einlagerungen im Zelleib, die

[1] STEIGLEDER und LAUCKNER 1959.   [2] ARZT 1951.   [3] NEISSER 1883.
[4] ALIBERT 1832.   [5] GOTTRON 1942, RUMP-WENDEL 1955, STEIGLEDER und HUNSCHA 1958.
[6] ZAK 1950, GOLTZ und LAYMON 1954, DAVIS und WOOD 1955, ANSELL und BYWATERS 1957, LAPIÈRE, VAN RUNCKELEN und NIZET 1957, JOHNSON und TILDEN 1957, D. WALTHER 1958, NÖDL 1958, MONTGOMERY, POLLEY und PUGH 1958 u. a.
[7] MONTGOMERY und O'LEARY 1934.   [8] NÖDL 1958.
[9] NOMLAND 1954, HASENPFLUG 1957.   [10] GERTLER und SCHIMPF 1955.
[11] VILANOVA und PINOL 1954, NOSKO 1955, GANS und STEIGLEDER 1957, S. 502.
[12] LINDNER und MEYER 1956, STEIGLEDER und SCHULTIS 1957a.
[13] JACKSON 1955, JANSCÓ-GÁBOR und JANSCÓ 1954.
[14] HAUSER 1955.   [15] ORTMANN und STEIGLEDER 1956.   [16] NÖDL 1958.

sich intensiv mit der Perjodsäureleukofuchsinreaktion anfärben. Nach den Ergebnissen von GEDIGK und seiner Mitarbeiter[1] darf man darin wohl den Ausdruck ungewöhnlicher Stoffwechselvorgänge in der Zelle sehen, wie sie bei der Speicherung von Substanzen auftreten.

Plasmazellen liegen in Infiltraten sehr verschiedener Herkunft vor. *Maligne Plasmocytome* und deren Metastasen kommen in der Haut vor[2], ebenso wie deren sekundäre Auswirkungen die Haut erfassen können (Amyloidablagerungen, Hämorrhagien). In Infiltraten der an die Haut angrenzenden Schleimhäute sind Plasmazellen häufiger anzutreffen als in der Haut. Bekannt ist ihr Vorkommen in *luischen Hautveränderungen* und beim *(Rhino)Sklerom*. Reichlich finden wir sie bei der *Akrodermatitis atrophicans* HERXHEIMER.

Sie zeichnen die *Balanitis plasmocellularis* aus[3], die klinisch mit der Erythroplasie von QUEYRAT[4] (s. S. 561) verwechselt werden kann. Das erste Krankheitsbild kommt möglicherweise auch in anderen Übergangsbereichen zwischen Haut und Schleimhaut vor[5]. Histologische Befunde legen es nahe, daß Plasmazellen in der Haut ausgebildet werden[5, 6, 7]. In den Plasmazellen sind gelegentlich Eiweißkörper eingeschlossen. Russelsche Körperchen liegen bei sehr verschiedenen Erkrankungen vor, in ungewöhnlicher Zahl sahen wir sie z. B. bei einer „strangförmigen Gefäßerkrankung" des Penis (MONDORsche Krankheit)[8]. In Knoten lymphoreticulären Aufbaus sahen HAMPERL und KALKOFF doppelbrechende Eiweißkristalle[9]. Wenig oder keine Plasmazellen kommen bei der allergisch bedingten Dermatitis vor, obwohl man sie gerade hier als Bildner von Antikörpern erwarten würde. Reichlicher können sie neben Eosinophilen in Knoten lymphadenoider Bauart, z. B. nach Insektenstichen, vorhanden sein[10].

Als Organ mit einem großen Bindegewebsanteil enthält die Haut reichlich *Mastzellen*[11], auf die wir bereits im Zusammenhang mit dem Auftreten metachromatischer Substanz hingewiesen haben. Eigenartige Tumoren, nicht nur der Haut[12], bilden sie bei der *Urticaria pigmentosa*. Wahrscheinlich handelt es sich zum mindesten in einem Teil der Fälle um eine Fehlanlage, da diese Tumoren bei eineiigen Zwillingen vorkommen[13]. Eine erhöhte Gewebseosinophilie soll mit einem vermehrten Auftreten von Mastzellen verbunden sein[14]. Nach Reiben an der Efflorescenz der *Urticaria pigmentosa* kommt es zu einem starken Ödem, histologisch findet man eine Zunahme der Eosinophilen[15]. In der Histaminquaddel sind ebenfalls reichlich Eosinophile vorhanden, wie mehrere Untersucher bestätigen[16]. Selten kommt es bei der Urticaria pigmentosa auch zu Allgemeinsymptomen[17], wie wir sie vom Carcinoid-Syndrom kennen. Ob es sich allerdings um eine Ausschüttung von 5-Hydroxytryptamin oder Histamin[18] handelt, muß noch geklärt werden.

[1] GEDIGK 1954, GEDIGK und STRAUSS 1954, GEDIGK und PIOCH 1956, GEDIGK 1958.
[2] LEINBROCK 1958, EMSLIE-SMITH, JOHNSTONE und WHYTE 1955, HAUSER 1955.
[3] NEGRI 1932, ZOON 1952, NÖDL 1954, GARNIER 1954, 1957.
[4] BLAU und HYMAN 1955.   [5] GARNIER 1954, NIKOLOWSKI und WIEHL 1956.
[6] FISCHER und NIKOLOWSKI 1958.   [7] STEIGLEDER und LAUCKNER 1959.
[8] FAVRE 1953, BRAUN-FALCO 1953, 1955b, KAHLE 1955, GREWE 1956.
[9] HAMPERL und KALKOFF 1953.
[10] ALLEN 1954, SPIER und HEGEWALD 1954.   [11] STAEMMLER 1920.
[12] TOURAINE, SOLENTE und RENAULT 1933, HISSARD, MONCOURIER und JAQUET 1950, SAGHER, COHEN und SCHORR 1952, CLYMAN und REIN 1952, CALNAN 1953, REILLY, SHINTANI und GOODMAN 1955, GRÜNEBERG, KAISER und MÜLLER 1955, BERLIN 1955, REILLY 1955, WATERS und LACSON 1957 u. a., BEARE 1958 (Literatur).
[13] BURKS und CHERNOSKY 1957, FRAIN-BELL und BRAIN 1958.
[14] SCHÄFER 1927.   [15] W. JADASSOHN, 1933, PRAKKEN und WOERDEMAN 1952.
[16] MIESCHER 1952.   [17] WALLACE 1958b.   [18] WEST 1958.

Möglicherweise lassen sich nicht nur klinisch, sondern auch histologisch zwei Typen der *Urticaria pigmentosa* abgrenzen: 1. ein Typ mit großen bläschenartigen Mastzellen, 2. ein Typ mit den üblichen Mastzellen. Doch soll die Struktur der Mastzellen vielen Schwankungen[1] unterliegen, sogar Schwankungen im Tagesablauf[2]. Die Mastzellen sind möglicherweise biologisch nicht gleichwertig. Im Gegensatz zu den erwähnten Zellen mit metachromatischen Granula innerhalb metachromatischer Bindegewebsareale ist bei der Urticaria pigmentosa das Bindegewebe um die Mastzellen nicht oder nur geringfügig verändert. Über den Mastzelltumoren ist die Epidermis stärker pigmentiert als in der Umgebung, obwohl die Mastzellen selbst kein Pigment bilden, dessen Bildung aber wahrscheinlich veranlassen[3]. Den gleichen Befund können wir über den schon erwähnten Histiocytomen erheben, so daß die Bedeutung der Mastzelle als solche in dieser Hinsicht nicht überschätzt werden sollte. Die Urticaria pigmentosa ist bekanntlich gutartig. In älteren Herden können die Mastzellen nur noch spärlich vorhanden sein, sogar ganz fehlen[4]. Sehr selten kommt es zu Mastzelltumoren der Haut im Rahmen eines Prozesses, der als eine Mastzell-Leukämie angesehen werden muß[5].

Zum Austritt von *Erythrocyten* kommt es bei einer großen Anzahl entzündlicher Prozesse in der Haut. Eigenartigerweise werden bei manchen Prozessen starke Blutungen rasch resorbiert, während bei anderen Hämosiderin intra- und extracellulär unter Umständen dauernd eingelagert bleibt[6]. Hierher gehören die chronischen Purpuraformen[7], die außerdem durch ein lympho-reticuläres Infiltrat neben Gefäßveränderungen gekennzeichnet sind. Reichlich Blutungen mit Hämosiderinspeicherung sind im Rahmen des varicösen Symptomenkomplexes nachweisbar. Möglicherweise kann hier eine Eisenspeicherung im Rahmen eines Entgiftungsvorganges angenommen werden[8]. Neben der Hämosiderinablagerung ist reichlich Melanin vorhanden. Vielleicht induziert das erste die Bildung des letzten[9].

Bei Hautkrankheiten sind die Infiltrate oft in kennzeichnender Weise lokalisiert, meist sind sie bestimmten Gefäßabschnitten zugeordnet. Demzufolge finden sich die cutanen Veränderungen, Ödem und Infiltrat, in der „Etage" des zugehörigen Gefäßnetzes. Bei epidermalen oder cutanepidermalen Veränderungen sind die papillären bzw. subpapillären Capillaren bzw. Präcapillaren betroffen. Beim Lichen ruber planus z. B. liegt das Infiltrat unmittelbar unter der Epidermis. Die Grenze Epidermis-Cutis wird dadurch aufgehoben, daß die tieferen Epithellagen zerstört werden und die Epithelien zwischen den Infiltratzellen zu liegen kommen.

Bei anderen Erkrankungen bleibt ein Streifen normaler Cutis zwischen dem Infiltrat und der Epidermis erhalten; wieder andere Infiltrate sind überwiegend oder ausschließlich um die Anhangsgebilde angeordnet.

Die Gefäße der Haut.

Für das Verhalten der Epidermis und der Cutis sind die Gefäße von wesentlicher, wenn nicht entscheidender Bedeutung. Darüber hinaus kommt den Haut-

---

[1] MONTAGNA und MELARAGNO 1955, MONTAGNA 1956, KELLER 1957, WEST 1958.
[2] NIEBROJ 1958.
[3] ROBERT und ZÜRCHER 1952, WORINGER 1955, QUEVEDO, LEWIS und SMITH 1958.
[4] MOURSUND und HIRSCHMANN 1951.
[5] HISSARD, MONCOURIER und JAQUET 1950, SAGHER, LIBAN, UNGAR und SCHORR 1956, WATERS und LACSON 1957, BEARE 1958 (Literatur).
[6] GEDIGK 1958.
[7] GOTTRON 1933, RANDALL, KIERLAND und MONTGOMERY 1951, STEIGLEDER 1953.
[8] HEILMEYER, KEIDERLING und WÖHLER 1958, GEDIGK 1958.   [9] STÜTTGEN 1953.

gefäßen eine wichtige Funktion für die Temperaturregulierung des Gesamtorganismus zu. Zwischen beiden Geschlechtern sollen Unterschiede in der Hautdurchblutung bestehen[1]. Es existiert anscheinend ein Zusammenhang zwischen der Perspiratio insensibilis der Epidermis und der Temperatur des Blutes in den Gefäßen[2]. Es würde also die Durchlässigkeit der Haut für Wasser durch die Bluttemperatur beeinflußt[2]. Diese Aufgabe macht es verständlich, warum wir in der Haut ein regelrechtes Gefäßsystem vor uns haben. In typischer Form besteht es aus drei arteriellen Netzen, von denen das tiefere fasciale Netz unterhalb der Subcutis liegt[3], das cutane Netz an der Grenze von Cutis und Subcutis und schließ-

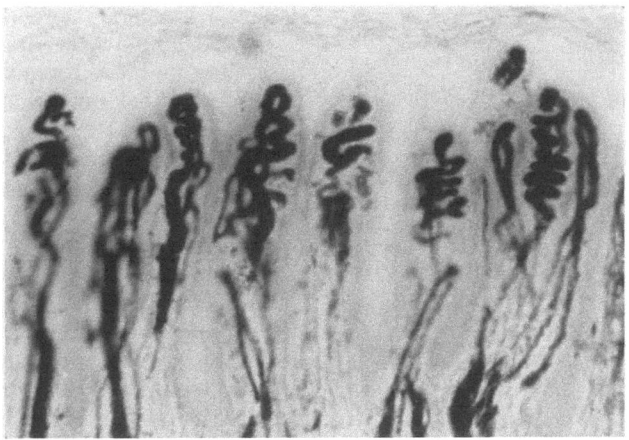

Abb. 33. Fingernagel, Flachschnitt durch das Sohlenhorn. Spiralig aufgewundene Begleitcapillaren. Benzidinreaktion, 60 Jahre alter Mann, 200fach. (Aus FLEISCHHAUER und HORSTMANN 1955.)

lich das subpapilläre Netz unterhalb der Papillen in der mittleren Cutis zu finden ist[3]. Das Gefäßsystem der einzelnen Körperregionen weist erhebliche Unterschiede auf[4].

Zwischen den Hautarterien bestehen Anastomosen, die nach SPALTEHOLZ in den einzelnen Altersklassen wechselnd ausgebildet sind[5]. Auf die arteriovenösen Anastomosen gehen wir noch ein (s. S. 607). Bereits unterhalb des subpapillären Netzes verlieren die Arterien ihre Muskulatur[5], die Venen bereits oberhalb des cutanen Netzes, also an der Grenze zwischen Cutis und Subcutis[5]. Dadurch ist es bei pathologischen Veränderungen in diesem Bereich oft schwierig, ja unmöglich, zu entscheiden, ob es sich um einen Schaden an venösen oder arteriellen Gefäßen handelt. In dem Papillarkörper geht der schmale arterielle in den weiten venösen Capillarschenkel über. Bereits normalerweise kann der arterielle Anteil sich um den venösen schlingen, wie von verschiedenen Autoren bestätigt wird[6] (s. Abb. 33). Im Papillarkörper können mehrere Capillaren vorhanden sein. Verbindungen zwischen arteriellem und venösem Capillarschenkel können unterhalb des Übergangs des arteriellen in den venösen Capillaranteil vorkommen (Abb. 34).

Die *Hautfarbe* hängt nicht von der Durchblutung der Capillaren, sondern des subpapillaren Plexus ab[7]. Die Zahl der Capillaren wechselt in den verschiedenen Körperregionen[7]. Im Vergleich zur Muskulatur sind die Capillaren weniger dicht

---

[1] FRANKE und SCHRÖDER 1956.   [2] THAUER 1958 (Literatur).
[3] SPALTEHOLZ 1927, HORSTMANN 1957.
[4] SPALTEHOLZ 1927, LANDIS 1938, HORSTMANN 1957.   [5] SPALTEHOLZ 1927.
[6] SPALTEHOLZ 1927, FLEISCHHAUER und HORSTMANN 1955.   [7] LANDIS 1938 (Literatur).

angeordnet[1]. Wie in anderen Organen werden die Capillaren nicht gleichmäßig, sondern wechselweise und in verschiedenem Maße durchströmt[2]. Sehr aufschlußreich ist das Verhalten der Capillaren nach intravenöser Injektion von Fluorescin[3]. Bei entzündlichen Dermatosen kann es zu einem früheren Fluorescieren der erkrankten Haut als der normalen kommen. Es folgt *ein rascheres Abblassen*[3].

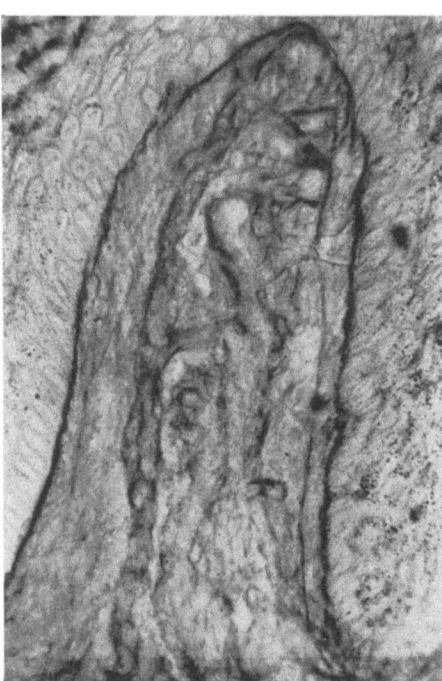

Der psoriatische Herd selbst fluoresciert nicht, wie sonst nur bei stagnierendem Blutstrom beobachtet wird. Dagegen weist die rasch einsetzende Fluorescenz um die Papel herum auf eine vermehrte Durchströmung der Gefäße hin, die bereits aus histologischen und capillarmikroskopischen Befunden bekannt war[4]. Mit der letzten Methode[5] lassen sich abnorme Gefäßschlingen bei Gefäß-, aber auch Hauterkrankungen, besonders deutlich bei Psoriasis[6] darstellen. Im Schnitt ist der obere Anteil der Capillaren erweitert[7], unter dem Capillarmikroskop die Capillarschlinge stärker gewunden als normal[8]. Selbst das Plethysmogramm eines psoriatisch erkrankten und eines normalen Fingers soll sich unterscheiden[9]. Bei der Neurodermitis constitutionalis (Abb. 34) ist im Schnitt häufig der arterielle Anteil der Capillarschlinge sehr eng[10], was allerdings capillarmikroskopischen Befunden widerspricht[11]. Bei Patienten mit Dünndarmcarcinoiden (sog. Cassidy-Scholte-Syndrom) finden sich in histologischen Präparaten die kleinsten Gefäße in der Haut auffallend weit[12].

Abb. 34. Papille zwischen verlängerten Epithelleisten bei Acanthose in einer Efflorescenz der Neurodermitis constitutionalis. Man erkennt, daß die Kontaktfläche zwischen Epidermis und Gefäß erheblich verlängert ist. Die Capillare ist an ihrem Scheitel stärker geschlängelt. Der arterielle Schenkel ist schmal, er ist bereits in der tieferen Papille mit dem weiten venösen Anteil verbunden. Die Basalmembran zwischen Epidermis und Cutis ist sehr deutlich zu erkennen. In der Epidermis sind Glykogenkörner dargestellt. Man erkennt die intensive Ablagerung in der Stachelschicht links oben. Perjodsäure-Leukofuchsinreaktion, Fixation Carnoy, Vergr. etwa 700mal. (Aus STEIGLEDER 1955c.)

Die häufige Übereinstimmung von Befunden unter dem Capillarmikroskop mit solchen im histologischen Schnitt ist bemerkenswert, da mit Recht angezweifelt wurde, ob wir nach dem histologischen Schnitt Aussagen über das funktionelle Verhalten der Gefäße in vivo machen können und dürfen[13]. Anscheinend behält in manchen Fällen das Gefäß Form und Weite bei oder ändert sich doch nicht völlig, obwohl sich die Haut sofort nach der Excision zusammenzieht. Pathologische Veränderungen verhärten die Cutis in Nachbarschaft der Gefäße und erhalten so den im Leben vorhandenen Zustand. Die Endothelien

[1] LANDIS 1938 (Literatur). [2] BETTMANN 1926, LANDIS 1938.
[3] HERRMANN und KANOF 1947. [4] WORONOFF 1926, BETTMANN 1926.
[5] EHRING 1958. [6] DAVIS und LORINCZ 1957, BETTMANN 1926.
[7] UNNA 1894, GANS 1925, STOUGHTON und WELLS 1950, STEIGLEDER 1954.
[8] BETTMANN 1926, DAVIS und LORINCZ 1957, DAVIS und LAWLER 1958.
[9] HUFF und LONGSTREET 1953. [10] STOUGHTON und WELLS 1950, STEIGLEDER 1954.
[11] GILJE, KIERLAND und BALDES 1954, DAVIS und LAWLER 1958.
[12] HEGGLIN und ZOLLINGER 1956. [13] STÜHMER 1953.

der Capillaren reagieren stark im Nachweis auf alkalische Phosphatasen[1]. KLING-
MÜLLER[2] sah den arteriellen Schenkel stärker als den venösen oder sogar ausschließlich reagieren. Bei Veränderungen in der Epidermis und an den Anhangs-
gebilden können sich Unterschiede der Aktivität der Capillarendothelien vorfinden[3]. Um den aktiven Haarfollikel findet sich ein regelrechter Capillarplexus,
mit einem tieferen Anteil um den Bulbus und einem höheren schwächer ausgebildeten im oberen Follikelanteil[4] (Abb. 35). Der letzte umfaßt auch noch die
Talgdrüse. Beide stehen in Zusammenhang mit einer Capillare in der Haarpapille[4]. Bei dem ruhenden Haarfollikel kann der tiefere unterhalb der Haarpapille zu liegen kommen[4]. Eigentümlicher-
weise beeinflußt das wachsende Trichoepitheliom die umgebenden Capillaren. Sie reagieren
beim Nachweis der alkalischen Phosphatase
sehr intensiv, während das bei dem manchmal
schwer abzutrennenden Carcinoma basocellulare nicht der Fall sein soll[5].

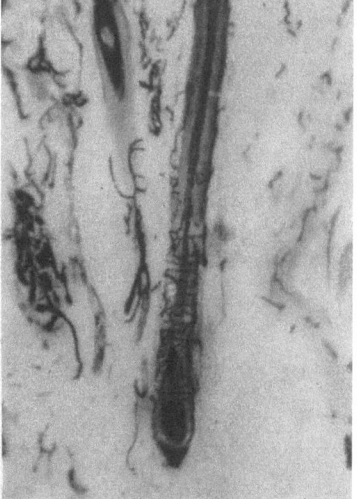

Arteriovenöse Anastomosen kommen in
der Haut vor[6]. Sie sind notwendig, da bei
der relativ geringen Capillardichte sonst die
Temperaturregulierung nur sehr unvollkommen wäre. Aus ihrem Vorhandensein verstehen wir auch, daß die Temperatur der
Haut *nicht* gleichmäßig nach außen abfällt,
sondern im Bereich des subpapillären Gefäßplexus nochmals etwas höher liegt als in der
tieferen Cutis.

Als bekannte Fehlbildung kennt man
den Glomustumor mit seinen verschiedenen
Varianten[7]. Ähnliche Formationen zeigen
das Sternchen-Angiom[8] auch bei dem Morbus
Rendu-Osler[9].

Abb. 35. Normales Haar. 100 μ dicker Schnitt.
Vergr. 50mal. Alkalische Phosphatase dargestellt. Man erkennt um den unteren Haarab-
schnitt ein Capillarnetz. (Aus KLINGMÜLLER
1958 b.)

Möglicherweise spielen *Sperrarterien*[10] in
der Haut eine wichtige Rolle für das Zu-
standekommen von Hautveränderungen überhaupt und für das sichtbare Auftreten von Stoffwechselprodukten im besonderen (GOTTRON)[11].

Die Gefäße sind bei den verschiedenartigsten Vorgängen in der Haut beteiligt, auch bei solchen, bei denen das zunächst nicht vermutbar ist. Schwere Veränderungen, besonders im cutanen Netz zwischen Cutis und Subcutis und vor
allem an den Arterien, sind bei den cutanen Formen der *Peri- (Pan-) arteriitis
nodosa* bekannt[12].

Endangiitis und Thrombangiitis venöser Gefäße kennzeichnen das Krankheitsbild der *Papulose atrophiante maligne* von DEGOS, auch *Thrombangiitis cutaneo-*

[1] KLINGMÜLLER 1954, SPIER und MARTIN 1956, KOPF 1957, MONTAGNA und ELLIS 1957 b.
[2] KLINGMÜLLER 1958 a.
[3] HOLLANDER, SOMMERS, GRIMWADE 1954, KLINGMÜLLER 1958 b, KOPF 1957.
[4] MONTAGNA und ELLIS 1957 b. 	[5] KOPF und ORENTREICH 1957.
[6] MASSON 1935, CLARA 1939, 1957, ROTTER und SCHÜRMANN 1950, STAUBESAND und HAMMER-
SEN 1955, MESCON, HURLEY und MORETTI 1956.
[7] SUNDER-PLASSMANN 1950, EYSTER und MONTGOMERY 1950, NÖDL 1956.
[8] PATEK, POST und VICTOR 1940, MARTINI und STAUBESAND 1953.
[9] NÖDL 1957, GOTTRON und KORTING 1958. 	[10] CONTI 1953, ROTTER und SCHÜRMANN 1950.
[11] GOTTRON und KORTING 1953/1958 (Literatur).
[12] FREUND 1926, MIESCHER 1946, 1957, ROSKAM 1953, CERUTTI und SANTOJANNI 1957,
RUITER 1958 b.

intestinalis disseminata genannt[1], da zugleich Veränderungen am Intestinum vorkommen. Ihnen schließen sich auch Vasculitiden mit Knoten in der Haut an[2], die früher dem *Erythema induratum* Bazin zugeordnet wurden, also einer Arteriitis als Ausdruck einer tuberkulösen Streuung. Eine solche Diagnose ist natürlich nur dann erlaubt, wenn sie durch Bakteriennachweis gesichert ist. Veränderungen an den Arterien findet man bei der *Scabies norvegica*[3], beim *Bromoderma tuberosum*[4], bei *Viruserkrankungen* wie beim *Zoster*[5], gelegentlich beim *Herpes simplex* und

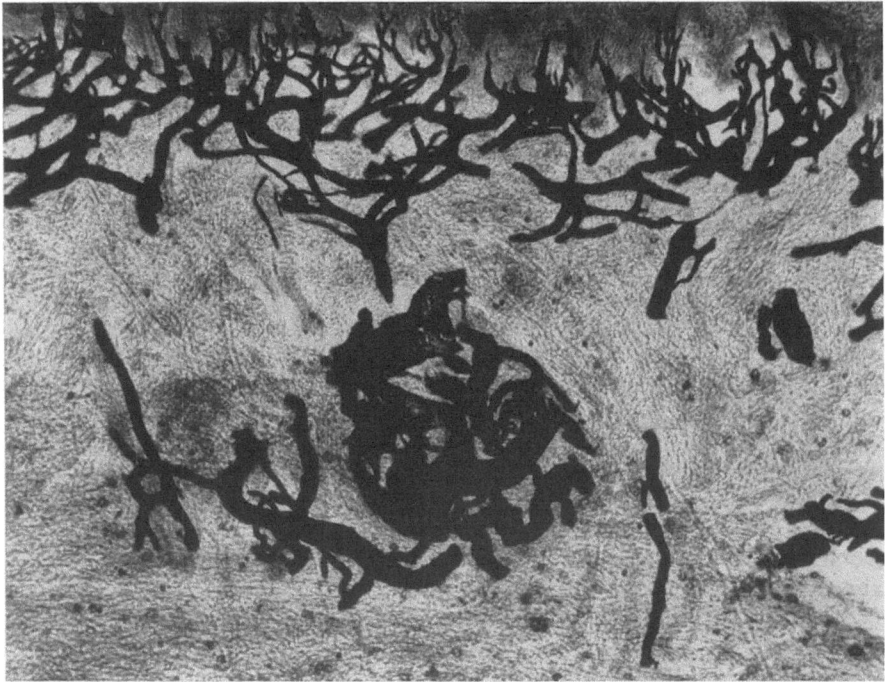

Abb. 36. Injektionspräparat von Hautgefäßen mit Glomus. Man erkennt die Aufzweigung der Gefäße unterhalb der Epidermis und das dichte Gefäßnetz in der mittleren Cutis. Vergr. 34mal. Aus Mescon, Hurley und Moretti 1956.)

vielen anderen Veränderungen. Vorwiegend Venen, aber auch die Arterien sind bei dem *Erythema nodosum* verändert. Eine Variante mit ausgedehntem Befall der Subcutis ist die sog. *Noduläre Vasculitis*[2].

Die Umwandlung der Gefäßwände bei den einzelnen Erkrankungen ist sehr variabel. Das Lumen kann durch Endothelproliferation verschlossen, die Media durch ein Ödem aufgelockert, verquollen und homogenisiert sein. Das Gefäß kann durch einen Thrombus verschlossen und auch insgesamt nekrotisch werden. Wird die Umgebung von der Nekrose erfaßt, kann in manchen Fällen nur die Elasticafärbung noch erkennen lassen, wo das Gefäß lag.

Das letzte gilt auch für die bereits erwähnten (S. 603) *strangförmigen Vasculitiden*, die in verschiedenen Hautregionen vorkommen können. Die *Endangiitis obliterans* kann, unter anderem in Form der *Phlebitis saltans*, cutane Gefäße erfassen[6]. Auf Gefäßprozesse bei den bekannten Infektionskrankheiten, im be-

[1] Stauffer und Miescher 1957.
[2] Montgomery, O'Leary und Barker 1945, Winer 1951, Wilkinson 1954, Herzberg 1957.
[3] Grütz 1948, Bommer und Schwenke 1956.   [4] Leibl 1958.
[5] Feyrter 1954.   [6] Elschner 1953, Herzberg 1957 (Literatur).

sonderen der Lues, dem Fleckfieber, der Tularämie[1], der Toxoplasmose[2] erübrigt
es sich, im einzelnen einzugehen. Beim *Arthus-Phänomen* (s. dazu LETTERER,
dieses Handbuch Bd. VII/1) finden sich ebenfalls schwere Veränderungen der
venösen und arteriellen Gefäße, worauf lediglich hingewiesen sei.

In der mittleren Cutis finden wir die *Arteriolitis mit Leukoklasie* bei der
Purpura Schönlein-Henoch[3] (Abb. 32). Als verwandte Krankheitsbilder sieht
MIESCHER[4] die *Arteriolitis allergica* im Sinne von RUITER[5] und möglicherweise
die *Maladie trisymptomatique* von GOUGEROT[4] an. Es bestehen Übergänge zur
Periarteriitis nodosa[6] und zu den *allergischen Granulomatosen* im Sinne von
STRAUSS, CHURG und ZAK[7]. Beim *Ulcus cruris hypertonicum* Martorell soll
sich hyalines Material zwischen Endothel und Elastica interna der Gefäße finden,
auch kann die Media insgesamt hyalinisiert sein[8]. Beim einfachen *Ulcus cruris*
finden wir Gefäßveränderungen im Sinne der Endophlebitis und Endarteriitis[9].
Es kann eine ausgesprochene Vermehrung der kleinen Gefäße mit Wucherung
von Endothelien und anderen Elementen der Gefäßwand bestehen[9]. Zusammen
mit Hämorrhagien kann ein *Sarcoma idiopathicum multiplex* Kaposi vorgetäuscht
werden. In der Haut des innerhalb der Saugprothese gelegenen Anteils eines
Amputationsstumpfes kommt es zu erheblichen Wandveränderungen der Gefäße
aller Kaliber[10], die in manchem dem varicösen Symptomenkomplex ähnlich sind.

Bereits geringe entzündliche Reize sollen zu einer Neubildung von Gefäßen
in der Haut führen[11]. Zum Teil mag es sich dabei in Wirklichkeit um eine funktionelle Anpassung handeln, denn wie bereits erwähnt, sind nicht immer alle
Capillaren der Haut gleichzeitig durchblutet[12]. Auf der anderen Seite sind in der
Haut durchaus Zellen vorhanden, welche die Potenz zur Ausbildung von Capillaren
besitzen. Das *Hämangiom* beginnt in der Haut mit einer Wucherung der
,,intercapillaren Endothelien'' und führt zu einem ungeformten zellreichen
Bindegewebe, das der Struktur nach embryonalem Bindegewebe nahesteht[13]. Es
bildet silberimprägnierbare Fasern aus. Erst später entwickeln sich die Capillaren.
v. ALBERTINI spricht deshalb von einem *angioplastischen Reticulom*. Eine echte
Capillarwucherung stellt nach neueren Ergebnissen auch das *Senile Angiom*
dar[14], das erst beim Erwachsenen, wenn auch durchaus früher als der Name vermuten läßt, sichtbar wird.

Der *Naevus flammeus* besteht dagegen zunächst nur in einer funktionellen Gefäßerweiterung[15]. Zu erwähnen sind die asymmetrischen Formen, mit denen die
Vergrößerung der Extremitäten und auch cerebrale Veränderungen verbunden
sein können[16].

Hinzuweisen ist auf die eigentümliche Gefäßerweiterung im Gesicht, die zu
einer Rötung der lateralen mit Aussparung der zentralen Partien führt, und die
besonders bei Infektionskrankheiten zu finden ist[16]. Eine entsprechende Verteilung der Efflorescenzen können wir auch bei nichtentzündlichen Erkrankungen
vorfinden.

Abschließend sei noch das *Angiokeratoma corporis diffusum* Fabry mit kardio-
vasorenalem Symptomenkomplex erwähnt, bei dem es zu einer Einlagerung in
die Gefäßwand der Haut, der Muskulatur und interner Organe kommt. Es
handelt sich wahrscheinlich um Phosphatide[17] (s. Abb. 31).

---

[1] SCHUERMANN und REICH 1950.   [2] REICH 1952.   [3] STORCK 1951.
[4] MIESCHER 1956/57 c.   [5] RUITER 1952/53, 1958 b.   [6] MIESCHER 1956 b.
[7] GANS und STEIGLEDER 1955, DUPERRAT und MONFORT 1958.
[8] SCHMITZ 1955, HERZBERG 1958.   [9] GANS und STEIGLEDER 1957.   [10] KURZ 1958.
[11] RAIGROTZKI 1938, HORSTMANN 1957, S. 205.   [12] BETTMANN 1926, LANDIS 1938.
[13] DUPERRAT 1930, v. ALBERTINI 1955, SCHNYDER 1957.   [14] SCHNYDER und KELLER 1954.
[15] SCHNYDER 1954.   [16] BÖHLE 1952, KORTING 1958.
[17] RUITER 1952, 1958 a (Literatur), WALLACE 1958 a.

Funktionelle Gefäßveränderungen sind für die Pathogenese der Hautkrankheiten von großer Bedeutung[1], selbst Blutungen sollen, besonders zusammen mit Ablagerungen, durch rein funktionelle Gefäßveränderungen zustande kommen[1]. Die Arbeiten von Illig und Weber[2] zeigen, daß das Stufengesetz von Ricker sehr wahrscheinlich nicht zur Erklärung pathogenetischer Vorgänge in der Haut herangezogen werden darf. Leider können wir bisher die Haut beim Menschen nicht isoliert mit Blut durchströmen und so prüfen, wie bestimmte Substanzen

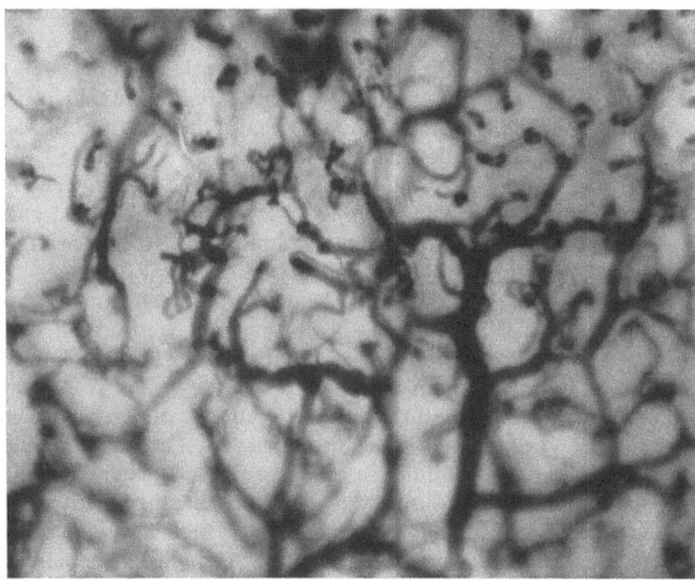

Abb. 37. Ausgesprochen starke Füllung der oberflächlichen venösen Gefäße am Handrücken bei einem Patienten mit Herzinsuffizienz. Zwischen den weiten venösen Gefäßen erkennt man die Capillarschlingen. (Aufnahme mit dem Capiliarmikroskop nach Abziehen der Hornschicht.) (Aus Davis und Lorincz 1957.)

unter bestimmten Bedingungen umgebaut werden. An der Hundehaut ist dies in gewissem Rahmen durch eine Technik möglich geworden, die von Kjaersgaard in der Abteilung von St. Rothman entwickelt wurde.[3]

Die Subcutis.

Die Subcutis besteht aus Bindegewebssepten, deren Struktur der Cutis entspricht, und dazwischengelagertem Fettgewebe. Einige Fettzellen finden sich bereits höher in der Cutis um die Anhangsgebilde, die färberisch in manchem von denen in der Tiefe abweichen[4]. Bei dem Naevus lipomatodes cutaneus superficialis (Hoffmann-Zurhelle) sind in umschriebenem Bereich in der oberen Cutis Fettzellen eingelagert[5]. Die Septen des Fettgewebes sind in den verschiedenen Lokalisationen unterschiedlich ausgebildet[6]. Ihre Architektur scheint wichtig für die mechanischen Funktionen der Cutis und Epidermis. An manchen Körperregionen (Ferse, Finger) bilden sie zusammen mit dem Fettgewebe regelrechte „Druckkammern"[6].

---

[1] Gottron 1933, 1940, 1950.   [2] Illig 1955, Weber 1954, 1958.
[3] Kjaersgaard 1954.   [4] Grütz 1938b.   [5] Holtz 1955 (Literatur).
[6] Blechschmidt 1931, 1933, Laubinger 1938, Schreiber 1942, Grayson 1940, 1941, Marquardt 1958.

Die Subcutis gewährleistet die Verschieblichkeit von Cutis und Epidermis. Das Fettpolster hält das Eindringen von Kälte in das Körperinnere ab. Es beeinflußt zugleich die Temperatur der Hautoberfläche, da es wie ein Wärme- filter wirkt.

In den Septen der Subcutis verlaufen größere Gefäße zur Cutis. Die Subcutis selbst wird von der Cutis her rückläufig versorgt[1]. Infolgedessen wird die Sub- cutis, sekundär auch das Fettgewebe, von Prozessen in Mitleidenschaft gezogen, die sich an den Gefäßen in der Cutis *und* in der Subcutis abspielen. Zum Beispiel kann es zu einer Nekrose des Septums und des Fettgewebes kommen, der ein Granu- lom und schließlich die Ausbildung kollagenen Bindegewebes folgt. Unregelmäßige und verbreiterte Bindegewebssepten weisen daher auf vorausgegangene entzünd- liche Prozesse hin. Unter Umständen kann die Subcutis nicht mehr oder nur mangelhaft wieder aufgebaut werden. Die Haut erscheint dann tief eingesunken. Solche Zustände treten z. B. nach dem Lupus erythematodes profundus[2], aber auch nach Insulininjektionen[3] auf.

Das Fettgewebe der Haut.

Struktur und biologische Bedeutung des *Fettgewebes* wurden unterschiedlich beurteilt.

Nach WASSERMANN[4] besteht das Fettgewebe aus reticuloendothelialen Zellen und wird als Primitivorgan angelegt, wobei der Ausdruck Primitivorgan nach den Angaben von WASSERMANN von TOLDT 1875 stammt. Alle Autoren sind sich heute darüber einig, daß das gut vascularisierte Fettgewebe über die rein mechanische Funktion hinaus, die Verschiebung der Cutis auf der Unterlage zu gewährleisten, ein Polster gegen Druck zu bieten[5] und einen Wärmeschutz zu geben, wichtige Funktionen im allgemeinen Stoffwechsel hat[6]. Es erscheint gesichert, daß das Fettgewebe aus Glykogen Fett aufbauen kann und in dieser Fähigkeit die Leber übertrifft[6]. Andererseits kann das abgelagerte Fett wieder bei Bedarf mobili- siert werden. Der Abtransport erfolgt möglicherweise über die regionalen Lymph- knoten, in denen das eindringende Fettmaterial zu einer Proliferation der Reti- culumzellen führt[7]. Mit der Geburt ist die Entwicklung des Fettgewebes noch nicht abgeschlossen[8]. Innerhalb der Subcutis werden vor und auch noch unmittel- bar nach der Geburt weiße, in frühen embryonalen Stadien auch rote Blut- körperchen ausgebildet[9]. Doch handelt es sich nicht mit Sicherheit um eine Funktion der prospektiven Fettzellen, sondern um eine Funktion von Zellen, die den Capillaren zugeordnet sind und auch in der Cutis an der Hämatopoese teilnehmen[9].

Offensichtlich verhält sich das Fettgewebe verschiedener Regionen unter- schiedlich[10], im besonderen darf das Fettgewebe im Knochenmark nicht mit dem anderer Körperregionen gleichgesetzt werden. Auf dieser Tatsache beruht auch der umschriebene Ansatz von Fett in den verschiedenen Körperregionen bei Mensch und Tier[6]. Bei Hungerzuständen und bei bestimmten Krankheiten kommt es zu einer Abnahme des gespeicherten Depotfettes, während das Dauer- fett, z. B. um die Lymphknoten[11], das Temporalfett und der Wangenfettpfropf[12] der Säuglinge bleiben[13]. Nicht bei allen, sondern offensichtlich nur bei bestimmten Formen der Abmagerung kommt es zu einem solchen Schwund der Fettsubstanz, daß das Fettgewebe wieder dem embryonalen Zustand angeglichen *scheint*. Keines-

---

[1] SPALTEHOLZ 1927. [2] D. WALTHER, 1957 (Literatur). [3] BLANC 1954.
[4] WASSERMANN 1931 (Literatur). [5] BLECHSCHMIDT 1931, 1933, MARQUARDT 1958.
[6] WERTHEIMER 1958. [7] DABELOW 1931. [8] WEISS 1932.
[9] POPOFF und POPOFF 1958, WEISS 1932. [10] GOLDNER 1936, WERTHEIMER 1958.
[11] GOLDNER 1936. [12] STHEEMAN 1910. [13] SCHAFFER 1930a.

falls aber ist es erwiesen, daß die embryonalen Funktionen wieder übernommen werden. Vielmehr sind die reifen Fettzellen als hochdifferenziert anzusehen, so daß sie nicht mehr in den ursprünglichen Zustand des Histiocyten zurückkehren können[1].

Bei entzündlichen Prozessen reagiert das Fettgewebe sehr monoton[2]. Mit dem Untergang der Fettzelle wird das Fett zum Fremdkörper[3]. Nach Pfuhl[3] verhindert die Membran der Fettzellen das Abfließen der Fettsubstanz. Makrophagen müssen diese Membran durchbrechen und das Fett resorbieren. Sie speichern dabei die Fettsubstanz und können sich zu Epitheloiden und Schaumzellen umwandeln.

Nach Pfuhl ist zu unterscheiden, ob bei einem Untergang von Fettgewebe die Vascularisation erhalten bleibt, oder ob auch die Gefäße nekrotisch werden. Im letzten Falle müssen erst Granulocyten die Nekrose auflösen, ehe die Makrophagen in Tätigkeit treten können[4]. Dadurch, daß die Makrophagen (Histiocyten) die Membran der Fettgewebszellen durchbrechen, erscheint es nach Pfuhl[4] so, als ob die Fettgewebszellen selbst zu Histiocyten zurückgebildet würden. Es wird damit eine Ansicht aufgenommen, die unter anderen bereits 1904 von Maximow verfochten wurde[5]. Anscheinend bleiben bei Zerstörung des Fettgewebes noch Fettzellen erhalten. Sie verlieren aber das gespeicherte Fett. Damit sehen sie morphologisch wie Histiocyten aus, ohne mit diesen gleichgesetzt werden zu dürfen (s. oben). Das Fettgewebe entspricht nach Abgabe der gespeicherten Lipide dem Bilde, das Flemming 1875 und 1876 als Wucheratrophie bezeichnet hat.

Der entzündliche Vorgang im subcutanen Fettgewebe wird als *Panniculitis* bezeichnet, obwohl häufig auch das Fettgewebe im Körperinnern beteiligt ist[6]. Blanc[6] spricht von einer *mikrocystischen Steatonekrose*, der Ausdruck *Lipophages Granulom* (Masson)[7] hat sich durchgesetzt.

Nach Baumgartner und Riva[8] haben wir mit folgenden Formen der Panniculitis zu rechnen:

1. Panniculitis als sekundäre Reaktion auf Prozesse in der Umgebung (Entzündung und maligne Tumoren).

2. Artifizielle Panniculitis durch äußere Faktoren (Injektionen).

3. Spontane umschriebene Panniculitis (Rothmann-Makai, Pfeifer-Weber-Christian).

4. Panniculitis durch bekannte Chemikalien (besonders Brom, Jod).

5. Panniculitis durch infektiöse Prozesse.

Auch die *Panniculitis* Pfeifer-Weber-Christian ist möglicherweise nur ein Syndrom. Im histologischen Bild ist sie durch die reichliche Ausbildung von Schaumzellen gekennzeichnet.

Als ihren Beginn sahen Ungar und Lever ein Granulocyteninfiltrat an[9]. Da sich die Efflorescenzen binnen weniger Stunden entwickeln und Monate zur Rückbildung brauchen, gelingt es selten, Anfangsstadien zu erfassen. Rückschlüsse aus den jeweils vorliegenden Veränderungen auf die Pathogenese sind daher nur mit großen Einschränkungen möglich. Bei der *Adiponecrosis subcutanea neonatorum* handelt es sich möglicherweise um einen Umbauprozeß des Fettgewebes[10]. Doch finden sich auch hier proliferative Vorgänge entsprechend der Fettgewebsnekrose. Auffällig ist das Auftreten von Lipoidkristallen[11]. Das Fettgewebe reagiert normalerweise nur schwach beim Nachweis von Esterasen,

---

[1] A. Hoffmann, 1950/51, Michelson 1957.
[2] Woringer 1931, Gottron 1952, Michelson 1957.   [3] Pfuhl 1940.
[4] Pfuhl 1940.   [5] Schaffer 1930a.   [6] Blanc 1951.
[7] Feijóo 1954, Lausecker 1958.   [8] Baumgartner und Riva 1949, Kooij 1950.
[9] Ungar 1946, Lever 1949b.   [10] Grütz 1938b.   [11] Mosberg und Behr 1935.

also fettspaltenden Fermenten[1]. Im Granulom der Adiponecrosis subcutanea neonatorum besteht jedoch eine deutliche Reaktion[1]. Diese kann auf einer gesteigerten Fettspaltung oder auf der Einwanderung von Histiocyten beruhen, die eine starke Esteraseaktivität besitzen[2]. Granulome im subcutanen Fett nach Unterkühlung sind bekannt[3]. Es lag daher nahe, auch die Adiponecrosis subcutanea neonatorum auf eine Unterkühlung oder den Temperaturwechsel nach der Geburt zurückzuführen. Doch sind Herde dieser Erkrankung bereits vor der Geburt[4] und auch im Körperinneren nachgewiesen[5]. Ferner tritt die Adiponecrosis familiär gehäuft auf[6]. Wahrscheinlich handelt es sich um einen durch den Umbau der Fette zur Zeit der Geburt veranlaßten harmlosen Vorgang. Bei Ratten kommt es unter einer Nahrung mit hohem Gehalt an gesättigten Fetten zu Granulomen im Fettgewebe[7]. Die Art der gespeicherten Lipide soll auch beim Menschen von der aufgenommenen Nahrung abhängen. Das Fett hat im frühen Kindesalter eine andere Zusammensetzung als bei Erwachsenen[8]. Es liegt daher nahe, auch die Adiponecrosis auf die Umstellung der Nahrung und den damit bedingten Wechsel in der Zusammensetzung der Fette zurückzuführen[8]. Die Ausbildung des Panniculus adiposus ist von konstitutionellen und hormonalen Faktoren wesentlich beeinflußt[9,10]. Diesem Einfluß können sich anscheinend die *Lipome* entziehen[11]. Nach ihrer Klinik und Anatomie handelt es sich wahrscheinlich nicht immer um echte Geschwülste, sondern um den Endzustand von Granulomen. Bei Lipomen als Symptom des Morbus Recklinghausen finden sich Anhaltspunkte für eine gestörte Durchblutung[12]. Selten trifft man in der Unterhaut auch braunes Fett und damit auch die von diesem ausgehenden Tumoren (Hibernome und entsprechende Sarkome)[13].

Für die Differenzierung des Fettgewebes spricht, daß es, auf andere Lokalisationen übertragen, Eigenschaften seines ursprünglichen Standortes beibehält[14]. So wurde berichtet, daß auf den Handrücken übertragene Bauchhaut zugleich mit dem Panniculus adiposus am Bauch Fett ansetzte, ein Vorkommnis, das wir auch an unserer Klinik beobachten konnten. Doch läßt sich auch hier nicht verallgemeinern: LIEBELT und KIRSCHBAUM[15] sahen bei Mäusen transplantiertes Fettgewebe Eigenschaften der Gastregion annehmen.

Die Nerven der Haut.

Die Haut ist reich mit Nerven versorgt, wie es für ein Sinnesorgan, das so unterschiedliche Eindrücke vermittelt, zu erwarten ist. Unmittelbar unter der Epidermis ist bereits ein Netz von Nervenfasern ausgebreitet, ein weiteres in der tieferen Cutis, andere um die Anhangsgebilde[16]. Je nach der Lokalisation sind diese Netze unterschiedlich ausgebildet[16]. Die verschiedenen Nervenendkörperchen hat man früher als die Empfänger der einzelnen Sinnesreize angesehen. Diese Ansicht ist jedoch erschüttert[17]. In der Haut des Ohres kommen eigentliche Nervenendkörperchen nicht vor, trotzdem werden alle Sinneseindrücke wahrgenommen[18]. Außerdem lassen sich die vielen in der Literatur erwähnten Nerven-

---

[1] STEIGLEDER und LÖFFLER 1956.   [2] STEIGLEDER und SCHULTIS 1957a.
[3] BLAKE, GOYETTE, LYTER und SWAN 1955.   [4] ZEEK und MADDEN 1946.
[5] MOSBERG und BEHR 1935, ZEEK und MADDEN 1946, FLORY 1948.
[6] JERSILD und PERDRUP 1950.   [7] HERTING und GRAIN 1958.   [8] GOTTRON 1952.
[9] WERTHEIMER 1958 (Literatur).   [10] KORTING und SCHMITZ 1952, H. GÜNTHER, 1956.
[11] F. W. STORCK 1953.   [12] HORNSTEIN 1957.
[13] GANS und STEIGLEDER 1957, S. 441, NOVY und WILSON 1956.   [14] HOFF 1953.
[15] LIEBELT und KIRSCHBAUM 1956.   [16] KANTNER 1956.
[17] SINCLAIR, WEDELL und ZANDER 1952, HORSTMANN 1957, S. 209 (Literatur).
[18] SINCLAIR, WEDELL und ZANDER 1952.

endkörperchen auf einige wenige Grundtypen zurückführen[1]. Wir wissen nicht, welcher Aufgabe sie dienen, dies gilt auch für die Meissnerschen Körperchen. Die letzten enthalten reichlich spezifische Cholinesterase (Lit. s.[2]), aber außerdem weitere Enzyme[2]. Nervengeflechte enden anscheinend frei in der Haut unter der Epidermis. Nach neueren histochemischen Befunden dringen vielleicht doch Nervenfasern in die Epidermis ein[3]. Die Meinungsverschiedenheit über die Spezifität, Qualität und Deutung von Präparaten, in denen Nervenfasern dargestellt wurden, macht es sehr schwer, ein Urteil über das Verhalten der nervösen Elemente unter pathologischen Bedingungen zu geben. Die gröberen Fasern, die sich mit verschiedenen Techniken zuverlässig darstellen lassen, werden anscheinend wenig betroffen, z. B. in der Nachbarschaft von Tumoren[4]. Es gibt jedoch auch Ausnahmen [Leiomyome (s. unten), Lepra[5], Dermatomyositis[6]]. Es läßt sich schwer entscheiden, ob Nervenfasern primär durch das pathologische Geschehen betroffen werden oder sekundär zufällig erfaßt sind.

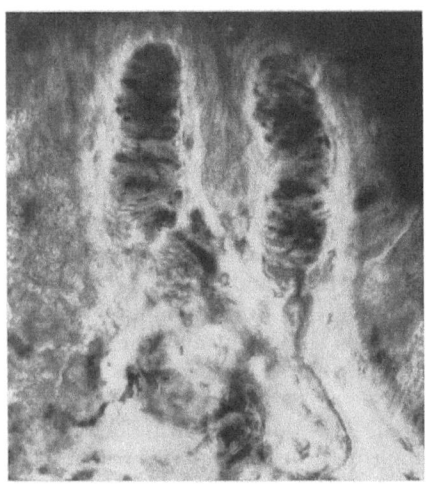

Abb. 38. Meissnersche Körperchen in Fingerhaut, Azofarbstoffkuppelungsreaktion auf Esterasen. (Näheres s. Steigleder und Schultis 1958.) Die Nervenfasern in und außerhalb des Körperchens sind intensiv gefärbt, im Körperchen winden sie sich spiralig auf. Dieser Befund ist besonders deutlich in dicken silberimprägnierten Präparaten zu erkennen.

Neue Erkenntnisse wurden von Shelley über das Zustandekommen des Juckreizes gewonnen: Hier sind es wahrscheinlich ganz umschriebene, durch ein dichtes Nervennetz ausgezeichnete Punkte, die durch Proteasen gereizt werden und den Juckreiz vermitteln[7]. Das Terminalreticulum der Haut im Sinne von Stöhr[8] ist von verschiedenen Autoren untersucht worden[9]. Morphologische Veränderungen wie Schwund der Fasern, degenerative Veränderungen an diesen sind bei einer Reihe von grundverschiedenen Dermatosen beschrieben worden (so z. B. bei der Sklerodermie[10], bei der Mycosis fungoides[11], der Alopecia areata[12], beim Lichen ruber[13] und anderen Dermatosen, darunter Granulomen mit bekanntem Erreger[5]), ohne daß wir die Bedeutung dieser Befunde bis jetzt abschätzen könnten. Meist wurden die Veränderungen schon in im übrigen noch normaler Haut erhoben, so daß daraus der Schluß gezogen werden könnte, daß die Nervenfasern besonders empfindlich sind oder daß sie primär erkranken. Da Existenz und Bedeutung von Zellen in der Haut, die dem nervösen System zugerechnet wurden[14], noch umstritten sind, läßt sich über ihre Pathologie bisher noch weniger aussagen als über das nervöse Terminalreticulum.

---
[1] Wedell, Pallie und Palmer 1954, Kantner 1956, Winkelmann 1956a, Winkelmann und Osment 1956, 1957, Horstmann 1957.
[2] Steigleder und Schultis 1957b.   [3] Montagna und Ellis 1957b, Scott 1958.
[4] Winkelmann 1956c.   [5] Richter 1956.   [6] Brückel, Pfeiffer und Krücke 1951.
[7] Shelley und Arthur 1957, Arthur und Shelley 1959.   [8] Stöhr 1954.
[9] Näheres s. Acta Neuroveg. 18, 1958. (Hautsymposium, Wien 1957, im bes. Beitrag Jabonero.)   [10] John 1949.   [11] Kreutzberg 1957.
[12] Gohlke und Holtschmidt 1950.   [13] Ormea 1953.
[14] Ferreira-Marques 1951, Wiedmann 1952, Nödl 1951, 1953, Richter 1956a, b und c, Lassmann und Loeb 1958.

Auffälligerweise reagieren, ebenso wie die Nerven, die glatten Muskeln sehr deutlich beim Nachweis der Acetylcholinesterase[1]. Möglicherweise erschöpft sich ihre Funktion nicht darin, das Haar zu bewegen, zumal sie in sehr seltenen Fällen isoliert vorkommen können und nach Untergang des Haarbalges erhalten bleiben. Bei den Leiomyomen sind Veränderungen der Nerven beschrieben, ja diese als Tumoren des Nervensystems angesehen worden. Das letzte gilt im besonderen für die sog. Granularzellmyoblastome (s. S. 560). Echte Neurome der Haut sind Seltenheiten[2]. NÖDL[3] sah solche bei dem Xeroderma pigmentosum. Er konnte kürzlich bei einem Kinde Ganglioneurome der Haut demonstrieren[4].

Zu erwähnen sind ferner die Neurofibrome mit ihren Varianten und die Glomustumoren, deren Zusammenhang mit dem Nervensystem ja verschieden beurteilt wird[5].

Ebenso wie die Capillaren bilden die Nerven ein dichtes Geflecht um die Anhangsgebilde[6]. Das Netz um die ekkrinen Drüsen ist dichter als um die apokrinen. Um den Haarbalg findet sich ein dichtes Geflecht in Höhe der Talgdrüsen, von dem aus Fasern bis unter die Epidermis vordringen. Im Rahmen des Haarwechsels kann ebenso wie das Capillarnetz auch das Nervengeflecht unterhalb des Haares zu liegen kommen[7].

Die epithelialen Anhangsgebilde der Haut.

Die epithelialen Anhangsgebilde stellen für die Haut charakteristische, wenn auch nicht an allen Stellen gleichwertige Strukturen dar. Zu besprechen sind *der Haarbalg mit der Talgdrüse, die apokrinen* und die *ekkrinen Schweißdrüsen*.

Meist wird angenommen, daß die Anhangsgebilde unter der Epidermis aufhören und nur ihre Gänge die Epidermis durchbrechen bzw. das Haar durch eine besondere Scheide der Epidermis nach außen gelangt. Die äußere Wurzelscheide verhält sich in der Tat histochemisch wie die Epidermis[8]. Die Ausgänge der ekkrinen Schweißdrüsen werden heute allgemein als selbständig gegenüber der übrigen Epidermis angesehen[9]. Die Kerne der das Lumen begrenzenden Zellen des Schweißdrüsenausführungsganges sind in einer anderen Richtung angeordnet als die Kerne der Umgebung und lassen sich daher unterscheiden[10]. Von diesem epidermalen Anteil des Ausführungsganges wird das Ekkrine Porom[11] hergeleitet (s. S. 633). Daß auch das Epithel der äußeren Wurzelscheide sich von der Umgebung unterscheidet, sieht man beim Keratoma senile (s. S. 561). Hier macht die Epithelunruhe an dem in die Epidermis eingelassenen Epithel der Anhangsgebilde halt[12]. Die Epidermis stellt also gleichsam eine Art Füllmaterial zwischen den Follikeln dar[12].

Haarbalg und Talgdrüse.

Die Haare sollen die Austrocknung der Hautoberfläche fördern, die Verteilung von Duftstoffen beschleunigen und schließlich an aufeinanderliegenden Hautpartien das Wundreiben verhindern[13]. Beim Menschen sind nach unserem derzeitigen Wissen die Funktionen des Haarfollikels[14] und des Haares im Vergleich zu behaarten Säugetieren weniger bedeutend. Viele ursprünglichen Funktionen

---

[1] MONTAGNA und ELLIS 1957. [2] NIKOLOWSKI 1954. [3] NÖDL 1958.
[4] NÖDL 1958b. [5] Literatur s. GANS und STEIGLEDER 1957, S. 480.
[6] WEDELL, PALLIE und PALMER 1954, MONTAGNA und ELLIS 1957, THIES und GALENTE 1957.
[7] MONTAGNA und ELLIS 1957. [8] STEIGLEDER 1959.
[9] PINKUS 1939, LOBITZ, HOLYOKE und MONTAGNA 1954a, HAMBRICK und BLANK 1954, WINKELMANN 1956b, EHRING 1958.
[10] EHRING 1958. [11] PINKUS, ROGIN und GOLDMAN 1956, KNOX und SPILLER 1958.
[12] PINKUS 1958a. [13] LÖHNER 1924. [14] FLESCH 1954 (Literatur).

des Haarkleides sind verlorengegangen oder nur noch begrenzt erhalten. Andere kennen wir wahrscheinlich noch nicht. Der Schutz gegen Traumen ist sicher nicht sehr groß[1]. Das Kopfhaar schützt beim Menschen gegen Ultraviolett- und Hitzestrahlen[1]. Einen Schutz gegen Kälte stellt die Körperbehaarung beim Menschen nicht mehr dar. Es ist eigentümlich, daß mit dem Rückgang der Behaarung ekkrine Schweißdrüsen auftreten[1], die auch für die Wärmeregulation bedeutsam sind. Eine beschränkte Funktion als Sinnesorgane ist den Haaren erhalten geblieben. In der Genitalregion sollen sie Sinnesreize übermitteln, im Ohreingang auf das Eindringen irgendwelcher Körper, insbesondere Insekten, aufmerksam machen[2]. Die Haare sind unterschiedlich reich mit Nervenfasern versorgt[3], so daß sie nicht alle in gleicher Weise Sinnesorgane darstellen. Aus dem Tierreich ist bekannt, daß bestimmte Haare ausschließlich oder überwiegend Sinneseindrücke vermitteln[4].

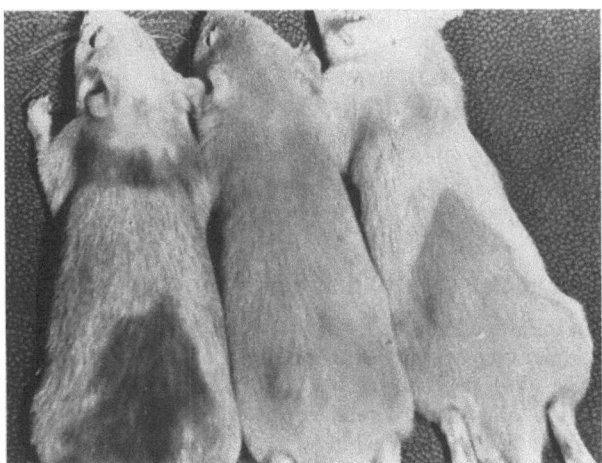

Abb. 39. Drei weiße Ratten eines Wurfes, die, 37 Tage alt und 60 g schwer, mit Haarfarbe gefärbt wurden, 11 Tage nach dem Färben. Bei den beiden äußeren Tieren sind die Haare auf dem Rücken in einem ähnlichen Muster nachgewachsen, am Bauch sind sie unverändert. Das Tier in der Mitte zeigt auf dem Rücken noch keine Veränderungen, dagegen sind die Haare auf der Bauchseite schon wieder weiß geworden. (Aus STEIGLEDER und BUCHWALD 1957.)

Makroskopisch und besonders mikroskopisch fällt die sehr unterschiedliche Größe der Haare und auch der zugehörigen Talgdrüsen auf. Das Größenverhältnis zwischen Talgdrüse und Haarbalg ist äußerst wechselnd[5]. In manchen Körperregionen dominiert die erste[5]. Besonders deutlich sind die Variationen in Modellen des Haarfollikels zu erkennen[6]. Wir treffen die Haare in verschiedenen Wachstumsstadien an. Bei manchen Tieren wachsen die Haare ununterbrochen (Albinokaninchen, Schaf), bei anderen in einem Cyclus mit eingeschalteten Ruhepausen, bei wieder anderen schließlich mehr oder minder unregelmäßig[1]. Beim Menschen ist, was das Wachstum betrifft, jeder Follikel ein Individuum[1]. Der Haarwechsel ist sehr leicht zu verfolgen, wenn das Fell von Albinoratten oder Mäusen gefärbt wird. Man erkennt dann den überraschend schnellen Ablauf des Haar- und damit Farbwechsels[1] (Abb. 39). Es wird daraus verständlich, daß beim Menschen ein ähnliches Phänomen ein „Ergrauen über Nacht" vortäuschen kann. Bei der 2. Gruppe wird, wie bereits erwähnt, die gesamte Haut von dem Wachstum der Haare beeinflußt. Die Epidermis wird breiter und die Subcutis gedehnt[7].

Die Ansprechbarkeit der Haut auf äußere Einwirkung wird durch den Haarcyclus bei Tieren beeinflußt. Das gilt auch für Carcinogene[8]. Cortison steigert die *Carcinombereitschaft*

---

[1] FLESCH 1954 (Literatur).   [2] LÖHNER 1924, FLESCH 1954, PERRY und WOOD 1956.
[3] MONTAGNA und ELLIS 1957.   [4] MELARAGNO und MONTAGNA 1953.
[5] WAY 1931, HAMBRICK und BLANK 1954, SHELLEY und KLIGMAN 1956, STRAUSS und KLIGMAN 1958.   [6] MONTAGNA und VAN SCOTT 1958.
[7] MONTAGNA 1956 (Literatur), CHASE, MONTAGNA und MALONE 1953.
[8] WOLBACH 1950, FLESCH 1954 (Literatur), LINSER 1959, HERRMANN, MORILL, SHERWIN, ROTHSTEIN und SULZBERGER 1955.

der Mäusehaut gegen Methylcholanthren wahrscheinlich über den Haarcyclus, indem es die Ruhepause (Telogen) verlängert, in der Tumoren auslösbar sind[1]. Dem Talg wird ein Schutzeffekt gegen krebserzeugende Substanzen zugeschrieben[2], und in der Tat geht bei manchen Cancerogenen die Wirksamkeit bezüglich der Zerstörung der Talgdrüsen dem Vermögen zur Carcinomerzeugung parallel[3]. Es besteht also besonders bei Tieren mit einem cyclischen Haarwechsel die Möglichkeit, daß irgendwelche Einflüsse zu einem Effekt auf die Epidermis über den Haarcyclus und die Talgsekretion führen.

In der Ruhephase des Haares kann der bereits erwähnte (s. S. 607 und 615) Gefäß- und Nervenplexus der Haare unter den Haarfollikel zu liegen kommen[4]. Die Bindegewebsschicht des Haares mit innerer Ring- und äußerer Längslage zeigt auch beim Menschen zunächst noch an, wo der aktive Haarfollikel in der tieferen Cutis lag.

Das Haar wird nur durch eine kleine Gruppe von Zellen an der Basis des Follikels, der Matrix, produziert[5]. Nach MONTAGNA und VAN SCOTT sind die Stoffwechselleistungen, welche die mitotische Aktivität dieses Gewebsabschnittes aufrechterhalten und das Keratin des Haares bilden, höher als in den meisten anderen Geweben[6]. Es ist daher verständlich, daß im Haarfollikel verschiedene Enzyme ganz besonders aktiv sind[7]. Doch ist die Aktivität so erheblich gesteigert, daß daran gedacht werden muß, daß die Haarfollikel noch neben der Haarbildung für den Stoffwechsel der Haut oder des Gesamtorganismus bedeutsam sind.

Die Aufgabe der inneren Wurzelscheide ist noch unklar. Möglicherweise wird sie durch die Tätigkeit von Enzymen unterhalb der Einmündung der Talgdrüse zerstört[6]. In eigenen Untersuchungen ist uns die starke Aktivität der Esterasen in dem Auflösungsbereich der inneren Wurzelscheide aufgefallen. Wir führten sie jedoch auf einen Reflux des Talges zurück, der sich zwischen Haar und äußerer Wurzelscheide lagert[8]. In manchen Körperabschnitten hat die Talgdrüse innerhalb des Haarfollikels ihren eigenen Ausführungsgang bis zur Epidermisoberfläche[9]. Da dieser jedoch innerhalb des Follikels in dem um das Haar gelegenen Hornmaterial verläuft, ist ein Kontakt mit den Esterasen der äußeren Wurzelscheide trotzdem möglich, da das Stratum granulosum der äußeren Wurzelscheide an den Talgdrüsenausführungsgang heranreicht.

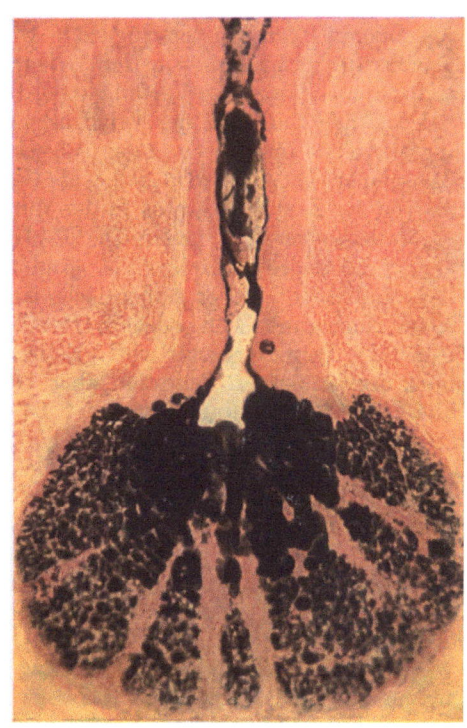

Abb. 40. Normale Talgdrüse in entzündlicher Haut mit freier Mündung auf die Hautoberfläche. Sudanschwarz, Gegenfärbung Kernechtrot, Gefrierschnitt von formolfixiertem Gewebe. ♂, 83 Jahre, rechte Schläfe. Man erkennt sehr deutlich den Aufbau der Drüsenläppchen.

---

[1] HERRMANN, MORILL, SHERWIN, ROTHSTEIN und SULZBERGER 1955.
[2] KLINKEN-RASMUSSEN 1955.   [3] BOCK und MUND 1956.
[4] MONTAGNA und ELLIS 1957, KLINGMÜLLER 1958 b.   [5] DANNEEL 1930.
[6] MONTAGNA und VAN SCOTT 1958.
[7] Literatur MONTAGNA 1956, STEIGLEDER 1957 b, 1959, BRAUN-FALCO 1958 b.
[8] STEIGLEDER 1958 h.   [9] VAN SCOTT und MacCARDLE 1956.

Auf die Talgsekretion als solche wurde bereits von MARCHIONINI und SPIER in diesem Handbuch (Bd. V/2) eingegangen. Rein morphologisch ist der glatte Muskel des Haarfollikels so angeordnet, daß er den Talg exprimieren könnte. Seine Insuffizienz ist sogar für die Entstehung der Comedonen wiederholt verantwortlich gemacht worden[1]. Neuerdings wird wieder angenommen, daß die vis a tergo bei kontinuierlicher Talgproduktion den Talg an die Oberfläche der Epidermis treibt[2]. Nach den Befunden von JOHNSON[3] sind am Handrücken nur sehr wenige Talgdrüsen vorhanden. Ihr Gesamtvolumen im Verhältnis zur Hautoberfläche soll hier ganz wesentlich geringer sein als an der Stirn. Die Aktivität der Esterasen auf der Hautoberfläche ist nach eigenen Befunden nicht wesentlich von anderen Regionen verschieden[4]. Doch gilt dies nicht ohne weiteres für die Lipoide, die nicht nur von den Talgdrüsen, sondern auch von der Epidermis produziert werden. Ihre Verteilung wird durch den Schweiß mitbestimmt[5].

Die Größe und Form der Talgdrüsen wechselt beständig[6]. Sie ist kein unbedingter Anhalt für den Grad der Talgsekretion. Nimmt man eine rein holokrine Sekretion an, bei der die Talgzellen als Ganzes untergehen, müßte die Talgproduktion von der Zahl der Mitosen in der Mutterschicht bzw. in den Nachschublagern der Mutterzellen abhängen[7]. Die Zahl der Mitosen ist jedoch gering und der Bereich des Zellzerfalls ebenfalls. Andererseits gilt für die Talgdrüsen, daß die Nachschubzellen auf der Außenfläche eines kugeligen Gebildes sitzen und daher die von Nachschubzellen bedeckte Oberfläche wesentlich größer ist als der Bereich, in dem der Talg freigesetzt wird. Es bestehen jedoch Anhaltspunkte dafür, daß neben der holokrinen Sekretion auch eine merokrine vorliegt, also Substanzen ohne Zellzerfall eliminiert werden[8] (s. auch MARCHIONINI und SPIER, dieses Handbuch, V/2). Die Talgsekretion hängt von weiteren Faktoren ab, wie z. B. Temperatur und Schweißsekretion, doch ist offensichtlich auch dieser Vorgang noch nicht geklärt[9]. KLIGMAN und SHELLEY glauben, daß die schubweise Talgproduktion nur eine scheinbare ist, tatsächlich aber die Talgdrüse kontinuierlich arbeite[9]. Selbst wenn wir eine ausschließlich holokrine Talgdrüsenproduktion annehmen (was, wie gesagt, bezweifelt wird), ist eine kontinuierliche Produktion damit noch nicht gegeben. Irritation könnte auch hier die Proliferation der Mutterzellen anregen oder aufheben.

Mit dem Untergang der Talgdrüsenzellen ist der Talg noch nicht fertig. Er wird noch weiter umgewandelt. Erst im Ausführungsgang erreicht er seine volle Esteraseaktivität[10] (Abb. 41), wird durch Osmium geschwärzt[11] und verhält sich auch gegenüber verschiedenen Fettfarbstoffen anders als zuvor[11]. Nach eigenen Befunden ist die Aktivität der unspezifischen Esterasen an dieser Stelle so stark, daß sie von keiner anderen Lokalisation der Haut übertroffen wird[18]. Bei der Einmündung in den Follikel kommt der Talg mit esterspaltenden Enzymen in Berührung, die der äußeren Wurzelscheide entstammen[12], und anderen, welche auf der Hautoberfläche einen feinen Film bilden und sich auch in den Follikel bis in diese Region einsenken (Abb. 4)[2]. Enzyme der Zellatmung sind nur in den Mutterzellen nachzuweisen[13].

[1] LIPMAN-COHEN 1956 (Literatur).   [2] KLIGMAN und SHELLEY 1958.
[3] JOHNSON 1955 (Literatur).   [4] STEIGLEDER und ELSCHNER 1959.
[5] MARCHIONINI und SPIER, dieses Handbuch V/2, HARBER, HERRMANN, MANDOL und SULZBERGER 1957 (dort Literatur).
[6] MONTAGNA 1956, HORSTMANN 1957, S. 132.   [7] MIESCHER und SCHÖNBERG 1944.
[8] M. B. SCHMIDT, 1929, Literatur HORSTMANN 1957, S. 126/127, 132.
[9] KLIGMAN und SHELLEY 1958.
[10] MONTAGNA 1956, STEIGLEDER und LÖFFLER 1956, STEIGLEDER 1958h.
[11] MONTAGNA 1949, 1956.   [12] STEIGLEDER 1958h.
[13] MONTAGNA und NOBACK 1946, ROGERS 1954, BRAUN-FALCO und RATHJENS 1954, FORMISANO und MONTAGNA 1954. Literatur s. STEIGLEDER 1957b.

Die Größe der Talgdrüsen wird durch Hormone beeinflußt[1]. Bei Ratten und Mäusen wird während der aktiven Phase des Haarcyclus die Talgdrüse vergrößert[2]. Werden die Talgdrüsen durch Pinselung der Mäusehaut mit Methylcholantren zerstört, regeneriert sich die Talgdrüse nur in der aktiven Phase des Haarcyclus. Wird diese unterdrückt, bleibt die Regeneration aus[3]. Nach den Angaben verschiedener Autoren können Talgdrüsen nicht nur von der äußeren Wurzelscheide, sondern auch von der Epidermis neu gebildet werden[4]. Dieser Befund überrascht nicht, da wir von dem Haarfollikel unabhängige Talgdrüsen kennen[5], z. B. die gelegentlich in der Mundschleimhaut zu beobachtenden[6]. Der ganze Haarfollikel kann von der Epidermis aus regeneriert werden, wie auch umgekehrt die Oberhaut von der äußeren Wurzelscheide des Haares aus neu gebildet werden kann[7]. Rein klinisch läßt sich dieser Vorgang sehr deutlich bei der Heilung von Defekten, z. B. nach Verbrennungen erkennen.

Der enge Zusammenhang zwischen Talgdrüse und Haarbalg zeigt sich bei der häufigsten Veränderung des Haarfollikels, bei der *follikulären Hyperkeratose*. Mit Lipoiden untermischt, bezeichnen wir das Gebilde als Comedo. Nach LIPMAN-COHEN[8] war anscheinend PLUME 1824 der erste, der annahm, daß die Pustel bei der *Acne vulgaris* durch Verschluß der Follikelöffnung durch einen Hornpfropf mit Talgstauung entstehe. Folgende hauptsächliche Theorien wurden aufgestellt, wie der Comedo zustande kommt[9]:

1. Primäre Hyperkeratose der Follikelöffnung; dabei wurde erwogen, daß

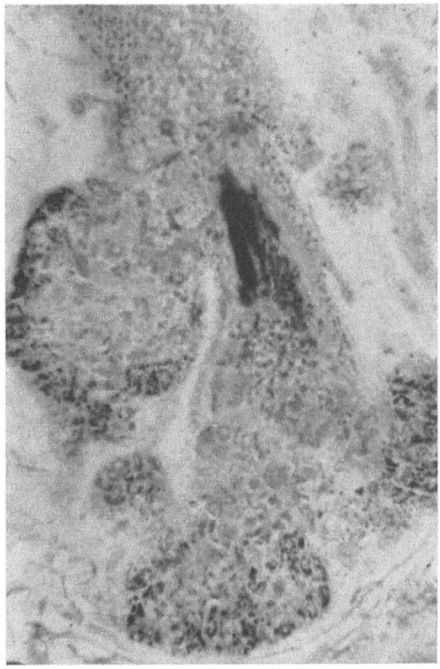

Abb. 41. Talgdrüse und Ausführungsgang. Azofarbstoffkuppelungsreaktion auf unspezifische Esterasen (Substrat α-Naphthylacetat, Kuppelungspartner Echtblausalz BB). Die Reaktion ist durch Natriumfluorid gehemmt (Technik s. STEIGLEDER und SCHULTIS 1957c), dadurch werden die Lokalisationen einer besonders starken Aktivität deutlich hervorgehoben! Man sieht die starke Anfärbung der Mutterzellen am Rande der Talgdrüsenläppchen, doch ist die Reaktion hier gegenüber der ungehemmten Kontrolle sehr viel schwächer. Nur im Ausführungsgang hat die Reaktion ihre volle Stärke behalten. Darüber ist das Follikelepithel nur schwach angefärbt. 125mal.

die letzte Ursache der Hyperkeratose eine in quantitativer und qualitativer Hinsicht krankhafte Talgproduktion sein kann. Zusätzlich wurde eine bakterielle Infektion angenommen.

2. Primäre Schwäche des Haarwachstums als Ursache der Comedonenbildung. Von verschiedenen Autoren ist bereits seit Anfang des vorigen Jahrhunderts[9]

[1] RONY und ZAKON 1943, EBLING 1948, MONTAGNA und KENYON 1949, ROTHMAN 1953, 1954a und b, LAPIÈRE 1953, LASHER, LORINCZ und ROTHMAN 1955, ausgedehnte Literatur s. bei HORSTMANN 1957, ZELIGMAN und HUEBENER 1957, auch MARCHIONINI und SPIER dieses Handbuch V/2.
[2] FLESCH 1954 (Literatur).   [3] MONTAGNA und CHASE 1950.
[4] LOBITZ, HOLYOKE und MONTAGNA 1954, STRAUSS und KLIGMAN 1956a.
[5] SCHAFFER 1930b, WAY 1931.   [6] HALTER 1938.
[7] KOELLIKER 1889, AUBARTIN 1896 (zitiert nach HORSTMANN 1957), PINKUS 1939, EISEN, HOLYOKE und LOBITZ 1955.
[8] LIPMAN-COHEN 1956.   [9] Literatur s. LIPMAN-COHEN 1956.

angenommen worden, daß dem Haar eine Bedeutung für die Entleerung des Talges zukomme. Ein zu schwaches Haar könne das Follikelostium nicht durchbrechen, der Talg sich also nicht entleeren.

Die Acne vulgaris spielt sich in der Tat fast ausschließlich um Lanugohaarfollikel ab. Die Follikel sollen sich bei Beginn der Acnepustel in einem hohen Prozentsatz in der Ruhepause[1] befinden. Bei exogen toxisch bedingter Acne sind jedoch auch Follikel auf dem behaarten Kopf befallen[2]. Beim Comedonennaevus finden wir normal entwickelte Talgdrüsen zusammen mit minderentwickelten Haaren und Haaranlagen; es kommt nicht zu einer Entzündung. Bei den Rollhaarcysten sind Haare im Follikel eingeschlossen; eine Acnepustel entsteht nicht, auch nicht ein Comedo im eigentlichen Sinne. Die Größe der Talgdrüsen ist auch nicht umgekehrt proportional dem Haarfollikel, wie manche Autoren angenommen haben, obwohl zuweilen der Haarfollikel im Vergleich zur Talgdrüse relativ unbedeutend erscheinen kann[3]. Bei den Talgretentionscysten der Neugeborenen, sog. Milien der Neugeborenen, kommt es trotz Sekretstauung nicht zur Pustelbildung im Sinne der Acne vulgaris, obwohl wir eine Acne der Neugeborenen kennen[4]. Sie fehlt auch bei der Sebocystomatosis und bei der Milienbildung nach vorausgegangenen entzündlichen Prozessen der Haut. Dagegen können sich am Rücken bei Personen entsprechenden Alters nach Einwirkung geeigneter Chlornaphthalene[5] Veränderungen im Sinne der Acne conglobata einstellen[6].

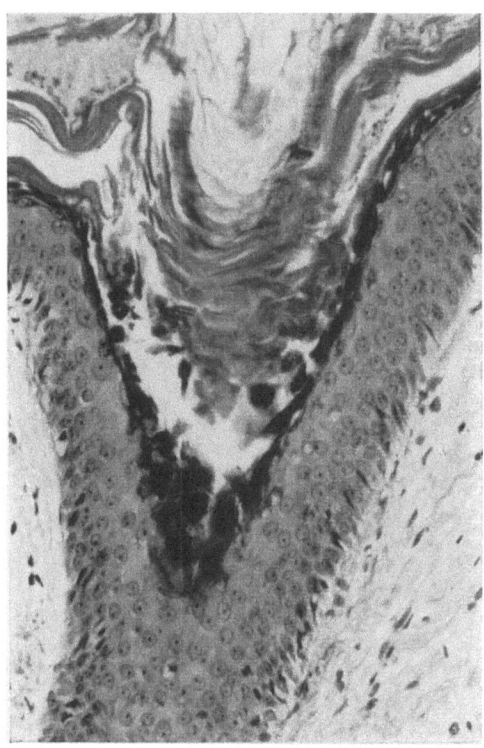

Abb. 42. Ablösung grober Keratohyalinbröckel in einem Follikeltrichter bei subcornealer Blasenbildung bei Pellagra mit Nervenveränderungen. (Aus KORTING 1958.)

Follikuläre Hyperkeratosen finden wir bei sehr verschiedenen Hautkrankheiten wie der *Pityriasis rubra pilaris*, dem *Lupus erythematodes chronicus*, abortiven Formen der *Ichthyosis*, ohne daß es zu einer Absceßbildung mit Untergang des Follikels kommt.

Als Krankheiten mit follikulärer Hornbildung werden seit UNNA noch die *Keratosis follicularis pilaris alba et rubra*, die *Keratosis follicularis* Morrow-Brooke und die *Keratosis spinulosa* aufgeführt, obwohl seitdem nur einige ganz vereinzelte Fälle der beiden ersten Krankheitsbilder beschrieben wurden, während es sich bei dem letzten um eine wahrscheinlich konstitutionsbedingte

[1] VAN SCOTT und MACCARDLE 1956.   [2] H. FISCHER 1938.
[3] MONTAGNA und VAN SCOTT 1958.   [4] GANS und STEIGLEDER 1955, S. 383.
[5] KIMMIG und SCHULZ 1957; s. auch MARCHIONINI und SPIER, dieses Handbuch V/2.
[6] SHELLEY und KLIGMAN 1957.

Anomalie vor allem bei jungen Mädchen handelt. Histologisch dürften sich die Krankheitsbilder kaum abtrennen lassen. Soweit uns die Originalarbeiten zugänglich waren, handelt es sich bei den ursprünglich beschriebenen Fällen der beiden ersten Krankheitsbilder wahrscheinlich nicht um echte Krankheitseinheiten. Spätere Fälle sind schwer einzuordnen. Möglicherweise sind Mikrobide oder Fälle von Chloracne verkannt worden, die ja nach dem 2. Weltkriege auch wieder epidemisch auftrat.

Von der einfachen follikulären Hyperkeratose unterscheidet sich der Comedo durch seine schwarze Farbe. In den Lehrbüchern findet man meist die Angabe, daß das Hornmaterial durch Oxydation geschwärzt sei. Nach UNNA[1] sind nur die älteren Comedonen schwarz gefärbt, und zwar nicht etwa an der Stelle, an der sie Kontakt mit der Luft haben. Die schwarze Farbe sei durch Reduktion des Keratins bedingt, und zwar an der Stelle, an der der Comedo am stärksten komprimiert werde. Die Spitze sei meist von einer dünnen ungefärbten Hornschicht überzogen, die den Comedo von der Oberfläche trenne.

Bei älteren Menschen bestehen in umschriebenem Bereich vergrößerte Talgdrüsen und zusätzlich Comedonen. Eine Entzündung bleibt aus. Sie ist auch nicht im Talgdrüsennaevus anzutreffen, obwohl hier Hyperkeratosen in den Talgdrüsenausführungsgängen durchaus vorkommen können. Allerdings sind die Talgdrüsenläppchen bei diesen gutartigen Tumoren oft mangelhaft differenziert. Comedonen finden wir auf Xanthelasmen der Augenlider (Hutchinsonsche Trias)[2]. Bei der durch sog. Steroidhormone ausgelösten Acne kann eine Vergrößerung der Talgdrüsen fehlen[3].

Die morphologischen Befunde leiten deshalb zu dem Schluß, daß weder die Vergrößerung der Talgdrüsen, noch die follikuläre Hyperkeratose, noch beide zusammen das Krankheitsbild der Acne vulgaris auslösen können, sondern daß ein zusätzlicher Faktor im Talg selbst hinzukommen muß.

Möglicherweise sind die Talgdrüsen funktionell nicht gleichwertig[4]. So läßt sich erklären, daß die Acne vulgaris nur bestimmte Körperregionen befällt. Wenn wirklich zu Beginn der Acne eine Hyperkeratose des Talgdrüsenausführungsganges zu sehen ist[5], kann schon dadurch die bereits erwähnte Einwirkung der Esterasen der äußeren Wurzelscheide auf den Talg verändert sein, sei es nun, daß diese früher und stärker oder später und schwächer einsetzt. Nach FISCHER[4] sind dem Talg exogen oder endogen beigemengte Substanzen der wirkliche Anlaß der Hyperkeratose, sie sind die wahre Ursache der toxisch bedingten wie auch der juvenilen Acne. Neuere Untersucher schließen sich dieser Ansicht an. Die Hyperkeratosen können im Falle der sog. Chloracne so ausgesprochen sein, daß die angeschnittenen Haarfollikel wie echte Horncysten in der Cutis wirken[6].

FISCHER[4] sah die Zellen der Talgdrüsen nach Teerpinselung sich zu gewöhnlichen Epithelien umwandeln, M. B. SCHMIDT das gleiche nach Fütterung von Sudan bei Mäusen[7]. Im Experiment hemmte Chlornaphthalen die Ausbildung reifer Talgdrüsenzellen, während gleichzeitig die Epithelien der äußeren Haarscheide und die des Talgdrüsenausführungsganges proliferierten[8]. Nach exogen toxisch erzeugter Akne können am Kaninchenohr Narben zurückbleiben, die an eine Atrophodermia vermicularis erinnern[9], bei der sich ebenfalls follikuläre Hyperkeratosen und Comedonen vorfinden[10]. Die Ursache dieser Erkrankung ist noch unbekannt. Vielleicht spielt die Schädigung der Haut durch Substanzen, die über die Follikel ausgeschieden werden, eine wesentlich wichtigere Rolle, als wir bisher annehmen. Die Unterdrückung der normalen Entwicklung der Talgdrüsen ist jedenfalls eine Reaktion, die durch verschiedene Ursachen ausgelöst werden kann.

---

[1] UNNA 1894.   [2] JADASSOHN, FRANCESCHETTI und GOLAY 1954.
[3] ROTHMAN 1952, 1954b, SULLIVAN und ZELIGMAN 1956, VAN SCOTT und MACCARDLE 1956.
[4] H. FISCHER 1938.   [5] VAN SCOTT und MACCARDLE 1956.   [6] GANS 1925.
[7] M. B. SCHMIDT 1924.   [8] HAMBRICK 1957.   [9] HÖFS 1957.   [10] DEGOS 1953.

Selbst bei der Acne vulgaris wird der Talg nicht nur für das Zustandekommen der Hyperkeratose und die Ausbildung des Comedo verantwortlich gemacht, sondern für die Entzündung überhaupt[1]. Diese wurde bisher auf die Bakterienbesiedlung im gestauten Talg zurückgeführt. Eine Spongiose des Follikelepithels ist wahrscheinlich der erste Ausdruck der Reizung durch den Talg[2]. Das Vorkommen von Bakterien spricht nicht gegen diese Annahme, da sie auch ohne das Vorliegen einer Entzündung im Follikeleingang beobachtet werden. Diese Tatsache schließt andererseits die Bakterien nicht als Erreger oder Mitverantwortliche der Entzündung aus (s. auch Marchionini und Spier, Bd. V/2). Wir kennen in der Dermatologie genügend Beispiele, daß der bekannte Erreger einer Dermatose auch im unveränderten Gewebe zu finden ist, ohne daß die Krankheit ausgelöst wird, bei geeigneten Bedingungen erweist er sich dann doch als virulent. Ein Beispiel ist das Herpes-Virus. Andererseits haben wir in der Brom- und Jodacne und in anderen Hautveränderungen, die durch diese Halogene ausgelöst sind, einen Modellversuch: Halogene werden über die Talgdrüsen ausgeschieden[3], und Brom und Jod werden dort im Gegensatz zu Fluor und Chlor frei[3]. Bei der Brom- und Jodacne besteht eine Folliculitis und Perifolliculitis. An anderer Stelle (s. S. 597) hatten wir bereits auf den Ersatz der Talgdrüsen durch ein Infiltrat von Eosinophilen beim Bromoderma tuberosum hingewiesen. Wir halten es daher für nicht ausgeschlossen, daß auch bei der Acne vulgaris im Talg Substanzen enthalten sind, die alle die bekannten Veränderungen dieses Krankheitsbildes hervorrufen.

Gelangt das Haar frei in die Cutis, wirkt es als *Fremdkörper*. Eingedrungene Haare können so eigentümliche klinische und histologische Veränderungen hervorrufen, daß die richtige Diagnose nicht gestellt wird[4]. Im besonderen finden wir solche Schäden bei Personen mit sehr harten Haaren, z. B. bei Negern. Ihre Haare können die Epidermis von außen durchdringen, z. B. die der Interdigitalräume bei Friseuren; kurzgeschnittene, stark gekräuselte Haare bei Negern können sich umschlagen und wieder in die Cutis zurückdringen[5].

Wachstumsstörungen der Haare spielen für die Kosmetik bekanntlich eine große Rolle. Offensichtlich ist das Haarwachstum hormonal beeinflußt[6], ohne daß wir aber wissen, in welcher Weise.

Entwicklungsstörungen der Haare sind häufig mit anderen Mißbildungen epidermaler Anhangsgebilde, inklusive Nägel und Zähne, verbunden[7]. Wir müssen darin einen Hinweis sehen, daß die Störung in dem Zeitpunkt des embryonalen Lebens einsetzt, indem sich diese Gebilde entwickeln. Eine anlagemäßig bedingte Störung sei erwähnt, die *Monilethrix*: Hier wechseln normale Haarabschnitte mit atrophischen ab[8]. Die Störung ist bereits im Gebiet der Haarwurzel zu erkennen (Abb. 43). Es ist verständlich, daß cytostatische Agentien bei so stark proliferierendem Gewebe wie der Haarmatrix einen deutlichen Effekt haben. Es kommt daher zum Haarausfall[9] bzw. zu einer mangelhaften Ausbildung des Haares während der Zeit, in der die Cytostatica verabfolgt werden[10]. Zum Haarausfall kommt es auch, wenn Substanzen injiziert werden, welche die

---

[1] Lynch 1941, Sullivan und Zeligman 1956, Strauss 1957, Strauss und Kligman 1958.
[2] Sullivan und Zeligman 1956, Strauss 1957, Strauss und Kligman 1958.
[3] Kimmig 1951; s. auch Marchionini und Spier, dieses Handbuch, V/2.
[4] Scott 1957.   [5] Strauss und Kligman 1956b.
[6] Literatur bei Flesch 1954, Butcher 1940, Fleck 1958.
[7] Literatur s. Gans und Steigleder 1957, S. 195.
[8] Miescher und Stierlin 1957, Klingmüller 1954a und b; s. auch Gans und Steigleder 1957, S. 197.
[9] Strauss und Kligman 1954.   [10] Van Scott, Reinertson und Steinmuller 1957.

Enzyme der Gewebsatmung hemmen[1]. Wir können also am Haar, ähnlich wie am Nagel[2], gelegentlich den schubweisen Ablauf von Krankheiten oder Störungen, z. B. die Einwirkung von Röntgenstrahlen auf die Haarfollikel[3], ablesen, ohne daß sich auf die Ursache schließen ließe.

Die Funktion von Haarbalg und Talgdrüse ist wesentlich für den *Befall der Haare durch Pilze*. Bei Maus, Hamster und Ratte, also Tieren mit cyclischem Haarwechsel, wird das Haar im späten Anagen (= Wachstumsphase) befallen[4]. Die Mikrosporie ergreift das kindliche Haar nur bis zur Pubertät. Wahrscheinlich treten im Talg zu diesem Zeitpunkt ungesättigte Fettsäuren auf, gegen die die Erreger der Mikrosporie besonders empfindlich sind[5].

Röntgenbestrahlung führt in entsprechender Dosierung zur Degeneration des Haarfollikels[6]. Als erster Ausdruck der Degeneration finden sich Veränderungen an der Glashaut[6]. Ein entsprechender Befund war auch nach Strahlenschäden durch die Atombombe zu erheben[7]. Anscheinend sind es die Zellen der Haarpapille, welche die Neubildung des Haares induzieren. Die Haarpapille enthält außerdem Zellen, die auch die Phagocytose des Materials aus dem untergegangenen Haarfollikel übernehmen. Bei der Alopecia areata bleibt nach Befunden von VAN SCOTT[8] das Wachstum der Haare in einem dem frühen Anagen entsprechenden Stadium des Haarwachstums stehen, möglicherweise bedingt durch Veränderungen in der Papille, wofür auch histochemische Befunde sprechen[9].

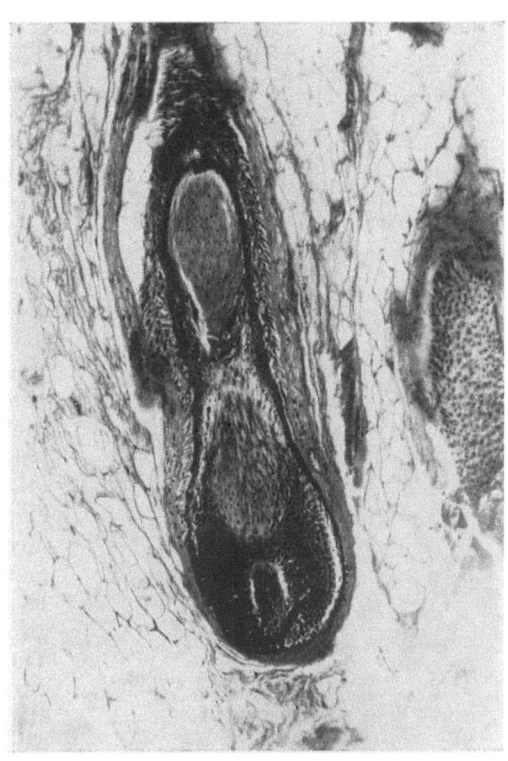

Abb. 43. Monilethrix. Typische Spindelhaarwurzel. Vergr. 40mal. (Aus KLINGMÜLLER 1954b.)

Nach Vereisung können die Pigmentbildner in den Follikeln dauernd[10] oder vorübergehend[11] geschädigt werden, im ersten Falle bleiben die nachwachsenden Haare depigmentiert trotz Regeneration des übrigen Follikels. Den Pigmentbildnern in und um den Haarfollikel kommt anscheinend eine gewisse Selbständigkeit zu, denn bei der Vitiligo und anderen Erkrankungen bleiben sie am längsten intakt bzw. treten am ehesten wieder in Aktion[12].

Wie bereits erwähnt, kann sich die Talgdrüse von dem Follikel und von der Epidermis her regenerieren, der Haarfollikel selbst aus der Oberhaut. Es ist

[1] BRAUN-FALCO und THEISEN 1959. [2] STÜHMER 1956.
[3] VAN SCOTT und REINERTSON 1957. [4] KLIGMAN 1956.
[5] ROTHMAN 1954a. [6] MONTAGNA und CHASE 1956.
[7] LIEBOW 1950. [8] VAN SCOTT 1958, VAN SCOTT und EKEL 1958.
[9] KOPF und ORENTREICH 1957, KLINGMÜLLER 1958b. [10] TAYLOR 1949.
[11] STRAUSS und KLIGMAN 1956b. [12] ROBERT 1943.

daher verständlich, daß epidermale *Tumoren* sowohl Strukturen des Haarfollikels als auch der Talgdrüsen imitieren können, ohne daß damit deren Herkunft von den Talgdrüsen oder von dem Haarfollikel oder von versprengten, liegengebliebenen Keimen erwiesen wäre. Gelegentlich sieht man Basalzellcarcinome von dem Velum des Haarfollikels ausgehen (Abb. 44). Selbst ortsfremde Tumoren und ihre Metastasen können sich so an die normalen Epithelzellen anfügen, daß sie von der Epidermis auszugehen scheinen, zumal über den Tumorzellen die normalen ortsständigen Zellen entzündlich verändert sein und proliferieren können. Es werden dann Übergänge zwischen Tumor- und Epithelzellen vorgetäuscht. Ein Beispiel dafür sind die sog. *multizentrischen Basalzellcarcinome*, bei denen, wie der Name sagt, ein gleichzeitiger oder wenigstens unabhängiger Ursprung von verschiedenen Stellen der Oberhaut angenommen wurde: Wahrscheinlich handelt es sich jedoch um zentrifugal wachsende Tumoren, die wiederholt Kontakt mit der Epidermis aufnehmen[1]. Verpflanzt man Epidermis in die Cutis, entwickeln sich Horn- und Dermoidcysten. Ferner sprossen aus dem Explantat undifferenzierte Epithelien hervor, welche die Tendenz haben, zur Epidermis hinzuwachsen[2].

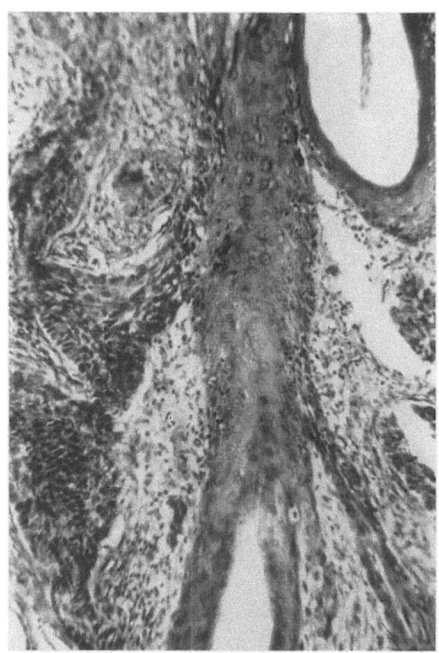

Abb. 44. Carcinoma basocellulare, anscheinend ausgehend von dem Velum (= sog. „Hängekragen"[6]) eines Haarfollikels. Hämat.-Eos.

Tumoren vom Bau der Basalzellcarcinome können über Jahrzehnte unverändert bestehenbleiben, manchmal seit früher Jugend vorhanden sein[3]. Es handelt sich dann eher um Naevi, also benigne, anlagemäßig bedingte Tumoren, als um Carcinome. Doch darf von solchen Fällen her nicht verallgemeinert werden. Leider verdient nach der klinischen Erfahrung das *Carcinoma basocellulare* durchaus, Krebs genannt zu werden, auch wenn es keine Metastasen macht. Das Epithel von Follikeln mit sehr ausgeprägten Comedonen kann wuchern und Leisten in die Cutis vorsenden, die ein Trichoepitheliom und manchmal sogar ein Basalzellcarcinom vortäuschen[4]. Eine Reihe benigner epithelialer Tumoren wird von manchen Autoren auf den primären epithelialen Epithelkeim, aus dem sich Haar, Talgdrüse und die apokrinen Schweißdrüsen entwickeln, oder dessen liegengebliebenen Rest zurückgeführt. Hierher gehören die Syringome, die Trichoepitheliome und auch der apokrine Typ des Adenoma hidradenoides. In allen diesen Tumoren werden Abschnitte beobachtet, die in Richtung der Schweißdrüsen, der Talgdrüsen oder auch des Haarfollikels differenziert sind. In den Basalzellcarcinomen trifft man Abschnitte, welche selten die apokrinen Drüsen[5], häufiger die ekkrinen imitieren. Wir haben bereits einige Beispiele angeführt, daß gleichzeitig Bindegewebs-

[1] Madsen 1941, 1955, Pinkus 1957b.   [2] Epstein und Kligman 1957, Glücksmann 1953.
[3] Reye 1954, Scott 1955.   [4] Winer 1954.
[5] Wood, Pranich und Beerman 1958.   [6] Horstmann 1957 (S. 121).

strukturen fehlgebildet werden, so daß es sich um komplexe Fehlbildungen handeln dürfte, deren Ursprung sich nicht mehr ablesen läßt und möglicherweise auch nicht in allen Fällen der gleiche ist. Wir können in seltenen Fällen zusammen mit Naevi pigmentosi atopische apokrine Schweißdrüsen beobachten, was nicht verwundern darf: Haarfollikel können in diesen Tumoren ebenfalls vermehrt und fehlangelegt vorgefunden werden.

Apokrine Schweißdrüsen.

Die apokrinen Schweißdrüsen münden meist in die Haarfollikel ein, können aber auch von diesen unabhängig vorkommen. Die Milchdrüsen sind nach

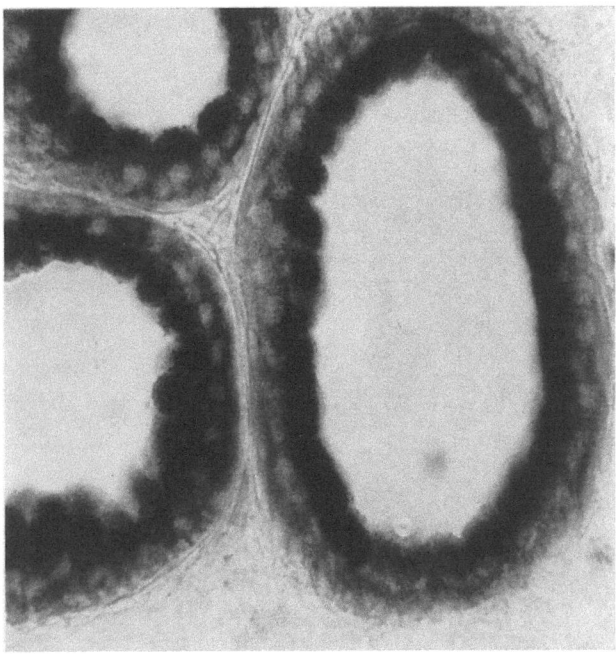

Abb. 45. Apokrine Schweißdrüsen, Endstücke. Nachweis der unspezifischen Esterasen mittels der Azofarbstoffkuppelungsreaktion. Kopfhaut in Nähe eines Talgdrüsennaevus. Man erkennt die sehr intensive Anfärbung der ins Lumen der apokrinen Drüsen vorgewölbten Zellanteile. Die Kerne ausgespart, die Kernmembran hervorgehoben. (Aus STEIGLEDER und LÖFFLER 1956; s. dort Näheres über die Technik.)

Struktur und Anlage ebenfalls den apokrinen Drüsen der Haut zuzuordnen. Das gleiche gilt für die Ceruminaldrüsen im äußeren Gehörgang[1]. Die apokrinen Drüsen der verschiedenen Körperregionen unterscheiden sich wahrscheinlich wesentlich[2]. Es ist deshalb auch sehr schwer, die Resultate der einzelnen Untersucher zu vergleichen und erst recht gelegentliche Bemerkungen über das Verhalten apokriner Drüsen richtig zu werten, zumal in Körperregionen mit apokrinen Drüsen nur selten Probeexcisionen vorgenommen werden.

Möglicherweise ist die Sekretion der „apokrinen" Drüsen nicht apokrin im eigentlichen Sinne[3]. Der ins Lumen vorgeschobene Zellanteil ist vielleicht lediglich Ausdruck eines besonderen Funktionszustandes, wird aber nicht abgestoßen. Im Gegensatz zu früheren Annahmen muß der frisch entleerte apokrine Schweiß

---

[1] PERRY und SHELLEY 1955. [2] MONTAGNA 1956.
[3] MONTAGNA, CHASE und LOBITZ 1953, MONTAGNA 1956.

als geruchlos angesehen werden[1]. Erst die Zersetzung durch Bakterien führt zu dem eigentümlichen Geruch, der für das Individuum kennzeichnend ist. Nach MONTAGNA werden die apokrinen Drüsen der Axilla im Laufe des Menstruationscyclus nicht verändert, zumindest nicht in dem Maße, wie früher angenommen, und somit die Befunde von KLAAR[2] bestätigt. Das Verhalten der apokrinen Schweißdrüsen im Alter erscheint noch nicht völlig geklärt[3]. Die an den apokrinen Drüsen

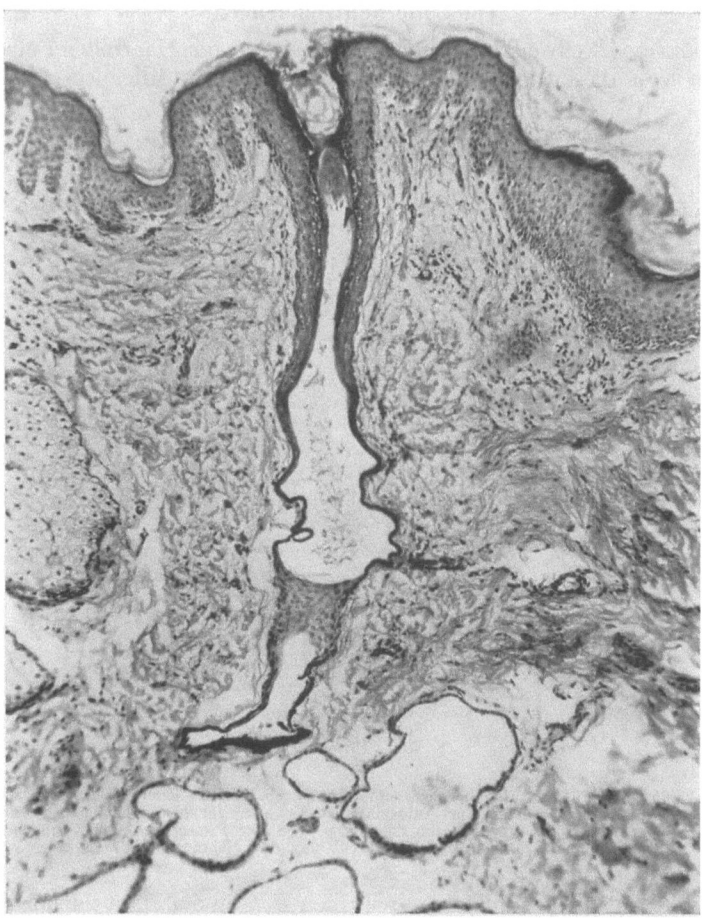

Abb. 46. Retention von apokrinem Schweiß in apokriner Schweißdrüse der Achsel nach Verschluß des Ausführungsganges durch künstlich erzeugte follikuläre Hyperkeratose. Starke Erweiterung des Ausführungsganges. (Aus HURLEY und SHELLEY 1954.)

erhobenen histologischen Befunde sind widersprechend und vor allem bis heute nicht sicher zu deuten. Offensichtlich kommen zwei verschiedene Pigmente in Tropfenform in den apokrinen Schweißdrüsen vor: 1. braune Pigmenttropfen, die nur teilweise extrahierbare Lipoide, und 2. gelbe, die häufig Eisen enthalten und infolgedessen mit den üblichen histochemischen Eisennachweismethoden positiv reagieren. Was die Pigmente bedeuten, ist unbekannt. Außer feinsten sudanophilen Fetttröpfchen, möglicherweise gebunden an die Mitochondrien, fand

---

[1] SHELLEY, HURLEY und NICHOLS 1953, STRAUSS und KLIGMAN 1956c.
[2] KLAAR 1926, MONTAGNA 1956 (Literatur).   [3] MONTAGNA 1956 (Literatur).

MONTAGNA im Gegensatz zu anderen Autoren[1] sonst keine histochemisch nachweisbaren Lipide[2]. Der ins Lumen vorgewölbte Zellabschnitt zeichnet sich im Nachweis der unspezifischen Esterasen[3] und gelegentlich beim Nachweis der sauren und alkalischen Phosphatasen[4] aus. Doch sind bei den zahlreichen Variationen innerhalb der apokrinen Drüsen und bei der Unsicherheit der Enzymnachweise als solcher[5] bisher keine Schlüsse erlaubt. Wahrscheinlich spiegeln sich in solchen Befunden verschiedene Stadien der Zellfunktion, wie auch der Ausfall des Nachweises der Dehydrogenasenaktivität mit Tetrazoliumsalzen lehrt[6].

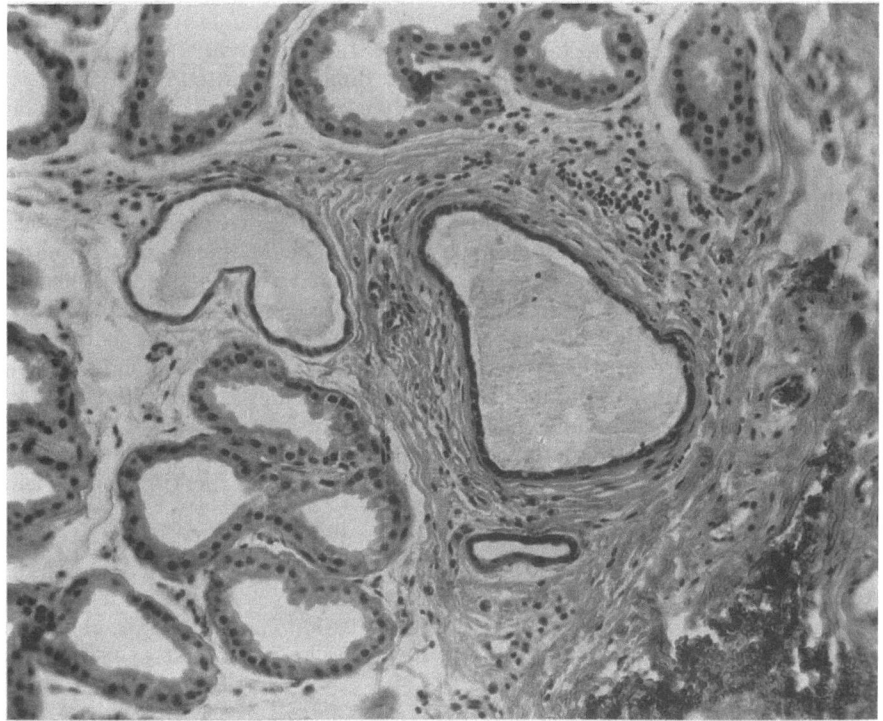

Abb. 47. Endstücke apokriner Schweißdrüsen, die in gleicher Weise wie in voriger Abbildung behandelt wurden. Beachte die stark erweiterten Endstücke zwischen normalen Acini. In den erweiterten Endstücken sind die das Lumen begrenzenden Zellen abgeflacht, das umgebende Bindegewebe ist verdichtet.
(Aus HURLEY und SHELLEY 1954.)

Die apokrinen Drüsen sezernieren anscheinend nicht gleichmäßig und nur langsam[7]. Das Sekret kann in dem Endstück gespeichert werden[8]. Nach neueren Ergebnissen sind es sehr wahrscheinlich die myoepithelialen Zellen um die Schweißdrüsenendstücke, die den apokrinen Schweiß aus den Endstücken exprimieren[9]. Es ist demnach zu unterscheiden zwischen der Entleerung gespeicherten Sekrets nach außen und der Produktion des Schweißes in den Epithelien der Endstücke. Wird der Ausführungsgang der apokrinen Drüse verlegt, werden Gang und Endstück dilatiert[10] (Abb. 46, 47). Gelegentlich kann diese Erweiterung klinisch sichtbar sein. Bricht das Sekret aus dem Endstück in das Binde-

[1] BUNTING, WISLOCKI und DEMPSEY 1948.   [2] MONTAGNA 1956 (Literatur).
[3] MONTAGNA und FORMISANO 1955, STEIGLEDER und LÖFFLER 1956.
[4] MORETTI und MESCON 1956, SPIER und MARTIN 1956.
[5] STEIGLEDER 1959.   [6] MONTAGNA und FORMISANO 1955.
[7] SHELLEY 1951.   [8] HURLEY und SHELLEY 1954a.
[9] HURLEY und SHELLEY 1954b.   [10] SHELLEY und LEVY 1955.

gewebe durch, kann es anscheinend eine epitheloidzellige Fremdkörperreaktion mit Ausbildung von Schaumzellen hervorrufen[1]. Eine akut entzündliche Reaktion soll auch nach Injektion von sterilem apokrinem Schweiß ausbleiben[1].

Umgekehrt können Infiltrate in die apokrinen Schweißdrüsenendstücke einbrechen[2], auch bei Hämatodermien[2]. Im Rahmen entzündlicher Veränderungen können apokrine Drüsen im extremen Fall zerstört werden. Bei leichterer Irritation kann es zu einer eigenartigen Umwandlung des Epithels der apokrinen Drüsen kommen; es wird den reifen Talgdrüsenzellen ähnlich[2]. Eine ähnliche Umwandlung kann auch in Tumoren der Schweißdrüsen beobachtet werden, z. B. den *Syringomen*[3] oder dem *apokrinen Typ des Hidradenoms*[4]. Diese umgewandelten apokrinen Drüsen können sogar mit Talgdrüsen verwechselt werden[2], zumal das metaplastische Epithel reichlich Lipide enthalten kann, die sich histologisch darstellen lassen. Die *Fox-Fordycesche Krankheit*, ursprünglich als Variante der Neurodermitis constitutionalis angesehen, wird heute als eine apokrine Miliaria betrachtet[5]. Im Gegensatz zur akuten Verhaltung ekkriner Drüsen (s. S. 634) ist die Fox-Fordycesche Krankheit von hormonalen Vorgängen abhängig. Die Krankheit verläuft nicht akut, sondern chronisch über Jahre. Sie tritt überwiegend bei Frauen und nur sehr selten bei Männern auf[6,7]. Vor der Pubertät, also bevor die apokrine Sekretion einsetzt, ist sie nicht beobachtet worden. Bei der Fox-Fordyceschen Erkrankung ist der Ausgang der apokrinen Drüse durch einen Hornpfropf verschlossen[8], wobei allerdings nicht jedes Hornmaterial als Verschluß angesehen werden darf[9]. (Das gleiche gilt auch für andere Anhangsgebilde.) Der Verschluß soll zu einer Stauung des Drüsensekrets führen, das dann in die Epidermis und das Epithel des Ausführungsganges einbricht[8]. Es kommt dadurch zur Entzündung der Oberhaut mit Acanthose und sekundär, möglicherweise durch Austritt von apokrinem Schweiß in die Umgebung, zum Infiltrat in der Cutis[8].

Nicht jede Stauung führt zu diesem Krankheitsbild[10]. Es muß deshalb, ähnlich wie bei der Acne, noch ein weiterer Faktor, wahrscheinlich in dem Drüsensekret, hinzukommen. Winkelmann und Montgomery[11] finden in den Drüsen und um die Anhangsgebilde ein Material, das *Mucinfärbung* annimmt, aber *nicht* metachromatisch ist. Ob es für die Fox-Fordycesche Krankheit spezifisch ist, bedarf der weiteren Klärung.

Die *Hidradenitis suppurativa* oder der *Achselhöhlenabsceß* wird von manchen als eine Acne der apokrinen Schweißdrüsen angesehen[12]. Sie tritt nicht vor der Funktionsreife der apokrinen Drüsen auf und hat in seltenen Fällen einen ähnlich chronischen Verlauf. Selbst Comedonen werden im Achselbereich, nicht nur im Rahmen der Narbenbildung, beobachtet[13]. Ein Verschluß des Schweißdrüsenausführungsganges mit Sekretstauung soll das Primäre sein. In der Tat kam es nach artefiziellem Verschluß des Ausführungsganges in einem Teil der Fälle zu einem ähnlichen Krankheitsbild[14]. Möglicherweise führt auch hier der Austritt von bakterienhaltigem Schweiß in die Umgebung zu dem entzündlichen Infiltrat mit sekundärer Bakterienbesiedlung, wenn es einschmilzt.

---

[1] Shelley und Cahn 1955b.   [2] Shelley und Levy 1955.   [3] Steigleder 1951.
[4] Gans und Steigleder 1957, S. 291 und Abb. 148, S. 293.   [5] Shelley und Levy 1956.
[6] Kaufman 1938, Zakon und Goldberg 1951, Winkelmann, Kierland und Montgomery 1956.
[7] Spiller und Knox 1958 (Literatur).
[8] H. Fischer 1926 (Literatur), P. W. Schmidt 1928, Shelley und Levy 1955, 1956.
[9] Shelley und Levy 1956.   [10] Hurley und Shelley 1954b.
[11] Winkelmann und Montgomery 1956.   [12] Goldsmith 1950, Brunsting 1952.
[13] Goldsmith 1950, Lynch, Diskuss. Brunsting 1952.
[14] Shelley und Cahn 1955a.

Andererseits haben verschiedene Autoren bei sorgfältiger Untersuchung ein Infiltrat um die Endstücke gefunden, ohne daß die Drüsen selbst im geringsten verändert waren. In den Lymphgefäßen sah man Bakterien[1]. Wahrscheinlich schreitet die bakterielle Infektion auf dem Lymphwege von Drüse zu Drüse fort, nachdem sie einmal in dem ursprünglichen Herd eingetreten ist. In seltenen Fällen finden wir auch die Fox-Fordycesche Krankheit mit Achselhöhlenabscessen verbunden.

Die apokrinen Schweißdrüsen können ein *farbiges Sekret* entleeren[2]. Es wird meist rasch mit dem Schweiß der ekrinen Drüsen untermischt und bleibt so

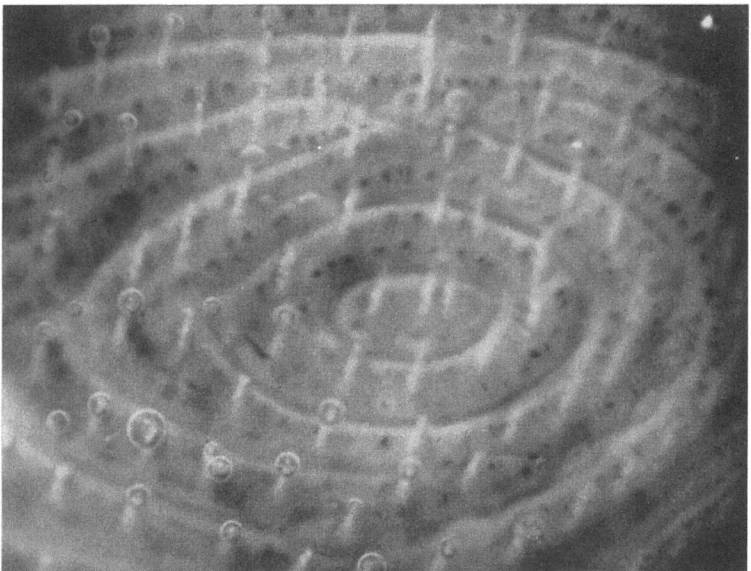

Abb. 48. Schweißdrüsenausführungsgänge in der Fingerbeere nach Auftragen von Öl. (Vergrößert, nähere technische Einzelheiten s. EHRING 1958. Die Abbildung ist dieser Arbeit entnommen.)

unbemerkt. Daneben können Parasiten der Hautoberfläche den Achselschweiß farbig umwandeln, möglicherweise kann auch der Einfluß anderer Substanzen auf den Achselschweiß diese Umwandlung bewirken[3].

Auf das Vorkommen von überzähligen apokrinen Drüsen im Rahmen von Mißbildungen ist bereits hingewiesen worden. Embryonal werden die apokrinen Drüsen in der Haut des ganzen Körpers angelegt und dann rückgebildet. Syringome können bei hormonalen Umstellungen, z. B. in der Pubertät oder bei Gravidität, exanthemartig über weite Körperabschnitte verstreut auftreten, fehlen aber an Handtellern und Fußsohlen. Man hat daraus auf ihre Verwandtschaft mit den apokrinen Schweißdrüsen geschlossen. Andererseits können ekrine Schweißdrüsenausführungsgänge bei Verlegung des Ganges sich ähnlich den Syringomen umwandeln.

Apokrine Schweißdrüsen können auch fehlen. Bleibt die Achselbehaarung aus, ist anzunehmen, daß auf Grund ihrer gemeinsamen Anlage die apokrinen Drüsen ebenfalls fehlen[4]. Die Zahl der apokrinen Drüsen wechselt von Individuum zu Individuum[5].

[1] GANS 1923, KOCH 1937, BRUNSTING 1939.
[2] WAY und MEMMESHEIMER 1940, SHELLEY und HURLEY 1952/53.
[3] Näheres s. MARCHIONINI und SPIER, d. Handbuch, Bd. V/2.
[4] SHELLEY und BUTTERWORTH 1956.   [5] Literatur s. MONTAGNA 1956, HORSTMANN 1957.

Nach den Angaben von Montagna[1] haben Frauen im allgemeinen mehr apokrine Drüsen als Männer, nach Horstmann[2] besteht kein deutlicher Unterschied zwischen den Geschlechtern[1].

Ekkrine Schweißdrüsen.

Diese Drüsen sind eine Erwerbung bestimmter Säugetiere. Sie finden sich nur bei den Schimpansen und bei den Menschen reichlicher als die apokrinen Drüsen[1]. Es ist deshalb schwer, die Häufung der ekkrinen Schweißdrüsen beim Menschen als ein neues Hilfsmittel des Temperaturausgleichs anzusehen, gleichsam als Ersatz für das verlorene Haarkleid[3], das ja der Schimpanse noch besitzt.

Obwohl zahlreiche Angaben über die Struktur und die Funktion der ekkrinen Schweißdrüsen vorliegen, ist es sehr schwierig, sie in einem Zusammenhang zu sehen und zu deuten. Auf den Anteil des Schweißdrüsenganges in der Epidermis wurde bereits hingewiesen; auch Montagna[1] anerkennt, daß seine Selbständigkeit im Rahmen der „Eccrine sweat gland unit"[4] nicht bewiesen ist, wenn auch viele Argumente in diesem Sinne sprechen.

Bei Hauterkrankungen können die Anhangsgebilde frei bleiben oder auch allein befallen werden. Dieses Verhalten erklärt sich wahrscheinlich durch die selbständige vasculäre und nervöse Versorgung der Anhangsgebilde. So beteiligen sich Schweißdrüsen, die von der Bauchhaut auf die Palmarseite des Fingers verpflanzt wurden, im Gegensatz zu ihrer Herkunftsstätte am emotionellen

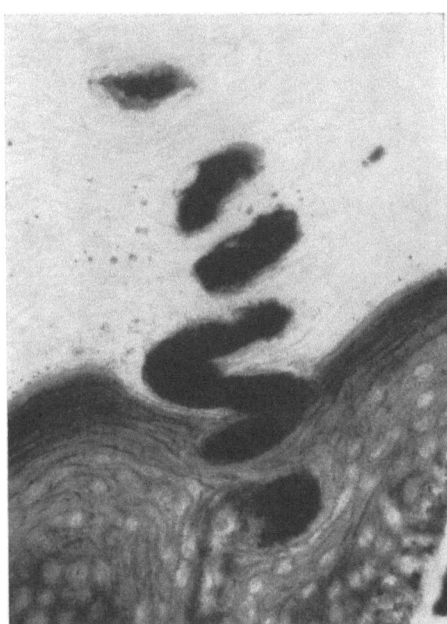

Abb. 49. Material in Schweißdrüsenausführungsgang der Fingerkuppe, das eine stark positive Reaktion auf unspezifische Esterasen gibt. In der Tiefe ist nur die Wand des Ganges gefärbt. Beachte die deutliche Reaktion der Übergangsschicht zwischen Hornschicht und unverhorntem Epithel. Der Intercellularraum der unmittelbar darunter gelegenen Epithelien angefärbt. (Aus Steigleder und Schultis 1957 b.)

Schwitzen[4]. Für das Verhalten der Schweißdrüsen in dieser Hinsicht ist also die nervöse Versorgung maßgebend. Aus dem Verhalten der Schweißsekretion können bekanntlich sogar Rückschlüsse auf übergeordnete Störungen im Nervensystem gezogen werden[5].

Für die Selbständigkeit des Ausführungsganges in der Epidermis spricht der Befund[6], daß nach seiner Zerstörung von dem tiefer gelegenen Anteil des Ganges aus der neue Gang von vornherein in Spiralform angelegt wird. Die Längsachse der Zellen des Schweißdrüsenausführungsganges steht, wie erwähnt, anders als die der umgebenden Epidermiszellen[7]. Die Spiralen des Ganges werden als Ganzes höher geschoben und in die Verhornung einbezogen[6]. Sie sind notwendig, damit der Gang sich der verschiedenen Dicke der Oberhaut anpassen kann[8].

---

[1] Montagna 1956.   [2] Horstmann 1957.   [3] Flesch 1954.
[4] Hurley und Shelley 1957.
[5] Horstmann 1957 (Literatur).   [6] Lobitz, Holyoke und Montagna 1954b.
[7] Ehring 1958.   [8] Pinkus 1939.

Der Schweißdrüsenausführungsgang ist nicht nur ein sehr widerstandsfähiges Ableitungsrohr für den Schweiß. Nach klinischen[1], physiologischen[2], histologischen und histochemischen[3] Befunden besitzt er höchstwahrscheinlich die Fähigkeit der Rückresorption. Dafür spricht im besonderen sein Verhalten beim *Schweißretentionssyndrom* im Sinne von SULZBERGER und HERRMANN[4], auf das noch eingegangen werden muß. Aus den basalen und den dem Lumen anliegenden Zellen der Ausführungsgänge, und zwar zunächst den letzten, schwindet bei anhaltendem Schwitzen das Glykogen eher als aus den Endstücken[5]. In den Gängen ist die Reaktion beim histochemischen Nachweis der Succinodehydrogenase oft deutlicher als in den Endstücken[5], was auch eigenen Befunden entspricht. Doch fanden wir andere Dehydrogenasen (Milchsäuredehydrogenase, β-Glycerophosphatdehydrogenase[6]) in den Endstücken aktiver als in den Gängen. Bei der Regeneration des Schweißdrüsenganges kommen Mitosen nur in der äußeren Basalschichtlage vor, was ebenfalls für eine höhere Differenzierung der lumennahen Zellen spricht[2]. Dem den Endstücken nahen Anteil der Ausführungsgänge wurde bereits früher auf Grund morphologischer und färberischer Kriterien eine besondere Funktion zugeschrieben. Die Endstücke sind neben anderen histochemischen Reaktionen durch eine besondere Aktivität zahlreicher Enzyme ausgezeichnet. Nach starker Schweißsekretion besteht allerdings kein sicherer Unterschied in der Enzymaktivität gegenüber Schweißdrüsenendstücken, die nicht belastet wurden[7]. Dieser Befund ist durchaus zu erwarten, da die Enzyme bei ihrer Funktion ja nicht verbraucht werden. Eine in situ und in vivo verminderte Aktivität wird nicht durch den Abbau der Enzyme, sondern durch deren Hemmung bewirkt, z. B. durch Verschiebung der Wasserstoffionenkonzentration. Da wir dem Inkubationsgemisch beim histochemischen Versuch optimale Bedingungen geben, wird eine im Leben bestehende Hemmung nicht erfaßt[11]. Es bedarf daher auch der weiteren Bestätigung, daß nach starkem Schwitzen die Aktivität der Esterasen verstärkt gefunden wird[8].

Die normale Struktur auch der ekkrinen Schweißdrüsen ist noch nicht genügend geklärt[9]. In dünnen Nativschichten, die mit Methylenblau gefärbt wurden und in Schnitten, die erst nach dem Aufziehen auf den Objektträger fixiert sind[10], erkennt man sehr viel deutlicher als im Paraffinschnitt, daß es sich um ein mehrreihiges Epithel in den Endstücken handelt, die Zellen also alle der Basalmembran aufsitzen. Die Kerne liegen allerdings verschieden weit vom Lumen entfernt. Es wird so eine Mehrschichtigkeit vorgetäuscht. Ob es sich um zwei verschiedene Zelltypen[11] oder sogar um drei[12] handelt oder ob verschiedene Funktionszustände ein und derselben Zellart vorliegen[13], ist noch nicht entschieden. Wird der oberhalb der Endstücke gelegene Schweißdrüsenausführungsgang mit cutanem *und* epidermalem Anteil und mit der umgebenden Oberhaut zerstört, so kann von den Endstücken her nicht nur der gesamte Gang, sondern auch Oberhaut regeneriert werden[14]. In den Endstücken traten bei diesen Versuchen Zellen auf,

[1] CORMIA und KUYKENDALL 1955b.
[2] SULZBERGER und HERRMANN 1954 (Literatur), O'BRIEN 1950, SHELLEY 1954.
[3] HOLYOKE und LOBITZ 1952, MONTAGNA, CHASE und LOBITZ 1953, HAMBRICK und BLANK 1954, LOBITZ, HOLYOKE und BROPHY 1955.
[4] SULZBERGER und HERRMANN 1954.   [5] LOBITZ, HOLYOKE und BROPHY 1955.
[6] STEIGLEDER 1959 (Literatur).   [7] SHELLEY und MESCON 1952.
[8] DOBSON, FORMISANO, LOBITZ und BROPHY 1958.
[9] MONTAGNA 1956, LOBITZ und DOBSON 1957.   [10] STEIGLEDER 1958e.
[11] ITO, TSUCHIYA und IWASHIGE 1951, IWASHIGE 1952.
[12] CORMIA und KUYKENDALL 1955a
[13] MONTAGNA, CHASE und LOBITZ 1953, CORMIA und KUYKENDALL 1955a, MONTAGNA 1956, LOBITZ und DOBSON 1957.
[14] LOBITZ und DOBSON 1957.

die den Stachelzellen ähnlich werden (Abb. 50). Trotz der Degeneration lassen sich die verschiedenen Zelltypen an den Endstücken unterscheiden: Die Myoepithelien schwellen und zeigen mitotische Aktivität[1], die basophilen kleineren Zellen und die hellen Zellen der Endstücke sind zu erkennen. Dieser Befund kann so interpretiert werden, daß es sich um größere Differenzen zwischen den beiden Zellformen handeln muß als nur um funktionelle. ITO und IWASHIGE[2] nehmen

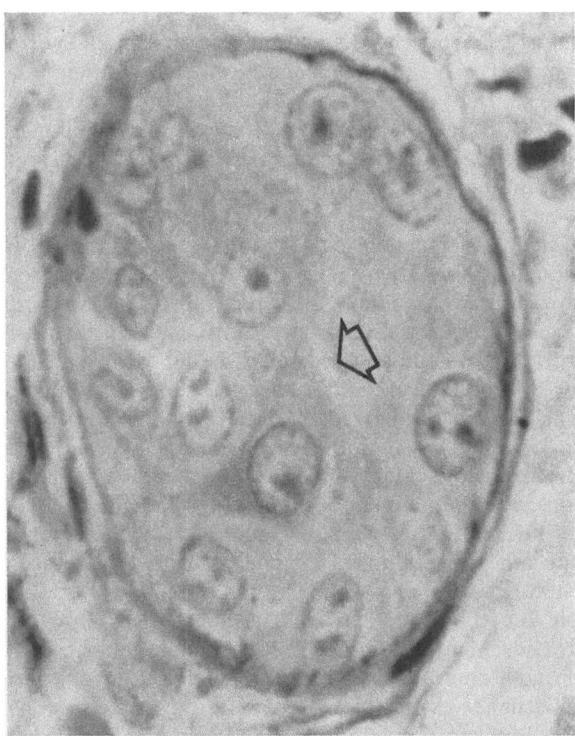

an, daß beide Zellformen verschiedene Sekrete sezernieren und der Schweiß ein Gemisch aus beiden Sekreten darstellt. Die Zelltypen sollen nicht ineinander übergehen und auch apokrin sezernieren können. SPERLING und KOPPANYI nehmen an, daß auch die Myoepithelien sich an der Sekretion beteiligen[3]. Gelegentlich erinnert das Verhalten der ekkrinen Endstücke an das der apokrinen bei der Sekretion[4]. Wahrscheinlich darf man nicht so scharf zwischen ekkriner und apokriner Sekretion trennen, wie dies heute geschieht. In diesem Sinne ist die Beobachtung anzuführen, daß sich aus den Ostien der Haarfollikel im Axillarbereich, in die also die apokrinen Drüsen einmünden, dem ekkrinen Schweiß entsprechendes Sekret entleert[5].

Abb. 50. Endstück einer ekkrinen Drüse 7 Tage nach Zerstörung des darübergelegenen Schweißdrüsenausführungsganges, der Epidermis und der höher gelegenen Cutis. Der gesamte Raum innerhalb der deutlich erkennbaren mit der Perjodsäure-Schiff Reaktion gefärbten Basalmembran von Epithelzellen erfüllt, die im Zentrum (s. Pfeil) die morphologischen Eigenschaften von Stachelzellen haben. (Aus LOBITZ und DOBSON 1957.)

Die Endstücke sind in Schlingen angeordnet, und zwar so, daß Eingang und Ausgang einer Schlinge in engste Nachbarschaft zu liegen kommen[6]. Daher erinnert das Schweißdrüsenendstück in seiner Anlage an die Nierenkanälchen, und es liegt deshalb nahe, eine Rückresorption anzunehmen. Diese dreidimensionale Anordnung der Tubuli zueinander ist, soweit im Schnitt erkennbar, häufiger verändert.

Auf das dichte Netz von Nervenfasern, das die Endstücke umgibt, sowie den Einfluß des Nervensystems auf die Sekretion wurde bereits hingewiesen (s. S. 615 und 630)[6].

---

[1] MONTAGNA 1956, LOBITZ und DOBSON 1957.
[2] ITO und IWASHIGE 1951.   [3] SPERLING und KOPPANYI 1949.
[4] MINAMITANI 1941, ITO und IWASHIGE 1951, STEIGLEDER 1958e.
[5] SHELLEY und HURLEY 1953, HURLEY und SHELLEY 1954c.
[6] HORSTMANN 1957 (Literatur).

Es ist nach dem Gesagten verständlich, daß aus dem Verhalten der Schweiß-drüsen im Schnitt nur mit noch größerer Vorsicht Rückschlüsse auf ihre Funktion gezogen werden dürfen als sonst nötig.

Anteile der Schweißdrüsen, insbesondere ihrer Ausführungsgänge, können so in Tumoren zu liegen kommen, daß sie zu ihnen zu gehören scheinen. Es wird dann eine Differenzierung vorgetäuscht, die in Wirklichkeit nicht vorhanden ist[1]. Im *Carcinoma basocellulare* können die eingeschlossenen Schweißdrüsenanteile als Stachelzellen angesehen werden. Bis heute wird von zahlreichen Autoren vorausgesetzt, daß ein solches *Carci-noma basospinocellulare* eine schlech-tere Prognose habe als ein einfaches Basalzellcarcinom. Es ist jedoch nicht bewiesen, daß das *gelegentliche* Vor-kommen von Zellen, die Stachelzellen morphologisch ähnlich sehen, die Pro-gnose der Basalzellcarcinome ver-schlechtert. Tumorstränge eines Basal-zell- und eines Stachelzellcarcinoms können Schweißdrüsenausführungs-gänge imitieren, besonders in Nähe der Follikel. Das „Ekkrine Porom"[2] (s. auch S. 561) ist früher als Basal-zellcarcinom verkannt worden, unter-scheidet sich aber von dem letzten durch seinen Reichtum an histologisch darstellbarem Glykogen. Die seltenen glykogenreichen „Basalzellcarcinome" sind vielleicht ebenfalls von Anteilen der Schweißdrüsen abzuleiten. In den letzten Jahren hat man eine Reihe von oberflächlichen und tiefen epi-thelialen Tumoren von den ekkrinen Schweißdrüsen herzuleiten versucht[3], unter anderem auch von den Myoepi-thelien[4], ohne Beweise dafür zu er-

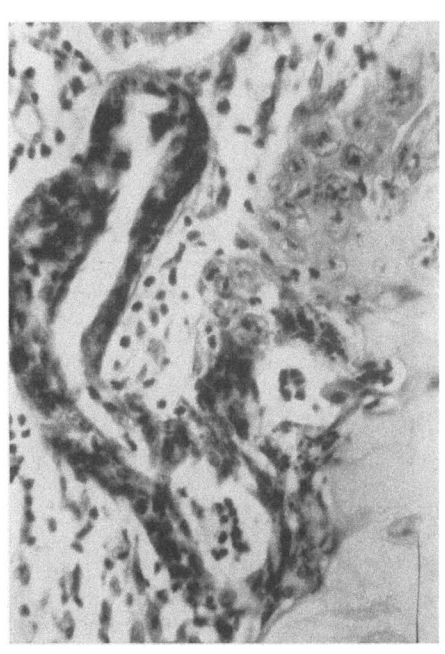

Abb. 51. Erweiterter Schweißdrüsenausführungsgang, der zwischen den Zapfen eines Keratoacanthoms in der Cutis liegt. Im Lumen Leukocyten. Beachte die Um-wandlung des Wandaufbaus. Es sind nicht nur Leuko-cyten eingewandert, sondern der zweischichtige Aufbau ist verlorengegangen. (Näheres s. ANDRADE 1958 b.) Hämat.-Eos. Fix. 10% Formol, etwa 300mal.

bringen. Selbst die Zugehörigkeit des erst vor kurzem als Besonderheit ab-gegrenzten *Ekkrinen Spiradenoms*[5] zu den Geschwülsten der ekkrinen Schweiß-drüsen erscheint uns nicht sicher erwiesen. Wir sahen es bei einem Patienten zusammen mit Fehlbildungen des primären Epithelkeims auftreten, nämlich Trichoepitheliomen und Cylindromen[6]. Es liegt daher nahe, das *ekkrine* Spir-adenom in Beziehung zu Tumoren der apokrinen Drüsen und des Haarbalges zu setzen. Andererseits finden sich im Cylindrom Formationen, die an End-stücke und Ausführungsgänge ekkriner Drüsen erinnern (Abb. 52). Vielleicht ist selbst das Auftreten des Hyalins als eine Fehlbildung des Perjodsäure-Schiff-positiven Materials aufzufassen, welches wir in den Epithelien und Ausführungs-

[1] NÖDL 1954, ANDRADE 1958 b.   [2] PINKUS, ROGIN und GOLDMAN 1956.
[3] SMITH und COBURN 1957.
[4] SHELDON 1941, LEVER und CASTLEMAN 1952, EFSKIND und EKER 1954; weitere Literatur s. GANS und STEIGLEDER 1957, S. 570.
[5] KERSTING und HELWIG 1956.
[6] GANS und STEIGLEDER 1957, S. 300.

gängen der ekkrinen Schweißdrüsen vorfinden[1], und das also wahrscheinlich normalerweise von den Endstücken abgesondert wird[2].

Die Ausführungsgänge sind gegenüber entzündlichen Veränderungen in ihrer Umgebung äußerst resistent. Es kann in ihnen zu einer regelrechten Metaplasie des Epithels kommen[3], die den Unerfahrenen in der Diagnose irreleiten.

Auf die besonders bei Stauung des Abflusses durch Tumoren auftretende Metachromasie um die Endstücke wurde bereits hingewiesen (s. S. 591, Abb. 53).

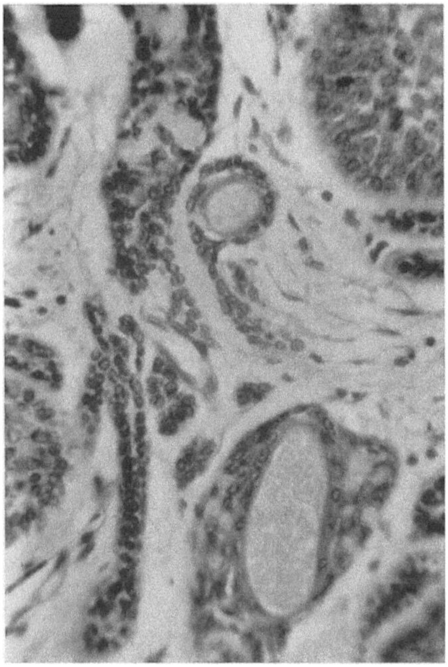

Abb. 52. Schweißdrüsenähnliche Formationen in Cylindrom der Kopfhaut. In die Lumina wird ein stark eosinophiles Material abgesondert, das sich auch mit der Perjodsäure-Leukofuchsinreaktion darstellen läßt. (Hämat.-Eos. 320mal.)

Doch ist eine Retention morphologisch oft nicht nachweisbar.

Zahlreiche Arbeiten des letzten Jahrzehnts befassen sich mit der natürlich vorkommenden und experimentell erzeugten *Schweißretention*. Auf sie wurde bereits von Marchionini und Spier (dieses Handbuch V/2) hingewiesen. Einige der dort erwähnten Angaben müssen hier wiederholt werden, um die Morphologie des Vorgangs verständlich zu machen.

Trotz der zahlreichen Studien sind noch viele Fragen ungeklärt, manche Ergebnisse widerspruchsvoll. Dies ist nicht zuletzt auf die komplizierte Struktur und Cytologie der Schweißdrüsen zurückzuführen, die wir gerade gestreift haben. Außerdem war das Interesse für diese Fragen seit Ende des vergangenen Jahrhunderts gering. Erst als sie durch den Krieg in den Tropen praktisch bedeutsam wurden, fanden sie die Aufmerksamkeit verschiedener Autorengruppen, im besonderen von O'Brien[4], Sulzberger und Herrmann[5] u. Mitarb., und Shelley[6] u. Mitarb.

Verschiedene Krankheitsbilder lassen sich auf eine Schweißretention zurückführen und erweisen sich damit als Varianten ein und desselben Prozesses. Hierher gehören die Miliaria crystallina, Crystallina, Sudamina, Miliaria rubra, das Hydrocystom[7] und, wie wir bereits gesehen haben (s. S. 566), wahrscheinlich auch die Dysidrosis[8], deren Zusammenhang mit den Schweißdrüsen früher abgelehnt wurde.

Eine Schweißretention findet man als Begleitsymptom bei einer großen Zahl häufiger Dermatosen, so der Dermatitis eczematosa, der Psoriasis, der Neurodermitis constitutionalis, der Mycosis fungoides und anderen mehr[9]. Dermatosen

---

[1] Formisano und Lobitz 1957; s. auch Gans und Steigleder 1957, S. 316 u. Braun-Falco 1955.

[2] Dobson und Lobitz 1958, Dobson, Formisano, Lobitz und Brophy 1958.

[3] Weidman 1924, Andrade 1958b.   [4] O'Brien 1947, 1950.

[5] Literatur s. Sulzberger und Herrmann 1954.

[6] Shelley, Horvath, Weidman und Pillsbury 1948, Shelley und Horvath 1950a und b, Shelley 1951; s. auch folgende Literatur-Angaben.

[7] O'Brien 1947, 1950b, Shelley und Horvath 1950, Shelley 1951 u. a.

[8] Herrmann, Morrill und Sulzberger 1958.

[9] Shelley und Horvath 1950, Sulzberger und Herrmann 1954, Cormia und Kuykendall 1955b.

mit Papeln sind besonders suspekt auf eine Schweißretention[1]. Manche Autoren sehen den Lichen ruber planus als eine „Ausscheidungsdermatose" an[2]. Tatsächlich treten nach bestimmten Medikamenten, in erster Linie dem Atebrin, Efflorescenzen auf, die klinisch und histologisch den Lichen ruber mehr oder weniger nachahmen[3]. Im histologischen Bild besteht selbst bei solchen Dermatosen oft kein Anhalt für eine Schweißstauung, bei denen diese klinisch nachgewiesen ist. Nur lang anhaltende Retention von größeren Schweißmengen führt im Experiment zu einer histologisch sichtbaren Dehnung[4]. Am deutlichsten ist sie daher nach einer Verlegung der Schweißdrüsengänge durch Tumoren und

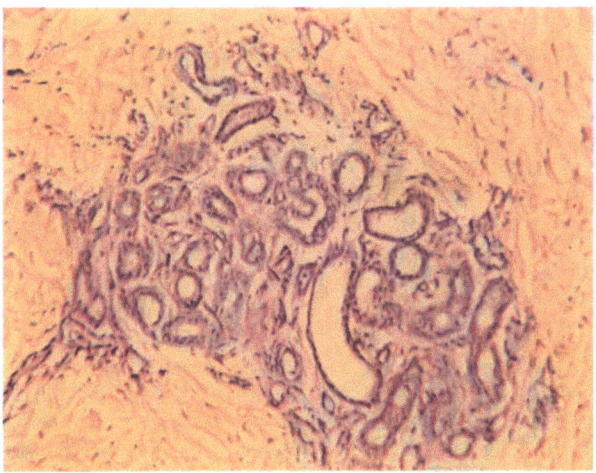

Abb. 53. Schweißdrüsenendstücke und Anfang des Ausführungsganges am Rande einer Verbrennungsnarbe. Man erkennt den erweiterten Ausführungsgang inmitten der Endstücke. Die Cutis insgesamt ist leicht metachromatisch, doch ist die Metachromasie um die Endstücke deutlicher. Mäßiges Ödem um die Endstücke. Kresylechtviolett, ♂, 70 Jahre, Unterschenkel.

Granulome[5] (Abb. 51). Selbst wenn die Gänge blockiert sind, treten klinisch erst dann Beschwerden ein, wenn der Betroffene stark schwitzt. Auch ohne sichtbare Hautveränderung kann die Schweißentleerung unterbunden sein, z. B. nach einer Salvarsandermatitis[6]. Nach FISCHER[2] wird das Arsen über die Schweißdrüsen ausgeschieden.

In dem Falle von KURTH[7] kam es dann zu schweren Allgemeinsymptomen, wenn der Patient einer heißen Außentemperatur ausgesetzt war[7]. GOTTRON untersuchte die Haut dieses Kranken histologisch und erklärte, daß ihm an den Schweißdrüsenausführungsgängen nichts Ungewöhnliches aufgefallen wäre, wenn er nicht die klinischen Symptome gekannt hätte[7]; die Endstücke fand er normal. Das Urteil anderer Untersucher des gleichen Falles ist daraus zu erklären, daß sie mit der Anatomie der Haut nicht genügend vertraut waren.

Für die Expulsion des Schweißes soll die elektrisch negative Ladung des Schweißdrüsenausführungsganges wichtig sein[8]. Demzufolge fördern Einflüsse, die diese Ladung verstärken, die Schweißexpulsion, und andere, die die negative Ladung aufheben, hemmen sie. Unter der Anode kommt es dementsprechend zu einer Schweißretention[8], allerdings dann auch unter der Kathode, wenn

[1] SULZBERGER und HERRMANN 1954 (Literatur).   [2] H. FISCHER 1938.
[3] SULZBERGER und HERRMANN 1954, GANS und STEIGLEDER 1955, 1957.
[4] SHELLEY nach persönlicher Mitteilung an HOLYOKE und LOBITZ 1952.
[5] HOLYOKE und LOBITZ 1952.
[6] BLOM-IDES und POLANO 1948, KURTH 1950, F. HERRMANN persönliche Mitteilung.
[7] KURTH 1950.
[8] Literatur s. SULZBERGER und HERRMANN 1954, SHELLEY, HORVATH, WEIDMAN und PILLSBURY 1948.

stärkere Ströme durch die Haut geleitet werden[1]. Wahrscheinlich treten dann degenerative Veränderungen an den Poren auf. Die elektrostatische Ladung des Ausführungsganges wird durch Medikamente verändert, in erster Linie durch das bereits erwähnte Atebrin, das zugleich eine besondere Affinität zum Keratin hat[2]. Für den Morphologen ergibt sich aus dem Gesagten, daß eine Schweißretention bestehen kann, die im Schnitt nicht zu erfassen ist. Wir müssen auch hier berücksichtigen, daß Sekretion und Eliminierung des Schweißes streng unterschieden werden müssen.

Als dritter wichtiger Faktor kommt die Rückresorption von Schweiß durch den Ausführungsgang hinzu. Hier helfen uns Befunde, auf die wir bereits kurz hingewiesen haben: Nach intensivem Schwitzen schwindet das Glykogen aus den Ausführungsgängen und den Endstücken[3]. Da das Glykogen als Energiereserve angesehen wird, hat man in ihm einen Anhalt, ob eine stärkere Schweißsekretion bzw. Rückresorption vorausgegangen ist oder nicht. Mäßiges Schwitzen kann lange Zeit fortgesetzt werden, ohne daß eine Ermüdung der Schweißdrüsen eintritt[4]. Bei sehr starkem Schwitzen sollen sich die Schweißdrüsen nach einer gewissen Zeit erschöpfen. Es haben sich Anhaltspunkte dafür ergeben, daß das Nachlassen der Sekretion nicht auf die nervöse Steuerung, sondern auf einen mangelnden Nachschub an Energie zurückzuführen ist[4]. Bei Schweißretention kommt es bei starker Stimulierung der Schweißsekretion dann zu einer Abnahme des Glykogens in den Endstücken, wenn der Ausführungsgang in Höhe der Epidermis rupturiert[1] und der Schweiß in die Cutis austreten kann. Das Endstück erhält so die Möglichkeit, immer neues Sekret zu produzieren. Ist keine Ruptur vorhanden, wird trotz entsprechendem Reiz die Sekretion eingeschränkt, die Glykogenreserve bleibt erhalten[1]. Die Fähigkeit des Ausführungsganges zur Rückresorption ist demnach begrenzt. Möglicherweise steuert der Grad der Rückresorption die Tätigkeit der sezernierenden Zellen: Eine gesteigerte Rückresorption hemmt vielleicht die Sekretion der Endstücke.

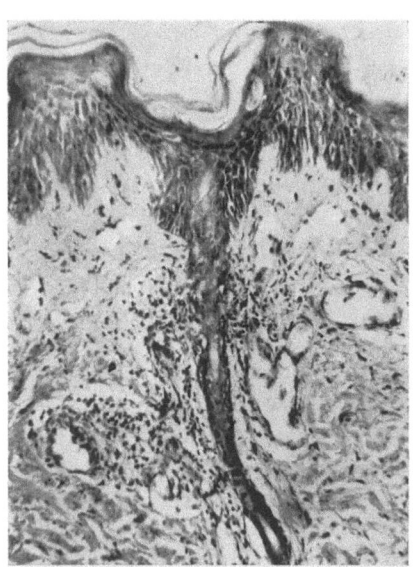

Abb. 54. Schweißdrüsenausführungsgang bei Reticulosarkomatose (Fall 3 von STEIGLEDER und HUNSCHA 1958), klinisch als Mycosis fungoides diagnostiziert. Das histo-lymphocytäre Infiltrat dringt in das Epithel des Ausführungsganges ein. (Thionin nach P. MAYER, 125mal.)

Der Schweiß kann in verschiedener Höhe des Ausführungsganges gestaut werden[1]. Im cutanen Anteil nennt man eine solche umschriebene Erweiterung ein Hydrocystom. Der Ausführungsgang ist nicht nur gegen Einflüsse von außen (s. S. 631) widerstandsfähig, sondern auch gegen Druck von innen[5]. Zur Ruptur der Wand kommt es meist dort, wo die Cutikel, die das Lumen in dem cutanen Anteil auskleidet, von Hornzellen abgelöst wird[5]. In dem Wandepithel und in der

---

[1] SHELLEY 1951.   [2] SULZBERGER und HERRMANN 1954 (Literatur).
[3] GUALDI und BALDINO, zit. nach ROTHMAN 1954, S. 190, YUYAMA 1935, SHELLEY und MESCON 1952, LOBITZ, HOLYOKE und BROPHY 1955.
[4] THAYSEN und SCHWARTZ 1955.   [5] O'BRIEN 1951.

umgebenden Epidermis bilden sich spongiotische Bläschen[1], bei tieferer Ruptur ausnahmsweise auch subepidermale Blasen aus[2]. Es entsteht damit ein ähnliches morphologisches Bild, wie es bereits bei den spongiotischen Bläschen anderer Genese besprochen wurde (s. S. 562ff.), und wie es HERRMANN, MORRILL und SULZBERGER[3] bei der Dysidrose von Palma und Planta abbilden. Bei der Heftpflasterdermatitis wird neben einer Überempfindlichkeit gegen Stoffe im Pflaster[4] auch eine Retention von Schweiß durch Verschluß des Porus durch Keratinmassen als ätiologisch wichtiger Faktor angesehen[5]. Auch bei der banalen Dermatitis entsteht, wie erwähnt, eine Schweißretention. Vielleicht erklärt sich so, daß McCALLUM bei der mit Epicutantesten erzeugten Dermatitis ähnliche Bilder sah, wie sie die eben erwähnten Autoren[6] bei der Dysidrosis fanden. (Abb. 55, 56.)

In dem verlegten Ausführungsgang liegt oft reichlich Material, das sich mit der Perjodsäure-Leukofuchsin-Reaktion (PAS) sehr deutlich darstellen läßt. Es wurde als die Ursache der Schweißretention angesehen, ist jedoch deren Folge. Bereits normalerweise sezernieren die Endstücke solche Substanzen[7], die gelegentlich auch in den Ausführungsgängen erfaßt werden[8]. Fehlt der normale Abfluß, finden wir sie häufiger. Man sieht sie in Syringomcysten und in den Schweißdrüsenausführungsgängen in Clavi[9], bei denen die Schweißdrüsenporen durch parakeratotische Hornlagen verschlossen sind[10]. Die Clavi sind zugleich ein Beispiel dafür, daß der Schweißabfluß rein

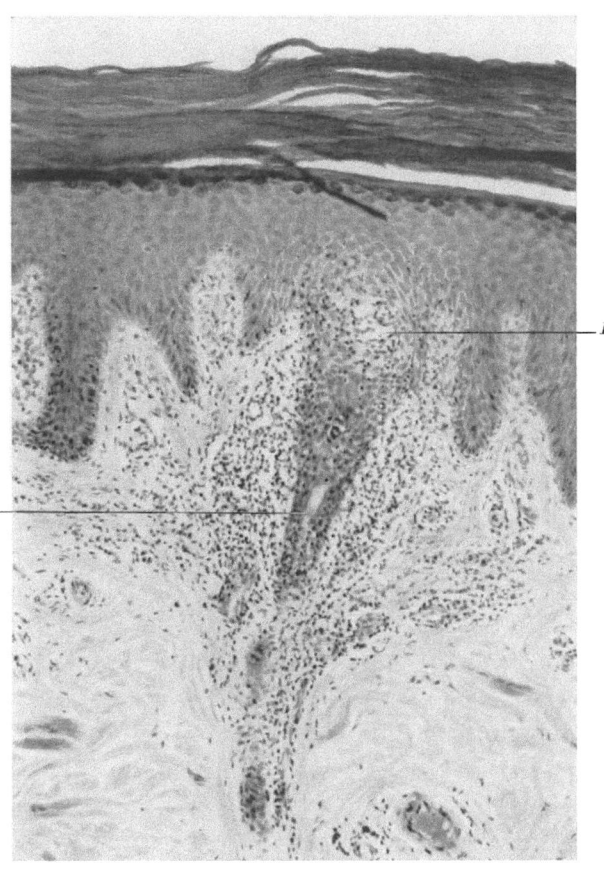

Abb. 55. Intraepidermale Bläschenbildung (*B*) bei Dysidrose vom Typ der Miliaria rubra. Vergr. 185,5fach, seitlicher Rand des Fußes, ♂, 31 Jahre. Hämat.-Eos. *A* Lumen des Schweißdrüsenausführungsganges. (Aus HERRMANN, MORRILL und SULZBERGER 1958.)

---

[1] Literatur s. SULZBERGER und HERRMANN 1954, O'BRIEN 1947, 1950, SHELLEY 1951, DOBSON und LOBITZ 1957.
[2] SHELLEY 1951.   [3] HERRMANN, MORRILL und SULZBERGER 1958.
[4] MURPHY, REIF und JANUARY 1958.   [5] PECK, MICHELFELDER und PALITZ 1951.
[6] HERRMANN, MORRILL und SULZBERGER 1958.
[7] FORMISANO und LOBITZ 1957, DOBSON, FORMISANO, LOBITZ und BROPHY 1958, DOBSON und LOBITZ 1958.
[8] HAMBRICK 1957, STEIGLEDER 1958c.
[9] STEIGLEDER 1958c.   [10] UNNA 1894, STEIGLEDER 1958c.

sekundär verhindert werden kann, ohne daß dieser Befund etwa als Ursache der Hautveränderung angesehen werden dürfte.

Welcher Art ist nun der Verschluß des Schweißdrüsenausführungsganges? Wir haben bereits gesehen, daß er morphologisch nicht erkennbar zu sein braucht. Meist jedoch findet sich eine follikuläre Hyperkeratose, teils auch mit parakeratotischen Hornlagen. Durch gezielte Verödung des Schweißdrüsenausführungsganges mittels Elektrolyse, wie von der Haarbeseitigung bekannt, konnte Shelley[1] eine Retention in verschiedenen Abschnitten des Ausführungsganges erzielen, je nach der Tiefe der Verödung. Andererseits führt nicht jede Hyperkeratose zur Schweißretention, und auch bei der Retention bei Miliaria rubra fand sich noch ein feiner Gang, der durch die Hyperkeratose führte[2]. Ähnliches kann man auch in Schnitten sehen, in denen unspezifische Esterasen histochemisch nachgewiesen wurden. Dobson und Lobitz[3] betrachten die Hyperkeratose als die Ursache der natürlich bedingten Schweißverhaltung, vermissen sie aber bei der frischen experimentell erzeugten. O'Brien[4] sieht die Schwellung des Keratinringes um den Schweißdrüsenporus als ersten Anlaß für die Retention an, der dann die Hyperkeratose erst folge. Eine Quellung des Keratins erwägen bei der Dys-

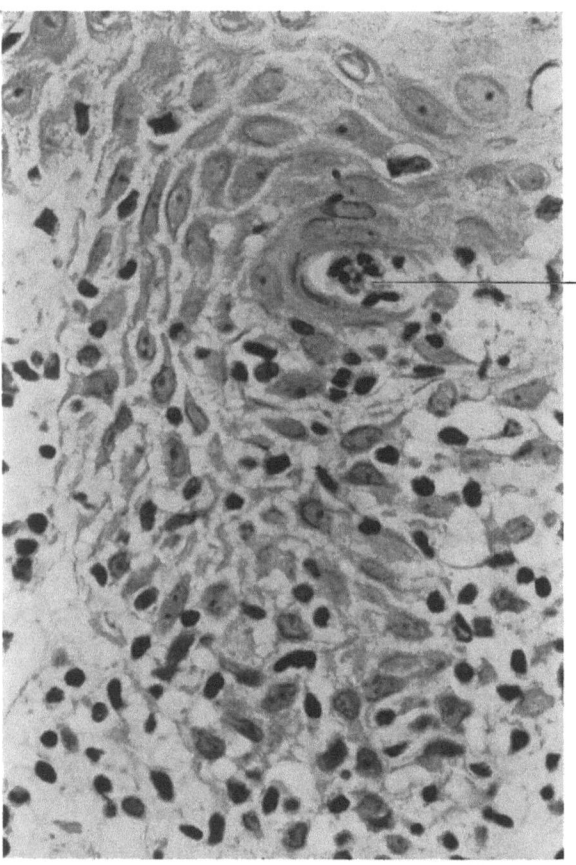

Abb. 56. Ausschnitt aus dem vorigen Präparat (Abb. 55) in stärkerer Vergrößerung. *A* Querschnitt des Schweißdrüsenausführungsganges im Zentrum der Läsion. Beachte den Riß in der Wand des Ganges rechts. Vergr. 992fach. (Aus Herrmann, Morrill und Sulzberger 1958.)

idrosis Herrmann, Morrill und Sulzberger[5]. Sie war ursprünglich als Ursache der Miliaria rubra (prickly heat) von Pollitzer angenommen, von Unna[6] aber mit der Begründung verworfen worden, bei den Wachsfrauen müsse es zu einer Quellung des Keratins kommen, welche diejenige weit überträfe, die Schweiß jemals herbeiführen könne. Damit es zur Schweißretention im Sinne der Miliaria rubra kommt, muß — und das zeigen auch die Experimente von Shelley und Horvath[7] — noch eine besondere Disposition hinzukommen.

[1] Shelley 1951.   [2] Hambrick und Blank 1956.   [3] Dobson und Lobitz 1957.
[4] O'Brien 1947, 1950.   [5] Herrmann, Morrill und Sulzberger 1958.
[6] Unna 1894.   [7] Shelley und Horvath 1950b.

Zur *Hyperkeratose im Porus* — und ihr dürfte nach vielen Befunden doch eine wesentliche Rolle bei der Retention zukommen — führen ganz verschiedene Ursachen[1], darunter Verletzung des Porus, Eindringen von Bakterien[2], möglicherweise die bereits erwähnte Quellung des Keratinrings um den Porus, eine Entfettung wahrscheinlich nur dann, wenn sie zugleich ein Trauma setzt[3].

Ausbleiben der Schweißsekretion kann schließlich ein Effekt auf die sezernierenden Epithelien sein, worauf die Wirkung mancher gegen die Schweißsekretion gerichteter Mittel beruht.

Schluß.

Dieser Beitrag zeigt, daß sich bestimmte morphologische und funktionelle Veränderungen bei den einzelnen Dermatosen immer wiederkehrend finden. Dennoch kann bei den mannigfachen Strukturen in der Haut von einer Eintönigkeit des Bildes keine Rede sein.

Das Nebeneinander so vieler Gewebe und Gewebsbestandteile auf derart engem Raum in so unterschiedlichem Mengenverhältnis macht Untersuchungsergebnisse ohne morphologisch-histologische Orientierung wertlos. Es gibt kaum, wenn überhaupt, Veränderungen, die für eine bestimmte Dermatose spezifisch wären. Zahlreiche morphologische Übergänge verbinden die einzelnen Erkrankungen. Es ist deshalb auch wenig nützlich, aus dem Vergleich gesunder und kranker Haut Rückschlüsse auf die Ätiologie einer bestimmten Krankheit ziehen zu wollen. Vergleichen muß man morphologisch entsprechende Krankheitsbilder verschiedener Ätiologie, z. B. die Parakeratose bei der Psoriasis mit der bei Mykosen, die Acanthose nach Trauma mit der entsprechenden Veränderung über Tumoren und bei Psoriasis und Neurodermitis. Nur so kann man Hautkrankheiten verstehen lernen und die Struktur zur Funktion in Beziehung setzen. Für das Verständnis der normalen und erkrankten Haut ist ferner die kontrollierte Schädigung, wie sie in neuerer Zeit zahlreiche Autoren vorgenommen haben, sehr aufschlußreich.

Frau Dr. D. WALTHER, Universitäts-Hautklinik, Frankfurt a. M., bin ich für die Durchsicht des Manuskriptes zu besonderem Dank verpflichtet.

Literatur.

Es sind in erster Linie zusammenfassende Arbeiten berücksichtigt. Eine vollständige Literaturübersicht, besonders über die einzelnen erwähnten Krankheitsbilder zu geben, war weder möglich noch angezeigt.

ADEBAHR, G.: Anatomische Befunde bei Schlafmittelvergiftung. Frankfurt. Z. Path. **67**, 485—516 (1956). — ALBERTINI, A. v.: Zur Histologie der Praecancerosen der Haut. Schweiz. med. Wschr. **1948**, 964—965. ~ Histologische Geschwulstdiagnostik. Stuttgart: Georg Thieme 1955. — ALBERTINI, A. v., u. M. METAXAS: Studien zur histologischen Entzündung, 1. Teil. Bull. schweiz. Akad. med. Wiss. **9**, 157—166 (1953). — ALIBERT, J. L.: Monographie des dermatoses, S. 425. Paris 1832. — ALLEN, A. C.: The skin, a clinicopathologic treatise. St. Louis 1954. — ALLEN, A. C., and S. SPITZ: Malignant melanoma. Cancer (Philad.) **6**, 1—45 (1953). — ALLEN, E. P.: Malignant melanoma. Spontaneous regression after pregnancy. Brit. med. J. **1955** II, No 4967, 1067. — ALTSCHULER, C. H., and D. M. ANGEVINE: Histochemical studies on the pathogenesis of fibrinoid. Amer. J. Path. **25** (II), 1061—1077 (1949). — ANDRADE, R.: Histologische und histochemische Untersuchungen über einen besonderen Fall von intraepidermalem Epitheliom. Derm. Wschr. **137**, 120—128 (1958 a). ~ Zum Verhalten der Schweißdrüsenausführungsgänge im Keratoakanthom (Molluscum pseudocarcinomatosum). (Ein kasuistischer Beitrag.) Z. Haut- u. Geschl.-Kr. **24**, 80—83 (1958 b). — ANDRADE, R., et G. K. STEIGLEDER: Contribution à l'étude histologique et histochimique de la verrue séborrhoïque. (Papillome basocellulaire.) Ann. Derm. Syph. (Paris) (im Druck). — ANDREW, W., and N. V. ANDREW: Lymphocytes in the normal epidermis of the rat and man. Anat. Rec. **104**, 217—241 (1949). — ANGEVINE, D. M.: Structure and function of normal connective

---

[1] O'BRIEN 1950, SULZBERGER und HERRMANN 1950, SHELLEY und HORVATH 1950 b.
[2] O'BRIEN 1947, 1950.   [3] SHELLEY und HORVATH 1950 b.

tissue. In: Connective tissues, Transact. First Conf., April 24./25., 1950. New York 1950. — ANSELL, B., and E. BYWATERS: Histiocytic bone and joint disease. Ann .rheum. Dis. **16**, 503 (1957). — APITZ, K.: Die Paraproteinosen. Virchows Arch. path. Anat. **306**, 631—699 (1940). — ARTHUR, R. P., and W. B. SHELLEY: The innervation of human epidermis. J. invest. Dermat. **32**, 397—411 (1959). — ARZT, L.: Die Mycosis fungoides in der europäischen und amerikanischen Forschung. Hautarzt **2**, 519—523 (1951). — ASBOE-HANSEN, G.: A survey of normal and pathological occurence of mucinous substances and mast cells in the dermal connective tissue in man. Act. derm.-venereol. (Stockh.) **30**, 338—447 (1950a). ~ The intercellulär substance of the connective tissue in myxoedema. J. invest. Derm. **15**, 25—32 (1950b). — ASCHOFF, L.: Das reticuloendotheliale System. Ergebn. inn. Med. Kinderheilk. **26**, 1—118 (1924). — ASSCHER, A. W.: Histochemical observations on four cases of cheiropompholyx. Brit. J. Derm. **67**, 9—15 (1955). — AUSPITZ, H.: Allgemeine Pathologie und Therapie der Haut. In v. ZIEMMSSENs Handbuch der speziellen Pathologie und Therapie, S. 137 ff. Leipzig 1883.

BÄFVERSTEDT, B.: Über Lymphadenosis benigna cutis. Acta derm.-venereol. (Stockh.) **24**, Suppl. 11 (1943) (Lit.). — BAER, R. L., and MEYER YANOWITZ: Differential cell counts in the blister fluid of allergic eczematous and irritant bullous lesions. J. Allergy **23**, 95—103 (1952). — BAER, R. L., S. A. ROSENTHAL and CH. F. SIMS: The allergic eczema-like reaction and the primary irritant reaction, a histologic comparison of their evolution in the acanthotic skin of guinea pig. Arch. Derm. Syph. (Chicago) **76**, 549—560 (1957). — BAHR, G. F.: Über die Feinstruktur elastischer Fasern. Z. Anat. Entwickl.-Gesch. **116**, 434—438 (1951a). ~ Ergebnisse elektronenoptischer Untersuchungen des kollagenen und elastischen Gewebes. Arch. Derm. Syph. (Berl.) **193**, 518—526 (1951b). — BAHR, G. F., u. K. H. HUHN: Über den Einfluß der Kittsubstanz bei der Färbung des kollagenen und elastischen Gewebes. Arch. Derm. Syph. (Berl.) **194**, 400—404 (1952). — BAHR, G. F., H. SCHUERMANN u. G. GRECELIUS: Elektronenmikroskopische Untersuchungen bei progressiver Sklerodermie, Lupus erythematodes acutus (und Acrodermatitis chronica atrophicans). Hautarzt **2**, 513—514 (1951). — BANGA, I., and J. BALÓ: The structure and chemical composition of connective tissue. Seite 254—262 in Connective tissue, a symposium, herausgeg. von R. E. TURNBRIDGE u. Mitarb. Oxford u. Paris 1957. — BARRON, E. S. G., J. MEYER and Z. B. MILLER: The metabolism of skin. Effect of vesicant agents. J. invest. Derm. **11**, 97—118 (1948). — BARTH, H.: Über die Zellelemente des entzündlichen Exsudates, ihre quantitativen Änderungen im Entzündungsablauf und ihre Herkunft. Diss. Frankfurt a. M. 1958. — BARTHEL, H.: Historische Entwicklung des Lupusbegriffes. Diss. Würzburg 1951. Z. Haut- u. Geschl.-Kr. **14**, 353—357 (1953). — BAUMGARTNER, L., u. G. RIVA: Panniculitis, die herdförmige Fettgewebsentzündung. Helv. med. Acta **12**, Suppl. 14 (1949). — BEARE, M.: Urticaria pigmentosa and allied disorders. Brit. J. Derm. **70**, 418—425 (1958). — BECKER, J. F., and H. T. H. WILSON: Colloid milium. Brit. J. Derm. **68**, 345—349 (1956). — BECKER, S. W., TH. B. FITZPATRICK and H. MONTGOMERY: Human melanogenesis, etc. Arch. Derm. Syph. (Chicago) **65**, 511—523 (1952) (Lit.). BEEK, C. H.: Der Einfluß des Chrysarobins auf die Haut bei Psoriasis vulgaris. Dermatologica (Basel) **112**, 129—131 (1956). — BELLONE, A. B., e F. GIANOTTI: Il citodiagnostico nelle dermatosi pemfigose in rapporte in loro aspetti evolutivi. G. ital. Derm. Sif. **95**, 230—252 (1954). — BELOFF, A., and R. A. PETERS: Observations upon thermal burns: the influence of moderate temperature burns upon proteinase of skin. J. Physiol. (Lond.) **103**, 461—476 (1945). — BENSLEY, H. S.: Histological studies of the reaction of cells and intercellular substances of loose connective tissue to the spreading factor of testicular extracts. Ann. N. Y. Acad. Sci. **52**, 983—988 (1950). — BERENBLUM, L.: Some recent advances in skin carcinogenesis. Ann. roy. Coll. Surg. Engl. **21**, 339—357 (1957). — BERGAMASCO, A.: Studio comparative sull'azione di alcuni fotosensibilizzatori. Arch. ital. Derm. **16**, 131—151 (1940). — BERLIN, J.: Urticaria pigmentosa, as a systemic disease. Arch. Derm. Syph. (Chicago) **71**, 703—712 (1955). — BERRES, H. H.: Morphologie und Genese der Hautveränderungen durch Salben. I. Mitt. Arch. klin. exp. Derm. **203**, 519—540 (1956). ~ II. Mitt. Arch. klin. exp. Derm. **203**, 541—555 (1956). ~ Die Histologie der Altersveränderungen der menschlichen Haut. Arch. klin. exp. Derm. **206**, 751—757 (1957). — BETTMANN, S.: Kapillarmikroskopische Untersuchungen bei Psoriasis. Derm. Wschr. **83**, 1223—1232 (1926). — BEZECNY, R.: Dermatofibrosarcomatosis protuberans et progrediens. (Dermatofibrosarkoma protuberans E. Hoffmann.) Arch. Derm. Syph. (Berl.) **162**, 782—791 (1931). — BIZZOZERO, E., u. M. DEPAOLI: Über die Histopathogenese der allergischen Hautreaktionen äußeren Ursprungs. Hautarzt **7**, 487—489 (1956). — BIZZOZERO, E., e M. DOGLIOTTI: Sulla senescenza della, mucosa orale. Minerva derm. (Torino) **30**, 278—280 (1955). — BLAKE, H. A., E. M. GOYETTE, C. S. LYTER and H. SWAN: Subcutaneous fat necrosis complicating hypothermia. J. Pediat. **46**, 78—80 (1955). — BLANC, J. LE: Subcutaneous fat and skin temperature. Canad. J. Biochem. **32**, 354—358 (1954). — BLANC, W. A.: Syndromes nouveaux de pathologie adipeuse. Paris 1951. — BLANK, H., and C. F. BURGOON: Abnormal cytology of epithelial cells in pemphigus vulgaris, a diagnostic aid. J. invest. Derm. **18**, 213—223 (1952). — BLANK, I. H., R. D. GRIESEMER and E. GOULD: The penetration of an anticholinesterase agent (Sarin) into skin. II. Autoradiographic studies. J. invest. Derm. **30**,

187—191 (1958). — BLAU, S., u. A. B. HYMAN: Erythroplasie Queyrat. Acta derm.-venereol. (Stockh.) 35, 341—378 (1955) (Lit.). — BLECHSCHMIDT, E.: Zur Anatomie des Subcutangewebes. Z. Zellforsch. 12, 284—293 (1931). ~ Die Architektur des Fersenpolsters. Morph. Jb. 73, 20—68 (1933). ~ Über das Formbildungsvermögen des menschlichen Körpers. (Die Gestaltungskraft der Epidermis.) Abh. Akad. wiss. Göttingen, math. naturw. Kl., 3. F. 1947, H. 22, 1—44. — BLOCH, B.: Das Pigment. In JADASSOHNs Handbuch der Haut- und Geschlechtskrankheiten, Bd. I/1, S. 498ff. Berlin 1927. — BLOCH, B., u. A. STEINER-WOURLISCH: Die Sensibilisierung des Menschen gegen Primeln. Arch. Derm. Syph. (Berl.) 162, 349—378 (1930). — BLOM-IDES, C., u. M. K. POLANO: Minder vaak voorkomende bijverschinselen van de neo-arsphenaminebehandeling. II. Anidrosis na neo-arsphenaminedermatitis. Ned. T. Geneesk. 92, 3625—3629 (1948). — BLOOM, W.: Über die Verwandlung der Lymphocyten der Lymphe des Ductus thoracicus der Kaninchen in Polyblasten (Makrophagen) in Gewebskulturen. Zbl. allg. Path. path. Anat. 39, 3 (1927). ~ Mammalian lymph in tissue culture, from lymphocyte to fibroblast. Arch. exp. Zellforsch. 5, 269—307 (1928). ~ Transformation of lymphocytes into granulocytes in vitro. Anat. Rec. 69, 99—121 (1937). — BOCK, F. G., and R. MUND: Evalution of substances causing loss of sebaceous glands from mouse skin. J. invest. Derm. 26, 479—487 (1956). — BÖHLE, E.: Die periorale Aussparung. Ein Beitrag zur Bedeutung der Gefäßtonuslage bei Hauterkrankungen. Inaug.-Diss. Frankfurt 1952. — BOLDT, A.: Zur Kenntnis der Necrobiosis lipoidica diabeticorum. Arch. Derm. Syph. (Berl.) 179, 74—119 (1939). — BOMMER, S., u. W. SCHWENKE: Über den Ursachenkomplex der Scabies norvegica. Arch. Derm. Syph. (Berl.) 199, 513—539 (1955). — BORELLI, S., u. U. W. SCHNYDER: Beitrag zur Nomenklatur der Neurodermitiden. Hautarzt 8, 289—293 (1957). — BORODACH, G. N., and W. MONTAGNA: Fat in skin of the mouse during cycles of hair growth. J. invest. Derm. 26, 229—232 (1956). — BRADEN, A. W. H.: The reactions of isolated mucopolysaccharids to several histochemical tests. Stain Technol. 30, 19 (1955). — BRADFIELD, J. R. G.: Glykogen of vertebrate epidermis. Nature (Lond.) 167, 40—41 (1951). — BRAUN, W.: Chlorakne, Monographien zur Zeitschrift Berufsdermatosen, Bd. 1. Aulendorf: Editio Cantor 1955. — BRAUN-FALCO, O.: Über strangförmige oberflächliche Phlebitiden. Derm. Wschr. 127, 506—518 (1953) (Lit.). ~ Histochemische und morphologische Studien an normaler und pathologisch veränderter Haut. Arch. Derm. Syph. (Berl.) 198, 111—198 (1954). ~ Weitere histochemische Untersuchungen an homogenen Anteil des subepidermalen Grenzstreifens normaler menschlicher Haut. Arch. klin. exp. Derm. 201, 521—530 (1955a). ~ Zur Klinik, Histologie und Pathogenese der strangförmigen, oberflächlichen Phlebitiden. Derm. Wschr. 132, 705—715 (1955b). ~ Histochemische Untersuchungen zur Charakterisierung des Hyalin in Spieglerschen Tumoren. Arch. Derm. Syph. (Berl.) 202, 56—68 (1955). ~ Beitrag zur Histochemie des Aldehyd-Fuchsin. Acta histochem. (Jena) 2, 264—269 (1956a). ~ Über das Wesen der senilen Elastose. Derm. Wschr. 134, 1021 (1956b). ~ Zur Frage des Mechanismus der Resorcin-Fuchsin- und Aldehyd-Fuchsin-Färbung elastischer Fasern. Arch. klin. exp. Derm. 203, 256—265 (1956c). ~ Zur Histotopographie der β-Glucuronidase in normaler menschlicher Haut. Arch. klin. exp. Derm. 203, 61—67 (1956d). ~ Histochemie des Bindegewebes. Arch. klin. exp. Derm. 206, 319—344 (1957a). ~ Das Wesen des parakeratotischen Verhornungsmechanismus aus histochemischer Sicht. Klin. Wschr. 23, 1182—1184 (1957b). ~ Über das Verhalten der interfibrillären Grundsubstanz bei Sklerodermie. Derm. Wschr. 136, 1085—1092 (1957c). ~ Zur Histotopographie der Phosphorylase bei Basaliom und Psoriasis. Arch. klin. exp. Derm. 204, 175—181 (1957d). ~ Mucophanerosis intrafollicularis et seboglandularis. Derm. Wschr. 136, 1289—1303 (1957e). ~ Zur Histotopographie der Aminopeptidase bei Pemphigus vulgaris. (Gleichzeitig ein Beitrag zur Genese akantholytischer Blasenbildung.) Derm. Wschr. 135, 93—96 (1957f). ~ Über Untersuchungen des Hautbindegewebes mit der Hale-PAS-Reaktion (RITTER und OLESON) unter normalen Bedingungen und bei Erkrankungen des Hautbindegewebes. Acta histochem. (Jena) 5, 10—24 (1958a). ~ The histochemistry of the hair follicle in biology of hair growth. New York: Acad. Press Publ. 1958b. ~ The histochemistry of psoriasis. Ann. N.Y. Acad. Sci. 73, 936—976 (1958c). ~ Zur Frage der Phanerose saurer Mucopolysaccharide im Hautbindegewebe. Derm. Wschr. 139, 129—135 (1959). — BRAUN-FALCO, O., u. B. RATHJENS: Über die Bernsteinsäuredehydrogenase-Aktivität der Haut bei Psoriasis. Arch. Derm. Syph. (Berl.) 199, 146—151 (1955). ~ Histochemische Untersuchungen über das Verhalten von Zink in der Haut bei Psoriasis und anderer Hauterkrankungen. Derm. Wschr. 134, 837 (1956). — BRAUN-FALCO, O., u. K. SALFELD: Untersuchungen zum Wesen der senilen Elastosis. Derm. Wschr. 135, 369—373 (1957). ~ Weitere Untersuchungen zum Wesen der senilen Elastosis, II. Mitt. Derm. Wschr. 135, 374—379 (1957). ~ Über das Verhalten der Leucin-Aminopeptidase-Aktivität im Blutserum und Blaseninhalt. Arch. klin. exp. Derm. 204, 407—415 (1957). — BRAUN-FALCO, O., u. H. THEISEN: Über die Wirkung von Enzyminhibitoren auf das Haarwachstum bei Ratten. Arch. klin. exp. Derm. 208, 317—324 (1959). — BRAUN-FALCO, O., u. G. WEBER: Zur Histo- und Biochemie des epidermalen Intercellularraumes unter normalen und pathologischen Verhältnissen. Arch. klin. exp. Derm. 207, 459—471 (1958). — BREATHNACH, A. S.: Melanocyte distribution in forearm epidermis of freckled human subjects. J. invest. Derm. 29, 253—261

(1957). ~ Observations in tyrosinase activity in melanocytes of freckled human epidermis. J. invest. Derm. **30**, 153—156 (1958). — BRENNAN, J. G.: Contribution to the study of pemphigus. Arch. Derm. Syph. (Chicago) **68**, 481—498 (1953). — BRENNAN, J. G., and H. MONTGOMERY: Pemphigus and other bullous dermatoses, correlation of clinical and pathologic findings. J. invest. Derm. **21**, 349—361 (1953). — BRETT, R., u. B. RATHJENS: Zur Differenzierung von Basaliomen, metatypischen Epitheliomen und spinozellulären Karzinomen. Derm. Wschr. **128**, 1195 (1953). — BRETT, R., B. RATHJENS u. F. SPRENGER: Zur Frage der Berechtigung des Begriffes Pemphigus juvenilis. Derm. Wschr. **126**, 873—879 (1952). — BROWN, M. V.: Fogo selvagem (pemphigus foliaceus). Review of the Brazilian literature. Arch. Derm. Syph. (Chicago) **69**, 589—599 (1954). — BRÜCKEL, K. W., E. F. PFEIFFER u. W. KRÜCKE: Das dermatomyositische Syndrom. Hautarzt **2**, 148—156 (1951). — BRUN, R., E. BUJARD et W. JADASSOHN: Action caryoclasique de quelques dérivés de la colchicine et de la podophylline au niveau de la tétine du cobaye. Schweiz. Z. allg. Path. **14**, 612—622 (1951). ~ Effet acanthogène d'acides et alcools aliphatiques sur le flanc de cobaye. Dermatologica (Basel) **115**, 35—39 (1957). — BRUNCK, H. H.: Über den kindlichen Blasenzellnaevus. Arch. klin. exp. Derm. **205**, 49—52 (1957). — BRUNS, G.: Die Histochemie des Myxoedema tuberosum. Zbl. allg. Path. path. Anat. **93**, 240—252 (1955). — BRUNSTING, H. A.: Hidradenitis suppurativa etc. Arch. Derm. Syph. (Chicago) **39**, 108—120 (1939). ~ Hidradenitis and other variants of acne. Arch. Derm. Syph. (Chicago) **65**, 303—311 (1952). — BRUNSTING, H. A., and J. D. MACDONALD: Primary systematized amyloidosis with macroglossia, a syndrom related to Bence Jones proteinuria and myeloma. J. invest. Derm. **8**, 145—165 (1947). — BRUUN, E.: The histopathology of allergic skin reaktions. Acta path. microbiol. scand. **18**, 558 (1941). — BUJARD, E., R. BRUN et W. JADASSOHN: Expériences sur l'acanthose chez le cobaye. Dermatologica (Basel) **114**, 171—177 (1957). — BUJARD, E., W. JADASSOHN, R. BRUN et R. PAILLARD: Des effets, mito-excitateurs ou necrosants de quelques substances sensibilisantes. Acta allerg. (Kbh.) **6**, 161—167 (1953). — BUJARD, E., W. JADASSOHN et R. PAILLARD: Actions de quelques hydrocarbures sur l'épidermes. Dermatologica (Basel) **106**, 160—165 (1953). — BULLOUGH, W. S.: Mitotic activity in the adult male mouse, mus musculus L. The diurnal cycles and their relation to waking and sleeping. Proc. roy. Soc. B **135**, 212—233 (1948). ~ Mitotic activity in the tissues of dead mice and in tissues kept in physiological salt solutions. Exp. Cell Res. **1**, 410—420 (1950). ~ Ref. Ber. wiss. Biol. **81**, 203 (1953). — BULLOUGH, W. S., and M. JOHNSON: Epidermal mitotic activity. Nature (Lond.) **167**, 488 (1951). — BUNTING, H., G. B. WISLOCKI and E. W. DEMPSEY: The chemical histology of human eccrine and apocrine sweat glands. Anat. Rec. **100**, 61—77 (1948). — BURCKHARDT, W.: Untersuchungen über die Photoaktivität einiger Sulfanilamide. Dermatologica (Basel) **83**, 63—69 (1941). ~ Das Licht als pathogene Noxe. Ärztl. Mh. berufl. Fortb. **3**, 627—650 (1947) (Lit.). ~ Photoallergische Eczeme durch Sulfanilamidsalben. Dermatologica (Basel) **96**, 280—285 (1948). — BURKS jr., J. W., and M. E. CHERNOSKY: Nodular urticaria pigmentosa of the vulva in siblings. Arch. Derm. (Chicago) **75**, 812 (1957). — BURTON, D.: Apparent transformation of collagen fibrin into „Elastin". Nature (Lond.) **176**, 966 (1955). — BUTCHER, E. O.: The effects of irritants and thyrosin on hair growth in albino rats. Amer. J. Physiol. **129**, 553—559 (1940). ~ The effects of applications of various substances on the epidermis of the rat. J. invest. Derm. **16**, 85—90 (1951). ~ The effect of several substances on the keratinization of the epidermis. J. invest. Derm. **29**, 377—381 (1957).

CABRÉ, J., u. G. K. STEIGLEDER: Beitrag zur Klinik, Histologie und Histochemie der „Lymphocytic infiltration" im Sinne von JESSNER und KANOF. Noch unveröffentlicht. — CALNAN, C. D.: Urticaria pigmentosa with bone lesions, 2 cases. Proc. roy. Soc. Med. **46**, 544—555 (1953). — CAPPELLI, E.: Ricerche sistematiche di istomorphologia sulla cute umana in rapporto alle differenze regionali ed individuali. Arch. ital. Derm. **13**, 16—93 (1937). — CAROL, W. L. L., u. H. B. VAN HAREN: Über Clavus helicis etc. Dermatologica (Basel) **83**, 353—374 (1941). — CAUNA, N.: Nature and function of papillary ridges of the digital skin. Anat. Rec. **119**, 449—468 (1954). — CAWLEY, E. P., CH. H. LUPTON jr., C. E. WHEELER and J. F. A. MCMANUS: Examination of normal and myxedematous skin. Arch. Derm. Syph. (Chicago) **76**, 537—544 (1957). — CAWLEY, E. P., J. F. A. MCMANUS, CH. H. LUPTON jr. and C. E. WHEELER: An examination of skin from patients with collagen disease utilizing the combined alcian blue'periodic acid Schiff stain. J. invest. Derm. **27**, 389—394 (1956). — CERUTTI, P., u. G. SANTOJANNI: Über die Polyarteriitis cutanea benigna. Hautarzt **8**, 109—118 (1957). — CHARPY, J., A. STAHL et P. Y. CASTELAIN: Etude histologique et chronologique de la constitution de la lésion de l'eczéma, in «le mécanisme physiopathologique de l'eczéma». Herausgeg. von J. CHARPY, Paris 1954. — CHASE, H. B., W. MONTAGNA and J. D. MALONE: Changes in the skin in relation to the hair growth cycle. Anat. Rec. **116**, 75—81 (1953). — CHÈVREMONT, M.: Recherches sur l'origine, la distribution, les caractères cytologiques et les propriétés biologiques des histiocytes et des macrophages par la méthode de la culture des tissus. Arch. Biol. (Paris) **53**, 281—492 (1942). — CHRISTENSEN, P. D.: Histiocytemia with cutaneous manifestations. Arch. Derm. Syph. (Chicago) **73**, 582—584 (1956). — CHU, C. H. N., and C. A. SWINYARD: Morphology and histochemistry of a vermiforme organ hitherto undiscribed in mouse dermis. Anat. Rec. **118**, 287 (1954). — CIVATTE, A.: Structure histologique de la bulle des pemphigus vrais. Ann. Derm. Syph. (Paris) **8**, 16—24 (1943 a). ~ Diagnostic histopathologique de la dermatite polymorphe douloureuse, maladie Duhring Brocq. Ann. Derm. Syph. (Paris) **8**, 1—30 (1943 b). — CIVATTE, M. A.: La formule histologique de l'eczéma in «le mécanisme physio-pathologique de l'eczéma», S. 56—60. Herausgeg. von J. CHARPY. Paris 1954. — CLARA, M.: Beiträge zur Kenntnis der Gitterfasern. Z. Zellforsch. **37**, 389—405 (1952). ~ Die arteriovenösen Anastomosen, 2. Aufl. Wien: Springer 1956. — CLYMAN, S., and C. R. REIN: Urticaria pigmentosa associated with bone lesions, a summary and report of 8 cases. J. invest. Derm. **19**, 179—185 (1952). — COHEN, L. M., P. SHAPIRO, P. KEEN and A. J. H. HENNING: Malignant disease in the Transvaal. 1. Cancer of the skin. S. Afr. med. J. **1952**, 932—939. — CONTI, G.: Über das Vorkommen von Sperrvorrichtungen in Arterien mit spezieller Berücksichtigung der „gestielten" Polster. Acta anat. (Basel) **18**, 234—255 (1953). — COOPER, J. H.: Microanatomical and histochemical observations on the dermal-epidermal junction. Arch. Derm. Syph. (Chicago) **77**, 18—22 (1958). — CORMIA, F. E., and V. KUYKENDALL: Cytochemical studies of eccrine sweat tubules cellular differentiation and glykogen content. J. invest. Derm. **24**, 527—535 (1955 a). ~ Studies on sweat retention in various dermatoses. Arch. Derm. Syph. (Chicago) **71**, 425—435 (1955 b). — CRAPS, L., and T. INDERBITZIN: Anaphylaxie cutanée et proteolyse. Dermatologica (Basel) **114**, 218—231 (1957). — CREPEA, S. B., and R. A. COOKE: Study on the mechanism of dermatitis venenata etc. J. Allergy **19**, 353 (1958). — CROSTI, A., A. G. BELLONE e F. GIANOTTI: Importanza del citodiagnostico nelle dermatosi bullosi. Minerva derm. (Torino) **30**, Suppl. al 12, 543—549 (1956). — CSERMELY (1951): Zit. nach H. PINKUS, Anatomy of the skin 1953. Dermatologica (Basel) **110**, 61—80 (1955).

DABELOW, A.: Reaktionsweisen des Lymphknotens beim Fetttransport. (Unter besonderer Berücksichtigung des Mesenterialknotens.) Z. wiss. Biol., Abt. B **12**, 207—273 (1931). — DANNEEL, R.: Die Entwicklung der Haare bei der Ratte. Z. wiss. Biol., Abt. A **20**, 733—754 (1930). — DARIER, J., A. CIVATTE, C. FLANDIN et A. TZANCK: Pathologie générale dermatologique. In: Nouvelle pratique dermatologique, Bd. I. Paris 1936. — DAVIES, B. T., and S. R. WOOD: The so-called reticulo-histiocytoma of the skin. Brit. J. Derm. **67**, 205—211 (1955). — DAVIS, J., and A. LORINCZ: An improved technic for capillary microscopy of the skin. J. invest. Derm. **28**, 283—290 (1957). — DAVIS, M. J., and J. C. LAWLER: The capillary circulation of the skin. Arch. Derm. (Chicago) **77**, 690—703 (1958 a). ~ Observation on the delayed blanch phaenomenon in atopic subjects. J. invest. Derm. **30**, 127—131 (1958 b). ~ Capillary alterations in pigmented purpuric disease of the skin. Arch. Derm. (Chicago) **78**, 723—731 (1958 c). — DEGOS, R.: Dyslipoïdoses cutanées du type Oppenheim Urbach. (Necrobiosis lipoidica diabeticorum.) Sem. Hôp. Paris **25**, 2137—2143 (1949). ~ Dermatologie. Paris: Flammarion 1953. — DEGOS, R., A. CARTEAUD et J. HEWITT: Coexistence dans la même tumeur d'un naevocarcinome et d'une hyperplasie épithéliale (épithélioma spino-cellulaire associé ou hyperplasie pseudo-épithéliomateuse). Bull. Soc. franç. Derm. Syph. **62**, 7—8 (1955). — DEGOS, R., E. LORTAT-JACOB et P. HARDY: La place nosologique de „pemphigus oculaire" etc. Dermatologica (Basel) **115**, 205—217 (1957). — DEGOS, R., B. OSSIPOVSKI, J. CIVATTE et R. TOURAINE: Reticuloses cutanées (reticuloses histio-monocytaires). Ann. Derm. Syph. (Paris) **84**, 125—152 (1957). — DELAUNAY, A., et S. BAZIN: Les liaisons collagène-mucopolysaccharides et leur importance en biologie. Bull. Soc. franç. Derm. Syph. **64**, 534—545 (1957). — DELAUNAY, H., M. GUILLAUMIE et A. DELAUNAY: Etudes sur le collagène. III. Traitement de scléroses expérimentales par une collagénase, premiers résultats. Ann. Inst. Pasteur **77**, 603—610 (1949). — DICK, J.: Observations on the elastic tissue of the skin with a note on the reticular layer at the junction of the dermis and epidermis. J. Anat. (Lond.) **81**, 201—211 (1947). — DOBSON, R. L., V. FORMISANO, W. C. LOBITZ and D. BROPHY: Some histochemical observations on the human eccrine sweat glands. III. The effect of profuse sweating. J. invest. Derm. **31**, 147 bis 160 (1958). — DOBSON, R. L., and W. C. LOBITZ: Some histochemical observations on the human eccrine sweat glands. II. The pathogenesis of miliaria. Arch. Derm. (Chicago) **75**, 653—666 (1957). ~ Some histochemical observations on the human eccrine sweat glands. IV. The recovery from the effects of profuse sweating. J. invest. Derm. **31**, 207—214 (1958). — DOLJANSKI, L., u. F. ROULET: Studien über die Entstehung der Bindegewebsfibrille. Virchows Arch. path. Anat. **291**, 260 (1933). — DORN, A.: Zur Einordnung der Granulomatosis discif. chr. et progressiva (MIESCHER). Inaug.-Diss. Frankfurt a. Main 1956. — DORN, H.: Biochemisch-genetische Betrachtungen zur Epidermolysis bullosa hereditaria und entsprechende therapeutische Maßnahmen. Z. Haut- u. Geschl.-Kr. **23**, 316—320 (1957). — DORSEY, C. S., and H. MONTGOMERY: Blue nevus and its distinction from mongolian spot and the nevus of Ota. J. invest. Derm. **22**, 225—236 (1954). — DOSTROVSKY, A., and F. SAGHER: Sulphanilamide determination in spontaneous and cantharidin blisters in vesicular affections of the skin. (Pemphigus, dermatitis herpetiformis, herpes gestationis, epidermolysis bullosa hereditaria.) Brit. J. Derm. **56/57**, 85—96 (1944). — DOUGHERTY, J. W., F. E. CORMIA and S. UNRAU: Proteolytic activity in pemphigus. II. Estimations in skin and blood. Arch.

Derm. (Chicago) **77**, 281—284 (1958). — DUPERRAT, B., et J. MONFORT: Les allergides vasculaires hypodermiques. Ann. Derm. Syph. (Paris) **85**, 385—411 (1958). — DUPERRAT, R. B.: Etudes des angiomes, tumeurs évolutives. Thèse Paris 1938. — DUPONT, A., et J. PIÉRARD: Dermatoses bulleuses. In Traité de dermatologie, tom. II, Fasc. 1. Paris 1938. ~ Histologie du pemphigus chronique et de la dermatite de Duhring Brocq. VII. Congr. des derm. et syph. de langue franç., Bruxelles Liège 1949. — DUPRÉ, A.: Études histochimiques de la peau humaine. I. La jonction dermoépidermique. Ann. Derm. Syph. (Paris) **80**, 263—274 (1953). — DURAN-REYNALS, F.: Alte und neue Erkenntnisse über die mesenchymale Grundsubstanz. Medizinische **16**, 532 (1954).

EBERL-ROTHE, G., u. M. KAISER: Über die histologischen und mikrobiellen Komponenten des Molluscum contagiosum Arch. klin. exp. Derm. **204**, 309—326 (1957). — EBLING, F. J.: Sebaceous glands. I. The effect of sex hormons on the sebaceous glands of the female albino rat. J. Endocr. **5**, 297—302 (1948). — EFSKIND, J., and R. EKER: Myoepitheliomas of the skin. Acta derm.-venereol. (Stockh.) **34**, 279—283 (1954). — EHRING, F.: Geschichte und Möglichkeiten einer Histologie an der lebenden Haut. Hautarzt **9**, 1—4 (1958a). ~ Der Schweißdrüsenausführungsgang im Stratum corneum in vitalhistologischer Schicht. Hautarzt **9**, 25—29 (1958b). — EIJIRI, J.: Studien über die Histologie der menschlichen Haut. I. Über den regionären Unterschied der elastischen Fasern der Haut. Jap. J. Derm. Urol. **40**, 173—174 (1936). ~ II. Über die Alters- und Geschlechtsverschiedenheiten der elastischen Fasern. Jap. J. Derm. Urol. **40**, 216—217 (1936). ~ III. Über die regionären und Altersunterschiede der verschiedenen Hautelemente mit Berücksichtigung der elastischen Fasern. Jap. J. Derm. Urol. **41**, 64—76 (1937). ~ IV. Über die Histologie der menschlichen Haut bei verschiedenen Hautkrankheiten mit Berücksichtigung der Altersveränderungen der elastischen Fasern. Jap. J. Derm. Urol. **41**, 95—96 (1937). — EISEN, A. Z., J. B. HOLYOKE and W. LOBITZ: Responses of the superficial portion of the human sebaceous apparatus to controlled injury. J. invest. Derm. **25**, 145—156 (1955). — EKBLAD, G. H.: Treatment of benign pigmental moles. Arch. Derm. Syph. (Chicago) **70**, 399—410 (1954). — ELLIS, F. A.: Vesicular Dariers disease. Arch. Derm. Syph. (Chicago) **61**, 715—736 (1950). — ELLIS, F. H., and H. KIRBY-SMITH: Necrobiosis lipoidica and granuloma anulare. Arch. Derm. Syph. (Chicago) **45**, 40—60 (1942). — ELSCHNER, H.: Die Phlebitis saltans und das Krankheitsbild der Endangiitis obliterans. Derm. Wschr. **127**, 534—541 (1953). ~ Über die „Pseudomykose". (Psoriasis pustulosa der Extremitäten, Barber, Pustular bacteriid.) Arch. klin. exp. Derm. **203**, 73—82 (1956a). ~ Angiokeratoma acrosphycticum (MIBELLI) bei Makroglobulinaemie (WALDENSTRÖM) mit Einlagerung eines Lipoproteids (Paramyloid?) in die Haut. Derm. Wschr. **133**, 645—647 (1956b). — EMSLIE-SMITH, D., J. M. JOHNSTONE and I. C. WHYTE: Nasopharyngeal plasmocytoma with extensive skin metastases. J. clin. Path. **8**, 104—109 (1955). — ENGELHARDT, G.: Zur Lokalisation der Antikörperbildung. Dtsch. med. Wschr. **83**, 846—849, 877—883 (1958). — ENGHUSEN, E.: Über die Bildung der kollagenen Fibrillen. Acta anat. (Basel) **23**, 69—80 (1955). — EPSTEIN, W. L., and A. M. KLIGMAN: Transfer of allergic contact type delayed sensitivity in man. J. invest. Derm. **28**, 291—304 (1957a). ~ Epithelial cysts in buried human skin. Arch. Derm. Syph. (Chicago) **76**, 437—445 (1957b). ~ Nach einer Diskussionsbemerkung von D. M. PILLBURY zu der Arbeit BAER, ROSENTHAL und SIMS. Arch. Derm. (Chicago) **76**, 557—558 (1957c). — EVANS, B., E. V. COWDRY and P. E. NIELSON: Ageing of human skin. I. Influence of dermal shrinkage on appearance of the epidermis in young and old fixed tissues. Anat. Rec. **86**, 545—560 (1943). — EYSTER, W. H., and H. MONTGOMERY: Multiple glomus tumors. Arch. Derm. Syph. (Chicago) **62**, 893—906 (1950).

FAN, J., and R. HUNTER: Langerhans cells and the modified technic of gold impregnation by Ferreira-Marques. J. invest. Derm. **31**, 115—121 (1958). — FAN, J., R. J. SCHOENFELD and R. HUNTER: A study of the epidermal clear cells with special reference to their relationship to the cells of LANGERHANS. J. invest. Derm. **32**, 445—450 (1959). — FANGER, H., and B. E. BARKER: Histochemical studies of some keratotic and proliferating skin lesions. I. Metachromasia. Arch. Path. (Chicago) **64**, 143—145 (1957). — FASSKE, E.: Das Verhalten der sog. Zona limitans bei Plattenepithelcarcinomen. Z. Krebsforsch. **61**, 240—254 (1956). — FAVRE, M.: La phlébite «fil de fer». Presse med. **61**, 579—582 (1953). — FEIJÓO, L.: Über die sog. lipophagen Granulome der Haut unter besonderer Berücksichtigung der Weber-Christianschen Erkrankung. Frankfurt. Z. Path. **65**, 173—192 (1954). — FELSHER, Z.: Studies on the adherence of the epidermis to the corium. Proc. Soc. exp. Biol. (N.Y.) **62**, 213—215 (1946) u. J. invest. Derm. **8**, 35—47 (1947a). ~ The nature of halogen sensitivity in dermatitis herpetiformis and pemphigus. J. invest. Derm. **8**, 55—58 (1947b). ~ Collagen, reticulin and elastin. In ROTHMAN 1954. — FERREIRA-MARQUES, J.: Systema sensitivum intraepidermicum. Acta neuroveg. (Wien) **3**, 3—4 (1951a). ~ Systema sensitivum intraepidermicum. Die Langerhansschen Zellen als Rezeptoren des hellen Schmerzes. Doloriceptores. Arch. Derm. Syph. (Berl.) **193**, 191—250 (1951b). — FERREIRA-MARQUES, J., u. N. VAN UDEN: Die Elastosis colloidalis conglomerata. Ein Beitrag zur Kenntnis des Kolloidmiliums im allgemeinen, seiner Histogenese im besonderen und zugleich zur Pathologie des elastischen Gewebes.

Arch. Derm. Syph. (Berl.) **192**, 2—60 (1950). — FEYRTER, F.: Über die peripheren endokrinen (parakrinen) Drüsen des Menschen. Wien: Wilhelm Maudrich 1953. ~ Über das Wesen des Zoster. Virchows Arch. path. Anat. **325**, 70—80 (1954). Siehe auch Hautarzt **5**, 391—397 (1954) u. Zbl· Path. **91**, 279—301 (1954). ~ Über die Argyrophilie des Helle-Zellen-Systems im Bronchialraum des Menschen. Z. mikr.-anat. Forsch. **61**, 73—81 (1954/55). — FINDLAY, G. H.: On elastase and the elastic dystrophies of the skin. Brit. J· Derm. **66**, 16—24 (1954). — FINDLAY, G. M.: The virus and the cell. J. roy. micr. Soc., Ser. III, 151—175 (1951). — FIRKET, H.: Etude histologique de la peau de cobaye lésée par la neige carbonique. C. R. Soc. Biol. (Paris) **144**, 1715—1718 (1950a). ~ Etude histochimique de la régénération de la peau de cobaye. C. R. Soc. Biol. (Paris) **144**, 1718—1719 (1950b). — FISCHER, E.: Zur Histologie des „Blauen Naevus". Derm. Wschr. **2**, 1755—1756 (1929). — FISCHER, H.: Die Fox-Fordycesche Krankheit. Zbl. Haut- u. Geschl.-Kr. **20**, 1—10 (1926). ~ Comedonen. Arch. Derm. Syph. (Berl.) **176**, 138—156 (1938). — FISCHER, H., u. W. NIKOLOWSKI: Kollagenes und retikulo-retikuläres Gewebe bei Kraurosis penis. Arch. klin. exp. Derm. **205**, 605—616 (1958). — FISCHER, K.: Zur Zytologie der Exsudate bei Ekzemkrankheiten. Derm. Wschr. **128**, 768—772 (1953). — FISHER, J.: Pemphigus vulgaris. Arch. Derm. (Chicago) **74**, 50—58 (1956). — FISHER, L., and F. HERRMANN: Some effects of topical vitamin A upon human epidermis. Arch. Derm. (Chicago) **75**, 667—670 (1957). — FITZPATRICK, T. B., P. BRUNET and A. KUKITA: The nature of hair pigment. In: The biology of hair growth. New York: Acad. Press Publ. 1958. — FITZPATRICK, T. B., and A. B. LERNER: Biochemical basis of human pigmentation. Arch. Derm. (Chicago) **69**, 133—149 (1954). Siehe auch Physiol. Rev. **30**, 91 (1950). — FITZPATRICK, T. B., A. B. LERNER et CH. GRUPPER: La tyrosinase dans les cellules pigmentaires normales et pathologiques de la peau. Sa détection par la méthode histochimique et biochimique. Bull. Soc. franç. Derm. Syph. **61**, 33—35 (1954). — FLECK, F.: Die Androtrichie des Weibes. Derm. Wschr. **137**, 593—608 (1958). — FLEGEL, H.: Zur Spezifität einiger tuberkuloid-granulomatöser Hautaffektionen. Arch. klin. exp. Derm. **205**, 112—143 (1957). — FLEISCHHAUER, K., u. E. HORSTMANN: Der Papillarkörper und die Kapillaren des Perionychiums. Z. Zellforsch. **42**, 213—228 (1955). — FLEMMING, W.: Zur Kenntnis der Regeneration der Epidermis beim Säugetier. Arch. mikr. Anat. **23**, 148—154 (1884). — FLESCH, P.: Hair growth. In S. ROTHMAN, Physiology and biochemistry of the skin, p. 601—661. Chicago 1954. ~ Chemical data on human epidermal keratinization and differentiation. J. invest. Derm. **31**, 63—73 (1958). — FLESCH, P., S. B. GOLDSTONE and F. D. WEIDMAN: Blister formation and separation of the epidermis from the corium in laboratory animals. J. invest. Derm. **18**, 187—192 (1952). — FLESCH, P., and E. C. JACKSON ESODA: Deficient water-binding in pathologic horny layers. J. invest. Derm. **28**, 5—13 (1957). — FLODÉN, C.H., u. H. GENTELE: Ein Fall von klinisch typischer Dermatitis herpetiformis (M. DUHRING), mit Akantholyse. Acta derm.-venereol. (Stockh.) **35**, 128—131 (1955). — FLORY, C. M.: Fat necrosis of the newborn. Report of a case with necrosis of the subcutaneous and visceral fat. Arch. Path. (Chicago) **45**, 278—288 (1948). — FORMISANO, V., and W. C. LOBITZ: The Schiff-positive „nonglycogen material" in the human eccrine sweat glands. Arch. Derm. (Chicago) **75**, 202—209 (1957). — FORMISANO, V. R., and W. MONTAGNA: Succinic dehydrogenase activity in the skin of ginea pig. Anat. Rec. **120**, 893—902 (1954). Siehe auch Anat. Rec. **122**, 65—72 (1955). — FRAIN-BELL, W., and R. T. BRAIN: Urticaria pigmentosa in identical twins. Brit. J. Derm. **80**, 426 (1958). — FRANCESCHETTI, A.: Angioid streaks und Pseudoxanthoma elasticum Syndrom von GROENBLAD STRANDBERG. Klin. Mbl. Augenheilk. **92**, 410 (1943). — FRANKE, H., u. J. SCHRÖDER: Über Unterschiede der Hautdurchblutung bei den Geschlechtern. Klin. Wschr. **34**, 536—541 (1956). — FRESEN, O.: Beitrag zur Histogenese der Tuberkulose. Beitr. Klin. Tuberk. **103**, 47—54 (1950). ~ Studien zum Ablauf der tuberkulösen Entzündung. Beitr. Klin. Tuberk. **103**, 104—106 (1950a). — FREUDENTHAL, W.: Verruca senilis und Keratoma senile. Arch. Derm. Syph. (Berl.) **152**, 505—528 (1926) (Lit.). — FREUND, E.: Su di un caso di pseudomilio colloide. Contribute clinicoistologica. (Comunicazione prev.) Atti Soc. ital. Derm. Sif. **30**, 639—646 (1937). — FREUND, F.: Apoplexia cutanea-Perarteriitis nodosa. Arch. Derm. Syph. (Berl.) **152**, 158—188 (1926). — FREUND, H.: Über Skleroedem Buschke. Arch. Derm. Syph. (Berl.) **161**, 92—113 (1930). ~ Darier-ähnliche Atypie eines Keratoma senile mit Blasenbildung. Arch. Derm. Syph. (Berl.) **162**, 733—738 (1932). — FREY, J. R., u. P. WENK: Über die Funktion der regionalen Lymphknoten bei der Entstehung des Dinitrochlorbenzol-Kontaktekzems am Meerschweinchen. Dermatologica (Basel) **116**, 243—259 (1958). — FRIDERICH, H., u. W. NIKOLOWSKI: Endogene Ochronose. Arch. Derm. Syph. (Berl.) **192**, 273—289 (1951). — FRÜHWALD, R., u. W. HOFER: Argyrophile Fasern bei Hautkrankheiten (speziell Erythrodermie). Arch. klin. exp. Derm. **205**, 79—92 (1957). — FUHS, H.: Zur Klinik und Pathogenese seltener Hautpustulosen. Arch. Derm. Syph. (Berl.) **178**, 68—75 (1939). — FULAR, W.: Der, Zellersatz in der menschlichen Epidermis. Morph. Jb. **96**, 1—13 (1956). — FULLMER, H. M., and R. D. LILLIE: A selective stain for elastic tissue (Orcinol-new fuchsin). Stain technol. **31**, 27—29 (1956). — FUNK, C. F.: Boecksches Sarkoid als Allgemeinerkrankung. Med. Wschr. **10**, 721 (1950).

Gans, O.: Über die Gewebsatmung in der gesunden und kranken Haut. Dtsch. med. Wschr. 99, 16 (1923a). ~ Zur Pathogenese der Achselhöhlenabszesse. Derm. Wschr. 76, 318—325 (1923b). ~ Histologie der Hautkrankheiten. a) 1. Aufl., Bd. 1. Berlin 1925. b) 1. Aufl. Bd. 2. Berlin 1928. ~ Zur Histo-Topochemie der gesunden und kranken Haut. Untersuchung des anorganischen Aufbaues mittels der Schnittveraschung. Arch. Derm. Syph. (Berl.) 161, 607—641 (1930). ~ Die allgemeine pathologische Anatomie der Haut. In Jadassohns Handbuch der Haut- und Geschlechtskrankheiten, Bd. IV, S. 3. Berlin 1932. ~ Die Pathologie des Bindegewebes mit besonderer Berücksichtigung der Haut. Hautarzt 4, 399—408 (1953). — Gans, O., u. G. K. Steigleder: Histologie der Hautkrankheiten. a) 2. Aufl., Bd. I. Berlin 1955. b) 2. Aufl., Bd. II. Berlin 1957. ~ Skin diseases with malignant growth of juvenile connective tissue cells. Excerpta med. (Amst.), Sect. XIII 10, 139—141 (1956). — Garnier, G.: Vulvite érythémateuse circonscrite bénigne à type érythroplasie. Bull. Soc. franç. Derm. Syph. 61, 102 (1954). ~ Les érythroplasies bénignes à plasmocytes. Bull. Soc. franç. Derm. Syph. 64, 245—248 (1957). — Gassmann, A.: Zit. nach Gans 1925. — Gaudin, P.: Acanthose par chrysarobine, vaseline et frottement. Dermatologica (Basel) 97, 209—215 (1948). — Gay-Prieto, J., H. P. Rodriguez-Perez and G. Jaqueti: Contribution to the morphogenetic and histochemical knowledge on „molluscum contagiosum". Acta derm.-venereol. (Stockh.) 37, 231—241 (1957). — Gedigk, P.: Zur Histochemie des Zentralapparates der Zelle. Virchows Arch. path. Anat. 325, 366—378 (1954). ~ Die funktionelle Bedeutung des Eisenpigmentes. Ergebn. allg. Path. path. Anat. 38, 1—45 (1958). — Gedigk, P., u. E. Bontke: Über die Enzymaktivität im Fremdkörpergranulationsgewebe. Virchows Arch. path. Anat. 330, 538—568 (1957). — Gedigk, P., u. W. Pioch: Über die Bildung von organischen Substanzen in Siliciumdioxydgranulomen. Virchows Arch. path. Anat. 328, 513—535 (1956). — Gedigk, P., u. G. Strauss: Zur formalen Genese der Eisenpigmente. Virchows Arch. path. Anat. 326, 172—190 (1954). — Gell, G. H., and I. T. Hinde: Observations on the histology of the Arthus reaction and its relation to other known types of skin hypersensitivity. Arch. int. Allergy 5, 23—46 (1954). — Gemählich, M., F. Scheiffarht u. W. Frenger: Histopathologische Untersuchungen der Serotonin- und Histaminquaddel in der Kaninchenhaut. Allergie u. Asthma 3, 203—206 (1957). — Gentele, H.: Malignant fibroblastic tumors of the skin. Acta derm.-venereol. (Stockh.) 31, Suppl. 27 (1951) (Lit.). — Gerber, H. R.: Tierexperimentelle Untersuchungen zur Frage der Epitheloidzellbildung im normalen und tuberkulösen Organismus unter besonderer Berücksichtigung der Tuberkulinallergie. Arch. klin. exp. Derm. 205, 628—645 (1958). — Gersh, I., and H. R. Catchpole: The organization of ground substance and basement membrane and its significance in tissue injury and growth. Amer. J. Anat. 85, 457—521 (1949). — Gerth, H., et H. Flegel: Hyalinosis cutis et mucosae. Derm. Wschr. 133, 10—19 (1956). — Gertler, W.: Zur Morphologie der Lymphadenosis benigna cutis. Derm. Wschr. 130, 1226—1238 (1954). ~ Retikulosarkomatöse Umwandlung tumorartiger Lymphocytome. Derm. Wschr. 132, 1035—1042 (1955). — Gertler, W., u. A. Schimpf: Sog. Sarcomatosis cutis im Säuglingsalter. Derm. Wschr. 131, 252—262 (1955). — Gilje, O., R. Kierland and E. J. Baldes: Capillary microscopic examination in the skin diseases. J. invest. Derm. 22, 199—206 (1954). — Gilje, O., P. A. O'Leary and E. J. Baldes: Capillary microscopic examination in skin diseases. Arch. Derm. Syph. (Chicago) 68, 136—147 (1953). — Gillman, Th., J. Penn and D. Bronks; Abnormal elastic fibers. Arch. Path. (Chicago) 59, 733—749 (1955). — Gitlin, D., B. H. Landing and A. Whipple: The localization of homologous plasma proteins in the tissues of young human beings as demonstrated with fluorescent antibodies. J. exp. Med. 97, 163—176 (1953). — Glasenapp, I. v., u. G. Leonhardi: Die biologische Oxydation in der menschlichen Haut. Arch. Derm. Syph. (Berl.) 196, 319—324 (1953). — Glazunov, M. F.: Angiofibromatosis of the skin. Vop. Onkol. 6, 680 (1956). Ref. Abstr. Sov. Med. A 2, 101 (1958). — Glücksmann, A.: Local factors in the histogenesis of hypertrophic scars. Brit. J. plast. Surg. 4, 88—103 (1953). — Goepel, H.: Das Sulzberger und Garbe-Syndrom. Chronische exsudative lichenoide Dermatitis. Inaug.-Diss. Frankfurt a. Main 1958. — Götz, H.: Zur Frage der Beziehungen zwischen der Granulomatosis disc. chronica et progressiva Miescher usw. Hautarzt 7, 156—161 (1956). — Götz, H., u. K. Meinicke: Zur Klinik und Therapie der Epidermolysis bullosa albopapuloidea Pasinii. Derm. Wschr. 131, 481—487 (1955). — Götz, H., H. Röckl u. H. J. Bandmann: Beitrag zur Kenntnis der Keratosis follicularis serpiginosa Lutz (Elastoma intrapapillare perforans verruciforme Miescher). Dermatologica (Basel) 117, 231—241 (1958). — Gohlke, H., u. J. Holtschmidt: Neurohistologische Studien bei der Alopecia areata. Arch. Derm. Syph. (Berl.) 191, 527—530 (1950). — Golay, M., et R. Brun: De l'eczéma expérimental, eczéma et acanthose provoqués chez le cobaye par applications répétées de dinitrochlorobenzène. Dermatologica (Basel) 116, 408—412 (1958a). ~ De l'eczéma expérimental, 6. communication, Eczéma et acanthose provoqués chez le cobaye par applications répétées de dinitrochlorobenzène. Dermatologica (Basel) 116, 412—415 (1958b). — Goldblum, R. W., and W. N. Piper: Artificial lichenification produced by a scratching machine. J. invest. Derm. 22, 405—415 (1954). — Goldman, C., N. Nelson and J. A. Mirsky: Production of bullae in the skin of the duck. Arch. Derm. Syph. (Chicago)

48, 616—618 (1943). — GOLDNER, J.: Histiocytäre Abstammung der Fettzellen. Z. Zellforsch. 24, 312—319 (1936). — GOLDSMITH, W. N. (1928): Zit. nach HARE 1955. — GOLDSMITH, W. N.: Hidradenitis suppurativa. Proc. roy. Soc. Med. 43, 176—177 (1950). — GOLTZ, R. W., and C. W. LAYMON: Multicentric reticulohistiocytosis of the skin and synovia. Arch. Derm. Syph. (Chicago) 69, 717—731 (1954). — GOTTRON, H.: Lichen planus alter Leute. Derm. Z. 56, 417—418 (1929). ~ Purpura Majocchii. Arch. Derm. Syph. (Berl.) 159, 355—467 (1933).~ Systematisierte Haut-Muskel-Amyloidose unter dem Bilde des Scleroedema amyloidosum. Arch. Derm. Syph. (Berl.) 166, 584—615 (1932). ~ Anuläres Granuloma atrophicans. Arch. Derm. Syph. (Berl.) 172, 142—143 (1935). ~ Zur Kenntnis und Pathogenese der Dermatitis atrophicans lipoidica diabetica usw. Med. Klin. 1938, 145—149, 190—193. ~ Hautveränderungen als Syndrome von Stoffwechselerkrankungen. In: Stoffwechselerkrankungen, herausgeg. von L. GROTE. Schriftenreihe der Akademie für ärztliche Fortbildung Dresden. Dresden u. Leipzig: Theodor Steinkopff 1940. ~ Schüller-Christiansche Krankheit unter besonderer Berücksichtigung der Hautveränderungen. Arch. Derm. Syph. (Berl.) 182, 691—731 (1942). ~ Amyloidosis cutis nodularis atrophicans diabetica. Dtsch. med. Wschr. 1950, 19—40. ~ Krankheitszustände des subcutanen Fettgewebes. Medizinische 39, 1211 bis 1219 (1952). ~ Skleromyxödem. (Eine eigenartige Erscheinungsform von Myxothesaurodermie.) Arch. Derm. Syph. (Berl.) 199, 71—91 (1954). — GOTTRON, H., u. F. ELLINGER: Beitrag zur Klinik der Porphyrie. Arch. Derm. Syph. (Berl.) 164, 10—43 (1931). — GOTTRON, H., u. G. W. KORTING: Zur Pathogenese des Mxyoedema circumscriptum tuberosum. Arch. Derm. Syph. (Berl.) 195, 625—649 (1953). — GOTTRON, H. A., u. G. W. KORTING: Über Ablagerung körpereigener Stoffe (Amyloidosis, Calcinosis) bei Morbus Osler. Arch. klin. exp. Derm. 207, 177—201 (1958). — GOTTRON, H. A., u. W. NIKOLOWSKI: Melanosarkom der Haut (Melanofibroplastisches Sarkom). Arch. Derm. Syph. (Berl.) 194, 519—526 (1952). ~ Extrarenale Löhlein-Herdnephritis der Haut bei Endocarditis. Arch. klin. exp. Derm. 207, 156—176 (1958). — GRACIANSKY, DE, P., S. BOULLE, M. BOULLE et J. DALION: La maladie de Kyrle, étude critique à propos d'une observation. Ann. Derm. Syph. (Paris) 82, 8—33 (1955). — GRAHAM, J. H., and E. B. HELWIG: Isolated dyskeratosis follicularis. Arch. Derm. Syph. (Chicago) 77, 377—390 (1958). — GRAUMANN, W.: Vergleichende Untersuchungen zur Frage der Spezifität verschiedener Modifikationen der Polysaccharid-Eisenreaktion. Acta histochem. (Jena) 5, 49—61 (1958). — GRAYSON, J.: The cutaneous ligaments of the digits. J. Anat. (Lond.) 75, 164—165 (1940/41). — GREWE, H. E.: Die Mondorsche Krankheit. Dtsch. med. Wschr. 1956, 1058. — GROSS, F., u. F. SCHAAF: Verhalten der Haut gegen Fettsäuren mittlerer Kettenlänge. Hoppe-Seylers Z. physiol. Chem. 295, 119—128 (1953). — GROSS, J.: Studies on the fibrogenesis of collagen. Some properties of neutral extracts of connective tissue. In: Connective tissue, a symposium, herausgeg. von R. E. TURNBRIDGE u. Mitarb., p. 35—61. Oxford u. Paris 1957. — GROSS, R. E., and S. B. WOLBACH: Sclerosing hemangioma their relationship to dermatofibroma, histiocytoma xanthoma and to certain pigmented lesions of the skin. Amer. J. Path. 19, 533—551 (1943). — GRÜNEBERG, TH.: Keratosis follicularis et parafollicularis serpiginosa. Hautarzt 7, 150—155 (1956). — GRÜNEBERG, TH., W. KAISER u. U. MÜLLER: Zur Pathogenese der Urticaria pigmentosa. Hautarzt 6, 342—349 (1955). — GRÜNEBERG, TH., u. A. SZAKALL: Über den Gehalt an Schwefel und wasserlöslichen Bestandteilen in der verhornten Epidermis bei normaler und pathologischer Verhornung. Arch. klin. exp. Derm. 201, 361—377 (1955). — GRÜTZ, O.: Neue histologische Befunde zum Psoriasisproblem. Arch. Derm. Syph. (Berl.) 177, 246—252 (1938a). ~ Beiträge zur Histologie und Pathogenese der Adiponecrosis (Lipodystrophia) subcutanea neonatorum. Arch. Kinderheilk. 113, 199—211 (1938b). ~ Über Scabies und Sciabes norvegica. Dermatologica (Basel) 97, 279—297 (1948). — GÜNTHER, H.: Das subcutane Fettpolster als konstitutionelles Merkmal und seine endokrinen und neurovegetativen Regulationen. Endokrinologie 33, 9—12 (1956).

HABER, H.: Histopathology of eczema. In L. J. A. LOEWENTHAL, The eczemas Edinburgh and London 1954. — HALL, D. A.: Chemical and encymatic studies on elastin. In: Connective tissue symposium, herausgeg. von TURNBRIDGE u. Mitarb. Oxford u. Paris 1957. — HALL, D. A., R. REED and R. E. TURNBRIDGE: Structure of elastic tissue. Nature (Lond.) 170, 264—277 (1952). — HALTER, K.: Zur Kenntnis des Fordyceschen Zustandes und seiner Bedeutung für die Klärung der Lokalisationsfrage von Hautkrankheiten der Mundhöhle. Arch. Derm. Syph. (Berl.) 176, 201—213 (1938). ~ Zur Problematik des Dermatofibrosarkoma protuberans (E. HOFFMANN). Hautarzt 1, 133—134 (1950). — HAMBRICK, G. W.: The effect of substituted naphthalenes on the pilosebaceous apparatus of rabbit and man. J. invest. Derm. 28, 89—103 (1957a). ~ Periodic acid-Schiff positive material accumulating within the lumen of eccrine sweat glands. J. invest. Derm. 29, 213—215 (1957b). — HAMBRICK, G. W., and H. BLANK: Whole mounts for the sudy of skin and its appendages. J. invest. Derm. 23, 437—453 (1954). ~ The microanatomy of miliaria crystallina. J. invest. Dermat. 26, 327—336 (1956). — HAMPERL, H.: Über fluoreszierende Körnchenzellen („Fluorocyten"). Virchows Arch. path. Anat. 318, 32—47 (1950). ~ Elastische Fasern als Fremdkörper. Bemerkungen zur sogenannten Arteriitis temporalis. Virchows Arch. path. Anat. 323, 563 (1953). ~

Die Morphologie der Tumoren. In: Geschwülste. Handbuch der allgemeinen Pathologie, Bd. VI/3. Berlin 1956. — HAMPERL, H., u. K. W. KALKOFF: Knotenbildung der Haut mit intracellulärer Ablagerung von Eiweißkristallen. Hautarzt 4, 418—423 (1953). ~ Zur Kenntnis des Molluscum pseudocarcinomatosum. Hautarzt 5, 440—446 (1954). — HAMPERL, H., u. C. KAUFMANN: Das sogenannte Oberflächenkarzinom der Portio. Z. Krebsforsch. 61, 255—258 (1957). — HANUŠOVÁ, S., u. V. DOLEJŠÍ: Hautrelief-Typen. Arch. klin. exp. Derm. 208, 1—23 (1958). — HARBER, L. C., F. HERRMANN, L. MANDOL and M. B. SULZBERGER: Lipid studies on the human skin surface by means of the monomolecular layer method. J. invest. Derm. 29, 55—65 (1957). — HARE, P. J.: Necrobiosis lipoidica. Brit. J. Derm. 67, 365—384 (1955). — HARRIS, H.: The relation of hair growth on the body to baldness. Brit. J. Derm. 59, 300—309 (1947). — HASENPFLUG, K.: Naevoxanthoendotheliom oder jugendliches Histiozytom. Derm. Wschr. 136, 1345—1351 (1957). — HAUSER, W.: Zur Kenntnis der Akrodermatitis chronica atrophicans. Arch. Derm. Syph. (Berl.) 199, 350—393 (1955). — HAXTHAUSEN, H.: Studies on the role of lymphocytes as a transmitter of hypersensitivity. Acta derm.-venereol. (Stockh.) 27, 275 (1947), — HEGGLIN, R., u. H. ZOLLINGER: Klinisch-pathologisch anatomische Demonstrationen. (Mitralstenose, Libman Sacks Syndrom und metastasierendes Dünndarmkarzinoid.) Cardiologia (Basel) 28, 151—167 (1956). — HEILMEYER, L., W. KEIDERLING u. F. WÖHLER: Der Eisenstoffwechsel beim Infekt und die Entgiftungsfunktion des Speichereisens. Dtsch. med. Wschr. 83, 1965—1974 (1958). — HERRMANN, F.: Zur physiologischen und klinischen Bedeutung von Schweiß und Wachs auf der Haut. Arch. klin. exp. Derm. (Berl.) 200, 33—53 (1955). — HERRMANN, F., and N. B. KANOF: The fluorescein pattern of dermatosis. J. invest. Derm. 8, 421—432 (1947). — HERRMANN, F., S. O. MORRILL, R. W. SHERWIN, M. J. ROTHSTEIN and M. B. SULZBERGER: Factors influencing the incidence of epidermal methylcholanthrene tumor in mice treated with cortisone. III. Studies of the hair follicular cycle (,,skin cycle") in relation to the incidence of tumors after cortisone administration. J. invest. Derm. 25, 423—437 (1955). — HERRMANN, F., S. O. MORRILL u. M. B. SULZBERGER: ,,Dyshidrosiforme Eruptionen" und Schweißorgan. I. Morphologische Befunde bei 6 Patienten mit Hyperhidrose und vesiculären Eruptionen der Handteller und Fußsohlen. Hautarzt 9, 60—67 (1958). — HERRMANN, H., u. G. STÜTTGEN: Über die Histogenese atrophischer Vorgänge am phimotischen Praeputium des Menschen. Arch. Derm. Syph. (Berl.) 198, 601—618 (1954). — HERTING, D. C., and R. C. CRAIN: Foreign body type reaction in fat cells. Proc. Soc. exp. Biol. (N.Y.) 98, 347—348 (1958). — HERZBERG, J. J.: Pemphigus Gougerot/Hailey-Hailey. Arch. klin. exp. Derm. 202, 21—44 (1955). ~ Zur Diagnostik und Therapie der Melanocytoblastome. Arch. klin. exp. Derm. 203, 142—202 (1956). ~ Chronisch entzündliche Gefäßerkrankungen und deren Auswirkungen auf die Haut. Arch. klin. exp. Derm. 206, 150—200 (1957). ~ Zur Histiopathogenese der Chondrodermatitis nodularis helicis Winkler. Hautarzt 9, 495—499 (1958a). ~ Die extracelluläre Cholesterinose (KERL-URBACH), eine Variante des Erythema elevatum diutinum. Arch. klin. exp. Derm. 205, 477—496 (1958b). — HERZBERG, J. J., u. G. PLIESS: Eczema herpeticatum mit tödlichem Verlauf. Frankfurt. Z. Path. 66, 330 (1955). — HEY, M.: Über das Verhalten der Basalmembran bei künstlich verbreiterter Epidermis. Diss. Frankfurt a. Main (in Vorbereitung). — HIERONYMI, G.: Über Vorkommen und Verteilung saurer Mucopolysaccharide in Geschwülsten. Frankfurt. Z. Path. 65, 409—434 (1954). — HILL, W. R., and H. MONTGOMERY: Regional changes and changes caused by age in normal skin. J. invest. Derm. 3, 231—245 (1940). — HISSARD, R., F. MONCOURIER et J. JAQUET: Une nouvelle affection hématodermique, la mastocytose. C. R. Acad. Sci. (Paris) 231, 253—255 (1950). — HODARA, M.: Histologische Untersuchung über die Wirkung des Chrysarobins. Mh. prakt. Derm. 30, 53—69 (1900); 31, 261—268 (1900). ~ Histologische Studie über die Wirkung des Crysarobin in 3 Fällen von psoriasisähnlichem seborrhoischem Ekzem. Mh. prakt. Derm. 32, 379—393 (1901). — HÖFER, W.: Lymphadenosis benigna cutis. Arch. klin. exp. Derm. 203, 23—40 (1956). — HÖFS, W.: Zur Morphogenese der (Pseudo)-Atrophodermia vermicularis. Arch. klin. exp. Derm. 204, 384—396 (1957). — HOEPKE, H.: Die Haut. In v. MÖLLENDORFFS Handbuch der mikroskopischen Anatomie des Menschen, Bd. III/1. Berlin 1927. — HOFF, F.: Beobachtungen an Hauttransplantaten. Klin. Wschr. 1953, 56—57. — HOFFMAN, J. G.: Quantitative analysis of the growth of epidermis. Arch. Path. (Chicago) 47, 37—43 (1949). — HOFFMANN, A.: Die Entwicklung des Fettgewebes beim Menschen. Z. mikr.-anat. Forsch. 56, 415—449 (1950/51). — HOFFMANN, E.: Über das Knollen-treibende Fibrosarkom der Haut (Deratofibrosarkoma protuberans). Derm. Z. 43, 1—28 (1925). ~ Über Necromakrobiotik, Langjunglebekunst nebst Bemerkungen über die ekkrinen Schweißdrüsen. Hautarzt 3, 107—109 (1952). — HOLLANDER, A., S. C. SOMMERS and A. E. GRIMWADE: Histochemical and ultraviolet microscopic studies of chronic dermatoses and the corium membrane. J. invest. Derm. 22, 335—347 (1954). — HOLTZ, K. H.: Beitrag zur Histologie des Naevus lipomatodes cutaneus superficialis (HOFFMANN-ZURHELLE). Arch. Derm. (Berl.) 199, 275—286 (1955). ~ Das Pigment bei Granuloma eosinophilicum faciei. Argentaffine makrophage Körnchenzellen (,,Fluorozyten"). Derm. Wschr. 136, 1358—1365 (1957). — HOLTZ, K. H., u. W. SCHULZE: Beitrag zur Klinik und Pathogenese der Hyalinosis cutis et mucosae (Lipoidproteinose URBACH-WIETHE). Arch. Derm. Syph. (Berl.) **192**, 206 bis 237 (1950). — HOLYOKE, J. B., and W. C. LOBITZ: Histologic variations in the structure of human eccrine sweat glands. J. invest. Derm. **18**, 147—167 (1952). — HORNSTEIN, O.: Histologischer Beitrag zur Pathogenese subcutaner Lipome. Arch. klin. exp. Derm. **204**, 397 bis 406 (1957). — HORSTMANN, E.: Über den Papillarkörper der Haut und seine regionalen Unterschiede. Acta anat. (Basel) **14**, 23—42 (1952a). ~ Zur Morphologie der gesunden und kranken Haut. Arch. Derm. Syph. (Berl.) **194**, 164—173 (1952b). ~ Bau und Struktur des menschlichen Nagels. Z. Zellforsch. **41**, 532—555 (1955). ~ Die Haut. In Handbuch der mikroskopischen Anatomie des Menschen, Erg.-Bd. III/3. Berlin 1957. — HOWELL, J. B., and M. R. CARO: Morphea-like epithelioma, further observations. Arch. Derm. (Chicago) **75**, 517—524 (1957). — HUECK, W.: Über das Mesenchym, die Bedeutung seiner Entwicklung und seines Baues für die Pathologie. Beitr. path. Anat. **66**, 330 (1920). — HUFF, S. E., and H. LONGSTREET: Observations on peripheral circulation in psoriasis. Arch. Derm. Syph. (Chicago) **68**, 385—388 (1953). — HURLEY, J., and W. B. SHELLEY: The role of the myo-epithelium of the human apocrine sweat gland. J. invest. Derm. **22**, 143—156 (1954a). ~ Apocrine sweat retention in man. I. Exper. production of asymptomatic form. J. invest. Derm. **22**, 397—415 (1954b). ~ The human apocrine sweat gland: two secretions. Brit. J. Derm. **66**, 2, 43—48 (1954c). ~ Acquired emotional sweating in transplants. Arch. Derm. **75**, 815—819 (1957). — HURT, P.: Über die Neubildung von Lymphfollikeln bei chroni-scher Entzündung. Schweiz. Z. allg. Path. **16**, 954—968 (1953). — HYMAN, A. B.: Some histopathologic aspects of disturbances of sweating. Arch. Derm. Syph. (Chicago) **66**, 145 bis 151 (1952). ~ Dyskeratosis, an analysis of various concepts of the condition and suggestions for an accurate use of the term. Dermatologica (Basel) **106**, 101—110 (1953).

ILLIG, L.: Experimentelle Untersuchungen über die Entstehung der Stase. (Ein Beitrag zur Lehre von den örtlichen Kreislaufstörungen.) Virchows Arch. path. Anat. **326**, 501—562 (1955). — ILLIG, L., u. H. W. WEBER: Zur Entstehung, Benennung und Einteilung der ört-lichen Kreislaufstörungen. Klin. Wschr. **36**, 183—188 (1958). — INDERBITZIN, TH., u. L. CRAPS: Die Rolle der polymorphkernigen Leukocyten und der Lymphocyten für die Patho-genese der allergischen Hautreaktionen. Arch. klin. exp. Derm. **206**, 557—563 (1957). — ITO, K.: A study on hyperkeratosis. II. Follicular hyperkeratosis and chronic nutritional insuffiency. Bull. pharmac. Res. Inst. (Osaka) **6** (1956). Zit. nach Excerpta med. (Amst.), Sect. XIII **10**, 158 (1956). — ITO, T., u. K. IWASHIGE: Zytologische Untersuchungen über die ekkrinen Schweißdrüsen in der menschlichen Achselhaut mit besonderer Berücksichtigung der apokrinen Sekretion derselben. Okajimas Folia anat. jap. **23**, 187—193 (1951). — ITO, T., K. TSUCHIYA u. K. IWASHIGE: Studien über die basophile Substanz (Ribonucleinsäure) in den Zellen der menschlichen Schweißdrüsen. Arch. histol. jap. **2**, 279—287 (1951). — IWASHIGE, K.: Zytologische und histologische Untersuchungen über die ekkrinen Schweißdrüsen der Achselhaut von gesunden Menschen höheren Alters. Arch. histol. jap. **4**, 75—90 (1952).

JACKSON, S. F.: Cytoplasmic granules in fibrogenic cells. Nature (Lond.) **175**, 39—40 (1955). — JADASSOHN, W.: Zur Histologie der Urticaria pigmentosa. Arch. Derm. Syph. (Berl.) **147**, 704—707 (1933). ~ Zur Wirkung von Chrysarobin auf die Haut. Schweiz. med. Wschr. **74**, 1143—1145 (1944). — JADASSOHN, W., u. R. BRUN: Die Vitamine in der Dermato-logie. Arch. klin. exp. Derm. **206**, 454—474 (1957). — JADASSOHN, W., E. BUJARD et R. BRUN: Eczéma expérimental de la tétine du cobaye mâle. Dermatologica (Basel) **110**, 236—237 (1955). — JADASSOHN, W., A. FRANCESCHETTI et M. GOLAY: Quelques observations cliniques concernant la pigmentation du derme. Dermatologica (Basel) **108**, 225—234 (1954). — JADAS-SOHN, W., R. PAILLARD u. R. BRUN: Experimentelles zur Frage der Wirkung von Vitaminen auf die Haut. In: Aktuelle Probleme der Dermatologie, Bd. I, S. 107—122 (Literatur). Basel: Karger 1959. — JAEGER, H.: Granuloma annulare (The possible identity of its lesions with nodules of the subcutaneous lesions seen in rheumatism). Dermatologica (Basel) **92**, 325—326 (1946). — JAEGER, H., et J. DELACRÉTAZ: Tumeurs fibro-épithéliales prémalignes de Pinkus. Dermatologica (Basel) **112**, 364—370 (1956). — JAKSCH, R. v.: Prag. med. Wschr. **1892**, 602. Zit. nach H. G. HURST, Localized myxedema. Bull. Univ. Minnes. Hosp. and Minnesota Med. Found **20**, 341—354 (1949). — JANSCÓ-GÁBOR, A., u. N. JANSCÓ: Eiweißspeicherung in den Histiocyten beim Arthusphaenomen. Schweiz. Z. allg. Path. **17**, 585—591 (1954). — JANSEN, L. H.: De sclerodermieen. Ned. T. Geneesk. **97**, 2996—3001 (1953). ~ The structure of the connective tissue, an explanation of symptoms of the Ehlers Danlos syndrom. Dermato-logica (Basel) **110**, 108—120 (1955). — JARRETT, A.: Fluorescence microscopy and the „acantholytic cell". Brit. J. Derm. **69**, 117—129 (1957). ~ The structure of collagen and elastic tissue in unprocessed skin. Brit. J. Derm. **70**, 343—347 (1958). — JERSILD, T., and A. PERDRUP: Familial occurence of necrosis adiposa neonatorum. Acta pädiat. (Uppsala) **39**, 389—394 (1950). — JESSNER, M., and N. B. KANOF: Lymphocytic infiltra-tion of the skin. Arch. Derm. Syph. (Chicago) **68**, 447—449 (1953). — JEWELL, H. A., H. TAUBE, M. E. NICHOLLS and R. A. LEHMANN: Action of vitamin A on the skin following intracutaneous injection. Proc. Soc. exp. Biol. (N.Y.) **96**, 162—165 (1957). — JOHN, F.: Sklerodermie und vegetatives Terminalretikulum. Arch. Derm. Syph. (Berl.) **188**, 374—415

(1949). ~ Die Stalagmocyten der menschlichen Epidermis. Z. Zellforsch. **36**, 79—91 (1951). — Johnson, H. M., and I. L. Tilden: Reticulohistiocytic granulomas of the skin associated with arthritis mutilans. Report of a case followed 14 years. Arch. Derm. (Chicago) **75**, 405—417 (1957). — Johnson, S. G.: On the importance of the secretion of sebum to the skin illustrated by anatomical and secretory examinations of the sebaceous glands on the dorsal surface of the hand. Acta derm.-venereol. (Stockh.) **35**, 210—212 (1955). — Jones, P. E., and D. C. Smith: Porokeratosis. Arch. Derm. Syph. (Chicago) **56**, 425—436 (1947). — Jorpes, E., u. I. Yamashina: Die Mucopolysaccharide und Glykoproteide des Bindegewebes. Koll. Ges. Phys. Chem. 12.—14. 4. 1956, Mosbach i. Baden. Berlin: Springer 1957.

Kahle, H. R.: Thrombophlebitis of the thoracoepigastric vein. Arch. Surg. (Chicago) **71**, 717 (1955). — Kalkoff, K. W.: Zur Abgrenzung der Lymphadenosis benigna cutis von Hautmanifestationen der chronischen Lymphadenose. Derm. Wschr. **126**, 1146—1156 (1952). — Kantner, M.: Neue morphologische Ergebnisse über die peripherischen Nervenausbreitungen und ihre Deutung. Acta anat. (Basel) **31**, 397—425 (1957). — Katz, L., and K. Steiner: Ehlers Danlos syndrome with ectopic bone formation. Radiology **65**, 352 bis 360 (1955). — Kaufman, S. M.: Fox-Fordyce disease in a male. N. Y. St. J. Med. **38**, 971—973 (1938). — Keech, M. K.: The effect of collagenase on human skin collagen. Comparison of different age-groups and of cases with and without „collagen disease". Yale J. Biol. Med. **26**, 295—306 (1954). ~ Human skin collagen from different age groups before and after collagenase digestion, an electron microscopic study. Ann. rheum. Dis. **14**, 19—50 (1955). ~ Transformation of collagen to „elastin" in dermal collagens with varying sensitivity towards collagenase. Ann. rheum. Dis. **17**, 23—50 (1958). — Keech, M. K., R. Reed and M. J. Wood: Further observations on the transformation of collagen fibrils into elastin: an electron-microscopic study. J. Path. Bact. **71**, 477 (1956). — Keining, E.: Myxoedema circumscriptum bei Basedow. Derm. Wschr. **87**, 1874—1875 (1928). — Keining, E., u. O. Braun-Falco: Vergleichende Betrachtungen über das Keloid, Sklerödem und Myxoedematöse Hautveränderungen. Derm. Wschr. **126**, 633—640 (1952). ~ Zur Klinik und Pathogenese des Skleromyxoedems. (Gleichzeitig ein histochemischer Beitrag zur Natur der mucinösen Einlagerungen.) Acta derm.-venereol. (Stockh.) **36**, 37—71 (1956). — Keller, R.: Tissue mast cells in anaphylactic shock and anaphylactoid reactions. Int. Arch. Allergy **11**, 328 bis 341 (1957). — Kelly, J. W.: The metachromatic reaction. Protoplasmotologia 2, D 2 (1956). — Kerckhoff, J. H. P. van: Beiträge zur Kenntnis der Psoriasis vulgaris. Leipzig 1929. — Kersting, D. W., and M. C. Caro: Cellular blue nevus of Ota followed for twenty two years. Arch. Derm. (Chicago) **74**, 59—62 (1956). — Kersting, D. W., and E. B. Helwig: Eccrine spiradenoma. Arch. Derm. (Chicago) **73**, 199—227 (1956). — Kimmig, J.: Ursache und Behandlung des Jododerma tuberosum. Hautarzt 2, 78—79 (1951). — Kimmig, J., u. K. H. Schulz: Chlorierte aromatische zyklische Äther als Ursache der sog. Chlorakne. Naturwiss. **44**, 337—338 (1957). — King, L. S.: Effects of podophyllin on mouse skin, Histologic sequence after a single dose. J. nat. Cancer Inst. 8, 215—225 (1948). ~ Effects of podophyllin on mouse skin, Consideration of some functional aspects. J. nat. Cancer Inst 10, 131—146 (1949). ~ Effects of podophyllin on mouse skin, Studies of epidermal fibrills J. nat. Cancer Inst. 10, 689—701 (1949/50). — Kjaersgaard, A. R.: Perfusion of isolated dog skin. J. invest. Derm. **22**, 135—141 (1954). — Klaar, J.: Zur Kenntnis des weiblichen Axillarorgans beim Menschen. Wien. klin. Wschr. **39**, 127—131 (1926). — Klemperer, P.: Der Begriff der Kollagenkrankheiten. Wien. klin. Wschr. **67**, 337 (1955). — Kligman, A. M.: Pathophysiology of ringworm infections in animals with skin cycles. J. invest. Derm. **27**, 171—185 (1956). — Kligman, A. M., and W. B. Shelley: An investigation of the biology of the human sebaceous gland. J. invest. Derm. **30**, 99—125 (1958). — Kligman, A. M., and J. S. Strauss: The formation of vellus hair follicles from human adult epidermis. J. invest. Derm. **27**, 19—23 (1956). — Klingmüller, G.: Über alkalische Phosphomonoesterasen bei Hauttuberkulose, ihren Einfluß auf Tuberkelbazillen und ihre Aktivierung durch Vitamin D_2. Hautarzt 4, 357—365 (1953). ~ Monilethrix mit 48 Std-Rhythmus. Hautarzt 5, 23—24 (1954a). ~ Morphologische Veränderungen beim Abbau kranker Haarwurzeln. Hautarzt 5, 115—118 (1954b). ~ Die Darstellung alkalinischer Phosphatasen in Kapillaren. Hautarzt 9, 84—87 (1958a). ~ Histochemische Befunde alkalischer Phosphatasen an normalen und kranken Haarwurzeln. Hautarzt 9, 176—180 (1958b). — Klinken-Rasmussen, L.: Quantitative morphological studies on cyclic changes in the mouse skin with special reference to carcinogenesis. Acta path. microbiol. scand. **36**, 112—124 (1955). — Knoth, W.: Die diagnostische Bedeutung des Gitterfasernachweises bei Dermatosen. Arch. klin. exp. Derm. **206**, 744—751 (1957). — Knox, J. M., and W. F. Spiller: Eccrine poroma. Arch. Derm. (Chicago) **77**, 726—729 (1958). — Koch, F.: Zur Histogenese und Pathogenese des Schweißdrüsenabszesses. Dtsch. med. Wschr. **63**, 965—967 (1937). ~ Zur Frage der Identität von Impetigo herpetiformis, Psoriasis pustulosa und Psoriasis vulgaris. Hautarzt 3, 165—168 (1952). — Kogoj, F.: Acrodermatitis continua Hallopeau und Psoriasis pustulosa. Derm. Z. **75**. 252—270 (1937). ~ Die spungiforme (schwammartige) Pustel. Derm. Wschr. **107**, 1485—1487 (1938). ~ Das klinische und histologische Bild der Acrodermatitis continua.

Arch. Derm. Syph. (Berl.) 193, 417—433 (1951). ~ Zur Diagnose des ,,Zweiblasen-Symptom" bei bullösen Dermatosen. Dermatologica (Basel) 115, 547—555 (1957). — Kooij, R.: Weber Christians disease, a form of spontaneous panniculitis. Dermatologica (Basel) 101, 322—344 (1950). — Kopf, A. W.: The distribution of alkaline phosphatase in normal and pathologic human skin. Arch. Derm. (Chicago) 75, 1—37 (1957). — Kopf, A. W., and N. Orentreich: Alkaline phosphatase in alopecia areata. Arch. Derm. (Chicago) 76, 288—295 (1957). — Korting, G. W.: Über keloidartige Sklerodermie nebst Bemerkungen über das etagemäßige Verhalten von einigen sklerodermischen Krankheitszuständen. Arch. Derm. Syph. (Berl.) 198, 306—318 (1954a). ~ Zur Pathogenese des endogenen Ekzems. Stuttgart: Georg Thieme 1954b. ~ Zur Genese dyshidrosiformer Exantheme, insbesondere der genuinen Dyshidrosis. Berufsdermatosen 4, 139—143 (1955). ~ Pemphigoide Pellagra mit Hautveränderungen. Arch. klin. exp. Derm. 208, 81—92 (1958). — Korting, G. W., u. E. Gottron: Cutis laxa. Arch. Derm. Syph. (Berl.) 193, 14—34 (1951). — Korting, G. W., u. R. Schmitz: Zur Beeinflußbarkeit von Fettablagerungen in der Haut durch Lipotrope und thyreostatische Faktoren. Medizinische 1952, 116. — Krantz, W.: Einführung in die Dermatologie. Leipzig 1949. — Kreibich, C.: Über lipoide Degeneration des Elastins der Haut. Arch. Derm. Syph. (Berl.) 116, 325—328 (1913). ~ Über Bindegewebsdegeneration. Arch. Derm. Syph. (Berl.) 130, 535—541 (1921). ~ Mucin bei Hauterkrankungen. Arch. Derm. Syph. (Berl.) I. Mitt. 150, 243—248 (1926); II. Mitt. 153, 799—803 (1927). ~ Blauer Naevus. Arch. Derm. Syph. (Berl.) 153, 804—806 (1927). — Kreutzberg, B.: Über das Verhalten des peripheren Nervensystems in der Haut bei Mycosis fungoides. Arch. klin. exp. Derm. 205, 34—48 (1957). — Kropp, P. J.: Examination of the epidermis by the strip method. IV. The melanocytes during a period of forced regeneration. J. invest. Derm. 29, 217—222 (1957). — Kruse, M.: Aschenbilder von normaler, psoriatischer und neurodermitischer Haut mit besonderer Berücksichtigung des Magnesiumbildes. Haut- u. Geschl.-Kr. 24, 127—131 (1958). — Kuhl, P. R., G. E. Sheline and E. I. Alpen: Blister formation and tissue temperature in radiant energy and contact burns. Amer. J. Path. 30, 695—710 (1954). — Kurth, W.: Über eine Schweißsekretionsstörung nach Salvarsanbehandlung bei Lues. Arch. Derm. Syph. (Berl.) 190, 25—49 (1950). — Kurz, R.: Über Hautveränderungen, insbesondere Stauungskeratosen, an Amputationsstümpfen. Derm. Wschr. 137, 473—479 (1958). — Kuske, H.: Experimentelle Untersuchungen zur Photosensibilisierung der Haut der pflanzlichen Wirkstoffe. I. Mitt. Lichtsensibilisierung durch Furocumarine als Ursache. Arch. Derm. Syph. (Berl.) 178, 112—123 (1938). ~ Tumorförmige eosinophile Granulome der Haut. Dermatologica (Basel) 104, 254—259 (1952). — Kúta, A., and E. Neumann: Koebner's Phaenomenon in a study concerning the primary epidermal pathogenesis of psoriasis. Dermatologica (Basel) 115, 51—60 (1957).

Landes, E.: Gangrän an beiden Füßen als Folge lokaler Stoffwechselstörung durch Narkose. Derm. Wschr. 132, 811—814 (1955). — Landis, E. M.: The capillaries of the skin. J. invest. Derm. 1, 295—311 (1938). — Landsteiner, K., and M. W. Chase: Experiments on transfer of cutaneous sensitivity to simple compounds. Proc. Soc. exp. Biol. (N.Y.) 49, 688—690 (1942). — Lang, F. J.: Rôle of endothelium in the production of polyblasts (mononuclear wandering cells) in inflammation. Arch. Path. Lab. Med. 1, 41—63 (1926). — Lansing, A. I.: Chemical morphology of elastic fibers connective tissue. 2. Conf., New York, 1951. — Lansing, F. B., A. M. Rosenthal and E. W. Dempsey: The structure and chemical characterization of elastic fibers as revealed by elastase and by electron microscopy. Anat. Rec. 114, 555 (1952). — Lapière, Ch.: Modications des glandes sébacées par des hormones sexuelles appliquées localement sur la peau de souris. C. R. Soc. Biol. (Paris) 147, 1302—1306 (1953). — Lapière, S., H. van Runckelen u. E. Nizet: Reticulomatose mit histiozytären Riesenzellen der Haut und der Synovialschleimhaut. Arch. belges. Derm. 13, 58 (1957). — Lasher, N., A. L. Lorincz and S. Rothman: Hormonal effects on sebaceous glands of the white rat. III. Evidence for the presence of a pituitary sebaceous gland tropic factor. J. invest. Derm. 24, 499—505 (1955). — Lassmann, G., u. L. Loeb: Über histologische Veränderungen der Haut bei der multiplen Sklerose unter besonderer Berücksichtigung der nervösen Endformationen und der bindegewebigen intercalären Zellen. Dermatologica (Basel) 116, 259 bis 264 (1958). — Laubinger, W.: Über den systemartigen Zusammenhang der Gitterfasern in den Fettorganen und ihre funktionelle Bedeutung. Jb. Morph., Abt. I 81, 230—244 (1938). — Lauckner, H. G.: Über das Auftreten von Plasmazellen, Schaumzellen und Gefäßveränderungen bei Retikulosarkomatosen, die klinisch unter dem Bilde der Mykosis fungoides verlaufen. Inaug.-Diss. Frankfurt a. Main 1959. — Lausecker, H.: Lipoidgranulomatose der Subcutis. Hautarzt 9, 165—168 (1958). — Lawrence, S. H.: The transfer in humans of delayed skin sensitivity to streptococcal substance and to tuberculin with disrupted leucocytes. J. clin. Invest. 34 (I), 219—230 (1955). — Leach, E. H., R. A. Peters and R. J. Rossiter: Experimental thermal burns, especially the moderate temperature burn. Quart. J. exp. Physiol. 32, 67—86 (1943/44). — Leibl, K.: Bromoderma tuberosum. Derm. Wschr. 137, 681—686 (1958). — Leinbrock, A.: Das Plasmocytom und seine pathologischen Hautveränderungen. Hautarzt 9, 249—259 (1958). — Lennox, B., A. G. E. Pearse and H. G. H.

RICHARDS: Mucin-secreting tumours of the skin: with special reference to the socalled mixed salivary tumour of the skin and its relation to hidradenoma. J. Path. Bact. **64**, 865—880 (1952). — LEONHARDI, G.: Fettstoffwechseluntersuchungen bei Xanthomatosen. Arch. klin. exp. Derm. **206**, 582—585 (1957). ~ Die Enzyme in der Haut. Vortr. Dtsch. Dermat. Tagg, Düsseldorf, 1958. Arch. klin. exp. Derm. (im Druck). — LEONHARDI, G., u. L. MICHEL: Impetigo herpetiformis, ein Syndrom des Calciummangels. Arch. klin. exp. Derm. **207**, 244 bis 250 (1958). — LETTERER, E.: Über epitheliale und mesodermale Schleimbildung in ihrer Beziehung zur schleimigen Metamorphose und schleimigen Degeneration. Leipzig: Hirzel 1932. ~ Die Amyloidose im Lichte neuer Forschungsmethoden. Dtsch. med. Wschr. **1958**, 15—19. — LEVER, W. F.: Histopathology of the skin. Philadelphia-London-Montreal 1949 a. ~ Nodular nonsuppurative panniculitis (Weber Christian disease). Arch. Derm. Syph. (Chicago) **59**, 31—35 (1949 b). ~ Pemphigus. Medicine (Baltimore) **32**, 1—123 (1953) (Lit.). — LEVER, W. F., and B. CASTLEMAN: Clear cell myo-epithelioma of the skin. Amer. J. Path. **28**, 691—699 (1952). — LEVER, W. F., and R. W. LEEPER: Eosinophilic granuloma of the skin. Arch. Derm. Syph. (Chicago) **62**, 85—96 (1950). — LEVI, G.: Explantation, besonders die Struktur und die biologischen Eigenschaften der in vitro gezüchteten Zellen und Gewebe. Ergebn. Anat. Entwickl.-Gesch. **31**, 125—707 (1934). — LIEBELT, A., and A. KIRSCHBAUM: Lipogenesis in „adipose tissue" transplanted to mouse's ear. Anat. Rec. **124**, 326—327 (1956). — LIEBOW, A. A.: Effects produced on hair by atomic bombs. Ann. N. Y. Acad. Sci. **53**, 688—689 (1950). — LINDEMAYR, W.: Über Lymphocytome der Haut. Wien. Z. inn. Med. **30**, 402—410 (1949). — LINDEN, J. H., E. LADEN, J. O. ERICKSON and D. ARMEN: Electron microscopic study of normal skin collagen and elastic fibers. J. invest. Derm. **24**, 83—85 (1955). — LINDNER, H., u. R. MEYER: Zum Problem der Retikulosarkomatosen. Arch. klin. exp. Derm. **203**, 409—432 (1956). — LINKE, K. W.: Elektronenmikroskopische Untersuchungen über die Differenzierung der Interzellularsubstanz der menschlichen Lederhaut. Z. Zellforsch. **42**, 331—343 (1955). — LINSER, K.: Zur Mesenchymtheorie der Hautkarzinome. Derm. Wschr. **139**, 135—149 (1959). — LIPMAN-COHEN, E.: The mechanism of comedo formation in acne vulgaris. Brit. J. Derm. **68**, 362—368 (1956). — LOBITZ, W. C., and R. L. DOBSON: Responsis of the secretory coil of the human eccrine sweat gland to controlled injury. J. invest. Derm. (Baltimore) **28**, 105—120 (1957). — LOBITZ, W. C., J. B. HOLYOKE and D. BROPHY: Histochemical evidence for human eccrine sweat duct. activity. Arch. Derm. Syph. (Chicago) **72**, 229—236 (1955). — LOBITZ, W. C., J. B. HOLYOKE and W. MONTAGNA: The epidermis eccrine sweat duct unit, a morphologic and biologic entity. J. invest. Derm. **32**, 157—158 (1954a). ~ Responses of the human eccrine sweat duct to controlled injury. J. invest. Derm. **23**, 329—344 (1954b). — LÖHNER, L.: Über Entstehungsgeschichte und Funktionen des menschlichen Haarkleides. Biol. Zbl. **44**, 384—398 (1924). — LOEWENTHAL, L. J. A.: A new cutaneous disease manifestation in the syndrome of vitamin A deficiency. Arch. Derm. Syph. (Chicago) **28**, 700—708 (1933). — LOEWENTHAL, M., R. J. SCHEN and L. WECHSLER: Urticaria pigmentosa with systemic mastcell disease. Arch. Derm. (Chicago) **75**, 512 (1957). — LORINCZ, A.: Skin des squamating machine a tool useful in dermatologic research. J. invest. Derm. **28**, 275—280 (1957). — LORTAT-JACOB, E.: Benign mucosal pemphigoid dermatite bulleuse muco-synéchante et atrophiante. Brit. J. Derm. **70**, 361—367 (1958). — LUBARSCH, O.: Zur Kenntnis ungewöhnlicher Amyloidablagerungen. Virchows Arch. path. Anat. **271**, 867—889 (1929). — LUTZ, W.: Lichen sclerosus, white spot disease, kartenblattähnliche und circumscripte Sclerodermie. Dermatologica (Basel) **92**, 199 bis 217 (1946). — LYNCH, F. W.: Elastic tissue in fetal skin. Arch. Derm. Syph. (Chicago) **29**, 57—79 (1934). ~ Acne vulgaris. Review of histologic changes observed in early lesions. Arch. Derm. Syph. (Chicago) **42**, 593—606 (1940).

MACCARDLE, R. C., M. F. ENGMAN jr. and M. F. ENGMAN sen.: Mineral changes in neurodermatitis revealed by microincineration. Arch. Derm. Syph. (Chicago) **47**, 335—372 (1943). — MACHER, E.: Feinstrukturuntersuchungen an der Haut bei Sklerodermia diffusa und circumscripta. Arch. klin. exp. Derm. **206**, 739—744 (1957). — MACHER, E., u. B. BREHLER: Röntgeninterferenzuntersuchungen bei Sklerodermia diffusa und circumscripta. Hautarzt **9**, 409—414 (1958). — MADSEN, A.: De l'épithelioma basocellulaire superficiel. Acta derm.-venereol. (Stockh.) Suppl. **7**, 1—161 (1941). ~ The histogenesis of superficial basal-cells epitheliomas. Arch. Derm. Syph. (Chicago) **72**, 29—30 (1955). — MARCHIONINI, A.: Nicht erbliche Epidermolysis bullosa bei Hautamyloidose. Arch. Derm. Syph. (Berl.) **178**, 65—67 (1939). — MARCHIONINI, A., K. AYGÜN u. K. TURGUT: Weitere Untersuchungen über das Kolloidmilium in Anatolien nach Beobachtung von 5 Fällen. Zbl. Haut-Geschl.-Kr. **69**, 453 (1943). — MARCHIONINI, A., u. F. JOHN: Über lichencide und poikilodermie-artige Hautamyloidosen. Arch. Derm. Syph. (Berl.) **173**, 545—561 (1936). — MARCHIONINI, A., and TH. NASEMANN: On the virus etiology of pemphigus and dermatitis herpetiformis Duhring. J. invest. Derm. **24**, 267—274 (1955). — MARCHIONINI, A., u. H. W. SPIER: Die Physiologie und Pathologie der Ausscheidung der Haut. In Handbuch der allgemeinen Pathologie, Bd. V/2. Berlin-Göttingen-Heidelberg: Springer 1959. — MARQUARDT, W.: Die orthopädischen Erkrankungen des Fußes. Dtsch. med. Wschr. **83**, 2229—2236 (1958). — MARSHALL,

J., u. H. J. LURIE: Keratosis follicularis serpiginosa (LUTZ). Dermatologica (Basel) 113, 13—25 (1936). — MARTENSTEIN, H.: Zur Tuberkulinallergie bei Mycosis fungoides. Arch. Derm. Syph. (Berl.) 154, 196—199 (1928). — MARTINI, G. A., u. J. STAUBESAND: Zur Morphologie der Gefäßspinnen (vascular spiders) in der Haut Leberkranker. Virchows Arch. path. Anat. 324, 147—164 (1953). — MASSON, P.: Les glomus cutanés de l'homme. Bull. Soc. franç. Derm. Syph. 42, 1174—1245 (1935). — MATOLTSY, G. A., and G. F. ODLAND: Observations on the orientation of keratin in thickened cornified epithelium of the human skin. J. invest. Derm. 26, 121—126 (1956). — McADAMS, A. J.: A study of mustard vesication. J. invest. Derm. 26, 317—326 (1956). — McCALLUM, D. I.: Histopathology of contact eczema with reference to sweat retention. Trans. St. John's Hosp. derm. Soc. (Lond.) 39, 5—10 (1957a). ~ Histopathology of patch tests. Trans. St. John's Hosp. derm. Soc. (Lond.) 39, 11—19 (1957b). — McCANCE, R. A., and A. M. BARRETT: The effect of undernutrition on the skin, in studies of undernutrition, Wuppertal 1946—1949. Med. Res. Council. Spec. Rep. Ser. No 275, London 1951. — McKUSICH, V. A.: Heritable disorders of connective tissue. IV. The Ehlers Danlos syndrome. J. chron. Dis. 3, 2—24 (1956). — McMANUS, J. F. A.: Histochemistry of connective tissue. In: Connective tissue in health and disease, herausgeg. von ASBOE-HANSEN, Copenhagen 1954. — McMASTER, P. D.: Lymphatic participation in cutaneous phenomena. Harvey Lect. 37, 227—268 (1941/42). McWORTHER, H. E., and L. B. WOOLNER: Pigmented nevi, juvenile melanomas and malignant melanomas. Cancer (Philad.) 7, 564—585 (1954). — MELARAGNO, H. P., and W. MONTAGNA: The tactile hair follicles in the mouse. Anat. Rec. 115, 129—149 (1953). — MESCON, H., M. GRAY and G. MORETTI: Moluscum contagiosum. J. invest. Derm. 23, 293—308 (1954). — MESCON, H., H. J. HURLEY and G. MORETTI: The anatomy and histochemistry of the arteriovenous anastomosis in human digital skin. J. invest. Derm. 27, 133—145 (1956). — MEYER, J., A. S. MARWAH and J. P. WEINMANN: Mitotic rate of gingival epithelium in two age groups. J. invest. Derm. 27, 237—247 (1956). — MEYER, K.: The chemistry of ground substances of connective tissue. In G. ASBOE-HANSEN, Connective tissue in health and disease. Copenhagen 1954. — MEYER, K., P. HOFFMANN and A. LINKER: The acid mucopolysaccharides of connective tissue. In: Connective tissue symposium, herausgeg. von TURNBRIDGE u. Mitarb., Oxford u. Paris 1957. — MEYER-ARENDT, J.: Zur Frage der Färbbarkeit des Amyloid. Klin. Wschr. 1952, 759. — MICHELSON, A. E.: A consideration of some diseases. of the subcutaneous fat. Arch. Derm. (Chicago) 75, 633—641 (1957). — MIESCHER, G.: Die Histologie der akuten Röntgendermatitis (Röntgenerythem). Arch. Derm. Syph. (Berl.) 148, 540—592 (1925). ~ Problem des Lichtschutzes und der Lichtgewöhnung. Strahlentherapie 35, 403—443 (1930). ~ Melanome. In Handbuch der Haut- und Geschlechtskrankheiten (JADASSOHN), Bd. XII, S. 3. Berlin 1933. ~ Weißfleckenkrankheit. Arch. Derm. Syph. (Berl.) 171, 419—429 (1935). ~ Beiträge zur Ekzemfrage. Einleitung und I. Mitt, Zur Frage der Spezifität der ekzematösen Reaktion. Arch. Derm. Syph. (Berl.) 173, 117—154 (1936). ~ Über ,,Porokeratosis Mibelli". Arch. Derm. Syph. (Berl.) 181, 532—548 (1941). ~ Die Praecancerose der Haut und der angrenzenden Schleimhäute. Schweiz. med. Wschr. 1943, 1072. ~ Beitrag zur Klinik der Paramyloidose. Dermatologica (Basel) 91, 177—186 (1945). ~ Über die cutanen Formen der Periarteritis nodosa. Dermatologica (Basel) 92, 225—245 (1946). ~ Über die Beziehung der Weißfleckenkrankheit zur weißfleckigen Sklerodermie. Dermatologica (Basel) 97, Suppl., 75—81 (1948a). ~ Zur Histologie des Erythema nodosum. Acta derm.-venereol. (Stockh.) 27, 447—468 (1948b). ~ Nekrobiosis maculosa. Dermatologica (Basel) 98, 199—204 (1949). ~ Zur Histopathologie und Ätiologie des Erythema nodosum. Bull. schweiz. Akad. med. Wiss. 6, Suppl. 1, 172—176 (1950). ~ Histologie der allergischen Reaktionen. Kongr. ber. 1. Internat. Kontakt. Allerg., Zürich, 1952, S. 137—148. Basel 1952a. ~ Zur Histologie der ekzematösen Kontaktreaktion. Dermatologica (Basel) 104, 215—220 (1952b). ~ Lymphadenoide Bildungen im Ablauf entzündlicher Erkrankungen. Dermatologica (Basel) 106, 298—300 (1953). ~ L'histologie de l'eczéma, in «Le mécanisme physiopathologique de l'eczéma», herausgeg. von J. CHARPY, Paris 1954. ~ Über katamnestische Untersuchungen bei Fällen mit Tuberkulid. Dermatologica (Basel) 110, 23—30 (1955a). ~ Über melanotische Praecancerosen. Oncologia (Basel) 7, 92—94 (1955b). ~ Elastoma intrapapillare perforans verruciforme. Dermatologica (Basel) 110, 254—266 (1955); Hautarzt 7, 194—197 (1956a). ~ Über vasculäre Allergide. Int. Arch. Allergy 8, 32—53 (1956b). ~ Über Spätreaktionen vom Tuberkulintypus. Dermatologica (Basel) 112, 392—405 (1956c). ~ Die Haut als Organ der Abwehr. Hautarzt 8, 88—93 (1957a). ~ Zur Histologie der lichtbedingten Reaktionen. Dermatologica (Basel) 115, 345 (1957b). ~ Akut-entzündliche Gefäßkrankheiten und deren Auswirkung auf die Haut (vasculäre Allergide). Arch. klin. exp. Derm. 206, 135 bis 150 (1957c). — MIESCHER, G., und M. LEDER: Granulomatosis disciformis chronica et progressiva (atypische Tuberkulose). Dermatologica (Basel) 98, 199—204 (1949). — MIESCHER, G., u. A. SCHÖNBERG: Untersuchungen über die Funktion der Talgdrüsen. Bull. schweiz. Akad. med. Wiss. 1, 101—114 (1944). — MIESCHER, G., u. S. STIERLIN: Monilethrix, Fallvorstellung. Dermatologica (Basel) 106, 291—293 (1953). — MILLER, C. S.: Contact eczematous dermatitis and patch tests. Arch. Derm. Syph. (Chicago) 56, 678—694 (1947). — MINAMITANI,

K.: Okajimas Folia anat. jap. **20**, 563 (1943). Zit. nach Ito u. Iwashige, s. auch Ber. wiss. Biol. **84**, 144 (1953). — Mirsky, J. A., and L. Goldman: The production of bullae in the skin of the duck. Arch. Derm. Syph. (Chicago) **48**, 161—163 (1943). — Missmahl, H. P.: Histochemische Versuche an der Amyloidsubstanz. Virchows Arch. path. Anat. **318**, 518—533 (1950). — Miszurski, B.: Researches on the keratinisation of the epithelium in tissue-cultures. Arch. Zellforsch. **20**, 122 (1937). — Moberger, G.: Malignant transformation of squamous-epithelium. Acta radiol. (Stockh.) Suppl. **112** (1954). — Moberger, G., and P. De: A cytochemical study of cellular granules in the stratum granulosum of the epidermis. Exp. Cell Res. **8**, 578—582 (1955). — Moberger, G., and A. Engström: Histioradiographic studies on normal hyperplastic and cancerous epidermis. J. invest. Derm. **22**, 477—491 (1954). — Monash, S.: Location of the superficial epithelial barrier to skin penetration. J. invest. Derm. **29**, 367—376 (1957). — Montagna, W.: Anisotropic lipids in the sebaceous glands of the rabbit. Anat. Rec. **104**, 243—254 (1949). ~ Histology and cytochemistry of human skin. IX. The distribution of nonspecific esterases. J. biophys. biochem. Cytol. **1**, 3—16 (1955). ~ The structure and function of the skin. New York 1956. ~ Histology and histochemistry of human skin. XI. The distribution of β-glucuronidase. J. biophys. biochem. Cytol. **3**, 343 bis 348 (1957). — Montagna, W., and H. B. Chase: Redifferentiation of sebaceous glands in the mouse after total exstirpation with methylcholanthrene. Anat. Rec. **107**, 83—92 (1950). Histology and cytochemistry of human skin. Amer. J. Anat. **99**, 415—446 (1956). ~ Montagna, W., H. B. Chase and W. C. Lobitz jr.: Histology and cytochemistry of human skin. IV. The eccrine sweat glands. J. invest. Derm. **20**, 415—423 (1953a). ~ Histology and cytochemistry of human skin. V. Axillary apocrine sweat glands. Amer. J. Anat. **92**, 451 bis 470 (1953b). — Montagna, W., A. Eisen, A. Rademacher and H. B. Chase: Histology and cytochemistry of human skin. J. invest. Derm. **23**, 23—32 (1954). — Montagna, W., and R. A. Ellis: Histology and cytochemistry of human skin. XII. Cholinesterases in the hair follicles of the scalp. J. invest. Derm. **29**, 151—157 (1957a). ~ Histology and histochemistry of human skin. XIII. The blood supply of the hair follicle. J. nat. Cancer Inst. **19**, 451—463 (1957b). — Montagna, W., and V. R. Formisano: Esterase activity in the skin of mammals. J. Anat. (Lond.) **89**, 425—429 (1955a). ~ Histology and cytochemistry of human skin. VII. The distribution of succinic dehydrogenase. Anat. Rec. **122**, 65—77 (1955b). — Montagna, W., and P. Kenyon: Growth potentials and mitotic devision in the sebaceous glands of the rabbit. Anat. Rec. **103**, 365—374 (1949). — Montagna, W., and H. P. Melaragno: Histology and histochemistry of human skin. III. Polymorphism and chromotropy of mast cells. J. invest. Derm. **20**, 257—267 (1953). — Montagna, W., and Ch. R. Noback: Histochemical observations of the sebaceous gland of the rat. Amer. J. Anat. **81**, 39—60 (1947). — Montagna, W., and E. van Scott: The anatomy of the hair follicle. In: The biology of the hair growth, p. 39—64. New York: Acad. Press Inc. 1958. — Montgomery, H.: Die histopathologische Unterscheidung der Pigmentnaevi, juvenilen Melanome und Melanomalignome. Hautarzt **9**, 52—56 (1958). — Montgomery, H., and W. R. Hill: Lichen sclerosus et atrophicus. Arch. Derm. Syph. (Chicago) **42**, 755—779 (1940) (Lit.). — Montgomery, H., and P. A. O'Leary: Multipels ganglioneuromas of the skin. Arch. Derm. Syph. (Chicago) **29**, 26—52 (1934). — Montgomery, H., P. A. O'Leary and N. W. Barker: Nodular vascular diseases of the leg. J. Amer. med. Ass. **128**, 335—340 (1945). — Montgomery, H., H. P. Polley and D. G. Pugh: Reticulohistiocytoma (reticulohistiocytic granuloma). Arch. Derm. (Chicago) **77**, 61—72 (1958) (Lit.). — Montgomery, H., and F. C. Prunty: Granuloma annulare. Arch. Derm. Syph. (Chicago) **46**, 394—413 (1942). — Montgomery, H., and L. J. Underwood: Lichen myxedematosus. (Differentiation from cutaneous myxoedemas or mucoid states.) J. invest. Derm. **20**, 213—236 (1953). — Montgomery, P. O. B.: A characterization of basophilic degeneration of collagen by histochemical and microspectroscopic procedures. J. invest. Derm. **24**, 107—110 (1955). — Moragas, J., H. Montgomery and J. R. McDonald: Keratoacanthoma versus squamous cell carcinoma. Arch. Derm. (Chicago) **77**, 390—398 (1958). — Moran, Th. J., and A. I. Lansing: Studies on the nature of abnormal fibers in pseudoxanthoma elasticum. Arch. Path. (Chicago) **65**, 688—696 (1958). — Moretti, G., and H. Mescon: Histochemical distribution of acid phosphatases in normal human skin. J. invest. Derm. **26**, 347—360 (1956). — Mosberg, G., u. E. Behr: Lipogranulom und Adiponekrosis subcutanea neonatorum. Ned. T. Geneesk. **1935**, 3050—3088. — Moursund, M. P., and V. R. Hirschmann: Teleangiectasia macularis eruptiva perstans. Arch. Derm. Syph. (Chicago) **63**, 232—249 (1951). — Mu, J. W.: Beitrag zur Untersuchung der Pigmentverhältnisse beim Morbus Darier. Acta derm.-venereol. (Stockh.) **11**, 365—372 (1930). — Müller, G.: Histochemisch nachweisbare funktionelle Veränderung der Basalmembran. Acta histochem. (Jena) **1**, 166—172 (1954). — Murphy, J. C., A. E. Reif and H. L. January: Cutaneous hypersensitivity to adhesive and scotch tapes. J. invest. Derm. **81**, 45—46 (1958). — Musso, L. A.: A review of some aspects of the normal ground substance with particular reference to the skin. Trans. St. John's Hosp. derm. Soc. (Lond.) **30**, 32—37 (1951). ~ A contribution to the pathogenesis of the changes in the collagen-ground substance equilibrium in morphea (skleroderma). Brit. J. Derm. **66**, 377—387 (1954).

MUSUMECI, V.: Ricerche sperimentali ed istologiche sulla fisiopathologia dell'elemeno vesicolo-bulloso. I. Sull'azione delle sostanze a gruppi sulfidrilici liberi. Minerva dermat. (Torino) 32, 270—277 (1957). ~ II. Sull influenca delle proteasi nel determinisma lesionale Minerva derm. (Torino) 32, 395—400 (1957). ~ III. Sull'azione della lipase sulla cute isolata e sul significato della sua presencza nel liquido di bollo, Minerva derm. (Torino) 32, 400—405 (1957a). ~ Aspetti citologici della cellula malpighiana nelle lesione bollosa del pemfigo volgare. G. ital. Derm. Sif. 92, 369—377 (1957b).

NAGAI, K.: Experimentelle Studien über die Histogenese des Tuberkels im Lymphknoten. Frankfurt. Z. Path. 67, 293—307 (1956). — NANTA, A., A. BAZEX and A. DUPRÉ: Necrobiosis lipoidica. Brit. J. Derm. 70, 340—342 (1958). — NASEMANN, TH.: Licht und elektronenoptische Untersuchungen zur Morphologie des Molluscum contagiosum-Virus und dessen Einschlußbildungen sowie Beiträge zur Klinik, Serologie, Histopathologie und Pathogenese des Molluscum contagiosum. III. Mitt. Serologie, Immunitätsverhältnisse, Histologie. Hautarzt 8, 397—405 (1957). ~ IV. Mitt. Histochemie, Ultrahistologie, pathogenetische Untersuchungen und Morphologie des Molluscum contagiosum. Hautarzt 8, 443—450 (1957). — NAYLOR, P. F. D.: The skin surface and friction. Brit. J. Derm. 67, 239—248 (1955a). ~ Experimental friction blisters. Brit. J. Derm. 67, 327—342 (1955b). ~ The reaction of patients with flexural eczema. Brit. J. Derm. 67, 385—391 (1955c). — NEGRI, P.: Plasmocitoma erosivo del glande simultante una eritroplasia di Queyrat. Dermosifilografo 7, 155 (1932). Zit. nach GARNIER 1957. — NEISSER, A.: Die chronischen Infectionskrankheiten der Haut. In v. ZIEMSSENs Handbuch der speziellen Pathologie, XIV, 1, S. 722. Leipzig 1883. — NELEMANS, G., F. J. KEUNING, TH. G. VAN RIJSSEL and M. RUITER: Histologicae changes in the tonofibrils in vesicular and bullous disease of the skin. Brit. J. Derm. 64, 177—182 (1952). — NELEMANS, TH. G.: Pemphigus vulgaris en dermatitis herpetiformis Duhring, Praefschrift Universität Groningen 1951. — NETTLESHIP, A., and M. NETTLESHIP: Finding of silver positive reticulum in early human tubercles. Science 123, 505—506 (1956). — NEUBERGER, A.: Observations of the presence and metabolism of plasma proteins in skin and tendon. In: Connective tissue symposion, herausgeg. von TURNBRIDGE u. Mitarb., Oxford u. Paris 1957. — NEUMANN, H.: Über die Primäreffloreszenz des Morbus Darier. Arch. Derm. Syph. (Berl.) 181, 204—207 (1940). — NEXMAND, P. H.: The cellular content of exsudates from eczematous and toxic patch test reactions. J. invest. Derm. 13, 85—88 (1949). — NIEBAUER, G.: Über die interstitiellen Zellen in der Haut. Hautarzt 7, 123—126 (1956). — NIEBROJ, T.: Mast cells, influence of cobalt on white mouse skin mast cells. Nature (Lond.) 181, 991 (1958). — NIEUWMEIJER, A. H.: Tonofibrils in bullous dermatoses, a histo- and cytopathologic study. Dermatologica (Basel) 106, 379—387 (1953). — NIKOLOWSKI, W.: Über Naevus lipomatodes cutaneus superficialis (HOFMANN-ZURHELLE). Derm. Wschr. 122, 735—741 (1950). ~ Neurogene Hauttumoren ungewöhnlicher Art. Arch. Derm. Syph. (Berl.) 197, 484—495 (1954). ~ Dyskeratosis follicularis isolata. Arch. klin. exp. Derm. 208, 174—180 (1959). — NIKOLOWSKI, W., u. E. GOTTRON: Scheinbar schleimige und schleimige Veränderungen in der Umgebung von Schweißdrüsen, Schweißdrüsencysten und Schweißdrüsentumoren. Arch. Derm. Syph. (Berl.) 192, 432—453 (1951). — NIKOLOWSKI, W., u. R. WIEHL: Pareiitis und Balanitis plasmacellularis. Arch. klin. exp. Derm. 202, 347—357 (1956). — NÖDL, F.: Über neurogene Nebenzellen in der menschlichen Haut. Acta neuroveg. (Wien) 2, 205—209 (1951). ~ Das sensorische und das trophische Zellsystem der menschlichen Epidermis. (Ein Beitrag zum „Systema sensitivum intraepidermicum" Ferreira Marques.) Acta neuroveg. (Wien) 7, 263—276 (1953). ~ Die epidermale Metaplasie des Schweißdrüsenausführungsganges im Basaliom. Arch. Derm. Syph. (Berl.) 198, 343—351 (1954a). ~ Zur Klinik und Histologie der Balanoposthitis chronica circumscripta benigna plasmacellularis Zoon. Arch. Derm. Syph. (Berl.) 198, 557—566 (1954b). ~ Über echte Neurome beim Xeroderma pigmentosum. Arch. klin. exp. Derm. 201, 277—297 (1955). ~ Zur Histopathologie und Genese des Erythema annulare centrifugum. Arch. klin. exp. Derm. 202, 407—423 (1956a). ~ Über Glomustumoren. Arch. klin. exp. Derm. 203, 369—393 (1956b). ~ Zur Histopathogenese der Teleangiectasia haemorr. hered. Rendu Osler. Arch. klin. exp. Derm. 204, 213—235 (1957). ~ Zur Histogenese der riesenzelligen Reticulohistiocytome. Arch. klin exp. Derm. 207, 275—290 (1958a). ~ Multiple Ganglioneurome. Arch. klin. exp. Derm. 207 46—62 (1958b). ~ Zur Histopathogenese der sog. Myoblastenmyome. Arch. klin. exp. Derm. 203, 323—338 (1958c). — NOMLAND, R.: Nevoxanthoendothelioma. J. invest. Derm. 22, 207, 215 (1954). — NOSKO, L.: Granuloma gangraenescens der Haut. Z. Haut- u. Geschl.-Kr. 17, 1—7 (1955). — NOVY, F. G., and J. W. WILSON: Hibernomas, brown fat tumors. Arch. Derm. (Chicago) 73, 149—157 (1956).

OBERSTE-LEHN, H.: Charakteristika der epidermalen Formelemente bei einigen Dermatosen im epidermo-cutanen Grenzflächenbild. Hautarzt 3, 351—355 (1952a). ~ Die Darstellung der Epidermisstrukturen durch Hyaluronidasemazeration. Z. Mikr. 60, 463—466 (1952b), ~ Vortr. Dtsch. Dermat. Ges., Düsseldorf, 1958. — O'BRIEN, J. P.: A study of miliaria rubra tropical anhidrosis and anhidrotic asthenia. Brit. J. Derm. 59, 125—158 (1947). ~ The etiology of poral closure, an experimental study of miliaria rubra, bullous impetigo and related diseases of the skin. I. An historical review of the causation of miliaria J. invest. Derm. **15**, 95—101 (1950). ~ II. The role of staphylococcal infection in miliaria rubra and bullous impetigo. J. invest. Derm. **15**, 102—133 (1950). ~ III. The pathologic effect of excessive soaping on the pores of the skin. J. invest. Derm. **15**, 134—152 (1950). ~ Some properties of the sweat ducts as observed in diseases. J. invest. Derm. **18**, 473—481 (1952). — Obručnik, M.: Changes in the normal histological structure of the skin of the interdigital spaces of the foot in man and their relationship to the pathogenesis of skin diseases in these regions. Čsl. Derm. **28**, 112—125 (1953). Ref. Zbl. Haut- u.- Geschl.-Kr. **87**, 193 (1954). — Odland, G. F.: The morphology of the attachment between the dermis and epidermis. Anat. Rec. **108**, 399—414 (1950). — O'Leary, P. A., H. Montgomery and W. E. Ragsdale: Dermatohistology of various types of scleroderma. Arch. Derm. (Chicago) **75**, 78—87 (1957). — Oppenheim, M., and E. Urbach: Dermatitis atrophicans lipoides diabetica, necrobiosis lipoidica diabeticorum. Arch. Derm. Syph. (Chicago) **45**, 154 (1942). — Orban, B.: Verhornung des Zahnfleisches. Z. ges. Anat., Abt. I **94**, 458—473 (1931). — Ormea, F.: Lichen ruber planus Studien. Arch. Derm. Syph. (Berl.) **196**, 88—108 (1953) —. Ortmann, R., u. G. K. Steigleder: Fettablagerungen im Granulom der Lepra lepromatosa. Arch. klin. exp. Derm. **203**, 349—356 (1956). — Overton, J.: Mitotic stimulation of larval amphibian epidermis by grafts of central nervous tissue. Anat. Rec. **100**, 701—702 (1948).

Paschoud, J. M.: Die Lymphadenosis benigna cutis als übertragbare Infektionskrankheit. Neue Gesichtspunkte über Verlauf, Histologie und Therapie. Teil I. Hautarzt **8**, 197—211 (1957). ~ Teil II. Übertragung in die Körperhaut. Hautarzt **9**, 153—164 (1958). — Patek, A. J., J. Post and J. C. Victor: The vascular „spider" associated with cirrhosis of the liver. Amer. J. med. Sci. **200**, 341—347 (1940). — Pautrier, L. M.: Pathologie du collagène et de l'élastine de la peau. Presse méd. **1941** I, 737—739. ~ Comment j'ai été amené à m'occuper des maladies du collagène. Bull. Soc. franç. Derm. Syph. **64**, 502—504 (1957). — Pautrier, L. M., et F. Woringer: L'histiocytome de la peau. Bull. Soc. franç. Derm. Syph. **40**, 1659 bis 1662 (1933). — Pease, D. C.: Electron microscopy of human skin. Anat. Rec. **112**, 373 bis 374 (1952). — Peck, S. M., T. J. Michelfelder and L. L. Palitz: Further studies on the mechanism of adhesive type dermatitis. Arch. Derm. Syph. (Chicago) **63**, 289—311 (1951). — Peiss, C. N., W. C. Randall and A. B. Hertzman: Hydration of the skin and its effect on sweating and evaporative water loss. J. invest. Derm. **26**, 459—470 (1956). — Percival, G. H., and D. A. Duthie: Notes on a case of colloid pseudomilium. Brit. J. Derm. **60**, 399—404 (1948). — Percival, G. H., and P. W. Hannay: Observations on the structure and formation of bullae. Brit. J. Derm. **61**, 41—53 (1949). — Percival, G. H., P. W. Hannay and D. A. Duthie: Fibrous changes in the dermis with special reference to senile elastosis. Brit. J. Derm. **61**, 269—276 (1949). — Perry, E. T., and W. B. Shelley: The histology of the human ear canal with special reference to the ceruminous gland. J. invest. Derm. **25**, 439—451 (1955). — Perry, E. T., and M. G. Wood: The neurohistology of the proximal portion of the human ear canal. J. invest. Derm. **27**, 103—110 (1956). — Pfuhl, W.: Die Aufräumung zugrunde gegangener Fettzellen durch Histiocyten im Trypanblauentzündungsherd. Z. Anat. Entwickl.-Gesch. **110**, 533—567 (1940). — Pinkus, F.: Die normale Anatomie der Haut. In Jadassohns Handbuch der Haut- und Geschlechtskrankheiten. Berlin 1927. — Pinkus, H.: The wall of intraepidermal part of the sweat duct. J. invest. Derm. **2**, 175—186 (1939a). ~ Notes on anatomy and pathology of skin appendages, wall of intraepiderml part of sweat duct. J. invest. Derm. **2**, 175 (1939b). ~ Granulomas with eosinophilia (aosinophilic granulomas). Med. Clin. N. Amer. **35**, 363—479 (1951). ~ Examination of the epedermis by the strip method. II. Biometric data on regeneration of the human epidermis. J.i invest. Derm. **19**, 431—446 (1952a). ~ Granuloma faciale. Dermatologica (Basel) **105**, 85—99 (1952b). ~ Premalignant fibroepithelial tumors of the skin. Arch. Derm. (Chicago) **67**, 598—615 (1953). ~ Biology of epidermal cells. In Rothmann 1954a. ~ Histopathology of allergic dermatoses. Ann. Allergy **12**, 671—686 (1954b). ~ Life history of naevus syringoadenomatosus papilliferus. Arch. Derm. Syph. (Chicago) **69**, 305—322 (1954c). ~ Alopecia mucinosa. Arch. Derm. (Chicago) **76**, 419—426 (1957a). ~ The problem of multicentricity in kin cancer. Bull. Wayn. State Univ. College Medicine July 1957b. ~ Keratosis senilis, a bsologic concept of its pathogenesis and diagnosis based on the study of normal epidermis anid 1730 seborrheic and senile keratosis. Amer. J. clin. Path. **29**, 193—207 (1958a). ~ The concept of symbiosis applied to normal and abnormal growth in the human epidermis. Dermatologica (Basel) **117**, 369—379 (1958b). — Pinkus, H., J. R. Rogin and P. Goldman: Eccrine poroma. Arch. Derm. (Chicago) **74**, 511—521 (1956). — Pinkus, H., and C. H. Steele: Structure and dynamics of the human epidermis. A.M.A. Scientific exhibits. New York: Grune & Stratton 1955. — Pioch, W.: Darstellung saurer Mucopolysaccharide mit der Färbung mit Astrablau. Virchows Arch. path. Anat. **330**, 337—346 (1957). — Polano, M. K.: Over de histologie van de alstrim blaar in vergelijiking met andere bij virusziekten voorkommende blaren. Arch. belges Derm. **13**, 321—328 (1958). — Policard, A.: The morphology and physiology of the reticulohistiocytic cell. In: Physiopathology of the reticuloendothelial system, a symposium. Oxford 1957. — Popoff, L., et N. Popoff: L'hémopoïèse cutanée au cours de la vie intrautérine. Ann. Derm. Syph. (Paris) **85**, 157—167 (1958). — PRAKKEN, J. R.: Kyrlesche Krankheit. Acta derm.-venereol. (Stockh.) **34**, 360—367 (1954). — PRAKKEN, J. R., and M. J. WOERDEMAN: Mast-cells diseases of the skin, their relation to the tissue eosinophilia. Dermatologica (Basel) **105**, 116—124 (1952). ~ „Pemphigoid" (para-pemphigus) relationship to other bullous dermatoses. Brit. J. Derm. **67**, 92—97 (1955). — PRICHARD, R. W., and B. P. CUSTER: Pacinian neurofibroma. Cancer (Philad.) **5**, 297—301 (1952). — PROPST, A.: Zur Morphologie der Cylindrome. Frankfurt. Z. Path. **65**, 97—110 (1954). ~ Über das Schweißdrüsenödem. Frankfurt. Z. Path. **67**, 432—446 (1956). — PROPPE, A., u. M. NÜCKEL: Über Unterschenkelverschwielung. Zugleich eine Stellungnahme zu Nobls varicösem Symptomenkomplex und zu Milians Atrophie blanche. Hautarzt **8**, 346—351 (1957). — PRUNIERAS, M.: Aspect histologique de la membrane basale de l'épiderme dans l'eczéma et dans la dermatite de Duhring Brocq. Presse med. **62**, 307—309 (1954a). ~ Le glycogène et les acides ribonucléiques dans l'épiderme de l'eczéma. In: Le mécanisme physiopathologique de l'eczéma, S. 66—69, herausgeg. von J. CHARPY. Paris 1954b. — PRUNTY, F. C., and H. MONTGOMERY: Granuloma annulare. Arch. Derm. Syph. (Chicago) **46**, 394—413 (1942).

QUEVEDO, W. C., Y. S. LEWIS and D. E. SMITH: On the relationship of mast cells and melanocytes. J. invest. Derm. **30**, 133—136 (1958).

RADEMACHER, A. H., and W. MONTAGNA: Response of the skin of mice to methyl ether of vitamin A and vitamin A palmitate. J. invest. Derm. **26**, 69—75 (1956). — RAIGROTZKI, J.: Über den Einfluß von Hyperaemiemitteln auf das Gefäßsystem der weißen Maus. Morph. Jb. **81**, 213—229 (1938). — RANDALL, S. J., R. R. KIERLAND and H. MONTGOMERY: Pigmented purpuric eruption. Arch. Derm. Syph. (Chicago) **64**, 177—191 (1951). — RANDERATH, E.: Das Bindegewebe. Verh. Dtsch. Orthop. Ges., 39. Kongr., S. 12—27, 1951. — RAPPAPORT, B. Z.: Studies on atopic dermatitis. II. Melanin distribution and dopa oxidase reaction. Arch. Path. (Chicago) **61**, 318—321 (1956a). ~ Studies on atopic dermatitis. III. The effect of corticotropin, cortisone, and hydrocortisone on storage of melanin in basalcells and on dopa-oxidase-reaction. Arch. Path. (Chicago) **61**, 395—400 (1956b). — REBUCK, J. W., and J. K. CROWLEY: A method of studying leucocytic functions in vivo. Ann. N. Y. Acad. Sci. **59**, 757—805 (1955). — REICH, H.: Zur Histologie der Hauttoxoplasmose. Arch. Derm. Syph. (Berl.) **194**, 193—224 (1952). ~ Zur Bowenschen Krankheit der Mundschleimhaut. Arch. Derm. Syph. (Berl.) **197**, 145—159 (1954). ~ Die pseudosklerodermiforme tuberkuloide Granulomatose der Schienbeingegend. Derm. Wschr. **138**, 900 (1958a). ~ Der Abrikossofftumor. Hautarzt **9**, 71—77 (1958b). — REILLY, E. B., J. SHINTANI and J. GOODMAN: Systemic mast-cell disease with urticaria pigmentosa. Arch. Derm. Syph. (Chicago) **71**, 560—569 (1955). — RELLER, H. C., and Z. K. COOPER: Mitotic incidence in the first 48 hours of methylcholanthrene epidermal carcinogenesis. Cancer Res. **4**, 236—240 (1944). — RENTIERS, P. L., and H. MONTGOMERY: Nodular subepidermal fibrosis (Dermatofibroma versus histiocytoma). Arch. Derm. Syph. (Chicago) **59**, 568—683 (1949). — REYE, K.: Basal cell carcinoma occuring in childhood. Med. J. Aust. **4**, 60 (1954). — RIBBERT, H.: Die pathologische Anatomie und die Heilung der durch Staphylococcus pyogenes aureus hervorgerufenen Erkrankungen. Zbl. allg. Path. path. Anat. **1**, 927 (1891). Zit. nach EHRLICH, in diesem Handbuch, Bd. VII/1, S. 210. 1956.· — RICHTER, R.: Studien zur Neurohistologie der nervösen vegetativen Peripherie der Haut bei verschiedenen chronischen infektiösen Granulomen mit besonderer Berücksichtigung der Langerhansschen Zellen. II. Mitt. Tertiäre Syphilide. Arch. klin. exp. Derm. **202**, 496—508 (1956a).. ~ III. Mitt. Leishmaniosis cutis. Arch. klin. exp. Derm. **202**, 509—517 (1956b). ~ IV. Mitt. Lepra. Arch. klin. exp. Derm. **202**, 518—533 (1956c). — RIEHL, G.: Diagnostik der Hautkrankheiten. In JADASSOHNS Handbuch der Haut- und Geschlechtskrankheiten, Bd. IV/3. Berlin 1932. — ROBB SMITH, A. H. T.: The nature of reticulin, Trans. 3. Conf. on Connective Tissues, S. 92. New York: Macy 1952. ~ Normal morphology and morphogenesis of connective tissue. In G. ASBOE HANSEN, Connective tissue in health and disease, Copenhagen, 1954. ~ What is reticulin? S. 177—184, in Connective tissue symposium, herausgeg. von TURNBRIDGE u. Mitarb., Oxford u. Paris, 1957. — ROBERT, P.: Observations cliniques sur la topographie périfolliculaire de la pigmentogenèse. Dermatologica (Basel) **87**, 175—186 (1943). — ROBERT, P., u. H. ZÜRCHER: Pigmentstudien. III. Mitt. Spektralanalytische Untersuchungen verschiedener Melanine. Dermatologica (Basel) **104**, 276—294 (1952). — ROBINSON, H. M., and F. A. ELLIS: Cutis laxa. Arch. Derm. (Chicago) **77**, 656—664 (1958). — ROGERS, G. E.: The evaluation of dehydrogenase activity and sulphhydril groups in wool and hair follicles by the use of tetrazolium salts. Ouart. J. micr. Sci. **94**, 253—268 (1953). — RONY, H. R., and S. ZAKON: Effect of androgen on the sebaceous glands of human skin. Arch. Derm. Syph. (Chicago) **48**, 601—604 (1943). — RONY, H. R., G. J. SCHEFF, D. M. COHEN and W. R. RENNAGEL: Sulfhydril oxidase activity in skin homogenates. J. invest. Derm. **30**, 43—50 (1958). — ROOK, A., and E. WADDINGTON: Pemphigus and pemphigoid. Brit. J. Derm. **65**, 422—428 (1952). — ROOK, A. J., and I. W. WHIMSTER: The histological diagnosis of pemphigus. Brit. J. Derm. **62**, 443—446 (1950). —

Rosenthal, S. K.: Tuberkulinallergie bei der Mycosis fungoides. Arch. Derm. Syph. (Berl.) 154, 196—197 (1928). — Roskam, J.: Périartérite noueuse et syndromes apparentés ou „angéiites" allergoïdes disséminées. Sem. Hôp. Paris 29, 79 (1953). — Rostenberg, A., and S. M. Bluefarb: Cutaneous reactions in the lymphoblastomas. Arch. Derm. Syph. (Chicago) 69, 195—205 (1954). — Rothman, S.: Resorption durch die Haut. In Bethes Handbuch der normalen und pathologischen Physiologie, Bd. 4, S. 107—151. Berlin 1929. ~ Diskussionsbemerkung zu H. A. Brunsting. Arch. Derm. Syph. (Chicago) 65, 303 (1952). ~ Physiology and physiochemistry of the skin. Chicago 1954a. ~ Physiology and pathology of sebaceous gland secretion. Trans. St. John's Hosp. derm. Soc. (Lond.) 33, 1—6 (1954b). ~ Physiology of keratinization. J. Soc. cosmet. Chem. 7, 576—583 (1956). — Rotter, W., u. R. Schürmann: Die Blutgefäße des menschlichen Penis. Beitrag zur Orthologie und Pathologie der Regulationssysteme des peripheren Kreislaufs (arteriovenöse Anastomosen, Sperrarterien und Drosselvenen). Virchows Arch. path. Anat. 318, 352—393 (1950). — Roulet, F.: Über das Verhalten der Bindegewebsfasern unter normalen und pathologischen Bedingungen. Ergebn. allg. Path. path. Anat. 32, 1—47 (1937). — Rubin, L.: Hyperkeratosis in response to mechanical stimulation. J. invest. Derm. 13, 313—315 (1949). — Rubin, L., A. A. Slepyan, L. F. Weber and J. Neuhauser: Granulomas of the axillas caused by deodorants. J. Amer. med. Ass. 162, 953 (1956). — Ruiter, M.: Angiokeratoma corporis diffusum (universale) Fabry als Symptom einer Phosphatidspeicherungskrankheit. Hautarzt 3, 557—559 (1952). ~ Allergic cutaneous vasculitis. Acta derm.-venereol. (Stockh.) 32, 274—288 (1952). ~ A case of allergic cutaneous vasculitis (Arteriolitis allergica). Brit. J. Derm. 65, 77—83 (1953). ~ Das Angiokeratoma corporis diffusum-Syndrom und seine Hauterscheinungen. Übersicht und eigene Erfahrungen der letzten 10 Jahre. Hautarzt 9, 15—19 (1958a) (Lit.). ~ The so-called cutaneous type of periarteriitis nodosa. Brit. J. Derm. 70, 102—106 (1958b). — Rukavina, J. G., W. D. Block and A. C. Curtis: Familial primary systemic amyloidosis: an experimental, genetic and clinical study. J. invest. Derm. 27, 111—131 (1956). — Rump-Wendel, R.: Zur Morphologie der wuchernden Bindegewebszelle beim Letterer-Siweschen Syndrom. Diss. Frankfurt a. Main 1955. — Runge, E., H. Ebner u. W. Lindenschmidt: Vorzüge der kombinierten Alcianblau-Perjodsäure-Schiffreaktion für die gynäkologische Histopathologie. Dtsch. med. Wschr. 81, 1525—1529 (1956).

Sabin, F. R., and C. A. Doan: The relation of monocytes and clasmatocytes to early infection in rabbits with bovine tubercle bacilli. J. exp. Med. 46, 627—644 (1927). — Sachs, W., A. B. Hyman and M. B. Gray: Epidermolysis bullosa a recently described variant. Arch. Derm. Syph. (Chicago) 55, 91—100 (1947). — Sagher, F., C. Cohen and S. Schorr: Concomitant bone changes in urticaria pigmentosa. J. invest. Derm. 18, 425—432 (1952). — Sagher, F., E. Liban, H. Ungar and S. Schorr: Urticaria pigmentosa with bone involvement. J. invest. Derm. 27, 355—368 (1956). — Sandritter, W.: Ultraviolettmikrospektrometrische Untersuchungen an Plattenepithel. Frankfurt. Z. Path. 64, 520—530 (1953). — Sannicandro, G.: La degenerazione amiloide della cute. G. ital. Derm. Sif. 74, 1499—1534 (1933). — Schaaf, F.: Akanthosetest mit Teer und Teerkohlenwasserstoffen. Dermatologica (Basel) 115, 374—381 (1957). — Schaaf, F., u. F. Gross: Die Reaktion der Haut gegenüber äußerlich applizierten Stoffen. Dermatologica (Basel) 106, 170—175 (1953a). ~ Tierexperimentelle Untersuchungen mit Salben und Salbengrundlagen. Dermatologica (Basel) 106, 357—378 (1953b). ~ Tierexperimentelle Untersuchungen über den Einfluß von Steroiden auf die Haut. Arch. klin. exp. Derm. 205, 312—320 (1957). — Schade, H.: Aus dem Gebiet der Erkrankungen des Bindegewebes. In: Die physikalische Chemie in der inneren Medizin, S. 357—387. Dresden u. Leipzig: Theodor Steinkopff 1920. — Schäfer, E.: Über Urticaria pigmentosa und das Mastzellenproblem. Acta derm.-venereol. (Stockh.) 8, 161—206 (1927). — Schaffer, J.: Das Fettgewebe. In: Das Stützgewebe. In Handbuch der mikroskopischen Anatomie des Menschen, herausgeg. von W. v. Möllendorff, Bd. II/2, S. 70f. Berlin: Springer 1930a. ~ Zur Phylogenese der Talgdrüsen. Z. mikr.-anat. Forsch. 22, 579—590 (1930b). — Schallock, G.: Neuere Untersuchungen über kollagenes und lymphoreticuläres Gewebe in der Haut. Arch. Derm. Syph. (Berl.) 198, 567—584 (1954). ~ A propos des processus de dissociation glycoprotéique au sein de la substance fondamantale du tissu conjonctif. Bull. Soc. franç. Derm. Syph. 64, 636—638 (1957). — Schallock, G., u. H. Schmidt-Matthiesen: Experimentelle Untersuchungen über die Viskositätsänderungen der Grundsubstanz. Verh. dtsch. Ges. Path. 39, 168—174 (1955). — Schmidt, M. B.: Über vitale Fettfärbung in Geweben und Sekreten durch Sudan und geschwulstartige Wucherungen der ausscheidenden Drüsen. Virchows Arch. path. Anat. 253, 432—451 (1924). — Schmidt, P. W.: Histologische Studien über die Fox-Fordycesche Krankheit. Arch. Derm. Syph. (Berl.) 154, 655—667 (1928). — Schmitz, R.: Zur Klinik des Hypertoniegeschwürs. Derm. Wschr. 131, 271—277 (1955). — Schnitzer, A.: Experimentelle histologische Untersuchungen zur Abwehrreaktion der Haut. Dermatologica (Basel) 114, 257—265 (1957). ~ Untersuchungen zum Wirkmechanismus der Lymphocyten. Dermatologica (Basel) 116, 275—282 (1958). — Schnyder, U. W.: Zur Klinik und Histologie der Angiome. II. Mitt. Die Feuermäler (N. teleangiectatici). Arch. Derm.

Syph. (Berl.) **198**, 51—74 (1954a). ~ Zur Klinik und Histologie der Angiome. III. Mitt. Zur Histologie und Pathogenese der senilen Angiome. Arch. Derm. Syph. (Berl.) **198**, 33—342 (1954b). ~ Zur Klinik und Histologie der Angiome. IV. Mitt. Die planotuberösen und tuberonodösen Angiome des Kleinkindes. Arch. klin. exp. Derm. **204**, 457—471 (1957). — SCHNYDER, U. W., u. R. KELLER: Zur Klinik und Histologie der Angiome. Arch. Derm. Syph. (Berl.) **198**, 333—342 (1954). — SCHOENFELD, R. J., and H. PINKUS: The recurrence of nevi after incomplete removal. Arch. Derm. (Chicago) **78**, 30—35 (1958). — SCHREIBER, H.: Das Gefüge des cutanen und subcutanen Bindegewebes der Finger und seine Bedeutung für die Ausbreitung entzündlicher Prozesse. Langenbecks Arch. klin. Chir. **203**, 496—513 (1942). — SCHREUS, H. TH., W. DÖRNER u. W. SCHÖLDGEN: Ein Beitrag zur cyclischen Allgemeinwirkung der Hormone. Hautarzt **4**, 59—60 (1953). — SCHUERMANN, H.: Über Hauterscheinungen mit Beziehungen zum Myxoedem und Basedowscher Krankheit. Arch. Derm. Syph. (Berl.) **176**, 544—557 (1938). ~ Melanosis circumscripta praecancerosa. Ärztl. Wschr. **1955**, 49—53. ~ Krankheiten der Mundschleimhaut und der Lippen. München u. Berlin: Urban & Schwarzenberg 1958. — SCHUERMANN, H., u. H. REICH: Zur Klinik und Histologie des cutan lokalisierten tulaeramischen Primäraffekts. Arch. Derm. Syph. (Berl.) **190**, 579—604 (1950). — SCHULZ, K. H.: Klinische und experimentelle Untersuchungen zur Ätiologie der Chlorakne. Arch. klin. exp. Derm. **206**, 589—596 (1957). — SCHUPPLI, R.: Vitamine und Hautkrankheiten. Praxis **1948**, 297—305. — SCOTT, A.: The distribution and behaviour of cutaneous nerves in normal and abnormal skin. Brit. J. Derm. **70**, 1—21 (1958). — SCOTT, A., and F. KALZ: The penetration and distribution of C14-hydrocortisone in human skin after its topical application. J. invest. Derm. **26**, 149—158 (1956). — SCOTT, E. J. VAN: Morphologic changes in pilosebaceous units and anagen hairs in alopecia areata. J. invest. Derm. (Baltimore) **31**, 35—44 (1958). — SCOTT, E. J. VAN, and TH. E. EKEL: Geometric relationship between the matrix of the har bulb and its dermal papilla in normal and alopecic scalp. J. invest. Derm. **31**, 281—288 (1958). — SCOTT, E. J. VAN, and R. C. MACCARDLE: Keratinization of the duct of the sebaceous gland and growth cycle of the hair follicle in the histogenesis of acne in human skin. J. invest. Derm. **27**, 405—413 (1956). — SCOTT, E. J. VAN, and R. P. REINERTSON: Detection of radiation effects on hair roots of the human scalp. J. invest. Derm. **29**, 205—215 (1957). — SCOTT, E. J. VAN, R. P. REINERTSON and R. STEINMULLER: The growing hair roots of the human scalp and morphologic changes there in following aminopterin therapy. J. invest. Derm. **29**, 197—204 (1957). — SCOTT, M. J.: Basal-cell epithelioma perstans. Basal-cell epitheliomas developing in childhood and persisting into adult life without appreciable alteration. Arch. Derm. Syph. (Chicago) **72**, 409—410 (1955). ~ Cutaneous reactions to embedded extraneous hair. Arch. Derm. (Chicago) **76**, 39—42 (1957). — SELBY, C. C.: The fine structure of human epidermis as revealed by the electron microscope. J. Soc. cosmet. Chem. **7**, 584 to 599 (1956). — SELYE, H.: Experimental production of cutaneous calcinosis and sclerosis with dihydrotachisterol (AT 10). J. invest. Derm. **29**, 9—14 (1957). — SENEAR, F. E., and M. R. CARO: Histiocytoma cutis. Arch. Derm. Syph. (Chicago) **33**, 209—226 (1936). — SEROWY, C.: Ein Beitrag zum Syndrom Dermatofibrosis lenticularis disseminata und Osteopoikilie. Arch. klin. exp. Derm. **203**, 113—124 (1956). — SETÄLA, K., K. DAMMERT, H. SETÄLÄ, L. MERENMIES u. P. HOLSTI: Morphologische Hautveränderungen bei Mäusen, hervorgerufen durch nichtionisierbare oberflächenaktive tumorauslösende („tumourpromoting") Substanzen. Z. Krebsforsch. **61**, 548—568 (1957). — SHAFFER, B., H. W. CAPELAN and H. BEERMAN: Pseudoxanthoma elasticum. Arch. Derm. (Chicago) **76**, 622—633 (1957). — SHELDON, W. H.: The myoepithelium in sweat gland tumors distribution, histology, embryology and function. Arch. Path. (Chicago) **31**, 326—337 (1941). — SHELLEY, W. B.: Apocrine sweat. J. invest. Derm. **17**, 255 (1951). ~ Experimental miliaria in man. V. The effect of poral closure on the secretory function of the eccrine sweat glands. J. invest. Derm. **22**, 267—271 (1954). ~ Experimental miliaria in man. IV. Sweat retention vesicles following destruction of terminal sweat gland. J. invest. Derm. **16**, 53—64 (1957). — SHELLEY, W. B., and R. P. ARTHUR: The neurohistology and neurophysiology of the itch sensation in man. Arch. Derm. (Chicago) **76**, 296—323 (1957). — SHELLEY, W. B., and TH. BUTTERWORTH: The absence of the apocrine glands and hair in the axilla in mongolism and idiocy. J. invest Derm. **25**, 165—167 (1955). — SHELLEY, W. B., and M. M. CAHN: The pathogenesis of hidradenitis suppurativa in man. Arch. Derm. Syph. (Chicago) **72**, 562—565 (1955a). ~ Apocrine sweat retention in man. IV. The „foam cell" reaction to the escape of apocrine sweat into dermis. J. invest. Derm. **25**, 169—173 (1955b). — SHELLEY, W. B., and P. N. HORVATH: Experimental miliaria in man. II. Production of sweat retention anidrosis and miliaria crystallina by various kind of injury. J. invest. Derm. **14**, 9—20 (1950a). ~ III. Production of miliaria rubra (prickly heat). J. invest. Derm. **14**, 193—203 (1950b). — SHELLEY, W. B., P. N. HORVATH, F. D. WEIDMAN and D. M. PILLSBURY: Experimental miliaria in man. I. Production of sweat retention anidrosis and vesicles by means of iontophoresis. J. invest. Derm. **11**, 275—291 (1948). — SHELLEY, W. B., and H. J. HURLEY: Preliminary and short reports. Localized chromidrosis, a disorder of the apocrine gland. J. invest.

Derm. **19**, 265—266 (1952). ~ Localized chromidrosis, a disorder of the apocrine gland. J. invest. Derm. **20**, 285—297 (1953a). ~ The physiology of the human axillary apocrine sweat gland. J. invest. Derm. **20**, 285—297 (1953b). ~ An experimental study of the effects of subcutaneous implantation of androgens and estrogens on human skin. J. invest. Derm. **28**, 155 (1957). ~ The allergic origin of zirkonium deodorant granulomas. Brit. J. Derm. **70**, 75—101 (1958). — Shelley, W. B., H. J. Hurley and A. C. Nichols: Axillar odor. Experimental study of the role of bacteria, apocrine sweat and deodorants. Arch. Derm. (Chicago) **68**, 430—446 (1953). — Shelley, W. B., and A. M. Kligman: The experimental production of acne by penta- and hexachlornaphthalenes. Arch. Derm. (Chicago) **75**, 689—695 (1957). — Shelley, W. B., and E. J. Levy: Histologic observations on the human apocrine sweat gland in health and diseases. J. invest. Derm. **25**, 249—263 (1955). ~ Apocrine sweat retention on man. II. Fox Fordyce disease (apocrine miliaria). Arch. Derm. (Chicago) **73**, 38—49 (1956). — Shelley, W. B., and H. Mescon: Histochemical demonstration of secretory activity in human eccrine sweat glands. J. invest. Derm. **18**, 289—301 (1952). — Siemens, H. W.: Allgemeine Diagnostik und Therapie der Hautkrankheiten. Berlin-Göttingen-Heidelberg: Springer 1952. — Simmer, H.: Aldosteron. Dtsch. med. Wschr. **36**, 1314 (1955). — Sinclair, D. C., G. Wedell and E. Zander: The relationship of cutaneous sensibility to neurohistology in the human pinna. J. Anat. (Lond.) **86**, 402—411 (1952). — Skog, E.: Experimentelle Untersuchungen über die Überempfindlichkeit gegen 2,4-Dinitrochlorobenzol und Tuberkulin bei Tieren. II. Passive Übertragung der Tuberkulinempfindlichkeit. Acta derm.-venereol. (Stockh.) **35**, 254—263 (1955). — Smith, J. L. S., and J. G. Coburn: Hidroacanthoma simplex. An assessment of a selected group of intraepidermal basal cell epitheliomata and of their malignant homologues. Brit. J. Derm. **68**, 400—418 (1956). ~ Hidradenoid vestibuloacanthoma. (Benign neoplasia of extra-apocrine sites.) Brit. J. Derm. **69**, 197—214 (1957). — Sneddon, I. B.: Berylliosis, a case report. Brit. med. J. **1955 II**, No 4928, 1448, 1450. ~ Zuschrift Hurley 1957. Brit. J. Derm. **70**, 264 (1958). — Sobel, N., and J. J. Pollock: Extracellular cholesterosis with pulmonary involvement. Arch. Derm. Syph. (Chicago) **58**, 206—214 (1948). — Sollier, P.: Maladie de Basedow avec myxoedème. Rev. Médecine **11**, 1000—1013 (1891). — Soltermann, W.: Familiäre Psoriasis pustulosa unter dem Bilde der Impetigo herpetiformis. Dermatologica (Basel) **116**, 313—330 (1958). — Spalteholz, W.: Blutgefäße der Haut. In Jadassohns Handbuch der Haut- und Geschlechtskrankheiten, Bd. I/1, S. 379—433. Berlin: Springer 1927. — Sperling, F., and T. Koppanyi: Histophysiologic studies on sweating. Amer. J. Anat. **89**, 335—363 (1949). — Spier, H. W., u. P. v. Caneghem: Histochemie der Verhornung. Arch. klin. exp. Derm. **206**, 344—363 (1957). — Spier, H. W., u. H. Hegewald: Zur funktionellen Histomorphologie beim Erythema migrans usw. Arch. Derm. (Berl.) **199**, 317—331 (1954). — Spier, H. W., u. K. Martin: Histochemische Untersuchungen über Phosphomonoesterasen der gesunden Haut mit Hinweis auf Befunde bei Hauterkrankungen. Arch. klin. exp. Derm. **202**, 120—152 (1956). — Spier, H. W., C. G. Schirren, U. Dessin u. T. Ewinger: Zur Frage der Jodempfindlichkeit bei der Dermatitis herpetiformis Duhring. Der epicutane Jodkali-Test als unspezifischer Hofmeister-Anioneneffekt. Arch. Derm. Syph. (Berl.) **195**, 105—137 (1952). — Spier, H. W., u. K. Sixt: Untersuchungen über die Abhängigkeit des Ausfalles der Ekzem-Läppchenproben von der Hornschicht. (Quantitativer Abriß-Epicutantest.) Hautarzt **6**, 152—159 (1955). — Spiller, R. F., and J. M. Knox: Fox-Fordyce disease with hidradenitis suppurativa. J. invest. Derm. **31**, 127—135 (1958). — Staemmler, M.: Untersuchungen über das Vorkommen und Bedeutung der histiogenen Mastzellen im menschlichen Körper unter normalen und pathologischen Verhältnissen. Frankfurt. Z. Path. **25**, 391—435 (1921). — Starck, D.: Embryologie. Stuttgart 1955. — Staricco, R. J.: Qualitative and quantitative data on melanocytes in human epidermis treated with thorium X. J. invest. Derm. **29**, 185—195 (1957). — Staricco, R. J., and H. Pinkus: Quantitative and qualitative data on the pigments cells of adult human epidermis. J. invest. Derm. **28**, 33—45 (1957). — Staubesand, J.: Zur Morphologie der arteriovenösen Anastomosen. In: Kapillaren und Interstitium. Stuttgart 1955. — Staubesand, J., u. F. Hammersen: Zur Problematik des Nachweises arteriovenöser Anastomosen im Injektionspräparat. Z. Anat. Entwickl.-Ges. **119**, 365—370 (1955). — Stauffer, H.: Lichen spinulosus als Salvarsanexanthem. Arch. Derm. Syph. (Berl.) **154**, 217—230 (1928). — Stauffer, H., and G. Miescher: Papulose atrophiante maligne (Degos). (Thrombangiitis cutaneo-intestinalis disseminata.) Hautarzt **8**, 4—7 (1957). — Steigleder, G. K.: Wenig beachtete Veränderungen bei Syringomen. Derm. Wschr. **124**, 1049—1057 (1951). ~ Histochemische Untersuchungen im psoriatischen Herd über Oxydation, Reduktion und Lipoidstoffwechsel. Arch. Derm. Syph. (Berl.) **194**, 296—307 (1952a). ~ Histochemische Untersuchungen bei Psoriasis Neurodermitis und allergischer Contactdermatitis. X. Internat. Congr. Dermat., London, 1952. Excerpta med. (Amst.), Sect. XIII **6**, 297—298 (1952b). ~ Die haemorrhagisch pigmentären Dermatosen, ein Syndrom oder eine selbständige Erkrankung? Hautarzt **4**, 515—520 (1953). ~ Zur Funktion der

Akanthose. Arch. Derm. Syph. (Berl.) **200**, 377—395 (1955). Kongr. br. der Tagg Dtsch. Dermat. Ges. 1953. ~ Zur Histologie und Histochemie der Psoriasis und Neurodermitispapel. Derm. Wschr. **129**, 77 (1954). ~ Zur Differentialdiagnose des Pemphigus vulgaris aus dem Blasengrundausstrich. Arch. klin. exp. Derm. **202**, 1—9 (1955c). ~ Zum „Eosinophilen Granulom der Haut" mit Ulcerationen von KUSKE. Hautarzt **6**, 89—90 (1955b). ~ Reduzierende Substanzen in der normalen Menschenhaut und in der normalen und verbreiterten Haut der Ratte. Arch. Derm. Syph. (Berl.) **199**, 394—400 (1955c). ~ Zum histochemischen Nachweis SH- und SS-gruppenhaltiger Substanzen in der normalen und pathologisch veränderten Haut des Menschen. Klin. Wschr. **1956**, 495—496. ~ Kritische Analyse der Histochemie der parakeratotischen Hornschicht unter besonderer Berücksichtigung der PAS-pos-Substanzen. XI. Internat. Dermat.-Kongr., Stockholm, 1957a. ~ Histochemie der Epidermis und ihrer Anhangsgebilde. Arch. klin. exp. Derm. **206**, 276—317 (1957b) (Lit.). Kongr.bd. Wien, 1956. ~ Histologische und histochemische Veränderungen von Karzinomgewebe nach Anwendung von E 39. Derm. Wschr. **136**, 1174—1175 (1957c). ~ Morphologische und histochemische Befunde in pathologisch veränderter Hornschicht, insbesondere bei Parakeratose, ein Beitrag zur Biologie der Hautoberfläche. Arch. klin. exp. Derm. **207**, 209—299 (1958a). ~ Bemerkungen über das Vorkommen von Enzymen in, auf und unter normaler und pathologisch veränderter Hornschicht. (Zugleich ein Beitrag zur Verteilung der SH-Gruppen in der Epidermis und zur Histochemie der Interzellularspalten.) Tagg Dtsch. Dermat. Ges., Düsseldorf, 1958b. Arch. klin. exp. Derm. (im Druck). ~ Histochemistry of plantar hyperkeratosis. (A contribution to surface biology.) J. invest. Derm. **31**, 29—34 (1958c). ~ Pseudopaget des Skrotums. Dermatologica (Basel) **117**, 165—172 (1958d). ~ Zum Verhalten der Grundsubstanz der Basalmembran und der Schweißdrüsen in der menschlichen Haut zugleich eine Bemerkung zum Phaenomen der Glykogenflucht. Klin. Wschr. **36**, 389—391 (1958e). ~ Neue Befunde zur Phanerose der Grundsubstanz in der Cutis. Dermatologica (Basel) **118**, 154—161 (1959). Dtsch. Dermat. Kongr. 1958f. ~ Was ist bei der Entnahme von Gewebe für die histologische Untersuchung zu beachten. Z. Haut.- u. Geschl.-Kr. **24**, 76—80 (1958g). ~ Zum Verhalten der esterspaltenden Fermente in der Haut des behaarten Kopfes. Hautarzt **9**, 67—71 (1958h). Die Histotopochemie der Enzyme in der Haut. In: Biochemie und Histochemie der Enzyme der Haut von G. LEONHARDI u. G. K. STEIGLEDER, Bd. 1, S. 84—106. Basel u. New York: Karger 1959. — STEIGLEDER, G. K., u. W. BUCHWALD: Experimentelle Untersuchungen zum Verhalten der verbreiterten Rattenepidermis. Hautarzt **8**, 505—509 (1957). — STEIGLEDER, G. K., u. H. ELSCHNER: Zur Diagnose des Granuloma faciale eosinophilicum. Derm. Wschr. **130**, 875—879 (1954). ~ Lokalisierte Calcinosis. Hautarzt **8**, 127—128 (1957). ~ Die Fähigkeit der Hautoberfläche zur Esterspaltung. Arch. klin. exp. Derm. **208**, 489—501 (1959). Siehe auch Klin. Wschr. **37**, 104—105 (1959). — STEIGLEDER, G. K., u. H. G. HUNSCHA: Die Reticulosarkomatosen der Haut. Arch. klin. exp. Derm. **205**, 435—465 (1958). — STEIGLEDER, G. K., u. H. G. LAUCKNER: Ungewöhnliche histologische Veränderungen bei Reticulosarkomatosen unter dem klinischen Bild der Mycosis fungoides usw. Arch.klin. exp. Derm. (im Druck). — STEIGLEDER, G. K., u. H. LÖFFLER: Zum histochemischen Nachweis unspezifischer Esterasen und Lipasen. Arch. klin. exp. Derm. **203**, 41—60 (1956). — STEIGLEDER, G. K., u. K. SCHULTIS: Experimentelle Untersuchungen zur Epidermisverbreiterung. Arch. klin. exp. Derm. **202**, 567—576 (1956). ~ Die Bedeutung des Nachweises unspezifischer Esterasen in Bindegewebszellen der Haut. Arch. klin. exp. Derm. **204**, 448—456 (1957a). ~ Histochemie der Esterasen der Haut. Arch. klin. exp. Derm. **204**, 448—456 (1957b). ~ Zur Histochemie der Meissnerschen Tastkörperchen. Act. neuroveget. (Wien) **18**, 335 (1958b). — STEIGLEDER, G. K., u. K. WELLMER: Zur Abtrennung des sog. Juvenilen Melanoms. Arch. klin. exp. Derm. **202**, 556—566 (1956) (Lit.). ~ Zur Differentialdiagnose des benignen Juvenilen Melanoms. Z. Haut.- u. Geschl.-Kr. **24**, 95—99 (1958). — STEINER, K.: Über örtliche Verschiedenheiten des Aufbaues der Hautanlage junger menschlicher Embryonen. Arch. Derm. Syph. (Berl.) **157**, 446 (1929). ~ Mucoid substances and cutaneous connective tissue in dermatoses. II. Mucoid alterations in degenerative and congenital dermatoses. J. invest. Derm. **28**, 403—418 (1957). ~ III. Cutaneous mucopolysaccharides in inflammation of the skin. J. invest. Derm. **28**, 419—424 (1957). ~ Histochemical observations on parakeratosis. Arch. Derm. Syph. (Chicago) **77**, 586—592 (1958). — STERN, K., and R. WILLHEIM: The biochemistry of malignant tumors. New York 1943. — STHEEMAN, H. A.: Histologische Untersuchungen über die Beziehungen des Fettes zu den Lymphdrüsen. Beitr. path. Anat. **48**, 170—204 (1910). — STOCKEN, L. A., and R. H. S. THOMPSON: British anti-lewisite. I. Arsenic derivates of thiol proteins. Biochem. J. **40**, 529—535 (1946). — STÖHR jr., PH.: Zusammenfassende Ergebnisse über die Endigungsweise des vegetativen Nervensystems. Acta neuroveg. (Wien) **10**, 62—109 (1954). — STORCK, F. W.: Über die „metastasierende und rezidivierende" Lipomatosis indolens. Zbl. Chir. **78**, 1272—1280 (1953). — STORCK, H.: Über haemorrhagische Phaenomene in der Dermatologie. Dermatologica (Basel) **102**, 197—352 (1951). — STOREY, W. F., and C. P. LEBLOND: Measurement of the rate of proliferation of epidermis and associated structures. Ann. N. Y. Acad. Sci.

53, 537—545 (1950). — STOUGHTON, R. B.: The selective affinity of anionic detergents for elastica: a new stain for elastica. J. invest. Derm. **24**, 89—95 (1955). ~ Disruption of epithelial cells by heat and specific chemical agents. J. invest. Derm. **27**, 395—404 (1956). ~ Mechanismus of blister formation. Arch. Derm. (Chicago) **76**, 585—590 (1957). ~ Eosinophils attracting substances (Eosinotaxins) extracted from human epidermis. J. invest. Derm. **31**, 59—61 (1958). — STOUGHTON, R. B., and N. NOVAK: Disruption of tonofibrils and intercellular bridges by disulfide splitting agents. J. invest. Derm. **26**, 127—136 (1956). — STOUGHTON, R., and G. WELLS: A histochemical study on polysaccharides in normal and diseased skin. J. invest. Derm. **14**, 37—50 (1950). — STOUT, A. P.: The relationship of malignant amelanotic melanoma (naevocarcinoma) to extramammary Paget's disease. Amer. J. Cancer **33**, 196—204 (1938). ~ Fibrosarcoma. Cancer (Philad.) **1**, 30—63 (1948). — STRAUSS, J. S., and A. M. KLIGMAN: Acne, observations on dermabrasion and anatomy of the acne pit. Arch. Derm. (Chicago) **74**, 397—404 (1956a). ~ Pseudofolliculitis of the beard. Arch. Derm. (Chicago) **74**, 533—542 (1956b). ~ The bacteria responsible for apocrine odor. J. invest. Derm. **27**, 67—71 (1956c). ~ Pathologic patterns of the sebaceous gland. J. invest. Derm. **30**, 51—61 (1958). — STRAUSS, R. E.: Ausführungen über experimentelle Akne auf dem Symposium: The biology of sebaceous glands. Leitung W. MONTAGNA, Brown University, Providence, Rhode Island 1957. — STRAUSS, R. E., and A. M. KLIGMAN: The effect of mitotic poisons on hair growth in mice. J. invest. Derm. **22**. 515—519 (1954). — STREITMANN, B.: Lichen sclerosus und Vulvaatrophie. Arch. Derm. Syph. (Berl.) **198**, 199—220 (1954). — STUDER, A., u. J· R. FREY: Über Hautveränderungen der Ratte nach großen oralen Dosen von Vitamin A. Schweiz med. Wschr. **79**, 382—384 (1949). — STUDER, R., u. J. R. FREY: Wirkung von Cortison auf die ruhende und die mit Vitamm A oder Testosteronproprionat zur Proliferation gebrachte Epidermis der Ratte. Dermatologica (Basel) **104**, 1—18 (1952). — STÜHMER, A.: Hat die Histologie der Haut noch Aufgaben zu lösen? Hautarzt **4**, 546—549 (1953). ~ Rhythmen im biologischen Geschehen bei gesunden und kranken Nägeln. Arch. klin. exp. Derm. **204**, 1—12 (1956). — STÜPEL, H., u. A. SZAKALL: Die Wirkung von Waschmitteln auf die Haut. Heidelberg 1957 (Lit.). — STÜTTGEN, G.: Zur Provokation von Hautblasen durch Jodverbindungen. Arch. Derm. Syph. (Berl.) **195**, 502—513 (1952). ~ Über die Aktivierung der Bildung endogener Hauptigmente. Arch. Derm. Syph. (Berl.) **196**, 279 bis 287 (1953). ~ Zur Histogenese von Hautblasen beim Menschen in vergleichender Betrachtungsweise bei Dermatosen im Experiment. Arch. Derm. Syph. (Berl.) **198**, 75—88 (1954). ~ Zum Mechanismus der Blasenbildung. Arch. klin. exp. Derm. **200**, 475—479 (1955a). ~ Zur Atmung und Glykolyse der normalen und krankhaft veränderten Haut. Arch. klin. exp. Derm. **201**, 507—520 (1955b). — STÜTTGEN, G., u. H. WÜST: Die Blasenbildung in den Hautschichten in fermentchemischer Sicht. Arch. klin. exp. Derm. **206**, 403—407 (1957). — SULLIVAN, M., u. R. BLANCHARD: Zit. nach BRUN, et. al., Schweiz. Z. Path. **14**, 604—617 (1951). — SULLIVAN, M., and I. ZELIGMAN: Acneform eruption due to corticotropin. Arch. Derm. (Chicago) **73**, 133—141 (1956). — SULZBERGER, M. B.: Dermatologic allergy. Springfield 1940. — SULZBERGER, M. B., and F. HERRMANN: The clinical significance of disturbances in the delivery of sweat. Springfield, Ill.: Ch. C. Thomas 1954. — SULZBERGER, M. B., F. HERRMANN and F. G. ZAK: Studies of sweating. I. Preliminary report with particular emphasis on a sweat retention syndrome. J. invest. Derm. **9**, 221—242 (1947). — SULZBERGER, M. B., V. H. WITTEN and J. A. HUNT: Puzzling persistent penile plaques. Arch. Derm. (Chicago) **73**, 101 (1956). — SULZBERGER, M. B., F. G. ZAK and F. HERRMANN: Studies on sweating. II. On the mechanism of action of local antiperspirants. Arch. Derm. Syph. (Chicago) **60**, 404—418 (1949). — SUNDER-PLASSMANN, P.: Klinik und Neuro-Morphologie der Glomustumoren. Acta neuroveg. (Wien) **1**, 474—482 (1950). — SUTTON, R. L.: Diseases of the skin. St. Louis: C. V. Mosby Comp. 1956. — SYLVÉN, B.: Über das Vorkommen von hochmolekularen Esterschwefelsäuren im Granulationsgewebe und bei der Epithelregeneration. Acta chir. scand. **86**, 1—157 (1941). ~ The qualitative distribution of metachromatic polysaccharide material during hair growth. Exp. Cell Res. **1**, 582—589 (1950). — SZABÓ, G.: The histochemical demonstration of tyrosinase in the melanocytes of normal caucasian epidermis and the numerical relationship of tyrosine positive and dopa-position cells. Proc. Anat. Soc. of Gr. Britain and Ireland **90**, 593 (1956). — SZAKALL, A.: Über den Stand der hautphysiologischen Forschung als Beitrag zum zielbewußten Arbeitsschutz. Arch. Derm. Syph. (Berl.) **194**, 376—391 (1952). ~ Experimentelle Daten zur Klärung der Funktion der Wasserbarriere in der Epidermis des lebenden Menschen. Berufsdermatosen **6**, 171—191 (1958). — SZODORAY, L.: Gitterfaserstrukturen und ihre Bedeutung bei verschiedenen Hautprozessen. Margyar orv Arch. **39**, 98—104 (1938). Ref. Zbl. Hautkr. **59**, 564 (1938). — SZODORAY, L., F. VÉRTES, S. RACZ u. G. HORVATH: Über einige aktuelle Fragen der Genese des Pemphigus. Dermatologica (Basel) **102**, 125—135 (1951). — SZYMANSKI, F. J.: Warty dyskeratoma. Arch. Derm. (Chicago) **75**, 567—572 (1957). — SZYMANSKI, F. J., and M. R. CARO: Pseudoxanthoma elasticum. Review of its relationship to internal diseases and report of an unusual case. Arch. Derm. (Chicago) **71**, 184—189 (1955).

Tappeiner, J., u. P. Wodniansky: Das Senear-Usher-Syndrom. Arch. klin. exp. Derm. 205, 161—185 (1958). — Taylor, Q. C.: Survival of rat skin and changes in hair pigmentation following freezing. J. exp. Zool. 110, 77 (1949). — Telford, E. D.: Lesions of the skin and subcutaneous tissues in diseases of the peripheral circulation. Arch. Derm. Syph. (Chicago) 36, 952—963 (1937). — Teller, H.: Elektronenmikroskopische Untersuchungen des Binde-gewebes bei Hautatrophie. Arch. klin. exp. Derm. 206, 730—738 (1957). — Thauer, R.: Probleme der Thermoregulation. Klin. Wschr. 36, 989—998 (1958). — Thaysen, J. H., and I. L. Schwartz: Fatigue of the sweat glands. J. clin. Invest. 34, 1719—1725 (1955). — Thiess, W., u. F. Galente: Zur histochemischen Darstellung der Cholinesterasen im vege-tativen Nervensystem der Haut. Hautarzt 8, 69—75 (1957). — Thunberg, T.: Die Enzyme der elementaren Atmung. In: Physiologische Chemie, herausgeg. von B. Flaschenträger u. E. Lehnartz. Bd. I: Die Stoffe. Berlin 1951. — Thuringer, J. M.: Studies on cell division in the human epidermis. II. A. Rate of cell division in the prepuce. B. Influence of various factors on cell division. Anat. Rec. 40, 1—13 (1928). — Thyresson, N., and G. Moberger: Cytologic studies in lichen ruber planus. Acta derm.-venereol. (Stockh.) 37, 191—204 (1957). — Touraine, R.: Pemphigus und Pemphigoide. Arch. Derm. Syph. (Berl.) 200, 180—187 (1955). Siehe auch Ann. Derm. Syph. (Paris) 81, 121—1946 (1954). — Touraine, R., G. Solente et P. Renault: Urticaire pigmentaire avec réaction splénique et myélémique. Bull. Soc. franç. Derm. Syph. 40, 1691—1694 (1933). — Tritsch, H.: Über Geschwülste und geschwulst-artige Krankheiten mit Ausgang vom retikulären Bindegewebe der Haut. Hautarzt 8, 1—4. 49—54 (1957). — Turnbridge, R. E., R. N. Tattersall, D. A. Hall, W. T. Astbury and R. Reed: The fibrous structure of normal and abnormal human skin. Clin. Sci. 11, 315 (1952). — Tzanck, A.: Le cyto-diagnostic immédiat. Sem. Hôp. Paris 1949, 3973—3981. — Tzanck, A., B. Garvadin et A. Brunetière: Le cytodiagnostic immédiat en dermatologie. Ann. Derm. Syph. (Paris), VIII. Ser. 8, 205—218 (1948).

Ungar, H.: Relapsing febrile nodular inflammation of adipose tissue (Weber-Christian-Syndrome). Report of a case with autopsy. J. Path. Bact. 58, 175 (1946). — Unna, P. G.: Entwicklungsgeschichte und Anatomie der Haut. In v. Ziemssens Handbuch der speziellen Pathologie und Therapie, Bd. 14. Leipzig 1884. ~ Die Histopathologie der Hautkrankheiten. In Lehrbuch der speziellen .pathologischen Anatomie herausgeg. von J. Orth. Berlin (1894a). Basophiles Kollagen, Kollastin und Kollacin. Mh. prakt. Derm. 19, 397, 465 (1894b). — Urbach, E.: Imbibitio lipoidica telae elasticae degeneratae. Acta derm.-venereol. (Stockh.) 15, 69—76 (1934). — Urbach, E., u. L. Nékam: Zur Pathogenese des Groenblad-Strandberg-Syndroms. Klin. Wschr. 1936 I, 857—860. — Urbach, F.: Studies on the oxygen uptake of normal and abnormal skin. Excerpta med. (Amst.), Sect. XIII 6, 299 (1952). X. Internat. Congr. Dermat., London, 1952.

Vilanova, X., et J. Pinol: Granuloma gangraenescens, rapport d'un cas. Dermatologica (Basel) 109, 14—20 (1954).

Wallace, H. J.: Angiokeratoma corporis diffusum. Brit. J. Derm. 70, 354—360 (1958a). ~ Urticaria pigmentosa with attacks of flushing. Brit. J. Derm. 70, 427—428 (1958b). — Walther, D.: Über die Melanosis circumscripta praecancerosa. Z. Haut- u. Geschl.-Kr. 20, 286—290 (1956). ~ Über den Lupus erythematodes profundus. (L. eryth. mit subcutanen Knotenbildungen.) Arch. klin. exp. Derm. 204, 182—204 (1957). ~ Ein Beitrag zu dem Krank-heitsbild der multiplen Reticulohistiocytome der Haut bei destruierenden Gelenksverände-rungen. Hautarzt 9, 77—81 (1958). — Wassermann, F.: Die histologischen Grundlagen der Fettspeicherung. Z. Kreisl.-Forsch. 23, 665—687 (1931) (Lit.). ~ The intercellular components of connective tissues, origin, structure and interrelationship of fibers and ground substance. Ergebn. Anat. Entwickl.-Gesch. 35, 240—333 (1956). — Waters, W. J., et P. S. Lacson: Leucémie à mastocytes sous la forme d'une urticaire pigmentaire. Pediatrics 19, 1033—1042 (1957). — Way, S. C.: The sebaceous glands, their histopathology and role in diseases of the skin. Arch. Derm. Syph. (Chicago) 24, 353—370 (1931). — Way, S. C., and A. Memmes-heimer: The sudoriparous glands. III. Sweat. Arch. Derm. Syph. (Chicago) 41, 1086—1107 (1940). — Weber, H. W.: Untersuchungen über das Rickersche Stufengesetz. Frankfurt. Z. Path. 65, 137—172 (1954). ~ Zur Begriffsbestimmung der Stase. Klin. Wschr. 33, 387—390 (1955). — Weck, A. de, et R. Brun: De l'eczéma expérimental. 2. communication, la sensibilisation du cobaye au dinitrochlorobenzène et un chlore de picryle. Dermatologica (Basel) 113, 335—368 (1957a). ~ De l'eczéma expérimental. 3. communication, à propos de l'effect protecteur de l'acanthose. Dermatologica (Basel) 114, 91—101 (1957b) (Lit.). — Wedell, G., W. Pallie and E. Palmer: The morphology of peripheral nerve terminations in the skin. Quart. J. micr. Sci. 95, 483—501 (1954). — Weidman, F. D.: Metaplasia (acuta) of sweat duct. Epithelium in acute suppurations. Arch. Derm. Syph. (Chicago) 10, 275—278 (1924). ~ The „eosinophilic granulomas" of the skin. Arch. Derm. Syph. (Chicago) 55, 155 bis 193 (1947). — Weiss, F.: Histologische Untersuchungen an der Haut von debilen Neu-geborenen, eutrophischen und ernährungsgestörten Säuglingen unter besonderer Berücksichtigung ihres bindegewebigen und fettspeichernden Anteils sowie klinischer Zusammenhänge. Jb. Kinderheilk. **135**, 184—206, 272—307 (1932). — WEISS, P., and A. G. MATOLTSY: Absence of wound healing in young chick embryo. Nature (Lond.) **180**, 854 (1957). — WELLS, G. C.: Senile changes of the skin in man. J. Amer. Geriat. Soc. **2**, 535—549 (1954a). ~ Connective tissue ground substance. In ROTHMAN 1954b. ~ Esterases in cutaneous granulomata. Brit. J. Derm. **69**, 415—425 (1957). — WELLS, G. C., and W. N. GOLDSMITH: Tuberculous of silicotic granulomata. Proc. roy. Soc. Med., Sect. Derm. **43**, 175—176 (1950). — WELS, P.: Grundlagen der biologischen Strahlenwirkung. Naunyn-Schmiedeberg's Arch. exp. Path. Pharmak. **208**, 116—133 (1949). — WEPLER, W.: Zur Frage der allgemeinen Hypoplasie der Haut. Beitr. path. Anat. **101**, 457—459 (1938). — WERTHEIMER, E.: Fettspeicherung und Fettmobilisierung. Münch. med. Wschr. **31**, 1153—1160 (1958). — WEST, G. B.: Pharmacology of the tissue mast cell. Brit. J. Derm. **70**, 409—417 (1958). — WEYHBRECHT, H., u. G. W. KORTING: Zur Pathogenese der Hyalinosis cutis et mucosae. Arch. Derm. Syph. (Berl.) **197**, 459—478 (1954). — WIEDERMANN, G., N. THUMB, J. PÄRTAN u. H. BRAUNSTEINER: Zur Funktion der Lymphocyten. Trans. 6. Congr. Europ. Soc. Haemat., S. 1026 bis 1029, Basel, New York, 1958. — WIEDMANN, A.: Zur Frage der sog. Langerhans-Zellen der Haut. Hautarzt **3**, 249—252 (1952); **4**, 125—129 (1953). — WILKINSON, D. S.: The vascular basis of some nodular eruptions of the legs. Brit. J. Derm. **66**, 201—213 (1954). — WILLIAMS, M. G.: The response of the human epidermis to the application of carcinogenic hydrocarbons. J. invest. Derm. **30**, 13—20 (1958). — WILLIAMS, M. G., and R. HUNTER: Studies on epidermal regeneration by means of the strip method. J. invest. Derm. **29**, 407—413 (1957). — WINER, L. H.: Local amyloidosis of the skin. Arch. Derm. Syph. (Chicago) **23**, 866—871 (1931). ~ Histopathology of the nodose lesions of the lower extremities. Arch. Derm. Syph. (Chicago) **63**, 347—357 (1951). ~ Solitary congenital calcification of the skin. Arch. Derm. Syph. (Chicago) **66**, 204—211 (1952). ~ The delated pore, a trichoepithelioma. J. invest. Derm. **23**, 181—188 (1954). ~ Elastic fibers in unusual dermatoses. Arch. Derm. Syph. (Chicago) **71**, 338—347 (1955). — WINER, L. H., and C. E. LIPSCHULTZ: Comparative study of histology and cytology in vesiculating eruptions. Arch. Derm. Syph. (Chicago) **65**, 270—290 (1952). — WINKELMANN, R. K.: The cutaneous innervation of human newborn prepucium. J. invest. Derm. **26**, 53 (1956a). ~ The epidermal eccrine duct. J. invest. Derm. **26**, 169—172 (1956b). ~ Cutaneous nerves in relation to epithelial tumors. J. invest. Derm. **27**, 273 (1956c). ~ The mucocutaneous endorgan. Arch. Derm. (Chicago) **76**, 225 (1957). — WINKELMANN, R. K., R. R. KIERLAND and H. MONTGOMERY: Fox Fordyce disease in the male. Arch. Derm. (Chicago) **74**, 479—483 (1956). — WINKELMANN, R. K., and H. MONTGOMERY: Fox-Fordyce disease, a histopathologic and histochemical investigation. Arch. Derm. (Chicago) **74**, 63—68 (1956). — WINKELMANN, R. K., and L. S. OSMENT: The Vater-Pacinian corpuscle in the skin of the human finger tip. Arch. Derm. (Chicago) **73**, 116—122 (1956). — WINKLER, M.: Knotenförmige Erkrankung am Helix. Chondrodermatitis nodularis herlicis. Arch. Derm. Syph. (Berl.) **121**, 278—285 (1916). — WISLOCKI, G. B., H. BUNTING and E. W. DEMPSEY: Metachromasia in mammalian tissues and its relationship to mucopolysaccharides. Amer. J. Anat. **81**, 1—60 (1942). — WITTEN, V. H., and C. H. MARCH: Studies of the mechanism of allergic eczematous contact dermatitis. II. Use of C[14] labelled 2:4 dinitrochlorobenzene in guinea pigs. J. invest. Derm. **31**, 97—102 (1958). — WITTEN, V. H., L. D. GRAYSON and V. H. BIRNBAUM: Studies of the mechanism of allergic eczematous contact dermatitis. I. Findings on human skin with radioactive bichloride of mercury. J. invest. Derm. **28**, 339—348 (1957). — WOERDEMAN, M. J.: Granulomata eosinophilica cutis. Amsterdam 1951. — WOERDEMAN, M. J., and J. R. PRAKKEN: Eosinophilic granulomas of the skin an attempt of their classification. Dermatologica (Basel) **105**, 133—145 (1952). — WOLBACH, B.: The hair cycle of the mouse and its importance in the study of sequences of experimental carcinogenesis. Ann. N. Y. Acad. Sci. **53**, 517—535 (1950). — WOLF, J.: Die innere Struktur der Zellen des Stratum desquamans der menschlichen Epidermis. Z. mikr.-anat. Forsch. **46**, 170 (1939). — WOLPERS, C.: Elektronenmikroskopische Untersuchungen zur Pathologie kollagener Fasern. Frankfurt. Z. Path. **61**, 417—429 (1950). — WOOD, M. G., K. PRANICH and H. BEERMAN: Investigation of possible apocrine gland component in basal cell epithelioma. J. invest. Derm. **30**, 273—279 (1958). — WOOD, M. G., FR. URBACH and H. BEERMAN: Histochemical study of a case of lipoid proteinosis. J. invest. Derm. **26**, 263—274 (1956). — WOOHSMANN, H.: Der Stand des Metachromasieproblems. Protoplasma (Wien) **45**, 619—629 (1956). — WORINGER, F.: Contribution à l'histopathologie du tissu adipeux. Ann. Derm. Syph. (Paris) **2**, 1089—1103 (1931a). ~ Histiocytome xanthélasmique du mollet. Bull. Soc. franç. Derm. Syph. **38**, 1401—1405 (1931b). ~ Mastocytes et pigmentation cutanée. Bull. Soc. franç. Derm. Syph. **62**, 31—34 (1955). ~ Zones d'accumulation des mucopolysaccharides dans le derme normal. Bull. Soc. franç. Derm. Syph. **64**, 530—531 (1957). — WORINGER. F., et S. KVIATKOWSKI: L'histiocytome de la peau. Ann. Derm. Syph. (Paris) **3**, 98—110 (1932). — WORINGER, F., et P. LAUGIER: L'histologie des sclérodermies est-elle univoque? Ann. Derm.

Syph. (Paris) **64**, 612—622 (1957). — WORONOFF, L.: Periphere Veränderungen der Haut um die Effloreszenzen der Psoriasis vulgaris und Syphilis corymbosa. Derm. Wschr. **82**, 249—257 (1926). — WRIGHT, B. A., and N. M. WIEDERHORN: Studies concerned with the structure of collagen. I. An x-ray investigation of the denaturation of collagen. J. polymer Sci. **7**, 105—120 (1951).

YU, V. M.: Method of investigation and elucidation of some properties of the intercellular substance of the connective tissue in mice and rats. Dokl. Akad. Nauk SSSR. **114**, 419—420 (1957). Ref. Abstr. Sov. Med. A **2**, Nr 6, 8 (1958). — YUYAMA, H.: Über die histologische Untersuchung der Glykogenverteilung in der leprösen Haut, mit besonderer Berücksichtigung der Beziehung zwischen der Funktion der Schweißdrüsen und der Schwankung des Glykogens. Jap. J. Derm. **37**, 134—136 (1935).

ZACKHEIM, H. S.: Alopecia mucinosa. Report of a case with a grouped papular eruption and alopecia of a scalp. Arch. Derm. Syph. (Chicago) **78**, 715—722 (1958). — ZAK, F. G.: Reticulohistiocytoma („ganglioneuroma") of the skin. Brit. J. Derm. **62**, 351 (1950). — ZAKON, S. J., and A. L. GOLDBERG: Fox-Fordyce disease (in a male). Arch. Derm. Syph. (Chicago) **64**, 659—660 (1951). — ZEEK, P., and E. M. MADDEN: Sclerema adiposum neonatorum of both internal and external adipose tissue. Arch. Path. (Chicago) **41**, 166—174 (1946). — ZEIGER, K.: Kolloidhistologische Untersuchungen an Epithelien. Z. Zellforsch. **24**, 10—41 (1936a). ~ Das Ladungsmosaik der Epidermis. Z. Zellforsch. **23**, 431—441 (1936b). — ZELIGMAN, I.: Experimental contact dermatitis. II. Contact dermatitis in guinea pigs induced by paraphenylenediamine and related compounds. J. invest. Derm. **28**, 215 bis 235 (1957). — ZELIGMAN, I., and L. F. HUEBENER: Experimental production of acne by progesterone. Arch. Derm. (Chicago) **76**, 652—658 (1957). — ZINGSHEIM, M.: Die Rolle der freien Sulfhydrilgruppen bei der Schuppenflechte. Dtsch. med. Wschr. **1952**, 1630—1631. — ZOLLINGER, H. U.: Stimulation der senilen Rattenepidermis durch stabilisierte Amnionsalbe. Schweiz. Z. allg. Path. **19**, 429—435 (1956). — ZOON, J. J.: Balanoposthite chronique circonscrite bénigne à plasmocytes. Dermatologica (Basel) **105**, 1—7. (1952). — ZOON, J. J., L. H. HANSEN and A. HOVENKAMP: The nature of colloid milium7 Brit. J. Derm. **67**, 212—217 (1955).

Namenverzeichnis.

Die *kursiv* gedruckten Seitenzahlen beziehen sich auf die Literatur.

Sachverzeichnis.